Epidemiologia Moderna

Revisão técnica desta edição

Álvaro Vigo
Bacharel em Estatística pela UFRGS. Mestre em Estatística pela Universidade
Estadual de Campinas (UNICAMP). Doutor em Epidemiologia pela UFRGS.
Professor Adjunto do Departamento de Estatística da UFRGS.

Helena Barreto dos Santos
Graduada em Medicina pela UFRGS. Mestre em Epidemiologia pela Universidade
Federal de Pelotas (UFPel). Doutora em Epidemiologia pela UFRGS. Assessora de
Planejamento e Avaliação do Hospital de Clínicas de Proto Alegre.

Jandyra Maria Guimarães Fachel
Graduada em Matemática pela UFRGS. Mestre em Estatística pela USP.
Doutora em Estatística pela University of London. Professora Titular do
Departamento de Estatística da UFRGS e do Programa de Pós-Graduação
em Epidemiologia da UFRGS.

Lavínia Schüler-Faccini
Graduada em Medicina pela UFRGS. Doutora em Genética e Biologia Molecular pela
UFRGS. Pós-Doutora em Toxicologia Reprodutiva pela Universidade de Toronto,
Canadá. Professora Associada do Departamento de Genética da UFRGS.

Luciana Neves Nunes
Graduada em Estatística pela UFRGS. Mestre em Epidemiologia pela UFPel.
Doutora em Epidemiologia pela UFRGS. Professora Adjunta do Departamento
de Estatística da UFRGS.

Patrícia Klarmann Ziegelmann
Bacharel em Estatística pela UFRGS. Mestre em Estatística pela USP. Doutora
em Estatística pela University of Kent, Canterbury. Professora Adjunta do
Departamento de Estatística da UFRGS e do Programa de Pós-Graduação
em Ciências Médicas da UFRGS.

Sotero Serrate Mengue
Doutor em Ciências Farmacêuticas pela UFRGS. Professor do Programa de
Pós-Graduação em Epidemiologia da Faculdade de Medicina da UFRGS.

Vivian Cristine Luft
Graduada em Nutrição pela UFRGS. Mestre e Doutora em Epidemiologia pela
UFRGS. Membro de Grupo de Pesquisa do Programa de Pós-Graduação em
Epidemiologia da UFRGS. Bolsista de Desenvolvimento Tecnológico e Industrial
Nível 1 pelo CNPQ.

Kenneth J. Rothman
Vice President, Epidemiology Research
RTI Health Solutions
Professor of Epidemiology and Medicine
Boston University
Boston, Massachusetts

Sander Greenland
Professor of Epidemiology and Statistics
University of California
Los Angeles, California

Timothy L. Lash
Associate Professor of Epidemiology and Medicine
Boston University
Boston, Massachusetts

Epidemiologia Moderna

3ª Edição

Tradução
Geraldo Serra

Consultoria e supervisão desta edição
Maria Inês Schmidt
Graduada em Medicina pela Faculdade Católica de Medicina de Porto Alegre. Mestre em Epidemiologia pela University of North Carolina. PhD em Epidemiologia pela University of North Carolina. Professora Associada do Departamento de Medicina Social da Universidade Federal do Rio Grande do Sul (UFRGS) e do Programa de Pós-Graduação em Epidemiologia da UFRGS.

Suzi Alves Camey
Bacharel em Estatística pela UFRGS. Mestre em Matemática pela UFRGS. Doutora em Estatística pela Universidade de São Paulo (USP). Professora Adjunta do Departamento de Estatística da UFRGS e do Programa de Pós-Graduação em Epidemiologia da UFRGS.

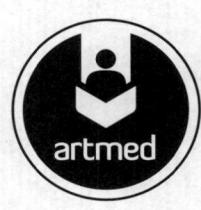

2011

Obra originalmente publicada sob o título *Modern Epidemiology*, 3rd Edition
ISBN 9780781755641

© 2008 by Lippincot Williams & Wilkins

Published by arrangement with Lippincott Williams & Wilkins/Wolters Kluwer Health Inc. USA

Indicações, reações colaterais e programação de dosagens estão precisas nesta obra, mas poderão sofrer mudanças com o tempo. Recomenda-se ao leitor sempre consultar a bula do medicamento antes de sua administração. Os autores e editores não podem ser responsabilizados por erros ou omissões ou quaisquer consequências advindas da aplicação incorreta de informação contida nesta obra.

Capa: *Mário Röhnelt*

Preparação de original: *Marcia Rolin Serafini*

Leitura final: *Luiza Signorelli Germano*

Editora Sênior – Biociências: *Letícia Bispo*

Editora responsável por esta obra: *Laura Ávila de Souza*

Editoração eletrônica: *Techbooks*

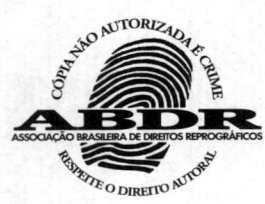

```
R845e    Rothman, Kenneth J.
              Epidemiologia moderna / Kenneth J. Rothman, Sander
         Greenland, Timothy L. Lash ; tradução: Geraldo Serra. –
         3. ed. – Porto Alegre : Artmed, 2011.
              887 p. : il. ; 25 cm.

              ISBN 978-85-363-2494-4

              1. Epidemiologia. I. Greenland, Sander. II. Lash,
         Timothy L. III. Título.

                                                    CDU 616-036.22
```

Catalogação na publicação: Ana Paula M. Magnus – CRB 10/2052

Reservados todos os direitos de publicação, em língua portuguesa, à
ARTMED® EDITORA S.A.
Av. Jerônimo de Ornelas, 670 - Santana
90040-340 Porto Alegre RS
Fone (51) 3027-7000 Fax (51) 3027-7070

É proibida a duplicação ou reprodução deste volume, no todo ou em parte, sob quaisquer formas ou por quaisquer meios (eletrônico, mecânico, gravação, fotocópia, distribuição na Web e outros), sem permissão expressa da Editora.

SÃO PAULO
Rua Doutor Cesário Mota Jr. 63 - Vila Buarque
01221-020 - São Paulo - SP
Fone (11) 3221-9033

SAC 0800 703-3444 - www.grupoa.com.br

IMPRESSO NO BRASIL
PRINTED IN BRAZIL

Prefácio e agradecimentos

Esta 3ª edição de *Epidemiologia Moderna* chega mais de 20 anos depois da 1ª, que consistia em um volume muito menor, com um só autor, e esboçava os conceitos e os métodos de uma disciplina em rápido crescimento. A 2ª edição, publicada 12 anos mais tarde, foi uma transição importante, pois o livro cresceu juntamente com a área. Foi incluído um novo autor, e houve expansão de tópicos em várias subdisciplinas, com a contribuição de especialistas convidados. Agora, com a ajuda de um terceiro autor, a nova edição revisa o conteúdo do modo abrangente e introduz novos tópicos essenciais aos epidemiologistas do século XXI.

Esta edição mantém a organização básica da 2ª, sendo dividida em quatro seções. A Seção I "Conceitos básicos", agora compreende cinco capítulos, em vez de quatro, com a realocação do Capítulo 5, "Conceitos de interação", que corresponde ao Capítulo 18 da 2ª edição. O tópico de interação pertence, de forma adequada, aos conceitos básicos, embora um leitor que queira ampliar a compreensão prática dos princípios epidemiológicos possa adiar a leitura desse tópico para depois da Seção II, "Delineamento e condução do estudo". Foi acrescentado um novo capítulo a respeito de diagramas causais, o qual consideramos colocar na Seção I, pois envolve assuntos básicos na conceituação de relações entre variáveis de estudos. No entanto, esse material invoca conceitos que parecem mais ligados à análise de dados e pressupõe o conhecimento de delineamento, motivo pelo qual optamos por colocá-lo no começo da Seção III, "Análise de dados". Aqueles com formação básica em epidemiologia podem ler o Capítulo 12 em conjunto com os Capítulos 2 e 4, para adquirir uma base meticulosa dos conceitos envolvendo relações causais e não causais entre variáveis. Outra adição importante é um capítulo na Seção III, intitulado "Introdução à estatística bayesiana", o qual, esperamos, estimulará os epidemiologistas a considerar e aplicar métodos bayesianos a cenários epidemiológicos. O capítulo anterior sobre análise de sensibilidade, agora intitulado "Análise de viés", foi revisado e expandido substancialmente para incluir métodos probabilísticos, os quais penetraram na epidemiologia a partir dos campos de risco e de análise de políticas. A aplicação rígida de interpretações de estatística frequencista sobre os dados tem dominado a pesquisa biomédica (assim como muitas outras ciências). Assim, esperamos que os novos capítulos da Seção III ajudem a liberar os epidemiologistas das algemas da estatística frequencista e a deixá-los mais abertos a abordagens mais flexíveis, realistas e profundas de análise e inferência.

Como nas edições anteriores, a Seção IV compreende tópicos adicionais que são mais especializados do que aqueles considerados nas três primeiras partes do livro. Embora os métodos de campo ainda tenham aplicação ampla na pesquisa epidemiológica, houve um crescimento de trabalhos de epidemiologia baseados em fontes de dados existentes, tais como os de registros e ações médicas. Dessa forma, o capítulo sobre métodos de campo foi movido da Seção II para a Seção IV, e um capítulo intitulado "Usando dados secundários" foi acrescentado. Outro acréscimo é o capítulo sobre epidemiologia social, e a cobertura da epidemiologia molecular foi acrescida ao capítulo sobre epidemiologia genética. Muitos desses capítulos podem ser de interesse principalmente daqueles que estão focados em uma área em particular, tal como epidemiologia reprodutiva ou epidemiologia das doenças infecciosas, que têm preocupações metodológicas distintas, embora os tópicos levantados mereçam ser considerados por todo epidemiologista que deseje tornar-se proficiente no ramo. Tópicos como estudos ecológicos e metanálise têm um interesse amplo, que perpassa os objetos de estudo de subdisciplinas. O rastreamento teve seu capítulo próprio na 2ª edição; seu conteúdo foi incorporado ao capítulo revisado sobre epidemiologia clínica.

O escopo da epidemiologia tornou-se grande demais para um só livro: assim, esperamos familiarizar aqueles que desejam compreender os conceitos e os métodos da epidemiologia, abordando os assuntos que são centrais à disciplina e apontando o caminho das referências-chave para estudos posteriores. Embora suas edições prévias tenham sido adotadas como livro-texto em muitos programas de ensino de epidemiologia, este livro não foi escrito como um texto de referência para um curso específico, nem contém exercícios ou perguntas de revisão, como em muitos textos de cursos. Alguns leitores podem considerá-lo mais valioso como um livro de referência ou de leitura complementar, para usar junto com livros menores, tais como Kelsey et al. (1996), Szklo e Nieto (2000), Savitz (2001), Koepsell e Weiss (2003), ou Checkoway et al. (2004). No entanto, há subgrupos de capítulos que poderiam formar a base de um livro-texto para cursos de métodos epidemiológicos. Por exemplo, um curso sobre teoria e métodos epidemiológicos poderia se basear nos Capítulos 1 a 12; um curso mais abreviado poderia se basear nos Capítulos 1 a 4 e 6 a 11; um curso curto sobre os fundamentos da teoria epidemiológica poderia se basear nos Capítulos 1 a 5, mais o Capítulo 12. Presumindo-se uma formação em epidemiologia básica, uma introdução à análise de dados epidemiológicos poderia se basear nos Capítulos 9, 10 e 12 a 19, ao passo que um curso mais avançado, detalhando análise causal e de regressão, poderia se basear nos Capítulos 2 a 5, 9, 10 e 12 a 21. Muitos dos outros capítulos também se encaixariam em outras coleções sugeridas, dependendo do programa e do currículo.

Muitos tópicos são discutidos em várias seções do livro, porque pertencem a mais de um aspecto da ciência. Para facilitar o acesso a todas as seções relevantes que se relacionam a determinado assunto, indexamos o texto minuciosamente. Assim, recomendamos que o índice seja consultado por aqueles que desejam ler nossa discussão completa de tópicos específicos.

Esperamos que esta edição represente um recurso para professores, estudantes e praticantes da epidemiologia; tentamos ser tão acurados quanto possível, mas reconhecemos que qualquer trabalho dessa abrangência conterá equívocos e omissões. Agradecemos aos leitores de edições anteriores que trouxeram tais itens à nossa atenção. Pretendemos continuar nossa prática de colocar tais correções em uma página da internet e incorporá-las a impressões subsequentes. Por favor, consulte http://www.lww.com/ModernEpidemiology para encontrar informações mais recentes sobre erratas.*

Também somos gratos a muitos colegas que revisaram seções deste texto e forneceram *feedback* útil. Embora não possamos mencionar todos que auxiliaram nesse aspecto, devemos agradecimentos especiais a Onyebuchi Arah, Mathew Fox, Jamie Gradus, Jennifer Hill, Katherine Hoggatt, Marshal Joffe, Ari Lipsky, James Robins, Federico Soldani, Henrik Toft Srensen, Soe Soe Thwin e Tyler VanderWeele. Uma versão inicial do Capítulo 18 apareceu no *International Journal of Epidemiology* (2006;35:765-778), reproduzida com permissão da Oxford University Press. Finalmente, agradecemos a Mary Anne Armstrong, Alan Dyer, Gary Friedman, Ulrik Gerdes, Paul Sorlie e Katsuhiko Yano, por fornecer informações não publicadas, usadas nos exemplos do Capítulo 33.

Kenneth J. Rothman
Sander Greenland
Timothy L. Lash

---

* As erratas divulgadas até a data de 30/11/10 já foram incorporadas ao texto.

Colaboradores

Allen J. Wilcox
Senior Investigator
Epidemiology Branch
National Institute of Environmental Health
 Sciences/NIH
Durham, North Carolina

Barbara E. Mahon
Assistant Professor
Department of Epidemiology and Pediatrics
Boston University
Novartis Vaccines and Diagnostics
Boston, Massachusetts

C. Robert Horsburgh, Jr.
Professor of Epidemiology, Biostatistics and
 Medicine
Department Epidemiology
Boston University School of Public Health
Boston, Massachusetts

Charles Poole
Associate Professor
Department of Epidemiology
University of North Carolina at Chapel Hill,
 School of Public Health
Chapel Hill, North Carolina

Clarice R. Weinberg
National Institute of Environmental Health
 Sciences
Biostatistics Branch
Research Triangle Park, North Carolina

Hal Morgenstern
Professor and Chair
Department of Epidemiology
University of Michigan School of Public Health
Ann Arbor, Michigan

Irva Hertz-Picciotto
Professor
Department of Public Health
University of California, Davis
Davis, California

Keith O'Rourke
Visiting Assistant Professor
Department of Statistical Science
Duke University
Durham, North Carolina
Adjunct Professor
Department of Epidemiology and Community
 Medicine
University of Ottawa
Ottawa, Ontario
Canada

Jack Cahill
Vice President
Department of Health Studies Sector
Westat, Inc.
Rockville, Maryland

James W. Buehler
Research Professor
Department of Epidemiology
Rollins School of Public Health
Emory University
Atlanta, Georgia

Jay S. Kaufman
Associate Professor
Department of Epidemiology
University of North Carolina at Chapel Hill,
 School of Public Health
Chapel Hill, North Carolina

Jørn Olsen
Professor and Chair
Department of Epidemiology
UCLA School of Public Health
Los Angeles, California

M. Maria Glymour
Robert Wood Johnson Foundation Health and
  Society Scholar
Department of Epidemiology
Mailman School of Public Health
Columbia University
Nova Iorque, Nova Iorque
Department of Society, Human Development
  and Health
Harvard School of Public Health
Boston, Massachusetts

Marta Gwinn
Associate Director
Department of Epidemiology
National Office of Public Health Genomics
Centers for Disease Control and Prevention
Atlanta, Georgia

Muin J. Khoury
Director
National Office of Public Health Genomics
Centers for Disease Control and Prevention
Atlanta, Georgia

Noel S. Weiss
Professor
Department of Epidemiology
University of Washington
Seattle, Washington

Patricia Hartge
Deputy Director
Department of Epidemiology and Biostatistics
  Program
Division of Cancer Epidemiology and
  Genetics
National Cancer Institute, National Institutes of
  Health
Rockville, Maryland

Robert C. Millikan
Professor
Department of Epidemiology
University of North Carolina at Chapel Hill,
  School of Public Health
Chapel Hill, North Carolina

Walter C. Willett
Professor and Chair
Department of Nutrition
Harvard School of Public Health
Boston, Massachusetts

Sumário

1 Introdução   11
Kenneth J. Rothman, Sander Greenland e Timothy L. Lash

Seção I
Conceitos básicos

2 Causalidade e inferência causal   15
Kenneth J. Rothman, Sander Greenland, Charles Poole e Timothy L. Lash

3 Medidas de ocorrência   46
Sander Greenland e Kenneth J. Rothman

4 Medidas de efeito e medidas de associação   67
Sander Greenland, Kenneth J. Rothman e Timothy L. Lash

5 Conceitos de interação   89
Sander Greenland, Timothy L. Lashman e Kenneth J. Rothman

Seção II
Delineamento e condução do estudo

6 Tipos de estudos epidemiológicos   107
Kenneth J. Rothman, Sander Greenland e Timothy L. Lash

7 Estudos de coorte   123
Kenneth J. Rothman e Sander Greenland

8 Estudos de caso-controle   136
Kenneth J. Rothman, Sander Greenland e Timothy L. Lash

9 Validade em estudos epidemiológicos   156
Kenneth J. Rothman, Sander Greenland e Timothy L. Lash

10 Precisão e estatística em estudos epidemiológicos   179
Kenneth J. Rothman, Sander Greenland e Timothy L. Lash

11 Estratégias de delineamento para melhorar a acurácia de estudos   202
Kenneth J. Rothman. Sander Greenland e Timothy L. Lash

12 Diagramas causais   219
M. Maria Glymour e Sander Greenland

Seção III
Análise de dados

13 Fundamentos da análise de dados epidemiológicos   253
Sander Greenland e Kenneth J. Rothman

14 Introdução à estatística categórica   283
Sander Greenland e Kenneth J. Rothman

15 Introdução à análise estratificada   307
Sander Greenland e Kenneth J. Rothman

16 Aplicações dos métodos de análise estratificada 335
Sander Greenland

17 Análise de fatores de exposições e desfechos politômicos
Sander Greenland

18 Introdução à estatística bayesiana 386
Sander Greenland

19 Análise de Viés 405
Sander Greenland e Timothy L. Lash

20 Introdução a modelos de regressão 447
Sander Greenland

21 Introdução à modelagem por regressão 490
Sander Greenland

Seção IV
Tópicos especiais

22 Vigilância 537
James W. Buehler

23 Uso de dados secundários 563
Jorn Olsen

24 Métodos de campo em epidemiologia 577
Patricia Hartge e Jack Hill

25 Estudos ecológicos 599
Hal Morgenstern

26 Epidemiologia social 622
Jay S. Kaufman

27 Epidemiologia das doenças infecciosas 642
C. Robert Horsburgh Jr. e Barbara E. Mahon

28 Epidemiologia genética e molecular 660
Muin J. Khoury, Robert Millikan e Marta Gwinn

29 Epidemiologia nutricional 679
Walter C. Willett

30 Epidemiologia ambiental 700
Irva Hertz-Picciotto

31 Tópicos metodológicos em epidemiologia reprodutiva 726
Clarice R. Weinberg e Allen J. Wilcox

32 Epidemiologia clínica 751
Noel S. Weiss

33 Metanálise 763
Sander Greenland e Keith O'Rourke

Referências 799

Índice 857

CAPÍTULO **1**

Introdução

Kenneth J. Rothman, Sander Greenland e
Timothy L. Lash

Embora algumas pesquisas epidemiológicas de excelência tenham sido conduzidas antes do século XX, um corpo sistematizado de princípios que possibilitasse o delineamento e a avaliação de estudos epidemiológicos só começou a se formar na segunda metade daquele mesmo século. Tais princípios evoluíram em conjunto com uma explosão de pesquisas epidemiológicas, e sua evolução continua até hoje.

Vários estudos epidemiológicos em grande escala exerceram grande influência sobre a saúde. Por exemplo, os ensaios de intervenção comunitária de suplementação de flúor na água, que foram iniciados durante a década de 1940, levaram à disseminação da prevenção primária de cáries dentárias (Ast, 1965). O Framingham Heart Study (Estudo Framingham), iniciado em 1949, destaca-se entre várias pesquisas de seguimento de longo prazo sobre doenças cardiovasculares, que contribuíram de modo importante para a compreensão das causas desse enorme problema de saúde pública (Dawber et al., 1957; Kannel et al., 1961, 1970; McKee et al., 1971). Esse estudo notável continua a produzir achados valiosos, mesmo depois de mais de 60 anos de seu início (Kannel e Abbott, 1984; Sytkowski et al., 1990; Fox et al., 2004; Elias et al., 2004; www.nhlbi.nih.gov/about/framingham). O conhecimento obtido a partir deste e de outros estudos epidemiológicos similares ajudou a refrear a epidemia moderna de mortalidade cardiovascular nos Estados Unidos, que atingiu seu ápice em meados de 1960 (Stallones, 1980). O maior experimento humano formal já realizado foi com a vacina Salk, em 1954, do qual várias centenas de milhares de crianças em idade escolar participaram (Francis et al., 1957). Esse estudo forneceu a primeira base prática para a prevenção da poliomielite paralítica.

Na mesma época, houve a publicação de muitos estudos epidemiológicos sobre os efeitos do uso do fumo. Esses trabalhos levaram, por fim, a um relatório que foi um marco, *Smoking and Health*, divulgado pelo *Surgeon General** (United States Department of Health, Education and Welfare, 1964), o primeiro de muitos relatos sobre os efeitos adversos do hábito de fumar na saúde, publicados pelo *Surgeon General* (www.cdc.gov/Tobacco/sgr/index.htm).

Desde aquele primeiro relatório, a pesquisa epidemiológica tem atraído constantemente a atenção pública. A mídia, impelida por uma "maré alta" de preocupação da sociedade com assuntos de saúde e ambiente, levou muitos estudos epidemiológicos à proeminência. Alguns desses estudos eram controversos, e algumas das pesquisas que mais receberam atenção estavam relacionadas com os seguintes temas:

- *Influenza* aviária
- Síndrome respiratória aguda grave (SARS)
- Terapia de reposição hormonal e doença cardíaca
- Ingestão de carboidratos e saúde
- Vacinação e autismo

---

* N. de T.: Cargo equivalente ao de Ministro da Saúde, no Brasil.

- Tampões e síndrome do choque tóxico
- *Bendectin* e defeitos congênitos
- Fumantes passivos e saúde
- Síndrome da imunodeficiência adquirida (Aids)
- O efeito do dietilestilbestrol nos descendentes

Em alguns casos, o desacordo sobre pontos conceituais e metodológicos básicos levou a diferenças profundas na interpretação de dados. Em 1978, surgiu uma controvérsia sobre o possível efeito carcinogênico dos estrogênios exógenos sobre o endométrio: vários estudos de caso-controle tinham relatado uma associação extremamente forte, com até 15 vezes de aumento do risco (Smith et al, 1975; Ziel e Finkle, 1975; Mack et al., 1976). Um grupo argumentava que um viés de seleção era responsável pela maior parte da associação observada (Horwitz e Feinstein, 1978), ao passo que outros alegavam que o delineamento alternativo proposto por Horwitz e Feinstein introduzia um viés de seleção para baixo bem mais forte do que qualquer tendenciosidade para cima que ele removesse (Hutchinson e Rothman, 1978; Jick et al., 1979; Greenland e Neutra, 1981). Tais discussões sobre conceitos fundamentais sugerem que as fundações metodológicas da ciência ainda não haviam sido estabelecidas e que a epidemiologia permanecia jovem em termos conceituais.

O último terço do século XX contemplou um crescimento rápido na compreensão e na síntese de conceitos epidemiológicos. O principal estímulo para esse crescimento conceitual parece ter sido prática e controvérsia. A explosão da atividade epidemiológica acentuou a necessidade de melhorar a compreensão dos fundamentos teóricos. Por exemplo, os estudos iniciais sobre fumo e câncer de pulmão (p. ex., Wynder e Graham, 1950; Doll e Hill, 1952) foram notáveis cientificamente, não somente por seus achados substanciais, mas também porque demonstraram a eficácia e a grande eficiência do estudo de caso-controle. Controvérsias sobre o delineamento apropriado de caso-controle levaram ao reconhecimento da importância de relacionar tais estudos a uma fonte populacional subjacente (Sheehe, 1962; Miettinen, 1976a; Cole, 1979; ver Cap. 8). De modo semelhante, a análise de dados do Estudo Framingham estimulou o desenvolvimento do modelo metodológico mais popular na epidemiologia atual, a regressão logística múltipla (Cornfield, 1962; Truett et al., 1967; ver Cap. 20).

Apesar do ímpeto crescente da atividade epidemiológica no final do século XX, as evidências indicam que a epidemiologia permanece em um estágio inicial de desenvolvimento (Pearce e Merletti, 2006). Nos últimos anos, os conceitos epidemiológicos continuaram a evoluir rapidamente, talvez porque o escopo, a atividade e a influência da epidemiologia continuam a aumentar. Esse aumento tem sido acompanhado pelas dores do crescimento, refletindo amplamente a preocupação sobre a validade dos métodos usados na pesquisa epidemiológica e a confiabilidade dos resultados. A disparidade entre os resultados de estudos randomizados (Writing Group for the Woman's Health Initiative Investigators, 2002) e não randomizados (Stampfer e Colditz, 1991) sobre a associação entre terapia de reposição hormonal e doença cardiovascular representa um dos exemplos mais recentes, e de alto perfil, de hipóteses supostamente estabelecidas pela epidemiologia observacional e, subsequentemente, contraditórias (Davey Smith, 2004; Prentice et al., 2005).

A epidemiologia frequentemente está na mira do público, o que a torna um alvo para críticas. Tais críticas têm sido ampliadas, ocasionalmente, para uma desconfiança quanto aos métodos da epidemiologia em si, indo além do ceticismo em relação a achados específicos e tornando-se um criticismo generalizado em relação à investigação epidemiológica (Taubes, 1995, 2007). Entretanto, essas críticas, embora duras de aceitar, devem ser bem-vindas pelos cientistas. Todos nós aprendemos melhor a partir de nossos erros, e há muito que os epidemiologistas podem fazer para aumentar a confiabilidade e a utilidade de seus achados. Fornecer aos leitores a base para alcançar tal meta é o objetivo deste livro.

Seção I

Conceitos básicos

CAPÍTULO 2

Causalidade e inferência causal

Kenneth J. Rothman, Sander Greenland,
Charles Poole e Timothy L. Lash

Causalidade 15
 Um modelo de causa suficiente e causas
  componentes 16
 A necessidade de uma categoria de referência
  específica 18
 Aplicação do modelo de causa suficiente à
  epidemiologia 18
 Probabilidade, risco e causas 20
 Força dos efeitos 21
 Interação entre causas 24
 Proporção de doença devido a causas
  específicas 25
 Período de indução 27

 Escopo do modelo 29
 Outros modelos de causalidade 30
Filosofia da inferência científica 30
 Indutivismo 31
 Refutacionismo 32
 Consenso e naturalismo 33
 Bayesianismo 35
 Impossibilidade de prova científica 37
Inferência causal em epidemiologia 38
 Testes de teorias epidemiológicas
  concorrentes 38
 Critérios causais 39

CAUSALIDADE

Uma compreensão rudimentar de causa e efeito parece ser adquirida pela maioria das pessoas por si próprias, muito mais cedo do que lhes poderia ter sido ensinado por alguém. Mesmo antes que possam falar, muitas crianças compreendem a relação entre chorar e o aparecimento do pai ou de outro adulto e a relação entre esse aparecimento e o ato de ser carregada ou alimentada. Um pouco mais tarde, as crianças desenvolvem teorias sobre o que acontece quando um copo com leite é derrubado e quando um interruptor na parede é movimentado de sua posição de repouso para outra. Enquanto tais teorias estão sendo formuladas, uma teoria causal mais geral também está sendo formada. A teoria mais geral postula que alguns eventos ou estados da natureza são causas de efeitos específicos. Sem uma teoria geral de causalidade, não haveria uma estrutura sobre a qual apoiar a essência de muitas teorias causais específicas, das quais se necessita para sobreviver.

Entretanto, os conceitos de causalidade que são estabelecidos no início da vida são demasiadamente primitivos para servir de base para as teorias científicas. Essa insuficiência pode ser especialmente verdadeira nas ciências da saúde e sociais, nas quais as causas típicas não são necessárias nem suficientes para produzir efeitos de interesse. Portanto, como tem sido reconhecido há muito tempo em epidemiologia, há necessidade de se desenvolver um modelo conceitual mais refinado, que possa servir como ponto de partida para discussões sobre causalidade. Em particular, tal modelo deve abordar problemas de causalidade multifatorial, confundimento, interdependência de efeitos, efeitos diretos e indiretos, categorias de causalidade e sistemas ou redes de causalidade (MacMahon e Pugh, 1967; Susser, 1973). Este capítulo descreve um ponto de partida, o modelo de causa suficiente componente (ou modelo de causa suficiente), que se tem comprovado útil na elucidação de certos conceitos em mecanismos individuais de causalidade. O Capítulo 4 introduz o modelo de causalidade largamente utilizado, potencial-desfecho, ou contrafactual, que é útil para relacionar a causalidade em nível individual com a causalidade em nível populacional, ao passo que o Capítulo 12 introduz modelos causais gráficos (diagramas causais), que são especialmente úteis para modelagem de sistemas causais.

Exceto quando especificado de modo diferente (em particular, no Cap. 17, sobre doenças infecciosas), em todo o livro, partiremos do pressuposto de que doença refere-se a um evento não recorrente, tal como óbito ou primeira ocorrência de uma enfermidade, e que o desfecho de cada indivíduo ou unidade de estudo (p. ex., um grupo de pessoas) não é afetado pelas exposições e pelos desfechos de outros indivíduos ou unidades. Embora esse pressuposto não simplifique muito nossa discussão e seja razoável em muitas situações, não se aplica a fenômenos contagiosos, tais como comportamentos e doenças transmissíveis. No entanto, todas as definições e a maioria dos pontos que nós levantamos (especialmente no que tange à validade) se aplicam de modo mais geral. Também é essencial compreender situações mais simples antes de lidar com as complexidades criadas pela interdependência causal de indivíduos ou unidades.

Um modelo de causa suficiente e causas componentes

Inicialmente, é preciso definir *causa*. Uma definição da causa da ocorrência de uma doença específica é um evento, uma condição ou uma característica antecedente necessários para o surgimento de tal doença no momento em que ela ocorreu, contanto que outras condições sejam fixas. Em outras palavras, a causa da ocorrência de uma doença é um evento, uma condição ou uma característica que precedeu o início da doença, e que, se tal evento, condição ou característica tivesse sido diferente de modo específico, tal doença não teria ocorrido de modo algum, ou não teria ocorrido até algum tempo mais tarde. Sob essa definição, se alguém está caminhando por uma pista congelada, cai e fratura o quadril, pode haver uma longa lista de causas. Essas causas poderiam incluir o tempo no dia do incidente, o fato de que a pista não foi limpa para pedestres, a escolha do tipo de calçado pela vítima, a falta de um corrimão, e assim por diante. As causas requeridas para essa pessoa quebrar seu quadril, nessa ocasião em particular, podem ser retratadas com o diagrama de causa suficiente, na Figura 2.1. Por *causa suficiente*, nós queremos dizer um mecanismo causal completo, um conjunto mínimo de condições e de eventos que sejam suficientes para o desfecho ocorrer. O círculo na figura compreende cinco segmentos, cada um dos quais representa um componente causal que deve estar presente, ou deve ter acontecido, para que a pessoa frature seu quadril naquele instante. O primeiro componente, chamado A, representa o mau tempo. O segundo, chamado B, representa uma pista para pedestres que não foi limpa. O terceiro, C, é uma má escolha do tipo de calçado. O quarto componente, D, é a falta de um corrimão. O componente final, chamado U, representa todos os outros eventos, condições ou características não especificados que devem estar presentes, ou ter ocorrido, no exemplo da queda que levou a um quadril fraturado. Para efeitos etiológicos, tais como a causalidade de doença, muitos, possivelmente todos, os componentes de uma causa suficiente podem ser desconhecidos (Rothman,

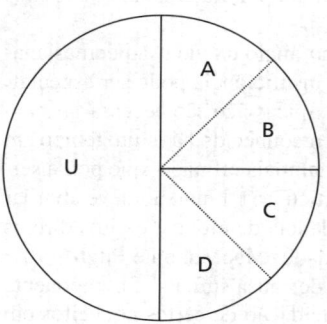

FIGURA 2.1 • Ilustração da constelação de causas componentes que constituem uma causa suficiente para fratura do quadril, para uma pessoa em particular em um tempo particular. **A** representa mau tempo, **B** representa uma pista para pedestres que não foi limpa, **C** representa uma má escolha de tipo de calçado, **D** representa a falta de um corrimão e **U** representa todos os outros eventos, condições ou características não especificados que devem estar presentes, ou devem ter ocorrido, no exemplo da queda que levou a um quadril fraturado.

1976a). Geralmente, incluímos uma causa componente, rotulada como U, para representar o conjunto de fatores desconhecidos.

Todas as causas componentes da causa suficiente são necessárias e devem estar presentes, ou ter ocorrido, no exemplo da queda, para a pessoa fraturar o quadril. Nenhuma é supérflua, o que significa que bloquear a contribuição de qualquer causa componente previne a atuação da causa suficiente. Para muitas pessoas, o pensamento causal primitivo persiste nas tentativas de encontrar causas isoladas como explicações para fenômenos observados. Entretanto, a experiência e o raciocínio mostram que o mecanismo causal para qualquer efeito deve consistir em um conjunto de componentes que atuam em conjunto (Mill, 1862; Mackie, 1965). Na etiologia de doenças, uma causa suficiente é um conjunto de condições suficientes para garantir que o desfecho ocorrerá. Portanto, completar uma causa suficiente é equivalente ao início da doença. Início aqui pode se referir à instalação do estágio mais precoce do processo mórbido, ou a qualquer transição de uma fase bem definida e prontamente caracterizada para a próxima, tal como o princípio de sinais ou sintomas.

Considere novamente a função do corrimão em causar a fratura do quadril. A ausência de tal corrimão pode desempenhar um papel causal em algumas causas suficientes, mas não em outras, a depender de circunstâncias como o tempo, o nível de embriaguez do pedestre e incontáveis outros fatores. Nossa definição liga a falta de um corrimão a esse quadril quebrado, e não implica que a sua falta por si só fosse suficiente para que essa fratura ocorresse. Com essa definição de causa, nenhum evento específico, condição ou característica é suficiente para produzir a doença. A definição não descreve um mecanismo causal completo, mas apenas um componente dele. Dizer que a ausência de um corrimão é uma causa componente de um quadril fraturado não implica, entretanto, que toda pessoa caminhando pela pista terá uma fratura de quadril. Não implica, tampouco, que, se for instalado um corrimão com propriedades suficientes para prevenir aquele quadril fraturado, ninguém quebrará o quadril naquela mesma pista. Pode haver outras causas suficientes pelas quais uma pessoa possa sofrer uma fratura de quadril. Cada uma de tais causas suficientes seria ilustrada por seu próprio diagrama, semelhante à Figura 2.1. A primeira dessas causas suficientes, a ser completada pelo acúmulo simultâneo de todas as suas causas componentes, seria aquela que ilustra o mecanismo pelo qual a fratura de quadril ocorre em uma pessoa em particular. Se nenhuma causa suficiente for completada enquanto uma pessoa passa ao longo da pista, então nenhuma fratura de quadril ocorrerá durante o curso daquela caminhada.

Como já foi assinalado, uma característica do conceito ingênuo de causalidade é a presunção de uma correspondência um-para-um entre a causa observada e o efeito. Sob esse ponto de vista, cada causa é tida como "necessária" e "suficiente" para produzir o efeito, especialmente quando a causa é uma ação ou um evento observável que é cronologicamente próximo ao efeito. Assim, o acionar de um interruptor parece ser a causa singular a fazer com que a luz elétrica se acenda. Há causas menos evidentes, contudo, que também operam para produzir o efeito: uma lâmpada em condições funcionais em um ponto de iluminação, fiação intacta do interruptor até a lâmpada e voltagem para produzir uma corrente quando o circuito é fechado. Para se conseguir o efeito de acender a luz, cada um desses componentes é tão importante quanto a movimentação do interruptor, porque a mudança em qualquer desses componentes da constelação causal prevenirá o efeito. O termo *causa necessária* é reservado, portanto, a um tipo particular de causa componente sob o modelo da causa suficiente. Se qualquer das causas componentes aparecer em toda causa suficiente, então aquela causa componente é denominada uma causa componente "necessária". Para a doença ocorrer, toda e qualquer causa componente necessária deve estar presente, ou deve ter ocorrido. Por exemplo, pode-se rotular uma causa componente com o requisito para que se tenha um quadril para sofrer uma fratura de quadril. Toda causa suficiente que leve a uma fratura de quadril deve ter aquela causa componente presente, porque, para se fraturar um quadril, é preciso que se tenha um quadril.

O conceito de causas componentes complementares será útil em aplicações à epidemiologia que vêm em seguida. Para cada causa componente em uma causa suficiente, o conjunto das outras causas componentes naquela causa suficiente compreende as causas componentes complementares.

Por exemplo, na Figura 2.1, a causa componente A (mau tempo) tem como suas causas componentes complementares as rotuladas como B, C, D e U. A causa componente B (falta de limpeza da pista para pedestres) tem como causas componentes complementares as rotuladas como A, C, D e U.

A necessidade de uma categoria de referência específica

As causas componentes devem ser definidas em relação a uma alternativa claramente especificada, ou a uma categoria de referência (chamada, simplesmente, de referência). Considere novamente a falta de um corrimão ao longo da pista. Para dizer que essa condição é uma causa componente do quadril fraturado, temos que especificar uma condição alternativa com a qual contrastar a causa. A mera presença de um corrimão não seria suficiente. No final das contas, a fratura do quadril ainda poderia ter ocorrido na presença de um corrimão, se fosse baixo demais, ou estivesse envelhecido e fosse feito de madeira que estivesse podre. Precisaríamos especificar a presença de um corrimão suficientemente alto e firme para evitar a queda, ou seja, para que o corrimão fosse uma causa componente do quadril quebrado.

Para enxergar a necessidade de especificar um evento, uma condição ou uma característica alternativa, assim como a causal, considere um exemplo de um homem que tomou altas doses de ibuprofeno por vários anos e desenvolveu uma úlcera gástrica. O uso de ibuprofeno pelo homem causou sua úlcera? Seria possível pressupor, a princípio, que o contraste natural seria o que teria acontecido se o homem nada tivesse tomado. Dada uma razão forte para tomar o ibuprofeno, entretanto, tal alternativa pode não fazer sentido. Se a alternativa especificada fosse tomar acetaminofeno, uma droga diferente que poderia ter sido indicada para seu problema, e ele não tivesse desenvolvido a úlcera com o uso do acetaminofeno, então poderíamos dizer que usar o ibuprofeno teria causado a úlcera. Porém, o ibuprofeno não teria causado a úlcera se a alternativa especificada fosse tomar ácido acetilsalicílico, e, tendo ele tomado ácido acetilsalicílico, ainda tivesse desenvolvido a úlcera. A necessidade de especificar a alternativa em uma medida preventiva é ilustrada por uma manchete de jornal que dizia: "Carne malpassada baixa risco de câncer do cólon". Seria essa a história de um estudo epidemiológico, comparando a taxa de câncer de cólon de um grupo de pessoas que comia carne vermelha malpassada com a taxa de câncer de cólon de um grupo de vegetarianos? Não, o estudo comparou pessoas que comiam carne vermelha malpassada com pessoas que comiam carne vermelha bem cozida. A mesma exposição, consumo regular de carne vermelha malpassada, poderia ter um efeito preventivo, quando contrastada com carne vermelha bem cozida, e um efeito causal, ou nenhum efeito, em comparação com a dieta vegetariana. Um evento, uma condição, ou uma característica não constituem uma causa sozinhos, como uma propriedade intrínseca que se possui isoladamente, mas como parte de um contraste causal com um evento, uma condição ou uma característica alternativa (Lewis, 1973; Rubin, 1974; Greenland et al., 1999a; Maldonado e Greenland, 2002; ver Cap. 4).

Aplicação do modelo de causa suficiente à epidemiologia

A introdução precedente aos conceitos de causas suficientes e causas componentes fornece o léxico para a aplicação do modelo à epidemiologia. Por exemplo, fumar tabaco é uma causa de câncer de pulmão, mas, por si só, não é uma causa suficiente, como pode ser demonstrado pelo fato de que a maioria dos fumantes não desenvolve esse tipo de câncer. Em primeiro lugar, o termo *fumar* é impreciso demais para ser útil além de uma descrição casual. Deve-se especificar o tipo de fumo (p. ex., cigarro, charuto, cachimbo ou ambiental), se é filtrado ou não, a maneira e a frequência da inalação, a idade de iniciação ao fumo e a duração do hábito de fumar. E, como o ato de fumar for definido, sua alternativa também precisa ser determinada. É fumar nada, fumar menos, fumar outra coisa? Igualmente importante, mesmo que fumar e sua alternativa sejam ambos definidos explicitamente, o fumo não causará câncer em todas as pessoas. Então, quem é suscetível a esse efeito do fumo? Ou, para colocar em outros termos, quais são os outros componentes da constelação causal que atuarão com o fumo para produzir câncer de pulmão nessa comparação?

A Figura 2.2 exibe um diagrama esquemático de três causas suficientes que poderia ser completado durante o seguimento de um indivíduo. As três condições ou eventos – A, B e E – foram definidas como variáveis binárias, de modo que só podem assumir os valores 0 ou 1. Com o código A usado na figura, sua categoria de referência, A = 0, algumas vezes é causador, mas sua categoria de índice, A = 1, nunca o é. Essa situação ocorre porque duas causas suficientes contêm uma causa componente rotulada "A = 0", mas nenhuma causa suficiente contém uma causa componente rotulada "A = 1". Um exemplo de uma condição ou evento desse tipo poderia ser A = 1, tomar um suplemento multivitamínico diariamente, e A = 0, não tomar suplemento de vitamina. Com os códigos de B e E usados no exemplo ilustrado pela Figura 2.2, as categorias de índice, B = 1 e E = 1, algumas vezes são causadores, mas suas categorias de referência, B = 0 e E = 0, nunca o são. Para cada variável, as categorias de índice e de referência podem representar apenas dois estados ou eventos alternativos dentre muitas possibilidades. Assim, o código B pode ser B = 1, fumar 20 cigarros por dia durante 40 anos, e B = 0, fumar 20 cigarros por dia durante 20 anos, seguidos por 20 anos sem fumar. E poderia ser codificado E = 1, viver em uma área urbana com renda média baixa e com alta desigualdade de renda, e E = 0, morar em uma área urbana com renda média alta e com baixa desigualdade de renda.

A = 0, B = 1 e E = 1 são causas componentes individuais das causas suficientes na Figura 2.2. U_1, U_2 e U_3 representam conjuntos de causas componentes. U_1, por exemplo, é o conjunto de todos os outros componentes que não sejam A = 0 e B = 1 necessários para completar a primeira causa suficiente na Figura 2.2. Se decidíssemos não especificar B = 1, então B = 1 se tornaria parte do conjunto de componentes que são causalmente complementares a A = 0; em outras palavras, B = 1 seria então absorvida por U_1.

Cada uma das três causas suficientes representadas na Figura 2.2 é minimamente suficiente para produzir a doença no indivíduo. Isto é, somente um desses mecanismos precisa ser completado para a doença ocorrer (suficiência), e não há causa componente supérflua em nenhum mecanismo (minimidade) – cada componente é uma parte necessária daquele mecanismo causal específico. Uma causa componente específica pode desempenhar um papel em um, em vários ou em todos os mecanismos causais. Como observado, uma causa componente que aparece em todas as causas suficientes é designada causa *necessária* do desfecho. Por exemplo, a infecção por HIV é um componente de todas as causas suficientes da síndrome de imunodeficiência adquirida (Aids), e, portanto, é uma causa necessária da Aids. Tem sido sugerido que tais causas sejam denominadas "universalmente necessárias", em reconhecimento de que cada componente de uma causa suficiente é necessário para que a causa suficiente (mecanismo) ocorra (Poole, 2001a).

A Figura 2.2 não ilustra aspectos do processo causal, tais como sequência ou tempo de ação das causas componentes, dose ou outras complexidades. Estes podem ser especificados na descrição do contraste de categorias de índice e de referência que definem cada causa componente. Assim, se o desfecho é câncer de pulmão e o fator B representa fumar cigarros, ele pode ser definido mais explicitamente como fumar pelo menos 20 cigarros sem filtro por dia durante pelo menos 40 anos, começando na idade de 20 anos ou antes (B = 1), ou fumar 20 cigarros sem filtro por dia durante pelo menos 20 anos*, começando na idade de 20 anos ou antes, e depois não fumar cigarros pelos próximos 20 anos (B = 0).

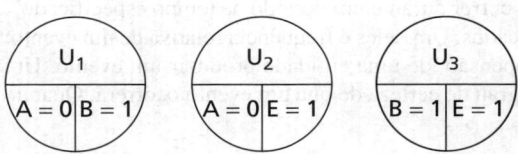

FIGURA 2.2 • Três classes de causas suficientes de uma doença (causas suficientes I, II e III, da esquerda para a direita).

---

* N. de T.: Durante pelo menos 20 anos não no original, mas a lógica indica que o correto é assim.

Na especificação de uma causa componente, os dois lados do contraste causal do qual ela é composta devem ser definidos de acordo com escolhas ou opções realistas. Se prescrever um placebo não for uma opção terapêutica realista, um contraste causal entre um tratamento novo e um placebo, em um ensaio clínico, pode ser questionado por sua relevância duvidosa em relação à prática médica. De maneira semelhante, antes de se dizer que os contraceptivos orais aumentam o risco de morte ao longo de 10 anos (p. ex., por infarto do miocárdio ou por acidente vascular cerebral), devemos considerar qual é a alternativa. Se a alternativa for engravidar, então o risco de morte inerente ao parto pode ser maior do que o risco de usar contraceptivos orais, fazendo desses medicamentos uma prevenção, em vez de uma causa. Se a alternativa for um método contraceptivo igualmente eficaz, sem efeitos colaterais sérios, então os contraceptivos orais podem ser descritos como causa de morte.

Para compreender a prevenção em um esquema de causa suficiente componente, postulamos que a condição alternativa (na qual uma causa componente esteja ausente) previne o desfecho relativo à presença da causa componente. Assim, um efeito preventivo de um fator é representado ao se especificar sua causa alternativa como uma causa componente. Um exemplo é a presença de A = 0 como uma causa componente nas duas primeiras causas mostradas na Figura 2.2. Um outro exemplo seria definir uma variável F (não representada na Fig. 2.2), como "com vacinação (F = 1) ou sem vacinação (F = 0)". A prevenção da doença por meio de vacinação (F = 1) seria expressa no modelo de causa suficiente componente como causação da doença por não se vacinar (F = 0). Essa ilustração não é problemática porque, uma vez que ambos os lados de um contraste causal tenham sido especificados, causação e prevenção são meramente dois lados da mesma moeda.

Sheps (1958) uma vez perguntou: "Nós devemos contar os vivos ou os mortos?". A morte é um evento, mas a sobrevivência não é. Assim, para usar o modelo de causa suficiente componente, devemos contar os mortos. Essa restrição ao modelo pode ter implicações substanciais. Por exemplo, algumas medidas e fórmulas aproximam-se de outras somente quando o desfecho é raro. Quando a sobrevida é rara, a morte é comum. Nesse caso, o uso do modelo causa suficiente componente para prover de informação a análise nos impedirá de tirar vantagem das aproximações de desfecho raro.

Similarmente, as etiologias de desfechos adversos à saúde, que são condições ou estados, mas não eventos, devem ser ilustradas no modelo causa suficiente pela reversão do código do desfecho. Considere a espinha bífida, que é uma falha de fechamento total do tubo neural durante a gestação. Não há um ponto no tempo no qual se possa dizer que a espinha bífida tenha ocorrido. Seria complicado definir o "tempo de incidência" da espinha bífida como a idade gestacional, na qual o fechamento completo do tubo neural geralmente ocorre. O modelo de causa suficiente componente seria mais adequado para esse caso ao definir o evento de fechamento completo (sem espinha bífida) como o desfecho, e enxergar as condições, os eventos ou as características que impeçam esse evento benéfico como causas da condição adversa, espinha bífida.

Probabilidade, risco e causas

Na linguagem do cotidiano, "risco" frequentemente é usado como um sinônimo para probabilidade. Também é comumente usado como sinônimo de "perigo", como em "viver perto de uma usina de energia nuclear é um risco que deve ser evitado". Infelizmente, no linguajar epidemiológico, e mesmo na literatura erudita, "risco" é usado frequentemente para muitos conceitos distintos: taxa, razão de taxas, risco relativo, chances* de incidência, prevalência, etc. A definição mais específica e, portanto, a mais útil, de *risco* é "probabilidade de um evento ocorrer durante um período de tempo especificado".

O termo *probabilidade* tem múltiplos significados. Um deles é frequência relativa de um evento; outro é que probabilidade é a tendência, ou a propensão, de uma entidade produzir um evento. Um terceiro significado é que a probabilidade mede o grau de certeza de que um evento ocorrerá. Quando

---

* N. de T.: Em inglês, *odds*, aqui traduzido como "chances", é a razão da probabilidade de ocorrência de um evento pela probabilidade de não ocorrência. Por exemplo, se as chances são iguais a 2, significa que a probabilidade do evento ocorrer é 2 vezes a probabilidade dele não ocorrer.

se diz que "a probabilidade de morte em acidentes automobilísticos quando viajando a >120 km/h é alta", o que se quer dizer é que a proporção de acidentes que geram óbitos é mais elevada quando envolve veículos se deslocando a >120 km/h, do que quando envolve veículos se deslocando em velocidades mais baixas (uso da frequência), que os acidentes com veículos em alta velocidade têm uma tendência maior de resultar em mortes (uso da propensão) do que os acidentes com veículos em velocidade mais baixa, ou que aquele que fala está mais seguro de que um óbito acontecerá em um acidente em alta velocidade do que em um acidente em velocidade mais baixa (uso da certeza).

O uso da frequência para "probabilidade" e para "risco", ao contrário dos usos da propensão e da certeza, não admite significado para a noção de "risco" de um indivíduo, além da frequência relativa de 100% de um evento ocorrer e de 0% de ele não ocorrer. Essa restrição de riscos individuais de 0 ou 1 só pode ser relaxada para permitir valores intermediários, pela reinterpretação de tais declarações como a frequência com que o desfecho seria observado em amostra aleatória de uma população muito grande de pessoas, que se julga ser "semelhante" ao indivíduo de alguma forma (p. ex., idade, sexo e hábito de fumar). Se essa interpretação for aceita, quer alguma amostragem real tenha sido conduzida ou não, a noção de risco individual é substituída pela noção de frequência do evento em questão na população grande da qual o indivíduo foi amostrado. Com essa visão, o risco mudará conforme o modo pelo qual agruparmos os indivíduos para avaliar frequências. Um julgamento subjetivo entrará no quadro, inevitavelmente, na decisão sobre quais características usar para a formação de grupos. Por exemplo, deve-se levar em consideração o consumo de tomates para definir a classe de homens que são "semelhantes" a um determinado sujeito, com o propósito de determinar o risco de um diagnóstico de câncer de próstata entre seu $60º$ e $70º$ aniversários? Em caso afirmativo, qual estudo ou metanálise devem ser considerados nesse fragmento de informação?

A menos que encontremos um conjunto de condições e eventos no qual a doença não ocorra absolutamente, é sempre uma hipótese de trabalho razoável que alguns componentes causais permaneçam desconhecidos, não importa o quanto se saiba sobre a etiologia de uma doença. Podemos estar inclinados a atribuir um risco igual para todos os indivíduos cuja situação para alguns componentes seja conhecida e idêntica. Podemos dizer, por exemplo, que os homens que são grandes fumantes de cigarros têm um risco ao longo da vida de aproximadamente 10% de desenvolver câncer de pulmão. Alguns interpretam essa declaração como significando que todos os homens estariam sujeitos a uma probabilidade de 10% de câncer de pulmão caso se tornassem grandes fumantes, como se a ocorrência de câncer de pulmão, além do tabagismo, fosse puramente uma questão do acaso. Esse ponto de vista é indefensável. Uma probabilidade pode ser 10% condicional a um tipo de informação, e mais alta ou mais baixa do que 10%, se também condicionarmos outras informações relevantes. Por exemplo, seria possível dizer que homens que são grandes fumantes e que trabalharam por muitos anos em ocupações com níveis historicamente altos de exposição a fibras de asbestos no ar teriam um risco de câncer de pulmão ao longo da vida relativamente mais alto do que 10%.

Independentemente de interpretarmos probabilidade como frequência relativa ou como grau de certeza, a atribuição de riscos iguais reflete meramente o agrupamento em particular. Em nossa ignorância, o melhor que podemos fazer na avaliação de risco é classificar as pessoas de acordo com indicadores de risco mensurados, e então atribuir o risco médio observado em uma classe às pessoas pertencentes à mesma classe. Conforme o conhecimento ou a especificação de indicadores de risco adicional se expandem, as estimativas de risco atribuídas a pessoas se afastarão da média, de acordo com a presença ou a ausência de outros fatores que predizem o desfecho.

Força dos efeitos

O modelo causal exemplificado pela Figura 2.2 pode facilitar a compreensão de alguns conceitos-chave, tais como *força do efeito* e *interação*. Como uma ilustração de força do efeito, a Tabela 2.1 exibe a frequência de oito padrões possíveis de exposição a A, B e E em duas populações hipotéticas. Agora, os gráficos de setores na Figura 2.2 ilustram classes de mecanismos. O primeiro, por exemplo, representa todas as causas suficientes que, não importa quais outras causas componentes elas possam

TABELA 2.1

Frequências de exposição e riscos individuais em duas populações hipotéticas de acordo com as combinações possíveis das três causas componentes especificadas na Figura 2.2

Exposições					Frequência do padrão de exposição	
A	B	E	Causa suficiente completada	Risco	População 1	População 2
1	1	1	III	1	900	100
1	1	0	Nenhuma	0	900	100
1	0	1	Nenhuma	0	100	900
1	0	0	Nenhuma	0	100	900
0	1	1	I, II, ou III	1	100	900
0	1	0	I	1	100	900
0	0	1	II	1	900	100
0	0	0	Nenhuma	0	900	100

conter, têm em comum o fato de que incluem A = 0 e B = 1. Os constituintes de U_1 podem, e geralmente o fazem, diferir de indivíduo para indivíduo. Para simplificar, podemos supor, de modo um tanto irrealista, que U_1, U_2 e U_3 sempre estão presentes, ou têm ocorrido para todos, e que a Figura 2.2 representa todas as causas suficientes.

Sob essas suposições, a resposta de cada indivíduo ao padrão de exposição em uma dada linha pode ser encontrada na coluna de resposta. A resposta aqui é o risco de desenvolver uma doença durante um período de tempo especificado, que é o mesmo para todos os indivíduos. Para simplificar, é empregado um modelo de risco determinístico, no qual os riscos individuais só podem ser iguais aos valores 0 ou 1 e a nenhum valor intermediário. Um modelo estocástico de risco individual relaxaria essa restrição e permitiria que os riscos individuais ficassem entre 0 e 1.

A proporção que contrai a doença, ou a proporção de incidência, em qualquer subpopulação na Tabela 2.1, pode ser encontrada por meio da soma do número de pessoas em cada padrão de exposição com um risco individual de 1 dividida pelo tamanho da subpopulação. Por exemplo, se a exposição A não for considerada (p. ex., se ela não foi mensurada), o padrão de proporções de incidência na população 1 seria aquele na Tabela 2.2.

Em um exemplo de como as proporções na Tabela 2.2 foram calculadas, revisemos como a proporção de incidência entre pessoas na população 1, com B = 1 e E = 0, foi calculada: havia 900 pessoas com A = 1, B =1 e E = 0; nenhuma se tornou caso porque não há causas suficientes que possam culminar na ocorrência da doença durante o período do estudo em pessoas com essa combinação de

TABELA 2.2

Proporções de incidência (PI) para combinações de causas componentes B e E na população hipotética 1, pressupondo-se que a causa componente A não foi mensurada

	B = 1, E = 1	B = 1, E = 0	B = 0, E = 1	B = 0, E = 0
Casos	1.000	100	900	0
Total	1.000	1.000	1.000	1.000
PI	1,00	0,10	0,90	0,00

categorias de exposição. (Há duas causas suficientes que contêm B = 1 como uma causa componente, mas uma delas contém a causa componente A = 0 e a outra contém a causa componente E = 1. A presença de A = 1 ou E = 0 bloqueia esses mecanismos etiológicos.) Houve 100 pessoas com A = 0, B = 1 e E = 0; todas se tornaram casos porque tinham U_1, o conjunto de complementos causais para a classe de causas suficientes, contendo A = 0 e B = 1. Assim, entre todas as 1.000 pessoas com B = 1 e E = 0, houve 100 casos resultando em uma proporção de incidência de 0,10.

Se fôssemos mensurar a força do efeito pela diferença das proporções de incidência, a Tabela 2.2 sugere que, para a população 1, E = 1 tem um efeito muito mais forte do que B = 1, porque E = 1 parace aumentar a proporção de incidência em 0,9 (em ambas as categorias de B), ao passo que B = 1 eleva a proporção de incidência em apenas 0,1 (em ambas as categorias de E). A Tabela 2.3 mostra os resultados análogos para a população 2. Embora os membros dessa população tenham exatamente os mesmos mecanismos causais da população 1 operando entre eles, as forças relativas dos fatores causais E = 1 e B = 1 parecem invertidas, usando novamente a diferença de proporções de incidência como a medida de força. B = 1 parecem ter agora um efeito muito mais forte sobre as proporções de incidência do que E = 1, apesar do fato de B e E não estarem associados em qualquer população, como é evidente a partir da prevalência 50% de E = 1 entre aqueles com B = 1 e entre aqueles com B = 0. O efeito de E, mas não de B, é estimável a partir das Tabelas 2.2 e 2.3. O efeito de B não é estimável porque ele é confundido por A, mas nós ignoraremos isto aqui. O tópico de confundimento será introduzido no Capítulo 4.

A diferença geral de proporções de incidência contrastando E = 1 e E = 0 é (1.900/2.000) − (100/2.000) = 0,9, na população 1, e (1.100/2.000) − (900/2.000) = 0,1, na população 2. A diferença-chave entre as populações 1 e 2 é a diferença na prevalência das categorias sob as quais E = 1 age para aumentar o risco; isto é, a presença de A = 0 ou B = 1, mas não de ambas. (Quando A = 0 e B = 1, a primeira das três causas suficientes na Figura 2-2 já é completa. Quando E = 1, a segunda e a terceira também são completas, mas como o risco já é 1, E = 1 não aumenta o risco de ninguém). A prevalência da condição, "A = 0 ou B = 1, mas não ambas" é 1.800/2.000 = 90% em ambas as categorias de E, na população 1. Na população 2, essa prevalência é de apenas 200/2.000 = 10% em ambas as categorias de E. Essa diferença na prevalência das categorias, suficiente para E = 1 aumentar o risco, explica a diferença na força do efeito de E =1, conforme mensurada pela diferença nas proporções de incidência.

Conforme observado, o conjunto de todas as outras causas componentes em todas as causas suficientes, no qual um fator causal participa, é chamado de *complemento causal* do fator. Assim, no exemplo supracitado, A = 0, B = 1, U_2 e U_3 compõem o complemento causal de E = 1. Esse exemplo mostra que a força do efeito de um fator sobre a ocorrência de uma doença em uma população, mensurada como a diferença absoluta nas proporções de incidência, depende da prevalência de seu complemento causal. Um fator terá um efeito forte quando mensurado pela diferença de proporções dos que adquirem a doença se seu complemento causal for comum. Em caso contrário, um fator com um complemento causal raro terá um efeito fraco.

TABELA 2.3

Proporções de incidência (PI) para combinações de causas componentes B e E na população hipotética 2, pressupondo-se que a causa componente A não foi mensurada

	B = 1, E = 1	B = 1, E = 0	B = 0, E = 1	B = 0, E = 0
Casos	1.000	900	100	0
Total	1.000	1.000	1.000	1.000
PI	1,00	0,90	0,10	0,00

Se a força do efeito for mensurada pela razão de proporções de adoecer, em oposição à diferença, então a força dependerá de mais do que o complemento causal de um fator. Particularmente, a força depende também do quão comuns ou raros são os componentes de causas suficientes nas quais o fator causal especificado *não* desempenha um papel. Nesse exemplo, ainda, o efeito de E = 1, mensurado em termos de razão, depende da prevalência do complemento causal de E = 1 e da prevalência da conjunção de A = 0 e B = 1. Se muitas pessoas têm tanto A = 0 quanto B = 1, a proporção de incidência basal (i.e., a proporção de pessoas não E, ou "não expostas", adquirindo a doença) será alta, e a proporção adquirindo a doença devido a E será comparativamente baixa. Se poucas pessoas tiverem tanto A = 0 quanto B = 1, a proporção de incidência de basal será baixa, e a proporção adquirindo a doença devido a E = 1 será comparativamente alta. Assim, a força do efeito, mensurada pela razão das proporções de incidência, depende de mais condições do que apenas da força do efeito, medida pela diferença da proporção de incidência.

Independentemente de como a força do efeito de um fator causal for mensurada, o significado em saúde pública daquele efeito não implica num grau correspondente de significância etiológica. Cada causa componente em uma dada causa suficiente tem a mesma significância etiológica. Dado um mecanismo causal específico, qualquer das causas componentes pode ter efeitos fortes ou fracos, usando-se a medida de diferença ou a de razão. As identidades reais dos componentes de uma causa suficiente fazem parte da mecânica da causalidade, ao passo que a força do efeito de um fator depende da distribuição temporal específica de seu complemento causal (se a força for mensurada em termos absolutos) mais a distribuição dos componentes de todas as causas suficientes nas quais o fator não desempenha um papel (se a força for mensurada em termos relativos). Durante um período de tempo, a força do efeito de um dado fator sobre a ocorrência de doença pode mudar, porque a prevalência de seu complemento causal em vários mecanismos também pode variar, mesmo que os mecanismos causais nos quais o fator e seus cofatores atuam permaneçam inalterados.

Interação entre causas

Duas causas componentes atuando na mesma causa suficiente podem ser definidas como *interagindo causalmente* para produzir doença. Essa definição deixa em aberto muitos mecanismos possíveis para a interação, inclusive aqueles nos quais dois componentes interagem de um modo físico direto (p. ex., duas drogas que reagem para formar um subproduto tóxico), e aqueles nos quais um componente (o *iniciador* do par) altera um substrato de modo que o outro componente (o *promotor* do par) possa agir. Entretanto, essa definição exclui qualquer situação na qual um componente E seja meramente uma causa de um outro componente F, sem efeito algum de E sobre a doença, exceto por meio do componente F que ele causa.

Atuar na mesma causa suficiente não é o mesmo que uma causa componente agindo para produzir uma segunda causa componente, e esta, então, continuar para produzir a doença (Robins e Greenland 1992, Kaufman et al., 2004). Em um exemplo da distinção, se fumar cigarros (*versus* nunca fumar) é uma causa componente da aterosclerose, e aterosclerose (*versus* sem aterosclerose) causa infarto do miocárdio, tanto o fumo quanto a aterosclerose seriam causas componentes (cofatores) em certas causas suficientes de infarto do miocárdio. As causas componentes não necessariamente apareceriam na mesma causa suficiente. Em vez disso, para uma causa suficiente, envolvendo aterosclerose como uma causa componente, haveria uma outra causa suficiente na qual a causa componente aterosclerose seria substituída por todas as causas componentes que levam à aterosclerose, inclusive o fumo. Assim, uma relação causal sequencial entre tabagismo e aterosclerose não seria o bastante para que estes interajam sinergicamente na etiologia do infarto do miocárdio, como causa suficiente. Em vez disso, a sequência causal significa que o fumo pode agir indiretamente, por meio da aterosclerose, para provocar infarto do miocárdio.

Agora suponhamos que, talvez em adição ao mecanismo citado, o fumo reduza o tempo de coagulação e cause, assim, trombos que bloqueiam as artérias coronárias, se elas estiverem estreitadas pela aterosclerose. Esse mecanismo seria representado por uma causa suficiente contendo tanto o fumo quanto a aterosclerose como componentes e constituiria, dessa forma, uma interação sinérgica entre tabagismo e aterosclerose para causar infarto do miocárdio. A presença de uma causa suficiente, contudo, não nos diria se o fumo também contribuiu para o infarto do miocárdio por causar aterosclerose. Assim, o modelo básico de causa suficiente não nos alerta para efeitos indiretos (efeitos de algumas causas componentes mediados por outras causas componentes no modelo). Os Capítulos 4 e 12 introduzem modelos potencial-desfecho e gráficos mais adequados para exibir os efeitos indiretos e os mecanismos sequenciais mais gerais, ao passo que o Capítulo 5 discute em detalhe a interação como definida no arcabouço potencial-desfecho, e sua relação com a interação definida no modelo causa suficiente.

Proporção de doença devido a causas específicas

Na Figura 2.2, presumindo-se que as três causas suficientes no diagrama sejam as únicas operando, qual fração da doença é causada por $E = 1$? $E = 1$ é uma causa componente da doença em dois dos mecanismos de causa suficiente, II e III, de modo que toda doença que surgir de qualquer desses mecanismos seja atribuível a $E = 1$. Note que, em pessoas com o padrão de exposição $A = 0$, $B = 1$, $E = 1$, todas as três causas suficientes seriam completadas. O primeiro dos três mecanismos a ser completado seria aquele que realmente produz um certo caso. Se o primeiro completado fosse o mecanismo II ou o III, o caso seria atribuível causalmente a $E = 1$. Entretanto, se o mecanismo I fosse o primeiro completado, $E = 1$ não seria parte da causa suficiente produzindo aquele caso. Sem saber os tempos em que os três mecanismos foram completados entre pessoas com o padrão de exposição $A = 0$, $B = 1$, $E = 1$, não podemos dizer quantos dos 100 casos na população 1, ou dos 900 na população 2, são atribuíveis etiologicamente a $E = 1$.

Cada um dos casos, cuja etiologia é atribuível a $E = 1$, também pode ser atribuído às outras causas componentes nos mecanismos causais em que $E = 1$ atua. Cada causa componente interage com seus fatores complementares para produzir doença, de modo que cada caso da enfermidade pode ser atribuído a todas as causas componentes na causa suficiente completada. Observe, porém, que as frações atribuíveis adicionadas por meio de causas componentes da mesma doença não somam 1, embora haja uma tendência errônea a pensar que sim. Para ilustrar o erro nessa tendência, note que uma causa componente necessária aparece em cada causa suficiente completada da doença, e assim, por si própria, tem uma fração atribuível de 1, sem contar as frações atribuíveis para outras causas componentes. Posto que todo caso da doença pode ser atribuído a toda causa componente em seu mecanismo causal, as frações atribuíveis para diferentes causas componentes geralmente somarão mais do que 1, e não há limite superior para essa soma.

Um debate recente com relação à proporção de fatores de risco para cardiopatia coronária, atribuível a causas componentes em particular, ilustra o tipo de erros em inferência que podem surgir quando se pensa que a soma é restrita a 1. O debate gira em torno de ser a proporção de doença cardíaca coronariana atribuível ao colesterol sanguíneo elevado, à hipertensão arterial e ao hábito de fumar cigarros igual a 75 ou "somente a 50%" (Magnus e Beaglehole, 2001). Se for verdadeira a primeira hipótese, então, de acordo com alguns argumentos, a pesquisa por causas adicionais seria de utilidade limitada (Beaglehole e Magnus, 2002), porque apenas 25% dos casos "permanecem sem explicação". Ao pressupor que a proporção explicada por causas componentes ainda desconhecidas não pode exceder a 25%, aqueles que apoiam essa opinião deixam de reconhecer que casos provocados por uma causa suficiente, que contenha qualquer subconjunto das três supostas causas, também poderiam conter causas componentes desconhecidas. Casos provenientes de causas suficientes com esse conjunto de causas componentes superpostas poderiam ser prevenidos por intervenções direcionadas às três causas citadas, ou por intervenções relacionadas às causas ainda desconhecidas, quando forem identificadas. As últimas intervenções poderiam reduzir o ônus da doença em muito mais do que 25%.

Em outro exemplo, em uma coorte de fumantes de cigarro expostos a arsênico por trabalhar em uma fundição, uma taxa de câncer de pulmão estimada em 75% foi atribuível ao ambiente ocupacional e de 65% a seu hábito de fumar (Pinto et al., 1978; Hertz-Picciotto et al., 1992). Não há problemas com tais cifras, que simplesmente refletem a etiologia multifatorial da doença. Assim como com a cardiopatia coronariana: se 75% são atribuíveis ao colesterol sanguíneo alto, à hipertensão e ao fumar cigarros, 100% ainda podem ser atribuíveis a outras causas, conhecidas, suspeitas e ainda a serem descobertas. Algumas dessas causas participarão nos mesmos mecanismos causais como colesterol elevado, pressão arterial alta e fumo de cigarros. Beaglehole e Magnus estavam corretos em pensar que se as três causas componentes especificadas se combinassem para explicar 75% das doenças cardiovasculares (DCV), e se nós, de algum modo, as eliminássemos, haveria somente 25% de casos de DCV remanescentes. Porém, até que os 75% fossem eliminados, qualquer componente novo descoberto poderia causar até 100% das DCV que temos atualmente.

A noção de que intervenções direcionadas a colesterol sanguíneo alto, hipertensão e tabagismo pudessem eliminar 75% da cardiopatia coronariana é irreal, dadas as estratégias de intervenção atualmente disponíveis. Embora seja possível algum progresso para reduzir o efeito desses fatores de risco, é improvável que qualquer deles possa ser completamente erradicado de alguma população grande em curto prazo. Estimativas do efeito em saúde pública de eliminar as próprias doenças como causas de morte (Murray et al., 2002) são ainda mais remotas, porque deixam de levar em conta todos os efeitos das intervenções necessárias para se conseguir a eliminação da doença, inclusive efeitos colaterais imprevistos (Greenland, 2002a, 2005a).

O debate sobre atribuir cardiopatia coronariana a causas componentes traz reminiscências de uma discussão anterior com relação a causas de câncer. Em seu trabalho largamente citado, *The Causes of Cancer*, Doll e Peto (1981, Tabela 20) criaram uma tabela dando suas estimativas da fração de todos os cânceres causados por vários agentes. As frações somaram aproximadamente 100%. Embora os autores reconhecessem que qualquer caso poderia ser provocado por mais de um agente (o que significa que, com agentes suficientes, as frações atribuíveis somariam bem mais do que 100%), referir-se a essa situação como uma "dificuldade" e uma "anomalia", que optaram por ignorar. Subsequentemente, um dos autores admitiu que a fração atribuível podia somar mais do de 100% (Peto, 1985). Não é uma dificuldade nem uma anomalia, nem algo que se possa ignorar com segurança, mas simplesmente uma consequência do fato de que nenhum evento tem um só agente como causa. A fração de doença que pode ser atribuída a causas conhecidas crescerá sem limites à medida que mais causas forem descobertas. Somente a fração de doença atribuível a uma causa componente isolada não pode ultrapassar 100%.

De modo semelhante, provocou repercussão um pronunciamento, em 1960, de que cerca de 90% dos casos de câncer têm causas ambientais (Higginson, 1960). Nesse caso, pensou-se em ambiente representando todas as causas componentes não genéticas, e assim incluiu-se não apenas o ambiente físico, mas também o ambiente social e todo o comportamento humano que não seja determinado geneticamente. Dessa forma, causas componentes ambientais devem estar presentes em alguma extensão em cada causa suficiente de uma doença. Portanto, a estimativa de Higginson de 90% foi subestimada.

Pode-se mostrar também que 100% de qualquer doença são herdados, mesmo quando fatores ambientais são causas componentes. MacMahon (1968) citou o exemplo dado por Hogben (1933) sobre canelas amarelas, um traço ocorrendo em certas linhagens de aves alimentadas com milho amarelo. Tanto um conjunto específico de genes como uma dieta de milho amarelo são necessários para produzir canelas amareladas. Um fazendeiro com várias linhagens de aves que alimentasse todas apenas com milho amarelo consideraria as canelas amarelas como uma condição genética, porque somente uma linhagem ficou com canelas daquela cor, apesar de todas as linhagens receberem a mesma dieta. Um outro fazendeiro que possuísse apenas a linhagem capaz de ficar com as canelas amarelas, mas que alimentasse algumas das aves com milho amarelo e outras com milho branco, consideraria as canelas amarelas uma condição determinada ambientalmente, porque depende da dieta. Em seres humanos, o retardo mental causado pela fenilcetonúria é considerado por muitos puramente genético. Entretanto, esse retardo pode ser prevenido com sucesso pela intervenção dietética, o que demonstra a presença de uma causa ambiental. Na verdade, canelas amarelas, fenilcetonúria e outras condições são determinadas por uma interação de genes e ambiente. Não faz sentido alocar uma porção da causalidade a genes ou ao ambiente separadamente quando ambos podem atuar juntos em causas suficientes.

No entanto, muitos pesquisadores têm comparado a ocorrência de doenças em gêmeos idênticos e não idênticos para estimar a fração de doença que é hereditária. Esses estudos e outros índices de hereditariedade avaliam apenas o papel relativo de causas ambientais e genéticas de doenças em um cenário particular. Por exemplo, algumas causas genéticas podem ser causas componentes necessárias de todo mecanismo causal. Se todos em uma população possuem um conjunto idêntico de genes que causam doença, entretanto, seu efeito não é incluído nos índices de hereditariedade, apesar do fato de que os genes são causas da doença. Os dois fazendeiros do exemplo ofereceriam valores muito diferentes quanto à hereditariedade das canelas amarelas, apesar de a condição ser sempre 100% dependente da presença de certos genes.

Cada caso de cada doença tem algumas causas componentes ambientais e algumas genéticas, e, portanto, cada caso pode ser atribuído tanto aos genes quanto ao ambiente. Nenhum paradoxo existe, contanto que seja compreendido que as frações de doença atribuíveis a genes e ao ambiente se superpõem. Assim, se debates sobre que proporção de todas as ocorrências de uma doença é genética e que proporção é ambiental presumirem que as cotas devem somar 100%, serão falaciosos e provocarão distração quanto a pesquisas mais úteis.

Em um nível mais geral, a questão sobre uma dada doença ter ou não uma "etiologia multifatorial" pode ser respondida afirmativamente de uma vez por todas. Todas as doenças têm etiologias multifatoriais. Portanto, é completamente indigno de nota, para uma dada doença, ter tal etiologia, e não se deve gastar tempo ou dinheiro em pesquisas que tentem responder se uma doença em particular tem, ou não, uma etiologia multifatorial; todas têm. O propósito da pesquisa etiológica é identificar componentes de tais etiologias.

Período de indução

Gráficos de setores de causas suficientes e suas componentes, tais como aqueles na Figura 2.2, não são adequados para fornecer um modelo conceitual para o *período de indução*, que pode ser definido como o período de tempo da ação causal até o início da doença. Não há como dizer, a partir de um gráfico de setores de uma causa suficiente, quais componentes afetam um ao outro, quais componentes devem vir antes ou depois de outros, para quais componentes a ordem temporal é irrelevante, etc. A informação crucial sobre o ordenamento temporal deve ser fornecida em uma descrição separada das inter-relações entre os componentes de uma causa suficiente.

Se, na causa suficiente I, a sequência de ação das causas componentes especificadas deve ser $A = 0$, $B = 1$, e estivermos estudando o efeito de $A = 0$, o qual (suponhamos) atua em um ponto no tempo estreitamente definido, não observamos o aparecimento da doença imediatamente após $A = 0$ ocorrer. A doença só aparece depois que a sequência é completada, de modo que haverá um retardo enquanto $B = 1$ ocorre (juntamente com os componentes do conjunto U_1 que não estão presentes, ou que não ocorreram quando $A = 0$ aconteceu). Quando $B = 1$ atuar e se for a última de todas as causas componentes (inclusive aquelas no conjunto de condições e eventos não especificados representados por U_1), a doença ocorrerá. O intervalo entre a ação de $B = 1$ e a ocorrência da doença é o tempo de indução para o efeito de $B = 1$ na causa suficiente I.

No exemplo dado anteriormente de um problema de equilíbrio levando a uma queda e a uma lesão do quadril, o tempo de indução entre o começo do problema e a lesão do quadril subsequente pode ser longo, se o problema de equilíbrio for causado por um traumatismo craniano antigo, ou curto, se for causado por embriaguez. No último caso, o tempo de indução pode até ser instantâneo, se o definirmos como álcool sanguíneo além de certo nível. Em geral, condições e eventos podem ser causas componentes, e duas ou mais causas componentes podem ter o mesmo tempo de indução, incluindo o zero.

Definir um período de indução de interesse equivale a especificar as características das causas componentes de interesse. Um exemplo claro de um tempo de indução prolongado é a relação causa-efeito entre a exposição de um feto feminino ao dietilestilbestrol (DES) e o desenvolvimento subsequente de adenocarcinoma vaginal. O câncer é diagnosticado, geralmente, entre as idades de 15 e 30 anos. Visto que a exposição causal ao DES ocorre no início da gravidez, há um tempo de indução de cerca de 15 a 30 anos para a ação carcinogênica do DES. Durante esse tempo, presumivelmente, outras causas estão operando; algumas evidências sugerem que ação hormonal durante a adolescência pode ser parte do mecanismo (Rothman, 1981).

É incorreto caracterizar a doença em si como tendo um período de indução longo ou curto. O tempo de indução pode ser conceituado apenas em relação a uma causa componente específica, operando em uma causa suficiente específica. Assim, dizemos que o tempo de indução relacionando o DES ao carcinoma de células claras da vagina é de 15 a 30 anos, mas não devemos dizer que 15 a 30 anos seja o tempo de indução para o carcinoma de células claras em geral. Como cada causa componente, em qualquer mecanismo causal, pode atuar em um tempo diferente das outras causas componentes, cada uma pode ter seu tempo de indução próprio. Para a causa componente que atua por último, o tempo de indução é igual a zero. Se outra causa componente do carcinoma de células claras da vagina que atuasse na adolescência fosse identificada, teria um tempo de indução para sua ação carcinogênica muito mais curto do que o do DES. Assim, o tempo de indução caracteriza um par causa-efeito específico, e não apenas o efeito.

Na carcinogênese, os termos *iniciador* e *promotor* têm sido usados para referir algumas das causas componentes de câncer que agem cedo e tarde, respectivamente, no mecanismo causal. O próprio câncer tem sido caracterizado, frequentemente, como um processo mórbido com longo tempo de indução. Essa caracterização, contudo, é um efeito equivocado, porque qualquer componente de ação tardia no processo causal, tal como um promotor, terá um tempo de indução curto. Na verdade, por definição, o tempo de indução será sempre zero para, pelo menos, uma causa componente, a última a atuar. A visão errônea de que as doenças, ao contrário das relações causa-doença, têm períodos de indução longos ou curtos pode ter implicações importantes para a pesquisa. Por exemplo, a visão dos cânceres de adultos como "doenças de latência longa" pode induzir alguns pesquisadores a ignorar evidências de efeitos etiológicos ocorrendo relativamente tarde no processo que culmina em cânceres diagnosticados clinicamente. No outro extremo, o desinteresse rotineiro por exposições ocorrendo na primeira ou na segunda década de vida em estudos de carcinogênese ocupacional, como um dos exemplos principais, pode ter inibido a descoberta de causas ocupacionais com períodos de indução muito longos.

A doença, uma vez iniciada, não é necessariamente aparente. O intervalo de tempo entre a ocorrência irreversível de doença e a detecção tem sido denominado *período latente* (Rothman, 1981), embora outros tenham usado esse termo como sinônimo de período de indução. Ainda outros usam *período latente* para designar o tempo total entre ação causal e detecção da doença. Usamos *período de indução* para descrever o tempo da ação causal para a ocorrência irreversível de doença, e *período latente* para significar o tempo da ocorrência da doença até sua detecção. Algumas vezes, o período latente pode ser reduzido por melhora dos métodos de detecção da doença. O período de indução, entretanto, não pode ser reduzido pela detecção precoce da doença, porque a ocorrência desta marca o fim do período de indução. A detecção mais precoce da doença, contudo, pode reduzir o período de indução aparente (o tempo entre ação causal e detecção da doença), porque o tempo, quando a doença é detectada, do ponto de vista prático, geralmente é utilizado para marcar o tempo de ocorrência da doença. Assim, doenças como cânceres de crescimento lento podem aparentar ter períodos de indução longos em relação a muitas causas, porque têm períodos latentes longos. O período latente, diferentemente do período de indução, é uma característica da doença e do esforço de detecção aplicado à pessoa com a doença.

Embora não seja possível reduzir o período de indução propriamente dito pela detecção mais precoce da doença, pode ser possível observar-se estágios intermediários de um mecanismo causal. O interesse aumentado em marcadores biológicos, tais como os adutos de DNA, é um exemplo da tentativa de focar causas mais próximas da ocorrência da doença, ou efeitos mais próximos à ocorrência da causa. Tais marcadores biológicos podem, contudo, refletir os efeitos de agentes com atuação mais precoce sobre a pessoa.

Alguns agentes podem ter uma ação causal por encurtar o tempo de indução de outros agentes. Suponha que a exposição ao fator $X = 1$ leve à epilepsia após um intervalo de 10 anos, em média. Pode ser que a exposição a uma droga, $Z = 1$, encurtasse esse intervalo para 2 anos. $Z = 1$ está atuando como um catalisador, ou como uma causa, de epilepsia? A resposta é: ambos; um catalisador é uma causa. Sem $Z = 1$, a epilepsia ocorre 8 anos mais tarde do que com $Z = 1$, assim, podemos dizer que $Z = 1$ causa o início de epilepsia precoce. Não é suficiente argumentar que a epilepsia teria ocorrido de qualquer maneira. Em primeiro lugar, ela não teria acontecido naquele momento, e o momento de ocorrência é parte da nossa definição de um evento. Em segundo, a epilepsia só ocorrerá mais tarde se o indivíduo sobreviver os 8 anos adicionais, o que não é certeza. O agente $Z = 1$ não só determina quando a epilepsia ocorre, como também determina se ela ocorre. Assim, podemos chamar qualquer agente que atua como catalisador de um mecanismo causal, acelerando um período de indução para outros agentes, de causa em seu próprio direito. Da mesma forma qualquer agente que adie o início de um evento, extraindo o período de indução para um outro agente, é um preventivo. Não seria surpreendente demais igualar adiamento a prevenção: nós, rotineiramente, usamos tal equação quando empregamos o eufemismo de que "prevenimos" a morte, a qual, na verdade, pode somente ser adiada. O que prevenimos é morte em um dado momento, em favor de morte mais tardiamente.

Escopo do modelo

A principal utilidade desse modelo de causas suficientes e suas componentes está em sua capacidade de fornecer uma estrutura conceitual geral, mas prática, para problemas causais. A tentativa de fazer a proporção de doença atribuível a várias causas componentes somar 100% é um exemplo de uma falácia que é exposta pelo modelo (embora MacMahon e outros fossem capazes de invocar as canelas amarelas e a fenilcetonúria para expor tal falácia muito antes que o modelo de causas suficiente componente fosse descrito formalmente [MacMahon e Pugh, 1967, 1970]). O modelo torna claro que, por causa de interações, não há limite para a soma dessas proporções. Conforme veremos no Capítulo 5, a avaliação epidemiológica das próprias interações pode ser esclarecida, em alguma extensão, com o auxílio do modelo.

Embora o modelo pareça lidar qualitativamente com a ação das causas componentes, pode ser ampliado para incluir a dependência da dose, postulando um conjunto de causas suficientes, cada uma delas contendo como componente uma dose diferente do agente em questão. Doses pequenas podem requerer um grupo de causas complementares maior ou mais raro para completar uma causa suficiente em comparação a um requerido por doses grandes (Rothman, 1976a), caso em que é particularmente importante especificar ambos os lados do contraste causal. Dessa maneira, o modelo pode explicar o fenômeno de um período de indução mais curto acompanhando doses de exposição maiores, porque um conjunto menor de componentes complementares seria necessário para completar a causa suficiente.

Aqueles que acreditam que o acaso deve desempenhar um papel em qualquer mecanismo complexo poderiam se opor à confusão desse modelo aparentemente determinístico. Um modelo probabilístico (estocástico) poderia ser invocado para descrever uma relação dose-resposta, por exemplo, sem a necessidade de uma multidão de mecanismos causais diferentes. O modelo simplesmente relacionaria a dose de exposição à probabilidade do efeito ocorrer. Para aqueles que creem que praticamente todos os eventos contêm algum elemento do acaso, os modelos causais determinísticos podem parecer representar mal o indeterminismo do mundo real. Contudo, o modelo determinístico aqui apresentado pode imcorporar o "acaso"; uma maneira seria encarar o acaso, ou pelo menos alguma parte da variabilidade que chamamos de "acaso", como o resultado de eventos determinísticos que estão além dos limites atuais de conhecimento ou da possibilidade de observação.

Por exemplo, o desfecho de uma moeda que cai após ser arremessada, geralmente é considerado um evento do acaso. Na mecânica clássica, entretanto, o desfecho do lançamento pode ser determinado completamente, em teoria, pela aplicação das leis da física e de uma descrição suficiente das condições iniciais. Para colocar isso em termos mais familiares para os epidemiologistas, considere a explicação pela qual um indivíduo adquire câncer de pulmão. Cem anos atrás, quando pouco se sabia sobre a etiologia do câncer de pulmão, um cientista poderia ter dito que era uma questão de acaso. Atualmente, poderíamos dizer que o risco depende de quanto o indivíduo fuma, o quanto ele foi exposto a asbestos e radônio, e assim por diante. No entanto, reconhecer essa dependência mexe com o limite da ignorância; não o elimina. Ainda se pode perguntar o que determina se um indivíduo que tenha fumado uma quantidade específica, e que tenha uma quantidade específica de exposição a todos os outros fatores de risco conhecidos, desenvolverá câncer de pulmão. Alguns o desenvolverão e outros não, e se todos os fatores de risco conhecidos já foram levados em consideração, o que sobrou ainda podemos descrever como acaso. É verdade que podemos explicar muito mais sobre a variabilidade na ocorrência de câncer de pulmão atualmente do que no passado, ao levar em consideração fatores causais conhecidos, porém, nos limites de nosso conhecimento, ainda atribuímos a variabilidade remanescente ao que chamamos de acaso. Dessa forma, o acaso é visto como um termo que cobre toda a nossa ignorância sobre explicações causais.

Até aqui, desprezamos considerações mais sutis sobre fontes de imprevisibilidade nos eventos, tais como o comportamento caótico (no qual até mesmo a menor dúvida sobre as condições iniciais leva a uma vasta incerteza sobre os desfechos) e a incerteza da mecânica quântica. Em cada uma dessas situações, um componente de modelo aleatório (estocástico) pode ser essencial para qualquer esforço útil de modelagem. Tais componentes também podem ser introduzidos no modelo conceitual anterior, tratando as causas componentes não mensuradas do modelo como eventos aleatórios, de modo que o modelo causal baseado em componentes de causas suficientes possa ter elementos aleatórios. Um exemplo é a alocação do tratamento em ensaios clínicos randomizados (Poole 2001a).

Outros modelos de causalidade

O modelo de causa suficiente componente é apenas um de vários modelos de causação que podem ser úteis para se obter percepção sobre conceitos epidemiológicos (Greenland e Brumback, 2002; Greenland, 2004a). Ele retrata mecanismos causais qualitativos entre membros de uma população, de maneira que sua unidade fundamental de análise seja o mecanismo causal em vez de uma pessoa. Muitos conjuntos diferentes de mecanismos podem levar ao mesmo padrão de doença em uma população, de modo que o modelo de causa suficiente componente envolve especificação de detalhes que estão além do escopo de dados epidemiológicos. Além disso, o modelo não incorpora elementos que refletem distribuições de fatores ou sequências causais na população, que são cruciais para a compreensão de confundimento e de outros vieses.

Outros modelos de causação, tais como modelos potencial-desfecho (contrafactuais) e modelos gráficos, fornecem representações diretas de conceitos epidemiológicos, como confundimento e outros vieses, e podem ser aplicados a níveis de análise mecanicistas, individuais ou populacionais. Modelos potencial-desfecho (Caps. 4 e 5) especificam em detalhe o que aconteceria a indivíduos ou populações sob padrões alternativos possíveis de intervenções ou de exposições e também trazem à tona problemas na definição operacional de causas (Greenland, 2002a, 2005a; Hernán, 2005). Os modelos gráficos (Cap. 12) exibem amplas suposições qualitativas sobre direções causais e independências. Ambos os tipos de modelo têm relações íntimas com os modelos de equações estruturais que são populares nas ciências sociais (Pearl, 2000; Greenland e Brumback, 2002) e podem ser incluídos em uma teoria geral de causalidade longitudinal (Robins, 1997).

FILOSOFIA DA INFERÊNCIA CIENTÍFICA

A inferência causal pode ser vista como um caso especial dentro do processo mais geral do raciocínio científico. A literatura sobre esse tópico é muito vasta para que possamos revisá-la minuciosamente, mas forneceremos uma visão geral de certos pontos relevantes à epidemiologia, correndo o risco de algum excesso de simplificação.

Indutivismo

A ciência moderna surgiu por volta dos séculos XVI e XVII, quando as demandas de conhecimento de tecnologias emergentes (tais como artilharia e navegação transoceânica) estimularam investigações sobre as origens do saber. Uma codificação inicial do método científico foi o *Novum Organum* de Francis Bacon, que, em 1620, apresentou uma visão indutivista da ciência. Essa filosofia diz que o raciocínio científico depende de generalizações, ou induções, a partir de observações das leis gerais da natureza; é dito que as observações induzem à formulação de uma lei natural na mente do cientista. Assim, um indutivista teria dito que a observação de Jenner sobre a ausência de varíola entre mulheres que ordenhavam vacas induziu na sua mente a teoria de que a varíola bovina (comum entre as ordenhadeiras) conferia imunidade à varíola. A filosofia indutivista atingiu uma espécie de pináculo nos cânones de John Stuart Mill (1862), que evoluíram para os critérios inferenciais ainda em voga hoje em dia.

A filosofia indutivista foi um grande passo adiante do escolasticismo medieval, pois demandava que um cientista fizesse observações cuidadosas sobre as pessoas e a natureza, em vez de apelar para a fé, aos textos arcaicos ou às autoridades. No entanto, o filósofo escocês David Hume, no século XVIII, descreveu uma deficiência perturbadora no indutivismo. Um argumento indutivo não carregava força lógica; em vez disso, tal argumento representava nada mais que uma *presunção* de que certos eventos seguiriam, no futuro, o mesmo padrão que haviam seguido no passado. Assim, argumentar que a varíola bovina causava imunidade contra a varíola, porque ninguém contraía varíola depois de ter varíola bovina, correspondia a uma presunção injustificável de que o padrão observado até então (nenhuma varíola após varíola bovina) continuaria durante o futuro. Hume enfatizou que, mesmo para as suposições que soam mais razoáveis, não há necessidade lógica por trás da argumentação indutiva. A preocupação central para Hume (1739) foi a inferência causal e a falha da indução em lhe fornecer uma base:

> Assim, não apenas nossa razão nos falha quanto à descoberta da conexão final de causas e efeitos, mas mesmo depois que a experiência nos tenha informado de sua conjunção constante, é impossível para nós nos satisfazer conosco próprios pelo nosso raciocínio, porque nós deveríamos estender aquela experiência além daqueles exemplos particulares, que caíram sob nossa observação. Nós supomos, mas não somos capazes de provar, que deva haver uma semelhança entre aqueles objetos, dos quais nós tivemos experiência, e aqueles que ficam além do alcance de nossa descoberta.

Em outras palavras, nenhum número de repetições de uma sequência específica de eventos, como o aparecimento de luz após o acionar do interruptor, pode comprovar uma conexão causal entre o acionamento do interruptor e o acendimento da luz. Não importa quantas vezes a luz apareça depois de o interruptor ter sido pressionado, a possibilidade de ocorrência coincidente não pode ser excluída. Hume assinalou que observadores não podem perceber conexões causais, mas somente uma série de eventos. Bertrand Russell (1945) ilustrou esse ponto com o exemplo de dois relógios precisos, que soam perpetuamente no horário, com um deles mantendo o tempo levemente adiantado em relação ao outro. Embora um bata a hora invariavelmente antes do outro, não há uma conexão causal direta de um para o outro. Portanto, atribuir uma interpretação causal ao padrão de eventos não pode ser uma extensão lógica de nossas observações isoladamente, porque os eventos podem estar ocorrendo juntos devido apenas a uma causa anterior compartilhada ou algum erro sistemático nas observações.

A inferência causal baseada somente na mera associação de eventos constitui uma falácia lógica conhecida como *post hoc ergo propter hoc* (em latim, depois disso, portanto por causa disso). Essa falácia é exemplificada pela inferência de que o canto de um galo é necessário para o sol se erguer, porque o nascer do sol sempre é precedido pelo canto do galo.

A falácia *post hoc* é um caso especial de uma falácia lógica mais geral conhecida como a *falácia de afirmar o consequente*, que toma o seguinte formato geral: sabemos que se H é verdadeiro, B deve ser verdadeiro; e sabemos que B é verdadeiro; portanto, H deve ser verdadeiro. Essa falácia é usada rotineiramente por cientistas na interpretação de dados. É usada, por exemplo, quando se argumenta o seguinte: se o serviço de esgoto causa doenças do coração, então as taxas de doença cardíaca devem ser mais elevadas onde ele está disponível; as taxas de cardiopatia são realmente mais altas onde existe serviço de esgoto; portanto, o serviço de esgoto causa doenças do coração. Aqui, H é a hipótese "serviço de esgoto causa doenças do coração" e B é a observação "as taxas de doença do coração são mais altas onde o serviço de esgoto está disponível". O argumento logicamente é infundado, pelo fato de que podemos imaginar muitas maneiras pelas quais as suposições podem ser verdadeiras, mas as conclusões, falsas; por exemplo, o desenvolvimento econômico pode levar a frequências mais elevadas, tanto de serviços de esgoto quanto de cardiopatia, sem qualquer efeito do serviço de esgoto sobre as doenças do coração. Nesse caso, entretanto, também sabemos que uma das suposições não é verdadeira – especificamente, a suposição "se H é verdadeiro, B deve ser verdadeiro". Essa forma particular de falácia exemplifica o problema do *confundimento*, que discutiremos detalhadamente em capítulos posteriores.

Bertrand Russell (1945) satirizou a falácia deste modo:

> "Se p, então q; q é verdadeiro; portanto, p é verdadeiro". Por exemplo, "se porcos têm asas, então alguns animais alados são bons para comer; agora, alguns animais alados são bons para comer; portanto, porcos têm asas". Essa forma de inferência é chamada de "método científico".

Refutacionismo

Russell não estava sozinho em seu lamento sobre a falta de lógica do raciocínio científico praticado comumente. Muitos filósofos e cientistas a partir da época de Hume tentaram estabelecer uma base lógica segura para o raciocínio científico. Em 1920, os mais notáveis foram os da escola dos positivistas lógicos, que buscavam uma lógica para a ciência, que pudesse levar inevitavelmente a conclusões corretas em matemática. Outros filósofos e cientistas, contudo, tinham começado a suspeitar que hipóteses científicas nunca poderiam ser comprovadas ou estabelecidas como verdadeiras, em qualquer sentido lógico. Por exemplo, vários filósofos notaram que as declarações científicas só podem ser consideradas consistentes com a observação, mas não podem ser comprovadas ou desmentidas em qualquer lógica ou senso matemático "hermético" (Duhem, 1906, trad. 1954; Popper 1934, trad. 1959; Quine, 1951). Esse fato algumas vezes é chamado de problema da *não identificação* ou *indeterminação* de teorias por observações (Curd e Cover, 1998). Particularmente, as observações disponíveis são sempre consistentes com várias hipóteses que são, elas próprias, mutuamente inconsistentes, o que explica porque (como Hume notou) as teorias científicas não podem ser logicamente comprovadas. Especificamente, a consistência entre uma hipótese e as observações não é prova da hipótese, porque sempre podemos inventar hipóteses alternativas que são exatamente tão consistentes quanto as observações.

Em contraste, uma observação válida que é inconsistente com uma hipótese implica que a hipótese como declarada é falsa e, assim, refuta a hipótese. Se você torcer o pescoço do galo antes que ele cante e mesmo assim o sol nascer, você refutou que o canto do galo seja uma causa necessária para o nascer do sol. Alternativamente, considere um programa de pesquisa hipotético para aprender o ponto de ebulição da água (Magee, 1985). Um cientista que ferver água em um recipiente aberto e medir, repetidamente, o ponto de ebulição a 100°C, nunca provará, não importa quantas repetições confirmadoras estejam envolvidas, que 100°C sempre será o ponto de fervura. Em contrapartida, uma só tentativa de ferver água em uma vasilha fechada ou em grande altitude refutará a proposição de que a água sempre ferve a 100°C.

De acordo com Popper, a ciência avança por um processo de eliminação que chamou de "conjectura e refutação". Os cientistas formam hipóteses baseadas em intuição, em conjectura e em experiência prévia. Bons cientistas usam lógica dedutiva para inferir predições a partir da hipótese e, então, comparam observações com predições. As hipóteses cujas predições concordam com observações são confirmadas (Popper usou o termo "corroboradas") apenas no sentido de que elas podem continuar a ser usadas como explicações de fenômenos naturais. Em qualquer momento, entretanto, elas podem ser refutadas por observações adicionais e ser substituídas por outras hipóteses que sejam mais consistentes com as observações. Essa visão da inferência científica às vezes é chamada de *refutacionismo* ou *falsificacionismo*. Os refutacionistas consideram a indução como sendo uma muleta psicológica: observações repetidas, de fato, não induzem à formulação de uma lei natural, mas apenas à crença de que tal lei tenha sido encontrada. Para um refutacionista, somente o conforto psicológico fornecido pela indução explica por que ela ainda tem defensores.

Uma maneira de resgatar o conceito de indução do estigma de pura ilusão é ressuscitá-lo como um fenômeno psicológico, como Hume e Popper acharam que a indução fosse, mas que desempenhe um papel legítimo na formulação de hipóteses. A filosofia de conjectura e refutação não impõe restrições à origem de conjecturas. Mesmo delírios são permitidos como hipóteses, portanto hipóteses indutivamente inspiradas e, embora psicológicas, são pontos de partida válidos para avaliação científica. Essa concessão não admite um papel lógico para a indução na confirmação de hipóteses científicas, mas permite que o processo de indução desempenhe um papel, junto com a imaginação, no ciclo científico de conjectura e refutação.

A filosofia de conjectura e refutação tem implicações profundas para a metodologia científica. O conceito popular de um cientista reunindo evidências de forma obstinada, para dar suporte a uma tese favorita, é passível de objeção do ponto de vista da filosofia refutacionista, porque encoraja os cientistas a considerarem suas próprias teorias favoritas como propriedade intelectual, a serem confirmadas, comprovadas e, quando todas as evidências estiverem presentes, moldadas em pedra e defendidas como lei natural. Tais atitudes dificultam a avaliação crítica, o intercâmbio e o progresso. A abordagem de conjectura e aprovação, em contraste, estimula os cientistas a considerarem múltiplas hipóteses e a buscar testes cruciais que decidam entre hipóteses antagônicas, tornando falsa uma delas. Como o objetivo é tornar falsa uma ou mais teorias, há incentivo para despersonalizá-las. Críticas dirigidas a uma teoria não precisam ser vistas como crítica à pessoa que a propôs. Tem sido sugerido que a razão pela qual certos campos da ciência avançam rapidamente enquanto outros fenecem, é que aqueles em progresso rápido são impulsionados por cientistas que estão ocupados construindo e testando hipóteses concorrentes; enquanto os outros "estão doentes, porque esqueceram a necessidade de hipóteses alternativas e de refutação" (Platt, 1964).

O modelo refutacionista da ciência tem várias lições valiosas para a condução da pesquisa, especialmente a necessidade de buscar explicações alternativas para as observações, em vez de focar a quimera de procurar uma "prova" científica para alguma teoria favorita. No entanto, ele é vulnerável a críticas de que as observações (ou, alguns diriam, suas interpretações) sejam, elas próprias, carregadas de teoria (algumas vezes chamada a *tese de Duhem-Quine*; Curd e Cover, 1998). Assim, observações nunca podem fornecer o tipo de refutações definitivas que constituem a marca das explicações populares de refutacionismo. Por exemplo, pode haver vieses não controlados, e até mesmo não imaginados, que tenham tornado inválidas nossas observações refutatórias; aclamar a refutação é assumir como verdadeira a teoria incomprovada de que nenhum viés como tal exista. Em outras palavras, não só as teorias são indeterminadas por observações, como também o são as refutações, as quais estão cheias de teorias. O resultado é que a certeza lógica sobre a verdade, ou sobre a falsidade, de uma teoria intrinsecamente consistente, é impossível (Quine, 1951).

Consenso e naturalismo

Alguns filósofos de ciência do século XX, mais notadamente Thomas Kuhn (1962), enfatizaram o papel da comunidade científica no julgamento da validade de teorias científicas. Esses críticos do modelo conjectura-e-refutação sugeriram que a refutação de uma teoria envolve a escolha de uma opção. Toda observação é dependente de teorias. Por exemplo, observar as luas de Júpiter através de um telescópio nos parece uma observação direta, mas somente porque a teoria da óptica sobre a qual se baseia o telescópio é tão bem aceita. Quando confrontado com uma observação refutatória, um cientista encara a escolha de rejeitar ou a validade da teoria sendo testada a validade da observação refutatória, a qual deve estar baseada em teorias científicas que não estejam corretas (Haack, 2003). Observações que estão falsificando exemplos de teorias podem, às vezes, ser tratadas como "anomalias", toleradas sem falsificar a teoria, na esperança de que as anomalias possam, eventualmente, vir a ser explicadas. Um exemplo epidemiológico é a observação de que fumantes com inalação superficial tinham taxas de câncer de pulmão mais altas do que os que inalam profundamente. Essa anomalia foi explicada, finalmente, quando se observou que os tecidos de partes mais altas do pulmão são mais suscetíveis a tumores associados ao fumo, e que o alcatrão do fumo inalado de forma superficial tende a se depositar mais alto nos pulmões (Wald, 1985).

Em outros exemplos, as anomalias podem levar, eventualmente, à derrubada da doutrina científica corrente, assim como a mecânica de Newton foi deslocada (permanecendo apenas como aproximação de primeira ordem) pela teoria da relatividade. Kuhn afirmou que em cada ramo da ciência o ponto de vista científico prevalente, que ele denominou "ciência normal", ocasionalmente, sofre desvios importantes que correspondem a revoluções científicas. Essas revoluções assinalam uma decisão da comunidade científica de descartar a infraestrutura científica, antes de falsificar uma nova hipótese que não pode ser enxertada facilmente nela. Kuhn e outros têm argumentado que o consenso da comunidade científica determina o que é considerado aceito e o que é refutado.

Os críticos de Kuhn caracterizaram essa descrição como processo irracional, "uma matéria para psicologia de massa" (Lakatos, 1970). Aqueles que acreditam em uma estrutura racional para a ciência consideram a visão de Kuhn uma descrição lamentavelmente real de muito daquilo que passa por atividade científica, mas não uma prescrição para qualquer boa ciência. Embora muitos filósofos modernos rejeitem demarcações rígidas e formulações para a ciência, como o refutacionismo, sustentam, contudo, que a ciência é fundamentada na razão, ainda que, possivelmente, no senso comum informal (Haack, 2003). Outros vão além de Kuhn e enfatizam que as tentativas de impor uma estrutura ou metodologia singular e racional à ciência tornam a imaginação deficiente e representam uma receita para a mesma espécie de repressão autoritária das ideias que os cientistas tiveram que enfrentar ao longo da história (Feyerabend, 1975 e 1993).

O debate filosófico sobre a descrição de Kuhn da ciência depende de ele ter pretendido descrever apenas o que tem acontecido historicamente na ciência ou o que deveria acontecer; assunto sobre o qual o próprio Kuhn (1970) não foi completamente claro:

> Os [meus] comentários de Kuhn sobre o desenvolvimento científico [...] devem ser lidos como descrições ou prescrições? A resposta, é claro, é que eles devem ser lidos de ambas as maneiras ao mesmo tempo. Se eu tenho uma teoria sobre como e por que a ciência funciona, ela deve ter, necessariamente, implicações para o modo como os cientistas devem se comportar, para que seu empreendimento floresça.

A ideia de que a ciência é um processo sociológico, quer considerado descritivo, quer normativo, é uma tese interessante, assim como a ideia de que pela observação de como os cientistas trabalham, possamos aprender sobre como eles deveriam trabalhar. A última ideia tem levado ao desenvolvimento da filosofia *naturalista* da ciência, ou "estudos da ciência", que examina os desenvolvimentos científicos em busca de pistas sobre que tipos de métodos os cientistas precisam, e desenvolvem, para as descobertas e invenções bem-sucedidas (Callebaut, 1993; Giere, 1999).

Independentemente de desenvolvimentos filosóficos, suspeitamos que a maioria dos epidemiologistas (e a maioria dos cientistas) continuará trabalhando como se o seguinte ponto de vista clássico fosse correto: a meta final da inferência científica é capturar algumas verdades objetivas sobre o mundo material no qual vivemos, e qualquer teoria de inferência, idealmente, deve ser avaliada pelo quão bem ela nos leva a essas verdades. Contudo, esse ideal é impossível de se operacionalizar, pois se algum dia encontrarmos verdades finais, não teremos uma maneira de saber isso com certeza. Assim, aqueles que mantêm o ponto de vista de que a verdade científica não é arbitrária, concedem, entretanto, que nosso conhecimento dessas verdades será sempre uma tentativa. Para os refutacionistas, esse caráter tentativo tem uma qualidade assimétrica, mas tal assimetria é menos acentuada para outros. Podemos crer que sabemos que uma teoria é falsa porque ela falha constantemente nos testes aos quais a submetemos, mas nossos testes podem ser falhos, pois envolvem raciocínio e percepção sensorial imperfeitos. Tampouco podemos saber que uma teoria é verdadeira, mesmo que ela passe por cada teste que arquitetemos, pois ela pode falhar num teste ainda não imaginado.

Poucos, se existirem, discordarão que uma teoria de inferência deva ser avaliada, pelo menos em parte, por quão bem ela nos leva a detectar erros em nossas hipóteses e observações. Há, porém, muitas outras atividades inferenciais além da avaliação de hipóteses, como a predição ou a previsão de eventos, e as tentativas subsequentes de controlá-los (o que, é claro, requer informações causais). Os estatísticos, e não os filósofos, têm confrontado mais frequentemente esses problemas na prática, de modo que não deve ser surpreendente que as principais filosofias relacionadas a isso emergiram da estatística, e não da filosofia.

Bayesianismo

Há uma outra filosofia de inferência que, como a maioria, mantém uma visão objetiva da verdade científica e uma visão do conhecimento como tentativo, ou incerto, mas que foca a avaliação do conhecimento em vez da verdade. Como o refutacionismo, a forma moderna dessa filosofia evoluiu dos escritos de pensadores do século XVIII. Os argumentos focais apareceram primeiramente em um ensaio axial pelo reverendo Thomas Bayes (1764), e a partir daí a filosofia é referida, geralmente, como bayesianismo (Howson e Urbach, 1993). E foi o renomado matemático e cientista francês, Pierre Simon de Laplace, quem primeiro deu a essa filosofia um formato estatístico aplicado. No entanto, ela não alcançou uma expressão completa até depois da 1ª Guerra Mundial, mais notadamente nos escritos de Ramsey (1931) e DeFinetti (1937); e, como o refutacionismo, não começou a aparecer na epidemiologia até a década de 1970 (p. ex., Cornfield, 1976).

O problema central abordado pelo bayesianismo é o seguinte: na lógica clássica, um argumento dedutivo não pode fornecer informação alguma sobre a verdade ou a falsidade de uma hipótese científica, a menos que se possa ter 100% de certeza sobre a verdade das suposições do argumento. Considere o argumento lógico chamado *modus tollens:* "se H implica B, e B é falso, então H deve ser falso". Esse argumento é logicamente válido, mas a conclusão segue apenas as presunções de que as suposições "H implica B" e "B é falso" são declarações verdadeiras. Se essas suposições forem afirmações sobre o mundo físico, não há possibilidade de sabermos se elas são corretas com 100% de certeza, porque todas as observações estão sujeitas a erro. Além disso, a alegação de que "H implica B" dependerá, frequentemente, de sua própria cadeia de deduções, cada qual com suas próprias suposições, das quais não podemos ter certeza.

Por exemplo, se H for "assistir televisão causa homicídios" e B for "as taxas de homicídio são mais altas onde as televisões são mais comuns", a primeira suposição usada em *modus tollens* para testar a hipótese de que assistir televisão causa homicídios será: "se assistir televisão causa homicídios, as taxas de homicídio são mais altas onde as televisões são mais comuns". A validade dessa suposição é duvidosa – afinal de contas, mesmo que a televisão realmente cause homicídios, as taxas de homicídio podem ser baixas onde as televisões são comuns por causa de vantagens socioeconômicas nessas áreas.

Continuando a raciocinar desse modo, poderíamos chegar a uma situação mais pessimista do que até mesmo a imaginada por Hume. Não somente a indução carece de fundamentação lógica, como a *dedução* tem utilidade científica limitada, porque não podemos garantir a verdade de todas as suposições, mesmo que um argumento lógico seja válido. A resposta bayesiana a esse problema é parcial, na qual é feita uma demanda severa sobre o cientista e colocada uma limitação severa sobre os resultados. Ela diz, grosseiramente, isto: se você pode atribuir um grau de certeza, ou probabilidade pessoal, às suposições de seu argumento válido, você pode usar toda e qualquer regra da teoria de probabilidades para derivar uma certeza para a conclusão, e essa certeza será uma consequência logicamente válida de suas certezas originais. Um fato inescapável é que sua certeza conclusiva, ou *probabilidade a posteriori*, pode depender fortemente do que você usou como certezas iniciais ou como *probabilidades a priori*. Se tais certezas iniciais não forem as mesmas que as de um colega, este colega pode muito bem atribuir uma certeza a uma conclusão diferente da que você derivou. Com o acúmulo de evidências consistentes, entretanto, os dados podem, geralmente, forçar até mesmo probabilidades *a priori* extremamente díspares a convergir para probabilidades *a posteriori* similares.

Tendo em vista que as probabilidades *a posteriori* resultantes de uma inferência bayesiana dependem da pessoa que supriu as certezas iniciais, e assim podem variar entre indivíduos, é dito que as inferências são subjetivas. Essa subjetividade da inferência bayesiana frequentemente é confundida com um tratamento subjetivo da verdade. Não somente tal visão do bayesianismo é incorreta, como é diametralmente oposta à filosofia bayesiana. A abordagem bayesiana representa uma tentativa construtiva de lidar com o dilema de que leis e fatos científicos não devem ser tratados como sabidos com certeza, ao passo que a lógica dedutiva clássica só gera conclusões quando alguma lei, fato ou conexão é asseverada com 100% de certeza.

Uma crítica comum à filosofia bayesiana é que ela desvia a atenção dos objetivos clássicos da ciência, como a descoberta de como o mundo funciona, para estados psicológicos chamados de "certezas", "probabilidades subjetivas" ou "graus de crença" (Popper, 1959). Essa crítica, todavia, deixa de reconhecer a importância do estado mental de um cientista na determinação de quais teorias testar, e de que testes aplicar, além da consequente influência daquele estado sobre o estoque de dados disponíveis para inferência e da influência dos dados sobre os estados mentais.

Outra réplica a essa crítica é que os cientistas já usam dados para influenciar seus graus de crença e não temem expressá-los. O problema é que o processo convencional é informal, intuitivo e inefável, portanto não está sujeito a críticas; na pior das circunstâncias, ele frequentemente equivale a nada mais do que os especialistas anunciando que viram as evidências, e isto é o quão seguros estão. Como os cientistas alcançaram essa certeza é deixado obscuro ou, colocado de outra maneira, não é "transparente". O problema é que ninguém, nem mesmo um especialista, é muito bom em formular certezas, informal e intuitivamente, que predigam satisfatoriamente fatos e eventos futuros (Kahneman et al., 1982; Gilovich, 1993; Piattelli-Palmarini, 1994; Gilovich et al., 2002). Uma razão para esse problema é que vieses e preconceitos anteriores podem, facilmente, influenciar os julgamentos dos especialistas. Os métodos bayesianos forçam os especialistas a "pôr suas cartas na mesa" e a especificar explicitamente a força de suas crenças prévias e por que têm tais crenças, a defender tais especificações contra argumentos e evidências e a atualizar seus graus de certeza com novas evidências, de maneira que não violem a probabilidade lógica.

Em qualquer contexto de pesquisa, haverá um número ilimitado de hipóteses que poderiam explicar um fenômeno observado. Alguns argumentam que o progresso é melhor ajudado por testes severos (empiricamente desafiadores) daquelas explicações que pareçam mais prováveis à luz de pesquisas anteriores, de modo que os defeitos das teorias atualmente "recebidas" possam ser descobertos mais rapidamente. De fato, muitas pesquisas em certos campos adotam esse formato, como quando predições teóricas sobre massa de partículas são submetidas a testes cada vez mais precisos, em experiências de física. Esse processo não envolve a mera repetição aperfeiçoada de estudos anteriores. Em vez disso, envolve testes de predições da teoria, previamente não testadas, porém importantes. Além disso, há um imperativo de tornar a base para crenças prévias criticável e defensável. Dizer que as probabilidades *a priori* podem diferir entre as pessoas não significa dizer que todas as crenças sejam baseadas na mesma informação, nem que todas sejam igualmente sustentáveis.

As probabilidades de hipóteses auxiliares também são importantes no delineamento e na interpretação do estudo. A falha de uma teoria passar em um teste pode levar à sua rejeição mais rapidamente, quando as hipóteses auxiliares das quais o teste depende possuam alta probabilidade. Essa observação fornece a lógica pela preferência por estudos caso-controle em "nichos" (nos quais os controles são selecionados de uma lista da população-fonte para os casos), em vez dos estudos caso-controle "de base hospitalar" (nos quais os controles são "selecionados" pela ocorrência ou pelo diagnóstico de uma ou mais doenças que não aquela que define os casos), porque os primeiros têm menos mecanismos para seleção tendenciosa de sujeitos e, portanto, têm uma probabilidade maior de seleção sem vieses.

Mesmo que se discutam os argumentos citados, a maioria dos epidemiologistas deseja alguma maneira de expressar os graus variáveis de certeza sobre valores possíveis de uma medida de efeito, à luz de dados disponíveis. Tais expressões, inevitavelmente, devem ser derivadas diante de incerteza considerável sobre detalhes metodológicos e vários eventos que levam aos dados disponíveis e podem ser extremamente sensíveis ao raciocínio usado em sua derivação. Por exemplo, como discutiremos mais extensamente no Capítulo 19, os intervalos de confiança convencionais quantificam apenas o erro aleatório sob suposições frequentemente questionáveis e, assim, não devem ser interpretados como medidas de incerteza total, especialmente em estudos não experimentais. Como observado anteriormente, a maioria das pessoas, inclusive cientistas, raciocina pobremente diante da incerteza. No mínimo, a filosofia bayesiana subjetiva fornece uma metodologia para o raciocínio sólido sob incerteza e, em particular, alerta contra estar abertamente certo sobre suas próprias conclusões (Greenland, 1998a, 1988b, 2006a; ver também Caps. 18 e 19).

Tais alertas são ecoados pela filosofia refutacionista. Como Peter Medawar (1979) colocou: "Eu não posso dar a qualquer cientista de qualquer idade um conselho melhor que este: a intensidade da convicção de que uma hipótese é verdadeira não tem influência sobre ela ser verdadeira ou não". Nós acrescentaríamos dois pontos. Primeiro, a intensidade da convicção de que uma hipótese é falsa não tem influência sobre ela ser falsa realmente ou não. Segundo, os métodos bayesianos não confundem crenças com evidências. Eles usam evidências para modificar crenças, o que os cientistas fazem em qualquer evento, mas, frequentemente, de modos implícitos, intuitivos e incoerentes.

Impossibilidade de prova científica

O debate vigoroso é uma característica da filosofia científica moderna, não menos na epidemiologia do que em outras áreas (Rothman, 1998). As filosofias divergentes da ciência podem ser reconciliadas? Haack (2003) sugeriu que o empreendimento científico está estreitamente a resolver um vasto enigma coletivo de palavras cruzadas. Em áreas nas quais a evidência é apertadamente entrelaçada, é mais racional colocar a confiança nas respostas, mas em áreas com escassez de informações, as teorias podem ser um pouco melhores do que palpites baseados em informações. Em relação ao método científico, Haack (2003) disse que "há menos no 'método científico' do que aquilo que o olho enxerga". A investigação científica é categoricamente diferente de outros tipos? Não. A pesquisa científica é uma continuidade da pesquisa empírica do cotidiano – apenas melhor."

Talvez o fio comum mais importante que surge das filosofias debatidas é que a prova é impossível na ciência empírica. Esse simples fato é especialmente importante para os epidemiologistas de observação, que frequentemente enfrentam a crítica de que a prova é impossível na epidemiologia, com a implicação de que ela é possível em outras disciplinas científicas. Tal crítica pode derivar de uma visão em que os experimentos constituem a fonte definitiva do conhecimento científico. Essa visão é equivocada em pelo menos duas questões. Em primeiro lugar, a natureza não experimental de uma ciência não elimina descobertas científicas impressionantes; a miríade de exemplos inclui a tectônica de placas, a evolução das espécies, os planetas em órbita de outras estrelas e os efeitos de fumar cigarros sobre a saúde humana. Mesmo quando são possíveis, os experimentos (inclusive ensaios randomizados) não fornecem nada que se aproxime de prova e, de fato, podem ser controvertidos, contraditórios ou não reprodutíveis. Se os ensaios clínicos randomizados fornecessem provas, nunca precisaríamos fazer mais de um deles sobre uma dada hipótese. Nem a ciência física, nem a experimental são imunes a tais problemas, como demonstrado por episódios como a "descoberta" experimental (mais tarde refutada) da fusão a frio (Taubes, 1993).

Alguns cientistas experimentais sustentam que as relações epidemiológicas são apenas sugestivas e acreditam que estudos de laboratório detalhados de mecanismos em indivíduos isolados podem revelar relações causa-efeito com certeza. Essa visão omite o fato de que *todas* as relações são sugestivas, exatamente como é discutido por Hume. Mesmo a dissecação mecanicista mais cuidadosa e detalhada de eventos individuais não pode fornecer mais do que associações, embora em um nível mais refinado. Os estudos de laboratório frequentemente envolvem um grau de controle do observador que não pode ser aproximado na epidemiologia; é somente esse controle e não o nível de observação, que pode fortalecer as inferências dos estudos de laboratório. E novamente, tal controle não garante contra o erro. Além disso, nem cientistas, nem tomadores de decisão com frequência são persuadidos facilmente quando apenas a evidência mecanicista do laboratório está disponível.

Todos os frutos do trabalho científico, na epidemiologia ou em outras disciplinas, são, no máximo, tentativas de formulações de uma descrição da natureza, mesmo quando o trabalho em si é efetuado sem erros. O caráter tentativo de nosso conhecimento não impede as aplicações práticas, mas deve nos manter céticos e críticos não só em relação ao trabalho de todos os outros, como também do nosso próprio. Algumas vezes, hipóteses etiológicas desfrutam de um grau de certeza extremamente elevado, universalmente, ou quase universalmente, compartilhado. A hipótese de que fumar cigarros causa câncer é um dos exemplos mais bem conhecidos. Essas hipóteses se elevam acima da aceitação "tentativa" e representam o mais próximo da "prova" a que podemos chegar. Porém, mesmo essas hipóteses não são "provadas" com o grau de certeza absoluta que acompanha a prova de um teorema matemático.

INFERÊNCIA CAUSAL EM EPIDEMIOLOGIA

O conhecimento etiológico sobre hipóteses epidemiológicas frequentemente é escasso, fazendo das próprias hipóteses, às vezes, pouco mais do que declarações vagas de associação causal entre exposição e doença, tal como "o fumo causa doença cardiovascular". Essas hipóteses vagas têm apenas consequências vagas, que podem ser difíceis de testar. Para lidar com essa falta de clareza, os epidemiologistas geralmente procuram testar a negação da hipótese causal, isto é, a hipótese nula de que a exposição *não* tem uma relação causal com a doença. Então, qualquer associação observada pode refutar potencialmente a hipótese, estando-se sujeito à suposição (hipótese auxiliar) de que vieses e flutuações do acaso não são os únicos responsáveis pela observação.

Testes de teorias epidemiológicas concorrentes

Se o mecanismo causal é declarado com bastante especificidade, as observações epidemiológicas podem fornecer testes cruciais de hipóteses causais não nulas, concorrentes. Por exemplo, quando a síndrome do choque tóxico foi primeiramente estudada, havia duas hipóteses concorrentes sobre o agente causal. Em uma hipótese, seria um produto químico no absorvente interno, de modo que as mulheres usando esse tipo de absorvente estariam expostas ao agente diretamente. Na outra hipótese, o absorvente atuaria como um meio de cultura para estafilococos, os quais produziriam uma toxina. Ambas as hipóteses explicavam a relação da ocorrência de choque tóxico com o uso do absorvente interno. Entretanto, levaram a predições opostas sobre a relação entre a frequência de troca dos absorventes e a taxa de choque tóxico. Na hipótese de um agente químico, a troca mais frequente levaria à maior exposição ao agente, e à possível absorção de uma dose global maior. Essa hipótese predizia que as mulheres que trocassem de absorventes mais frequentemente teriam uma taxa mais elevada do que aquelas que os mudassem com frequência menor. A hipótese do meio de cultura predisse que as mulheres que mudassem de absorventes frequentemente teriam uma taxa mais baixa do que aquelas que o faziam com menor frequência, porque uma duração de uso curta para cada absorvente preveniria a multiplicação de estafilococos o bastante para produzir uma dose lesiva de toxina. Assim, a pesquisa epidemiológica, ao mostrar que a troca pouco frequente de absorventes estava associada a uma taxa mais alta de choque tóxico, refutou a teoria química na forma apresentada. Houve, contudo, uma terceira hipótese, de que um produto químico em alguns absorventes internos (p. ex., conteúdo de oxigênio) melhoraria o desempenho destes como meio de cultura. Essa hipótese do promotor químico fez a mesma predição sobre a associação com a frequência de troca de absorventes que a hipótese da toxina microbiana (Lanes e Rothman, 1990).

Outro exemplo de uma teoria que pode ser facilmente testada por dados epidemiológicos relaciona-se com a observação de que as mulheres que faziam terapia de reposição hormonal com estrógenos tinham uma taxa consideravelmente elevada de câncer de endométrio. Horwitz e Feinstein (1978) conjecturaram uma teoria concorrente para explicar a associação: propuseram que as mulheres que tomavam estrogênio experimentavam sintomas como sangramento, que as induziriam a consultar o médico. A avaliação diagnóstica resultante levaria à detecção do câncer de endométrio em um estágio mais precoce nessas mulheres, em comparação com aquelas que não estavam usando estrogênio. Horwitz e Feinstein argumentaram que a associação surgia desse viés de detecção, alegando que, sem a avaliação diagnóstica induzida pelo sangramento, muitos desses cânceres não seriam detectados de modo algum. Muitas observações epidemiológicas foram utilizadas para avaliar essas hipóteses concorrentes. A teoria de detecção de viés predisse que as mulheres que tinham usado estrogênio apenas por um período curto teriam a taxa mais elevada, pois os sintomas relacionados com o uso de estrogênio, que levariam à consulta médica, tendiam a aparecer logo depois do início do uso. Visto que a associação entre uso recente de estrógeno e câncer do endométrio foi a mesma, tanto para as usuárias de curta duração quanto para as de uso prolongado, a teoria do viés de detecção foi refutada como uma explicação para todos, salvo para uma pequena fração: os casos de câncer do endométrio ocorrendo após uso de estrógeno. A refutação da teoria do viés de detecção também dependeu de muitas outras observações. De importância especial foi a implicação da teoria de que deve haver um enorme número de cânceres de endométrio não detectados na população típica de mulheres, para explicar a taxa muito maior observada nas usuárias de estrogênio, implicação que não foi apoiada por observações ulteriores (Hutchison e Rothman, 1978).

O exemplo do câncer do endométrio ilustra um ponto crítico na compreensão do processo de inferência causal em estudos epidemiológicos: muitas das hipóteses sendo avaliadas na interpretação de estudos epidemiológicos são hipóteses auxiliares, porque são independentes da presença, da ausência ou da direção de qualquer conexão causal entre a exposição em estudo e a doença. Por exemplo, explicações de como tipos específicos de viés podiam ter distorcido uma associação entre exposição e doença são as alternativas comuns à hipótese primária do estudo. Muito da interpretação de estudos epidemiológicos resume-se ao teste de tais explicações auxiliares para associações observadas.

Critérios causais

Na prática, como os epidemiologistas separam explicações causais das não causais? Apesar das críticas filosóficas da inferência indutiva, considerações orientadas indutivamente são usadas, com frequência, como critérios para fazer tais inferências (Weed e Gorelic, 1996). Se um conjunto de critérios causais necessários e suficientes pudesse ser usado para distinguir entre relações causais e não causais em estudos epidemiológicos, o trabalho do cientista seria consideravelmente facilitado. Com tais critérios, todas as preocupações sobre a lógica, ou a sua falta, na inferência causal poderiam ser incluídas: seria necessário apenas consultar uma lista de critérios para ver se uma relação seria causal. Sabemos, pela filosofia anteriormente revisada, que não existe um conjunto de critérios suficientes. No entanto, listas de critérios causais têm se tornado populares, possivelmente porque parecem proporcionar um mapa rodoviário para um território complicado e talvez por sugerirem hipóteses a serem avaliadas em um dado problema.

Um conjunto de critérios comumente usados foi baseado em uma lista de considerações ou de "pontos de vista", proposta por Sir Austin Bradford Hill (1965). A lista de Hill foi uma expansão de uma lista oferecida previamente no relatório histórico *Smoking and Health* (1964) do *Surgeon General* dos Estados Unidos, que, por sua vez, foi precedida pelos cânones indutivos de John Stuart Mill

(1862) e pelas normas dadas por Hume (1739). Subsequentemente, outros, especialmente Susser, desenvolveram mais considerações causais (Kaufman e Poole, 2000).

Hill sugeriu que as seguintes considerações na tentativa de distinguir entre associações causais e não causais já eram "bem definidas e além do que gostaríamos de atribuir à obra do acaso": (1) força, (2) consistência, (3) especificidade, (4) temporalidade, (5) gradiente biológico, (6) plausibilidade, (7) coerência, (8) evidências experimentais e (9) analogia. Hill salientou que inferências causais não podem ser baseadas em um grupo de regras, condenou a ênfase sobre os testes de significância estatística e reconheceu a importância de muitos outros fatores na tomada de decisões (Phillips e Goodman, 2004). Apesar disso, o ponto de vista equivocado, porém popular, de que suas considerações deveriam ser usadas como critérios para inferência causal, torna necessário examiná-las em detalhe.

Força

Hill argumentou que associações fortes são particularmente convincentes, porque, para associações mais fracas, é "mais fácil" imaginar o que chamaríamos hoje de um confundidor não mensurado, que poderia ser responsável pela associação. Vários anos antes, Cornfield e colaboradores (1959) tiraram conclusões semelhantes. Eles se concentraram em um confundidor hipotético isolado, o qual, por si próprio, explicaria inteiramente uma associação observada. Expressaram uma forte preferência por medidas de razão de força, em oposição a mensurações de diferenças, e focaram em como a estimativa observada de uma razão de risco fornece um mínimo para a associação que um confundidor completamente explicativo deve ter com a exposição (em vez de um mínimo para a associação confundidor/doença). De importância especial, Cornfield e colaboradores reconheceram que apenas ter uma associação fraca não elimina uma conexão causal (Rothman e Poole, 1988). Hoje, algumas associações, como aquelas entre fumo e doença cardiovascular ou entre fumaça de tabaco ambiental e câncer de pulmão, são aceitas pela maioria como causais, embora as associações sejam consideradas fracas.

Exemplos opostos de associações fortes, mas não causais, também não são difíceis de encontrar; qualquer estudo com um confundidor forte ilustra o fenômeno. Por exemplo, considere a relação forte entre síndrome de Down e ordem de nascimento, que é confundida pela relação entre essa síndrome e a idade materna. É claro que uma vez identificado o fator de confundimento, a associação é diminuída pelo controle desse fator.

Esses fatores nos lembram que uma associação forte não é necessária nem suficiente para a causalidade, e que a fraqueza não é necessária nem suficiente para a ausência de causalidade. Uma associação forte tem peso apenas sobre hipóteses de que a associação se deve inteira, ou parcialmente, a confundidores não mensurados ou a outra fonte modesta de viés.

Consistência

Para a maioria dos observadores, consistência refere-se à observação repetida de uma associação, em populações diferentes, sob diferentes condições. A falta de consistência, entretanto, não exclui uma associação causal, porque alguns efeitos são produzidos por suas causas somente sob circunstâncias incomuns. Mais precisamente, o efeito de um agente causal não pode ocorrer a menos que as causas componentes complementares atuem, ou já tenham atuado, para completar uma causa suficiente. Essas condições nem sempre serão satisfeitas. Assim, transfusões podem causar infecção com o vírus da imunodeficiência humana, mas nem sempre o fazem: o vírus também precisa estar presente. O uso de absorvente interno pode causar a síndrome do choque tóxico, mas só raramente, quando outras condições, talvez desconhecidas, forem encontradas. A consistência só é aparente depois que todos os detalhes relevantes de um mecanismo causal são compreendidos, o que equivale a dizer "muito raramente". Além do mais, pode ser esperado que mesmo estudos exatamente dos mesmos fenômenos gerem resultados diferentes, simplesmente porque diferem em seus métodos e erros aleatórios. A consistência serve apenas para eliminar hipóteses de que a associação é atribuível a algum fator que varie ao longo dos estudos.

Um erro na implementação de critérios de consistência é tão comum que merece menção especial. Alega-se, algumas vezes, que uma literatura ou um grupo de resultados é inconsistente, simplesmente porque alguns resultados são "estatisticamente significativos" e outros não são. Essa espécie de avaliação é completamente falaciosa, mesmo que seja aceito o uso de métodos de testes de significância. Os resultados (estimativas de efeito) de um grupo de estudos poderiam ser todos idênticos, mesmo que muitos fossem significativos e muitos não fossem, a diferença em significância que surge somente por causa de diferenças nos desvios-padrão ou no tamanho dos estudos. Inversamente, os resultados podem estar significativamente em conflito, mesmo que todos fossem não significativos individualmente, simplesmente porque, em conjunto, um efeito pode ser aparente em alguns subgrupos, mas não em outros (ver Cap. 33). A falácia de julgar a consistência pela comparação de valores P, ou significância estatística, não é eliminada pela "padronização" de estimativas (i.e., dividi-las pelo desvio-padrão do desfecho, multiplicá-las pelo desvio-padrão da exposição, ou ambos); de fato isso é pior, pois tal padronização pode criar diferenças onde não existem, ou mascarar diferenças verdadeiras (Greenland et al., 1986, 1991; ver Caps. 21 e 33).

Especificidade

O critério da especificidade tem duas variantes. A primeira é que uma causa leva a um efeito isolado, não a múltiplos efeitos. A outra é que um efeito tem uma causa, não causas múltiplas. Hill mencionou ambas. O primeiro critério, especificidade dos efeitos, foi usado como um argumento a favor de uma interpretação causal da associação entre fumo e câncer de pulmão, em um ato de raciocínio circular, favorecendo comparações de razões, e não de diferenças, como as medidas de força apropriadas. Quando medidas de razões foram examinadas, a associação do fumo a doenças pareceu "quantitativamente específica" para o câncer de pulmão. Quando medidas de diferença foram examinadas, a associação pareceu ser inespecífica, com várias doenças (outros cânceres, doença cardíaca coronariana, etc.) sendo pelo menos tão fortemente associadas com o fumo, quanto o câncer de pulmão o era. Hoje, sabemos que o fumo afeta o risco de muitas doenças, e que as comparações de diferenças estavam retratando acuradamente essa falta de especificidade. Infelizmente, contudo, o episódio histórico do debate sobre fumo e saúde é citado frequentemente hoje em dia como justificativa para o critério da especificidade e para usar comparações de razões para medir a força da associação. As lições adequadas que se deve aprender com aquele episódio seriam justamente o oposto.

Weiss (2002) argumentou que a especificidade pode ser usada para distinguir algumas hipóteses causais de hipóteses não causais, quando a hipótese causal prediz uma relação com um desfecho, mas nenhuma relação com outro. Seu argumento é persuasivo quando, somada à hipótese causal, se tem uma hipótese alternativa não causal, que prediz uma associação inespecífica. Weiss ofereceu o exemplo da sigmoidoscopia de rastreamento, que foi associada em estudos de caso-controle com uma redução de 50 a 70% na mortalidade de tumores distais do reto e tumores do cólon distal, dentro do alcance do sigmoidoscópio, mas a nenhuma diminuição de mortalidade por tumores em outras partes do cólon. Se o efeito da sigmoidoscopia de rastreamento não fosse específico para os tumores do cólon distal, isso daria suporte não a todas as teorias não causais para explicar a associação, como Weiss sugeriu, mas somente àquelas teorias não causais que teriam predito uma associação inespecífica. Assim, a especificidade só pode entrar em jogo quando pode ser deduzida logicamente da hipótese causal em questão e quando a inespecificidade de uma ou mais hipóteses pode ser deduzida logicamente a partir de uma ou mais hipóteses não causais.

Temporalidade

Temporalidade refere-se à necessidade de que a causa preceda o efeito no tempo. Esse critério é indiscutível, desde que qualquer observação alegada de causação envolva a suposta causa C precedendo o suposto efeito D. Entretanto, *não* quer dizer que uma ordem reversa no tempo seja evidência contra a hipótese de que C causa D. Em vez disso, as observações em que C se seguiu à D mostram meramente que C não poderia ter causado D em tais exemplos; elas não fornecem evidências a favor, ou contra, à hipótese de que C possa causar D naqueles exemplos em que ele precede D. Somente se for encontrado que C não pode preceder D, podemos eliminar a hipótese causal de que C *poderia* causar D.

Gradiente biológico

Gradiente biológico refere-se à presença de uma curva de dose-resposta ou exposição-resposta, com uma forma esperada. Embora Hill se refira a um gradiente "linear", sem especificar a escala, um gradiente linear em uma escala, tal como risco, pode ser distintamente não linear em uma outra escala, tal como o logaritmo de risco, as chances ou o logaritmo de chances. Poderíamos relaxar a expectativa de linear para estritamente monótona (aumentando ou diminuindo constantemente), ou ainda, para meramente monótona (um gradiente que nunca muda de direção). Por exemplo, fumar mais significa maior exposição a carcinógenos e mais lesão tecidual, daí maior oportunidade para carcinogênese. Algumas associações causais, todavia, mostram um aumento rápido de resposta (um efeito limiar aproximado), em vez de uma tendência estritamente monótona. Um exemplo é a associação entre DES e adenocarcinoma vaginal. Uma explicação possível é que todas as doses de DES que foram administradas eram suficientemente grandes para produzir o efeito máximo. Sob essa hipótese, para todas as mulheres expostas ao DES, o desenvolvimento da doença dependeria inteiramente de outras causas componentes.

O tópico um tanto controvertido sobre consumo de álcool e mortalidade é outro exemplo. As taxas de mortalidade são mais altas entre os abstêmios do que entre os que bebem moderadamente, mas se elevam mais entre os que bebem muito. Há debate considerável sobre quais partes da curva dose-resposta em forma de J têm relação causal com o consumo de álcool e quais partes são artefatos não causais, surgindo de confundimento ou de outros vieses. Alguns estudos parecem encontrar somente uma relação crescente entre consumo de álcool e mortalidade, possivelmente porque as categorias de consumo de álcool sejam demasiado amplas para se distinguir taxas diferentes entre consumidores moderados e abstêmios ou, possivelmente, porque têm menos confundimento na extremidade mais baixa da escala de consumo.

Associações que realmente mostram uma tendência monótona na frequência da doença, com níveis crescentes de exposição, não são, necessariamente, causais. Confundimento pode resultar em uma relação monótona entre um fator de risco não causal e uma doença, se o próprio fator de confundimento demonstrar um gradiente biológico em sua relação com a doença. A relação entre ordem de nascimento e síndrome de Down, mencionada anteriormente, mostra um forte gradiente biológico, que reflete meramente a relação progressiva entre idade materna e ocorrência de síndrome de Down.

Esses tópicos implicam que a existência de uma associação monótona não é necessária nem suficiente para uma relação causal. Uma relação não monótona só refuta aquelas hipóteses causais específicas o bastante para predizer uma curva dose-resposta monótona.

Plausibilidade

Plausibilidade refere-se ao fato de uma associação ser cientificamente plausível. Mais do que qualquer outro critério, esse mostra o quão estreitamente os sistemas de critérios causais estão focados na epidemiologia. O ponto de partida é uma associação epidemiológica. Ao nos perguntarmos se ela é causal ou não, uma das considerações que levamos em conta é sua plausibilidade. De uma perspectiva menos provinciana, toda a tarefa da inferência causal seria vista como o ato de determinar o quão plausível é uma *hipótese* causal. Algumas das considerações que levaríamos em conta seriam associações epidemiológicas, caso estivessem disponíveis. Frequentemente não estão, porém, a inferência causal deve ser feita com influxos da toxicologia, da farmacologia, da biologia básica e de outras ciências.

Da mesma forma que a epidemiologia não é essencial para a inferência causal, a plausibilidade pode mudar com o tempo. Sartwell (1960) enfatizou esse ponto, citando observações de Cheever em

1861, que fez comentários sobre a etiologia do tifo antes que seu modo de transmissão (por meio de piolhos do corpo) fosse conhecido:

> Não poderia ser mais ridículo para o estranho que passou a noite na terceira classe de um navio emigrante atribuir o tifo, que ele contraiu lá, aos parasitas com os quais os corpos dos enfermos podiam estar infestados. Uma causa adequada, razoável por si própria, precisa corrigir as coincidências da simples experiência.

O que era para Cheever uma explicação implausível, acabou sendo a explicação correta, porque eram realmente os parasitas que causavam a infecção pelo tifo. Esse é o problema da plausibilidade: com muita frequência, não se baseia na lógica ou em dados, mas somente em crenças prévias. Isso não significa que o conhecimento biológico deva ser descartado quando uma nova hipótese está sendo avaliada, mas apenas para assinalar a dificuldade na aplicação daquele conhecimento.

A abordagem bayesiana da inferência tenta lidar com esse problema requerendo que se quantifique, em uma escala de probabilidades (0 a 1), a certeza que se tem sobre crenças anteriores, assim como nas novas hipóteses. Essa quantificação expõe publicamente o dogmatismo, ou a mente aberta, do analista, com valores de certeza próximos de 1 ou de 0, revelando o seu forte comprometimento a favor ou contra uma hipótese. Ela também fornece meios de se testar aquelas crenças quantificadas contra novas evidências (Howson e Urbach, 1993). Apesar disso, nenhuma abordagem pode transformar plausibilidade em um critério causal objetivo.

Coerência

Extraído de *Smoking and Health* (1964) do *Surgeon General* dos Estados Unidos, o termo *coerência* implica que uma interpretação de causa e efeito para uma associação não entre em conflito com o que se sabe da história natural e da biologia da doença. Os exemplos para coerência dados por Hill, tais como o efeito histopatológico do fumo sobre o epitélio brônquico (em referência à associação entre fumo e câncer de pulmão) ou a diferença na incidência de câncer de pulmão por sexo, poderiam ser considerados, de certa forma, exemplos de plausibilidade, bem como de coerência; a distinção parece ser tênue. Hill enfatizou que a ausência de informação coerente, diferenciada, aparentemente, da presença desta, não deve ser tomada como evidência contra uma associação ser considerada causal. Em contrapartida, a presença de informação conflitante pode realmente refutar uma hipótese, mas é preciso lembrar sempre que a informação conflitante pode estar errada, ou mal interpretada. Um exemplo mencionado anteriormente é a "anomalia de inalação" do fumo e câncer de pulmão; o fato de que o excesso de cânceres de pulmão vistos entre fumantes parecia estar concentrado em bloqueios nas vias aéreas pulmonares superiores. Vários observadores interpretaram essa anomalia como evidência de que os cigarros não eram responsáveis pelo excesso. Outras observações, entretanto, sugeriram que os carcinógenos veiculados pelo cigarro depositavam-se, preferencialmente, onde o excesso era observado, e assim a anomalia era de fato compatível com um papel causal para os cigarros (Wald, 1985).

Evidência experimental

Para observadores diferentes, a evidência experimental pode referir-se a ensaios clínicos, a experimentos de laboratório com roedores ou com outros organismos não humanos, ou a ambos. Evidências de experimentos humanos, contudo, raramente estão disponíveis para questões de pesquisa epidemiológica, e a evidência animal relaciona-se a diferentes espécies e, geralmente, a categorias de exposição muito diferentes daqueles que os seres humanos experimentam. A incerteza nas extrapolações de animais para seres humanos domina, frequentemente, a incerteza das avaliações quantitativas de risco (Freedman e Zeisel, 1988; Crouch et al., 1997).

Para Hill, entretanto, evidência experimental significava outra coisa: é a "evidência experimental" ou "semiexperimental" obtida pela redução ou pela eliminação de uma exposição supostamente nociva e verificação subsequente do declínio da frequência da doença. Hill chamou isso de evidência mais forte possível de causalidade que pode ser obtida. Essa evidência pode ser falha, contudo, pois a abordagem "semiexperimental" nada mais é do que uma análise de tendência no tempo "antes e depois", que pode ser confundida ou sofrer outros tipos de viés, por muitas alterações seculares concomitantes. Além do mais, mesmo que a remoção da exposição realmente reduza causalmente a frequência da doença, isso pode não ser consequência da razão etiológica hipotética. A drenagem de um pântano próximo de uma cidade, por exemplo, reduziria de forma previsível e causal a taxa de febre amarela, ou de malária, nessa cidade, no verão seguinte. Porém, seria um erro chamar essa observação de evidência mais forte possível de um papel causal dos miasmas (Poole, 1999).

Analogia

Qualquer que seja o discernimento derivado de analogia, ele é prejudicado pela imaginação inventiva dos cientistas, que podem encontrar analogias em toda parte. No máximo, a analogia fornece uma fonte de hipóteses mais elaboradas sobre as associações em estudo; a ausência de tais analogias reflete apenas falta de imaginação ou de experiência, não torna a hipótese falsa.

Poderíamos achar ingênuos os exemplos de Hill, nos quais o raciocínio por analogia a partir das tragédias da talidomida e da rubéola tornou mais provável que outros medicamentos e infecções pudessem causar outros defeitos congênitos. Entretanto, tal raciocínio é comum; suspeitamos que a maioria das pessoas acha mais plausível que o fumo possa causar, por exemplo, câncer de estômago, por causa de suas associações, algumas amplamente aceitas como causais, com cânceres de outros órgãos internos e gastrintestinais. Aqui vemos como o critério da analogia pode estar em desacordo com qualquer dos dois critérios de especificidade. Quanto mais apta a analogia, menos específicos os efeitos de uma causa, ou menos específicas as causas de um efeito.

Resumo

Os padrões de evidência epidemiológica oferecidos por Hill estão carregados de reservas e de exceções. O próprio Hill foi ambivalente sobre sua utilidade. Ele não usava a palavra "critérios". Ele os chamava de "pontos de vista" ou de "perspectivas". No entanto, perguntava: "Em que circunstâncias podemos passar dessa *associação* observada para um veredicto de *causação*?"*. Ainda assim, apesar de falar de veredictos sobre causação, Hill discordava de que existissem quaisquer "regras de evidência firmes e diretas" pelas quais julgar causação: "Nenhum dos meus nove pontos de vista pode trazer evidência indisputável a favor, ou contra, à hipótese de causa e efeito, e nenhum deles pode ser exigido como um *sine qua non*" (Hill, 1965).

Na verdade, como observado, o quarto ponto de vista, temporalidade, é um *sine qua non* para explicações causais de associações observadas. No entanto, esse ponto de vista não resiste à hipótese de que uma exposição seja capaz de causar uma doença em situações ainda não observadas (quer no passado, quer no futuro). Pois, suponhamos que cada caso exposto de doença já relatado tivesse sofrido a exposição após desenvolver a doença. Essa relação temporal reversa implicaria que a exposição não tivesse causado a doença entre esses casos relatados, e assim refutaria a hipótese de que teria causado a doença. No entanto, essa mesma relação temporal invertida *não* refutaria a hipótese de que a exposição fosse *capaz* de causar a doença, ou de que tivesse causado a doença em casos não observados. Significaria apenas que não teríamos evidências epidemiológicas válidas relevantes para aquela hipótese, pois ainda não teríamos visto o que aconteceu com aqueles casos expostos antes da ocorrência da doença, em relação àqueles não expostos. Além disso, o que parece ser uma sequência causal poderia representar causalidade reversa se os sintomas pré-clínicos da doença levassem

---

* N. de T.: A ênfase é do original.

à exposição, e então a doença seguisse abertamente, como quando pacientes sentindo dores tomam analgésicos, que pode ser o resultado de doença que é mais tarde diagnosticada, e não a causa.

Afora a temporalidade, não há critério necessário ou suficiente para determinar se uma associação observada é causal. Somente quando uma hipótese causal é elaborada em uma extensão na qual se pode predizer uma forma particular de consistência, de especificidade, de gradiente biológico, e assim por diante, os "critérios causais" podem entrar em jogo na avaliação de hipóteses causais, e mesmo assim eles não entram na avaliação da hipótese geral em si, mas apenas na avaliação de algumas hipóteses específicas, deixando outras não testadas.

Essa conclusão concorda com a visão de Hume e de muitos outros, de que as inferências causais não podem atingir a certeza de deduções lógicas. Embora alguns cientistas continuem a desenvolver considerações causais como auxílio à inferência (Susser, 1991), outros argumentam que é prejudicial enevoar o processo de inferência ao considerar critérios de *check list* (Lanes e Poole, 1984). Uma abordagem refutacionista, intermediária, busca transformar os critérios propostos em testes de hipóteses causais (Maclure, 1985; Weed, 1986). Tal abordagem ajuda a evitar a tentação de usar critérios causais simplesmente para reforçar teorias prediletas que estejam à mão e, em vez disso, permite que os epidemiologistas se concentrem na avaliação de teorias causais concorrentes, utilizando observações cruciais. Embora essa abordagem refutacionista à inferência causal possa parecer estar em choque com a implantação comum dos pontos de vista de Hill, ela procura, em verdade, responder à questão fundamental colocada por Hill e ao propósito final dos pontos de vista que ele promulgou:

O que [os nove pontos de vista] podem fazer, com força maior ou menor, é nos ajudar a decidir sobre a questão fundamental – há qualquer outro modo de explicar o conjunto de fatos diante de nós, há alguma outra resposta igualmente, ou mais, provável do que causa e efeito? (Hill, 1965)

A frase crucial "igualmente ou mais provável do que causa e efeito" nos sugere uma avaliação subjetiva da certeza, ou da probabilidade, da hipótese causal em questão, em relação a uma outra hipótese. Embora Hill escrevesse em um tempo em que expressar incerteza não era comum em estatística, pela sua declaração parece que, para ele, a inferência causal é um assunto subjetivo do grau de crença, de certeza, ou de convicção pessoal. Em qualquer caso, essa visão é precisamente aquela das estatísticas bayesianas subjetivas (Cap. 18).

Não é surpreendente que estudos de casos (p. ex., Weed e Gorelick, 1996) e inquéritos de epidemiologistas (Holman et al., 2001) mostrem, ao contrário da retórica que frequentemente acompanha as invocações de critérios causais, que os epidemiologistas *não* concordaram sobre um conjunto de critérios causais ou sobre como aplicá-los. Em um estudo, no qual se pediu a epidemiologistas para empregar critérios causais a resumos fictícios de literaturas epidemiológicas, a concordância foi apenas levemente maior do que teria sido esperado pelo acaso (Holman et al., 2001). O uso típico de critérios causais deve construir uma defesa de uma posição a favor ou contra causalidade a que se tenha chegado por outros meios não declarados. Os autores remexem e escolhem entre os critérios que adotam, e os definem e ponderam em maneiras *ad hoc* que dependem somente das exigências da discussão em pauta. Dessa forma, os critérios causais parecem funcionar menos como padrões ou princípios e mais como valores (Poole, 2001b) e variam entre cientistas, e até mesmo dentro do trabalho de um só cientista, dependendo do contexto e do tempo. Assim, se é que existem critérios causais objetivos, eles ainda precisam ser identificados.

CAPÍTULO 3

Medidas de ocorrência

Sander Greenland e Kenneth J. Rothman

Tempos de incidência 47
Taxas de incidência 48
  Pessoa-tempo e tempo da população 48
  Taxas populacionais e taxas individuais 48
  Interpretação apropriada das taxas de incidência 49
  Taxas de eventos recorrentes 50
Tipos de populações 51
  Populações fechadas 51
  Populações abertas 52
  Populações *versus* coortes 53
  Estado de equilíbrio 54
  Relação de taxas de incidência com tempos de incidência em populações especiais 54
Outros tipos de taxas 55
Proporções de incidência e proporções de sobrevida 55

Relações entre medidas de incidência 57
  Fórmula produto-limite 58
  Fórmula exponencial 58
  Aplicações com riscos competitivos 60
  Relação entre proporção de sobrevida e tempo médio de incidência 61
  Resumo 61
Limitações e generalizações das medidas básicas de ocorrência 62
Prevalência 62
  Uso da prevalência na pesquisa etiológica 63
  Prevalência, incidência e duração média 63
Idade média no evento 65
Padronização 65

Neste capítulo, começamos a abordar os elementos básicos, os conceitos e as ferramentas da epidemiologia. Um bom ponto de partida é definir epidemiologia. Infelizmente, parece que existem mais definições de epidemiologia do que epidemiologistas. Alguns a têm definido de acordo com seus métodos. Embora os métodos da epidemiologia possam ser característicos, é mais típico definir um ramo da ciência em termos de objeto de estudo do que de metodologia. MacMahon e Pugh (1970) ofereceram uma definição amplamente aceita, a qual atualizamos levemente: epidemiologia é o estudo da distribuição e dos determinantes da frequência de doenças em populações humanas. Uma definição baseada em seu objeto de estudo semelhante tem sido atribuída a Gaylord Anderson (Cole, 1979), que definiu epidemiologia simplesmente como o estudo da *ocorrência* de enfermidades. Embora distinções razoáveis possam ser feitas entre os termos *doença* e *enfermidade*, aqui os trataremos como sinônimos.

Reconhecendo o amplo espectro atual da epidemiologia, podemos defini-la como o estudo da distribuição de estados de saúde e eventos em populações. Com essa definição, pretendemos abranger não apenas doença e enfermidade, mas também estados fisiológicos, tais como pressão arterial, mensurações psicológicas, como o escore de depressão e desfechos positivos, tais como imunidade a doenças. Outras ciências, como a clínica médica, também estão voltadas para o estudo da saúde e da doença, porém, na epidemiologia, o foco são as distribuições na população.

O objetivo de grande parte da pesquisa epidemiológica é obter uma estimativa válida e precisa do efeito de uma causa potencial sobre a ocorrência de doença, a qual, frequentemente, é um desfecho binário (ou/ou), tal como "morto/vivo". Para tanto, um epidemiologista deve ser capaz de mensurar a frequência de ocorrência de doenças, quer em termos absolutos, quer em termos relativos. Concentraremos nosso foco sobre quatro medidas básicas da frequência de doenças. *Tempos de incidência* são simplesmente os tempos, após um evento referencial comum, em que novos casos da doença ocorrem entre membros da população. *Taxa de incidência* mede a ocorrência de novos casos da doença por unidade de pessoa-tempo. *Proporção de incidência* mensura a proporção de pessoas que desenvolvem nova doença durante um período de tempo especificado. *Prevalência*, uma medida de *status* em vez de ocorrência de casos novos de doença, mede a proporção de pessoas que têm a doença em um tempo específico. Discutiremos, também, como essas medidas são generalizadas para desfechos mensurados em uma escala mais complexa do que uma dicotomia, tais como função pulmonar, contagem de linfócitos ou título de anticorpos. E, por fim, descreveremos como as medidas podem ser *padronizadas*, ou agregadas como médias das distribuições de fatores relacionados à saúde na população, para a obtenção de medidas de ocorrência sumarizadas.

TEMPOS DE INCIDÊNCIA

Na tentativa de medir a frequência da ocorrência de doença em uma população, é insuficiente o mero registro do número de pessoas ou da proporção da população que é afetada. Também é necessário levar em consideração o tempo passado antes que a doença ocorra, assim como o período de tempo durante o qual os eventos são contabilizados. Considere a frequência de óbito. Posto que todas as pessoas cedo ou tarde são afetadas, o tempo transcorrido entre o nascimento e o óbito torna-se o fator determinante da taxa de ocorrência de morte. Se, em média, a morte chega mais cedo para pessoas de uma população do que para as de uma outra, é natural dizer que a primeira população tem uma taxa de mortalidade mais alta do que a segunda. O tempo é o fator que diferencia as duas situações mostradas na Figura 3.1.

Em um estudo epidemiológico, podemos mensurar o tempo de eventos na vida de uma pessoa em relação a qualquer um dentre vários eventos de referência. Ao usar a idade, por exemplo, o evento de referência é o nascimento, mas, em vez disso, poderíamos usar o início de um tratamento, ou o começo de uma exposição, como evento de referência. O evento de referência pode ocorrer em um tempo que é único para cada pessoa, como é o caso do nascimento, mas ele também poderia ser estabelecido como um valor em comum, tal como um dia escolhido do calendário. O tempo do evento de referência determina o tempo original, ou *tempo zero*, para a mensuração da sequência temporal dos eventos.

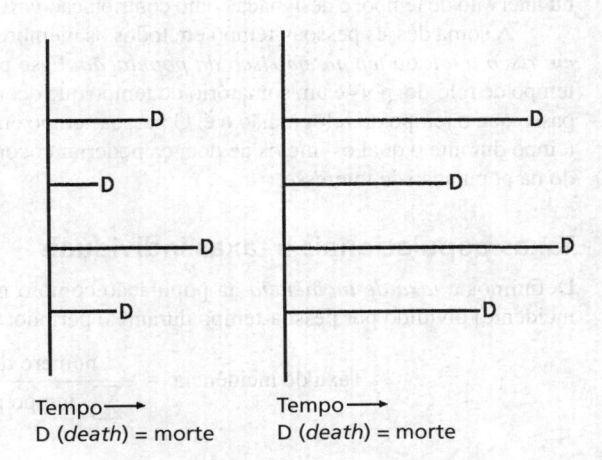

FIGURA 3.1 • Dois padrões diferentes de mortalidade.   Tempo⟶   D (*death*) = morte   Tempo⟶   D (*death*) = morte

Dado um desfecho ou "incidente" de interesse, o *tempo de incidência* de uma pessoa para esse desfecho é definido como o período do tempo zero ao tempo em que o desfecho ocorrer, se ele ocorrer. Os sinônimos para tempo de incidência incluem *tempo de evento*, *tempo de falha* e *tempo de ocorrência*. Um homem que teve seu primeiro infarto do miocárdio no ano 2000, com a idade de 50 anos, tem um tempo de incidência de 2000, em tempo de calendário (ocidental), e um tempo de incidência de 50, em tempo de idade. O tempo de incidência de uma pessoa é indefinido se aquela pessoa nunca experimentar o desfecho. Sob essa convenção, uma mulher que passou por uma histerectomia com 45 anos, sem nunca ter tido câncer do endométrio, é classificada como tendo um tempo de incidência de câncer do endométrio não especificado, porém maior do que 45 anos. Diz-se então que a histerectomia *cersura* a incidência de câncer de endométrio da mulher na idade de 45 anos.

Há muitas maneiras de sumarizar a distribuição dos tempos de incidência em populações se não houver censura. Por exemplo, pode-se observar o tempo médio, o tempo mediano e outras medidas de resumo. Tais abordagens são usadas, comumente, com tempo para a morte, para o qual a média, ou *expectativa de vida*, é uma medida popular para comparação do estado de saúde de populações. Se há censura, entretanto, a tarefa de sumarização torna-se mais complicada, e os epidemiologistas têm se voltado, tradicionalmente, para os conceitos envolvendo *pessoa-tempo em risco* para lidar com essa situação.

O termo *idade média no óbito* merece atenção especial, pois é usado, algumas vezes, para denotar expectativa de vida, mas é utilizado, frequentemente, para indicar uma quantidade completamente diferente, a saber, a média de idade daqueles falecendo em um determinado ponto no tempo. A última quantidade é denominada mais precisamente de média *transversal* de idade no óbito. As duas quantidades podem estar muito afastadas. As comparações de média transversal em um evento (tal como morte) podem ser bastante ilusórias quando se tenta inferir as causas do evento. Discutiremos esses problemas mais adiante neste capítulo.

TAXAS DE INCIDÊNCIA

Pessoa-tempo e tempo da população

Os epidemiologistas frequentemente estudam desfechos que não são inevitáveis ou que podem não ocorrer durante o período de observação. Em tais situações, o cenário dos tempos de incidência para um evento específico em uma população não será definido, ou observado, precisamente. Um modo de lidar com essa complicação é desenvolver medidas que cubram a extensão do tempo em que cada indivíduo estava na *população exposta ao risco* para o evento, isto é, o período de tempo durante o qual o evento era uma possibilidade e teria sido contabilizado como um evento na população, caso ele ocorresse. Essa extensão, ou intervalo de tempo, é designada como contribuição *pessoa-tempo* do indivíduo.

A soma desses pessoas-tempo em todos os membros da população é chamada de *pessoa-tempo em risco total*, ou *tempo em risco da população*. Esse pessoa-tempo total deve ser diferenciado do tempo de relógio, pois é um somatório do tempo que ocorre simultaneamente para muitas pessoas, ao passo que o tempo do relógio não o é. O pessoa-tempo em risco total representa meramente o total de tempo durante o qual os inícios de doença poderiam ocorrer, e seriam considerados eventos ocorrendo na população de interesse.

Taxas populacionais e taxas individuais

Definimos a *taxa de incidência* da população como o número de casos novos da doença (número incidente) dividido por pessoa-tempo durante o período:

$$\text{Taxa de incidência} = \frac{\text{número de inícios da doença}}{\sum_{\text{pessoas}} \text{tempo passado na população}}$$

Essa taxa também tem sido chamada *taxa pessoa-tempo, densidade de incidência, força de morbidade* (ou *força de mortalidade*, em relação a óbitos), *taxa de azar* e *intensidade de doença*, embora os três últimos termos sejam mais comumente usados para se referir ao limite teórico aproximado de uma taxa de incidência quando a unidade de medida de tempo se aproxima de zero.

Quando o período de risco é de duração fixa Δt, a proporção do período que uma pessoa passa na população em risco é sua quantidade de pessoa-tempo dividida por Δt. Portanto, o tamanho médio da população durante o período é:

$$\overline{N} = \sum_{pessoas} \frac{\text{tempo passado na população}}{\Delta t}$$

Então, o pessoa-tempo em risco total durante o período é igual ao produto do tamanho médio da população durante o período, $\overline{N}$, pela duração fixa do período de risco, Δt. Se designarmos o número incidente por A, então a taxa de incidência é igual a $A/(\overline{N} \times \Delta t)$. Essa formulação mostra que a taxa de incidência tem unidades de tempo inversas (por ano, por mês, por dia, etc.). Assim, as unidades ligadas a uma taxa de incidência podem ser escritas como ano^{-1}, mês^{-1} ou dia^{-1}. Os únicos desfechos elegíveis para serem contabilizados no numerador de uma taxa de incidência são aqueles que ocorrem com pessoas que estejam contribuindo com tempo no denominador da mesma taxa, no momento do início da doença. Da mesma forma, somente o tempo contribuído por pessoas elegíveis para contabilização no numerador, caso sofram tal evento, deve ser contabilizado no denominador.

Outra maneira de expressar uma taxa de incidência populacional é como uma média ponderada pelo tempo das taxas individuais. Uma taxa individual é 0/(tempo passado na população) = 0, se o indivíduo não experimentar o evento, ou então é 1/(tempo passado na população), se o indivíduo vier a experimentar o evento. Temos, então, que o número de inícios de doença A é:

$$A = \sum_{pessoas} [(\text{tempo passado na população})(\text{taxa individual})]$$

e assim,

$$\text{Taxa de incidência} = \sum_{pessoas} (\text{tempo passado na população})(\text{taxa individual}) \Big/ \sum_{pessoas} \text{tempo passado na população}$$

Essa fórmula mostra que a taxa de incidência ignora a distinção entre indivíduos que não contribuem para o número incidente A, porque só estiveram brevemente na população, e aqueles que não contribuem, porque estiveram na população por um tempo longo, mas nunca contraíram a doença (p. ex., indivíduos imunes). Dessa forma, a taxa de incidência lida com o problema de censura, ignorando distinções potencialmente importantes entre aqueles que *não* tiveram a doença. Embora a noção de uma taxa de incidência seja capital em epidemiologia, a formulação precedente mostra que ela não pode englobar todos os aspectos da ocorrência de doenças. Essa limitação também é mostrada pela observação de que uma taxa de 1 caso/(100 anos) = 0,01 ano^{-1} poderia ser obtida pelo acompanhamento de 100 pessoas por, em média, 1 ano e pela observação de um caso, mas também poderia ser obtida pelo seguimento de duas pessoas por 50 anos e pela ocorrência de um caso; um cenário muito diferente. Para distinguir essas situações, medidas de ocorrência mais detalhadas também são necessárias, tais como tempo de incidência.

Interpretação apropriada das taxas de incidência

Além da falta de sensibilidade quanto a distinções importantes, as taxas de incidência têm dificuldades de interpretação, por serem confundidas, frequentemente, com riscos (probabilidades). Essa confusão surge quando se deixa de levar em conta a dependência da porção numérica de uma taxa das unidades usadas para sua expressão.

A porção numérica de uma taxa de incidência tem um limite inferior igual a zero e nenhum limite superior, que é o intervalo da razão de uma quantidade não negativa para uma positiva. As duas quantidades são o número de eventos no numerador e a pessoa-tempo no denominador. Pode ser surpreendente que uma taxa de incidência possa exceder o valor de 1, o que pareceria indicar que mais de 100% de uma população fosse afetada. No máximo 100% das pessoas em uma população podem contrair uma doença, mas a taxa de incidência não mede a proporção de uma população que contrai a doença e, na verdade, não é mesmo uma proporção. Lembre-se de que a taxa de incidência é mensurada em unidades do inverso do tempo. Entre 100 pessoas, não mais do que 100 mortes podem ocorrer, mas esses 100 óbitos podem ocorrer em 10.000 pessoas-ano, em 1.000 pessoas-ano, em 100 pessoas-ano ou em 1 pessoa-ano (se as 100 mortes acontecerem depois de uma média de 3,65 dias cada, como num combate militar). Uma taxa de incidência de 100 casos (ou óbitos) por 1 pessoa-ano poderia ser expressa como:

$$100 \frac{\text{casos}}{\text{pessoa-ano}}$$

Ela também poderia ser expressa como:

$$10.000 \frac{\text{casos}}{\text{pessoa-século}}$$

$$8,33 \frac{\text{casos}}{\text{pessoa-mês}}$$

$$1,92 \frac{\text{casos}}{\text{pessoa-semana}}$$

$$0,27 \frac{\text{casos}}{\text{pessoa-dia}}$$

O valor numérico de uma taxa de incidência não é interpretável, porque depende da seleção da unidade de tempo. Assim, na apresentação de taxas de incidência, é essencial fornecer a unidade de tempo utilizada para calcular a porção numérica. Tal unidade geralmente é escolhida para assegurar que a taxa mínima tenha pelo menos um dígito à esquerda da casa decimal. Por exemplo, uma tabela de taxas de incidência de 0,15, 0,04 e 0,009 casos por pessoa-ano pode ser multiplicada por 1.000 para ser exibida como 150, 40 e 9 casos por 1.000 pessoas-ano. Pode-se usar uma unidade tão grande quanto 1.000 pessoas-ano, não importando se as observações foram coletadas durante 1 ano de tempo, durante 1 semana de tempo ou durante uma década, da mesma maneira como se pode medir a velocidade de um veículo em termos de quilômetros por hora, mesmo que a mensuração seja feita por apenas poucos segundos.

Taxas de eventos recorrentes

As taxas de incidência, frequentemente, incluem somente a primeira ocorrência de início de doença como um evento elegível para o numerador da taxa. Para muitas condições irreversíveis, tais como a esclerose múltipla, a cirrose ou a morte, uma pessoa pode experimentar, no máximo, somente um início. Para algumas doenças que podem recorrer, como a rinite, podemos querer medir simplesmente a incidência da "primeira" ocorrência, ou a primeira ocorrência após um período pré-especificado livre da doença, embora a doença possa ocorrer repetidamente. Para outras doenças, tais como câncer ou cardiopatia, a primeira ocorrência, frequentemente, é de interesse maior para o estudo etiológico do que as ocorrências subsequentes na mesma pessoa, porque o primeiro evento, ou seus tratamentos médicos, afetam a taxa de ocorrências subsequentes. Portanto, é típico que os eventos no numerador de uma taxa de incidência correspondam à primeira ocorrência de uma doença em particular, mesmo naqueles exemplos em que é possível para uma pessoa ter mais de uma ocorrência. Neste livro, presumiremos que estamos lidando com primeiras ocorrências, exceto quando declarado diferentemente. Conforme explicado mais adiante, as abordagens para primeiras ocorrências estendem-se, naturalmente, a ocorrências subsequentes, pela restrição da população em risco com base em ocorrência prévia.

Quando os eventos contabilizados no numerador de uma taxa de incidência são primeiras ocorrências de uma doença, então o tempo contribuído por cada pessoa na qual a doença se desenvolve deve terminar com o início da doença. A razão é que a pessoa não é mais elegível para apresentar o evento (a primeira ocorrência só pode acontecer uma vez por pessoa), portanto, não há mais informação sobre primeira ocorrência a ser obtida pela observação continuada dessa pessoa. Assim, cada indivíduo que experimente o desfecho deve contribuir com tempo para o denominador até a ocorrência de tal evento, mas não depois. Além disso, para o estudo de primeiras ocorrências, o número de inícios da doença no numerador da taxa de incidência é também uma contagem de pessoas experimentando o evento, porque só pode ocorrer um evento por pessoa.

Um epidemiologista que deseje estudar tanto as primeiras ocorrências de doença como as subsequentes pode decidir não distinguir entre ocorrências iniciais e mais tardias e simplesmente contar todos os eventos que ocorreram na população sob observação. Nesse caso, o tempo acumulado no denominador da taxa não cessaria a ocorrência do desfecho, porque um evento adicional poderia acometer a mesma pessoa. Geralmente, entretanto, há bastante distinção biológica entre a primeira ocorrência e as subsequentes para justificar que sejam mensuradas separadamente. Uma abordagem é definir a "população exposta ao risco" de maneira diferente para cada ocorrência do evento: a população em risco para o primeiro evento consistiria em pessoas que não tivessem experimentado a doença antes; a população em risco para o segundo evento (que é a primeira recorrência) seria limitada àqueles que tivessem experimentado o evento uma vez, e apenas uma vez, e assim por diante. Dessa forma, estudos de cânceres secundários seriam restritos à população daqueles que sobreviveram ao seu primeiro câncer. Uma dada pessoa deve contribuir com tempo para o denominador da taxa de incidência para primeiros eventos somente até o tempo em que a doença ocorra pela primeira vez. Nesse ponto, a pessoa deve cessar a contribuição de tempo para o denominador daquela taxa e começar a contribuir com tempo para o denominador da taxa de medida da segunda ocorrência. Se e quando houver um segundo evento, a pessoa deve parar a contribuição de tempo para a taxa de mensuração da segunda ocorrência e começar a contribuir com tempo para o denominador da taxa de medida da terceira, e assim por diante.

TIPOS DE POPULAÇÕES

Populações fechadas

Dada uma escala de tempo particular para exibição da incidência, podemos distinguir as populações que estão *fechadas* ou *abertas* naquela escala. Uma população fechada não adiciona membros novos com o passar do tempo e só perde membros por morte, ao passo que uma população aberta pode adquirir membros com o tempo, por meio de imigração ou de nascimento, ou perder membros que ainda estão vivos, por meio de emigração, ou ambos. (Alguns demógrafos e ecologistas usam uma definição mais ampla para população fechada, na qual nascimentos são permitidos, mas não imigração ou emigração. Membros dessa população só podem deixá-la por falecimento.)

Suponha que coloquemos em um gráfico a experiência de sobrevida de uma população fechada que começa com 1.000 pessoas. Visto que a morte chegará para todos, depois de um período de tempo suficiente, o número original de 1.000 terá reduzido para zero. Um gráfico do tamanho da população com o tempo poderia se aproximar daquele na Figura 3.2. A curva faz um declive, porque à medida que as 1.000 pessoas da população vão morrendo, a população em risco de morte vai sendo reduzida. A população é fechada porque só consideramos o destino das 1.000 pessoas presentes no tempo zero. A experiência de pessoa-tempo dessas 1.000 pessoas é representada pela área sob a curva, no diagrama. Quando cada pessoa morre, a curva marca um ponto para baixo; aquela pessoa não mais contribui para o denominador pessoa-tempo da taxa de óbitos (mortalidade). A contribuição de cada pessoa é

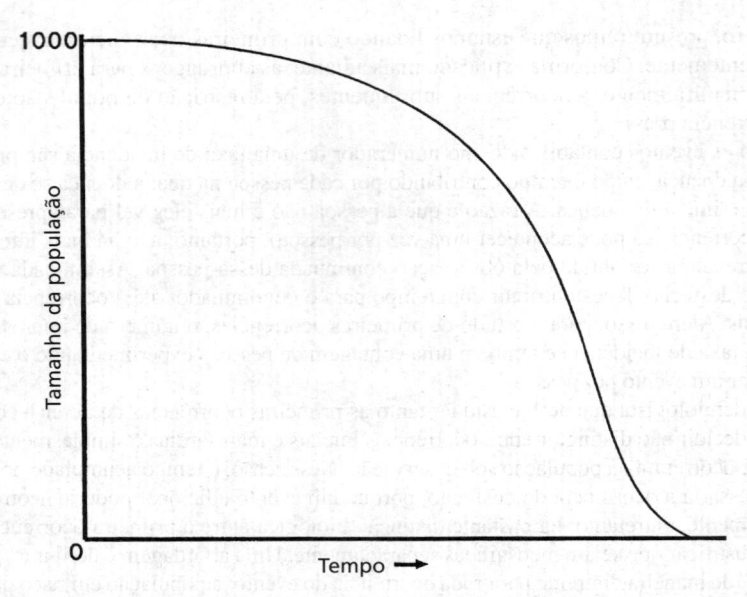

FIGURA 3.2 • Tamanho de uma população fechada de 1.000 pessoas, pelo tempo.

exatamente igual ao período de tempo no qual é acompanhada do princípio ao fim. Nesse exemplo, como toda a população é acompanhada até o óbito, o final é a morte da pessoa. Em outros exemplos, a contribuição da experiência de pessoa-tempo continuaria até o início da doença ou até algum tempo arbitrário de corte da observação, o que ocorresse mais cedo.

Suponha que somássemos a experiência de pessoa-tempo total dessa população fechada de 1.000 e obtivéssemos um total de 75.000 pessoas-ano. A taxa de mortalidade seria (1.000/75.000) × ano^{-1}, porque as 75.000 pessoas-ano representariam a experiência de todas as 1.000 pessoas até suas mortes. Além do mais, se o tempo é mensurado desde o início do seguimento, o tempo médio de morte nessa população fechada seria 75.000 pessoas-ano/1.000 pessoas = 75 anos, que é o inverso da taxa de mortalidade.

Uma população fechada com uma taxa de mortalidade constante no decorrer do tempo declinaria em tamanho de forma exponencial (que é o que se quer dizer pelo termo *declínio exponencial*). Na prática, entretanto, as taxas de mortalidade em uma população fechada mudam com o tempo, porque a população envelhece à medida que o tempo progride. Consequentemente, a curva de declínio de uma população humana fechada nunca é exponencial. A *metodologia de tábua de vida* é um procedimento pelo qual a taxa de mortalidade (ou a taxa de doença) de uma população fechada é avaliada dentro de pequenos intervalos sucessivos de idade ou de tempo, de modo que a dependência da mortalidade em razão da idade ou do tempo possa ser elucidada. Com qualquer método, entretanto, é importante distinguir os efeitos relacionados com a idade daqueles relativos a outros eixos de contagem do tempo, porque a idade de cada pessoa aumenta diretamente com um aumento ao longo de qualquer linha de tempo. Por exemplo, a idade de uma pessoa aumenta com o crescimento da duração do emprego, com a progressão do tempo do calendário e com o tempo crescente a partir do início do seguimento.

Populações abertas

Uma população aberta difere de uma fechada, pois a população exposta ao risco está aberta a novos membros que não se qualificavam inicialmente. Um exemplo de população aberta é a população de um país. As pessoas podem ingressar na população aberta por meio de vários mecanismos. Algumas podem nascer nela, outras podem migrar para ela. Para uma população aberta de pessoas que tenham atingido uma idade específica, as pessoas podem tornar-se elegíveis para entrar na população ao envelhecer até tal idade. Similarmente, as pessoas podem sair por falecimento, por envelhecer até uma idade fora da faixa etária definida, por emigração ou por ficarem doentes (o último método de saída aplica-se apenas se os primeiros surtos de uma doença estão sendo estudados). As pessoas também podem sair de uma população aberta e depois reingressar, por exemplo, emigrando da área geográfica na qual a população está localizada, e mais tarde retornando para a mesma área.

A distinção entre populações fechadas e abertas depende, em parte, do eixo de tempo usado para descrever a população, assim como de qual maneira se define a afiliação. Todas as pessoas que alguma vez usaram uma droga em particular constituiriam uma população fechada, se o tempo fosse medido a partir do início de uso da droga. Essas pessoas, entretanto, comporiam uma população aberta no tempo do calendário, porque novos usuários poderiam se acumular durante um período de tempo. Se, como nesse exemplo, a condição de membro da população sempre começa com um evento, tal como o início de um tratamento, e nunca termina daí em diante, a população é fechada ao longo do eixo de tempo que marca esse evento como o tempo zero para cada membro, porque todos os novos membros somente ingressam quando experimentam o evento. A mesma população, no entanto, estará aberta ao longo da maioria dos outros eixos de tempo. Se a condição de membro pode ser interrompida por eventos mais tardios, que não a morte, trata-se de uma população aberta ao longo de qualquer eixo de tempo.

Pelas definições supracitadas, qualquer população de estudo com perdas no seguimento é aberta. Por exemplo, a condição de membro de uma população em estudo pode ser definida, em parte, por estar sob vigilância ativa para doença; em tal caso, os membros que se perdem do seguimento, por definição, saíram da população, mesmo que ainda estejam vivos e, afora isso, estão elegíveis para o estudo. É prática comum analisar tais populações usando-se o tempo de começo da observação, um eixo ao longo do qual nenhuma imigração pode ocorrer (por definição, o tempo zero é quando a pessoa entra no estudo). Tais populações podem ser designadas como "fechadas à esquerda" e frequentemente são denominadas "coortes fixas", embora o termo *coorte* seja mais usado para se referir a um conceito diferente, que discutiremos em seguida.

Populações *versus* coortes

O termo *população*, como o usamos aqui, tem um elemento intrinsecamente temporal e potencialmente dinâmico: uma pessoa pode ser um membro em um certo tempo, não ser membro mais tarde, voltar a ser membro, e assim por diante. Esse uso é o senso mais comum de população, como com a população de uma cidade ou de um país. O termo *coorte* algumas vezes é usado para descrever qualquer população de estudo, mas o reservamos para um conceito mais estreito, que é o de um grupo de pessoas para as quais a condição de membro é definida de modo permanente, ou o de uma população na qual a condição de membro é determinada totalmente por um só evento definidor e, assim, torna-se permanente. Um exemplo de uma coorte seria o dos membros da classe de formandos de uma escola em um dado ano. A lista dos membros da coorte é fixada por ocasião da graduação, e não aumentará. Outros exemplos incluem a coorte de todas as pessoas que já usaram um medicamento, e a coorte de pessoas recrutadas para um estudo de seguimento. No último caso, a população de estudo pode começar com todos os membros da coorte, mas pode reduzir, gradualmente, quando aqueles recrutados inicialmente são perdidos no seguimento. Os que são perdidos do seguimento permanecem membros da coorte inicialmente recrutada, embora não estejam mais na população do estudo. Com essa definição, os membros de qualquer coorte constituem uma população fechada ao longo do eixo de tempo no qual o evento definidor (p. ex., nascimento com síndrome de Down ou recrutamento para estudo) é tomado como tempo zero. Uma *coorte de nascimento* é a coorte definida, em parte, por haver nascimento em um tempo específico (p. ex., todas as pessoas nascidas na Etiópia em 1990 constituem a coorte de nascimento etíope para 1990).

Estado de equilíbrio

Se o número de pessoas ingressando na população é contrabalançado pelo número dos que saem, em qualquer período de tempo, dentro de categorias de idade, de sexo e de outros determinantes de risco, diz-se que a população é *estacionária*, ou está em um *estado de equilíbrio*. O estado de equilíbrio é uma propriedade que só pode ocorrer em populações abertas, e não em populações fechadas. É possível, contudo, existir uma população em estado de equilíbrio na qual não esteja ocorrendo imigração, nem emigração; essa situação requereria que os nascimentos se contrabalançassem perfeitamente com os óbitos na população. O gráfico do tamanho de uma população aberta em estado de equilíbrio é simplesmente uma linha horizontal, conforme mostrado na Figura 3.3. As pessoas estão entrando e saindo da população continuamente.

No diagrama, o símbolo > representa uma pessoa ingressando na população, um segmento de reta representa a experiência de pessoa-tempo dessa pessoa, e o término de um segmento de reta representa o fim de sua experiência. Um terminal D indica que a experiência terminou por causa do início de doença, e um terminal C sinaliza que ela acabou por outras razões. Teoricamente, qualquer intervalo de tempo fornecerá uma boa estimativa da taxa de incidência em uma população estacionária.

Relação de taxas de incidência com tempos de incidência em populações especiais

O inverso do tempo é um conceito complicado que não oferece um alcance intuitivo de uma taxa de incidência. A medida, entretanto, realmente tem uma conexão íntima com mensurações de ocorrência mais interpretáveis em populações fechadas. Em referência à Figura 3.2, pode-se ver que a área sob a curva é igual a $N \times T$, onde N é o número de pessoas começando em uma população fechada, e T é o tempo médio até a morte. A taxa de mortalidade por tempo médio, então, é $N/(N \times T) = 1/T$; isto é, a taxa de mortalidade iguala-se ao inverso do tempo médio até a morte.

Em uma população estacionária sem migração, a taxa de incidência bruta de um desfecho inevitável, tal como a morte, será igual ao inverso do tempo médio passado na população até que o desfecho ocorra (Morrison, 1979). Assim, em uma população estacionária sem migração, uma taxa de mortalidade de 0,04 ano^{-1} seria traduzida em um tempo médio da entrada até o óbito de 25 anos. De modo semelhante, em uma população estacionária sem migração, a idade média de morte se iguala à expectativa de vida. O tempo passado na população até que o desfecho ocorra é designado, às vezes, como o *tempo de espera* até que o evento aconteça e corresponde ao tempo de incidência, quando o tempo é medido a partir da entrada na população.

Se o desfecho de interesse não é morte, mas o início de doença ou morte por uma causa específica, a interpretação do tempo médio deve ser modificada para levar em consideração os *riscos competitivos*, que são eventos que "competem" com o desfecho de interesse, para remover pessoas

FIGURA 3.3 • Composição de uma população aberta em estado de equilíbrio aproximado, por tempo; > indica entrada na população, D indica início da doença e C indica saída da população sem doença.

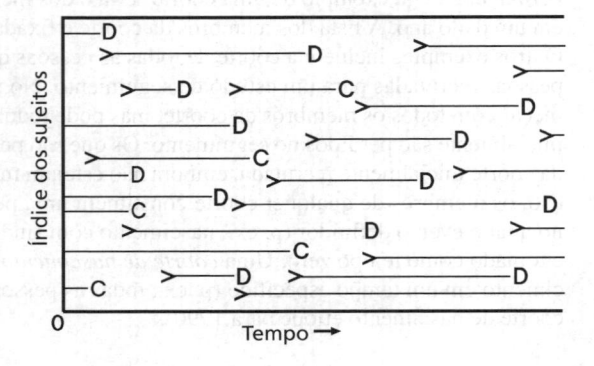

da população exposta ao risco. Mesmo que não haja risco competitivo, a interpretação das taxas de incidência, como o inverso do tempo médio de espera, não será válida se houver migração (tal como perda do seguimento), e a idade média no óbito não mais será igual à expectativa de vida. Por exemplo, a taxa de mortalidade para os Estados Unidos em 1977 foi de 0,0088 ano^{-1}. Em um estado de equilíbrio, essa taxa corresponderia a uma duração de vida média, ou expectativa de vida, de 114 anos. Outras análises, entretanto, indicam que a expectativa de vida real em 1977 era de 73 anos (Alho, 1992). A discrepância é um resultado da imigração e da falta de um estado de equilíbrio. Observe que a suposição de não migração é inviável dentro de faixas etárias específicas, pois as pessoas estão sempre "migrando" para dentro e para fora de grupos etários, à medida que envelhecem.

OUTROS TIPOS DE TAXAS

Em adição a números de casos por unidade de pessoa-tempo, algumas vezes é útil examinar números de eventos por outra unidade. Em serviços de saúde e epidemiologia de doenças infecciosas, as curvas epidêmicas são ilustradas, frequentemente, em termos do número de casos por unidade de tempo, também chamada de *taxa absoluta,*

$$\frac{n^{\underline{o}} \text{ de inícios de doença}}{\text{período de tempo de observação}}$$

ou $A/\Delta t$. Visto que a taxa pessoa-tempo é simplesmente essa taxa absoluta dividida pelo tamanho médio da população durante o período de tempo, ou $A/(\overline{N} \times \Delta t)$, a taxa pessoa-tempo tem sido chamada de *taxa relativa* (Elandt-Johnson, 1975); a taxa absoluta é relativa ao, ou "ajustada para", tamanho médio da população.

Algumas vezes, é útil expressar taxas de eventos em unidades que não envolvam diretamente o tempo. Um exemplo comum é a expressão de fatalidades por modalidade de viagem na relação passageiros/milhas, comparando-se a segurança do trem comercial e a da viagem aérea. Nesse caso, pessoas-milha substitui pessoas-tempo no denominador da taxa. Como as taxas com tempo no denominador, a porção numérica de tais taxas é completamente dependente da escolha das unidades de medida; uma taxa de 1,6 mortes por 10^6 passageiros/milhas equivale a uma taxa de 1 morte por 10^6 passageiros/quilômetros.

O conceito central do uso preciso do termo *taxa de incidência* é a expressão da mudança de número incidente em relação à alteração de uma outra quantidade, de modo que a taxa de incidência sempre tenha uma dimensão. Assim, uma taxa pessoa-tempo expressa o aumento do número incidente que esperamos pelo aumento de uma unidade de pessoa-tempo. Uma taxa absoluta expressa o aumento de número incidente que esperamos pelo aumento de uma unidade no tempo de relógio, e uma taxa pessoas-milhas expressa o aumento de número incidente que esperamos pelo aumento de uma unidade em milhas dos passageiros.

PROPORÇÕES DE INCIDÊNCIA E PROPORÇÕES DE SOBREVIDA

Em um dado intervalo de tempo, também podemos expressar o número incidente de casos em relação ao tamanho da população exposta ao risco. Se mensuramos o tamanho da população no começo de um intervalo de tempo e ninguém ingressar na população (imigrar), ou deixá-la (emigrar), depois do início do intervalo, tal taxa se torna a proporção de pessoas que passam a ser casos entre aqueles na população no início do intervalo. Chamamos essa quantidade de *proporção de incidência*, que também pode ser definida como a proporção de uma população fechada exposta ao risco, que se torna doente dentro de um dado período de tempo. Essa quantidade é chamada, às vezes, de *incidência cumulativa*, mas esse termo também é usado para outra quantidade, que discutiremos mais tarde. Um termo mais tradicional para proporção de incidência é *taxa de ataque*, mas reservamos o termo *taxa* para taxas de incidência pessoa-tempo.

Se *risco* é definido como a probabilidade de que uma doença se desenvolva em uma pessoa dentro de um intervalo de tempo especificado, então proporção de incidência é uma medida, ou estimativa, de risco médio. Embora esse conceito de risco aplique-se a indivíduos, ao passo que a proporção de incidência se aplica a populações, a proporção de incidência às vezes é chamada de risco. Esse uso é consistente com a visão de que os riscos individuais referem-se meramente à frequência relativa de doença em um grupo de indivíduos, como o que está em discussão. *Risco médio* é um sinônimo mais preciso, o qual usaremos algumas vezes.

Outra maneira de expressar a proporção de incidência é por uma simples média das proporções individuais. A última é 0, para aqueles que não tiveram o evento, ou é 1, para aqueles que o experimentaram. O número de inícios de doença A é, então, a soma das proporções individuais,

$$A = \sum_{\text{pessoas}} \text{proporções individuais}$$

e assim,

$$\text{Proporção de incidência} = \frac{\sum_{\text{pessoas}} \text{proporções individuais}}{\text{tamanho inicial da população}} = A/N$$

Se as proporções individuais são chamadas de "riscos individuais", esta fórmula mostra outro entendimento, no qual a proporção de incidência também é um "risco médio". Isso também torna claro que a proporção de incidência ignora a quantidade de pessoa-tempo contribuída pelos indivíduos e, assim, despreza ainda mais informações do que a taxa de incidência, embora tenha uma interpretação mais intuitiva.

Como qualquer proporção, o valor de uma proporção de incidência varia de 0 a 1 e não tem dimensão. A proporção de incidência não é interpretável, contudo, sem a especificação do período de tempo ao qual se aplica. Uma proporção de incidência de morte de 3% significa algo muito diferente quando se refere a um período de 40 anos do que quando se refere a um período de 40 dias.

Uma medida útil, complementar à proporção de incidência, é a *proporção de sobrevida*, que pode ser definida como a proporção de uma população fechada exposta ao risco que *não* fica doente dentro de um dado período de tempo. Se R e S denotam as proporções de incidência e sobrevida, então $S = 1 - R$. Outra medida comumente usada é chamada de *chance de incidência*, definida como $R/S = R/(1 - R)$, a razão da proporção contraindo a doença sobre a proporção não a contraindo. Se R é pequena, $S \approx 1$ e $R/S \approx R$; isto é, a chance de incidência se aproximará da proporção de incidência quando ambas as quantidades forem pequenas. Caso contrário, posto que $S < 1$, as chances de incidência serão maiores do que a proporção de incidência e, diferentemente da última, poderão exceder a 1.

Para intervalos de tempo suficientemente curtos, há uma relação muito simples entre a proporção de incidência e a taxa de incidência de um evento não recorrente. Considere uma população fechada durante um intervalo t_0 a t_1, e que $\Delta t = t_1 - t_0$ seja o comprimento do intervalo. Se N é o tamanho da população em t_0, e A é o número de inícios de doença durante o intervalo, então as proporções de incidência e de sobrevida durante o intervalo são $R = A/N$ e $S = (N - A)/N$. Agora suponha que o intervalo de tempo seja curto o bastante para que o tamanho da população decline apenas levemente durante o intervalo. Então, $N - A \approx N$, $S \approx 1$, e assim $R/S \approx R$. Além do mais, o tamanho médio da população exposta ao risco será aproximadamente N, de sorte que o pessoa-tempo em risco total durante o intervalo será aproximadamente $N\Delta t$. Assim, a taxa de incidência (I) durante o intervalo será aproximadamente $A/N\Delta t$, e obteremos:

$$R = A/N = (A/N\Delta t)\Delta t \approx I\Delta t \text{ e } R \approx R/S$$

Posto em palavras, a proporção de incidência, as chances de incidência e a quantidade $I\Delta t$ serão todas próximas umas das outras se a população exposta ao risco declinar apenas levemente durante o intervalo. Podemos fazer com que essa aproximação se mantenha dentro de uma acurácia de $1/N$, tornando Δ*t* tão curto que não mais do que uma pessoa saia da população exposta ao risco durante o intervalo. Assim, dado um intervalo de tempo suficientemente curto, pode-se simplesmente multiplicar a taxa de incidência pelo período de tempo para se aproximar da proporção de incidência. Essa aproximação oferece outra interpretação para a taxa de incidência: pode ser vista como o valor limite da razão entre o risco médio e a duração do tempo em risco, quando esta última se aproxima de zero.

Um tipo específico de proporção de incidência é a *taxa de letalidade*, que é a proporção de incidência de morte entre aqueles nos quais uma doença se desenvolve (portanto, ela não é uma taxa em nosso entendimento, e sim uma proporção). O período de tempo para mensuração da taxa de letalidade frequentemente não é declarado, mas sempre é melhor especificá-lo.

RELAÇÕES ENTRE MEDIDAS DE INCIDÊNCIA

A ocorrência de doença em uma população reflete dois aspectos de experiências individuais: a quantidade de tempo em que o indivíduo está exposto ao risco na população e se o indivíduo realmente tem o evento focal (p. ex., contrai a doença) durante aquele tempo. Medidas de incidência diferentes sumarizam aspectos distintos da distribuição dessas experiências. O tempo médio de incidência é o tempo médio até um evento, e a proporção de incidência é o "risco" médio de um evento (onde "risco" é 1 ou 0, conforme o evento tenha ocorrido ou não no período de risco). Cada uma dessas medidas é fácil de captar intuitivamente, mas, frequentemente, não são fáceis de estimar, ou mesmo de definir. Em contraste, a taxa de incidência pode ser aplicada à situação comum na qual o tempo de risco e a ocorrência do evento podem ser determinados sem ambiguidade para todos. Infelizmente, pode ser difícil compreender de maneira correta o que a taxa indica sobre as dimensões diferentes das distribuições do evento, e assim é útil compreender sua relação com os tempos de incidência e com as proporções de incidência. Essas relações constituem um componente central dos tópicos de análise de sobrevida e de análise do tempo de falha em estatística (Kalbfleisch e Prentice, 2002; Cox e Oakes, 1984).

Há relações relativamente simples entre a proporção de incidência de um evento inevitável, não recorrente (tal como morte), e a taxa de incidência em uma população fechada. Para ilustrá-las, consideraremos a pequena população fechada mostrada na Figura 3.4. O tempo em risco (história de risco) de cada membro está grafado do mais curto, no alto, ao mais longo, embaixo. Cada história termina com um D, indicando a ocorrência do evento de interesse, ou no fim do seguimento, em $t_5 = 19$. O tempo inicial é denotado como t_0 e aqui é igual a 0. Cada vez que um ou mais eventos ocorrem, isso é marcado por uma linha vertical tracejada, os tempos de eventos isolados são assinalados como t_1 (o que ocorreu mais cedo) a t_4, e o fim do seguimento é denotado por t_5. Marcamos o número de eventos no tempo t_k como A_k, o número total de pessoas expostas ao risco no tempo t_k (inclusive as pessoas A_k que experimentam o evento) como N_k, e o número de pessoas vivas ao fim do seguimento como N_5.

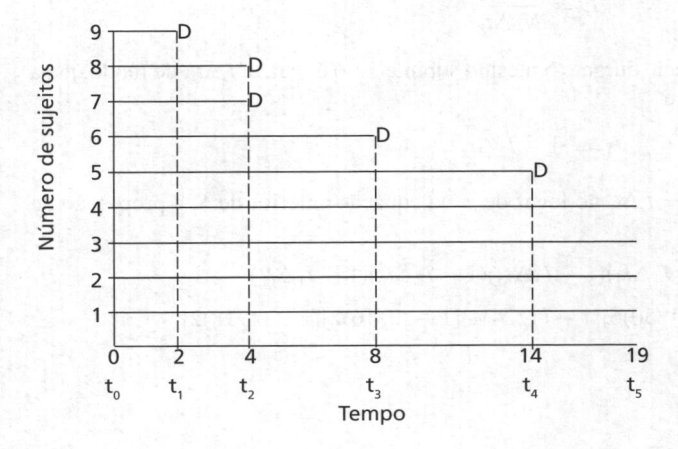

FIGURA 3.4 • Exemplo de uma população fechada pequena com fim do seguimento aos 19 anos.

Fórmula produto-limite

A Tabela 3.1 mostra a história da população durante o período de seguimento de 20 anos na Figura 3.4, em termos de t_k, A_k e N_k. Observe que, pelo fato de a população ser fechada e o evento ser inevitável, o número remanescente exposto ao risco após t_k, N_{k+1}, é igual a $N_k - A_k$, que é o número em risco até t_k menos o número experimentando o evento em t_k. A proporção da população permanecendo em risco até t_k, a qual também continua exposta ao risco após t_k, é, portanto:

$$s_k = \frac{N_k - A_k}{N_k} = \frac{N_{k+1}}{N_k}$$

Podemos ver agora que a proporção da população original que permanece em risco ao fim do seguimento é

$$S = N_5/N_1 = (N_5/N_4)(N_4/N_3)(N_3/N_2)(N_2/N_1) = s_4 s_3 s_2 s_1$$

que pela Tabela 3.1 é

$$S = (4/5)(5/6)(6/8)(8/9) = 4/9$$

Esta fórmula de multiplicação diz que a proporção de sobrevida durante todo o intervalo de tempo na Figura 3.4 é só o produto das proporções de sobrevida para cada subintervalo de t_{k-1} a t_k. Em sua forma mais geral,

$$S = \prod_{k=1}^{5} \frac{N_k - A_k}{N_k} \quad [3.1]$$

Essa fórmula é chamada de fórmula de *Kaplan-Meier*, ou fórmula de *produto-limite* (Kalbfleisch e Prentice, 2002; Cox e Oakes, 1984).

Fórmula exponencial

Agora, considere que T_k seja o pessoa-tempo em risco na população total, durante o subintervalo de t_{k-1} a t_k, e que $\Delta t_k = t_k - t_{k-1}$ seja o comprimento do subintervalo. Visto que a população é de tamanho constante N_k durante esse subintervalo, e todos ainda presentes contribuem Δt_k unidades pessoa-tempo em risco, o pessoa-tempo em risco total no intervalo é $N_k \Delta t_k$, de modo que a taxa de incidência no tempo seguinte a t_{k-1} até (mas não além de) t_k é

$$I_k = \frac{A_k}{N_k \Delta t_k}$$

Porém, a proporção de incidência durante o mesmo subintervalo é igual a $I_k \Delta t_k$, de modo que a proporção de sobrevida no intervalo é

$$s_k = 1 - I_k \Delta t_k$$

Assim, podemos substituir $1 - I_k \Delta t_k$ no lugar de s_k na equação anterior de S, a proporção de sobrevida geral, para obter

$$S = (1 - I_5 \Delta t_5)(1 - I_4 \Delta t_4)(1 - I_3 \Delta t_3)(1 - I_2 \Delta t_2)(1 - I_1 \Delta t_1)$$
$$= [1 - (0)5][1 - (1/30)6][1 - (1/24)4][1 - (2/16)2][1 - (1/18)2]$$
$$= 4/9$$

como antes.

TABELA 3.1
Tempos de eventos e intervalos para a população fechada na Figura 3.4

	Começo	Tempos dos desfechos (t_k)				Fim
	0	2	4	8	14	19
Índice (k)	0	1	2	3	4	5
N° de desfechos (A_k)	0	1	2	1	1	0
N° em risco (N_k)	9	9	8	6	5	4
Proporção sobrevivendo (S_k)		8/9	6/8	5/6	4/5	4/4
Duração do intervalo (Δt_k)		2	2	4	6	5
Pessoa-tempo ($N_k \Delta_k$)		18	16	24	30	20
Taxa de incidência (I_k)		1/18	2/16	1/24	1/30	0/20

Se cada uma das proporções de incidência do subintervalo de $I_k \Delta t_k$ é pequena (<0,10 ou próximo disso), podemos simplificar a última fórmula pelo fato de que, para x pequeno,

$$1 - x \approx \exp(-x)$$

Tomando $x = I_k \Delta t_k$ nesta fórmula de aproximação, obtemos $1 - I_k t_k \approx \exp(-I_k \Delta t_k)$, e assim

$$S \approx \exp(-I_5 \Delta t_5) \exp(-I_4 \Delta t_4) \cdots \exp(-I_1 \Delta t_1)$$
$$= \exp(-I_5 \Delta t_5 - I_4 \Delta t_4 - \cdots - I_1 \Delta t_1)$$
$$= \exp\left(-\sum_{k=1}^{5} I_k \Delta t_k\right)$$

que pela Tabela 3.1, obtém-se

$$\exp[-0(5) - (1/30)6 - (1/24)4 - (2/16)2 - (1/18)2] = 0,483$$

não muito longe do valor anterior de 4/9 = 0,444. Finalmente, usamos o fato de que a proporção de incidência para o período total é $1 - S$ para obter

$$R = 1 - S \approx 1 - \exp\left(-\sum_{k=1}^{5} I_k \Delta t_k\right) \qquad [3\text{-}2]$$

A última fórmula é citada em muitos livros e chamada algumas vezes de *fórmula exponencial* para relacionar taxas a proporções de incidência. A soma no exponente, $\sum_k I_k \Delta t_k$, é chamada algumas vezes de *incidência cumulativa* (Breslow e Day, 1980) ou *azar cumulativo* (Kalbfleisch e Prentice, 2002; Cox e Oakes, 1984). De modo confuso, o termo *incidência cumulativa* é usado mais frequentemente para denotar a proporção de incidência. O azar cumulativo, embora não tenha unidade, *não* é uma proporção e excederá 1,0 quando a proporção de incidência ultrapassar $1 - e^{-1} = 0,632$.

Queremos enfatizar as suposições que usamos para derivar a fórmula exponencial na equação 3.2:

1. A população é fechada.
2. O evento em estudo é inevitável (não há risco competitivo).

3. O número de eventos A_k em cada tempo t_k de evento é uma pequena proporção do número em risco N_k naquele tempo (i.e., A_k/N_k sempre é pequeno).

Se a população não é muito pequena, podemos sempre forçar que a suposição 3 se mantenha, medindo o tempo de modo que cada evento ocorra em seu próprio tempo (de modo que somente um evento ocorra em cada t_k). Na Tabela 3.1, a discrepância entre o R verdadeiro de 5/9 =0,555 e o valor da fórmula exponencial de $1 - 0,483 = 0,517$ é um tanto pequena, considerando que A_k/N_k fica tão grande quanto $2/8 = 0,25$ (em t_2).

As suposições 1 e 2 também foram usadas para derivar a fórmula produto-limite na equação 3.1. Elas raramente são satisfeitas, entretanto são frequentemente negligenciadas em apresentações e aplicações das fórmulas. Alguma forma da suposição de população fechada (n° 1) é essencial, porque a proporção de incidência só é definida com referência a populações fechadas. Um uso importante das fórmulas produto-limite e exponencial é, contudo, na tradução de estimativas de taxa de incidência de populações abertas para estimativas de proporção de incidência em uma população fechada de interesse. Ao assumir que as taxas de incidência nas duas populações são as mesmas em cada tempo, pode-se justificar a substituição das proporções de sobrevida $(N_k - A_k)/N_k$, ou das taxas de incidência observadas na população aberta na fórmula produto-limite, ou fórmula exponencial. Esta suposição frequentemente é plausível quando a população aberta que se observa é um subgrupo da população fechada de interesse, como em um estudo de coorte com perdas do seguimento que não estão relacionadas com o risco.

Aplicações com riscos competitivos

Quando riscos competitivos removem pessoas da população em risco, a aplicação das fórmulas do produto-limite e exponencial requer novos conceitos e suposição. Considere as taxas de incidência específicas por subintervalo para nossa população fechada de interesse. Quando riscos competitivos estão presentes, a fórmula produto-limite na equação 3.1 para a proporção de sobrevida S não é mais válida, porque os riscos competitivos podem remover pessoas adicionais entre tempos de início de doença, e neste caso N_{k+1} será menor do que $N_k - A_k$. Além disso, quando riscos competitivos ocorrem entre t_{k-1} e t_k, o tamanho da população não será constante durante o subintervalo. Consequentemente, o pessoa-tempo no intervalo k não será igual a $N_k \Delta t_k$, e $I_k \Delta t_k$ não se igualará a A_k/N_k. Assim, a fórmula exponencial da equação 3.2 não será válida se ocorrerem riscos competitivos. A quantidade de erro dependerá da frequência dos eventos que são os riscos competitivos.

Podemos, contudo, levantar a seguinte questão: qual seria a proporção de incidência durante o intervalo total se não tivesse ocorrido risco competitivo? Essa quantidade às vezes é chamada de *risco condicional* do desfecho (condicionado à remoção de riscos competitivos). Um menos a fórmula produto-limite da equação 3.1 dá uma estimativa dessa quantidade, sob a suposição de que as taxas de incidência específicas por subintervalo não mudariam se nenhum risco competitivo ocorresse (*riscos competitivos independentes*). Um menos a fórmula exponencial da equação 3.2 permanece uma aproximação dela, se A_k/N_k sempre for pequena. A suposição de que as taxas não mudariam se os riscos competitivos fossem removidos é feita por quase todos os métodos de análise de sobrevida para estimar riscos condicionais, mas isso requer escrutínio cuidadoso. Sob condições que eliminassem os riscos competitivos, as taxas de incidência do desfecho em estudo provavelmente poderiam mudar. Suponha, por exemplo, que o desfecho de interesse seja câncer do cólon. Os riscos competitivos incluiriam mortes por quaisquer outras causas que não esse tipo de câncer. A remoção de tantos riscos seria praticamente impossível, mas uma tentativa de minimizá-los poderia envolver intervenções dietéticas para prevenir óbitos por outros cânceres e por cardiopatia. Se tais intervenções fossem efetivas, também poderiam reduzir as taxas de câncer do cólon, violando, assim, a suposição de que as taxas específicas não se modificariam se nenhum risco competitivo ocorresse.

Devido à falta de praticidade em remover riscos competitivos sem alterar as taxas da doença em estudo, muitos autores alertam contra a interpretação de estimativas de sobrevida com base na remoção estatística de riscos competitivos como sendo a incidência que realmente ocorreria se tais riscos forem removidos (Cox e Oakes, 1984; Prentice e Kalbfleisch, 1988; Pepe e Mori, 1993; Kalbfleisch e Prentice, 2002; Greenland, 2002a, 2005a; Alberti et al., 2003). Uma abordagem discutivelmente mais prática é focar o risco (probabilidade) do desfecho sem remover os riscos competitivos, o que se chama algumas vezes de "risco não condicional". Essa quantidade pode ser estimada sem suposição alguma sobre remoção de riscos competitivos (Benichou e Gail, 1990a; Pepe e Mori, 1993; Gooley et al., 1999; Kalbfleisch e Prentice, 2002).

Um uso mais defensável da fórmula produto-limite é estimar proporções de sobrevida na presença de censura (p. ex., perda do seguimento); ver Capítulo 16 para detalhes. Para esse uso, faz-se a suposição de que a censura é aleatória (p. ex., a experiência dos sujeitos perdidos difere apenas de modo aleatório daquela experiência dos que não foram perdidos). Essa suposição frequentemente é questionável, mas sua abordagem é viável no delineamento e na análise de um estudo por meio de mensuração e de ajuste para fatores que afetem a censura e o desfecho (Kalbfleisch e Prentice, 2002).

Relação entre proporção de sobrevida e tempo médio de incidência

Retornando à situação mais simples de um desfecho inevitável não recorrente em uma população fechada, derivaremos uma equação, relacionando proporções de sobrevida ao tempo médio de incidência. Primeiramente, podemos escrever o pessoa-tempo em risco total sobre o intervalo total na Figura 3.4 como:

$$N_1 \Delta t_1 + \ldots + N_5 \Delta t_5 = \sum_{k=1}^{5} N_k \Delta t_k = 18 + 16 + 24 + 30 + 20 = 108 \text{ pessoas-ano}$$

Assim, o tempo médio em risco contribuído pelos membros da população durante o intervalo, é:

$$\frac{1}{N_0} \sum_{k=1}^{5} N_k \Delta t_k = \sum_{k=1}^{5} \left(\frac{N_k}{N_0}\right) \Delta t_k = \frac{1}{9} 108 = 12 \text{ anos}$$

Observe que N_k/N_0 é apenas a proporção que permanece exposta ao risco até t_k, isto é, a proporção de sobrevida de t_0 a t_k. Se representarmos essa proporção N_k/N_0 por $S_{0,k}$ (para diferenciá-la das proporções específicas por subintervalo de s_k), o tempo médio em risco pode ser escrito

$$\sum_{k=1}^{5} S_{0,k} \Delta t_k = \left(\frac{9}{9}\right)2 + \left(\frac{8}{9}\right)2 + \left(\frac{6}{9}\right)4 + \left(\frac{5}{9}\right)6 + \left(\frac{4}{9}\right)5 = 12 \text{ anos}$$

como antes. Agora suponha que o intervalo é estendido para adiante no tempo, até que a população inteira tenha experimentado o desfecho de interesse, como na Figura 3.2. O tempo médio em risco, então, será igual ao tempo médio de incidência, de modo que o tempo médio de incidência será computável a partir das proporções de sobrevida usando a última fórmula. As proporções de sobrevida podem, por sua vez, ser calculadas a partir das taxas de incidência específicas por subintervalo, como descrito anteriormente.

Resumo

Os três tipos amplos de medidas de frequência de doenças – tempo de incidência, taxa de incidência e proporção de incidência (e sobrevida) – estão ligados por fórmulas matemáticas simples, quando se considera um evento inevitável não recorrente em uma população fechada, com seguimento até que todos tenham experimentado o evento. As relações matemáticas tornam-se mais complexas quando se consideram eventos com riscos competitivos, populações abertas ou períodos de risco truncados. As interpretações tornam-se particularmente problemáticas quando riscos competitivos estão presentes.

LIMITAÇÕES E GENERALIZAÇÕES DAS MEDIDAS BÁSICAS DE OCORRÊNCIA

Todas as medidas mencionadas podem ser vistas como tipos de médias aritméticas, passíveis de serem ponderadas. Consequentemente, é objetivo estendê-las a desfechos que sejam mais detalhados do que tudo ou nada. Considere como alvo, por exemplo, o título de anticorpos após vacinação de pessoas sem anticorpos. Poderíamos examinar o número médio de dias até que o título atinja qualquer nível dado L ou a proporção que alcance L dentro de um determinado número de dias. Poderíamos também examinar a taxa na qual as pessoas atinjam L. Para dar cobertura ao fato de que um título tem muitos níveis possíveis, poderíamos examinar essas medidas para diferentes valores de L.

Médias não podem capturar todos os aspectos relevantes de uma distribuição e podem até ser enganosas, exceto por algumas distribuições especiais. Por exemplo, já ilustramos como uma taxa de incidência – por si própria – deixa de distinguir entre muitas pessoas acompanhadas por um período curto e poucas pessoas seguidas por um longo período. Similarmente, uma proporção de incidência de, por exemplo, 0,30 durante 10 anos não nos diz se os 30% de pessoas que tiveram o evento o experimentaram todas dentro de 2 anos, ou somente depois de 8 anos, ou tiveram os eventos espalhados por todo o período. Um tempo médio de incidência de 2 meses entre 101 pessoas não nos diz se essa média foi derivada de todas as 101 pessoas tendo o evento em 2 meses ou de 100 pessoas experimentando o evento em 1 mês, e 1 pessoa o fazendo em 102 meses, ou algo entre esses extremos.

Um modo de lidar com esses assuntos, sem fazer suposições sobre a distribuição da população, é focar em como a distribuição do desfecho muda com o tempo; introduzimos essa ideia anteriormente pela construção de proporções de sobrevida e de taxas de incidência dentro de intervalos de tempo (estratos). Pelo uso de intervalos de tempo bastante curtos, podemos ver claramente como os eventos se distribuem no tempo. Por exemplo, podemos observar se nossa taxa geral de eventos reflete muitas pessoas tendo o evento cedo e poucas o exibindo muito tardiamente, ou qualquer coisa intermediária; também é possível descrever a distribuição de eventos recorrentes, tais como ataques de asma.

Podemos generalizar nossa ideia de evento para representar qualquer transição de um estado para outro, não apenas de "sem doença" para "doente", mas (digamos) de uma pressão arterial diastólica de 90 mmHg em um intervalo de tempo para 100 mmHg no próximo. Podemos examinar tais transições em uma escala tão fina quanto nossas mensurações permitam, por exemplo, ao estudar a evolução das contagens de linfócitos CD4 ao longo do tempo, podemos imaginar a taxa de transições da contagem x para a contagem y por unidade de tempo, para cada combinação sensível de x e y. Obviamente, esse ponto de vista generalizado implica um quadro muito mais complexo da população. Estudar essa complexidade é o assunto da *análise longitudinal de dados*. Fora alguns comentários breves no Capítulo 21, não discutiremos mais esse campo importante e vasto. Há muitos livros devotados a diferentes aspectos do tópico; por exemplo, Manton e Stallard (1988) fornecem uma abordagem de dinâmica populacional (demográfica), ao passo que Diggle e colaboradores (2002) cobrem abordagens baseadas em análise estatística de estudos de coortes, e van der Laan e Robins (2003) focam o modelo causal longitudinal.

PREVALÊNCIA

Ao contrário das medidas de incidência, cujo foco é sobre novos eventos ou *alterações* de estados de saúde, a *prevalência* foca estados existentes. A prevalência de uma condição em um ponto no tempo pode ser definida como a proporção de uma população naquele estado, naquele tempo; assim, a prevalência de uma doença é a proporção da população com a doença no tempo especificado. Os termos *prevalência ponto, proporção de prevalência e taxa de prevalência* são usados, algumas vezes, como sinônimos. A prevalência generaliza para estados de saúde com múltiplos níveis. Por exemplo, ao considerar a saúde cardiovascular, poderíamos examinar a prevalência de níveis diferentes da pressão arterial diastólica e da sistólica em repouso; isto é, poderíamos estudar a distribuição completa da pressão arterial, e não apenas a prevalência de estar acima de certos pontos de corte clínicos.

O *grupo de prevalência* é o subgrupo da população com a dada condição. Uma pessoa que morre com a condição, ou por ela (p. ex., pela doença sob consideração), é removida do grupo de prevalência; consequentemente, a morte diminui a prevalência. As pessoas podem sair do grupo de prevalência ao se recuperarem da condição ou ao emigrarem da população. Doenças com taxas de incidência elevadas podem ter baixa prevalência se forem rapidamente fatais ou se curarem com brevidade. No entanto, doenças com taxas de incidência muito baixas podem ter uma prevalência substancial se não forem fatais, porém incuráveis.

Uso da prevalência na pesquisa etiológica

Raramente a prevalência é de interesse direto em aplicações etiológicas da pesquisa epidemiológica. Posto que a prevalência reflete tanto a taxa de incidência quanto a duração da doença, os estudos de prevalência, ou estudos baseados em casos prevalentes, fornecem associações que refletem tanto os determinantes de sobrevida com a doença quanto as causas desta. O estudo da prevalência pode ser ilusório na situação paradoxal na qual a maior sobrevida de uma doença e, portanto, uma prevalência maior, resulta da ação de agentes preventivos que mitigam a doença uma vez que ela ocorra. Em tal situação, o agente preventivo pode estar associado positivamente à prevalência da doença e ser mal interpretado como um agente causal.

Entretanto, para pelo menos uma classe de doenças, a saber, as anomalias congênitas, a prevalência é a medida geralmente empregada. A proporção de bebês nascidos com alguma malformação é uma proporção de prevalência, não uma taxa de incidência. A incidência de malformações refere-se à sua ocorrência entre as populações suscetíveis de embriões. Muitas malformações levam à morte embrionária ou fetal precoce, a qual é classificada, se reconhecida, como um aborto, e não um nascimento, com ou sem malformação. Assim, os bebês malformados no nascimento representam apenas aqueles fetos que sobreviveram o bastante com suas malformações para serem registrados como nascimentos. A frequência de tais bebês entre todos os nascimentos é na verdade uma medida de prevalência, o ponto de referência no tempo sendo o momento do nascimento. A medida classifica a população de recém-nascidos quanto a seu *status* de doença, malformados ou não, no momento do nascimento. Esse exemplo ilustra que o tempo de referência para a prevalência não precisa ser um ponto no tempo do calendário, pode ser um ponto em outra escala de tempo, tal como a idade ou o tempo desde o tratamento.

Para estudar causas, seria mais útil medir a incidência do que a prevalência de malformações congênitas. Infelizmente, raramente é possível mensurar a taxa de incidência de malformações, porque a população em risco – embriões jovens – é difícil de apurar, e aprender sobre a ocorrência e o tempo das malformações entre os embriões é igualmente problemático. Consequentemente, nessa área de pesquisa, os casos incidentes geralmente não são estudados, e a maioria dos pesquisadores se acomoda no estudo da prevalência ao nascer, que teoricamente é menos desejável, mas muito mais prático.

A prevalência algumas vezes é usada para mensurar a ocorrência de doenças degenerativas sem um momento de início claro. Também é utilizada em estudos de soroprevalência da incidência de infecções, especialmente quando a infecção tem uma longa fase assintomática (silenciosa), que só pode ser detectada por testes sorológicos. A infecção pelo vírus da imunodeficiência humana (HIV) é um exemplo excelente (Brookmeyer e Gail, 1994). Aqui, a incidência de infecção pode ser calculada retroativamente pela incidência do início dos sintomas (síndrome de imunodeficiência adquirida, ou Aids), e sua prevalência pelo uso de suposições e de dados sobre a duração da fase assintomática. É claro que nas aplicações epidemiológicas fora da pesquisa etiológica, tais como o planejamento de recursos e as instalações para a saúde, a prevalência pode ser uma medida mais relevante do que a incidência.

Prevalência, incidência e duração média

Frequentemente, o estudo da prevalência em lugar da incidência é racionalizado com base na relação simples entre as duas medidas, que é pertinente sob certas condições muito especiais. Examinaremos essas condições cuidadosamente, com o objetivo de explicar por que elas raramente fornecem uma base segura para estudar a prevalência como um substituto da incidência.

Lembre-se de que uma população estacionária tem um número igual de pessoas entrando e saindo durante uma unidade de tempo. Suponha que tanto a população em risco quanto o grupo de prevalência sejam estacionários, e que todos estão expostos ao risco ou têm a doença. Então, o número de pessoas entrando no grupo de prevalência em qualquer período de tempo será contrabalançado com o grupo que sai:

Influxo (para o grupo de prevalência) = efluxo (do grupo de prevalência)

As pessoas podem entrar no grupo de prevalência a partir da população sadia e por imigração de outra população, enquanto estiverem doentes. Suponha que não haja imigração nem emigração, de modo que ninguém ingressa ou sai do grupo de prevalência, salvo por início da doença, morte ou cura. Se o tamanho da população é N e o do grupo de prevalência é P, então o tamanho da população exposta ao risco que alimenta o grupo de prevalência será $N - P$. Além disso, durante qualquer intervalo de tempo de duração Δt, o número de pessoas que ingressam no grupo de prevalência será

$$I(N - P)\Delta t$$

onde I é a taxa de incidência, e o efluxo do grupo de prevalência será

$$I'P\Delta t$$

onde I' representa a taxa de incidência de saída do grupo de prevalência, isto é, o número dos que saem dividido pela experiência de pessoa-tempo daqueles no grupo de prevalência. Portanto, na ausência de migração, o inverso de I' igualará à duração média da doença, $\overline{D}$, que é o tempo médio até a morte ou a cura. Então

$$\text{Influxo} = I(N-P)\Delta t = \text{efluxo} = (1/\overline{D})P\,\Delta t$$

o que gera

$$\frac{P}{N - P} = I \cdot \overline{D}$$

$P/(N - P)$ é a razão de pessoas doentes para pessoas sem doença na população ou, equivalentemente, a razão da proporção de prevalência para a proporção de sadios. (Chamamos aqueles que estão sem a doença de sadios, pelo fato de querermos dizer que eles não têm uma doença específica, o que não implica uma ausência de todas as doenças.)

A razão $P/(N - P)$ é chamada de *chances de prevalência*; é a razão entre a proporção de uma população que tem a doença a proporção dos que não têm a doença. Conforme exibido, a chance de prevalência é igual à taxa de incidência vezes a duração média da doença. Se a prevalência é pequena, digamos <0,1, então

$$\text{Proporção de prevalência} \approx I \cdot \overline{D}$$

porque a proporção de prevalência se aproximará da chance de prevalência, para valores pequenos da prevalência. Sob a suposição de grupo de prevalência estacionário, sem migração para dentro ou para fora (Freeman e Hutchinson, 1980),

$$\text{Proporção de prevalência} = \frac{I \cdot \overline{D}}{1 + I \cdot \overline{D}}$$

que pode ser obtida da expressão supracitada para a chance de prevalência, $P/(N - P)$.

Como a proporção de incidência, a proporção de prevalência é não dimensional, com um intervalo de 0 a 1. As equações citadas estão de acordo com esses requisitos, porque, em cada uma delas, a taxa de incidência, com uma dimensionalidade do inverso do tempo, é multiplicada pela duração média da doença, que tem a dimensionalidade de tempo, gerando um produto sem dimensão. Além disso, o produto $I \times \overline{D}$ está no intervalo de 0 a infinito, que corresponde ao intervalo da chance de prevalência, ao passo que a expressão

$$\frac{I \cdot \overline{D}}{1 + I \cdot \overline{D}}$$

está sempre no intervalo de 0 a 1, correspondente ao intervalo de uma proporção.

Infelizmente, as fórmulas citadas têm utilidade prática limitada, por causa da suposição de não migração e porque não se aplicam à prevalência específica por idade (Miettinen, 1976a). Se considerarmos o grupo de prevalência de, por exemplo, diabéticos que têm 60 a 64 anos de idade, poderemos ver que esse grupo experimenta imigração considerável de diabéticos mais jovens envelhecendo para dentro do grupo e emigração considerável de membros do grupo ficando mais velhos e saindo. De modo mais geral, devido à relação muito forte da idade com a maioria das doenças, quase sempre precisamos considerar subpopulações específicas por idade ao estudar padrões de ocorrência. Sob tais condições, a análise apropriada requer fórmulas mais elaboradas, que forneçam a prevalência como uma função de incidência específica por idade, por duração e por outros parâmetros populacionais (Preston, 1987; Manton e Stallard, 1988; Keiding, 1991; Alho, 1992).

IDADE MÉDIA NO EVENTO

Entende-se, geralmente, que a expectativa de vida refere-se à idade média no óbito em uma coorte ou em uma população fechada definida por uma coorte, tal como todas as pessoas nascidas em um ano em particular. Como tal, a expectativa de vida só pode se desdobrar durante um intervalo de tempo desde a instalação da coorte até a morte de seu último membro sobrevivente (o que pode representar mais de um século). Em contraste, a idade média no óbito refere-se, em geral, à idade média de pessoas falecendo em um intervalo de tempo específico, estreito. Por exemplo, a idade média no óbito entre as pessoas morando no Vietnã em 2010 representa experiências de pessoas nascidas em, grosseiramente, de 1900 a todos os anos seguintes até 2010. Ela é altamente influenciada pelo tamanho em anos da população que contribui para o cálculo e por mudanças na expectativa de vida, ao longo das coortes de nascimento contribuindo para ela. Assim como a prevalência, ela é um atributo transversal (ponto isolado no tempo) de uma população, e a população pode ser aberta.

Se a população estivesse em estado de equilíbrio durante um século e continuasse assim por outro século ou mais, a expectativa de vida daqueles nascidos hoje poderia se assemelhar à idade média no óbito atualmente. A realidade em muitos locais, contudo, é que o *número* de nascimentos por ano aumentou substancialmente durante o século XX, e, assim, a proporção em faixas etárias mais jovens aumentou. Essa alteração por si só puxou a idade média no óbito para baixo, pois ela foi mais influenciada pelo número aumentado de mortes em faixas etárias mais jovens. Mudanças na expectativa real de vida exerceriam outros efeitos, possivelmente na direção oposta. A consequência é que a idade média no óbito pode diferir consideravelmente da expectativa de vida em qualquer ano.

Essas mesmas forças e outras forças semelhantes também afetam a idade média de ocorrência de outros eventos, tais como a ocorrência de uma doença em particular. Comparações entre tais médias misturam as forças que afetam a taxa de ocorrência de doença com alterações demográficas que influenciam a estrutura etária da população. Tais comparações, portanto, são inerentemente tendenciosas como estimativas de associações causais.

PADRONIZAÇÃO

A noção de padronização é essencial para muitas técnicas analíticas em epidemiologia, inclusive para técnicas para o controle de confundimento (Caps. 4 e 15) e para sumarização de ocorrência e efeitos

(Caps. 20 e 21). Assim, taxas e proporções padronizadas surgirão em vários pontos deste livro, nos quais serão descritas com mais detalhes. A padronização de medidas de ocorrência nada mais é do que a média ponderada dessas medidas. O uso apropriado da ideia, contudo, requer atenção cuidadosa para tópicos de ordenação causal, aos quais retornaremos em discussões posteriores. Também observamos que o termo *padronização* tem uma definição inteiramente diferente em outros ramos da estatística, nos quais ele significa a reexpressão de quantidades em unidades de desvio-padrão, uma prática que pode levar a distorções graves de estimativas de efeito (Greenland et al., 1986, 1991; ver Cap. 33).

Para ilustrar a ideia básica de padronização, suponha que nos seja dada uma distribuição de pessoas-tempo específica para uma série de variáveis, por exemplo, as pessoas-ano em risco observadas dentro das categorias etárias 50 a 59 anos, 60 a 69 anos e 70 a 74 anos, para homens e mulheres em Quebec, no ano 2000. Deixemos que T_1, T_2,..., T_6 seja a distribuição de pessoas-ano nas seis categorias de idade/sexo desse exemplo. Suponha, também, que nos sejam fornecidas as seis taxas de incidência específicas por idade e sexo I_1, I_2...I_6 correspondentes aos estratos específicos idade/sexo. A partir dessa distribuição e desse conjunto de taxas, podemos computar uma média ponderada das taxas com pesos da distribuição,

$$I_s = \frac{I_1 T_1 + \cdots + I_6 T_6}{T_1 + \cdots + T_6} = \frac{\sum_{k=1}^{6} I_k T_k}{\sum_{k=1}^{6} T_k}$$

O numerador de I_s pode ser reconhecido como o número de casos que seriam vistos em uma população que tivesse a distribuição pessoas-tempo T_1, T_2,..., T_6, e essas taxas específicas por estrato. O denominador de I_s é o pessoas-tempo total nessa população. Portanto, I_s é a taxa que seria vista em uma população com a distribuição T_1, T_2,..., T_6 e as taxas específicas I_1, I_2...I_6.

I_s é tradicionalmente chamada de uma *taxa padronizada*, e T_1, T_2,..., T_6, *distribuição padrão* na qual se baseia I_s. I_s representa a taxa geral que seria observada em uma população cujas pessoas-tempo seguissem a distribuição padrão, e cujas taxas específicas fossem I_1, I_2...I_6.

O processo de padronização também pode ser conduzido com proporções de incidência ou de prevalência. Suponha, por exemplo, que tenhamos uma distribuição de pessoas N_1, N_2...N_6, em vez de pessoas-tempo em risco, e um conjunto correspondente de proporções de incidência específicas por estrato R_1, R_2...R_6. Dessa distribuição e desse conjunto de proporções, podemos calcular o risco médio ponderado

$$R_s = \frac{R_1 N_1 + \cdots + R_6 N_6}{N_1 + \cdots + N_6} = \frac{\sum_{k=1}^{6} R_k N_k}{\sum_{k=1}^{6} N_k}$$

que é o *risco padronizado* baseado na distribuição N_1, N_2...N_6. A padronização também pode ser aplicada usando-se outras medidas (tais como tempos médios de incidência ou pressões sanguíneas médias), em vez das taxas ou das proporções.

Visto que as taxas que se aplicam a uma população podem afetar a distribuição pessoas-tempo, a taxa padronizada não é necessariamente a taxa que descreve o que aconteceria a uma população com a distribuição padrão T_1,..., T_6 se as taxas específicas I_1, I_2...I_6 fossem aplicadas a essa população. Uma discrepância análoga pode surgir para chances padronizadas. Esse problema pode distorcer inferências baseadas na comparação de taxas e chances padronizadas e será mais discutido no próximo capítulo. O problema não aparece ao se considerar riscos padronizados, porque a distribuição inicial N_1,..., N_6 não pode ser afetada pelos riscos subsequentes R_1,...R_6.

CAPÍTULO **4**

Medidas de efeito e medidas de associação

Sander Greenland, Kenneth J. Rothman e Timothy L. Lash

Medidas de efeito 67
  Medidas de diferença 68
  Medidas de razão 69
  Medidas relativas de excesso 70
  Dependência do estado de efeito nulo sobre a medida de efeito 71
  A natureza teórica das medidas de efeito 71
  Definindo a exposição em medidas de efeito 71
  Efeitos mediados por riscos competitivos 72
Associação e confundimento 73
  Medidas de associação 73
  Confundimento 74
  Confundidores 75
  Um modelo simples que distingue causalidade de associação 76
Relações entre medidas de efeito 78
  Relações entre riscos relativos 78
  Modificação da medida de efeito (heterogeneidade) 79

  Relação entre medidas estrato-específicas e medidas gerais 79
Frações atribuíveis 80
  Frações de excesso 80
  Frações etiológicas 81
  Probabilidade de causalidade e suscetibilidade à exposição 82
  Uma nota sobre terminologia 83
Generalizando definições de efeito 84
Frações atribuíveis à população e frações de impacto 85
Medidas padronizadas de associação e efeito 85
  Razões de morbidade padronizadas (RMP) 87
Razões de prevalências 88
Outras medidas 88

Suponha que desejamos estimar o efeito de uma exposição sobre a ocorrência de uma doença. Por motivos explicados adiante, não podemos observar, ou mesmo estimar, esse efeito diretamente. Em vez disso, observamos uma associação entre a exposição e a doença entre sujeitos do estudo, que estima uma associação populacional. A associação observada será um substituto pobre para o efeito desejado se ela for uma estimativa pobre da associação populacional, ou se a própria associação populacional não estiver próxima do efeito de interesse. Os Capítulos 9 até 12 abordam problemas específicos que surgem na conexão entre associações e efeitos observados. O presente capítulo define efeitos e associações em populações e os conceitos básicos necessários para conectá-los.

MEDIDAS DE EFEITO

Os epidemiologistas usam o termo *efeito* em dois sentidos. Em um sentido, qualquer caso de uma dada doença pode ser o efeito de uma dada causa. *Efeito* é usado dessa maneira para significar o ponto terminal de um mecanismo causal, identificando o tipo de desfecho que uma causa produz. Por exemplo, podemos dizer que a infecção pelo vírus da imunodeficiência humana (HIV) é um efeito do compartilhamento de agulhas para uso de drogas. Esse uso do termo *efeito* meramente identifica a infecção por HIV como uma consequência da atividade de compartilhar agulhas. Outros efeitos da exposição, tal como infecção por hepatite B, também são possíveis.

Em um sentido mais epidemiológico, um *efeito* de um fator é uma mudança de característica de uma população, que é causada em consequência de o fator estar em um nível *versus* outro. As características populacionais de foco tradicional na epidemiologia são as medidas de frequência de doenças, como descrito no Capítulo 3. Se a frequência da doença é medida em termos de taxa ou proporção de incidência, então o efeito é a mudança de tal taxa ou proporção provocada por um fator específico. Podemos dizer que para os usuários de drogas, o efeito de compartilhar agulhas, em comparação com não o fazer, é aumentar o risco médio de infecção por HIV de 0,001 para 0,01 em 1 ano. Embora seja costumeiro usar o artigo definido ao se referir a esse segundo tipo de efeito (*o* efeito de compartilhar agulhas), isso não significa que este seja o único efeito de compartilhar agulhas. Um aumento do risco de hepatite ou de outras doenças permanece possível, e o aumento do risco de infecção por HIV pode diferir entre populações e no tempo.

Em epidemiologia, é costume referir-se a características causais potencialmente como *exposições*. Assim, *exposição* pode designar um comportamento (p. ex., compartilhamento de agulhas), um tratamento ou outra intervenção (p. ex., um programa educativo sobre os perigos de compartilhar agulhas), um traço (p. ex., um genótipo), uma exposição no sentido comum (p. ex., uma transfusão de sangue contaminado) ou mesmo uma doença (p. ex., diabete como uma causa de morte).

Os efeitos populacionais são expressos mais comumente como efeitos por meio de taxas ou de proporções de incidência, mas outras medidas baseadas em tempos de incidência, ou prevalências, também podem ser usadas. Análises epidemiológicas que focam o tempo de sobrevida até a morte ou a recorrência de doença são exemplos de análises que medem efeitos sobre tempos de incidência. *Medidas de efeito absoluto* são diferenças nas medidas de ocorrência, e *medidas de efeito relativo* são razões de medidas de ocorrência. Outras medidas dividem efeitos absolutos pela medida de ocorrência.

Para simplificar, nossas descrições básicas serão de efeitos em coortes, que são grupos de indivíduos. Como mencionado no Capítulo 3, cada coorte define uma população fechada que começa no momento em que o grupo é definido. Entre as medidas que consideraremos, somente aquelas envolvendo taxas de incidência podem ser generalizadas diretamente para populações abertas.

Medidas de diferença

Considere uma coorte acompanhada durante um tempo específico ou por intervalo de idade – por exemplo, de 2000 a 2005, ou das idades de 50 a 69 anos. Se podemos imaginar a experiência dessa coorte durante o mesmo intervalo de tempo sob duas condições diferentes – digamos, exposta e não exposta –, então podemos indagar qual a taxa de incidência de qualquer desfecho sob as duas condições. Assim, podemos considerar uma coorte de fumantes e uma exposição que consistisse em enviar pelo correio, a cada membro da coorte, um folheto sobre programas atuais de cessação do fumo no município de residência do membro da coorte. Poderíamos, então, perguntar qual seria a taxa de incidência de câncer do pulmão nessa coorte se fizéssemos essa intervenção, e qual seria essa taxa de incidência se não a realizássemos. Essas histórias de intervenção representam alternativas mutuamente exclusivas para a coorte. Assim, as duas taxas de incidência representam *desfechos potenciais* alternativos para a coorte.

Podemos chamar a diferença entre as duas taxas de efeito absoluto da exposição utilizada (envio de brochura por correio) de taxa de incidência, ou *diferença de taxas causal*. Para ser breve, poderíamos nos referir à diferença de taxas causal como o excesso da taxa devido ao programa (o qual seria negativo se o programa prevenisse alguns casos de câncer de pulmão).

De modo paralelo, poderíamos perguntar qual seria a proporção de incidência se efetuássemos essa intervenção, e qual seria essa proporção de incidência se não o fizéssemos. Chamamos a diferença entre as duas proporções de *efeito absoluto* de nossa intervenção sobre a proporção de incidência, ou *diferença de riscos causal*, ou, para abreviar, *excesso de risco*. Também de maneira paralela, a diferença da média de anos de vida livres de câncer de pulmão vividos durante o intervalo, sob as condições de intervenção e sem intervenção, é um outro efeito absoluto do tratamento.

Para ilustrar de forma simbólica as medidas citadas, suponha que temos uma coorte de tamanho N definida no começo de um intervalo de tempo fixo, e que qualquer pessoa viva sem a doença está exposta ao risco desta. Além disso, suponha que se todo membro da coorte for exposto durante o intervalo, A_1 casos ocorrerão e o tempo total em risco será T_1, mas se nenhum membro da mesma coorte for exposto durante o intervalo, A_0 casos ocorrerão e o tempo total em risco será T_0. Então, a diferença de taxas causal será

$$\frac{A_1}{T_1} - \frac{A_0}{T_0}$$

a diferença de riscos causal será

$$\frac{A_1}{N} - \frac{A_0}{N}$$

e a diferença causal no tempo médio livre de doença será

$$\frac{T_1}{N} - \frac{T_0}{N} = \frac{T_1 - T_0}{N}$$

Quando o desfecho é a morte, o negativo da diferença de tempos médios, $T_0/N - T_1/N$, frequentemente é chamado de *anos de vida perdidos* em consequência da exposição. Cada uma dessas medidas compara a ocorrência de doença tomando diferenças, por isso são chamadas de medidas de *diferença*, ou medidas absolutas. Elas são expressas em unidades de suas medidas componentes: casos por unidade pessoa-tempo, para a diferença de taxas, casos por pessoas que iniciaram o seguimento, para a diferença de riscos, e unidades de tempo, para a diferença de tempos médios.

Medidas de razão

Mais comumente, as medidas de efeito são calculadas tomando-se razões. Exemplos de tais medidas de razão (ou relativas) são a *razão de taxas causais*,

$$\frac{A_1/T_1}{A_0/T_0} = \frac{I_1}{I_0}$$

onde $I_j = A_j/T_j$ é a taxa de incidência sob a condição j (1 = expostos, 0 = não expostos); a *razão de riscos causal*,

$$\frac{A_1/N}{A_0/N} = \frac{A_1}{A_0} = \frac{R_1}{R_0}$$

onde $R_j = A_j/N$ é a proporção de incidência (risco médio) sob a condição j; e a *razão causal de tempo livre de doença*,

$$\frac{T_1/N}{T_0/N} = \frac{T_1}{T_0}$$

Em contraste com as medidas de diferença, as medidas de razão não têm dimensão, porque as unidades se cancelam na divisão.

A razão de taxas e a razão de riscos são denominadas, frequentemente, *riscos relativos*. Algumas vezes, esse termo também é aplicado a razões de chances, embora desencorajemos tal uso. "Risco relativo" pode ser o termo mais comum em epidemiologia. Seu uso é tão amplo que se deve, frequentemente, examinar os detalhes do delineamento e da análise, para discernir qual medida de razão está sendo estimada, ou discutida.

As três medidas de razão estão relacionadas pela fórmula

$$\frac{R_1}{R_0} = \frac{R_1 N}{R_0 N} = \frac{A_1}{A_0} = \frac{I_1 T_1}{I_0 T_0}$$

que deriva do fato de que o número de casos é igual à taxa da doença vezes o tempo em risco. Uma quarta medida relativa pode ser construída a partir da chance de incidência. Se escrevermos $S_1 = 1 - R_1$ e $S_0 = 1 - R_0$, a *razão de chances causal* é então

$$\frac{R_1/S_1}{R_0/S_0} = \frac{A_1/(N - A_1)}{A_0/(N - A_0)}$$

Medidas relativas de excesso

Quando um risco relativo é maior do que 1, refletindo um efeito médio que é causal, é expresso algumas vezes como *excesso de risco relativo*, que pode se referir à razão de excesso de taxa causal,

$$RT - 1 = \frac{I_1}{I_0} - 1 = \frac{I_1 - I_0}{I_0}$$

onde $RT = I_1/I_0$ é a razão de taxas causal. Similarmente, a razão de excesso de risco causal é

$$RR - 1 = \frac{R_1}{R_0} - 1 = \frac{R_1 - R_0}{R_0}$$

onde $RR = R_1/R_0$ é a razão de riscos causal. Essas fórmulas mostram como excessos de riscos relativos são iguais à taxa, ou à diferença de riscos, dividida pela (relativa à) taxa de risco sem exposição (I_0 ou R_0), e, assim, são chamadas algumas vezes de diferença relativa, ou medidas relativas de excesso.

Mais frequentemente, o excesso da taxa é expresso em relação à I_1, como

$$\frac{I_1 - I_0}{I_1} = \frac{I_1/I_0 - 1}{I_1/I_0} = \frac{RT - 1}{RT} = 1 - \frac{1}{RT}$$

onde $RT = I_1/I_0$ é a razão de taxas causal. De modo semelhante, o excesso de risco frequentemente é expresso em relação a R_1, como

$$\frac{R_1 - R_0}{R_1} = \frac{R_1/R_0 - 1}{R_1/R_0} = \frac{RR - 1}{RR} = 1 - \frac{1}{RR}$$

onde $RR = R_1/R_0$ é a razão de riscos causal. Nessas duas medidas o excesso de risco, ou risco atribuível à exposição, é expresso como uma fração da taxa total, ou risco sob exposição; daí, $(RT - 1)/RT$ pode ser chamada a *fração de taxa*, e $(RR - 1)/RR$, a *fração de risco*. Frequentemente, são designadas como *frações atribuíveis*.

Numerosas outras medidas também são designadas como frações atribuíveis. Especialmente, as frações de taxa e de risco que acabamos de definir são confundidas, frequentemente, com uma quantidade distinta chamada de *fração etiológica*, que não pode ser expressa como uma função simples das taxas ou riscos. Discutiremos esses problemas em detalhe mais tarde, quando uma outra medida relativa de excesso aparecerá.

Pretendia-se que as medidas relativas de excesso fossem usadas com exposições que tivessem um efeito causal. Elas se tornam negativas e, portanto, difíceis de interpretar com um efeito preventivo. Uma modificação oportuna para lidar com exposições preventivas é intercambiar as quantidades de expostos e não expostos nas medidas. As medidas que surgem do intercâmbio de I_1 com I_0 e de R_1 com R_0 nas frações atribuíveis têm sido chamadas de *frações preveníveis*, e são facilmente interpretadas. Por exemplo, $(R_0 - R_1)/R_0 = 1 - R1/R_0 = 1 - RR$ é a fração do risco que não está sob exposição, que poderia ser prevenido pela exposição. Em estudos sobre vacinas, essa medida também é conhecida como a *eficácia da vacina*.

Dependência do estado de efeito nulo sobre a medida de efeito

Se as medidas de ocorrência comparadas não variarem com a exposição, a medida de efeito será igual a 0, se ela for uma medida de diferença, ou de diferença relativa, e igual a 1 se for uma medida de razão. Nesse caso, dizemos que o efeito é *nulo* e que a exposição não tem efeito sobre a medida de ocorrência. Esse estado de efeito nulo não depende do modo pelo qual a medida de ocorrência é comparada (diferença, razão, etc.), mas pode depender da medida de ocorrência. Por exemplo, o risco médio de morte aos 150 anos é sempre 100%, e, assim, a diferença de riscos causal aos 150 anos é sempre 0, para qualquer exposição conhecida; nada ainda foi descoberto que previna a morte à idade de 150. No entanto, muitas exposições (tais como o uso de fumo) mudarão o risco de morte à idade de 60 anos relativamente à não exposição e, assim, terão uma diferença de riscos causal não zero aos 60 anos; tais exposições também mudarão a taxa de mortalidade e o tempo médio de morte.

A natureza teórica das medidas de efeito

As definições de medidas de efeito supracitadas são chamadas, às vezes, de *contrafactuais*, ou definições de desfecho potencial. Tais definições podem ser rastreadas nos escritos de Hume, no século XVIII. Embora elas tenham sido pouco explicadas até o último terço do século XX, estavam sendo usadas por cientistas (inclusive epidemiologistas e estatísticos) muito tempo antes; ver Lewis (1973), Rubin (1990a), Greenland (2000a, 2004a) e Greenland e Morgenstern (2001), para referências anteriores.

Essas medidas de efeito são chamadas de medidas contrafactuais, porque pelo menos uma das duas categorias nas definições das medidas de efeito deve ser contrária ao fato. A coorte pode ser exposta ou tratada (p. ex., foi enviado um folheto a todos os membros), ou não tratada (não foi enviado folheto a ninguém). Se a coorte for tratada, então a categoria não tratada será contrafactual, e se não for tratada, a categoria tratada será contrafactual. Ambas as categorias podem ser contrafactuais, como ocorreria se o folheto fosse enviado por correio a somente uma parte da coorte. Os desfechos das condições (p. ex., I_1 e I_0, ou R_1 e R_0, ou T_1/N e T_0/N) permanecem como potenciais até que um tratamento seja aplicado à coorte (Rubin, 1974, 1990a; Greenland, 2000a, 2004a).

Um aspecto importante das medidas de efeito contrafactuais é que envolvem duas categorias distintas: uma categoria de índice, que geralmente envolve alguma exposição ou tratamento, e uma categoria de referência – tal como nenhum tratamento – contra a qual essa exposição ou tratamento será avaliado. Perguntar qual o efeito da exposição não tem sentido nem referência a alguma outra categoria. No exemplo precedente sobre fumo, o efeito de um folheto enviado pelo correio só é definido em relação a nenhum folheto. Poderíamos ter perguntado, em vez disso, sobre o efeito de um folheto em relação a quatro folhetos; essa comparação é muito diferente de uma *versus* nenhum folheto.

Outro aspecto importante das medidas de efeito é que elas nunca são observadas separadamente de alguma medida de ocorrência componente. Se, no mesmo exemplo, enviamos uma postagem para toda a coorte, a diferença de taxas comparando o desfecho com nenhuma postagem, $I_1 - I_0$, não é observada diretamente; observamos apenas I_1, que é a soma daquela medida de efeito e da taxa (contrafactual) de nenhuma postagem, I_0: $I_1 = (I_1 - I_0) + I_0$. Portanto, o pesquisador enfrenta o problema de separar a medida de efeito $I_1 - I_0$ da taxa de não exposição I_0, tendo observado apenas sua soma, I_1.

Definindo a exposição em medidas de efeito

Posto que definimos efeitos com referência a uma única coorte sob duas condições distintas, devemos ser capazes de descrever significativamente cada condição para uma coorte (Rubin, 1990a; Greenland, 2002a, 2005a; Hernán, 2005; Maldonado e Greenland, 2002). Considere, por exemplo, o efeito do sexo (masculino *versus* feminino) sobre doença do coração. Para essas palavras terem conteúdo, devemos ser capazes de imaginar uma coorte de homens, sua incidência de cardiopatia e qual teria sido tal incidência se esses indivíduos, em vez de homens, fossem mulheres. O absurdo dessa proposta revela o significado vago do efeito do sexo. Para atingir um nível razoável de precisão científica, o efeito do sexo poderia ser substituído por conceitos mecanicistas mais precisos, tais como efeitos hormonais, efeitos da discriminação e efeitos de outros fatores associados ao sexo, que expliquem a associação de sexo com incidência. Com tais conceitos, podemos imaginar o que significaria para os homens ter sua exposição trocada: tratamentos hormonais, operações de troca de sexo, e assim por diante.

As considerações precedentes enfatizam a necessidade de se definir a categoria-índice e a categoria de referência em detalhes substanciais, para facilitar a interpretação dos resultados. Por exemplo, em um estudo sobre os efeitos do fumo, uma definição da categoria-índice para um fumante atual poderia dar conta da frequência do fumo (cigarros por dia), da sua duração (em anos) e da idade em que o tabagismo começou. Similarmente, a definição da ausência de exposição para a categoria de referência – com relação à dose, à duração e ao período de indução – deve receber tanta atenção quanto a definição da presença de exposição. Embora seja comum caracterizar todas as pessoas que não satisfazem a definição de fumante atual como não expostas, tal definição poderia diluir o efeito, ao incluir ex-fumantes e fumantes ocasionais do grupo de referência.

Se as definições da categoria-índice e da categoria de referência forem suficientemente precisas, depende, em parte, do desfecho sob estudo. Por exemplo, um estudo do efeito do fumo atual sobre a ocorrência de câncer do pulmão deve estabelecer condições mínimas para frequência, duração e período de indução do hábito de fumar cigarros para definir o grupo exposto e estabelecer condições máximas (talvez zero) para essas mesmas características, para definir o grupo de não expostos. Ex-fumantes não preencheriam os critérios para a categoria-índice, nem para a categoria de referência. Em contraste, um estudo do efeito do fumo atual sobre a ocorrência de lesões em um incêndio residencial, poderia definir qualquer hábito de fumar atual para definir o grupo exposto e qualquer categoria de não fumante atual para definição do grupo não exposto, mesmo que este último inclua ex-fumantes (presumindo-se que os ex-fumantes e os que nunca fumaram tenham o mesmo risco de incêndio domiciliar).

Efeitos mediados por riscos competitivos

Conforme discutido no Capítulo 3, a presença de riscos competitivos leva a várias complicações quando se está interpretando medidas de incidência. Tais complexidades são transpostas para a interpretação de medidas de efeito. Em particular, a interpretação de comparações simples de proporções de incidência deve ser ponderada pelo fato de que refletem efeitos de exposição sobre riscos competitivos, assim como ocorrências individuais da doença em estudo. Uma consequência desses efeitos é que a exposição pode afetar o tempo em risco para a doença em estudo. Para tomar um exemplo extremo, suponha que a exposição fosse um tratamento antifumo, e a "doença" fosse ser atropelado por um motorista bêbado. Se o tratamento antifumo fosse mesmo moderadamente eficaz na redução do uso de tabaco, provavelmente levaria a uma redução das mortes, assim prolongando o tempo de vida, o que aumentaria a oportunidade de ser atropelado por um motorista bêbado. O resultado seria mais atropelamentos por motoristas embriagados para aqueles expostos, e, portanto, um risco maior sob exposição.

Esse risco maior de ser atropelado por um motorista bêbado é um efeito genuíno do tratamento antifumo, embora indireto e não intencional. O mesmo tipo de efeito surge de qualquer exposição que altere o tempo em risco de outros desfechos. Assim, o hábito de fumar pode reduzir o risco médio de morte acidental simplesmente pela redução do tempo de exposição ao risco de acidente. De modo semelhante e bastante distante de algum efeito biológico direto, o tabagismo pode reduzir o risco médio de doença de Alzheimer, de doença de Parkinson e de outras moléstias dos idosos, simplesmente por diminuir a possibilidade de uma vida longa o bastante para adquirir essas doenças. Esse efeito indireto ocorre mesmo se olharmos para um intervalo de tempo estreito, tal como um risco em 2 anos, em vez de um risco para a vida toda: mesmo dentro de um intervalo de 2 anos, o fumo poderia causar alguns óbitos e assim reduzir o tempo populacional em risco, levando a menos casos daquelas doenças.

Embora os efeitos que acabamos de descrever sejam efeitos de exposição real, os pesquisadores, tipicamente, querem remover esses efeitos ou fazer ajustes para eles e focar efeitos mais diretos da exposição sobre a doença. Medidas de taxas levam em conta mudanças no tempo de risco, produzidas pela exposição de maneira simples, por mensurar o número de eventos da doença relativo ao tempo em risco. Na verdade, se não houver uma tendência na taxa da doença no decorrer do tempo, e o único efeito da exposição sobre a ocorrência da doença for alterar o tempo em risco, a razão e a diferença de taxa serão nulas (1 e 0, respectivamente). Se, contudo, houver tendências da doença no tempo, então, mesmo as medidas de taxas incorporarão alguns efeitos da exposição sobre o tempo em risco; quando isso acontece, comparações de taxa estratificadas por tempo (análise de sobrevida; ver Cap. 16) são necessárias para justificar tais efeitos.

As estimativas típicas de risco tentam "ajustar" riscos competitivos, usando métodos que estimam o risco contrafactual da doença em estudo se os riscos competitivos forem removidos. Como mencionado no Capítulo 3, uma objeção a esses métodos é que a condição contrafactual não é clara: como são removidos os riscos competitivos? A incidência da doença em estudo dependeria fortemente dessa resposta. Tais problemas são paralelos aos problemas de definição de exposição nas medidas de efeito: como trocar a exposição para não exposição, ou vice-versa? A maioria dos métodos faz as suposições implausíveis de que a exposição poderia ser completamente removida sem afetar a taxa de riscos competitivos e de que os riscos competitivos poderiam ser removidos sem afetar a taxa da doença em estudo. Essas suposições raramente, ou nunca, são justificáveis. Uma abordagem mais geral trata a doença em estudo e os riscos competitivos como partes de um desfecho *multivariado* ou *multidimensional*. Essa abordagem pode reduzir a dependência de suposições implausíveis e também responde ao argumento de que uma exposição não deve ser considerada isoladamente, em especial quando os efeitos da exposição e dos riscos competitivos implicam custos e benefícios muito diferentes (Greenland, 2002a, 2005a).

Devido às complexidades que derivam de se adotar uma abordagem mais geral, não faremos maiores elucubrações sobre riscos competitivos. No entanto, os leitores devem estar atentos para os problemas que podem surgir, quando a exposição pode ter efeitos fortes sobre outras doenças e não sobre a que se está estudando.

ASSOCIAÇÃO E CONFUNDIMENTO

Visto que a população isolada em uma definição de efeito só pode ser observada sob uma das duas condições na definição (e, algumas vezes, sob nenhuma das duas), encaramos um problema especial na estimação do efeito: devemos predizer acuradamente a magnitude da ocorrência sob condições que não ocorreram ou que, de fato, não ocorrerão. Em outras palavras, devemos predizer certos desfechos sob o que são, ou se tornarão, condições contrafactuais. Por exemplo, podemos observar $I_1 = $ 50 mortes por 100.000 pessoas-ano em uma coorte-alvo de fumantes durante um seguimento de 10 anos e perguntar que redução de taxa teria sido conseguida se esses fumantes tivessem deixado de fumar no início do seguimento. Aqui, observamos I_1 e precisamos de I_0 (a taxa que teria ocorrido sob completa cessação do fumo) para completar $I_1 - I_0$.

Uma vez que I_0 não é observada, precisamos predizer o que ela teria sido. Para fazer isso, precisaríamos recorrer a dados de pessoas não expostas, tais como os dados de uma coorte que não foi exposta. A partir de tais dados, construiríamos uma previsão de I_0. Nem esses dados, nem a previsão derivada deles, são parte da medida de efeito; são apenas ingredientes de nosso processo de estimação. Nós os utilizamos para construir uma medida de *associação*, a qual esperamos que equivalha à medida de efeito de interesse.

Medidas de associação

Considere uma situação na qual contrastamos uma medida de ocorrência em *duas* populações diferentes. Por exemplo, poderíamos tomar a razão das taxas de incidência de câncer entre o sexo masculino e o feminino no Canadá. Essa razão das taxas de câncer comparando subpopulações de homens e de mulheres *não* é uma medida de efeito, porque suas duas taxas componentes referem-se a grupos de pessoas diferentes. Nessa situação, dizemos que a razão de taxas é uma *medida de associação*; nesse exemplo, é uma medida da associação entre sexo e incidência de câncer.

Como um outro exemplo, poderíamos contrastar a taxa de incidência de cáries dentárias em crianças de uma comunidade no ano anterior ao início e no terceiro ano após a introdução de fluoração do suprimento de água. Se tomarmos a diferença das taxas nesses períodos (anterior e posterior), essa diferença *não* é uma medida de efeito, porque suas duas taxas componentes referem-se a duas subpopulações diferentes, uma antes da fluoração e outra depois. Pode haver uma superposição considerável, ou mesmo total, das crianças presentes nos dois períodos. No entanto, as experiências comparadas envolvem períodos de tempo diferentes, então dizemos que a diferença de taxas é uma medida de associação. Nesse exemplo, trata-se de uma medida de associação entre fluoração e incidência de cáries dentárias.

Podemos resumir a distinção entre medidas de efeito e medidas de associação do seguinte modo: uma medida de efeito compara o que aconteceria a *uma* população sob dois cursos, ou condições, de vida possíveis, mas distintos, dos quais no máximo um pode ocorrer (p. ex., um banimento de toda a propaganda do fumo *versus* um banimento apenas da propaganda de televisão). É um conceito teórico (alguns diriam "metafísico"), pois é logicamente impossível observar a população sob ambas as condições e, portanto, verificar diretamente o tamanho do efeito (Maldonado e Greenland, 2002). Em contraste, uma medida de associação compara o que acontece em duas populações distintas, embora elas possam corresponder a uma só população em períodos de tempo diferentes. Sujeitos a limitações físicas e sociais, podemos observar ambas as populações e, assim, verificar diretamente uma associação.

Confundimento

Dada a natureza observável das medidas de associação, é tentador substituí-las por medidas de efeito (talvez depois de fazer alguns ajustes). É até mesmo mais natural dar explicações causais para associações observadas em termos de diferenças óbvias entre as populações comparadas. No exemplo precedente de cáries dentárias, é tentador atribuir um declínio da incidência após a fluoração ao próprio ato da adição de flúor. Analisemos em detalhe como tal inferência se traduz em medidas de efeito e de associação.

O efeito que queremos mensurar é o que a fluoração tem sobre a taxa. Para mensurar esse efeito, devemos comparar a taxa real sob fluoração com a taxa que teria ocorrido *no mesmo período de tempo,* se a fluoração *não* houvesse sido introduzida. Não podemos observar a última taxa, pois a fluoração foi introduzida, e, portanto, a taxa de não fluoração naquele período de tempo é contrafactual. Assim, substituímos pela taxa no período de tempo antes da fluoração. Ao fazê-lo, substituímos uma medida de associação (a diferença de taxas antes e depois da fluoração) por aquilo que realmente nos interessa: a diferença entre a taxa com fluoração e o que aquela taxa teria sido sem fluoração no período de tempo pós-fluoração.

Essa substituição seria ilusória, posto que a taxa antes da fluoração não é igual – nem deveria ser trocada por ela – à taxa contrafactual (i.e., a taxa que teria ocorrido no período pós-fluoração, se a fluoração não tivesse sido introduzida). Se as duas não são iguais, então a medida de associação não será equivalente à medida de efeito pela qual ela foi substituída. Em tal circunstância, dizemos que a medida de associação é *confundida* (para nossa medida de efeito desejada). Outras maneiras de expressar a mesma ideia são que a diferença de taxas antes e depois é confundida pela diferença de taxas causal, ou que há *confundimento* na diferença antes e depois (Greenland e Robins, 1986, Greenland et al., 1999b, Greenland e Morgenstern, 2001). Contudo, se a taxa antes da fluoração realmente for igual à taxa contrafactual pós-fluoração, então a medida de associação é igual a nossa medida de efeito desejada, e dizemos que a diferença antes/depois não é confundida, ou que não há confundimento nessa diferença.

As definições precedentes aplicam-se a razões, assim como a diferenças. Visto que razões e diferenças contrastam com as mesmas quantidades subjacentes, o confundimento de uma medida de razão implica confundimento da medida de diferença correspondente, e vice-versa. Se o valor substituído na taxa, ou no risco, contrafactual, não igualar àquela taxa, ou ao risco, tanto a razão quanto a diferença serão confundidas.

As definições supracitadas também se estendem imediatamente a situações nas quais as quantidades contrastadas são riscos médios, tempos de incidência, chances ou prevalências. Por exemplo, pode-se querer estimar o efeito da fluoração sobre a prevalência de cáries 3 anos depois que a fluoração começou. Aqui a taxa contrafactual necessária, mas não observada, é qual teria sido a prevalência de cáries 3 anos depois do início da fluoração, se esta, de fato, não tivesse iniciado. Poderíamos substituir aquela taxa contrafactual pela prevalência de cáries no tempo em que a fluoração começou. É possível (embora, talvez, raro na prática) que uma medida de efeito seja confundida, mas não uma outra, se as duas medidas de efeito derivam de medidas subjacentes de frequência de doença diferentes (Greenland et al., 1999b). Por exemplo, teoricamente poderia haver confundimento na taxa de frequência, mas não na taxa de risco, ou poderia haver confundimento na razão de riscos aos 5 anos, mas não na razão de riscos aos 10 anos.

Um ponto de confusão na literatura é a falha em reconhecer que as chances de incidência são medidas baseadas em risco, e, consequentemente, as razões de chances de incidência serão confundidas sob exatamente as mesmas circunstâncias que as razões de riscos (Miettinen e Cook, 1981; Greenland e Robins, 1986; Greenland, 1987a, Greenland et al., 1999b). A confusão surge por causa da peculiaridade de que a razão de chances causal para uma coorte inteira pode ser mais próxima da nulidade do que qualquer razão de chances causal específica por estrato. Tal impossibilidade de colapsibilidade da razão de chances causal algumas vezes é confundida com confundimento, muito embora isso nada tenha a ver com o último fenômeno; isso será discutido mais adiante, em uma seção posterior.

Confundidores

Considere novamente o exemplo sobre fluoração. Suponha que dentro do ano seguinte ao início da fluoração, programas educativos de higiene dental fossem implantados em algumas das escolas na comunidade. Se tais programas fossem efetivos, então (outras coisas sendo iguais), em consequência, alguma redução da incidência de cáries teria ocorrido. Assim, mesmo que a fluoração não tivesse começado, a incidência de cáries teria declinado no período pós-fluoração. Em outras palavras, os programas isoladamente teriam feito com que a taxa contrafactual em nossa medida de efeito fosse mais baixa do que a taxa pré-fluoração que a substitui. Como resultado, a medida de associação (que é a diferença de taxas antes/depois) deve ser maior do que a taxa de efeito desejada (a diferença de taxas causal). Nessa situação, dizemos que os programas *confundiram* a medida de associação, ou que os efeitos dos programas são confundidos com o efeito da fluoração na medida de associação. Também dizemos que os programas são *confundidores* da associação e que a associação é confundida pelos programas.

Confundidores são fatores (exposições, intervenções, tratamentos, etc.) que explicam ou produzem toda, ou parte, da diferença entre a medida de associação e a medida de efeito que seria obtida com uma taxa contrafactual ideal. No presente exemplo, os programas explicam por que a associação antes/depois exagera o efeito da fluoração: a diferença, ou a razão antes/depois, inclui os efeitos de programas assim como os da fluoração. Para um fator explicar essa discrepância e, assim, confundir, o fator deve afetar, ou pelo menos predizer, o risco ou a taxa no grupo não exposto (de referência), e não ser afetado pela exposição, ou pela doença. No exemplo precedente, presumimos que a presença dos programas de higiene dental nos anos depois da fluoração seriam inteiramente responsáveis pela discrepância entre a taxa pré-fluoração e a taxa (contrafactual) que teria ocorrido 3 anos depois da fluoração, se esta não tivesse sido introduzida.

Uma grande parte dos métodos epidemiológicos dedica-se a evitar, ou ajustar (controlar), o confundimento. Tais métodos baseiam-se, inevitavelmente, na coleta e no uso apropriado de mensurações de confundidores. Retornaremos repetidamente a esse assunto. Por enquanto, simplesmente observaremos que a maioria dos métodos de ajuste fundamentais baseia-se na noção de *estratificação* de confundidores. Se fizermos nossas comparações dentro de níveis apropriados de um confundidor, este não poderá confundir as comparações. Por exemplo, poderíamos limitar nossas comparações antes/depois da fluoração a escolas em estados nos quais nenhum programa de higiene dental tivesse sido introduzido. Em tais escolas, introduções de programas não poderiam ter tido um efeito (porque nenhum programa estava presente), de modo que efeitos desses programas não poderiam explicar qualquer declínio seguinte à fluoração.

Um modelo simples que distingue causalidade de associação

Podemos clarificar a diferença entre medidas de efeito e medidas de associação, assim como o papel de confundimento e confundidores, examinando medidas de risco sob um modelo simples potencial-desfecho para uma coorte de indivíduos (Greenland e Robins, 1986).

A Tabela 4.1 apresenta a composição de duas coortes, coorte 1 e coorte 0. Suponha que a coorte 1 é uniformemente exposta a algum agente de interesse, tal como uma postagem com material sobre cessação do fumo, e que a coorte 0 não é exposta, isto é, não recebe tal material. Os indivíduos nas coortes são classificados por seus desfechos quando expostos e quando não expostos:

1. Tipo1, ou pessoas "condenadas", para as quais a exposição é irrelevante, porque a doença ocorre com ou sem exposição.
2. Tipo 2, ou pessoas "causais", nas quais a doença ocorre se, e somente se, elas forem expostas.
3. Tipo 3, ou pessoas "preventivas", nas quais a doença ocorre se, e apenas se, elas não forem expostas.
4. Tipo 4, ou pessoas "imunes", para as quais a exposição novamente é irrelevante, porque a doença *não* ocorre, com ou sem exposição.

Entre os expostos, somente as pessoas tipo 1 e tipo 2 adquirem a doença, de modo que a proporção de incidência na coorte 1 é $p_1 + p_2$. Se, contudo, a exposição tivesse estado ausente nessa coorte, apenas as pessoas tipo 1 e tipo 3 teriam contraído a doença, de sorte que a proporção de incidência teria sido $p_1 + p_3$. Portanto, a mudança absoluta na proporção de incidência da coorte 1 causada pela exposição, ou a diferença de riscos causal é $(p_1 + p_2) - (p_1 + p_3) = p_2 - p_3$, ao passo que a mudança relativa, ou razão de riscos causal é $(p_1 + p_2)/(p_1 + p_3)$. De modo similar, a chance de incidência é $(p_1 + p_2)/[1 - (p_1 + p_2)] = (p_1 + p_2)/(p_3 + p_4)$, porém teria sido $(p_1 + p_3)/[1 - (p_1 + p_3)] = (p_1 + p_3)/(p_2 + p_4)$ se a exposição tivesse estado ausente; assim, a mudança relativa na chance de incidência (a razão de chances causal) é

$$\frac{(p_1 + p_2)/(p_3 + p_4)}{(p_1 + p_3)/(p_2 + p_4)}$$

TABELA 4.1

Um modelo elementar de tipos causais e sua distribuição em duas coortes distintas

	Resposta[a] sob			Proporção de tipos em	
Tipo	Exposição	Não exposição	Descrição	Coorte 1 (Expostos)	Coorte 0 (Não expostos)
1	1	1	Condenados	p_1	q_1
2	1	0	Exposição é causal	p_2	q_2
3	0	1	Exposição é preventiva	p_3	q_3
4	0	0	Imune	p_4	q_4

[a]1, contrai a doença; 0, não contrai a doença.
Fonte: Reproduzida de Greenland S, Robins JM. Identifiability, exchangeability and epidemiological confounding. *Int J Epidemiol.* 1986; 15:413-419.

Números iguais de tipos causais (tipo 2) e de tipos preventivos (tipo 3) na coorte 1 correspondem a $p_2 = p_3$. A equivalência de p_2 e p_3 implica que a diferença de riscos causal $p_2 - p_3$ será 0, e o risco causal e razões de chances serão 1. Assim, esses valores das medidas de efeito causal *não* correspondem a ausência efeito, mas, em vez disso, a um equilíbrio entre efeitos causais e preventivos.

A hipótese de nenhum efeito é chamada, algumas vezes, de hipótese nula exata, e aqui corresponde a $p_2 = p_3 = 0$. A hipótese nula exata é um caso especial da hipótese nula usual, em que a diferença de riscos é zero ou a razão de riscos é 1, o que corresponde aos efeitos causal e preventivo equilibrando-se um no outro, para produzir $p_2 = p_3$. Somente se estivermos seguros de que uma direção do efeito não acontece (ou $p_2 = 0$, ou $p_3 = 0$), podemos dizer que uma diferença de riscos igual a 0, ou uma razão de riscos igual a 1, corresponde a nenhum efeito; caso contrário, só podemos dizer que aqueles valores correspondem a nenhum efeito *líquido*. De maneira mais geral, as medidas de efeito populacionais correspondem somente a efeitos líquidos: uma diferença de riscos representa apenas a alteração líquida no risco médio produzido pela exposição.

Entre os não expostos, somente as pessoas tipo 1 e tipo 3 adquirem a doença, de modo que a proporção de incidência na coorte 0 é $q_1 + q_3$ e a chance de incidência é $(q_1 + q_3)/(q_2 + q_4)$. Portanto, a diferença e a razão das proporções de incidência nas coortes são $(p_1 + p_2) - (q_1 + q_3)$ e $(p_1 + p_2)/(q_1 + q_3)$, ao passo que a razão de chances de incidência é

$$\frac{(p_1 + p_2)/(p_3 + p_4)}{(q_1 + q_3)/(q_2 + q_4)}$$

Essas medidas comparam duas coortes diferentes, a de expostos e a de não expostos, e são medidas de associação e não causais. Elas somente se igualam a suas correspondentes causais se $q_1 + q_3 = p_1 + p_3$, isto é, somente se a proporção de incidência da coorte 0 equivaler ao que a coorte 1 teria experimentado, se a exposição fosse ausente. Se $q_1 + q_3 \neq p_1 + p_3$, então a quantidade $q_1 + q_3$ não é uma substituição válida para $p_1 + p_3$. Nesse caso, a diferença de riscos de associação, a razão de riscos e a razão de chances são confundidas pela discrepância entre $q_1 + q_3$ e $p_1 + p_3$, assim dizemos que confundimento está presente nas comparações de risco.

O confundimento corresponde à diferença entre a quantidade contrafactual desejada $p_1 + p_3$, e a substituta observada $q_1 + q_3$. Essa diferença nasce das diversidades entre as coortes de expostos e não expostos, com relação a outros fatores que afetam o risco de doença, os confundidores. O controle do confundimento seria conseguido se pudéssemos estratificar as coortes sobre um conjunto suficiente desses confundidores, ou sobre fatores associados a eles, para produzir estratos dentro dos quais o contrafactual e seu substituto fossem iguais, isto é, dentro dos quais não ocorresse confundimento.

O confundimento depende da coorte para a qual estamos estimando os efeitos. Suponha que estamos interessados no efeito relativo que a exposição terá sobre o risco na coorte 0. Esse efeito seria mensurado pela razão causal para a coorte 0: $(q_1 + q_2)/(q_1 + q_3)$. Visto que a coorte 0 não é exposta, não observamos $q_1 + q_2$, o risco médio que ela teria se exposta; isto é, $q_1 + q_2$ é contrafactual. Se substituirmos o risco médio real da coorte 1, $p_1 + p_2$, por esta média de risco contrafactual na coorte 0, obteríamos a mesma razão de riscos de associação usada antes: $(p_1 + p_2)/(q_1 + q_3)$. Mesmo que essa razão de associação igualasse à razão de riscos causal para a coorte 1 (o que só ocorre se $p_1 + p_3 = q_1 + q_3$), ela não igualaria à razão de riscos causal para a coorte 0, a menos que $p_1 + p_2 = q_1 + q_2$. Para ver isto, suponha que $p_1 = p_2 = p_3 = q_1 = q_3 = 0,1$ e $q_2 = 0,3$. Então $p_1 + p_3 = q_1 + q_3 = 0,2$, mas $p_1 + p_2 = 0,2 \neq q_1 + q_2 = 0,4$. Assim, não há confundimento no uso da razão de associação $(p_1 + p_2)/(q_1 + q_3) = 0,2/0,2 = 1$ para a razão causal na coorte 1, $(p_1 + p_2)/(p_1 + p_3) = 0,2/0,2 = 1$, no entanto há confundimento no uso da razão de associação pela razão causal na coorte 0, pois esta última é $(q_1 + q_2)/(q_1 + q_3) = 0,4/0,2 = 2$. Esse exemplo mostra que a presença de confundimento pode depender da população escolhida como o alvo de inferência (a população-alvo), assim como da população eleita para fornecer uma substituta da quantidade contrafactual no alvo (a população de referência). Pode depender, também, do período de tempo em questão.

Diagramas causais (modelos gráficos) fornecem modelos visuais para distinguir causalidade de associação e, assim, para definir e detectar o confundimento (Pearl, 1995, 2000; Greenland et al., 1999a; Cap. 12). Modelos de desfecho potencial e modelos gráficos podem ser ligados por meio de uma terceira classe de modelos causais, chamados de *equações estruturais*, e levar aos mesmos critérios operacionais para detecção e controle de confundimento (Greenland et al., 1999a; Pearl, 2000; Greenland e Brumback, 2002).

RELAÇÕES ENTRE MEDIDAS DE EFEITO

Relações entre riscos relativos

Recorde-se do Capítulo 3, em que uma população fechada durante um intervalo de duração Δt, a proporção de incidência R, a taxa I e a chance R/S (onde $S = 1 - R$) estarão relacionadas por $R \approx I\Delta t \approx R/S$, se o tamanho da população em risco declinar apenas levemente durante o intervalo (o que implica que R deve ser pequena e $S = 1 - R \approx 1$). Suponha agora que contrastamos a experiência da população durante o intervalo sob duas condições, exposição e não exposição, e que o tamanho da população em risco declinaria apenas levemente sob cada condição. Então, a aproximação precedente implica que

$$\frac{R_1}{R_0} \approx \frac{I_1 \Delta t}{I_0 \Delta t} = \frac{I_1}{I_0} \approx \frac{R_1/S_1}{R_0/S_0}$$

onde $S_1 = 1 - R_1$ e $S_0 = 1 - R_0$. Em outras palavras, as razões dos riscos, as taxas e as chances serão aproximadamente iguais sob condições adequadas. A condição de que tanto R_1 quanto R_0 sejam pequenas é suficiente para garantir que tanto S_1 quanto S_0 sejam próximos de 1, caso em que a razão de chances se aproximará da razão de riscos (Cornfield, 1951). Para a razão de taxas se aproximar da razão de riscos, devemos ter $R_1/R_0 \approx I_1 T_1/I_0 T_0 \approx I_1/I_0$, o que requer que a exposição afete apenas de forma irrelevante o pessoa-tempo em risco (i.e., que $T_1 \approx T_0$). Ambas as condições seriam satisfeitas se o tamanho da população em risco declinasse por não mais do que um pequeno percentual durante o intervalo, independentemente do *status* da exposição.

A ordem das três razões (risco, taxa e chance) em relação à nulidade é previsível. Quando $R_1 > R_0$, temos $S_1 = 1 - R_1 < 1 - R_0 = S_0$, de modo que $S_0/S_1 > 1$ e

$$1 < \frac{R_1}{R_0} < \frac{R_1}{R_0} \frac{S_0}{S_1} = \frac{R_1/S_1}{R_0/S_0}$$

No entanto, quando $R_1 < R_0$, temos $S_1 > S_0$, de modo que $S_0/S_1 < 1$ e

$$1 > \frac{R_1}{R_0} > \frac{R_1}{R_0} \frac{S_0}{S_1} = \frac{R_1/S_1}{R_0/S_0}$$

Assim, quando a exposição afeta o risco médio, a razão de riscos será mais próxima da nulidade (1) do que a razão de chances.

Agora suponha que, como esperaríamos normalmente, o efeito da exposição sobre pessoa-tempo em risco está na direção oposta de seu efeito sobre o risco, de modo que $T_1 < T_0$ se $R_1 > R_0$, e $T_1 > T_0$ se $R_1 < R_0$. Então, se $R_1 > R_0$, temos $T_1/T_0 < 1$ e assim

$$1 < \frac{R_1}{R_0} = \frac{I_1 T_1}{I_0 T_0} < \frac{I_1}{I_0}$$

e se $R_1 < R_0$, temos $T_1/T_0 > 1$ e assim

$$1 > \frac{R_1}{R_0} = \frac{I_1 T_1}{I_0 T_0} > \frac{I_1}{I_0}$$

Assim, quando a exposição afeta o risco médio, esperaríamos, normalmente, que a razão de riscos estivesse mais próxima da nulidade que a razão de taxas. Ainda, a razão de taxa estará mais próxima da nulidade do que a razão de chances (Greenland e Thomas, 1982). Assim, geralmente esperaríamos que a razão de riscos fosse mais próxima da nulidade, a razão de chances mais distante da nulidade, e que a razão de taxas caísse entre a razão de riscos e a razão de chances.

Modificação da medida de efeito (heterogeneidade)

Suponha que dividamos nossa população em duas ou mais categorias, ou estratos. Em cada estrato, podemos calcular uma medida de efeito de nossa escolha. Essas medidas de efeito específicas por estrato podem, ou não, ser iguais uma à outra. Raramente teríamos qualquer razão para supor que elas seriam iguais. Se elas não são iguais, dizemos que a medida de efeito é *heterogênea* ou *modificada*, ou que *varia* ao longo dos estratos. Se elas são iguais, dizemos que a medida é *homogênea*, *constante* ou *uniforme*, ao longo dos estratos.

Um ponto importante sobre modificação da medida de efeito é que, se os efeitos estão presentes, geralmente o caso será que não mais que uma das medidas de efeito discutidas será uniforme ao longo dos estratos. De fato, se a exposição tem qualquer efeito sobre uma medida de ocorrência, no máximo uma das medidas de efeito de razão ou diferença pode ser uniforme ao longo dos estratos. Como um exemplo, suponha que entre os homens o risco médio fosse 0,50, se a exposição estivesse presente, mas 0,20, se a exposição estivesse ausente, ao passo que entre as mulheres o risco médio fosse 0,10, se a exposição estivesse presente, mas 0,04, se estivesse ausente. Então, a diferença de riscos causal para os homens seria 0,50 – 0,20 = 0,30, cinco vezes a diferença para mulheres, de 0,10 – 0,04 = 0,06. Em contraste, tanto para homens como para mulheres, a razão de riscos causal é 0,50/0,20 = 0,10/0,04 = 2,5. Agora suponha que mudemos esse exemplo para tornar as diferenças de riscos uniformes, por exemplo, colocando o risco dos homens expostos em 0,26, em vez de 0,50. Então, ambas as diferenças de riscos seriam 0,06, mas a razão de riscos masculina seria 0,26/0,20 = 1,3, muito menor do que a razão de riscos feminina de 2,5. Finalmente, se modificarmos o exemplo, tornando o risco masculino exposto 0,32 em vez de 0,50, a diferença de riscos masculina seria 0,12, o dobro da diferença de riscos feminina de 0,06, mas a razão masculina seria 1,6, menos de dois terços da razão feminina de 2,5. Assim, a presença, a direção e o tamanho da modificação da medida de efeito pode ser dependente da escolha da medida (Berkson,1958; Brumback e Berg, 2008).

Relação entre medidas estrato-específicas e medidas gerais

A relação de medidas de efeito específicas por estrato com a medida de efeito para uma coorte inteira pode ser sutil. Para diferenças e razões de riscos causais, a medida para a coorte inteira deve cair em algum lugar no meio das medidas estrato-específicas. Para as razões de chance, entretanto, a razão de chances causal para o total da coorte pode ser mais próxima da nulidade do que qualquer das razões de chances causais para os estratos (Miettinen e Cook, 1981; Greenland, 1987a; Greenland et al., 1999b). Esse fenômeno bizarro algumas vezes é referido como *não colapsidade* da razão de chances causal. O fenômeno tem levado alguns autores a criticar a razão de chances como uma medida de efeito, exceto como uma aproximação a razões de riscos e de taxas. (Miettinen e Cook, 1981; Greenland, 1987a; Greenland et al., 1999b; Greenland e Morgenstern, 2001).

Como exemplo, suponha que temos uma coorte com 50% de homens, e que entre os homens o risco médio fosse 0,50, se a exposição estivesse presente, mas 0,20, se a exposição estivesse ausente, ao passo que entre as mulheres o risco médio seria 0,08, se a exposição estivesse presente, mas 0,02 se estivesse ausente. Então, a razão de chances causal seria

$$\frac{0,50/(1-0,50)}{0,20/(1-0,20)} = 4,0 \text{ para homens} \quad \text{e} \quad \frac{0,08/(1-0,08)}{0,02/(1-0,02)} = 4,3 \text{ para mulheres}$$

Para o total da coorte, o risco médio, se a exposição estivesse presente, seria exatamente a média dos riscos médios masculino e feminino, 0,5(0,50) + 0,5(0,08) = 0,29; da mesma forma, o risco médio com a exposição ausente seria 0,5(0,20) + 0,5(0,02) = 0,11. Assim, a razão de chances causal para o total da coorte seria

$$\frac{0,29/(1 - 0,29)}{0,11/(1 - 0,11)} = 3,3$$

que é menor do que a razão de chances masculina e do que a razão de chances a feminina. Essa não colapsidade pode ocorrer porque, ao contrário da diferença e da razão de riscos, a razão de chance causal para a coorte total não é uma média ponderada das razões de chances causais específicas por estrato (Greenland, 1987a). Isso não deve ser confundido com o fenômeno do confundimento (Greenland et al., 1999b), que foi discutido antes. As taxas de razão causais e diferenças de taxas também podem exibir não colapsidade sem confundimento (Greenland, 1996a). Em particular, a razão de taxas causal para uma coorte total pode ser mais próxima da nulidade do que todas as razões de taxas causais estrato-específicas. Para demonstrar, estendemos o exemplo precedente como a seguir: suponha que o período de risco fosse o ano de 1º de janeiro a 31 de dezembro de 2000, que todas as pessoas que adoecessem ficassem doentes em 1º de janeiro, e que ninguém mais fosse removido do risco durante o ano. Então, as taxas seriam proporcionais às chances, porque nenhum dos casos contribuiria com uma quantidade significativa de pessoa-tempo. Em consequência, as razões de taxas causais para homens e mulheres seriam 4,0 e 4,3, ao passo que a razão de taxas causal para toda a coorte seria somente 3,3.

Como discutido antes, risco, taxa e razões de chance se aproximarão uns dos outros se a população diminuir de tamanho apenas levemente durante o período de risco, independente da exposição. Se essa condição se mantém em todos os estratos, a razão de taxas e a razão de chances se aproximarão da razão de riscos nos estratos, e por isso ambas as medidas serão aproximadamente colapsáveis quando a razão de riscos for colapsável.

FRAÇÕES ATRIBUÍVEIS

Frequentemente são vistas medidas que tentam avaliar o impacto de uma exposição em saúde pública, medindo sua contribuição à incidência total sob exposição. Por conveniência, nos referiremos a toda a família de tais medidas fracionadas como *frações atribuíveis*. Os termos *risco atribuível por cento*, ou apenas *risco atribuível*, são frequentemente usados como sinônimos, embora "risco atribuível" seja usado também para denotar a diferença de riscos (MacMahon e Pugh, 1970; Szklo e Nieto, 2000; Koepsell e Weiss, 2003). Tais frações podem ser divididas em duas classes amplas, que denominaremos *frações de excesso* e *frações etiológicas*.

Uma dificuldade fundamental é que as duas classes, costumam ser confundidas; entretanto, as frações de excesso podem ser muito menores do que as frações etiológicas, mesmo que a doença seja raras, ou que outras condições razoáveis sejam satisfeitas. Outra dificuldade é que as frações etiológicas não são estimáveis somente a partir de estudos epidemiológicos, mesmo que tais estudos sejam perfeitamente válidos: suposições sobre o mecanismo biológico subjacente devem ser introduzidas para estimar as frações etiológicas, e as estimativas serão muito sensíveis a tais suposições.

Frações de excesso

Uma família de frações atribuíveis baseia-se em recalcular uma diferença de incidências como uma proporção, ou fração da incidência total sob exposição. Tal medida é $(A_1 - A_0)/A_1$, a quantidade de casos em excesso devido à exposição, que tem sido chamada de *fração de excesso* (Greenland e Robins, 1988). Em uma coorte, a fração da proporção de incidência exposta $R_1 = A_1/N$ que é atribuível à exposição é exatamente igual à fração de excesso:

$$\frac{R_1 - R_0}{R_1} = \frac{A_1/N - A_0/N}{A_1/N} = \frac{A_1 - A_0}{A_1}$$

onde $R_0 = A_0/N$ é o que a proporção de incidência seria sem exposição. Comparando essa fórmula com a fórmula anterior para a fração de risco $(R_1 - R_0/R_1 = (RR - 1)/RR$, veremos que em uma coorte a quantidade de casos em excesso e a fração de risco são iguais.

A fração de taxa $(I_1 - I_0)/I_1 = (RT - 1)/RT$ é frequentemente igualada, por equívoco, com a fração de excesso $(A_1 - A_0)/A_1$. Para verificar que as duas não são iguais, deixemos que T_1 e T_0 representem o tempo total em risco, que seria experimentado pela coorte sob exposição e sob não exposição durante o intervalo de interesse. A fração de taxa, então, é igual a

$$\frac{A_1/T_1 - A_0/T_0}{A_1/T_1}$$

Se a exposição tem algum efeito, e a doença remove as pessoas de risco ulterior (como quando a doença é irreversível), então T_1 será menor do que T_0. Assim, a última expressão não pode igualar à fração de excesso $(A_1 - A_0)/A_1$ porque $T_1 \neq T_0$, embora, se o efeito de exposição sobre o tempo total em risco for pequeno, T_1 será próximo de T_0, e, assim, a fração de taxa se aproximará da fração de excesso.

Frações etiológicas

Suponha que todas as causas suficientes de uma doença em particular fossem divididas em dois grupos, aqueles que contêm a exposição e aqueles que não contêm a exposição, e que a exposição nunca seja preventiva. Essa situação é resumida na Figura 4.1. C e C' podem representar muitas combinações diferentes de componentes causais. Cada um dos dois grupos de causas suficientes representa uma variedade de mecanismos causais para doença teoricamente grandes, talvez tantos quanto um mecanismo distinto para cada caso que ocorra. A doença pode ocorrer com ou sem E, a exposição de interesse. Os mecanismos causais são agrupados no diagrama conforme eles contenham, ou não, a exposição. Dizemos que a exposição pode causar doença, se ela o fizer sob pelo menos algum grupo de condições C. Dizemos que a exposição E causou a doença, se uma causa suficiente que contenha E for a primeira causa suficiente a ser completada.

A princípio, parece simples perguntar qual fração dos casos foi causada pela exposição. Chamaremos essa fração de *fração etiológica*. Visto que podemos estimar o número total de casos, poderíamos estimar a fração etiológica, se pudéssemos estimar o número de casos causados por E. Infelizmente, esse número não é estimável a partir de dados de incidência comuns, porque a observação de um caso exposto não revela o mecanismo que o causou. Particularmente, pessoas que têm a exposição podem desenvolver a doença por um mecanismo que não inclua a exposição. Por exemplo, um fumante pode desenvolver câncer de pulmão por meio de algum mecanismo que não envolva o fumo (p. ex., envolvendo asbestos, ou exposição à radiação, sem contribuição alguma do tabagismo). Para tais casos de câncer do pulmão, o fumo foi incidental; não contribuiu para a causação do câncer. Não há uma maneira geral de dizer que fatores são responsáveis por um dado caso. Portanto, os casos expostos incluem alguns casos de doença causados pela exposição, se a exposição for realmente uma causa, e alguns casos de doença que ocorrem por meio de mecanismos que não envolvem a exposição.

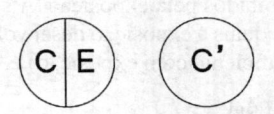

FIGURA 4.1 • Dois tipos de causas suficientes de uma doença.

A taxa ou proporção de incidência observada entre os expostos reflete a incidência de casos em ambos os grupos de causas suficientes, representados na Figura 4.1. A incidência de causas suficientes contendo E poderia ser encontrada subtraindo-se a incidência de causas suficientes que não contêm E. A última incidência não pode ser estimada se não podemos distinguir casos nos quais a exposição desempenhou um papel etiológico, daqueles para os quais a exposição foi irrelevante (Greenland e Robins, 1988; Greenland, 1999a). Assim, se I_1 é a taxa de incidência de doença em uma população quando a exposição está presente, e I_0 é a taxa naquela população quando a exposição está ausente, a diferença de taxas $I_1 - I_0$ não é igual, necessariamente, à taxa de doença surgindo de causas suficientes com a exposição como uma causa componente e não precisa sequer estar próxima daquela taxa.

Para entender a fonte dessa dificuldade, imagine uma coorte na qual, para cada membro, o complemento causal da exposição, C, será completado antes que a causa suficiente, C', esteja completa. Se a coorte não é exposta, cada caso de doença deve ser atribuível à causa C'. Porém, se a coorte estiver exposta desde o início do seguimento, todos os casos de doença ocorrerão quando C estiver completa (E já estando presente), e, assim, cada caso da doença deve ser atribuível à causa suficiente contendo C e E. Então, a taxa de incidência de casos causados pela exposição é I_1, quando a exposição está presente, não $I_1 - I_0$, e assim a fração de casos causados pela exposição é 1, ou 100%, embora a fração da taxa $(I_1 - I_0)/I_1$ possa ser muito pequena.

Frações de excesso e frações de taxa frequentemente são interpretadas de modo incorreto como frações etiológicas. O exemplo precedente mostra que essas frações podem ser bem menores do que a fração etiológica: no exemplo, a fração de taxa será próxima de 0 se a diferença de taxas for pequena em relação a I_1, mas a fração etiológica permanecerá 1, independente de A_0 ou I_0. Robins e Greenland (1989a, 1989b) e Beyea e Greenland (1999) apresentam condições sob as quais a fração de taxa e a fração etiológica são iguais, mas tais condições não são testáveis com dados epidemiológicos, e raramente têm alguma evidência de suporte, ou plausibilidade genuína (Robins e Greenland, 1989a, 1989b). Uma condição citada algumas vezes é que a exposição age de modo independente das causas de segundo plano, que serão mais examinadas em uma seção posterior. Sem tais suposições, contudo, o máximo que podemos dizer é que a fração de excesso fornece um limite mais baixo sobre a fração etiológica.

Uma condição que é irrelevante, porém fornecida algumas vezes, é que a doença é rara. Para ver que essa condição é irrelevante, observe que o exemplo anterior não fez uso da frequência absoluta da doença; as frações excessiva e de taxa ainda podem estar próximas de 0, mesmo que a fração etiológica esteja próxima de 1. A raridade da doença apenas aproxima as frações de casos e taxas uma da outra, da mesma forma que traz as razões de riscos e de taxas para perto uma da outra (presumindo que a exposição não tenha um grande efeito sobre o pessoa-tempo); ela não aproxima a fração de taxa da fração etiológica.

Probabilidade de causalidade e suscetibilidade à exposição

Para ilustrar a diferença entre frações de excesso e fração etiológica, suponha que em um dado tempo em uma coorte, a fração F de realizações de C' foi precedida por realizações de C. Novamente, nenhum caso pode ser atribuível à exposição se a coorte não for exposta. Porém, se a coorte for exposta, uma fração F dos casos A_0, que teriam ocorrido sem exposição, agora será causada pela exposição. Além disso, pode haver casos causados pela exposição nos quais a doença nunca tenha ocorrido. Deixemos que A_0 e A_1 sejam os números de casos que ocorreriam durante um dado intervalo, quando a exposição estivesse ausente e presente, respectivamente. Uma fração $1 - F$ de A_0 casos não seria afetada pela exposição; para tais casos, as realizações de C' precedem as realizações de C. O produto $A_0(1 - F)$ é o número de casos não afetados pela exposição. A subtração desse produto de A_1 dá $A_1 - A_0(1 - F)$ para o número de casos nos quais a exposição desenvolveu um papel etiológico. A fração de casos A_1 atribuível à C (uma causa suficiente com exposição) é, assim,

$$\frac{A_1 - A_0(1 - F)}{A_1} = 1 - (1 - F)/RR \qquad [4.1]$$

Se escolhermos um caso aleatoriamente, essa fórmula de fração etiológica iguala à probabilidade de que a exposição causou aquele caso, ou a *probabilidade de causalidade* para o caso. Embora seja de grande interesse biológico e legal, essa probabilidade não pode ser estimada epidemiologicamente, se nada é sabido sobre a fração F (Greenland e Robins, 1988, 2000; Greenland, 1999a; Beyea e Greenland, 1999; Robins e Greenland, 1989a, 1989b). Esse problema é mais discutido no Capítulo 16, sob o tópico de estimação da fração atribuível.

Para exposições preventivas, deixemos agora que F seja a fração de casos expostos A_1 para os quais a doença teria sido causada por um mecanismo requerendo ausência de exposição (i.e., não exposição, ou não E), se a exposição estivesse ausente. Então, o produto $A_1(1 - F)$ é o número de casos não afetados pela exposição; a subtração desse produto de A_0 dá $A_0 - A_1(1 - F)$ para o número de casos nos quais a exposição desempenharia um papel preventivo. A fração de casos não expostos A_0 que foram causados por não exposição (i.e., atribuíveis a uma causa suficiente com não exposição) é, assim,

$$[A_0 - A_1(1 - F)]/A_0 = 1 - RR(1 - F)$$

Como com a fração etiológica, essa fração não pode ser estimada, se nada se sabe sobre F.

Retornando a uma exposição causal, é presumido comumente, frequentemente sem uma declaração ou evidência apoiadora, que o completamento de C e C' ocorre independentemente na coorte, de modo que a probabilidade de "suscetibilidade" à exposição, $\Pr(C)$, pode ser derivada pelas leis básicas de probabilidade para eventos independentes. Agora, $\Pr(C') = A_0/N = R_0$; assim, sob independência,

$$\Pr(C \text{ ou } C') = A_1/N = R_1$$
$$= \Pr(C) + \Pr(C') - \Pr(C)\Pr(C')$$
$$= \Pr(C) + R_0 - \Pr(C)R_0 \quad [4.2]$$

O rearranjo produz

$$\Pr(C) = \frac{A_1/N - A_0/N}{1 - A_0/N} = \frac{R_1 - R_0}{1 - R_0} \quad [4.3]$$

A expressão da direita é a diferença de riscos causal dividida pela proporção sobrevivente sob não exposição. Daí, a equação pode ser reescrita

$$\Pr(C) = (R_1 - R_0)/S_0 = (S_0 - S_1)/S_0 = 1 - S_1/S_0$$

Essa medida foi derivada primeiro por Sheps (1958), que se referiu a ela como a *diferença relativa*; foi proposta mais tarde como um índice de suscetibilidade a efeitos de exposição por Khoury e colaboradores (1989a) com base na presunção de independência. Porém, como com a condição de independência, não se pode verificar a equação 4.3 a partir somente de dados epidemiológicos, e é raramente plausível, se é que ocorre, verificá-la sobre fundamentos biológicos.

Uma nota sobre terminologia

Mais do que com outros conceitos, há uma terminologia profundamente inconsistente e confusa na literatura sobre frações atribuíveis. Levin (1953) usou o termo *proporção atribuível* para sua medida original de impacto populacional de doença, a qual, em nossos termos, é uma fração de excesso ou fração de risco. Muitos textos epidemiológicos, daí em diante, usaram o termo *risco atribuível* para se referir à diferença de riscos $R_1 - R_0$, e chamaram a medida de Levin de um *percentual de risco atribuível* (p. ex., MacMahon e Pugh, 1970; Koepsell e Weiss, 2003). Por volta de 1970, contudo, porções da literatura de bioestatística começaram a chamar a medida de Levin de *risco atribuível* (p. ex., Walter, 1976; Breslow e Day, 1980), e, infelizmente, parte da literatura epidemiológica os acompanhou. Alguns epidemiologistas se esforçaram para manter a distinção, pela introdução do termo *fração atribuível* para o conceito de Levin (Ouellet et al., 1979; Deubner et al., 1980); outros adotaram o termo *fração etiológica* para o mesmo conceito, e assim o confundiram com a fração de casos causados pela exposição. O termo *risco atribuível* continua a ser usado para conceitos completamente diferentes, tais como diferença de riscos, fração de risco, fração de taxa e a fração etiológica. Por causa dessa confusão, recomendamos que o termo *risco atribuível* seja totalmente evitado, e que o termo *fração etiológica* não seja usado para medidas relativas de excesso.

GENERALIZANDO DEFINIÇÕES DE EFEITO

Por conveniência, apresentamos as definições anteriores para a situação na qual podemos imaginar a coorte de interesse sujeita a uma de duas condições, tratamentos (intervenções) ou categorias de exposição distintos, durante o (ou no início do) intervalo de tempo de interesse. Pensamos nessas exposições, normalmente, aplicadas separadamente para cada membro da coorte. Porém, para estudar intervenções em saúde pública, devemos generalizar nosso conceito de exposição a populações gerais e permitir a variação em efeitos de exposição entre indivíduos e subgrupos. Consideraremos, daqui em diante, a "exposição" de uma população como se referindo ao *padrão* de exposição (ou tratamento) entre indivíduos na população. Isto é, consideraremos os subscritos 1 e 0 para denotar *distribuições* diferentes de exposição ao longo da população. Nessa visão, as medidas de efeito referem-se a comparações de distribuições de desfechos sob pares diferentes de padrões de distribuição ao longo da população de interesse (Greenland, 2002a; Maldonado e Greenland, 2002). Para ilustrar esse conceito epidemiológico geral de efeito, suponha que nossa população compreende apenas três membros no começo de um intervalo de 5 anos, cada um dos quais fuma um maço de cigarros por dia no início do intervalo. Vamos dar a essas pessoas números de identificação 1, 2 e 3, respectivamente. Suponha que estamos preocupados com o efeito das distribuições (padrões) diferentes da postagem com material antifumo, sobre a experiência com mortalidade dessa população durante o intervalo. Um padrão de exposição possível é

Pessoa 1: Postagem do material no começo do intervalo e a cada quadrimestre.
Pessoa 2: Postagem do material no começo do intervalo e anualmente.
Pessoa 3: Nenhum material postado.

Chamemos esse de padrão de exposição 0 ou padrão de referência. Outro padrão possível é:

Pessoa 1: Nenhum material postado.
Pessoa 2: Postagem do material no início do intervalo e anualmente.
Pessoa 3: Postagem do material no começo do intervalo e a cada quadrimestre.

Chamemos esse de padrão de exposição 1 ou o índice padrão; ele difere do padrão 0 apenas porque os tratamentos das pessoas 1 e 3 foram intercambiados.

Sob ambos os padrões, um terço da população recebe materiais anualmente, um terço os recebe a cada quadrimestre e um terço não recebe. Entretanto, é perfeitamente razoável que o padrão 0 possa produzir um desfecho diferente do padrão 1. Por exemplo, suponha que a pessoa 1 simplesmente descarte os materiais sem abri-los e, sob qualquer dos padrões, continue fumando e morra no quarto ano, por um câncer relacionado com o fumo. A pessoa 2 recebe o mesmo tratamento sob ambos os padrões; suponha que, sob qualquer padrão, ela faleça no primeiro ano, por um infarto do miocárdio. Porém, suponha que a pessoa 3 continuasse fumando sob o padrão 0, até que no terceiro ano ela falecesse por um acidente vascular cerebral relacionado com o fumo, ao passo que, no padrão 1, ela lesse os materiais recebidos, tivesse sucesso em deixar de fumar no segundo ano, e, em consequência, não sofresse acidente vascular cerebral, ou outra causa de morte, antes do fim do seguimento.

O total de óbitos e o tempo vivido sob o padrão de exposição 0 seria $A_0 = 3$ (todos morrem) e $T_0 = 4 + 1 + 3 = 8$ anos, ao passo que o total de mortes e o tempo de vida no padrão de exposição 1 seria $A_1 = 2$ e $T_1 = 4 + 1 + 5 = 10$ anos. Os efeitos do padrão 1 *versus* padrão 0, nessa população, seriam, assim, diminuir a taxa de incidência de 3/8 = 0,38 por ano para 2/10 = 0,20 por ano, uma diferença de taxas causal de 0,20 – 0,38 = –0,18 por ano, e uma razão de taxas causal de 0,20/0,38 = 0,53; para diminuir a proporção de incidência de 3/3 = 1,00 para 2/3 = 0,67, uma diferença de riscos causal de 0,67 – 1,00 = –0,33 e uma razão de riscos causal de 0,67/1,00 = 0,67; e para aumentar o total de anos de vida de 8 para 10 anos. A fração de mortes que é passível de prevenção pelo padrão 1 é (3 – 2)/3 = 0,33, que iguala à fração de óbitos sob o padrão 0, para a qual a mudança para o padrão 1 teria relevância etiológica. Em contraste, a fração da taxa "prevenida" (removida) pelo padrão 1 em relação ao padrão 0 é (0,38 – 0,20)/0,38 = 1 – 0,53 = 0,47 e representa somente a redução de taxa sob o padrão 1; ela não iguala a uma fração etiológica.

Esse exemplo ilustra dois pontos-chave que os epidemiologistas devem ter em mente quando estiverem interpretando medidas de efeito:

1. Os efeitos sobre taxas de incidência não são os mesmos que os efeitos sobre proporções de incidência (riscos médios). A terminologia comum, tal como "risco relativo", atrai confusão entre as medidas de efeito. A menos que o desfecho seja incomum para todos os padrões de exposição sob estudo durante o intervalo de interesse, o tipo de risco relativo deve ser mantido distinto. No exemplo precedente, a razão de taxas foi 0,53, ao passo que a razão de riscos foi 0,67. Da mesma forma, o tipo de fração atribuível deve ser mantido distinto. A fração de mortes passíveis de prevenção foi 0,33, ao passo que a fração da taxa passível de prevenção foi 0,47.
2. Nem todos os indivíduos respondem de modo semelhante a exposições ou a tratamentos. Portanto, nem sempre é suficiente distinguir padrões de exposição por resumos simples, tais como "80% expostos" *versus* "20% expostos". No exemplo precedente, ambos os padrões de exposição tiveram um terço da população recebendo materiais pelo correio a cada quadrimestre e um terço os recebendo anualmente, de modo que os padrões foram indistinguíveis com base na prevalência da exposição. Os efeitos foram produzidos inteiramente pelas diferenças de resposta das pessoas tratadas.

FRAÇÕES ATRIBUÍVEIS À POPULAÇÃO E FRAÇÕES DE IMPACTO

Vê-se frequentemente *percentual de risco atribuível à população*, ou *fração atribuível à população*, definido como a redução de incidência que seria conseguida se a população tivesse sido inteiramente não exposta, em comparação com seu padrão atual (real) de exposição. Esse conceito, devido a Levin (1953, que o chamou de uma *proporção atribuível*), é um caso especial de definição de fração atribuível com base em padrão de exposição. Em particular, é uma comparação da incidência (ou taxa, ou número de casos, que devem ser mantidos distintos) sob o padrão observado de exposição, com a incidência sob um padrão contrafactual, no qual a exposição, ou o tratamento, está inteiramente ausente da população.

A remoção completa de uma exposição é, frequentemente, muito irrealista, tal como com o tabagismo e com a poluição do ar; mesmo com restrições legais e programas de cessação ou de despoluição, muitas pessoas continuarão a se expor, ou a ser expostas. Uma medida que dá margem a essas realidades é a *fração de impacto* (Morgenstern e Bursic, 1982), que é uma comparação da incidência sob o padrão de exposição observado com a incidência sob um padrão contrafactual, no qual a exposição só é parcialmente removida da população. Novamente, esse é um caso especial de nossa definição atribuível com base no padrão de exposição.

MEDIDAS PADRONIZADAS DE ASSOCIAÇÃO E EFEITO

Considere novamente o conceito de padronização, conforme introduzido no final do Capítulo 3. Dada uma distribuição padrão $T_1,...,T_K$ de pessoas-tempo ao longo de categorias K, ou estratos definidos por uma ou mais variáveis e um esquema $I_1,...I_K$ de taxas de incidência naquelas categorias, temos a taxa padronizada

$$I_s = \frac{\sum_{k=1}^{K} T_k I_k}{\sum_{k=1}^{K} T_k}$$

que é a média das I_K ponderadas pelas T_K. Se $I_1^*,... I_K^*$ representa outro esquema de taxas para as mesmas categorias, e

$$I_s^* = \frac{\sum_{k=1}^{K} T_k I_k^*}{\sum_{k=1}^{K} T_k}$$

é a taxa padronizada para esse esquema, então

$$IR_s = \frac{I_s}{I_s^*} = \sum T_k I_k \Big/ \sum T_k I_k^*$$

é chamada uma *razão de taxas padronizadas*. O aspecto definidor dessa razão é que a mesma distribuição-padrão é usada para ponderar a taxa do numerador e do denominador. Similarmente,

$$ID_s = \sum T_k I_k \Big/ \sum T_k - \sum T_k I_k^* \Big/ \sum T_k = \sum (T_k I_k - T_k I_k^*) \Big/ \sum T_k$$

é chamada a *diferença de taxas padronizadas*; note que ela não é somente uma diferença de taxas padronizadas, mas é também uma média ponderada das diferenças de taxas específicas por estrato $I_k - I_k^*$, usando os mesmos pesos que foram utilizados para a padronização (a T_k).

Suponha que $I_1,...,I_K$ representam as taxas observadas ou previstas para estratos de uma dada população-alvo, se ela é exposta a alguma causa ou preventivo de doença, $T_1,...,T_K$ são as pessoas-tempo observadas em estratos daquela população, e $I_1^*,...,I_K^*$ representam as taxas previstas ou observadas para estratos da população, se ela não é exposta. A suposição então é que $RT_s = I_s/I_s^*$ e ID_s são os efeitos de exposição nessa população, comparando as taxas gerais (brutas) que ocorreriam sob condições de exposição distintas. Essa interpretação presume, entretanto, que a distribuição de pessoas-tempo não seria afetada pela exposição.

Se $I_1^*,...,I_K^*$ representam taxas contrafactuais, em vez de reais, digamos, porque a população realmente foi exposta, então I_s^* não precisa representar a taxa geral que ocorreria na população se a exposição fosse removida. Por exemplo, a modificação em taxas da I_k para a I_k^* poderia deslocar a distribuição pessoa-tempo $T_1,...,T_K$ para $T_1^*,...,T_K^*$. Além disso, como discutido anteriormente, a exposição poderia afetar riscos competitivos, e esse efeito também poderia desviar a distribuição pessoa-tempo. Se esse desvio for grande, a razão e a diferença de taxas padronizadas não refletirão adequadamente o efeito real da exposição sobre a taxa de doença (Greenland, 1996).

Há umas poucas condições especiais sob as quais o efeito da exposição sobre pessoa-tempo não afetará a razão de taxas padronizadas. Se as razões estrato-específicas I_k/I_k^* são constantes ao longo das categorias, a razão de taxas padronizadas será igual a essa razão constante estrato-específica. Se a exposição tem apenas um efeito pequeno sobre pessoa-tempo, então, não importa a distribuição pessoa-tempo usada como o padrão, a diferença entre uma razão padronizada e o efeito real também será pequena. Em geral, contudo, é preciso estar atento para o fato de que uma suposição essencial é necessária para permitir que se interprete uma razão de taxas padronizadas como uma medida de efeito, mesmo que não haja problema metodológico com as observações. Analogamente, a diferença de taxas padronizadas não será uma medida de efeito, salvo quando a exposição não afetar a distribuição pessoa-tempo, ou quando existirem outras condições especiais, tais como diferenças de taxas constante $I_k - I_k^*$ ao longo das categorias.

As proporções de incidência têm denominadores $N_1,...,N_K$, que não são afetados por alterações de taxas, ou por riscos competitivos. Assim, se esses denominadores são usados para criar razões e diferenças de riscos padronizados, as medidas resultantes podem ser interpretadas como medidas de efeito, sem a necessidade das suposições especiais requeridas para interpretação de razões e diferenças de taxas padronizadas.

Razões de morbidade padronizadas (RMP)

Quando a distribuição de pessoas-tempo expostas fornece o padrão, a razão de taxas padronizadas adota uma forma simplificada. Suponha que $T_1,...,T_K$ representam as pessoas-tempo expostas, $A_1,...,A_K$ sejam o número de casos entre os expostos, $I_1,...,I_K$ sejam as taxas nos casos expostos e $I_1^*,...,I_K^*$, as taxas que teriam ocorrido nos casos expostos, se não tivessem sido expostos. Então, em cada estrato temos $T_k I_k = A_k$, e assim a razão de taxas padronizadas torna-se

$$\sum T_k I_k \Big/ \sum T_k I_k^* = \sum A_k \Big/ \sum T_k I_k^*$$

O numerador dessa razão é só o número total de casos expostos ocorrendo na população. O denominador é o número de casos que seria esperado ocorrer na ausência de exposição, se a exposição não afetasse a distribuição de pessoa-tempo. Essa razão de casos observados para esperados é chamada de *razão de morbidade padronizada* (RMP), *razão de incidência padronizada* (RIP), ou, quando o desfecho é óbito, a *razão de mortalidade padronizada*. Quando proporções de incidência são usadas em lugar das taxas de incidência, o mesmo tipo de simplificação ocorre ao se tomar a distribuição de pessoas expostas como o padrão: a razão de riscos padronizada reduz-se a uma razão de casos observados para esperados.

Muitos estudos ocupacionais e ambientais, que examinam populações de trabalhadores expostos, tentam estimar as RMP pelo uso de categorias de idade/sexo/raça como estratos, e usando, então, taxas específicas de idade/sexo/raça da população geral, em lugar das taxas contrafactuais desejadas $I_1^*,...I_K^*$. Um problema importante com essa prática é aquele do *confundimento de resíduo*. Normalmente haverá muitas outras diferenças entre a população geral além de suas distribuições por idade, sexo e raça (diferenças em tabagismo, em assistência à saúde, etc.), e algumas dessas diferenças confundirão a razão padronizada resultante. Esse é um exemplo do problema mais comum de confundimento de resíduo na epidemiologia observacional, ao qual retornaremos em capítulos posteriores.

As RMP estimadas por meio de categorias de exposição, ou de populações diferentes, algumas vezes são comparadas diretamente entre si para avaliar uma tendência de dose-resposta, por exemplo. Geralmente tais comparações não são totalmente padronizadas, porque a RMP de cada categoria de exposição é ponderada pela distribuição de pessoa-tempo, ou pessoas, daquela categoria, e essas ponderações não são necessariamente comparáveis ao longo das categorias de exposição. O resultado é o confundimento de resíduo pelas variáveis usadas para criar os estratos, assim como por variáveis não medidas (Yule, 1934; Breslow e Day, 1987; Greenland, 1987e). Há, contudo, várias circunstâncias sob as quais essa diferença em ponderações não levará a confundimento importante (além do problema do confundimento de resíduo discutido).

Uma circunstância é quando as populações comparadas diferem pouco em sua distribuição de pessoa-tempo ao longo dos estratos (p. ex., quando elas têm distribuições idade/sexo/raça similares). Outra circunstância é quando os fatores de estratificação têm pouco efeito sobre o desfecho em estudo (o que não é comum; idade e sexo são fortemente relacionados à maioria dos desfechos). Outra circunstância, ainda, é quando as razões estrato-específicas são quase constantes ao longo dos estratos (nenhuma modificação da razão pelas variáveis de padronização) (Breslow e Day, 1987). Embora nenhuma dessas circunstâncias possa se manter exatamente, a primeira e a última, juntas, frequentemente são grosseiramente aproximadas; quando isso ocorre, a falta de padronização mútua entre as RMP comparadas levará a pouca distorção. Então, a atenção pode voltar-se para muitos outros problemas de validade, que são o pesadelo dos estudos de RMP, tais como confundimento de resíduo, dados perdidos e erros de mensuração (ver Caps. 9 e 19). Se, entretanto, não se pode estar confiante de que o viés devido à comparação direta de RMP seja pequeno, as estimativas devem ser baseadas em um só padrão comum aplicado ao risco em todos os grupos, ou em um modelo de regressão que dê conta das diferenças entre as populações comparadas e os efeitos da exposição sobre pessoa-tempo (Cap. 20).

RAZÕES DE PREVALÊNCIAS

No Capítulo 3, mostramos que as chances de prevalência bruta, (PO = *prevalence odds*), é igual à taxa de incidência bruta, I, vezes a duração média da doença, $\overline{D}$, quando a população em risco e o grupo de prevalência são estacionários, e não há migração para dentro ou para fora do grupo de prevalência. Declarando novamente essa relação, separadamente para uma só população, sob exposição e sob não exposição, ou para uma população exposta e uma não exposta, temos

$$PO_1 = I_1\overline{D}_1 \quad \text{e} \quad PO_0 = I_0\overline{D}_0 \qquad [4.5]$$

onde os subscritos 1 e 0 referem-se a expostos e a não expostos, respectivamente. Se a duração média da doença for a mesma, independente da exposição, isto é, se $\overline{D}_1 = \overline{D}_0$, a razão de chances de incidência, POR *(prevalence odds ratio)*, bruta será igual à razão da taxa de incidência bruta RT:

$$POR = \frac{PO_1}{PO_0} = \frac{I_1}{I_0} = IR \qquad [4.6]$$

Infelizmente, se a exposição afetar a mortalidade, também alterará a distribuição etária da população. Assim, como as pessoas mais velhas tendem a morrer mais cedo, a exposição afetará indiretamente a duração média, de modo que $\overline{D}_1$ não será igual a $\overline{D}_0$. Em tal caso, a equação 4.6 não se manterá exatamente, embora ainda possa se manter aproximadamente (Newman, 1988).

OUTRAS MEDIDAS

As medidas que discutimos não são, de modo algum, exaustivas de todas aquelas que foram propostas. Nem todas as medidas de efeito propostas se enquadram em nossa definição de medida de efeito – isto é, um contraste do desfecho de uma população *única* sob duas condições *diferentes*. Exemplos de medidas que *não* são medidas de efeito por nossa definição incluem coeficientes de correlação e medidas de redução de variância correlatas (Greenland, et al., 1986, 1991). Exemplos de medidas que são medidas de efeito por nossa definição, mas que não são discutidas em detalhes aqui, incluem expectativa de perda de anos de vida (Murray et al., 2002), assim como períodos de avanço de risco e de taxa (Brenner et al., 1993).

A perda de anos de vida, $T_0/N - T_1/N$, e a medida de razão correspondente, T_0/T_1, têm algumas vantagens dignas de nota sobre a taxa convencional e sobre as medidas de efeito baseadas em risco. Elas não estão sujeitas aos problemas de falta de estabilidade que surgem para as frações etiológicas (Robins e Greenland, 1991), nem a preocupações com os efeitos da exposição sobre o tempo em risco. De fato, elas representam o efeito da exposição sobre o tempo em risco. Elas são, contudo, mais difíceis de estimar estatisticamente a partir de dados epidemiológicos típicos, especialmente quando apenas dados de caso-controle (Cap. 8) estão disponíveis, o que pode explicar, em parte, sua popularidade limitada até então (Boshuizen e Greenland, 1997).

CAPÍTULO 5

Conceitos de interação

Sander Greenland, Timothy L. Lashman
e Kenneth J. Rothman

Interação estatística e modificação de medida de efeito 90
  Dependência de escala da modificação de medida de efeito 90
Interações biológicas 93
  Desfechos potenciais para duas variáveis 93
  Relação de distribuições de tipo de resposta a riscos médios 95
  Relação de distribuições de tipo de resposta à aditividade 97

A impossibilidade da identificação de tipos de resposta de interação 98
Interações sob o modelo de causa suficiente 99
Relação entre o desfecho-potencial e os de interação de causa suficiente 100
Interação biológica *versus* estatística 102
Interações em saúde pública 102

O conceito de interação é centrado na ideia de que o efeito de uma exposição, comparado com uma categoria de referência sem exposição, pode depender da presença de uma ou mais outras exposições. Um exemplo bem conhecido é concernente ao efeito da exposição ocupacional à poeira de asbestos sobre o risco de câncer de pulmão, o qual depende do estado de fumante (Berry e Liddell, 2004). Como uma ilustração hipotética, suponha que examinemos o risco médio em 10 anos de câncer de pulmão em um cenário ocupacional e encontremos que, entre trabalhadores com asbestos do sexo masculino, não fumantes, esse risco é de 3/1.000, e que o risco correspondente em homens comparáveis não fumantes que não trabalharam com asbestos é de 1/1.000. Suponha, também, que o risco é de 20/1.000 entre trabalhadores com asbestos do sexo masculino fumantes e é de 10/1.000 em homens comparáveis que fumavam e não trabalhavam com asbestos. Então, a razão de riscos associando o trabalho com asbestos com o risco de câncer de pulmão é de 3/1 = 3, em não fumantes, maior do que a razão de riscos de 20/10 = 2, nos fumantes. Em contraste, a diferença de riscos é 3 − 1 = 2/1.000, em não fumantes, menor do que a diferença de riscos de 20 − 10 = 10/1.000, entre os fumantes. Assim, quando se usa a medida de razão, parece que a associação entre exposição a asbestos e risco de câncer de pulmão é maior em não fumantes do que em fumantes. Quando usamos a medida de diferença, entretanto, parece que a associação é consideravelmente *menor* para não fumantes do que para fumantes.

A possível dependência de escala de uma avaliação de interação ilustra o tipo de assunto que complica a compreensão do conceito. Em verdade, o conceito de interação gerou muito debate quando, pela primeira vez, se tornou um foco para epidemiologistas, como visto em Rothman (1974, 1976a, 1976b), Koopman, (1977), Kupper e Hogan (1978), Walter e Holford (1978) e Siemiatycki e Thomas (1981). A literatura decorrente identificou numerosas distinções e conceitos, cujo delineamento tem ajudado a iluminar discordâncias iniciais e tem apontado o caminho para a elaboração de conceitos adicionais de interação; para exemplos, ver Blot e Day (1979), Rothman e colaboradores

(1980), Saracci (1980), Koopman (1981), Walker (1981), Miettinen (1982b), Weinberg (1986), Greenland e Poole (1988), Weed e colaboradores (1988), Thompson (1991), Greenland (1993b), Darroch e Borkent (1994), Darroch (1997) e VanderWeele e Robins (2007a, 2008a).

Em adição à dependência de escala, outro problema é a ambiguidade do termo *interação*, que tem sido usado para vários conceitos distintos, estatísticos, biológicos e de saúde pública. A falha na distinção entre esses conceitos foi responsável por muito da controvérsia inicial (Blot e Day, 1979; Saracci, 1980; Rothman e colaboradores, 1980). Uma vez feitas essas distinções, permanece a questão do que pode ser aprendido sobre interação a partir de dados epidemiológicos (Thompson, 1991).

O capítulo presente fornece definições e faz distinções entre conceitos de interação. O Capítulo 16 descreve como a análise estratificada pode ser usada para estudar interações e apresenta as limitações de tais métodos. Começamos pela discussão da interação estatística, um conceito que se refere a associações, causais ou não. A interação estatística é dependente de escala. Quando nenhum viés está presente, de modo que as associações observadas estimam, validamente, efeitos causais de interesse, a interação estatística corresponde à modificação de medida de efeito. Depois de discutir a relação da interação estatística com a modificação de efeito, discutimos modelos para interação biológica. Mostramos que, quando efeitos são mensurados por diferenças de riscos causal, e a interação biológica é definida como modificação de tipos de resposta potencial, a interação biológica está implicada em afastamentos da aditividade de efeitos. Também mostramos que a interação biológica pode estar presente mesmo quando há aditividade de efeitos, quando há tipos opostos de interação que se cancelam um ao outro, deixando o efeito líquido aditivo. Então, comparamos esse modelo de desfecho-potencial de interação biológica àquele baseado no modelo de causa suficiente-componente introduzido no Capítulo 2. Concluímos com uma discussão da interação em saúde pública.

INTERAÇÃO ESTATÍSTICA E MODIFICAÇÃO DE MEDIDA DE EFEITO

Quando nenhum viés está presente, a definição de interação que é usada, frequentemente, em livros e programas computacionais de estatística (particularmente para análise de variância) é logicamente equivalente à definição de modificação de medida de efeito, ou heterogeneidade de efeito. Interação é frequentemente descrita como "afastamento da aditividade de efeitos na escala de desfecho escolhida". Assim, os métodos para análise de interações estatísticas podem ser vistos como métodos para analisar a modificação de medida de efeito, sob a suposição de que todo viés tenha sido controlado adequadamente (ver Cap. 15).

Conforme visto no exemplo anterior dos efeitos de asbestos e fumo, a presença ou a ausência de interação estatística entre dois fatores X e Z depende da escala com a qual se escolhe mensurar sua associação. Suponha que tanto X quanto Z tenham efeitos, e a diferença de riscos para um permanece constante ao longo de níveis do outro, de modo que não há modificação das diferenças de riscos (i.e., há homogeneidade das diferenças de riscos). Se não há viés (de modo que as associações igualam os efeitos), esse estado de coisas corresponde a nenhuma interação estatística *na escala da diferença de riscos* para o efeito, porque o efeito combinado de X e Z sobre o risco pode ser calculado simplesmente pela soma das diferenças de riscos separadas para X e Z. No exemplo, há modificação de medida de efeito, ou interação estatística, na escala de diferença, porque o risco adicionado pela exposição a asbestos foi maior entre fumantes do que entre não fumantes. Também houve modificação de medida de efeito, ou interação estatística, entre asbestos e fumo na escala de razão de riscos para o efeito, porque a quantidade que os asbestos multiplicaram o risco foi menor entre fumantes do que entre não fumantes.

Dependência de escala da modificação de medida de efeito

Como explicado no Capítulo 4, se tanto X quanto Z têm efeitos e não há modificação (heterogeneidade) das diferenças de riscos de um fator pelo outro fator, deve haver modificação das razões de riscos. Inversamente, se X e Z têm efeitos, e não há modificação das razões de riscos, deve haver modificação das diferenças de riscos. Comumente, tanto as diferenças de riscos quanto as razões de riscos para um fator são heterogêneas através das categorias do outro. Naquele caso, as diferenças de riscos e as razões de riscos podem ser modificadas em direções opostas, como visto no exemplo para asbestos e fumo.

Para explicar por que a homogeneidade da medida de efeito em uma escala requer heterogeneidade da medida de efeito na outra escala, quando ambos os fatores têm efeitos, examinaremos primeiro o caso em que as diferenças de riscos são homogêneas e as razões de riscos são heterogêneas. Nós então examinaremos o caso oposto.

Para começar, escreva R_{ij} para o risco médio (proporção de incidência) quando $X = i$ e $Z = j$, como na Tabela 5.1. Suponha que a diferença de riscos para $X = 1$ versus $X = 0$, quando $Z = 0$ (que é $R_{10} - R_{00}$), seja igual à diferença de riscos para $X = 1$ versus $X = 0$, quando $Z = 1$ (que é $R_{11} - R_{01}$):

$$R_{11} - R_{01} = R_{10} - R_{00} \quad [5.1]$$

Subtraindo-se R_{00} de cada lado e rearrumando, pode-se reescrever esta equação como

$$R_{11} - R_{00} = (R_{10} - R_{00}) + (R_{01} - R_{00}) \quad [5.2]$$

Esta equação mostra que a diferença de riscos para mudar o *status* da exposição de $X = Z = 0$ para $X = Z = 1$ pode ser encontrada simplesmente *somando* a diferença de riscos para $X = 1$ versus $X = 0$, quando $Z = 0$, à diferença de riscos para $Z = 1$ versus $Z = 0$, quando $X = 0$. Se dividirmos ambos os lados da equação 5.1 por R_{00} (o risco quando $X = 0, Z = 0$), obteremos

$$\frac{R_{11}}{R_{00}} - \frac{R_{01}}{R_{00}} = \frac{R_{10}}{R_{00}} - 1 \quad [5.3]$$

Subtraindo 1 de cada lado da mesma equação e rearrumando, podemos reescrever esta equação em termos das razões de riscos excessivo:

$$\frac{R_{11}}{R_{00}} - 1 = \left(\frac{R_{10}}{R_{00}} - 1\right) + \left(\frac{R_{01}}{R_{00}} - 1\right) \quad [5.4]$$

Se tanto X como Z têm efeitos, a aditividade do excesso de razão de riscos na equação 5.4 implica que $R_{11}/R_{01} \neq R_{10}/R_{00}$; isto é, a razão de riscos para $X = 1$ versus $X = 0$, quando $Z = 1 (R_{11}/R_{01})$, não pode ser igual à razão de riscos para $X = 1$ versus $X = 0$, quando $Z = 0 (R_{10}/R_{00})$. Nós alcançamos essa conclusão porque a igualdade

$$R_{11}/R_{01} = R_{10}/R_{00} \quad [5.5]$$

implica a possibilidade de *multiplicação* das razões de riscos:

$$R_{11}/R_{00} = (R_{11}/R_{01})(R_{01}/R_{00}) = (R_{10}/R_{00})(R_{01}/R_{00}) \quad [5.6]$$

TABELA 5.1

Notação para riscos de duas variáveis (1,0) binárias de exposição

	$Z = 1$	$Z = 0$	Diferença de riscos	Razão de riscos
$X = 1$	R_{11}	R_{10}	$R_{11} - R_{10}$	R_{11}/R_{10}
$X = 0$	R_{01}	R_{00}	$R_{01} - R_{00}$	R_{01}/R_{00}
Diferença de riscos	$R_{11} - R_{01}$	$R_{10} - R_{00}$		
Razão de riscos	R_{11}/R_{01}	R_{10}/R_{00}		

o que contradiz a equação 5.4, a menos que $R_{10}/R_{00} = 1$ ou $R_{01}/R_{00} = 1$, porém nenhuma dessas razões de riscos pode ser igual a 1 quando tanto X como Z afetam o risco.

Para mostrar que a homogeneidade da razão de riscos requer heterogeneidade da diferença de riscos, comece por presumir nenhuma modificação da razão de riscos, de modo que a equação 5.5 se mantenha. Então, a equação 5.6 também deve manter-se, e podemos tirar o logaritmo de ambos os lados para obter a equação

$$\ln(R_{11}/R_{00}) = \ln(R_{10}/R_{00}) + \ln(R_{01}/R_{00}) \qquad [5.7]$$

ou

$$\ln(R_{11}) - \ln(R_{00}) = \ln(R_{10}) - \ln(R_{00}) + \ln(R_{01}) - \ln(R_{00}) \qquad [5.8]$$

A equação 5.7 mostra que o logaritmo da razão de riscos, para mudar o *status* da exposição de $X = Z = 0$ para $X = Z = 1$, pode ser encontrada pela simples adição do logaritmo da razão de riscos para X = 1 *versus* X = 0, quando Z = 0, ao logaritmo da razão de riscos para Z = 1 *versus* Z = 0, quando X = 0. Assim, a homogeneidade (nenhuma modificação) da razão de riscos corresponde à aditividade (nenhuma interação estatística) na escala de risco logarítmico para o desfecho (equação 5.8). Os efeitos combinados são, simplesmente, a soma de efeitos na escala de risco logarítmico. Além disso, se tanto X quanto Z têm efeitos diferentes de zero, e esses efeitos são aditivos na escala de risco logarítmico, os efeitos não podem ser aditivos na escala de risco. Isto é, a ausência de interação estatística na escala de risco logarítmica (equação 5.7) implica a presença de interação estatística na escala de diferença de riscos, se ambos os fatores têm efeitos e não há viés.

Visto que a equação 5.7 de adição do logaritmo de riscos é equivalente à equação 5.6 de razão de riscos multiplicativa, aditividade do logaritmo da razão de riscos corresponde à capacidade de multiplicação da razão de riscos. Assim, "nenhuma interação multiplicativa" é descrito, frequentemente, como "nenhuma interação estatística na escala de logaritmo da razão de riscos". Infelizmente, como a maioria das estatísticas epidemiológicas baseia-se em modelos multiplicativos, desenvolveu-se o mau hábito de abandonar a palavra *multiplicativa* e alegar que "não há interação", toda vez que se acredita que os dados são consistentes com a equação 5.5 ou 5.6. Tal uso impreciso é convidativo à confusão com outros conceitos de interação. Para evitar tal confusão, aconselhamos que deva se referir à escala, ou à medida, que se está examinando com frases mais precisas, tais como "nenhuma heterogeneidade de razão de riscos foi evidente", "nenhuma heterogeneidade de diferença de riscos foi evidente", "nenhum afastamento da capacidade multiplicativa da razão de riscos foi evidente" ou "nenhum afastamento da capacidade aditiva da diferença de riscos foi evidente", conforme for apropriado. O termo *modificação de efeito* também é ambíguo, e aconselhamos, novamente, o uso de termos mais precisos, tais como "modificação de diferença de riscos" ou "modificação de razão de riscos", conforme for apropriado.

Outra fonte de ambiguidade é o fato de que as equações 5.1 a 5.8 inclusive podem ser reescritas usando-se um tipo diferente de medida de desfecho, tal como taxas, chances, prevalências, médias ou outras medidas, em lugar de riscos R_{ij}. Cada medida de desfecho leva a uma escala diferente para interação estatística e a um conceito correspondente de modificação de medida de efeito e heterogeneidade de efeito. Assim, quando ambos os fatores têm efeitos, a ausência de interação estatística em qualquer escala particular implica, necessariamente, a presença de interação estatística em muitas outras escalas.

Considere agora as medidas relativas de risco: razões de risco, razões de taxas e razões de chances. Se o risco de doença é baixo em todos os níveis das variáveis do estudo (i.e., menos que cerca de 0,1), a ausência de interação estatística para uma dessas medidas de razão implica a ausência de interação estatística para as outras duas medidas. Para riscos maiores, contudo, a ausência de interação estatística para uma medida de razão implica que deva haver alguma modificação das outras duas medidas de razão, quando ambos os fatores têm efeitos. Por exemplo, a ausência de modificação da razão de chances,

$$\frac{R_{11}/(1 - R_{11})}{R_{01}/(1 - R_{01})} = \frac{R_{10}/(1 - R_{10})}{R_{00}/(1 - R_{00})} \qquad [5.9]$$

é equivalente a nenhuma interação multiplicativa na escala de chances. Porém, se X e Z têm efeitos, então a equação 5.9 implica que deve haver modificação da razão de riscos, de modo que as equações 5.6 a 5.8 inclusive não podem se manter, a menos que todos os riscos sejam baixos. De modo similar, a equação 5.9 também implica modificação da razão de taxas. Resultados paralelos são aplicáveis às medidas de diferença: se o risco da doença é sempre baixo, a ausência de interação estatística para uma das três (diferença de riscos, diferença de taxas ou diferença de chances) implica a ausência de interação estatística para as outras duas. Inversamente, se o risco de doença é alto, a ausência de interação estatística para uma medida de diferença implica que deve haver alguma modificação das outras duas, quando ambos os fatores têm efeitos.

Os exemplos precedentes e a álgebra demonstram que a interação estatística é um fenômeno cuja presença ou ausência, assim como magnitude, é determinada pela escala escolhida para medir afastamentos da capacidade aditiva de efeitos. Para evitar ambiguidade, deve-se especificar precisamente a escala na qual se está mensurando tais interações. Ao fazê-lo, é indesejável usar um termo tão vago como *interação*, porque frases mais precisas podem sempre substituir o uso do conceito equivalente de modificação de medida de efeito ou de heterogeneidade da medida de efeito.

INTERAÇÕES BIOLÓGICAS

Há duas abordagens principais para o tópico de interação biológica (causal). Uma delas baseia-se em delinear mecanismos específicos de interação. O conceito de *interação mecanicista* raramente recebe uma definição precisa, mas sua intenção é abranger a noção de reações diretas, físicas ou químicas, entre exposições, seus metabólitos, ou seus produtos de reação, em indivíduos ou dentro de vetores de transmissão de exposição. Exemplos incluem a inibição da nitrosação gástrica das aminas e amidas da dieta pelo ácido ascórbico, e a supressão dos radicais livres nos tecidos por uma miscelânea de antioxidantes.

A descrição de um mecanismo pelo qual tais interações têm lugar, não leva imediatamente a previsões precisas sobre observações epidemiológicas. Uma razão é que raramente, se é que ocorre, um mecanismo proposto, que pode ser responsável por todos os casos observados de doença, ou por todos os efeitos de todos os fatores de risco, é mensurado e não mensurado. Ruído de fundo, sob a forma de efeitos não explicados e de interações biológicas com outros fatores, pode apagar facilmente qualquer padrão buscado pelo pesquisador. No entanto, têm havido esforços para testar hipóteses sobre mecanismos e interações biológicos, usando-se modelos abstratos simplificados. Tais esforços têm sido concentrados largamente na epidemiologia do câncer; para exemplo, ver Moolgavkar (1986, 2004).

Uma limitação-chave desse e de outros esforços com modelos biológicos é que qualquer padrão de dados especificado pode ser previsto a partir de numerosos mecanismos, ou de modelos para desenvolvimento de doenças, dissimilares (Siemiatycki e Thomas, 1981; Thompson, 1991), mesmo que nenhum viés esteja presente. Em resposta a essa limitação, vários autores definem interações biológicas dentro do contexto de um modelo causal geral, de modo que esse modelo não dependa de qualquer modelo mecanicista específico para o processo patológico. Descrevemos tais definições. A primeira definição, baseada no modelo causal *potencial-desfecho* ou *contrafactual* descrito no Capítulo 4, tem uma longa história na farmacologia (pelo menos desde 1920), e é chamada, algumas vezes, definição de interação dependente de ação. A segunda definição, baseada no modelo de *causa suficiente* descrito no Capítulo 2, tem sido mais comum em epidemiologia. Após fornecer essas definições, descreveremos como elas estão relacionadas logicamente uma à outra.

Desfechos potenciais para duas variáveis

Considere o seguinte exemplo: suponha que desejamos estudar os efeitos de duas variáveis fixas X e Z sobre a mortalidade D em 10 anos, em uma coorte fechada. Se X e Z são indicadores binários, há quatro combinações de exposição possíveis que cada pessoa na coorte poderia ter: $X = Z = 0$, $X = 1$ e $Z = 0$, $X = 0$ e $Z = 1$, ou $X = Z = 1$. Além disso, cada pessoa tem um dos dois desfechos possíveis para cada uma das quatro combinações: elas sobrevivem aos 10 anos ($D = 0$) ou não sobrevivem ($D = 1$). Isso significa que há $2 \cdot 2 \cdot 2 \cdot 2 = 2^4 = 16$ tipos possíveis de pessoas na coorte, de acordo como a pessoa responderia a cada uma das quatro combinações de exposição.

Esses 16 tipos de pessoa são mostrados na Tabela 5.2. As colunas 2 a 5 da tabela mostram o desfecho ($Y = 1$, se doença se desenvolve, $Y = 0$, se doença não se desenvolve) para o tipo de pessoa na linha, sob a combinação de exposições mostrada no cabeçalho da coluna. Para cada tipo, podemos definir o risco sob cada combinação de X e Z, como o desfecho Y sob aquela combinação. Assim, para um dado tipo de resposta, R_{11} é 1 ou 0, conforme se Y é 1 ou 0, quando $X = 1$ e $Z = 1$, e assim por diante para as outras combinações de X e Z. Podemos definir, então, várias diferenças de riscos para cada tipo. Por exemplo, $R_{11} - R_{01}$ e $R_{10} - R_{00}$ dão os efeitos de mudar de $X = 0$ para $X = 1$, e $R_{11} - R_{10}$ e $R_{01} - R_{00}$ dão os efeitos de mudar de $Z = 0$ para $Z = 1$. Essas diferenças podem ser 1, 0, ou −1, que correspondem a efeito causal, a nenhum efeito e a efeito preventivo da mudança.

Também podemos definir a diferença entre essas diferenças de riscos. Um fato útil é que a diferença das diferenças de riscos para mudar X é igual à diferença das diferenças de riscos para mudar Z:

$$(R_{11} - R_{01}) - (R_{10} - R_{00}) = (R_{11} - R_{10}) - (R_{01} - R_{00}) \qquad [5.10]$$

TABELA 5.2

Tipos de resposta possíveis (desfechos potenciais) para duas variáveis binárias de exposição X e Z e uma variável binária de desfecho Y

Tipo	Desfecho (risco) Y quando a combinação de exposição é				Contraste de interação (diferença em diferenças de riscos)
	$X=1$ $Z=1$	$X=0$ $Z=1$	$X=1$ $Z=0$	$X=0$ $Z=0$	$IC = R_{11} - R_{10} - R_{01} + R_{00}$ e descrição do tipo causal
1	1	1	1	1	0 nenhum efeito (condenada)
2*	1	1	1	0	−1 causação isolada mais conjunta por $X = 1$ e $Z = 1$
3*	1	1	0	1	1 $Z = 1$ bloqueia efeito de $X = 1$ (antagonismo preventivo)
4	1	1	0	0	0 $X = 1$ ineficaz, $Z = 1$ causal
5*	1	0	1	1	1 $X = 1$ bloqueia efeito de $Z = 1$ (antagonismo preventivo)
6	1	0	1	0	0 $X = 1$ causal, $Z = 1$ ineficaz
7*	1	0	0	1	2 bloqueio mútuo (antagonismo preventivo)
8*	1	0	0	0	1 $X = 1$ mais $Z = 1$ causal (sinergismo causal)
9*	0	1	1	1	−1 $X = 1$ mais $Z = 1$ preventivo (sinergismo preventivo)
10*	0	1	1	0	−2 bloqueio mútuo (antagonismo causal)
11	0	1	0	1	0 $X = 1$ preventivo, $Z = 1$ ineficaz
12*	0	1	0	0	−1 $X = 1$ bloqueia efeito de $Z = 1$ (antagonismo causal)
13	0	0	1	1	0 $X = 1$ ineficaz, $Z = 1$ preventivo
14*	0	0	1	0	−1 $Z = 1$ bloqueia efeito de $X = 1$ (antagonismo causal)
15*	0	0	0	1	1 prevenção isolada mais conjunta por $X = 1$ e $Z = 1$
16	0	0	0	0	0 nenhum efeito (imune)

* Definido como tipo de resposta de interação na presente discussão (tipos com um contraste de interação que não zero).

Essa equação nos diz que a mudança no efeito de X, quando nos movemos ao longo das categorias de Z, é o mesmo que a mudança no efeito de Z, quando nos movemos ao longo das categorias de X. A equação se mantém para cada tipo de resposta. A partir daqui, chamaremos a diferença das diferenças de riscos na equação 5.10 de *contraste de interação*, ou IC *(interaction contrast)*.

Observe primeiramente que a equação 5.10 e, portanto, o contraste de interação, é igual a $R_{11} - R_{10} - R_{01} + R_{00}$. A coluna final da Tabela 5.2 fornece esse contraste de interação para cada tipo de resposta, junto com frases descrevendo o processo causal, levando ao desfecho (doença ou sem doença) em cada tipo de pessoa. Para seis tipos – 1, 4, 6, 11, 13, 16 – pelo menos um fator nunca teve um efeito, e assim não pode haver interação, porque ambos os fatores devem ter um efeito para que haja uma interação. O contraste de interação é igual a 0 para esses seis tipos. Os outros 10 tipos (marcados com um asterisco) podem ser vistos como exibindo algum tipo de interação (ou interdependência) dos efeitos dos dois fatores (X e Z); para esses 10 tipos, o contraste de interação não é 0.

O aspecto definidor desses 10 tipos de interação é que não podemos dizer qual será o efeito de X (causar, prevenir ou não ter efeito sobre a doença), a menos que saibamos qual é o valor daquela pessoa para Z (e, inversamente, não podemos saber o efeito de Z sem saber o valor de X daquela pessoa). Em outras palavras, para um tipo de interação, o efeito de um fator depende do estado da pessoa para o outro fator. Uma descrição igualmente apta é dizer que cada fator modifica o efeito do outro. Infelizmente, o termo *modificação de efeito* tem sido usado, frequentemente, como uma contração de *modificação de medida de efeito*, que mostramos ser equivalente à interação estatística e que é dependente de escala, em contraste com os 10 tipos de interação apresentados na Tabela 5.2.

Alguns dos tipos de resposta na Tabela 5.2 são facilmente reconhecidos como interações. Para o tipo 8, cada fator causa a doença se, e somente se, o outro fator estiver presente; assim, ambos os fatores precisam estar presentes para que a doença ocorra. Por isso, diz-se que esse tipo representa efeitos sinérgicos. Para o tipo 10, cada fator causa a doença se o outro fator é ausente, mas previne a doença se o outro fator está presente. Por isso, diz-se que esse tipo representa efeitos mutuamente antagônicos.

Outros tipos de interação nem sempre são reconhecidos como exibindo efeitos interdependentes. Por exemplo, o tipo 2 tem sido descrito simplesmente como um tipo para o qual ambos os fatores podem ter um efeito (Miettinen, 1982b). Observe, contudo, que a presença de ambos os fatores pode levar a uma interação competitiva: para uma pessoa tipo 2, cada fator causará doença quando o outro estiver ausente, mas nenhum dos fatores pode ter um efeito sobre o desfecho em estudo ($Y = 0$ ou 1), uma vez que o outro esteja presente. Assim, cada fator afeta o desfecho em estudo somente na ausência do outro, e, assim, pode ser dito que os dois fatores interagem antagonicamente para esse desfecho (Greenland e Poole, 1988).

Relação de distribuições de tipo de resposta a riscos médios

Uma coorte com mais do que poucas pessoas é, inevitavelmente, uma mistura de tipos de resposta diferentes. Para examinar coortes, voltaremos a usar $R_{11}, R_{10}, R_{01}, R_{00}$, para denotar os riscos médios (proporções e incidência) em uma coorte; esses riscos representam médias dos desfechos (riscos) dos tipos de resposta na população em discussão. Pode-se pensar sobre os riscos mostrados na Tabela 5.2 como casos especiais, em que a coorte só tem um membro.

Para calcular os riscos médios, deixemos p_k ser a proporção de pessoas tipo k na coorte ($k = 1, \ldots, 16$). Um aspecto útil da Tabela 5.2 é que podemos computar o risco médio da coorte sob qualquer uma das quatro combinações listadas de exposição à X e à Z, pela adição da p_k para a qual há um "1" na coluna de interesse. Assim, obtemos as seguintes fórmulas gerais:

R_{11} = risco médio se X e Z são 1
   = $p_1 + p_2 + p_3 + p_4 + p_5 + p_6 + p_7 + p_8$

R_{01} = risco médio se X é 0 e Z é 1
   = $p_1 + p_2 + p_3 + p_4 + p_9 + p_{10} + p_{11} + p_{12}$

R_{10} = risco médio se X é 1 e Z é 0
   = $p_1 + p_2 + p_5 + p_6 + p_9 + p_{10} + p_{13} + p_{14}$

R_{00} = risco médio se X e Z são 0
   = $p_1 + p_3 + p_5 + p_7 + p_9 + p_{11} + p_{13} + p_{15}$

Para uma coorte na qual nenhum dos 10 tipos de interação está presente, a relação de risco aditivo (equação 5.2) emerge entre os riscos médios (proporções de incidência), que seriam observados sob diferentes padrões de exposição (Greenland e Poole, 1988). Sem interação, somente p_1, p_4, p_6, p_{11}, p_{13}, e p_{16} são diferentes de zero. Nessa situação, as proporções de incidência sob os quatro padrões de exposição serão como a seguir:

R_{11} = risco médio se X e Z são 1 = $p_1 + p_4 + p_6$
R_{01} = risco médio se X é 0 e Z é 1 = $p_1 + p_4 + p_{11}$
R_{10} = risco médio se X é 1 e Z é 0 = $p_1 + p_6 + p_{13}$
R_{00} = risco médio se X e Z são 0 = $p_1 + p_{11} + p_{13}$

Então, as diferenças de riscos separadas para os efeitos de $X = 1$ isoladamente e $Z = 1$ isoladamente (em relação a $X = Z = 0$) somam-se à diferença de riscos para o efeito de $X = 1$ e $Z = 1$ juntos:

$$R_{11} - R_{00} = p_4 + p_6 - (p_{11} + p_{13})$$

Rearrumando o lado direito da equação, temos

$$R_{11} - R_{00} = (p_6 - p_{13}) + (p_4 - p_{11})$$

Somando-se p_{13} ao termo entre parênteses da esquerda e subtraindo-se a mesma do termo da direita, e subtraindo-se p_{11} do termo entre parênteses da esquerda e somando-se a mesma ao da direita, obtemos

$$R_{11} - R_{00} = (p_6 + p_{13} - p_{11} - p_{13}) + (p_4 + p_{11} - p_{11} - p_{13}) \qquad [5.11]$$

Substituindo das definições de proporções de incidência sem interação, temos

$$R_{11} - R_{00} = (R_{10} - R_{00}) + (R_{01} - R_{00})$$

Esta equação é idêntica à equação 5.2, e assim é equivalente à equação 5.1, que corresponde a nenhuma modificação das diferenças de riscos. Há uma diferença crucial na interpretação, todavia: a equação 5.2 é *descritiva* das diferenças em risco entre coortes de estudo *diferentes*; em contraste, a equação 5.10 é uma relação *causal* entre riscos, porque se refere a riscos que seriam observados na *mesma* coorte em estudo, sob categorias de exposição diferentes. A mesma coorte não pode ser observada sob categorias de exposição diferentes, assim devemos usar a equação descritiva 5.2 como um substituto para a equação causal 5.11. Esse uso requer ausência de confundimento ou padronização dos riscos para ajustar para o confundimento. O restante da presente discussão será concernente apenas à equação causal 5.11, e, portanto, não envolve preocupação com relação a confundimento ou a outro viés. A discussão também se aplica a situações envolvendo a equação 5.2, nas quais o viés esteja ausente, ou tenha sido completamente controlado (p. ex., todo confundimento tenha sido removido por meio de padronização).

Quatro pontos importantes merecem destaque. Primeiro, a álgebra precedente mostra que afastamentos da aditividade causal (equação 5.11) só podem ocorrer se tipos de interação causais estiverem presentes na coorte. Assim, a *observação* de não aditividade de diferenças de riscos (afastamentos da equação 5.2) implicará a presença de tipos de interação em uma coorte, contanto que as relações descritivas observadas sem viés representem as relações causais na coorte. Segundo, tipos de interação podem estar presentes e, ainda assim, as relações aditivas (equações 5.11 e 5.2) podem se manter. Essa circunstância pode ocorrer porque tipos de interação diferentes podem contrabalançar os efeitos, um do outro, sobre o risco médio. Por exemplo, suponha que, além dos tipos sem interação, houvesse pessoas tipo 2 e tipo 8 em proporções exatamente iguais ($p_2 = p_8 > 0$). Então

$$R_{11} - R_{00} = p_2 + p_4 + p_6 + p_8 - (p_{11} + p_{13})$$

Rearrumando, a adição de p_{13} ao termo contido no parênteses da esquerda e sua subtração do contido no parênteses da direita, e a adição de p_{11} ao termo contido no parênteses da direita e sua subtração do termo contido no parênteses da esquerda, temos

$$R_{11} - R_{00} = (p_8 + p_6 + p_{13} - p_{11} - p_{13}) + (p_2 + p_4 + p_{11} - p_{11} - p_{13})$$
$$= (R_{10} - R_{00}) + (R_{01} - R_{00})$$

Podemos resumir esses dois pontos como a seguir: afastamentos da aditividade implicam a presença de tipos de interação, mas a atividade não implica a ausência de tipos de interação.

O terceiro ponto é que o afastamento da aditividade de risco implica a presença de tipos de interação, quer estejamos estudando fatores causais, quer preventivos (Greenland e Poole, 1988). Para constatar isso, observe que os argumentos precedentes não fazem suposições sobre a ausência de tipos causais (tipos 4 e 6, na ausência de interação) ou de tipos preventivos (tipos 11 e 13, na ausência de interação). Levanta-se esse ponto em contraste a tratamentos anteriores, nos quais as interações preventivas tinham que ser estudadas usando-se modelos multiplicativos (Rothman, 1974; Walter e Holford, 1978).

O quarto ponto é que as definições de tipos de resposta (e daí as interações) dadas anteriormente são específicas para o desfecho particular em estudo. Se, em nosso exemplo, mudarmos para mortalidade em 5 anos, é possível que muitas pessoas que faleceriam dentro de 10 anos sob alguma combinação de exposições (e, assim, estariam entre os tipos 1 até 15 na Tabela 5.2) não morressem dentro de 5 anos. Por exemplo, uma pessoa que fosse tipo 8, considerando-se uma mortalidade em 10 anos, poderia ser tipo 16, ao se considerar uma mortalidade de 5 anos. De modo semelhante, é possível que uma pessoa que morreria dentro de 10 anos, se, e somente se, ela fosse exposta a um dos fatores, falecesse dentro de 5 anos se, e apenas se, fosse exposta a ambos os fatores. Tal pessoa seria um tipo 2 (ação competitiva) para a mortalidade em 10 anos, mas um tipo 8 (ação sinérgica) para a mortalidade em 5 anos. Para evitar a dependência do tipo de resposta sobre o tempo de seguimento, pode-se basear as definições de tipo de resposta no tempo de incidência, e não no risco (Greenland, 1993b).

Relação de distribuições de tipo de resposta à aditividade

O contraste de interação $IC = R_{11} - R_{10} - R_{01} + R_{00}$ corresponde ao afastamento da diferença de riscos, contrastando $X = 1$ e $Z = 1$ com $X = 0$ e $Z = 0$, do que seria esperado se nenhum tipo de interação estivesse presente (i. e., se a diferença de riscos para $X = Z = 1$ *versus* $X = Z = 0$ fosse apenas a soma da diferença de riscos para $X = 1$ *versus* $X = 0$ e da diferença de riscos para $Z = 1$ *versus* $Z = 0$). Em termos algébricos, temos

$$IC = (R_{11} - R_{00}) - (R_{10} - R_{00}) - (R_{01} - R_{00}) \qquad [5.12]$$

Substituindo-se os riscos, nesta fórmula, pelas proporções de tipos de resposta, e simplificando-se, obtemos

$$IC = (p_3 + p_5 + 2p_7 + p_8 + p_{15}) - (p_2 + p_9 + 2p_{10} + p_{12} + p_{14}) \qquad [5.13]$$

Assim, o IC é composto de proporções de todos os 10 tipos de interação e será zero se nenhum tipo de interação estiver presente. As proporções de tipo 7 e 10 têm um peso duas vezes maior do que as proporções dos outros tipos de interação, porque correspondem aos tipos para os quais os efeitos de X revertem ao longo dos estratos de Z. A equação 5.13 ilustra os dois primeiros pontos supracitados: o afastamento da aditividade ($IC \neq 0$) implica a presença de tipos de interação, porque $IC \neq 0$ requer que alguns tipos de interação estejam presentes; mas a aditividade ($IC = 0$) *não* implica a ausência de tipos de interação, porque o IC pode ser zero, mesmo quando algumas proporções dentro dele não são zero. Esse fenômeno ocorre quando contribuições negativas de alguns tipos de interação ao IC se equilibram com as contribuições positivas de outros tipos de interação.

Os afastamentos da aditividade podem ser separados em duas classes. A *superaditividade* (também chamada de *transaditividade*) é definida como um afastamento "positivo", o que, para riscos, corresponde a $IC > 0$, ou

$$R_{11} - R_{00} > (R_{10} - R_{00}) + (R_{01} - R_{00})$$

Subaditividade é um afastamento "negativo", o que, para riscos, corresponde a $IC < 0$, ou

$$R_{11} - R_{00} < (R_{10} - R_{00}) + (R_{01} - R_{00})$$

Os afastamentos da aditividade de risco têm implicações especiais quando podemos presumir que nenhum dos dois fatores jamais é preventivo (nenhum dos fatores será preventivo na presença *ou* na ausência do outro, o que exclui os tipos 3, 5, 7, e de 9 a 15, inclusive). Sob essa suposição, o contraste de interação simplifica-se para

$$IC = p_8 - p_2$$

A superaditividade ($IC > 0$) mais nenhuma prevenção implica, então, que $p_8 > p_2$. Visto que $p_2 \geq 0$, a superaditividade mais nenhuma prevenção implica que respostas sinérgicas (pessoas tipo 8) devem estar presentes ($p_8 > 0$). O inverso, contudo, é falso; a presença de respostas sinérgicas *não* implica superaditividade, porque podemos ter $p_2 > p_8 > 0$, caso em que a subaditividade se manteria. Subaditividade mais nenhuma prevenção implica que $p_8 < p_2$. Como $p_8 \geq 0$, a subaditividade ($IC < 0$) mais nenhuma prevenção implica que respostas competitivas (pessoas tipo 2) devem estar presentes ($p_2 > 0$). No entanto, o inverso novamente é falso: a presença de respostas competitivas *não* implica subaditividade, porque podemos ter $p_8 > p_2 > 0$, caso em que a superaditividade seria mantida.

A impossibilidade da identificação de tipos de resposta de interação

Os dados epidemiológicos sobre riscos ou taxas, mesmo que perfeitamente válidos, não podem, isoladamente, determinar os tipos de resposta em particular que estão presentes ou ausentes. Em especial, nunca se pode inferir que um tipo particular de interação na Tabela 5.2 esteja ausente, e a inferência de presença deve tornar não testáveis as suposições sobre ausência de outros tipos de resposta. Como um resultado, inferências sobre a presença de tipos de resposta específicos devem depender de suposições muito restritivas sobre ausência de outros tipos de resposta.

Não se pode inferir a presença de um tipo de resposta em particular, mesmo quando interações estatísticas *qualitativas* estão presentes entre as medidas de efeito reais, isto é, quando o efeito real de um fator reverte inteiramente a direção com a mudança dos níveis do outro fator. Tais reversões podem se originar a partir de combinações inteiramente distintas de tipos de interação. A interação qualitativa demonstra apenas que tipos de interação devem estar presentes.

TABELA 5.3

Exemplo de duas coortes com proporções diferentes de tipos de resposta que produzem o mesmo contraste de interação

Tipo de resposta	Coorte nº 1					Tipo de resposta	Coorte nº 2				
	Proporção	R_{11}	R_{10}	R_{01}	R_{00}		Proporção	R_{11}	R_{10}	R_{01}	R_{00}
1	0,1	0,1	0,1	0,1	0,1	1	0,1	0,1	0,1	0,1	0,1
7	0	—	—	—	—	7	0,2	0,2	—	—	0,2
8	0,2	0,2	—	—	—	8	0	—	—	—	—
15	0,2	—	—	—	0,2	15	0	—	—	—	—
16	0,5	—	—	—	—	16	0,7	—	—	—	—
Total	1,0	0,3	0,1	0,1	0,3	Total	1,0	0,3	0,1	0,1	0,3

Considere o exemplo das duas coortes mostrado na Tabela 5.3, para o qual as proporções dos tipos de resposta são diferentes. Em ambas as coortes, os riscos em várias combinações de X e Z são idênticos, e assim também o são as medidas de efeito. Por exemplo, a diferença de riscos para X quando $Z = 1$ ($R_{11} - R_{01}$) é igual a 0,2 e quando $Z = 0$ ($R_{10} - R_{00}$) é igual a −0,2, uma interação estatística qualitativa. Assim, essas duas coortes completamente diferentes produzem contrastes de interação idênticos ($IC = 0,4$). Na primeira coorte, os dois tipos de interação são aqueles para os quais X só tem um efeito na presença de Z, e esse efeito é causal (tipo 8), e aqueles para os quais X só tem um efeito na ausência de Z, e esse efeito é preventivo (tipo 15). Na segunda coorte, o único tipo de interação presente é aquele no qual o efeito de X é causal quando Z está presente, e preventivo quando Z está ausente (tipo 7). Em outras palavras, mesmo que víssemos os efeitos reais, livres de qualquer viés ou erro, não poderíamos distinguir se a interação estatística qualitativa surgiu porque pessoas diferentes são afetadas por X em estratos de Z diferentes ($p_8 = p_{15} = 0,2$, $p_{16} = 0,5$) ou porque as mesmas pessoas são afetadas, mas nestes indivíduos os efeitos de X se invertem ao longo dos estratos de Z ($p_7 = 0,2$, $p_{16} = 0,7$).

Interações sob o modelo de causa suficiente

No Capítulo 2, definimos que a interação biológica entre duas ou mais causas componentes significa que as causas participam na mesma causa suficiente. Aqui, uma causa componente para um indivíduo é idêntica a um fator de risco causal, ou categoria da variável, cuja ocorrência contribui para completar uma causa suficiente. Mecanismos causais diferentes correspondem a causas suficientes de doença diferentes. Se duas causas componentes atuam para produzir doença em uma causa suficiente comum, alguns casos de doença podem surgir, nos quais as duas causas componentes compartilham a responsabilidade causal. Na ausência de qualquer das componentes, esses casos não ocorreriam. Sob o modelo de causa suficiente, essa coparticipação em uma causa suficiente é definida como interação sinérgica entre as componentes, ação conjunta causal ou sinergia.

Também pode haver mecanismos que requeiram ausência de um fator e presença do outro, para produzir doença. Esses mecanismos correspondem a uma causa suficiente na qual a ausência de um fator e a presença de outro fator são as causas componentes. A falta de ocorrência de doença, porque ambos os fatores estavam presentes, pode ser definida como uma interação antagônica entre as componentes, ou antagonismo.

Se dois fatores nunca participam em conjunto na mesma causa suficiente por sinergia ou por antagonismo, então nenhum caso da doença pode ser atribuído a sua ação conjunta. A ausência de interação biológica, ou a independência de efeitos de dois fatores, significa, então, que nenhum caso da doença foi causado, ou prevenido, pela presença conjunta dos fatores.

Enfatizamos que duas causas componentes podem participar no mesmo mecanismo causal, sem atuar ao mesmo tempo. Expandindo um exemplo do Capítulo 2, contrair uma infecção viral pode causar um distúrbio permanente do equilíbrio em uma pessoa. Anos mais tarde, durante um tempo gélido, a pessoa pode escorregar e fraturar o quadril enquanto estava caminhando ao longo de uma trilha, porque o distúrbio tornou o equilíbrio mais difícil. A infecção viral de anos antes interagiu com o tempo gélido (e com a escolha do tipo de sapato, com a falta de um corrimão, etc.) para causar a fratura de quadril. Tanto a infecção viral quanto o tempo gélido são causas componentes no mesmo mecanismo causal, apesar de suas ações estarem separadas por muitos anos.

Dissemos que dois fatores podem "interagir" competindo para causar doença, mesmo que nem eles nem sua ausência compartilhem uma causa suficiente, porque somente uma causa suficiente completa é necessária para a doença ocorrer, e, assim, todas as causas suficientes competem para causar a doença. Considere causas de morte: dirigir sem cintos de segurança pode ser uma causa componente de uma lesão fatal (a primeira causa suficiente completa), que previne a morte por todas as outras causas suficientes (tal como câncer de pulmão fatal) e suas componentes (tal como fumo). Assim, dirigir sem cintos de segurança previne mortes por tabagismo, porque mata algumas pessoas que, caso contrário, continuariam vivas para morrer de doença relacionada com o fumo.

Relação entre o desfecho-potencial e os modelos de interação de causa suficiente

Há uma conexão lógica e direta entre as duas definições de interação biológica discutidas até aqui, a qual pode ser explorada para fornecer uma ligação entre o modelo de causa suficiente (Cap. 2) e medidas de incidência (Greenland e Poole, 1988). Para construir essa conexão, a Figura 5.1 exibe as nove causas suficientes possíveis quando conseguimos distinguir somente duas variáveis binárias, X e Z. O U_k em cada círculo representa todas as causas componentes (outras que não $X = 1$ ou $X = 0$, e $Z = 1$ ou $Z = 0$) que são necessárias para completar a causa suficiente. Dizemos que uma pessoa está em risco de, ou suscetível à, causa suficiente k ($k = A, B, C, D, E, F, G, H, I$) se U_k está presente para aquela pessoa, isto é, se a causa suficiente k está completa, exceto por alguma contribuição necessária de X ou Z. Note que uma pessoa pode estar em risco de nenhuma, uma ou várias causas suficientes. Dos nove tipos de causas suficientes na Figura 5.1, quatro (F, G, H, I) são exemplos de ação conjunta causal (interação biológica no sentido de causa suficiente).

Podemos deduzir o tipo de resposta causal de qualquer indivíduo, dada a sua situação, quanto a causas suficientes. Em outras palavras, podemos deduzir à qual linha da Tabela 5.2 um indivíduo pertence, se soubermos as causas suficientes para as quais está em risco. Por exemplo, qualquer pessoa em risco para a causa suficiente A está condenada à doença, não importando a presença de X ou Z, de modo que a pessoa é de resposta tipo 1 na Tabela 5.2. Também, uma pessoa em risco para as causas suficientes B e C, mas para nenhuma outra, adquirirá a doença, a menos que $X = Z = 0$, portanto ela é de resposta tipo 2. De modo similar, uma pessoa em risco para as causas suficientes F, G e H, mas para nenhuma outra, também contrairá a doença, a menos que $X = Z = 0$, então deve ser de resposta tipo 2.

Várias outras combinações de causas suficientes gerarão uma pessoa de resposta tipo 2. Em geral, combinações completamente diferentes de suscetibilidades a causas suficientes podem produzir o mesmo tipo de resposta, de modo que o modelo de causa suficiente é mais "refinado" ou mais detalhado do que o modelo desfecho-potencial (tipo de resposta) dos efeitos das mesmas variáveis (Greenland e Poole, 1988; Greenland e Brumback, 2002; VanderWeele e Hernán, 2006;

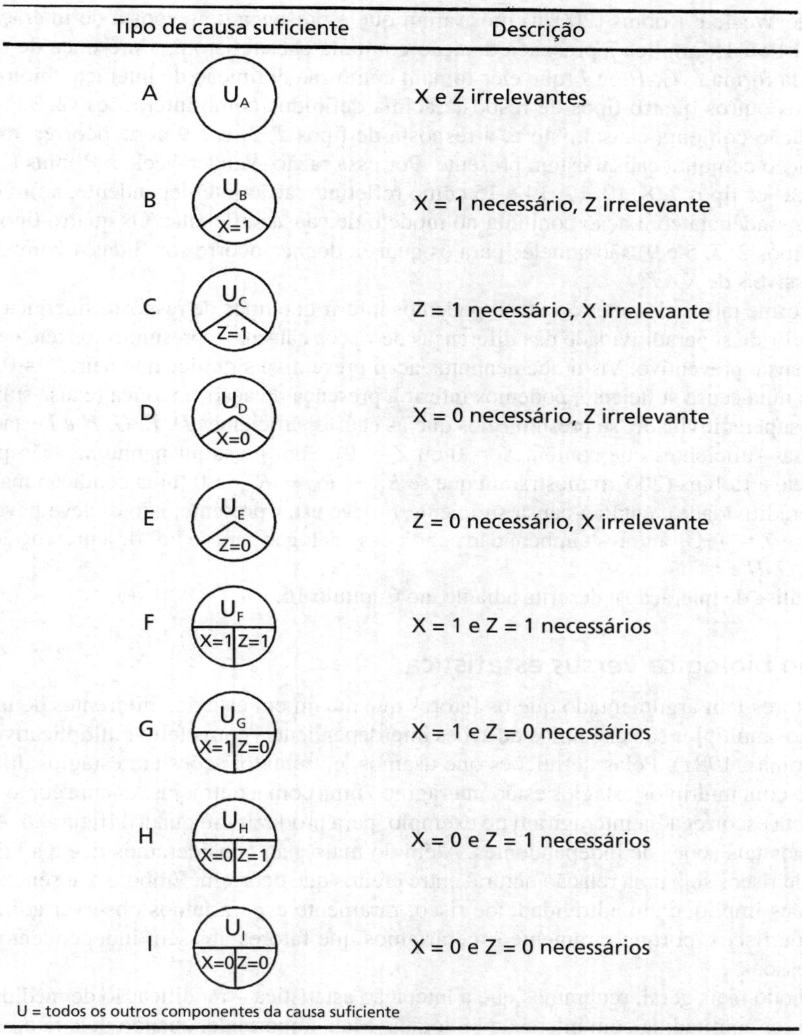

Tipo de causa suficiente	Descrição
A $\quad U_A$	X e Z irrelevantes
B $\quad U_B \; X=1$	X = 1 necessário, Z irrelevante
C $\quad U_C \; Z=1$	Z = 1 necessário, X irrelevante
D $\quad U_D \; X=0$	X = 0 necessário, Z irrelevante
E $\quad U_E \; Z=0$	Z = 0 necessário, X irrelevante
F $\quad U_F \; X=1\|Z=1$	X = 1 e Z = 1 necessários
G $\quad U_G \; X=1\|Z=0$	X = 1 e Z = 0 necessários
H $\quad U_H \; X=0\|Z=1$	X = 0 e Z = 1 necessários
I $\quad U_I \; X=0\|Z=0$	X = 0 e Z = 0 necessários

U = todos os outros componentes da causa suficiente

FIGURA 5.1 • Enumeração dos nove tipos de causas suficientes para duas variáveis de exposição dicotônicas

VanderWeele e Robins, 2007a). Em outras palavras, para cada tipo de resposta em um modelo de desfecho-potencial, podemos construir pelo menos um e, frequentemente, vários modelos de causa suficiente que produzem o mesmo tipo de resposta. No entanto, há uns poucos tipos de resposta que correspondem a uma única causa suficiente. Um exemplo é o tipo de resposta sinérgica (tipo 8 na Tab. 5.2), para o qual a doença resulta se, e somente se, $X = 1$ e $Z = 1$. O padrão de suscetibilidade que resulta em tal resposta sinérgica é um no qual a pessoa está em risco apenas para a causa suficiente F. A causa suficiente F corresponde exatamente à causação sinérgica, ou ação conjunta causal, de $X = 1$ e $Z = 1$ no modelo desfecho-potencial. Assim, a presença de respondedores sinérgicos (tipo 8 na Tab. 5.2) corresponde à presença de ação sinérgica (causa F na Fig. 5.1).

VanderWeele e Robins (2007a) mostraram que a presença de resposta de interação tipo 7, 8, 10, 12, 14 ou 15 implica a presença de ação conjunta causal, isto é, a presença de uma causa suficiente da forma F, G, H ou I (que eles tomam como sua definição de interação biológica). Em contraste, os outros quatro tipos de resposta acima definidos como interações (2, 3, 5, e 9) não implicam ação conjunta causal, isto é, a resposta de tipos 2, 3, 5 e 9 pode ocorrer, mesmo que nenhuma ação conjunta causal esteja presente. Por essa razão, VanderWeele e Robins (2007a) definem apenas os tipos 7, 8, 10, 12, 14 e 15 como refletindo ação interdependente, a fim de induzir uma correspondência com ação conjunta no modelo de causa suficiente. Os quatro tipos que eles excluem (tipos 2, 3, 5 e 9) são aqueles para os quais a doença ocorre sob 3 das 4 combinações de valores possíveis de X e Z.

Conforme mostrado anteriormente, podemos inferir que tipos de resposta sinérgica estão presentes a partir de superaditividade das diferenças de riscos causal, se presumirmos que nenhum dos fatores jamais é preventivo. Visto que nenhuma ação preventiva significa que nem $X = 0$, nem $Z = 0$ agem em uma causa suficiente, podemos inferir a presença de ação sinérgica (causa suficiente F), a partir de superaditividade, se presumirmos que as causas suficientes D, E, G, H e I estão ausentes (há as causas suficientes que contêm $X = 0$ ou $Z = 0$). Sem presumir nenhuma ação preventiva, VanderWeele e Robins (2007a) mostraram que se $R_{11} - R_{01} - R_{10} > 0$ (uma condição mais forte do que a superaditividade), então a causa suficiente F deve estar presente, isto é, deve haver sinergia entre $X = 1$ e $Z = 1$. Os autores também dão condições análogas para se inferir a presença das causas suficientes G, H e I.

A análise de interação é descrita adiante, no Capítulo 16.

Interação biológica *versus* estatística

Alguns autores têm argumentado que os fatores que atuam em estágios diferentes de um modelo com estágios múltiplos são exemplos de ações interdependentes com efeito multiplicativo (Siemiatycki e Thomas, 1981). Pelas definições que usamos, entretanto, ações em estágios diferentes de um modelo com múltiplos estágios estão interagindo uma com a outra, justamente como a infecção viral e a pista escorregadia interagiram no exemplo, para produzir um quadril fraturado. Assim, não chamaríamos tais ações de independentes. Além do mais, não consideramos que a aditividade de diferença de riscos seja uma relação natural entre efeitos que ocorrem. Embora a ausência completa de interações implique em aditividade de risco, raramente esperaríamos observar aditividade de diferença de riscos, porque raramente esperaríamos que fatores agissem independentemente em todas as pessoas.

De modo mais geral, reiteramos que a interação estatística – modificação de medida de efeito – não deve ser confundida com interação biológica. Mais importante, quando dois fatores têm efeitos, a homogeneidade da razão de riscos, embora mal interpretada, frequentemente, como indicativa da ausência de interação biológica, implica justamente o oposto, isto é, a *presença* de interações biológicas. Essa conclusão segue-se porque, conforme mostrado anteriormente, a homogeneidade de uma medida de razão implica heterogeneidade (e, por conseguinte, não aditividade) da medida de diferença correspondente. Essa não aditividade, por sua vez, implica a presença de algum tipo de interação biológica.

INTERAÇÕES EM SAÚDE PÚBLICA

Presumindo-se que custos ou benefícios de exposições ou de intervenções são mensurados pelo excesso ou pela redução da carga de casos que eles produzem, vários autores têm proposto que os afastamentos de aditividade da carga de casos (números incidentes), ou incidências, correspondam à interação da saúde pública (Blot e Day, 1979; Rothman e colaboradores, 1980; Saracci, 1980). A lógica é que, se as cargas de casos excessivas produzidas por cada fator não são aditivas, deve-se saber as categorias de todos os fatores, a fim de prever o impacto em saúde pública da remoção, ou da introdução, de cada uma delas (Hoffman et al., 2006).

Como um exemplo, podemos retornar à interação entre fumo e exposição a asbestos, examinada no começo do capítulo. Lembre que no exemplo hipotético o risco médio de mortalidade em 10 anos, em uma coorte de fumantes expostos a asbestos foi 0,020, mas teria sido 0,003, se todos os membros da coorte deixassem de fumar no início do seguimento, teria sido 0,010, se apenas a exposição a asbestos tivesse sido prevenida e teria declinado para 0,001 se todos deixassem de fumar e a exposição a asbestos tivesse sido prevenida. Esses efeitos não são aditivos, porque

$$R_{11} - R_{00} = 0,020 - 0,001 = 0,019 > (R_{10} - R_{00}) + (R_{01} - R_{00})$$
$$= (0,003 - 0,001) + (0,010 - 0,001) = 0,011$$

Se houvesse 10.000 trabalhadores expostos, a prevenção da exposição a asbestos teria reduzido a carga de casos de (0,020)10.000 = 200 para (0,010)10.000 = 100, se os hábitos de fumar não mudassem, mas teria reduzido a carga de casos de 0,003(10.000) = 30 para 0,001(10.000) = 10, se todos também deixassem de fumar no início do seguimento. Assim, o benefício de prevenir a exposição a asbestos (em termos de redução da mortalidade) teria sido cinco vezes maior se ninguém deixasse de fumar do que se todos o fizessem. Somente se as diferenças de riscos fossem aditivas, a redução da mortalidade seria a mesma, independentemente do fumo. Afora isso, os hábitos de fumar da coorte não podem ser ignorados quando se estima o benefício de prevenir a exposição a asbestos. Conforme discutido no Capítulo 2, a remoção completa da exposição geralmente não é factível, mas o mesmo ponto se aplica à remoção parcial da exposição. O benefício da remoção parcial de um fator pode ser muito sensível à distribuição de outros fatores entre aqueles nos quais o fator é removido, bem como ser sensível aos meios de remoção.

Se os benefícios de saúde pública não são mensurados usando-se a redução da carga de casos, mas, em vez disso, são avaliados pelo uso de outra medida de benefício (p. ex., pela expectativa de ganho de anos de vida ou pela redução do custo da assistência à saúde), então a interação de saúde pública corresponderia à não aditividade por aquela medida, e não à carga de casos ou a diferenças de riscos. O conceito geral é que as interações de saúde pública correspondem a uma situação na qual os custos ou benefícios de se alterar um fator devem levar em conta a prevalência de outros fatores. Posto que a presença e a extensão das interações em saúde pública podem variar com a medida do benefício, o conceito é paralelo, do ponto de vista algébrico, a certos tipos de interação estatística, ou modificação de medida de efeito, e, assim, métodos estatísticos para estudar o último fenômeno também podem ser utilizados para estudar interação em saúde pública. O estudo da interação em saúde pública difere, contudo, porque a escolha da medida é ditada pelo contexto de saúde pública, e não por conveniência estatística ou por suposições biológicas.

Seção II

Delineamento e condução do estudo

CAPÍTULO 6

Tipos de estudos epidemiológicos

Kenneth J. Rothman, Sander Greenland e Timothy L. Lash

Estudos experimentais 108
  Randomização 108
  Validade versus considerações éticas em
    experimentos em sujeitos humanos 109
  Ensaios clínicos 110
  Ensaios de campo 112
  Intervenção comunitária e ensaios randomizados
    por *cluster* 113

Estudos não experimentais 114
  Estudos de coorte 116
  Estudos de caso-controle 117
  Estudos prospectivos *versus* estudos
    retrospectivos 117
  Estudos transversais 119
  Estudos de mortalidade proporcional 119
  Estudos ecológicos 121
  Geração de hipótese *versus* rastreamento de
    hipótese 121

Os delineamentos epidemiológicos compreendem ensaios experimentais e não experimentais. O experimento é um exemplo emblemático da atividade científica. Mas o que constitui um experimento? Na linguagem comum, um experimento refere-se a qualquer ensaio ou teste. Por exemplo, um professor pode introduzir novos métodos de ensino como um experimento. Para muitos cientistas, porém, o termo tem um significado mais específico: um experimento é um conjunto de observações, conduzidas sob circunstâncias controladas, no qual o cientista manipula as condições para averiguar que efeito, se é que há algum, tal manipulação tem sobre as observações. Alguns poderiam ampliar essa definição, para incluir observações controladas sem manipulação das condições. Assim, as observações astronômicas durante o eclipse solar de 1919, as quais corroboraram a teoria geral da relatividade de Einstein, têm sido referidas, frequentemente, como um experimento. Para os epidemiologistas, entretanto, a palavra *experimento* geralmente implica que o pesquisador manipula a exposição atribuída aos participantes do estudo. Portanto, a epidemiologia experimental é limitada, por definição, a tópicos para os quais a categoria de exposição pode ser manipulada. Visto que os sujeitos dessas manipulações são humanos, a epidemiologia experimental é mais limitada ainda, eticamente, a estudos nos quais se espera que as designações para exposição não causem dano.

Quando os experimentos epidemiológicos satisfazem condições mínimas de viabilidade e de ética, seu delineamento objetiva reduzir a variação do desfecho do estudo que poderia ser atribuída a outros fatores (fatores externos à associação) e levar em consideração, de forma acurada, a variação remanescente. Geralmente, há duas ou mais formas de intervenção. As designações para intervenção são determinadas pelo pesquisador, comumente, pela aplicação de um esquema randomizado de alocação. O propósito da alocação aleatória é criar grupos que diferenciem-se apenas aleatoriamente no tempo da alocação com relação à ocorrência subsequente do desfecho do estudo. Os experimentos epidemiológicos incluem ensaios clínicos (com pacientes como sujeitos), ensaios de campo (com intervenções designadas para membros individuais da comunidade) e ensaios de intervenção comunitária (com intervenções designadas para comunidades inteiras).

Quando os experimentos são impraticáveis, ou antiéticos, os epidemiologistas delineiam estudos não experimentais (também conhecidos como observacionais), em uma tentativa de simular o que poderia ter sido aprendido se um experimento fosse conduzido. Em estudos não experimentais, o pesquisador é um observador, e não um agente que designa intervenções. Os quatro tipos principais de estudos epidemiológicos não experimentais são: estudos de coortes, nos quais todos os sujeitos em uma população-fonte são classificados de acordo com o seu *status* de exposição e são acompanhados durante um tempo para verificação da incidência de doença; *status* de caso-controle, nos quais a amostra e os casos provenientes de uma população-fonte são classificados conforme seu estado de exposição; estudos transversais, inclusive estudos de prevalência, nos quais se averigua o *status* quanto à exposição e à doença em um tempo particular; e estudos ecológicos, nos quais as unidades de observação são grupos de pessoas.

ESTUDOS EXPERIMENTAIS

Um experimento típico em sujeitos humanos cria grupos experimentais que são expostos a diferentes tratamentos ou agentes. Em um experimento simples de dois grupos, um grupo recebe um tratamento e o outro não. Idealmente, os grupos experimentais são idênticos com relação a fatores externos à associação que afetam o desfecho de interesse, de modo que, se o tratamento não tivesse efeito, desfechos idênticos seriam observados entre os grupos. Esse objetivo poderia ser atingido se fosse possível controlar todas as condições relevantes que pudessem afetar o desfecho sob estudo. Nas ciências biológicas, entretanto, as condições que afetam a maior parte dos desfechos são tão complexas e extensas e, em geral, desconhecidas e assim não podem ser tornadas uniformes. Daí, haverá variação no desfecho, mesmo na ausência de um efeito do tratamento. Essa "variação biológica" reflete variação no conjunto de condições que produz o efeito.

Assim, na experimentação biológica, não é possível criar grupos por meio dos quais somente o tratamento em estudo varia. Em vez disso, o pesquisador pode decidir criar grupos nos quais se espera que o efeito dos fatores externos à associação eja pequeno. Por exemplo, pode ser impossível fazer com que todos os animais em um experimento comam exatamente a mesma quantidade de alimento; contudo, se essa variação puder ser mantida pequena, pouco contribuirá para a variação no desfecho entre os grupos.

Geralmente, o pesquisador ficaria satisfeito se o efeito de fatores externos entre os grupos fosse substancialmente menor do que o efeito esperado do tratamento em estudo. Frequentemente, porém, nem mesmo isso pode ser alcançado. Em tal caso, o experimento deve ser delineado de modo que a variação do desfecho, devido a fatores externos, possa ser mensurada acuradamente, e assim levada em conta nas comparações entre os grupos de tratamento.

Randomização

No começo do século XX, R. A. Fisher e outros desenvolveram uma base prática para delineamentos experimentais que leva em conta, com precisão, a variabilidade externa entre as unidades experimentais (sejam elas objetos, animais, pessoas ou comunidades). Essa base é chamada de *randomização* (alocação aleatória) de tratamentos, ou exposições, entre as unidades: cada unidade é designada para um tratamento usando-se um mecanismo aleatório de alocação, tal como jogar uma moeda para o alto. Tal mecanismo não tem relação com os fatores estranhos que afetam o desfecho, de modo que qualquer associação entre a alocação de tratamento que ele produza e aqueles fatores estranhos será aleatória. A variação no desfecho ao longo dos grupos de tratamento, que não seja resultante de efeitos do tratamento, pode, assim, ser atribuída a essas associações aleatórias, e por isso ser chamada, justificavelmente, de variação aleatória.

Uma hipótese sobre o tamanho do efeito do tratamento, tal como a hipótese nula, corresponde a uma distribuição de probabilidade específica para os potenciais desfechos sob aquela hipótese. Essa distribuição de probabilidade pode ser comparada com a associação observada entre tratamento e resultados. A comparação liga estatística e inferência, o que explica por que muitos métodos estatísticos, tais como análise de variância, estimam a variação aleatória de desfecho dentro e entre os grupos. Um estudo com distribuição aleatória do tratamento permite que se calcule a probabilidade da associação observada sob várias hipóteses de como a alocação do tratamento afeta o desfecho. Em particular, se a alocação é aleatória, e não tem efeito sobre o desfecho, exceto através de tratamento, qualquer variação sistemática (não aleatória) do desfecho com a alocação deve ser atribuída a um efeito do tratamento.

Os cientistas conduziram experimentos durante séculos, antes que a ideia de alocação desfecho se cristalizasse, e os experimentos que têm pouca variação de desfecho por efeito externo (como frequentemente ocorre nas ciências físicas) não necessitam do método. Entretanto, alguns cientistas sociais e epidemiologistas identificam o termo *experimento* apenas com um ensaio randomizado. Algumas vezes, o termo quase-experimento é usado para se referir a estudos controlados, nos quais a exposição foi designada pelo pesquisador sem utilizar randomização (Cook e Campbell, 1979).

Validade *versus* considerações éticas em experimentos em sujeitos humanos

Em um experimento, aqueles que são designados a um tratamento experimental só estão expostos porque o pesquisador alocou o sujeito à exposição. Em um experimento puramente científico, a razão para designar a exposição específica para um sujeito em particular é apenas para maximizar a validade do estudo. Os passos considerados necessários para se atingir essa meta ocorrem, geralmente, de acordo com um protocolo de estudo. O único motivo para a alocação é manter a conformidade com o protocolo e não satisfazer as necessidades do sujeito.

Por exemplo, suponha que uma médica tratando cefaleia tenha prescrito um medicamento patenteado para seus pacientes abastados, e um equivalente genérico para seus pacientes indigentes, porque a confiabilidade presumivelmente maior da versão patenteada, no julgamento dela, não compensaria o custo maior para aqueles com recursos modestos. Se a médica quisesse comparar os efeitos dos dois medicamentos entre seus pacientes, ela não estaria conduzindo um experimento válido, apesar de ela própria ter alocado as exposições. Posto que a alocação foi baseada, em parte, em fatores que poderiam influenciar o desfecho, tal como a riqueza, seria esperado haver diferenças entre os grupos de tratamento, mesmo que os medicamentos tivessem o mesmo efeito sobre o desfecho, isto é, seria esperado haver confundimento (ver Cap. 4). Para conduzir um experimento válido, a médica teria que alocar as drogas conforme um protocolo que não levasse a um desequilíbrio sistemático de causas externas de cefaleia entre os grupos de tratamento. A alocação da exposição em experimentos é delineada para ajudar o estudo, e não o sujeito individual. Se ela é feita para ajudar o sujeito, poderia ser feito um estudo não experimental, mas ele não seria considerado um experimento, por causa do confundimento que o critério de designação do tratamento poderia induzir.

Visto que as metas da pesquisa, e não as necessidades do sujeito, determinam a alocação da exposição, restrições éticas limitam seriamente as circunstâncias nas quais experimentos válidos em sujeitos humanos são factíveis. Os experimentos em sujeitos humanos somente são eticamente permissíveis quando a adesão ao protocolo científico não conflitar com os melhores interesses do sujeito. Especificamente, deve haver garantia razoável de que não existe uma maneira conhecida e viável pela qual um sujeito participante possa ser tratado melhor do que as possibilidades de tratamento que o protocolo fornece. Desse requisito, vem a restrição de que quaisquer exposições ou tratamentos dados a sujeitos devem ser limitados a preventivos potenciais da doença. Essa limitação, sozinha, classifica a maioria da pesquisa etiológica na variedade não experimental.

Entre as implicações éticas mais específicas está a de que os sujeitos admitidos no estudo não devem, por causa disso, ser privados de alguma forma preferível de tratamento, ou de prevenção, que não esteja incluída no estudo. Esse requisito implica que a melhor terapia disponível deve ser incluída para fornecer uma referência (comparação) para qualquer tratamento novo. Outro requisito ético, conhecido como *equipotência*, declara que as possibilidades de tratamento incluídas no ensaio devem ser igualmente aceitáveis, dado o conhecimento atual. A equipotência restringe severamente o uso de placebos: a Declaração de Helsinque diz que é antiético incluir uma terapia com placebo como uma das pontas de um ensaio clínico, se já existe um remédio ou um preventivo aceito para o desfecho (Associação Médica Mundial, www.wma.net/e/policy/b3.htm; Rothman e Michels, 2002).

Mesmo com essas limitações, muitos experimentos epidemiológicos são conduzidos (alguns deles, infelizmente, ignoram princípios éticos, tais como a equipotência). A maioria são ensaios clínicos, que são estudos epidemiológicos avaliando tratamentos para pacientes que já adquiriram a doença (*ensaio* é usado como um sinônimo de *experimento*). Experimentos epidemiológicos que visam a avaliar preventivos primários (agentes com os quais se pretende primariamente prevenir a instalação da doença) são menos comuns do que os ensaios clínicos; esses estudos são ensaios de campo ou ensaios de intervenção comunitária.

Ensaios clínicos

Um ensaio clínico é um experimento com pacientes humanos como sujeitos. A meta da maioria dos ensaios clínicos é avaliar a cura potencial de uma doença ou encontrar uma prevenção de complicações de doença, tais como morte, incapacidade ou declínio da qualidade de vida. As exposições em tais ensaios não são preventivos primários, porque não previnem a ocorrência da doença ou a condição inicial, mas são preventivos dela. Por exemplo, uma modificação de dieta depois que um indivíduo sofre um infarto do miocárdio pode prevenir um segundo infarto e a morte subsequente, agentes quimioterápicos dados a pacientes com câncer podem prevenir a recorrência do câncer, e drogas imunossupressoras dadas a pacientes com transplantes podem prevenir a rejeição.

Sujeitos em ensaios clínicos de prevenção de complicações devem ser diagnosticados como tendo a doença em questão e ser admitidos no estudo cedo o bastante após o diagnóstico, para permitir que a alocação ocorra de modo apropriado. Sujeitos cuja enfermidade seja leve ou grave demais para permitir a forma de tratamento, ou a terapia alternativa, sendo estudada, devem ser excluídos. A alocação ao tratamento deve ser designada de tal forma a minimizar diferenças entre os grupos de tratamento com relação a fatores externos que possam afetar a comparação. Por exemplo, se alguns médicos participantes do estudo fossem favoráveis à nova terapia, é concebível que eles pudessem influenciar a alocação ao novo tratamento de, por exemplo, seus próprios pacientes ou, talvez, dos pacientes mais seriamente afetados. Se os pacientes mais seriamente acometidos tendessem a receber o novo tratamento, haveria confundimento (ver Cap. 4), e a validade da avaliação do novo tratamento ficaria comprometida.

Para evitar isso e problemas correlatos, é desejável alocar os tratamentos em ensaios clínicos, de modo a permitir que se leve em conta possíveis diferenças entre os grupos de tratamento com relação a características "basais" não mensuradas. Como parte dessa meta, o mecanismo de alocação deve impedir manipulação de alocação não definida pelo protocolo. É quase universalmente aceito que a randomização é a melhor maneira de lidar com preocupações sobre confundimento por características basais não mensuradas e por manipulação pela equipe na alocação do tratamento (Byar et al., 1976; Peto et al., 1976; Gelman et al., 2003). A validade do ensaio depende fortemente da extensão em que o protocolo de alocação aleatória é o único determinante dos tratamentos recebidos. Quando essa condição é satisfeita, o confundimento devido a fatores não mensurados pode ser considerado aleatório e ser tratado com procedimentos estatísticos padronizados, e sua magnitude diminui à medida que aumenta o número de randomizados (Greenland e Robins, 1986; Greenland, 1990). Quando a condição não é satisfeita, contudo, confundidores não mensurados podem atrapalhar a estatística, exatamente como nos estudos observacionais. Mesmo quando a condição é satisfeita, a possibilidade de generalização dos resultados do ensaio pode ser afetada por arrolamento seletivo. Os participantes do ensaio, frequentemente, não refletem a distribuição por sexo, por idade, por raça e por etnia da população-alvo (Murthy et al, 2004; Heiat et al., 2002). Por motivos explicados no Capítulo 8, as populações representativas de um estudo raramente são cientificamente ótimas. Entretanto, quando a eficácia do tratamento é modificada por sexo, idade, raça, etnia ou por outros fatores, e a população do estudo difere da população que estaria recebendo o tratamento com relação a essas variáveis, o efeito médio do estudo será diferente do efeito médio entre aqueles que receberiam o tratamento. Nessas circunstâncias, a extrapolação dos resultados do estudo é tênue ou injustificada, e pode ser necessário restringir as inferências a subgrupos específicos se o tamanho de tais subgrupos o permitir.

Dado que o tratamento depende da alocação aleatória, e não da tomada de decisão de paciente e de médico quanto ao tratamento, o arrolamento de pacientes em um ensaio requer que seu consentimento seja informado. No mínimo, o consentimento informado exige que os pacientes compreendam (a) que eles estão participando de um trabalho de pesquisa com uma duração declarada, (b) o propósito da pesquisa, os procedimentos que serão seguidos e quais procedimentos são experimentais, (c) que sua participação é voluntária e que podem se retirar em qualquer momento e (d) os riscos e benefícios potenciais associados a sua participação.

Embora os métodos de randomização, frequentemente, aloquem os sujeitos a tratamentos em proporções aproximadamente iguais, essa equivalência nem sempre é ótima. A verdadeira equipotência provê uma lógica para proporções de alocação iguais, porém, frequentemente, há uma hipótese de que um tratamento é mais efetivo, com base em uma lógica biológica, em estudos anteriores ou até em dados preliminares do mesmo estudo. Em tais circunstâncias, probabilidades iguais de alocação podem ser uma barreira ao arrolamento. A randomização adaptativa (Armitage, 1985), ou alocação desequilibrada (Avins, 1998), permite que mais sujeitos no ensaio recebam o tratamento que se espera ser mais efetivo, com pouca redução na potência.

Sempre que possível, os ensaios clínicos devem tentar empregar o método "cego" na alocação ao tratamento. Idealmente, o indivíduo que faz a alocação, o paciente e o avaliador do desfecho devem ignorar qual foi o tratamento designado. O método "cego" previne certos vieses que poderiam afetar a alocação, a avaliação ou a adesão. O mais importante é manter o avaliador "cego", especialmente se a avaliação do desfecho é subjetiva, como acontece com um diagnóstico clínico. (Alguns desfechos, tais como a morte, serão relativamente insuscetíveis a viés na avaliação.) O conhecimento do paciente sobre a designação do tratamento pode afetar a adesão ao regime terapêutico e pode enviesar percepções de sintomas que podem afetar a avaliação do desfecho. Os estudos, nos quais tanto o avaliador quanto o paciente são "cegos" na alocação do tratamento, são conhecidos como *estudos duplo-cegos*. Um estudo no qual o indivíduo que faz a alocação desconhece qual tratamento é qual (tal como pode acontecer se os tratamentos são pílulas codificadas, e quem aloca não sabe o código) pode ser descrito como *triplo-cego*, embora esse termo seja usado frequentemente para implicar que o analista dos dados (em adição ao paciente e ao avaliador) não sabe qual grupo de pacientes sob análise recebeu qual tratamento.

Dependendo da natureza da intervenção, pode não ser possível, ou prático, evitar o conhecimento da alocação de todos esses participantes. Por exemplo, um tratamento pode ter efeitos colaterais bem conhecidos que possibilitem aos pacientes identificá-lo. O pesquisador precisa estar ciente disso e relatar essas possibilidades, de modo que os leitores possam avaliar se toda, ou parte, de qualquer associação relatada pode ser atribuível à falta do método "cego".

Se não há tratamento aceito para a condição sendo estudada, pode ser útil empregar um placebo como o tratamento de comparação, quando restrições éticas não impedirem. *Placebos* são tratamentos inertes dos quais não se pretende outro efeito que não o benefício psicológico de receber um tratamento, o que, por si, pode ter um efeito poderoso. Esse benefício psicológico é denominado de *efeito placebo*, mesmo que ocorra em pacientes recebendo tratamento ativo. Pelo emprego de um placebo, um pesquisador pode ser capaz de realizar o controle do componente psicológico de receber um tratamento e de estudar os benefícios não psicológicos de uma nova intervenção. Além disso, empregar um placebo facilita o cegamento, quando não há outro tratamento em comparação. Tais benefícios podem ser incompletos, entretanto, se efeitos colaterais visíveis do tratamento ativo ampliarem a resposta placebo (o componente psicológico do tratamento) entre aqueles recebendo o tratamento ativo. Placebos não são necessários quando o objetivo do ensaio é apenas comparar tratamentos diferentes, um com o outro. No entanto, mesmo sem placebos, deve-se estar alerta para a possibilidade de um efeito placebo, ou de diferenças de adesão, devido a diferenças em efeitos colaterais visíveis entre os tratamentos ativos que são alocados.

A não adesão ou não concordância ao tratamento alocado resulta em uma discrepância entre o tratamento designado e o tratamento realmente recebido pelos participantes do ensaio. A prática padrão baseia todas as comparações na alocação do tratamento e não no tratamento recebido. Essa prática é chamada de princípio da intenção-de-tratar, porque a análise se baseia no tratamento pretendido, não no tratamento recebido. Embora esse princípio ajude a preservar a validade dos testes para efeitos de tratamento, tende a produzir viés nas estimativas de tais efeitos; por isso, alternativas têm sido desenvolvidas (Goetghebeur et al., 1998). A adesão pode ser mensurada, algumas vezes, pela indagação direta de sujeitos sobre sua concordância, pela obtenção de dados relevantes (p. ex., pedir que os comprimidos não usados sejam devolvidos) ou por medidas bioquímicas. Essas medidas de adesão podem ser usadas para ajustar estimativas de efeitos de tratamento pelo uso de métodos especiais, nos quais a randomização desempenha o papel de uma *variável instrumental* (Sommer e Zeger, 1991; Angrist et al., 1996; Greenland, 2000b; Cap. 12).

A maioria dos ensaios é monitorada enquanto está sendo conduzida por um Comitê ou Comissão de Monitoração de Segurança e Dados (Data and Safety Monitoring Committee or Board-DSMB). O objetivo primário desses comitês é garantir a segurança dos participantes do ensaio (Wilhelmsen, 2002). O comitê revê resultados de estudos, inclusive estimativas dos efeitos principais do tratamento, bem como ocorrência de eventos adversos, para determinar se o ensaio deve ser interrompido antes do seu término programado. A lógica para a suspensão precoce pode ser (a) o aparecimento de um efeito favorecendo um tratamento tão fortemente, que deixaria de ser ético randomizar novos pacientes para o tratamento alternativo ou negar acesso dos pacientes inscritos ao tratamento favorecido, (b) a ocorrência de efeitos adversos em taxas consideradas inaceitáveis, dado o benefício esperado do tratamento ou os resultados do ensaio ou (c) a determinação de que os resultados razoavelmente esperados não sejam mais de valor suficiente para continuação do ensaio. As deliberações do DSMB envolvem a consideração de tópicos de medicina, de ética, de lei, de estatística e de custos, para a decisão sobre continuar um ensaio. Dada a complexidade dos assuntos, a composição do DSMB deve compreender um âmbito diversificado de treinamentos e experiências, e assim, frequentemente, inclui clínicos, estatísticos, estudiosos da ética, nenhum dos quais tendo interesse material no resultado do ensaio.

As regras estatísticas frequencistas comumente usadas por DSMB, para determinar se um ensaio deve ser suspenso, foram desenvolvidas para garantir que o acaso de um erro Tipo I (rejeição incorreta da hipótese nula principal de nenhum efeito do tratamento; ver Cap. 10) não excedesse a um nível pré-especificado (o nível alfa) durante as análises intermediárias planejadas (Armitage et al., 1969). Apesar dessas metas, os membros do DSMB podem interpretar mal resultados intermediários (George et al., 2004), e a adesão estrita a essas regras de suspensão pode originar resultados falsos (Wheatley e Clayton, 2003). Interromper um ensaio precocemente, por causa do aparecimento de um efeito favorável a um tratamento, resultará, frequentemente, em uma estimativa excessiva do benefício verdadeiro do tratamento (Pocock e Hughes, 1989). Além disso, ensaios suspensos precocemente podem não possibilitar seguimento suficiente para se observar eventos adversos associados ao tratamento favorecido (Cannistra, 2004), particularmente se tais eventos são complicações crônicas. Alternativas bayesianas têm sido sugeridas para melhorar muitas dessas deficiências (Berry, 1993; Carlin e Sargent, 1996).

Ensaios de campo

Nos ensaios de campo, ao contrário dos ensaios clínicos, os sujeitos não são definidos pela presença de doença, ou pela apresentação para assistência clínica; em vez disso, o foco é sobre a ocorrência inicial de doença. Pacientes em um ensaio clínico podem enfrentar as complicações de sua doença, com alta probabilidade, durante um tempo relativamente curto. Em contraste, o risco de doença incidente entre sujeitos vivendo livremente é, em geral, muito mais baixo. Em consequência, os ensaios de campo, geralmente, requerem um número muito maior de sujeitos do que os ensaios clínicos e são muito mais caros. Além do mais, como os sujeitos não estão sob assistência ativa à saúde e, portanto, não se deslocam para tratar-se, um ensaio de campo requer, frequentemente, visitação aos sujeitos no trabalho, na residência ou na escola, ou o estabelecimento de centros, a partir dos quais a pesquisa pode ser conduzida e aos quais se insiste que os sujeitos compareçam. Esses aspectos do delineamento dos ensaios de campo aumentam o seu custo.

O gasto com os ensaios de campo limita seu uso ao estudo da prevenção de doenças extremamente comuns ou extremamente graves. Vários ensaios de campo foram conduzidos para determinar a eficácia de doses altas de vitamina C na prevenção do resfriado comum (Karlowski et al., 1975; Dykes e Meier, 1975). A poliomielite paralítica, uma doença rara, mas séria, foi um problema de saúde pública suficiente para justificar o que pode ter sido o maior experimento com seres humanos já tentado, o ensaio da vacina Salk, no qual a vacina, ou um placebo, foi administrada em centenas de milhares de crianças em idade escolar (Francis et al., 1955). Quando o desfecho da doença ocorre raramente, é mais eficiente estudar sujeitos que se pensa estarem em maior risco. Assim, o ensaio da vacina contra hepatite B foi realizado em uma população de homossexuais do sexo masculino da cidade de Nova Iorque, entre os quais a infecção por essa doença ocorre com frequência muito maior do que a usual entre os demais moradores dessa metrópole (Szmuness, 1980). Similarmente, o efeito da cessação do uso de duchas vaginais sobre o risco de doença inflamatória foi estudado em mulheres com uma história recente de doença sexualmente transmitida, um fator de risco forte para doença inflamatória pélvica (Rothman et al., 2003).

Um raciocínio análogo frequentemente é aplicado ao delineamento de ensaios clínicos que podem se concentrar em pacientes com alto risco de desfechos adversos. Visto que os pacientes que já tiveram um infarto do miocárdio estão em alto risco de um segundo infarto, vários ensaios clínicos do efeito de baixar os níveis séricos de colesterol sobre o risco de infarto do miocárdio foram empreendidos em tais pacientes (Leren, 1966; Detre e Shaw, 1974). É muito mais oneroso conduzir um ensaio delineado para estudar o efeito da redução do colesterol sérico sobre a primeira ocorrência de um infarto do miocárdio, porque muito mais sujeitos precisam ser incluídos para fornecer um número razoável de eventos do desfecho em estudo. O Ensaio de Intervenções de Fatores de Risco Múltiplos (*Multiple Risk Factor Intervention Trial* – MRFIT) foi um ensaio de campo de vários preventivos primários do infarto do miocárdio, inclusive a dieta. Embora esse ensaio admitisse apenas indivíduos de alto risco, e se esforçasse para reduzir o risco por meio de várias intervenções simultâneas, envolveu 12.866 sujeitos e um custo de US$115 milhões (mais de meio bilhão de dólares em 2006) (Kolata, 1982).

Como em ensaios clínicos, as exposições em ensaios de campo devem ser alocadas de acordo com um protocolo que minimize a variação externa entre os grupos, por exemplo, pela remoção de qualquer decisão sobre alocação por parte da equipe do estudo. Um esquema aleatório de alocação é, novamente, uma escolha ideal, mas as dificuldades de implantar tal esquema em um ensaio de campo em larga escala podem superar as vantagens. Por exemplo, pode ser conveniente distribuir vacinações a grupos em lotes que são manuseados de forma idêntica, especialmente se for difícil armazenar e transportar a vacina. Tais considerações práticas podem ditar o uso de protocolos modificados de randomização, tais como randomização por *cluster* (que será explicada adiante). Como tais modificações podem afetar seriamente a qualidade das informações e a interpretação dos achados experimentais, as vantagens e desvantagens precisam ser analisadas cuidadosamente.

Intervenção comunitária e ensaios randomizados por *cluster*

O ensaio de intervenção comunitária é uma extensão do ensaio de campo, que envolve intervenção em uma base comunitária. Conceitualmente, a distinção depende de a intervenção ser implantada separadamente para cada indivíduo ou não. Por exemplo, enquanto uma vacina normalmente é administrada individualmente às pessoas, a fluoração da água para prevenção de cáries dentárias é aplicada, geralmente, em suprimentos de água individuais. Consequentemente, a fluoração da água foi avaliada por ensaios de intervenção comunitária, nos quais comunidades inteiras foram selecionadas, e a exposição (tratamento da água) foi alocada em base comunitária. Outros exemplos de intervenções que poderiam ser implantadas em uma base comunitária incluem os programas de ressuscitação de emergência com resposta rápida e programas educacionais conduzidos por meio de mídia de massa, tais como o Projeto de Prevenção de Queimaduras em Massachusetts (MacKay e Rothman, 1982).

Algumas intervenções são implantadas mais convenientemente em grupos de sujeitos menores que em comunidades inteiras. Intervenções dietéticas podem ser feitas com mais praticidade na família ou no domicílio. Intervenções ambientais podem afetar um escritório inteiro, uma fábrica ou um prédio residencial. Equipamentos esportivos protetores podem ter que ser alocados a um time inteiro ou a uma liga. Grupos de intervenção podem ser unidades do exército, classes escolares, ocupantes de veículos ou qualquer outro grupo, cujos membros estejam expostos à intervenção simultaneamente. A base científica dos experimentos usando tais intervenções é idêntica àquela dos ensaios de intervenção comunitária. O que coloca todos esses estudos à parte dos ensaios de campo é o fato de que as intervenções são alocadas a grupos e não a indivíduos.

Diz-se dos ensaios de campo, nos quais o tratamento é alocado a grupos de participantes de forma aleatória, que são randomizados em *cluster*. Quanto maior o tamanho do grupo a ser randomizado, em relação ao tamanho total do estudo, menos é conseguido pela alocação aleatória. Se apenas duas comunidades estão envolvidas em um estudo, uma delas receberá a intervenção e a outra não, tal como no ensaio de fluoração da água de Newburgh-Kingston (Ast et al., 1956), não importa se a comunidade que recebe o flúor é designada aleatoriamente ou não. Diferenças nas características basais (externas) terão a mesma magnitude e o mesmo efeito, qualquer que seja o método de alocação; somente a direção das diferenças será afetada. É somente quando os números de grupos randomizados para cada intervenção são grandes, que a randomização provavelmente produzirá distribuições similares das características basais entre os grupos de intervenção. Assim, a análise de ensaios randomizados por *cluster* deve envolver métodos que levem em consideração a formação dos grupos (Omar e Thompson, 2000; Turner et al., 2001; Spiegelhalter, 2001), que são essenciais para se estimar adequadamente a quantidade de variabilidade introduzida pela randomização (dada uma hipótese sobre o tamanho dos efeitos do tratamento).

ESTUDOS NÃO EXPERIMENTAIS

As limitações impostas pela ética e por custos restringem a maior parte da pesquisa epidemiológica a estudos não experimentais. Embora seja antiético para um pesquisador expor uma pessoa a uma causa potencial de doença, simplesmente para aprender sobre a etiologia da doença, frequentemente as pessoas se expõem, voluntária ou involuntariamente, a muitos fatores potencialmente nocivos. Considere o exemplo dos cigarros (MacMahon, 1979):

> [As pessoas] escolhem uma faixa ampla de dosagens de uma variedade de substâncias potencialmente tóxicas. Considere o hábito de fumar cigarro, ao qual centenas de milhões de pessoas têm se exposto, em níveis variando de quase zero (para aqueles expostos exclusivamente por meio do fumo alheio) a três ou quatro cigarros por hora de vigília do dependente, e os consequentes dois milhões ou mais de mortes por câncer de pulmão no último século, somente neste país.

Além do tabaco, as pessoas nas nações industrializadas se expõem, entre outras coisas, a uma variedade de regimes de exercício, desde o sedentarismo até a exaustão, as dietas vegetarianas, até as derivadas quase totalmente de fontes animais, e a intervenções médicas para diversas situações. Cada uma dessas exposições pode ter consequências pretendidas e não pretendidas, que podem ser investigadas pela epidemiologia observacional.

Idealmente, desejaríamos que a força das evidências da pesquisa não experimental fosse tão grande como aquela passível de obtenção por um experimento bem delineado. Em um experimento, entretanto, o pesquisador tem o poder de alocar exposições de forma a ampliar a validade do estudo, ao passo que, na pesquisa não experimental, ele não pode controlar as circunstâncias da exposição. Se os expostos têm um risco maior ou menor para a doença do que os não expostos, uma comparação simples entre expostos e não expostos será confundida por essa diferença e, assim, não refletirá de forma válida o efeito isolado da exposição. A comparação será confundida pelas diferenças externas em risco entre os grupos de exposição (i.e., diferenças que não são atribuíveis ao contraste da exposição em estudo).

A falta de randomização põe em questão a prática padrão de se analisar dados não experimentais com métodos estatísticos desenvolvidos para estudos randomizados. Sem randomização, a variação sistemática é um composto de todas as fontes não controladas de variação – inclusive qualquer efeito de tratamento – mas inclui, também, fatores de confundimento e outras fontes de erro sistemático. Como resultado, em estudos sem randomização, a variação sistemática estimada por métodos estatísticos padrão não é prontamente atribuível a efeitos de tratamento, nem pode ser confiavelmente comparada à variação que se espera ocorrer pelo acaso. A separação de efeitos de tratamento da mistura de variação sistemática não controlada, em estudos não randomizados (ou em estudos randomizados com falta de concordância), requer hipóteses adicionais sobre as fontes de erro sistemático. Em estudos não experimentais, essas hipóteses, geralmente, não são mais do que especulações, embora possam ser incorporadas à análise como distribuições anteriores em análise bayesiana, ou como ajustes de parâmetros em um viés de análise (Cap. 18 e 19). Nesse sentido, a inferência causal na ausência de randomização é altamente especulativa. A validade de tal inferência depende do quão bem as especulações sobre os efeitos de erros sistemáticos correspondam a seu efeito verdadeiro.

Visto que o pesquisador não pode designar a exposição em estudos não experimentais, deve basear-se fortemente na fonte primária de arbítrio que remanesce: a seleção de indivíduos. Se o paradigma da observação científica é o experimento, então o paradigma da pesquisa epidemiológica não experimental é o "experimento natural", no qual a natureza imita o tipo de experimento que o pesquisador poderia ter conduzido, salvo por restrições éticas e de custos. De longe, o mais renomado é o elegante estudo do cólera em Londres, realizado por John Snow. Em Londres, em meados do século XIX, havia várias companhias que serviam água de beber encanada para os residentes, que frequentemente competiam, servindo clientela semelhante dentro dos distritos da cidade. Snow tirou vantagem desse experimento natural ao comparar as taxas de mortalidade por cólera em residentes assinantes de duas das maiores companhias de fornecimento de água: a Companhia Southwark e Vauxhall, que encanava água impura do rio Tâmisa, contaminada por esgotos, e a Companhia Lambeth, que em 1852 mudou seu ponto de coleta de Hungerford Market para o lado oposto do Tâmisa, em Thames Ditton, obtendo, assim, suprimento de água livre dos esgotos da cidade. Como Snow (1855) descreveu:

> [...] a mistura do suprimento de água da Companhia Southwark e Vauxhall com o da Companhia Lambeth, numa parte extensa de Londres, permitiu que os sujeitos fossem separados de tal modo a gerar a prova mais incontestável, de um lado ou do outro. Nos subdistritos... supridos por ambas as companhias, a mistura dos suprimentos é do tipo mais íntimo. Os encanamentos de cada companhia passam por todas as ruas, e entram em quase todas as pracinhas e becos. Umas poucas casas são supridas por uma companhia, e umas poucas pela outra, de acordo com a decisão do proprietário ou ocupante no tempo em que as Companhias de Água estavam em competição ativa. Em muitos casos, uma só casa tem um suprimento diferente daquelas em cada lado. Cada companhia fornece tanto para ricos como para pobres, tanto para casas grandes como para pequenas; não há diferença quer na condição, quer na ocupação das pessoas recebendo a água das diferentes companhias... é óbvio que nenhum experimento poderia ter sido concebido que testasse de maneira mais rigorosa o efeito do suprimento de água sobre a progressão do cólera do que esse.
>
> O experimento, também, foi na mais larga escala. Não menos do que trezentas mil pessoas de ambos os sexos, de cada idade e ocupação, e de cada nível e estado social, desde nobres até os muito pobres, foram divididos em dois grupos sem sua opção, e, em muitos casos, sem seu conhecimento; um grupo sendo suprido por água contendo efluvios da rede de esgoto de Londres, e entre esses o que quer que possa ter vindo dos pacientes com cólera, o outro grupo tendo água bastante livre de impurezas.
>
> Para contabilizar esse experimento, tudo que era preciso era verificar o suprimento de água de cada casa individual onde um ataque fatal de cólera tivesse ocorrido[...]

Há dois tipos primários de estudos não experimentais em epidemiologia. O primeiro, o *estudo de coorte* (também chamado de estudo de seguimento ou estudo de incidência), é um estudo análogo direto do experimento. Grupos de exposição diferentes são comparados, mas (como no estudo de Snow) o pesquisador seleciona apenas os sujeitos a observar, e apenas classifica esses sujeitos pelo *status* de exposição, em vez de alocá-los a grupos de exposição. O segundo, o *estudo de caso-controle de incidência*, ou, simplesmente, o *estudo de caso-controle*, usa um passo extra de amostragem da população-fonte para os casos: enquanto um estudo de coorte incluiria todas as pessoas na população dando origem aos casos do estudo, um estudo de caso-controle seleciona somente uma amostra daquelas pessoas, e escolhe quem incluir, em parte com base em seu *status* de doença. Esse passo extra de amostragem pode tornar um estudo de caso-controle muito mais eficiente do que um estudo de coorte da mesma população, mas o primeiro introduz numerosas sutilezas e caminhos para viés, que estão ausentes nos estudos de coorte típicos.

Discussões mais detalhadas, tanto dos estudos de coorte como dos estudos de caso-controle e suas variantes, com exemplos específicos, são apresentadas nos Capítulos 7 e 8. Fornecemos aqui uma visão geral breve dos delineamentos.

Estudos de coorte

No estudo de coorte paradigmático, o pesquisador define dois ou mais grupos de pessoas que estão livres de doença e que diferem de acordo com a extensão de sua exposição a uma causa potencial de doença. Esses grupos são referidos como as coortes do estudo. Quando dois grupos são estudados, pensa-se em um, usualmente, como a coorte exposta, ou índice – aqueles indivíduos que experimentaram a suposta exposição causal ou condição – e pensa-se no outro, então, como a coorte não exposta, ou de referência. Pode haver mais do que apenas duas coortes, mas cada coorte representaria um grupo com um nível, ou tipo, diferente de exposição. Por exemplo, um estudo de coorte ocupacional de trabalhadores químicos poderia compreender coortes de funcionários que trabalhassem em departamentos diferentes da fábrica, com cada coorte sendo exposta a um conjunto diferente de produtos químicos. O pesquisador mede os tempos de incidência e calcula as taxas de doença em cada uma das coortes do estudo e compara essas medidas de ocorrência.

No experimento natural de Snow, as coortes do estudo eram residentes de Londres que consumiam água da Companhia Lambeth ou da Companhia Southwark e Vauxhall, e que moravam em distritos onde havia tubulações de ambas as companhias de água. Snow foi capaz de estimar a frequência dos óbitos por cólera, usando domicílios como o denominador, separadamente para as pessoas em cada uma das coortes (Snow, 1855).

> De acordo com uma resposta que foi feita ao Parlamento, a Companhia Southwark e Vauxhall supria 40.046 casas de 1º de janeiro a 31 de dezembro de 1853, e a Companhia Lambeth fornecia para 26.107 domicílios durante o mesmo período; consequentemente, como 286 ataques fatais de cólera aconteceram, nas primeiras quatro semanas da epidemia, em casas supridas pela primeira companhia, e somente 14 naquelas com abastecimento pela última, as proporções de ataques fatais para cada 10.000 residências foi a seguinte: Southwark e Vauxhall, 71, Lambeth, 5. Portanto, o cólera foi quatorze vezes mais fatal nesse período, entre as pessoas recebendo a água impura da Companhia Southwark e Vauxhall, do que entre aquelas tendo a água mais pura do Tâmisa, de Thames Ditton.

Muitos estudos de coorte começam com uma única coorte, que é heterogênea com relação à história de exposição. Comparações de experiência de doença são feitas dentro da coorte, através de subgrupos definidos por uma ou mais exposições. Os exemplos incluem estudos de coortes definidos a partir de listas de filiação a unidades administrativas ou sociais, tais como coortes de médicos ou de enfermeiras, ou coortes definidas por meio de registros de empregos, tais como coortes de operários de fábricas.

Estudos de caso-controle

Os estudos de caso-controle são melhor compreendidos e conduzidos pela definição de uma população-fonte no início, o que representa uma população de estudo hipotética na qual um estudo de coorte poderia ter sido realizado. Se um estudo de coorte fosse feito, as tarefas primárias seriam identificar os expostos e a experiência dos não expostos do denominador, mensurados como unidades pessoa-tempo de experiência, ou como o número de pessoas em cada coorte do estudo, e então identificar o número de casos que ocorrem em cada categoria pessoa-tempo, ou em cada coorte do estudo. Em um estudo de caso-controle, esses mesmos casos são identificados, e seu *status* de exposição é determinado exatamente como em um estudo de coorte, mas os denominadores, dos quais as taxas poderiam ser calculadas, não são mensurados. Em vez disso, um grupo controle de sujeitos do estudo é tirado como uma amostra da população-fonte total, que deu origem aos casos.

O propósito desse grupo controle é determinar o tamanho relativo dos denominadores de expostos e não expostos na população-fonte. Exatamente como podemos tentar medir riscos ou taxas em uma coorte, os denominadores que a série de controle representa em um estudo de caso-controle podem refletir o número de pessoas nos subgrupos de expostos e de não expostos da população-fonte ou a quantidade de pessoa-tempo nesses mesmos subgrupos (Cap. 8). A partir do tamanho relativo desses denominadores, o tamanho relativo das taxas de incidência, ou as proporções de incidência, podem então ser estimados. Assim, os estudos de caso-controle geram estimativas diretas das medidas de efeito relativo. Visto que o grupo controle é usado para estimar a distribuição da exposição na população-fonte, o requisito principal da seleção de controles é que devem entrar na amostra, independentemente de seu *status* de exposição.

Estudos prospectivos *versus* estudos retrospectivos

Os estudos ainda podem ser classificados como prospectivos ou retrospectivos, embora várias definições tenham sido usadas para esses termos. Os primeiros autores definiam estudos prospectivos e retrospectivos para denotar estudos de coorte e de caso-controle, respectivamente. Usar os termos *prospectivo* e *retrospectivo* dessa maneira não traz informações adicionais e deixa de destacar outros aspectos importantes de um estudo, para os quais a descrição como prospectivo ou retrospectivo poderia ser reveladora; portanto, um uso diferente se desenvolveu.

Um aspecto central do delineamento, que pode ser destacado pela distinção entre prospectivo e retrospectivo, é a ordem no tempo do registro de informações sobre exposição e a ocorrência de doença. Em alguns estudos, particularmente naqueles em que a exposição é medida perguntando-se às pessoas sobre sua história de exposição, é possível que a ocorrência de doença possa influenciar a recordação da exposição e introduzir viés nos resultados do estudo, por essa influência. Um estudo baseado em tal recordação merece o rótulo de retrospectivo, pelo menos no que diz respeito ao registro da informação de exposição, e talvez para o estudo como um todo. Avaliar a exposição por lembrança depois que a doença ocorreu é uma característica de muitos estudos de caso-controle, o que pode explicar por que, frequentemente, esses estudos são rotulados como retrospectivos. Um estudo com mensuração retrospectiva, nesse sentido, gera a preocupação de que a ocorrência da doença, ou de seu diagnóstico, tenha afetado a exposição da avaliação.

Entretanto, nem todos os estudos de caso-controle envolvem memória. Por exemplo, os estudos de caso-controle que avaliam exposição a drogas têm mensuração prospectiva, se a informação sobre exposições e outros fatores de risco é tirada de prontuários médicos, ou de registros de exposição que precedem ao desenvolvimento da doença. Esses estudos de caso-controle podem ser descritos mais apropriadamente como prospectivos, pelo menos com relação à mensuração da exposição.

Nem todas as variáveis de um estudo precisam ser mensuradas simultaneamente. Alguns estudos podem combinar mensuração prospectiva de algumas variáveis com mensuração retrospectiva de outras. Tais estudos podem ser vistos como sendo uma mistura de mensurações prospectivas e retrospectivas. Uma regra razoável pode ser descrever um estudo como prospectivo, se a mensuração da exposição não puder ser influenciada pela doença, e retrospectivo, em caso contrário. Essa regra pode levar um estudo com uma mistura de variáveis mensuradas prospectiva e retrospectivamente a ser descrito de maneira diferente para análises distintas, o que é apropriado.

O acesso a dados pode afetar a validade de um estudo, tanto quanto o registro dos dados. A averiguação histórica tem implicações quanto a viés por seleção e por falta de dados, na medida em que registros ou dados podem estar faltando de modo sistemático. Por exemplo, preservar a informação sobre exposição que tenha sido registrada no passado (i.e., prospectivamente) pode depender da ocorrência da doença, como pode ser o caso se registros ocupacionais foram destruídos, exceto para os trabalhadores que apresentaram reclamações de incapacidade. Assim, informações registradas prospectivamente podem ter um componente retrospectivo para sua inclusão em um estudo, se esta depender da ocorrência de doença. Ao determinar se a informação em um estudo é obtida prospectiva ou retrospectivamente, a possibilidade de que a doença influencie o registro dos dados, ou sua via de ingresso no estudo, deve ser considerada.

Os termos *prospectivo* e *retrospectivo* também têm sido usados para se referir ao momento do pessoa-tempo acumulado com relação à condução do estudo. Nesse uso, quando pessoa-tempo se acumula antes da condução do estudo, diz-se que se trata de um estudo retrospectivo, mesmo que o *status* de exposição seja registrado antes da ocorrência da doença. Quando pessoa-tempo se acumula depois que o *status* começa, é dito que se trata de um estudo prospectivo; nessa situação, normalmente o *status* de exposição é registrado antes da ocorrência da doença, embora haja exceções. Por exemplo, o tipo de ocupação pode ser registrado para uma coorte ocupacional na abertura de um estudo, e quando os trabalhadores ingressam na coorte, mas um sanitarista industrial pode alocar categorias de exposição às categorias ocupacionais somente depois da conclusão do estudo e, portanto, depois que todos os casos de doença tenham ocorrido. Existe, então, o potencial para que a doença influencie a alocação realizada pelo sanitarista industrial.

Similarmente, outras nuances podem complicar a classificação de estudos como retrospectivos ou prospectivos, com relação à condução do estudo. Por exemplo, estudos de coorte podem ser conduzidos medindo-se os eventos de doença depois do início do estudo, pela definição das coortes como de algum tempo no passado e mensurando-se a ocorrência da doença no tempo antes do começo do estudo, ou uma combinação dos dois. De modo semelhante, os estudos de caso-controle podem basear-se em eventos de doença que ocorrem depois do início do estudo ou em eventos que tenham ocorrido antes que o estudo começasse, ou uma combinação. Assim, quer estudos de coorte, quer de caso-controle, podem averiguar eventos prospectiva ou retrospectivamente, do ponto de vista do tempo de começo do estudo. De acordo com esse uso, *prospectivo* e *retrospectivo* descrevem o tempo dos eventos sob estudo em relação ao tempo em que a pesquisa começa ou termina: *prospectivo* refere-se a eventos concorrentes ao estudo, e *retrospectivo* refere-se ao uso de eventos históricos.

Essas considerações demonstram que a classificação de estudos como prospectivos ou retrospectivos não é óbvia, e que esses termos não transmitem prontamente uma mensagem clara sobre o estudo. O aspecto mais importante do estudo que esses termos poderiam ajudar a esclarecer seria se a doença poderia influenciar as informações sobre exposição, e esse é o uso que recomendamos. Então, *prospectivo* e *retrospectivo* serão termos que poderiam descrever alguns estudos de coorte e de caso-controle. Sob as definições alternativas, estudos classificados como retrospectivos poderiam, na verdade, utilizar métodos que excluem a possibilidade de que a informação sobre exposição pudesse ter sido influenciada pela doença, e estudos classificados como prospectivos poderiam, realmente, usar métodos que não evitassem tal possibilidade. Visto que o termo *retrospectivo* frequentemente implica um delineamento inerentemente menos confiável, e que o termo *prospectivo* geralmente tem um significado oposto, a designação de classificação, sob as definições alternativas, nem sempre transmite com acurácia as forças ou as fraquezas do delineamento. O Capítulo 9 discute mais as vantagens e os defeitos de dados concorrentes e dados históricos e da mensuração prospectiva e retrospectiva.

Estudos transversais

Um estudo que inclui como sujeitos todas as pessoas na população, ao tempo da averiguação, ou uma amostra representativa de todas essas pessoas, selecionadas sem levar em consideração o estado de exposição ou de doença, geralmente é referido como um *estudo transversal*. Um estudo transversal conduzido para estimar prevalência é denominado *estudo de prevalência*. Em geral, a exposição é averiguada simultaneamente com a doença, e subpopulações com exposições diferentes são comparadas em relação a sua prevalência de doença. Tais estudos não precisam ter objetivos etiológicos. Por exemplo, a prestação de serviços de saúde frequentemente requer conhecimento apenas de quantos itens serão necessários (tais como o número de leitos hospitalares), sem referência às causas da doença. No entanto, dados transversais são usados, frequentemente, para inferências etiológicas, para o que uma compreensão perfeita de suas limitações é essencial.

Um problema é que tais estudos frequentemente apresentam dificuldade em determinar o tempo de ordem dos eventos (Flanders et al., 1992). Outro problema, chamado de amostragem com viés de duração (Simon, 1980a), é que os casos identificados em um estudo transversal representarão em excesso os casos com longa duração e serão subrepresentativos daqueles com enfermidade de curta duração. Para entender, considere duas situações extremas envolvendo uma doença com uma duração altamente variável. Uma pessoa contraindo essa doença aos 20 anos e vivendo até os 70 anos pode ser incluída em qualquer estudo transversal durante 50 anos de doença. Uma pessoa contraindo a doença com a idade de 40 e falecendo um dia depois quase não tem chance de inclusão. Assim, se a exposição não altera o risco da doença, mas faz com que ela seja leve e prolongada quando contraída (de modo que a exposição tenha associação positiva com a duração), a prevalência de exposição será elevada entre os casos. Consequentemente, uma associação positiva exposição-doença será observada em um estudo transversal, mesmo que a exposição não tenha efeito sobre o risco de doença, e que seja benéfica se a doença ocorrer. Se a exposição não altera o risco de doença, mas faz com que a doença seja rapidamente fatal se contraída (de modo que a exposição seja negativamente associada à duração), então a prevalência de exposição será muito baixa entre os casos. Como resultado, a associação exposição-doença observada em um estudo transversal será negativa, embora a exposição não tenha efeito sobre o risco de doença e fosse prejudicial se a doença ocorresse. Há métodos analíticos para lidar com a relação potencial entre exposição e duração (p. ex., Simon, 1980a). Esses métodos requerem as datas de diagnóstico dos casos do estudo ou informações sobre a distribuição das durações da doença em estudo sobre níveis diferentes de exposição; tal informação pode estar disponível nas bases de dados médicos.

Os estudos transversais podem envolver a amostragem diferencial de sujeitos com relação ao *status* de doença, para aumentar o número de casos na amostra. Tais estudos às vezes são chamados de *estudos caso-controle de prevalência* porque seu delineamento é muito semelhante àquele dos estudos caso-controle de incidência, contudo, a série de casos compreende casos prevalentes, em vez de casos incidentes (Morgenstern e Thomas, 1993).

Estudos de mortalidade proporcional

Um estudo de mortalidade proporcional inclui apenas sujeitos mortos. As proporções de sujeitos expostos falecidos designadas às causas-índice de morte são comparadas com as proporções de sujeitos não expostos falecidos designadas às causas-índice. A *razão de mortalidade proporcional* (proportional mortality ratio-PMR) resultante é a medida tradicional do efeito da exposição sobre as causas-índice de morte. Superficialmente, a comparação de proporções de sujeitos morrendo de uma causa específica, entre um grupo de expostos e um de não expostos, assemelha-se a um estudo de coorte mensurando incidência. A semelhança é enganosa, contudo, porque um estudo de mortalidade proporcional não envolve a identificação e o seguimento de coortes. Todos os sujeitos estão mortos no tempo de entrada no estudo.

O pressuposto de um estudo de mortalidade proporcional é que se a exposição causa (ou previne) uma doença fatal específica, deveria haver, proporcionalmente, mais (ou menos) mortes por aquela doença entre pessoas falecidas que tinham sido expostas, do que entre pessoas mortas que não tinham sido expostas. Esse raciocínio contém duas falhas importantes. A primeira delas diz respeito ao fato de que uma comparação de PMR não pode distinguir se a exposição aumenta a ocorrência de causas-índice de morte, previne a ocorrência de outras causas de morte ou produz alguma mistura desses efeitos (McDowall, 1983). Por exemplo, um estudo de mortalidade proporcional poderia encontrar um excesso proporcional de mortes por câncer entre grandes usuários de aspirina, em comparação com não usuários de aspirina, mas essa descoberta poderia ser atribuível a um efeito preventivo da aspirina sobre os óbitos cardiovasculares, que compreendem a grande maioria das mortes não causadas por câncer. Assim, um pressuposto implícito de um estudo de etiologia de mortalidade proporcional é que a taxa de mortalidade geral para outras categorias, que não a causa-índice, não esteja relacionada à exposição. A segunda maior falha em comparações de mortalidade é que elas não podem determinar a extensão em que a exposição origina as causas-índice de morte ou piora o prognóstico das doenças correspondentes às causas-índice. Por exemplo, uma associação do uso de aspirina com mortes por acidente vascular cerebral, entre todas as mortes, poderia ser consequência de um efeito da aspirina sobre a incidência de acidentes vasculares cerebrais, de um efeito da aspirina sobre a gravidade desses acidentes ou alguma combinação desses efeitos.

As ambiguidades na interpretação de uma PMR não são necessariamente uma falha fatal, porque tal medida frequentemente fornece entendimentos sobre relações causais que valem a pena ser perseguidos. Em muitas situações, só pode haver uma ou poucas causas estreitas de morte que sejam de interesse, e pode-se julgar implausível que uma exposição afete substancialmente o prognóstico, ou a ocorrência, de quaisquer óbitos não índice. Entretanto, muitas das dificuldades na interpretação de estudos de mortalidade proporcional podem ser mitigadas considerando-se tais estudos como uma variante do estudo de caso-controle. Proceder assim requer a conceituação de uma população combinada de indivíduos expostos e não expostos, nos quais os casos ocorreram. Os casos são aquelas mortes, tanto de expostos como de não expostos, na categoria-índice ou em outras categorias; os controles são os outros óbitos (Miettinen e Wang, 1981).

O princípio da seleção de séries de controle é escolher indivíduos que representem a população-fonte da qual os casos se originaram, para aprender a distribuição da exposição naquela população. Em vez de fazer a amostragem dos controles diretamente da população-fonte, podemos amostrar óbitos que nela ocorrem, desde que a distribuição da exposição entre as mortes amostradas seja a mesma da população-fonte; isto é, a exposição não deve estar relacionada a causas de óbito entre os controles (McLaughlin et al., 1985). Se mantivermos em mente os objetivos da seleção de controles, torna-se claro que não estamos presos a selecionar como controles todas as outras mortes que não os casos-índice. Em vez disso, podemos selecionar como controles um conjunto limitado de causas de morte de referência, com base na ausência presumida de associação com a exposição. Desse modo, outras causas de óbito, para as quais uma relação com a exposição é conhecida, suspeita ou meramente plausível, podem ser excluídas.

O princípio por trás da seleção das causas de controle de morte para inclusão no estudo é idêntico ao princípio de selecionar uma série de controle para qualquer estudo de caso-controle: as séries de controle devem ser selecionadas independentemente da exposição, com o objetivo de estimar a proporção da experiência da população-fonte que é exposta, como nos estudos de caso-controle de densidade (Cap. 8). Mortes por causas que não fazem parte da série controle podem ser excluídas do estudo ou podem ser estudadas como grupos de casos alternativos.

Tratar um estudo de mortalidade proporcional como um estudo de caso-controle pode, assim, aumentar sua validade. Isso também fornece a base para estimar as medidas epidemiológicas usuais de efeito, que podem ser derivadas de tais estudos (Wang e Miettinen, 1982). Por essas razões, os estudos de mortalidade proporcional são descritos e conduzidos de modo crescente como estudos de caso-controle. O mesmo tipo de delineamento e de análise tem reaparecido no contexto de verificar eventos adversos relatados espontaneamente, em conexão com uso farmacêutico. A U.S. Food and Drug Administration mantém uma base de dados de relatos espontâneos, o Adverse Event Reporting System (AERS) (Rodriguez et al., 2001), que tem sido uma fonte de dados para estudos delineados para triar associações entre drogas e efeitos adversos não identificados previamente, usando técnicas de Bayes empíricas (Du Mouchel, 1999). Evans e colaboradores (2001) propuseram que esses dados devessem ser analisados do mesmo modo que os dados de mortalidade têm sido analisados em estudos de mortalidade proporcional, utilizando uma medida que eles chamaram de razão de relato proporcional, ou PRR, que seria análoga à PMR nos estudos de mortalidade proporcional. Essa abordagem, contudo, está sujeita aos mesmos problemas que acompanharam a PMR. Da mesma forma que com a PMR, esses problemas podem ser reduzidos pela aplicação dos princípios dos estudos de caso-controle à tarefa de vigilância dos dados de relato espontâneo (Rothman et al., 2004).

Estudos ecológicos

Todos os tipos de estudos descritos até aqui compartilham a característica de que as observações feitas são pertinentes a indivíduos. É possível, e algumas vezes necessário, conduzir pesquisa na qual a unidade de observação é um grupo de pessoas, em vez de um indivíduo. Tais pesquisas são chamadas de *estudos ecológicos* ou *estudos agregados*. Os grupos podem ser classes de uma escola, fábricas, cidades, condados ou nações. O único requisito é que as informações sobre as populações estudadas estejam disponíveis para a mensuração das distribuições de exposição e de doença em cada grupo. Taxas de incidência ou de mortalidade são comumente usadas para quantificar a ocorrência de doenças em grupos. A exposição também é mensurada por um índice geral; por exemplo, o consumo de álcool no condado pode ser estimado a partir de dados do imposto sobre álcool, informações sobre *status* socioeconômico estão disponíveis nos tratados do censo do decênio, e dados ambientais (temperatura, qualidade do ar, etc.) podem ser obtidos local ou regionalmente. Esses dados ambientais são exemplos de exposições que são mensuradas por necessidade em um grupo, porque os dados em nível individual geralmente são indisponíveis e impraticáveis de coletar.

Quando a exposição varia entre indivíduos dentro dos grupos ecológicos, o grau de associação entre exposição e doença não precisa refletir associações em nível individual (Firebaugh, 1978; Morgenstern, 1982; Richardson et al., 1987; Piantadosi et al., 1988; Greenland e Robins, 1994; Greenland, 2001a, 2001b; Cap. 25). Além disso, o uso de medidas substitutas para exposição (p. ex., dados fiscais sobre o álcool, em vez de dados de consumo) e para doença (mortalidade em vez de incidência) distorce ainda mais as associações (Brenner et al., 1992b). Finalmente, os estudos ecológicos sofrem, geralmente, de indisponibilidade dos dados necessários para controle adequado do confundimento na análise (Greenland e Robins, 1994). Mesmo que o objetivo da pesquisa seja estimar efeitos de exposições em nível de grupo sobre resultados em nível de grupo, problemas de inadequação de dados, bem como agrupamento inapropriado, podem trazer sérios vieses às estimativas de estudos ecológicos (Greenland, 2001a, 2002b, 2004a). Todos esses problemas, combinados, podem produzir resultados de validade questionável, em qualquer nível. Apesar disso, os estudos ecológicos podem ser úteis para detectar associações de distribuições de exposição com ocorrência de doença, porque tais associações podem assinalar a presença de efeitos que mereçam maior investigação. Uma discussão detalhada de estudos ecológicos é apresentada no Capítulo 25.

Geração de hipótese *versus* rastreamento de hipótese

Estudos nos quais a validade é menos segura têm sido referidos às vezes como estudos "geradores de hipótese", para distingui-los dos "estudos analíticos", nos quais a validade pode ser melhor. Os estudos ecológicos têm sido considerados, frequentemente, como estudos geradores de hipótese, por preocupação com vários vieses. A distinção, entretanto, entre estudos geradores de hipótese e estudos analíticos não é conceitualmente precisa. É o pesquisador, não o estudo, quem gera hipóteses, e quaisquer tipos de dados podem ser usados para testar hipóteses. Por exemplo, comparações internacionais indicam que as mulheres japonesas têm uma taxa de câncer de mama muito mais baixa do que as mulheres nos Estados Unidos. Esses dados são ecológicos e sujeitos às preocupações usuais sobre as muitas diferenças culturais que existem entre os dois grupos. Entretanto, o achado corrobora numerosas hipóteses, inclusive as teorias de que menarca precoce, dietas ricas em gorduras e tamanho grande da mama (todos mais frequentes em mulheres americanas do que em japonesas) podem ser fatores determinantes importantes do risco de câncer de mama (p. ex., ver Trichopoulos e Lipman, 1992). A diferença internacional nas taxas de câncer de mama não é geradora de hipótese nem de estudo analítico, pois as hipóteses surgiram independentemente desse achado. Assim, a diferença entre estudos geradores de hipótese e estudos analíticos seria melhor substituída por uma distinção mais acurada.

Uma proposta que enxergamos favoravelmente é se referir a estudos preliminares, de validade ou de precisão limitada, como *estudos de rastreamento de hipótese*. Em analogia com o rastreamento de indivíduos para doença, tais estudos representam um teste relativamente fácil e barato para a presença de uma associação entre exposição e doença. Se tal associação é detectada, ela está sujeita a testes mais rigorosos e dispendiosos, usando-se um delineamento mais válido, que pode ser chamado de estudo confirmador. Embora a analogia com o rastreamento não deva ser levada ao extremo, ela descreve melhor a progressão dos estudos do que a distinção estudo gerador de hipótese/estudo analítico.

CAPÍTULO 7

Estudos de coorte

Kenneth J. Rothman e Sander Greenland

Definição de coortes e grupos de exposição 123
 Classificação de pessoa-tempo 125
 Exposições crônicas 126
 Tempo sem exposição em sujeitos expostos 127
 Categorizando a exposição 128
 Intensidade média e alternativas 130
 Pessoa-tempo imortal 130

 Eventos pós-exposição 131
Tempo dos eventos de desfecho 132
Custos 132
Localização de sujeitos 134
Coortes de exposição especial e da população geral 134

A meta de um estudo de coorte é mensurar e, geralmente, comparar a incidência de doença em uma ou mais coortes estudadas. Conforme discutido no Capítulo 3, a palavra *coorte* designa um grupo de pessoas que compartilham uma experiência, ou condição, em comum. Por exemplo, uma coorte de nascimento compartilha o mesmo ano ou período de nascimento, uma coorte de fumantes tem a experiência de fumar em comum e uma coorte de vegetarianos compartilha uma certa dieta. Frequentemente, se há duas coortes no estudo, uma delas é descrita como a coorte exposta, constituída por indivíduos que experimentaram um evento ou com uma condição causal presumível, e a outra é descrita como a coorte não exposta, ou de referência. Se houver mais de duas coortes, cada uma pode ser caracterizada por um nível ou tipo diferente de exposição.

O presente capítulo foca elementos básicos para o delineamento e a condução de estudos de coorte. Maiores considerações para o delineamento de estudos de coorte são apresentadas nos Capítulos 9 a 11, ao passo que métodos de análise aplicáveis a estudos de coorte estão nos Capítulos 14 a 21. Muitos aspectos essenciais de avaliação da exposição, que não são discutidos aqui, podem ser encontrados em Armstrong e colaboradores (1992).

DEFINIÇÃO DE COORTES E GRUPOS DE EXPOSIÇÃO

Em princípio, um estudo de coorte poderia ser usado para estimar riscos médios, taxas ou tempos de ocorrência. Exceto em certas situações, nas quais riscos médios e tempos de ocorrência não podem ser mensurados diretamente a partir da experiência de uma coorte. A observação de riscos médios ou de tempos de eventos específicos requer que a coorte inteira permaneça exposta ao risco e sob observação, durante todo o período de seguimento. A perda do acompanhamento de sujeitos durante o período de estudo impede mensurações diretas dessas médias, porque a evolução dos sujeitos perdidos é desconhecida. Sujeitos que falecem por riscos competitivos (outros desfechos que não aqueles de interesse), da mesma forma, impedem o pesquisador de estimar riscos condicionais diretamente (risco de um desfecho específico condicionado à não ocorrência de desfecho) . Assim, a única situação na qual é possível mensurar riscos médios e tempos de ocorrência diretamente em um estudo de coorte é naquela em que há pouca ou nenhuma perda de seguimento e risco competitivo escasso. Embora alguns ensaios clínicos forneçam essas condições, muitos estudos epidemiológicos não o fazem. Quando ocorrem perdas e riscos competitivos, pode-se ainda estimar a taxa de incidência diretamente, ao passo que o risco e o tempo médios de ocorrência devem ser estimados pelo uso de métodos de sobrevida (tábua de vida) (ver Caps. 3 e 16).

Diferentemente dos riscos médios, que são mensurados com indivíduos como a unidade no denominador, as taxas de incidência têm pessoa-tempo como a unidade de medida. O acúmulo de tempo, e não de indivíduos, no denominador de taxas permite flexibilidade na análise de estudos de coorte. Enquanto os estudos que estimam risco diretamente estão ligados conceitualmente à identificação de coortes específicas de indivíduos, os estudos com medidas de taxas de incidência podem, dentro de certas suposições, definir os grupos de comparação em termos de unidades pessoa-tempo, que não correspondem a coortes específicas de indivíduos. Um dado indivíduo pode contribuir pessoa-tempo a um, a dois ou a mais grupos de exposição em um dado estudo, porque cada unidade de pessoa-tempo contribuída ao seguimento por um dado indivíduo possui sua própria classificação com relação à exposição. Assim, um indivíduo, cuja experiência de exposição muda com o tempo, pode, dependendo dos detalhes da hipótese do estudo, contribuir tempo de seguimento a várias taxas diferentes, específicas por exposição. Em tal estudo, a definição de cada grupo de exposição corresponde à definição de elegibilidade pessoa-tempo para cada categoria de exposição.

Como resultado desse foco em pessoa-tempo, nem sempre faz sentido referir-se aos membros de um grupo de exposição, dentro de um estudo de coorte, como se o mesmo conjunto de indivíduos estivesse exposto em todos os pontos do tempo. Os termos *população aberta*, ou *população dinâmica*, descrevem uma população na qual a experiência de pessoa-tempo pode crescer a partir de uma lista cambiante de indivíduos (ver Cap. 3). (Algumas vezes usa-se o termo *coorte aberta*, ou *coorte dinâmica*, mas esse uso é conflitante com outro, no qual uma coorte é uma lista fixa de indivíduos.) Por exemplo, as taxas de incidência de câncer relatadas pelo Connecticut Cancer Registry (registro de Câncer de Connecticut) são derivadas da experiência de uma população aberta. Como a população de residentes de Connecticut está sempre mudando, os indivíduos que contribuem para essas taxas não são um grupo específico de pessoas acompanhadas ao longo do tempo.

Quando os grupos de exposição em um estudo de coorte são definidos no início do seguimento, sem movimento algum de indivíduos entre os grupos de exposição durante o seguimento, os grupos são chamados, algumas vezes, de *coortes fixas*. Os grupos definidos por alocação do tratamento em ensaios clínicos são exemplos de coortes fixas. Se o seguimento de coortes fixas sofrer com perdas, ou por riscos competitivos, as taxas de incidência ainda poderão ser mensuradas diretamente e utilizadas para estimar riscos médios e tempos de incidência. Se não ocorrerem perdas de uma coorte fixa, esta satisfaz a definição de uma *população fechada* (ver Cap. 3) e é chamada, frequentemente, de *coorte fechada*. Em tais coortes, os riscos não condicionais (que incluem o efeito de riscos competitivos) e os tempos médios de sobrevida podem ser estimados diretamente.

No estudo de coorte mais simples, a exposição seria uma condição permanente e facilmente identificável, fazendo do trabalho de alocar sujeitos a coortes expostas e a não expostas uma tarefa fácil. Infelizmente, as exposições de interesse para os epidemiologistas raramente são constantes e, frequentemente, são difíceis de mensurar. Considere como um exemplo os problemas de identificar para estudo uma coorte de usuários de um medicamento de prescrição específica. Identificar os usuários requer um método para localizar aqueles que recebem prescrições ou compram medicamento. Sem um sistema de registro de prescrições, isso se torna uma tarefa difícil. Mesmo com um sistema de registros, a identificação daqueles que recebem a prescrição, ou mesmo daqueles que adquirem o medicamento, não é equivalente à identificação daqueles que realmente o usam. Além disso, aqueles que são usuários desse medicamento hoje podem não sê-lo amanhã, e vice-versa. A definição do uso deve estar ligada ao tempo, porque a exposição pode se modificar. Finalmente, o efeito que está sendo estudado pode envolver um período de indução considerável. Nesse caso, o *status* da exposição em um dado tempo estará relacionado a um possível aumento ou diminuição do risco da doença, somente algum tempo mais tarde. Assim, alguém que começasse a usar o medicamento hoje poderia experimentar um efeito relacionado a ele em 10 anos, mas poderia não experimentar qualquer efeito relacionado nos primeiros 5 anos depois da exposição.

É tentador pensar sobre a identificação de estudos de coorte como simplesmente um processo de identificar e classificar indivíduos quanto a seu *status* de exposição. O processo pode ser complicado, contudo, pela necessidade de classificar a experiência de um só indivíduo em diferentes categorias de exposição, e em tempos distintos. Se a exposição pode variar com o tempo, no mínimo o pesquisador precisa levar em conta o tempo experimentado por cada sujeito do estudo em cada categoria de exposição, na definição das coortes do estudo. A sequência ou o tempo da exposição também podem ser importantes. Se houver muitas sequências de exposição possíveis, cada indivíduo poderia ter uma sequência única de categorias de exposição, e assim poderia se definir uma coorte de exposição única, contendo apenas aquele indivíduo.

Um pressuposto simplificador comum na análise epidemiológica é que o único aspecto de uma exposição que determina o risco atual seja algum sumário numérico simples da história de exposição. Os sumários típicos incluem nível atual de exposição, exposição média e exposição cumulativa, isto é, a soma de cada categoria de exposição multiplicada pelo tempo passado naquele nível. Frequentemente, a exposição é "retardada" no sumário, o que significa que somente é contada a exposição em, ou até, algum tempo especificado antes do atual momento. Embora se tenha uma flexibilidade enorme na definição de sumários de exposição, métodos baseados na presunção de que apenas um só sumário é relevante, podem conter vieses graves, sob certas condições (Robins, 1987). Por enquanto, presumiremos que um sumário isolado é uma medida adequada de exposição. Com esse pressuposto, os estudos de coorte podem ser analisados definindo-se as coortes com base em pessoa-tempo em vez de em pessoas, de modo que uma pessoa pode ser um membro de coortes de exposição diferentes, em tempos diversos. No entanto, alertamos o leitor a ter em mente o pressuposto de sumário único, ao interpretar tais análises. O tempo que um indivíduo contribui para o denominador de uma ou mais taxas de incidência em um estudo de coorte é denominado, algumas vezes, *tempo em risco*, no sentido de estar em risco para o desenvolvimento da doença. Algumas pessoas e, consequentemente, todas as suas pessoas-tempo, não estão em risco para uma dada doença, porque são imunes ou porque não têm o órgão-alvo da doença em estudo. Por exemplo, as mulheres que sofreram uma histerectomia, e, por definição, todos os homens, não estão em risco para câncer uterino, porque não têm útero.

Classificação de pessoa-tempo

O guia principal para a classificação de pessoas, ou de pessoa-tempo, é a hipótese do estudo, que deve ser definida tão detalhadamente quanto for possível. Se o estudo aborda a questão da extensão em que a ingestão de cenouras reduzirá o risco subsequente de câncer do pulmão, a hipótese em estudo é melhor declarada em termos de que quantidade de cenouras, consumida em qual período de tempo, prevenirá o câncer de pulmão. Além disso, a hipótese do estudo deve especificar um tempo de indução entre o consumo de uma dada quantidade de cenouras e o efeito subsequente: o efeito do consumo de cenouras poderia começar imediatamente, começar gradualmente ou só começar depois de um intervalo e se estender além do tempo em que um indivíduo parasse de comer cenouras (Rothman, 1981).

Em estudos com exposições crônicas (i.e., exposições que persistem durante um período prolongado de tempo), é fácil confundir o tempo durante o qual a exposição ocorre com o tempo em risco para efeitos da exposição. Por exemplo, em estudos ocupacionais, o tempo de emprego é confundido algumas vezes com o tempo em risco para efeitos da exposição. O tempo de emprego é o tempo durante o qual a exposição se acumula. Em contraste, o tempo em risco para efeitos da exposição deve vir, logicamente, depois do acúmulo de uma quantidade específica de exposição, porque somente depois daquele tempo a doença pode ser causada, ou prevenida, por aquela quantidade de exposição. As durações desses dois períodos de tempo não têm relação constante uma com a outra.

O tempo em risco de efeitos pode muito bem se estender para além do fim do emprego. É somente o tempo em risco de efeitos que deve ser contabilizado no denominador das taxas de incidência, para aquela quantidade de exposição.

A distinção entre tempo de acréscimo de exposição e o tempo em risco de efeitos da exposição é mais fácil de entender considerando-se um exemplo no qual a exposição é muito curta. Em estudos dos efeitos retardados da exposição à radiação emitida pela bomba atômica, a exposição foi quase instantânea, mas o período de risco durante o qual a exposição tem produzido efeito é longo, talvez uma vida inteira, embora o risco para certas doenças não aumente imediatamente após a exposição. O risco de câncer após a exposição à radiação só aumentou depois de um período de indução de no mínimo vários anos, dependendo do tipo de câncer. As taxas de incidência de câncer entre aqueles expostos a doses altas de radiação da bomba podem ser calculadas separadamente para tempos diferentes em seguida à exposição, de modo que se podem detectar elevações específicas ao período de indução abordado na hipótese do estudo. Sem estratificação por tempo desde a exposição, a taxa de incidência mensurada entre aqueles expostos à bomba seria uma taxa média refletindo períodos de efeito da exposição e períodos sem tal efeito, porque seria incluída no denominador alguma experiência da coorte exposta que corresponde ao tempo em que não houve risco aumentado da radiação.

Como o pesquisador deve estudar hipóteses que não especificam tempos de indução? Para essas hipóteses, os períodos de tempo apropriados, nos quais estratificar as taxas de incidência, não são claros. Não há maneira de estimar efeitos da exposição, contudo, sem fazer alguma suposição, implícita ou explicitamente, sobre o tempo de indução. A decisão sobre que tempo incluir para um dado indivíduo no denominador da taxa corresponde à suposição sobre tempo de indução. Se em um estudo dos efeitos retardados em sobreviventes das bombas atômicas no Japão, o denominador da taxa incluísse o tempo experimentado pelos sujeitos do estudo começando no dia após a exposição, a taxa forneceria uma estimativa de efeito diluída, a menos que o período de indução (inclusive o período "latente") fosse pelo menos de um dia. Poderia ser mais apropriado permitir um período de indução mínimo de alguns meses ou anos depois da explosão da bomba.

E se o pesquisador não tiver qualquer base para hipótese de um período especifico de indução? É possível aprender sobre o período, estimando-se os efeitos de acordo com categorias de tempo desde a exposição. Por exemplo, a taxa de incidência de leucemia entre sobreviventes da bomba atômica, relativa àqueles que estavam longe durante a explosão, pode ser examinada de acordo com anos desde a explosão. Em um estudo sem viés, esperaríamos que as estimativas de efeito se elevassem acima do valor de nulidade, quando o período mínimo de indução houvesse passado. Esse procedimento funciona melhor quando a própria exposição ocorre em um ponto, ou em um intervalo estreito, do tempo, mas pode ser usado mesmo que a exposição seja crônica, desde que haja um modelo para descrever a quantidade de tempo que deve passar antes que um dado acúmulo de exposição começasse a ter um efeito. Abordagens mais sofisticadas para analisar o tempo de indução são discutidas no Capítulo 16.

Exposições crônicas

A definição de exposição crônica com base nos efeitos previstos é mais complicada do que quando a exposição ocorre apenas em um ponto do tempo. Podemos conceituar um período durante o qual a exposição se acumula até o suficiente para desencadear um passo no processo causal. Esse acúmulo de experiência com a exposição pode ser uma função complexa da intensidade da exposição e do tempo. O período de indução só começa depois que a exposição alcançou esse ponto hipotético de gatilho, e tal ponto provavelmente variará entre os indivíduos. Os epidemiologistas ocupacionais, frequentemente, mensuram o tempo de indução para exposição ocupacional a partir do tempo da primeira exposição, mas esse procedimento envolve a suposição extrema de que o primeiro contato com a exposição pode ser suficiente para produzir a doença. Qualquer que seja a suposição adotada, ela deve ser parte explícita da definição da coorte e do período de seguimento.

Consideremos os passos a tomar para identificar coortes de estudo, quando a exposição é crônica. Primeiramente, o pesquisador deve determinar quantos grupos de exposição serão estudados e estabelecer as definições para cada uma das categorias de exposição. A definição de categoria de exposição poderia ser baseada na intensidade máxima de exposição experimentada, na intensidade média durante um período de tempo ou em alguma quantidade de exposição cumulativa. Uma mensuração familiar do fumo de cigarros é a medida maços-anos, que é o produto do número de maços fumados por dia pelo número de anos de fumo. Essa medida indexa o número cumulativo de cigarros fumados, com um maço por dia igual ao produto de 20 cigarros por maço e 365 dias, ou 7.300 cigarros. Índices cumulativos de exposição e medidas ponderadas por tempo da intensidade média da exposição são métodos populares para mensurar a exposição em estudos ocupacionais. Essas definições de exposição devem ser ligadas ao período de tempo de um efeito da exposição, de acordo com a hipótese do estudo, levando em consideração, explicitamente, o período de indução.

Ao empregar medidas de exposição cumulativas ou médias, deve-se reconhecer a natureza composta das medidas e, se possível, analisar separadamente os componentes. Por exemplo, maços-anos é um composto de duração e de intensidade do fumo: 20 maços-anos podem representar meio maço por dia durante 40 anos, um maço por dia durante 20 anos ou 2 maços por dia durante 10 anos, assim como outras inúmeras combinações. Se os efeitos biológicos dessas combinações diferem em grau importante, o uso de maços-anos ocultaria essas diferenças e, talvez, até mesmo apresentaria uma impressão enganosa de padrões de doses-resposta (Lubin e Caporaso, 2006). Análises suplementares do tabagismo como duas variáveis de exposição, duração (anos de fumo) e intensidade (maços fumados por dia), forneceriam uma salvaguarda contra inadequações da análise de maços-anos. Outras variáveis de exposição que não são levadas em consideração pela duração e pela intensidade, tais como idade no início da exposição, idade na cessação da exposição e tempo de exposição relativo à doença (período de indução ou de retardo), também podem merecer separação nas análises.

Observemos um exemplo simplificado. Suponha a hipótese de estudo de que o fumo aumenta o risco de câncer de pulmão com um tempo de indução mínimo de 5 anos. Para uma dada categoria de fumo, o tempo experimentado por um sujeito não é a pessoa-tempo "exposta", até que o indivíduo tenha alcançado aquele nível, e, então, 5 anos adicionais tenham passado. Somente então a experiência de câncer do pulmão daquele indivíduo relacionou-se ao fumo, de acordo com a hipótese do estudo. A definição da coorte de estudo com 20 maços-anos de fumo será a experiência de pessoa-tempo de indivíduos expostos, começando 5 anos depois que eles tenham fumado 20 maços-anos. Note que se o estudo de coorte mede taxas de incidência, o que significa que aloca a pessoa-tempo dos sujeitos individuais do estudo, os grupos de exposição são definidos pela alocação de pessoas-tempo, e não por listas de sujeitos individuais. A análise dessas taxas dependerá da suposição de que somente a exposição "atual", definida como tendo fumado 20 maços-anos há 5 anos, é relevante, e que outros aspectos de história de exposição, tal como a quantidade fumada depois de 5 anos atrás, são irrelevantes.

Tempo sem exposição em sujeitos expostos

O que acontece com o tempo experimentado por sujeitos expostos que não preenche a definição de tempo em risco de efeitos da exposição, de acordo com a hipótese do estudo? Especificamente, o que acontece com o tempo depois que os sujeitos expostos tornam-se expostos, e antes que a indução mínima tenha passado? Duas escolhas são razoáveis para lidar com essa experiência. Uma possibilidade é considerar qualquer tempo que não esteja relacionado à exposição como o tempo não exposto, e destiná-lo à coorte do estudo que representa não exposição. Objeções possíveis a essa abordagem seriam que a hipótese em estudo pode ser baseada em meros palpites sobre o limiar para efeitos da exposição e sobre o período de indução, e que o tempo durante o acúmulo de exposição, ou períodos de indução, podem, de fato, estar no risco de efeitos da exposição. Tratar a última experiência como não em risco de efeitos da exposição pode levar, então, a uma subestimação do efeito da exposição (ver Cap. 9 para uma discussão sobre erro de classificação da exposição). De modo alternativo, pode-se simplesmente omitir do estudo a experiência de sujeitos expostos, que não estão em risco de efeitos da exposição, conforme a hipótese do estudo. Para essa alternativa ser prática, deve haver um número razoavelmente grande de casos observados entre sujeitos com nenhuma exposição.

Por exemplo, suponha a hipótese de um tempo de indução mínimo de 10 anos. Para indivíduos acompanhados desde o início da exposição, essa hipótese implica que nenhum efeito da exposição pode ocorrer dentro dos primeiros 10 anos de seguimento. Somente após os primeiros 10 anos de seguimento, um indivíduo pode experimentar doença causada pela exposição. Portanto, sob a hipótese, somente pessoas-tempo ocorrendo depois de 10 anos de exposição deveriam contribuir para o denominador da taxa, entre os expostos. Se a hipótese estivesse correta, deveríamos alocar os primeiros 10 anos de seguimento ao denominador da taxa de não expostos. Suponha, entretanto, que a hipótese estivesse seguimento, e que a exposição pudesse produzir casos em menos de 10 anos. Então, se os casos e pessoas-tempo dos primeiros 10 anos de seguimento fossem acrescentados aos casos e pessoas-tempo não expostos, a taxa resultante teria um viés em direção à taxa dos expostos, reduzindo assim as diferenças aparentes entre as taxas de expostos e não expostos. Se o cálculo da taxa dos não expostos fosse limitado a casos e pessoas-tempo verdadeiramente não expostos, esse problema seria evitado.

O preço de se evitar tal problema, entretanto, seria a precisão reduzida na estimativa da taxa entre os não expostos. Em alguns estudos, o número de casos verdadeiramente não expostos é pequeno demais para produzir uma comparação estável, e, assim, a experiência inicial de pessoas expostas é demasiado valiosa para ser descartada. Em geral, o melhor procedimento em uma dada situação dependeria da diminuição de precisão produzida pela exclusão da experiência inicial de pessoas expostas, e da quantidade de viés introduzido pelo tratamento da experiência precoce de pessoas expostas, como se ela fosse equivalente àquela de pessoas que nunca foram expostas. Uma alternativa que tenta abordar ambos os problemas é tratar o tempo de indução como se fosse uma variável contínua em vez de um tempo fixo, e modelar os efeitos da exposição como dependentes dos tempos de exposição (Thomas, 1983, 1988). Essa abordagem é discutivelmente mais realista, na medida em que o tempo de indução varia entre os indivíduos.

Assuntos semelhantes surgem se o *status* da exposição puder mudar de expostos para não expostos. Se a exposição cessa, mas é pensado que os efeitos dela continuam, não faria sentido colocar a experiência de um indivíduo anteriormente exposto na categoria de não exposto. Contudo, se é pensado que os efeitos da exposição ocorrem aproximadamente ao mesmo tempo que ela, o que significa que o período de indução é próximo de zero, então, alterações no *status* de exposição deveriam levar a mudanças correspondentes em como a experiência cumulativa é classificada com respeito à exposição. Por exemplo, se indivíduos tomando uma droga anti-inflamatória estão em risco aumentado de sangramento gastrintestinal somente durante o período em que estão usando o medicamento, então, apenas o tempo durante a exposição é equivalente ao risco de sangramento gastrintestinal em consequência da droga. Quando um indivíduo para de usar a droga, os eventos de sangramento e pessoas-tempo experimentados por ele devem ser reclassificados de exposto para não exposto. Aqui, o tempo de indução é zero e a definição de exposição não envolve história de exposição.

Categorizando a exposição

Outro problema a considerar é que a hipótese do estudo pode não fornecer orientação razoável sobre onde traçar o limite entre expostos e não expostos. Se a exposição é contínua, não é necessário traçar limite algum. Em vez disso, pode-se usar as informações quantitativas de cada indivíduo completamente, ou pelo uso de algum tipo de nivelamento, tal como médias móveis (ver Cap.17), ou pela colocação da variável exposição dentro de um modelo de regressão como um termo contínuo (ver Caps. 20 e 21). Naturalmente, a última abordagem depende da validade do modelo utilizado para estimação. Cuidado especial deve ser tomado com modelos de exposições e confundidores mensurados repetidamente, os quais são chamados, algumas vezes, de modelos de dados longitudinais (ver Cap. 21).

A abordagem mais simples para calcular taxas diretamente requererá uma população de tamanho razoável dentro das categorias de exposição, se é desejado um resultado estatisticamente estável. Para se obter taxas de incidência, então, precisamos agrupar as experiências dos indivíduos em categorias relativamente grandes, para as quais podemos calcular taxas de incidência. Em princípio, seria possível formar várias coortes que correspondessem a várias categorias de exposição. Para uma medida cumulativa de exposição, contudo, a categorização pode introduzir dificuldades adicionais para a definição de coorte. Um indivíduo que, ao longo do caminho, passasse de uma categoria de exposição para outra mais alta teria, mais tarde, um risco de doença que, teoricamente, poderia se enquadrar na definição de mais de uma categoria de exposição.

Por exemplo, suponha que definimos fumante moderado como tendo fumado 50.000 cigarros (equivalente a cerca de 7 maços-anos) e que definimos fumante pesado como tendo fumado 150.000 cigarros (cerca de 21 maços-anos). Suponha que um homem fumou seu 50.000° cigarro em 1970 e seu 150.000° em 1980. Após o desconto do mínimo de 5 anos para o período de indução, classificaríamos seu tempo como fumante moderado começando em 1975. Em 1980, ele tornou-se um fumante pesado, mas o período de indução de 5 anos para o fumo pesado ainda não passou. Assim, de 1980 a 1985 sua experiência ainda é classificada como fumo moderado, mas de 1985 em diante passou a ser de fumo pesado (Fig. 7.1). Geralmente, o tempo é alocado apenas à categoria mais alta de exposição que se aplica. Esse exemplo ilustra a complexidade da definição de coorte com uma hipótese que leva em conta tanto a quantidade de exposição cumulativa quanto o tempo mínimo de indução. Outros esquemas de apropriação poderiam ser imaginados com base em outras hipóteses sobre a ação da exposição, inclusive em hipóteses que permitissem que o tempo de indução variasse com a história de exposição.

Um esquema de alocação inválido incluiria no denominador da taxa de incidência dos expostos a experiência de não exposição de um indivíduo que, eventualmente, torna-se exposto. Por exemplo, suponha que, em um estudo ocupacional, a exposição é categorizada de acordo com a duração de emprego em um trabalho específico, e com a categoria de exposição mais alta tendo, pelo menos, 20 anos de emprego. Suponha que um trabalhador ficou empregado naquela atividade por 30 anos. É um erro alocar os 30 anos de experiência daquele trabalhador à categoria de exposição de

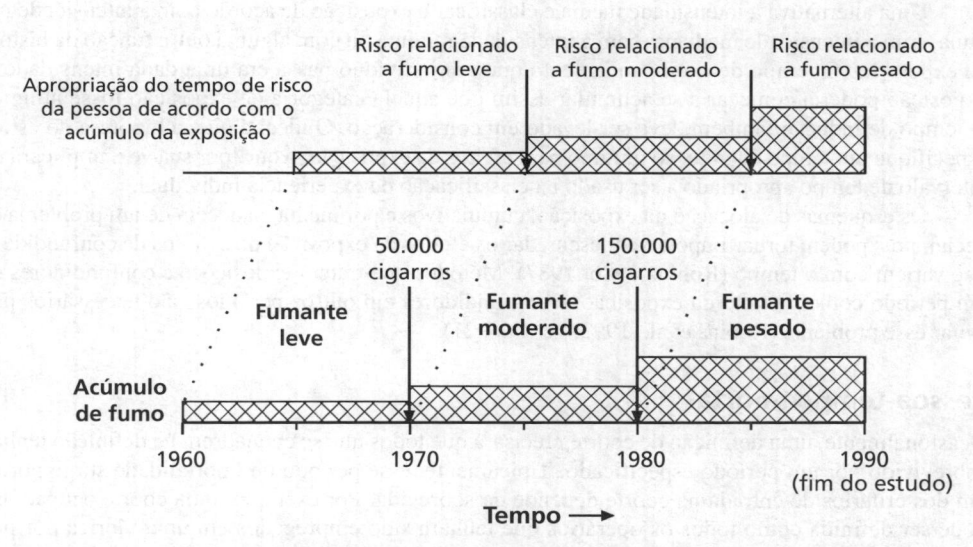

FIGURA 7.1 • Linha de tempo mostrando como um fumante se movimenta para categorias mais altas de exposição cumulativa ao fumo e como o tempo em risco que corresponde a essas categorias é apropriado para levar em conta um período de indução mínimo de 5 anos.

20 ou mais anos de emprego. O trabalhador só atingiu aquela categoria de exposição depois de 20 anos no emprego, e somente os últimos 10 anos de sua experiência são relevantes para a categoria de exposição mais alta. Observe que se o trabalhador tivesse falecido após 10 anos de emprego, o óbito não poderia ter sido alocado à categoria de 20 anos de emprego, porque o trabalhador teria tido somente 10 anos de emprego.

Uma regra útil para lembrar é que o evento e o pessoa-tempo que está sendo acumulado no momento do evento devem ser alocados à mesma categoria de exposição. Assim, uma vez que o pessoa-tempo passada em cada categoria de exposição tenha sido determinado para cada sujeito do estudo, a classificação dos eventos (casos) de doença segue as mesmas regras. A categoria de exposição à qual um evento é alocado é a mesma categoria em que o pessoa-tempo para aquele indivíduo estava se acumulando no instante em que o evento ocorreu. A mesma regra – que a classificação do evento acompanha a classificação do pessoa-tempo – também se aplica em relação a outras variáveis do estudo, que podem ser usadas para estratificar os dados (ver Cap. 15). Por exemplo, o pessoa-tempo será alocado em uma categoria de idade diferente à medida que o indivíduo envelhece. A categoria de idade à qual um evento é designado deve ser a mesma categoria etária na qual o pessoa-tempo individual estava se acumulando por ocasião do evento.

Intensidade média e alternativas

Pode-se também definir a exposição atual de acordo com a média (aritmética ou geométrica) de intensidade, ou de categoria de exposição, até o tempo atual, em vez de por uma medida cumulativa. No cenário ocupacional, a concentração média de um agente no ar ambiente seria um exemplo de intensidade de exposição, embora também devesse ser levado em conta qualquer equipamento protetor que afetasse a exposição de um indivíduo ao agente. Intensidade de exposição é um conceito que se aplica a um ponto no tempo e, tipicamente, variará com o decorrer do tempo. Os estudos que mensuram a intensidade da exposição podem usar uma média de intensidade ponderada para o tempo, o que requereria mensurações múltiplas da exposição durante o tempo. A quantidade de tempo na qual um indivíduo é exposto a cada intensidade forneceria sua ponderação no cálculo da média.

Uma alternativa à intensidade média é classificar a exposição de acordo com a intensidade máxima, com a intensidade mediana, com a intensidade mínima ou com alguma outra função da história de exposição. O tempo de acompanhamento que um indivíduo passa em uma dada intensidade de exposição poderia começar a se acumular assim que aquela categoria de exposição fosse atingida. O tempo de indução também deve ser levado em consideração. O ideal é que, a hipótese do estudo especifique um tempo de indução mínimo para efeitos da exposição, o que, por sua vez, implicará um intervalo de tempo apropriado a ser usado na classificação da experiência individual.

Os esquemas de alocação da exposição, cumulativos e por média, padecem de um problema especial, pois podem tornar impossível desenredar os efeitos da exposição dos efeitos de confundidores que variem com o tempo (Robins 1986, 1987). Métodos que tratem exposições e confundidores em um período como distinto da exposição, e confundidores em outros períodos, são necessários para evitar esse problema (Robins et al., 1992; ver Cap. 21).

Pessoa-tempo imortal

Ocasionalmente, uma definição de coorte precisará que todos que se enquadrem na definição tenham sobrevivido por um período especificado. Tipicamente, esse período de imortalidade surge porque um dos critérios de entrada na coorte depende da sobrevida. Por exemplo, uma coorte ocupacional pode ser definida como todos os operários que tenham sido empregados em uma fábrica por pelo menos 5 anos. Há certos problemas com tal critério de entrada, entre os quais ele garantirá que o estudo perderá efeitos entre os trabalhadores temporários, que podem ser designados para tarefas mais altamente expostas do que os empregados regulares, de longa permanência, e poderá incluir pessoas mais suscetíveis aos efeitos da exposição, que poderão se demitir mais cedo por causa de tais efeitos.

Vamos supor, entretanto, que somente os operários de longa permanência são de interesse para o estudo e que todas as exposições relevantes (inclusive aquelas durante os 5 anos iniciais de emprego) são levadas em consideração na análise.

O critério de 5 anos de ingresso garantirá que todos os trabalhadores na coorte do estudo sobreviveram a seus primeiros 5 anos de emprego, porque aqueles que morressem nunca satisfariam o critério de admissão e, assim, seriam excluídos. Segue-se que a análise de mortalidade de tais operários deveria excluir os primeiros 5 anos de emprego para cada trabalhador. Esse período de tempo é referido como *pessoa-tempo imortal*. É claro que os operários da fábrica não eram imortais durante esse tempo, porque eles poderiam ter morrido. O subgrupo de trabalhadores que satisfazem a definição da coorte, porém, é identificado, depois do fato, como aqueles que sobreviveram a esse período.

A abordagem correta para lidar com pessoa-tempo imortal em um estudo é excluí-la de qualquer denominador, mesmo que a análise não tenha mortalidade como foco. Essa abordagem é correta, porque a inclusão de pessoa-tempo imortal enviesará para baixo as taxas de morbidade estimadas e, consequentemente, trará viés às estimativas de efeitos obtidas das comparações internas. Como um exemplo, suponha que um estudo de mortalidade ocupacional inclua somente operários que trabalharam por 5 anos em uma fábrica, que 1.000 trabalhadores expostos e 1.000 não expostos preenchem esse critério de entrada, e que depois que o critério for satisfeito observamos 200 mortes entre 5.000 pessoas-ano expostas, e 90 mortes entre 6.000 pessoas-ano não expostas. A razão e a diferença de proporções corretas, comparando os expostos e não expostos, são então $(200/5.000)/(90/6.000) = 2,7$ e $200/5.000 - 90/6.000 = 25/1.000$ ano^{-1}. Se, entretanto, incluíssemos de forma incorreta as pessoas-ano imortais de 5.000 expostos e 5.000 não expostos nos denominadores, obteríamos uma razão com viés de $(200/10.000)/(90/11.000) = 2,4$ e uma diferença com viés de $200/10.000 - 90/11.000 = 12/1.000$ ano^{-1}. Para evitar esse viés, se um estudo tem um critério para uma quantidade mínima de tempo antes que um sujeito seja elegível para estar em um estudo, o tempo durante o qual o critério de elegibilidade é preenchido deveria ser excluído do cálculo das taxas de incidência. De um modo mais geral, o tempo de seguimento alocado a uma categoria de exposição específica deve excluir o tempo durante o qual a definição da categoria de exposição está sendo preenchida.

Eventos pós-exposição

A alocação de tempo de seguimento a categorias específicas não deve depender de eventos que ocorram depois que o seguimento em questão tenha advindo. Por exemplo, considere um estudo no qual um grupo de fumantes é aconselhado a deixar de fumar, com o objetivo de estimar o efeito de abandonar o fumo *versus* continuar fumando sobre as taxas de mortalidade. Para um sujeito que fuma por algum tempo depois que o conselho é dado, e deixa de fumar mais tarde, o seguimento de como alguém deixou o fumo só deve começar no momento em que o sujeito para, e não quando recebe o conselho, porque é o efeito de deixar de fumar que está sendo estudado, não o efeito do aconselhamento (se o efeito do conselho estivesse em estudo, o seguimento começaria com o aconselhamento). Mas, como deve ser tratado um sujeito que deixa de fumar por um tempo e mais tarde volta a fumar?

Quando essa questão surgiu em um estudo real desse problema, os pesquisadores excluíram do estudo qualquer um que voltasse a fumar. A decisão foi equivocada, porque se o sujeito tivesse morrido antes de voltar a fumar, o óbito teria sido contabilizado no estudo, e o sujeito não teria sido excluído. O tempo de seguimento do sujeito foi excluído se ele voltou a fumar, algo que só ocorreu *depois* que o sujeito tinha acrescido tempo na coorte dos que deixaram de fumar. Uma análise apropriada deveria incluir a experiência daqueles que voltaram a fumar até o tempo em que retomaram o fumo. Se a propensão a voltar a fumar não fosse associada a risco, sua experiência subsequente à volta poderia ser excluída, sem introduzir viés. A taxa de incidência entre as pessoas-ano, enquanto tendo deixado, poderia então ser comparada com a taxa entre aqueles que continuaram fumando durante o mesmo período.

Como outro exemplo, suponha que os pesquisadores quisessem examinar o efeito de ser um ex-fumante por pelo menos 5 anos em relação a um fumante contínuo. Então, qualquer ex-fumante por pelo menos 5 anos que voltasse a fumar nesse período seria excluído. A experiência de pessoa-tempo para cada sujeito durante os primeiros 5 anos após deixar de fumar também deveria ser excluída, porque seria pessoa-tempo imortal.

TEMPO DOS EVENTOS DE DESFECHO

Como pode ser aparente por discussão prévia, o tempo em que um evento de desfecho ocorre pode ser um determinante capital da quantidade de pessoa-tempo contribuída por um sujeito a cada categoria de exposição. É importante, portanto, definir e determinar o tempo do evento da maneira menos ambígua e mais precisa possível. Para alguns eventos, tal como morte, nenhuma das duas tarefas apresenta qualquer dificuldade. Para outros desfechos, tal como a soroconversão ao vírus da imunodeficiência humana (HIV), o tempo do evento pode ser definido de um modo razoavelmente preciso (o aparecimento de anticorpos HIV na corrente sanguínea), mas a mensuração do tempo é difícil. Para outros, tais como esclerose múltipla e aterosclerose, a própria definição do tempo de início pode ser ambígua, mesmo quando a presença da doença pode ser determinada de forma inequívoca. Da mesma forma, o tempo de perda do seguimento e outros eventos censurados podem ser difíceis de definir e de determinar. Determinar se um evento ocorreu até um dado momento é um caso especial em que se deve estabelecer quando um evento aconteceu, porque tal conhecimento requer saber que o tempo do acontecimento foi anterior ao dado tempo.

A abordagem dos problemas supramencionados depende fortemente de detalhes dos dados disponíveis e do estado atual de conhecimento do desfecho em estudo. Portanto, somente fazemos aqui algumas observações gerais sobre tópicos de tempo de desfechos. Em todas as situações, recomendamos que se comece com pelo menos um protocolo escrito, para classificar os sujeitos com base nas informações disponíveis. Por exemplo, o tempo de soroconversão pode ser mensurado como o ponto intermediário entre o último teste negativo e o primeiro positivo. Para eventos definidos inequivocamente, qualquer desvio de tempos reais da determinação do protocolo pode ser visto como um erro de mensuração (discutido no Cap. 9). Doenças temporalmente ambíguas, tais como cânceres ou condições vasculares, são consideradas, frequentemente, como ocorrendo na ocasião do diagnóstico, mas é aconselhável o uso de um período de intervalo mínimo, quando quer que um período longo de latência (sem diagnóstico, ou prodrômico) seja inevitável. Pode ser possível, algumas vezes, entrevistar sujeitos sobre o início mais precoce dos sintomas, mas tais recordações e sintomas podem estar sujeitos a erros consideráveis e à variabilidade entre as pessoas.

Alguns eventos com determinação ambígua do tempo são administrados com definições padrão, mesmo sendo um tanto arbitrárias. Por exemplo, em 1993, o início da síndrome de imunodeficiência adquirida (aids) foi redefinido como a ocorrência de qualquer moléstia ou evento clínico definidor de aids (p. ex., contagem de CD4 $<200/\mu L$). Como um segundo exemplo, a perda de tempo de seguimento é tomada, convencionalmente, como o ponto médio entre a última tentativa bem sucedida e a primeira tentativa mal sucedida de fazer contato. Qualquer dificuldade em determinar um tempo arbitrariamente definido de um evento é tratada, então, como um problema de mensuração, que pode ser abordado pelos métodos descritos no Capítulo 19. Deve-se reconhecer, entretanto, que a arbitrariedade da definição para o tempo de um evento representa outra fonte de erro de mensuração, com consequência de potenciais vieses, que serão discutidas no Capítulo 9.

CUSTOS

Os estudos de coorte geralmente são grandes empreendimentos. A maioria das doenças afeta apenas uma proporção pequena de uma população, mesmo que seja acompanhada por muitos anos. Obter estimativas estáveis de incidência requer um número substancial de casos de doença e, portanto, o pessoa-tempo que dá origem aos casos também deve ser de bom tamanho. Pessoa-tempo suficiente pode ser acumulada acompanhando-se coortes por um longo período de tempo. Algumas coortes com exposições especiais (p. ex., japoneses vítimas das bombas atômicas [Beebe, 1979]), ou com histórias médicas e pessoais detalhadas (p. ex., o estudo de coortes de Framingham, Massachusetts [Kannel e Abbott, 1984]), realmente têm sido acompanhadas por décadas. Entretanto, se for pretendido que o estudo forneça resultados mais apropriados, o requisito pessoa-tempo pode ser atingido pelo aumento do tamanho das coortes. Naturalmente, estudos longos de grandes populações são dispendiosos. É comum que os estudos de coortes custem milhões de dólares, e gastos acima de US$100 milhões têm ocorrido. A maior parte do custo origina-se da necessidade de se estabelecer um sistema contínuo para monitorar a ocorrência de doença em uma população grande.

Os custos dos estudos de coortes frequentemente limitam a viabilidade. Quanto mais baixa a incidência da doença, pior a viabilidade de um estudo de coortes, a menos que recursos públicos, dedicados a registros de saúde, possam ser empregados produtivamente (ver Cap. 23). A viabilidade ainda é mais prejudicada por um período longo de indução entre a causa hipotética e seu efeito. Um período longo de indução contribui para uma baixa incidência geral, por causa do tempo de seguimento adicional necessário para que sejam obtidos casos relacionados à exposição. Para detectar algum efeito, o estudo deve abranger um período tão longo quanto o período mínimo de indução e, na prática, deve abranger um período consideravelmente mais longo do que o período mínimo de indução. Estudos de coortes são pouco adequados para estudar o efeito de exposições que, hipoteticamente, causam doenças raras, com longos períodos de indução. Tais estudos de coortes são caros em relação à quantidade de informações alcançadas, o que significa que não são eficientes.

As despesas com estudos de coortes podem ser reduzidas de várias maneiras. Uma delas é usar um sistema existente para monitorar a ocorrência de doença (ver Cap. 23). Por exemplo, um registro regional de câncer pode ser utilizado para verificar a ocorrência da doença entre membros de uma coorte. Se a despesa da verificação de casos já está sendo garantida pelo registro, o estudo será consideravelmente mais barato.

Outra maneira de reduzir os custos é se basear em coortes históricas. Em vez de identificar membros da coorte concomitantemente com o início do estudo, e de planejar que o período de seguimento ocorra durante o mesmo, o pesquisador pode optar por identificar membros de coorte com base em registros de exposição prévia. O período de seguimento até a ocorrência da doença pode ser total ou parcialmente no passado. Para verificar casos que ocorreram no passado, os pesquisadores podem se basear em registros para averiguar a doença em membros da coorte. Se o período de seguimento começa antes do período durante o qual o estudo é conduzido, mas se estende para dentro do período da pesquisa, então vigilância ativa ou um novo sistema de monitoramento para verificar novos casos de doença, podem ser desenvolvidos.

Na medida em que a seleção de sujeitos ocorre depois do período de seguimento sob observação (algumas vezes chamada de seleção retrospectiva de coorte; ver Cap. 6), o estudo geralmente custa menos do que uma pesquisa equivalente, na qual a seleção de sujeitos acontece antes do período de seguimento (algumas vezes chamada de prospectiva). Uma desvantagem dos estudos de coortes retrospectivos é sua dependência de registros, que podem padecer de informações faltantes ou mal registradas. Quando tais carências estão relacionadas às variáveis em estudo, este pode sofrer vieses de seleção similares àqueles que podem ocorrer em estudos de caso-controle (ver Cap. 8). Por exemplo, se os registros são eliminados sistematicamente com a morte de um membro da coorte, então todo o pessoa-tempo retrospectivo será imortal e, portanto, deveria ser excluído.

Uma terceira maneira de reduzir custos é substituir uma das coortes, especificamente a coorte não exposta, por informações da população geral. Em vez de coletar novas informações de uma grande população não exposta, os dados existentes de uma população geral são usados para comparação. Esse procedimento tem várias desvantagens. Em primeiro lugar, só é razoável se houver alguma segurança de que apenas uma pequena proporção da população geral está exposta ao agente em estudo, como é o caso, frequentemente, com exposições ocupacionais. Na medida em que parte da população geral está exposta, haverá erro por erro de classificação, que introduzirá um viés na comparação, o qual, ordinariamente, é na direção de subestimar o efeito (ver Cap. 9). Um outro problema é que as informações obtidas para a coorte exposta podem diferir em qualidade dos dados existentes para a população geral. Se dados de mortalidade são utilizados, o atestado de óbito é, frequentemente, a única fonte de informações para a população geral. Se informações médicas adicionais fossem usadas para classificar as mortes em uma coorte exposta, os dados obtidos assim não seriam comparáveis com aqueles da população geral. Essa falta de comparabilidade pode reduzir ou aumentar o viés nas comparações resultantes (Greenland e Robins, 1985a). Finalmente, é provável que a coorte exposta seja diferente da população em muitas maneiras que não são mensuradas, levando, assim, ao confundimento incontrolável nas comparações. O clássico "efeito do trabalhador sadio" é um exemplo desse problema, no qual o confundimento surge porque os operários têm que satisfazer um critério mínimo de saúde (devem ser capazes de trabalhar), o que não acontece com a população geral.

Uma quarta maneira de reduzir as despesas de um estudo de coorte é conduzir um estudo de caso-controle dentro da coorte, em vez de incluir a população inteira da coorte no estudo (Cap. 8). Tais estudos de caso-controle "aninhados" podem ser conduzidos, frequentemente, com uma fração do custo de um estudo de coorte, e ainda produzir os mesmos achados, com quase a mesma precisão.

LOCALIZAÇÃO DE SUJEITOS

Os estudos de coorte que duram muitos anos apresentam problemas logísticos que podem afetar adversamente a validade. Seja o estudo retrospectivo ou prospectivo, frequentemente é difícil localizar pessoas, ou seus registros, muitos anos depois que tenham sido inscritos em estudos de coortes. Em estudos prospectivos, pode ser possível manter contato periódico com os sujeitos do estudo, e dessa forma manter informações atualizadas sobre sua localização. Tal procura acrescenta custos aos estudos de coorte prospectivos, mas a mobilidade crescente da sociedade demanda maiores esforços para localizar os sujeitos. Um número substancial de sujeitos perdidos no seguimento pode levantar sérias dúvidas sobre a validade do estudo. Seguimentos que localizam menos de cerca de 60% dos sujeitos geralmente são vistos com ceticismo, mas até mesmo o seguimento de 70 a 80%, ou mais, pode ser baixo demais para dar garantia suficiente contra viés, se houver razão para se acreditar que a perda do seguimento pode estar associada à exposição ou à doença.

COORTES DE EXPOSIÇÃO ESPECIAL E DA POPULAÇÃO GERAL

Um aspecto atraente dos estudos de coorte é a sua capacidade de prover estudos de uma variedade de efeitos possíveis sobre a saúde, a partir de uma exposição isolada. Um seguimento de mortalidade pode ser conseguido tão facilmente para todas as causas de óbito, como para qualquer causa específica. A vigilância de saúde para uma doença como ponto final pode, algumas vezes, ser expandida para incluir muitos ou todos os pontos finais, sem muito trabalho adicional. Um estudo de coorte pode fornecer um quadro abrangente do efeito sobre a saúde de uma dada exposição. Tentativas de se obter tal informação abrangente sobre exposições motivam a identificação de coortes de "exposição especial", que são grupos identificáveis com exposição a agentes de interesse. Exemplos de tais coortes de exposição especial incluem coortes ocupacionais sujeitas a exposições no local de trabalho, estudos de pescadores ou fazendeiros expostos cronicamente à radiação solar, vítimas de bomba atômica e a população em torno de Chernobyl expostas à radiação ionizante, a população ao redor de Seveso, na Itália, exposta à contaminação ambiental com dioxina, adventistas do sétimo dia "expostos" a dietas vegetarianas e populações expostas a estresse por calamidades, tais como terremotos e ataques terroristas. Tais exposições não são comuns e requerem a identificação de coortes expostas para fornecer informações suficientes para o estudo.

Algumas vezes, exposições comuns são estudadas por meio de estudos de coortes que pesquisam um segmento de população identificado sem relação com o *status* de exposição. Tais coortes de "população geral" têm sido usadas para estudar os efeitos do fumo, do uso de contraceptivos orais, da dieta e da hipertensão. É mais eficiente limitar um estudo de coorte da população geral a exposições do que uma proporção substancial de pessoas que tenha experimentado a exposição; caso contrário, a coorte de não expostos será ineficientemente grande em relação à coorte de expostos. Uma população pesquisada pode ser classificada de acordo com tabagismo, consumo de bebidas alcoólicas, dieta, uso de drogas, história médica e muitos outros fatores de potencial interesse. Uma desvantagem é que a informação da exposição deve ser obtida, geralmente, por entrevistas com cada sujeito, o oposto da obtenção de informações a partir de registros, como é feito frequentemente em coortes de exposição especial.

CAPÍTULO 8

Estudos de caso-controle

Kenneth J. Rothman, Sander Greenland e Timothy L. Lash

Elementos comuns dos estudos de caso-controle 138
  Pseudofrequências e razão de chances 138
  Definição da população-fonte 140
  Seleção de casos 141
  Seleção de controles 141
  Falácias comuns na seleção de controles 142
  Fontes para séries de controles 143
  Outras considerações para seleção de sujeitos 147
Variantes do delineamento de caso-controle 150
  Estudos de caso-controle aninhados 150

Estudos de caso-coorte 150
Estudos de caso-controle de densidade 152
Estudos caso-controle cumulativos (epidêmicos) 152
Estudos de casos, caso-hipotético e caso-cruzado 153
Amostragem em dois estágios 154
Estudos de mortalidade proporcional 155
Estudos de caso-controle com casos prevalentes 155

O uso e a compreensão dos estudos de caso-controle são parte dos desenvolvimentos metodológicos mais importantes da epidemiologia moderna. Conceitualmente, há ligações claras entre os experimentos randomizados e os estudos de coorte não randomizados, e entre estes e os estudos de caso-controle. Os estudos de caso-controle, no entanto, diferem suficientemente do paradigma científico da experimentação que uma abordagem cuja condição foi descuidada, a interpretação é um convite à concepção errônea. Neste capítulo, revemos os delineamentos de caso-controle e contrastamos suas vantagens e desvantagens com os delineamentos de coorte. Consideramos também variações do delineamento básico do estudo de caso-controle.

O saber convencional sobre estudos de caso-controle é que eles não geram estimativas de efeitos tão válidas quanto as medidas obtidas em estudos de coorte. Esse pensamento pode refletir incompreensões comuns na conceituação de estudos de caso-controle, que serão esclarecidas mais adiante; pode também refletir preocupações com informações de exposição e de seleção viesadas, nos estudos de caso-controle. Por exemplo, se as informações sobre exposição vêm de entrevistas, os casos, geralmente, terão relatado tais informações depois de conhecer seu diagnóstico. O diagnóstico pode afetar o relato de várias maneiras, por exemplo, ao melhorar a memória, assim aumentando a sensibilidade entre casos, ou ao provocar mais falsas memórias da exposição, reduzindo, assim, a especificidade entre os casos. Além disso, a própria doença pode turvar a memória e reduzir, assim, a sensibilidade. Esses fenômenos são exemplos de *viés de recordação*. Entretanto, a doença não pode afetar informações de exposição coletadas antes de sua ocorrência. Dessa forma, informações sobre exposição extraídas de registros criados antes que a doença ocorresse não estão sujeitas ao viés de recordação, não importa se o delineamento do estudo é de coorte ou de caso-controle.

Inversamente, os estudos de coorte não estão imunes a problemas que pensava-se ser particulares aos estudos de caso-controle. Por exemplo, enquanto um estudo de coorte pode reunir informações sobre exposição para uma população-fonte inteira no início do estudo, ele ainda requer localização posterior de sujeitos para se verificar variações de exposição e de desfechos. Se o sucesso dessa localização estiver vinculado à exposição e ao desfecho, o viés de seleção resultante se comportará de forma análoga à que é levantada, frequentemente, como uma preocupação nos estudos de caso-controle (Greenland, 1977; Cap. 12). Similarmente, os estudos de coorte às vezes usam memórias para reconstruir ou imputar história de exposição (avaliação retrospectiva) e são vulneráveis ao viés de recordação, se essa reconstrução for feita depois da ocorrência da doença. Assim, embora mais oportunidades para vieses de recordação e seleção possam surgir em estudos típicos de caso-controle do que em estudos de coorte prospectivos típicos, cada estudo deve ser considerado em detalhe para se avaliar sua vulnerabilidade ao viés, independentemente do delineamento.

O saber convencionado defende também que os estudos de coorte são úteis para se avaliar a amplitude de efeitos relacionados a uma só exposição, ao passo que os estudos de caso-controle fornecem informações somente sobre a doença que aflige os casos. Esse pensamento conflita com a ideia de que os estudos de caso-controle podem ser vistos simplesmente como estudos de coorte mais eficientes. Da mesma forma que se pode optar por mensurar mais de um desfecho de doença em um estudo de coorte, é possível conduzir uma série de estudos de caso-controle aninhados na mesma população, usando vários desfechos de doença como a série de casos. O estudo de caso-coorte (ver adiante) é particularmente adequado para essa tarefa, permitindo que um grupo controle seja comparado com várias séries de casos. Independentemente de o delineamento de caso-coorte ser a forma de estudo de caso-controle utilizada ou não, os estudos de caso-controle não precisam ser caracterizados como limitados em relação ao número de desfechos de doença que podem ser estudados.

Para doenças que são bastante raras, os estudos de coorte tornam-se impraticáveis, e os estudos de caso-controle passam a ser a única alternativa útil. Entretanto, se a exposição é rara, os estudos de caso-controle usuais são ineficientes, e é preciso usar métodos que recrutem seletivamente sujeitos expostos adicionais, tais como os estudos de coorte especiais ou os delineamentos em dois estágios. Se tanto a exposição quanto o desfecho são raros, os delineamentos em dois estágios podem ser a única opção informativa, pois empregam sobreamostragem tanto de sujeitos expostos quanto de enfermos.

À medida que a compreensão dos princípios dos estudos de caso-controle tem progredido, a reputação desses estudos tem melhorado. No passado, era comum se ouvir os estudos de caso-controle sendo designados depreciativamente como estudos "retrospectivos", um termo que se aplicaria apenas a alguns estudos de caso-controle e que se aplica também a alguns estudos de coorte (ver Cap. 6). Embora os estudos de caso-controle realmente apresentem mais oportunidades para viés e inferências errôneas do que os estudos de coorte, tais oportunidades aparecem como resultado da facilidade relativa com que um estudo de caso-controle pode ser montado. Visto que a condução de um estudo de caso-controle não precisa ser extremamente dispendiosa nem consumir muito tempo, muitos trabalhos têm sido conduzidos por pesquisadores ingênuos que não compreendem, nem implantam, os princípios básicos do delineamento de caso-controle válido. Ocasionalmente, tais pesquisas descuidadas podem produzir resultados valiosos, porém, frequentemente, errados, porque princípios básicos foram violados. A má reputação sofrida no passado pelos estudos de caso-controle origina-se mais de má conduta e de hiperinterpretação de resultados do que de qualquer fraqueza inerente à abordagem.

Idealmente, um estudo de caso-controle pode ser conceituado como uma versão mais eficiente de um estudo de coorte correspondente. Sob essa conceituação, os casos no estudo de caso-controle são os mesmos que seriam incluídos normalmente no estudo de coorte. Em vez de incluir toda a experiência da população-fonte que deu origem aos casos (o estudo base), como seria a prática usual em um delineamento de coorte, os controles são selecionados da população-fonte. Wacholder (1996) descreve esse paradigma do estudo de caso-controle como um estudo de coorte com dados faltantes, aleatoriamente e por delineamento. A amostragem de controles, a partir da população que deu origem aos casos, supre o ganho em eficiência de um delineamento de caso-controle sobre um delineamento de coorte. Os controles fornecem uma estimativa da prevalência da exposição e covariáveis na população-fonte. Quando os controles são selecionados entre membros da população que estão em risco da doença no começo do período de seguimento do estudo, a razão de chances (*odds ratio*) do caso-controle estima a razão de riscos que seria obtida de um delineamento de coorte. Quando os controles são selecionados entre membros da população que não eram casos ao tempo em que cada caso ocorreu, ou de outra maneira proporcional ao pessoa-tempo acumulado pela coorte, a razão de chances do caso-controle estima a razão de frequência que seria obtida de um delineamento de coorte. Finalmente, quando os controles são selecionados entre membros da população que não eram casos ao fim do período de seguimento do estudo, a razão de chances do caso-controle estima a razão de chances de incidência que seria obtida de um delineamento de coorte. Com cada estratégia de seleção de controles, o cálculo da razão de chances é o mesmo, mas a medida de efeito estimada pela razão de chances difere. Delineamentos que implementam cada um desses paradigmas de seleção de controles serão discutidos depois dos tópicos que são comuns a todos os delineamentos.

ELEMENTOS COMUNS DOS ESTUDOS DE CASO-CONTROLE

Em um estudo de coorte, o numerador e o denominador de cada frequência de doença (proporção, taxa ou chances de incidência) são medidos, o que requer enumeração da população inteira e vigilância – ou uso de um registro existente – para identificar casos além do período de acompanhamento. Um estudo de caso-controle válido observa a população de maneira mais eficaz utilizando uma série de controles, em vez de um cálculo completo dos denominadores das frequências de doença. Os casos em um estudo de caso-controle devem ser das mesmas pessoas que seriam consideradas casos em um estudo de coorte da mesma população.

Pseudofrequências e razão de chances

O objetivo primário para a seleção de controles é que a distribuição da exposição entre os controles seja a mesma da população-fonte de casos. O motivo lógico para esse objetivo é que, se ele for alcançado, podemos usar a série de controles no lugar das informações do denominador em medidas de frequência de doenças, para determinar a razão da frequência de doença em pessoas expostas, relativa àquela entre pessoas não expostas. O objetivo primário será alcançado se pudermos amostrar controles da população-fonte, de modo que a razão do número de controles expostos (B_1) para a experiência de expostos da população-fonte seja a mesma que a razão do número de controles não expostos (B_0) para a experiência de não expostos da população-fonte, exceto erro amostral. Para a maioria dos propósitos, esse objetivo só precisa ser seguido dentro de estratos de fatores que serão utilizados para estratificação na análise, tais como fatores usados para restrição ou pareamento (Caps. 11, 15, 16 e 21).

Usando pessoa-tempo para ilustrar, o objetivo requer que B_1 tenha a mesma razão da quantidade de pessoas-tempo expostas (T_1) que a quantidade de pessoas-tempo não expostas (T_0) de B_0, exceto erro amostral:

$$\frac{B_1}{T_1} = \frac{B_0}{T_0}$$

Aqui B_1/T_1 e B_0/T_0 são as taxas de amostragem dos controle, isto é, o número de controles selecionados por unidade de pessoa-tempo. Suponha que os casos expostos A_1 e os casos não expostos A_0 ocorram durante o período do estudo. Então, as taxas de expostos e de não expostos serão

$$I_1 = \frac{A_1}{T_1} \quad \text{e} \quad I_0 = \frac{A_0}{T_0}$$

Podemos usar as frequências de controles expostos e não expostos como substitutos para os denominadores reais das taxas, a fim de obtermos razões de caso-controle específicas para exposição, ou *pseudotaxas:*

$$\text{Pseudotaxa}_1 = \frac{A_1}{B_1}$$

e

$$\text{Pseudotaxa}_0 = \frac{A_0}{B_0}$$

Essas pseudotaxas não têm interpretação epidemiológica por si próprias. Suponha, entretanto, que as taxas de amostragem de controles B_1/T_1 e B_0/T_0 são iguais ao mesmo valor r, como seria esperado se os controles fossem selecionados independentemente da exposição. Se essa taxa de amostragem comum r é conhecido, as taxas reais de incidência podem ser calculadas por simples álgebra, porque, exceto erro amostral, B_1/r deve ser igual à quantidade de pessoas-tempo expostas na população-fonte, e B_0/r deve ser igual à quantidade de pessoas-tempo não expostas na população-fonte: $B_1/r = B_1/(B_1/T_1) = T_1$ e $B_0/r = B_0/(B_0/T_0) = T_0$. Para obter as taxas de incidência, precisamos multiplicar cada pseudotaxa pela taxa de amostragem comum, r.

Se a taxa de amostragem comum não é conhecida, o que frequentemente é o caso, ainda podemos comparar os tamanhos das pseudotaxas por divisão. Especificamente, se dividirmos a pseudotaxa para expostos pela pseudotaxa para não expostos, obteremos

$$\frac{\text{Pseudotaxa}_1}{\text{Pseudotaxa}_0} = \frac{A_1/B_1}{A_0/B_0} = \frac{A_1/[(B_1/T_1)T_1]}{A_0/[(B_0/T_0)T_0]} = \frac{A_1/(r \cdot T_1)}{A_0/(r \cdot T_0)} = \frac{A_1/T_1}{A_0/T_0}$$

Em outras palavras, a razão das pseudotaxas para os expostos e para os não expostos é uma estimativa das taxas de incidência na população-fonte, desde que a taxa de amostragem dos controles seja independente da exposição. Assim, usando-se o delineamento de caso-controle, pode-se estimar a razão de taxa de incidência em uma população, sem obter informações sobre cada sujeito na população. Derivações semelhantes, na seção seguinte sobre variantes de delineamentos de caso-controle, mostram que se pode estimar a razão de riscos pela amostragem de controles entre aqueles em risco de doença no começo do período de acompanhamento (delineamento de caso-coorte), e que se pode estimar a razão de chances de incidência pela amostragem de controles entre os que não foram casos ao fim do período de seguimento (delineamento de caso-controle cumulativo). Com esses delineamentos, as pseudofrequências correspondem às proporções de incidência e às chances de incidência, respectivamente, multiplicadas pelas taxas de amostragem comuns.

Há uma penalidade estatística pelo uso de uma amostra dos denominadores, em vez de mensurar a experiência de pessoa-tempo de toda a população-fonte: a precisão das estimativas da razão de taxa de incidência de um estudo de caso-controle é menor do que a precisão de um estudo de coorte da população total que deu origem aos casos (a população-fonte). No entanto, a perda de precisão que se origina da amostragem de controles será bem pequena se o número de controles selecionados por caso for grande (geralmente quatro, ou mais). Além disso, a perda é balanceada pela economia do custo de não ter que obter informações sobre todos os membros da população-fonte. A economia de custos pode permitir ao epidemiologista aumentar a população-fonte e, assim, obter mais casos, resultando em uma estimativa geral melhor da razão de taxa de incidência, do que seria possível usando-se os mesmos gastos para conduzir um estudo de coorte.

A razão das duas pseudotaxas em um estudo de caso-controle é escrita, geralmente, como A_1B_0/A_0B_1 e é chamada, às vezes, de *razão dos produtos cruzados*. A razão dos produtos cruzados em um estudo de caso-controle pode ser vista como a razão de casos para controles entre os sujeitos expostos (A_1/B_1), dividida pela razão de casos para controles entre os sujeitos não expostos (A_0/B_0). Essa razão também pode ser vista como a chance de ser exposto entre os casos (A_1/A_0) dividida pela chance de ser exposto entre os controles (B_1/B_0), em cujo caso ela é denominada *razão de chances de exposição*. Embora qualquer das duas interpretações gere o mesmo resultado, enxergar a razão de chances como a razão das razões de caso-controle mostra mais diretamente como o grupo controle substitui as informações do denominador em um estudo de coorte e como a razão das pseudofrequências dá o mesmo resultado que razão das taxas de incidência, proporção de incidências, ou razão de chances de incidência na população-fonte, se a amostragem for independente da exposição.

Um ponto que queremos enfatizar é que, *em nenhum momento* da discussão precedente tivemos que presumir que a doença sob estudo fosse "rara". Em geral, a presunção de doença rara *não* é necessária em estudos de caso-controle. Da mesma forma que para estudos de coorte, contudo, não se esperaria que a razão de chances de incidência, nem a razão de taxas, fosse uma boa aproximação da razão de riscos, ou que fosse dobrável ao longo dos estratos de um fator de risco (mesmo que o fator não fosse um confundidor), a menos que a proporção de incidências fosse menor do que cerca de 0,1 para cada combinação da exposição e do fator (Cap. 4).

Definição da população-fonte

Se os casos compõem uma amostra representativa de todos os casos em uma população precisamente definida e identificada, e os controles são amostrados diretamente dessa população-fonte, diz-se que se trata de um estudo *baseado em população* ou um estudo de base *primária*. Para um estudo de caso-controle baseado em população, a amostragem aleatória de controles pode ser factível se existir, ou puder ser compilado, um registro da população. Quando a amostragem aleatória da população-fonte de casos é viável, é geralmente a opção mais desejável.

A amostragem aleatória de pessoas não significa, necessariamente, que cada pessoa deva ter uma probabilidade igual de ser selecionada para ser um controle. Como explicado, se o objetivo é estimar a razão de taxas de incidência, então empregaríamos amostragem longitudinal (densidade), na qual a probabilidade de uma pessoa ser selecionada para controle é proporcional ao tempo em risco dessa pessoa. Por exemplo, em um estudo de caso-controle aninhado dentro de uma coorte ocupacional, os trabalhadores de uma lista de empregados teriam sido acompanhados por extensões de tempo variáveis, e um esquema de amostragem aleatória refletiria esse tempo variável para estimar a razão de taxas de incidência.

Quando não é possível identificar a população-fonte explicitamente, a amostragem aleatória simples não é factível, e outros métodos de seleção de controles devem ser usados. Tais estudos são chamados algumas vezes de estudos de bases *secundárias*, porque a população-fonte é identificada secundariamente à definição de um mecanismo de encontro dos casos. Uma população-fonte secundária, ou "base secundária", é, portanto, uma população-fonte que é definida a partir de (secundária a) uma dada série de casos.

Considere um estudo de caso-controle no qual os casos são pacientes tratados para psoríase grave, na Clínica Mayo. Esses pacientes que vêm para a clínica Mayo são de todos os cantos do mundo. Qual é a população-fonte específica que dá origem a esses casos? Para responder, teríamos que saber exatamente quem iria à Clínica Mayo se tivesse psoríase grave. Não podemos enumerar essa população-fonte, porque muitas pessoas nela não sabem se iriam à Clínica Mayo para tratamento de psoríase grave, a menos que realmente desenvolvessem essa condição. Essa fonte secundária poderia ser definida como uma população espalhada ao redor do mundo, constituída por pessoas que iriam para a Clínica Mayo se desenvolvessem psoríase grave. Essa é a fonte secundária da qual a série de controle para o estudo idealmente seria extraída. O desafio para o pesquisador é aplicar critérios de elegibilidade aos casos e controles, de modo que haja uma boa correspondência entre os controles e essa população-fonte. Por exemplo, os casos de psoríase grave e seus controles poderiam ser restritos àqueles condados dentro de uma certa distância da Clínica Mayo, de modo que pelo menos uma correspondência geográfica entre os controles e a população-fonte secundária pudesse ser assegurada. Essa restrição, contudo, poderia deixar poucos casos para o estudo.

Infelizmente, o conceito de uma base secundária frequentemente está conectado de modo tênue às realidades subjacentes e pode ser altamente ambíguo. Para a psoríase, por exemplo, para uma pessoa ir à Clínica Mayo são necessários muitos fatores que variam com o tempo, tais como se a pessoa é encorajada pelo seu médico regular e se pode arcar com as despesas de deslocamento. Não está claro, então, como, ou mesmo se, seria possível definir a base secundária, quanto mais uma amostra da mesma, e, assim, não está claro se seria possível garantir que os controles fossem membros da base por ocasião da amostragem. Preferimos, portanto, conceituar e conduzir estudos de caso-controle com uma população-fonte bem definida, e então identificar e recrutar casos e controles representativos da doença e da experiência de exposição daquela população. Quando, em vez disso, toma-se uma série de casos como ponto de partida, incumbe-se ao pesquisador demonstrar que uma população-fonte pode ser definida operacionalmente, para que o estudo seja reformulado e avaliado com relação a essa fonte. Considerações similares aplicam-se quando se toma uma série de controles como ponto de partida, como é feito algumas vezes (Greenland, 1985a).

Seleção de casos

Idealmente, a seleção de casos constará de uma amostragem direta dos casos dentro de uma população-fonte. Portanto, exceto na amostragem aleatória, presume-se que todas as pessoas na população-fonte que desenvolvam a doença de interesse sejam incluídas como casos no estudo de caso-controle. Nem sempre é necessário, entretanto, incluir todos os casos da população-fonte. Os casos, como os controles, podem ser amostrados de forma aleatória para inclusão no estudo de caso-controle, desde que essa amostragem seja independente da exposição em estudo, dentro dos estratos de fatores que serão utilizados para estratificação na análise. Para tanto, suponha que consideremos apenas uma fração, f, de todos os casos. Se essa fração for constante durante a exposição, e os casos expostos A_1 e os não expostos A_0 ocorrerem na população-fonte, exceto erro amostral, a razão de chances do estudo será

$$\frac{A_1/B_1}{A_0/B_0} = \frac{fA_1/(r \cdot T_1)}{fA_0/(r \cdot T_0)} = \frac{A_1/T_1}{A_0/T_0}$$

como antes. Naturalmente, se menos do que todos os casos são amostrados ($f < 1$), a precisão do estudo será mais baixa proporcionalmente a f.

Os casos identificados em uma só clínica, ou tratados por um só médico, são séries de casos possíveis para estudos de caso-controle. A população-fonte correspondente para os casos tratados em uma clínica inclui todas as pessoas que seriam atendidas naquela clínica e seriam registradas com o diagnóstico de interesse se elas tivessem a doença em questão. É importante especificar "se elas tivessem a doença em questão", porque clínicas servem a populações diferentes para doenças diferentes, dependendo dos padrões de encaminhamento e da reputação da clínica em áreas específicas de especialidade. Como observado, sem uma população-fonte identificada com precisão, pode ser difícil, ou impossível, selecionar controles de modo a não haver viés.

Seleção de controles

A definição da população-fonte determina a população da qual os controles são amostrados. Idealmente, a seleção envolverá amostragem direta dos controles a partir da população-fonte. Com base em princípios explicados, com relação ao papel da série de controles, podem ser formuladas muitas regras gerais para a seleção dos controles. Duas regras básicas são que:

1. Os controles devem ser selecionados da mesma população – a população-fonte – que dá origem aos casos. Se essa regra não pode ser seguida, é preciso que haja evidências sólidas de que a população fornecendo os controles tem uma distribuição de exposição idêntica àquela da população que é fonte dos casos, o que é uma exigência muito restritiva e raramente demonstrável.
2. Dentro dos estratos de fatores que serão usados para estratificação da análise, os controles devem ser selecionados independentemente de seu *status* de exposição, de modo que a taxa de amostragem para os controles (r na discussão prévia) não varie com a exposição.

Se essas regras e as regras correspondentes para os casos forem satisfeitas, então a razão de pseudofrequências, exceto erro amostral, será igual à razão da medida de doença correspondente na população-fonte. Se a taxa de amostragem é conhecida, então as medidas reais de frequência de doença também podem ser calculadas. (Se as taxas de amostragem diferem para casos expostos e para não expostos, ou controles, mas são conhecidas, as medidas de frequência de doença e suas razões ainda podem ser calculadas, usando-se fórmulas de correção especiais; ver Caps. 15 e 19.) Para uma discussão mais detalhada dos princípios para seleção de controles em estudos de caso-controle, ver Wacholder e colaboradores (1992a, 1992b, 1992c).

Quando se deseja que os controles representem pessoa-tempo, a amostragem de pessoa-tempo deve ser constante ao longo das categorias de exposição. Esse requisito implica que a *probabilidade* de qualquer pessoa ser amostrada como um controle deva ser proporcional à quantidade de pessoa-tempo que o indivíduo passa em risco de doença na população-fonte. Por exemplo, se na população-fonte uma pessoa contribui duas vezes mais pessoa-tempo, durante o período de estudo, do que outra, a primeira pessoa deverá ter uma probabilidade duas vezes maior do que a segunda de ser selecionada como um controle. Essa diferença na probabilidade de seleção é induzida automaticamente por controles de amostragem, em uma taxa constante por unidade de tempo durante o período em que os casos são amostrados (amostragem *longitudinal* ou de *densidade*), e não pela amostragem de todos os controles em um ponto no tempo (tal como o começo ou o fim do período de seguimento). Com a amostragem longitudinal de controles, um membro da população, cuja presença é duas vezes mais longa do que a de outro, terá uma chance duas vezes maior de ser selecionado.

Se o objetivo do estudo é estimar um risco ou razão de taxas, seria possível para uma pessoa ser selecionada como controle e ainda assim permanecer elegível para ser um caso, de sorte que tal pessoa poderia aparecer no estudo tanto como um controle quanto como um caso. Essa possibilidade pode parecer paradoxal, ou errônea, contudo, está correta. Isso corresponde ao fato de que, em um estudo de coorte, um caso contribui tanto para o numerador quanto para o denominador da incidência estimada.

Suponha que o período de seguimento abranja 3 anos, e uma pessoa livre de doença no ano 1 seja selecionada como um controle potencial neste mesmo ano. Essa pessoa deve, em princípio, permanecer elegível para se tornar um caso. Suponha que esse controle então desenvolva a doença no ano 2, e agora se torne um caso no estudo. Como deveria tal pessoa ser tratada na análise? Visto que realmente desenvolveu a doença durante o período do estudo, muitos pesquisadores a contariam como um caso, mas não como um controle. Se o objetivo é possibilitar que a razão de chances do caso-controle forneça a estimativa da razão de chances da incidência, então essa decisão seria apropriada. Lembre-se, porém, que se um estudo de seguimento estava sendo conduzido, cada pessoa que desenvolvesse a doença contribuiria não apenas para o numerador do risco, ou taxa, de doença, mas também para as pessoas, ou pessoas-tempo, contabilizadas no denominador. Queremos que o grupo controle forneça estimativas do tamanho relativo dos denominadores das proporções de incidência, ou das taxas (coeficientes) de incidência, para os grupos comparados. Esses denominadores incluem todas as pessoas que mais tarde se tornem casos. Portanto, cada caso em um estudo de caso-controle deve ser elegível para ser um controle antes do tempo de início da doença, cada controle deve ser elegível para se tornar um caso desde o tempo de sua seleção como um controle, e uma pessoa selecionada como um controle, que mais tarde desenvolva a doença e seja selecionada como um caso, deve ser incluída no estudo, tanto como um controle quanto como um caso (Sheehe, 1962; Miettinen, 1976a; Greenland e Thomas, 1982; Lubin e Gail, 1984; Robins et al., 1986a). Caso seja pretendido que os controles representem pessoa-tempo e sejam selecionados longitudinalmente, argumentos similares mostram que uma pessoa selecionada como um controle deve permanecer elegível para ser selecionada como um controle novamente e, assim, poderia ser incluída na análise repetidamente como um controle (Lubin e Gail, 1984; Robins et al., 1986a).

Falácias comuns na seleção de controles

Em estudos de coorte, a população do estudo é restrita a pessoas em risco para a doença. Alguns autores têm visto os estudos de caso-controle como se fossem estudos de coorte feitos às avessas, chegando mesmo a descrevê-los como estudos *trohoc** (Feinstein, 1973). Sob esse ponto de vista, adiantou-se o argumento de que os estudos de caso-controle deveriam ser restritos àqueles em risco de exposição (i.e., àqueles com oportunidade de exposição). Excluir mulheres estéreis de um estudo de caso-controle sobre um efeito adverso de contraceptivos orais, e parear para duração de emprego em um estudo ocupacional, são exemplos de tentativas de controlar oportunidade de exposição. Se o fator usado para restrição (p. ex., esterilidade) não estiver relacionado com a doença, não será um confundidor, por conseguinte não produzirá benefício à validade da estimativa de efeito. Além disso, se a restrição reduzir o tamanho do estudo, a precisão da estimativa de efeito será reduzida (Poole, 1986).

Outro princípio usado algumas vezes em estudos de coorte é que tais estudos devem ser "limpos" no início do seguimento, incluindo apenas pessoas que nunca tiveram a doença. A má aplicação desse princípio ao delineamento de caso-controle sugere que o grupo controle deva ser "limpo", incluindo apenas pessoas sadias, por exemplo. O surgimento de doença após o começo do período de seguimento não é motivo para se excluir sujeitos da análise de uma coorte, e tal exclusão pode levar a viés; semelhantemente, controles com doença que apareceu após a exposição não devem ser removidos da série de controle. No entanto, em estudos da relação entre fumo de cigarros e câncer colorretal, certos autores recomendaram que o grupo controle devesse excluir pessoas com pólipos do cólon, porque estes estão associados ao tabagismo e são precursores do câncer colorretal (Terry e Neugut, 1998). Tal exclusão, na verdade, reduz a prevalência da exposição nos controles para abaixo daquela na população-fonte de casos e, portanto, enviesa as estimativas de efeito para cima (Poole, 1999).

Fontes para séries de controles

Os seguintes métodos para amostragem de controles se aplicam quando a população-fonte não pode ser enumerada explicitamente, de modo que a seleção aleatória não é possível. Todos esses métodos só devem ser implementados sujeitos às reservas sobre bases secundárias descritas.

Controles da vizinhança

Se a população-fonte não pode ser enumerada, pode ser possível selecionar controles ao longo da amostragem de domicílios. Esse método não é direto. Em geral, uma lista geográfica de residências não está disponível, de modo que um esquema deve ser planejado para amostrar residências sem enumerá-las. Por conveniência, os pesquisadores podem amostrar controles que sejam individualmente pareados a casos da mesma vizinhança. Isto é, depois que um caso é identificado, um ou mais controles que residam na mesma vizinhança são recrutados para o estudo. Se a vizinhança está relacionada à exposição, o pareamento deve ser levado em consideração na análise (ver Cap. 16).

Controles de vizinhança são usados, frequentemente, quando os casos são recrutados de uma fonte conveniente, tal como de uma clínica ou hospital. Tal prática pode introduzir viés, entretanto, pois os vizinhos selecionados como controles podem não ser da mesma população-fonte que os casos. Por exemplo, se os casos são de um dado hospital, os controles da vizinhança podem incluir pessoas que não teriam sido tratadas no mesmo hospital, caso tivessem desenvolvido a doença. Se o tratamento no hospital, a partir do qual os casos foram identificados, estivesse relacionado com a exposição em estudo, então o uso de controles da vizinhança introduziria um viés. Como um exemplo extremo, suponha que o hospital em questão fosse da Administração de Veteranos dos Estados Unidos. Os pacientes nesses hospitais tendem a diferir de seus vizinhos em muitas maneiras. Uma delas, obviamente, é em relação ao histórico de serviço militar. A maioria dos pacientes em hospitais da Administração dos Veteranos terá servido nas forças armadas dos Estados Unidos, ao passo que apenas uma minoria de seus vizinhos terá feito isso. Essa diferença em história de vida pode levar a diferenças em histórias de exposições (p. ex., exposições associadas a combate ou a manuseio de

---

* *Trohoc* = cohort (coorte em inglês) escrito às avessas.

armas). Para qualquer estudo em particular, a conveniência de se usar controles da vizinhança deve ser avaliada com relação às variáveis do estudo que sejam enfoque da pesquisa.

Discagem aleatória de dígitos

A amostragem de domicílios com base na seleção aleatória de números de telefone é feita com a intenção de simular a amostragem aleatória da população-fonte. A *discagem aleatória de dígitos*, como esse método tem sido denominado (Waksberg, 1978), oferece a vantagem de abordar todos os domicílios em uma área designada, mesmo aqueles com números de telefone não listados, por meio de uma simples ligação telefônica. Contudo, o método requer atenção considerável a detalhes e não garante seleção sem viés. Em primeiro lugar, a elegibilidade dos casos deve incluir residência em uma casa que tenha um telefone, de modo que casos e controles possam vir da mesma população-fonte. Em segundo, mesmo que o pesquisador possa implantar um método de amostragem, de modo que cada telefone tenha a mesma probabilidade de ser chamado, não haverá, necessariamente, a mesma probabilidade de contato com cada sujeito elegível para controle, porque os domicílios variam quanto ao número de pessoas que residem neles, à quantidade de tempo em que alguém está em casa e ao número de telefones operantes. Em terceiro, fazer contato com um domicílio pode requerer muitas chamadas em vários momentos do dia e em vários dias da semana, demandando trabalho considerável; muitos telefonemas podem ser necessários para se obter um sujeito-controle que preencha as características de elegibilidade específicas (Wacholder et al., 1992b). Em quarto, alguns domicílios utilizam secretárias eletrônicas, caixa de mensagens ou identificação de chamadas e podem não responder ou não retornar chamadas não solicitadas. Em quinto, a substituição de telefones fixos por celulares, em alguns domicílios, abala a suposição de que membros da população possam ser selecionados aleatoriamente por discagem aleatória de dígitos. Finalmente, pode ser impossível distinguir acuradamente números de telefones comerciais de residenciais, uma distinção necessária para se calcular a proporção de não respondentes.

Os controles por discagem aleatória de números geralmente são pareados aos casos por código de área (nos Estados Unidos, os três primeiros dígitos do número de telefone) e prefixo (os três dígitos seguintes ao código de área). No passado, o código de área e o prefixo estavam relacionados com o local da residência e com o tipo de telefone (serviço fixo ou móvel). Assim, se a localização geográfica, ou a participação em planos de telefonia móvel, fosse provavelmente relacionada à exposição, então o pareamento deveria ser levado em conta na análise. Mais recentemente, as companhias telefônicas dos Estados Unidos designaram códigos de área superpostos e permitiram que os assinantes mantenham seu número de telefone ao se mudar dentro da região, de modo que a correspondência entre números de assinatura de telefone e localização geográfica diminuiu.

Controles de bases hospitalares ou clínicas

Como observado, a população-fonte em estudos de caso-controle de bases hospitalares ou em clínicas frequentemente não é identificável, porque ela representa um grupo de pessoas que seria tratado em uma determinada clínica ou um hospital se elas desenvolvessem a doença em questão. Em tais situações, uma amostra aleatória da população geral não corresponderá, necessariamente, a uma amostra aleatória da população-fonte. Se os hospitais ou as clínicas que provêm os casos para o estudo tratam apenas uma proporção pequena de casos na área geográfica, então os padrões de encaminhamento para o hospital ou para a clínica são importantes de se levar em consideração na seleção dos controles. Para esses estudos, uma série de controle compreende pacientes dos mesmos hospitais ou clínicas, pois estes podem fornecer uma estimativa de efeito com menos viés do que os controles da população geral (tais como aqueles obtidos das vizinhanças dos casos, ou por discagem aleatória de números). A população-fonte não corresponde à população da área geográfica, mas apenas às pessoas que buscariam tratamento no hospital ou na clínica se desenvolvessem a doença em estudo. Embora a população da área geográfica possa ser difícil, ou impossível, de quantificar, ou mesmo de definir muito claramente, parece razoável esperar que outros pacientes de hospital ou clínica representem a população-fonte melhor do que controles da população geral. O maior problema com qualquer amostragem não aleatória de controles é a possibilidade de que eles não sejam selecionados independentemente da exposição na população-fonte. Os pacientes que são hospitalizados com outras doenças, por exemplo, podem não ser representativos da distribuição da exposição na população-fonte, porque a exposição está associada à hospitalização, a outras doenças ou a ambos os casos. Por exemplo, suponha que o estudo vise a avaliar a relação entre tabagismo e leucemia usando casos hospitalizados. Se os controles são pessoas que estão hospitalizadas com outras condições, muitas delas terão sido internadas por problemas associados ao fumo. Uma variedade de outros cânceres, assim como doenças cardiovasculares e respiratórias, está relacionada com o fumo. Assim, uma série de controle de pessoas hospitalizadas por doenças que não a leucemia incluiria uma proporção mais alta de fumantes do que a população-fonte dos casos de leucemia.

Limitar os diagnósticos dos controles a condições para as quais não haja indicação prévia de uma associação com a exposição melhora a série de controles. Por exemplo, em um estudo de fumo e de casos de leucemia hospitalizados, seria excluído qualquer um que fosse internado com uma doença sabidamente relacionada com tabagismo. Tal política de exclusão pode afastar a maioria dos controles potenciais, porque a doença cardiovascular, por si própria, representaria uma grande proporção dos pacientes hospitalizados. No entanto, mesmo algumas categorias diagnósticas comuns seriam suficientes para se encontrar sujeitos controles suficientes, de modo que as exclusões não prejudicariam o estudo por limitar o tamanho da série de controle. Na verdade, limitando-se o escopo dos critérios de elegibilidade, é razoável excluir categorias de controles em potencial, mesmo sob suspeita de que uma dada categoria pudesse estar relacionada à exposição. Se errada, o custo da exclusão é que a série de controle torna-se mais homogênea com relação ao diagnóstico e talvez um pouco menor. Porém, se estiver correta, então a exclusão é importante para ultimar a validade do estudo.

Contudo, um pesquisador raramente pode ter certeza de que uma exposição não esteja relacionada a uma doença ou à hospitalização por um diagnóstico específico. Consequentemente, seria imprudente usar apenas uma categoria diagnóstica isolada como uma fonte de controles. O uso de uma variedade de diagnósticos tem a vantagem de diluir, potencialmente, os efeitos do viés de incluir um grupo diagnóstico específico que seja relacionado à exposição e permite o exame do efeito de se excluir certos diagnósticos.

A intenção de excluir uma categoria diagnóstica da lista de critérios de elegibilidade para identificação de controles é simplesmente melhorar a representatividade da série de controles com relação à população-fonte. Tal critério de exclusão não implica que deveria haver exclusões baseadas em história de doença (Lubin e Hartge, 1984). Por exemplo, em um estudo de caso-controle de fumo e de pacientes de leucemia hospitalizados, poderiam ser usados controles hospitalizados, mas seriam excluídos alguns que estivessem internados por causa de doença cardiovascular. Esse critério de exclusão para controles não implica que os casos de leucemia que tivessem doença cardiovascular seriam excluídos; somente se a doença cardiovascular fosse a causa da hospitalização, o caso deveria ser excluído. Para os controles, o critério de exclusão deve aplicar-se apenas à causa da hospitalização usada para identificar o sujeito do estudo. Uma pessoa que estivesse internada por causa de uma lesão traumática e que, assim, fosse elegível para ser um controle, não seria excluída se tivesse sido hospitalizada previamente por doença cardiovascular. A população-fonte inclui pessoas que tiveram doença cardiovascular, e elas devem ser incluídas na série de controle. Excluir tais pessoas levaria a uma subrepresentação do tabagismo relativa à população-fonte e produziria um viés para cima nas estimativas de efeito.

Se a exposição afeta diretamente a hospitalização (p. ex., se a decisão de hospitalizar baseia-se em parte na história de exposição), o viés resultante não pode ser remediado sem o conhecimento das taxas de hospitalização, mesmo se a exposição não estiver relacionada com a doença em estudo ou às doenças dos controles. Essa situação, de fato, foi um dos primeiros problemas de estudos de bases hospitalares a receber análise detalhada (Berkson, 1946) e é chamada, frequentemente, de viés berksoniano; que será discutido mais sob os tópicos de viés de seleção (Cap. 9) e de viés de colisor (Cap. 12).

Outras doenças

Em muitos cenários, especialmente em populações com registros de doença estabelecidos ou em bases de dados de reclamações de seguros, pode ser mais conveniente escolher controles a partir de pessoas que são diagnosticadas com outras doenças. As considerações necessárias para a seleção válida de controles a partir de outros diagnósticos são paralelas àquelas discutidas para controles hospitalares. É essencial excluir quaisquer diagnósticos que se saiba, ou se suspeite, estarem relacionados à exposição e, melhor ainda, incluir somente diagnósticos para os quais há alguma evidência indicando que não são relacionados à exposição. Esses critérios de exclusão e de inclusão só se aplicam ao diagnóstico que trouxe a pessoa para o registro ou para a base de dados, dos quais os controles foram selecionados. A história de uma doença relacionada à exposição não deve ser uma base para exclusão. Se, contudo, a exposição afeta diretamente a chance de entrada no registro ou na base de dados, o estudo estará sujeito ao viés berksoniano mencionado para estudos hospitalares.

Controles amigos

Escolher amigos de casos como controles, da mesma forma que usar controles da vizinhança, é um delineamento que, inerentemente, usa o pareamento individual e precisa ser avaliado quanto às vantagens e desvantagens de tal pareamento (discutido no Cap. 11).

Afora as complicações do pareamento individual, há preocupações maiores originando-se do uso de controles amigos. Primeiramente, ser nominado como um amigo por um caso pode estar relacionado ao *status* de exposição do controle em potencial (Flanders e Austin, 1986). Por exemplo, os casos poderiam declarar preferencialmente como amigos seus conhecidos com os quais se engajam em atividades específicas, que poderiam se relacionar com a exposição. Atividade física, consumo de bebidas alcoólicas e exposição ao sol são exemplos de tais exposições. As pessoas que são mais solitárias podem ter menor probabilidade de ser nominadas como amigos, de modo que seus padrões de exposição serão subrepresentados em uma série de controle de amigos. Exposições mais comuns a pessoas extrovertidas podem se tornar hiper-representadas entre controles amigos. Esse tipo de viés foi suspeitado em um estudo de diabete melito insulino-dependente, no qual os pais dos sujeitos dos casos identificaram os controles. Os casos tinham menos amigos do que os controles, tinham mais problemas de aprendizado e maior probabilidade de não gostar da escola. O uso de controles amigos poderia explicar esses achados (Siemiatycki, 1989).

Um segundo problema é que, diferentemente de outros métodos de seleção de controles, escolher amigos como controles cede muito da tomada de decisão sobre a escolha de sujeitos-controle aos casos ou seus representantes (p. ex., pais). O pesquisador que usa controles amigos geralmente pedirá uma lista de amigos e escolherá aleatoriamente a partir da lista, mas, para a criação da lista, ele dependerá totalmente dos casos ou de seus representantes. Essa dependência adiciona uma fonte potencial de viés ao uso de controles amigos, que não existe para outras fontes de controles.

Um terceiro problema é que o uso de controles amigos pode introduzir um viés que deriva da natureza superposta de grupos de amizade (Austin et al., 1989; Robins e Pike, 1990). O problema surge porque casos diferentes podem designar grupos de amigos que não são mutuamente exclusivos. Como resultado, as pessoas com muitos amigos serão hiper-representadas na série de controle, e quaisquer exposições associadas a tais pessoas também se tornam hiper-representadas (ver Cap. 11).

Em princípio, parear categorias deve formar uma separação mutuamente exclusiva e coletivamente exaustiva em relação a todos os fatores, tais como vizinhança e idade. Por exemplo, se o pareamento é por idade, viés devido a grupos de pareamento em superposição pode surgir de *viés de calibragem*, um termo que se refere a escolher controles que tenham um valor para o fator de pareamento dentro de uma faixa especificada do valor do caso. Assim, se o caso tem 69 anos de idade, seria possível parear controles que estivessem dentro de 2 anos da idade de 69. O viés de superposição pode ser evitado se são usadas categorias de idade não superpostas para o pareamento. Assim, se o caso tem 69 anos de idade, poderiam ser escolhidos controles dentro da faixa etária de 65 a 69 anos. Na prática, entretanto, o viés devido à superposição de idade e categorias de vizinhança provavelmente é pouco importante (Robins e Pike, 1990).

Controles mortos

Um controle morto não pode ser um membro da população-fonte de casos, porque a morte impede a ocorrência de uma nova doença. Suponha, contudo, que os casos estão mortos. A necessidade de comparabilidade é um argumento a favor do uso de controles mortos? Embora certos tipos de comparabilidade sejam importantes, escolher controles mortos representará mal a distribuição da exposição na população-fonte se a exposição causa ou previne óbitos em uma proporção substancial de pessoas ou se ela está associada a um fator não controlado que o faz. Se forem necessárias entrevistas e alguns casos estiverem mortos, será necessário usar respondentes substitutos para os casos mortos. Para aumentar a comparabilidade e evitar o problema de selecionar controles mortos, os respondentes substitutos também podem ser usados para controles vivos pareados aos casos mortos (Wacholder et al., 1992b). Todavia, a vantagem de informações comparáveis para casos e controles frequentemente é exagerada, como será abordado mais adiante. A principal justificativa para o uso de controles mortos é a conveniência, tal como em estudos baseados inteiramente em mortes (ver a discussão de estudos de mortalidade proporcional adiante e no Cap. 6).

Outras considerações para seleção de sujeitos

Representatividade

Alguns livros enfatizam a necessidade de representatividade na seleção de casos e controles. O conselho tem sido que os casos devem ser representativos de todas as pessoas com a doença, e que os controles devem ser representativos de toda a população não enferma. Tal conselho pode ser enganoso. Um estudo de caso-controle pode ser restrito a qualquer tipo de caso que possa ser de interesse: casos do sexo feminino, casos em idosos, casos gravemente enfermos, casos que morreram logo depois do início da doença, casos leves, casos de Filadélfia, casos entre operários de fábrica, e assim por diante. Em nenhum desses exemplos os casos seriam representativos de todas as pessoas com a doença, mas estudos de caso-controle perfeitamente válidos seriam possíveis para cada um (Cole, 1979). A definição de um caso pode ser bastante específica, contanto que ela tenha uma lógica sólida. A preocupação principal é a delineação clara da população que dá origem aos casos.

Geralmente, os controles devem representar a população-fonte para os casos (dentro de categorias das variáveis de extratificação), em vez de a população inteira de não enfermos. Esta população pode diferir vastamente da população-fonte para os casos em idade, em raça, em sexo (p. ex., se os casos vêm de um hospital da Administração de Veteranos), em *status* socioeconômico, em ocupação, e assim por diante – inclusive na exposição de interesse. Uma das razões para enfatizar as similaridades, em vez das diferenças, entre estudos de coorte e estudos de caso-controle é que numerosos princípios se aplicam a ambos os tipos de estudo, mas são mais evidentes no contexto de estudos de coorte. Em particular, muitos princípios relativos à seleção de sujeitos aplicam-se de forma idêntica a ambos os tipos de estudo. Por exemplo, é amplamente apreciado que os estudos de coorte possam ser baseados em coortes especiais, e não na população geral. Portanto, os estudos de caso-controle podem ser conduzidos por amostragem de casos e controles a partir dessas coortes especiais. Os controles resultantes devem representar a distribuição da exposição dentro daquelas coortes, e não da população geral, refletindo a regra mais geral de que os controles devem representar a população-fonte dos casos no estudo, e não a população geral.

Comparabilidade da acurácia de informação

Alguns autores têm recomendado que informações obtidas sobre casos e controles devam ser de acurácia comparável ou igual para garantir que não haja um diferencial (distribuição igual) de erros de mensuração (Miettinen, 1985a; Wacholder et al., 1992a; MacMahon e Trichopoulos, 1996). A lógica para esse princípio é a noção de que erros de mensuração não diferenciais enviesam a associação observada em direção à nulidade e assim não gerarão uma associação falsa, e que o viés em estudos com erro não diferencial é mais previsível do que em estudos com erro diferencial.

O princípio da comparabilidade de informações (acurácia igual) frequentemente é usado para guiar a seleção de controles e a coleta de dados. Por exemplo, ele é a base para o uso de respondentes substitutos em vez de entrevistas diretas com os controles vivos, quando se quer que a informação sobre os casos seja obtida de respondentes substitutos. Na maioria dos cenários, contudo, os argumentos para o princípio são logicamente inadequados. Um problema, discutido longamente no Capítulo 9, é que a não diferenciação do erro de mensuração de exposição está longe de ser suficiente para garantir que o viés será na direção da nulidade. Tais garantias requerem que os erros de exposição também sejam *independentes* de erros em outras variáveis, inclusive doença e confundidores (Chavance et al., 1992; Kristensen, 1992), uma condição que nem sempre é plausível (Lash e Fink, 2003b). Por exemplo, parece provável que as pessoas que escondem uso pesado de álcool também tendam a subrelatar outros comportamentos socialmente desaprovados, tais como fumo pesado, uso de drogas ilícitas, e assim por diante.

Outro problema é que os esforços para garantir acurácia igual de informações sobre exposição tenderão, também, a produzir acurácia de informações igual em outras variáveis. A direção do viés geral, produzido pelos erros não diferenciais resultantes nos confundidores e modificadores de efeito, pode ser mais larga do que o viés causado por erro diferencial de acurácia desigual das informações sobre exposição de casos e controles (Greenland, 1980; Brenner, 1993; Marshall e Hastrup, 1996; Marshall et al., 1999; Fewell et al., 2007). Além disso, a menos que a exposição seja binária, mesmo um erro não diferencial independente na mensuração de exposição não há garantia que será produzido viés na direção da nulidade (Dosemeci et al., 1990). Finalmente, mesmo quando o viés produzido por forçar acurácia de mensuração igual é na direção da nulidade, não há garantia de que tal viés seja menor do que aquele que teria resultado do uso de uma mensuração com erro diferencial (Greenland e Robins, 1985a; Drews e Greenland, 1990; Wacholder et al., 1992a). Por exemplo, em um estudo que usasse respondentes substitutos para casos, o uso de respondentes substitutos para os controles poderia levar a um viés maior do que o uso de entrevistas diretas com controles, mesmo que estas últimas resultassem em maior acurácia das mensurações dos controles.

O princípio da comparabilidade de informações (acurácia igual) só é aplicável, portanto, sob condições muito limitadas. Em particular, ele só pareceria útil quando confundidores e modificadores de efeito são mensurados com erro desprezível, e quando o erro de mensuração é reduzido pelo uso de fontes de informações igualmente acuradas. Caso contrário, o viés por forçar casos e controles a ter acurácia de mensuração igual pode ser tão imprevisível quanto o efeito de não fazê-lo e pode arriscar o erro diferencial (acurácia desigual).

Número de grupos controle

Surgem situações nas quais o pesquisador pode encarar uma escolha entre dois ou mais grupos controle possíveis. Com frequência, haverá vantagens para um grupo que estarão faltando no outro, e vice-versa. Considere, por exemplo, um estudo de caso-controle baseado em uma série de casos hospitalizados. Visto que estão internados, os controles não seriam representativos da população-fonte, na medida em que a exposição esteja relacionada à hospitalização para as condições dos controles. Controles da vizinhança não sofreriam esse problema, mas poderiam ser não representativos de pessoas que iriam ao hospital se tivessem a doença do estudo. Então, que grupo controle é melhor? Em tais situações, alguns têm argumentado que mais de um grupo controle deva ser usado, em uma tentativa de abordar os vieses de cada grupo (Ibrahim e Spitzer, 1979). Por exemplo, Gutensohn e colaboradores (1975), em um estudo de caso-controle da doença de Hodgkin, usaram um grupo controle de cônjuges para controlar as influências ambientais durante a vida adulta, mas também usaram um grupo controle de irmãos para controlar o ambiente da infância e o sexo. Ambos os grupos de controles são uma tentativa de representar a mesma população-fonte dos casos, mas têm vulnerabilidades diferentes a vieses de seleção e sobre confundidores potenciais diferentes.

O uso de múltiplos grupos de controle pode envolver trabalho considerável, por isso é mais a exceção do que a regra em pesquisas de caso-controle. Frequentemente, uma fonte de controles disponível é superior a todas as alternativas práticas. Em tais cenários, não se deve desperdiçar esforços coletando controles de fontes provavelmente viesadas. A interpretação dos resultados também será mais complicada, a menos que os grupos de controles diferentes gerem resultados similares. Se os dois grupos produzirem resultados diferentes, deveria ser encarado o problema de explicar as diferenças e tentar inferir qual foi a alternativa mais válida. Logicamente, então, o valor de se usar mais de um grupo controle é bastante limitado. Os grupos controle podem e devem ser comparados, mas a falta de diferença entre os grupos mostra apenas que ambos incorporam um viés semelhante. Uma diferença mostra apenas que pelo menos um é viesado, mas não indica qual o melhor ou qual o pior. Somente informações externas poderiam ajudar a avaliar a provável extensão do viés nas estimativas dos diferentes grupos-controle, e aquelas mesmas informações externas poderiam ter favorecido a seleção de apenas um dos grupos controle na fase de planejamento do estudo.

Momento de classificação e diagnóstico

O Capítulo 7 discutiu extensamente alguns princípios básicos para classificação de pessoas de casos e de unidades pessoa-tempo de acordo com o *status* de exposição. Os mesmos princípios se aplicam aos casos e controles nos estudos de caso-controle. Se for pretendido que os controles representem pessoas-tempo (em vez de pessoas) na população-fonte, deve-se aplicar princípios para classificação de pessoa-tempo à classificação dos controles. Em especial, os princípios de classificação de pessoa-tempo levam à regra de que os controles devam ser classificados por seu *status* de exposição, no momento de sua seleção. Exposições acrescidas depois daquele tempo devem ser ignoradas. A regra que informações (tal como a história de exposição) sejam obtidas de maneira a permitir que se ignorem as exposições acrescidas depois do tempo de seleção. De modo semelhante, os casos devem ser classificados no momento do diagnóstico de início da doença, dando-se o desconto para qualquer período de latência embutido, ou para hipóteses de período de indução. Determinar o momento do diagnóstico, ou do início da doença, pode envolver todos os problemas e ambiguidades discutidas no capítulo anterior para os estudos de coorte e precisa ser resolvido pelo protocolo da pesquisa antes que as classificações sejam feitas.

Por exemplo, considere um estudo sobre uso de álcool e câncer de laringe, que também examinou o fumo como um confundidor e possível modificador de efeito, usou questionários aplicados por entrevistador para coleta de dados e utilizou controles da vizinhança. Para examinar o efeito de álcool e de fumo, ao presumir um período de latência de 1 ano (um tempo de indução de no mínimo 1 ano), o questionário teria de possibilitar a determinação dos hábitos de beber e de fumar até um ano antes do diagnóstico (para os casos), ou da seleção (para os controles).

O momento de seleção não precisa se referir à identificação do controle pelo pesquisador, mas, em vez disso, pode referir-se a um evento análogo ao momento de ocorrência para o caso. Por exemplo, o momento de seleção para controles que são casos de outras doenças pode ser tomado como o momento de diagnóstico para aquela doença; o momento de seleção de controles hospitalares pode ser tomado como o momento da internação. Para outros tipos de controles, pode não haver tal evento natural análogo ao momento de diagnóstico do caso, e o momento real de seleção terá que ser usado. Na maioria dos estudos, o momento de seleção precederá o momento em que os dados são coletados. Por exemplo, em estudos baseados em entrevistas, os controles podem ser identificados e, então, pode ocorrer um retardo de semanas ou de meses antes que as entrevistas sejam realizadas. Para evitar complicar as perguntas da entrevista, essa distinção frequentemente é ignorada, e os controles são indagados sobre hábitos em períodos anteriores à entrevista.

VARIANTES DO DELINEAMENTO DE CASO-CONTROLE

Estudos de caso-controle aninhados

Os epidemiologistas algumas vezes referem-se a estudos de caso-controle específicos como estudos caso-controle *aninhados*, quando a população na qual o estudo é conduzido é uma coorte completamente enumerada, o que permite que a amostragem aleatória formal de casos e controles seja efetuada. O termo normalmente é utilizado em referência a um estudo de caso-controle conduzido em um estudo de coorte, no qual informações adicionais (talvez a partir de exames dispendiosos) são obtidas na maioria, ou na totalidade, dos casos, mas, por economia, é obtida somente de uma fração dos membros remanescentes da coorte (os controles). Contudo, muitos estudos de caso-controle baseados em populações podem ser considerados aninhados em uma população-fonte enumerada. Por exemplo, quando há um registro de doença baseado na população e uma enumeração censitária da população servida pelo registro, pode ser possível usar os dados do censo para a amostragem aleatória dos controles.

Estudos de caso-coorte

O *estudo de caso-coorte* é um estudo de caso-controle no qual a população-fonte é uma coorte, e (dentro de estratos de amostragem ou do pareamento) cada pessoa nessa coorte tem uma chance igual de ser incluída no estudo como um controle, independentemente de quanto tempo tenha contribuído para a experiência de pessoa-tempo da coorte ou de a pessoa ter desenvolvido a doença do estudo. Esse delineamento é uma maneira lógica de conduzir um estudo de caso-controle quando a medida de efeito de interesse é a razão de proporções de incidência, em vez da razão de taxas, como é comum em estudos perinatais. O risco médio (ou proporção de incidência) de adoecer durante um período especificado pode ser escrito

$$R_1 = \frac{A_1}{N_1}$$

para a subcoorte de expostos, e

$$R_0 = \frac{A_0}{N_0}$$

para a subcoorte de não expostos, onde R_1 e R_0 são as proporções de incidência entre os expostos e os não expostos, respectivamente, e N_1 e N_0 são os tamanhos iniciais das subcoortes de expostos e de não expostos. (Essa discussão aplica-se igualmente bem a variáveis de exposição com diversos níveis, mas, por simplicidade, consideraremos apenas uma exposição dicotômica.) Os controles devem ser selecionados de tal forma que a distribuição da exposição entre eles seja uma estimativa, sem viés, da distribuição na população-fonte. Em um estudo de caso-coorte, a distribuição que desejamos estimar está entre $N_1 + N_0$ membros da coorte, não entre sua experiência de pessoa-tempo (Thomas, 1972; Kupper et al., 1975; Miettinen, 1982a).

O objetivo é selecionar controles a partir da coorte-fonte, de tal modo que a razão do número de controles expostos (B_1) para o número de membros da coorte expostos (N_1) seja a mesma que a razão do número de controles não expostos (B_0) para o número de membros da coorte não expostos (N_0), exceto o erro amostral:

$$\frac{B_1}{N_1} = \frac{B_0}{N_0}$$

Aqui, B_1/N_1 e B_0/N_0 são as frações de amostragem dos controles (o número de controles selecionados por membro da coorte). Exceto em caso de erro aleatório, essas frações de amostragem serão iguais, se os controles tiverem sido selecionados independentemente da exposição.

Podemos usar as frequências dos controles expostos e não expostos como substitutos para os denominadores reais das proporções de incidência, para se obter "pseudorriscos":

$$\text{Pseudorrisco}_1 = \frac{A_1}{B_1}$$

e

$$\text{Pseudorrisco}_0 = \frac{A_0}{B_0}$$

Esses pseudorriscos não têm interpretação epidemiológica por si próprios. Suponha, entretanto, que as frações de amostragem dos controles sejam iguais à mesma fração, f. Então, exceto o erro amostral, B_1/f deveria ser igual a N_1, o tamanho da subcoorte dos expostos; e B_0/f deveria ser igual a N_0, o tamanho da subcoorte dos não expostos: $B_1/f = B_1/(B_1/N_1) = N_1$ e $B_0/f = B_0/(B_0/N_0) = N_0$. Assim, para se obter as proporções de incidência, precisamos apenas multiplicar cada pseudorrisco pela fração de amostragem comum, f. Se essa fração não for conhecida, ainda podemos comparar os tamanhos dos pseudorriscos por divisão:

$$\frac{\text{Pseudorrisco}_1}{\text{Pseudorrisco}_0} = \frac{A_1/B_1}{A_0/B_0} = \frac{A_1/[(B_1/N_1)N_1]}{A_0/[(B_0/N_0)N_0]} = \frac{A_1/fN_1}{A_0/fN_0} = \frac{A_1/N_1}{A_0/N_0}$$

Em outras palavras, a razão de pseudorriscos é uma estimativa da razão de proporções de incidência (razão de riscos) na coorte-fonte, se a amostragem dos controles for independente da exposição. Assim, usando-se um delineamento de caso-coorte, pode-se estimar a razão de riscos em uma coorte sem se obter informações sobre cada membro da coorte.

Até aqui, presumimos implicitamente que não há perda de seguimento, nem riscos competitivos, na coorte subjacente. Se houver, ainda é possível se estimar o risco ou as razões de taxa a partir de um estudo de caso-coorte, desde que tenhamos dados sobre o tempo passado em risco pelos sujeitos amostrados ou usemos certas modificações de amostragem (Flanders et al., 1990). Esses procedimentos requerem as suposições usuais para estimação de razão de taxas em estudos de coorte, ou seja, que as perdas de seguimento e os riscos competitivos não estejam associados com exposição ou com risco de doença.

Uma vantagem do delineamento de caso-coorte é que, a partir de uma só coorte, ele facilita a realização de um conjunto de estudos de caso-controle, todos os quais utilizam o mesmo grupo controle. Como uma amostra da coorte no arrolamento, o grupo controle pode ser comparado com qualquer número de grupos de casos. Se controles pareados são selecionados de pessoas em risco na ocasião em que surge um caso (como na amostragem por conjunto em risco que é descrita adiante), a série de controles deve ser adaptada a um grupo específico de casos. Se desfechos comuns precisam ser estudados, e se quer usar um só grupo controle para cada desfecho, um outro esquema de amostragem deve ser usado. A abordagem caso-coorte é uma boa escolha em tal situação.

Os delineamentos de caso-coorte têm outras vantagens, assim como desvantagens, em relação aos delineamentos alternativos de caso-controle (Wacholder, 1991). Uma desvantagem é que, por causa da superposição da condição de membro nos grupos de caso e controle (controles que são selecionados também podem desenvolver a doença e entrar no estudo como casos), é preciso selecionar mais controles em um estudo de caso-coorte do que em um estudo de caso-controle comum com o mesmo número de casos, se for desejável conseguir a mesma precisão estatística. Os controles extras são necessários porque a precisão estatística de um estudo é fortemente determinada pelos números de casos e de não casos distintos. Assim, se 20% dos membros da coorte fonte se tornarão casos, e se todos os casos serão incluídos no estudo, será necessário selecionar 1,25 vezes mais controles do que casos em um estudo de caso-coorte para garantir que haverá tantos controles que nunca se tornarão casos no estudo. Em média, apenas 80% dos controles em tal situação permanecerão não casos; os outros 20% se tornarão casos. É claro que, se a doença é incomum, o número de controles extras necessários para um estudo de caso-coorte será pequeno.

Estudos de caso-controle de densidade

Antes, descrevemos como as razões de chance do caso-controle estimarão as razões de taxas, se a série de controles for selecionada de modo que a razão dos denominadores de pessoa-tempo, T_1/T_0, for estimada validamente pela razão dos controles expostos para os não expostos, B_1/B_0. Isto é, para estimar razões de taxas, os controles deveriam ser selecionados de modo que a distribuição de exposição entre eles fosse, exceto um erro aleatório, a mesma que é entre a pessoa-tempo na população-fonte, ou dentro de estratos da população-fonte. Tal seleção de controles é chamada de *amostragem de densidade*, porque fornece dados para estimação de relações entre taxas de incidência, que têm sido chamadas de *densidades de incidência*.

Se a exposição de um sujeito pode variar com o tempo, então a história de exposição de um caso é avaliada até o tempo em que a doença ocorreu. A história de exposição de um controle é avaliada até um tempo índice análogo, tomado geralmente como o momento de amostragem; a exposição depois do momento de seleção deve ser ignorada. Essa regra ajuda a garantir que o número de controles expostos e de não expostos esteja em proporção à quantidade de pessoa-tempo de expostos e de não expostos na população-fonte.

O tempo durante o qual um sujeito é elegível para ser um controle deveria ser o tempo no qual também fosse elegível para se tornar um caso se a doença ocorresse. Assim, uma pessoa na qual a doença já tenha se desenvolvido, ou que tenha morrido, não é mais elegível para ser selecionada como um controle. Essa regra corresponde ao tratamento de sujeitos em estudos de coorte. Cada caso que é contabilizado no numerador de um estudo de coorte contribui para o denominador da taxa, até o tempo em que a pessoa se torna um caso, quando cessa a contribuição para o denominador. Uma maneira de implementar essa regra é escolher controles do grupo de pessoas na população-fonte que está em risco de se tornar um caso, no momento em que o caso é diagnosticado. Esse grupo algumas vezes é referido como o conjunto em risco para o caso, e esse tipo de amostragem de controles às vezes é chamado de amostragem por conjunto em risco. Os controles amostrados dessa maneira são pareados ao caso com relação ao momento de amostragem; assim, se o tempo está relacionado à exposição, os dados resultantes devem ser analisados como dados pareados (Greenland e Thomas, 1982). Também é possível conduzir amostragem de densidade não pareada usando-se métodos de amostragem de probabilidade se é conhecido o intervalo de tempo em risco para cada membro da população. Seleciona-se, então, um controle pela amostragem de membros com probabilidade proporcional ao tempo em risco e depois se amostra aleatoriamente um momento para medir a exposição dentro do intervalo em risco.

Como mencionado antes, uma pessoa selecionada como um controle que permaneça na população do estudo em risco depois da seleção, deverá continuar elegível para ser selecionada novamente como um controle. Assim, embora isso seja improvável em estudos típicos, a mesma pessoa pode aparecer no grupo controle duas ou mais vezes. Observe, entretanto, que incluir a mesma pessoa em ocasiões diferentes não leva necessariamente a que a informação de exposição (ou a de confundidor) seja repetida, porque essa informação pode mudar com o tempo. Por exemplo, em um estudo de caso-controle de uma epidemia aguda de doença intestinal, pode-se perguntar sobre alimentos ingeridos no dia ou em dias anteriores. Se um alimento contaminado foi uma causa da doença para alguns casos, então o *status* de exposição de um caso, ou controle, escolhido para o estudo há 5 dias, poderia ser bem diferente do que teria sido com 2 dias de estudo.

Estudos caso-controle cumulativos (epidêmicos)

Em alguns cenários de pesquisa, os estudos de caso-controle podem abordar um risco que termina antes que comece a seleção de sujeitos. Por exemplo, um estudo de caso-controle de uma epidemia de doença diarreica após uma reunião social pode começar depois que todos os casos potenciais tenham ocorrido (porque o tempo máximo de indução se esgotou). Em tal situação, um pesquisador poderia selecionar controles daquela parte da população que permaneceu depois da eliminação dos casos acumulados; isto é, selecionam-se os controles dentre os não casos (aqueles que continuaram não casos ao fim do seguimento da epidemia).

Suponha que a população-fonte é uma coorte, e que uma fração f, tanto de não casos expostos quanto de não expostos, seja selecionada para ser os controles. Então, a razão de pseudofrequências será

$$\frac{A_1/B_1}{A_0/B_0} = \frac{A_1/f(N_1 - A_1)}{A_0/f(N_0 - A_0)} = \frac{A_1/(N_1 - A_1)}{A_0/(N_0 - A_0)}$$

que é a razão de chances de incidência para a coorte. Essa razão fornecerá uma aproximação razoável da razão de taxa, desde que as proporções adoecendo em cada grupo de exposição, durante o período de risco, sejam baixas, isto é, menos de cerca de 20%, e que a prevalência de exposição permaneça relativamente constante durante o período de estudo (ver Cap. 4). Se o pesquisador preferir estimar a razão de riscos, em vez da razão de taxa de incidência, a razão de chances do estudo ainda pode ser usada (Cornfield, 1951), mas a acurácia dessa aproximação só é cerca de metade tão boa quanto aquela da aproximação da razão de chances da razão de taxas (Greenland, 1987a). O uso dessa aproximação no delineamento cumulativo é a base primária para o ensinamento errôneo de que é necessária uma suposição de doença rara para se estimar os efeitos dos estudos de caso-controle.

Antes da década de 1970, a conceituação padrão dos estudos de caso-controle envolvia o delineamento cumulativo, no qual os controles eram selecionados de não casos ao fim de um período de seguimento. Conforme discutido por numerosos autores (Sheehe, 1962; Miettinen, 1976a; Greenland e Thomas, 1982), os delineamentos de densidade e os de caso-coorte têm várias vantagens fora do cenário epidêmico agudo, inclusive, potencialmente, tem muito menos sensibilidade a viés por perda de seguimento relacionado à exposição.

Estudos de casos, caso-hipotético e caso-cruzado

Há numerosas situações nas quais os casos são os únicos sujeitos usados para estimar ou testar hipóteses sobre efeitos. Por exemplo, algumas vezes é possível empregar considerações teóricas para construir uma distribuição prévia de exposição na população-fonte, e usar essa distribuição em lugar de uma série controle observada. Tais situações surgem naturalmente em estudos genéticos, nos quais as leis básicas de herança podem ser combinadas com certas suposições para derivar uma distribuição populacional ou parental específica de genótipos (Self et al., 1991). Também é possível estudar certos aspectos de efeitos conjuntos (interações) de fatores genéticos e ambientais, sem usar sujeitos controles (Khoury e Flanders, 1996); ver Capítulo 28 para detalhes.

Quando a exposição sob estudo é definida pela proximidade de uma fonte ambiental (p. ex., um fio de alta tensão), é possível construir um controle *especular* (hipotético) para cada caso, pela condução de um "experimento hipotético". Ou o caso, ou a fonte de exposição, é hipoteticamente movido para outro local que seria igualmente provável se não houvesse efeito de exposição; a categoria de exposição do caso sob essa configuração hipotética é tratada, então, como a exposição do "controle" (pareada) para o caso (Zaffanella et al., 1998). Quando o controle especular surge pelo exame da experiência de exposição do caso fora do tempo, no qual a exposição poderia ser relacionada com a ocorrência de doença, o resultado é chamado de estudo de caso-cruzado (*case-crossover*).

O estudo cruzado (*crossover*) clássico é um tipo de experimento no qual dois (ou mais) tratamentos são comparados, como em qualquer estudo experimental. Em um estudo *crossover*, entretanto, cada sujeito recebe ambos os tratamentos, um seguindo o outro. Preferivelmente, a ordem na qual os dois tratamentos são aplicados é escolhida aleatoriamente para cada sujeito. Tempo suficiente deve ser alocado entre as duas aplicações, de modo que o efeito de cada tratamento possa ser mensurado e possa regredir antes que o outro tratamento seja administrado. Um efeito persistente da primeira intervenção é chamado de *efeito carryover* (transportado de uma etapa para outra). Um estudo de caso-cruzado só é válido para estudar tratamentos para os quais os efeitos ocorrem dentro de um período de indução curto e não persistem, isto é, efeitos *carryover* devem estar ausentes, para que o efeito da segunda intervenção não se misture com o efeito da primeira.

O estudo *case-crossover* é um estudo análogo do caso-controle para o estudo *crossover* (Maclure, 1991). Para cada caso, um ou mais períodos de tempo pré-doença ou pós-doença são selecionados como períodos "controle" pareados para o caso. O *status* de exposição do caso no tempo do início da doença é comparado com a distribuição do *status* de exposição para aquela mesma pessoa nos períodos de controle. Tal comparação depende da suposição de que nem a exposição, nem confundidores, estão mudando com o tempo, de maneira sistemática.

Somente um grupo limitado de tópicos de pesquisa é tratável pelo delineamento de caso-cruzado. A exposição deve variar com o tempo para os indivíduos, em vez de ficar constante. Cor dos olhos, ou grupo sanguíneo, por exemplo, não poderiam ser estudados com um delineamento de caso-cruzado, porque ambos são constantes. Se a exposição não varia com a pessoa, então não há base para comparação de tempos de período de risco expostos e não expostos na pessoa. Como no estudo *crossover*, a exposição também deve ter um tempo de indução curto e um período transitório; caso contrário, exposições no passado distante poderiam ser a causa de um início de doença recente (um efeito *carryover*).

Maclure (1991) usou o delineamento de caso-cruzado para estudar o efeito da atividade sexual sobre o infarto do miocárdio incidente. Esse tópico é bem adequado para um delineamento de *case-crossover*, porque a exposição é intermitente, e, presume-se que tem um período de indução curto para o efeito hipotético. É presumível que qualquer aumento no risco de infarto do miocárdio consequente da atividade sexual seja classificado como um tempo curto depois desta. Um infarto do miocárdio é um desfecho que é bem adequado a esse tipo de estudo, porque se pensa que ele seja desencadeado por eventos em tempo próximo. Outras causas possíveis de um infarto do miocárdio, que poderiam ser estudadas por um estudo de caso-cruzado, seriam consumo de cafeína, consumo de álcool, exposição ao monóxido de carbono, exposições a drogas e exercício físico exaustivo (Mittleman et al., 1993), todos os quais ocorrem intermitentemente.

Cada caso e seu controle em um estudo de caso-cruzado são pareados automaticamente em todas as características (p. ex., sexo e data do nascimento) que não mudam nos indivíduos. A análise pareada dos dados de caso-cruzado faz o controle para todos os confundidores fixos, quer eles sejam mensurados ou não. Sujeito a suposições especiais, o controle para confundidores mensurados variáveis com o tempo pode ser possível usando-se métodos de modelagem para dados pareados (ver Cap. 21). Também é possível ajustar estimativas de caso-cruzado para o viés devido à tendência no tempo em exposição, por meio do uso de dados longitudinais de um grupo controle não doente (controles caso-tempo) (Suissa, 1995). Entretanto, esses ajustes de tendências dependem de suposições adicionais de não confundimento e podem introduzir viés se tais suposições não forem satisfeitas (Greenland, 1996b).

Há muitas variantes possíveis do delineamento *case-crossover*, dependendo de como os períodos de tempo de controle são selecionados. Essas variantes oferecem permutas entre potencial para viés, ineficiência e dificuldade de análise; ver Lumley e Levy (2000), Vines e Farrington (2001), Navidi e Weinhandl (2002) e Janes e colaboradores (2004, 2005), para discussão adicional.

Amostragem em dois estágios

Outra variante do estudo de caso-controle utiliza amostragem em dois estágios, ou duas fases (Walker, 1982a; White, 1982b). Nesse tipo de estudo, a série de controle compreende um número relativamente grande de pessoas (possivelmente todas da população-fonte), das quais se obtêm informações de exposição ou, talvez, uma quantidade limitada de informações sobre outras variáveis relevantes. Então, somente para uma subamostra dos controles, são obtidas informações mais detalhadas sobre exposição ou sobre outras variáveis do estudo que podem precisar ser controladas na análise. Informações mais detalhadas também podem ser limitadas a uma subamostra dos casos. Essa abordagem em dois estágios é útil quando é relativamente barato obter as informações sobre exposição (p. ex., entrevistas por telefone), mas as informações sobre covariáveis são mais dispendiosas para se conseguir (p. ex., por exames de laboratório). Ela também é útil quando as informações sobre exposição já foram coletadas para toda a população (p. ex., histórias sobre o emprego para uma coorte ocupacional), mas são necessários dados de covariáveis (p. ex., genótipo). Essa situação surge em estudos de coorte, quando se precisa de mais informações além das coletadas na linha de base. Conforme será discutido no Capítulo 15, esse tipo de estudo requer métodos analíticos especiais, para se tirar vantagem total das informações coletadas em ambos os estágios.

Estudos de mortalidade proporcional

Os estudos de mortalidade proporcional foram discutidos no Capítulo 6, onde foi assinalado que a validade de tais estudos pode ser melhorada, se forem delineados e analisados como estudos de caso-controle. Os casos são os óbitos ocorrendo na população-fonte. Os controles não são selecionados diretamente a partir da população-fonte, que é composta de pessoas vivas, mas são tirados de outras mortes na população-fonte. Essa série de controle é aceitável se a distribuição da exposição dentro desse grupo for similar àquela da população-fonte. Consequentemente, a série controle deve ser restrita a causas de morte que não sejam relacionadas com a exposição. Ver Capítulo 6 para uma discussão mais detalhada.

Estudos de caso-controle com casos prevalentes

Os estudos de caso-controle às vezes baseiam-se em casos prevalentes, em vez de em casos incidentes. Quando é impraticável incluir apenas casos incidentes, ainda pode ser possível selecionar casos existentes da doença em um ponto no tempo. Se a razão de chances de prevalência na população for igual à razão de taxa de incidência, então a razão de chances de um estudo de caso-controle baseado em casos prevalentes pode estimar, sem viés, a razão de taxas. Como observado no Capítulo 4, entretanto, as condições necessárias para que a razão de chances de prevalência seja igual à razão de taxas são muito fortes, e não existe uma relação geral simples para razões específicas por idade. Se a exposição estiver associada à duração da doença ou à migração para fora da comunidade de prevalência, então um estudo de caso-controle baseado em casos prevalentes não pode, por si próprio, distinguir efeitos da exposição sobre a incidência da doença da associação da exposição com duração da doença, ou com a migração, a menos que se conheçam as forças das últimas associações. Se o tamanho da população exposta, ou da não exposta, muda com o tempo ou se há migração para dentro da comunidade de prevalência, a razão de chances de prevalência pode ser ainda mais afastada da razão de taxas. Consequentemente, é sempre preferível selecionar casos incidentes em vez de prevalentes ao se estudar a etiologia de uma doença.

Conforme discutido no Capítulo 3, os casos prevalentes normalmente são utilizados nos estudos de malformações congênitas. Em tais estudos, os casos verificados no nascimento são prevalentes, porque sobreviveram com a malformação desde o tempo de sua ocorrência até o nascimento. Seria mais útil, etiologicamente, verificar todos os casos incidentes, inclusive os abortos afetados, que não sobreviveram até o nascimento. Contudo, muitos desses não sobrevivem até que a verificação seja factível, e, assim, é praticamente inevitável que os estudos de caso-controle de malformações congênitas sejam baseados em casos prevalentes. Nesse exemplo, a população-fonte compreende todos os conceptos e os abortos, espontâneos ou provocados, representam emigração antes da data da verificação. Embora uma exposição não afete a duração de uma malformação, pode muito bem influir nos riscos de abortos espontâneos e provocados.

Outras situações nas quais os casos prevalentes são comumente usados são estudos de condições crônicas com tempos de início mal definidos e efeitos limitados sobre mortalidade, tais como obesidade, doença de Parkinson e esclerose múltipla, e estudos da utilização de serviços de saúde.

CAPÍTULO 9

Validade em estudos epidemiológicos

Kenneth J. Rothman, Sander Greenland e Timothy L. Lash

Validade da estimação 156
Confundimento 157
   Confundimento como mistura de efeitos 157
   Confundidores e substitutos de confundidores 158
   Propriedades de um confundidor 159
   Confundidores como fatores de risco externos à associação 159
   Julgando o papel causal de um potencial confundidor 160
   Critérios para um fator de confundimento 160
Viés de seleção 163
   Viés de autosseleção 163

   Viés berksoniano 164
   Distinguindo viés de seleção de confundimento 165
Viés de informação 167
   Erro de mensuração, erro de classificação e viés 167
   Erro de classificação diferencial 168
   Erro de classificação não diferencial 168
   Erro de classificação de confundidores 175
   As complexidades do erro de classificação simultânea 176
Capacidade de generalização 177

VALIDADE DA ESTIMAÇÃO

Uma estimativa epidemiológica é o produto final do delineamento, da condução do estudo e da análise de dados. Chamaremos todo o processo levando à estimativa (delineamento, condução do estudo e análise) de processo de estimação. A meta geral de um estudo epidemiológico pode então ser vista, geralmente, como acurácia na estimação. Mais especificamente, como descrito em capítulos anteriores, o objetivo de um estudo epidemiológico é obter uma estimativa válida e precisa da frequência de uma doença, ou do efeito de uma exposição sobre a ocorrência de uma doença na população-fonte do estudo. Inerente a esse objetivo é a visão de que a pesquisa epidemiológica é um exercício em mensuração. Frequentemente, um objetivo adicional é obter uma estimativa que seja generalizável a populações-alvo relevantes; esse objetivo envolve selecionar uma população-fonte para estudo que seja um alvo ou da qual se possa argumentar que experimenta efeitos semelhantes aos alvos.

    Acurácia em estimação implica que o valor do parâmetro, que é o objeto da mensuração, seja estimado com pouco erro. Os erros na estimação são classificados tradicionalmente como *aleatórios* ou como *sistemáticos*. Embora erros aleatórios na amostragem e na mensuração de sujeitos possam levar a erros sistemáticos nas estimativas finais, princípios importantes do delineamento de estudos emergem da consideração separada de fontes de erros aleatórios e sistemáticos. Os erros sistemáticos em estimativas são referidos comumente como *vieses*; o oposto de viés é validade, de modo que uma estimativa que tenha pequeno erro sistemático pode ser descrita como *válida*. Analogamente, o oposto do erro aleatório é precisão, e uma estimativa com pequeno erro aleatório pode ser descrita como *precisa*. Validade e precisão são componentes da acurácia.

A validade de um estudo geralmente é separada em dois componentes: a validade das inferências realizadas, no que se refere aos membros da população-fonte (*validade interna*) e a validade das inferências pertinentes às pessoas fora daquela população (*validade externa ou capacidade de generalização*). A validade interna implica validade da inferência para a população-fonte de sujeitos do estudo. Em estudos de causalidade, ela corresponde à mensuração acurada de efeitos, não considerando a variação aleatória. Sob tal esquema, a validade interna é considerada um pré-requisito para a validade externa.

A maioria das violações da validade interna pode ser classificada em três categorias gerais: confundimento, viés de seleção e viés de informação, onde a última é o viés oriundo do erro de medida das variáveis do estudo. O confundimento foi descrito em termos gerais no Capítulo 4, ao passo que o viés de seleção específico e os problemas de mensuração o foram nos Capítulos 7 e 8. O presente capítulo descreve as formas gerais desses problemas em estudos epidemiológicos. O Capítulo 10 descreve como mensurar e limitar o erro aleatório, o Capítulo 11 aborda opções em delineamento que podem melhorar a acurácia geral e o Capítulo 12 mostra como vieses podem ser descritos e identificados pelo uso de diagramas causais. Depois de uma introdução à estatística nos Capítulos 13 e 14, os Capítulos 15 e 16 fornecem métodos básicos de ajuste para confundidores mensurados, enquanto o Capítulo 19 introduz métodos de ajuste para confundidores não mensurados, viés de seleção e erro de classificação.

A dicotomia da validade em componentes internos e externos poderia sugerir que a generalização é simplesmente uma questão de estender inferências sobre uma população-fonte para uma população-alvo. A seção final deste capítulo oferece uma visão diferente da capacidade de generalização, na qual a essência da generalização científica é a formulação de teorias abstratas (geralmente causais) que correlacionam as variáveis de um estudo. As teorias são abstratas no sentido de que não estão amarradas a populações específicas; em vez disso, elas se aplicam a um conjunto de circunstâncias mais geral do que as populações específicas em estudo. A validade interna em um estudo ainda é um pré-requisito para que o mesmo contribua de forma útil para esse processo de abstração, mas o processo de generalização é, afora isso, separado das preocupações com validade interna e com a mecânica de delineamento.

CONFUNDIMENTO

O conceito de confundimento foi introduzido no Capítulo 4. Embora o confundimento ocorra na pesquisa experimental, ele é um tópico consideravelmente mais importante em estudos observacionais. Portanto, reveremos aqui os conceitos de confundimento e de confundidores, e então discutiremos outros assuntos sobre definição e identificação de confundidores. Como no Capítulo 4, nesta seção presumiremos que o objetivo é estimar o efeito que a exposição teve sobre os expostos na população-fonte. Esse é o efeito real (ou imaginado) da exposição. Indicaremos apenas brevemente como a discussão deveria ser modificada, ao se estimar efeitos contrafactuais (ou potenciais) de exposição, tais como o efeito que a exposição poderia ter sobre os casos não expostos. O Capítulo 12 examina o confundimento no contexto de diagramas causais, o qual não faz essas distinções explícitas.

Confundimento como mistura de efeitos

No nível mais simples, o confundimento pode ser considerado uma confusão de efeitos. Especificamente, o efeito aparente da exposição de interesse é distorcido porque o efeito de fatores externos à associação é erradamente tomado como – ou misturado – com o efeito real da exposição (que pode ser nulo). A distorção introduzida por um fator de confundimento pode ser grande e pode levar à superestimação, ou subestimação de um efeito, dependendo da direção das associações que o fator de confundimento tenha com a exposição e com a doença. O confundimento pode modificar até mesmo a direção aparente de um efeito.

Uma definição mais precisa de confundimento começa por considerar a maneira pela qual os efeitos são estimados. Suponha que desejamos estimar o grau em que a exposição alterou a frequência de uma doença em uma coorte exposta. Para fazer isso, devemos estimar qual teria sido a frequência da doença nessa coorte caso a exposição tivesse estado ausente e comparar essa estimativa com a frequência observada sob exposição. Visto que a coorte foi exposta, essa ausência de exposição é *contrafactual* (contrária aos fatos), e assim, a frequência desejada de comparação com os não expostos não é observável. Então, em substituição, observamos a frequência de doença em uma coorte de não expostos. Raramente, porém, podemos tomar essa frequência em não expostos como representando bem qual teria sido a frequência na coorte de expostos se a exposição tivesse estado ausente, porque a coorte de não expostos pode diferir daquela de expostos em muitos fatores que afetam a frequência da doença, além da exposição. Para expressar esse problema, dizemos que o uso dos não expostos como um referencial para os expostos está *confundido*, porque a frequência da doença nos expostos difere daquela nos não expostos como resultado de uma mistura de dois ou mais efeitos, um dos quais é o efeito da exposição.

Confundidores e substitutos de confundidores

Os fatores externos à associação que são responsáveis pela diferença na frequência da doença entre os expostos e os não expostos são chamados de *confundidores*. Além disso, fatores associados a esses fatores causais externos à associação, que podem servir como substitutos, são comumente chamados de confundidores. O exemplo mais extremo de tais substitutos é a idade cronológica. O aumento da idade está fortemente associado ao *envelhecimento* – acúmulo de mutações celulares e lesão tecidual que leva à doença – mas a idade crescente, por si só, não causa a maioria de tais alterações patogênicas (Kirkland, 1992), porque é apenas uma medida de quanto tempo passou desde o nascimento.

Não importa se um confundidor é uma causa da doença em estudo ou é meramente um substituto para tal causa, uma característica primária é que, se ele for perfeitamente mensurado, será preditivo da frequência da doença dentro da coorte de não expostos (de referência). Caso contrário, o confundidor não pode explicar por que a coorte de não expostos deixa de representar apropriadamente a frequência de doença que a coorte de expostos experimentaria na ausência de exposição. Por exemplo, suponha que todos os expostos foram homens e todos os não expostos foram mulheres. Se os homens não expostos tiverem a mesma incidência que as mulheres não expostas, o fato de que todos os não expostos foram mulheres em vez de homens não poderia ser responsável por qualquer confundimento que estivesse presente.

Em uma visão simples, o confundimento só ocorre se efeitos externos à associação se misturarem com o efeito sob estudo. Observe, entretanto, que o confundimento pode acontecer mesmo se o fator em estudo não tiver efeito. Assim, "mistura de efeitos" não deve ser tomada para implicar que a exposição em estudo tem um efeito. A mistura de efeitos surge de uma associação entre a exposição e os fatores externos à associação, não importando se a exposição tem um efeito.

Como um outro exemplo, considere um estudo para determinar se consumidores de bebida alcoólica experimentam uma incidência maior de câncer oral do que os abstêmios. O fumo é um fator externo à associação que está relacionado com a doença entre os não expostos (fumar tem um efeito sobre a incidência de câncer oral entre os abstêmios). O fumo também está associado ao consumo de álcool, porque há muitas pessoas que são abstinentes em geral, refreando o consumo de álcool, o tabagismo e, talvez, outros hábitos. Consequentemente, os consumidores de bebidas alcoólicas incluem entre si uma proporção de fumantes maior do que a que seria encontrada entre os abstêmios. Visto que o fumo aumenta a incidência de câncer oral, os consumidores de álcool terão uma incidência maior do que os não consumidores, bastante à parte de qualquer influência do consumo de álcool por si próprio, simplesmente como uma consequência da maior quantidade de fumantes entre os consumidores de bebidas alcoólicas. Assim, um efeito aparente do consumo de álcool é distorcido pelo efeito do fumo; o efeito do tabagismo se mistura com o efeito do álcool, na comparação de consumidores de álcool com abstêmios. O grau de viés ou de distorção depende da magnitude do efeito do fumo, da força da associação entre álcool e tabagismo e da prevalência de fumantes entre os abstêmios que não têm câncer oral. Uma ausência de efeito do fumo sobre a incidência de câncer oral, ou a ausência de uma associação entre tabagismo e consumo de álcool, levaria a nenhum confundimento. O fumo deve estar associado tanto ao câncer oral quanto ao consumo de álcool, para ser um fator de confundimento.

Propriedades de um confundidor

Em geral, uma variável deve estar associada tanto à exposição quanto à doença em estudo, para ser um confundidor. Contudo, tais associações não definem um confundidor, pois uma variável pode possuir essas associações e, mesmo assim, não o ser. Há várias maneiras pelas quais isso pode acontecer. A mais comum ocorre quando a exposição sob estudo tem um efeito. Nessa situação, qualquer fator correlacionado com aquela exposição também tenderá a estar associado à doença, como uma consequência de sua associação com a exposição. Por exemplo, suponha que o consumo frequente de cerveja esteja associado ao consumo de *pizza* e que o consumo frequente de cerveja fosse um fator de risco para câncer do reto. Seria o consumo de *pizza* um fator confundidor? À primeira vista, poderia parecer que a resposta é sim, porque o consumo de *pizza* estaria associado tanto à ingestão de cerveja quanto ao câncer retal. Mas, se o consumo de *pizza* estivesse associado ao câncer do reto apenas por causa de sua associação ao consumo de cerveja, isso não seria confundimento; de fato, a associação de consumo de *pizza* com câncer colorretal, então, seria consequência inteiramente do confundimento pelo consumo de cerveja. Um fator de confundimento deve estar associado à ocorrência de doença *à parte* de sua associação com a exposição. Em particular, como explicado anteriormente, a variável com potencial de confundimento deve estar associada à doença entre os indivíduos não expostos (de referência). Se o consumo de *pizza* estivesse associado ao câncer do reto entre não consumidores de cerveja, então poderia confundir. Caso contrário, se estivesse associado ao câncer retal somente por conta de sua associação com a ingestão de cerveja, não poderia ser um confundidor.

Análogo a essa restrição na associação entre um potencial confundidor e a doença, o potencial confundidor deve estar associado com a exposição entre a população-fonte para os casos. Para essa associação com exposição, é como se os efeitos do potencial confundidor se tornassem misturados com os efeitos da exposição. Em relação a isso, deve ser notado que um fator de risco que é independente da exposição na população-fonte pode se tornar (e é provável que se torne) associado à exposição entre os casos; assim, não se pode tomar a associação entre casos como uma estimativa válida da associação na população-fonte.

Confundidores como fatores de risco externos à associação

Também é importante esclarecer o que queremos dizer com o termo *externo à associação* na frase "fator de risco externo à associação". Esse termo significa que a associação do fator com a doença surge de uma via causal que não a que se está estudando. Especificamente, considere o diagrama causal

Fumo ⟶ pressão arterial elevada ⟶ doença do coração

onde as setas representam causação. A pressão arterial elevada é um fator de confundimento? Ela certamente é um fator de risco para a doença e é também correlacionada com a exposição, porque pode resultar do fumo. É até mesmo um fator de risco para a doença entre indivíduos não expostos, porque a pressão arterial elevada pode resultar de outras causas que não do fumo. Não obstante, ela não pode ser considerada um fator confundidor, porque o efeito do fumo é mediado pelo efeito da pressão arterial. Qualquer fator que represente um passo na cadeia causal entre exposição e doença não deve ser tratado como um fator confundidor externo à associação, mas, em vez disso, requer tratamento especial como um fator *mediador* (Greenland e Neutra, 1980; Robins, 1989; ver Cap. 12).

Finalmente, uma variável pode satisfazer todas as condições precedentes, mas pode não fazê-lo após controle para alguma outra variável de confundimento, e, assim, pode não mais ser um confundidor dentro dos estratos do segundo confundidor. Por exemplo, pode acontecer que (a) o primeiro confundidor não esteja mais associado à doença dentro dos estratos do segundo ou (b) o primeiro não esteja mais associado à exposição dentro dos estratos do segundo confundidor. Em qualquer dos casos, o primeiro confundidor é apenas um substituto para o segundo. De modo mais geral, o *status* de uma variável como um confundidor pode depender de que outras variáveis são controladas quando a avaliação é feita; em outras palavras, ser um confundidor é condicional sobre o que mais é controlado.

Julgando o papel causal de um potencial confundidor

Considere o caso simples, porém comum, de uma variável de exposição binária, com interesse focado no efeito da exposição em uma população exposta em particular, em relação ao que teria acontecido se tal população não tivesse sido exposta. Suponha que uma população não exposta seja selecionada como o grupo de comparação (de referência). Um potencial confundidor é, então, um fator que está associado à doença entre os não expostos, e que não é afetado pela exposição, nem pela doença. Podemos verificar o último requisito, se soubermos que o fator precede a exposição e a doença. Associação com a doença entre os não expostos é um critério mais difícil de decidir. Afora os potenciais confundidores simples, e agora óbvios, tais como idade, sexo e hábito de fumar, os dados epidemiológicos disponíveis frequentemente são ambíguos quanto à previsibilidade, mesmo quando estabelecem a ordem no tempo. Decidir, simplesmente, se a previsibilidade se mantém com base em um teste estatístico é insensível demais para detectar todos os confundidores importantes e, em consequência, pode produzir estimativas altamente confundidas, como exemplos reais demonstram (Greenland e Neutra, 1980).

Uma resposta à ambiguidade e à insensibilidade dos métodos epidemiológicos para detectar confundidores é evocar outras evidências relativas ao efeito do potencial confundidor sobre a doença, inclusive dados não epidemiológicos (p. ex., clínicos ou sociais), e, talvez, teorias mecanicistas sobre os possíveis efeitos dos potenciais confundidores. Incertezas sobre a evidência ou o mecanismo podem justificar o manuseio de um fator potencial confundidor como confundidor e como não confundidor em análises diferentes. Por exemplo, ao se avaliar o efeito do café sobre doença do coração, não está claro como tratar os níveis séricos de colesterol. Os níveis elevados constituem um fator de risco e podem estar associados ao uso de café, mas o colesterol sérico pode mediar a ação do uso de café sobre o risco de cardiopatia. Isto é, o colesterol elevado pode ser um fator mediador na sequência etiológica em estudo. Se a ordem no tempo do uso de café e elevação do colesterol não puder ser determinada, podem-se conduzir duas análises, uma na qual o colesterol sérico está controlado (o que seria apropriado se o café não afetasse o colesterol do soro) e outra na qual o colesterol sérico não está controlado, ou é tratado como um mediador (o que seria mais apropriado se o café afetasse o colesterol sérico e não fosse associado a determinantes não controlados dos níveis de colesterol). A interpretação dos resultados dependeria de qual das teorias sobre o colesterol sérico estivesse correta. Grafos causais provêm um meio útil para ilustrar essas relações multivariáveis e, como será explicado no Capítulo 12, permitem a identificação de confundidores para controle da estrutura do grafo.

Critérios para um fator de confundimento

Podemos fazer um resumo até aqui com a observação de que, para uma variável ser um confundidor, ela deve ter três características necessárias (mas não suficientes nem definidoras), as quais discutiremos em detalhes. Então, assinalaremos algumas limitações dessas características na definição e na classificação do confundimento.

1. *Um fator de confundimento deve ser um fator de risco externo à associação para a doença.*

    Conforme mencionado antes, um fator de potencial confundimento não precisa ser uma causa real da doença, e se não for, deve ser um substituto para tal causa, que não seja a exposição. Essa condição implica que a associação entre o potencial confundidor e a doença deva ocorrer dentro de níveis da exposição do estudo. Em particular, um fator potencial de confundimento deve ser um fator de risco dentro da categoria de referência da exposição em estudo. Os dados podem servir como um guia para a relação entre o potencial confundidor e a doença, mas é a relação real entre esses, e não a relação aparente observada nos dados, que determina se o confundimento pode ocorrer. Em estudos grandes, que estão sujeitos a menos erros amostrais, esperamos que os dados reflitam mais de perto a relação subjacente, porém, em estudos pequenos, os dados representam um guia menos confiável, e devem-se considerar outras evidências externas ("conhecimento prévio") concernentes à relação do fator com a doença.

O exemplo seguinte ilustra o papel que o conhecimento anterior pode desempenhar na avaliação do confundimento. Suponha que em um estudo de coorte sobre fibras de vidro veiculadas pelo ar e câncer de pulmão, os dados mostrem mais fumo e mais cânceres entre os altamente expostos, mas nenhuma relação entre fumo e câncer de pulmão dentro das categorias de exposição. A última ausência de uma relação não significa que um efeito do fumo não tenha sido confundido (misturado) com o efeito estimado das fibras de vidro: pode ser que parte, ou o total, do excesso de câncer nos altamente expostos fosse produzido somente pelo tabagismo, e que a falta de uma associação fumo-câncer no estudo de coorte fosse produzida por um confundidor daquela associação não mensurado nessa coorte ou por erro aleatório.

Como um exemplo inverso, suponha que conduzimos um estudo de exposição à luz solar e melanoma. Nossa melhor informação atual indica que, após o controle para idade e a área geográfica de residência, não há relação entre número de inscrição no Seguro Social e ocorrência de melanoma. Assim, não consideraríamos o número do Seguro Social como um confundidor, independentemente de sua associação com melanoma na coorte de exposição de referência, porque pensamos que ele não é um fator de risco para melanoma nessa coorte, dada a idade e a área geográfica (i.e., achamos que os números de inscrição no Seguro Social não afetam as taxas de melanoma e não são fatores de risco para melanoma, exceto idade e área). Mesmo se o controle para número do Serviço Social mudasse a estimativa do efeito, a estimativa resultante do efeito seria menos acurada do que a que ignora o número do Seguro Social, dada nossa informação prévia sobre a falta de confundimento real por tal numeração.

No entanto, visto que a informação externa geralmente é limitada, os pesquisadores, frequentemente, confiam em seus dados para inferir a relação de potenciais confundidores da doença. Essa confiança pode ser racionalizada se houver um bom motivo para suspeitar que a informação externa não seja muito relevante para seu próprio estudo. Por exemplo, uma causa de doença em uma população não será relacionada causalmente à doença em outra população que careça de causas componentes complementares (i.e., fatores de suscetibilidade; ver Cap. 2). Uma discordância entre os dados e a informação externa sobre um fator de risco suspeito, ou conhecido, pode, portanto, sinalizar uma inadequação nos detalhes da informação sobre fatores de interação, e não um erro nos dados. Tal explicação pode ser menos crível para variáveis tais como idade, sexo e hábito de fumar, cuja relação com a doença se pensa, frequentemente, que seja bem estável nas populações. De modo paralelo, uma informação externa sobre a ausência de um efeito para um possível fator de risco pode ser considerada inadequada, se tal informação for baseada em estudos que tiveram um viés considerável na direção da nulidade.

2. *Um fator de confundimento deve estar associado com a exposição sob estudo, na população-fonte (a população em risco da qual os casos são derivados).*

Para produzir confundimento, a associação entre um fator potencial confundidor e a exposição deve estar na população-fonte dos casos do estudo. Em um estudo de coorte, a população-fonte corresponde à coorte do estudo, e, assim, esse pré-requisito implica apenas que a associação entre um fator de confundimento e a exposição exista entre sujeitos que compõem a coorte. Assim, em estudos de coorte, a associação exposição-confundidor pode ser determinada exclusivamente a partir dos dados do estudo, e, nem mesmo teoricamente, depende de conhecimento prévio, se nenhum erro de mensuração estiver presente.

Quando a exposição em estudo houver sido alocada de forma aleatória, algumas vezes se pensará, erroneamente, que o confundimento não possa ocorrer, porque a randomização garante que a exposição será independente de (não associada a) outros fatores. Infelizmente, essa garantia de independência é apenas *sobre a média,* por meio de repetições do procedimento de randomização. Em quase qualquer randomização isolada (alocação), inclusive naquelas em estudos reais, haverá associações casuais da exposição com fatores de risco externos à associação. Em consequência, o confundimento pode ocorrer, e ocorre, em ensaios randomizados. Embora esse confundimento casual tenda a ser pequeno nos grandes ensaios randomizados, frequentemente será grande em ensaios pequenos e em subgrupos pequenos de grandes ensaios (Rothman, 1977). Além disso, a falta de adesão, ou de concordância (falha em seguir o protocolo de tratamento designado) de modo intenso, ou a desistência de participação, pode resultar em confundimento não aleatório considerável, mesmo em grandes experimentos randomizados (ver Cap. 12, especialmente Fig. 12.5).

Em um estudo de caso-controle, a associação de exposição com o potencial confundidor deve estar presente na população-fonte que deu origem aos casos. Se a série de controle for grande, e não houver viés de seleção nem erro de mensuração, os controles fornecerão uma estimativa razoável da associação entre a variável de potencial confundimento e a exposição na população-fonte, e pode ser verificada em relação aos dados do estudo. Em geral, todavia, os controles podem não estimar adequadamente o grau de associação entre o potencial confundidor e a exposição na população-fonte que produziu os casos do estudo. Se a informação estiver disponível na associação dessa população, pode ser usada para ajustar os achados da série de controle. Infelizmente, informações externas confiáveis sobre as associações entre fatores de risco na população-fonte raramente estão disponíveis. Assim, em estudos de caso-controle, preocupações sobre o grupo-controle terão que ser consideradas, ao se estimar a associação entre a exposição e o fator potencialmente confundidor, por meio da análise de viés (Cap. 19).

Considere um estudo de caso-controle aninhado de exposição ocupacional à fibras de vidro veiculadas pelo ar e a ocorrência de câncer de pulmão. Esse estudo fez uma amostragem aleatória de casos e controles, a partir de casos e pessoas em risco, em uma coorte ocupacional. Suponha que conheçamos a associação entre exposição e fumo no total da coorte, como se essa informação estivesse registrada para a coorte inteira. Poderíamos, então, usar a discrepância entre a associação verdadeira e a associação exposição-fumo observada nos controles, como uma medida da extensão na qual a amostragem aleatória deixou de produzir controles representativos. Não importa o tamanho dessa discrepância, se não houve associação entre fumo e exposição na coorte-fonte, o tabagismo não seria um confundidor verdadeiro (mesmo que aparentasse sê-lo nos dados de caso-controle), e a estimativa não ajustada seria a melhor estimativa disponível (Robins e Morgenstern, 1987). De modo mais geral, poderíamos utilizar qualquer informação da coorte inteira para fazer ajustes na estimativa de caso-controle, de modo análogo aos estudos em dois estágios (Caps. 8 e 15).

3. *Um fator de confundimento não deve ser afetado pela exposição ou pela doença. Em particular, ele não pode ser um passo intermediário no caminho causal entre a exposição e a doença.*

Esse critério é satisfeito automaticamente se o fator preceder a exposição e a doença. Caso contrário, o critério requer informações fora dos dados. O pesquisador deve considerar evidências ou teorias relativas a se a exposição ou a doença poderiam afetar o fator. Se o fator é um passo intermediário entre a exposição e a doença, ele não deve ser tratado simplesmente como um fator de confundimento; em vez disso, é necessária uma análise mais detalhada, que leve em conta sua natureza mediadora (Robins, 1989; Robins e Greenland, 1992; Robins et al., 2000).

Embora as três características dos confundidores sejam tomadas, algumas vezes, para definir um confundidor, é um erro fazê-lo, tanto por motivos conceituais quanto técnicos. Confundimento é a confusão, ou mistura, de efeitos externos à associação com o efeito de interesse. As duas primeiras características são, simplesmente, consequências lógicas da definição básica, propriedades que um fator precisa satisfazer a fim de confundir. A terceira propriedade exclui situações nas quais os efeitos não podem ser esclarecidos de modo direto (exceto em casos especiais). Tecnicamente, é possível que um fator possua as três características e, ainda assim, não tenha seus efeitos misturados com a exposição, no sentido de que um fator pode produzir excesso, ou déficit, não espúrio da doença entre os expostos, apesar de sua associação com a exposição e de seu efeito na doença. Esse resultado pode ocorrer, por exemplo, quando o fator é apenas um dentre vários potenciais confundidores, e o excesso de incidência produzido por ele entre os expostos é balanceado perfeitamente pelo excesso de incidência provocado por um outro fator nos não expostos.

A discussão acima omite numerosas sutilezas que surgem na determinação qualitativa de quais variáveis são suficientes controlar, a fim de eliminar o confundimento. Esses aspectos qualitativos serão discutidos usando-se diagramas causais, no Capítulo 12. Entretanto, é importante lembrar que o grau de confundimento é mais digno de preocupação do que sua mera presença ou ausência. Em um estudo, uma razão de taxas de 5 pode se tornar 4,6 depois do controle para idade, ao passo que, em outro estudo, uma razão de taxas de 5 pode mudar para 1,2 após esse mesmo controle. Embora idade seja um confundidor em ambos os estudos, no primeiro, o montante do confundimento é relativamente desprezível, ao passo que no último, o confundimento é responsável por quase toda a associação bruta. Métodos para avaliação quantitativa de confundimento serão descritos nos Capítulos 15 e 19.

VIÉS DE SELEÇÃO

Os vieses de seleção são distorções que resultam de procedimentos usados para selecionar sujeitos e de fatores que influenciam a participação no estudo. O elemento comum entre tais vieses é que a relação entre exposição e doença é diferente para aqueles que participam e para aqueles que, teoricamente, seriam elegíveis para o estudo, inclusive para aqueles que não participam. Visto que estimativas de efeito estão condicionadas à participação no estudo, as associações observadas em um estudo representam uma mistura das forças que determinam a participação com as forças que determinam a ocorrência da doença.

O Capítulo 12 examina o viés de seleção no contexto de diagramas causais. Esses diagramas mostram que às vezes (mas nem sempre) é possível desembaraçar os efeitos da participação dos determinantes da doença, usando-se métodos padrão para o controle de confundimento. Empregar tal controle analítico requer, entre outras coisas, que os determinantes da participação sejam mensurados acuradamente e não sejam afetados pela exposição, nem pela doença. Contudo, se aqueles determinantes forem afetados pelos fatores do estudo, o controle de tais determinantes não corrigirá o viés e poderá mesmo torná-lo pior.

Algumas formas genéricas de viés de seleção em estudos de caso-controle foram descritas no Capítulo 8. Elas incluem o uso de grupos de controle incorretos (p. ex., controles compostos de pacientes com doenças que são afetadas pela exposição em estudo). Consideramos aqui alguns tipos adicionais.

Viés de autosseleção

Uma fonte de viés comum é *autosseleção*. Quando o Centers for Disease Control (Centro para Controle de Doenças) investigou a incidência de leucemia entre soldados que tinham estado presentes no Teste Atômico Smoky, em Nevada (Caldwell et al., 1980), 76% da tropa identificada como membros daquela coorte tinham desfechos conhecidos. Desses, 82% foram localizados pelos pesquisadores, mas os outros 18% fizeram contato por sua própria iniciativa, em resposta à publicidade sobre a pesquisa. Esse autoencaminhamento de sujeitos é considerado, normalmente, uma ameaça à validade, porque as razões para o autoencaminhamento podem estar associadas ao desfecho em estudo (Criqui et al., 1979).

No estudo do Teste Atômico Smoky, houve 4 casos de leucemia entre os $0,18 \times 0,76 = 14\%$ dos membros da coorte que se autoencaminharam, e 4 entre os $0,82 \times 0,76 = 62\%$ de membros da coorte localizados pelos pesquisadores, para um total de 8 casos entre os 76% da coorte com desfecho conhecidos. Esses dados indicam que o viés por autosseleção foi um problema pequeno, porém real, no estudo Smoky. Se os 24% da coorte com desfechos desconhecidos tivessem uma incidência de leucemia como aquela dos sujeitos localizados pelos pesquisadores, esperaríamos que somente 4(24/62) = 1,5, ou cerca de 1 ou 2 casos ocorressem entre esses 24%, para um total de apenas 9 ou 10 casos em toda a coorte. Se, em vez disso, presumíssemos que os 24% com desfechos desconhecidos tivessem uma incidência de leucemia igual àquela dos sujeitos com desfechos conhecidos, calcularíamos que 8(24/76) = 2,5, ou cerca de 2 ou 3 casos ocorressem entre esses 24%, para um total de 10 ou 11 casos no total da coorte. Poderia ser, entretanto, que todos os casos entre os 38% (= 24% + 14%) da coorte que não foram localizados estivessem entre os autorrelatados, não deixando caso algum entre aqueles com desfecho desconhecido. O número total de casos na coorte inteira seria, então, de apenas 8.

A autosseleção também pode acontecer antes que os sujeitos sejam identificados para o estudo. Por exemplo, é rotineiro verificar que a mortalidade de trabalhadores em atividade é menor do que aquela da população como um todo (Fox e Collier, 1976; McMichael, 1976). Esse "efeito trabalhador-sadio" presumivelmente é derivado de um processo de rastreamento, talvez largamente por autosseleção, que permite pessoas relativamente sadias a se tornarem, ou permanecerem, trabalhadores, ao passo que aqueles que permanecem desempregados, aposentados, incapacitados ou, por qualquer outro motivo, fora da população de trabalhadores em atividade, sejam, como um grupo, menos sadios (McMichael, 1976; Wang e Miettinen, 1982). Embora o efeito trabalhador-sadio tenha sido classificado, tradicionalmente, como um viés de seleção, pode-se ver que não reflete um viés criado pelo condicionamento à participação no estudo, mas sim pelo efeito de outro fator que influencia tanto o *status* de trabalhador, como algum grau de saúde. Como tal, o efeito trabalhador-sadio é um exemplo de confundimento, e não um viés de seleção (Hernan et al, 2004), conforme será explicado mais adiante.

Viés berksoniano

Um tipo de viés de seleção, que foi descrito primeiramente por Berkson (1946) (embora não no contexto de um estudo de caso-controle) e que veio a ser conhecido como *viés de Berkson*, ou *viés berksoniano*, ocorre quando tanto a exposição quanto a doença afetam a seleção e, especificamente, porque elas afetam a seleção. É paradoxal o porquê de isso poder gerar um viés para baixo, quando tanto a exposição quanto a doença aumentam a chance de seleção; esse viés para baixo pode induzir uma associação negativa no estudo se a associação na população-fonte for positiva, mas não tão grande quanto o viés.

Um exemplo marcante de viés berksoniano surgiu na controvérsia inicial sobre o papel de estrogênios exógenos em causar câncer do endométrio. Vários estudos de caso-controle tinham relatado uma associação forte, com um aumento no risco de cerca de 10 vezes para as mulheres tomando estrogênios regularmente por vários anos (Smith et al., 1975; Ziel e Finkle, 1975; Mack et al., 1976; Antunes et al., 1979). A maioria dos pesquisadores interpretou esse aumento de risco como uma relação causal, mas outros sugeriram que os estrogênios estavam meramente causando o diagnótico dos cânceres, e não sua ocorrência (Horwitz e Feinstein, 1978). O argumento baseava-se no fato de que os estrogênios induzem sangramento uterino. Portanto, sua administração presumivelmente levaria as mulheres a buscarem assistência médica, assim proporcionando que uma variedade de condições ginecológicas fosse detectada. O viés resultante foi referido como um viés de detecção.

O remédio que Horwitz e Feinstein propuseram para o viés de detecção foi usar uma série de controle de mulheres com doenças ginecológicas benignas. Esses pesquisadores pensaram que as condições ginecológicas benignas também estariam sujeitas ao viés de detecção, e que, portanto, usar uma série de controle composta por mulheres com problemas benignos seria preferível a usar uma série de controle de mulheres com outras doenças malignas, com doenças não ginecológicas, ou sem doença, como estudos anteriores haviam feito. A falha nesse raciocínio foi a presunção incorreta de que os estrogênios causariam o diagnóstico de uma proporção substancial de cânceres do endométrio, que, do contrário, permaneceriam sem diagnóstico. Mesmo se a administração de estrogênio adiantasse a data do diagnóstico de câncer do endométrio, tal avanço no tempo do diagnóstico não precisaria, por si próprio, levar a qualquer viés substancial (Greenland, 1991a). Possivelmente, uma pequena proporção de casos preexistentes de câncer do endométrio que, do contrário, não teriam sido diagnosticados viesse à atenção, mas é razoável supor que o câncer de endométrio que não é *in situ* (Horwitz e Feinstein excluíram os casos *in situ*) geralmente progrida para causar sintomas que levem ao diagnóstico (Hutchison e Rothman, 1978). Embora um estágio inicial permanente, não progressivo, de câncer do endométrio seja uma possibilidade, os estudos que excluíram tais casos *in situ* da série de casos ainda encontraram uma associação forte entre administração de estrogênios e risco de câncer do endométrio (p. ex., Antunes et al., 1979).

O grupo-controle alternativo proposto compreendia mulheres com condições ginecológicas benignas que, se presumia, não causassem sintomas levando ao diagnóstico. Tal grupo forneceria uma superestimativa da proporção da população-fonte de casos expostos a estrogênios, porque sua administração realmente causaria o diagnóstico de uma proporção substancial das condições benignas. O uso de uma série de controle composta de condições ginecológicas benignas produziria, assim, um viés que subestimaria fortemente o efeito dos estrogênios exógenos sobre o risco de câncer do endométrio. Uma outra solução que Horwitz e Feinstein propuseram foi examinar a associação entre mulheres que tivessem se apresentado com sangramento vaginal, ou tivessem sido submetidas a tratamento para tal sangramento. Posto que tanto a exposição (estrogênios exógenos) quanto a doença (câncer do endométrio) aumentam fortemente o risco de sangramento, a restrição a mulheres com sangramento, ou em tratamento para sangramento, resulta em um viés berksoniano tão grave que poderia, facilmente, diminuir em 5 vezes o risco relativo observado (Greenland e Neutra, 1981).

Uma grande lição a ser aprendida dessa controvérsia é a importância de se considerar vieses de seleção quantitativamente, em vez de qualitativamente. Sem apreciação da magnitude potencial dos vieses de seleção, a escolha de um grupo controle pode resultar em um viés tão grande que uma associação forte seja obscurecida; alternativamente, uma associação desprezível poderia, com a mesma facilidade, ser exagerada. Os métodos para consideração quantitativa de vieses são discutidos no Capítulo 19. Uma outra lição é que se corre o risco de induzir, ou piorar, o viés de seleção, quando quer que se usem critérios de seleção (p. ex., exigir a presença ou a ausência de certas condições) que sejam influenciados pela exposição em estudo. Se tais critérios também estiverem relacionados com a doença em estudo, é provável que sobrevenha um grave viés berksoniano.

Distinguindo viés de seleção de confundimento

Viés de seleção e confundimento são dois conceitos que, dependendo da terminologia, frequentemente se superpõem. Por exemplo, em estudos de coorte, os vieses resultantes de seleção diferencial no início do seguimento frequentemente são chamados de viés de seleção, porém, em nossa terminologia, eles são exemplos de confundimento. Considere um estudo de coorte comparando a mortalidade por doenças cardiovasculares entre estivadores e trabalhadores de escritórios. Se indivíduos com boa capacidade física se autosselecionassem para o trabalho de estivador, esperaríamos que os estivadores tivessem uma mortalidade cardiovascular mais baixa do que a dos funcionários de escritórios, mesmo que o trabalho de um estivador não tenha efeito sobre a mortalidade cardiovascular. Em consequência, a estimativa bruta de tal estudo não poderia ser considerada uma estimativa válida do efeito da labuta como estivador, em relação ao trabalho de escritório, sobre a mortalidade cardiovascular.

Suponha, entretanto, que a condição física de um indivíduo que se torna um estivador pudesse ser mensurada e comparada com a forma física dos trabalhadores de escritório. Se tal mensuração fosse feita acuradamente em todos os sujeitos, a diferença em forma física poderia ser controlada na análise. Assim, o efeito da seleção seria removido pelo controle dos confundidores responsáveis pelo viés. Embora o viés resulte da seleção de pessoas para as coortes, ele é, de fato, uma forma de confundimento.

Visto que mensurações de aptidão física ao ingressar em uma ocupação geralmente não estão disponíveis, os esforços do pesquisador em tal situação seriam focados na escolha de um grupo de referência que experimentasse as mesmas forças de seleção que a ocupação-alvo. Por exemplo, Paffenbarger e Hale (1975) conduziram um estudo no qual compararam a mortalidade cardiovascular entre grupos de estivadores que se engajavam em níveis diferentes de atividade física no emprego. Paffenbarger e Hale presumiram que os fatores de seleção para entrar na ocupação fossem semelhantes para os subgrupos engajados em tarefas demandando atividade alta ou baixa, porque as distribuições de trabalho eram feitas após o ingresso na profissão. Esse delineamento reduziria, ou eliminaria, a associação entre boa forma física e se tornar um estivador. Ao comparar grupos com intensidades diversas de exposição dentro de uma ocupação (comparação interna), os epidemiologistas ocupacionais reduzem a diferença nas forças de seleção que acompanham as comparações por meio de categorias ocupacionais, e diminuem, assim, o risco de confundimento.

Infelizmente, nem todo viés de seleção em estudos de coorte pode ser tratado como se faz com o confundimento. Por exemplo, se a exposição afeta a perda do seguimento, e a perda do acompanhamento afeta o risco, ocorre viés de seleção, porque a análise está condicionada a uma consequência comum (permanecer em seguimento está relacionado tanto com a exposição quanto com o desfecho). Esse viés pode surgir em um estudo de mortalidade ocupacional, se a exposição causou o abandono precoce da ocupação pelas pessoas (p. ex., ser transferido de um trabalho ativo para um trabalho burocrático, ou ser aposentado), e isso, por sua vez, levou tanto à perda do seguimento quanto a um risco aumentado de morte. Aqui, não há variável basal (confundidor) criando diferenças de risco entre grupos expostos e não expostos; em vez disso, a própria exposição está gerando o viés. Tal tendenciosidade seria irremediável sem mais informações sobre os efeitos da seleção, e mesmo com tais informações, o viés não poderia ser removido pelo simples controle de covariáveis. Essa possibilidade reforça a necessidade de seguimento rigoroso em estudos de coorte, requerendo, geralmente, um sistema para vigilância de desfechos na coorte. Se não existe tal sistema em operação (p. ex., um sistema de reclamações de seguros), o estudo terá que implantar seu próprio sistema, o que pode ser dispendioso.

Em estudos de caso-controle, as preocupações sobre a escolha de um grupo controle têm como foco fatores que possam afetar a seleção e o recrutamento para o estudo. Embora fatores confundidores também devam ser considerados, eles podem ser controlados na análise, se forem mensurados. Se fatores de seleção que influenciam a escolha de casos e controles não são afetados pela exposição (p. ex., sexo), qualquer viés de seleção que eles produzam também pode ser dominado pelo controle desses fatores na análise. A chave, então, para evitar confundimento e viés de seleção devido a covariáveis pré-exposição, é identificar antecipadamente e mensurar tantos confundidores e fatores de seleção quanto seja praticável. Fazer isso requer bom conhecimento do assunto em pauta.

Em estudos de caso-controle, entretanto, os sujeitos frequentemente são selecionados depois que a exposição e o desfecho ocorrem e, por isso, há um potencial elevado para viés, devido a efeitos combinados de exposição de doença e efeitos sobre a seleção, como ocorreu nos estudos sobre estrogênio e câncer do endométrio, que restringiram sujeitos a pacientes com sangramento (ou a pacientes recebendo procedimentos médicos específicos para tratar o sangramento). Como será mostrado pelo uso de grafos causais (Cap. 12), o viés por tais efeitos de seleção conjuntos normalmente não pode ser resolvido com o controle de covariáveis básicas. Esse viés também pode surgir em estudos de coorte, e até mesmo em ensaios randomizados nos quais os sujeitos são perdidos no seguimento. Por exemplo, em um estudo de mortalidade ocupacional, a exposição poderia causar o afastamento precoce da pessoa de sua ocupação, o que, por sua vez, poderia produzir tanto falta de localização da pessoa (e sua consequente exclusão do estudo), quanto risco aumentado de morte. Essas forças resultariam em uma redução da chance de seleção entre os expostos, com uma diminuição mais alta entre os casos.

Nesse exemplo, não há covariável (confundidor) basal criando diferenças de risco entre grupos de expostos e de não expostos; em vez disso, a própria exposição está ajudando a gerar o viés. Tal viés seria irremediável sem informações adicionais sobre os efeitos da seleção, e mesmo com tais informações, ele não poderia ser removido pelo simples controle de covariáveis. Essa possibilidade reforça a necessidade de uma avaliação minuciosa do desfecho na população-fonte, em estudos de caso-controle; se nenhum sistema de avaliação estiver em operação (p. ex., um registro de tumores para um estudo sobre câncer), o estudo deverá implantar seu próprio sistema.

Posto que muitos tipos de viés de seleção não podem ser controlados na análise, a prevenção desse tipo de viés pela seleção apropriada dos controles pode ser crítica. A estratégia usual para essa prevenção envolve tentar selecionar um grupo controle que esteja sujeito às mesmas forças seletivas que o grupo de casos, na esperança de que os vieses introduzidos pela seleção de controles cancelem aqueles introduzidos pela seleção dos casos nas estimativas finais. O cumprimento dessa meta, mesmo que aproximadamente, raramente pode ser garantido; no entanto, frequentemente essa é a única estratégia disponível para abordar preocupações sobre viés de seleção. Essa estratégia e outros aspectos da seleção de controles foram discutidos no Capítulo 8.

Em resumo, a seleção diferencial que ocorre antes da exposição e da doença leva a confundimento e pode ser controlada, assim, por ajustes para os fatores responsáveis pelas diferenças de seleção (ver, p. ex., os métodos de ajuste descritos no Cap. 15). Contudo, o viés de seleção como descrito, normalmente, em epidemiologia (assim como na literatura de delineamento experimental) surge da seleção afetada pela exposição em estudo e pode ficar além de qualquer ajuste prático. Entre esses vieses de seleção, podemos distinguir ainda o viés berksoniano, no qual tanto a exposição quanto a doença afetam a seleção.

Alguns autores (p. ex., Hernan et al., 2004) tentam usar grafos, a fim de fornecer uma base formal para separar o viés de seleção do confundimento, por meio da equiparação do viés de seleção com um fenômeno chamado de *viés de colisor*, uma generalização do viés berksoniano (Greenland, 2003a; Cap. 12). Nossa terminologia está mais de acordo com designações tradicionais, nas quais o viés de seleção pré-exposição é tratado como uma forma de confundimento. Essas distinções são mais discutidas no Capítulo 12.

VIÉS DE INFORMAÇÃO

Erro de mensuração, erro de classificação e viés

Uma vez que os sujeitos a serem comparados tenham sido identificados, deve-se obter as informações sobre eles para a análise. Viés ao estimar um efeito pode ser causado por erros na mensuração das informações necessárias. Tal viés frequentemente é chamado de *viés de informação*. A direção e a magnitude dependem fortemente de a distribuição de erros para uma variável (p. ex., exposição ou doença) estar ligada ao valor real da variável, aos valores reais de outras variáveis ou a erros na mensuração de outras variáveis.

Para variáveis discretas (variáveis com somente um número contável de valores possíveis, tais como indicadores para sexo), o erro de mensuração geralmente é chamado de *erro de classificação*. O erro de classificação que depende dos valores reais de outras variáveis é denominado *erro de classificação diferencial*. O erro de classificação que não depende dos valores reais de outras variáveis é chamado de *erro de classificação não diferencial*. O erro de classificação que depende dos erros em mensuração ou classificação de outras variáveis é designado como *erro dependente*; caso contrário, ele é chamado de *erro independente* ou *erro não dependente*. *Erro correlato* algumas vezes é usado como um sinônimo para erro dependente, mas, tecnicamente, se refere aos erros dependentes que tenham um coeficiente de correlação diferente de zero.

Muito da discussão seguinte lidará com o erro de classificação de variáveis binárias. Nessa situação especial, a *sensibilidade* de um método de mensuração de exposição é a probabilidade de que alguém que seja realmente exposto seja classificado como exposto pelo método. A *probabilidade falso-negativa* do método é a probabilidade de que alguém realmente exposto seja classificado como não exposto; ela é igual a 1 menos a sensibilidade. A *especificidade* do método é a probabilidade de que alguém que, na realidade é não exposto, seja classificado como não exposto. A *probabilidade falso-positiva* é a probabilidade de alguém que realmente seja não exposto ser classificado como exposto; ela é igual a 1 menos a especificidade. O *valor preditivo positivo* é a probabilidade de que alguém que é classificado como exposto seja realmente exposto. Finalmente, o *valor preditivo negativo* é a probabilidade de que alguém que é classificado como não exposto seja verdadeiramente não exposto. Todos esses termos também podem ser aplicados para descrições dos métodos para classificação de doenças ou para classificar um potencial confundidor ou modificador.

Erro de classificação diferencial

Suponha que um estudo de coorte é realizado para comparar taxas de incidência de enfisema entre fumantes e não fumantes. O enfisema é uma doença que pode passar não diagnosticada sem atenção médica especial. Se os fumantes, por causa de preocupação sobre efeitos do fumo relativos à saúde ou como uma consequência de outros efeitos do tabagismo sobre a saúde (p. ex., bronquite), buscarem atenção médica em um grau maior do que os não fumantes, o enfisema poderia ser diagnosticado mais frequentemente entre fumantes do que entre não fumantes, simplesmente em consequência de maior atenção médica. O fumo realmente causa enfisema, porém, a menos que fossem tomadas medidas para garantir um seguimento comparável, esse efeito seria superestimado: uma parte da incidência excessiva de enfisema não seria um efeito biológico do fumo, mas um efeito do fumo sobre a *detecção* do enfisema. Esse é um exemplo de erro de classificação diferencial, porque o subdiagnóstico de enfisema (falha em detectar casos verdadeiros), que é um erro de classificação, ocorre mais frequentemente em não fumantes do que em fumantes.

Em estudos de caso-controle de malformações congênitas, as informações às vezes são obtidas a partir de entrevistas com as mães. As mães-casos recentemente deram à luz um bebê malformado, ao passo que a grande maioria das mães-controles pariu recentemente um bebê aparentemente sadio. Outra variedade de erro de classificação diferencial, referida como *viés de recordação*, pode resultar se as mães dos bebês malformados relembrarem, ou relatarem, exposições reais, diferentemente das mães de bebês sadios (sensibilidade aumentada à recordação da exposição entre as mães-casos) ou, mais frequentemente, relembrarem ou relatarem o que, em verdade, não ocorreu (especificidade reduzida da recordação da exposição entre as mães-casos). Supõe-se que o nascimento de uma criança com malformação sirva como um estímulo para a mãe recordar e relatar todos os eventos que poderiam ter desempenhado algum papel no desfecho infeliz. Presumivelmente, tais mulheres lembrarão e relatarão exposições tais como doença infecciosa, trauma e medicações mais frequentemente do que as mães de bebês sadios, que não tiveram um estímulo comparável. Uma associação não relacionada com qualquer efeito biológico resultará desse viés de recordação.

O viés de recordação é uma possibilidade em qualquer estudo de caso-controle que dependa da memória dos sujeitos, porque os casos e os controles são, por definição, pessoas que diferem na sua experiência com doença ao tempo de sua lembrança, e essa diferença pode afetar a recordação e o relato. Klemetti e Saxen (1967) encontraram que a duração do tempo decorrido entre a exposição e a recordação foi um indicador importante da acurácia da recordação; estudos nos quais o tempo médio desde a exposição foi diferente para os casos e para os controles poderiam, assim, sofrer um erro de classificação diferencial.

O viés causado por erro de classificação diferencial pode exagerar ou subestimar um efeito. Em cada um dos exemplos supracitados, o erro de classificação normalmente exagera os efeitos sob estudo, mas exemplos inversos também podem ser encontrados.

Erro de classificação não diferencial

O erro de classificação não diferencial da exposição ocorre quando a proporção de sujeitos mal classificados na exposição não depende do *status* do sujeito com relação a outras variáveis na análise, inclusive sobre a doença. O erro de classificação não diferencial da doença acontece quando a proporção de sujeitos mal classificados na doença não depende do *status* do sujeito no que diz respeito a outras variáveis em análise, incluindo a exposição.

O viés introduzido pelo erro de classificação não diferencial, independentemente de uma exposição binária ou doença, é previsível na direção, ou seja, tendendo para o valor de nulidade (Newell, 1962; Keys e Kihlberg, 1963; Gullen et al, 1968; Copeland et al., 1977). Por causa dos efeitos relativamente imprevisíveis do erro de classificação diferencial, alguns pesquisadores passam por procedimentos elaborados para garantir que o erro de classificação seja não diferencial, tais como cegar as avaliações de exposição com relação ao *status* do desfecho, na crença de que isso garantirá um viés tendendo para a nulidade. Infelizmente, mesmo em situações em que o cegamento é possível, ou em estudos de coorte em que os desfechos de doença ainda não ocorreram, o agrupamento de dados contínuos ou categóricos de exposição em menos categorias pode mudar o erro de classificação de não diferencial para diferencial (Flegal et al., 1991; Wacholder et al., 1991). Mesmo quando se consegue o erro de classificação não diferencial, ele pode vir à custa de aumento do viés total (Greenland e Robins, 1985a; Drews e Greenland, 1990).

Finalmente, como será discutido, o caráter não diferencial sozinho não garante viés na direção da nulidade. Ao contrário de conceitos populares equivocados, o erro de classificação não diferencial de exposição ou de doença pode produzir, algumas vezes, o afastamento do viés do nulo, se a variável da exposição ou de doença tiver mais de dois níveis (Walker e Blettner, 1985; Dosemeci et al., 1990), ou se os erros de classificação dependerem de erros feitos em outras variáveis (Chavance et al., 1992; Kristensen, 1992).

Erro de classificação não diferencial de exposição

Como um exemplo de erro de classificação não diferencial, considere um estudo de coorte comparando a incidência de câncer de laringe entre consumidores de bebidas alcoólicas com a incidência em abstêmios. Presuma que os consumidores realmente tenham uma taxa de incidência de 0,00050 ano^{-1}, ao passo que os abstêmios tenham uma taxa de incidência de 0,00010 ano^{-1}, apenas um quinto da primeira. Presuma, também, que dois terços da população do estudo consistem em consumidores, mas somente 50% o admitem. O resultado é uma população na qual um terço dos sujeitos são identificados (corretamente) como consumidores, e têm uma incidência de doença de 0,00050 ano^{-1}, mas os dois terços restantes da população são compostos por números iguais de consumidores e abstêmios, todos os quais são classificados como abstêmios, e entre os quais a incidência média seria de 0,00030 ano^{-1} em vez de 0,00010 ano^{-1}, (Tab. 9.1). A diferença de taxa foi reduzida por erro de

TABELA 9.1

Efeito do erro de classificação não diferencial do consumo de álcool na estimação da diferença de taxa de incidência e a razão de taxas de incidência para câncer de laringe (dados hipotéticos)

	Taxa de incidência ($\times 10^5$ a)	Diferença de taxa ($\times 10^5$ a)	Razão de taxa
Sem erro de classificação			
1.000.000 de consumidores	50	40	5,0
500.000 abstêmios	10		
Metade dos consumidores classificados como abstêmios			
500.000 consumidores	50	20	1,7
1.000.000 de "abstêmios" (50% na verdade são consumirores)	30		
Metade dos consumidores classificados como abstêmios e um terço dos abstêmios classificados como consumidores			
666.667 "consumidores" (25% na verdade são consumidores)	40	6	1,2
833.333 "abstêmios" (60% na verdade são bebedores)	34		

classificação de 0,00040 ano^{-1} para 0,00020 ano^{-1}, ao passo que a razão de taxas foi reduzida de 5 para 1,7. Esse viés na direção da nulidade resultou do erro de classificação não diferencial de alguns consumidores de álcool como abstêmios.

O erro de classificação pode ocorrer simultaneamente em ambas as direções; por exemplo, os abstêmios também poderiam ter sido classificados incorretamente como consumidores. Suponha que, além de a metade dos consumidores ser classificada equivocadamente como abstêmios, um terço dos abstêmios também fosse mal classificado como consumidores. As taxas de incidência resultantes seriam de 0,00040 ano^{-1} para aqueles classificados como consumidores, e 0,00034 ano^{-1} para os classificados como abstêmios. Assim, o erro de classificação adicional obscurece quase completamente a diferença entre os grupos.

Esse exemplo mostra como o viés produzido por erro de classificação não diferencial de uma exposição dicotômica será na direção da nulidade (de nenhuma relação), se o erro de classificação for independente de outros erros. Se o erro de classificação for bastante grave, o viés pode eliminar completamente uma associação e, até mesmo, reverter a direção da associação (embora a reversão só ocorra se o método de classificação for pior do que classificar as pessoas aleatoriamente como "expostas" ou "não expostas").

Considere como um exemplo a Tabela 9.2. O painel do topo da tabela mostra os dados esperados de um estudo de caso-controle hipotético, com a exposição mensurada como uma dicotomia. A razão de chances é 3,0. Agora suponha que a exposição é mensurada por um instrumento (p. ex., um questionário) que resulte em uma medida de exposição que tenha 100% de especificidade, mas somente 80% de sensibilidade. Em outras palavras, todos os sujeitos realmente não expostos estão classificados corretamente como não expostos, mas há uma chance de 80% de que um sujeito exposto seja classificado corretamente como tal, e, portanto, uma chance de 20% de que um sujeito exposto seja classificado incorretamente como não exposto. Presumimos que o erro de classificação é não diferencial, o que significa, para esse exemplo, que a sensibilidade e a especificidade do método de mensuração da exposição são as mesmas para casos e controles. Também presumimos que não há erro na mensuração da doença, do que se segue, automaticamente, que os erros de exposição são independentes dos erros de doença. Os dados resultantes são exibidos no segundo painel da tabela. Com a diminuição da sensibilidade na mensuração da exposição, a razão de chances está viesada, em que seu valor esperado aproximado cai de 3,0 para 2,6.

No terceiro painel, presume-se que a especificidade da medida de exposição é 80%, de modo que há uma chance de 20% de que alguém que, em verdade seja não exposto, seja classificado incorretamente como exposto. Os dados resultantes produzem uma razão de chances de 1,9, em vez de 3,0. Em termos absolutos, mais da metade do efeito foi eliminada pela classificação errônea no terceiro painel: o excesso da razão de chances é de 3,0 − 1 = 2,0, ao passo que ela é de 1,9 − 1 = 0,9 com base em 80% de sensibilidade e em 80% de especificidade, no terceiro painel.

O quarto painel da Tabela 9.2 ilustra que, quando a soma de sensibilidade e especificidade é igual a 1, a estimativa esperada resultante será nula, independentemente da magnitude do efeito. Se a soma da sensibilidade e especificidade é menor que 1, então a estimativa esperada resultante estará na direção oposta ao efeito real. O último painel da tabela mostra o resultado quando tanto a sensibilidade quanto a especificidade são iguais a zero. Essa situação equivale a rotular todos os sujeitos expostos como não expostos, e vice-versa. Ela leva a uma razão de chances esperada que é o inverso do valor correto. Tal erro drástico de classificação ocorreria se a codificação das categorias de exposição fosse invertida durante a programação por computador.

Conforme visto nesses exemplos, a direção do viés produzido pelo erro de classificação não diferencial, independente de uma exposição dicotômica, tende para a nulidade, e se o erro de classificação for extremo, o erro de classificação pode ir além da nulidade e reverter a direção. Com uma exposição que é mensurada pela sua divisão em mais de duas categorias, entretanto, o exagero de uma associação pode ocorrer como resultado de um erro de classificação não diferencial independente (Walker e Blettner, 1985; Dosemeci et al., 1990). Esse fenômeno é ilustrado na Tabela 9.3.

TABELA 9.2

Erro de classificação não diferencial com duas categorias de exposição

	Expostos	Não expostos
Dados corretos		
Casos-	240	200
controle	240	600
	RC = 3,0	
Sensibilidade = 0,8		
Especificidade = 1,0		
Casos-	192	248
controle	192	648
	RC = 2,6	
Sensibilidade = 0,8		
Especificidade = 0,8		
Casos-	232	208
controle	312	528
	RC = 1,9	
Sensibilidade = 0,4		
Especificidade = 0,6		
Casos-	176	264
controle	336	504
	RC = 1,0	
Sensibilidade = 0,0		
Especificidade = 0,0		
Casos-	200	240
controle	600	240
	RC = 0,33	

RC, razão de chances.

TABELA 9.3

Erro de classificação não diferencial com três categorias de exposição

	Não expostos	Baixa exposição	Alta exposição
Dados corretos			
Casos-	100	200	600
controle	100	100	100
		RC = 2	RC = 6
40% de alta exposição → 4 baixa exposição			
Casos-	100	440	360
controle	100	140	60
		RC = 3,1	RC = 6

RC, razão de chances.

Os dados esperados, corretamente classificados na Tabela 9.3, mostram uma razão de chances de 2, para baixa exposição, e 6, para alta exposição, em relação a nenhuma exposição. Agora suponha que há uma chance de 40% de que uma pessoa com alta exposição seja classificada incorretamente na categoria de baixa exposição. Se esse for o único erro de classificação e for não diferencial, os dados esperados seriam aqueles vistos no painel de baixo da Tabela 9.3. Observe que só muda a estimativa para alterações de baixa exposição; ele contém agora uma mistura de pessoas com baixa exposição, e pessoas com alta exposição, mas que foram designadas incorretamente para baixa exposição. Visto que as pessoas com alta exposição portam com elas o risco maior de doença associada à exposição, a estimativa de efeito resultante para baixa exposição está viesada para cima. Se alguns indivíduos com baixa exposição houvessem sido classificados incorretamente como tendo tido exposição alta, então a estimativa do efeito da exposição, para a categoria de alta exposição, seria viesada para baixo.

Esse exemplo ilustra que, quando a exposição tem mais de duas categorias, o viés do erro de classificação não diferencial da exposição para uma dada comparação pode ser afastado da nulidade. Quando a exposição é politômica (i.e., tem mais de duas categorias), e há um erro de classificação não diferencial entre duas das categorias e nenhuma outra, as estimativas de efeito para aquelas duas categorias serão viesadas em direção uma da outra (Walker e Blettner, 1985; Birkett, 1992). Por exemplo, o viés na estimativa de efeito para a categoria de baixa exposição na Tabela 9.3 é na direção da estimativa da categoria de alta exposição, afastando-se da nulidade. Também é possível, para erro de classificação não diferencial independente, enviesar estimativas de tendência para longe da nulidade ou inverter uma tendência (Dosemeci et al., 1990). Tais exemplos são incomuns, contudo, porque a inversão de tendência não pode ocorrer se a medida média da exposição aumentar com a exposição verdadeira (Weinberg et al., 1994d).

É importante notar que a presente discussão é pertinente a resultados *esperados* com um tipo particular de *método* de mensuração. Em um dado estudo, flutuações aleatórias nos erros produzidos por um método podem levar a estimativas que estão mais longe da nulidade do que estariam se nenhum erro estivesse presente, mesmo que o método satisfaça todas as condições que garantem o viés em direção da nulidade (Thomas, 1995; Weinberg et al., 1995; Jurek et al., 2005). O viés se refere apenas à direção *esperada*; se não sabemos quais foram os erros no estudo, na melhor hipótese só podemos dizer que a razão de chances observada está, provavelmente, mais próxima da nulidade do que ela estaria, se os erros estivessem ausentes. À medida que o estudo aumenta, diminui a probabilidade de que um resultado em particular se desvie substancialmente de sua expectativa.

Erro de classificação não diferencial de doença

Os efeitos do erro de classificação não diferencial de doença são semelhantes àqueles do erro de classificação não diferencial de exposição. Na maioria das situações, o erro de classificação não diferencial de um desfecho binário de doença produzirá viés na direção da nulidade, desde que a má classificação seja independente de outros erros. Há, entretanto, alguns casos especiais nos quais o erro de classificação não produz viés na razão de riscos. Além disso, o viés na diferença de riscos é uma função simples da sensibilidade e da especificidade.

Considere um estudo de coorte no qual 40 casos ocorrem realmente entre 100 sujeitos expostos, e 20 casos ocorrem realmente entre 200 sujeitos não expostos. Então, a razão de riscos real é (40/100)/(20/200) = 4, e a diferença de riscos real é 40/100 − 20/200 = 0,30. Suponha que a especificidade de detecção da doença é perfeita (não há falso-positivos), mas que a sensibilidade é de apenas 70% em ambos os grupos de exposição (i.e., a sensibilidade de detecção da doença é não diferencial e não depende de erros na classificação da exposição). Os números esperados detectados seriam, então, 0,70(40) = 28 casos expostos e 0,70(20) = 14 casos não expostos, o que gera uma estimativa de razão de riscos esperada de (28/100)/(14/200) = 4, e uma estimativa de diferença de riscos esperada de 28/100 − 14/200 = 0,21. Assim, o erro de classificação da doença não produziu viés na razão de riscos, mas a estimativa de diferença de riscos esperada é de apenas 0,21/0,30 = 70% da diferença de riscos real.

Esse exemplo ilustra como o erro de classificação não diferencial independente, com especificidade perfeita, não enviesará a estimativa da razão de riscos, mas enviesará para baixo a magnitude absoluta da estimativa da diferença de riscos, por um fator igual à probabilidade falso-negativa (Rodgers e MacMahon, 1995). Com esse tipo de erro de classificação, a razão de chances e a razão de taxas permanecerão viesadas na direção da nulidade, embora o viés seja pequeno quando o risco de doença for baixo (<10%) em ambos os grupos de exposição. Essa aproximação é uma consequência da relação da razão de chances e da razão de taxas com a razão de riscos, quando o risco da doença é baixo em todos os grupos de exposição (ver Cap. 4).

Considere em seguida a mesma coorte de estudo, mas agora com sensibilidade perfeita de detecção da doença (sem falso-negativos) e especificidade imperfeita de 80%. O número esperado de casos aparentes será, então, $40 + (1 - 0,80)(100 - 40) = 52$, entre os expostos, e $20 + (1 - 0,80)(200 - 20) = 56$, entre os não expostos. Sob essa formulação, os numeradores dão uma estimativa da razão de riscos esperada de $(52/100)/(56/200) = 1,9$ e uma estimativa da diferença de riscos esperada de $52/10 - 56/200 = 0,24$. Ambas as medidas estão viesadas em direção à nulidade, com a estimativa da diferença de riscos esperada igual a $0,24/0,30 = 80\%$ do valor real. Esse exemplo ilustra como o erro de classificação não diferencial independente com sensibilidade perfeita enviesará ambas as medidas, com a magnitude absoluta da estimativa de diferença de riscos viesada para baixo por um fator igual à probabilidade falso-positiva (Rodgers e MacMahon, 1995).

Com sensibilidade e especificidade imperfeitas, o viés na magnitude absoluta da diferença de riscos produzido pelo erro de classificação não diferencial de doença, que é independente de outros erros, será igual à soma das probabilidades falso-negativas e falso-positivas (Rodgers e MacMahon, 1995). Os vieses nas medidas de efeito relativas não têm uma fórmula simples, nesse caso.

Queremos enfatizar que, quando tanto a exposição quanto a doença são mal classificadas de forma não diferencial, mas os erros de classificação são dependentes, é possível se obter um viés substancial na direção oposta à nulidade (Chavance et al., 1992; Kristensen, 1992), e as relações simples de viés que acabamos de dar não mais se aplicam. Erros dependentes podem surgir facilmente em muitas situações, tais como em estudos nos quais o *status* de exposição e doença são ambos determinados a partir de entrevistas.

Disseminação da má interpretação de efeitos do erro da classificação não diferencial

O viés por erro da classificação não diferencial independente de uma exposição dicotômica é sempre na direção da nulidade, de modo que se esperaria ver uma estimativa maior se a classificação errônea estivesse ausente. Como resultado, muitos pesquisadores se satisfazem ao conseguir o erro de classificação não diferencial em lugar da classificação acurada. Essa postura pode ocorrer, em parte, porque alguns pesquisadores consideram mais aceitável relatar equivocadamente uma associação como ausente, quando ela de fato existe, do que fazer um relato errado de uma associação como presente, quando na verdade ela não existe, e consideram o erro de classificação não diferencial como favorecendo o primeiro tipo de relato errado sobre o outro. Outros pesquisadores escrevem como se resultados positivos afetados por erro de classificação não diferencial fornecessem evidências mais fortes para uma associação do que o indicado por estatísticas não corrigidas. Todavia, há várias falhas em tais interpretações.

Em primeiro lugar, muitos pesquisadores esquecem que mais do que o caráter não diferencial é necessário para assegurar o viés em direção à nulidade. Precisa-se também de independência e de algumas outras restrições, tais como a variável ser binária. Em segundo, poucos pesquisadores parecem conscientes de que a categorização de variáveis contínuas (p. ex., usar quintis em vez de quantidades reais de comida ou de nutrientes) pode mudar o erro não diferencial para diferencial (Flegal et al., 1991; Wacholder et al., 1991), ou que a falta de controle de fatores relacionados com a mensuração pode fazer a mesma coisa, mesmo que tais fatores não sejam confundidores.

Ainda que o erro de classificação satisfaça todas as condições para produzir um viés em direção à nulidade na estimativa pontual, ele não produz, necessariamente, um viés correspondente para cima no valor P para a hipótese nula (Bross, 1954; Greenland e Gustafson, 2006). Em consequência, estabelecer que o viés (se presente) foi na direção da nulidade não aumentaria a evidência de que uma associação não nula estivesse presente. Além do mais, viés na direção da nulidade (tal qual o viés afastando-se da nulidade) ainda é uma distorção, a qual variará entre dos estudos. Em particular, ele pode produzir distorções sérias em revisões da literatura e em metanálises, mascarar diferenças reais entre estudos, exagerar diferenças ou criar diferenças falsas. Essas consequências podem ocorrer porque diferenças em características secundárias do estudo, tais como prevalência de exposição, afetarão o grau no qual o erro de classificação produz viés em estimativas de diferentes estratos ou estudos, mesmo que a sensibilidade e a especificidade da classificação não variem entre os estratos, ou estudos (Greenland, 1980). Situações típicas são pioradas pelo fato de que sensibilidade e especificidade, bem como prevalência de exposição, variarão entre os estudos (Begg, 1987).

Frequentemente, essas diferenças em desempenho de mensuração surgem de desigualdades aparentemente inócuas na maneira pela qual as variáveis são avaliadas ou categorizadas, com o pior desempenho surgindo a partir de categorizações de exposição excessivamente simplificadas ou não processadas. Por exemplo, suponha que tomar aspirina transitoriamente reduza o risco de infarto do miocárdio. A palavra "transitoriamente" implica um período de indução breve, com nenhum efeito preventivo fora daquele período. Para um dado ponto no tempo, ou unidade pessoa-tempo, na história de um sujeito, a classificação ideal daquele tempo como exposto ou não exposto à aspirina seria baseada no fato de a aspirina ter sido usada antes daquele tempo, mas dentro do período de indução para seu efeito. Por esse padrão, um infarto do miocárdio subsequente ao uso de aspirina dentro do período de indução seria classificado apropriadamente como um caso exposto à aspirina. Contudo, se nenhuma aspirina fosse usada dentro do período de indução, o caso seria adequadamente classificado como não exposto, mesmo que a aspirina tivesse sido tomada em um tempo anterior, ou posterior.

Essas classificações ideais refletem o fato de que o uso fora do período de indução é irrelevante do ponto de vista causal. Muitos estudos, entretanto, focam qualquer uso (em qualquer tempo durante a vida de um indivíduo), ou algum uso com duração de vários anos. Tais índices cumulativos durante um período de tempo longo aumentam a exposição possivelmente relevante com a exposição irrelevante, e podem introduzir, assim, um viés (geralmente na direção da nulidade) que é paralelo ao viés devido ao erro de classificação não diferencial.

Um viés semelhante pode vir de uma definição ampla de desfecho. Em particular, garantias injustificáveis da falta de qualquer efeito podem emergir facilmente de estudos nos quais uma faixa larga de desfechos não relacionados etiologicamente são agrupados. Em estudos de coorte em que há categorias de doença com poucos sujeitos, os pesquisadores são tentados, ocasionalmente, a aumentar o número de sujeitos em cada análise, dessa forma ganhando precisão. Esse agrupamento de categorias pode obscurecer efeitos sobre categorias de doença mais estreitamente definidas. Por exemplo, Smithells e Shepard (1978) investigaram o potencial teratogênico da droga *Bendectin*, um medicamento usado para náuseas da gravidez. Visto que somente 35 bebês em seu estudo de coorte nasceram com uma malformação, sua análise foi focada em um só desfecho: malformação. Contudo, nenhum agente teratogênico causa todas as malformações; se tal análise deixa de encontrar um efeito, a falha pode ser simplesmente o resultado do agrupamento de muitas malformações não relacionadas com *Bendectin* com aquelas que o são. De fato, apesar da alegação dos autores de que "seu estudo fornece evidência substancial de que o *Bendectin* não é teratogênico no homem", seus dados indicaram uma relação forte (embora imprecisa) entre *Bendectin* e malformações cardíacas.

Erro de classificação que tem produzido, discutivelmente, viés na direção da nulidade é uma preocupação maior na interpretação de estudos que parecem indicar a ausência de um efeito. Consequentemente, em estudos que indicam pouco ou nenhum efeito, é crucial para os pesquisadores tentar estabelecer a direção do viés, para determinar se um efeito real poderia ter sido obscurecido. Ocasionalmente, os críticos de um estudo argumentarão que dados de exposição pobres, ou má classificação de doença, invalidam os resultados. Esse argumento, entretanto, é incorreto se os resultados indicarem uma associação diferente de zero e se for possível ter certeza de que erros de classificação produziram viés em direção à nulidade, porque o viés estará na direção de subestimar a associação. Nessa situação, a tarefa maior será estabelecer que os erros de classificação foram realmente do tipo que produziria viés em direção à nulidade.

Inversamente, o erro de classificação que produziu, discutivelmente, viés afastando-se da nulidade é uma preocupação maior na interpretação de resultados que parecem indicar um efeito. O quadro nessa direção é turvado pelo fato de que forças que levam ao erro diferencial e a viés para longe da nulidade (p. ex., viés de recordação) são contrabalançadas, em extensão desconhecida (possivelmente por inteiro), por forças que levam o viés na direção da nulidade (p. ex., simples deterioração da memória com o passar do tempo). Mesmo apenas com variáveis binárias, uma análise quantitativa detalhada da recordação diferencial pode ser necessária para se obter qualquer ideia da direção do viés (Drews e Greenland, 1990), e mesmo com dados internos de validação, a direção do viés raramente pode ser clara. Discutiremos métodos analíticos para avaliar esses problemas no Capítulo 19.

A importância de se apreciar a provável direção do viés foi ilustrada pela interpretação de um estudo sobre espermicidas e defeitos de nascença (Jick et al., 1981a, 1981b). Esse estudo relatou uma prevalência aumentada de vários tipos de distúrbios congênitos entre mulheres que foram identificadas como tendo recebido uma prescrição para espermicidas, durante um intervalo especificado antes do nascimento. As informações sobre exposição constituíram somente uma correlação grosseira com o uso real de espermicidas durante um período de tempo teoricamente relevante, mas o erro de classificação que resultou tinha probabilidade de ser não diferencial e independente de erros na avaliação do desfecho, porque a informação sobre a prescrição foi registrada na memória de um computador antes que o desfecho fosse conhecido. Uma das críticas levantadas sobre o estudo foi de que imprecisões nas informações sobre exposição lançavam dúvidas sobre a validade dos achados (Felarca et al., 1981; Oakley, 1982). Essas críticas, entretanto, não abordaram a direção do viés resultante e, assim, são inapropriadas, se a estrutura do erro de classificação indica que o viés é para baixo, pois então aquele viés não poderia explicar a associação observada (Jick et al., 1981b).

Como um exemplo, é incorreto descartar um estudo que relata uma associação, simplesmente porque há erro de classificação não diferencial independente de uma exposição binária, porque, sem a má classificação, a associação observada provavelmente seria até mesmo maior. Assim, as implicações do erro de classificação não diferencial independente dependem fortemente da percepção do estudo como sendo "positivo" ou "negativo". Ênfase sobre avaliação quantitativa, em vez de uma descrição qualitativa dos resultados do estudo, diminui a probabilidade de má interpretação, por isso exploraremos os métodos para avaliação quantitativa de viés no Capítulo 19.

Erro de classificação de confundidores

Se uma variável de confundimento for mal classificada, a capacidade de controle do confundimento é dificultada (Greenland, 1980; Kupper, 1984; Brenner, 1993; Marshall e Hastrup, 1996; Marshall et al., 1999; Fewell et al., 2007). O erro de classificação não diferencial independente de uma variável de confundimento dicotômica reduzirá o grau no qual o confundidor pode ser controlado e, assim, causará um viés na direção do confundimento pela variável. O resultado esperado ficará entre a associação não ajustada e a associação ajustada corretamente (i.e., a que teria sido obtida se o confundidor não tivesse sido mal classificado). Esse problema pode ser visto como de confundimento de resíduo (i.e., confundimento deixado depois do controle das variáveis confundidoras disponíveis). O grau de confundimento de resíduo deixado nos estratos do confundidor mal classificado geralmente diferirá ao longo de tais estratos, o que distorcerá o grau aparente de heterogeneidade (modificação de efeito) entre os estratos (Greenland, 1980). O erro de classificação não diferencial independente, ou do confundidor, ou da exposição, pode, portanto, dar origem ao aparecimento de modificação de efeito-medida (interação estatística) quando de fato não há nenhuma, ou mascarar o aparecimento de tal modificação quando de fato estiver presente.

Se o erro de classificação for diferencial ou dependente, a associação ajustada resultante pode nem mesmo cair entre a associação não processada e a correta ajustada. Então, o problema se torna não só de confundimento de resíduo, mas de distorção adicional produzida por seleção diferencial de sujeitos em estratos de análise diferentes. Infelizmente, os erros dependentes entre variáveis de exposição são comuns, especialmente em estudos baseados em questionários. Por exemplo, em estudos epidemiológicos de nutrientes e doença, as ingestões de nutrientes são calculadas a partir da ingestão de alimentos, e qualquer erro de avaliação da ingestão de comida será traduzido em erros dependentes entre os nutrientes encontrados nos mesmos alimentos. Similarmente, em estudos epidemiológicos de ocupação e doença, as exposições químicas geralmente são calculadas pelas histórias ocupacionais, e falhas na avaliação dessas histórias resultarão em erros dependentes entre exposições encontradas nos mesmos empregos.

Se o confundimento é forte e a relação exposição-doença é fraca, ou zero, o erro de classificação do confundidor pode produzir resultados extremamente enganosos, mesmo que este seja independente e não diferencial. Por exemplo, dada uma relação causal entre fumo e câncer da bexiga, uma associação entre fumo e beber café tornaria o tabagismo um confundidor da relação entre beber café e câncer da bexiga. Posto que o controle do confundimento pelo tabagismo depende de informações acuradas sobre o hábito de fumar, e como o erro de classificação das informações relevantes sobre o fumo é não pode ser evitado, não importa como o fumo seja mensurado, algum confundimento de resíduo pelo tabagismo não pode ser evitado (Morrison et al., 1982). O problema do confundimento de resíduo será ainda pior se a única informação disponível sobre o tabagismo for uma dicotomia simples do tipo "já fumou" *versus* "nunca fumou", porque a falta de especificação detalhada do fumar impede o controle adequado do confundimento. O confundimento de resíduo é especialmente complicador, porque, para muitos pesquisadores e leitores, parecerá que o confundimento pelo fumo foi completamente controlado.

As complexidades do erro de classificação simultânea

Continuando com o exemplo precedente, considere o erro de classificação do uso de café, assim como do fumo. Por um lado, se o erro de classificação do café for não diferencial com relação ao fumo, e independente de erros quanto a este último, o efeito provável seria diminuir ainda mais a associação observada fumo-café e, assim, reduzir adicionalmente a eficácia do ajuste para o fumo. O resultado seria um confundimento de resíduo para cima ainda maior do que quando somente o fumo foi mal classificado. Por outro lado, se as mensurações foram feitas por meio de questionários, os erros do café e do fumo poderiam estar positivamente associados e não independentes, contrabalançando potencialmente o fenômeno antes mencionado a um grau desconhecido. Também, se os erros quanto ao café forem não diferenciais com relação ao câncer de bexiga, e independentes de erros diagnósticos, produziriam, mais provavelmente, um viés para baixo na associação observada.

No entanto, se as mensurações foram a partir de um questionário aplicado após o diagnóstico, a não diferenciação dos erros, tanto do fumo quanto do café com relação ao câncer de bexiga, se tornaria questionável. Se os controles tenderam a subrelatar esses hábitos mais do que os casos, a diferenciação resultante provavelmente agiria em uma direção para cima das associações, tanto do café como do fumo, com o câncer, cancelando parcialmente o viés para baixo pelo erro de classificação do café, e o viés para cima pelo confundimento de resíduo do fumo; porém, se os casos tendessem a subrelatar esses hábitos mais que os controles, a diferenciação provavelmente agravaria o viés para baixo pelo erro de classificação do café, e o viés para cima pelo confundimento de resíduo do fumo.

O resultado desses efeitos seria quase impossível de predizer, dada a falta usual de informações precisas sobre as taxas de erro de classificação. Enfatizamos que essa imprevisibilidade está acima daquela do erro aleatório presumido pelos métodos estatísticos convencionais; portanto, esse erro não se reflete nos intervalos de confiança convencionais, porque estes são dirigidos apenas para a variação aleatória na seleção de sujeitos e na exposição real, e presumem que erros na mensuração do consumo de café e tabagismo estejam ausentes.

CAPACIDADE DE GENERALIZAÇÃO

Os físicos trabalham sob a suposição de que as leis da natureza são as mesmas em toda parte, e, portanto, que o que eles aprendem sobre a natureza tem aplicabilidade universal. Na pesquisa biomédica, às vezes parece que a nossa suposição é o oposto, isto é, que os achados de nossa pesquisa somente se aplicam a populações intimamente semelhantes àquelas que estudamos. Essa visão origina-se da experiência de que os efeitos biológicos podem diferir, e diferem, entre populações e subgrupos diferentes. Assim, o pesquisador cauteloso inclina-se a refrear a generalização de resultados além das circunstâncias que descrevem o cenário do estudo.

Em consequência, muitos estudos epidemiológicos são delineados para amostrar sujeitos de uma população-alvo de interesse particular, de modo que a população do estudo seja representativa da população-alvo, no sentido de ser uma amostra probabilística daquela população. Inferência para esse alvo também poderia ser obtida pela superamostragem de alguns subgrupos e então padronizando, ou voltando a ponderar, os dados do estudo, para combinar com a distribuição da população-alvo. Os delineamentos em dois estágios (Caps. 8 e 15) são exemplos simples de tal estratégia.

Levada ao extremo, entretanto, a busca da representatividade pode impedir que sejam identificados validamente as relações causais. Se a generalização dos resultados do estudo é limitada, literalmente, às características daqueles estudados, então as inferências causais não podem ser generalizadas além daqueles sujeitos que foram estudados e durante o período de tempo no qual o estudo ocorreu. Contudo, mesmo os físicos reconhecem que aquilo que consideramos como sendo leis físicas universais poderia variar com o tempo, ou sob condições fronteiriças e, portanto, podem não ser verdadeiramente universais. O processo de generalização na ciência envolve fazer suposições sobre o domínio ao qual os resultados do estudo se aplicam.

O peso da ênfase sobre representatividade da amostra na pesquisa epidemiológica provavelmente é derivado de experiências iniciais com inquéritos, para os quais o objetivo de inferência era apenas a descrição da população pesquisada. Os cientistas sociais frequentemente realizam e se baseiam em inquéritos com amostras probabilísticas, porque as decisões sobre o que é relevante para generalização são mais difíceis nas ciências sociais. Além disso, as questões de interesse para os cientistas sociais podem ser concernentes apenas para uma população em particular (p. ex., eleitores em um município em um ponto do tempo), e as populações são consideravelmente mais diversificadas em fenômenos sociológicos do que biológicos.

Nos laboratórios de ciências biológicas, contudo, é rotina para os pesquisadores conduzir experimentos usando animais com características selecionadas para aumentar a validade do trabalho experimental, e não para representar uma população-alvo. Por exemplo, cientistas de laboratório conduzindo experimentos com *hamsters* preferirão, frequentemente, estudar *hamsters* geneticamente idênticos do que uma população representativa dos *hamsters* do mundo, a fim de minimizar preocupações sobre variação genética que afetasse os resultados. Essas restrições podem gerar inquietação sobre a capacidade de generalização, mas isso só se torna importante depois que os resultados do estudo tiverem sido aceitos como válidos para o grupo restrito que foi estudado.

De modo semelhante, os delineamentos epidemiológicos normalmente são mais consistentes se a seleção de sujeitos é guiada pela necessidade de se fazer uma comparação válida, o que pode demandar restrição intensa de sujeitos admissíveis a uma faixa estreita de características, e não por uma tentativa de tornar os sujeitos representativos, no entendimento de uma amostra de pesquisa, das populações-alvo potenciais. A seleção de grupos de estudo que são representativos de populações maiores no entendimento estatístico tornará mais difícil, frequentemente, fazer inferências válidas internamente, por dificultar o controle do confundimento por fatores que variam em tais populações, tornar mais difícil garantir níveis de cooperação uniformemente altos e assegurar mensurações uniformemente acuradas.

Para minimizar as ameaças de validade que discutimos, seria mais desejável selecionar grupos de estudo por homogeneidade com relação a confundidores importantes, por comportamento altamente cooperativo e pela disponibilidade de informações precisas, e não por uma tentativa de serem representativos de uma população natural. Exemplos clássicos incluem o Estudo de Médicos Britânicos sobre fumo e saúde e o Estudo da Saúde das Enfermeiras, nenhum dos quais foi remotamente representativo da população geral, no que tange a fatores sociodemográficos. Presumiu-se que sua falta de representatividade não estivesse relacionada à maioria dos efeitos estudados. Se houve dúvidas sobre essa presunção, elas só se tornariam importantes se ficasse claro que as associações observadas eram estimativas de efeito válidas dentro dos próprios estudos.

Uma vez que a natureza e, pelo menos, a ordem de magnitude de um efeito são estabelecidas por estudos delineados para maximizar a validade, a generalização a outros grupos não estudados torna-se mais simples. Essa generalização é, em medida ampla, uma questão quanto a se os fatores que distinguem esses outros grupos dos grupos estudados modificam, de alguma forma, o efeito em questão. Ao responder essa questão, os dados epidemiológicos ajudarão e poderão ser essenciais, mas outras fontes de informação, tais como fisiopatologia básica, podem desempenhar um papel ainda maior. Por exemplo, embora a maioria dos dados decisivos conectando o fumo ao câncer de pulmão fosse derivada de observações em homens, ninguém duvidou de que os fortes efeitos observados seriam transportáveis, pelo menos aproximadamente, para mulheres, pois os pulmões de homens e mulheres parecem ser semelhantes, se não idênticos, em detalhes fisiológicos. Entretanto, dadas as enormes diferenças sexuais em perda de ferro, seria insensato generalizar livremente para os homens a respeito da suplementação com ferro observada em mulheres em pré-menopausa.

Tais exemplos contrastantes sugerem que, talvez até mais do que com a inferência (interna) sobre populações restritas, a generalização válida deve lançar mão do conhecimento de diversos ramos da ciência. Conforme temos enfatizado, a representatividade frequentemente é um empecilho à execução de um estudo internamente válido, e considerações de ciências afins demonstram que ela nem sempre é necessária para a generalização válida. Assim, prevenimos que a perseguição cega da representatividade geralmente leva ao desperdício de recursos preciosos dos estudos.

CAPÍTULO 10

Precisão e estatística em estudos epidemiológicos

Kenneth J. Rothman, Sander Greenland e Timothy L. Lash

Erro aleatório e precisão estatística 179
Tamanho do estudo 180
Eficiência do estudo 181
Precisão e estratificação 181

Abordagens para o erro aleatório 182
Testes de significância e testes de hipótese 182
Estimação estatística 188
Conclusão 201

Como descrito no Capítulo 9, dois tipos de erro, sistemático e aleatório, prejudicam a acurácia. O Capítulo 9 focalizou a compreensão das fontes de erro sistemático. Neste capítulo, discutimos métodos para mensurar, limitar e levar em conta o erro aleatório em um estudo epidemiológico e como interpretá-los apropriadamente. No Capítulo 11, abordamos opções no delineamento que possam reduzir a quantidade de erro aleatório (i.e., melhorar a precisão) de um estudo, dentro de certas restrições de custo e de viabilidade.

ERRO ALEATÓRIO E PRECISÃO ESTATÍSTICA

O que é erro aleatório? Frequentemente é igualado à variação casual ou aleatória, a qual raramente é bem definida. Muitas pessoas acreditam que o acaso desempenha um papel fundamental em todos os fenômenos físicos e, por implicação, nos biológicos. Para alguns, a crença no acaso é tão dominante que coloca as ocorrências aleatórias em um papel importante, como causas componentes de tudo que experimentamos. Outros acreditam que a causalidade pode ser vista como determinística, significando que uma elaboração completa dos fatores relevantes, em um dado conjunto de circunstâncias, levará inabalavelmente, com análise suficiente, a uma predição perfeita dos efeitos resultantes dessas causas. Sob o último ponto de vista, toda experiência é predestinada a se desenrolar de uma maneira teoricamente previsível, que se desenvolve inexoravelmente a partir do padrão prévio de ações. Mesmo com essa visão determinística extrema, contudo, deve-se encarar o fato de que ninguém pode adquirir conhecimento suficiente para predizer efeitos perfeitamente, salvo para padrões triviais de causa-efeito. A resultante previsibilidade incompleta de determinados desfechos torna sua variabilidade indistinguível das ocorrências aleatórias.

Uma descrição unificante da previsibilidade incompleta pode, assim, ser forjada, igualando a variação aleatória à ignorância sobre as causas dos desfechos de nossos estudos, uma ignorância que é inevitável, quer a chance física esteja entre as causas ou não. Por exemplo, prever o desfecho de uma moeda lançada para o alto representa um problema físico cuja solução é viável por meio da aplicação de leis físicas. Se as fontes de variação que não podemos explicar são na verdade fenômenos casuais, faz pouca diferença: tratamos tal variação como aleatória até que possamos explicá-la e, dessa forma, reduzi-la, relacionando-a a fatores conhecidos.

Em um estudo epidemiológico, a variação aleatória tem muitos componentes, mas o principal contribuidor é o processo de selecionar os sujeitos do estudo específico; que é geralmente designado como *amostragem*; a variação aleatória presente é conhecida como *variação de amostragem*, ou *erro amostral*. Os estudos de caso-controle frequentemente envolvem um processo de amostragem física, ao passo que os estudos de coorte muitas vezes não o envolvem. No entanto, é uma prática padrão tratar todos os estudos epidemiológicos, inclusive os estudos de coorte, como tendo erro amostral. Dessa maneira, os sujeitos em um estudo, fisicamente amostrados ou não, são vistos como uma amostra figurativa de pessoas possíveis de terem sido incluídas no estudo ou de diferentes experiências possíveis que os sujeitos do estudo poderiam ter tido. Mesmo que todos os indivíduos em uma população fossem incluídos em um estudo, os sujeitos do estudo são vistos como uma amostra da experiência biológica potencial de uma população conceitual ainda mais ampla. Com essa visão, o dito estatístico, de que não há erro de amostragem se uma população inteira (ao contrário de sua amostra) é estudada, não se aplica aos estudos epidemiológicos, mesmo que toda uma população seja incluída no estudo. Conceitualmente, os sujeitos reais são sempre considerados uma amostra de uma experiência de interesse mais ampla – embora eles raramente satisfaçam, verdadeiramente, a definição de uma amostra aleatória que sirva de base para as ferramentas estatísticas comumente usadas para mensurar a variação aleatória (Greenland, 1990, 2005b).

A amostragem é somente uma fonte de erro aleatório que contribui para as imprecisões imprevisíveis dos estudos epidemiológicos. Outra fonte é a variação inexplicável em medidas de ocorrência, tais como as taxas de incidência ou as proporções de prevalência observadas. Por exemplo, quando o estado de exposição não é distribuído aleatoriamente, o confundimento (Cap. 4) pode levar a desvios de associações estimadas de efeitos-alvo que excedem em muito aquilo que modelos estatísticos padrão presumem como prováveis. A mensuração errônea de variáveis-chave do estudo também contribui para a imprecisão geral, tanto de modo aleatório quanto sistemático. Em consequência de todas essas fontes extras de variação, e por causa da fraca sustentação teórica para a conceituação de sujeitos de um estudo como uma amostra de uma experiência mais ampla, as ferramentas estatísticas usuais que utilizamos para mensurar variação aleatória, em seu melhor desempenho, fornecem estimativas mínimas da incerteza real que deveríamos ter sobre o objeto da estimação (Greenland, 1990, 2005b). Um modo elementar para melhorar a quantificação de nossa incerteza é através da *análise de viés*, que discutiremos no Capítulo 19.

Uma medida comum de variação aleatória em um processo de mensuração ou de estimação é a *variância* do processo, que é discutida no Capítulo 13. A *precisão estatística* de (ou *informação estatística* em) uma mensuração ou de um processo é tomada frequentemente como sendo o inverso da variância das mensurações ou das estimativas que o processo produz. Nesse sentido, a precisão é o oposto do erro aleatório. A precisão da estimação pode ser melhorada (o que quer dizer que a variância pode ser reduzida) pelo aumento do tamanho do estudo. A precisão também pode ser aprimorada pela modificação do delineamento do estudo, a fim de diminuir a variância dado um número total fixo de sujeitos; esse processo é chamado de melhoramento da *eficiência estatística* do estudo. Ele será introduzido aqui e discutido mais detalhadamente no Capítulo 13. Talvez o exemplo epidemiológico mais comum de tal melhoria do delineamento seja o uso de um estudo de caso-controle em vez de um estudo de coorte, porque, para um tamanho de estudo fixo, a variância de uma estimativa de efeito depende muito da proporção de sujeitos no estudo que são casos.

TAMANHO DO ESTUDO

Um modo comum de reduzir o erro aleatório ou melhorar a precisão de uma estimativa epidemiológica é aumentar o tamanho do estudo. Restrições práticas sobre recursos limitam inevitavelmente o tamanho do estudo, de modo que é preciso planejar em conformidade. Um método utilizado para se planejar o tamanho de um estudo é calcular tal tamanho com base nas fórmulas estatísticas convencionais de "tamanho de amostra" (p. ex., ver Schlesselman, 1974; Rothman e Boice, 1982; Greenland, 1985b, 1988a). Essas fórmulas relacionam o tamanho de um estudo a seu delineamento, à população, ao poder ou à precisão desejados.

As fórmulas de tamanho de estudo, sendo puramente matemáticas, não levam em conta qualquer coisa que não esteja incluída como variável na fórmula. No máximo, servem apenas para prover diretrizes grosseiras e, em algumas situações, podem ser enganosas em uma perspectiva mais ampla. Por exemplo, as fórmulas convencionais não pesam o valor da informação obtida de um estudo contra seu uso de recursos. Ainda no planejamento do tamanho do estudo, um problema focal é determinar como equilibrar o valor da maior precisão dos resultados de uma pesquisa contra o seu custo maior. Assim, a solução do problema envolve uma análise de custo-benefício de gastar mais esforços ou fundos para ganhar mais precisão. Maior precisão tem um valor para os beneficiários da pesquisa, mas tal valor é indeterminado, porque é sempre incerto com relação a quantos beneficiários haverá. Além do mais, os benefícios potenciais envolvem complicações intrínsecas de muitos fatores sociais, políticos e biológicos, que quase nunca são quantificadas. Consequentemente, apenas palpites quanto ao tamanho custo-eficiente para um estudo epidemiológico são possíveis. Embora a determinação do tamanho do estudo possa ser ajudada por fórmulas convencionais, a escolha final também deve incorporar restrições práticas não quantificadas e implicações dos vários tamanhos de estudo.

EFICIÊNCIA DO ESTUDO

Outra maneira de reduzir o erro aleatório, ou de aumentar a precisão em uma estimativa epidemiológica é modificar o delineamento do estudo. Um aspecto que pode ser, frequentemente, manipulado pelo delineamento é a alocação dos sujeitos em grupos de estudo. Quando o fator em estudo não tem efeito e nenhum ajuste é necessário, a distribuição igual em grupos de exposição é o delineamento de coorte mais eficiente (Walter, 1977). Por exemplo, na ausência de um efeito ou de confundimento, um estudo de coorte de 2.000 pessoas será mais eficiente se forem selecionadas 1.000 pessoas expostas e 1.000 não expostas, para investigação. Da mesma forma, em um estudo de caso-controle, na ausência de um efeito ou de confundimento, será mais eficiente estatisticamente ter um número igual de casos e controles. Na presença de um efeito, a alocação ótima para eficiência estatística difere da alocação igual por uma quantidade que é função do parâmetro sendo estimado (Walter, 1977). Entretanto, quando são necessários ajustes para confundimento (como quase sempre é o caso), esses resultados não mais se aplicam estritamente. Além disso, tais resultados presumem que nenhum efeito esteja presente – o que, é claro, não se sabe se é verdadeiro em qualquer aplicação real (caso contrário não haveria necessidade para o estudo). Assim, tais resultados não devem ser considerados mais do que diretrizes rudimentares para o delineamento.

PRECISÃO E ESTRATIFICAÇÃO

Em muitas análises epidemiológicas, os dados brutos são divididos em estratos para examinar efeitos em subcategorias de uma outra variável ou para controle do confundimento. A eficiência de um estudo pode ser bastante afetada pela estratificação dos dados. Um estudo que tenha uma razão de alocação geral que seja favorável à precisão (que será uma razão de 1,0 se não há efeito nem confundimento) pode, contudo, ter razões de alocação dentro de estratos que variam intensamente de valores baixos para altos. Não é incomum se ver alguns estratos com as razões de alocação extremas de 0 e infinito (p. ex., nenhum caso em alguns estratos, e nenhum controle em outros). Quanto menores os números dentro dos estratos, mais extrema é provavelmente a variação da razão de alocação entre os estratos. Os valores extremos resultam de zero sujeito, ou unidade pessoa-tempo, para um grupo, em um estrato. Números pequenos dentro dos estratos resultam em muito poucos sujeitos em relação ao número de estratos criado. Esse problema de *dados esparsos* pode se desenvolver mesmo com estudos grandes, porque o número de estratos necessários na análise aumenta geometricamente com o número de variáveis usadas para estratificação. Na verdade, os dados esparsos representam uma limitação importante da análise estratificada, embora o mesmo problema também afete negativamente os modelos de regressão. Métodos para se lidar com os dados esparsos estão descritos nos Capítulos 15 e 21.

Quando comparações dentro de estratos forem essenciais, e se espera muita variação da razão de alocação entre os estratos, então o *pareamento* das variáveis de estratificação será uma maneira de se manter uma razão de alocação eficiente dentro dos estratos, e de se reduzir os problemas de dados esparsos sem aumentar o tamanho do estudo. Quando o pareamento de todas as variáveis de estratificação não é factível, aumentar o número geral de sujeitos pelo menos reduzirá a escassez de dados e melhorará a precisão, mesmo que apenas um grupo (p. ex., os controles) possa ser expandido.

ABORDAGENS PARA O ERRO ALEATÓRIO

A estatística e seu papel na análise de dados têm sofrido uma transformação gradual, mas profunda, em tempos recentes. Há uma distinção essencial entre um objetivo de estudo qualitativo (responder "sim" ou "não" a uma pergunta) e um quantitativo (mensurar algo). Tal distinção reflete uma preferência crescente pelo último objetivo e pelos métodos estatísticos compatíveis com ele. Até os anos 1970, a maioria das aplicações da estatística na epidemiologia tinha como foco a decisão se "acaso" ou "erro aleatório" podiam ser isoladamente responsáveis por uma associação observada. Os métodos usados para essa decisão eram os clássicos *testes de significância*, predominantes nas aplicações britânicas, e os *testes de hipótese* de Neyman-Pearson, predominantes em aplicações norte-americanas (Goodman, 1993; Gigerenzer, 2004). Por causa de suas similaridades, o termo *teste de significância* frequentemente é aplicado a ambos os métodos de coleta.

Essas aplicações de testes, que foram sujeitas a algum criticismo inicial (Boring, 1919; Berkson, 1938, 1942; Hogben, 1957), foram criticadas por epidemiologistas e estatísticos ao longo dos anos 1970 e 1980. Os críticos enfatizam que a maioria das aplicações epidemiológicas, se não todas, precisa mais do que uma decisão de o acaso, isoladamente, poder ter produzido uma associação. Mais importante é a estimação da magnitude da associação, inclusive uma avaliação da precisão do método de estimação. A ferramenta de estimação utilizada pela maioria dos autores é o intervalo de confiança, que fornece uma faixa de valores para a associação, sob a hipótese de que apenas a variação aleatória criou discrepâncias entre o valor verdadeiro da associação em estudo e o valor observado nos dados (Altman, et al., 2000; ver Caps. de 13 a 16). Outros autores, embora a favor do movimento pela estimação de intervalo, destacam que os intervalos de confiança padecem das mesmas imperfeições associadas aos testes de significância e defendem outras abordagens à estimação de intervalos (Goodman e Royall, 1988; Berger e Berry, 1988; Royall, 1997; Greenland, 2006a; Cap. 18).

Testes de significância e testes de hipótese

Há quase 70 anos, Berkson (1942) escreveu:

> Dificilmente é um exagero dizer que a estatística, como ensinada atualmente na escola dominante, consiste quase totalmente em testes de significância, embora nem sempre apresentada assim, alguns comparativamente simples e diretos, outros elaborados e de difícil compreensão.

O uso universal de valores P e de referências a "estatisticamente significativo", encontrados na literatura médica atual, demonstra o papel dominante que os testes estatísticos de hipótese ainda desempenham na análise de dados, em alguns ramos das ciências biomédicas. Muitos pesquisadores ainda acreditam que seria infrutífero submeter à publicação qualquer artigo que carecesse de testes estatísticos de significância. Essa crença não é inteiramente sem fundamento, porque muitos editores e críticos de revistas científicas ainda confiam em testes de significância como indicadores de análise estatística sofisticada e significativa, assim como o meio primário de avaliação da variabilidade da amostragem em um estudo. A *significância estatística* baseia-se, em geral, no valor P (descrito abaixo): os resultados são considerados "significativos" ou "não significativos" conforme o valor P

seja menor a maior do que um valor de corte arbitrário, geralmente 0,05, que é denominado o *nível alfa* do teste.

A preocupação com os testes de significância deriva dos interesses de pesquisa dos estatísticos que foram pioneiros no desenvolvimento da teoria estatística, no início do século XX. Seus problemas de pesquisa eram primariamente industriais e agrícolas e envolviam, tipicamente, experimentos randomizados ou inquéritos de amostra aleatória, que formavam a base para escolha entre dois ou mais cursos de ação alternativos. Tais estudos eram delineamentos para produzir resultados que possibilitassem uma tomada de decisão, e os métodos estatísticos empregados tinham a intenção de facilitar tal decisão. Os conceitos que cresceram dessa herança são aplicados hoje em pesquisa clínica e epidemiológica e refletem esse cenário de tomada de decisão.

Os testes de significância estatística de associações focam geralmente a *hipótese nula*, a qual normalmente é formulada como uma hipótese de nenhuma associação entre duas variáveis em uma *superpopulação*, a população a partir da qual os grupos de estudo observados eram propositadamente amostrados de modo aleatório. Por exemplo, pode-se testar a hipótese de que a diferença de riscos na superpopulação é 0 ou, de forma equivalente, que a razão de riscos é 1. Note que essa hipótese é sobre a superpopulação e *não* sobre os grupos de estudo observados. Os testes podem focar, alternativamente, qualquer outra hipótese específica, por exemplo, que a diferença de riscos é 0,1, ou que a razão de riscos é 2. Para hipóteses não nulas, testes sobre uma medida (p. ex., uma diferença de riscos) geralmente não são equivalentes a testes sobre uma outra medida (p. ex., uma razão de riscos), de modo que se deve escolher uma medida de interesse para realizar um teste de não nulidade.

Uma má interpretação comum dos testes de significância é alegar que não há diferença entre dois grupos observados, porque o teste de nulidade não é estatisticamente significativo, visto que P é maior do que o ponto de corte para declaração da significância estatística (de novo, usualmente 0,05). Essa interpretação confunde um assunto descritivo (se os dois grupos observados diferem) com uma inferência sobre a superpopulação. O teste de significância refere-se apenas à superpopulação, não aos grupos observados. Dizer que a diferença não é estatisticamente significativa expressa apenas que não se pode rejeitar a hipótese nula de que os grupos da superpopulação são os mesmos; isso *não* implica que os dois grupos observados sejam o mesmo.

É preciso apenas olhar para os dois grupos observados para ver se são diferentes. O teste de significância é concernente, em vez disso, ao fato de a diferença observada dever levar à conslusão de que há uma diferença entre os grupos correspondentes na superpopulação. Além do mais, mesmo que a diferença observada não seja estatisticamente significativa, os grupos da superpopulação podem ser diferentes (i.e., o resultado não implica que a hipótese nula esteja correta). Em vez disso, a diferença não significativa observada expressa apenas que não se pode excluir a hipótese nula, caso o modelo estatístico usado para construir o teste seja aceito.

Entretanto, é uma má interpretação alegar que existe uma associação na superpopulação, porque a diferença observada é estatisticamente significativa. Em primeiro lugar, o teste pode ser significativo somente porque o modelo usado para o cálculo está errado (p. ex., pode haver muitas fontes de viés não controlado). Em segundo, o teste pode ser significativo somente por obra do acaso; por exemplo, mesmo sob condições perfeitas, o uso de um nível alfa de 0,05 confere uma diferença estatisticamente significativa 5% das vezes se a hipótese nula estiver correta.

Como enfatizamos, o ponto de corte alfa é uma convenção arbitrária e questionável; pode-se passar sem ele simplesmente relatando o valor P real a partir do teste, o que discutiremos agora, em detalhe. Então, exploraremos e criticaremos ainda mais a teoria que levou ao uso disseminado de pontos de corte arbitrários dos testes na pesquisa.

Valores P

Há dois tipos principais de valores P: monocaudal e bicaudal. Além disso, há dois tipos de valores P monocaudal: superior e inferior. Definições e interpretações acuradas dessa estatística são sutis e, portanto, raramente fornecidas em textos epidemiológicos. Em consequência, a má interpretação de valores *P* é comum em epidemiologia, bem como em outros campos. Assim, dedicaremos grande parte deste capítulo e do Capítulo 13 à discussão dessa estatística.

Um valor *P* monocaudal *superior* é a probabilidade de que uma quantidade correspondente calculada a partir dos dados, conhecida como a *estatística do teste* (tais como o teste *t* ou um teste de qui-quadrado), será maior ou igual a seu valor observado, presumindo-se que (a) a hipótese do teste esteja correta e (b) não haja fonte de viés na coleta de dados nem nos processos de análise. Similarmente, um valor *P* monocaudal *inferior* é a probabilidade de que a estatística do teste correspondente será menor do que, ou igual a, seu valor observado, novamente presumindo-se que (a) a hipótese do teste esteja correta e (b) não haja fonte de viés na coleta de dados nem nos processos de análise (algumas vezes descreve-se dizendo que o modelo estatístico subjacente está correto). O valor *P* bicaudal geralmente é definido como duas vezes o menor dos valores *P* superior e inferior, embora definições mais complicadas tenham sido usadas. Sendo uma probabilidade, um valor *P* monocaudal deve cair entre 0 e 1; o valor *P* bicaudal como recém-definido, entretanto, pode exceder a 1. Os comentários seguintes se aplicam a todos os tipos de valores *P*. Alguns autores referem-se a valores *P* como "níveis de significância" (Cox e Hinkley, 1974), mas é melhor evitar o último termo, porque tem sido usado por outros autores como se referindo a níveis alfa.

Nos testes de significância clássicos, supõe-se que valores *P* pequenos indicam que pelo menos uma das suposições usadas para derivá-lo é incorreta, isto é, qualquer ou ambas as hipóteses de teste (suposição 1) ou o modelo estatístico (suposição 2) está incorreto. Frequentemente, o modelo estatístico é tomado como uma certeza, de modo que um valor *P* pequeno é tomado como indicativo de um baixo grau de compatibilidade entre a hipótese de teste e os dados observados. Essa incompatibilidade origina-se do fato de que um valor *P* pequeno representa uma probabilidade baixa de se obter uma estatística do teste como extrema, ou mais extrema do que a estatística observada, se a hipótese de teste for verdadeira e nenhum viés estiver presente. Supõe-se, portanto, que valores *P* pequenos indicam que a hipótese em teste não é uma explicação aceitável para a associação observada nos dados. Essa interpretação comum tem sido extensamente criticada, porque não leva em conta explicações alternativas e sua aceitabilidade (ou falta disso); para exemplos, ver Berkson (1942) e críticas epidemiológicas mais tardias por Goodman e Royall (1988), Greenland (1990), Goodman (1993) e Gigerenzer (2004). Uma interpretação menos hipotética e mais cautelosa, então, é que um valor *P* pequeno indica que há um problema com a hipótese em teste, ou com o estudo, ou com ambos (Fisher, 1943).

Uma das interpretações mais comuns e ingênuas de valores *P* é que eles representam probabilidades de testes de hipóteses. Em muitas situações, pode-se calcular uma probabilidade bayesiana ou credibilidade (ver Cap. 18), para o teste de hipóteses, mas ela quase sempre estará longe do valor *P* bicaudal (Berger e Delampady, 1987; Berger e Sellke, 1987). Um valor *P* monocaudal pode ser usado para colocar um limite inferior na probabilidade bayesiana de certas hipóteses compostas (Casella e Berger, 1987) e sob certas condições se aproximarão da probabilidade bayesiana de que a associação verdadeira é o oposto da direção observada (Greenland e Gustafson, 2006). No entanto, um valor *P* para um teste de hipótese simples (p. ex., em que exposição e doença não estão associadas) não é uma probabilidade daquela hipótese: geralmente, aquele valor *P* é muito menor do que tal probabilidade bayesiana e, assim, pode facilmente levar alguém ao equívoco de rejeitar a hipótese em teste, inapropriadamente (Berger e Sellke, 1987; Goodman e Royall, 1988).

Uma das mais comuns interpretações errôneas sobre o valor *P* é a de que seja a probabilidade dos dados observados sob a hipótese em teste. Essa probabilidade é conhecida como a verossimilhança da hipótese em teste; ver Goodman e Royall (1988), Royall (1997), Edwards (1992) e a discussão seguinte. A verossimilhança de uma hipótese geralmente é muito menor do que o valor *P* para esta, porque o valor *P* inclui não só a hipótese em teste, mas também as probabilidades para todas as outras configurações de dados possíveis, nas quais a estatística do teste foi mais extrema do que o observado.

Uma má interpretação comum e sutil de um valor *P* para testar uma hipótese nula é que ela representa a probabilidade de que os dados mostrassem uma associação tão forte quanto a observada ou mais forte se a hipótese nula fosse correta. Essa má interpretação pode ser encontrada em muitos artigos e livros sobre metodologia. A natureza da má interpretação pode ser vista em um estudo de uma diferença de riscos DR. O estudo poderia produzir uma estimativa de DR de 0,33 com um desvio-padrão estimado de 0,20, a qual (por fórmulas no Cap. 14) produziria um valor da estatística de teste normal padrão de $z = 0{,}33/0{,}20 = 1{,}65$ e um P bicaudal $= 0{,}10$. O mesmo estudo, entretanto, poderia ter estimado, em vez disso, uma DR de 0,30 e desvio-padrão de 0,15, o que produziria uma estatística de teste com distribuição normal padrão de $z = 0{,}30/0{,}15 = 2{,}00$ e $P = 0{,}05$. O resultado com a associação mais próxima do valor postulado sob a hipótese nula, então, um valor P menor. O ponto é que o valor P refere-se ao tamanho da estatística do teste (o qual, nesse caso, é a estimativa dividida pelo seu desvio-padrão estimado) e não à força ou ao tamanho da associação estimada.

É crucial lembrar que os valores P são calculados a partir de modelos estatísticos, que são suposições da variação de dados de estudo para estudo. Cada valor P, mesmo valores não paramétricos e exatos, depende de um modelo estatístico; é somente a força das suposições do modelo que difere (Freedman, 1985; Freedman et al., 2007). Um problema importante com os valores P e os testes em uso comum (inclusive todo o *software* comercial) é que os modelos presumidos não levam em conta fontes de viés, exceto o confundimento por covariáveis controladas.

Testes de hipótese de Neyman-Pearson

Um valor P é uma medida constante da compatibilidade entre uma hipótese e os dados. Embora sua utilidade como tal possa ser contestada (Goodman e Royall, 1988; Royall, 1997), um problema pior é ser usado frequentemente para forçar uma decisão qualitativa sobre a rejeição de uma hipótese. Como dito anteriormente, um ponto de corte fixo, ou valor alfa, frequentemente denotado pela letra grega α (alfa), é selecionado como um critério para julgar o valor P. Esse ponto é usado então para classificar a observação como "significativa no nível α" se $P \leq \alpha$, caso em que a hipótese em teste é rejeitada, ou não significativa no nível α, quando a hipótese em teste é aceita (ou, pelo menos, não é rejeitada).

O uso de um ponto de corte fixo α é um distintivo da fórmula de teste estatístico de hipótese de Neyman-Pearson. Tanto o nível alfa (Lehman, 1986) quanto o valor P (Goodman, 1992, 1993) têm sido chamados de nível de significância do teste. Esse uso tem levado à má interpretação do valor P como o nível alfa de um teste estatístico de hipótese. Para evitar o erro, é preciso lembrar que o valor P é uma quantidade computada a partir dos dados, ao passo que o nível alfa é um ponto de corte fixo (normalmente 0,05), que pode ser especificado mesmo sem se ver os dados. (A título de digressão técnica, Neyman e Pearson na verdade evitavam usar valores P em sua formulação de testes de hipótese e, em vez disso, definiam seus testes tomando por base se o valor da estatística do teste caía dentro de uma "região de rejeição".)

Uma rejeição incorreta é chamada de *erro Tipo I*, ou erro alfa. Diz-se que um procedimento de teste de hipótese é *válido* se, quando se quer que a hipótese testada seja verdadeira, a probabilidade de rejeição (i.e., a probabilidade de $P \leq \alpha$) não exceder o nível alfa (contanto que não haja viés e todas as suposições do teste sejam satisfeitas). Por exemplo, um teste válido com $\alpha = 0{,}01$ (um nível alfa de 1%) levará a um erro Tipo I com não mais de 1% de probabilidade, contanto que não haja viés nem suposição incorreta.

Se uma hipótese de teste é falsa, mas não é rejeitada, a decisão incorreta de não rejeitar é chamada de erro *Tipo II*, ou erro beta. Se a hipótese em teste for falsa, de modo que a rejeição é a decisão correta, a probabilidade (com repetições do estudo) de que a hipótese em teste seja rejeitada é denominada *poder* do teste. A probabilidade de um erro Tipo II está relacionada à potência pela equação Pr (erro Tipo II) $= 1 -$ poder.

Há uma permuta entre as probabilidades de um erro Tipo I e um Tipo II. Essa troca depende do nível alfa escolhido. Reduzir o erro Tipo I quando a hipótese em teste é verdadeira requer um nível alfa menor, pois com um nível alfa menor será necessário um valor P menor para rejeição da hipótese. Infelizmente, um nível alfa menor aumenta a probabilidade de um erro Tipo II se a hipótese em teste for falsa. Em contrapartida, aumentar o nível alfa reduz a probabilidade de erro Tipo II, quando a hipótese em teste é falsa, mas aumenta a probabilidade do erro Tipo I se ela for verdadeira.

Os conceitos de nível alfa, erro Tipo I, erro Tipo II e poder originam-se de um paradigma no qual os dados são utilizados para decidir sobre a rejeição da hipótese em teste e, portanto, seguir a partir de um objetivo qualitativo do estudo. A extensão na qual a tomada de decisão domina o pensamento na pesquisa reflete-se na frequência com que o valor P, uma medida contínua, é relatado ou interpretado apenas como uma desigualdade (tal como $P < 0,05$ ou $P > 0,05$) ou nem isso, com a avaliação focando, em vez disso, a "significância estatística" ou a sua ausência.

Quando um estudo isolado forma a única base para uma escolha entre duas ações alternativas, como em atividades industriais de controle de qualidade, um modo de análise para tomada de decisão pode ser justificável. Entretanto, mesmo assim, uma recomendação racional sobre qual das duas ações é preferível precisará de consideração dos custos e benefícios de cada ação. Tais considerações raramente são incorporadas em testes estatísticos. Na maioria dos cenários científicos e de saúde pública, é presunçoso, senão absurdo, para um pesquisador agir como se os resultados de seu estudo formassem a única base para uma decisão. Inevitavelmente, tais decisões baseiam-se em resultados de uma coleção de estudos, e a combinação apropriada das informações dos estudos requer mais do que apenas uma classificação de cada pesquisa como "significativa" ou "não significativa" (ver Cap. 33). Assim, a degradação das informações sobre um efeito em uma simples dicotomia é contraproducente, mesmo para a tomada de decisões, e pode ser ilusória.

Em uma revisão clássica de 71 ensaios clínicos que relataram nenhuma diferença "significativa" entre os tratamentos comparados, Freiman e colaboradores (1978) descobriram que, na grande maioria desses ensaios, os dados indicavam um efeito moderado, ou mesmo razoavelmente forte, do novo tratamento, ou pelo menos eram consistentes com tal efeito (Fig. 10.1). Em todos esses ensaios, os pesquisadores originais interpretaram seus dados como indicativos de nenhum efeito, porque o valor P para a hipótese nula não foi "estatisticamente significativo". As más interpretações surgiram porque os pesquisadores basearam-se unicamente no teste de hipótese para sua análise estatística, em vez de na estimação. Ao deixar de rejeitar a hipótese nula, os pesquisadores desses 71 ensaios aceitaram a hipótese nula inadequadamente como correta, o que resultou, provavelmente, em erro Tipo II para muitos desses estudos negativos (assim chamados).

Os erros Tipo II resultam quando a magnitude de um efeito, de vieses e de variabilidade aleatória se combinam para dar resultados que são insuficientemente incompatíveis com a hipótese nula para rejeitá-la. Essa falta de rejeição da hipótese nula pode ocorrer porque o efeito é pequeno, as observações são muito poucas, ou ambos, assim como por causa de vieses. Os erros Tipo I e Tipo II surgem porque o pesquisador tentou fazer uma dicotomia dos resultados de um estudo nas categorias "significativo" ou "não significativo". Visto que essa alteração das informações do estudo é desnecessária, um erro que resulta de uma classificação incorreta do resultado do estudo também é desnecessário.

Por que uma prática tão pouco sólida como o teste de hipótese (dicotômico) de Neyman-Pearson tornou-se tão arraigada na pesquisa científica? Indubitavelmente, muito da popularidade do teste de hipótese origina-se da aparente objetividade e do caráter definidor do pronunciamento de significância. Declarações de significância, ou de sua ausência, podem suplantar a necessidade de interpretações mais refinadas dos dados; tais declarações podem servir como um substituto mecânico para o pensamento, promulgado pela inércia do treinamento e da prática comum. A limpeza de um resultado aparentemente nítido pode parecer mais gratificante para pesquisadores, para editores e para leitores do que um achado que não pode ser imediatamente rotulado.

A autoridade sem rédeas dada a uma significância estatística nas ciências sociais também tem sido atribuída à objetividade aparente que o pronunciamento de significância pode transmitir (Atkins e Jarrett, 1979):

> "Vamos olhar e ver o que é significativo" não está muito longe da abordagem de alguns pesquisadores, e, quando os dados envolvem talvez centenas de variáveis, as tentações práticas de se usar uma decisão pré-fabricada são enormes... [A] pressão para *decidir*, em situações em que o próprio uso de modelos de probabilidade é uma admissão da incerteza da inferência, tem certas

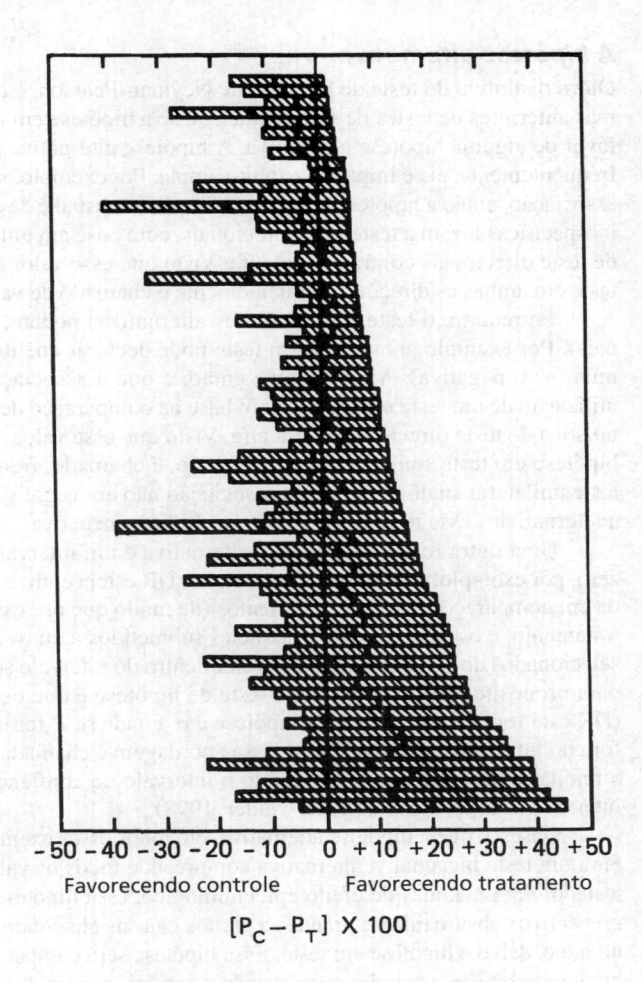

FIGURA 10.1 • Limites de confiança de 90% para a verdadeira diferença de porcentagem para os 71 ensaios. A barra vertical no centro de cada intervalo indica a diferença observada, $P_C - P_T$, para cada ensaio. (Reproduzida com permissão de Freiman JA, Chalmers TC, Smith H, et al. The importance of beta, the type II error and sample size in the design and interpretation of the randomized control trial. Survey of 71 "negative" trials. *N Engl J Med.* 1978;299:690-694.)

−50 −40 −30 −20 −10   0 +10 +20 +30 +40 +50
Favorecendo controle   Favorecendo tratamento

$[P_C - P_T] \times 100$

consequências para a apresentação do conhecimento. O teste de significância parece garantir a objetividade das conclusões do pesquisador e pode até ser apresentado como suporte crucial para toda a teoria sobre a qual a hipótese da pesquisa foi adiantada. Como vimos, testes de significância não podem fazer qualquer dessas coisas – mas não é do interesse de alguém envolvido admitir isso de forma demasiadamente aberta.

A origem da aceitação quase universal do ponto de corte de 5% para achados significativos está ligada à forma resumida na qual a tabela de qui-quadrado foi publicada originalmente (Freedman et al., 2007). Antes que computadores e calculadoras pudessem dar aproximações rápidas da distribuição do qui-quadrado, tabelas eram usadas rotineiramente. Por haver uma distribuição diferente do qui-quadrado, correspondente a cada valor possível para os graus de liberdade, as tabelas não podiam oferecer muitos pontos para qualquer distribuição. As tabelas incluíam, tipicamente, valores em 1%, 5% e alguns outros níveis, encorajando a prática de verificar a estatística de qui-quadrado calculada a partir dos próprios dados, para ver se ela ultrapassava os pontos de corte na tabela. Na formulação original de Neyman e Pearson do teste de hipótese, supunha-se que o nível alfa fosse determinado a partir de considerações contextuais, especialmente sobre o custo dos erros Tipo I e Tipo II. Esse aspecto cuidadoso de sua teoria foi perdido rapidamente, quando ela entrou no uso comum.

A hipótese alternativa

Outro distintivo do teste de hipótese de Neyman-Pearson, e que talvez o diferencie mais de paradigmas anteriores de testes de significância, é se a hipótese em teste for rejeitada, supõe-se que seja em favor de alguma hipótese alternativa. A hipótese alternativa pode ser muito específica, porém, mais frequentemente, ela é implícita e muito ampla. Por exemplo, se a hipótese em teste postula que não há associação, então a hipótese alternativa (implícita) usual é de que há uma associação. Tais alternativas inespecíficas levam a testes não direcionais, com base em um valor P bicaudal, a partir de estatísticas de teste direcionais contra o nível alfa. Visto que esse valor P é sensível a violações da hipótese em teste em ambas as direções, frequentemente é chamado de valor P bilateral.

Entretanto, o teste e as hipóteses alternativas podem, em vez disso, ser unilaterais (direcionais). Por exemplo, a hipótese em teste pode declarar que uma associação não é positiva (i.e., nem nula, nem negativa). A alternativa, então, é que a associação seja positiva. Tal alternativa leva à utilização de um teste *unilateral*, com base na comparação de um valor P *caudal superior* de uma estatística de teste direcional contra alfa. Visto que esse valor P monocaudal é sensível a violações da hipótese em teste somente em uma direção, é chamado, frequentemente, de valor P unilateral. Um teste unilateral análogo em que a associação não era negativa, empregaria o valor P caudal inferior; a alternativa a esse teste é que a associação fosse negativa.

Uma outra forma de hipótese alternativa é um intervalo finito de "equivalência" em torno de zero, por exemplo, que a diferença de riscos DR esteja entre $-0,1$ e $+0,1$. Essa alternativa é encontrada em comparações de dois tratamentos (de modo que os "expostos" sejam aqueles que recebem um tratamento, e os "não expostos", aqueles submetidos a outro tratamento). Os limites do intervalo são selecionados de sorte que qualquer valor dentro do intervalo seja considerado perto o bastante de zero para propósitos práticos. Então, o teste de hipótese é que os dois tratamentos não são equivalentes (DR está fora do intervalo), e a hipótese é rejeitada se P for menor do que alfa para todos os valores fora do intervalo de equivalência. Essa abordagem é chamada de *teste de equivalência* e corresponde a rejeitar a hipótese em teste quando o intervalo de confiança $1 - \alpha$ fica completamente dentro do intervalo de equivalência (Blackwelder, 1998).

Observe que a hipótese alternativa, em todos esses exemplos, compreende uma faixa de valores. Para um teste bicaudal, a alternativa compreende todos os valores possíveis, exceto o que está sendo testado. Para medidas de efeito epidemiológico, essa hipótese alternativa bicaudal variará de efeitos preventivos absurdamente grandes a efeitos causais absurdamente grandes e incluirá tudo que estiver no meio, salvo a hipótese em teste. Essa hipótese será compatível com quaisquer dados observados. A hipótese em teste, contudo, corresponde a um único valor de efeito e, portanto, é prontamente consistente com uma faixa muito mais estreita de desfechos possíveis para os dados. Os testes estatísticos de hipóteses correspondem a uma tentativa de falsificar a hipótese em teste. É natural enfocar uma hipótese em teste que seja tão específica quanto possível, porque é mais fácil conseguir evidência contra uma hipótese específica do que contra uma mais ampla. O exemplo do teste de equivalência mostra, entretanto, que em alguns casos a hipótese alternativa pode ser mais específica do que aquela sob teste, a qual pode variar de efeitos preventivos absurdamente grandes a efeitos causais absurdamente grandes.

Um defeito importante na maneira como todas as alternativas citadas são formuladas, geralmente, é que elas presumem que o modelo estatístico esteja correto. Visto que o modelo nunca está exatamente correto e, com frequência é grosseiramente incorreto, uma formulação da alternativa cientificamente mais sólida à hipótese nula, por exemplo, seria "ou a hipótese nula é falsa, ou então o modelo estatístico está errado" (Fisher, 1943). Ao se acrescentar o aviso "ou então o modelo estatístico está errado" à alternativa, damos espaço à possibilidade de que erros sistemáticos não controlados sejam responsáveis pela rejeição.

Estimação estatística

Se o teste de hipótese de Neyman-Pearson for ilusório, como devem ser interpretados e apresentados os resultados? Em alinhamento com a visão de que a ciência é baseada em mensuração – o que leva, por sua vez, a objetivos de estudos quantitativos – a análise de dados epidemiológicos pode ser conceituada como um problema de mensuração, e não um problema de tomada de decisão. A mensuração requer estatística mais detalhada do que a simples dicotomia produzida pelos testes estatísticos de hipóteses. Qualquer que seja o parâmetro que é o alvo de inferência em um estudo epidemiológico – geralmente uma medida de efeito, tal como razão de taxas ou de riscos, mas pode ser uma taxa de incidência ou qualquer outra medida epidemiológica – será mensurado em uma escala contínua, com um número teoricamente infinito de valores possíveis.

Os dados de um estudo podem ser usados para gerar uma estimativa do parâmetro-alvo. Uma estimativa pode ser apresentada como um valor único na escala de medida do parâmetro; esse valor é referido como uma *estimativa pontual*. Uma estimativa pontual pode ser vista como uma medida da extensão da associação ou (em análises causais) a magnitude do efeito sob estudo. Haverá muitas forças que determinarão os valores dos dados finais, tais como confundimento, erro de mensuração, vieses de seleção e erro aleatório. Assim, é extremamente improvável que a estimativa pontual seja igual ao parâmetro verdadeiro.

Intervalos de confiança e limites de confiança

Uma maneira de levar em conta o erro aleatório no processo de estimação é calcular os valores P para uma faixa ampla de possíveis valores do parâmetro (em adição ao valor sob hipótese nula). Se a faixa for bastante ampla, seremos capazes de identificar um intervalo de valores do parâmetro para os quais o valor P do teste excede um nível alfa especificado (tipicamente 0,05). Todos os valores do parâmetro dentro da faixa são compatíveis com os dados sob a interpretação padrão dos testes de significância. A faixa de valores é designada como um *intervalo de confiança,* e os pontos finais daquele intervalo são chamados de *limites de confiança*. O processo de calcular o intervalo de confiança é um exemplo do processo de *estimação por intervalo*.

A amplitude de um intervalo de confiança depende da quantidade de variabilidade aleatória inerente ao processo de coleta de dados (como estimado a partir do modelo estatístico subjacente e dos dados). Depende também de um nível alfa selecionado arbitrariamente que especifica o grau de compatibilidade entre os limites do intervalo e os dados. Um menos esse nível alfa (0,95 se alfa é 0,05) é denominado o *nível de confiança* do intervalo e é expresso, geralmente, como uma porcentagem.

Se o modelo estatístico subjacente estiver correto e não houver viés, um intervalo de confiança derivado de um teste válido, em repetições ilimitadas do estudo, conterá o parâmetro verdadeiro com uma frequência não menor do que seu nível de confiança. Essa definição especifica a propriedade de cobertura do método usado para gerar o intervalo, não a probabilidade de que o valor verdadeiro parâmetro esteja dentro do intervalo. Por exemplo, se o nível de confiança de um intervalo de confiança válido é 90%, a frequência com que o intervalo conterá o parâmetro verdadeiro será pelo menos 90%, se não houver viés. Consequentemente, sob o modelo assumido para variabilidade aleatória (p. ex., um modelo binomial, como descrito no Cap. 14) e sem viés, esperaríamos que o intervalo de confiança incluísse o valor verdadeiro do parâmetro em pelo menos 90% das replicações do processo de obtenção dos dados. Infelizmente, essa interpretação para o intervalo de confiança é baseada em modelos de probabilidade e propriedades de amostragem que raramente se conseguem em estudos epidemiológicos; consequentemente, é preferível ver os limites de confiança como apenas uma estimativa grosseira da incerteza em um resultado epidemiológico, devido apenas ao erro aleatório. Mesmo com essa interpretação limitada, a estimativa depende da exatidão do modelo estatístico, que pode estar incorreto em muitos cenários epidemiológicos (Greenland, 1990).

Relação de intervalos de confiança com testes de significância e testes de hipótese

Considere agora a relação entre o nível de confiança e o nível alfa do teste de hipótese. O nível de confiança é igual a 1 menos o nível alfa $(1 - \alpha)$ do teste usado para construção do intervalo. Para compreender essa relação, considere o diagrama da Figura 10.2. Suponha que realizamos um teste

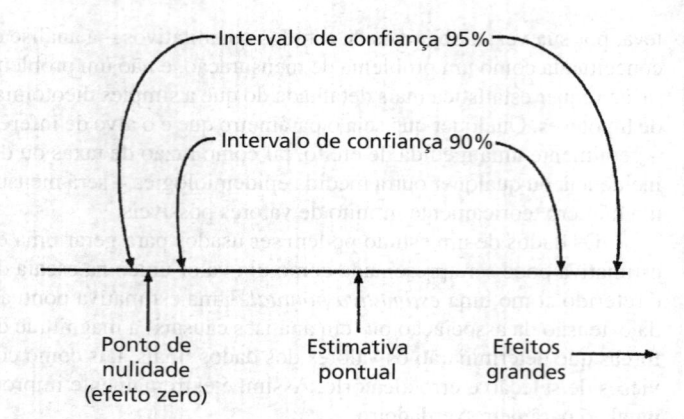

FIGURA 10.2 • Dois intervalos de confiança aninhados, com o maior incluindo a hipótese nula.

(Diagrama: Intervalo de confiança 95% e Intervalo de confiança 90%, marcando Ponto de nulidade (efeito zero), Estimativa pontual, Efeitos grandes)

da hipótese nula com $\alpha = 0{,}10$. O fato de o intervalo de confiança de 90% não incluir o ponto de nulidade indica que a hipótese nula seria rejeitada para $\alpha = 0{,}10$. Contudo, o fato de o intervalo de confiança de 95% incluir o ponto de nulidade indica que a hipótese nula não seria rejeitada para $\alpha = 0{,}05$. Visto que o intervalo de 95% incluir o ponto de nulidade e o intervalo de 90% não inclui, pode ser deduzido que o valor P bilateral para a hipótese nula é maior do que 0,05 e menor do que 0,10.

O ponto do exemplo precedente não é sugerir que os limites de confiança devam ser usados como testes substitutos para os testes de significância. Embora possam ser, e frequentemente sejam, usados dessa forma, fazê-lo perde todas as vantagens que os intervalos de confiança têm sobre os testes de hipótese. Um procedimento de estimativa de intervalo faz muito mais do que avaliar a extensão na qual a hipótese é compatível com os dados. Ele fornece, simultaneamente, uma ideia da direção e da magnitude prováveis da associação subjacente, bem como a variabilidade aleatória da estimativa por ponto. O valor P bilateral, por outro lado, indica apenas o grau de consistência entre os dados e uma hipótese única e, assim, nada revela sobre a magnitude, ou mesmo sobre a direção, da associação, ou a variabilidade aleatória da estimativa por ponto (Bandt e Boen, 1972).

Por exemplo, considere os dados na Tabela 10.1. Um teste exato da hipótese nula de que a exposição não está associada com a doença gera um valor P bilateral de 0,14. (Os métodos usados para o cálculo desse valor P são descritos no Cap. 14.) Esse resultado poderia ser apresentado de várias maneiras. O modo menos informativo é relatar que a associação observada não é significativa. Um pouco mais de informação pode ser dado pelo relato do valor P real; expressar o valor P como uma desigualdade, tal como $P > 0{,}05$, não é muito melhor do que relatar os resultados como não significativos, ao passo que relatar $P = 0{,}14$ fornece explicitamente o valor P, em vez de alterá-lo para uma

TABELA 10.1

Dados hipotéticos de um estudo de coorte, correspondendo à função do valor P na Figura 10.3

	Exposição	
	Sim	Não
Casos	9	2
Pessoas-ano	186	128

dicotomia. Uma melhora adicional é relatar $P_2 = 0,14$, denotando o uso de um valor P bicaudal em vez de monocaudal.

Qualquer valor P, não importa quão explícito, deixa de transmitir o achado descritivo de que os indivíduos expostos tinham cerca de três vezes a taxa de doença dos sujeitos não expostos. Além do mais, limites de confiança exatos de 95% para a verdadeira razão de taxas são 0,7-13. O fato de que o valor de nulidade (o qual, para a razão de taxa, é 1,0) está dentro do intervalo nos diz o desfecho do teste de significância: a estimativa não seria estatisticamente significativa no nível alfa de $1 - 0,95 = 0,05$. Os limites de confiança, entretanto, indicam que esses dados, embora estatisticamente compatíveis com nenhuma associação, são ainda mais compatíveis com uma associação forte – presumindo-se que o modelo estatístico usado para construir os limites esteja coreto. Declarar a última suposição é importante, porque os intervalos de confiança, como os valores P, nada fazem para abordar vieses que possam estar presentes.

Funções de valor P

Embora um intervalo de confiança isolado possa ser muito mais informativo do que um valor P isolado, está sujeito à má interpretação de que os valores dentro do intervalo são igualmente compatíveis com os dados e de que todos os valores fora dele são igualmente incompatíveis. Como o nível alfa de um teste, contudo, o nível de confiança específico usado na construção de um intervalo de confiança é arbitrário; valores de 95% ou, menos frequentemente, 90% são aqueles mais utilizados.

Um dado intervalo de confiança é apenas um dentre um número infinito de faixas aninhadas uma dentro da outra. Pontos mais próximos do centro dessas faixas são mais compatíveis com os dados, do que pontos mais afastados do centro. Para ver todo o conjunto dos possíveis intervalos de confiança, pode-se construir uma *função de valor P* (Birnbaum, 1961; Miettinen, 1985b; Poole, 1987a). Essa função, também conhecida como função de consonância (Folks, 1981) ou função de intervalo de confiança (Sullivan e Foster, 1990), reflete a conexão entre a definição de um valor P bilateral e a definição de um intervalo de confiança bilateral (i.e., um intervalo de confiança bilateral compreende todos os pontos para os quais o valor P bilateral excede o nível alfa do intervalo).

A função de valor P fornece o valor P bilateral para a hipótese nula, assim como todas as alternativas à hipótese nula para o parâmetro. Uma função de valor P dos dados da Tabela 10.1 é mostrada

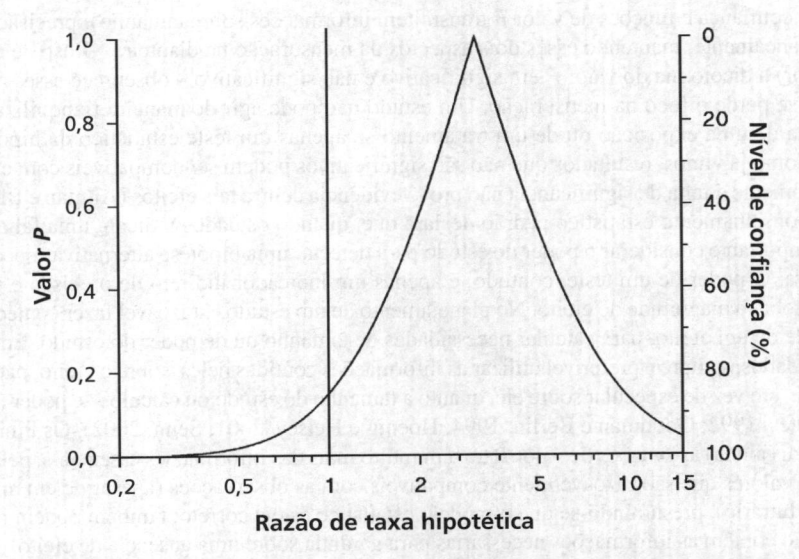

FIGURA 10.3 • Função de valor P a partir da qual se pode encontrar todos os limites de confiança para um estudo hipotético com uma estimativa de razão de taxas de 3,1 (ver Tab. 10.1).

na Figura 10.3. A Figura 10.3 também fornece níveis de confiança à direita e, assim, indica todos os limites de confiança possíveis para a estimativa. O ponto no qual a curva atinge seu pico corresponde à estimativa pontual para a razão de taxas, 3,1. O intervalo de confiança de 95% pode ser lido diretamente do gráfico como os valores de função onde a ordenada do lado direito é 0,95, e o intervalo de confiança de 90% pode ser lido do gráfico como os valores onde a ordenada do lado direito é 0,90. O valor P para qualquer valor do parâmetro pode ser encontrado a partir da ordenada do lado esquerdo correspondente àquele valor. Por exemplo, o valor P bilateral de nulidade pode ser encontrado a partir da ordenada do lado esquerdo correspondente à altura onde a linha vertical traçada na razão de taxas hipotética = 1 faz intersecção com a função de valor P.

Uma função de valor P oferece uma exibição visual que resume organizadamente os dois componentes-chave do processo de estimação. O pico da curva indica a estimativa pontual, e a concentração da curva em volta da estimativa pontual indica a precisão da estimativa. Uma função de valor P estreita resultaria de um estudo grande com alta precisão, e uma função de valor P ampla resultaria de um estudo pequeno que tivesse baixa precisão.

Um intervalo de confiança representa apenas um corte horizontal possível através da função de valor P, mas tal corte único é bastante para transmitir as duas mensagens essenciais: os limites de confiança costumam fornecer informação suficiente para localizar a estimativa pontual e para indicar a precisão da estimativa. Em estatísticas epidemiológicas com grandes amostras, a estimativa pontual será, geralmente, a média aritmética, ou geométrica, dos limites inferior e superior. A distância entre os limites inferior e superior indica a cobertura total da função de valor P.

A mensagem da Figura 10.3 é que os dados do exemplo são mais compatíveis com uma associação de moderada à forte do que com nenhuma associação, presumindo-se que o modelo estatístico usado para construir a função esteja correto. Os limites de confiança, quando tomados como indicativos da função de valor P, sumarizam o tamanho e a precisão da estimativa (Poole, 1987b, Poole, 2001c). Um valor P isolado, no entanto, não dá indicação do tamanho nem da precisão da estimativa e, se for usado meramente como um teste de hipótese, pode resultar em um erro Tipo II, se realmente houver uma associação entre exposição e doença.

Evidência de ausência de efeito

Limites de confiança e funções de valor P transmitem informações sobre tamanho e precisão da estimativa simultaneamente, mantendo esses dois aspectos da mensuração na dianteira. O uso de um só valor P – ou (pior) a dicotomia do valor P em significativo e não significativo – obscurece esses aspectos, de modo que se perde o foco na mensuração. Um estudo não pode agir de maneira tranquilizadora sobre a segurança de uma exposição ou de um tratamento se apenas um teste estatístico da hipótese nula é relatado. Como já vimos, resultados que não são significativos podem ser compatíveis com efeitos substanciais. Somente a falta de significância não prové evidência contra tais efeitos (Altman e Bland, 1995).

O aconselhamento estatístico padrão declara que, quando os dados indicam uma falta de significância, é importante considerar o poder do estudo para detectar uma hipótese alternativa específica como significativa. O poder de um teste, contudo, é apenas um indicador indireto de precisão e requer uma suposição sobre a magnitude do efeito. No planejamento de um estudo, é razoável fazer conjecturas sobre a magnitude de um efeito, para calcular necessidades de tamanho ou de poder do estudo. Entretanto, ao analisar os dados, sempre é preferível utilizar as informações contidas neles, sobre o efeito, para estimá-lo diretamente, em vez de especular sobre ele, quanto a tamanho do estudo ou cálculos de poder (Cox, 1958; Smith e Bates, 1992; Goodman e Berlin, 1994; Hoenig e Heisey, 2001; Senn, 2002). Os limites de confiança e (mais ainda) as funções de valor P trazem muito mais das informações essenciais, pela indicação da faixa de valores que são razoavelmente compatíveis com as observações (apesar de em um nível alfa um tanto arbitrário), presumindo-se que o modelo estatístico esteja correto; também podem mostrar que os dados não contêm as informações necessárias para garantia sobre uma ausência de efeito.

Em sua reavaliação dos 71 ensaios clínicos negativos, Freiman e colaboradores (1978) usaram limites de confiança para as diferenças de risco, a fim de reinterpretar os achados desses estudos.

Esses limites de confiança indicaram que, provavelmente, muitos dos tratamentos sob estudo eram realmente benéficos, como visto na Figura 10.1. As interpretações inadequadas dos autores, na maioria desses ensaios, poderiam ter sido evitadas pelo enfoque de sua atenção nos limites de confiança, em vez de nos resultados de um teste estatístico.

Para que um estudo forneça evidências da falta de um efeito, os limites de confiança devem estar perto do valor de nulidade, e o modelo estatístico deve estar correto (ou, se estiver errado, somente de maneiras esperadas para enviesar o intervalo para longe da nulidade). Em termos de testes de equivalência, todo o intervalo de confiança deve ficar ao redor da nulidade, o que seria considerado praticamente equivalente à nulidade. Considere a Figura 10.4, que retrata a função de valor P da Figura 10.3 em uma escala ampliada, juntamente com outra função de valor P de um estudo com uma estimativa pontual de 1,05 e com limites de confiança de 95% de 1,01 e 1,10.

O estudo que originou a função de valor P estreita deve ter sido grande, para gerar tal precisão. A precisão nos capacita a inferir que, na ausência de qualquer viés forte ou de outros problemas sérios com o modelo estatístico, o estudo fornece evidência contra um efeito forte. O limite superior de confiança (com qualquer nível razoável de confiança) está próximo do valor de nulidade, indicando que os dados não são prontamente compatíveis com efeitos grandes, ou mesmo moderados; ou, como visto pela função de valor P, a curva é uma ponta estreita perto do ponto de nulidade. Entretanto, a ponta não está centrada exatamente sobre o ponto de nulidade, mas levemente acima dele. De fato, os dados desse estudo grande seriam julgados como estatisticamente significativos pelos critérios convencionais, porque o valor P (bilateral) testando a hipótese nula cerca de 0,03. Em contrapartida, a outra função de valor P na Figura 10.4 retrata dados que, como vimos, são prontamente compatíveis com efeitos grandes, mas não são estatisticamente significativos por critérios convencionais. A Figura 10.4 ilustra os perigos de se usar a significância estatística como a base primária para a inferência. Mesmo se presumirmos que nenhum viés está presente (i. e., que os estudos e as análises são perfeitamente válidos), os dois grupos de resultados diferem em que um resultado indica que pode haver um efeito grande, ao passo que o outro oferece evidência contra isso. A ironia é que o efeito estatisticamente significativo é o que fornece evidência *contra* um efeito grande, ao passo que o achado que não é estatisticamente significativo é o que preocupa em relação a um efeito possivelmente grande. Nesses exemplos, a significância

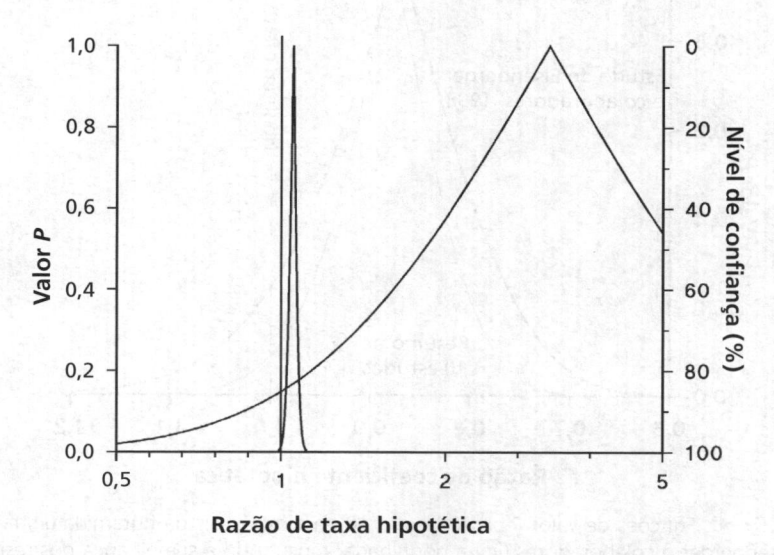

FIGURA 10.4 • Uma função de valor P de um estudo preciso, com uma estimativa de risco relativo de 1,05 e a função de valor P da Figura 10.3.

estatística dá uma mensagem que é o oposto da interpretação apropriada. Pôr o foco sobre a estimação de intervalos e a interpretação apropriada dos limites de confiança evita esse problema.

Muitos exemplos do mundo real demonstram o problema de se confiar na significância estatística para inferência. Um exemplo ocorreu na interpretação de um grande ensaio aleatório de bloqueio androgênico combinado com a droga flutamida, no tratamento de câncer de próstata avançado (Eisenberger et al., 1998). Esse ensaio havia sido precedido por 10 estudos similares que, em agregado, haviam encontrado uma pequena vantagem de sobrevida para os pacientes que receberam flutamida, com os resultados combinados dos 10 estudos produzindo uma razão de chances sumária de 0,88, com um intervalo de confiança de 95% de 0,76-1,02 (Rothman et al., 1999; Prostate Cancer Trialists' Collaborative Group, 1995). Em seu estudo, Eisenberger e colaboradores relataram que a flutamida era ineficaz, contradizendo, assim, os resultados dos 10 estudos anteriores, apesar do achado de uma razão de chances de 0,87 (equivalente no estudo a uma razão de taxas de mortalidade de 0,91), um resultado não muito diferente daquele dos 10 estudos anteriores. O valor P foi acima do ponto de corte predeterminado para "significância", motivo para que os autores concluíssem que a flutamida era uma terapia ineficaz. Porém, o intervalo de confiança de 95% de 0,70-1,10 para sua razão de chances mostrou que seus dados eram prontamente compatíveis com um benefício significativo para os pacientes que receberam flutamida. Além do mais, os resultados deles foram semelhantes àqueles do conjunto dos 10 estudos prévios. As funções de valor P para o conjunto dos 10 estudos anteriores e do estudo de Eisenberger e colaboradores são exibidas na Figura 10.5. A figura mostra como os achados de Eisenberger e colaboradores reforçam, em vez de refutar, os estudos anteriores. Eles interpretaram mal seus achados por causa de seu enfoque sobre a significância estatística.

Um outro exemplo foi um estudo que gerou manchetes, relatando que as mulheres que consumiam quantidades moderadas de álcool retinham melhor função cognitiva do que as abstêmias (Stampfer et al., 2005). Para as que bebiam moderadamente (até 15 g de álcool por dia), os autores relataram

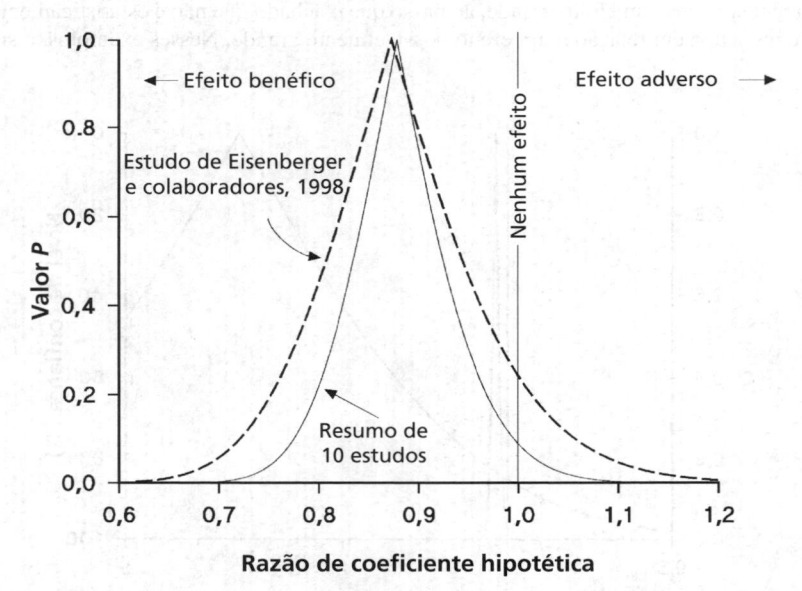

FIGURA 10.5 • Funções de valor P baseadas em 10 ensaios iniciais da flutamida (linha sólida) e no ensaio de Eisenberger e colaboradores (linha pontilhada, mostrando a semelhança dos resultados e revelando a falácia de se basear na significância estatística para a conclusão, como fizeram Eisenberger e colaboradores, de que a flutamida não teria efeito significativo).

uma razão de riscos para prejuízo da cognição de 0,81 com limites de confiança de 95% de 0,70 e 0,93, indicando que beber moderadamente foi associado a um benefício com relação à cognição. Em contraste, os autores relataram que "não houve associações significativas entre níveis mais altos de ingestão de álcool (15 a 30 g por dia) e o risco de prejuízo ou declínio cognitivo", implicando nenhum benefício para consumidoras de grande quantidades, uma interpretação repetida em relatos de noticiário disseminados. Não obstante, o achado para mulheres que consumiam quantidades maiores de álcool foi essencialmente idêntico ao de consumidoras moderadas, com uma estimativa de razão de riscos de 0,82 em vez de 0,81. O estudo tinha um intervalo de confiança mais amplo, entretanto, com limites de 0,59 e 1,13. A Figura 10.6 demonstra como a precisão, e não o tamanho de efeito diferente, foi responsável pela diferença em significância estatística entre os dois grupos. A partir dos dados, não há base para inferir que o tamanho do efeito seja diferente entre consumidoras moderadas e consumidoras de grandes quantidades; de fato, a hipótese mais compatível com os dados é que o efeito é aproximadamente o mesmo em ambos os grupos. Além disso, o limite de confiança de 95% mais baixo da razão de riscos em consumidoras de grandes quantidades sobre a razão de riscos nas consumidoras moderadas é 0,71, implicando que os dados também são bastante compatíveis com uma razão de riscos muito mais baixa (mais protetora) nas consumidoras de grandes quantidades do que nas moderadas.

Diretrizes para a prática

Uma boa análise de dados não exige que as funções de valor P sejam calculadas rotineiramente. Em geral, é suficiente usar limites de confiança convencionais para gerar a imagem adequada da função de valor P subjacente. De fato, para estudos grandes, somente um par de limites e seu nível de confiança são necessários para esboçar uma função inteira, e é possível aprender facilmente a visualizar a função que corresponde a qualquer par de limites em particular. Se, contudo, usam-se os limites apenas para determinar se o ponto de nulidade fica dentro ou fora do intervalo de confiança, só se está realizando um teste de significância. É lamentável passar pelo trabalho de calcular limites de confiança, e então

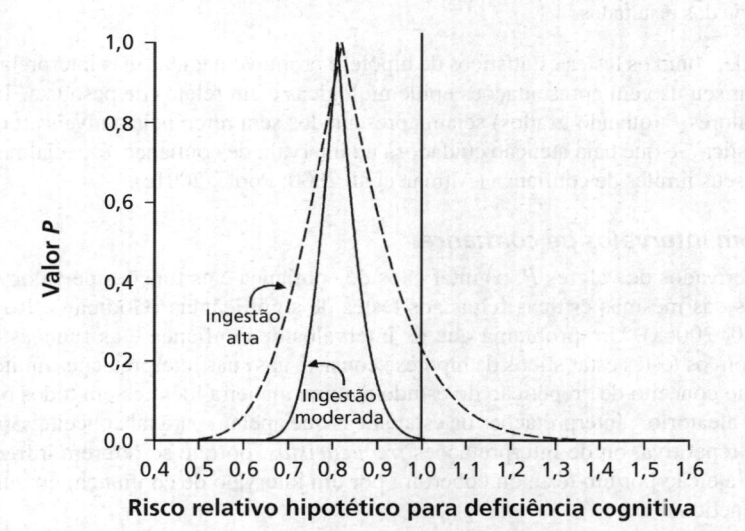

FIGURA 10.6 • Funções de valor P para consumo de álcool moderado e para consumo maior, mostrando associações negativas essencialmente idênticas, com declínio na função cognitiva. Os autores relataram incorretamente que havia uma associação com beber moderadamente, mas não com beber muito, porque somente a descoberta para consumo moderado foi estatisticamente significativa (Reproduzido com permissão de Stampfer MJ, Kang JH, Chen J, et al. Effects of moderate alcohol consumption on cognitive function in women. *N Engl J Med.* 2005;352:245-253.)

usá-los somente para classificar o achado do estudo como estatisticamente significativa ou não. Deve ser lembrado, em vez disso, que as localizações exatas dos limites de confiança não são importantes para a interpretação apropriada. Em vez disso, os limites devem servir para fornecer um quadro mental da localização e da envergadura de toda a função de valor P.

O principal impulso das seções precedentes tem sido argumentar sobre a inadequação dos testes estatísticos de significância. A visão de que a estimação é preferível aos testes tem sido arguida por muitos cientistas em uma variedade de disciplinas, inclusive, por exemplo, na economia, nas ciências sociais, na ciência ambiental e na pesquisa sobre acidentes. Tem havido um debate particularmente acalorado e bem-vindo em psicologia. Na literatura científica geral, centenas de publicações têm abordado as preocupações sobre testes estatísticos de hipótese. Algumas referências selecionadas incluem Rozeboom (1960), Morrison e Henkel (1970), Wulff (1973), Cox e Hinkley (1974), Rothman (1978a), Salsburg (1985), Simon e Wittes (1985), Langman (1986), Gardner e Altman, (1986), Walker (1986), Oakes (1990), Ware e colaboradores, (1986), Pocock e colaboradores, (1987), Poole (1987a, 1987b), Thompson (1987), Evans e colaboradores, (1988), Anscombe (1990), Oakes (1990), Cohen (1994), Hauer (2003), Gigerenzer (2004), Ziliak e McCloskey (2004), Batterham e Hopkins (2006) e Marshall (2006). Citando Atkins e Jarrett (1979):

> Métodos de estimação compartilham muito dos problemas dos testes de significância – sendo baseados, de modo similar, em suposições de modelos de probabilidade e requerendo limites de precisão "arbitrários". Mas, pelo menos, eles não exigem que se estabeleçam hipóteses nulas irrelevantes, nem forçam uma decisão a ser tomada sobre "significância" – as estimativas podem ser apresentadas e avaliadas por critérios estatísticos *e outros*, pelo pesquisador ou pelo leitor. Além disso, as estimativas de uma pesquisa podem ser comparadas com outras. Embora seja o caso, frequentemente, que diferentes mensurações ou métodos de pesquisa ou abordagens teóricas levem a resultados "diferentes", isso não é uma desvantagem; essas diferenças refletem diferenças teóricas importantes sobre o significado da pesquisa, e as conclusões a ser tomadas dela. E são precisamente tais diferenças que são obscurecidas pelo simples relato do nível de significância dos resultados.

Em verdade, como os testes estatísticos de hipótese promovem tantas más interpretações, recomendamos evitar seu uso em apresentações epidemiológicas e em relatos de pesquisa. Tal privação requer que os valores P (quando usados) sejam apresentados sem referência a níveis alfa, ou a "significância estatística", e que haja atenção cuidadosa no intervalo de confiança, especialmente em sua amplitude e em seus limites de confiança (Altman et al, 2000; Poole, 2001c).

Problemas com intervalos de confiança

Visto que são derivados de valores P, os intervalos de confiança e as funções de valor P estão sujeitos a algumas das mesmas críticas feitas aos testes de significância (Godman e Royall, 1988; Greenland, 1990, 2006a). Um problema que os intervalos de confiança e as funções de valor P compartilham com os testes estatísticos de hipótese consiste nas suas interpretações muito indiretas, que dependem do conceito de "repetição do estudo de uma maneira idêntica em todos os aspectos, exceto pelo erro aleatório". Interpretações de estatísticas que apelam para tal conceito são chamadas de amostragem repetitiva, ou de interpretações *frequencistas*, porque se referem à frequência de certos eventos (rejeição por um teste ou cobertura por um intervalo de confiança) em uma série de experimentos repetidos.

Um pesquisador astuto pode perguntar, apropriadamente, o que interpretações de frequência têm a ver com o estudo único sob análise. Está tudo muito bem em dizer que um procedimento de estimação de intervalo produzirá, em 95% das repetições, os limites que contêm o parâmetro verdadeiro. Porém, ao se analisar um dado estudo, a questão científica relevante é esta: o único par de limites produzido por esse único estudo contém o parâmetro verdadeiro? A teoria comum (frequencista) de intervalos de confiança não responde a essa pergunta. A questão é tão importante que muitos (talvez a maioria) dos usuários de intervalos de confiança interpretam erroneamente o nível de confiança do intervalo como a probabilidade de que a resposta à questão seja "sim". É bastante tentador dizer que os limites de confiança de 95% calculados de um estudo contenham o parâmetro verdadeiro, com 95% de probabilidade. Infelizmente, essa interpretação só pode estar correta para estimativas de intervalos bayesianos (discutidos mais adiante e no Cap. 18), que divergem, frequentemente, dos intervalos de confiança ordinários.

Há vários tipos alternativos de estimação por intervalos, que tentam abordar tais problemas. Nós discutiremos duas dessas alternativas nas duas próximas subseções.

Intervalos de verossimilhança

A fim de evitar problemas de interpretação, uns poucos autores preferem substituir intervalos de confiança por intervalos de verossimilhança, também conhecidos como intervalos de suporte (Goodman e Royall, 1988; Edwards, 1992; Royall, 1997). No idioma Inglês comum, *likelihood* é apenas um sinônimo para *probability*. Na teoria da verossimilhança, entretanto, uma definição mais especializada é utilizada: a *verossimilhança* de um valor do parâmetro especificado, dado os valores observados, é definida como a probabilidade dos valores observados, uma vez que o verdadeiro parâmetro é igual ao valor do parâmetro especificado. Esse conceito é apresentado detalhadamente em muitos livros de estatística; por exemplo, ver Berger e Wolpert (1988), Clayton e Hills (1993), Edwards (1992, e Royall (1997). Aqui, descreveremos as definições básicas da teoria da verossimilhança; mais detalhes no Capítulo 13.

Para ilustrar a definição de verossimilhança, considere novamente a população na Tabela 10.1, na qual $186/(186 + 128) = 59\%$ de pessoas-ano foram expostas. Sob suposições padrão, pode ser mostrado que, se não há viés e a verdadeira razão de taxas é 10, haverá uma chance de 0,125 de se observar 9 casos expostos, dados um total de 11 casos e 59% de pessoas-ano expostas. (O cálculo dessa probabilidade está além da presente discussão.) Assim, por definição, 0,125 é a verossimilhança para uma razão de taxas de 10, segundo os dados da Tabela 10.1. De modo similar, se não há vieses e a razão verdadeira é 1, haverá uma chance de 0,082 de se observar 9 casos expostos, dados um total de 11 e 59% de pessoas-ano expostas; assim, por definição, 0,082 é a verossimilhança para uma razão de taxa de 1, conforme a Tabela 10.1.

Quando um valor do parâmetro torna os dados observados mais prováveis do que um outro valor, e, portanto, tem uma verossimilhança mais alta, diz-se algumas vezes que esse valor do parâmetro tem um suporte mais alto dos dados do que o outro valor (Edwards, 1992; Royall, 1997). Por exemplo, uma razão de taxas de 10 tem suporte mais alto dos dados na Tabela 10.1 do que uma razão de taxas de 1, porque aqueles dados têm uma chance maior de ocorrer se a razão de taxas for 10, do que se for 1.

Para a maioria dos dados, haverá pelo menos um possível valor do parâmetro que faz a chance de obter esses dados mais alta, sob o modelo estatístico assumido. Em outras palavras, haverá um valor do parâmetro cuja verossimilhança é pelo menos tão alta quanto aquela de qualquer outro valor do parâmetro, e assim tem a verossimilhança máxima possível (ou suporte máximo) sob o modelo assumido. Tal valor do parâmetro é chamado de *estimativa de máxima verossimilhança* (EMV), sob o modelo assumido. Para os dados da Tabela 10.1, há somente um tal valor, e ele é a razão de taxas observada $(9/186)/(2/128) = 3,1$. Se não há vieses, e a razão de taxa real é 3,1, haverá uma chance de 0,299 de que sejam observados 9 casos expostos, dados um total de 11 e 59% pessoas-ano expostas, de modo que 0,299 é a verossimilhança para uma razão de taxa de 3,1 conforme a Tabela 10.1. Nenhum outro valor para a razão de taxa fará a chance desses resultados mais alta do que 0,299, portanto 3,1 é o EMY. Assim, no entendimento especial de verossimilhança (*likelihood*), uma razão de taxas de 3,1 tem o suporte dos dados mais alto possível.

Como foi observado, a Tabela 10.1 dá uma verossimilhança de 0,125 para uma razão de taxas de 10; esse valor (0,125) é 42% da verossimilhança (de 0,299) para 3,1. Semelhantemente, a Tabela 10.1 fornece uma verossimilhança de 0,082 para uma razão de taxas de 1; esse valor (0,082) é 27% da probabilidade para 3,1. No geral, a razão de taxas de 3,1 maximiza a chance de se observarem os dados na Tabela 10.1. Embora as razões de taxas de 10 e 1 tenham menos suporte (verossimilhança mais baixa) do que o valor 3,1, ainda estão entre os valores que os adeptos da verossimilhança consideram como tendo suporte suficiente para justificar maior consideração; tipicamente, esses valores incluem todos aqueles com uma verossimilhança acima de um sétimo do máximo (Goodman e Royall, 1988; Edwards, 1992; Royall, 1997). Sob um modelo normal para erros aleatórios, tais intervalos de verossimilhança de um sétimo são aproximadamente iguais aos intervalos de confiança de 95% (Royall, 1997).

O valor máximo da verossimilhança é a altura da função de verossimilhança avaliada na EMV. Um intervalo de verossimilhança para um parâmetro (aqui, a razão de taxas) é a coleção de todos os valores possíveis, cuja verossimilhança é não menos que alguma fração especificada desse máximo. Assim, para a Tabela 10.1, a coleção de todos os valores de razão de taxas com uma verossimilhança não menor do que $0,299/7 = 0,043$ (um sétimo da verossimilhança mais alta) é um intervalo de verossimilhanças baseado naqueles dados. Ao calcular esse intervalo, achamos que todas as razões de taxas entre 0,79 e 20 implicam probabilidade para os dados observados de pelo menos um sétimo da probabilidade dos dados, quando a razão de taxas é 3,1 (a EMV). Visto que as verossimilhanças para razões de taxas de 1 e 10 excedem $0,299/7 = 0,043$, 1 e 10 estão dentro desse intervalo.

De forma análoga aos limites de confiança, pode-se fazer um gráfico da coleção de limites de verossimilhança para todas as frações do máximo (1/2, 1/4, 1/7, 1/20, etc.). O gráfico resultante tem a mesma forma que se obteria de um gráfico simples da verossimilhança para cada valor possível para o parâmetro. O último gráfico é chamado de *função de verossimilhança* para os dados. A Figura 10.7 dá a função de verossimilhança para os dados na Tabela 10.1, com a ordenada calibrada para fazer o máximo (pico) em 3,1 igual a 1, em vez de 0,299 (isso é feito dividindo-se todas as verossimilhanças pelo máximo, 0,299). Assim, a Figura 10.7 fornece todos os limites de verossimilhança possíveis, dentro da faixa da figura.

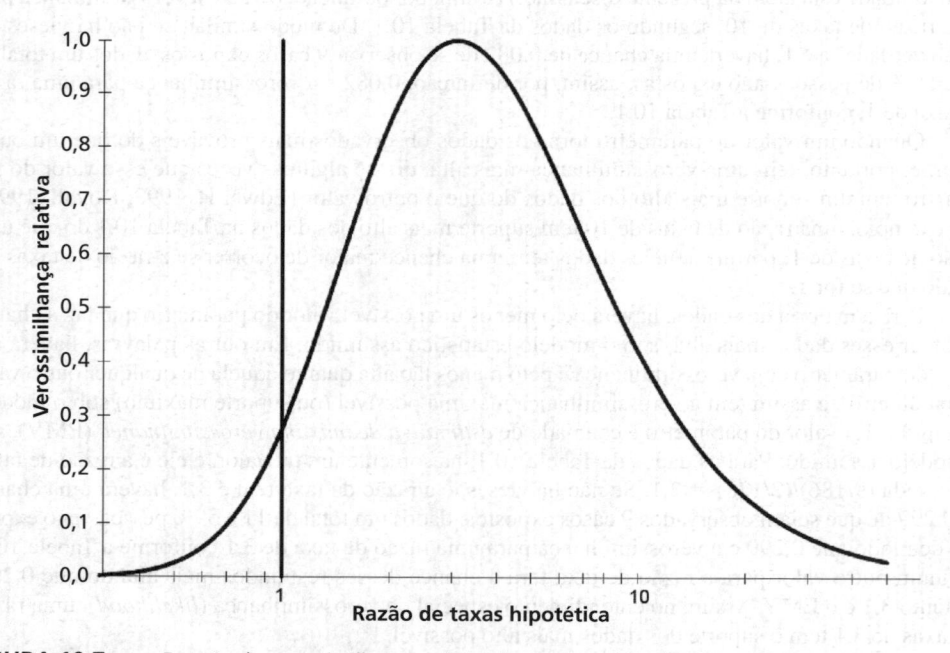

FIGURA 10.7 • Função de verossimilhança relativa baseada na Tabela 10.1.

A função na Figura 10.7 é proporcional a

$$\left(\frac{186\,(RT)}{186\,(RT)+128}\right)^9 \left(\frac{128}{186\,(RT)+128}\right)^2$$

onde *RT* é a razão de taxas de incidência hipotética (a abscissa). Observe que essa função é mais larga e tem um pico menos agudo do que a função de valor *P* na Figura 10.3, refletindo o fato de que, pelos padrões de verossimilhança, os valores *P* e os intervalos de confiança tendem a dar a impressão de que os dados fornecem mais evidências contra a hipótese em teste do que realmente fazem (Goodman e Royall, 1988). Para conjuntos de dados maiores, entretanto, há uma relação aproximada e simples entre limites de confiança e limites de verossimilhança, que discutiremos no Capítulo 13. Alguns autores preferem usar o logaritmo natural da função de verossimilhança, ou *função do log-verossimilhança*, para comparar o suporte dado a hipóteses competitivas pelos dados (Goodman e Royall, 1988; Edwards, 1992; Royall, 1997). Esses autores referem-se algumas vezes à função do log-verossimilhança como a função de suporte gerada pelos dados. Embora encontremos os log-verossimilhanças menos facilmente interpretáveis do que as verossimilhanças, os log-verossimilhanças podem ser úteis na construção de intervalos de confiança (Cap. 13).

Intervalos bayesianos

Da mesma forma que com os limites de confiança, a interpretação dos limites de verossimilhança é indireta; não responde à pergunta: "O valor verdadeiro está entre os limites?" A menos que o valor verdadeiro já seja conhecido (caso em que não há sentido em se reunir dados), pode ser argumentado que a única resposta racional à questão deve ser uma declaração *subjetiva* de probabilidade, tal como "eu tenho 95% de certeza que o valor verdadeiro está entre esses limites" (DeFinetti, 1974; Howson e Urbach, 1993; ver Cap. 18). Tais avaliações subjetivas de probabilidade, ou *certezas*, são comuns na vida cotidiana, como quando um boletim meteorológico prevê 80% de chances de chuva amanhã, ou quando alguém em viagem está atrasado e acha que há uma chance de 90% de chegar ao destino entre 1 e 2 horas após a hora programada de chegada. Se o viajante está *certo* de que a verdadeira hora de chegada estará entre esses limites, essa certeza representa uma avaliação subjetiva de 100% de probabilidade (certeza completa) de que a chegada será com atraso de 1 a 2 horas. Todavia, a realidade é que sempre há uma chance (por menor que seja) de que alguém se atrasará mais, ou poderá nunca chegar, de modo que a certeza completa nunca tem justificativa.

A análise bayesiana subjetiva preocupa-se com a produção de avaliações de probabilidade realistas e racionalmente coerentes, e é interessada especialmente na atualização dessas avaliações à medida que dados se tornam disponíveis. *Racionalmente coerente* significa apenas que as avaliações estão livres de contradições lógicas e não contrariam os axiomas da teoria da probabilidade (que também são usados como axiomas pelos frequencistas para cálculos de probabilidades) (Savage, 1972; DeFinetti, 1974; Howson e Urbach, 1993; Greenland, 1998b).

Todos os métodos estatísticos requerem um modelo para probabilidades dos dados. A análise bayesiana requer, adicionalmente, uma *distribuição de probabilidade a priori*. Em teoria, isso significa que se deve ter uma avaliação de probabilidade disponível para cada intervalo relevante; por exemplo, ao tentar estudar uma razão de taxas, antes de se ver os dados deve-se ser capaz de especificar a certeza que se tem de que a razão de taxas está entre 1 e 2, e entre ½ e 4, e assim por diante. Esse requisito de especificação *a priori* exige que se tenha uma distribuição de probabilidades para a razão de taxa que seja de forma semelhante à Figura 10.3, *antes* de ver os dados. Essa é uma exigência assustadora, o suficiente para ter impedido o uso e a aceitação dos métodos bayesianos durante a maior parte do século XX.

Suponha, entretanto, que se obtém sucesso em especificar adiantadamente uma distribuição de probabilidade *a priori* que dá certezas pré-especificadas sobre o parâmetro-alvo. A análise bayesiana prossegue então pela combinação dessa distribuição *a priori* com a função de verossimilhança (tal como na Figura 10.7) para produzir um conjunto novo, atualizado, de certezas, chamado de *distribuição de probabilidade a posteriori* para o parâmetro-alvo, baseada na distribuição *a priori* dada e na função de verossimilhança. Essa distribuição *a posteriori*, por sua vez, gera intervalos de probabilidade *a posteriori* (intervalos de certeza *a posteriori*). Suponha, por exemplo, que se aceite a distribuição *a priori* como um bom sumário de informação anterior sobre o parâmetro e, de modo semelhante, se aceite a função de verossimilhança como um bom resumo das probabilidades de dados, considerando-se vários valores possíveis para o parâmetro. O intervalo *a posteriori* de 95% resultante é, então, uma faixa de números da qual se pode ter uma certeza de 95% de que contém o parâmetro verdadeiro. Os detalhes técnicos do cálculo das distribuições *a posteriori* exatas podem ser bastante complexos e também representaram um obstáculo à adoção disseminada dos métodos bayesianos. Os avanços modernos em computação praticamente eliminaram esse obstáculo, que deixou de ser um problema sério; além disso, as mesmas aproximações usadas para calcular estatísticas frequencistas convencionais (Caps. 14 a 17) podem ser utilizadas para computar estatísticas bayesianas aproximadas (ver Cap. 18).

Um outro obstáculo aos métodos bayesianos tem sido que os intervalos produzidos por uma análise bayesiana referem-se a probabilidades subjetivas, em vez de frequências objetivas. Alguns argumentam que, como as probabilidades subjetivas representam a opinião de uma só pessoa, não deveriam ser de interesse para cientistas objetivos. Infelizmente, em estudos não experimentais, não há (por definição) um mecanismo aleatório identificado para gerar frequências objetivas durante as repetições do estudo; assim, em tais estudos, os métodos frequencistas (assim chamados) objetivos (tais como testes de significância e intervalos de confiança) carecem das propriedades objetivas de amostragem repetida, que geralmente lhes são atribuídas (Fredman, 1985, 1987; Greenland, 1990, 1998b, 2005b, 2006a; Freedman et al., 2007). Além do mais, os cientistas rotineiramente oferecem suas opiniões e estão interessados nas opiniões de colegas. Portanto, pode ser argumentado que uma avaliação de certeza racional (se subjetiva) pode ser a única inferência razoável que podemos extrair de uma análise estatística de dados epidemiológicos observacionais. Alguns postulam que essa conclusão se aplica até mesmo a experimentos aleatórios perfeitos (Berger e Berry, 1988; Howson e Urbach, 1993; Spiegelhalter et al., 2004).

No mínimo, a estatística bayesiana fornece uma resposta probabilística a questões como "a razão de taxas verdadeira fica entre 1 e 4?" (à qual uma resposta bayesiana possível é "à luz dos dados e de minhas informações *a priori* atualizadas, posso ter 90% de certeza que sim."). Um argumento mais geral para o uso de métodos bayesianos é que eles podem fornecer estimativas pontuais e de intervalo que têm propriedades de frequência objetiva melhores (amostragem repetitiva) do que as estimativas frequencistas comuns. Essas estatísticas bayesianas calibradas incluem intervalos de confiança bayesianos, que são mais estreitos (mais precisos) do que os intervalos de confiança comuns, com o mesmo nível de confiança. Posto que as vantagens de procedimentos com justificativa bayesiana podem ser tão fortes, alguns autores argumentam que somente métodos com uma justificativa bayesiana clara deveriam ser usados, muito embora as propriedades de amostragem repetitiva (frequência objetiva) também sejam desejáveis (tais como frequência de cobertura apropriada para estimativas de intervalo) (Rubin, 1984, 1991; Gelman et al., 2003).

Além do fornecimento de métodos de análise aperfeiçoados, a teoria bayesiana pode ser usada para avaliar métodos estatísticos estabelecidos, ou recentemente propostos. Por exemplo, se um novo intervalo de confiança é proposto, podemos perguntar: "que distribuição *a priori* precisamos para chegar a esse novo intervalo como nosso intervalo de probabilidade *a posteriori* bayesiano?" Frequentemente, o caso é que a distribuição *a priori* que se precisaria para justificar um intervalo de confiança convencional é evidentemente absurda: por exemplo, ela designaria probabilidades iguais a razões de taxas de 1 e 1.000.000 (Greenland, 1992a, 1998b, 2006a; Cap. 18). Em tais casos, pode ser argumentado que se rejeitaria o intervalo proposto, porque ele não refletirá apropriadamente qualquer opinião racional sobre o parâmetro, depois de uma análise cuidadosa dos dados (Rubin, 1984; Greenland, 2006a).

Sob certas condições, intervalos de confiança comuns (frequencistas) e valores P unilaterais podem ser interpretados como intervalos de probabilidade *a posteriori* (bayesianos) aproximados

(Cox e Hinkley, 1974; Greenland e Gustafson, 2006). Essas condições surgem, tipicamente, quando pouco se sabe sobre as associações em estudo. Os intervalos frequencistas deixam de ter utilidade bayesiana quando já se sabe muito, ou os dados são demasiadamente limitados para gerar estimativas, mesmo modestamente precisas. A última situação surge não só em estudos pequenos, mas também em grandes estudos que precisam lidar com muitas variáveis simultaneamente, ou que deixam de medir variáveis chave com suficiente acurácia.

O Capítulo 18 fornece discussão adicional desses tópicos e mostra como fazer análise bayesiana básica de dados categóricos (tabulares), usando *software* frequencista comum. Métodos bayesianos similares para análise de regressão em epidemiologia são dados por Greenland (2007ab).

CONCLUSÃO

A estatística pode ser vista como tendo numerosos papéis em epidemiologia. A descrição de dados é um papel, e a inferência estatística é outro. Os dois papéis algumas vezes se misturam, em detrimento das duas atividades, e são melhor distinguidos no início de uma análise.

Diferentes escolas de estatística enxergam a inferência estatística como tendo papéis distintos na análise de dados. A abordagem de teste de hipótese trata a estatística, principalmente, como uma coleção de métodos para tomada de decisões, como no caso de uma associação estar presente em uma população-fonte, ou superpopulação, a partir da qual os dados são extraídos de modo aleatório. Essa abordagem está em declínio em face de críticas de que a estimação, não a tomada de decisão, é o papel adequado para a inferência estatística na ciência. Dentro do último ponto de vista, as abordagens frequentistas derivam estimativas pelo uso de probabilidades de dados (ou valores P, ou verossimilhança) como medidas de compatibilidade entre dados e hipóteses, ou como medidas do apoio relativo que os dados dão às hipóteses. Em contraste, a abordagem bayesiana utiliza dados para aprimorar estimativas existentes (*a priori*) à luz de dados novos. Abordagens diferentes podem ser usadas no curso de uma análise. No entanto, o uso apropriado de qualquer abordagem requer interpretação mais cuidadosa da estatística do que tem sido comum no passado.

CAPÍTULO 11

Estratégias de delineamento para melhorar a acurácia de estudos

Kenneth J. Rothman, Sander Greenland e Timothy L. Lash

Opções de delineamento para controlar confundimento 202
  Experimentos e randomização 202
  Restrição 203
Razões de alocação para melhorar eficiência de estudos 204
Pareamento 205
  Propósito e efeito do pareamento 206

Pareamento em estudos de coorte 209
Pareamento em estudos de caso-controle 210
Superpareamento 215
Pareamento por indicadores de acurácia de informação 217
Alternativas aos delineamentos tradicionais de pareamento 218

Este capítulo abrange vários tópicos específicos ao delineamento de estudos de coorte e de caso-controle. Esses tópicos são pertinentes às metas sobrepostas de controle eficiente de confundimento e de seleção eficiente de sujeitos. Usamos *eficiência* para nos referir tanto à precisão estatística quanto ao custo-efetividade do delineamento.

OPÇÕES DE DELINEAMENTO PARA CONTROLAR CONFUNDIMENTO

Vários métodos são usados para ajudar a controlar o confundimento, no delineamento de estudos epidemiológicos. Um deles, a randomização, só é aplicável a experimentos. Em contraste, a restrição é aplicável a todos os delineamentos. Frequentemente, o pareamento é tratado como outra opção para o controle de confundimento, mas essa visão não é acurada. Os benefícios primários do pareamento (quando eles surgem) estão mais no campo da melhora da *eficiência* no controle do confundidor, isto é, em um aumento na precisão da estimativa ajustada para confundidor, para um dado tamanho de estudo. Por essa razão, o pareamento é contemplado em sua própria seção.

Experimentos e randomização

Quando é prático e ético atribuir exposição a sujeitos, é possível, em teoria, criar coortes de estudo que teriam incidências iguais de doença na ausência da exposição alocada e, assim, eliminar a possibilidade de confundimento. Se apenas uns poucos fatores determinam a incidência, e se o pesquisador conhece esses fatores, um plano ideal poderia incluir alocação de exposição que levasse a distribuições idênticas, equilibradas, das causas de doença em cada grupo. Em estudos de doença humana, contudo, sempre há causas não mensuradas (e desconhecidas) de doença, que não podem ser forçadas para dentro do equilíbrio entre os grupos de tratamento. A randomização é um método que permite limitar o confundimento por fatores não mensurados de forma probabilística, e, quantitativamente, o confundimento de resíduo potencial desses fatores não mensurados.

Conforme mencionado no Capítulo 6, a randomização não leva a distribuições idênticas de todos os fatores, mas somente a distribuições que tendem, em ensaios repetidos, a ser similares quanto a fatores que não são afetados pelo tratamento. A tendência aumenta à medida que os tamanhos dos grupos de estudo crescem. Assim, a randomização funciona muito bem para prevenir confundimento em estudos grandes, mas é menos efetiva para estudos menores (Rothman, 1977). No caso extremo, em que somente uma unidade de randomização é incluída em cada grupo (como no ensaio comunitário de fluoração descrito nos Caps. 4 e 6, em que houve apenas uma comunidade em cada grupo), a randomização é completamente ineficaz na prevenção do confundimento. Para compensar sua falta de confiabilidade em estudos pequenos, a randomização tem a vantagem de fornecer uma base firme para o cálculo de limites de confiança, que dão conta do confundimento por fatores não mensurados e, por isso, incontroláveis. Visto que a randomização bem-sucedida permite que se dê conta, quantitativamente, do confundimento incontrolável, ela representa uma técnica poderosa para ajudar a garantir inferências causais válidas a partir de estudos, grandes ou pequenos (Greenland, 1990). Sua limitação de não ser confiável em estudos pequenos pode ser atenuada pela mensuração de fatores de risco conhecidos antes da alocação aleatória, fazendo-se então as alocações aleatórias dentro das categorias de tais fatores. Tal processo é conhecido como *randomização pareada*, ou randomização *estratificada*.

Restrição

Uma variável não pode produzir confundimento se ela for impedida de variar. Restringir os critérios de admissão para que os sujeitos sejam incluídos em um estudo é, portanto, um método extremamente efetivo de prevenir o confundimento. Se a variável potencialmente causadora de confundimento for mensurada em uma escala nominal, tal como raça ou sexo, é alcançada a restrição quando de admite como sujeitos do estudo somente aqueles que caem em categorias especificadas (em geral, somente uma categoria isolada) de cada variável de interesse. Se a variável com potencial de confundimento é mensurada em uma escala contínua, tal como idade, a restrição é obtida pela definição de um intervalo estreito o suficiente para limitar o seu confundimento. Somente indivíduos dentro do intervalo são admitidos no estudo como sujeitos. Se a variável tem pouco efeito dentro dos limites admissíveis, então ela não pode ser um confundidor importante no estudo. Mesmo que a variável tenha um efeito não desprezível dentro do intervalo, o grau de confundimento que ela produz será reduzido pela restrição, e esse confundimento restante poderá ser controlado analiticamente.

A restrição é uma técnica excelente para prevenir, ou pelo menos reduzir, o confundimento por fatores conhecidos, porque é não só extremamente efetiva, mas também barata e, portanto, é muito eficiente se não dificultar o recrutamento de sujeitos. A decisão quanto a se admitir um dado indivíduo ao estudo pode ser feita rapidamente e sem referência a outros sujeitos do estudo (como é necessário no pareamento). A desvantagem principal é que a restrição de critérios para admissibilidade pode reduzir a lista de sujeitos disponíveis abaixo do nível desejado. Quando sujeitos em potencial são abundantes, a restrição pode ser empregada extensamente, porque ela melhora a validade com baixo custo. Quando sujeitos em potencial são menos numerosos, as vantagens da restrição devem ser pesadas contra as desvantagens de um grupo reduzido. Como é o caso com a restrição baseada em risco ou em exposição, pode ser motivo de preocupação que a restrição a uma categoria homogênea de um potencial confundidor forneça uma base pobre para generalização dos resultados do estudo. Essa preocupação é válida se houver suspeita de que o efeito sob estudo se alterará de modo importante ao longo das categorias das variáveis usadas para restrição. No entanto, os estudos que tentam abarcar uma amostra "representativa" e, assim, heterogênea de uma população geral são incapazes de abordar essa preocupação de maneira adequada, porque em estudos baseados em uma amostra "representativa" o número de sujeitos dentro de cada categoria pode ser demasiadamente pequeno para permitir estimação do efeito dentro dessas categorias. Dependendo do tamanho dos subgrupos, uma amostra representativa, frequentemente, gera estimativas instáveis e, portanto, ambíguas, ou mesmo conflitantes, ao longo das categorias e, assim, só fornece informações inequívocas sobre o efeito médio em todos os subgrupos. Se existe variação (modificação) importante do efeito, um ou mais estudos que focalizem subgrupos diferentes podem ser mais efetivos em descrevê-lo do que estudos baseados em amostras representativas.

RAZÕES DE ALOCAÇÃO PARA MELHORAR EFICIÊNCIA DE ESTUDOS

Conforme mencionado no Capítulo 10, pode-se, frequentemente, designar sujeitos em grupos de estudo por delineamento, para aumentar a eficiência do estudo. Considere, por exemplo, um estudo de coorte de 100.000 homens, para determinar a magnitude da redução da mortalidade cardiovascular resultante do consumo diário de aspirina. Seria possível imaginar que um estudo desse porte tivesse boa precisão. A frequência da exposição, contudo, desempenha um papel crucial na precisão: se apenas 100 dos homens tomassem aspirina diariamente, as estimativas de efeito do estudo seriam imprecisas porque, provavelmente, poucos casos ocorreriam nos 100 sujeitos expostos. Uma estimativa muito mais precisa poderia ser obtida se, em vez de 100 sujeitos expostos e 99.900 não expostos, pudessem ser recrutados 50.000 expostos e 50.000 não expostos.

A frequência do desfecho é igualmente crucial. Suponha que o estudo tivesse 50.000 usuários de aspirina e 50.000 não usuários, mas todos os homens do estudo estivessem entre as idades de 30 e 39 anos. Embora a alocação da exposição equilibrada aumente a precisão, homens nessa idade raramente morrem de doenças cardiovasculares. Assim, poucos eventos ocorreriam em ambos os grupos de exposição, e, em consequência, as estimativas de efeito seriam imprecisas. Um estudo muito mais preciso usaria uma coorte em risco muito mais alto, tal como uma composta por homens mais velhos. O estudo resultante não teria as mesmas implicações, a menos que fosse aceito que a medida de efeito de interesse mudasse pouco com a idade. Essa preocupação não se relaciona com precisão, mas sim com a capacidade de generalização, o que discutimos no Capítulo 9.

A consideração da frequência de exposição e de desfecho também deve levar em conta outros fatores em análise. Se todos os usuários de aspirina tivessem de 40 a 49 anos de idade, mas todos os não usuários tivessem mais de 50 anos, a discrepância etária poderia prejudicar gravemente o estudo, dependendo de como essas distribuições não sobrepostas de idade fossem manejadas na análise. Por exemplo, se alguém tentasse estratificar por década de idade para controlar o possível de efeito de confundimento da idade, não haveria informação alguma sobre o efeito da aspirina nos dados, porque nenhum estrato etário teria informações sobre usuário e não usuários.

Assim, podemos ver que uma variedade de aspectos do delineamento afeta a eficiência do estudo, que, por sua vez, afeta a precisão dos resultados do estudo. Tais fatores incluem a proporção de sujeitos expostos, o risco de doença desses sujeitos e a relação das variáveis do estudo com outras variáveis a analisar, tais como confundidores e modificadores de efeito. A eficiência do estudo pode ser julgada em várias escalas. Uma escala relaciona o conteúdo total de informação com o número total de sujeitos (ou quantidade de experiência de pessoa-tempo) no estudo. Diz-se que um delineamento válido é mais eficiente estatisticamente do que outro, se tal delineamento gera estimativas mais precisas do que o outro, quando ambos são realizados com o mesmo número de sujeitos ou de pessoa-tempo (presumindo-se condução apropriada do estudo).

Uma outra escala relaciona o conteúdo total de informação com os custos da aquisição de tal informação. Algumas opções de delineamento, tal como o pareamento individual, podem aumentar o conteúdo de informações por sujeito pesquisado, mas somente com um crescimento do custo. O custo-eficiência relaciona a precisão de um estudo com seus gastos, independentemente do número de sujeitos no estudo. Frequentemente, o custo de adquirir sujeitos e de obter dados difere entre os grupos do estudo. Por exemplo, estudos de coorte retrospectivos muitas vezes usam uma série referencial de dados da população, porque tais dados podem ser adquiridos a um preço que tem magnitude consideravelmente menor do que o das informações sobre a coorte exposta. Similarmente, em estudos de caso-controle, os casos elegíveis podem ser escassos na população-fonte, ao passo que os elegíveis para serem controles podem ser abundantes. Em tais situações, poderia ser obtida mais precisão por unidade de custo pela inclusão de todos os casos elegíveis, e, então, expandindo-se o tamanho da série de referência, em vez de pelo aumento da população-fonte para obter mais casos. O sucesso dessa estratégia depende dos custos relativos da aquisição da informação sobre casos *versus* controles e do custo da expansão da população-fonte para obter mais casos – a última estratégia pode ser muito dispendiosa se o estudo não puder se valer de um sistema existente de verificação de casos (tal como um registro).

Na ausência de um efeito e se nenhum ajuste for necessário, a razão de alocação mais custo-eficiente é aproximadamente igual ao inverso da raiz quadrada da razão de custo (Miettinen, 1969). Assim, se C_1 é o custo de cada caso e C_0 é o custo de cada controle, a razão de alocação de controles a casos mais custo-eficiente é $(C_1/C_0)^{1/2}$. Por exemplo, se os casos custarem quatro vezes mais do que os controles e não houver efeito nem necessidade de ajustes, o delineamento mais custo-eficiente incluiria duas vezes mais controles do que casos. A regra da raiz quadrada só é aplicável para efeitos pequenos ou nulos. Uma abordagem mais geral para melhorar a eficiência do custo leva em conta a magnitude conjecturada do efeito e o tipo dos dados (Morgenstern e Winn, 1983). Essas fórmulas capacitam o pesquisador a melhorar a precisão do estimador do efeito em um estudo, para uma quantidade fixa de recursos.

Ocasionalmente, um dos grupos de comparação não pode ser expandido, geralmente porque restrições práticas limitam a viabilidade de se estender o período, ou a área, do estudo. Para um grupo assim, o custo de adquirir sujeitos adicionais é essencialmente infinito, e a única estratégia disponível para se adquirir mais informações é expandir o outro grupo. Quando o tamanho de um grupo aumenta em relação ao outro, a eficiência estatística não aumenta proporcionalmente. Por exemplo, se há m casos, nenhum efeito e nenhuma necessidade de estratificar algum fator, a proporção da precisão máxima atingível, que pode ser obtida pelo uso de um grupo controle de tamanho n, é $n/(m+n)$, frequentemente dada como $r/(r+1)$, onde $r = n/m$. Essa relação implica que, se apenas 100 casos fossem disponíveis em um estudo de caso-controle e nenhuma estratificação fosse necessária, um delineamento com 400 controles poderia conseguir $400/(100 + 400) = 80\%$ da eficiência máxima possível.

Infelizmente, as fórmulas que acabamos de descrever são ilusórias, quando são necessárias comparações entre estratos de outros fatores ou quando há um efeito. Em qualquer dos casos, a expansão de apenas um grupo pode melhorar muito a eficiência (Breslow et al., 1983). Além disso, fórmulas de delineamento de estudo que incorporam restrições de custo geralmente tratam os custos por sujeito como fixos dentro de grupos de estudo (Meydrech e Kupper, 1978; Thompson et. al., 1982). Entretanto, o custo por sujeito pode mudar à medida que o número aumenta; por exemplo, pode haver uma redução de custos se o tempo de coleta puder ser expandido e não houver necessidade de treinar entrevistadores adicionais, ou pode haver um aumento de custo se mais entrevistadores precisarem ser treinados.

PAREAMENTO

Pareamento é alusivo à seleção de uma série de referência – sujeitos não expostos, em um estudo de coorte, ou de controles, em um estudo de caso-controle – que é idêntica, ou quase isso, à série índice, com relação à distribuição de um ou mais potenciais fatores de confundimento. As intuições iniciais sobre pareamento foram derivadas do pensamento sobre experimentos (em que a exposição é designada pelo pesquisador). Em epidemiologia, entretanto, o pareamento é aplicado principalmente em estudos de caso-controle, nos quais representa um processo muito diferente do pareamento em experimentos. Há, também, diferenças importantes entre o pareamento em estudos experimentais e em estudos de coorte não experimentais.

O pareamento pode ser realizado sujeito a sujeito, o que é conhecido como *pareamento individual*, ou por grupos de sujeitos, que é denominado *pareamento por frequência*. O pareamento individual envolve a seleção de um ou mais sujeitos de referência com valores do fator de pareamento iguais àqueles do sujeito índice. Em um estudo de coorte, o sujeito índice é exposto, e um ou mais sujeitos não expostos são pareados para cada indivíduo exposto. Em um estudo de caso-controle, o sujeito índice é um caso, e um ou mais controles são pareados a cada caso. O pareamento por frequência envolve a seleção de um estrato inteiro de sujeitos de referência, com valores do fator de pareamento iguais àqueles de um estrato de sujeitos índice. Por exemplo, em um estudo de caso-controle pareado por sexo, um estrato de controles masculinos seria selecionado para os casos masculinos e, separadamente, um estrato de controles femininos seria selecionado para os casos femininos.

Uma observação geral aplica-se a todos os estudos pareados: o pareamento por um fator pode necessitar de seu controle na análise. Essa observação é especialmente importante para os estudos de caso-controle, nos quais a falha de controle para um fator de pareamento pode levar a estimativas de efeito com viés. Com o pareamento individual, frequentemente, cada conjunto pareado é tratado como um estrato distinto se uma análise estratificada fosse conduzida. Quando dois ou mais conjuntos pareados têm valores idênticos para todos os fatores de pareamento, entretanto, os conjuntos podem e, para eficiência, devem ser agrupados em um só estrato, na análise (Cap. 16). Dado que estratos correspondentes a conjuntos pareados individualmente podem ser agrupados na análise, não há diferença importante na análise adequada de dados pareados individualmente e dados pareados por frequência.

Propósito e efeito do pareamento

Para apreciar as implicações diferentes do pareamento para estudos de coorte e de caso-controle, considere a população-alvo hipotética de 2 milhões de indivíduos, dada na Tabela 11.1. Tanto a exposição como o sexo masculino são fatores de risco para a doença: dentro do sexo, os expostos têm 10 vezes mais risco do que os não expostos, e, dentro das categorias de exposição, os homens têm cinco vezes o risco das mulheres. Há, também, confundimento substancial, porque 90% dos indivíduos expostos são do sexo masculino e apenas 10% dos não expostos o são. A razão de riscos bruta na população-alvo, comparando expostos com não expostos, é 33; consideravelmente diferente do valor específico para o sexo, 10.

Suponha que um estudo de coorte extraia uma coorte exposta da população-alvo exposta e faça o pareamento da coorte não exposta com a coorte exposta, por sexo. Se 10% da população-alvo exposta estiver incluída no estudo de coorte, e esses sujeitos forem selecionados independentemente do sexo, temos aproximadamente 90.000 homens e 10.000 mulheres na coorte exposta. Se um grupo de comparação de sujeitos não expostos é tirado de 1 milhão de sujeitos não expostos na popula-

TABELA 11.1

População-alvo hipotética de 2 milhões de pessoas, na qual a exposição aumenta o risco 10 vezes, homens têm cinco vezes o risco das mulheres, e a exposição está fortemente associada ao sexo masculino

	Homens		Mulheres	
	Expostos	Não expostos	Expostas	Não expostas
Nº de casos em 1 ano	4.500	50	100	90
Total	900.000	100.000	100.000	900.000
1 ano de risco	0,005	0,0005	0,001	0,0001

$$\text{Razão de risco bruta} = \frac{(4.500 + 100) / 1.000.000}{(50 + 90) / 1.000.000} = 33$$

ção-alvo, independentemente de sexo, o estudo de coorte terá o mesmo confundimento que existe na população-alvo (afora a variabilidade de amostragem), porque o estudo de coorte é, então, uma simples amostra de 10% da população-alvo. É possível, contudo, agregar a coorte não exposta de tal forma que sua proporção de homens se equilibre com aquela da coorte exposta. Este pareamento dos não expostos com os expostos por sexo prevenirá uma associação entre sexo e exposição, no estudo de coorte. Dos 100.000 homens não expostos na população-alvo, suponha que 90.000 são selecionados para formar um grupo de comparação pareado com os 90.000 homens expostos no estudo, e, das 900.000 mulheres não expostas, suponha que 10.000 sejam selecionadas para parear com as 10.000 mulheres expostas.

A Tabela 11.2 apresenta os resultados esperados (se não houver erro amostral) do estudo de coorte pareado que descrevemos. A razão de riscos esperada na população do estudo é 10 para os homens e 10 para as mulheres, e também é 10 nos dados brutos para o estudo: a estimativa pontual não é confundida por sexo, porque o pareamento preveniu uma associação entre sexo e exposição na coorte do estudo.

Entretanto, a situação difere consideravelmente se, em vez disso, for realizado um estudo de caso-controle. Considere um estudo de caso-controle de todos os 4.740 casos que ocorrem na população-fonte da Tabela 11.1 durante 1 ano. Suponha que 4.740 controles sejam amostrados da população-fonte, pareados aos casos por sexo, de modo que 4.550 dos controles sejam homens. Dos 4.740 casos, esperamos que 4.500 + 100 = 4.600 sejam expostos, e 4.740 − 4.600 = 140 sejam não expostos. Dos 4.550 controles do sexo masculino, esperamos que cerca de 90%, ou 4.095, sejam expostos, porque 90% dos homens na população-alvo são expostos. Dos 4.740 − 4.550 = 190 controles do sexo feminino, esperamos que cerca de 10%, ou 19, sejam expostos, porque 10% das mulheres na população-alvo são expostas. Assim, esperamos que 4.095 + 19 = 4.114 controles sejam expostos, e 4.740 − 4.114 = 626 sejam não expostos. A distribuição esperada de casos e controles é mostrada na Tabela 11.3. A razão de chances bruta (RC) é muito menor do que a verdadeira razão de riscos (RR) para o efeito da exposição. A Tabela 11.4 mostra, contudo, que os dados de caso-controle dão o resultado correto, RR = 10, quando estratificados por sexo. Assim, ao contrário do pareamento da coorte, o pareamento de caso-controle não eliminou o confundimento por sexo na estimativa pontual bruta da razão de riscos.

A discrepância entre os resultados brutos na Tabela 11.3 e os resultados específicos por estrato na Tabela 11.4 resulta de um viés que é introduzido pela seleção de controles, de acordo com um fator que está relacionado com a exposição, a saber, o fator de pareamento. O viés se comporta como con-

TABELA 11.2

Resultados esperados de um estudo de coorte pareado de 1 ano de 100.000 sujeitos expostos e 100.000 não expostos, retirados da população-alvo descrita na Tabela 11.1

	Homens		Mulheres	
	Expostos	Não expostos	Expostas	Não expostas
Casos	450	45	10	1
Total	90.000	90.000	10.000	10.000
Aproximação esperada	RR = 10		RR = 10	

$$\text{Razão de risco bruta} = \frac{(450 + 10)/100.000}{(45 + 1)/100.000} = 10$$

RR, razão de riscos.

TABELA 11.3

Resultados esperados de estudo de caso-controle com 4.740 controles pareados por sexo quando a população-fonte é distribuída como na Tabela 11.1

	Expostos	Não expostos
Casos	4.600	140
Controles	4.114	626

$$\text{RC bruta esperada aproximada} = \frac{4.600\,(626)}{4.114\,(140)} = 5,0$$

RC, razão de chances.

TABELA 11.4

Resultados esperados de um estudo de caso-controle de 4.740 casos e 4.740 controles pareados, quando a fonte de sujeitos é a população-alvo descrita na tabela 10.1 e a amostragem é aleatória dentro do sexo

	Homens		Mulheres	
	Expostos	Não expostos	Expostas	Não expostas
Casos	4.500	50	100	90
Controles	4.095	455	19	171
Aproximação esperada	RC = 10		RC = 10 '	

RC, razão de chances.

fundimento, em que a estimativa bruta de efeito é viesada, mas a estratificação remove o viés. Esse viés, porém, não é um reflexo do confundimento original por sexo na população-fonte; em verdade, ele difere em direção daquele viés.

Os exemplos nas Tabelas 11.1 até 11.4 ilustram os seguintes princípios: em um estudo de coorte, sem riscos competitivos ou perdas do seguimento, nenhuma ação adicional é necessária na análise para controlar para o confundimento da estimativa pontual pelos fatores de pareamento, porque parear não expostos a expostos previne uma associação entre a exposição e os fatores de pareamento. (Como discutiremos mais tarde, contudo, riscos competitivos ou perdas do seguimento podem necessitar de controle dos fatores de pareamento.) Em contraste, se os fatores de pareamento estiverem associados à exposição na população-fonte, o pareamento em um estudo de caso-controle requer controle por fatores de pareamento na análise, mesmo que os fatores de pareamento não sejam fatores de risco para a doença.

O que é responsável por essa discrepância? Em um estudo de coorte, o pareamento é de *não expostos* com *expostos* sobre características apuradas no início do seguimento, ou seja, é realizado sem considerar eventos que ocorram durante o seguimento, inclusive ocorrência de doença. Ao mudar a distribuição das variáveis de pareamento na população não exposta, o pareamento desvia o risco nesse grupo na direção do que teria ocorrido entre a população realmente exposta se os sujeitos tivessem sido não expostos. Em contraste, o pareamento em um estudo de caso-controle envolve parear *não doentes* com *doentes*, um processo inteiramente diferente de parear não expostos a expostos. Ao selecionar controles de acordo com fatores de pareamento que estão associados à exposição, o processo de seleção será diferencial no que diz respeito tanto à exposição, quanto à doença, resultando, dessa forma, em um viés de seleção que não tem contrapartida em estudos de coorte pareados. As próximas seções, sobre pareamento por delineamentos de coorte e de caso-controle, exploram esses fenômenos em mais detalhes.

Pareamento em estudos de coorte

Em estudos de coorte, o pareamento de sujeitos não expostos com expostos, em uma razão constante, pode prevenir o confundimento da diferença e da razão de riscos bruta pelos fatores pareados, porque tal pareamento previne uma associação da exposição com os fatores de pareamento entre os sujeitos de estudo, no começo do seguimento. Apesar desse benefício, estudos de coorte pareados são incomuns. Talvez a razão principal seja a despesa alta de parear coortes grandes. Normalmente, os estudos de coorte requerem muito mais sujeitos do que os de caso-controle, e o pareamento, em geral, é um processo que consome tempo. Uma exceção é quando dados de registro, ou outras informações de base de dados, podem ser usados como fonte de dados. Em estudos de base de dados, uma coorte não exposta pode ser pareada a uma coorte exposta dentro da fonte de dados, com relativa facilidade e baixo custo. Também é possível melhorar a eficiência de custo em estudos de coorte pareados, pela limitação da coleta de dados sobre confundidores não pareados àqueles conjuntos pareados nos quais um evento ocorra (Walker, 1982b), mas essa abordagem é rara na prática.

Outro motivo pelo qual os estudos de coorte pareados são raros pode ser porque o pareamento de coortes não elimina, obrigatoriamente, a necessidade de controlar os fatores de pareamento. Se a exposição e os fatores de pareamento afetam o risco de doença ou censura (riscos competitivos e perda do seguimento), o equilíbrio original produzido pelo pareamento não se estenderá às pessoas e pessoas-tempo disponíveis para a análise. Isto é, o pareamento só previne uma associação da exposição com o fator de pareamento entre as contagens iniciais de pessoas, no início do seguimento; os efeitos de exposição e os fatores de pareamento podem produzir uma associação de exposição e fatores de pareamento entre as pessoas remanescentes e o pessoa-tempo observado, quando a coorte é acompanhada ao longo do tempo. Mesmo que apenas dados puros de contagem e de riscos sejam examinados e nenhuma censura ocorra, o controle de quaisquer fatores de risco usados para pareamento será necessário para se obter estimativas de desvio-padrão válidas para as estimativas de diferença de riscos e de razão de riscos (Weinberg, 1985; Greenland e Robins, 1985b).

Pareamento e eficiência em estudos de coorte

Embora o pareamento, frequentemente, possa melhorar a eficiência estatística em estudos de coorte pela redução do desvio-padrão das estimativas de efeito, tal benefício não é garantido se a exposição não for randomizada (Greenland e Morgenstern, 1990). Para compreender essa diferença entre estudos não experimentais e estudos de coorte randomizados, comparemos os protocolos de pareamento em cada delineamento. Em estudos randomizados, o pareamento é um tipo de *blocagem*, que é um protocolo para randomizar a alocação do tratamento dentro de grupos (blocos). Na *blocagem em pares*, um par de sujeitos com os mesmos valores dos fatores de pareamento (blocagem) é randomizado, um para o tratamento em estudo e o outro para o tratamento controle. Tal protocolo produz, quase sempre, uma estimativa de efeito estatisticamente mais precisa (eficiente) do que o delineamento correspondente sem blocagem, embora exceções possam ocorrer (Youkeles, 1963).

Em estudos de coorte não experimentais, pareamento refere-se a uma família de protocolos para seleção de sujeitos, e não para alocação de tratamentos. No protocolo talvez mais comum de pareamento em coorte, sujeitos não expostos são selecionados de modo que sua distribuição de fatores de pareamento seja idêntica à distribuição na coorte exposta. Esse protocolo pode ser efetuado por pareamento individual, ou de frequência. Por exemplo, suponha que os pesquisadores tenham identificado uma coorte exposta para seguimento, e que tabulem a distribuição por idade e sexo dessa coorte. Então, dentro de cada estrato idade-sexo, eles podem selecionar, para seguimento, um número igual de sujeitos não expostos.

Em resumo, embora o pareamento de coortes não experimentais possa ser simples, suas implicações quanto à eficiência não são. Argumentos clássicos da teoria de experimentos randomizados sugerem que a randomização pareada (blocagem) de um fator de risco melhorará a precisão da estimação de efeito, quando o desfecho sob estudo for contínuo; os efeitos são mensurados como diferenças de médias, e a variação aleatória do desfecho pode ser representada pela adição de um termo de erro independente do desfecho. Contudo, tais argumentos não são transportáveis para estudos epidemiológicos de coorte, primariamente porque a seleção pareada altera a distribuição de covariáveis de toda a coorte do estudo, ao passo que a randomização pareada não o faz (Greenland e Morgenstern, 1990). Argumentos clássicos também se desintegram quando o desfecho é discreto, porque, nesse caso, a variância do desfecho depende do valor médio (esperado) dentro de cada categoria de exposição. Assim, em estudos de coorte não experimentais, o pareamento às vezes pode prejudicar a eficiência, embora não introduza viés algum.

Pareamento em estudos de caso-controle

Em estudos de caso-controle, o viés de seleção introduzido pelo processo de pareamento pode ocorrer, havendo ou não confundimento pelos fatores pareados na população-fonte (a população da qual se originaram os casos). Se houver confundimento na população-fonte, como houve no exemplo anterior, o processo de pareamento fará sobreposição de um viés de seleção com o confundimento inicial. Esse viés, geralmente, é na direção do valor nulo do efeito, qualquer que seja a natureza do confundimento na população-fonte, porque o pareamento seleciona controles que são mais semelhantes aos casos no que diz respeito à exposição, do que o seriam os controles selecionados aleatoriamente da população-fonte. No exemplo anterior, o forte confundimento afastando-se da nulidade, na população-fonte, foi superado pelo viés mais forte em direção à nulidade, nos dados de caso-controle pareados.

Consideremos mais de perto por que o pareamento em um estudo de caso-controle produz viés. O propósito da série de controle em um estudo de caso-controle é fornecer uma estimativa da distribuição da exposição na população-fonte. Se os controles são selecionados para serem pareados com os casos por um fator que está correlacionado com a exposição, então a frequência bruta da exposição nos controles será distorcida na direção da semelhança daqueles casos. Os controles pareados são idênticos aos casos, no que diz respeito ao fator de pareamento. Assim, se o fator de pareamento fosse perfeitamente correlacionado com a exposição, a distribuição da exposição dos controles seria idêntica àquela dos casos, e, portanto, a razão de chances bruta seria 1,0.

O viés da estimativa de efeito em direção à nulidade não depende da direção da associação entre a exposição e o fator de pareamento; contanto que haja uma associação, positiva ou negativa, a distribuição bruta da exposição entre os controles será viesada na direção de semelhança daqueles casos. Uma correlação negativa perfeita entre o fator de pareamento e a exposição ainda levará a distribuições de exposição idênticas para casos e controles e a uma razão de chances bruta de 1,0, porque cada controle está pareado ao valor idêntico do fator de pareamento do caso, garantindo identidade para a variável da exposição, também.

Se o fator de pareamento não está associado à exposição, então o pareamento não terá influência sobre a distribuição da exposição nos controles, e, portanto, nenhum viés é introduzido pelo pareamento. Se, entretanto, o fator de pareamento for, realmente, um confundidor, o fator de pareamento e a exposição estarão associados. (Se não houvesse associação, o fator de pareamento não poderia ser um confundidor, porque um fator de confundimento deve estar associado tanto com exposição quanto com a doença, na população-fonte.)

Assim, embora a intenção usual do pareamento seja controlar o confundimento, ele não alcança tal objetivo em estudos de caso-controle. Em vez disso, sobrepõe um viés de seleção ao confundimento. Esse viés de seleção comporta-se como confundimento, porque pode ser controlado na análise pelos métodos utilizados para o controle do confundimento. De fato, o pareamento pode introduzir viés onde nenhum existia previamente: se o fator de pareamento não está relacionado à doença na população-fonte, não será um confundidor; porém, se estiver associado à exposição, parear para ele em um estudo de caso-controle introduzirá um viés de seleção considerável.

Essa situação é ilustrada na Tabela 11.5, na qual o efeito da exposição corresponde a uma razão de riscos de 5 e não há confundimento na população-fonte. Todavia, se os casos são selecionados para um estudo de caso-controle, e uma série de controle é pareada aos casos por sexo, o valor esperado para a estimativa bruta de efeito do estudo de caso-controle é 2, em vez do valor correto de 5.

Na população-fonte, o sexo não é um fator de risco, porque a proporção de incidência é 0,001, tanto em homens não expostos como em mulheres não expostas. Apesar da ausência de associação entre sexo e doença dentro das categorias de exposição na população-fonte, tal associação é introduzida nos dados de caso-controle pelo pareamento. O resultado é que a estimativa bruta de efeito subestima seriamente o valor correto.

O viés introduzido por pareamento em um estudo de caso-controle não é, de forma alguma, irremediável. Nas Tabelas 11.4 e 11.5, as estimativas de efeito específicas por estrato são válidas; assim, é possível lidar-se tanto com o viés de seleção introduzido por pareamento, quanto com o confundimento original, tratando-se a variável de pareamento como um confundidor na análise de dados. A Tabela 11.5 ilustra que, uma vez assumido o pareamento caso-controle, pode tornar-se necessário estratificar pelos fatores de pareamento, mesmo que esses fatores não fossem confundidores na população-fonte. O Capítulo 16 discute diretrizes e métodos para o controle dos fatores de pareamento.

Pareamento e eficiência em estudos de caso-controle

É razoável questionar por que se poderia considerar o pareamento em estudos de caso-controle. Afinal de contas, ele não previne o confundimento e, frequentemente, introduz viés. A utilidade do parea-

TABELA 11.5

População-fonte sem confundimento por sexo e um estudo de caso-controle retirado da população-fonte, ilustrando o viés introduzido pelo pareamento por sexo

	Homens		Mulheres	
	Expostos	Não expostos	Expostas	Não expostas
A. População-fonte				
Doença	450	10	50	90
Total	90.000	10.000	10.000	90.000
	RR = 5		RR = 5	

$$\text{Razão de riscos bruta} = \frac{(450 + 50)/100.000}{(10 + 1)90/100.000} = 5$$

B. Estudo de caso-controle extraído da população-fonte e pareado por sexo

Casos	450	10	50	90
Controles	414	46	14	126
	RC = 5		RC = 5	

$$\text{RC bruta esperada aproximada} = \frac{(450 + 50)/(414 + 14)}{(10 + 90)/(46 + 126)} = 2,0$$

RR = razão de riscos, RC, razão chances.

mento não é derivada de uma capacidade de prevenir o confundimento, mas sim do aumento de eficiência que ele, algumas vezes, possibilita para o controle de confundimento. Suponha que se prevê que a idade confundirá a relação exposição-doença em um dado estudo de caso-controle, e que será necessária estratificação na análise. Suponha, além disso, que a distribuição etária para os casos é fortemente deslocada em direção às idades mais velhas, em comparação com a distribuição por idade de toda a população-fonte. Como um resultado, sem pareamento, pode haver alguns estratos etários com muitos casos e poucos controles, e outros com poucos casos e muitos controles. Em vez disso, se os controles forem pareados aos casos por idade, a razão de controles a casos será constante pelos estratos etários.

Suponha agora que uma certa série fixa de casos tenha sido, ou possa ser, obtida para o estudo, e que os recursos remanescentes permitem a seleção de um certo número fixo de controles. Há uma distribuição mais eficiente ("ótima") dos controles ao longo dos estratos, pois a seleção de controles, conforme esta distribuição, maximizará a eficiência estatística, apenas no sentido de minimizar a variância de um estimador comum de razão de chances (tal como aqueles discutidos no Cap. 15). Essa distribuição ótima dos controles depende da distribuição dos casos entre os estratos. Infelizmente, também depende das prevalências de exposição desconhecidas específicas por estrato, entre casos e não casos da população-fonte. Assim, essa distribuição "ótima" não pode ser conhecida previamente e utilizada para seleção dos controles. Além disso, pode não ser a escolha mais relevante cientificamente; por exemplo, essa distribuição presume que a medida de razão seja constante ao longo dos estratos, o que nunca se sabe se é verdadeiro, e, frequentemente, pode ser falso (caso em que um enfoque sobre a estimação de uma medida de razão comum é questionável). Além do mais, se a medida de razão varia ao longo dos estratos, a distribuição mais eficiente para estimar aquela variação na medida de efeito pode estar longe da distribuição mais eficiente para estimar uma medida de razão uniforme (homogênea).

Independentemente da meta de estimação, entretanto, ineficiência extrema ocorre quando são selecionados controles que estão em estratos que não têm casos (razão controle/caso infinita), ou quando nenhum controle é selecionado em estratos com um ou mais casos (razão controle/caso zero). Os estratos sem casos ou controles são essencialmente descartados por métodos de análise especificada. Mesmo em um estudo, no qual todos os estratos têm tanto casos quanto controles, a eficiência pode ser consideravelmente prejudicada, se a estratégia de seleção dos sujeitos leva a uma distribuição caso-controle ao longo dos estratos que esteja longe daquela que for mais eficiente para a meta de estimação.

O pareamento força os controles a terem a mesma distribuição dos fatores de pareamento, através dos estratos, que os casos, e, por conseguinte, impede afastamentos extremos daquela que seria a distribuição de controles ótima para estimar uma medida de razão uniforme. Assim, dada uma série fixa de casos e um número fixo de controles, o pareamento melhora, frequentemente, a eficiência de uma análise estratificada. Há exceções, contudo. Por exemplo, o estudo na Tabela 11.4 gera uma análise menos eficiente para estimar uma razão uniforme do que um estudo não pareado com o mesmo número de controles, porque o estudo pareado leva a um valor esperado na casela da tabela para mulheres de apenas 19 controles expostas, ao passo que, em um estudo não pareado, nenhuma casela teria valor esperado menor do que 50. Esse exemplo é atípico, porque envolve somente dois estratos e números grandes dentro das caselas. Em estudos que requerem estratificação fina, pareados ou não, e, assim, geram dados esparsos (valores esperados nas caselas que são pequenos, de modo que caselas vazias são comuns dentro dos estratos), o pareamento geralmente resultará em maior eficiência do que poderia ser obtida sem pareamento.

Em resumo, o pareamento em estudos de caso-controle pode ser considerado um meio de produzir uma análise estratificada mais eficiente, em lugar de um meio direto de prevenir confundimento. A estratificação (ou uma abordagem de regressão equivalente; ver Cap. 21) ainda pode ser necessária para controlar o viés de seleção e algum confundimento deixado após o pareamento, mas esse último, frequentemente, tornará a estratificação mais eficiente. Sempre é preciso ter em mente, entretanto, que o pareamento caso-controle sobre um não confundidor geralmente prejudicará a eficiência, pois a estratégia mais eficiente será nem parear, nem estratificar, para o fator.

Se houver alguma flexibilidade na seleção de casos, bem como de controles, a eficiência pode ser melhorada pela alteração da distribuição de casos, assim como pela alteração da distribuição de controles, para aproximar-se de uma distribuição caso-controle mais eficiente ao longo dos estratos. Em alguns exemplos, nos quais se presume uma razão uniforme, pode acontecer que a abordagem mais eficiente seja a restrição de todos os sujeitos em um estrato (e não o pareamento ao longo de múltiplos estratos). Não obstante, nessas situações e em outras similares, certos objetivos do estudo podem pesar contra o uso do delineamento mais eficiente para estimar um efeito uniforme. Por exemplo, em um estudo do efeito de exposições ocupacionais sobre o risco de câncer de pulmão, os pesquisadores podem querer se assegurar de que há números suficientes de homens e de mulheres para produzir estimativas específicas por sexo desses efeitos que sejam razoavelmente precisas. Visto que a maioria dos casos de câncer de pulmão, em países industrializados, ocorre em homens, e a maioria das ocupações de alto risco compete ao sexo masculino, um delineamento com números iguais de homens e de mulheres provavelmente seria menos eficiente para estimar efeitos sumários do que outros delineamentos, tais como um que pareasse controles com uma série representativa de casos não selecionados.

O pareamento parcial ou incompleto, no qual a distribuição do(s) fator(es) de pareamento é alterada, em parte, na população-fonte em direção à dos casos, pode, algumas vezes, melhorar a eficiência em relação a nenhum pareamento, e, assim, pode valer a pena quando não pode ser feito o pareamento completo (Greenland, 1986a). Em algumas situações, o pareamento parcial pode até mesmo gerar estimativas mais eficientes do que o pareamento completo (Stürmer e Brenner, 2001). Há numerosos esquemas mais complexos para amostragem de controles, a fim de aprimorar a eficiência, além da que se pode atingir pelo pareamento comum, tais como o contrapareamento; ver citações no fim desta seção.

Custos do pareamento em estudos de caso-controle

A eficiência estatística que o pareamento fornece na análise de dados de caso-controle frequentemente, tem um custo substancial. Uma parte do custo é uma limitação da pesquisa: se um fator foi pareado em um estudo de caso-controle, não é mais possível estimar o efeito daquele fator a partir apenas dos dados estratificados, porque o pareamento distorce a relação do fator com a doença. Ainda é possível estudar o fator como um modificador de risco relativo (pela verificação de como a razão de chances varia ao longo dos estratos). Se certos dados populacionais estiverem disponíveis, também pode ser possível estimar o efeito do fator de pareamento (Greenland, 1981; Benichou e Wacholder, 1994).

Um custo adicional envolvido com o pareamento individual é a possível despesa inerente ao processo de escolha de sujeitos controle com a mesma distribuição de fatores de pareamento encontrada na série de casos. Se vários fatores estão sendo pareados, pode ser necessário examinar os dados de muitos sujeitos, controles em potencial, para encontrar um que tenha as mesmas características do caso. Embora esse processo possa levar a uma análise estatisticamente eficiente, o ganho estatístico pode não compensar o custo com tempo e dinheiro.

Se a eficiência de um estudo é julgada pelo ponto de vista da quantidade de informações por sujeito estudado (eficiência de tamanho), o pareamento pode ser visto como uma tentativa de melhorar a eficiência do estudo. Alternativamente, se a eficiência é julgada como a quantidade de informações por unidade de custo envolvida na obtenção das mesmas (eficiência de custo), o pareamento pode, paradoxalmente, ter o efeito oposto de diminuir a eficiência do estudo, porque o esforço despendido em encontrar sujeitos pareados pode ser gasto, em vez disso, simplesmente na coleta de informações sobre um número maior de sujeitos não pareados. Com o pareamento, uma análise estratificada teria mais eficiência de tamanho, mas, sem ele, os recursos para coleta de dados podem aumentar o número de sujeitos, dessa forma melhorando a eficiência de custo. Como a eficiência de custo é uma preocupação mais fundamental para o pesquisador do que a eficiência de tamanho, os aparentes ganhos de eficiência do pareamento algumas vezes são ilusórios.

As objeções de custos aplicam-se tanto ao pareamento em estudos de coorte (expostos/não expostos) quanto ao pareamento de caso-controle. Em geral, então, um efeito benéfico do pareamento sobre a eficiência global do estudo, que é a razão primária para empregar o pareamento, não é garantido. Realmente, a decisão de parear sujeitos pode resultar em menos informações gerais, conforme mensurado pela amplitude esperada do intervalo de confiança para a medida de efeito, especialmente se os gastos do pareamento reduzirem o número total de sujeitos do estudo. Uma apreciação mais ampla dos custos que o pareamento impõe, e as vantagens frequentemente de pouco valor que ele oferece, presumivelmente reduziriam seu uso, bem como o número de variáveis sobre as quais o pareamento é efetuado.

Uma outra desvantagem pouco apreciada do pareamento de caso-controle é seu potencial de aumentar o viés devido ao erro de classificação. Esse problema pode ser especialmente grave se são formados pareamentos com pares exclusivos sobre uma variável associada apenas à exposição, e a exposição é mal classificada (Greenland, 1982a).

Benefícios do pareamento em estudos de caso-controle

Há algumas situações nas quais o pareamento é desejável, ou mesmo necessário. Se o processo de obtenção de informações a partir dos sujeitos do estudo sobre exposição e confundidor é dispendioso, pode ser mais eficiente maximizar a quantidade de informações obtidas por sujeito do que aumentar o número de sujeitos. Por exemplo, se a informação sobre exposições em um estudo de caso-controle envolve um exame laboratorial caro em amostras de sangue, o dinheiro gasto no pareamento individual de sujeitos pode fornecer mais informações no geral do que poderiam ser obtidas gastando-se o mesmo para encontrar mais sujeitos. Se nenhum confundimento é previsto, é claro que não há necessidade de pareamento; por exemplo, a restrição de ambas as séries poderia prevenir o confundimento sem a necessidade de estratificação ou de pareamento. Entretanto, se o confundimento é provável, o pareamento garantirá que o controle do confundimento na análise não desperdiçará informações que foram caras de obter.

Algumas vezes não se pode controlar o confundimento eficientemente, a menos que o pareamento tenha preparado o caminho para isso. Imagine um fator de confundimento potencial que é vendido em uma escala nominal com muitas categorias; são exemplos variáveis tais como vizinhança, médico que fez encaminhamento e ocupação. O controle eficiente da história familiar entre irmãos é impossível, a menos que irmãos-controles tenham sido selecionados para os casos; isto é, o pareamento entre irmãos seja um pré-requisito necessário para se obter uma estimativa que seja não-confundida, e razoavelmente precisa. Essas variáveis são distinguidas de outras variáveis de escala nominal, tais como etnia, pelo número inerentemente pequeno de sujeitos potenciais disponíveis para cada categoria. Essa situação é chamada de um problema de *dados esparsos*: embora muitos sujeitos possam estar disponíveis, uma determinada categoria tem pouca chance de aparecer em uma amostra não pareada. Sem o pareamento, a maioria dos dados em uma análise estratificada terá apenas um sujeito, ou um caso, ou um controle, e, assim, não suprirá informações sobre o efeito, quando forem usados métodos elementares de estratificação (Caps. 15 e 16). O pareamento não impede que os dados sejam esparsos, mas garante que, depois da estratificação pelo fator pareado, cada estrato terá tanto casos, quanto controles.

Embora variáveis contínuas, tais como idade, tenham multitude de valores, seus valores são facilmente combinados pelo agrupamento ou podem ser controlados diretamente como variáveis contínuas, evitando-se o problema dos dados esparsos. Contudo, o agrupamento pode deixar confundimento de resíduo, ao passo que o controle direto requer o uso explícito de métodos de modelagem. Assim, embora o pareamento não seja essencial para o controle de tais variáveis, facilita seu controle pelos métodos de estratificação mais elementares.

Um problema fundamental com a análise estratificada é a dificuldade de controlar o confundimento por vários fatores simultaneamente. O controle de cada fator adicional envolve espalhar os dados existentes sobre uma nova dimensão; o número total de estratos necessários torna-se exponencialmente grande, à medida que o número de variáveis de estratificação aumenta. Para estudos com muitos fatores de confundimento, o número de estratos em uma análise estratificada que controla todos os fatores simultaneamente pode ser tão grande, que a situação simula uma na qual haja um confundidor de escala nominal com multitude de categorias: pode haver nenhum caso, ou nenhum controle, em muitos estratos, e quase nenhuma informação comparativa sobre o efeito em algum estrato. Consequentemente, se é previsto um grande número de fatores de confundimento, o pareamento pode ser desejável para garantir que uma análise estratificada elementar seja informativa. Porém, conforme assinalado anteriormente, tentar parear tantas variáveis pode tornar o estudo muito caro, ou tornar impossível encontrar sujeitos pareados. Assim, a opção mais prática, frequentemente, é parear apenas por idade, por sexo, e talvez um, ou poucos confundidores de escala nominal, especialmente aqueles com um número grande de valores possíveis. Quaisquer confundidores remanescentes podem ser controlados junto com os fatores de pareamento, por métodos de estratificação ou regressão.

Podemos resumir a utilidade do pareamento como a seguir: o pareamento é um meio útil para melhorar a eficiência de um estudo, em termos da quantidade de informações por sujeito estudado em algumas, mas não em todas as situações. O pareamento de caso-controle é útil para confundidores conhecidos que são mensurados em uma escala nominal, especialmente para aqueles com muitas categorias. A análise subsequente é melhor efetuada de uma maneira que controle tanto para variáveis de pareamento, quanto para confundidores não pareados. Discutiremos os princípios para o controle de variáveis de pareamento no Capítulo 16.

Superpareamento

Um termo que é usado frequentemente em referência a estudos pareados é *superpareamento*. Há pelo menos três formas de superpareamento. A primeira refere-se ao pareamento que prejudica a eficiência estatística, tal como o pareamento de caso-controle sobre uma variável associada com a exposição, mas não com a doença. A segunda tem a ver com o pareamento que prejudica a validade, tal como aquele sobre um intermediário entre exposição e doença. A terceira se refere ao pareamento que prejudica a eficiência de custo.

Superpareamento e eficiência estatística

Conforme ilustrado na Tabela 11.5, o pareamento de caso-controle sobre um não confundidor associado à exposição, mas não à doença, pode levar o fator a se comportar como um confundidor: o controle do fator será necessário se o pareamento for realizado, ao passo que nenhum controle teria sido necessário se ele não tivesse sido pareado. A introdução de determinada variável na estratificação, ordinariamente, reduz a eficiência relativa a um delineamento não pareado, no qual nenhum controle do fator seria necessário (Kupper et al., 1981; Smith e Day, 1981; Thomas e Greenland, 1983). Para explorar mais esse tipo de superpareamento, considere um estudo de caso-controle pareado de uma exposição binária, com um controle pareado a cada caso, em um ou mais não confundidores. Cada estrato na análise consistirá em um caso e um controle, a menos que alguns estratos possam ser combinados. Se o caso e seu controle pareado são, ambos, expostos ou não expostos, uma marginal da tabela 2 × 2 será 0. Como se pode verificar pela fórmula de razão de chances de Mantel-Haenszel, no Capítulo 15, tal par de sujeitos não contribuirá com informação alguma para a análise. Se a estratificação for feita por correlatos para exposição, aumenta-se a chance de que tais quadros ocorram, e, assim, tende-se a aumentar a perda de informações em uma análise estratificada. Essa perda de informação denigre a eficiência do estudo, reduzindo tanto as informações por sujeito estudado, quanto as informações por dólar gasto. Assim, ao forçar alguém a estratificar para um não confundidor, o pareamento pode diminuir a eficiência do estudo. Visto que, em primeiro lugar, o pareamento não era necessário, e tem o efeito de prejudicar a eficiência do estudo, nessa situação, o pareamento pode ser descrito apropriadamente como superpareamento.

O primeiro tipo de superpareamento pode, assim, ser compreendido como pareamento que causa uma perda de informações na análise, porque a análise estratificada resultante teria sido desnecessária sem pareamento. A extensão em que a informação é perdida pelo pareamento depende do grau de correlação entre o fator de pareamento e a exposição. Um fator com forte correlação com a exposição, que não tem relação com a doença, é o pior candidato para pareamento, porque levará a estratos relativamente pouco informativos na análise, sem um ganho que compense. Considere, por exemplo, um estudo da relação entre beber café e câncer da bexiga. Suponha que o pareamento por consumo de substitutos do creme seja considerado junto com pareamento por um conjunto de outros fatores. Visto que esse fator está fortemente associado com o consumo de café, muitos dos estratos individuais na análise pareada serão completamente concordantes com beber café e não contribuirão para a análise; isto é, para muitos dos casos, os controles pareados àquele caso serão classificados de forma idêntica ao caso com relação à beber café, simplesmente por causa do pareamento por consumo de substitutos do creme. Se os substitutos do creme não têm relação com o câncer da bexiga, nada se consegue pelo pareamento, exceto sobrecarregar a análise com a necessidade de fazer controle para o uso de substitutos do creme. Esse problema corresponde à sobrecarga de análise desnecessária que pode ser provocada pela tentativa de controlar fatores que estão relacionados somente com a exposição, ou com a oportunidade de exposição (Poole, 1986), o que é uma forma de *excesso de ajuste* (Cap. 15).

Essas considerações sugerem uma regra prática para o pareamento: não faça o pareamento de um fator que só esteja associado à exposição. Deve ser observado, entretanto, que exemplos incomuns podem ser construídos, nos quais o pareamento de caso-controle para um fator que está associado apenas à exposição melhora a eficiência (Kalish, 1986). Mais importante, em muitas situações, o fator de pareamento potencial terá uma relação, pelo menos fraca, com a doença e, assim, não ficará claro se o fator precisa ser controlado como um confundidor e se o pareamento pelo fator beneficiará a eficiência estatística. Em tais situações, considerações de custo-eficiência e de erro de classificação podem predominar.

Quando controles pareados e não pareados têm custo igual, e o fator de pareamento potencial deve ser tratado puramente como um confundidor, com apenas resumo (combinação) entre os estratos de pareamento desejados, recomendamos que se evite fazer o pareamento por esse fator, a menos que se espere que ele seja um forte fator de risco para a doença, com pelo menos alguma associação com a exposição (Smith; Day, 1981; Howe; Choi, 1983; Thomas; Greenland, 1983). Quando os custos de controles pareados e não pareados diferem, cálculos de eficiência que levem em conta as diferenças de custo podem ser efetuados e usados para escolher uma estratégia de delineamento (Thompson et al., 1982). Quando o principal interesse no fator é um efeito modificador, em vez de um confundidor, as diretrizes mencionadas anteriormente não são diretamente relevantes. No entanto, certos estudos têm indicado que o pareamento pode ter um efeito maior (tanto positivo, quanto negativo) sobre a eficiência, quando os fatores de pareamento devem ser estudados como modificadores de efeito, e não tratados como confundidores puros (Smith; Day, 1984; Thomas; Greenland, 1985).

Superpareamento e viés

O pareamento por fatores afetados pela exposição ou pela doença em estudo quase nunca é indicado e é potencialmente capaz de enviesar os resultados do estudo sem esperança de reparo. Portanto, é crucial compreender a natureza de tal superpareamento e por que ele precisa ser evitado.

O pareamento de caso-controle para um fator que é afetado pela exposição, mas não está relacionado à doença de modo algum (exceto, possivelmente, por meio de sua associação com a exposição), geralmente reduzirá a eficiência estatística. Isso corresponde a fazer pareamento por um fator que só está associado à exposição, o que foi discutido de modo extenso anteriormente, e é a possibilidade mais benigna entre as que envolvem o pareamento por um fator que é afetado pela exposição. Contudo, se o fator de pareamento potencial for afetado pela exposição, e, por sua vez, afetar a doença (i.e., trata-se de uma variável intermediária), ou for afetado tanto pela exposição quanto pela doença, então o pareamento pelo fator enviesará as estimativas de efeito, tanto brutas quanto ajustadas (Greenland; Neutra, 1981). Nessas situações, o pareamento de caso-controle nada mais é do que uma forma irreparável de viés de seleção (ver Caps. 8 e 12).

Para ver como surge esse viés, considere uma situação na qual a estimativa bruta de um estudo não pareado não tem viés. Se a exposição afetar o fator de pareamento potencial, e este fator afetar a doença, ou for afetado por ela, ele estará associado tanto com a exposição quanto com a doença na população-fonte. Consequentemente, em todas as situações, salvo algumas exceções, as associações de exposição com doença, dentro dos estratos dos fatores, diferirão da associação bruta. Visto que a associação bruta não tem viés, as associações específicas por estrato devem estar viesadas quanto ao efeito verdadeiro da exposição.

O último viés não apresentará problema se não parearmos nossos sujeitos do estudo para o fator, porque então só precisaremos ignorá-lo e usar a estimativa bruta de efeito (que não está viesada nesse exemplo). Se (inapropriadamente) ajustarmos para o fator, enviesaremos nossa estimativa (o que se chama, algumas vezes, de *viés de excesso de ajuste*; ver Cap. 15), mas podemos evitar esse viés simplesmente não ajustando para o fator. Entretanto, se parearmos para o fator, desviaremos a prevalência da exposição entre os não casos na direção daquela dos casos, dirigindo, dessa forma, a estimativa bruta de efeito rumo à nulidade. As estimativas estratificadas permanecerão viesadas. Com o pareamento, então, tanto as estimativas brutas quanto as específicas por estrato serão viesadas, e seremos incapazes de obter uma estimativa de efeito sem viés a partir apenas dos dados do estudo.

Portanto, se (como sempre) o interesse estiver em estimar o efeito líquido da exposição sobre a doença, nunca se deve fazer o pareamento por fatores que são afetados pela exposição ou pela doença, como sintomas ou sinais da exposição ou da doença, porque tal pareamento pode enviesar os dados do estudo irreparavelmente. As únicas exceções ocorrem quando as probabilidades de seleção relativa para os sujeitos, sob o delineamento pareado, são conhecidas e podem ser usadas para ajustar as estimativas de volta a sua forma esperada, não pareada (Cap. 19).

Superpareamento e eficiência de custo

Alguns métodos de obtenção de controles envolvem, automaticamente, o pareamento. Exemplos incluem controles por vizinhança, controles por irmãos e controles por amigos (Cap. 8). Devem-se considerar as consequências potenciais do pareamento que resulta do uso desses controles. Por exemplo, em um estudo de caso-controle, às vezes é muito econômico conseguir controles pedindo-se a cada caso que forneça os nomes de vários amigos e recrutar um ou mais destes para servir como controles. Conforme discutido no Capítulo 8, o uso de controles por amigos pode induzir viés em circunstâncias comuns. Mesmo quando esse viés for irrisório, entretanto, a amizade pode estar relacionada com a exposição (p. ex., por meio de fatores de estilo de vida), mas não com a doença. Como resultado, o uso desses controles amigos pode implicar uma perda de eficiência estatística, porque tal uso corresponde a fazer o pareamento por um fator que só está relacionado com a exposição. De maneira mais geral, a decisão de usar controles convenientes deve pesar qualquer economia de custos contra qualquer perda de eficiência e contra o viés relativo às alternativas viáveis (p. ex., controles da população geral). Normalmente, seria preferível uma estratégia que tivesse o custo total mais baixo dentre aquelas com a expectativa de menor viés.

O problema de escolha de estratégia pode ser reformulado para situações em que o número de casos pode ser variado, e situações nas quais os números de casos e controles são fixos (Thompson et al., 1982). Infelizmente, é raro saber com antecedência as quantidades-chave necessárias para fazer a melhor escolha, como o custo por controle de cada estratégia, o número de sujeitos que será necessário em cada estratégia e os vieses que podem ser subsequentes a cada estratégia. A escolha será fácil quando o mesmo viés for esperado independentemente da estratégia, e a estratégia mais eficiente estatisticamente também for a mais barata por sujeito: deve-se, simplesmente, usar aquela estratégia. Porém, em outros casos, é possível que não se consiga fazer melhor do que conduzir alguns cálculos aproximados especulativos para guiar a escolha da estratégia.

Pareamento por indicadores de acurácia de informação

O pareamento às vezes é empregado para se obter comparabilidade na acurácia das informações coletadas. Uma situação típica em que esse pareamento pode ser empreendido é um estudo de caso-controle no qual alguns ou todos os casos já tenham falecido, e substitutos precisem ser entrevistados para fornecer informações sobre exposição e confundidores. Teoricamente, os controles para casos mortos devem estar vivos, porque a população-fonte que deu origem aos casos só contém pessoas vivas. Na prática, visto que os dados de entrevista de substitutos podem diferir em acurácia dos dados obtidos diretamente dos casos, alguns pesquisadores preferem parear controles mortos com casos mortos.

Entretanto, parear por acurácia de informações não é necessariamente benéfico. Embora o uso de controles mortos possa ser justificado em estudos de mortalidade proporcional, essencialmente por conveniência (ver Cap. 6), o pareamento por acurácia de informações nem sempre reduz o viés global (ver Cap. 8). Por exemplo, alguns pressupostos sobre a acurácia de dados substitutos não estão comprovadas (Gordis, 1982). Além disso, a comparabilidade da acurácia de informações ainda permite viés por erro de classificação não diferencial, que pode ser mais grave em estudos pareados que em não pareados (Greenland, 1982a), e mais grave que o viés resultante de erro de classificação diferencial originária de não comparabilidade (Greenland; Robins, 1985a; Drews; Greenland, 1990).

Alternativas aos delineamentos tradicionais de pareamento

Os delineamentos convencionais pareados e não pareados representam apenas dois pontos de um espectro amplo de estratégias de pareamento. Entre as alternativas potencialmente vantajosas, estão o pareamento parcial e marginal (Greenland, 1986a), o contrapareamento (Langholz; Clayton, 1994; Cologne et al., 2004) e outras estratégias de pareamento pela melhora da eficiência (Stürmer; Brenner, 2002). Algumas dessas abordagens podem ser mais convenientes e eficientes do que os delineamentos convencionais pareados e não pareados. Por exemplo, o pareamento parcial possibilita a seleção de controles pareados para alguns sujeitos, controles não pareados para outros, e o uso de fatores de pareamento diferentes para sujeitos distintos, em que os controles podem ser os não expostos, em um estudo de coorte, ou os não casos, em um estudo de caso-controle. O pareamento marginal é uma forma de pareamento de frequências, na qual somente as distribuições marginais (separadas) dos fatores de pareamento são forçadas a ser semelhantes, em vez da distribuição conjunta. Por exemplo, podem-se selecionar controles para que eles tenham a mesma distribuição por idade e por sexo que os casos, sem forçá-los a ter a mesma distribuição faixa etária-sexo (p. ex., a proporção de homens poderia ser a mesma em casos e em controles, embora a proporção de homens de 60 a 64 anos de idade possa ser diferente).

Tanto no pareamento parcial quanto no marginal, os dados resultantes podem ser analisados tratando-se todos os fatores de pareamento como variáveis de estratificação e seguindo-se as diretrizes para análise de dados pareados apresentadas no Capítulo 16. Uma vantagem do pareamento parcial e marginal é que não é necessario muito esforço para encontrar um controle pareado perfeito para cada caso (em um estudo de caso-controle) ou para cada sujeito exposto (em um estudo de coorte). Assim, o pareamento parcial pode poupar um esforço considerável na busca por controles adequados.

CAPÍTULO 12

Diagramas causais

M. Maria Glymour e Sander Greenland

Introdução 219
Preliminares para grafos causais 220
 Independência estatística 220
 Causalidade e associação 221
 Viés de colisor 222
 Resumo 222
Modelos gráficos 222
 Terminologia 222
 Regras vinculando a ausência de caminhos abertos a independências estatísticas 224
 Suposições e intuições subjacentes às regras 227
Representação gráfica de viés e seu controle 228
 Conjuntos de condicionamento suficientes e minimamente suficientes 229
 Escolha de conjuntos de condicionamento para identificação de efeitos causais 229
 Confundimento e viés de seleção 230
Algumas aplicações 231
 Por que as regras convencionais para confundimento nem sempre são confiáveis? 232

Análises gráficas de viés de seleção 234
Viés de seleção intencional 234
Viés de sobrevivência 235
Confundimento residual e viés de quantificação 236
Viés pelo uso de categorias ou indicadores para dados faltantes 238
Ajuste para uma intermediária não estima necessariamente um efeito direto 239
Variáveis instrumentais 241
Viés por condicionamento a uma descendente do desfecho 244
Viés de seleção e pareamento em estudos de caso-controle 244
Como o ajuste para valores basais pode enviesar análises de mudança 245
Ressalvas e extensões 247
Conclusão 249

INTRODUÇÃO

Diagramas de caminhos causais têm sido usados para resumir visualmente relações hipotéticas entre variáveis de interesse. Diagramas causais modernos, ou grafos causais, foram desenvolvidos mais recentemente a partir de uma combinação de teoria de probabilidade gráfica com diagramas de caminhos. A teoria resultante fornece um dispositivo poderoso, ainda que intuitivo, para deduzir associações implicadas nas relações causais. Inversamente, dado um conjunto de relações estatísticas observadas, um pesquisador munido de teoria de grafos causais pode caracterizar sistematicamente todas as estruturas causais compatíveis com as observações. A teoria também fornece uma representação de conceitos-chave na teoria mais geral de causalidade longitudinal de Robins (1997); ver Capítulo 21 para discussão adicional e referências sobre o último tópico.

As regras gráficas ligando relações causais a associações estatísticas estão baseadas na matemática. Assim, uma maneira de se pensar sobre diagramas causais é que eles permitem aos não matemáticos extrair conclusões logicamente sólidas sobre certos tipos de relações estatísticas. Aprender as regras para leitura de associações estatísticas a partir de diagramas causais pode levar um pouco de tempo e de prática. Entretanto, uma vez que essas regras sejam dominadas, elas facilitam muitas tarefas, tais como compreender confundimento e viés de seleção, escolha de covariáveis para ajuste e análise de regressão, análises de efeitos diretos e análises de variáveis instrumentais e avaliação de "experimentos naturais". Em particular, os diagramas ajudam os pesquisadores a reconhecer e a evitar erros comuns na análise causal.

Este capítulo começa com as definições e as suposições básicas usadas na teoria dos grafos causais. Descreve a construção de diagramas causais e as regras gráficas de separação, ligando os pressupostos causais codificados em um diagrama às relações estatísticas implicadas nele. O capítulo conclui com a apresentação de alguns exemplos de aplicações. Alguns leitores podem preferir começar com os exemplos e retornar às definições e regras para diagramas causais, quando necessário. A seção sobre Modelos gráficos, contudo, é essencial para a compreensão dos exemplos. Detalhes técnicos completos de diagramas causais e sua relação com a inferência causal podem ser encontrados em Pearl (2000) e Spirtes e colaboradores (2001), ao passo que Greenland e Pearl (2008) fornecem uma breve revisão técnica. Artigos menos técnicos dirigidos para cientistas da saúde incluem Greenland e colaboradores (1999a), Robins (2001), Greenland e Brumback (2002), Hernán e colaboradores (2002), Jewell (2004) e Glymour (2006b).

PRELIMINARES PARA GRAFOS CAUSAIS

Considere duas variáveis X e Y para as quais desejamos representar uma conexão causal de X para Y, frequentemente dita como "X causa Y" ou "X afeta Y". Diagramas causais podem ser construídos com quase qualquer definição de causa e efeito em mente. Entretanto, conforme enfatizado no Capítulo 4, é crucial distinguir causação de mera associação. Para esse propósito, usamos o conceito de causação potencial-desfecho (contrafactual). Nós dizemos que X afeta Y em uma população de unidades (que pode ser de pessoas, de famílias, de vizinhança, etc.), e se somente se houver pelo menos uma unidade na qual uma mudança em (intervenção sobre) X modificará Y (Cap 4).

Independência estatística

Associação de X e Y corresponde à dependência estatística de Y e X, na qual a distribuição de Y difere entre os estratos populacionais definidos pelas categorias de X. Quando a distribuição de Y não difere entre os estratos de X, dizemos que X e Y são estatisticamente independentes, ou não associadas. Se X e Y são não associadas (independentes), saber o valor de X não nos dá informação sobre o valor de Y. Associação refere-se a diferenças em Y *entre* unidades com valores de X diferentes. Tais diferenças entre unidades não implicam necessariamente que mudar o valor de X para qualquer unidade isolada resultará em uma alteração em Y (o que é causação).

É útil reformular as ideias acima de maneira mais formal. Seja $\Pr(Y = y)$ a proporção esperada de pessoas na população que tem y como o valor de Y; essa proporção esperada é chamada, mais frequentemente, de probabilidade de $Y = y$. Se examinarmos a proporção de $Y = y$ que tem dentro de níveis, ou de estratos, de uma segunda variável X, dizemos que estamos examinando a probabilidade Y dado, ou *condicional a*, X. Usamos uma linha vertical "|" para denotar "dado" ou "condicional a". Por exemplo, $\Pr(Y = y | X = x)$ denota a proporção com $Y = y$ na subpopulação com $X = x$. A independência de X e Y corresponde, então, a dizer que para qualquer par de valores x e y para X e Y,

$$\Pr(Y = y | X = x) = \Pr(Y = y) \qquad [12.1]$$

o que significa que a distribuição de valores de Y não difere entre as subpopulações distintas definidas pelos valores de X. Em outras palavras, a equação diz que a distribuição de Y dado (ou condicional a) um valor particular de X é sempre igual à distribuição de Y na população total (marginal ou não condicional). Como declarado anteriormente, se X e Y são independentes, saber o valor de X, e nada mais sobre uma unidade, não fornece informações sobre o valor de Y da unidade.

A equação 12.1 não envolve outra variável além de X e Y, e é a definição da independência *marginal* de X e Y. Quando examinamos as relações entre duas variáveis dentro das categorias de uma terceira variável – por exemplo, a relação entre renda e mortalidade dentro de níveis de escolaridade – dizemos que estamos examinando a relação condicional. Examinamos relações condicionais dentro de muitos contextos em epidemiologia. Podemos, intencionalmente, condicionar a uma variável (variáveis) por meio de aspectos de delineamento, tais como restrição ou pareamento, ou de decisões analíticas, tais como estratificação ou modelo de regressão. O condicionamento também pode surgir inadvertidamente, devido, por exemplo, à recusa de participar ou à perda do seguimento. Esses eventos, essencialmente, forçam condicionamento a variáveis que determinam participação e confirmação. Informalmente, é dito algumas vezes que condicionar a uma variável mantém a variável constante, mas essa frase é ilusória porque sugere que estamos intervindo ativamente no valor da variável, quando o que estamos fazendo é separar os dados em grupos, com base nos valores observados da variável, e estimar os efeitos dentro desses grupos (e então, em alguns casos, tirar a média dessas estimativas pelos grupos, ver Cap. 15).

Dizer que X e Y são independentes dado Z, significa que, para quaisquer valores de x, y, z para X, Y e Z,

$$\Pr(Y = y | X = x, Z = z) = \Pr(Y = y | Z = z) \qquad [12.2]$$

o que quer dizer que, dentro de qualquer estrato de Z, a distribuição de Y não varia com X. Em outras palavras, dentro de qualquer estrato definido somente em termos de Z, não devemos ver associação entre X e Y. Se X e Y são independentes dado Z, então, uma vez conhecido o valor Z de uma unidade, achar o valor de X não fornece informação adicional sobre o valor de Y.

Causalidade e associação

Conforme explicado no Capítulo 4, causalidade e associação são conceitos qualitativamente diferentes. As relações causais são direcionadas; as associações são não direcionadas (simétricas). Associações de amostra são diretamente observáveis, mas a causalidade não o é. Contudo, nossa intuição nos diz que as associações são resultantes de forças causais. Mais obviamente, se X causa Y, isso resultará, geralmente, em uma associação entre X e Y. O que ocorre, naturalmente, é que mesmo que observemos X e Y sem erro, muitas outras forças (tais como confundimento e seleção) também podem afetar a distribuição de Y e, assim, induzir uma associação entre X e Y que não se deve a X causando Y. Além do mais, ao contrário da causalidade, a associação é simétrica no tempo (não direcional), por exemplo, uma associação entre X e Y pode refletir Y causando X, em vez de X causando Y.

Um estudo de causalidade deve descrever explicações plausíveis para as associações observadas em termos de estruturas causais, avaliar a compatibilidade lógica e estatística dessas estruturas com as observações e (em alguns casos) desenvolver probabilidades para tais estruturas. Os grafos causais fornecem diagramas esquemáticos de estruturas causais, e as independências preditas por um grafo fornecem um meio para avaliar a compatibilidade de cada estrutura causal com as observações.

Mais especificamente, quando virmos uma associação de X e Y, buscaremos explicações sólidas para essa observação. Por exemplo, logicamente, se X sempre precede Y, sabemos que Y não pode estar causando X. Dado que X precede Y, são explicações óbvias para a associação que X causa Y, que X e Y compartilham uma causa comum (confundimento) ou alguma combinação das duas (o que também pode levar a nenhuma associação, mesmo que X afete Y.) Viés de colisor é um terceiro tipo de explicação que parece muito menos intuitiva, mas facilmente ilustrada com grafos. Discutiremos primeiramente o viés de colisor, porque ele surge frequentemente em epidemiologia.

Viés de colisor

Conforme descrito no Capítulo 9, uma fonte potencialmente grande de viés na avaliação do efeito de X sobre Y surge quando a seleção dentro da população em estudo, ou dentro da própria amostra do estudo, é afetada tanto por X como por Y. Tal seleção é uma fonte de viés, mesmo que X e Y sejam independentes antes da seleção. Esse fenômeno foi descrito primeiramente por Joseph Berkson, em 1938 (publicado em Berkson [1946]). *Viés berksoniano* é um exemplo do fenômeno mais geral denominado *viés de colisor*, no qual a associação de duas variáveis X e Y muda pelo condicionamento em uma terceira variável Z, se Z for afetada tanto por X quanto por Y. Diz-se que os efeitos de X e Y "colidem" em algum lugar ao longo do caminho para produzir Z.

Como um exemplo, suponha que X e Z são marginalmente independentes, e que $Z = Y - X$, de sorte que Z seja completamente determinada por X e Y. Então, X e Y exibirão independência perfeita dado Z: se $Z = z$, então $Y = X + z$. Como um exemplo mais concreto, o índice de massa corporal (IMC) é definido como (peso em kg)/(altura em metros)^2 e, assim, é fortemente afetado tanto pela altura quanto pelo peso. A altura e o peso estão associados em qualquer população natural, mas não perfeitamente: não podemos dizer o peso exato de uma pessoa, a partir de sua altura. Suponha, entretanto, que sabemos que a pessoa tem um IMC = 25 kg/m^2; então, ao nos ser dito que a pessoa (digamos) tem 2 m de altura, podemos calcular seu peso exatamente, como IMC(comprimento^2) = 25(4) = 100 kg.

O viés de colisor ocorre mesmo quando a dependência causal do colisor Z sobre X e Y não é perfeita, e quando há vários intermediários entre X e o colisor, ou entre Y e o colisor. O viés de colisão também pode ser induzido quando X e Z (ou Y e Z) estão associadas devido a uma causa comum, e não porque X influencia Z.

O viés de colisor pode resultar de seleção de amostras, de estratificação ou de ajuste por covariáveis, se X e Y afetam a seleção ou as covariáveis de estratificação. Ele pode ser tão grave quanto o confundimento, como mostrado no exemplo clássico em que X, Y e Z representam uso de estrogênio exógeno, câncer de endométrio e sangramento uterino (Cap. 9). Conforme discutido posteriormente, também pode induzir confundimento.

Resumo

Quatro estruturas causais distintas podem contribuir para uma associação entre X e Y: (a) X pode causar Y; (b) Y pode causar X; (c) X e Y podem compartilhar uma causa comum que deixamos de condicionar (confundimento); ou (d) condicionamos ou selecionamos uma variável afetada por X e Y, fatores influenciados por tal variável, ou uma variável que compartilha causas com X e Y (viés de colisor). É claro que a associação observada também pode ter sido afetada por eventos puramente aleatórios. Como descrito na Parte III deste livro, a estatística convencional tem como foco levar em conta a variação aleatória resultante. O restante deste capítulo foca a representação de estruturas causais por meio de modelos gráficos e nas percepções que essa representação fornece. Ao longo deste capítulo, enfocamos as estruturas causais subjacentes às nossas observações, ignorando influências aleatórias.

MODELOS GRÁFICOS

Terminologia

Os diagramas causais codificam visualmente os pressupostos de um pesquisador sobre as relações causais entre a exposição, os desfechos e as covariáveis. Nós dizemos que uma variável X afeta uma variável Y *diretamente* (em relação a outras variáveis no diagrama) se houver uma seta de X para Y. Dizemos que X afeta Y *indiretamente* se houver uma sequência de setas de mesma direção (ou um "caminho de mão única") de X para Y; tal sequência é chamada de *caminho dirigido*, ou *caminho causal*. Qualquer variável ao longo de um caminho causal é designada como uma *variável inter-*

mediária entre *X* e *Y*. *X* pode afetar *Y* tanto direta quanto indiretamente. Na Figura 12.1, *X* afeta *Y* diretamente e *Z* indiretamente. A ausência de um caminho dirigido entre duas variáveis representa o pressuposto de que nenhuma das duas afeta a outra; na Figura 12.1, *U* e *X* não afetam uma à outra.

Filhas de uma variável *X* são variáveis que são afetadas diretamente por *X* (têm uma seta apontando de *X* para elas); inversamente, *mães* de *X* são variáveis que afetam *X* diretamente (têm uma seta apontando delas para *X*). De maneira mais geral, as *descendentes* de uma variável *X* são variáveis afetadas, direta, ou indiretamente, por *X*; inversamente, as *ancestrais* de *X* são todas as variáveis que afetam *X*, direta ou indiretamente. Na Figura 12.1, *Y* tem mães *U* e *X*, e uma filha *Z*; *X* tem uma filha (*Y*) e duas descendentes (*Y* e *Z*); e *Z* tem uma mãe *Y* e três ancestrais, *Y*, *U*, e *X*.

Não é necessário incluir todas as causas de variáveis no diagrama. Contudo, se duas ou mais variáveis em um grafo compartilham uma causa, então essa causa também deve ser mostrada no grafo como uma ancestral daquelas variáveis, caso contrário, o grafo não é considerado um grafo causal. Uma variável sem mães em um grafo causal é dita *exógena* no grafo; caso contrário, ela é *endógena*. Assim, presume-se que todas as variáveis exógenas no grafo não compartilhem causa alguma com outras variáveis do grafo. Se causas comuns desconhecidas de duas variáveis podem existir, um grafo causal deve mostrá-las; elas podem ser representadas como variáveis não especificadas, com setas para as variáveis que se pensa que elas influenciem. Em uma leve modificação dessas regras, alguns autores (p. ex., Pearl, 2000) usam uma seta com duas pontas entre duas variáveis, como uma escrita abreviada para indicar que há pelo menos uma causa comum exógena desconhecida delas duas (p. ex., $X \leftrightarrow Z$ significa que há pelo menos uma variável exógena desconhecida *U*, de modo que $X \leftarrow U \rightarrow Z$). Nós presumimos no restante deste capítulo que causas comuns desconhecidas estão representadas explicitamente nos diagramas causais, de modo que não há necessidade de setas com duas pontas.

Todos os grafos que consideraremos são *acíclicos,* o que significa que não há um caminho de setas começando e terminando em uma mesma variável (ciclo); isso quer dizer que nenhuma variável é uma ancestral ou descendente de si própria, então se *X* causa *Y*, *Y* não pode também causar *X*, no mesmo momento. Se um valor prévio de *Y* afeta *X*, e, então, *X* afeta um valor subsequente de *Y*, estes devem ser mostrados, cada qual, como variáveis separadas (p. ex., $Y_0 \rightarrow X_1 \rightarrow Y_2$) (para discussões de extensões de estruturas causais incluindo ciclos, ver Spirtes [1995], Pearl e Dechter [1996] e Lauritzen e Richardson [2002]). Na maioria dos grafos causais, os únicos conectores entre variáveis são setas de ponta única ($\rightarrow$), embora alguns grafos usem uma linha tracejada indireta ($---$) para indicar associações induzidas por viés de colisor. Conectores, ou setas, ou linhas tracejadas, são também conhecidos como *elos*, e as variáveis frequentemente são chamadas de *nós* ou *vértices* do grafo. Duas variáveis unidas por um conector são designadas como *adjacentes*, ou *vizinhas*. Se os únicos conectores no grafo são setas de ponta única, o grafo é chamado de *dirigido*. Um grafo acíclico dirigido, ou GAD, é, pois, um grafo com apenas setas entre variáveis e sem cilcos. O restante de nossa discussão aplica-se aos GAD e a grafos que resultam do condicionamento de variáveis em GAD.

Um *caminho* entre *X* e *Y* é qualquer sequência sem cruzamento e sem repetição, traçado ao longo de conectores (também chamados de elos) começando com *X* e terminando com *Y*, *independentemente da direção das pontas das setas*. Diz-se de uma variável ao longo do caminho entre *X* e *Y* que ela *intercepta* o caminho. Caminhos dirigidos são representados pelo caso especial em que todos

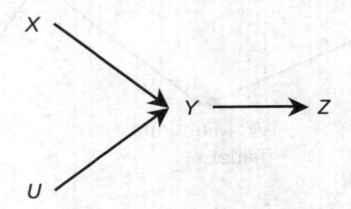

FIGURA 12.1 • Um diagrama causal sem confundimento.

os conectores no caminho fluem na mesma direção. Qualquer outro é um *caminho não dirigido*. Na Figura 12.1, $U \to Y \leftarrow X$ é um caminho não dirigido de U para X interceptado por Y.

Quando, no traçado de um caminho, uma variável está localizada no encontro das pontas de duas setas, ela é chamada de colisora naquele caminho. Na Figura 12.1, Y é uma colisora no caminho $U \to Y \leftarrow X$ de U para X. Assim, um colisor em um caminho é um efeito direto (filho) tanto da variável antes dela, quanto da variável logo depois de si, no caminho. Um caminho dirigido não pode conter um colisor. Se uma variável em um caminho tem vizinhas em ambos os lados, mas não é colisora, então ela deve ser uma intermediária ($X \to Y \to Z$ ou $X \leftarrow Y \leftarrow Z$), ou uma causa ($X \leftarrow Y \to Z$) de suas vizinhas imediatas no caminho.

Ser um colisor é específico a um caminho. No mesmo GAD, uma variável pode ser colisora em um caminho, mas intermediário em outro; por exemplo, na Figura 12.1, Y é uma intermediária e não colisora, no caminho $X \to Y \to Z$. Não obstante, uma variável com duas ou mais mães (causas diretas) é chamada de colisora no grafo, para indicar que ela é colisora em pelo menos um caminho. Como veremos, caminhos com colisoras podem virar fontes de confundimento e viés de seleção.

Regras vinculando a ausência de caminhos abertos a independências estatísticas

Dado um diagrama causal, podemos aplicar os *critérios de d-separação* (ou regras de separação de grafos dirigidos) para deduzir independências implicadas no diagrama. Focaremos em primeiro lugar as regras para determinar se duas variáveis são d-separadas não condicionalmente, e examinar, então, como o condicionamento de variáveis pode d-separar ou d-conectar outras variáveis no grafo. Nós enfatizamos que as relações deduzidas só se aplicam "a esperança", significando que elas se aplicam à distribuição de dados *esperada*, se a estrutura causal representada pelo grafo estiver correta. Elas não descrevem as associações que podem surgir, como um resultado de eventos puramente aleatórios, tais como aqueles produzidos por randomização, ou amostragem aleatória.

d-Separação não condicional

Diz-se que um caminho está *aberto*, ou *desbloqueado*, ou *ativo* não condicionalmente, se não houver colisor no caminho. Caso contrário, se houver um colisor no caminho, diz-se que ele é *fechado*, ou *bloqueado*, ou *inativo*, e dizemos que o colisor bloqueia o caminho. Por definição, um caminho dirigido não tem colisor, de modo que todo caminho dirigido é aberto, embora nem todo caminho aberto seja dirigido. Diz-se que duas variáveis X e Y são d-separadas se não houver caminho aberto entre elas; em caso contrário, elas são *d-conectadas*. Na Figura 12.2, o único caminho de X para Y está aberto em Z_1 e Z_2, mas fechado em W, e daí está fechado no geral; assim, X e Y são d-separadas. Ao usar esses termos, omitiremos, na maioria das vezes, o prefixo "d-" e diremos apenas que elas são separadas ou conectadas, conforme o apropriado.

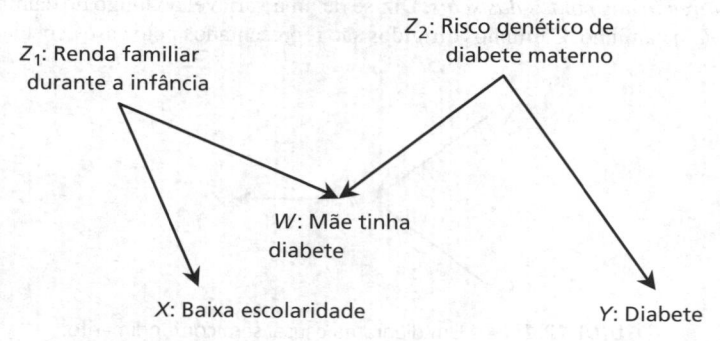

Z_1: Renda familiar durante a infância

Z_2: Risco genético de diabete materno

W: Mãe tinha diabete

X: Baixa escolaridade

Y: Diabete

FIGURA 12.2 • Um GAD sob o qual regras tradicionais de identificação de confundidor falham (um "diagrama M").

Se X e Y estão separadas em um grafo causal, então as suposições causais codificadas pelo grafo implicam que X e Y não estarão associadas. Assim, se cada caminho de X para Y está fechado, o grafo prediz que X e Y serão marginalmente independentes; isto é, para quaisquer valores x e y de X e Y, $\Pr(Y = y \mid X = x) = \Pr(Y = y)$. De modo mais geral e informal, podemos dizer: em um grafo causal, as únicas fontes de associação marginal entre variáveis são os caminhos abertos entre elas. Considere a Tabela 12.1, que lista os pressupostos causais representados pelo diagrama da Figura 12.1, e as associações implicadas por tais pressupostos causais. Por exemplo, o diagrama causal implica que U e X são marginalmente independentes, porque o único caminho entre elas passa por uma colisora, Y. Essa ideia é formalizada mais tarde, quando definirmos compatibilidade.

d-Separação condicional

Também precisamos do conceito de condicionamento gráfico. Considere primeiramente o condicionamento sobre uma não colisora Z em um caminho. Visto que é não colisora, Z deve ser uma intermediária entre suas vizinhas no caminho ($X \rightarrow Z \rightarrow Y$ ou $X \leftarrow Y \leftarrow Z$) ou uma causa de suas vizinhas ($X \leftarrow Z \rightarrow Y$). Nesses casos, o caminho está aberto em Z, mas o condicionamento à Z fecha o caminho e remove Z como uma fonte de associação entre X e Y. Esses fenômenos refletem o primeiro critério para bloquear caminhos pelo condicionamento a covariáveis:

- O condicionamento a uma não colisora Z em um caminho bloqueia o caminho em Z.

Em contraste, o condicionamento à colisora requer o raciocínio reverso. Se duas variáveis X e Y são marginalmente independentes, esperamos que se tornem associadas pelo condicionamento (estrati-

TABELA 12.1

Pressupostos representados no grafo acíclico dirigido na Figura 12.1, e implicações estatísticas desses pressupostos

Pressupostos causais representados na Figura 12.1	Independências implicadas pela Figura 12.1	Associações marginais esperadas sob a Figura 12.1 (pressupondo fidelidade)	Associações condicionais esperadas sob a Figura 12.1 (pressupondo fidelidade)
• X e U são, cada qual, causas diretas de Y (diretas no que diz respeito a outras variáveis no diagrama). • Y é uma causa direta de Z. • X não é uma causa direta de Z, mas é uma causa indireta de Z por meio de Y. • X não é uma causa de U e U não é uma causa de X. • U não é uma causa direta de Z, mas é uma causa indireta de Z por meio de Y. • Não há duas variáveis no diagrama (X, U, Y ou Z) que compartilhem uma causa prévia não mostrada no diagrama, por exemplo, nenhuma variável causa tanto X quanto Y, ou tanto X quanto U.	• X e U são independentes (o único caminho entre elas está bloqueado pela colisora Y). • X e Z são independentes condicionais de Y (o condicionamento à Y bloqueia o caminho entre X e Z). • U e Z são independentes condicionais de Y.	• X e Y estão associadas. • U e Y estão associadas. • Y e Z estão associadas. • X e Z estão associadas. • U e Z estão associadas.	• X e U são associadas condicionais à Y (o condicionamento a uma colisora desbloqueia o caminho). • X e U são associadas condicionais à Z (Z é uma descendente da colisora Y).

ficação) para um efeito compartilhado W. Em particular, suponha que estejamos traçando um caminho de X para Y e alcancemos um segmento do caminho com uma colisora, $X \to W \leftarrow Y$. O caminho está bloqueado em W, de modo que nenhuma associação entre X e Y passa através de W. Não obstante, o condicionamento à W, ou a qualquer descendente de W, abre o caminho em W. Em outras palavras, esperamos que o condicionamento à W, ou a qualquer descendente, crie uma associação $X-Y$, através de W. Assim, chegamos ao segundo critério para bloqueio de caminho pelo condicionamento a covariáveis:

- O condicionamento a uma colisora W em um caminho, ou à qualquer descendente de W, ou à qualquer combinação de W, ou as suas descendentes, abre o caminho em W.

Combinando esses critérios, nós vemos que o condicionamento a uma variável reverte seu *status* em um caminho: o condicionamento fecha não colisoras (que são abertas não condicionalmente), mas abre colisoras (que são fechadas não condicionalmente).

Dizemos que um conjunto de variáveis S *bloqueia um caminho* de X para Y se, depois do condicionamento de S, o caminho estiver fechado (não importa se ele estava fechado ou aberto no começo). Inversamente, dizemos que um conjunto de variáveis S desbloqueia um caminho se, após o condicionamento de S, o caminho estiver aberto (não importa se ele estava fechado ou aberto no começo). Os critérios para um conjunto de variáveis bloquear ou desbloquear um caminho estão resumidos na Tabela 12.2.

Se S bloqueia cada caminho de X a Y, dizemos que X e Y são *d-separadas por S*, ou que *S separa* X e Y. Essa definição de d-separação inclui situações nas quais não havia caminho aberto antes do condicionamento à S. Por exemplo, um conjunto S pode ser suficiente para separar X e Y, mesmo que S não inclua variáveis: se, para começar, não há caminho aberto entre X e Y, o conjunto vazio as separa.

d-Separação e independência estatística

Agora já especificamos os critérios de d-separação e explicamos como aplicá-los para determinar se duas variáveis em um grafo são d-separadas ou d-conectadas, ou marginalmente, ou condicionalmente. Esses conceitos fornecem um elo entre a estrutura causal ilustrada em um GAD e as associações estatísticas que esperamos em dados gerados a partir daquela estrutura causal. As duas regras seguintes especificam a relação entre d-separação e independência estatística; essas regras são subjacentes às aplicações que apresentaremos.

Regra 1 (compatibilidade). Suponha que duas variáveis X e Y em um grafo causal são separadas por um conjunto de variáveis S. Então, se o grafo estiver correto, X e Y serão não associadas dado S. Em outras palavras, se S separa X de Y, teremos $\Pr(Y=y \mid X=x, S=S) = \Pr(Y=y \mid S=S)$ para cada valor possível x, y, S de X, Y, S.

TABELA 12.2

Critérios para determinar se um caminho está bloqueado ou desbloqueado, condicionalmente a um conjunto de variáveis S

O caminho de X a Y está bloqueado condicionalmente a S, se:	O caminho de X a Y está desbloqueado condicionalmente a S, se:
Uma não colisora Z está no caminho (porque o caminho estará bloqueado por S em Z) OU Há uma colisora W no caminho que não está em S e não tem descendente em S (porque W ainda bloqueia o caminho depois do condicionamento à S)	S não contém não colisora no caminho (assim, o condicionamento à S não bloqueia uma não colisora) E Toda colisora no caminho ou está em S, ou tem uma descendente em S (porque o condicionamento à S abre todas colisoras)

Regra 2 (fidelidade fraca). Suponha que S não separe X de Y. Então, se o grafo estiver correto, X e Y podem estar associadas dado S. Em outras palavras, se X e Y estão conectadas dado S, então, sem informações adicionais, não devemos presumir que X e Y são independentes dado S.

Como uma ilustração, considere novamente a Figura 12.1. U e X são não associadas. Posto que Y é colisora, contudo, esperamos que U e X se tornem associadas após condicionamento à Y, ou à Z, ou à ambas (i. e., S desbloqueia o caminho se $S = \{Y\}$, $S = \{Z\}$, ou $S = \{Y, Z\}$). Em contraste, X e Z estão associadas marginalmente, mas se tornam independentes após condicionamento à Y ou à $S = \{U, Y\}$.

Suposições e intuições subjacentes às regras

Embora diagramas informais de caminhos causais já existam, pelo menos, desde a década de 1920, a teoria matemática dos grafos (inclusive os GAD) desenvolveu-se separadamente e, no princípio, não envolvia inferência causal. Pela década de 1980, entretanto, os grafos estavam sendo usados para representar a estrutura de distribuições de probabilidade conjuntas, com a d-separação sendo utilizada para codificar relações de independência condicional "estáveis" (Pearl, 1988). Um aspecto desse uso dos grafos é que uma dada distribuição terá mais de um grafo que codifica essas relações. Em outras palavras, representações gráficas de distribuições de probabilidade não são únicas. Por exemplo, em termos probabilísticos (associativos), $A \rightarrow B$ e $B \rightarrow A$ têm a mesma implicação, que A e B são dependentes. Pela década de 1990, porém, vários grupos de pesquisa tinham adaptado esses grafos de probabilidade à inferência causal, ao deixar que as setas representassem relações de causa e efeito, como elas faziam nos diagramas de caminhos. Muitas representações gráficas que são equivalentes probabilisticamente não são equivalentes do ponto de vista causal. Por exemplo, se A precede B temporalmente, então $B \rightarrow A$ pode ser excluída como uma representação da relação entre A e B.

As regras de compatibilidade e de fidelidade definem o que significa, quando dizemos que um modelo causal para um conjunto de variáveis é consistente com um modelo de probabilidade para a distribuição das mesmas. Na prática, as regras são usadas para identificar grafos causais consistentes com as distribuições de probabilidade observadas das variáveis nos grafos e, inversamente, para identificar distribuições que são compatíveis com um dado grafo causal. Quando, em grafos de probabilidade, as setas representam processos causais, a regra de compatibilidade supracitada (regra 1) é equivalente à *suposição causal de Markov* (SCM), que formaliza a ideia de que (afora o acaso) todas as associações não condicionais surgem de relações causais ancestrais. Explicações causais de uma associação entre duas variáveis invocam alguma combinação de causas comuns compartilhadas, viés de colisor, e uma das variáveis afetando a outra. Essas relações formam a base para a Regra 1.

Especificamente, a SCM declara que, para qualquer variável X, condicional a suas causas diretas (mães), X é independente de todas as outras variáveis que ela não afeta (suas não descendentes). Essa condição afirma que se pudermos manter constantes as causas diretas de X, então X será independente de qualquer outra variável que não seja, ela própria, afetada por X. Assim, presumindo que X precede Y temporalmente, em um GAD sem condicionamento só existem duas fontes de associação entre X e Y: efeitos de X sobre Y (caminhos dirigidos de X para Y) ou causas comuns (ancestrais compartilhadas) de X e Y, que introduzem confundimento. Faremos uso desse fato quando discutirmos controle de viés.

A regra de d-separação (Regra 1) e condições equivalentes, tais como a SCM, codificam intuições comuns sobre como relações probabilísticas (associações) originam-se de relações causais. Confiamos implicitamente nessas condições ao traçar inferências causais e predizer eventos cotidianos – variando desde avaliações quanto a se uma droga usada em um ensaio randomizado foi efetiva até predições sobre se o acionamento de um interruptor encherá uma sala de luz. Em qualquer sequência de eventos, manter constantes tanto os eventos intermediários, quanto os eventos de confundimento (causas comuns), interromperá as cascatas causais que produzem associações. Tanto em nossa intuição como na teoria de grafos causais, esse ato de "manter constantes" torna os eventos anteriores independentes dos eventos posteriores. O condicionamento a um conjunto que d-separa eventos posteriores daqueles anteriores corresponde a esse ato. Essa correspondência é a lógica para se deduzir as independências condicionais (aspectos de uma distribuição de probabilidades), implicadas por um dado grafo causal, da regra de d-separação.

A intuição por trás da Regra 2 é esta: se, depois de condicionamento à S, há um caminho aberto entre duas variáveis, então deve haver alguma relação causal ligando essas variáveis, e, assim, devem estar associadas dado S, salvo certas exceções ou casos especiais. Um exemplo de uma exceção ocorre quando associações transmitidas ao longo de diferentes caminhos abertos cancelam perfeitamente uma a outra, resultando em nenhuma associação global. Outras exceções também podem ocorrer. A Regra 2 diz apenas que não devemos contar com a ocorrência de tais casos especiais, de modo que, em geral, quando vemos um caminho aberto entre duas variáveis, esperamos que elas estejam associadas ou, no mínimo, não ficaremos surpresos se estiverem associadas.

Alguns autores vão além da Regra 2 e presumem que um caminho aberto entre duas variáveis significa que *devem* estar associadas. Essa suposição mais forte é chamada de *fidelidade* ou *estabilidade*, e diz que se S não d-separa X de Y, então X e Y estarão associadas dado S. Assim, a fidelidade é o oposto lógico da compatibilidade (Regra 1). A compatibilidade diz que se duas variáveis estão d-separadas, então devem ser independentes; a fidelidade diz que se duas variáveis são independentes, então devem estar d-separadas. Quando tanto a compatibilidade quanto a fidelidade se mantêm, temos a *compatibilidade perfeita*, que diz que X e Y são independentes dado S se, *e somente se*, S d-separa X e Y; a fidelidade acrescenta o trecho "somente se". Para qualquer padrão de associações dado, a suposição de compatibilidade perfeita afasta numerosas estruturas causais possíveis (Spirtes et al., 2001). Portanto, quando é crível, a compatibilidade perfeita pode ajudar a identificar estruturas causais subjacentes aos dados observados.

No entanto, visto que há exemplos reais de quase cancelamento (p. ex., quando confundimento obscurece um efeito real em um estudo) e outras exceções, a fidelidade é controvertida como uma suposição rotineira, como o são os algoritmos para inferir estrutura causal a partir de dados observacionais; ver Robins (1997, seção 11), Korb e Wallace (1997), Freedman e Humphreys (1999), Glymour e colaboradores (1999), Robins e Wasserman (1999) e Robins e colaboradores (2003). Por causa dessa controvérsia, discutimos apenas usos de modelos gráficos que não se baseiam na suposição de fidelidade. Em vez disso, usamos a Regra 2, que enfraquece a condição de fidelidade, ao dizer que a presença de caminhos abertos nos alerta quanto à possibilidade de associação, e, portanto, devemos fazer concessão a essa possibilidade.

As regras e suposições que acabamos de discutir devem ser claramente distinguidas dos pressupostos causais específicos por conteúdo codificados em um diagrama, que dizem respeito à questão de fundo ao nosso alcance. Essas regras servem apenas para ligar a estrutura causal presumida (a qual, idealmente, é baseada em informações contextuais sólidas e completas) às associações que observamos. Dessa maneira, elas possibilitam testar aqueles pressupostos e estimar os efeitos implicados no grafo.

REPRESENTAÇÃO GRÁFICA DE VIÉS E SEU CONTROLE

Um uso importante de grafos causais é identificar fontes de viés em estudos e em análises propostas, inclusive vieses resultantes de confundimento, de seleção ou de sobreajuste. Dado um grafo causal, podemos usar as definições e as regras que fornecemos para determinar se um conjunto de variáveis mensuradas S é suficiente para nos possibilitar identificar (estimativa válida) o efeito causal de X sobre Y.

Suponha que X precede Y temporalmente, e que o objetivo do estudo é estimar uma medida de efeito de X sobre Y. Nós chamaremos um caminho aberto não dirigido entre X e Y de *caminho de viés* para o efeito, porque tais caminhos não representam efeitos de X sobre Y, ainda que possam contribuir para a associação de X e Y. A associação entre X e Y é *não condicionalmente sem viés*, ou *marginalmente sem viés*, para o efeito de X sobre Y, se os únicos caminhos abertos de X para Y são os caminhos dirigidos.

Conjuntos de condicionamento suficientes e minimamente suficientes

Quando há caminhos de viés entre X e Y, pode ser possível fechar esses caminhos pelo condicionamento a outras variáveis. Considere um conjunto de variáveis S. A associação de X e Y *não tem viés dado S*, se, após condicionamento à S, os caminhos abertos entre X e Y são exatamente (somente e todos) os caminhos dirigidos de X para Y. Em tal caso, dizemos que S é *suficiente* para controlar o viés na associação de X e Y. Visto que o controle de colisoras pode abrir caminhos de viés, é possível para um conjunto S ser suficiente, e, no entanto, um conjunto maior contendo S e tais colisoras ser insuficiente.

Um conjunto S suficiente é *minimamente suficiente* para identificar o efeito de X sobre Y, se nenhum subconjunto próprio de S for suficiente (i.e., se a remoção de algum conjunto de variáveis de S torná-lo um conjunto não suficiente). Na prática, pode haver vários conjuntos suficientes distintos, e mesmo vários conjuntos minimamente suficientes distintos, para controlar o viés. Algumas vezes, os pesquisadores podem querer fazer ajustes para mais variáveis do que estão incluídas no que parece ser um conjunto minimamente suficiente em um grafo (p. ex., para dar margem à incerteza sobre possíveis caminhos de confundimento). Entretanto, identificar conjuntos minimamente suficientes pode ser valioso, porque o ajuste para mais variáveis do que o necessário traz o risco de introduzir vieses e de reduzir a precisão, e mensurar variáveis adicionais frequentemente é difícil, ou dispendioso.

Por exemplo, o conjunto de todas as mães de X é sempre suficiente para eliminar o viés quando se estima os efeitos de X em um GAD não condicional. Não obstante, o conjunto de mães de X pode estar longe de *minimamente* suficiente. Sempre que X e Y não compartilhem um ancestral, e não haja condicionamento nem erro de mensuração, os únicos caminhos abertos de X para Y são caminhos dirigidos. Nesse caso, não há viés e, por isso, não há necessidade de condicionamento para prevenir viés ao estimar o efeito de X sobre Y, não importa quantas mães de X existam.

Escolha de conjuntos de condicionamento para identificação de efeitos causais

Há várias razões para se evitar (quando possível) a inclusão de descendentes de X em um conjunto S de variáveis condicionantes. Em primeiro lugar, o condicionamento sobre descendentes de X que são intermediárias bloqueará caminhos dirigidos (causais) que são parte do efeito de interesse e, assim, criar viés. Segundo, o condicionamento sobre descendentes de X pode desbloquear, ou criar, caminhos que não são parte do efeito de X sobre Y e introduzir, assim, outra fonte de viés. Por exemplo, caminhos de viés podem ser criados quando se condiciona a uma descendente Z, tanto de X como de Y. O viés resultante é o viés berksoniano, descrito anteriormente. Em terceiro lugar, mesmo quando a inclusão de uma descendente particular de X não induz viés, ela ainda pode reduzir a precisão da estimação de efeito.

Caminhos não dirigidos de X a Y são denominados caminhos pela *porta dos fundos* (em relação à X) se começam com uma seta apontada para X (i.e., a seta sai de X por uma "porta dos fundos"). Na Figura 12.2, o único caminho de X para Y é de porta dos fundos, porque começa com o passo para trás $X \leftarrow Z_1$. Antes do condicionamento, todos os caminhos de viés em um GAD são caminhos pela porta dos fundos abertos, e todos os caminhos pela porta dos fundos abertos são caminhos de viés. Assim, para se identificar o efeito causal de X sobre Y, todos os caminhos de porta dos fundos entre as duas variáveis devem estar bloqueados. Um conjunto S satisfaz o *critério de porta dos fundos* para identificar o efeito de X sobre Y se S não contiver descendente algum de X, e não houver caminho pela porta dos fundos aberto de X para Y depois do condicionamento à S. Se S satisfizer o critério de porta dos fundos, então apenas o condicionamento à S será suficiente para controlar viés no GAD, e dizemos que o efeito de X sobre Y é *identificado*, ou *estimável*, dado apenas S. Enfatizamos novamente, porém, que o condicionamento adicional pode introduzir viés: o condicionamento a uma colisora pode criar novos caminhos de viés, e o condicionamento a uma intermediária bloqueará caminhos que fazem parte do efeito sob estudo.

Confundimento e viés de seleção

Os termos *confundimento* e *viés de seleção* têm usos variados e sobrepostos em diferentes disciplinas. Os conceitos epidemiológicos tradicionais de confundimento e de viés de seleção correspondem, ambos, a caminho de viés entre X e Y. Entretanto, a distinção entre os dois conceitos não é consistente por meio da literatura, e muitos fenômenos podem ser descritos razoavelmente tanto como confundimento, quanto como viés de seleção. Enfatizamos que os critérios de d-separação são suficientes para identificar fontes estruturais de viés, e, portanto, não há necessidade de categorizar cada caminho de viés como um caminho de confundimento, ou de viés de seleção. Não obstante, a discussão seguinte pode ajudar a ilustrar a correspondência entre termos epidemiológicos convencionais e fontes de viés, em diagramas causais.

Tradicionalmente, pensa-se sobre o confundimento como uma fonte de viés surgindo de causas de Y que estão associadas a, mas não são afetadas por, X (Cap. 9). Assim, dizemos que um caminho de viés de X para Y é um *caminho de confundimento*, se ele termina com uma seta em Y. O viés originário de uma causa comum de X e Y (e, assim, presente em um grafo não condicional, p. ex., U na Figura 12.3) é chamado, algumas vezes, de "confundimento clássico" (Greenland, 2003), para distingui-lo do confundimento que surge do condicionamento de uma colisora. Variáveis que interceptam caminhos de confundimento entre X e Y são *confundidores*.

Frequentemente, apenas medidas indiretas das variáveis que interceptam um caminho de confundimento estão disponíveis (p. ex., W na Figura 12.3). Nesse caso, o ajuste para tais substitutos, ou marcadores dos próprios confundidores, pode ajudar a remediar o viés (Greenland e Pearl, 2008). Frequentemente, tais substitutos são referidos informalmente como confundidores. Cautela é necessária quando quer que se ajuste para um substituto, em um esforço de bloquear um caminho de confundimento. Na medida em que o substituto é relacionado imperfeitamente com o confundidor real, o caminho permanecerá parcialmente aberto. Além do mais, se outras variáveis, além do próprio confundidor real, influenciam o substituto, o condicionamento ao substituto pode abrir novos caminhos e pode introduzir viés de colisor. De modo mais geral, o ajuste para um substituto imperfeito pode aumentar o viés, sob certas circunstâncias. Assuntos correlatos serão discutidos na seção sobre confundimento de resíduo.

Se um caminho de confundimento está presente, dizemos que a dependência de Y sobre X está *confundida*, e se nenhum caminho de confundimento está presente, dizemos que a dependência é *não confundida*. Observe que uma dependência não confundida ainda pode estar viesada, por causa de caminhos de viés que não são caminhos de confundimento (p. ex., se estiver presente o viés berksoniano). Assim, S pode ser suficiente para controle do confundimento (em que ele bloqueia todos os caminhos de confundimento) e, no entanto, pode ser insuficiente para controlar outro viés (tal como o viés berksoniano, o qual, frequentemente, é incontrolável).

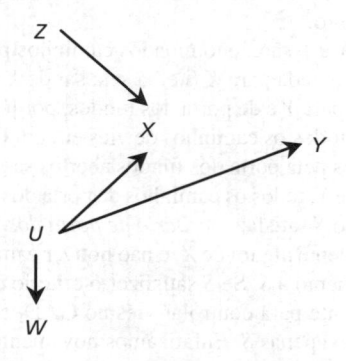

FIGURA 12.3 • Um diagrama causal com confundimento da associação X-Y por U, mas não por Z.

Se W é uma variável que representa a seleção na amostra do estudo (p. ex., devido à seleção intencional, autosseleção, ou sobrevivência), todas as análises são condicionadas à W. Assim, o viés de seleção algumas vezes é definido como o viés de colisor que surge do condicionamento à seleção W. Por exemplo, na Figura 12.4, diríamos que, antes do condicionamento à W, a relação entre X e Y é confundida pelo caminho $X - Z_1 - W - Z_2 - Y$; o viés que resulta é um viés de colisor, porque surge do condicionamento à W, um efeito comum de causas de X e Y. Todavia, também pode ser chamado de confundimento, porque o viés surge de um caminho que termina com uma seta em Y.

Econometristas, e outros, frequentemente empregam "viés de seleção" para se referir a qualquer forma de confundimento. A motivação para essa terminologia é que algumas causas de Y também influenciam a "seleção para tratamento", isto é, a seleção da categoria de X que se recebe, em vez da seleção para a amostra do estudo. Essa terminologia é especialmente comum em discussões de confundimento que surgem de autosseleção, por exemplo, a escolha de receber terapia de reposição hormonal. Outros autores denominam "viés de seleção" qualquer viés criado por condicionamento, usando, assim, o termo "viés de seleção" para o que chamamos de viés de colisor (Hernán et al., 2004); então, eles limitam o uso de "confundimento" para o que temos definido como "confundimento clássico" (confundimento a partir de uma causa comum de X e Y).

Independentemente da terminologia, é útil identificar as fontes potenciais de viés para guiar tanto o delineamento, quanto as decisões de análise. Nossos exemplos mostram como o viés pode surgir na estimativa do efeito de X sobre Y, se a seleção for influenciada por X ou por fatores que influenciam X, e se for influenciada, também, por Y, ou por fatores que influenciam Y. Então, para controlar o viés resultante, serão necessários bons dados sobre os fatores que influenciam tanto a seleção quanto X, ou sobre os fatores que influenciam tanto a seleção quanto Y. Ilustraremos esses conceitos em vários exemplos mais adiante e forneceremos estrutura adicional para descrever vieses devido a erro de mensuração, a dados faltantes e à má especificação em modelos de formulário.

ALGUMAS APLICAÇÕES

Os diagramas causais nos ajudam a responder indagações causais sob várias estruturas causais, ou modelos causais pressupostas. Considere a Figura 12.3. Se estamos interessados em estimar o efeito de X sobre Y, é evidente que, sob o modelo exibido na figura, nossa análise deveria condicionar à U: existe um caminho de confundimento de X para Y, e U é a única variável no caminho. Contudo, suponha que estamos interessados em estimar o efeito de Z sobre Y. Sob o diagrama na Figura 12.3, não precisamos condicionar à U, porque a relação de Z para Y é não confundida (como o é a relação de X para Z), isto é, não há caminho de confundimento de Z para Y. Visto que a Figura 12.3 é um GAD,

Z_1: Renda familiar durante a infância

Z_2: Risco genético de diabete materno

W: Mãe tinha diabete

X: Baixa escolaridade

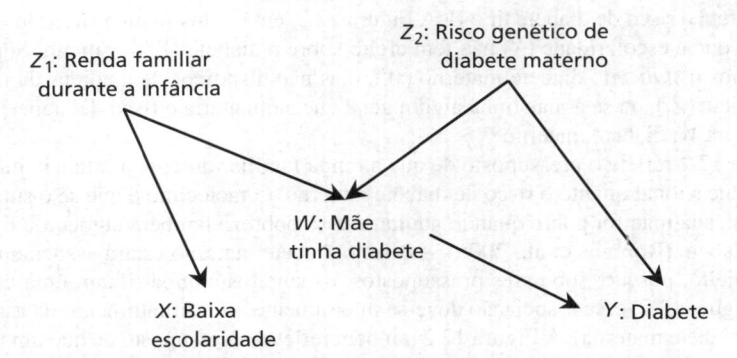

Y: Diabete

FIGURA 12.4 • Um diagrama sob o qual o controle de W isoladamente poderia aumentar o viés, muito embora W seja um confundidor.

podemos reformular essas condições dizendo que há um caminho pela porta dos fundos aberto de X para Y, mas não de Z para Y.

Agora voltemos para exemplos nos quais diagramas causais podem ser usados para esclarecer questões metodológicas. Em alguns casos, os diagramas simplesmente fornecem um modo conveniente de expressar conceitos bem compreendidos. Em outros exemplos, eles iluminam pontos de confusão com relação a vieses introduzidos por análises ou por delineamentos propostos. Em todos esses casos, os achados podem ser mostrados matematicamente ou vistos por vários argumentos informais. A vantagem dos diagramas é que provêm explicações visuais flexíveis dos problemas, e as explicações correspondem a relações lógicas sob as definições e as regras dadas anteriormente.

Por que as regras convencionais para confundimento nem sempre são confiáveis?

Tanto em intuição quanto em aplicação, os critérios gráficos e convencionais para confundimento se sobrepõem substancialmente. Por exemplo, no Capítulo 9, confundimento foi descrito informalmente como uma distorção no efeito de exposição estimado, que resulta de diferenças de riscos entre os expostos e os não expostos, as quais não são devidas à exposição. Similarmente, Hennekens e Buring (1987, p. 35) dizem que o confundimento ocorre quando "uma associação observada... é de fato resultante de uma mistura de efeitos entre a exposição, a doença e um terceiro fator...".

Variações sobre os seguintes critérios específicos para identificar confundidores são sugeridos frequentemente, embora, como assinalado no Capítulo 9, tais critérios não definam um confundidor:

1. Um confundidor deve ser associado à exposição sob estudo na população-fonte.
2. Um confundidor deve ser um "fator de risco" para o desfecho (i.e., ele deve prever quem desenvolverá a doença), embora ele não precise, realmente, causar o desfecho.
3. O fator de confundimento não deve ser afetado pela exposição nem pelo desfecho.

Esses critérios tradicionais geralmente concordam com os critérios gráficos; isto é, seria escolhido o mesmo conjunto de covariáveis para ajuste, usando-se qualquer dos grupos de critérios. Por exemplo, na Figura 12.3, tanto critérios gráficos quanto critérios intuitivos indicam que se condicionaria à U, para derivar uma estimativa sem viés do efeito de X sobre Y. Sob os critérios gráficos, U satisfaz o critério de porta dos fundos para identificar o efeito de X sobre Y: U não é um efeito de X, e o único caminho entre X e Y que contém uma seta apontando X pode ser bloqueado pelo condicionamento à U; ele preenche os três critérios tradicionais, porque U e X estarão associadas, U também preverá Y e U não é afetada por X nem Y.

Entretanto, há casos em que os critérios são discordantes, e quando eles divergem, são os critérios convencionais (1-3) que falham. Suponha que estamos interessados em saber se o nível de escolaridade afeta o risco de diabete tipo II. A Figura 12.2, então, ilustra uma situação sob a hipótese nula causal de que a escolaridade (X) não tem efeito sobre o diabete (Y) do sujeito. Suponha, ainda, que mensuramos o *status* do diabete materno (W), mas não dispomos de medidas da renda familiar durante a infância (Z_1), ou se a mãe tinha algum gene que aumentaria o risco de diabete (Z_2). Deveríamos ajustar para W, diabete materno?

A Figura 12.2 reflete o pressuposto de que a renda familiar durante a infância influencia tanto a realização educacional quanto o risco de diabete materno. O raciocínio é que se o sujeito foi pobre quando criança, sua mãe foi pobre quando adulta, e essa pobreza também aumentou o risco da mãe desenvolver diabete (Robbins et al., 2005). Assim, o diabete materno estará associado com a escolaridade do sujeito, porque, sob esses pressupostos, os sujeitos compartilham uma causa: a renda familiar. Na Figura 12.2, essa associação deve-se inteiramente ao confundimento da associação X-W (escolaridade diabete materna). A Figura 12.2 também reflete o pressuposto de que um fator genético materno afeta tanto o diabete materno quanto o diabete do sujeito. Então, o diabete materno estará associado ao diabete do sujeito, porque, sob esses pressupostos, os sujeitos compartilham uma causa:

o fator genético. Na Figura 12.2, essa associação é puramente confundimento da associação W-Y (diabete materno-diabete do sujeito).

Na Figura 12.2, o diabete materno W não é afetado pelo nível de escolaridade X do sujeito, nem pelo *status* Y do diabete. Assim, o diabete materno preenche os três critérios tradicionais para um confundidor, de modo que tais critérios poderiam levar alguém a ajustar para o *status* diabético da mãe. Observe, contudo, que ambas as associações sobre as quais a última decisão está baseada (critérios tradicionais 1 e 2) surgem de confundimento.

Voltando aos critérios gráficos, note primeiramente que só há um caminho não dirigido entre baixa escolaridade X e diabete Y, e que o diabete materno W é um colisor naquele caminho. Então, esse caminho está bloqueado em W e não transmite associação entre X e Y, isto é, não introduz viés. Essa estrutura significa que obteremos uma estimativa sem viés, se *não* ajustarmos para o diabete materno. Entretanto, posto que o diabete materno é um colisor, ajustar para ele abre o caminho não dirigido, introduzindo, assim, uma associação falsa entre baixa escolaridade e diabete. O caminho aberto pelo condicionamento à W poderia ser bloqueado pelo condicionamento à Z_1 ou à Z_2, mas, em primeiro lugar, não há necessidade de condicionamento à W. Portanto, sob a Figura 12.2, os critérios gráficos mostram que não se deve ajustar para diabete materno, sob pena de se introduzir viés onde nenhum estava presente, para começar. Nesse sentido, ajustar para W seria uma forma de sobreajuste (Cap. 15), e os critérios tradicionais estavam errados em identificar W como um confundidor.

A Figura 12.2 ilustra por que foi dito, no Capítulo 9, que os critérios tradicionais não *definem* um confundidor: embora todo confundidor os satisfaça, a Figura 2.2 mostra que alguns não confundidores também os satisfazem. Em alguns casos, o ajuste para tais não confundidores é inofensivo, mas em outros, como no exemplo aqui, ele introduz um viés. Esse viés pode, entretanto, ser removido por ajuste para outra variável no caminho recém-aberto.

A situação na Figura 12.2 é análoga ao viés berksoniano, se focarmos a parte do grafo (subgrafo) em que $Z_1 \rightarrow W \leftarrow Z_2$: o condicionamento à colisora W conecta suas mães Z_1 e Z_2, e assim conecta X à Y. Outra maneira de descrever o problema é que temos uma aparência falsa de confundimento por W, se não condicionarmos à Z_1 ou à Z_2, pois então W está associada à X e Y. Visto que W precede temporalmente X e Y, essas associações podem enganar alguém, fazendo-o pensar que W é um confundidor. No entanto, a associação entre W e X deve-se unicamente aos efeitos de Z_1 sobre W e X, e associação entre W e Y deve-se apenas aos efeitos de Z_2 sobre W e Y. Entretanto, não há uma causa comum para X e Y, e, por conseguinte, nenhum confundimento se não condicionarmos à W.

Para eliminar esse tipo de problema, o critério tradicional 2 (aqui, que W é um "fator de risco" para Y) algumas vezes é substituído por

2'. A variável deve afetar o desfecho em estudo.

Essa substituição aborda a dificuldade em exemplos como da Figura 12.2 (pois W falhará nesse critério revisado). Contudo, deixa de abordar o problema mais geral de que o condicionamento pode introduzir viés. Para ver essa falha, trace uma seta de W para Y na Figura 12.2, o que gera a Figura 2.4. W agora afeta o desfecho, Y, e assim satisfaz o critério 2'. Essa mudança é bastante plausível, porque ter uma mãe com diabete pode levar alguns sujeitos a ser mais cuidadosos com seu peso e dieta, diminuindo, assim, seu próprio risco de diabete. W é agora um confundidor: deixar de ajustar para ela deixa aberto um caminho de confundimento ($X \leftarrow Z_1 \rightarrow W \rightarrow Y$), que é fechado ao se ajustar para W. Porém, ajustar para W abrirá um caminho não dirigido (e, portanto, produtor de viés) de X para Y ($X \leftarrow Z_1 \rightarrow W \leftarrow Z_2 \rightarrow Y$), como acabamos de discutir. As únicas maneiras de bloquear ambos os caminhos de viés simultaneamente são ajustar para Z_1 (isoladamente ou em combinação com alguma outra variável), ou para Z_2 e W juntas.

Se nem Z_1 nem Z_2 é mensurada, então, sob a Figura 12.4, enfrentamos um dilema não abordado pelos critérios tradicionais. Como com a Figura 12.2, se ajustarmos para W, introduziremos confundimento por meio de Z_1 e Z_2; entretanto, ao contrário da Figura 12.4, seremos deixados com confundimento por W, se não ajustarmos para W. A questão é, então, qual dos caminho não dirigidos envisa mais: aquele com ajuste para W ou aquele sem ajuste? Ambos os caminhos são modulados pela mesma conexão X-W (X ← Z_1 → W), de modo que podemos focar se a conexão de W para Y com ajuste (W ← Z_2 → Y) é mais forte do que a conexão sem ajuste (W → Y). Se for assim, então esperaríamos menos viés, quando não ajustamos para W; se não, então esperaríamos menos viés se ajustássemos. A resposta final dependerá da força do efeito representado por cada seta, o que é específico do contexto. Avaliações dos vieses relativos prováveis (assim como sua direção) dependem, assim, de informações sobre a matéria em foco.

Em exemplos epidemiológicos típicos com eventos não contagiosos, a força da associação transmitida por um caminho atenua-se rapidamente quando aumenta o número de variáveis por meio das quais ele passa. Mais precisamente, quanto mais longo caminho, mais esperaríamos atenuação da associação transmitida pela mesma (Greenland, 2003a). Na Figura 12.4, isso significa que os efeitos de Z_2 sobre W e de Z_2 sobre Y teriam, ambos, que ser muito mais fortes do que o efeito de W sobre Y, para que a associação X-Y não ajustada tivesse menos viés do que a associação X-Y ajustada para W. Contudo, se a análise proposta requer estratificação, ou restrição, de W (em vez de ajuste para W), o viés dentro de um só estrato de W pode ser maior do que o viés, quando ajustando para W (que calcula médias para todos os estratos).

Para resumir, expressar pressupostos em um GAD fornece uma maneira flexível e geral para identificar conjuntos "suficientes" sob uma gama de estruturas causais, usando as regras de d-separação. Por exemplo, se mudarmos a estrutura da Figura 12.2 apenas levemente, pela inversão da relação entre Z_1 e W (de modo que tenhamos X ← Z_1 ← W ← Z_2 → Y), então o condicionamento à W seria desejável, e qualquer conjunto de Z_1, W, ou Z_2 seria suficiente para identificar o efeito de X sobre Y. Foram desenvolvidas versões modificadas dos critérios convencionais para identificação de confundidor, que aliviam suas deficiências e lhes permitem identificar conjuntos suficientes, consistentes com os critérios gráficos (Greenland et al., 1999a). Não as apresentamos aqui porque elas são usadas raramente, e, em geral, é mais simples aplicar os critérios gráficos.

Análises gráficas de viés de seleção

As forças de seleção em um estudo podem ser parte do delineamento (p. ex., critérios de arrolamento, ou *status* de hospitalização, em um estudo de caso-controle de base hospitalar), ou podem ser não intencionais (p. ex., perda do seguimento, em um estudo de coorte, ou recusas, em qualquer estudo). As forças de seleção podem, é claro, comprometer a capacidade de generalização (p. ex., resultados para homens brancos podem ser enganosos sobre fatores de risco em mulheres negras). Conforme mostrado pelos exemplos anteriores e discutido nos Capítulos 7 a 9, as forças de seleção também podem comprometer a validade interna de um estudo.

Os diagramas causais fornecem uma estrutura unificante para o pensamento sobre fontes bem conhecidas de viés, e também ilustram como alguma seleção intencional e estratégias de análise resultam em viés, em situações mais sutis. Para ver esses problemas, representamos a seleção para um estudo como uma variável, e então notamos que todas as análises de uma amostra estão condicionadas a essa variável. Isto é, conceituamos a seleção como uma variável com dois valores, 0 = não selecionado e 1= selecionado; assim, as análises estão restritas a observações nas quais seleção = 1. O viés de seleção pode ocorrer se essa variável de seleção (i.e., entrada no estudo) depender da exposição, do desfecho ou de suas causas (quer compartilhadas, quer não).

Viés de seleção intencional

Mesmo escolhas aparentemente inócuas na construção de conjuntos de dados podem provocar sérios vieses de seleção. Para tomar um exemplo extremo, imagine um estudo sobre escolaridade (X) e doença de Alzheimer (Y), conduzido pela combinação de dois conjuntos de dados, um composto apenas de pessoas com curso superior completo (X = alta), o outro constituído por pessoas diagnosticadas com dificuldades de memória (I = 1). Dentro desse estudo combinado, todos sem curso superior (X = baixa) têm dificuldades de memória ($I = 1$), o que, por sua vez, está fortemente associado à doença de Alzheimer, porque tal dificuldade, frequentemente, é um sintoma de doença de Alzheimer em fase inicial, não diagnosticada (de fato, é um precursor, ou pródromo). Da mesma maneira, qualquer sujeito sem dificuldade ($I = 0$) tem curso superior (X = *alta*). Assim, nesse estudo, ter curso superior quase certamente tem uma associação negativa com doença de Alzheimer. Essa associação seria completamente falsa, induzida pela definição da seleção como um efeito tanto da escolaridade (X) quanto do déficit de memória (I), em consequência da combinação dos dois conjuntos de dados. Fazendo o gráfico das relações na Figura 12.5, essa associação pode ser visualizada como um viés berksoniano: a seleção S é fortemente afetada, tanto pela exposição (X) como por uma causa independente do desfecho Y, daí há uma colisora entre elas. Todas as análises são condicionadas pela seleção, e o viés de colisor resultante será grande, representando muito mal a associação entre grau de escolaridade e doença de Alzheimer na população.

Esse exemplo é paralelo ao viés berksoniano em estudos de base clínica e hospitalar, porque a seleção foi afetada diretamente pela exposição e pelo desfecho. Entretanto, frequentemente a seleção só está relacionada indiretamente com a exposição e com o desfeco. Suponha que estudemos como a escolaridade afeta o risco para doença de Alzheimer, em um estudo com a seleção baseada na participação em uma ocupação de alto prestígio. A conquista de ocupações de alto prestígio provavelmente será influenciada tanto pela escolaridade quanto pelo intelecto. É claro que muitas pessoas obtêm empregos prestigiosos em virtude de vantagens além da escolaridade ou da inteligência, porém, para manter simples nosso exemplo, presumiremos aqui que nenhum desses outros fatores influencia a doença de Alzheimer.

Há evidências de que a inteligência protege contra o diagnóstico de doença de Alzheimer (Schmand et al., 1997). Considere a Figura 12.5 (mudando rótulos das variáveis do exemplo anterior), na qual a seleção (S) (baseada na ocupação) é influenciada por escolaridade (X) e por intelecto (I), em que o último afeta a doença de Alzheimer *(Y)*. Entre os ocupantes de empregos de alto prestígio, as pessoas com menos escolaridade (X = mais baixa) têm maior probabilidade de ter um intelecto elevado (I = alto), ao passo que aquelas com intelecto inferior (I = mais baixo) têm maior probabilidade de ter uma escolaridade avançada (X = alta), porque a maioria dos indivíduos precisa ter alguma vantagem (pelo menos uma de X = alta ou I = alta) para obter seu emprego de alto prestígio. Com efeito, X e Y são compensatórias, em que ter mais de uma compensa, um pouco, por ter menos da outra, mesmo que todos no estudo estejam acima da média em ambas.

Assim, o processo de seleção enviesa a associação escolaridade-intelecto, afastando-a da associação na população geral. A força da associação falsa dependerá dos detalhes do processo de seleção, isto é, de quão fortemente a escolaridade e o intelecto afetam, cada qual, a ocupação, e se eles interagem, de alguma forma, para determinar a ocupação. Observe, contudo, que se os indivíduos com alta escolaridade têm menor probabilidade de possuir alto intelecto do que os indivíduos com baixa escolaridade, e que o alto intelecto protege contra doença de Alzheimer, então os indivíduos com escolaridade alta exibirão excesso de risco para doença de Alzheimer em relação àqueles com baixa escolaridade, mesmo que a escolaridade não tenha efeito algum. Em outras palavras, qualquer

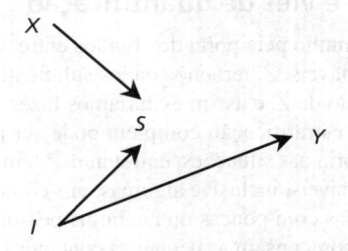

FIGURA 12.5 • Um diagrama com um indicador de seleção S.

que seja a relação causal verdadeira entre escolaridade e doença de Alzheimer, em um estudo de ocupantes de empregos de alto prestígio, a associação em estudo estará viesada para baixo, a menos que se possa ajustar para o efeito do intelecto sobre a doença de Alzheimer.

Contar essa história em palavras é complicado e inclinado a gerar confusão, mas analisar um diagrama correspondente é direto. Na Figura 12.5, podemos ver que S é uma colisora entre X e I, e assim deveríamos esperar que X e I fossem associadas condicionalmente à S. Assim, condicionalmente à S, esperamos que X e Y estejam associadas, mesmo que X não afete Y. Se a seleção exacerba ou reduz o viés na estimativa de um efeito causal específico, depende crucialmente das relações causais entre variáveis que determinam a seleção. Se acrescentássemos uma seta de I para X na Figura 12.5 (i.e., se o intelecto afetasse diretamente a escolaridade), I seria um confundidor e a associação X-Y estaria viesada antes da seleção. Se o confundimento produzido por I fosse para cima, o viés provocado pela seleção sobre S contra-atuaria o bastante para diminuir o viés geral (líquido) na associação X-Y.

Viés de sobrevivência

O viés de sobrevivência, e, de um modo mais geral, o viés devido a riscos competitivos diferenciais ou à perda do seguimento, pode ser visualizado como um caso especial de viés de seleção. Na pesquisa de curso de vida sobre as exposições no início da vida e a saúde na velhice, uma grande fração dos expostos provavelmente falecerá antes de alcançar idade avançada, de modo que o viés de sobrevivência pode ser grande. Estimativas de efeito para exposições no início da vida frequentemente declinam com a idade (Elo e Preston, 1996; Tate et al., 1998). Um exemplo é o *efeito cruzado* na mortalidade entre negros e brancos: a mortalidade é maior para negros e para outros grupos em desvantagem em relação a brancos, em idades mais jovens, mas o padrão se inverte nas idades mais velhas (Corti et al., 1999; Thornton, 2004). Tais fenômenos indicam que as exposições no início da vida tornam-se menos importantes com a idade? Não necessariamente. A sobrevivência seletiva pode resultar em associações atenuadas entre sobreviventes em idades mais avançadas, muito embora os efeitos não estejam diminuídos (Vaupel e Yashin, 1985; Howard e Goff, 1998; Mohtashemi e Levins, 2002). A diminuição aparente da magnitude dos efeitos pode ocorrer devido a confundimento por fatores não observados, que conferiram uma vantagem de sobrevivência.

Afora alguns casos especiais, tal confundimento deve ser esperado quando quer que, tanto a exposição em estudo, quanto fatores de risco para o desfecho não mensurados influenciem a sobrevivência – mesmo que a exposição e os fatores não estivessem associados no começo da vida (e, assim, os fatores não seriam confundidores, inicialmente). Essencialmente, se a exposição representa uma desvantagem para a sobrevida, então os sobreviventes expostos tenderão a ter alguma outra característica que os ajudou a sobreviver. Se tal característica protetora também influencia o desfecho, ela cria uma associação falsa entre a exposição e o desfecho. Essa consequência segue-se imediatamente a partir de um diagrama causal como o da Figura 12.5, interpretado como mostrando sobrevivência (S) afetada por exposição precoce (X), e também por fator de risco não mensurado (I), o qual igualmente afeta o desfecho do estudo (Y).

Confundimento residual e viés de quantificação

Idealmente, para bloquear um caminho pela porta dos fundos entre X e Y pelo condicionamento a uma variável, ou a um conjunto de variáveis, Z, teríamos dados suficientes para criar um estrato de análise separada para cada valor observado de Z, e assim evitaríamos fazer quaisquer suposições sob a forma da relação da Z para X ou Y. Tal estratificação completa pode ser prática, se Z tiver poucos valores observados (p. ex., sexo). Na maioria das situações, entretanto, Z tem muitas categorias (p. ex., Z representa um conjunto de diversas variáveis, inclusive algumas, tais como idade, que são quase contínuas), e em consequência obtemos casela com poucas ou nenhuma pessoa, se estratificarmos para cada categoria de Z. As soluções padrão compensam as pequenas contagens nas caselas usando suposições de modelagem estatística (Robins e Greenland, 1986). Tipicamente, essas suposições são coletadas sobre a conveniente forma de um modelo de regressão, conforme descrito no Capítulo 20. A forma do modelo raramente estará perfeitamente correta, e à medida que haja erro, a análise baseada no modelo não bloqueará completamente os caminhos de confundimento. O viés que permanece como um resultado é um exemplo de *confundimento residual*, isto é, o confundimento ainda presente depois do ajuste.

Os diagramas causais são não paramétricos, na medida em que eles não fazem suposição sobre a forma funcional das relações entre variáveis. Por exemplo, a presença de caminhos abertos entre duas variáveis leva-nos a esperar que eles estejam, de alguma forma, associados, mas um diagrama não diz como. A associação entre as variáveis pode ser linear, em forma de U, envolver um limiar ou uma infinitude de outras formas. Assim, os modelos gráficos que temos descrito não fornecem orientação sobre a forma a usar para ajustar para covariáveis.

Um aspecto do problema do confundimento residual, entretanto, pode ser representado em um diagrama causal, que é a forma na qual as variáveis aparecem em uma análise estratificada, ou em um modelo de regressão. Suponha que Z é uma covariável, que, quando não controlada, induz um viés positivo na relação estimada entre a exposição e o desfecho de interesse. O ajuste da estratificação ou regressão para uma forma particular de Z, digamos $g(Z)$, pode eliminar o viés; por exemplo, poderia não haver viés se Z fosse introduzido na análise como seu logaritmo natural, $\ln(Z)$. Porém, poderia haver viés considerável remanescente se introduzíssemos Z em uma forma diferente $f(Z)$, por exemplo, como categorias de quartis, que, na categoria mais baixa, combinasse pessoas com valores de $\ln(Z)$ muito diferentes. Similarmente, o uso de medidas $f(Z)$ de Z que sofressem de erro substancial poderia tornar impossível ajustar acuradamente para Z.

"Bloquear o caminho em Z" envolve estratificação completa sobre as variáveis em um conjunto suficiente, ou qualquer coisa equivalente, mesmo que a estimativa resultante seja demasiado instável estatisticamente para uso prático. Podemos, assim, representar nosso problema acrescentando ao diagrama, a possivelmente inferior forma funcional, ou a mensuração de $f(Z)$ como uma variável separada. Essa representação mostra que, mesmo que Z seja suficiente para controlar o confundimento, $f(Z)$ pode ser insuficiente.

Para ilustrar, suponha que estejamos interessados em estimar o efeito do peso ao nascer sobre o risco de diabete no adulto, e que a Figura 12.6 mostre a estrutura causal verdadeira. Compreendemos que a renda dos pais Z seja um potencial confundidor da relação entre peso ao nascer e risco de diabete, porque ela afeta ambas as variáveis. Suponha, também, que essa relação é continuamente crescente (mais renda é melhor, mesmo para pais que estão bem acima da linha de pobreza), mas, infelizmente, nosso conjunto de dados não inclui medida de renda. Em vez disso, temos somente um indicador $f(Z)$ para se (ou não) os pais eram pobres (uma variável dicotômica); isto é, $f(Z)$ é um indicador de renda muito baixa, por exemplo, $f(Z) = 1$ se Z < nível de pobreza, $f(Z) = 0$ caso contrário.

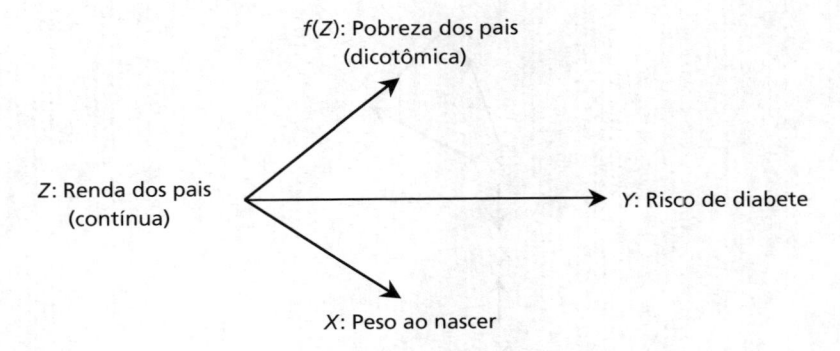

FIGURA 12.6 • Diagrama com confundimento residual da associação X-Y depois de controle de $f(Z)$ isoladamente.

Pobreza é um substituto imperfeito para renda. Então, a associação entre peso ao nascer e diabete pode ser confundida pela renda dos pais, mesmo condicional à $f(Z)$, porque $f(Z)$ deixa de bloquear completamente o caminho de confundimento entre renda dos pais e diabete. O mesmo fenômeno ocorrerá usando-se uma medida direta de renda que incorpore erro aleatório substancial. Em ambos os casos, o confundimento residual resulta do controle inadequado da renda.

Viés pelo uso de categorias ou indicadores para dados faltantes

Muitos métodos estão disponíveis para o manejo de dados faltantes, muitos dos quais não têm viés sob certos pressupostos, mas são viesados em cenários alternativos (Robins et al., 1994; Greenland e Finkle, 1995; Little e Rubin, 2002; ver Cap. 13). Ao lidar com dados faltantes, os pesquisadores normalmente querem reter tantos registros de dados quanto for possível, para preservar o tamanho do estudo e evitar complexidade analítica. Assim, uma abordagem popular no manejo de dados faltantes sobre uma variável Z é tratar os "faltantes" como se fossem apenas um outro valor para Z. A ideia é implementada, frequentemente, pela adição de um estrato para Z = "faltantes", o qual, em questionários, inclui respostas tais como "desconhecido" ou "recusado". A mesma ideia é implantada pelo acréscimo de uma variável indicadora para "faltando" a um modelo de regressão: fixamos Z em 0 quando ela está faltando, e adicionamos um indicador $M_Z = 0$, se Z for observada, $M_Z = 1$, se Z estiver faltando.

Indicadores faltantes permitem que se retenha cada sujeito na análise e são fáceis de implementar, mas podem introduzir viés. Esse viés pode surgir mesmo sob o melhor cenário, em que os dados faltantes ocorrem completamente ao acaso (MCAR = *missing completely at random*). MCAR significa que a falta de um valor para Z de um sujeito é independente de todas as variáveis na análise, inclusive Z. Por exemplo, se Z for orientação sexual, MCAR presume que, se alguém pula a questão, ou se recusa a respondê-la, nada tem a ver com a idade, com o sexo ou com a preferência real da pessoa. Assim, MCAR é uma suposição excessivamente otimista, mas é utilizada, frequentemente, para justificar certas técnicas.

Em seguida, suponha que a Figura 12.7 representa nosso estudo. Estamos interessados no efeito de X sobre Y, e reconhecemos que é importante ajustar para o confundidor Z. Se Z estiver faltando para alguns sujeitos, adicionaremos à análise o indicador faltante, M_Z. Se Z nunca é zero, também definiremos uma nova variável, Z^*, que é igual a Z sempre que Z é observada, e é igual a 0 sempre que Z estiver faltando, isto é, $Z^* = Z(1 - M_Z)$. Não há setas apontando para M_Z no diagrama, implicando que Z é não condicionalmente MCAR, mas Z^* é determinado tanto por Z como por M_Z. Usando o método do indicador faltante, acrescentamos tanto Z^* como M_Z no modelo de regressão, e assim condicionamos a ambos.

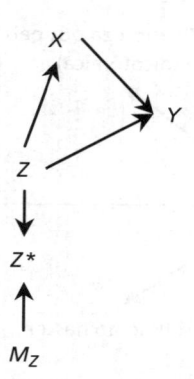

FIGURA 12.7 • Diagrama com o indicador de dados faltantes M_Z.

Na Figura 12.7, o conjunto $\{Z^*, M_Z\}$ não bloqueia o caminho pela porta dos fundos de X para Y por meio de Z, de modo que o controle de Z^* e M_Z não controla totalmente o confundimento por Z (e esperamos que esse confundimento residual aumente, quando a fração com Z faltante aumentar). Similarmente, deve estar claro pela Figura 12.7 que o condicionamento somente em Z^* também falha no bloqueio do caminho pela porta dos fundos de X para Y. Agora considere uma análise completa em sujeitos, que use somente observações com Z presente, em outras palavras, condicionamos à (restringimos à) $M_Z = 0$. Pela Figura 12.7, vemos que esse condicionamento não cria viés. Posto que temos Z para todo $M_Z = 0$, podemos fazer mais condicionamento à Z e eliminar todo o confundimento por Z. Assim, vemos que, em vez da abordagem viesada do indicador faltante, temos uma alternativa sem viés (e até mais simples): uma análise limitada a sujeitos com dados completos. O diagrama pode ser estendido para considerar pressupostos alternativos sobre os determinantes de dados faltantes. Note, entretanto, que alternativas mais eficientes, e mais amplamente sem viés, à análise de sujeitos completos (tais como imputação múltipla ou ponderação pelo inverso da probabilidade) estão disponíveis, e alguns desses métodos estão automatizados em pacotes de *softwares* comerciais.

Ajuste para uma intermediária não estima necessariamente um efeito direto

Uma vez que um efeito tenha sido estabelecido, frequentemente a atenção se volta para questões de mediação. O efeito do sexo sobre a depressão é mediado por diferenças hormonais entre homens e mulheres ou por diferenças em condições sociais? O efeito do índice de massa corporal pré-gravidez sobre o risco de pré-eclâmpsia é mediado por inflamação? O efeito aparente do *status* ocupacional sobre a doença cardíaca é atribuível a consequências psicológicas do baixo *status* da ocupação ou a consequências materiais de empregos de baixa remuneração?

Ao considerar a exposição X e o desfecho Y com uma intermediária (mediadora) Z, um efeito direto de X sobre Y (relativo à Z) é um efeito de X sobre Y que não é mediado por Z. Em um diagrama causal, efeitos de X sobre Y mediados por Z, ou "efeitos indiretos", são aqueles caminhos dirigidos de X para Y que passam através de Z. Os efeitos diretos são representados, então, por caminhos dirigidos de X para Y que não passam através de Z. Não obstante, visto que Z pode modificar a magnitude de um efeito direto, o efeito total de X sobre Y não pode, necessariamente, ser repartido em efeitos não sobrepostos diretos e indiretos (Robins e Greenland, 1992).

O termo *efeito direto* pode se referir a um de dois tipos de efeitos. O primeiro tipo, é o efeito de X sobre Y em um experimento no qual o Z de cada indivíduo é mantido constante no mesmo valor z. Isso tem sido denominado o *efeito direto controlado*, porque a intermediária é controlada. A magnitude desse efeito direto pode diferir em cada valor possível de Z; assim, há um efeito direto controlado para cada valor possível de Z. O segundo tipo é chamado de um *efeito direto puro* ou *natural*, e é o efeito de X sobre Y quando Z toma o valor que teria "naturalmente" sob um único valor de referência x para X. Assim, há um desses efeitos para cada valor possível de X. Para cada efeito direto de X sobre Y, também podemos definir um contraste entre o efeito total de X sobre Y e aquele efeito direto. Esse contraste é designado algumas vezes como o "efeito indireto de X sobre Y", em relação ao efeito direto escolhido. Haverá um desses contrastes para cada efeito direto controlado (i.e., para cada categoria de Z), e um para cada efeito direto puro (i.e., para cada categoria de X).

Um diagrama causal pode revelar armadilhas em procedimentos de estimação ingênuos, assim como dados adicionais e pressupostos necessários para estimar efeitos diretos de forma válida. Por exemplo, um método padrão de estimação de efeito direto é ajustar para (condicionar à) Z na análise, por exemplo, introduzindo-a em uma regressão de Y sobre X. A estimativa do coeficiente de X ajustada para Z é tomada como uma estimativa "do" efeito direto de X sobre Y (sem ser claro sobre qual efeito direto está sendo estimado). A diferença nos coeficientes de X com e sem ajuste para Z é tomada, então, como a estimativa do efeito indireto de X sobre Y (em relação à Z).

O diagrama na Figura 12.8 mostra nenhum confundimento do efeito total de X sobre Y e absolutamente nenhum efeito de Z sobre Y, portanto, nenhum efeito indireto de X sobre Y por meio de Z

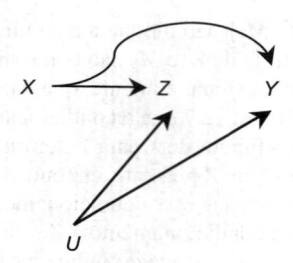

FIGURA 12.8 • Diagrama com um efeito direto não confundido e nenhum efeito indireto de X sobre Y.

(todo o efeito de X sobre Y é direto). Z é, entretanto, uma colisora no caminho fechado de X para Y por meio de U; assim, se ajustarmos para Z, abriremos esse caminho e introduziremos viés. Consequentemente, ao ajustar para Z, veremos a associação de X com Y mudar, iludindo-nos a pensar que os efeitos direto e total diferem. Essa mudança, contudo, reflete apenas o viés que criamos ao ajustar para Z.

Esse viés surge porque temos uma variável não controlada U que confunde a associação Z-Y, e que confunde a associação X-Y ao ajuste para Z. O viés poderia ser removido pelo condicionamento à U. Esse exemplo é como aquele da Figura 12.3, no qual o ajuste para um confundidor aparente introduziu confundimento que não estava lá originalmente. Depois de ajuste para a colisora, a única solução é obter e ajustar para mais covariáveis. Aqui, os novos confundidores podem não ter sido associados à X no começo, como esperaríamos se (digamos) X fosse randomizada, e, portanto, não são confundidores do efeito total. No entanto, se eles confundem a associação de Z com Y, confundirão qualquer estimativa ajustada convencionalmente do efeito direto de X sobre Y.

Como uma ilustração do viés surgindo de ajuste para variáveis, suponha que estamos interessados em saber se o efeito da escolaridade sobre a pressão arterial sistólica (PAS) é mediado por riqueza quando adulto (digamos, à idade de 60). Infelizmente, não temos medida alguma das características ocupacionais, e verifica-se que ter um emprego com autonomia elevada promove o acúmulo de riqueza e, também, abaixa a PSS (talvez por causa de diminuição do estresse). Retornando à Figura 12.8, agora X representa escolaridade, Y representa PPS, Z representa riqueza à idade de 60 e U representa autonomia no emprego. Para estimar o efeito da escolaridade sobre a PSS que não é mediado por riqueza, precisamos comparar a PSS em pessoas com escolaridade alta e baixa, se não fosse permitido que o valor da riqueza mudasse em resposta à escolaridade. Assim, poderíamos perguntar, se damos a alguém alta escolaridade, mas intervimos para manter sua riqueza no que ela teria acumulado se tivesse tido baixa escolaridade (sem mudar nenhuma outra característica), como a PSS mudaria dando-se à pessoa menos escolaridade? Não podemos conduzir tal intervenção. A análise ingênua de efeito direto (mediação) descrita compara a PSS de pessoas com escolaridade *versus* baixa escolaridade, que coincidiram em ter o mesmo nível de riqueza na idade adulta. Em média, as pessoas com alta escolaridade tendem a ser mais ricas do que aquelas com baixa escolaridade. Uma pessoa com alto grau de escolaridade, com a mesma riqueza que uma de baixa escolaridade, provavelmente acumulou menos riqueza do que o esperado, por alguma outra razão, tal como por um emprego com baixa autonomia. Assim, a análise de mediação comparará pessoas com alta escolaridade, mas baixa autonomia no emprego, a pessoas com baixa escolaridade e emprego de autonomia média. Se a autonomia no emprego afeta a PSS, as pessoas com alta escolaridade parecerão piores do que se tivessem um emprego com autonomia média, resultando em subestimação do efeito direto da escolaridade sobre a PSS, e, portanto, resultando em superestimação do efeito indireto (mediado pela riqueza).

As complicações em estimar efeitos diretos representam uma preocupação, se alguém está interessado em efeitos diretos controlados por mediadores, ou puros (naturais). Com um diagrama causal, pode-se ver que ajustar para uma intermediária confundida induzirá confundimento da exposição primária e do desfecho – mesmo que a exposição seja aleatória. Assim, os confundidores do efeito da intermediária sobre o desfecho devem ser mensurados e controlados. Maiores restrições (p. ex., nenhum confundimento do efeito de X sobre Z) são necessárias para a estimativa de efeitos diretos puros. Para mais discussão sobre estimação de efeitos diretos, ver Robins e Greenland (1992, 1994), Blakely (2002), Cole e Hernán (2002), Kaufman e colaboradores, (2004, 2005), Peterson e colaboradores, (2006), Peterson e van der Laan (2008) e Capítulo 26.

Variáveis instrumentais

Os estudos observacionais estão sob suspeita constante de confundimento não controlado e de viés de seleção, levando muitos a preferirem evidências de experimentos randomizados. Quando a não concordância (não adesão) e as perdas são frequentes, entretanto, os próprios ensaios randomizados podem sofrer considerável confundimento e viés de seleção. A Figura 12.9 ilustra ambos os fenômenos. Em um estudo observacional, U representa confundidores não mensurados da associação X-Y. Em um ensaio randomizado, U representa variáveis que afetam a adesão à designação do tratamento e, assim, influenciam o tratamento recebido X. Na Figura 12.9, Z é chamada de uma *variável instrumental* (ou *instrumento*) para estimar o efeito de X sobre Y.

Instrumentos válidos para o efeito de X sobre Y podem ser usados para testar a hipótese nula de que X não tem efeito sobre Y. Com pressuposto adicionais, análises de variáveis instrumentais podem ser exploradas para estimar a magnitude desse efeito, dentro de subgrupos populacionais específicos. Nós revisaremos primeiramente as suposições de que um instrumento válido pode ser usado para testar uma hipótese nula de nenhum efeito causal, e então descreveremos exemplos de pressupostos adicionais sob as quais uma análise de variável instrumental identifica um parâmetro causal específico.

Sob os pressupostos do GAD da Figura 12.9, a designação Z pode ser associada com Y somente se Z afetar X, e X, por sua vez, afetar Y, porque o único caminho aberto de Z para Y é $Z \rightarrow X \rightarrow Y$. Em outras palavras, Z somente pode estar associada à Y se a hipótese nula (de que X não afeta Y) for falsa. Assim, se é rejeitada a hipótese nula para a associação Z-Y, deve-se também rejeitar a hipótese nula de que X não afeta Y. Esse requisito lógico significa que, sob a Figura 2.9, um teste da associação Z-Y será um teste válido da hipótese nula X-Y, mesmo que a associação X-Y esteja confundida. A falta de confundimento do teste Z-Y, denominado teste de *intenção de tratar*, é considerada o "padrão-ouro" em ensaios randomizados: se Z representa o tratamento designado, a Figura 12.9 se mantém se Z for verdadeiramente randomizada, mesmo se o tratamento recebido (X) for influenciado por fatores não mensurados que também afetam o desfecho Y.

Em um GAD, uma variável Z é um instrumento não condicionalmente válido para o efeito de X sobre Y, se:

1. Z afeta X (i.e., Z é uma ancestral de X).
2. Z afeta o desfecho Y somente através de X (i.e., todos os caminhos dirigidos de Z para Y passam por meio de X).
3. Z e Y não compartilham causas em comum.

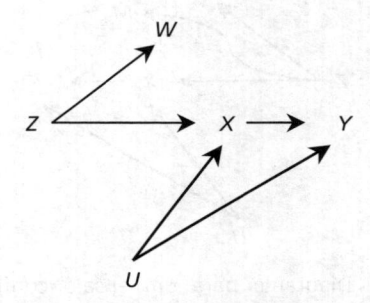

FIGURA 12.9 • Diagrama com instrumentos válidos Z, W para o efeito X-Y.

Essas suposições são satisfeitas em um ensaio randomizado bem-conduzido, no qual Z é a variável randomizada designação de tratamento. Na Figura 12.10, a suposição 2 é violada, e na Figura 12.11 a suposição 3 é violada, e nenhum instrumento não condicionalmente válido está disponível em qualquer dos dois casos.

A maioria dos métodos pode ser estendida para permitir o uso de certas descendentes de Z (tais como W na Fig. 12.9) em vez da própria Z, para testar se X afeta Y. Alguns autores estendem a definição de variáveis instrumentais para incluir tais descendentes. Note primeiramente que as suposições 2 e 3 implicam que todo o caminho aberto de Z para Y inclui uma seta apontando para caminho X. Esse é um caso especial de uma definição mais geral de que W é um instrumento não condicional para o efeito $X \to Y$ em um GAD, se (a) há um caminho aberto de W para X e (b) cada caminho aberto de W para Y inclui uma seta apontando para X. Essa definição se estende ao condicionamento a um conjunto de variáveis S que não são afetadas por X. W é um instrumento dado S se, após o condicionamento à S, (a) houver um caminho aberto de W para X e (b) cada caminho aberto de W para Y incluir uma seta apontando para X (Pearl, 2000, seção 7.4). Por exemplo, se W e Y compartilham uma causa comum tal como U_2 na Figura 12.11, mas essa causa comum está incluída em S, então W é um instrumento válido para o efeito de X sobre Y condicional à S.

As suposições para um instrumento válido implicam que, depois de condicionamento à S, a associação instrumento-desfecho seja mediada inteiramente por meio do efeito de X sobre Y. Essas suposições requerem que S bloqueie todos os caminhos de W a Y não mediados por X. Por exemplo, condicionar à M na Figura 12.10 tornaria Z um instrumento válido. No entanto, se S contiver uma descendente de W, há um risco de que o condicionamento à S possa induzir uma associação W-Y através de um viés de colisor, violando, dessa forma, a suposição instrumental condicional (b). Esse viés de colisor pode até resultar em um instrumento válido não condicionalmente que se torne condicionalmente inválido. Daí, muitos autores excluírem descendentes de W (ou de Z), assim como descendentes de X a partir de S.

Considere agora um ensaio randomizado representado pela Figura 12.9. Embora uma associação entre Z e Y seja evidência de que X afeta Y, a associação correspondente Z-Y (intenção de tratar ou IDT) não igualará o efeito de X sobre Y, se a concordância não for perfeita (i.e., se X nem sempre é igual a Z). Em particular, a associação IDT (Z-Y) usualmente será atenuada em relação ao efeito desejado $X \to Y$, por causa do passo extra Z – X. Quando combinado com suposições adicionais, entretanto, o instrumento Z pode ser usado para estimar o efeito de X sobre Y, através de métodos especiais de estimação variável instrumental (VI) (Zohoori e Savitz, 1997; Newhouse e McClellan, 1998; Greenland, 2000b; Angrist e Krueger, 2001; Hernán e Robins, 2006; Martens et al., 2006), ou métodos de g-estimação correlatos (Robins e Tsiatis, 1991; Mark e Robins, 1993ab; White et al., 2002; Cole e Chu, 2005; Greenland et al., 2008; ver também Cap. 21).

Estimativas simples por VI são baseadas no escalonamento da associação Z – Y proporcionalmente à associação Z – X. Um exemplo de um pressuposto subjacente a esses métodos é a *monoto-*

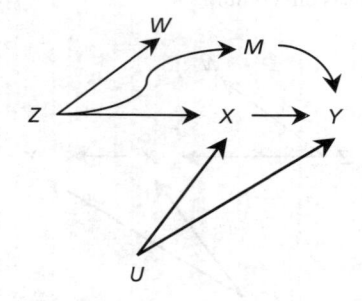

FIGURA 12.10 • Diagrama para um ensaio confundido, no qual a designação do tratamento afeta diretamente o desfecho.

FIGURA 12.11 • Diagrama para um ensaio confundido, no qual uma causa não mensurada U_2 afeta tanto a designação de tratamento Z quanto o desfecho Y.

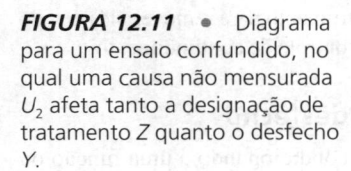

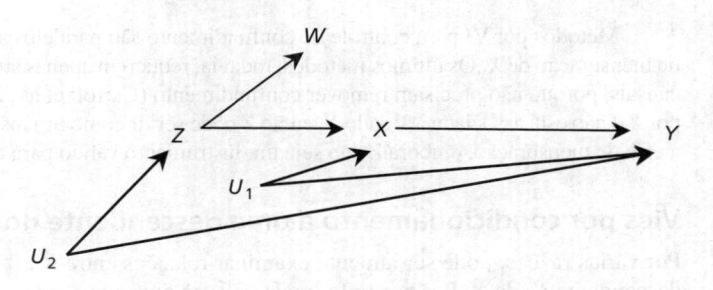

nicidade do efeito $Z \rightarrow X$: para cada membro da população, Z pode afetar X em apenas uma direção (p. ex., se aumentar Z, aumenta X para algumas pessoas, então não pode diminuir X para ninguém). Sob a monotonicidade, estimativas por VI podem ser interpretadas como o efeito do tratamento sobre aqueles que o receberam (ganharam $X = 1$), precisamente porque foram designados para tal (i.e., porque ganharam $Z = 1$). Alguns métodos usam suposições adicionais, geralmente na forma de modelos do parâmetro.

A estrutura causal na Figura 12.9 poderia se aplicar mesmo que o pesquisador não designasse Z. Assim, com esse diagrama em mente, um pesquisador poderia procurar variáveis (tais como Z ou W) que são instrumentos válidos, e usá-las para calcular estimativas de efeito por VI (Angrist et al., 1996; Angrist e Krueger, 2001; Glymour, 2006a). Embora possa parecer um desafio identificar um instrumento convincente, estudos genéticos (Cap. 28) e "experimentos naturais" podem supri-los:

- O dia de início dos sintomas pode determinar a qualidade da assistência hospitalar recebida, mas raramente há outra razão para que o dia de início influencie um desfecho de saúde. O dia de início dos sintomas, então, fornece um instrumento natural para o efeito da qualidade da assistência hospitalar sobre o desfecho.
- A hora do nascimento pode servir como um instrumento para o estudo da duração da permanência pós-parto em relação aos desfechos maternos e neonatais (Malkin et al., 2000).
- Mães que parem em hospitais com aconselhamento sobre lactação podem ter maior probabilidade de amamentar. Se nascer em um tal hospital não tiver outro efeito sobre a saúde da criança, então o aconselhamento hospitalar (sim/não) fornece um instrumento para o efeito do aleitamento materno sobre a saúde infantil.
- Pode ser improvável que mulheres com familiares que tiveram câncer de mama recebam terapia hormonal perimenopausa. Se ter familiares com câncer de mama não tiver outra conexão com risco cardiovascular, tal parentesco é um instrumento para o efeito da terapia hormonal sobre doença cardiovascular.

Esses exemplos destacam os critérios centrais para se avaliar instrumentos propostos (p. ex., dia de início dos sintomas, hora do nascimento). Depois do controle dos confundidores mensurados, o instrumento não deve ter associação alguma com o desfecho, exceto por meio da exposição de interesse. Em outras palavras, se a exposição não tem efeito, os confundidores controlados separam o instrumento do desfecho.

Um leitor cético pode achar motivo para duvidar da validade de cada um dos instrumentos propostos acima, o que destaca o maior desafio para análises de variáveis instrumentais com dados observacionais: encontrar um instrumento convincente. Os diagramas causais fornecem um sumário claro da situação hipotética, capacitando-nos a verificar suposições instrumentais. Quando o instrumento não é randomizado, tais suposições (como suposições comuns de confundimento não residual) estão sempre abertas a questionamentos. Por exemplo, suponha que hospitais com aconselhamento sobre lactação tendem a fornecer melhor assistência em outros aspectos. Então, a associação do aconselhamento hospitalar com o desfecho da criança não é, em parte, por meio do aleitamento materno, e o aconselhamento não é um instrumento válido.

Métodos por VI para controle de confundimento são paralelos a métodos por VI para corrigir erro de mensuração de X. Os últimos métodos, todavia, requerem apenas suposições de associação, em vez de causais, porque não precisam remover confundimento (Carroll et al., 2006). Por exemplo, se Z é afetada por X e não está associada à Y dado X, então Z pode servir como um instrumento para remover viés devido a erro de mensuração, embora Z não seja um instrumento válido para controle de confundimento.

Viés por condicionamento a uma descendente do desfecho

Por várias razões, pode ser atraente examinar relações entre X e Y condicionando a uma função ou descendente Y^* de Y. Por exemplo, pode-se suspeitar que a mensuração do desfecho disponível se torne crescentemente não confiável em valores altos e, portanto, querer excluir respondentes com escores altos da análise. Tal condicionamento pode produzir viés, conforme ilustrado na Figura 12.12. Embora U afete Y, U não é associada à X, e, assim, a associação $X - Y$ é não confundida. Se examinarmos a relação entre X e Y condicional à Y^*, abriremos o caminho $U \to Y \leftarrow X$, permitindo então uma associação $U - X$ e o confundimento da associação $X - Y$ por U.

Considere o efeito da escolaridade sobre o estado mental, mensurando-o com o Mini-Mental Status Exam (MMSE). O MMSE varia de 0 a 30, com um escore abaixo de 24 indicando deficiência (Folstein et al., 1975). Suponha que perguntemos se o efeito da escolaridade sobre o MMSE é o mesmo para respondentes com MMSE ≥ 24 do que para aqueles com MMSE < 24. Se a escolaridade realmente afetar o escore do MMSE, podemos aplicar a Figura 12.12 com X = escolaridade, Y = escore do MMSE e Y^* com um indicador de escore MMSE ≥ 24. U agora representa fatores não mensurados que afetam o escore do MMSE, mas não confundem a associação $X - Y$. Então deveríamos esperar que a associação entre escolaridade e escore do MMSE fosse subestimada, em ambos os estratos de Y^*. Entre os sujeitos com MMSE alto, aqueles com baixa escolaridade terão mais provavelmente fatores que elevem os escores do MMSE, ao passo que entre os com escores baixos no MMSE, aqueles com alto grau de escolaridade têm menor probabilidade de ter tais fatores. Assim, mesmo que esses fatores não mensurados não sejam confundidores desde o começo, eles estarão associados negativamente à escolaridade, dentro dos estratos de seu efeito compartilhado, o escore do MMSE.

Esse viés também ocorre quando há um limite artificial (teto ou piso) sobre a mensuração de Y, e alguém exclui observações com esses valores limítrofes; também pode surgir pela exclusão de observações com valores extremos de Y (*outliers*), embora muitos poderiam ter que ser excluídos para que o viés se tornasse grande. Tais exclusões condicionarão a análise no valor de Y e poderão, assim, introduzir viés.

Se X não tem efeito sobre Y, o condicionamento à Y^* não abrirá o caminho $U \to Y \leftarrow X$, na Figura 12.12. Assim, se não há confundimento da relação $X - Y$, e nenhum efeito de X sobre Y, o efeito estimado de X sobre Y permanecerá sem viés depois do condicionamento à Y^* (embora a precisão da estimativa possa ser reduzida drasticamente).

Viés de seleção e pareamento em estudos de caso-controle

Os estudos de caso-controle são especialmente vulneráveis ao viés de seleção. Por definição, os estudos de caso-controle envolvem condicionamento a uma descendente de Y, especificamente, à variável de seleção S. Se computarmos estimativas de efeito dos dados de caso-controle como se não houvesse efeito

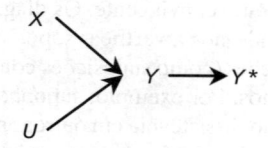

FIGURA 12.12 • Diagrama ilustrando o efeito do condicionamento a uma variável desfecho.

de Y sobre S – por exemplo, uma diferença de riscos – haverá um viés grave. Conforme discutido no Capítulo 8, entretanto, o viés produzido por esse condicionamento será cancelado da razão de chances desse estudo, desde que S só esteja associada à exposição através de Y (i.e., se Y separar S de X).

Suponha, contudo, que a situação seja como na Figura 12.13. Aqui, W não é um confundidor da associação X – Y se não houver condicionamento, porque W não tem associação com Y, exceto através de X. Um estudo de caso-controle, porém, condiciona à seleção S. Visto que W está associada à exposição e afeta a seleção, esse condicionamento resulta em uma nova associação de W com Y, através de S. Assim, $X \leftarrow W \rightarrow S \leftarrow Y$ está aberto em S e torna-se um caminho de viés. Para identificar o efeito de X sobre Y, esse caminho deve ser bloqueado, por exemplo, por condicionamento à W. A mesma conclusão se aplica se a Figura 12.13 for modificada, de modo que W esteja associada à X através de uma variável U, com (digamos) $X \leftarrow U \rightarrow W$.

Como discutido no Capítulo 11, pareamento de caso-controle sobre W significa que W afeta a seleção, e, assim, a Figura 12.13 pode ser tomada para representar a situação em um estudo de caso-controle pareado sobre um não confundidor associado com a exposição. Aqui, vemos que o pareamento gerou a conexão W – S e, assim, precisa do controle de W, quando nenhum controle teria sido necessário sem o pareamento. Desse modo, a figura ilustra um tipo de superpareamento (Cap. 11).

Como o ajuste para valores basais pode enviesar análises de mudança

A pesquisa frequentemente foca a identificação de determinantes de mudança em um desfecho dinâmico, tal como pressão sanguínea, ou sintomas depressivos, mensurado no início e no fim do seguimento, indicados por Y_1 e Y_2. Suponha que queremos estimar o quanto uma exposição X, que foi mensurada na linha de base e precedeu Y_1, afeta a mudança na variável desfecho entre os tempos 1 e 2, mensurada pelo *escore de mudança* $\Delta Y = Y_2 - Y_1$. Um tópico importante é se devemos ajustar para (ou condicionar à) a variável da linha basal Y_1, quando tentando estimar o efeito de X sobre mudança no desfecho. Esse condicionamento pode tomar a forma de restrição ou de estratificação sobre Y_1, ou inclusão de Y_1 como uma variável em uma regressão de ΔY sobre X. Tipicamente, X e Y_1 estão associadas. Na verdade, essa associação transversal pode induzir os pesquisadores a investigar se X afeta, semelhantemente, alterações em Y.

Uma lógica comum para ajuste basais é que a linha basal "atua como um confundidor" sob os critérios tradicionais para confundidor: ela está associada com X e provavelmente afeta a variável dependente (ΔY). Essa intuição pode ser enganosa, contudo, na situação comum em que Y_1 e Y_2 estão sujeitas a erro de mensuração (Glymour et al., 2005).

Suponha que nossa questão a pesquisar é se a graduação do curso superior com louvores afeta mudanças em sintomas depressivos após a graduação. Em uma coorte de recém-graduados do colegial, os sintomas depressivos são avaliados com a escala de depressão dos Centros para Estudos Epidemiológicos (CES-D: do inglês Centers for Epidemiologic Studies – Depression) na linha de base (CES-D$_1$), e, novamente, após 5 anos de seguimento (CES-D$_2$). A escala CES-D varia de 0 a 60, com os escores mais altos indicando sintomas depressivos piores (Radloff, 1977). A variável dependente

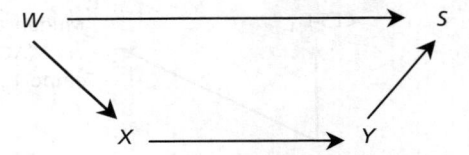

FIGURA 12.13 • Diagrama mostrando viés de seleção potencial, em um estudo de caso-controle com uma causa da exposição influenciando a seleção para o estudo.

de interesse é mudança em sintomas depressivos, que medimos em nossos dados usando o escore de mudança CES-D, $\Delta\text{CES-D} = \text{CES-D}_2 - \text{CES-D}_1$. O CES-D é uma medida comum de sintomas depressivos, mas sabe-se que ele tem erro de mensuração considerável. Em outras palavras, o escore CES-D é influenciado tanto pela depressão subjacente real, como por eventos flutuando aleatoriamente, tais como o clima e o relacionamento do entrevistador com o sujeito. Em um diagrama causal, representamos isso mostrando setas na direção do escore CES-D, a partir da depressão subjacente, e de uma variável resumo do"erro". O erro não é mensurado diretamente, mas é definido como a diferença entre o escore CES-D e a variável latente "Depressão", de modo que

$$\text{CES-D} = \text{Depressão} + \text{Erro}$$

Tenha em mente que estamos realmente interessados na mudança em Depressão (ΔDepressão), e não na mudança em CES-D (ΔCES-D). Agora suponha que, na linha de base, a graduação com louvores (X) está associada com escores CES-D mais baixos, isto é, há uma associação inversa entre X e Y_1, talvez porque graduar-se com louvores melhore o humor, pelo menos temporariamente. Esses pressupostos são mostrados em um GAD na Figura 12.14. Nesta figura, há uma seta do Erro$_1$ para ΔCES-D. Esta seta representa uma relação determinística (inversa) entre ΔCES-D e Erro$_1$, porque

$$\Delta\text{CES-D} = \text{CES-D}_2 - \text{CES-D}_1$$
$$= \text{Depressão}_2 + \text{Erro}_2 - (\text{Depressão}_1 + \text{Erro}_1)$$
$$= \text{Depressão}_2 - \text{Depressão}_1 + \text{Erro}_2 - \text{Erro}_1$$
$$= \Delta\text{Depressão} + \text{Erro}_2 - \text{Erro}_1$$

Um outro pressuposto na Figura 12.14 é que Erro$_1$ e Erro$_2$ são independentes. A associação positiva desses erros reduz a magnitude do viés que discutiremos, mas esse viés não é eliminado, a menos que os erros sejam idênticos (e assim se cancelem). Sob as condições da Figura 12.14, colar grau com louvores não tem efeito sobre mudança na depressão. Correspondentemente, a graduação com louvores e ΔCES-D são independentes não condicionalmente sob a hipótese nula, porque o único caminho no diagrama conectando graduação com louvores e mudança de escore está bloqueado pela colisora CES-D$_1$. Assim, quando não ajustamos para CES-D$_1$, obtemos uma estimativa sem viés do efeito geral (i.e., total) de graduação com louvores sobre mudança em depressão.

Condicionalmente à CES-D$_1$, entretanto, a graduação com louvores e ΔCES-D estão associadas, porque o condicionamento à CES-D$_1$ desbloqueia o caminho. Esse resultado pode ser explicado como a seguir. Qualquer pessoa com um alto CES-D$_1$, ou tem alta Depressão$_1$, ou grande Erro$_1$ de

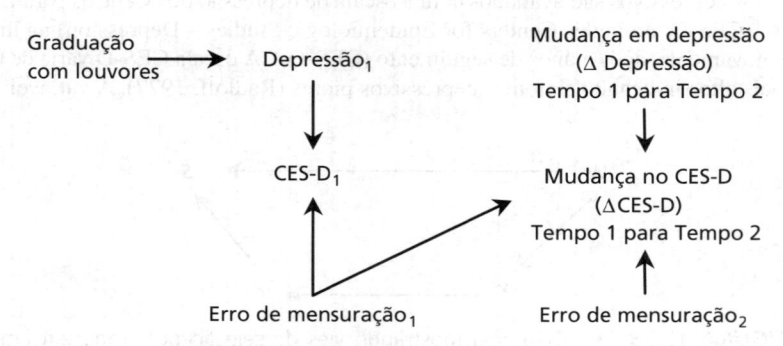

FIGURA 12.14 • Um exemplo no qual o ajuste pela linha de base enviesa análises de mudança.

mensuração positivo, ou ambos. Uma pessoa não deprimida com CES-D$_1$ alto deve ter um Erro$_1$ positivo, e uma pessoa deprimida com CES-D$_1$ baixo deve ter um Erro$_1$ negativo. Assim, *dentro dos níveis do CES-D$_1$*, Depressão$_1$ e Erro$_1$ estão associados inversamente, e, portanto, grau com louvores e Erro$_1$ estão associados positivamente. Posto que Erro$_1$ contribui negativamente para ΔCES-D, ΔCES-D e Erro$_1$ estão associados negativamente (esse é um exemplo de regressão à média). Dessa maneira, condicionalmente à CES-D$_1$, graduação com louvores e ΔCES-D são inversamente associados. Portanto, a associação graduação com louvores ajustada pela linha de base é inversa, fazendo parecer que colar grau com louvores prediz declínios em depressão, mesmo quando a graduação com louvores não afeta mudanças em depressão. O viés na associação é proporcional ao erro nos escores CES-D e à força da associação graduação com louvores-Depressão$_1$ (Yanez et al., 1998).

Para resumir o exemplo, a associação não ajustada de graduação com louvores e ΔCES-D reflete corretamente o efeito de colar grau com louvores sobre mudança em depressão real (ΔDepressão), ao passo que o ajuste para CES-D$_1$ basal enviesa a associação para baixo, na direção da associação transversal entre CES-D$_1$ e graduação com louvores.

Agora considere o ajuste pela linha de base em uma questão de pesquisa levemente diferente, em que desejamos estimar quanto uma exposição à X na linha de base afeta a mudança do escore ΔY durante o período de seguimento. Nesse caso, ignoramos o erro de mensuração e nos focamos na identificação de determinantes de mudanças no escore CES-D. Retornamos ao nosso exemplo sobre o efeito de graduação com louvores (X) e mudança nos escores CES-D. A Figura 12.15 fornece um modelo da situação. Há caminhos de confundimento de X para ΔY por meio de U e Y_1, que podemos bloquear pelo condicionamento ao escore Y_1 na linha de base. Assim, se U não for mensurada, parece, por esse modelo, que devemos fazer controle para o escore na linha de base. Esse modelo para ΔY fatalmente é simplificado em excesso, entretanto, porque haverá sempre outros fatores não mensurados que afetam CES-D$_1$ (tais como fatores de risco genéticos), que influenciam tanto CES-D$_1$ como a taxa de mudança.

Se expandirmos a Figura 12.15 para incluir um tal fator, B, e B não for associado à X, obteremos a Figura 12.16. B não aparenta ser um confundidor, mas é um colisor em um caminho entre X e ΔY. Condicionar à Y_1 basal abre o caminho de confundimento $X \leftarrow U \rightarrow Y_1 \leftarrow B \rightarrow \Delta Y$. Assim, ajustar para a linha de base é insuficiente para eliminar viés ao avaliar a relação de X com o escore de mudança ΔY; depois de tal ajuste, para garantir a ausência de viés, teríamos que ajustar para todas as causas compartilhadas de escores mais precoces e mais tardios – uma tarefa intimidante, para dizer o mínimo.

RESSALVAS E EXTENSÕES

Para muitas, senão para a maioria, das questões em pesquisa epidemiológica, os dados disponíveis, ou viáveis de se obter, simplesmente não são adequados para identificar a resposta "certa". Dada essa realidade, todo método será viesado sob condições que não podemos excluir. Assim, raramente é suficiente saber que uma abordagem em particular está viesada; desejaremos saber o quão viesada ela pode estar, especialmente em relação a alternativas. Os grafos isoladamente, contudo, são silenciosos no que diz respeito à magnitude dos prováveis vieses.

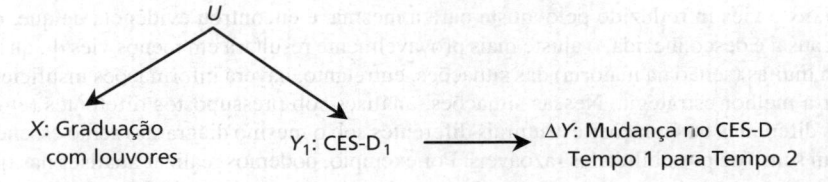

FIGURA 12.15 • Um exemplo no qual o ajuste pela linha de base elimina o viés em análises de mudança.

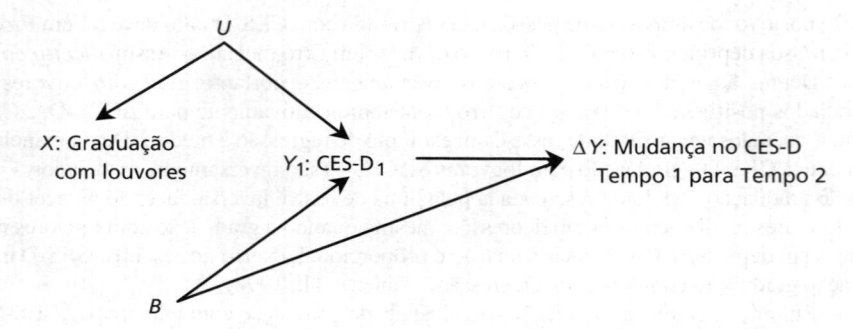

FIGURA 12.16 • Um exemplo no qual o ajuste na linha basal não elimina o viés nas análises de mudança.

Os grafos podem ser enriquecidos com sinais em cada seta para indicar as direções dos efeitos, como é comum em modelos de equações estruturais (Duncan, 1975). Sob a suposição de efeitos monotônicos (monotonicidade causal), as direções de associações e vieses podem ser calculados a partir desses sinais (VanderWeele e Robins, 2008b). Mais detalhes podem ser acrescidos aos diagramas causais para indicar tipos de mecanismos sob o modelo de causa suficiente-componente descrito nos Capítulos 2 e 5 (VanderWeele e Robins, 2007b). No entanto, os diagramas causais, como desenvolvidos atualmente, não trazem informações sobre aspectos importantes de relações causais e vieses, tais como as magnitudes ou as formas funcionais das relações (p. ex., tamanho de efeito ou da modificação de medida de efeito).

O algoritmo de *g*-computação, ou *g*-fórmula (Robins, 1986, 1987, 1997), pode ser usado para quantificar os tamanhos dos efeitos e predizer as consequências de intervenções, sob uma suposta estrutura causal (Pearl e Robins, 1995). A fórmula simplifica a padronização normal (Caps. 3 e 4) quando a variável intervenção é fixada na linha de base (o oposto de uma exposição que varia com o tempo) (Robins, 1987; Pearl, 1995, 2000). Aplicar o algoritmo de *g*-computação frequentemente é impraticável, pela mesma razão que métodos de análise estratificada (Cap. 15) podem ser impraticáveis com muitas covariáveis: raramente haverá observações suficientes para cada combinação de categorias da covariável. Esse problema é abordado assumindo-se modelos paramétricos para algumas, ou todas, as relações entre covariáveis. Essa abordagem tem uma história longa na literatura sobre equações estruturais (Duncan, 1975; Pearl, 2000). No modelo de equações estruturais para um grafo, cada variável é representada como uma função de seus pais e um erro aleatório que representa efeitos de forças não exibidas no grafo. Abordagens mais avançadas, tais como *g-estimação* e *modelos estruturais marginais*, estimam parâmetros usando modelos estruturais somente para o efeito de interesse e utilizam modelos associativos para controlar o confundimento; ver Capítulo 21 para descrição e referências adicionais.

Abordagens de modelagem permitem a comparação de magnitudes de vieses sob vários cenários acerca de relações causais. Por exemplo, assumindo modelos logísticos, Greenland (2003a) comparou o viés deixado pela falta de ajuste para uma variável que é tanto colisora quanto confundidora *versus* o viés introduzido pelo ajuste para a mesma, e encontrou evidência de que, quando a estrutura causal é desconhecida, o ajuste mais provavelmente resultará em menos viés do que nenhum ajuste. Em muitas (senão na maioria) das situações, entretanto, haverá informações insuficientes para identificar a melhor estratégia. Nessas situações, análises sob pressupostos diferentes (envolvendo diagramas diferentes ou equações estruturais diferentes sob o mesmo diagrama) serão essenciais para se obter um senso de possibilidades razoáveis. Por exemplo, podemos realizar análises nas quais uma variável não é controlada porque se presupõe que ela seja uma intermediária, e realizar outras nas quais ela é tratada como uma confundidora (Greenland e Neutra, 1980); e, no último caso, podemos mudar as equações que correlacionam a variável à exposição e à doença. Tais *análises de sensibilidade* são descritas no Capítulo 19.

Uma dificuldade correlata é decidir se uma relação causal duvidosa deve ser representada em um GAD. Em exemplos epidemiológicos típicos, relações muito fracas pouco provavelmente introduzirão vieses grandes. Assim, uma heurística para traçar os GAD tomaria a ausência de uma seta entre duas variáveis como indicação de que a relação causal direta entre elas é insignificante. Embora tal heurística possa prover uma perspectiva útil, recomendamos começar com um GAD que mostre todas as setas que não possam ser excluídas, com base em dados disponíveis, ou na lógica (como a ordem no tempo), para determinar que pressupostos são necessários, a fim de se identificar com certeza o parâmetro causal de interesse, com os dados disponíveis.

CONCLUSÃO

Os diagramas causais mostram como relações causais se traduzem em associações. Representam uma ferramenta simples, flexível, para compreensão e descoberta de muitos problemas, usando poucas regras básicas. Em vez de considerar cada tipo de viés como um problema novo e se debater pela resposta "certa", os diagramas fornecem uma estrutura unificada para avaliar estratégias de delineamento e de análise para qualquer questão causal, sob qualquer conjunto de pressupostos causais. No entanto, traçar um diagrama que descreva adequadamente pressupostos contextualmente plausíveis pode ser um desafio. Na medida em que o uso de diagramas force maior clareza sobre pressupostos, aceitar o desafio pode ser benéfico. Embora nunca saibamos o diagrama "verdadeiro", no momento em que pudermos especificar o diagrama, seremos capazes de identificar fontes-chave de viés e de incerteza em nossas observações e inferências.

Seção III

Análise de dados

CAPÍTULO 13

Fundamentos da análise de dados epidemiológicos

Sander Greenland e Kenneth J. Rothman

Elementos de análise de dados   253
Edição dos dados   254
Descrição e sumarização dos dados   256
   Tabulação dos dados   257
   Escolha de categorias   257
   Classificação de sujeitos e pessoa-tempo   260
Manuseio de valores faltantes   260
Métodos de testes e estimação   261
   Estatísticas de testes e valores P   261
   Estimativas não viesadas medianas   263
   Análise de sensibilidade e de influência   263
   Distribuições de probabilidade e estatísticas exatas   263
   Estatísticas aproximadas: o método de escores   267

Estatísticas aproximadas: o método de Wald   269
Funções de verossimilhança   270
Estatísticas aproximadas: o método da razão de verossimilhança   272
Verossimilhança em análise bayesiana   273
Escolha de estatísticas de testes   274
Correções de continuidade e valores mid-P   275
Computação e interpretação de valores P bilaterais   277
Comparações múltiplas   278
   Regiões de confiança conjuntas   279
   Problemas com abordagens convencionais   280
   Resumo   281

ELEMENTOS DE ANÁLISE DE DADOS

No Capítulo 9 enfatizamos que um estudo deve ser visto como um exercício de mensuração, cuja meta geral é acurácia na estimação. A análise de dados é o passo nesse exercício, no qual os dados brutos são verificados quanto à acurácia, e então as estimativas são calculadas, com base em suposições sobre forças que levam àqueles dados. Este capítulo descreve considerações sobre o preparo dos dados e revisa a teoria estatística que dá fundamentação aos métodos estatísticos convencionais, abrangendo com mais detalhes vários dos tópicos introduzidos no Capítulo 10.

Por "métodos convencionais" queremos nos referir àqueles que presumem que todos os erros sistemáticos são conhecidos e levados em consideração pelo modelo estatístico subjacente. Tais métodos focam levar em conta erros aleatórios por meios familiares, tais como desvios-padrão, valores P, intervalos de confiança e testes de hipótese. Esses métodos tornaram-se padrão de análise, do início para os meados do século XX, em paralelo com a ascensão da amostragem aleatória e da randomização como o padrão-ouro do delineamento. Posto que eles permaneçam sendo o padrão da apresentação na literatura de saúde e de ciências sociais, os Capítulos 14 até 17 fornecem detalhes de métodos convencionais para análise de dados epidemiológicos, e o Capítulo 18 apresenta seus análogos bayesianos. O Capítulo 19 provê uma introdução a métodos que abordam as deficiências-chave dos métodos convencionais, pelo exame do possível papel de erros sistemáticos (fontes de viés) na geração de observações.

Uma boa análise de dados tem vários estágios distintos. Na primeira fase, o pesquisador deve rever os dados registrados quanto à acurácia, à consistência e à completude. Esse processo é designado, frequentemente, como *edição de dados*. Em seguida, o pesquisador deve sumarizar os dados de forma concisa para análise descritiva, tal como tabelas de contingência, que classificam as observações de acordo com fatores-chave. Esse estágio da análise é referido como redução de dados ou *sumarização de dados*. Finalmente, os dados sumarizados são usados para estimar as medidas epidemiológicas de interesse, tipicamente uma ou mais medidas de ocorrência ou efeito (tais como estimativas de risco ou risco relativo), com intervalos de confiança apropriados. Esse estágio de estimação baseia-se em ajustes ou modelagem dos dados, o que pode levar a muitas questões filosóficas, assim como técnicas (Greenland, 1993c); ver Capítulos 17 a 21.

O estágio de estimação da análise geralmente inclui testes estatísticos de hipóteses. O Capítulo 10 explicou por que o teste estatístico de hipóteses é indesejável na maioria das situações epidemiológicas. No entanto, visto que a teoria estatística e os métodos de intervalos de confiança são paralelos àqueles dos testes estatísticos de hipóteses, é útil estudar a teoria e os métodos de tais testes como parte da base para compreensão da etapa de estimação da análise de dados.

O passo final da análise envolve interpretar apropriadamente os resultados das etapas de sumarização e de estimação. Essa fase requer consideração de fatores não mensurados que possam ter influenciado a seleção de sujeitos, a mensuração e o risco, bem como questões de inferência estatística. Normalmente, essas considerações nada mais são do que a descrição de possíveis fatores, ao lado de julgamentos qualitativos sobre sua possível importância. O Capítulo 19 descreve maneiras pelas quais essas considerações podem receber uma forma mais quantitativa.

EDIÇÃO DOS DADOS

A primeira etapa essencial da análise de dados é o escrutínio cuidadoso dos dados brutos em busca de erros e a correção de tais erros sempre que possível (Cap. 24). Os erros encontram seu caminho para dentro dos dados de várias maneiras; alguns erros são detectáveis na edição e outros não.

Os dados, em um estudo epidemiológico, geralmente vêm de questionários autoadministrados, ou administrados por um entrevistador, de registros existentes que são transcritos para a pesquisa ou de bases de dados eletrônicos coletados para outros propósitos que não a pesquisa (tais como registros de vigilância de doença, ou bases de dados médico-administrativos). Os dados dessas fontes podem ser transcritos dessa forma primária para um formato codificado para entrada em máquina, ou podem ser carregados eletronicamente, diretamente de uma base de dados para a base de dados da pesquisa. Frequentemente é necessária a codificação de respostas. Por exemplo, dados ocupacionais obtidos de entrevistas precisam ser classificados em um código manejável, como ocorre com informações sobre drogas, sobre história médica e com muitos outros tipos de dados.

Dados sobre variáveis contínuas, tais como idade, embora frequentemente agrupados em categorias amplas para propósitos de relato, deveriam ser registrados de forma precisa em vez de serem agrupados, porque os valores reais permitirão maior flexibilidade na análise mais tarde. Por exemplo, agrupamentos diferentes podem ser necessários para comparações com outros estudos. O ano de nascimento pode ser preferível à idade, porque tende a ser relatado mais acuradamente e não muda com o tempo.

Algumas variáveis em escala nominal, que só têm um número limitado de valores possíveis, podem ser pré-codificadas nos formulários primários marcando-se um espaço correspondente à categoria apropriada. Entretanto, para variáveis de escala nominal com muitas categorias possíveis, tais como país de nascimento ou ocupação, as questões pré-codificadas podem não ser práticas, se detalhes completos são desejados. Se todos os itens de dados podem ser pré-codificados, pode ser exequível coletar os dados em um formulário primário que possa ser lido diretamente por uma máquina por escaneamento óptico, por exemplo. Caso contrário, será necessário traduzir as informações do formulário de dados primário antes que sejam armazenadas em um computador ou em um formulário legível por máquina. Tal tradução pode inserir erros, mas também propicia uma oportunidade para verificá-los no formulário primário. Alternativamente, pode ser pedido aos entrevistados que respondam a questionários disponibilizados no computador ou via internet. Esses dados ainda precisarão ser editados para codificação em itens de respostas abertas.

É desejável evitar reescrever os dados em um formulário secundário durante o processo de codificação, o que pode gerar erros de transcrição adicionais. O número de erros pode ser reduzido pela codificação dos dados como parte do processo de entrada no computador. Pode ser desenvolvido um programa para facilitar a entrada de dados item por item, exibindo os códigos das categorias na tela de um monitor para ajudar na codificação. Se os dados são codificados e reescritos manualmente, frequentemente precisarão ser inseridos por teclado de qualquer maneira, a menos que sejam codificados em páginas para escaneamento óptico; consequentemente, a entrada direta de dados durante a codificação reduz custos e erros.

Sempre que possível, a entrada e a codificação dos dados devem ser mantidas separadas. A entrada de dados deve seguir o formulário original de coleta o mais próximo que for possível. Algoritmos de computador devem ser usados para codificar os dados de entrada, em vez de se confiar no pessoal de entrada de dados para realizar a codificação. Por exemplo, se a informação sobre idade é coletada como data de nascimento, ela deve ser entrada como data de nascimento e, então, a idade pode ser calculada pelo computador na data do estudo. De modo semelhante, quanto menos operações de reescrever houver entre o registro primário e a versão armazenada na máquina, menor será a probabilidade de ocorrência de erros. Se reescrever for inevitável, é útil avaliar a extensão de erros de codificação no formulário reescrito, fazendo-se a codificação de uma proporção dos formulários de dados duas vezes, por dois indivíduos diferentes. A informação assim obtida pode ser usada para julgar a magnitude do viés introduzido pela classificação incorreta de erros de codificação.

A edição básica dos dados envolve a verificação de cada variável, em busca de valores impossíveis ou incomuns. Por exemplo, o gênero pode ser codificado como 1 para masculino e como 2 para feminino, caso em que qualquer outro valor registrado para gênero representará um erro ou um valor desconhecido. Normalmente, um valor separado, tal como –1 ou 9, é utilizado para designar um valor desconhecido. É preferível não usar um código de 0, se puder ser evitado, porque códigos não numéricos (tais como códigos especiais para valores faltantes) podem ser interpretados por alguns programas como 0. Não assinalar 0 como um código específico, nem mesmo para informação desconhecida, torna mais fácil a detecção de dados errados e de informações faltantes. Quaisquer valores inadmissíveis devem ser confrontados com os dados dos formulários primários. Valores incomuns, tais como gênero desconhecido, idade ou data de nascimento não usual também devem ser verificados. Um bom programa de entrada de dados proverá a detecção de tais valores.

A distribuição completa de cada variável também deve ser examinada, a fim de verificar se parece razoável. Em uma população residencial típica, espera-se que cerca de metade dos indivíduos seja do sexo masculino; se os sujeitos têm, digamos, câncer de pulmão, pode-se esperar que cerca de 70% sejam do sexo masculino; e se os sujeitos compõem um grupo típico de profissionais de enfermagem, espera-se um pequeno percentual do sexo masculino. Desvios das expectativas podem sinalizar problemas importantes que, caso contrário, poderiam não vir à tona. Por exemplo, um erro de programação poderia deslocar todos os dados em cada registro eletrônico em um ou mais caracteres, produzindo, dessa forma, códigos sem significado, que poderiam não ser detectados sem inspeção visual direta dos valores dos dados. O potencial para tais erros aumenta a necessidade de verificar cuidadosamente a distribuição de cada variável durante a edição dos dados.

As verificações de edição descritas até aqui são relativas a cada variável nos dados tomada isoladamente. Além de tal edição básica, normalmente é desejável verificar a consistência dos códigos para variáveis correlatas. Não é impossível, mas é incomum, que uma pessoa de 16 anos tenha três filhos. Homens não seriam hospitalizados para histerectomia. É improvável que pessoas com mais de 2 metros de altura pesem menos de 50 kg. A edição minuciosa envolverá muitas verificações de consistência como essas, e é melhor conseguida por programas de computador planejados para sinalizar tais erros (MacLaughlin, 1980), embora isso também possa ser feito pela inspeção de tabelas cruzadas.

Ocasionalmente, um resultado aparentemente inconsistente aparecerá como correto na verificação, mas muitos erros serão descobertos por tal edição.

É importante, também, verificar a consistência de várias distribuições. Se exatamente 84 mulheres em um estudo são codificadas como "não menopausa" para a variável "tipo de menopausa" ("não menopausa", cirúrgica, induzida por droga, natural), então é tranquilizador saber que exatamente 84 são igualmente codificadas como tendo "não menopausa" para a variável "idade à menopausa" (para tal variável, o código "não menopausa" teria um número diferente daquele designado para "desconhecida" – p. ex., –1 para "não menopausa" e –9 para "desconhecida").

Uma vantagem importante da codificação e da entrada de dados por um programa de computador é a capacidade de exigir que todos os formulários de dados sejam inseridos duas vezes. Os dados inseridos na segunda passagem são comparados com os da primeira passagem, e as inconsistências são sinalizadas e resolvidas em tempo real. Assim, a dupla entrada reduz erros de digitação e outros erros de entrada que afetam a qualidade dos dados. A segunda vantagem da entrada de dados por um programa de computador é a possibilidade de editar os dados automaticamente durante todo o processo. Valores inadmissíveis ou incomuns podem ser triados à medida que são inseridos. Os valores inadmissíveis podem ser rejeitados e corrigidos no momento, programando-se a máquina para exibir uma mensagem de erro na tela e emitir também um sinal audível para alertar o operador sobre o erro. Valores improváveis, mas possíveis, podem ser trazidos à atenção do operador da mesma forma.

Um programa de entrada de dados sofisticado também pode verificar a consistência entre variáveis e eliminar algumas inconsistências pelo suprimento automático de códigos apropriados. Por exemplo, se um sujeito é pré-menopausa, o programa pode fornecer, automaticamente, o código correto para "idade à menopausa" e pular a questão. Contudo, é mais seguro usar a redundância da segunda questão para se resguardar contra um erro na primeira. Entretanto, mesmo com edição sofisticada durante a entrada de dados, ainda é importante verificar os dados armazenados para completitude e razoabilidade da distribuição de cada variável.

Mesmo os esforços mais meticulosos de coleta de dados podem sofrer erros que são detectáveis durante a edição cuidadosa. Se a edição for planejada como uma parte rotineira do manejo dos dados, tais erros nem sempre causam problemas sérios. Porém, se a edição for negligenciada, os erros de dados podem solapar as análises subsequentes.

DESCRIÇÃO E SUMARIZAÇÃO DOS DADOS

A análise de dados deve começar pelo exame cuidadoso da distribuição de dados das variáveis da análise (exposições, doenças, confundidores, modificadores de medidas de efeito), que pode ser feito com tabelas, histogramas, gráficos de distribuição conjunta e qualquer outra ajuda visual. Enfatizamos, contudo, que esses descritores de dados *não* incluem valores P, intervalos de confiança ou quaisquer outras estatísticas delineadas para fazer inferências além dos dados. Infelizmente, muitos pacotes estatísticos geram automaticamente tal estatística inferencial com toda a estatística descritiva. Essa automação é perigosa por numerosas razões, uma delas é o fato de que é um convite para tratar a estatística inferencial como descrições dos próprios dados.

Com poucas exceções, as estatísticas inferenciais não devem ser tratadas como descriminadores dos dados, porque interpretações úteis e corretas de tal estatística requerem, além dos dados, alguma suposição ou modelo sobre a relação dos dados com alguma população, ou com alguma estrutura teórica. Por exemplo, interpretações de testes de significância e de intervalos de confiança referem-se ao valor verdadeiro da associação em estudo; esse valor não existe nos dados, mas existe em alguma população-alvo, ou em algum modelo teórico, relacionando a doença à exposição. Há poucas estatísticas que podem ser úteis tanto para análises descritivas quanto para análises inferenciais; um exemplo é a proporção que adquire doença em uma coorte observada, que tanto é descritiva da coorte, como é, também, uma estimativa do risco médio da doença em coortes intercambiáveis com a coorte observada. No entanto, tentativas de atribuir um papel descritivo para estatísticas analíticas, tais como valores *P* e erros padrão, parecem ser forjadas e desnecessárias.

Se a estatística descritiva não permite inferências além dos dados, para que serve? Primeiramente, pode ajudar a identificar erros nos dados. Pode não haver nada incomum em ter mulheres com menos de 40 anos e mulheres na menopausa nos dados de um pesquisador, mas se é vista uma tabela cruzada de idade e de *status* da menopausa (pré-menopausa, natural, cirúrgica), na qual há mulheres abaixo de 40 anos que tiveram menopausa natural, compete ao pesquisador verificar a correção dos dados de idade e do *status* quanto à menopausa.

Em segundo, a estatística descritiva pode ajudar a prever violações de suposições requeridas pela estatística inferencial. Na epidemiologia, a maior parte da estatística inferencial é estatística de *amostras grandes* (assintótica), significando que ela requer que o número de sujeitos sejam "grandes" (onde "grande" pode significar apenas "cinco ou mais"). Por exemplo, geralmente é dito que a validade do teste de associação entre duas variáveis categóricas na esatística com base qui-quadrado (χ^2) de Pearson exige valores esperados de pelo menos quatro ou cinco por casela. Suponha, depois do exame dos dados observados, que haja menos de oito sujeitos em algumas categorias de exposição. Deve-se saber então, imediatamente, que em uma tabela completa de exposição e doença, algumas caselas terão menos do que os quatro sujeitos esperados, e, assim, não haverá valores esperados suficientemente grandes para que o teste χ^2 de Pearson seja válido. Para tais propósitos de verificação, frequentemente se desejará retornar aos sumários descritivos, depois de se ter movido para a estatística inferencial.

Tabulação dos dados

Em muitos campos, médias, medianas e outras medidas contínuas são sumários de dados comuns. Em epidemiologia, entretanto, os sumários mais úteis, normalmente, são tabelas de contingência, nas quais a frequência de sujeitos (ou unidades de observação) com combinações específicas de valores variáveis é tabulada para as variáveis-chave de interesse. Tal tabela pode conter, essencialmente, todas as informações relevantes nos dados. Se assim for, a tabela de contingência será tudo que o pesquisador necessita para a estimação.

Mesmo que a tabela não contenha todas as informações relevantes, pode exibir, diretamente, as relações entre as principais variáveis do estudo. Para variáveis que são mensuradas em escalas contínuas (tais como idade e pressão arterial diastólica), diagramas de dispersão e outras exibições visuais exploratórias podem fornecer percepções adicionais (Tukey, 1977).

A análise de dados sob a forma de uma tabela de contingências presume, essencialmente, que só há, no máximo, um número pequeno de variáveis que podem ser confundidores ou modificadoras de medidas de efeito. Se for preciso ajustar simultaneamente para um número grande de variáveis, uma análise baseada em modelo de regressão pode ser necessária. O exame de tabelas de contingência, ou de diagramas de dispersão conjunta pode revelar se o número de sujeitos é adequado para certos tipos de modelo de regressão e pode servir, também, como uma verificação sobre a validade da análise de regressão. Realmente, é fundamenal proceder com uma análise resumida baseada nos dados de tabela de contingência, mesmo que se esteja certo de que a análise final será baseada em um modelo de regressão.

Escolha de categorias

A compactação dos dados editados em categorias para a tabela de contingência pode demandar algumas tomadas de decisões. O processo pode ser simples para variáveis de escala nominal, tais como religião ou etnia, que já são categorizadas. Algumas categorias podem ser agregadas, quando os dados são escassos, contanto que essas combinações não englobem grupos que sejam muito díspares com relação ao fenômeno em estudo. Para variáveis contínuas, o pesquisador deve decidir quantas categorias estabelecer e onde devem ser os seus limites. Normalmente, o número de categorias dependerá da quantidade de dados disponíveis. Se os dados são abundantes, é quase sempre preferível dividir uma variável em muitas categorias. Contudo, o propósito da sumarização de dados é apresentá-los de forma concisa e conveniente; criar categorias em demasia pode interferir negativamente no cumprimento desse objetivo.

Para controle adequado do confundimento, cerca de cinco categorias, frequentemente, podem ser suficientes (Cochran, 1968), contanto que os limites sejam bem escolhidos para refletir o tamanho dos efeitos de confundidor esperados entre as categorias e dentro delas. Conforme será discutido mais adiante neste capítulo e no Capítulo 15, o uso de percentis para criar categorias de confundidores (p. ex., o uso de quintis como separatrizes para criar cinco categorias de tamanho igual) pode deixar de controlar o confundimento adequadamente, se a variável for um confundidor forte e estiver distribuída de modo altamente não uniforme, ao longo do seu intervalo de variação. Em tal caso, uma ou poucas das categorias resultantes dos percentis do confundidor provavelmente serão excessivamente amplas, levando a grandes efeitos de confundidores dentro de tais categorias (onde eles estarão descontrolados), e deixando as estimativas de efeito de exposição seriamente confundidas dentro daquelas categorias.

Similarmente, se uma variável de exposição é categorizada para examinar estimativas de efeito para várias categorias de exposição, novamente cerca de cinco categorias podem, frequentemente, ser suficientes, contanto que os limites sejam bem escolhidos para refletir o tamanho dos efeitos esperados ao longo da faixa de exposição. Conforme será discutido mais adiante neste capítulo e no Capítulo 17, o uso de percentis para criar as categorias de exposição pode deixar de capturar os efeitos da exposição adequadamente, se a distribuição da exposição tiver muito pouca uniformidade. Em tal caso, uma ou poucas das categorias resultantes por percentil de exposição serão excessivamente amplas, levando a efeitos de exposição agregados dentro daquelas categorias (em que eles podem não ser detectados), e deixando as estimativas de efeitos de exposição diminuídas dentro das categorias.

Com demasiada frequência, os dados são tão esparsos que não será prático usar cinco categorias para uma dada variável. Quando as observações são distribuídas ao longo de muitas categorias em excesso, os números dentro das categorias tornam-se tão pequenos que padrões não podem ser discernidos facilmente nas tabelas cruzadas resultantes. Mesmo que o número de categorias por variável seja de apenas duas ou três, um grande volume de dados pode ser disperso até ficar muito fino, se a tabela de contingência envolver muitas dimensões, isto é, se muitas variáveis forem usadas para classificar os sujeitos.

Suponha que criemos uma tabela separada (ou estrato) bidimensional da exposição e doença para cada combinação possível de níveis, para variáveis potencialmente confundidoras. Com três confundidores de três categorias cada, haverá $3^3 = 27$ estratos, para um total de $27 \times 4 = 108$ casela na tabela, se tanto a exposição quanto a doença forem dicotômicas. Com dois confundidores adicionais de três categorias cada, haverá $3^5 = 243$ estratos para um total de $243 \times 4 = 972$ casela; isso é bastante para distribuir até mesmo um corpo de dados considerável até ficar muito fino, já que um estudo de 1.000 pessoas terá apenas cerca de um sujeito por casela da tabela multidimensional. Se cinco categorias forem usadas para os cinco confundidores haverá $5^5 = 3.125$ estratos para um total de $3.125 \times 4 = 12.500$ caselas.

Não há um método de aceitação geral para se decidir onde traçar a separatriz entre as categorias. Uma preocupação expressa frequentemente é de que tais limites possam ser "ajeitados", isto é, deslocados depois de um exame preliminar das estimativas de efeito, de tal maneira que as estimativas sejam alteradas em uma direção desejada. O "ajeitamento" pode ocorrer mesmo quando o analista está tentando ser honesto, simplesmente por falta de compreensão dos problemas que isso pode gerar. Por exemplo, os métodos estatísticos convencionais presumem que os limites foram escolhidos independentemente do desfecho. Entretanto, há razões legítimas para inspecionar as distribuições de variáveis ao selecionar separatrizes de categorias. Quando as caselas são grandes, mas os padrões de dados são sensíveis a um pequeno desvio nos limites das categorias, essa sensibilidade é um achado de interesse potencial, indicando algum aspecto especial da distribuição dos dados. Pode haver categorias naturais se a distribuição tiver mais de uma moda. Apesar disso, é melhor selecionar as categorias de exposição e de desfecho sem considerar as estimativas resultantes e as estatísticas dos testes; caso contrário, as estimativas e os valores P serão viesados.

Se os limites das categorias são inerentes à variável e têm significado, devem ser usados sempre que possível. Por exemplo, ao se categorizar sujeitos de acordo com o consumo de analgésicos, as categorias relevantes contrastarão as várias indicações terapêuticas para uso de analgésicos, para as quais as doses recomendadas podem ser especificadas com antecedência. Frequentemente é desejável, especialmente para uma variável de exposição, reter categorias extremas na análise, sem misclá-las com as categorias vizinhas, porque as categorias extremas, muitas vezes, são aquelas que permitem os contrastes mais informativos biologicamente, contanto que haja sujeitos suficientes nessas categorias.

Conforme mencionado, um método comum para se criar limites de categorias é estabelecer tais separatrizes em percentis fixos (quantis) da variável. Por exemplo, categorias em quintis têm limites no $20°$, $40°$, $60°$ e $80°$ percentis da distribuição de variáveis. Embora essa categorização algumas vezes seja adequada, tal procedimento automático pode levar a resultados ilusórios em muitas situações. Por exemplo, para muitas exposições ocupacionais e ambientais, tais como campos eletromagnéticos, a maioria das pessoas – mais de 90% –, são expostas em uma amplitude muito estreita. Quando é assim, pode quase não haver diferença de exposição entre os primeiros quatro de cinco quintis, e o quinto quintil, de alta exposição, pode ele próprio conter muitas pessoas com exposição pouco diferente dos quintis inferiores. Como resultado, uma comparação de risco não revelará efeito entre os primeiros quatro quintis e revelará um efeito diluído ao comparar o quinto quintil com o quarto quintil. A aparente ausência de tendência produzida por tal análise de quintis pode ser tomada como evidência contra um efeito, quando na realidade trata-se apenas de um artefato do uso de quintis, e não de categorias biológica ou fisicamente significativas.

De modo paralelo, o uso de percentis para criar categorias de confundidores pode deixar um confundimento residual sério, quando a maior parte da distribuição dos confundidores está concentrada em uma faixa muito estreita, mas seu efeito confundidor é considerável ao longo de toda sua faixa. Em tal caso, pode quase não haver diferença no confundidor entre todas, salvo uma das categorias, ao passo que a categoria remanescente pode conter pessoas com valores confundidores vastamente diferentes. Em consequência, aquela categoria pode gerar uma estimativa de efeito de exposição altamente confundida e pode produzir viés em qualquer estimativa sumária de efeito da exposição.

Outro problema na criação de categorias é como lidar com os extremos da escala. As categorias de extremidades abertas podem dar oportunidade para confundimento residual considerável, especialmente se não houver limites teóricos para a variável. Por exemplo, categorias etárias tais como 65+, sem limite superior, permitem uma faixa de variabilidade considerável, dentro da qual a homogeneidade desejada de exposição ou de risco pode não ser conseguida. Outro exemplo é o estudo dos efeitos do consumo de álcool sobre o risco de câncer oral. O controle do uso de tabaco é essencial; dentro da categoria mais elevada de uso de fumo é provável que os maiores consumidores de álcool também sejam os que mais fumam (Rothman e Keller, 1972). Quando confundimento residual de categorias de extremidades abertas é considerado provável, recomendamos que se coloquem separatrizes estreitas para cada categoria, inclusive naquelas nos extremos da escala; se resultarem categorias esparsas, devem ser usados métodos de análise de dados esparsos, tais como os métodos de Mantel-Haenszel (ver Cap. 15) ou modelagem (Caps. 20 a 21).

Um método conveniente de agrupar as categorias finais é categorizar os dados inicialmente de modo mais fino do que o necessário. Uma categorização fina facilitará a revisão da distribuição para cada variável; um número menor de categorias para análises subsequentes pode então ser criado, pela combinação de categorias adjacentes. Combinar estratos adjacentes de uma variável confundidora pode ser justificado se nenhum confundimento for introduzido pela fusão das categorias. A vantagem de começar com mais categorias do que será finalmente necessário é que os dados podem ser usados para ajudar a identificar que fusões não introduzirão confundimento. A combinação geralmente não introduzirá confundimento se a distribuição da exposição não variar ao longo dos estratos da coorte (em um estudo de coorte) ou da população-fonte (em um estudo de caso-controle). Ela também não introduzirá confundimento se o risco médio entre os não expostos for constante ao longo dos estratos.

Classificação de sujeitos e pessoa-tempo

A classificação de sujeitos, ou de pessoa-tempo, em categorias de exposição e em outras covariáveis raramente é simples se a covariável for uma característica dos sujeitos que varia com o tempo, tal como uma exposição ocupacional ou como um medicamento. No mínimo, a experiência de pessoa-tempo classificada como "exposta" precisa ser definida de acordo com um modelo plausível para tempo de indução (ver Caps. 7 e 16). Antes que uma pessoa se torne exposta, todo o tempo em risco daquela pessoa é, naturalmente, pessoa-tempo não exposta. Se a exposição ocorre em um ponto no tempo, e o modelo de tempo de indução sendo avaliado requer um tempo de indução mínimo de 5 anos, então, todo o tempo em risco até 5 anos depois do ponto de exposição para cada indivíduo deverá ser tratado, da mesma forma, como experiência de pessoa-tempo não exposta, em vez de exposta. A razão para que esse tempo depois da exposição deva ser tratado como tempo não exposto é que, de acordo com o modelo de tempo de indução, qualquer doença que ocorra durante o período logo após a exposição relaciona-se com um período de tempo quando a exposição estava ausente.

Contabilizar pessoas ou unidades pessoa-tempo (tempo em risco) em categorias de exposição apropriadas, deve ser feito indivíduo por indivíduo. A alocação em categorias pode envolver regras complicadas se a exposição puder variar. Casos incidentes são contabilizados na mesma categoria à qual as unidades pessoa-tempo concorrentes estão sendo acrescentadas. Por exemplo, se o modelo de tempo de indução especificou um tempo de indução mínimo de 5 anos, um caso incidente ocorrendo 4 anos após a exposição não será contabilizado como um caso "exposto", porque a pessoa-tempo para aquele indivíduo, por ocasião do diagnóstico, não estaria contribuindo para pessoa-tempo "exposta".

MANUSEIO DE VALORES FALTANTES

Frequentemente, alguns registros de sujeitos em um arquivo de dados estão incompletos; estão faltando valores nesses registros para algumas, mas não para todas, as variáveis do estudo. Um modo comum de lidar com tais registros é simplesmente suprimi-los de quaisquer análises que envolvam variáveis para as quais têm valores faltantes. Essa abordagem é denominada *análise de sujeitos completos* e tem a vantagem de ser fácil de implementar, e é fácil de compreender quando se mostra uma abordagem válida. A análise de sujeitos completos será válida (dentro dos limites do estudo) sempre que os sujeitos com dados completos tiverem sido efetivamente amostrados de forma aleatória entre todos os sujeitos no estudo; os dados faltantes serão então perdas completamente ao acaso. A abordagem também será válida se esses sujeitos forem amostrados aleatoriamente, dentro de categorias de variáveis completas utilizadas para estratificação (Little e Rubin, 2002).

Uma desvantagem da abordagem de sujeitos completos é que somente é válida sob condições limitadas, em comparação com certas abordagens mais complexas; também pode ser muito ineficiente se muitos sujeitos tiverem valores faltantes, porque descarta tantos dados registrados (descarta todos os dados em um registro, mesmo que apenas uma variável tenha um valor faltante). Por essas razões, têm sido desenvolvidas muitas alternativas à análise de sujeitos completos, como pode ser encontrado em livros de estatística mais avançada (p. ex., Allison, 2001; Little e Rubin, 2002; Tsiatis, 2006).

A maioria dos métodos de dados faltantes está em uma de duas classes. Os métodos de imputação predizem e preenchem os valores faltantes com base nos dados observados e no padrão dos dados faltantes (o padrão de valores faltantes visto entre todos os registros); imputação múltipla é um exemplo comum (Little e Rubin, 2002). Os métodos ponderados pelo inverso da probabilidade analisam diretamente apenas os registros completos, mas atribuem ponderações especiais àqueles registros baseados em probabilidades estimadas de completitude (Robins et al., 1994). Todos esses métodos podem ser especialmente valiosos quando uma proporção alta de sujeitos tem dados faltantes sobre uma exposição do estudo, ou sobre um confundidor forte. No entanto, presumem que a probabilidade de uma variável estar faltando depende apenas da porção observada dos dados. Essa condição de perdas ao acaso é mais fraca do que a condição de perdas completamente ao acaso, mas não deve ser presumida automaticamente, especialmente quando os dados faltantes são respostas a questões pessoais sensíveis.

Infelizmente, há alguns métodos usados comumente em epidemiologia que podem ser inválidos, mesmo que a perda de dados seja completamente ao acaso. Uma técnica tal cria uma categoria especial "faltante" para uma variável com valores faltantes, e então usa essa categoria na análise como se fosse apenas um nível especial da variável. Em consequência, a categoria pode gerar resultados completamente confundidos, se a variável for um confundidor (Vach; Blettner, 1991) e pode levar, portanto, a estimativas viesadas do efeito geral da exposição em estudo. Um método equivalente, recomendado algumas vezes para análises de regressão, é criar uma variável indicadora especial "valor faltante" para cada variável com valores faltantes. Essa variável é igual a 1, para sujeitos cujos valores estão faltando, e 0, em caso contrário. A abordagem do indicador para dado faltante tem tanto viés quanto a abordagem categoria para dado faltante (Greenland e Finkle, 1995). Para lidar com problemas comuns de dados faltantes, tanto a abordagem de categoria faltante, quanto a abordagem de indicador faltante, deve ser evitada, em favor de outros métodos; até o método de sujeitos completos normalmente é preferível, apesar de suas limitações.

MÉTODOS DE TESTES E ESTIMAÇÃO

Conforme indicado no Capítulo 10, há controvérsias consideráveis com relação a quais são as melhores, ou mesmo as mais apropriadas, abordagens à análise estatística. A maioria das técnicas usadas atualmente em epidemiologia, no entanto, pode ser derivada de métodos razoavelmente padrão de testes de significância e de estimação por intervalo. Todos esses métodos requerem que o analista (ou, em substituição, o programa de computador do analista) faça suposições sobre as probabilidades de se observar configurações de dados diferentes. Isso é assim, mesmo que se adote uma abordagem "não paramétrica", ou "distribuição livre", para a análise dos dados. Métodos de "distribuição livre" envolvem suposições (modelos) sobre probabilidades de dados, da mesma forma que outros métodos; eles só se diferenciam pela necessidade de suposições mais fracas do que os outros para serem válidos. Visto que tais suposições mais fracas consistem em supor que a amostragem foi aleatória, ou que a exposição foi randomizada, e que são questionáveis em estudos observacionais, a análise de dados epidemiológicos sempre requer um exame crítico dos modelos e das suposições por trás dos métodos estatísticos (Greenland, 1990; Cap. 19).

Duas classes amplas de métodos podem ser distinguidas. Uma compreende os métodos para *pequenas amostras* (ou exatos), que são baseados no cálculo direto das probabilidades de dados; a outra inclui os métodos para *grandes amostras* (ou assintóticos), que se baseiam em aproximações, cuja acurácia depende diretamente da quantidade de dados disponíveis. Os métodos aproximados são usados porque os métodos exatos podem se tornar impraticáveis do ponto de vista de computação, quando a análise envolve muitos sujeitos ou muitas variáveis e não são disponíveis para todas as medidas epidemiológicas. Essas diferentes abordagens serão ilustradas mais adiante neste capítulo, porém, na maior parte deste livro focaremos quase que exclusivamente os métodos mais simples para grandes amostras.

Estatísticas de testes e valores *P*

Lembre-se do Capítulo 10, no qual os testes de significância começam com uma *estatística de teste*. Os exemplos incluem a estatística familiar de χ^2 de Pearson ou de Mantel-Haenszel, computada a partir de uma tabela de contingência. Outro tipo comum de estatística de teste é a de Wald, que é a estimativa de interesse (tal como uma diferença estimada de taxas estimada ou o logaritmo da razão de taxas estimado) dividida por seu desvio-padrão estimado; essa estatística também é conhecida como uma *razão Z*, ou *valor Z*. Outra estatística de testes comum é o número total de casos expostos observado no estudo, que é usado em testes exatos. Uma estatística de χ^2 reflete apenas a distância absoluta das observações reais em relação à observação que se esperaria sob a hipótese em teste; ela não reflete a direção do afastamento. Em contraste, tanto a razão Z quanto o número de casos expostos refletem a direção do afastamento das observações reais, em relação à observação que se esperaria sob a hipótese em teste. Por exemplo, estatísticas de Wald de −1,9 e 1,9 representariam afastamentos iguais, mas opostos, das observações reais, em relação aos que seriam esperados sob a hipótese em teste. Pode-se calcular uma estatística absoluta (não direcional) elevando ao quadrado, ou tomando o valor absoluto de uma estatística direcional, contanto que o último seja 0 quando as observações reais estiverem em conformidade com o que seria esperado sob a hipótese em teste (como nas estatísticas de Wald).

Para se testar uma hipótese com uma dada estatística, deve-se ser capaz de calcular a distribuição de probabilidade (frequência) da estatística em repetições do estudo, quando a hipótese em teste é verdadeira. Tais cálculos, normalmente, presumem as seguintes *condições de validade:* (a) somente o acaso produz diferenças entre repetições, (b) nenhum viés está operando e (c) o modelo estatístico utilizado para derivar a distribuição está correto. O *valor P unilateral superior* para a estatística de teste observada é a probabilidade de que a estatística seria igual ou maior do que o observado, se a hipótese sob teste e as condições de validade fossem corretas; o *valor P unilateral inferior* para a estatística de teste observada é a probabilidade de que a estatística seria igual ou menor do que o observado, se a hipótese sob teste e as condições de validade fossem corretas. No restante deste capítulo, nos referiremos a esses valores P simplesmente como *superior* e *inferior*.

Para se interpretar valores P inferior e superior corretamente, é preciso distinguir entre estatísticas de teste absolutas e direcionais. Considere uma estatística de χ^2 usual para uma tabela de contingência (Cap. 17). Essa estatística absoluta varia de 0 a valores positivos extremos. Um valor muito alto significa que as observações estão *longe* do que seria esperado sob a hipótese em teste, e um valor P superior pequeno significa que as observações estão incomumente *longe* de tal expectativa, se a hipótese em teste e as condições de validade estiverem corretas. Em contraste, um valor muito baixo está perto de 0 e significa que as observações estão *perto* dessa expectativa. Assim, um valor P inferior pequeno significa que as observações estão incomumente *perto* do esperado, se a hipótese em teste e as condições de validade estiverem corretas.

Agora, considere uma estatística usual de Wald, ou escore Z, calculada a partir de uma estimativa pontual e de seu erro padrão. Essa estatística direcional varia de valores negativos extremos a positivos extremos. Um valor alto ainda significa que as observações estão longe do esperado, mas em uma direção positiva. Contudo, um valor muito baixo é muito negativo, e significa que as observações estão *longe* do que seria esperado sob a hipótese em teste. Um valor P inferior pequeno significa, assim, que as observações estão incomumente *longe* de tal expectativa, se a hipótese em teste e as condições de validade estiverem corretas. Então, o significado de um valor P inferior é muito diferente para estatísticas absolutas e direcionais.

Uma tradição de dualidade questionável com relação a valores P e a testes tornou-se firmemente estabelecida na prática estatística. Primeiramente, é tradicional usar-se valores P que se referem a afastamentos absolutos, não importando se o contexto real científico, médico ou de política requeira preocupação com apenas uma direção de afastamento (p. ex., uma direção positiva). Essa prática já é bastante ruim no terreno contextual. Por exemplo, na arena jurídica isso levou ao uso de estatísticas absolutas para determinar se a evidência de dano é "significativa", mesmo que, pela própria declaração do problema, a única preocupação seja com a direção nociva do efeito.

Suponha agora que, por contexto ou por tradição, alguém deseje usar um teste absoluto. Em uma segunda tradição um tanto estranha, no entanto, tornou-se comum calcular primeiramente uma estatística direcional e, a partir dessa, computar um valor *P bilateral* não direcional para o teste. Esse valor P bilateral geralmente é definido como duas vezes o menor dos valores P superior e inferior. Há, contudo, um problema lógico com valores P bilaterais definidos dessa maneira: ao contrário dos valores P unilaterais, não são necessariamente probabilidades, já que podem exceder de 1 (como será mostrado em uma seção posterior). Várias propostas diferentes têm sido feitas para superar esse problema, uma das quais (mid-*P*) discutiremos adiante. Agora, usamos as definições mais comuns de valores *P*, nas quais um valor P unilateral é sempre uma probabilidade verdadeira, mas um valor P bilateral é simplesmente duas vezes a menor de duas probabilidades e, portanto, não é necessariamente uma probabilidade.

Essas tradições têm implicações na interpretação de intervalos de confiança. Lembre que um intervalo de confiança bilateral de 90% é o conjunto de todos os valores para a medida de interesse que têm um valor P bilateral de pelo menos 0,10. Segue-se que um ponto está dentro do intervalo de confiança bilateral de 90% se, e somente se, tanto seus valores P inferior quanto superior forem maiores que $0,10/2 = 0,05$. Semelhantemente, um ponto está dentro do intervalo de confiança bilateral de 95% se, e apenas se, tanto seus valores P inferior quanto superior forem maiores do que $0,05/2 = 0,025$. Na verdade, essas condições são equivalentes às definições de intervalos de confiança de 90 e 95%.

Estimativas não viesadas medianas

Um valor P bilateral exato alcança seu máximo no ponto onde os valores P inferior e superior são iguais (o pico da função do valor P exato). Esse ponto pode ser tomado como uma estimativa de ponto da medida de interesse e é chamado de *estimativa mediana não viesada*. O nome *mediana não viesada* sugere que a estimativa tem igual probabilidade de estar acima do valor verdadeiro e abaixo dele. A estimativa mediana não viesada não satisfaz exatamente essa condição; em vez disso, ela é o ponto para o qual a estatística do teste teria probabilidade igual de estar acima e abaixo de seu valor observado em repetições do estudo, assim como o pico (máximo) da função valor P bilateral exato.

Sob condições de grandes amostras que serão discutidas mais adiante, a estimativa mediana não viesada tende a diferir pouco da estimativa de *máxima verossimilhança*, bem mais comum, também discutida posteriormente. Assim, abordamos a última estimativa nos capítulos subsequentes deste livro.

Análise de sensibilidade e de influência

Estatísticas inferenciais, tais como valores P e limites de confiança, devem ser sujeitas a escrutínio para completar a porção estatística da análise de dados. Dois componentes amplos desse escrutínio são a análise de sensibilidade e a análise de influência.

Conforme mencionado anteriormente, *todas* as técnicas estatísticas, mesmo os métodos assim chamados não paramétricos, ou livres de distribuição, baseiam-se em suposições que, frequentemente, não podem ser verificadas com os dados disponíveis. Por exemplo, pode-se estar preocupado que a associação observada (ou sua falta) fosse uma consequência de um confundidor não mensurado, ou de erro de classificação, ou de uma violação não detectada do modelo usado para análise. Um modo de lidar com possíveis violações das suposições é conduzir uma *análise de sensibilidade*, em que a análise estatística é repetida sistematicamente, usando suposições diferentes em cada vez, para ver o quão sensíveis são as estatísticas a mudanças nas suposições da análise. Na análise de sensibilidade pode-se repetir a análise com ajustes diferentes para confundidores não controlados, para erros de mensuração e para viés de seleção, e com diferentes modelos estatísticos para o cálculo de valores P e para limites de confiança. O Capítulo 19 fornece uma introdução à análise de sensibilidade.

É possível apoiar-se em dados de um ou de poucos sujeitos-chave para resultados de análise, mesmo quando muitos sujeitos são observados. A *análise de influência* é uma busca para tais problemas. Por exemplo, a análise pode ser repetida excluindo-se um sujeito de cada vez, ou excluindo cada um de vários subgrupos especiais de sujeitos, para ver se as estatísticas se modificam em um grau importante com cada exclusão. Algumas vezes se diz sobre quantidades estatísticas que mudam pouco em resposta a tais subtrações que são *resistentes* a exclusões. Quando se acha que estimativas-chave de interesse são fortemente influenciadas por exclusões, será necessário relatar as observações das influências e seu grau de efeito sobre as estimativas.

Distribuições de probabilidade e estatísticas exatas

Nós ilustraremos conceitos básicos no contexto de um inquérito de prevalência para o vírus da imunodeficiência humana (HIV). Suponha que tomemos como nossa estatística de teste o número de sujeitos HIV-positivos observados na amostra. É possível que entre 1.000 sujeitos amostrados 10 tenham testes positivos; é possível, também, que quatro tenham testes positivos; igualmente, pode ser possível que 100 tenham testes positivos. Se, entretanto, nossa amostra de 1.000 fosse retirada aleatoriamente entre todos os alistados no Exército dos Estados Unidos, o achado de 100 positivos seria altamente improvável (uma vez que esperaríamos que tal resultado ocorresse muito raramente), ao passo que encontrar quatro positivos não seria improvável. Os motivos para essas expectativas são que o Exército dos Estados Unidos não alistam pessoas sabidamente de alto risco, ou HIV-positivas(de modo que tais pessoas tendem a evitar o alistamento), e que a prevalência de HIV na população geral dos Estados Unidos é menor do que alguns por cento.

Uma *distribuição de probabilidade* para uma estatística de teste é apenas uma regra, um modelo ou uma função, que nos diz a probabilidade de cada valor possível para a estatística de teste. Para o presente exemplo, nossa estatística para testar hipóteses sobre a prevalência de HIV na população amostrada será Y = o número de sujeitos positivos para HIV na amostra. Suponha que a amostra do inquérito seja uma amostra aleatória simples da população, a prevalência verdadeira de HIV na população seja de 0,004 e o tamanho da amostra não seja mais do que uma fração de um percentual do tamanho da população. Então, a probabilidade de se ter $Y = 2$ (dois positivos) entre 1.000 pesquisados é obtida por

$$\Pr(Y = 2 \mid \text{HIV prev.} = 0{,}004) = 0{,}146$$

ou cerca de uma chance em sete.

Podemos derivar a probabilidade precedente (de 0,146) como a seguir. Suponha que os sujeitos devam ser selecionados em sequência, do primeiro ao milésimo. Com nossas suposições, a situação de um sujeito quanto a HIV é aproximadamente independente da situação de qualquer outro sujeito. Assim, a probabilidade de que o primeiro e o segundo sujeitos sejam HIV positivos e os outros, não é:

$$0{,}004^2(1 - 0{,}004)^{1.000-2}$$

Obtemos o mesmo número para a probabilidade de que quaisquer dois sujeitos distintos (p. ex., primeiro e terceiro, ou segundo e quarto) sejam positivos e os outros, não.

Para encontrar a probabilidade total de que exatamente dois sujeitos são positivos, devemos multiplicar o número precedente pelo número de combinações (maneiras) em que exatamente dois dos 1.000 sujeitos são positivos. Para encontrar esse número de combinações, note que há 1.000×1.000 pares de ordens de sujeitos (primeiro, primeiro), (primeiro, segundo), (segundo, primeiro) etc. Entretanto, em 1.000 desses pares de ordens, a primeira e a segunda entradas são as mesmas e, portanto, não contêm dois sujeitos, isto é, os pares (primeiro, primeiro), (segundo, segundo), e assim por diante. Removendo esses pares de um sujeito, fica:

$$1.000 \cdot 1.000 - 1.000 = 1.000(1.000 - 1) = 1.000 \cdot 999$$

pares de ordens de dois sujeitos. Contudo, cada um desses pares de dois sujeitos tem um par companheiro que contém os mesmos dois sujeitos em ordem inversa, por exemplo, o par (primeiro, segundo) representa os mesmos dois sujeitos do par (segundo, primeiro). Portanto, o número total de combinações únicas de dois sujeitos entre os 1.000 é $1.000 \times 999/2$. Para finalizar, multiplicamos este número pela probabilidade de que um dado par é positivo e os sujeitos remanescentes não o são:

$$(1.000 \cdot 999/2)0{,}004^2(1 - 0{,}004)^{1.000-2} = 0{,}146$$

que é a probabilidade de que exatamente dois sujeitos sejam HIV-positivos.

O parágrafo precedente é um exemplo de um *argumento combinatório*. Tais argumentos frequentemente são usados para encontrar probabilidades de amostras, quando amostragem aleatória, ou randomização, tenha sido empregada para selecionar sujeitos para um estudo. Tais argumentos também formam a base da maioria dos métodos estatísticos para pequenas amostras. O número de combinações únicas possíveis de y sujeitos tirados de um total N é dado pela fórmula $N!/y!(N-y)!$. (O ponto de exclamação! seguinte a um número y é lido "fatorial" e indica que se deve tomar o produto de todos os números de 1 a y; isto é, $y! = 1. 2..... y$; por definição, 0! é estabelecido igual a 1.)

O número de combinações é tão importante em probabilidade que, costuma ser expresso com uma notação especial definida por

$$\binom{N}{y} = \frac{N!}{y!(N-y)!}$$

O número de combinações $\binom{N}{y}$ frequentemente é lido "N escolhem y" e é chamado algumas vezes de *coeficiente combinatório*, ou *coeficiente binomial*. O último termo surge do fato de que $\binom{N}{y}$ aparece na fórmula geral para a distribuição binomial (ver adiante). No exemplo precedente de encontrar o número de combinações de dois sujeitos em 1.000, obtemos

$$\binom{1.000}{2} = \frac{1.000!}{2!(1.000-2)!} = \frac{1.000 \cdot 999 \cdot 998 \cdots 2 \cdot 1}{2 \cdot 1(998 \cdot 997 \cdots 2 \cdot 1)} = 1.000 \cdot 999/2$$

que é o que deduzimos antes.

Sob as suposições apontadas, a probabilidade de se obter $Y = y$(y positivos) em 1.000 sujeitos, dada uma prevalência de 0,004, é:

$$\Pr(Y = y \mid \text{prevalência de HIV} = 0{,}004) = \binom{1.000}{y} 0{,}004^y (1 - 0{,}004)^{1.000-y} \qquad [13.1]$$

A equação 13.1 é um exemplo de uma distribuição de probabilidade. Especificamente, é um exemplo de uma distribuição *binomial*, com um *parâmetro* de probabilidade de 0,004 e um tamanho de amostra de 1.000.

Agora suponha que realizamos o inquérito da amostra aleatória e observamos apenas um positivo entre 1.000 pessoas. A partir da fórmula 13.1, podemos calcular a probabilidade de observar $Y \leq 1$ (um ou menos positivos) sob a hipótese em teste de que a prevalência de HIV é 0,004 na população amostrada. Visto que somente $Y = 0$ e $Y = 1$ correspondem a um ou menos positivos, a probabilidade de um ou menos positivos é

$\Pr(Y \leq 1 \mid \text{prevalência de HIV} = 0{,}004)$

$= \Pr(Y = 0 \mid \text{prevalência de HIV} = 0{,}004)$

$\quad + \Pr(Y = 1 \mid \text{prevalência de HIV} = 0{,}004)$

$= \binom{1.000}{0} 0{,}004^0 (1-0{,}004)^{1.000} + \binom{1.000}{1} 0{,}004^1 (1-0{,}004)^{999}$

$= (1 - 0{,}004)^{1.000} + 1.000(0{,}004)(1-0{,}004)^{999}$

$= 0{,}091$

Essa probabilidade é P_{inferior}, o tradicional valor P exato de cauda inferior (Fisher) para a hipótese em teste. Aqui, o número de Y positivos serve como uma estatística de teste, e computamos o valor P diretamente da distribuição exata de Y, conforme o obtido pela fórmula 13.1.

Se repetirmos nosso cálculo sob a hipótese em teste de que a prevalência de HIV é 0,005, teremos que usar a seguinte distribuição de probabilidade para obter valores P:

$\Pr(Y = y \mid \text{prevalência de HIV} = 0{,}005)$

$= \binom{1.000}{y} 0{,}005^y (1 - 0{,}005)^{1.000-y} \qquad [13.2]$

As diferenças entre as fórmulas 13.1 e 13.2 ilustram como a distribuição de probabilidade para a estatística de teste muda quando a hipótese em teste é alterada, muito embora a estatística de teste Y não se modifique. A fórmula 13.2 gera um valor P inferior de

$$P_{inferior} = \Pr(Y \leq 1 \mid \text{prevalência de HIV} = 0{,}005)$$
$$= \Pr(Y = 0 \mid \text{prevalência de HIV} = 0{,}005) + \Pr(Y = 1 \mid \text{prevalência de HIV} = 0{,}005)$$
$$= (1 - 0{,}005)^{1.000} + 1.000(0{,}005)(1 - 0{,}005)^{999} = 0{,}040$$

Duplicando-se os valores P *inferior* obtemos valores P bilaterais de 0,18, sob a hipótese de que a prevalência de HIV é de 0,004 e 0,008 sob a hipótese do que a prevalência de HIV é de 0,005. Para ilustrar, lembre-se de que um intervalo de confiança bilateral de 90% derivado de um teste compreende todos os pontos para os quais o valor P bilateral do teste é pelo menos 0,10, e os limites de confiança de 90% são os dois pontos em que o valor P bilateral é 0,10. Visto que uma prevalência de 0,0040 gerou um valor P bilateral maior do que 0,10, ele deve estar fora do intervalo de 90%. Podemos interpolar que o limite superior de 90% deve ser, grosseiramente, $(0{,}10 - 0{,}08)/(0{,}18 - 0{,}08) =$ um quinto do caminho de 0,005 a 0,004, o que corresponde a uma prevalência de 0,0048. Uma maneira de verificar essa interpolação é calcular o valor P inferior exato para 0,0048:

$$P_{inferior} = (1 - 0{,}0048)^{1.000} + 1.000(0{,}0048)(1 - 0{,}0048)^{999} = 0{,}0474$$

Duplicar esse valor P inferior exato gera um valor P bilateral de 0,095. Como esse valor P está logo abaixo de 0,10, podemos concluir que uma prevalência de 0,0048 está fora do intervalo de 90%, e que o limite de confiança superior de 90% está logo abaixo de 0,0048 (o limite está, de fato, mais próximo de 0,0047).

Para obter uma estimativa pontual da prevalência de HIV, devemos encontrar a hipótese em teste na qual o valor P inferior e o valor P superior se igualam. Portanto, também devemos calcular o valor P superior exato, $P_{superior}$, que é a probabilidade de que Y seja pelo menos tão grande quanto o valor observado de 1. É mais fácil, frequentemente, trabalhar com 1 menos essa probabilidade, que é a probabilidade de que Y seja menor do que seu valor observado. Por exemplo, se quisermos testar a hipótese de que a prevalência de HIV é 0,001, usamos a relação

$$P_{superior} = \Pr(Y \geq 1 \mid \text{prevalência de HIV} = 0{,}001)$$
$$= 1 - \Pr(Y < 1 \mid \text{prevalência de HIV} = 0{,}001)$$

Como 0 é o único valor possível de Y menor do que 1, temos

$$P_{superior} = 1 - \Pr(Y = 0 \mid \text{prevalência de HIV} = 0{,}001)$$
$$= 1 - (1 - 0{,}001)^{1.000} = 0{,}63$$

O valor P inferior para a mesma hipótese em teste é

$$P_{inferior} = \Pr(Y \leq 1 \mid \text{prevalência de HIV} = 0{,}001)$$
$$= (1 - 0{,}001)^{1.000} + 1.000(0{,}001)(1 - 0{,}001)^{999} = 0{,}74$$

Assim, $P_{superior} < P_{inferior}$ para uma prevalência de HIV de 0,001. Se, contudo, aumentarmos a hipótese em teste para 0,0011 e recalcularmos os valores P, obtemos

$$P_{superior} = 1 - (1 - 0{,}0011)^{1.000} = 0{,}67$$

e isso é igual a

$$P_{inferior} = (1 - 0{,}0011)^{1.000} + 1.000(0{,}0011)(1 - 0{,}0011)^{999} = 0{,}67$$

Assim, 0,0011 é a estimativa mediana não viesada da prevalência de HIV. Observe que essa estimativa não chega a ser igual à prevalência da amostra de 1/1.000 = 0,0010. A prevalência da amostra, entretanto, não é uma estimativa ideal em amostras muito pequenas (Bishop et al., 1975; Cap. 12; Greenland, 2006b).

Esse processo de cálculo repetido do valor P tipifica muitas abordagens de computação para a análise exata, assim como para vários métodos aproximados, tais como g-*estimação* (Cap. 21). Para o exemplo simples precedente, há fórmulas que dão os limites exatos em um só passo, porém, para dados mais complicados, deve-se mudar para os cálculos iterativos (e, em consequência, para computadores), a fim de se obter resultados exatos.

No exemplo precedente, a suposição estatística mais crucial por trás das aplicações da distribuição binomial foi presumir que a amostragem de 1.000 participantes da população-alvo era aleatória. Se a amostragem não foi aleatória, então a análise estatística anterior (e qualquer inferência baseada nela) seria questionável. Mesmo que a amostragem fosse aleatória, suposições adicionais seriam necessárias para se fazer inferências válidas sobre a prevalência de HIV na população amostrada, entre elas a de que a técnica de mensuração (aqui, o teste para HIV) usada no inquérito é livre de erros. Tal suposição, é claro, não é realista, mas pode ser avaliada por análise de sensibilidade (Cap. 19).

Ao computar valores P para muitas hipóteses de teste diferentes, estamos, com efeito, traçando a função do valor P. Retornando ao exemplo precedente, podemos continuar a traçar a função do valor P para a prevalência de HIV, com base em nosso modelo de amostragem aleatória, escrevendo uma fórmula geral para as distribuições de probabilidade. Se usarmos a letra grega π (pi) para representar a prevalência de HIV na população amostrada, podemos escrever a distribuição de probabilidade para o número de HIV positivos em nossa amostra de 1.000 como

$$\Pr(Y = y \mid \text{prevalência de HIV} = \pi) = \binom{1.000}{y} \pi^y (1 - \pi)^{1.000-y}$$

As distribuições anteriores são casos especiais dessa fórmula, com hipóteses de que π fosse igual a 0,004, 0,005, 0,0048, 0,001 e 0,0011, respectivamente. O número π nessa fórmula é designado como um *parâmetro* da distribuição, porque cada valor diferente para π produz uma distribuição de probabilidade distinta. Em nosso exemplo, π representa a prevalência real de HIV na população amostrada; em outros exemplos, π representará o risco de doença ou morte.

Podemos generalizar mais ainda deixando que N represente o tamanho de nossa amostra aleatória; então, a última equação torna-se

$$\binom{N}{y} \pi^y (1 - \pi)^{N-y} \qquad [13.3]$$

Dado um tamanho fixo de amostra N e um parâmetro π, qualquer distribuição de probabilidade dessa fórmula é denominada uma *distribuição binomial*. As equações 13.1 e 13.2 são exemplos com $N = 1.000$ e $\pi = 0,004$ e 0,005, respectivamente.

Estatísticas aproximadas: o método de escores

As distribuições exatas, tais como a binomial, podem ser de difícil manejo para se trabalhar, se N for muito grande. Essa dificuldade tem levado ao desenvolvimento extenso de aproximações de tais distribuições, que permitem o cálculo de valores P aproximados e estimativas.

Algumas aproximações à distribuição binomial são muito acuradas. Em vez de exibir a mais acurada, focaremos dois métodos aproximados: o método de escores e o método de Wald, que são mais simples e são casos especiais dos métodos mais comuns. Apresentamos muitos exemplos de estatísticas de escores e de Wald em capítulos posteriores. O leitor provavelmente encontrou exemplos em leituras passadas, pois a maioria das estatísticas epidemiológicas é de um desses dois tipos.

Suponha que temos uma estatística de teste Y e fórmulas $E(Y\pi)$ e $V(Y\pi)$, que nos dão a média e a variância exatas de Y quando o valor de parâmetro real é π. Então, podemos construir testes aproximados do parâmetro tratando Y como se fosse normal, com média e variância computadas pelas fórmulas. No exemplo do HIV, Y é binomial, e as fórmulas para sua média e variância são $N\pi$ e $N\pi(1-\pi)$. Então testamos valores de π tratando Y como se fosse normal, com média $N\pi$ e desvio-padrão (DP) $[N\pi(1-\pi)]^{1/2}$. Esse procedimento implica que a *estatística* dada por

$$\chi_{escore} = (Y - N\pi)/[N\pi(1-\pi)]^{1/2} \qquad [13.4]$$

tem uma distribuição normal "padrão" (i.e, uma distribuição normal com uma média de 0 e um DP de 1). Assim, para achar um valor P aproximado inferior quando $Y = y$, apenas procuramos a probabilidade de que uma variável normal padrão fosse menor do que, ou igual a χ_{escore}, com y substituindo Y. Para achar um valor P aproximado superior, buscamos a probabilidade de que um desvio-padrão normal fosse maior do que, ou igual a χ_{escore}, com y substituindo Y.

Para ilustrar esse processo, suponha que, no exemplo do HIV, a hipótese de teste seja que a prevalência de HIV π é 0,004. Posto que $N = 1.000$ sujeitos foram observados e apenas $Y = 1$ foi HIV-positivo, obtemos

$$\chi_{escore} = \frac{1 - 1.000(0,004)}{[1.000(0,004)(1-0,004)]^{1/2}} = -1,503$$

Para obtermos um valor P inferior com base nessa estatística, precisamos apenas usar uma tabela da distribuição normal padrão para encontrar a probabilidade de que uma variável normal padrão seja menor do que, ou igual a, $-1,503$; ela é 0,067. Esse valor não é particularmente próximo do valor P exato inferior de 0,091, que obtivemos antes. A discrepância não é surpreendente, considerando que a aproximação depende que tanto $N\pi$ quanto $N(1-\pi)$ sejam "grandes" (5 ou mais), e que $N\pi$ aqui é apenas $1.000(0,004) = 4$. Se, no entanto, testarmos em seguida $\pi = 0,005$, obteremos $N\pi = 5$, uma estatística de $\chi_{escore} = -1,793$, e um valor P aproximado inferior de 0,036, praticamente o mesmo que o valor P exato inferior de 0,040 para $\pi = 0,005$. Como antes, para obtermos um valor P bilateral, apenas duplicamos o menor dos valores P superior e inferior.

Esse exemplo ilustra que algum cuidado é necessário quando fórmulas aproximadas são usadas, tais como a fórmula 13.4. Os critérios para aproximação válida são sumarizados, normalmente, pela declaração de que o tamanho de amostra N deve ser "grande". Infelizmente, uma amostra verdadeiramente grande não é necessária, nem suficiente, para uma boa aproximação. Por exemplo, um tamanho de amostra de 10 pode gerar uma aproximação útil se $\pi = 0,5$, pois então $N\pi = N(1-\pi) = 5$. Em contraste, um tamanho de amostra de 100.000 não é grande o bastante para testar aproximadamente uma prevalência de 0,00002, pois então $N\pi$ é somente 2.

Poderíamos, se desejássemos, encontrar limites de confiança aproximados de 90% para a prevalência π de HIV exatamente como antes, por tentativa, utilizando prevalências hipotéticas diferentes na estatística, até que achássemos o par de prevalências com valores P aproximados bilaterais de 0,10. A partir de uma tabela da distribuição normal padrão, podemos ver que esse par de prevalências deve ser o par que gera estatísticas de escores (χ_{escore}) de $-1,645$ e $1,645$, porque um desvio de distribuição normal padrão tem uma chance de 5% de ficar abaixo de $-1,645$ e uma chance de 5% de ficar acima de 1,645. Para limites de 95%, precisaríamos encontrar o par de prevalências que gera estatísticas de escores de $-1,96$ e $1,96$. Experimentando valores diferentes para π na fórmula 13.4 com $N = 1.000$, nós podemos ver que uma prevalência de 0,0045 gera uma estatística χ_{escore} de $-1,645$. Assim, 0,0045 deve ser o limite (superior) de confiança aproximado de 90% com base na estatística dada acima. Esse valor não está longe do limite exato de 0,0047, que poderíamos ter previsto a partir do fato de que $1.000(0,0045) = 4,5$, que é próximo de 5.

A estimativa pontual aproximada correspondente à estatística é fácil de achar: os valores P aproximados superior e inferior só podem ser iguais para a prevalência $\hat{\pi}$, que faz $\chi_{escore} = 0$. A última só pode acontecer se o numerador de χ_{escore} for 0, de modo que

$$Y - N\hat{\pi} = 0$$

Resolvendo para $\hat{\pi}$ gera o estimador $\hat{\pi} = Y/N$. Esse resultado mostra que a estimativa de escores iguala a proporção de amostra observada. Em nosso exemplo, $\hat{\pi} = 1/1.000 = 0,0010$, correspondendo a uma prevalência de HIV de 0,10%. Essa estimativa aproximada está notavelmente próxima da estimativa mediana não viesada de 0,0011, considerando que o critério de amostra grande informal $N\hat{\pi}$ é igual a 1.000(0,0010) = 1, e assim, está longe de ser "grande".

Resumindo e generalizando essa discussão, o método de escores baseia-se em tomar uma estatística de testes Y para a qual podemos computar a mediana e a variância exatas $E(Y\pi)$ e $\hat{\pi} V(Y\pi)$ e criar, a partir dessas quantidades, uma *estatística*

$$\chi_{escore} = \frac{Y - E(Y|\pi)}{V(Y|\pi)^{1/2}} \qquad [13.5]$$

Valores P aproximados são encontrados tratando-se essa estatística como normal, com uma média de 0 e um DP de 1. Uma estimativa pontual aproximada pode ser encontrada pela solução da equação de escore

$$Y - E(Y|\pi) = 0$$

para se obter o $\hat{\pi}$ que tem uma estatística de 0 (e, portanto, um escore de valor P bilateral de 1, o maior valor possível).

Sob os modelos de probabilidade mais comumente usados (tais como aqueles que presumem que os resultados observados são independentes e têm uma distribuição binomial, de Poisson ou normal), a estimativa pontual $\hat{\pi}$ obtida da equação de escores é igual a estimativa de máxima verossimilhança (ver adiante). A equivalência surge porque o numerador da estatística é igual à derivada da função do log-verossimilhança produzida por aqueles modelos. Uma estatística obtida pela diferenciação da função do log-verossimilhança é chamada, algumas vezes, de *estatística eficiente*, sob o modelo de probabilidade presumida (Cox e Hinkley, 1974). Alguns livros de estatística descartam a palavra *eficiente* e usam o termo *estatística*, para se referir apenas à estatística derivada da função do log-verossimilhança.

Estatísticas aproximadas: o método de Wald

Embora as estatísticas de escores sejam mais fáceis de usar do que as estatísticas exatas, ainda requerem alguns cálculos modestos para se encontrar limites de confiança. Essa necessidade de computação surge porque o DP no denominador de uma estatística modifica-se para cada hipótese em teste (prevalência). Uma aproximação mais simples, denominada *método de Wald*, substitui o DP na estatística (fórmula 13.5) por um só valor que não varia, o DP quando $\pi = \hat{\pi}$, a estimativa pontual aproximada. Essa substituição gera a *estatística de Wald* baseada em Y,

$$\chi_{Wald} = \frac{Y - E(Y|\pi)}{V(Y|\pi = \hat{\pi})^{1/2}} \qquad [13.6]$$

No exemplo HIV, $\hat{\pi} = Y/N$, assim

$$\chi_{Wald} = \frac{Y - N\pi}{[N\hat{\pi}(1 - \hat{\pi})]^{1/2}}$$

$$= \frac{Y - N\pi}{[Y(N - Y)/N]^{1/2}} \qquad [13.7]$$

Se substituirmos χ_{wald} pelo valor que um limite de confiança superior desejado π_U geraria, poderíamos resolver a equação resultante para π_U. Por exemplo, para obter o limite superior de um intervalo bilateral de 90%, precisamos achar a prevalência π_U que soluciona

$$\chi_{\text{Wald}} = \frac{y - N\pi_U}{[y(N-Y)/N]^{1/2}} = -1{,}645$$

Solucionando para π_U, obtemos

$$\pi_U = Y/N + 1{,}645\,[Y(N-Y)/N]^{1/2}/N$$

Em nosso exemplo de HIV,

$$\pi_U = 1/1.000 + 1{,}645[1(999)/1.000]^{1/2}/1.000$$
$$= 0{,}0026$$

Essa aproximação é pobre, em comparação com o limite de escores. A estatística gerou um limite superior de 0,0045, ao passo que o limite superior exato foi 0,0047. Infelizmente, esse resultado é típico: fórmulas mais simples normalmente resultam em aproximações mais pobres.

Em geral, os valores P e, consequentemente, os intervalos do método de Wald são menos acurados do que aqueles do método de escores, porque o método de Wald é uma aproximação do método de escores (no exemplo anterior, ele substitui o denominador variante da estatística χ_{escore}, que depende de π, com um só desvio-padrão). Visto que o método de escores é uma aproximação, o método de Wald é uma aproximação de uma aproximação e, assim, requer critérios mais rigorosos – para distribuições binomiais $N\pi$ e $N(1-\pi)$ maiores – do que aqueles requeridos pelo método de escores, para ser acurado. No entanto, por ser tão simples, o método de Wald é a aproximação mais largamente utilizada. Sua acurácia pode ser melhorada pela sua aplicação a uma função da proporção, tal como a transformação logito, em vez de à própria proporção (ver Cap. 14).

Funções de verossimilhança

As funções de verossimilhança desempenham um papel central na teoria estatística moderna. Considere novamente a fórmula geral 13.3 para a distribuição binomial com tamanho de amostra N, número de casos observados y e parâmetro de probabilidade π. Substituamos nessa fórmula os valores para N e y de nosso inquérito hipotético de HIV, 1.000 e 1. Obteremos

$$\binom{1.000}{1} \pi^1 (1-\pi)^{1.000-1} = 1.000\,\pi(1-\pi)^{999} \qquad [13.8]$$

Observe cuidadosamente o seguinte ponto crucial: uma vez que substituamos os dados das variáveis na fórmula geral de probabilidade binomial, equação 13.3, por dados numéricos reais, ficamos com uma fórmula, a equação 13.8, que tem somente uma variável, π, que é o parâmetro de prevalência desconhecido que estamos tentando estimar.

Podemos ver que a equação 13.8 representa uma função matemática simples do parâmetro π. Essa função é chamada a *função de verossimilhança* para π e é denotada por $L(\pi)$. Isto é,

$$L(\pi) = 1.000\,\pi(1-\pi)^{999} \qquad [13.9]$$

é a função de verossimilhança para π, com os dados hipotéticos do nosso exemplo. Essa função tem numerosas aplicações em análise estatística. Em primeiro lugar, pode ser usada para mensurar diretamente o suporte relativo que os dados fornecem a várias hipóteses. Em segundo, pode fornecer testes e estimativas aproximados que têm acurácia razoável em amostras grandes. Em terceiro, pode ser usada para computar estatísticas bayesianas.

As duas primeiras aplicações começam pelo achado do valor para π, o parâmetro desconhecido, que torna a função de verossimilhança $L(\pi)$ tão grande quanto pode ser. Em outras palavras, achamos o valor de π que leva $L(\pi)$ a seu valor *máximo*. Por exemplo, podemos demonstrar que o máximo da fórmula 13.9 ocorre quando π é $1/1.000 = 0{,}001$. Esse valor para π é chamado de *estimativa máxima de verossimilhança* (EMV) de π. De modo mais geral, podemos demonstrar com cálculo da estimativa de máxima verossimilhança para um parâmetro binomial π é igual ao número de casos dividido pelo número amostrado, y/N. Nós denotamos essa estimativa por $\hat{\pi}_{MV}$ para distingui-la da estimativa mediana não viesada, que foi 0,0011 em nosso exemplo.

Em seguida, considere o valor máximo da função de verossimilhança,

$$= L(\hat{\pi}_{MV}) = L(0,001)$$
$$= 1.000(0,001)(1 - 0,001)^{999} = 0,3681$$

Suponha que estamos interessados em testar um valor hipotético particular para π, digamos 0,005. Uma maneira de fazê-lo seria tomar a razão da função de verossimilhança em π = 0,005 em relação ao valor da função em $\hat{\pi}_{MV}$ = 0,001. Nós temos

$$L(0,005) = 1.000(0,005)(1 - 0,005)^{999} = 0,0334$$

que é 0,0334/0,3681 = 0,0908 (cerca de 9%) do valor máximo. Alguns autores sugerem usar essa razão de verossimilhança, ou seu logaritmo, para mensurar diretamente o grau no qual os dados suportam o valor hipotético para π (Edwards, 1992; Goodman e Royall, 1988). Tal uso direto das razões de verossimilhança é chamado, algumas vezes, de "inferência de verossimilhança pura".

Em termos gerais, se temos um valor (de teste) hipotético de π, então podemos mensurar o suporte relativo que os dados dão a π pela *razão de verossimilhança*

$$LR(\pi) = L(\pi)/L(\hat{\pi}_{MV}) \qquad [13.10]$$

ou seu logaritmo natural ln[$LR(\pi)$] (Goodman e Royall, 1988; Royall, 1997). Em nosso exemplo, se o valor de teste é 0,005, então a razão de verossimilhança é

$$LR(0,005) = 0,0334/0,3681 = 0,0908$$

Se o valor de teste é 0,004, a razão de verossimilhança é

$$LR(0,004) = L(0,004)/L(\hat{\pi}_{MV})$$
$$= 1.000(0,004)(1 - 0,004)^{999}/0,3681 = 0,0730/0,3681 = 0,198$$

ou cerca de 20%, mais de duas vezes a razão de verossimilhança para 0,005. Assim, em termos de verossimilhança pura, podemos dizer que uma prevalência de 0,004 tem duas vezes mais suporte dos dados do que uma de 0,005.

Na teoria da verossimilhança, todo suporte é mensurado em relação à estimativa de máxima verossimilhança. Consequentemente, o estimador de máxima verossimilhança $\hat{\pi}_{MV}$ (0,001 em nosso exemplo) sempre tem o suporte relativo de 100%, porque

$$LR(\hat{\pi}_{MV}) = L(\hat{\pi}_{MV})/L(\hat{\pi}_{MV}) = 1,00$$

Embora não haja diretrizes firmes, alguma vezes está implícito que valores de teste para o parâmetro em estudo π, que têm razões de verossimilhança abaixo de e^{-2} = 0,135 (13,5% ou cerca de 1/7) do máximo, não são bem suportados pelos dados (Edwards, 1992). Em nosso exemplo, o escore superior do limite de confiança de 90% de 0,0045 determinado anteriormente tem uma razão de verossimilhança de

$$LR(0,0045) = 1.000(0,0045)(1 - 0,0045)^{999}/0,3681 = 0,135$$

e assim, pelo critério de 13,5%, está no limite em termos de suporte relativo. O valor de 0,0045 é, então, um exemplo de um *limite de verossimilhança pura* ao nível de suporte relativo de 13,5%; é um limite superior, como pode ser visto pelo fato de que 0,004 tem mais suporte relativo, e 0,005 tem menos.

Estatísticas aproximadas: o método da razão de verossimilhança

Embora limites de verossimilhança pura não sejam, conceitualmente, o mesmo que limites de confiança, limites de verossimilhança de 13,5% e limites de confiança de 95% tendem a ter valores próximos em amostras grandes. Garante-se que os dois tipos de limites estão próximos, se os limites de confiança são aproximados aos calculados pelo método de razão de verossimilhança, que descrevemos agora.

Como antes, suponha que π é o valor de teste do parâmetro de interesse. Então, –2 vezes o logaritmo natural da razão de verossimilhança,

$$\chi^2_{LR} = -2 \cdot \ln[LR(\pi)] \qquad [13.11]$$

terá, aproximadamente, uma distribuição χ^2 com um grau de liberdade, se π for o valor verdadeiro do parâmetro (i.e., se a hipótese em teste for verdadeira), contanto que todas as condições usuais de validade se mantenham (ausência de viés e modelo de probabilidade correto para construção da função de verossimilhança) e que a amostra seja "grande", no entendimento descrito anteriormente ($N\pi$ e $N(1-\pi)$ ambos maiores que 5) (Lehmann, 1986; Cox e Hinkley, 1974). A estatística de teste χ^2_{LR} na fórmula é chamada de *estatística da razão de verossimilhança*, ou *estatística de desviância*, para testar a hipótese de que π é o valor verdadeiro, e o teste de π baseado nessa estatística de teste é chamado de *teste de razão de verossimilhança* ou *teste da desviância*.

Ao contrário das estatísticas de escores e de Wald, a estatística de razão de verossimilhança não se assemelha às estatísticas usuais de testes dos cursos elementares. Elas requerem algum cálculo (especificamente, o uso de uma expansão de séries de Taylor) para mostrar o fato um tanto notável de que χ^2_{escore}, o escore de χ^2 baseado em tomar o número de casos como a estatística de teste (fórmula 13.5), se aproximará de χ^2_{LR}, a estatística de razão de verossimilhança (fórmula 13.11), se o tamanho da amostra é grande o bastante e o valor do teste tem suporte razoavelmente alto (Cox e Hinkley, 1974). Visto que o valor P de χ^2_{escore} é bilateral, podemos ver que o valor P derivado de χ^2_{LR} também deve ser bilateral.

Quão boas são as estatísticas de razão de verossimilhança em nosso exemplo? Visto que só há um caso entre as 1.000 pessoas amostradas, parecem muito pobres em relação às estatísticas exatas. A razão de verossimilhança para uma prevalência de HIV de 0,004 foi anteriormente encontrada como 0,198, então a estatística de razão de verossimilhança para essa prevalência é de –2·ln(0,198) = 3,24. A partir de uma tabela de χ^2 com um grau de liberdade, vemos que essa estatística gera um valor P bilateral de 0,072. Contraste esse resultado com o valor P exato bilateral correspondente de 2(0,091) = 0,18 ou com o valor P de escores bilateral de 2(0,067) = 0,13. Somente o valor P bilateral de Wald parece menos acurado do que o resultado da razão de verossimilhança nesse exemplo. A estatística de Wald é

$$\frac{1 - 1.000(0,004)}{[1.000(0,001)(1 - 0,001)]^{1/2}} = -3,00$$

o que gera um valor P bilateral de 0,003.

Nesse exemplo, as grandes disparidades entre as estatísticas devem-se, principalmente, ao fato de que a estimativa de máxima verossimilhança do número de casos esperado está muito distante do critério de grandes amostras: $N\hat{\pi}_{MV} = 1.000(0,001) = 1$. Se $N\hat{\pi}_{MV}$, $N\pi$, $N(1 - \hat{\pi}_{MV})$, e $N(1 - \pi)$ fossem todos pelo menos 5, esperaríamos que a estatística de razão de verossimilhança fosse muito mais próxima da estatística de escores.

Os limites de confiança da razão de verossimilhança são computados achando-se os dois valores dos parâmetros que têm valores P de razão de verossimilhança iguais a 1 menos o nível de confiança. Esse cálculo é equivalente a encontrar os dois limites que têm estatísticas de razão de verossimilhança iguais ao percentil desejado de uma distribuição de χ^2 de um grau de liberdade. Assim, para se encontrar limites de confiança de razão de verossimilhança de 90%, achamos os dois valores dos parâmetros π_L e π_U, que solucionam a equação

$$-2 \cdot \ln[LR(\pi)] = 2{,}71 \qquad [13.12]$$

porque 2,71 é o 90º percentil de uma distribuição de χ^2 com um grau de liberdade. No exemplo do HIV, encontramos os limites solucionando

$$-2 \cdot \ln[1.000\pi(1-\pi)^{999}/0{,}3681] = 2{,}71$$

A solução para o limite superior de π_U é 0,0036. Esse limite não está próximo do limite exato de 0,0047, nem do limite de escores de 0,0045, mas ainda é melhor do que o limite de Wald de 0,0030. Novamente, com mais casos, o resultado da razão de verossimilhança seria muito mais próximo que o resultado de escores, e todos os resultados convergiriam uns para os outros.

Se, em vez disso, tivéssemos os limites de 95% desejados, solucionaríamos

$$-2 \cdot \ln[LR(\pi)] = 3{,}84 \qquad [13.13]$$

porque 3,84 é o 95º percentil de uma distribuição de χ^2 com um grau de liberdade. Essa equação gera um limite superior de 95% para π de 0,0044, muito próximo do limite superior de verossimilhança pura de 13,5%, encontrado anteriormente. Isso não é coincidência. Lembre-se de que o limite de verossimilhança pura era o valor superior para π de modo que $LR(\pi) = e^{-2}$. Se solucionarmos a equação 13.13 do limite de confiança para a razão de verossimilhança $LR(\pi)$, obteremos

$$LR(\pi) = \exp[-\tfrac{1}{2}(3{,}84)] = e^{-1{,}92} = 0{,}147$$

Assim, a equação de verossimilhança pura para limites de 13,5% e as equações de razão de verossimilhança para limites de confiança de 95% são quase as mesmas e deveriam gerar quase as mesmas estimativas de intervalo para π.

Para discussões mais minuciosas dos usos das funções de verossimilhança em testes e estimação, e sua relação com os métodos de escores e de Wald, ver Clayton e Hills (1993) para um tratamento básico orientado para aplicações epidemiológicas. Cox e Hinkley (1974) provêm um tratamento clássico voltado para tópicos conceituais gerais, assim como detalhes matemáticos (os últimos autores referem-se à estatística de Wald como a estatística de teste de máxima verossimilhança).

Verossimilhanças em análise bayesiana

A terceira aplicação das razões de verossimilhança é no cálculo de estatísticas bayesianas, o que pode ser ilustrado em sua forma mais simples pela combinação de razões de verossimilhança com chance *a priori* de hipótese, para encontrar chance *a posteriori* de hipóteses. Retornando ao inquérito sobre HIV, suponha que, *antes de ver os dados*, pensemos que é duas vezes mais provável que a prevalência π seja 0,004, em oposição a 0,005. Isto é, apostaríamos a favor de 0,004 contra 0,005, com chance de dois para um (2/1) (talvez por causa de resultados de inquéritos anteriores). Como reveríamos essas chances de aposta ao ver os dados? De modo mais geral, dada uma chance *a priori* (chance *antes* de ver os dados) para o valor do parâmetro π_1 *versus* o valor do parâmetro π_0, qual seria a chance *a posteriori* (chance *depois* de ver os dados)?

A resposta pode ser calculada a partir da teoria elementar de probabilidade como sendo

$$\text{chance depois dos dados} = \frac{\text{verossimilhança para } \pi_1}{\text{verossimilhança para } \pi_0} \text{ chance antes dos dados}$$

ou

$$\text{chance } a\ posteriori = \frac{L(\pi_1)}{L(\pi_0)} \text{ chance } a\ priori \qquad [13.14]$$

Ao contrário de aplicações anteriores, a razão de verossimilhanças na fórmula 13.14 *não* envolve a estimativa de máxima verossimilhança, frequentemente, desnecessária para uma análise bayesiana. Em nosso exemplo, $\pi_1 = 0{,}004$, $\pi_0 = 0{,}005$, e nossa chance *a priori* era de 2/1 = 2, de modo que $L(\pi_1) = L(0{,}004) = 0{,}0730$, $L(\pi_0) = L(0{,}005) = 0{,}0334$, e

$$\text{Chance a posteriori} = \frac{0{,}0730}{0{,}0334} \frac{2}{1} = \frac{0{,}1460}{0{,}0334} = \frac{4{,}36}{1}$$

Assim, se começamos com 2/1 em favor de $\pi = 0{,}004$ contra $\pi = 0{,}005$, após ver os dados seríamos 4,36/1 a favor de 0,004 contra 0,005.

Deve-se tomar o cuidado de observar que a última resposta só se aplica ao par declarado de hipóteses, $\pi_1 = 0{,}004$ e $\pi_0 = 0{,}005$. Embora favoreçamos 0,004 sobre 0,005 por uma ampla margem, isso *não* significa que 0,004 deva ser a nossa hipótese mais favorecida, nem 0,005 a menos favorecida, ao se considerar *outras* hipóteses. O cálculo de outras chances *a posteriori* para outros pares de valores para π necessitaria da ampliação do escopo de nossa análise.

A filosofia bayesiana e os métodos bayesianos elementares serão contemplados no Capítulo 18. Lá é mostrado como essas estatísticas podem ser computadas a partir de programas frequencistas usuais, pelo artifício de dados *a priori*. Existem atualmente muitos livros que dão tratamentos abrangentes à teoria e aos métodos bayesianos para aplicações em pesquisa, tais como Gelman e colaboradores. (2003).

Escolha de estatísticas de testes

Até aqui, não demos indicações de como se deve proceder para a escolha de uma estatística Y, sobre a qual basear testes e estimações. Em qualquer análise haverá muitas possibilidades. No exemplo do inquérito, tomamos o número de positivos (casos) como nossa estatística de testes Y. Se representarmos o número de casos como A, podemos dizer que tomamos $Y = A$. Porém, podíamos ter tomado $Y = \ln(A)$ ou $Y = \text{logit}(A/N) = \ln[A/(N - A)]$ como estatísticas de testes para aproximação pela normal, nomeando apenas duas de muitas possibilidades. Por que escolher Y para ser o número de casos?

Esse é um tópico sutil, e só podemos esboçar certos aspectos dele aqui. Os estatísticos têm usado vários critérios para escolher estatísticas de testes em um dado problema. O principal critério, validade da confiança, requer que uma dada estatística gere intervalos de confiança apropriados com cobertura adequada. Para amostras de tamanho razoável, e valores de parâmetros razoáveis, um intervalo apropriado deve conter o parâmetro verdadeiro com uma frequência não menor do que seu nível de confiança especificado (nominal) (Rubin, 1996). Por exemplo, um intervalo de confiança de 95% aproximado é válido se contiver o parâmetro verdadeiro com uma frequência não menor do que 95%, em repetições do estudo. Para escolher entre intervalos aproximados válidos, podemos, adicionalmente, impor um segundo critério, que é a precisão. Para amostras de tamanho razoável e valores de parâmetros razoáveis, um intervalo válido e preciso tem uma amplitude média entre as repetições que não é maior do que outros intervalos válidos. Tomados juntos, os dois critérios de validade e de precisão são designados, algumas vezes, como critérios de *acurácia*.

Embora tenhamos especificado esses dois critérios qualitativamente, é mais prático usá-los quantitativamente e observar a troca entre validade e precisão. Por exemplo, em uma dada situação, um intervalo de confiança de 95% aproximado poderia cobrir 94% do tempo, enquanto outro poderia cobrir 95% do tempo, mas se o segundo intervalo sempre fosse 30% mais amplo, preferiríamos o primeiro intervalo pela precisão, embora não fosse tão válido quanto o segundo.

Um terceiro critério na escolha de uma estatística Y é a facilidade, ou disponibilidade, de fórmulas computacionais para sua média e variância. Para a maioria das escolhas de Y, inclusive logit(A/N) no exemplo precedente, devem-se usar médias e variâncias aproximadas. O que é pior, intervalos aproximados que usam ln(A) ou logit(A/N) diretamente como estatísticas de testes tendem a ser menos válidos do que aqueles baseados em $Y = A$, com pouca ou nenhuma precisão, ou vantagem de cálculo. Contudo, escolher $Y = \text{arcsine}[(A/N)^{1/2}]$ pode produzir intervalos mais válidos do que $Y = A$, mas também requer o uso de aproximações a sua média e variância, o que se torna difícil de manejar, em análises estratificadas. Podemos, assim, enxergar a escolha $Y = A$, o número de casos, como representando uma concessão entre acurácia e simplicidade. A opção $Y = A$ também pode ser derivada da consideração de estatísticas de escores e funções de verossimilhança (Gart; Tarone, 1983).

Correções de continuidade e valores mid-P

Conforme vimos em seções anteriores, pode haver algumas discrepâncias entre resultados exatos e aproximados. Há duas filosofias principais para lidar com tais discrepâncias, cada uma com métodos correspondentes.

A filosofia tradicional baseia-se no fato de que apenas intervalos de confiança exatos tradicionais são *calibrados conservadoramente*: se as suposições subjacentes forem corretas, um intervalo de confiança de 90% exato tradicional tem a garantia de abranger a verdadeira medida de ocorrência ou efeito, com uma frequência *não menor do que 90%*. Declarações paralelas aplicam-se a outros níveis de confiança. Enfatizamos a frase "não menor do que 90%" porque, embora em algumas situações a frequência real será 90%, em outras, o intervalo de 90% exato tradicional abrangerá a verdadeira medida com uma frequência maior, tanto quanto 100%, em alguns exemplos extremos.

A filosofia tradicional sustenta que a sobrecobertura (frequência de cobertura acima do nível de confiança declarado) é sempre preferível à subcobertura (frequência de cobertura abaixo do nível de confiança). Assim, posto que os intervalos exatos tradicionais nunca sofrem de subcobertura, a filosofia tradicional nos faria ajustar nossos métodos de aproximação, de sorte que nossos valores *P* e intervalos aproximados chegassem perto dos valores *P* e de intervalos exatos tradicionais. Em outras palavras, nos faria tomar os resultados exatos tradicionais como o padrão-ouro.

Talvez a maneira mais simples de implementar essa filosofia seja adotar o que é conhecido como *correções de continuidade* para estatísticas aproximadas (Yates, 1934). A aproximação de escores utiliza uma curva normal, cuja média e DP são $E(Y\pi)$ e $V(Y\pi)^{1/2}$. No exemplo precedente, o valor *P* inferior foi tomado como a área sob a curva normal à esquerda do valor observado de *Y*. Uma aproximação melhor é obtida tomando-se a área sob a curva normal à esquerda do ponto intermediário entre o valor observado de *Y* e o próximo *Y* maior. Isto é, para se obter uma aproximação melhor ao valor *P* inferior exato tradicional, deveríamos repor *Y* por $Y + 1/2$ na estatística χ_{escore} (equação 13.5). De modo semelhante, para obter uma aproximação melhor ao valor *P* superior exato tradicional, deveríamos substituir *Y* por $Y - 1/2$ na estatística.

Os fatores $1/2$ para $P_{inferior}$ e $-1/2$ para $P_{superior}$ são exemplos de correções de continuidade, e diz-se das estatísticas assim obtidas que tenham correção de continuidade. No exemplo do inquérito de HIV, a estatística com correção de continuidade para obter um valor *P* inferior, a fim de testar uma prevalência de 0,004, é

$$\frac{1 + 1/2 - 1.000(0,004)}{[1.000(0,004)(1 - 0,004)]^{1/2}} = -1,253$$

Essa estatística gera um valor *P* inferior com correção de continuidade de 0.105, o qual (como desejado) é mais próximo do valor exato tradicional de 0,091 que do não corrigido de 0,067 encontrado anteriormente.

Uma segunda filosofia, alternativa, rejeita as noções de que os valores *P* exatos tradicionais devam ser tomados como padrão-ouro e que a sobrecobertura sempre seja preferível à subcobertura. Em vez disso, sustenta que devemos buscar procedimentos que produzam os intervalos de confiança mais estreitos, cuja abrangência seja (em algum entendimento médio) tão próxima quanto possível do nível de confiança declarado. Nessa visão, um intervalo de confiança com um nível de confiança declarado de 90%, que algumas vezes abrangesse a verdade com apenas 88% de frequência, seria preferível a um intervalo muito mais amplo, que sempre abrangesse com pelo menos 90% de frequência. Em outras palavras, algum risco de subcobertura moderada é aceitável, se puderem ser obtidos ganhos em precisão que valham a pena.

Um modo de implementar essa filosofia alternativa é substituir os valores P exatos tradicionais por valores *mid-P* (Lancaster, 1949, 1961; Berry e Armitage, 1995). O valor mid-P inferior é definido como a probabilidade sob a hipótese em teste de que a estatística de teste Y é menor do que seu valor observado, mais metade da probabilidade de que Y seja igual a seu valor observado. Assim, para o exemplo do inquérito sobre HIV,

$$\text{Mid-}P_{inferior} = \Pr(Y < 1 \mid \text{prevalência de HIV} = 0{,}004) + \Pr(Y = 1 \mid \text{prevalência de HIV} = 0{,}004)/2$$
$$= (1 - 0{,}004)^{1.000} + 1.000(0{,}004)(1 - 0{,}004)^{999}/2 = 0{,}055$$

Este mid-P é notavelmente menor do que o valor P exato tradicional de 0,091. Para uma prevalência de HIV de 0,0041, o valor mid-P inferior é 0,050, de modo que 0,0041 é o valor mid-P superior do limite de confiança de 90% para a prevalência de HIV. Esse limite é notavelmente menor do que o limite superior exato tradicional de 0,0047, de modo que ele limita mais precisamente a prevalência de HIV.

Para aproximar o valor mid-P inferior usando uma distribuição normal, devemos tomar a área sob a curva normal à esquerda do valor observado de Y. Segue-se que, se queremos aproximar os resultados de valores mid-P, *não* devemos usar correções de continuidade (Miettinen, 1974a). Essa conclusão é muito aparente no exemplo do inquérito sobre HIV, no qual o mid-P e o valor P de escore não corrigido para uma prevalência de 0,004 são 0,055 e 0,067, ao passo que o escore do valor com correção de continuidade é 0,105.

Valores mid-P superiores são definidos, por analogia, pelos valores mid-P inferiores: o valor mid-P superior é a probabilidade sob a hipótese em teste de que a estatística de testes Y seja maior do que seu valor observado, mais metade da probabilidade de que Y iguale seu valor observado. O valor mid-P bilateral é, então, apenas duas vezes o menor dos valores mid-P superior e inferior. Uma propriedade agradável do valor mid-P bilateral é que (ao contrário do valor P bilateral tradicional) não pode exceder de 1. Para ver isso, observe que os valores mid-P superior e inferior sempre somam 1:

$$\text{Mid-}P_{inferior} + \text{mid-}P_{superior} = \Pr(Y \text{ menor do que o observado hipótese em teste})$$
$$+ \Pr(Y \text{ igual ao observado hipótese em teste})/2$$
$$+ \Pr(Y \text{ maior do que o observado hipótese em teste})$$
$$+ \Pr(Y \text{ igual ao observado hipótese em teste})/2$$
$$= \Pr(Y \text{ menor do que o observado hipótese em teste})$$
$$+ \Pr(Y \text{ igual ao observado hipótese em teste})$$
$$+ \Pr(Y \text{ maior do que o observado hipótese em teste})$$
$$= 1$$

Esse resultado implica que o menor entre mid-$P_{inferior}$ e mid-$P_{superior}$ deve ser 1/2 ou menos, de modo que duas vezes o valor menor (o valor mid-P bilateral) não possa exceder de 1.

A estimativa pontual mediana não viesada foi definida anteriormente como o ponto no qual os valores P superior e inferior exatos tradicionais são iguais. Assim, usar valores mid-P em lugar dos valores P exatos tradicionais não muda a estimativa pontual.

Os valores mid-P são sempre menores do que os valores P exatos tradicionais. Como um resultado, para um dado nível de confiança, um número menor de pontos ficará dentro do intervalo de confiança produzido dos valores mid-P que no intervalo exato tradicional; em outras palavras, o intervalo de mid-P será sempre mais estreito do que o intervalo exato tradicional.

Essas vantagens dos valores mid-*P* têm um preço. Por exemplo, em algumas situações envolvendo números observados pequenos, intervalos de mid-*P* podem sofrer de subcobertura notável, assim como os intervalos baseados em aproximações normais. Dessa forma, os intervalos de mid-*P*, como os intervalos aproximados, não têm bom desempenho garantido quando os números são muito pequenos. Contudo, realmente têm um desempenho tão bom quanto, ou melhor do que, métodos aproximados tais como os de escores ou de Wald.

Outra desvantagem dos valores mid-*P* é que não podem ser interpretados como probabilidades exatas. Enquanto valores *P* exatos tradicionais, superiores e inferiores (mas não bilaterais), são probabilidades exatas da frequência de certos eventos, os valores mid-*P* não têm tal interpretação direta de frequência. Eles, de fato, têm interpretações úteis de probabilidade bayesiana (Nurminen; e Mutanen, 1987), mas que estão além de nossa discussão presente. De qualquer maneira, pode ser argumentado que essa desvantagem de interpretação dos valores mid-*P* não é de preocupação prática, se os valores *P* forem usados somente para construir intervalos de confiança.

Em resumo, uma posição é que os valores *P* exatos tradicionais representam o padrão-ouro, porque os intervalos de confiança baseados neles têm frequências de cobertura não menores do que o nível de confiança declarado (nominal) (p. ex., 95%). Se essa posição for aceita, devem-se usar correções de continuidade com estatísticas aproximadas. A posição alternativa é que não se deve ignorar preocupações com precisão, mas, em vez disso, se deve buscar o intervalo mais estreito que seja consistente com a manutenção da cobertura próxima do nível de confiança declarado do intervalo. Em particular, algum risco de subcobertura moderada é tolerável. Ao se aceitar essa posição, deve-se utilizar valores mid-*P* no lugar dos valores *P* exatos tradicionais e não usar correções de continuidade com estatísticas aproximadas. Nenhuma das duas posições é completamente obrigatória do ponto de vista lógico, nem tampouco é a posição dominante em estatística hoje. Pode ser argumentado que a escolha é de pouca importância prática, porque qualquer conjunto de dados em que ela faz uma grande diferença numérica deve ter muito pouca informação sobre a medida de interesse. Pode ser mostrado que, quando o tamanho da amostra é grande, todos os métodos (tradicional, mid-*P*, aproximado com ou sem correção) darão resultados semelhantes. A diferença entre eles só é marcada quando os resultados são tão instáveis estatisticamente, que a maioria das inferências dos dados não é justificada, mesmo na ausência de vieses. Por exemplo, quanto ao do inquérito sobre HIV, os limites de confiança de mid-*P* não são próximos dos limites exatos tradicionais, porque somente um caso foi observado e, portanto, os resultados são imprecisos.

Para simplicidade, no restante deste livro limitaremos nossa discussão de estatísticas aproximadas àquelas sem correções de continuidade.

Computação e interpretação de valores *P* bilaterais

Conforme mencionamos, somente os valores *P* monocaudal tradicionais podem ser interpretados como probabilidades em todas as circunstâncias (isso porque são definidos como probabilidades). Valores mid-*P* e *P* bilateral não compartilham essa propriedade, exceto em circunstâncias especiais. Entretanto, se os números da amostra forem grandes o bastante, de modo que os valores tradicionais, aproximados e de mid-*P* sejam aproximadamente iguais, os valores *P* bilateral terão uma interpretação de probabilidade aproximada. Especificamente, nessa situação, os valores *P* bilateral se igualarão aproximadamente à probabilidade de que o quadrado da estatística seja maior ou igual que seu valor observado.

Por exemplo, se *Y* tem uma distribuição binomial (como no exemplo do HIV), o quadrado da estatística χ_{escore} para testar π é

$$\chi^2_{escore} = \frac{(Y - N\pi)^2}{N\pi(1 - \pi)} \qquad [13.15]$$

Na maior parte da literatura de estatística, χ^2_{escore}, em vez de χ_{escore}, é chamada de estatística. Se tanto $N\pi$ como $N(1-\pi)$ são maiores do que 5, ou algo assim, todos os valores P bilateral discutidos anteriormente (tradicional, de escores, Wald e mid-P) se aproximarão da probabilidade de que χ^2_{escore} seja maior que ou igual a seu valor observado. Nessa situação de amostra grande, χ_{escore} tem uma distribuição aproximadamente normal com uma média de 0 e um DP de 1, e assim χ^2_{escore} terá uma distribuição aproximadamente χ^2 com um grau de liberdade. Dessa forma, se só estamos interessados no valor P bilateral, podemos simplesmente computar χ^2_{escore} e pesquisar a probabilidade de que uma variável χ^2 com um grau de liberdade seja tão grande ou maior. Tabelas e funções para esse propósito estão largamente disponíveis em livros e *softwares* de estatística.

Uma má interpretação comum do valor P bilateral é a de que ele representa a probabilidade de que a estimativa pontual estaria tão longe quanto, ou mais longe que, o valor do teste como foi observado. Essa interpretação não está sequer aproximadamente correta para muitas estimativas epidemiológicas, particularmente para diferenças de risco, porque um valor P refere-se à distribuição de uma estatística de testes, não de uma estimativa pontual. Como um exemplo, considere novamente o inquérito sobre HIV, dessa vez tomando a proporção de HIV-positivos da amostra (que foi 0,001) como a estatística de teste. Suponha que nossa hipótese em teste é que a prevalência de HIV é 0,005. A distância entre a proporção observada na amostra de 0,001 e o valor do teste de 0,005 é 0,004. Para que a proporção da amostra esteja tão, ou mais longe do que o valor do teste de 0,005, como observado, ela teria que ser igual a, ou menor do que 0,005 – 0,004 = 0,001, ou maior do que, ou igual a 0,005 + 0,004 = 0,009. Se a prevalência verdadeira é 0,005, a probabilidade da proporção da amostra ser menor do que 0,001, ou maior do que 0,009, é 0,11. Essa probabilidade é mais do que o valor mid-P bilateral tradicional de 0,080 computado anteriormente e mais de duas vezes o tamanho do valor mid-P bilateral de 0,047.

Novamente, os obstáculos à interpretação precedentes não precisam nos preocupar se usarmos os valores P bilateral apenas para encontrar limites de confiança, em vez de tentar interpretá-los diretamente. Essa vantagem é ainda outra razão para focar a interpretação dos intervalos de confiança e sua abrangência na análise de dados.

COMPARAÇÕES MÚLTIPLAS

Considere o seguinte problema: conduzimos um estudo no qual examinamos cada associação exposição-doença entre 10 exposições e 10 doenças, para um total de $10 \times 10 = 100$ associações (pares de exposição-doença). Para analisar cada associação, usamos um método "perfeito" para estabelecer limites de confiança de 95%, isto é, um método que produz intervalos contendo a associação verdadeira com frequência de exatamente 95%. Se a cobertura de cada intervalo é independente da cobertura de cada outro intervalo, quantos dos 100 intervalos de confiança resultantes deveríamos esperar que contivesse seu respectivo valor verdadeiro?

A resposta a essa questão é simplesmente 95% dos 100, ou seja, 95. Isso significa que, dos 100 intervalos de confiança independentes que precisamos examinar, esperaríamos que 5 não contivessem seu alvo (o valor verdadeiro correspondente). Naturalmente, qualquer número de 0 a 100 pode na verdade não conter seu alvo, e cinco representa apenas uma média sobre repetições hipotéticas do estudo. Porém, o ponto é que deveríamos *esperar* que vários desses intervalos não contivessem seu alvo, mesmo que usemos um método de intervalo de confiança de 95% perfeitamente válido.

Além disso, não podemos identificar os intervalos que não contiveram seus alvos. Suponha que estejamos muito desconfortáveis com a ideia de relatar cinco intervalos que não contiveram seus alvos completamente, mesmo que os outros 95 intervalos abrangessem os seus alvos. Uma alternativa é aumentar o nível de confiança de nossos intervalos. Por exemplo, se aumentarmos o nível de confiança para 99%, podemos esperar, então, que somente um dos 100 intervalos erre seu alvo. Embora isso amplie cada intervalo por um fator considerável (para intervalos de Wald, o fator será 2,576/1,960 – 1, ou 31%), a ampliação é um preço inevitável de reduzir a frequência de erro de 5% para 1%.

A troca que acabamos de descrever, entre a amplitude e a frequência de perda do intervalo de confiança, não afeta de modo algum os valores P calculados para cada associação; simplesmente escolhemos um nível alfa mais baixo, e consequentemente uma fatia inferior ao longo das funções de valor P, para obter nossas estimativas de intervalo. Há, entretanto, uma outra perspectiva, que leva a uma função de valor P inteiramente diferente, a partir dos dados. Ela é o resultado de uma análise de *comparações múltiplas*, também conhecida como testes simultâneos, testes conjuntos ou inferência múltipla. Nessa visão, *não* tratamos as 100 associações como 100 parâmetros separados a serem estimados. Em vez disso, as tratamos como componentes de uma entidade *única* com 100 componentes, chamada de parâmetro conjunto, ou *vetor de parâmetro*, para as associações. Aqui, fornecemos um exemplo para uma introdução conceitual e discutiremos mais o assunto no Capítulo 17.

Suponha que os valores verdadeiros das 100 associações correspondem a 100 razões de risco de 3,0; 2,1; 4,2; 0,6; 1,0; 1,5; e assim por diante (até 100 valores). O vetor de parâmetro único representando esses 100 valores verdadeiros é a lista ordenada dos valores:

$$(3,0;\ 2,1;\ 4,2;\ 0,6;\ 1,0;\ 1,5;\ \ldots)$$

onde as reticências representam a lista das 94 razões de risco restantes. Cada número nessa lista ordenada (vetor) corresponde a uma das 100 associações de interesse, e é chamada de um *componente* da lista. Em outras palavras, cada associação isolada é apenas um componente da lista inteira.

Com essa visão simultânea das 100 associações, podemos formular uma *hipótese conjunta* de que a lista total de associações verdadeiras é igual a uma lista particular de 100 números especificados. Mais comumente, essa lista hipotética é nada mais do que valores de nulidade; para razões de risco essa lista compreenderia 100 números um,

$$(1,\ 1,\ 1,\ 1,\ 1,\ 1,\ \ldots)$$

onde as reticências representam os 94 restantes. Essa lista de nulidade, ou vetor de nulidade, corresponde à *hipótese nula conjunta* de que não há associação entre todos os 100 pares exposição-doença. Também é possível testar outras hipóteses conjuntas, por exemplo, que todas as 100 razões de risco são iguais a 2, ou que as 50 primeiras na lista são iguais a 1, e as 50 restantes são iguais a 0,5.

Para qualquer hipótese conjunta que possamos imaginar, é possível se construir uma estatística para testar que a hipótese é verdadeira, a qual gera um valor P e um teste para aquela hipótese. Tal valor P e teste são chamados de *valor P conjunto* e *teste conjunto* (ou teste simultâneo) para as associações. Particularmente, podemos realizar um teste simultâneo da hipótese nula conjunta (de que nenhuma exposição está associada a doença alguma). Se o teste conjunto é válido *e* a hipótese nula conjunta é correta – de modo que realmente não há associações em absoluto –, não haverá mais do que uma chance de 5% de que o valor P conjunto do teste seja abaixo de 0,05.

Regiões de confiança conjuntas

Podemos considerar os valores P conjuntos para todos os vetores de valores possíveis para as 100 associações. Essa coleção de valores P é o análogo de comparações múltiplas da função valor P. A coleção de todos os vetores que têm um valor P conjunto de pelo menos 0,05 é chamada de uma *região conjunta de confiança* de 95% para o vetor de valores dos parâmetros. Uma região de 95% construída a partir de um método de testes válido tem a propriedade útil de que incluirá o vetor de parâmetros verdadeiro com uma frequência não menor do que 95%, contanto que não haja viés e que todas as suposições subjacentes do método sejam satisfeitas.

Como é essa região conjunta de confiança que computamos usualmente para o vetor de 100 associações relacionadas aos 100 intervalos de confiança de associação única? Se a hipótese nula conjunta está realmente correta, e os intervalos de associações isoladas são independentes um do outro, então esperaríamos, em média, que cerca de cinco dos intervalos de associação única perdessem seu alvo, o qual, em cada caso, é o valor de nulidade (uma razão de riscos de 1). Esperaríamos, também, que uma região conjunta de confiança válida incluísse o vetor de nulidade 95% das vezes, porque há uma chance de pelo menos 95% de que $P > 0,05$, quando a hipótese nula conjunta está correta. Assim, se não há associações, temos o seguinte resultado aparentemente paradoxal: a região conjunta de confiança provavelmente conterá o vetor de nulidade, informando que a hipótese nula conjunta é compatível com os dados; contudo, também é provável que pelo menos uns poucos dos intervalos de confiança de 95% não contenham a nulidade, indicando que pelo menos umas poucas hipóteses nulas isoladas não são compatíveis com os dados. Em outras palavras, esperamos que a região conjunta de confiança indique que todas as associações podem ser nulas, e os intervalos individuais indiquem que algumas associações não são nulas. De fato, se todas as hipóteses nulas estão corretas, as probabilidades de cobertura dos intervalos individuais são de exatamente 95%, e os intervalos são independentes, então, a probabilidade de que pelo menos dois dos intervalos individuais não contenham a nulidade é 1 menos a probabilidade binomial de que nenhum, ou somente um, dos intervalos não contenham a nulidade:

$$1 - 0,95^{100} - 100(0,05)0,95^{99} = 0,96$$

ou 96%.

Esse aparente paradoxo tem sido a fonte de muita confusão. Sua solução vem do reconhecimento de que a região de confiança conjunta e os 100 intervalos individuais estão abordando questões diferentes e têm objetivos distintos. Um intervalo de 95% individual dirige-se à seguinte questão: "qual é o valor deste parâmetro?", em que "deste" refere-se a apenas um dos 100, ignorando os outros 99. Seu objetivo é não conterem o valor correto daquele parâmetro não mais do que 5% das vezes, *sem se preocupar se qualquer dos outros intervalos os contenha ou não*. Assim, cada intervalo individual aborda apenas uma das 100 questões distintas de associação única e tem somente um de 100 objetivos diferentes. Em contraste, a região de confiança conjunta aborda a questão: "qual é o *vetor* de valores de parâmetros?"; seu objetivo é não conter o *vetor* verdadeiro de todas as 100 associações, não mais do que 5% das vezes.

Se estamos realmente tentando cumprir o último objetivo, devemos reconhecer que o fato de alguns intervalos individuais não conterem os verdadeiros valores é muito provável de ocorrer por acaso, mesmo que nenhuma associação esteja presente. Assim, para satisfazer o objetivo da estimação conjunta, não podemos, ingenuamente, combinar os resultados dos intervalos individuais. Por exemplo, suponha que tomemos como nossa região de confiança o conjunto de todos os vetores para os quais o primeiro componente (i.e., a primeira associação na lista) caia dentro do intervalo individual de 95% para a primeira associação, o segundo componente caia dentro do intervalo individual de 95% para a segunda associação, e assim por diante para todos os 100 componentes. A chance de que uma tal região combinada contenha o vetor verdadeiro de associação é igual à chance de que *todos* os intervalos individuais contenham os componentes correspondentes. Se todas as exposições e doenças são independentes umas das outras, essa probabilidade será de $0,95^{100}$, que é apenas 0,6%! Esses assuntos são mais discutidos no Capítulo 17.

Problemas com abordagens convencionais

O exemplo precedente ilustra como as tarefas de testes e estimação em conjunto são muito mais estritas do que aquelas que são feitas isoladamente, um de cada vez. Uma resposta inadequada a essa restrição é construir os intervalos de confiança individuais para ter um nível de confiança que garanta que o método ingênuo de combinação recém-descrito gerará uma região de confiança válida. Esse procedimento é chamado de método de *Bonferroni* para "ajuste de comparações múltiplas". Se queremos uma região de confiança de 95%, a partir de superposição de intervalos individuais, no exemplo precedente precisaremos de um nível alfa de intervalo individual que seja um centésimo do nível alfa conjunto desejado. Esse valor de alfa é $\alpha = 0,05/100 = 0,0005$, o que corresponde a um a um intervalo individual com nível de confiança de $1 - 0,0005 = 99,95\%$. Essa escolha gera uma chance de $0,9995^{100} = 95\%$ de que uma combinação ingênua de todos os intervalos produzirá uma região de confiança que inclua o vetor verdadeiro de associações. Dessa forma, o método de Bonferroni é válido, mas os intervalos individuais que ele produz são amplos demais (conservadores) para utilização em estimação de associação individual (p. ex., intervalos de Wald têm que ser 70% mais amplos para obter uma região conjunta de Bonferroni de 95%, quando há 100 associações). Também, a região de confiança de Bonferroni conjunta é tipicamente muito maior (mais imprecisa) do que precisa ser; isto é, a região de Bonferroni também é desnecessariamente imprecisa para propósitos de estimação conjunta. Para testar hipóteses, um procedimento que é equivalente ao ajuste de Bonferroni, e igualmente ruim, é usar um nível alfa de 0,05, mas multiplicar todos os valores P de associação isolado pelo número de associações, antes de compará-los ao nível alfa.

Um problema mais profundo na literatura de comparações múltiplas é que as regiões de confiança conjunta têm sido recomendadas em situações nas quais os objetivos científicos do estudo demandam intervalos individuais. Tipicamente, as associações diferentes em um estudo são de interesse em uma base puramente individual, um de cada vez, frequentemente para pesquisadores diferentes com interesses distintos. Por exemplo, um grande inquérito de saúde, ou um estudo de coorte, pode coletar dados pertinentes a muitas associações possíveis, inclusive dados sobre dieta e câncer, exercício e doença cardíaca e, talvez, muitos outros tópicos distintos. Um pesquisador pode negar interesse, legitimamente, em qualquer hipótese conjunta relativa a esses tópicos diversos, desejando, em vez disso, focar aqueles poucos (ou mesmo um) pertinentes a suas especialidades. Em tais situações, procedimentos de inferência múltipla tais como esboçamos são irrelevantes, inapropriados e desperdiçadores de informações (porque eles produzirão intervalos individuais impropriamente imprecisos) (Rothman, 1990a; Savitz e Olshan, 1995, 1998; Mayo e Cox, 2006).

No entanto, é importante reconhecer que pesquisadores frequentemente conduzem buscas de dados, ou "dragagem de dados", nas quais hipóteses conjuntas são de interesse genuíno (Greenland e Robins, 1991; Thompson, 1998a, 1998b). Tais pesquisas são feitas, usualmente, com procedimentos múltiplos de inferência única, quando, em vez disso, deveriam ser usados procedimentos de inferência múltipla especiais. Exemplos clássicos de tal uso equivocado de procedimentos de inferência única envolvem selecionar, para análise adicional, somente aquelas associações, ou interações, que são "estatisticamente significativas". Essa abordagem é comumente utilizada em tentativas de identificar exposições nocivas, subgrupos populacionais de alto risco ou subgrupos que são afetados seletivamente por exposições do estudo. Tais tentativas representam problemas de inferência múltipla, porque a questão e os objetivos do estudo são concernentes ao vetor de todas as associações testadas. Por exemplo, questões centrais que impulsionam pesquisas por exposições nocivas podem incluir "qual (se houver) destas associações é positiva?" ou "qual destas associações é importante em magnitude?"

Infelizmente, abordagens convencionais para questões de inferência múltipla (tais como ajustes de Bonferroni e regressão passo a passo) são escolhas ruins para responder tais questões, em parte porque têm baixa eficiência ou acurácia pobre (Greenland, 1993a). Procedimentos mais modernos, tais como modelagem hierárquica (empírica – Bayes), podem oferecer vantagens de desempenho consideráveis sobre as abordagens convencionais e são bem adequadas a pesquisas de dados epidemiológicos (Thomas et al., 1985; Greenland e Robins, 1991; Greenland 1992a; Greenland e Poole, 1994; Steenland et al., 2000; Greenland, 2000c). Descrevemos esses métodos brevemente no Capítulo 21.

Resumo

Em qualquer análise envolvendo testes ou estimação de parâmetros múltiplos, é importante esclarecer as questões da pesquisa, para discernir se procedimentos de inferência múltipla serão necessários. Procedimentos de inferência múltipla serão necessários se, e somente se, hipóteses conjuntas forem de interesse. Mesmo que se esteja interessado em uma hipótese conjunta, procedimentos convencionais ou clássicos de inferência múltipla normalmente fornecerão resultados ruins, e muitos procedimentos melhores estão disponíveis atualmente.

Quando houver dúvida sobre qual a melhor estratégia a seguir, a maioria dos interessados considerará aceitável uma apresentação dos resultados de todos os procedimentos de inferência única (p. ex., intervalos de confiança para todas as associações examinadas). Quando isso não é possível, e é necessário selecionar associações a apresentar com base em critérios estatísticos, deve-se, no mínimo, ter o cuidado de anotar o número e a natureza das associações examinadas e o provável efeito de tal seleção sobre os resultados finais (p. ex., a alta probabilidade de que pelo menos uns poucos intervalos não contenham seu alvo).

O Capítulo 17 fornece discussão adicional de procedimentos de comparações múltiplas e uma ilustração gráfica da distinção entre procedimentos de comparação individual e múltipla.

CAPÍTULO 14

Introdução à estatística categórica

Sander Greenland e Kenneth J. Rothman

Considerações sobre tamanho de amostra 284
Independência de desfechos 284
Suposições de homogeneidade 285
Classificação de métodos de análise 285
Dados de pessoa-tempo: métodos para grandes amostras 286
  Um único grupo de estudo 286
  Dois grupos de estudo 288
Dados de contagem pura: métodos para grandes amostras 291
  Um único grupo de estudo: métodos para grandes amostras 292
  Dois grupos de estudo: métodos para grandes amostras 293

Relações entre as medidas de razão 297
Dados de caso-controle 298
Dados de caso-coorte 299
Estatísticas para pequenas amostras para dados de pessoas-tempo 301
  Um único grupo de estudo 301
  Dois grupos de estudo 302
Estatísticas para pequenas amostras para dados de contagem pura 303
  Um único grupo de estudo 303
  Dois grupos de estudo 304
  Aplicação de programas de tabelas exatas para análise 2x2 a dados de pessoa-tempo e dados de grupo único 305

No Capítulo 13, discutimos os fundamentos da análise de dados epidemiológicos, focando métodos usados para estimar a proporção de uma população com a doença. Neste capítulo, nos voltaremos para as comparações de proporções de doença, chances ou taxas em dois grupos de pessoas. Portanto, apresentamos a estrutura básica de técnicas estatísticas para tabelas cruzadas de contagens de pessoas e pessoa-tempo. Para tanto, focamos quase exclusivamente os métodos para dados não estratificados (brutos) e, então, no Capítulo 15, estendemos tais métodos aos dados estratificados. Também discutimos somente diferenças e razões de risco, taxas e chances, e postergamos a discussão de frações atribuíveis e de comparações de tempo de sobrevida até o Capítulo 16. Finalmente, limitamos o presente capítulo a dados com variável de exposição e desfecho dicotômicos. No Capítulo 17, os métodos apresentados aqui e no Capítulo 15 são estendidos a exposições e a desfechos com mais de duas categorias. O Capítulo 18 fornece análogos bayesianos dos métodos básicos apresentados aqui e no Capítulo 15.

A fim de desencorajar o uso de intervalos de confiança como testes de significância ao nível de 0,05, usamos, frequentemente, intervalos de 90 ou 99%, em vez dos intervalos convencionais de 95% em nossos exemplos. Um intervalo de 90% para grandes amostras tem a pequena vantagem técnica de maior aproximação com o intervalo exato correspondente. O presente capítulo fornece intervalos tanto aproximados quanto exatos, de modo que o leitor possa perceber a diferença entre os dois. Em qualquer caso, as fórmulas permitem que se escolha o próprio nível de confiança.

Embora seja necessário, normalmente, levar em consideração fatores além da exposição e da doença de interesse, não é incomum vermos dados analisados e apresentados de forma bruta. Restrições estreitas sobre covariáveis na seleção de temas, para prevenir confundimento, podem sugerir, algumas vezes, a necessidade de estratificação. Os resultados de grandes ensaios randomizados podem, frequentemente, ser sumarizados de modo adequado em forma não estratificada.

Como comunente é feito em apresentações de estatística básica, presumimos no decorrer deste capítulo que não há fonte de viés no estudo – nenhum erro de mensuração, viés de seleção, viés de seguimento, nem confundimento. O confundimento e algumas formas de viés de seleção, devido a covariáveis mensuradas, podem ser manejados por estratificação. O Capítulo 19 discute a análise de confundimento por covariáveis não mensuradas, viés de seleção geral e erro de classificação. Várias outras suposições estatísticas serão usadas na maior parte do que apresentamos: suficiência de tamanho da amostra, independência dos desfechos de sujeitos e homogeneidade de risco dentro de categorias de exposição e variáveis de estratificação. Durante toda a exposição, assinalamos as limitações de tamanho de amostra dos métodos para grandes amostras.

CONSIDERAÇÕES SOBRE TAMANHO DE AMOSTRA

Para a maioria das aplicações, o cálculo de estatísticas para pequenas amostras (tais como valores P exatos e limites de confiança) somente é prático quando se dispõe de *softwares* adequados, ao passo que para dados não estratificados é possível calcular, rapidamente, estatísticas (aproximadas) de grandes amostras com uma calculadora manual. Portanto, focaremos os métodos para grandes amostras. Nas seções finais deste capítulo, apresentamos métodos para pequenas amostras para dados não estratificados, sem detalhes computacionais. As fórmulas que apresentamos têm a intenção apenas de ilustrar os conceitos por trás das estatísticas para pequenas amostras. Bons programas estatísticos empregam fórmulas mais gerais e mais eficientes; então, esperamos e recomendamos que os usuários obtenham estatísticas de pequenas amostras a partir de *softwares* apropriados. Depois de introduzir métodos exatos para dados frequenciais, ilustramos como "enganamos" programas elaborados para fazer análise exata de tabelas 2×2 (que são usadas para comparar duas coortes), a fim de fornecer as análises correspondentes de dados de coortes isoladas e de pessoa-tempo. Rothman e Boice (1982), Rothman (1986) e Hirji (2006) oferecem mais fórmulas para análise para pequenas amostras.

INDEPENDÊNCIA DE DESFECHOS

A maioria dos métodos discutidos neste livro pressupõe que os desfechos de sujeitos do estudo são *independentes*, no seguinte entendimento estrito: uma vez que você conheça o risco de um grupo (tal como o grupo exposto), descobrir o *status* do desfecho de um membro do grupo nada lhe dirá sobre o *status* do desfecho de qualquer outro membro do grupo. Essa suposição tem sutilezas e, frequentemente, é mal compreendida ou menosprezada. Uma consequência prática direta dessa suposição, entretanto, é que todos os métodos de valor P e intervalos de confiança que apresentamos geralmente não dão resultados válidos, quando a doença é contagiosa, ou quando os sujeitos estudados podem contribuir com eventos múltiplos de doença para a contagem total de casos (como em estudos de desfechos recorrentes). Uma solução simples no último caso é contar somente o primeiro evento contribuído por cada sujeito, embora essa simplificação venha a limitar a capacidade de generalização.

Quando dependência está presente, podem surgir muitos fenômenos que requeiram atenção analítica especial. No mínimo, os desvios-padrão (DP) de estimativas convencionais provavelmente serão subestimados por técnicas convencionais, levando, assim, à subestimação da incerteza nos resultados. Portanto, relembramos o leitor, frequentemente, de que os modelos convencionais pressupõem independência, implicitamente. A suposição de independência é plausível na maioria dos estudos de primeiras ocorrências de doenças crônicas (p. ex., carcinomas, infarto do miocárdio), mas é implausível em estudos de doenças contagiosas. Note, entretanto, que nem a dependência, nem a contagiosidade, são sinônimos de que a doença tenha um agente infeccioso entre suas causas. Em primeiro lugar, algumas doenças infecciosas (tal como a doença de Lyme) podem não ter transmissão entre seres humanos. Em segundo, algumas condições não infecciosas, tais como uso de drogas e outros comportamentos relacionados com a saúde, podem ser transmitidas socialmente entre seres humanos.

SUPOSIÇÕES DE HOMOGENEIDADE

Nas comparações entre taxas de incidência observadas está implícito o conceito de que uma dada quantidade de pessoa-tempo, digamos, 100 pessoas-ano, pode ser derivada da observação de muitas pessoas por um período curto, ou de poucas pessoas por um período longo. Isto é, presume-se que a experiência de 100 pessoas por 1 ano, 200 pessoas por 6 meses, 50 pessoas por 2 anos ou 1 pessoa por 100 anos seja equivalente. A maioria dos métodos estatísticos pressupõe que, dentro de cada subgrupo de análise definido por categorias de exposição e de confundidor, a probabilidade (risco) de um evento desfecho surgir dentro de uma unidade pessoa-tempo seja idêntica para todas as unidades pessoa-tempo no estrato. Por exemplo, os métodos com base na distribuição de Poisson que apresentamos fundamentam-se nessa suposição de *homogeneidade*. Visto que o risco, quase inevitavelmente, muda com o decorrer do tempo, a suposição de homogeneidade é apenas uma idealização não cumprida. Embora a suposição possa ser uma aproximação útil em muitas aplicações, é desaconselhada em situações extremas. Por exemplo, observar um indivíduo por 50 anos para obter 50 pessoas-ano raramente se aproximaria da suposição, ao passo que observar 100 pessoas similares por uma média de 6 meses cada pode, algumas vezes, se aproximar da suposição. Normalmente, as unidades de pessoa-tempo no denominador de uma taxa são restritas pela idade e pelo tempo de calendário durante o qual a pessoa-tempo foi observada, o que, conjuntamente, previne a heterogeneidade dentro do estrato que o envelhecimento poderia produzir.

De modo semelhante, a maioria dos métodos estatísticos para contagem pura presume que, dentro de cada subgrupo de análise, os sujeitos têm riscos idênticos. Outro modo de declarar essa suposição é que a probabilidade de experimentar um evento desfecho é idêntica para todas as pessoas em um dado subgrupo. Por exemplo, os métodos baseados em distribuições binomiais e hipergeométricas apresentados neste capítulo são fundamentados nessa suposição de homogeneidade.

Tanto para dados de pessoa-tempo, como de contagem pura, a heterogeneidade de risco (violação da suposição de homogeneidade) invalidará as fórmulas de desvio-padrão baseadas na suposição de homogeneidade e assim levará a avaliações errôneas de incerteza.

CLASSIFICAÇÃO DE MÉTODOS DE ANÁLISE

Os epidemiologistas frequentemente agrupam os tipos básicos de estudos epidemiológicos em estudos de coorte, de caso-controle ou transversal (Cap. 6). A classificação, de acordo com o modelo de probabilidade subjacente à estatística, leva a uma categorização diferente, conforme se ou não os dados incluem mensurações de pessoa-tempo (tempo em risco) entre as observações básicas. Embora as observações pessoa-tempo sejam pertinentes somente aos estudos de coorte, nem todas as análises de coortes utilizam tais dados. Se não há perda de seguimento, nem entrada tardia, em algum grupo de estudo, os grupos de estudo formam populações fechadas (Cap. 3). Então, pode ser conveniente apresentar os dados em termos de proporções experimentando o desfecho, isto é, proporções de incidência (que servem como estimativas de risco). Para esses estudos de coorte fechada, o número de casos pode ser mensurado relativamente à contagem de pessoas (tamanhos de coorte), assim como em relação à experiência de pessoa-tempo. Ensaios clínicos são apresentados dessa maneira frequentemente. Dados de coorte de contagem de pessoas também são comuns em pesquisa perinatal, por exemplo, em estudos nos quais o óbito neonatal é o desfecho.

Pode ser mostrado que, sob pressupostos convencionais de independência e risco idêntico das pessoas dentro de categorias de exposição e análise de estratos (juntamente com ausência de viés), muitos dos métodos estatísticos desenvolvidos para dados de coorte também podem ser aplicados à análise de dados de caso-controle e de prevalência (transversal) (Anderson, 1972; Mantel, 1973; Prentice e Breslow, 1978; Farewell, 1979; Prentice e Pyke, 1979; Thomas, 1981b; Greenland, 1981; Weinberg e Wacholder, 1993). Conforme discutido no Capítulo 15, modificações relativamente pequenas são necessárias para análises básicas de dados de dois estágios. Esses fatos reduzem consideravelmente o número de métodos analíticos necessários em epidemiologia. Métodos levemente mais complicados são requeridos para estimar razões de risco de dados de caso-coorte.

Em estudos que envolvem seguimento prolongado, alguns sujeitos podem abandonar a observação antes que a doença do estudo ocorra, ou que o período de risco de interesse termine (p. ex., por causa de perda do seguimento, ou de riscos competitivos). Para tais estudos, métodos que estratifiquem quanto ao tempo de seguimento serão necessários; esses métodos são apresentados no Capítulo 16.

DADOS DE PESSOA-TEMPO: MÉTODOS PARA GRANDES AMOSTRAS

Um único grupo de estudo

As estatísticas mais simples surgem quando os dados representam incidência em um grupo de estudo único. Os exemplos são comuns em epidemiologia ocupacional e ambiental, especialmente na análise inicial de excesso de morbidade ou de mortalidade em um só lugar de trabalho, comunidade ou vizinhança. Em tais estudos, a análise procede em duas etapas: primeiro, calcula-se um número esperado de casos, E; segundo, compara-se o número de casos observado no grupo de estudo, A, com esse número esperado.

Normalmente, calcula-se E aplicando-se taxas de incidência específicas por estrato, obtidas de uma grande população de referência (tais como estatísticas vitais para um estado ou país) à experiência de pessoa-tempo específica por estrato do grupo de estudo. O processo pelo qual isso é feito é um exemplo de *padronização*, que nessa situação envolve tomar uma soma ponderada das taxas de referência, usando-se pessoas-tempo específicas por estrato do grupo de estudo como pesos (ver Cap. 3). Por exemplo, se estamos estudando as taxas de câncer de estômago em um grupo de estudo composto por pessoas com idades de 51 a 75 anos, dividido em três categorias etárias (idades 51 a 60 anos, 61 a 70 anos e 71 a 75 anos), dois sexos e duas categorias étnicas, há um total de 3(2)2 = 12 categorias possíveis de idade-sexo-etnia. Suponha que as pessoas-tempo observadas em cada subgrupo são $T_1, T_2, ..., T_{12}$, e sabe-se que as taxas correspondentes específicas para idade-sexo-etnia na população de referência são $I_1, ..., I_{12}$. Então, para uma coorte que tivesse as mesmas taxas específicas para idade-sexo-etnia que a população de referência e a mesma distribuição pessoa-tempo que a observada no grupo de estudo, o número de casos que deveríamos esperar é

$$E = T_1 I_1 + T_2 I_2 + \cdots + T_{12} I_{12}$$

A quantidade E, em geral, não é precisamente igual ao número de casos que se deveria esperar no grupo de estudo, se este tivesse as taxas da população de referência (Keiding e Vaeth, 1986). Essa falta de igualdade surge porque uma alteração das taxas de pessoa-tempo no grupo de estudo alterará, normalmente, a distribuição de pessoa-tempo nesse grupo de estudo (ver Cap. 3 e 4). No entanto, a quantidade E tem vários usos estatísticos válidos, que envolvem a comparação de A com E.

A razão A/E é chamada, algumas vezes, de *razão de morbidade padronizada* (ou razão de mortalidade padronizada, se o desfecho é morte), normalmente abreviada como RMP. Seja T o pessoa-tempo total observado no grupo de estudo; isto é, $T = \sum_k T_k$. Então, A/T é a taxa bruta observada no grupo de estudo e E/T é a taxa que seria esperada em uma população com as taxas específicas da população de referência e com a distribuição pessoa-tempo do grupo de estudo. A razão dessas taxas é

$$\frac{A/T}{E/T} = \frac{A}{E}$$

o que mostra que a RMP é uma razão de taxas.

Boice e Monson (1977) relataram $A = 41$ casos de câncer de mama em 28.010 pessoas-ano em risco em uma coorte de mulheres tratadas para tuberculose com fluoroscopia de raios X. Eram esperados somente $E = 23,3$ casos com base nas taxas específicas para idade-ano das mulheres em Connecticut, de modo que $A/E = 41/23,3 = 1,76$ é a razão da taxa observada nas mulheres tratadas em relação à taxa esperada em uma população com as taxas específicas para idade-ano das mulheres de Connecticut e a distribuição pessoa-tempo observada nas mulheres tratadas.

Para levar em conta fontes desconhecidas de variação na única taxa observada A/T, devemos especificar um modelo de probabilidade para a variabilidade aleatória no número de casos observado A. Se o desfecho sob estudo não é contagioso, o modelo de probabilidade convencional para um número único de casos observado A é a *distribuição de Poisson*. Definamos I como a taxa média que observaríamos, se pudéssemos repetir o estudo várias vezes sob as mesmas condições, com a mesma quantidade de pessoas-tempo T observada a cada vez (a última condição poderia ser imposta pelo término do seguimento ao se atingir T unidades). O modelo de Poisson especifica que a probabilidade de se observar $A = a$ (i.e., a probabilidade de que o número de casos observado seja igual à a), dado que T unidades pessoa-tempo foram observadas no grupo de estudo, é

$$\Pr(A = a) = \exp(-I \cdot T)(I \cdot T)^a / a! \qquad [14.1]$$

O modelo de Poisson surge como uma distribuição para o número de casos ocorrendo em uma população estacionária de tamanho N, seguida por um período de tempo fixo T/N. Ele também aparece como uma aproximação da distribuição binomial (ver Cap. 13), quando N é muito grande e o risco é muito baixo (Clayton e Hills, 1993). A última visão da distribuição de Poisson revela que por trás do uso dessa distribuição estão pressupostos de homogeneidade de risco e de independência de desfechos descritos anteriormente, pois essas suposições são necessárias para derivar a distribuição binomial.

Em análise de dados, a taxa média I é uma quantidade desconhecida chamada de *parâmetro de taxa*, ao passo que A e T são quantidades conhecidas. A função de I que resulta quando o número de casos observado e as unidades pessoa-tempo são colocados na equação 14.1 é denominada a verossimilhança de Poisson para I baseada nos dados.

Nós estabelecemos, sem provas, os seguintes fatos, sob o modelo de Poisson (equação 14.1):

1. A/T é o estimador de máxima verossimilhança (EMV) de I (para uma discussão de estimativa de máxima verossimilhança, ver Cap. 13).
2. $I \cdot T$ é o valor médio de A que observaríamos durante repetições nas quais T unidades pessoa-tempo fossem observadas, e, assim, $I \cdot T/E$ é o valor médio da RMP durante aquelas repetições ($I \cdot T/E$ é chamado algumas vezes de parâmetro RMP); $I.T$ é também a variância de A para as repetições.

Segue-se do segundo fato que uma estatística para grandes amostras para testar a hipótese nula de que o parâmetro de taxa desconhecido I é igual à taxa esperada E/T é a estatística

$$\chi_{\text{escore}} = \frac{A - E}{E^{1/2}}$$

porque se $I = E/T$, a média e a variância de A são ambas $(E/T)T = E$.

Para o estudo de Boice e Monson (1977) sobre câncer de mama, a verossimilhança de Poisson é

$$\exp(-I \cdot 28.010)(I \cdot 28.010)^{41}/41!,$$

o EMV de I é $41/28.010 = 146$ casos/100.000 pessoas-ano e a estatística para testar se $I = 23,3/28.010 = 83$ casos/100.000 pessoas-ano é

$$\chi_{escore} = \frac{A - E}{E^{1/2}} = \frac{41 - 23,3}{23,3^{1/2}} = 3,67$$

A partir de uma tabela normal padrão, isso gera um valor P caudal superior de 0,0001. Assim, uma estatística tão grande ou maior do que a observada seria muito improvável sob o modelo de Poisson, se nenhum viés estivesse presente, e as taxas específicas na coorte fossem iguais às taxas de Connecticut.

Seja RT o parâmetro de taxa do grupo de estudo I, e a taxa esperada baseada no grupo de referência E/T:

$$RT = \frac{I}{E/T}$$

Como A/T é o EMV de I,

$$\widehat{RT} = \frac{A/T}{E/T} = \frac{A}{E}$$

é o EMV de RT. Para estabelecer limites de confiança aproximados de Wald para RT, primeiro estabelecemos limites para o logaritmo natural de RT, $\ln(RT)$, e então tomamos os antilogs desses limites para obter os limites para RT. Para fazer isso, usamos o fato de que uma estimativa do DP aproximado de $\ln(\widehat{RT})$ é

$$\widehat{DP}[\ln(\widehat{RT})] = \frac{1}{A^{1/2}}$$

Seja Y a percentagem de confiança desejada para a estimação de intervalo, e seja Z_γ o número tal que a chance de que uma variável padrão normal fique entre $-Z_\gamma$ e Z_γ é $\gamma\%$ (p. ex., $Z_{90} = 1,65$, $Z_{95} = 1,96$, e $Z_{99} = 2,58$). Assim, os limites de confiança de Wald $\gamma\%$ para RT são dados por

$$\underline{RT},\ \overline{RT} = \exp[\ln(\widehat{RT}) \pm Z_\gamma(1/A^{1/2})]$$

Para a comparação de Boice e Monson (1977), os limites de 90 e 95% são

$$\underline{RT},\ \overline{RT} = \exp[\ln(41/23,3) \pm 1,65(1/41^{1/2})] = 1,36;\ 2,28$$

e

$$\underline{RT},\ \overline{RT} = \exp[\ln(41/23,3) \pm 1,96(1/41^{1/2})] = 1,30;\ 2,39$$

Esses resultados sugerem que, se o modelo de Poisson estiver correto, se a variabilidade em E é desprezível, e, se não houver viés, há um excessivo número não aleatório de câncer de mama entre mulheres que fizeram fluoroscopia, em relação às mulheres de Connecticut, mas não indicam precisamente a dimensão desse excesso.

Sob o modelo de Poisson (equação 14.1), a estatística χ_{escore} fornece um valor P aproximado adequado quando E excede a 5, ao passo que os limites de Wald serão adequados se $\underline{RT} \cdot E$ e $\overline{RT} \cdot E$ excederem a 5. Se esses critérios não forem satisfeitos, então, como ilustrado mais adiante neste capítulo, pode-se computar estatísticas para pequenas amostras diretamente da distribuição de Poisson.

Dois grupos de estudo

Agora, suponha que desejemos comparar observações de dois grupos de estudo, aos quais nos referiremos como grupos de "expostos" e de "não expostos". Os dados brutos podem ser exibidos no formato mostrado na Tabela 14.1.

TABELA 14.1

Formato para dados não estratificados com denominadores pessoa-tempo

	Expostos	Não expostos	Total
Casos	A_1	A_0	M_1
Pessoa-tempo	T_1	T_0	T

Ao contrário da observação feita no Capítulo 4, A_1 e A_0 representam agora casos de duas populações distintas. Como para um grupo único, se o desfecho não é contagioso, um modelo de probabilidade convencional para o número de casos observados de A_1 e A_0 é o modelo de Poisson. Se I_1 e I_0 são os parâmetros de taxa para os grupos de expostos e de não expostos, esse modelo especifica que a probabilidade de observar $A_1 = a_1$ e $A_0 = a_0$ é

$$\Pr(A_1 = a_1, A_0 = a_0) = \Pr(A_1 = a_1)\Pr(A_0 = a_0)$$
$$= \exp(-I_1 T_1)\frac{(I_1 T_1)^{a_1}}{a_1!}\exp(-I_0 T_0)\frac{(I_0 T_0)^{a_0}}{a_0!} \quad [14.2]$$

que é o produto das probabilidades para os dois grupos (expostos e não expostos) isoladamente.

Na análise de dados, I_1 e I_0 são parâmetros desconhecidos, ao passo que A_1, T_1, A_0 e T_0 são quantidades observadas. A função de I_1 e I_0 que resulta quando os dados numéricos observados são colocados na equação 14.2 é chamada de função de verossimilhança de Poisson para I_1 e I_0, com base nos dados.

Sob o modelo de Poisson (equação 14.2):

1. A_1/T_1 e A_0/T_0 são as estimativas de máxima verossimilhança (EMV) de I_1 e I_0.
2. O EMV da razão de taxa $RT = I_1/I_0$ é

$$\widehat{RT} = \frac{A_1/T_1}{A_0/T_0}$$

3. O EMV da diferença de taxa $ID = I_1 - I_0$ é $\widehat{ID} = A_1/T_1 - A_0/T_0$.
4. Suponha que $I_1 = I_0$ (nenhuma diferença nas taxas). Então $E = M_1 T_1/T$ é o número médio de casos expostos A_1 que se observaria em repetições do estudo, nas quais o total de casos M_1 seria observado a partir dos pessoa-tempo totais T_1 de expostos e T_0 de não expostos. Também, a variância de A_1 sob as mesmas repetições seria

$$V = \frac{ET_0}{T} = \frac{M_1 T_1 T_0}{T^2}$$

Segue-se do último fato que a estatística para grandes amostras para testar a hipótese nula $I_1 = I_0$ (que é a mesma hipótese que $RT = 1$ e $ID = 0$) é

$$\chi_{escore} = \frac{A_1 - E}{V^{1/2}}$$

(Oleinick e Mantel, 1970).

A Tabela 14.2 apresenta ambos os grupos do estudo de Boice e Monson (1977) sobre câncer de mama e fluoroscopia de raios X entre mulheres com tuberculose. Para esses dados, temos

$$\widehat{RT} = \frac{41/28.010}{15/19.017} = 1,86$$

$$\widehat{ID} = \frac{41}{28.010 \text{ y}} - \frac{15}{19.017 \text{ y}} = \frac{68}{100.000 \text{ y}}$$

$$E = \frac{56(28.010)}{47.027} = 33,35$$

$$V = \frac{33,35(19.017)}{47.027} = 13,49$$

e

$$\chi_{\text{escore}} = \frac{41 - 33,35}{(13,49)^{1/2}} = 2,08$$

o que, de uma tabela normal padrão, corresponde a um valor P caudal superior de 0,02. A razão de taxa é similar ao valor de 1,76 encontrado com mulheres de Connecticut como um grupo de referência, e é improvável que uma estatística χ_{escore} tão grande, ou maior, fosse observada (sob o modelo de Poisson) se nenhum viés estivesse presente e a exposição não tivesse efeito sobre a incidência.

Para estabelecer intervalos de confiança aproximados para a razão de taxa RT e a diferença de taxa ID, usamos o fato de que uma estimativa do DP aproximado de $\ln(RT)$ é

$$\widehat{DP}[\ln(\widehat{RT})] = \left(\frac{1}{A_1} + \frac{1}{A_0}\right)^{1/2}$$

e uma estimativa do DP de ID é

$$\widehat{DP}(\widehat{ID}) = \left(\frac{A_1}{T_1^2} + \frac{A_0}{T_0^2}\right)^{1/2}$$

TABELA 14.2

Casos de câncer de mama e pessoas-ano de observação para mulheres com tuberculose que foram repetidamente expostas a fluoroscopias múltiplas com raios X, e mulheres não expostas com tuberculose

	Exposição à radiação		
	Sim	Não	Total
Casos de câncer de mama	41	15	56
Pessoas-ano	28.010	19.017	47.027

De Boice JD, Monson RR. Breast cancer in women after repeated fluoroscopic examinations of the chest. *J Natl Cancer Inst.* 1977;59:823-832.

Obtemos limites de Wald γ% para ln(RT) e então tomamos antilogaritmos para conseguir limites para RT:

$$\underline{RT}, \overline{RT} = \exp\{\ln(\widehat{RT}) \pm Z_\gamma \widehat{DP}[\ln(\widehat{RT})]\}$$

Obtemos limites de Wald para ID diretamente:

$$\underline{ID}, \overline{ID} = \widehat{ID} \pm Z_\gamma \widehat{DP}(\widehat{ID})$$

Dos dados da Tabela 14.2 obtemos

$$\widehat{DP}[\ln(\widehat{RT})] = \left(\frac{1}{41} + \frac{1}{15}\right)^{1/2} = 0,302$$

e

$$\widehat{DP}(\widehat{ID}) = \left[\frac{41}{(28.010 \text{ y})^2} + \frac{15}{(19.017 \text{ y})^2}\right]^{1/2} = \frac{31}{100.000 \text{ y}}$$

Então, os limites de Wald de 90% para RT e ID são

$$\underline{RT}, \overline{RT} = \exp[\ln(1,86) \pm 1,645(0,302)] = 1,13; 3,06$$

e

$$\underline{ID}, \overline{ID} = \frac{68}{100.000 \text{ y}} \pm 1,645 \left(\frac{31}{100.000 \text{ y}}\right) = 17, 119 \text{ per } 10^5 \text{ y}$$

Os limites de 95% correspondentes são 1,03 e 3,35 para RT, e 7,5 e 128 por 10^5 anos para ID. Assim, embora os resultados sugiram um excesso não aleatório de câncer de mama entre as mulheres submetidas à fluoroscopia, são imprecisos sobre qual seria a grandeza desse excesso.

Sob o modelo de produto de Poisson, a estatística χ_{escore} deve fornecer um valor P aproximado adequado quando tanto E quanto $M_1 - E$ excedem a 5, ao passo que os limites de Wald para RT serão adequados se tanto

$$\frac{M_1 T_0}{(\overline{RT})T_1 + T_0} \quad \text{quanto} \quad \frac{M_1(\underline{RT})T_1}{(\underline{RT})T_1 + T_0}$$

excederem a 5. Esses números são os valores esperados para a casela A_0 e a casela A_1, presumindo-se que $RT = \overline{RT}$ e $RT = \underline{RT}$, respectivamente. Para os limites de 95% supracitados, estes números são

$$\frac{56(19.017)}{3,35(28.010) + 19.017} = 9,4 \quad \text{quanto} \quad \frac{56(1,03)28.010}{1,03(28.010) + 19.017} = 33,8,$$

ambos bem acima de 5.

Se os critérios precedentes não são satisfeitos, os métodos para pequenas amostras são recomendados. A última seção deste capítulo ilustra como programas que fazem análise exata de tabelas 2 × 2 podem ser usados para computar valores P para pequenas amostras e limites de confiança de razão de taxa, a partir de dados de pessoa-tempo no formato da Tabela 14.1. Infelizmente, no presente não há um método para pequenas amostras amplamente conhecido para a diferença de taxa, ID, embora aproximações melhores do que os limites de Wald tenham sido desenvolvidas (Miettinen, 1985).

DADOS DE CONTAGEM PURA: MÉTODOS PARA GRANDES AMOSTRAS

A maioria dos estudos de coorte sofre por perdas do seguimento de sujeitos e por riscos competitivos. Estudos nos quais essas perdas não são desprezíveis deveriam ser analisados usando-se métodos de análise de sobrevida. Tais métodos, com efeito, estratificam em relação ao tempo de seguimento, de modo que são vistos, apropriadamente, como métodos de análise estratificados. Eles são discutidos no Capítulo 16. Aqui, presumimos que temos dados de coorte com nenhuma perda de seguimento e nenhum risco competitivo. Tais dados podem ser analisados como dados de contagem pura, com denominadores consistindo no número de pessoas em risco no estudo, em vez de pessoa-tempo; também podem ser analisados usando-se pessoa-tempo, se os tempos dos eventos forem disponíveis e relevantes.

Um único grupo de estudo: métodos para grandes amostras

Algumas vezes, é necessário analisar uma proporção de incidência originária de um só grupo ocupacional, geográfico ou de pacientes, tais como a proporção de bebês nascidos com malformações, entre mulheres morando perto de locais de despejo de lixo tóxico, ou a proporção de pacientes que desenvolvem choque anafilático, quando são tratados com uma droga em particular. Se A casos são observados entre N pessoas em risco, e o desfecho não é contagioso, o modelo convencional usado para analisar a proporção de incidência A/N é a distribuição binomial (introduzida no Cap. 13).

Defina R como a probabilidade de que um sujeito tenha o desfecho. Se supormos que essa probabilidade é a mesma para todos os sujeitos e que os resultados dos sujeitos são independentes, obteremos o *modelo binomial*, o qual especifica que a probabilidade de se observar $A = a$ casos entre N pessoas é

$$\Pr(A = a) = \binom{N}{a} R^a (1 - R)^{N-a} \qquad [14.3]$$

Na análise de dados, R é uma quantidade desconhecida chamada de *parâmetro de risco*, ao passo que A e N são quantidades conhecidas. A função de R que resulta quando os dados numéricos observados são postos na equação 14.3 é chamada de *verossimilhança binomial* para R, com base nos dados.

Sob o modelo binomial (equação 14.3):

1. $\hat{R} = A/N$ é o estimador de máxima verossimilhança (EMV) de R
2. $N \cdot R$ é o valor médio de A que observaríamos durante as repetições do estudo e $N \cdot R(1 - R)$ é a variância de R ao longo das repetições.

Conclui-se do último fato que uma estatística para grandes amostras para testar a hipótese nula de que R é igual a algum risco esperado R_E é a estatística χ_{escore}

$$\chi_{escore} = \frac{A - E}{[E(N - E)/N]^{1/2}}$$

onde $E = N \cdot R_E$ é o número esperado de casos.

É prática comum usar-se o método de Wald para estabelecer limites de confiança aproximados para o *logit de R* (o logaritmo natural das chances):

$$L = \text{logit}(R) = \ln\left(\frac{R}{1 - R}\right)$$

Transforma-se, então, os limites $\underline{L}$, $\overline{L}$ para o logit de volta à escala de riscos por meio da *transformação logística*, que é definida por

$$R = \text{expit}(L) \equiv \frac{e^L}{1 + e^L} = \frac{1}{1 + e^{-L}}$$

Os limites de Wald usam o fato de que uma estimativa do DP aproximado de $\text{logit}(\hat{R})$ é

$$\widehat{DP}[\text{logit}(\hat{R})] = (1/A + 1/B)^{1/2}$$

onde $B = N - A$ é o número de não casos. Limites aproximados $Y\%$ para R são, então

$$\underline{R}, \overline{R} = \text{expit}\{\text{logit}(\hat{R}) \pm Z_\gamma \widehat{DP}[\text{logit}(\hat{R})]\}$$

Se quisermos limites $\gamma\%$ para a razão de riscos $RR = R/R_E$, usaremos $\underline{R}/R_E$, $\overline{R}/R_E$.

Lancaster (1987) observou seis lactentes com defeitos do tubo neural em uma coorte de 1.694 nascidos vivos, concebidos através de fertilização *in vitro*, uma proporção de incidência de $\hat{R} = 6/1.694 = 0,00354$. Ele citou um risco da população geral de 1,2 por 1.000, portanto $R_E = 0,0012$. Esse risco gera um número esperado de casos de $0,0012(1.694) = 2,0$ e uma estatística de

$$\chi_{\text{escore}} = \frac{6 - 2,0}{[2,0(1.694 - 2,0)/1.694]^{1/2}} = 2,83$$

a qual, a partir de uma tabela normal padrão, gera um valor P caudal superior de 0,002. Também, $\text{DP}[\text{logit}(\hat{R})] = (1/6 + 1/1.688)^{1/2} = 0,409$, de modo que os limites de 90 % para o risco R com base no método de Wald são

$$\underline{R}, \overline{R} = \text{expit}[\text{logit}(0,00354) \pm 1,645(0,409)] = 0,0018; 0.0070$$

que geram limites de 90% para a razão de riscos RR de $\underline{RR}$, $\overline{RR} = \underline{R}/0,0012$, $\overline{R}/0,0012 = 1,5; 5,8$. Os limites de 95% correspondentes são 1,3; 6,6. Os resultados sugerem que se o modelo binomial está correto, ou um viés está presente ou há uma taxa elevada de defeitos na coorte do estudo, mas a magnitude da elevação é estimada imprecisamente.

Outra preocupação é que o tamanho do estudo provavelmente seja pequeno demais, para que essas estatísticas aproximadas sejam acuradas. Da mesma forma que com as estatísticas de pessoa-tempo, a estatística χ_{escore} será adequada quando E e $N - E$ excedam a 5, e os limites de Wald serão adequados quando tanto $N\underline{R}$ quanto $N(1 - R)$ excederem a 5. No estudo de Lancaster E é apenas 2 e $N\underline{R} = 1.694(0,0016) = 2,7$, portanto métodos exatos são necessários.

Dois grupos de estudo: métodos para grandes amostras

Ao se comparar dois grupos de estudo, os dados podem ser exibidos em uma tabela de frequências 2×2. As quatro casas da tabela são os números de sujeitos classificados em cada combinação de presença ou de ausência de exposição, e ocorrência ou não de doença. A notação que usaremos é dada na Tabela 14.3.

Superficialmente, a Tabela 14.3 se parece com a Tabela 14.1, exceto pela adição de uma linha de não casos. Os denominadores na Tabela 14.3, entretanto, são frequências (contagens) de sujeitos, em vez de acumulações pessoa-tempo. Convenientemente, os dados brutos de um estudo de

TABELA 14.3

Notação para uma tabela bruta 2 × 2

	Expostos	Não expostos	Total
Casos	A_1	A_0	M_1
Não casos	B_1	B_0	M_0
Total	N_1	N_0	N

caso-controle têm uma forma idêntica à da Tabela 14.3 e podem ser analisados usando-se o mesmo modelo de probabilidade que é utilizado para dados de coorte de contagem pura.

Para um desfecho não contagioso, um modelo de probabilidade convencional para os números de casos observados A_1 e A_0 é o modelo binomial. Se R_1 e R_0 são os parâmetros de risco para coortes expostas e não expostas, esse modelo especifica que a probabilidade de se observar $A_1 = a_1$ e $A_0 = a_0$ é

$$\Pr(A_1 = a_1, A_0 = a_0) = \Pr(A_1 = a_1)\Pr(A_0 = a_0)$$

$$= \binom{N_1}{a_1} R_1^{a_1}(1 - R_1)^{N_1 - a_1} \binom{N_0}{a_0} R_0^{a_0}(1 - R_0)^{N_0 - a_0} \quad [14.4]$$

que é apenas o produto das probabilidades para as duas coortes.

Em análise de dados, R_1 e R_0 são parâmetros desconhecidos, ao passo que A_1, N_1, A_0 e N_0 são quantidades conhecidas. A função dos desconhecidos R_1 e R_0 obtidos quando valores de dados reais são colocados na equação 14.4 é chamada de *verossimilhança binomial* de R_1 e R_0, com base nos dados. Sob o modelo de produto de binomial (equação 14.4):

1. A_1/N_1 e A_0/N_0 são os estimadores de máxima verossimilhança de R_1 e R_0.
2. O EMV da razão de riscos $RR = R_1/R_0$ é

$$\widehat{RR} = \frac{A_1/N_1}{A_0/N_0}$$

3. O EMV da diferença de riscos $RD = R_1 - R_0$ é

$$\widehat{DR} = \frac{A_1}{N_1} - \frac{A_0}{N_0}$$

4. O EMV da razão de chances-risco

$$RC = \frac{R_1/(1 - R_1)}{R_0/(1 - R_0)}$$

é a razão de chances-incidência observada

$$\widehat{RC} = \frac{A_1/B_1}{A_0/B_0} = \frac{A_1 B_0}{A_0 B_1}$$

5. Se $R_1 = R_0$ (nenhuma diferença em risco), $E = M_1 N_1/N$ é o número médio de casos expostos A_1 que se observaria para o subconjunto de repetições do estudo em que M_1 total de casos fossem observados, e

$$V = \frac{E M_0 N_0}{N(N-1)} = \frac{M_1 N_1 M_0 N_0}{N^2(N-1)}$$

é a variância de A_1 no mesmo subconjunto de repetições.

De acordo com o último fato, a estatística para grandes amostras para testar a hipótese nula $R_1 = R_0$ (a mesma hipótese que $RR = 1$, $DR = 0$, e $RC = 1$) é

$$\chi_{escore} = \frac{A_1 - E}{V^{1/2}}$$

Essa estatística χ_{escore} tem o mesmo formato que a estatística para dados de pessoa-tempo. Entretanto, a fórmula para V, a variância de A_1, tem o multiplicador adicional $M_0/(N-1)$. Esse multiplicador reflete o fato de que estamos usando um modelo de probabilidade diferente para variação em A_1.

A Tabela 14.4 apresenta dados de um estudo de coorte de diarreia em lactentes alimentados ao seio colonizados com *Vibrio cholerae* 01, classificado pelo nível de anticorpos no leite do seio materno (Glass et al., 1983). Baixo nível de anticorpos confere um risco elevado, e assim é tomado como a primeira coluna da Tabela 14.4. A partir desses dados, obtemos

$$\widehat{RR} = (12/14)/(7/16) = 1,96$$
$$\widehat{DR} = 12/14 - 7/16 = 0,42$$
$$\widehat{RC} = 12(9)/7(2) = 7,71$$
$$E = 19(14)/30 = 8,87$$
$$V = 8,87(11)16/30(30-1) = 1,79$$

e

$$\chi_{escore} = \frac{12 - 8,87}{1,79^{1/2}} = 2,34$$

que gera um valor P caudal superior de 0,01. Assim, uma estatística χ_{escore} tão grande quanto, ou maior que a observada tem baixa probabilidade na ausência de viés ou de um efeito do anticorpo.

Há pelo menos dois cuidados a considerar na interpretação das estatísticas que acabamos de fornecer. Em primeiro lugar, a diarreia infantil é, normalmente, de origem infecciosa, e o agente causal poderia ser transmitido entre sujeitos se houve contato entre os lactentes ou entre suas mães. Tais fenômenos invalidariam o teste escore dado anteriormente. Em segundo, há apenas dois não casos com anticorpos baixos, levantando a possibilidade de que as estatísticas para amostra grande ($\widehat{RR}$, $\widehat{RC}$, χ_{escore}) não sejam adequadas. Esperamos que χ_{escore} seja adequado quando todas as quatro casellas esperadas, E, $M_1 - E$, $N_1 - E$, e $M_0 - N_1 + E$, excedam a 5; que $\widehat{RR}$ seja adequada quando $N_1 R_1$ e $N_0 R_0$ excedam a 5; e que $\widehat{RC}$ seja adequada quando $N_1 R_1$, $N_0 R_0$, $N_1(1-R_1)$, e $N_0(1-R_0)$, todos excedam a 5. No exemplo da diarreia, a menor das casellas esperadas é $N_1 - E = 5,13$, logo acima do critério. Posto que B_1 é uma estimativa de $N_1(1-R_1)$ e é somente 2, $\widehat{RC}$ parece merecer menos confiança.

TABELA 14.4

Diarreia durante um período de seguimento de 10 dias em 30 lactentes alimentados ao seio colonizados com *Vibrio cholerae* 01, conforme níveis de anticorpo antipolissacarídio no leite materno

	Nível de anticorpos		
	Baixo	Alto	Total
Diarreia	12	7	19
Sem diarreia	2	9	11
Totais	14	16	30

De Glass RI, Svennerholm AM, Stoll, BJ, et al. Protection against cholera in breast-fed children by antibiotics in breast milk. *N Engl J Med.* 1983;308:1389-1392.

Voltando-nos agora para estimação por intervalos, o DP estimado para $\widehat{DR}$ é

$$\widehat{DP}(\widehat{DR}) = \left[\frac{A_1 B_1}{N_1^2(N_1 - 1)} + \frac{A_0 B_0}{N_0^2(N_0 - 1)} \right]^{1/2}$$

que gera os limites de confiança $\gamma\%$ de Wald

$$\widehat{DR} \pm Z_\gamma \widehat{DP}(\widehat{DR})$$

Essa fórmula pode produzir limites bastante imprecisos quando os tamanhos esperados das caselas são pequenos, conforme evidenciado por limites que podem ficar abaixo de – 1 ou acima de 1. Limites de confiança aproximados melhorados para a diferença de riscos podem ser encontrados a partir de

$$\underline{DR}, \overline{DR} = \frac{e^{\pm s} - d}{e^{\pm s} + d}$$

onde

$$s = \frac{2 Z_\gamma \widehat{DP}(\widehat{DR})}{1 - \widehat{DR}^2}$$

e

$$d = \frac{1 - \widehat{DR}}{1 + \widehat{DR}}$$

(Zou e Donner, 2004). Quando $\widehat{DR} = 1$ ou – 1, esta fórmula falha, mas então o limite superior deve ser estabelecido em 1 se $\widehat{DR} = 1$ ou em – 1, se $\widehat{DR} = -1$.
DP aproximados para $\ln(\widehat{RR})$ e $\ln(\widehat{RC})$ são

$$\widehat{DP}[\ln(\widehat{RR})] = \left(\frac{1}{A_1} - \frac{1}{N_1} + \frac{1}{A_0} - \frac{1}{N_0} \right)^{1/2}$$

e

$$\widehat{DP}[\ln(\widehat{RC})] = \left(\frac{1}{A_1} + \frac{1}{B_1} + \frac{1}{A_0} + \frac{1}{B_0} \right)^{1/2}$$

que geram limites $\gamma\%$ de Wald de

$$\underline{RR}, \overline{RR} = \exp\{\ln(\widehat{RR}) \pm Z_\gamma \widehat{DP}[\ln(\widehat{RR})]\}$$

e

$$\underline{RC}, \overline{RC} = \exp\{\ln(\widehat{RC}) \pm Z_\gamma \widehat{DP}[\ln(\widehat{RC})]\}$$

Para os dados da Tabela 14.4,

$$\widehat{DP}(\widehat{DR}) = \left[\frac{12(2)}{14^2 13} + \frac{7(9)}{16^2 15} \right]^{1/2} = 0{,}161$$

$$\widehat{DP}[\ln(\widehat{RR})] = \left(\frac{1}{12} - \frac{1}{14} + \frac{1}{7} - \frac{1}{16} \right)^{1/2} = 0{,}304$$

e
$$\widehat{DP}[\ln(\widehat{RC})] = \left(\frac{1}{12} + \frac{1}{2} + \frac{1}{7} + \frac{1}{9}\right)^{1/2} = 0,915$$

que gera limites de Wald de 90% de

$$\underline{DR}, \overline{DR} = 0,42 \pm 1,645(0,161) = 0,16; 0,68$$

$$\underline{RR}, \overline{RR} = \exp[\ln(1,96) \pm 1,645(0,304)] = 1,2; 3,2$$

e

$$\underline{RC}, \overline{RC} = \exp[\ln(7,71) \pm 1,645(0,915)] = 1,7; 35$$

Os limites de 90% aproximados melhorados para RD são 0,13 e 0,65, que estão levemente deslocados em direção à nulidade, em comparação com os limites simples de Wald. Os limites simples de Wald de 95% são 0,10 e 0,73 para RD, 1,1 e 3,6 para RR, e 1,3 e 46 para RC. Assim, embora os dados mostrem uma associação positiva, as medidas são estimadas imprecisamente, especialmente a razão de chances.

Sob o modelo de produto de binomial, esperamos que os limites de Wald para diferença de risco e para razão de risco sejam adequados quando os limites para a razão de chances o forem. Os limites de Wald para a razão de chances devem ser adequados quando os valores de todas as quatro casels, dado o limite inferior de razão de chances, e as esperados de todas as quatro casels, dado o limite superior de razão de chances, excederem a 5. Contudo, esse critério um tanto inflexível requer muito trabalho para ser aplicado. Em vez disso, recomendamos que, se houver alguma dúvida sobre a adequação do tamanho do estudo para os métodos de Wald, deva-se mudar para métodos mais acurados. Há aproximações para grandes amostras mais precisas do que o método de Wald para se estabelecer limites de confiança (ver Cap. 15), mas somente as razões de chances têm métodos para pequenas amostras amplamente disponíveis; tais métodos são descritos no final deste capítulo.

Relações entre as medidas de razão

Conforme discutido no Capítulo 4, RC está sempre mais longe do valor de nulidade do que RR. De maneira paralela, $\widehat{RC}$ está sempre mais longe de 1 do que $\widehat{RR}$ em um estudo não estratificado; portanto, o uso de $\widehat{RC}$, a partir de um estudo de coorte, como uma estimativa para $\widehat{RR}$, tende a produzir estimativas que estão longe demais de 1. A disparidade entre RC e RR aumenta tanto com o tamanho dos riscos R_1 e R_0, quanto com o grau da associação (como medida por OR ou RR). Uma relação paralela se mantém para $\widehat{RC}$ e $\widehat{RR}$. A disparidade cresce à medida que tanto o tamanho das proporções de incidência A_1/N_1 e A_0/N_0 quanto o grau da associação observado aumenta. Para a Tabela 14.4, RR = 2,0 e RC = 7,7 estão bastante afastadas, porque ambas as proporções observadas excedem 40%, e a associação é forte.

Frequentemente, são ouvidas declarações de que a razão de chances aproxima-se da razão de riscos, quando a doença é "rara". Tal declaração pode ser tornada mais precisa em um estudo de uma população fechada: se ambas as razões de chances, $R_1/(1 - R_1)$ e $R_0/(1 - R_0)$, estão abaixo de 10%, então a disparidade entre RC e RR também estará abaixo de 10% (Greenland, 1987a). De modo paralelo, se as chances de incidência observadas, A_1/B_1 e A_0/B_0, estão abaixo de 10%, então a disparidade entre $\widehat{RC}$ e $\widehat{RR}$ estará abaixo de 10%.

A relação da razão de chances e razão de riscos com a razão de taxas RT é mais complexa. No entanto, se as taxas de incidência mudam apenas levemente ao longo de subintervalos pequenos do período real de seguimento (i.e., as taxas de incidência são quase constantes através de estratos de tempo pequenos), RT estará mais distante da nulidade do que RR e mais próxima da nulidade do que RC

(Greenland e Thomas, 1982). Dessa maneira, dadas taxas de incidência constantes sobre o tempo, $\widehat{RC}$, como uma estimativa de RT, tende a ser muito distante da nulidade, o mesmo ocorrendo com $\widehat{RT}$ como uma estimativa de RR. Novamente, contudo, a disparidade entre as três medidas será pequena quando a incidência for baixa.

Dados de caso-controle

Supondo-se que a coorte fonte subjacente seja fechada, as estimativas de razão de chances dadas anteriormente podem ser aplicadas diretamente a dados de caso-controle cumulativos. A Tabela 14.5 fornece dados de um estudo de caso-controle sobre uso de clordiazepóxido no início da gravidez e defeitos cardíacos congênitos. Para testar $RC = 1$ (nenhuma associação), temos

$$E = \frac{390(8)}{1.644} = 1,90$$

$$V = \frac{1,90(1.254)(1.636)}{1.644(1.643)} = 1,44$$

e

$$\chi_{escore} = \frac{4 - 1,90}{1,44^{1/2}} = 1,75$$

o que gera um valor P caudal superior de 0,04. Também,

$$\widehat{RC} = \frac{4(1.250)}{4(386)} = 3,24$$

e

$$\widehat{DP}[\ln(\widehat{RC})] = \left(\frac{1}{4} + \frac{1}{4} + \frac{1}{386} + \frac{1}{1.250}\right)^{1/2} = 0,710$$

o que gera limites de Wald de 90% de

$$\exp[\ln(3,24) \pm 1,65(0,710)] = 1,00,\ 10,5$$

TABELA 14.5

História de uso de clordiazepóxido no início da gravidez em mães de crianças nascidas com cardiopatias congênitas e mães de crianças normais

	Uso de clordiazepóxido		
	Sim	Não	Total
Mães de casos	4	386	390
Mães de controles	4	1.250	1.254
Totais	8	1.636	1.644

De Rothman KJ, Fyler DC, Goldblatt A, et al. Exogenous hormones and other drug exposures of children with congenital heart disease. *Am J Epidemiol.* 1979;109:433-439.

e limites de Wald de 95% de 0,81 e 13. Assim, os dados exibem uma associação positiva, mas o fazem com pouca precisão, indicando que, mesmo na ausência de viés, os dados são razoavelmente compatíveis com efeitos variando de pouco ou nada até um aumento de 10 vezes no risco.

Se a prevalência da exposição não mudar durante o período de amostragem, as fórmulas de razão de chances precedentes também podem ser usadas para estimar razões de taxas de estudos de caso-controle feitos com amostragem de densidades (ver Cap. 8). Visto que os controles em tais estudos representam pessoa-tempo, os sujeitos podem, em tempos diferentes, ser amostrados mais de uma vez como controles, e podem ser amostrados como um caso depois de terem sido amostrados como um controle. Os dados de uma pessoa devem ser inseridos repetidamente, exatamente como se tivesse sido uma pessoa diferente em cada tempo de amostragem. Se a exposição de uma pessoa muda com o tempo, os dados ingressados para ela em cada tempo de amostragem serão diferentes. Por exemplo, em um estudo sobre fumo é concebível (embora extremamente improvável na prática) que uma só pessoa pudesse ser amostrada primeiramente como um controle fumante e mais tarde como um controle não fumante (se ela deixasse de fumar no intervalo entre as amostragens); se, então, a pessoa adoecesse, ele ou ela seria amostrado uma terceira vez como um caso (fumante ou não fumante, dependendo se voltou a fumar entre a segunda e a terceira amostragem).

A regra do uso repetido pode parecer esquisita, a princípio, mas não é mais estranha do que o uso de múltiplas unidades de pessoa-tempo da mesma pessoa, em um estudo de coorte. Entretanto, deve-se ter um cuidado: se a prevalência da exposição muda no curso da seleção de sujeitos e se o risco varia com o tempo ou os sujeitos são pareados na ocasião da amostragem, deve-se tratar o tempo da amostragem como um confundidor potencial e, portanto, estratificar sobre o tempo (ver Cap. 15 e 16) (Greenland e Thomas, 1982). Com estratos de tempo bastante pequenos, nenhuma pessoa aparecerá duas vezes no mesmo estrato de tempo. Tal estratificação também deve ser usada se é desejada uma análise para pequenas amostras (exata) de dados amostrados de densidades.

Dados de caso-coorte

Os dados de caso-coorte são diferentes dos dados cumulativos de caso-controle em que alguns dos controles também podem ser casos, porque os controles em dados de caso-coorte representam uma amostra da coorte inteira, ao passo que os controles em dados cumulativos de caso-controle são uma amostra somente dos não casos. Limitamos nossa discussão de métodos ao caso especial comum, no qual cada caso na coorte fonte é confirmado e selecionado para estudo. Estipulamos também que a coorte fonte é fechada, e que a amostra da coorte foi selecionada por amostragem aleatória simples. Podemos, então, usar a notação dada na Tabela 14.6 para dados de caso-coorte.

A Tabela 14.6 se parece com a Tabela 14.3, exceto que os casos agora são divididos entre aqueles que não foram selecionados também como controles e aqueles que o foram. Dados no formato da

TABELA 14.6

Notação para dados brutos de caso-coorte quando todos os casos na coorte são selecionados

	Expostos	Não expostos	Total
Caso, mas não controle	A_{11}	A_{01}	M_{11}
Caso e controle	A_{10}	A_{00}	M_{10}
Não caso e controle	B_1	B_0	M_0
Total	N_1	N_0	N

Tabela 14.6 podem ser colapsados no formato da Tabela 14.3, pela junção das duas primeiras linhas, tal que

$$A_1 = A_{11} + A_{10} \quad A_0 = A_{01} + A_{00} \quad M_1 = M_{11} + M_{10}$$

Com os dados colapsados dessa maneira, a razão de chances pode ser testada e estimada usando-se os mesmos métodos para grandes e pequenas amostras, como apresentado em seções prévias para dados de caso-controle. Em outras palavras, podemos obter valores P a partir da estatística χ_{escore} ou da fórmula hipergeométrica abaixo (equação 14.8), e obter limites tipo Wald para RC, como antes. Como em estudos de coorte e em estudos de caso-controle de uma coorte, se a coorte fonte para o estudo de caso-coorte sofrer perdas significativas para o seguimento, ou por riscos competitivos, será importante analisar os dados com estratificação para o tempo (ver Cap. 16).

Pode-se estimar a razão de risco diretamente, a partir dos dados de caso-coorte, usando-se fórmulas para grandes amostras que generalizam os métodos de razão de riscos para dados de coorte completa. Para descrever o estimador de máxima verossimilhança da razão de riscos em dados de caso-coorte (Sato, 1992a), devemos definir primeiramente os "pseudodenominadores"

$$N_1^* = \frac{A_1 M_{10}}{M_1} + B_1$$

e

$$N_0^* = \frac{A_0 M_{10}}{M_1} + B_0$$

M_{10} é o número de casos entre os controles, M_1 é o número total de casos e M_{10}/M_1 é a proporção de casos que são controles. A razão N_1^*/N_0^* é uma estimativa mais estável da razão de expostos para não expostos na coorte fonte, do que a estimativa intuitiva $(A_{10} + B_1)/(A_{00} + B_0)$ obtida dos controles isoladamente. Assim, tomamos como nossa estimativa de razão de riscos de caso-coorte:

$$\widehat{RR} = \frac{A_1/N_1^*}{A_0/N_0^*} = \frac{A_1/A_0}{N_1^*/N_0^*}$$

A variância aproximada de $\ln(\widehat{RR})$ é estimada como

$$\hat{V}[\ln(\widehat{RR})] =$$

$$\frac{1}{A_1} + \frac{1}{A_0} + \left(\frac{M_{11} - M_{10}}{M_1}\right)\left(\frac{1}{N_1^*} + \frac{1}{N_0^*}\right) - \left(\frac{1}{A_1} + \frac{1}{A_0}\right)\left(\frac{1}{N_1^*} + \frac{1}{N_0^*}\right)^2 \left(\frac{M_{11} M_{10}}{M_1^2}\right)$$

de modo que limites de confiança de 95% para a razão de riscos podem ser computados a partir de

$$\underline{RR}, \overline{RR} = \exp[\ln(\widehat{RR}) \pm 1{,}96\,\widehat{DP}]$$

onde $\widehat{DP}$ é a raiz quadrada de $\hat{V}[\ln(\widehat{RR})]$.

Se a doença é tão incomum que nenhum caso aparece na amostra controle, então $M_{10} = 0$; $M_{11} = M_1$; $N_1^* = B_1$; $N_0^* = B_0$, e assim

$$\widehat{RR} = \frac{A_1 B_0}{A_0 B_1} = \widehat{RC}$$

e

$$\hat{V}[\ln(\widehat{RR})] = \left(\frac{1}{A_1} + \frac{1}{A_0} + \frac{1}{B_1} + \frac{1}{B_0}\right)$$

que são iguais à estimativa por ponto e à estimativa da variância para dados de caso-controle. Contudo, se cada membro da coorte for selecionado como um controle, então $M_{11} = 0$ e essas fórmulas tornam-se idênticas às fórmulas de razão de riscos para dados de coorte fechada.

ESTATÍSTICAS PARA PEQUENAS AMOSTRAS PARA DADOS DE PESSOA-TEMPO

Um único grupo de estudo

Considere novamente um estudo no qual A casos ocorrem na observação de T unidades pessoa-tempo e E casos seriam esperados se aplicadas taxas da população de referência. O valor médio de A, que é $I \cdot T$ na distribuição de Poisson (equação 14.1), é igual a $RT \cdot E$:

$$I \cdot T = \left[\frac{I}{(E/T)}\right]\left(\frac{E}{T}\right) \cdot T = RT \cdot E$$

Usando essa relação, podemos calcular os valores P bilaterais para RT diretamente da distribuição de Poisson, com $RT \cdot E$ em lugar de $I \cdot T$:

$$P_{\text{inferior}} = \frac{1}{2}\Pr(A = a) + \Pr(A < a)$$

$$= \frac{1}{2}\exp(-RT \cdot E)(RT \cdot E)^a/a! + \sum_{k=0}^{a-1}\exp(-RT \cdot E)(RT \cdot E)^k/k!$$

$$= 1 - P_{\text{superior}} = 1 - \left[\frac{1}{2}\Pr(A = a) + \Pr(A > a)\right]$$

Para se obter a estimativa não viesada mediana de RT, achamos aquele valor de RT bilaterais para o qual $P_{\text{inferior}} = P_{\text{superior}}$ (o qual só existe se $A > 0$) (Birnbaum, 1964). Esse valor de RT terá valores mid-P inferior e superior iguais a 0,5. Para se obter um intervalo de confiança mid-P de nível $(1 - \alpha)$ bilateral para RT, tomamos o limite inferior como sendo o valor $\underline{RT}$ para RT pelo qual $P_{\text{superior}} = \alpha/2$ e tomamos o limite superior como sendo o valor $\overline{RT}$ para RT pelo qual $P_{\text{inferior}} = \alpha/2$. Para a obtenção de limites para I, multiplicamos $\underline{RT}$ e $\overline{RT}$ por E/T.

Waxweiler e colaboradores (1976) observaram $A = 7$ mortes por câncer do fígado e das vias biliares em uma coorte de operários que foram expostos por pelo menos 15 anos a cloreto de vinila. Somente $E = 0,436$ óbitos eram esperados, com base em taxas da população geral. As funções de valor P bilaterais foram dadas por

$$P_{\text{inferior}} = \frac{1}{2}\Pr(A = 7) + \Pr(A < 7)$$

$$= \frac{1}{2}\exp[-RT(0,436)][RT(0,436)]^7/7! + \sum_{k=0}^{6}\exp[-RT(0,436)][RT(0,436)]^k/k!$$

$$= 1 - P_{\text{superior}} = 1\left[\frac{1}{2}\Pr(A = 7) + \Pr(A > 7)\right]$$

O valor mid-P bilateral inferior para a hipótese $RT = 1$ está abaixo de 0,00001. O valor de RT para o qual $P_{\text{inferior}} = P_{\text{superior}} = 0,5$ é 16,4, que é a estimativa mediana não viesada. O valor de RT para o qual $P_{\text{inferior}} = 0,10/2 = 0,05$ é $\underline{RT} = 8,1$, o limite inferior do intervalo de confiança mid-P $1 - 0,10 = 90\%$. O valor de RT para o qual $P_{\text{superior}} = 0,10/2 = 0,05$ é $\overline{RT} = 29$, o limite superior do intervalo de confiança de 90%. Os limites de 95% são 6,9 e 32, e os limites de 99% são 5,1 e 38. O número de casos observados é claramente muito maior do que esperaríamos sob o modelo de Poisson, com $RT = 1$. Assim, parece que esse modelo nulo está errado, como ocorreria se vieses estivessem presentes, ou há uma elevação de taxa na coorte do estudo ($RT > 1$).

Para comparação, a EMV de RT neste exemplo é $RT = 7/0,436 = 16,1$, a estatística χ_{escore} é $(7 - 0,436)/0,436^{1/2} = 9,94$, o valor P superior menor do que 0,00001, os limites de Wald de 90% são

$$\underline{RT}, \overline{RT} = \exp[\ln(7/0,436) \pm 1,65(1/7^{1/2})] = 8,6, 30$$

e os limites de Wald de 95 e 99% são 7,7; 34 e 6,1; 43. Como pode ser notado, os limites de Wald de 90% fornecem melhores aproximações do que os limites de 95%, e os de 95% melhores do que os de 99%.

Os exemplos simples que demos ilustram os princípios básicos da análise para pequenas amostras: computar as funções de valor P superior e P inferior diretamente do modelo de probabilidade escolhido, e então usar essas funções para criar equações para estimativas de ponto e de intervalo, assim como computar valores P.

Dois grupos de estudo

Considere novamente um estudo em que A_1 casos ocorrem na observação de T_1 pessoas-tempo expostas, e A_0 casos ocorrem na observação de T_0 pessoas-tempo não expostas. A esperança E e a variância V para a casela A_1 de casos expostos na estatística χ_{escore} foram computadas somente para repetições do estudo, em que o número total de casos M foi igual a seu valor observado. Outro modo de colocar essa restrição é que M_1 foi tratado como *fixo* na computação de E e V. Em termos mais técnicos e gerais, dizemos que a computação de E e V foi feita *condicional* à M_1, o total de casos observados.

A filosofia por trás de fixar M_1 é baseada em um conceito estatístico chamado de *condicionalidade* (Cox e Hinkley, 1974; Little, 1989). Uma consequência útil dessa etapa é que ele simplifica consideravelmente as estatísticas para pequenas amostras. Ao tratar M_1 como fixo, podemos computar valores P exatos bilaterais e limites para a razão de taxa de incidência RT, usando o seguinte modelo de probabilidade *binomial* para o número de casos expostos, A_1, dado o número total de casos observado, M_1:

$$\Pr(A_1 = a_1 | M_1 = m_1) = \binom{m_1}{a_1} s^{a_1}(1-s)^{m_1 - a_1} \quad [14.5]$$

onde s é a probabilidade de que um caso amostrado aleatoriamente seja exposto. Ocorre que s é uma função simples da razão de taxas de incidência RT e da pessoa-tempo observada:

$$s = \frac{\text{número médio de casos expostos}}{\text{média do número total de casos}}$$

$$= \frac{I_1 T_1}{I_1 T_1 + I_0 T_0} = \frac{(I_1/I_0)T_1}{(I_1/I_0)T_1 + T_0} = \frac{RT \cdot T_1}{RT \cdot T_1 + T_0} \quad [14.6]$$

onde as médias são sobre repetições do estudo (mantendo T_1 e T_0 fixos). Nós podemos estabelecer limites de confiança para pequenas amostras $\underline{s}$, $\overline{s}$ para s, computando diretamente da equação binomial 14.5; podemos, então, convertê-los para os limites de razão de taxa $\underline{RT}$, $\overline{RT}$ resolvendo a equação 14.6 para RT, e substituindo então $\underline{s}$ e $\overline{s}$ na fórmula resultante

$$RT = \frac{s}{1-s}\left(\frac{T_0}{T_1}\right) \quad [14.7]$$

(Rothman e Boice, 1982). Computando diretamente da distribuição binomial (equação 14.5) as funções de valor mid-P são

$$P_{\text{inferior}} = \frac{1}{2}\binom{m_1}{a_1}s^{a_1}(1-s)^{m_1-a_1} + \sum_{k=0}^{a_1-1}\binom{m_1}{k}s^k(1-s)^{M_1-k} = 1 - P_{\text{superior}}$$

A estimativa mediana não viesada de s é o valor de s em que $P_{\text{inferior}} = P_{\text{superior}}$, o limite inferior do intervalo $1 - \alpha$ mid-P é o valor de s no qual $P_{\text{superior}} = \alpha/2$ e o limite superior do intervalo mid-P $1 - \alpha$ é o valor de s no qual $P_{\text{inferior}} = \alpha/2$. Esses valores podem ser convertidos para uma estimativa por ponto ou por intervalo para RT usando-se a equação 14.7. Se temos um valor particular de RT que queremos testar, podemos converter para um valor de teste de s usando a equação 14.6; os valores P resultantes bilaterais aplicam-se ao valor de teste original de RT, assim como ao valor de teste derivado de s.

Para os dados na Tabela 14.2,

$$P_{\text{inferior}} = \frac{1}{2}\Pr(A_1 = 41) + \Pr(A_1 < 41)$$

$$= \frac{1}{2}\binom{56}{41}s^{41}(1-s)^{15} + \sum_{k=0}^{40}\binom{56}{k}s^k(1-s)^{56-k} = 1 - P_{\text{superior}}$$

onde

$$s = \frac{RT(28.010)}{RT(28.010) + 19.017}$$

e

$$RT = \frac{s}{1-s}\left(\frac{19.017}{28.010}\right)$$

Para $RT = 1$, obtemos $s = 28.010/47.027 = 0,596$, que tem um valor P inferior bilateral de 0,02; isto é também o valor mid-P inferior para a hipótese $RT = 1$. Os limites mid-P inferior e superior de 90% para s são 0,626 e 0,8205, que se traduzem em limites para RT de

$$\frac{0,626}{1-0,626} \cdot \frac{19.017}{28.010} = 1,14 \quad \text{e} \quad \frac{0,8205}{1-0,8205} \cdot \frac{19.017}{28.010} = 3,10$$

Os limites de 95% correspondentes são 1,04 e 3,45. Posto que os números de casos no estudo são grandes, essas estatísticas para pequenas amostras estão próximas das estatísticas de grandes amostras obtidas anteriormente.

ESTATÍSTICAS PARA PEQUENAS AMOSTRAS PARA DADOS DE CONTAGEM PURA

Um único grupo de estudo

Considere novamente um estudo em que A casos ocorrem entre N pessoas observadas em risco. Computando diretamente a partir da distribuição binomial (equação 14.5), as funções de valor mid-P são

$$P_{\text{inferior}} = \frac{1}{2}\binom{N}{a}R^a(1-R)^{N-a} + \sum_{k=0}^{a-1}\binom{N}{k}R^k(1-R)^{N-k} = 1 - P_{\text{superior}}$$

A estimativa mediana não viesada de R é o valor em que $P_{\text{inferior}} = P_{\text{superior}}$, o limite inferior do intervalo mid-P $(1-\alpha)$ é o valor $\underline{R}$ no qual $P_{\text{superior}} = \alpha/2$ e o limite superior do intervalo mid-P $(1-\alpha)$ é o valor $\overline{R}$ em que $P_{\text{inferior}} = \alpha/2$. Se o risco esperado derivado de uma população de referência externa é R_E, obtemos estimativas da razão de riscos $RR = R/R_E$ substituindo $R_E \cdot RR$ por R na fórmula.

Para os dados de Lancaster, $A = 6$, $N = 1.694$ e $R_E = 0,0012$, que geram a função de valor mid-P

$$P_{\text{inferior}} = \frac{1}{2}\binom{1.694}{6}(0,0012RR)^6(1 - 0,012RR)^{1.688}$$

$$+ \sum_{k=0}^{5}\binom{1.694}{6}(0,0012RR)^k(1 - 0,0012RR)^{1.694-k}$$

Substituindo 0,5 por P_{inferior} e resolvendo para RR é gerada uma estimativa de razão de riscos mediana não viesada de 3,1. Outras substituições geram limites de 90% bilateral para a razão de riscos de 1,4 e 5,7, limites de 95% bilateral de 1,2 e 6,4, e um valor P inferior bilateral para testar $RR = 1(R = R_E = 0,0012)$ de 0,01. Apesar do pequeno número de casos, esses limites de confiança são muito semelhantes aos limites para grandes amostras (que foram 1,5 e 5,8 para confiança de 90% e 1,3 e 6,6 para confiança de 95%).

Dois grupos de estudo

Considere de novo um estudo em que A_1 casos ocorrem entre N_1 pessoas expostas ao risco, e A_0 casos ocorrem entre N_0 pessoas não expostas ao risco. Como em dados de pessoa-tempo, a esperança E e a variância V na estatística χ_{escore} para a Tabela 14.3 são computadas como se todos os valores marginais (M_1, M_0, N_1, N_0) fossem fixos. Em realidade, nenhum dos delineamentos que descrevemos tem as margens fixas: em um estudo de coorte, o total de casos M_1 é livre para variar; em um estudo de caso-controle, o total de expostos N_1 é livre para variar; e em um estudo de prevalência, todas as margens podem ser livres para variar.

A filosofia por trás de considerar todas as marginais em uma tabela de dupla entrada como fixas é ainda mais abstrata do que na situação pessoa-tempo (Fisher, 1935; para perspectivas mais modernas, ver Little, 1989 e Greenland, 1991b). Embora haja certa controvérsia, esta prática é universal em estatística epidemiológica. Ela se originou no contexto de testar a hipótese nula em experimentos aleatórios. Considere a hipótese nula precisa (forte) de que a exposição não tem efeito sobre ninguém no contexto de um experimento que alocará exatamente N_1 dentre N pessoas à exposição. Então, sob o modelo potencial-desfecho do Capítulo 4, nenhuma pessoa causal, "tipo 2", ou preventiva, "tipo 3", está no estudo, e o número total de casos M_1 é somente o número de pessoas "condenadas", "tipo 1", no estudo. Uma vez que as pessoas sejam escolhidas para o estudo, M_1 não é afetado pela exposição e, nesse sentido, é fixo, dada a coorte. Em particular, se somente o *status* de exposição pode variar (p. ex., por meio de alocação experimental), e o número de expostos N_1 também é predeterminado, então, sob a hipótese nula precisa, as únicas quantidades deixadas para variar são as casela internas da tabela. Além do mais, dada uma casela e as margens fixas, podemos calcular todas as outras caselas por subtração, por exemplo, dado A_1, obtemos $A_0 = M_1 - A_1$ e $B_1 = N_1 - A_1$. Se a exposição é alocada por aleatorização simples, a distribuição resultante para A_1 é a distribuição hipergeométrica nula

$$\Pr(A_1 = a_1 | M_1 = m_1, M_0 = m_0, N_1 = n_1, N_0 = n_0, \text{ sob hipótese nula}) = \frac{\binom{n_1}{a_1}\binom{n_0}{m_1 - a_1}}{\binom{n}{m_1}}$$

O teste exato de Fisher calcula valores P para a hipótese nula diretamente dessa distribuição.

Na situação não nula, a lógica para cálculo de estatísticas fixando as marginais é menos direto e aplica-se apenas à inferência sobre razões de chances. Para esse propósito, ele tem a vantagem de reduzir o viés para pequenas amostras na estimação, mesmo que as margens não sejam realmente fixas (Mantel e Hankey, 1975; Pike et al., 1980). Aqueles que permanecerem desconfortáveis com o uso de marginais fixas para uma tabela, na qual as marginais não são de fato fixas, podem encontrar conforto no fato de que a suposição de marginais fixas faz pouca diferença, em comparação com métodos estatísticos que não presumem marginais fixas, quando as caselas das tabelas observadas são grandes o bastante para fornecer inferências precisas.

Quando tratamos todas as marginais como fixas, podemos computar valores P exatos, valores mid-P e limites para a razão de chances, usando apenas a distribuição *hipergeométrica* não central (não nula) para o número de casos expostos, A_1, dadas as marginais:

$$\Pr(A_1 = a_1 | M_1 = m_1, M_0 = m_0, N_1 = n_1, N_0 = n_0) = \frac{\binom{n_1}{a_1}\binom{n_0}{m_1 - a_1} RC^{a_1}}{\sum_k \binom{n_1}{k}\binom{n_0}{m_1 - k} RC^k} \qquad [14.8]$$

onde k varia sobre todos os valores possíveis para A_1 (Breslow e Day, 1980; McCullagh e Nelder, 1989). Sob a hipótese nula, $RC = 1$ e essa distribuição reduz-se à hipergeométrica nula. Pode-se computar estimativas não viesadas medianas, valores P exatos e valores mid-P a partir da equação hipergeométrica 14.8, na forma ilustrada anteriormente para outros modelos.

Ao se colocar valores para a_1, m_1, n_1, n_0, na equação 14.8 só permanece uma incógnita, a razão de chances RC, e assim a fórmula se torna uma função de razão de chances. Essa função de razão de chances é chamada de *função de verossimilhança condicional* para a razão de chances baseada nos dados, e o valor de RC que a torna maior é chamado de *estimativa de máxima verossimilhança condicional* (EMVC) de RC. Essa EMVC *não* é igual à familiar estimativa de máxima verossimilhança não condicional $\widehat{RC} = a_1b_1/a_0b_0$ dada anteriormente e, de fato, não tem fórmula explícita. Ela está sempre mais perto da nulidade e tende a ser mais próxima da razão de chances verdadeira do que a EMV incondicional $\widehat{RC}$, embora para amostras não estratificadas, nas quais todas as células são grandes (>4), ela estará muito próxima de $\widehat{RC}$ e da estimativa não viesada mediana de RC.

Para os dados na Tabela 14.4 sobre diarreia infantil, a equação 14.8 gera a função de valor mid-P

$$P_{\text{inferior}} = \frac{\frac{1}{2}\binom{14}{12}\binom{16}{7}RC^{12}}{\sum_{k=3}^{14}\binom{14}{k}\binom{16}{19-k}RC^k} + \frac{\sum_{k=3}^{11}\binom{14}{k}\binom{16}{19-k}RC^k}{\sum_{k=3}^{14}\binom{14}{k}\binom{16}{19-k}RC^k} = 1 - P_{\text{superior}}$$

Essa função gera um valor P inferior de 0,01 para a hipótese $RC = 1$ e uma estimativa de razão de chances mediana não viesada (a RC para a qual mid-P_{inferior} = mid-P_{superior} = 0,5) de 6,9. A estimativa de máxima verossimilhança condicional é 7,2, ao passo que a estimativa de máxima verossimilhança não condicional (comum) é 12(9)/7(2) = 7,7. Os limites de 90% (os valores de RC em que P_{superior} = 0,05 e P_{inferior} = 0,05, respectivamente) são 1,6 e 40, ao passo que os limites mid-P de 95% são 1,3 e 61. Os limites mid-P inferiores estão próximos dos limites inferiores aproximados (de 1,7 e 1,3) obtidos anteriormente, mas os limites mid-P superiores são um tanto maiores do que os limites superiores aproximados (que são 35 e 46).

Aplicação de programas de tabelas exatas para análise 2 × 2 a dados de pessoa-tempo e dados de grupo único

Os resultados no último exemplo foram obtidos de um programa de domínio público para análise exata de uma ou mais tabelas 2 × 2 (Martin e Austin, 1996). Embora esse e alguns outros programas também forneçam análises exatas de tabelas 1 × 2, como a Tabela 14.1, muitos não o fazem. Para esses programas, pode-se analisar dados de pessoa-tempo da seguinte maneira: primeiro, multiplique os denominadores de pessoa-tempo T_1 e T_0 por um número h tão grande tal que $hT_1 > 1.000A_1$ e $hT_0 > 1.000A_0$; segundo, insira os dados no programa para tabelas 2 × 2 como se fossem dados de contagem de pessoas com $N_1 = hT_1$ e $N_0 = hT_0$. As estatísticas de razão de chances resultantes do programa 2 × 2 igualarão, até dentro de cerca de 0,1%, as estatísticas de razão de taxas correspondentes, obtidas de uma análise pessoa-tempo. Para os dados na Tabela 14.2, $h = 2$ servirá. A base teórica para esse procedimento é o fato de que a probabilidade hipergeométrica (equação 14.8) aproxima-se da probabilidade binomial (equação 14.3), quando se substitui RR por RC, e T_1 e T_0 por N_1 e N_0, desde que T_1 e T_0 sejam muito maiores, numericamente, do que A_1 e A_0.

Se o desfecho é incomum, um procedimento semelhante pode ser usado para comparar uma proporção de grupo único com um esperado E/N, usando o programa de tabelas 2 × 2. Primeiro, entre A e N como a coluna de "expostos" da tabela; segundo, encontre um número h tal que $hE > 1.000A$ e $h(N-E) > 1.000(N-A)$; e em terceiro, insira hE e hN como a coluna de "não expostos" da tabela. Os valores P resultantes estarão corretos para comparar A com E, e se o parâmetro de risco R for pequeno (como no exemplo de Lancaster), os limites de razão de chances resultantes serão limites de razão de riscos precisos.

CAPÍTULO **15**

Introdução à análise estratificada

Sander Greenland e Kenneth J. Rothman

Heterogeneidade *versus* confundimento 308
Avaliação de confundimento 309
   Seleção de confundidores para controle 310
   Vieses estatísticos na seleção de variáveis 312
   Seleção de categorias de confundidores 313
Examinando as estimativas específicas por estrato 314
Padronização 315
   Diferenças padronizadas 316
   Razões padronizadas 317
   Intervalos de confiança 318
   Estimativas padronizadas de caso-controle 319
Estimação assumindo homogeneidade entre estratos 320
   Lógica 320
   Estimativas de uma medida homogênea 321

   Estimadores de máxima verossimilhança 322
   Análise não condicional *versus* condicional 323
   Estimação de Mantel-Haenszel: dados de pessoa-tempo 324
   Estimação de Mantel-Haenszel: dados de contagem pura 326
   Métodos para pequenas amostras 327
Valores *P* para a hipótese nula estratificada 328
   Valores *P* para dados de pessoa-tempo estratificados 329
   Valores *P* para dados de contagem pura estratificados 329
Testando homogeneidade 330
Dados de caso-coorte 332
Dados em dois estágios 333

A estratificação é o pilar principal das análises epidemiológicas. Mesmo com estudos que, em última instância, requerem análises mais complicadas, a estratificação é um passo intermediário importante. Ela familiariza o pesquisador com distribuições de variáveis-chave e padrões nos dados que são menos transparentes quando são usados outros métodos.

Várias preocupações analíticas motivam a estratificação. As mais proeminentes são avaliação e controle de confundimento e certas formas de viés de seleção, tais como o viés produzido pelo pareamento de caso-controle. Uma outra é a necessidade de avaliar modificação da medida de efeito, ou heterogeneidade de medidas, como nos referiremos neste livro. A estratificação para o tempo de seguimento também é usada em estudos de coorte para abordar problemas de perda de seguimemto e de riscos competitivos. Finalmente, a estratificação para os tempos entre exposição e doença pode ser usada para começar análises de latência e de indução.

Este capítulo apresenta métodos elementares de análise estratificada para lidar com confundimento e com heterogeneidade de uma medida. Revisamos primeiramente as distinções entre esses conceitos, que foram introduzidos no Capítulo 4; discutimos, então, a avaliação de confundimento pela estratificação. O restante do capítulo fornece métodos para executar uma sequência de passos que um pesquisador pode adotar, razoavelmente, ao analisar dados estratificados:

1. Examinar estimativas específicas por estrato.

2. Se o exame indicar que heterogeneidade está presente, relatar as estimativas específicas por estrato. Também pode-se usar análise de regressão para estudar mais e descrever a heterogeneidade. Pode-se, além disso, estimar medidas padronizadas para avaliar o efeito geral de exposição em uma população tendo uma distribuição "padrão" específica dos fatores de estratificação.
3. Se os dados forem razoavelmente consistentes com homogeneidade, obter uma estimativa sumária única por meio dos estratos, que seja estatisticamente eficiente (ou aproximadamente); se esse sumário *e* seus limites de confiança forem alterados de maneira irrisória ao se ignorar uma variável de estratificação em particular, pode-se (mas não é preciso) simplificar a apresentação pela observação desse fato e pelos resultados que ignorarem a variável.
4. Obter um valor *P* para a hipótese nula de nenhuma associação de exposição com doença específica por estrato.

O Capítulo 16 discute como métodos estratificados básicos podem ser aplicados à análise de dados pareados, às frações atribuíveis, ao tempo de indução e aos estudos de coorte nos quais ocorram perdas ou riscos competitivos. A última aplicação é designada normalmente como *análise de sobrevida* (Cox e Oakes, 1984), ou *análise de tempo de falha* (Kalbfleisch e Prentice, 2002). O Capítulo 17 estende métodos estratificados básicos a exposições e a doenças com níveis múltiplos, e o Capítulo 18 mostra como esses métodos podem ser usados para construir análises bayesianas.

Independentemente de nossos melhores esforços, é provável que haja algum confundimento e outro viés residual dentro dos estratos de nossa análise. Assim, as quantidades que estamos realmente estimando com os métodos neste capítulo são *associações* sumárias e específicas por estrato de exposição com doença, que podem diferir consideravelmente dos *efeitos* sumários e específicos por estrato da exposição sobre a doença. O Capítulo 19 introduz métodos para estimar os últimos efeitos, depois de controlar para viés residual.

HETEROGENEIDADE *VERSUS* CONFUNDIMENTO

Conforme discutido no Capítulo 4, *modificação de medida de efeito* refere-se à variação na magnitude de uma medida de efeito da exposição entre os diferentes níveis de outra variável. Como discutido no Capítulo 5, frequentemente esse conceito é confundido com interação biológica, mas se trata de um conceito distinto. A variável pela qual a medida de efeito se modifica é denominada *modificador de efeito*. A modificação da medida de efeito também é conhecida como heterogeneidade de efeito, desuniformidade de efeito e variação de efeito. A *ausência* de modificação de efeito também é conhecida como homogeneidade de efeito, uniformidade de efeito e efeitos comuns entre os diferentes estratos.*

A modificação da medida de efeito difere do confundimento em várias maneiras. A diferença mais central é que, enquanto o confundimento é um viés que o pesquisador tem esperança de prevenir ou remover da estimativa de efeito, a modificação da medida de efeito é uma propriedade do efeito sob estudo. Assim, a modificação da medida de efeito é um achado a ser relatado, e não um viés a ser evitado. Em análise epidemiológica tenta-se eliminar o confundimento, mas busca-se detectar e estimar a modificação da medida de efeito.

O confundimento origina-se da inter-relação dos confundidores, da exposição e da doença na população-fonte da qual os sujeitos do estudo são selecionados. Pela mudança da população-fonte que será estudada, estratégias de delineamento, tais como restrição, podem impedir que uma variável se torne um confundidor e assim eliminar o trabalho de ajustar para a variável. Infelizmente, as mesmas estratégias de delineamento também podem dificultar a capacidade de se estudar a modificação da medida de efeito pela variável. Por exemplo, a restrição de sujeitos em um nível único de uma variável a prevenirá de ser um confundidor no estudo, mas também será um empecilho para se examinar se o efeito da exposição varia ao longo dos níveis da variável.

---

* N. de R. T.: Na maior parte deste capítulo, é usada a expressão mais geral, "heterogeneidade de uma medida" para referir a variação de qualquer medida de efeito ou associação ao longo dos estratos.

Os epidemiologistas usam, comumente, pelo menos dois tipos de medidas, razões e diferenças. Conforme discutido no Capítulo 4, o grau de heterogeneidade de uma medida depende da medida que se utiliza. Em particular, razões e diferenças podem variar em direções opostas através dos estratos. Considere a estratificação por idade. Suponha que a medida de desfecho varia tanto dentro dos estratos etários (com a exposição) quanto ao longo deles (p. ex., as taxas ou os riscos específicos da exposição variam ao longo dos estratos). Então, pelo menos um entre a diferença e a razão (e normalmente ambos) deve variar ao longo dos estratos por idade (i.e., eles não podem ser, ambos, homogêneos com a idade). Em contraste com essa dependência de medida, o confundimento pode ser definido sem referência a uma medida de efeito em particular, embora sua gravidade aparente possa diferir de acordo com a medida escolhida.

AVALIAÇÃO DE CONFUNDIMENTO

Conforme discutido nos Capítulos 4 e 9, o confundimento é uma distorção no efeito de exposição estimado, que resulta das diferenças de risco entre os expostos e os não expostos que não se devem à exposição. Ao estimar os efeitos da exposição sobre aqueles expostos, dois critérios necessários para que uma variável explique tais diferenças em risco (e, então, explicar parte do, ou todo o, confundimento) são:

1. A variável deve ser um fator de risco para a doença entre os não expostos, embora não precise ser uma causa da doença.
2. A variável deve estar associada à variável de exposição na população-fonte da qual os sujeitos se originam.

A fim de evitar o viés devido ao controle inadequado de variáveis, o seguinte critério tradicionalmente é acrescentado à lista:

3. A variável *não* deve ser afetada pela exposição ou pela doença, embora possa afetar exposição ou doença.

Os três critérios foram discutidos no Capítulo 9 e são avaliados mais criticamente em Greenland e colaboradores (1999a), Pearl (2000) e no Capítulo 12. O ajuste para variáveis que violam algum desses critérios é chamado algumas vezes de *superajuste* e é o paralelo analítico do erro de delineamento de superpareamento (Cap. 11).

Se uma variável viola qualquer desses critérios, seu uso em análise estratificada convencional (como contemplado neste capítulo) pode reduzir a eficiência (aumentar a variância) do processo de estimação, sem reduzir viés. Se a variável viola o terceiro critério, tal uso pode até aumentar o viés (Caps. 9 e 12). Entre outras coisas, o terceiro critério exclui variáveis que são intermediárias no caminho causal da exposição à doença. Tal exclusão pode ser permitida em certas condições, mas, ao fazê-lo, técnicas analíticas especiais devem ser aplicadas (Robins, 1989, 1997, 1999; Robins et al., 1992a, 2000; Cap. 21). No restante deste capítulo, presumiremos que variáveis consideradas para uso em estratificação tenham sido previamente triadas para satisfazerem os critérios mencionados, usando, por exemplo, diagramas causais (Cap. 12).

Os dados na Tabela 15.1 são de um grande ensaio clínico multicêntrico que examinou a eficácia da tolbutamida na prevenção das complicações do diabete. Apesar de os sujeitos terem sido designados aleatoriamente a grupos de tratamento, os sujeitos no grupo da tolbutamida tenderam a ser mais velhos do que os do grupo placebo. Uma proporção maior de sujeitos que foram alocados para receber tolbutamida estava na faixa etária acima de 55 anos. Em consequência, a diferença de riscos bruto cai fora dos limites das medidas específicas por estrato: as diferenças de risco específicas por estrato são 0,034 e 0,036, ao passo que a bruta é 0,045. A presença de confundimento não é tão óbvia para a razão de riscos; as razões de riscos específicas por estrato são 1,81 e 1,19, ao passo que a bruta é 1,44.

A variável "idade 55 e +", na Tabela 15.1, satisfaz os critérios tradicionais para um fator confundidor. Em primeiro lugar, trata-se de um fator de risco para o desfecho, morte, e essa relação se mantém

TABELA 15.1

Comparação específica por idade de óbitos por todas as causas nos grupos de tratamento com tolbutamida e placebo, University Group Diabetes Program (1970)

	Estrato 1, Idade <55 a		Estrato 2, Idade 55 ou + a		Total (Bruto)	
	Tolbutamida	Placebo	Tolbutamida	Placebo	Tolbutamida	Placebo
Mortos	8	5	22	16	30	21
Sobreviventes	98	115	76	69	174	184
Total	106	120	98	85	204	205
Risco médio	0,076	0,042	0,224	0,188	0,147	0,102
DR		0,034		0,036		0,045
RR		1,81		1,19		1,44

De University Group Diabetes Program. Um estudo dos efeitos de agentes hipoglicemiantes sobre complicações vasculares em pacientes com diabetes de início adulto. *Diabetes*. 1970;19:747-830.

dentro dos níveis da exposição, tolbutamida. Na Tabela 15.1, a proporção de mortos do grupo (placebo) de não expostos foi 5/120 = 0,042 entre aqueles abaixo da idade de 55, mas foi 16/85 = 0,19 (mais de quatro vezes mais alta) entre aqueles com idade de 55 e +. Em segundo, a idade está associada com exposição na população-fonte (que é a coorte randomizada inteira): a proporção abaixo da idade de 55 foi 106/204 = 0,52 no grupo tratado com tolbutamida, mas foi 120/205 = 0,59 no grupo tratado com placebo. Finalmente, sabemos com certeza que ser alocado para tomar tolbutamida *não* altera a idade de uma pessoa.

É possível detectar confundimento ao se examinar se, na população-fonte, um fator potencialmente confundidor está associado com exposição e com doença condicional à exposição. Entretanto, a magnitude do confundimento é difícil de se avaliar dessa maneira, porque ela é uma função de ambas associações componentes. Além disso, quando vários fatores estão sendo examinados, é ideal que as associações componentes sejam examinadas condicionalmente aos outros fatores confundidores, complicando, dessa forma, o problema (Cap. 12).

Métodos mais diretos para avaliação de confundidor comparam as estimativas de efeito obtidas com e sem controle de cada potencial confundidor (presumindo-se que o potencial confundidor não seja afetado pela exposição). A magnitude do confundimento é estimada pelo grau de discrepância entre as duas estimativas. Por exemplo, a diferença de riscos não ajustada na Tabela 15.1 é 0,147 – 0,102 = 0,045. Se ajustarmos para o confundimento por idade pela padronização (extraída de médias) dos riscos específicos na Tabela 15.1, usando a coorte total como padrão (ver Cap. 4), obteremos uma diferença de risco padronizada de

$$\frac{226(0,076) + 183(0,224)}{226 + 183} - \frac{226(0,042) + 183(0,0188)}{226 + 183} = 0,142 - 0,107 = 0,035$$

Assim, os ajustes para idade relativamente brutos, obtidos ao se tratar a idade como uma dicotomia, reduziram a diferença de riscos estimada produzida pela tolbutamida de 4,5% para 3,5%. Similarmente, a razão de riscos não ajustada na Tabela 15.1 é 0,147/0,102 = 1,44, ao passo que a razão de riscos padronizada por idade é 0,142/0,107 = 1,33.

Seleção de confundidores para controle

Tendo computado estimativas com e sem ajuste para a idade dicotômica (idade menor do que 55 *versus* 55 ou +), o analista deve decidir se é importante ajustar para essa variável ao apresentar os resultados. Pode ser importante fazê-lo, simplesmente porque muitos leitores não confiariam em resultados que não estivessem ajustados para idade, apesar do fato de a tolbutamida ter sido randomizada. Essa desconfiança origina-se do conhecimento de que a idade está fortemente relacionada com doenças e com taxas de mortalidade e, assim, confundiria qualquer comparação se fosse desequilibrada entre os grupos tolbutamida e placebo (mesmo que tal desequilíbrio fosse aleatório).

Na Tabela 15.1, 98/204 = 48% do grupo tolbutamida estão na idade de 55 ou +, *versus* 85/205 = 41% do grupo placebo. Embora essa diferença seja pequena, ainda é preocupante, dada a relação forte entre idade e mortalidade (cerca de 3 vezes a mortalidade entre aqueles de idade 55 ou + *versus* aqueles com menos de 55 em cada grupo). Observe que um teste de significância da hipótese nula de nenhuma diferença de idade seria inútil na avaliação da diferença de idade observada: o estudo foi randomizado, e assim sabemos que a hipótese nula é verdadeira e que a diferença é puramente aleatória. Aleatória ou não, a idade mais elevada do grupo da tolbutamida nos levaria a esperar uma mortalidade mais alta nesse grupo, mesmo que a tolbutamida não tivesse efeito algum. Assim, a idade é um confundidor e o ajuste pode estar indicado, mesmo que a diferença de idade não seja "estatisticamente significativa" (Miettinen, 1976b; Rothman, 1977; Greenland e Neutra, 1980; Robins e Morgenstern, 1987).

Suponha, entretanto, que desejamos aplicar um critério quantitativo para ver se é importante, contextualmente, controlar para idade e para outras variáveis. Para proceder assim, o analista precisa escolher um ponto de corte para o que constitui uma mudança importante na estimativa. Na Tabela 15.1, a razão de riscos não ajustada é $(1,44 - 1,33)/1,33 = 8\%$ maior do que a ajustada (embora o efeito componente da medida, RR – 1, seja 33% maior). Se somente alterações maiores do que 10% na RR forem consideradas importantes, então a mudança de 8% não é importante; mas, se as alterações maiores do que 5% forem consideradas importantes, então a mudança é relevante e indica que a idade não deve ser ignorada em análises posteriores.

O ponto de corte exato para importância é um tanto arbitrário, mas sua variação é limitada pela relevância do assunto. Por exemplo, uma mudança de 5% na razão de riscos seria considerada desprezível na maioria dos contextos, mas raramente isso ocorreria com uma alteração de 50%. Observações semelhantes se aplicam ao considerar limites de confiança. Em vez disso, as mudanças poderiam ser expressas em unidades de desvio-padrão da diferença na escala logarítmica (RR) (Greenland e Mickey, 1988), embora possa ser mais difícil especificar contextualmente alterações significativas. Por exemplo, uma mudança de 1,96 ou mais desvios-padrão (correspondendo a $P > 0,05$) frequentemente, do ponto de vista contextual, está errada como um critério, porque é grande demais. O ponto mais importante, entretanto, é que se deve relatar o critério utilizado para seleção de confundidores para ajuste, de modo que o leitor possa avaliá-lo criticamente.

Embora muitos tenham argumentado contra a prática (Miettinen, 1976b; Breslow e Day, 1980; Greenland e Neutra, 1980; Greenland, 1989a, b), muitas vezes são vistos testes estatísticos usados para selecionar confundidores (como na regressão passo a passo), em vez do critério de mudança de estimativa que acabamos de discutir. Normalmente, os testes são da associação confundidor/doença, embora, algumas vezes, a diferença entre estimativas não ajustadas e ajustadas seja testada (a última abordagem é chamada, frequentemente, *de teste de colapsibilidade*). Tem sido argumentado que essas abordagens terão desempenho adequado se os testes tiverem um poder alto o bastante para detectar quaisquer efeitos confundidores importantes. Uma maneira de assegurar poder adequado é elevar o nível de α para rejeição da hipótese nula (de nenhum confundimento) a 0,20, ou até mais, em vez de usar o nível tradicional de 0,05 (Dales e Ury, 1978). Estudos limitados de simulação indicam que essa abordagem é razoável, na qual o uso de um nível de α de 0,20 ou mais alto, em vez de um nível de 0,05, para seleção de confundidores, pode fazer a diferença entre desempenho aceitável ou pobre dos testes estatísticos para tal seleção (Mickey e Greenland, 1989; Maldonado e Greenland, 1993a).

Várias sutilezas importantes devem ser consideradas, quando mais de um potencial confundidor precisa ser examinado. Primeiro, pode haver uma grande diferença na alteração de estimativa observada, se tal mudança for avaliada com ou sem ajuste para outros confundidores. Por exemplo, suponha que tenhamos que considerar ajuste para idade e para sexo. Para avaliar a idade, poderíamos comparar as estimativas sem e com ajuste para idade, ignorando o sexo em ambos os exemplos. Ou poderíamos comparar a estimativa com ajuste para idade e para sexo àquela com ajuste apenas para sexo. Em outras palavras, poderíamos avaliar o confundimento da idade sem ou com ajuste para sexo. Além disso, poderíamos avaliar o confundimento do sexo com ou sem ajuste para idade. Nossa decisão sobre importância poderia ser fortemente influenciada pela estratégia que escolhêssemos.

Para lidar com essa complexidade, vários autores têm sugerido a seguinte estratégia de deleção retrógrada (Miettinen, 1976b; Kleinbaum et al., 1984). Primeiramente, ajusta-se para todos os confundidores potenciais possíveis. Então, se for preferível usar menos confundidores em análises adicionais, remove-se os confundidores do ajuste um por um, de modo passo a passo, removendo em cada passo aquele confundidor que causa a menor mudança na estimativa de efeito da exposição com a remoção. Interrompe-se a remoção de confundidores quando a mudança *total* na estimativa e nos limites de confiança acrescidos desde o início do processo (com todos os confundidores controlados) exceder o limite de importância escolhido. Frequentemente, veem-se estratégias passo a passo análogas de seleção de confundidores, baseadas em testes dos coeficientes do confundidor e remoção em sequência dos coeficientes menos significativos estatisticamente; novamente, tais estratégias podem produzir resultados extremamente confundidos, a menos que os níveis α para remoção e para retenção sejam estabelecidos muito mais altos do que 0,05 (Dales e Ury, 1978; Maldonado e Greenland, 1993a).

Algumas vezes, nenhum confundidor pode ser removido sem produzir alterações importantes, porém, mais frequentemente, alguns parecerão ignoráveis se outros foram controlados. Outras vezes, contudo, é impossível controlar todos os confundidores (pelo menos por estratificação), porque os dados, ao se espalharem ao longo dos estratos, tornam-se demasiadamente esparsos para gerar qualquer estimativa (isso ocorre quando nenhum estrato contém um caso nem um não caso, assim como em outras situações). Quando esse problema ocorre, a estratégia simples de deleção retrógrada que acabamos de descrever, não pode ser implementada. Uma abordagem proposta é usar uma estratégia de "deleção para frente", na qual se começa com a estimativa de efeito da exposição a partir da estratificação mais simples que for aceitável (p. ex., uma que envolva apenas idade e sexo), então se estratifica para o confundidor que faz mais diferença na estimativa, aí se acrescentam, um por um, os confundidores à estratificação, em cada passo adicionando-se o confundidor que faz a diferença maior dentre aqueles ainda não acrescentados; processo para quando a adição de variáveis deixa de fazer uma diferença importante.

Certos métodos, tais como regressão hierárquica e de probabilidade de exposição, podem lidar com mais confundidores do que os métodos tradicionais de estratificação e de regressão. O uso desses métodos pode evitar a necessidade de seleção entre variáveis identificadas como potenciais confundidores. Tais métodos são discutidos no Capítulo 21.

Vieses estatísticos na seleção de variáveis

Se os dados se tornam muito esparsos quando todos ou a maioria dos confundidores são usados para estratificação ou para regressão, todas as estratégias de seleção de confundidores com base em estatísticas aproximadas podem sofrer certos artefatos estatísticos, os quais podem levar a resultados finais muito viesados. Nenhuma abordagem convencional ao confundimento (baseada em mudança de estimativa ou em testes de significância mais convencionais) pode resolver completamente esse problema, e os artefatos podem aparecer mesmo quando somente poucos confundidores estão envolvidos (Robins e Greenland, 1986; Greenland et al., 2000a). Embora o modelo hierárquico e de probabilidade de exposição possa lidar com essas situações, uma análise estratificada mais transparente é mais desejável como uma preliminar a tais técnicas e pode, com frequência, ser suficiente. Por essa razão, os epidemiologistas muitas vezes lançam mão de algum tipo de estratégia de seleção para frente, quando os dados são esparsos.

Há um sintoma do viés marcante, que surge quando a estratificação excede os limites dos dados: as estimativas da associação exposição-doença afastam-se cada vez mais da nulidade à medida que mais variáveis são acrescentadas à estratificação ou ao modelo de regressão. Por exemplo, pode-se observar apenas estimativas de tamanho modesto, quando se move do ajuste para o confundidor mais forte ao ajuste para os dois ou três confundidores mais fortes. Então, com ajuste adicional, a estimativa torna-se muito grande (p. ex., razões de chances acima de 5 ou abaixo de 0,20), à medida que mais confundidores são controlados. Essa inflação é interpretada, muitas vezes, como evidência de confundimento, mas, em nossa experiência, ela reflete mais frequentemente viés devido à aplicação de métodos para grandes amostras a dados excessivamente esparsos.

Um outro problema com todas as abordagens de seleção de variáveis, quer baseadas em mudança de estimativa, quer em testes estatísticos, é seu potencial para distorcer valores P e intervalos de confiança para longe de seu valor nominal. Por exemplo, intervalos de confiança convencionais de 95%, calculados depois de usar os dados para selecionar variáveis, podem ter uma abrangência real muito menor do que 95%, porque a computação de tais intervalos presume que nenhuma seleção de variáveis tenha sido feita (Greenland, 1989a, 1993a; Hurvich e Tsai, 1990). Essa distorção surge porque os intervalos produzidos após a seleção não refletem a incerteza sobre efeitos de confundidores e, portanto, são estreitos demais. Os estudos limitados realizados até aqui sugerem que a distorção produzida por estratégias típicas de seleção de confundidores não precisa ser grande na prática se níveis de α muito altos (0,20 ou mais) forem usados para seleção (Mickey e Greenland, 1989; Maldonado e Greenland, 1993b). A alternativa é usar métodos que possam operar com um número grande de confundidores e, assim, não requerer seleção, tal como regressão hierárquica ou de contração (Greenland, 2008; Cap. 21).

Uma maneira de reduzir a distorção resultante de seleção de confundidores é insistir que os limites de confiança não se modifiquem de modo importante se um confundidor tiver de ser removido do controle. Se estiverem sendo usados limites de confiança em vez de estimativa pontual para monitorar a alteração produzida pelo acréscimo ou pela remoção de um confundidor, podem-se usar limites de confiança exatos, em vez dos limites aproximados usuais de grandes amostras produzidos por Mantel-Haenszel, ou métodos de máxima verossimilhança. Com limites exatos, o viés por dados esparsos discutido anteriormente não ocorrerá. Infelizmente, intervalos exatos podem se tornar excessivamente amplos se forem computados a partir de valores P exatos tradicionais, que é o método *default* na maioria dos *softwares*; métodos mid-P não sofrem desse problema (ver Cap. 13).

A seleção de confundidores pode levar a problemas complexos, especialmente se houver muitos dentre os quais escolher. Estratégias com base no exame de alterações nos limites de confiança exatos parecem ser as melhores que podem ser conduzidas com *software* padrão; entretanto, se dados suficientes estiverem disponíveis, podem ser usados limites aproximados para monitorar as modificações. Mais importante, se a seleção for feita, deve-se relatar a estratégia empregada para selecionar potenciais confundidores para controle na seção de métodos do relato da pesquisa. Além disso, pode-se ter que incluir certos potenciais confundidores, com base no assunto, mesmo que não satisfaçam os critérios quantitativos de inclusão. Por exemplo, em um estudo de câncer de pulmão, pode ser aconselhável fazer ajuste para o fumo sempre que possível, assim como para idade e para sexo, por causa das fortes relações conhecidas dessas variáveis com as taxas de câncer de pulmão.

Seleção de categorias de confundidores

Um assunto que está intimamente ligado à seleção de confundidores é a seleção de categorias de confundidores. Alguns aspectos desse tópico são discutidos no Capítulo 13. Em particular, queremos escolher categorias de modo que nenhum confundimento importante pelo confundidor possa ocorrer dentro das categorias. No exemplo da tolbutamida, seria possível questionar se a dicotomia da idade (idade abaixo de 55 *versus* idade de 55 ou +) é adequada, pois, dentro da categoria ampla de idade 55 ou +, a idade tem uma associação profunda com o risco de morte.

Para abordar tais preocupações, pode-se examinar se o uso de uma categorização mais fina (tal como idade abaixo de 55, 55 a 64, 65 a 74, 75 ou +) altera apreciavelmente as estimativas pontuais e os intervalos. Ao fazê-lo, todos os tópicos levantados anteriormente devem ser considerados, inclusive problemas com os critérios e as estatísticas para determinar "apreciavelmente". Uma estratégia com base no exame dos limites exatos parece ser a melhor, de acordo com os *softwares* atuais; contudo, podem ser utilizados limites aproximados se o tamanho da amostra for adequado, como no exemplo da tolbutamida. Como sempre, alertamos que os limites das categorias sejam melhor escolhidos, para garantir que o risco não mudará profundamente dentro das categorias, e que as categorias por percentis podem ter um desempenho ruim nesse sentido se a variável for um confundidor forte e estiver distribuída sem uniformidade na sua amplitude, por exemplo, se ela for altamente assimétrica (ver Cap. 13).

EXAMINANDO AS ESTIMATIVAS ESPECÍFICAS POR ESTRATO

Em sua forma mais simples, a análise estratificada envolve o cálculo de uma estimativa separada de cada estrato, de modo que a estimativa bruta simples é substituída por um conjunto de estimativas, uma por estrato. Na maioria das análises estratificadas há alguma variação das estimativas entre os estratos. Deve-se, então, determinar (a) se a variação nas estimativas específicas por estrato tem alguma importância científica ou de saúde pública e (b) se a variação é compatível com flutuação estatística aleatória. As respostas a essas perguntas determinam quais métodos analíticos devem ser usados para apresentar os resultados da análise estratificada.

Considere a razão das taxas de mortalidade coronariana para fumantes em relação aos não fumantes nos dados da Tabela 15.2. A razão das taxas brutas de mortalidade é 1,7 e pode ser confundida pela idade. O confundimento por idade é muito reduzido dentro das categorias por faixas de 10 anos de idade, pelas quais os dados têm sido estratificados. Além de remover a maior parte do confundimento por idade, a estratificação revela que as estimativas de razão de taxas declinam com a idade (embora as diferenças de risco aumentem até a categoria mais idosa). Frequentemente, tal declínio é visto em estimativas de razão nas categorias de uma variável, à medida que aumenta o risco de doença entre os não expostos, um exemplo do que é chamado, algumas vezes, de modificação por risco basal. Esse padrão de variação das estimativas é um resultado-chave da análise.

Esse exemplo ilustra a importância de se examinar estimativas específicas por estrato, quando for factível. Contudo, nem sempre é exequível por meio de estratificação simples. Algumas variáveis têm categorias demais para se examinar cada uma separadamente. Por exemplo, estudos podem ser conduzidos com potencial confundimento por família ou por vizinhança, para as quais há muito poucos sujeitos para produzir estimativas estáveis de cada estrato. Em vez disso, pode-se apenas tratar tais

TABELA 15.2

Mortes por doença coronariana específicas por idade, pessoas-ano observadas e taxas de mortalidade coronariana entre médicos britânicos do sexo masculino quanto ao fumo de cigarros

	Fumantes de cigarro			Não fumantes			
Idade (a)	Mortes	Anos	Taxa[a]	Mortes	Anos	Taxa[a]	Razão de Taxas
35-44	32	52.407	6,1	2	18.790	1,1	5,7
45-54	104	43.248	24,0	12	10.673	11,2	2,1
55-64	206	28.612	72,0	28	5.710	49,0	1,5
65-74	186	12.663	146,9	28	2.585	108,3	1,4
75-84	102	5.317	191,8	31	1.462	212,0	0,9
Total	630	142.247	—	101	39.220	—	—

[a] Mortes por 10.000 pessoas-ano
De Doll R, Hill AB. Mortality of British doctors in relation to smoking; observations on coronary thrombosis. In: Haenszel W, ed. *Epidemiological approaches to the study of cancer and other chronic diseases. Monogr Natl Cancer Inst.* 1966;19:205-268.

variáveis como confundidores quando analisada a heterogeneidade por outras variáveis; se vizinhança é um confundidor, então, para se examinar a heterogeneidade de uma razão de riscos pela idade, seria necessário criar e comparar estimativas ajustadas por vizinhança para cada estrato de idade.

Quando há números adequados para se examinar estimativas específicas por estrato, entretanto, pode ser desejável relatar os achados separadamente para cada estrato. Tais estimativas podem ser ajustadas para outras variáveis. Por exemplo, poderíamos inferir que a razão de taxas difere entre homens e mulheres e, assim, relatar estimativas específicas por sexo, cada qual ajustada para idade e, talvez, para outras variáveis de confundimento.

Além da apresentação de resultados específicos por estrato, o pesquisador poderia optar por ajustar um modelo de regressão ao padrão de estimativas e usar o modelo para descrever heterogeneidade. Um modelo de regressão poderia ser usado para modelar a variação nas razões de taxas específicas por estrato. Discutimos tais modelos no Capítulo 20. Os métodos de regressão, contudo, não são tão facilmente compreendidos quanto os resultados específicos por estrato. Além disso, um modelo de regressão pode resumir um conjunto de estimativas específicas por estrato parcimoniosamente apenas se, a cada estrato, puder ser designado um valor numérico significativo. Por exemplo, um modelo para a variação da diferença de riscos ao longo dos estratos de idade pode ser bastante simplificado por meio do ordenamento natural por idade; a mesma simplificação não está disponível ao se examinar a variação ao longo dos estratos de religião.

PADRONIZAÇÃO

Conforme discutido nos Capítulos 3 e 4, medidas epidemiológicas podem ser sumarizadas ao longo dos estratos por padronização. A padronização envolve tirar médias ponderadas da medida de desfecho específica por estrato (taxas, riscos, prevalências ou médias). Razões e diferenças sumárias podem ser obtidas, então, como as razões e as diferenças das incidências ou das prevalências padronizadas. Um *padrão* é um conjunto de ponderações que é usado para calcular a média ponderada. Por exemplo, se a única variável de estratificação é a idade, um padrão poderia ser a quantidade de pessoa-tempo, ou o número de pessoas em uma população-padrão que cai em cada uma das categorias etárias.

Se as incidências específicas por estrato de uma população são padronizadas para a distribuição daquela população, a incidência padronizada será igual à incidência bruta para aquela população. Assim, uma incidência bruta é uma média ponderada pela distribuição da própria população do estudo. Uma incidência padronizada pode ser interpretada como a incidência bruta em uma população que tem as mesmas incidências específicas por estrato que aquelas da população observada, mas na qual a distribuição das variáveis da estratificação é dada pelo padrão.

A fórmula que usaremos para uma taxa padronizada é

$$I_w = \frac{\sum_i w_i I_i}{\sum_i w_i} \quad [15.1]$$

onde w_i é a ponderação para o estrato i, e I_i é a taxa no estrato i; normalmente, w_i é a quantidade de pessoa-tempo observada no estrato i de uma população padrão. Similarmente, a fórmula de risco padronizado que usaremos é

$$R_w = \frac{\sum_i w_i R_i}{\sum_i w_i}, \quad [15.2]$$

onde w_i é a ponderação para o estrato i e R_i é o risco no estrato i; normalmente, w_i é o número de pessoas no estrato i de uma população-padrão. Prevalências padronizadas, ou médias padronizadas, podem ser construídas usando as mesmas fórmulas, substituindo prevalências ou médias específicas por estrato pelas taxas ou pelos riscos específicos por estrato.

Conforme mencionado no Capítulo 4, se a exposição afetar a distribuição usada para construir as ponderações padronizadas, as comparações de incidências padronizadas não refletirão apropriadamente o efeito líquido da exposição sobre a incidência na população se as mesmas ponderações-padrão forem usadas para construir cada incidência padronizada. Esse problema ocorrerá, por exemplo, quando a exposição alterar a distribuição de pessoa-tempo da população e quando as ponderações forem pessoas-tempo (Greenland, 1996a). Se a exposição tiver um efeito, ele alterará não somente as taxas, mas também a distribuição de pessoa-tempo durante o período de seguimento.

Caso se deseje estimar o efeito total da exposição quando ela afetar a distribuição da ponderação, será necessário usar ponderações que mudem com a exposição, de modo que reflita o efeito desta. A ponderação, que é o inverso da probabilidade de exposição (Cap. 21), fornece exemplos de tal ponderação dependentes da exposição. Para o presente capítulo, assumiremos que a exposição tenha efeitos desprezíveis sobre as ponderações. Essa suposição seria satisfeita na padronização de risco, quando o padrão fosse a distribuição de linha basal (início) da distribuição de confundidores em um estudo de coorte e a exposição ocorresse somente na linha de base. Um exemplo de estimação de risco em que essa suposição é violada será dado na discussão sobre fração atribuível no próximo capítulo.

Diferenças padronizadas

Se I_{1i} é a taxa entre os expostos no extrato i e I_{0i} é a taxa entre os não expostos no estrato i, então a diferença de taxa padronizada é $DI_w = I_{1w} - I_{0w}$, a diferença entre as taxas padronizadas para expostos e não expostos. A álgebra seguinte mostra que uma diferença de taxa padronizada é a média ponderada das diferenças de taxa específicas por estrato $DI_i = I_{1i} - I_{0i}$ usando-se as mesmas ponderações-padrão:

$$DI_w = \frac{\sum_i w_i I_{1i}}{\sum_i w_i} - \frac{\sum_i w_i I_{0i}}{\sum_i w_i} = \frac{\sum_i w_i(I_{1i} - I_{0i})}{\sum_i w_i} = \frac{\sum_i w_i DI_i}{\sum_i w_i} \qquad [15.3]$$

De modo semelhante, a diferença de risco padronizada $DR_w = R_{1w} - R_{0w}$ é a média ponderada das diferenças de risco específicas por estrato $DR_i = R_{1i} - R_{0i}$, com base nas ponderações-padrão:

$$DR_w = \frac{\sum_i w_i DR_i}{\sum_i w_i} \qquad [15.4]$$

O padrão deve ser escolhido para facilitar a interpretação dos resultados. Para algumas aplicações, pode haver um padrão convencional, tal como a distribuição mundial idade-sexo em um dado ano ou uma distribuição nacional idade-sexo de um censo específico que facilite comparações com outros dados. Para a maioria das análises, contudo, o padrão deve ser derivado da população específica para a qual se deseja estimar o efeito da exposição.

A partir dos dados na Tabela 15.1, suponha que desejemos estimar qual teria sido o efeito da tolbutamida se cada paciente no estudo (não apenas aqueles randomizados para tal tratamento) a tivesse recebido. Para ajustar por idade, deveríamos usar a distribuição da coorte inteira como o padrão, o que corresponde a ponderações de 106 + 120 = 226 para o estrato "idade abaixo de 55" e 98 + 85 = 183 para o estrato "idade 55 ou +". Esses resultados geram estimativas de risco padronizadas de

$$\hat{R}_{0w} = \frac{226(5/120) + 183(16/85)}{226 + 183} = 0{,}107$$

$$\hat{R}_{1w} = \frac{226(8/106) + 183(22/98)}{226 + 183} = 0{,}142$$

o que gera uma estimativa de diferença de riscos padronizada de $0,142 - 0,107 = 0,035$.

Para os dados sobre médicos britânicos na Tabela 15.2, usar a distribuição etária dos sujeitos fumantes como padrão gera uma taxa de mortalidade coronariana padronizada estimada para médicos fumantes ($\hat{I}_{1w}$), que é a mesma que a taxa bruta para esse grupo, $630/142.247$ anos $= 44,3$ casos por 10^4 pessoas-ano. A taxa padronizada correspondente para os médicos britânicos não fumantes é estimada tomando-se uma média ponderada das taxas específicas por idade para os médicos não fumantes, usando como ponderações o número de pessoas-ano em cada categoria etária dos médicos fumantes:

$$\hat{I}_{0w} = \frac{52.407\left(\frac{2}{18.790}\right) + \cdots + 5.317\left(\frac{31}{1.462}\right)}{52.407 + \cdots + 5.317}$$

$$= 444,41/142.247 \text{ anos} = 31,2 \text{ casos por } 10^4 \text{ pessoas-ano}$$

A diferença da taxa padronizada estimada é a diferença entre essas duas estimativas das taxas padronizadas, que é cerca de 13 casos por 10^4 pessoas-ano. Esse valor também pode ser obtido tomando-se uma média ponderada das diferenças de taxa específicas por estrato e fazendo-se a ponderação pelo número de pessoas-ano entre os médicos fumantes em cada categoria etária.

Razões padronizadas

Uma razão de riscos padronizada é a razão de dois riscos padronizados,

$$RR_w = \frac{\sum_i w_i R_{1i} / \sum_i w_i}{\sum_i w_i R_{0i} / \sum_i w_i} = \frac{\sum_i w_i R_{1i}}{\sum_i w_i R_{0i}} = \frac{\sum_i w_i R_{0i} RR_i}{\sum_i w_i R_{0i}} \quad [15.5]$$

onde RR_i é a razão de riscos específica por estrato, R_{1i}/R_{0i}. Similarmente, uma razão de taxas padronizada é a razão de duas taxas padronizadas,

$$RI_w = \frac{\sum_i w_i I_{1i} / \sum_i w_i}{\sum_i w_i I_{0i} / \sum_i w_i} = \frac{\sum_i w_i I_{1i}}{\sum_i w_i I_{0i}} = \frac{\sum_i w_i I_{0i} RI_i}{\sum_i w_i I_{0i}} \quad [15.6]$$

onde RT_i é a razão de taxas, específica por estrato, I_{1i}/I_{0i}. Note que tanto RR_w quanto RT_w são médias ponderadas de razões específicas por estrato, mas as ponderações para essa média não são as mesmas para padronização; em vez disso, eles são os produtos das ponderações para padronização e os riscos, ou taxas, entre os não expostos em cada estrato.

Podemos estimar uma razão de riscos padronizada a partir dos dados da tolbutamida na Tabela 15.1 como $0,142/0,107 = 1,33$ quando a coorte total é usada como padrão. De modo semelhante, estimamos uma razão de taxas padronizada a partir dos dados na Tabela 15.2, dividindo a estimativa de taxa padronizada entre os fumantes pela estimativa de taxa padronizada entre os não fumantes. Usando-se fumantes como padrão, isso dá $44,3/31,2 = 1,42$.

Uma razão, cuja padronização é voltada para a distribuição de um grupo exposto (o grupo no numerador da razão padronizada), é designada, tradicionalmente, como *razão de morbidade padronizada* (RMP), ou estimativa de RMP, que foram introduzidas no Capítulo 14 como razões de casos observados/esperados (A/E). A estimativa de 1,42 da Tabela 15.2 é um outro exemplo. Observe que uma razão padronizada não será uma RMP se ela não usar o grupo exposto como um padrão. Conforme explicado no Capítulo 4, se as razões específicas por estrato forem heterogêneas e houver confundimento ao longo dos estratos, uma comparação entre duas ou mais estimativas de RMP permanecerá confundida pelos fatores de estratificação, porque as RMP estão padronizadas para grupos de exposição diferentes.

Intervalos de confiança

Intervalos de confiança para medidas padronizadas podem ser calculados a partir dos dados estratificados e das ponderações usadas para padronização. Suponha que A_i casos são observados entre T_i unidades pessoa-tempo, ou N_i pessoas no estrato i. A variância para uma taxa padronizada pode, então, ser estimada a partir de

$$\widehat{\text{Var}}(\hat{I}_w) = \frac{\sum w_i^2 \, \widehat{\text{Var}}(\hat{I}_i)}{\left(\sum_i w_i\right)^2} \qquad [15.7]$$

$\widehat{\text{Var}}(\hat{I}_i)$, a variância estimada da taxa em cada estrato i depende do modelo de probabilidade assumido para o número de casos A_i em cada estrato. Para dados de pessoa-tempo e um modelo de Poisson para o A_i,

$$\widehat{\text{Var}}(\hat{I}_i) = A_i / T_i^2 = \hat{I}_i / T_i \qquad [15.8]$$

Para dados de contagem pura de uma coorte fechada e um modelo binomial para o A_i, usamos a fórmula 15.7 para obter $\widehat{\text{Var}}(\hat{R}_w)$, mas com

$$\widehat{\text{Var}}(\hat{R}_i) = \frac{A_i(N_i - A_i)}{N_i^2(N_i - 1)} = \frac{\hat{R}_i(1 - \hat{R}_i)}{N_i - 1} \qquad [15.9]$$

em lugar de $\widehat{\text{Var}}(\hat{I}_i)$. Como notado no Capítulo 14, os modelos de Poisson e binomial assumem que não há contágio ou outras fontes de dependência entre desfechos. Modelos menos restritivos levam a fórmulas de variância aplicáveis de modo mais geral (Carriere e Roos, 1994; Stukel et al., 1994).

Suponha agora que os dados estão divididos em dois grupos de exposição, diferenciados por um subscrito que é 1 (para os expostos) ou 0 (para os não expostos). Intervalos de confiança para uma diferença de taxas padronizada e uma razão de taxas padronizada podem ser calculados usando-se as estimativas de variância

$$\widehat{\text{Var}}(\hat{DI}_w) = \widehat{\text{Var}}(\hat{I}_{1w}) + \widehat{\text{Var}}(\hat{I}_{0w}) \qquad [15.10]$$

$$\widehat{\text{Var}}[\ln(\hat{RI}_w)] = \widehat{\text{Var}}(\hat{I}_{1w}) / \hat{I}_{1w}^2 + \widehat{\text{Var}}(\hat{I}_{0w}) / \hat{I}_{0w}^2 \qquad [15.11]$$

Ambas as fórmulas assumem que a taxa padronizada nos expostos varia independentemente da taxa padronizada nos não expostos. Fórmulas paralelas podem ser aplicadas para estimar diferenças de riscos $\hat{DR}_w$, razões de riscos $\hat{RR}_w$ e desvios-padrão de $\hat{DR}_w$ e $\ln(\hat{RR}_w)$, usando-se $\hat{R}_{1w}$ e $\hat{R}_{0w}$ em lugar de $\hat{I}_{1w}$ e $\hat{I}_{0w}$. Para estabelecer limites de confiança sobre a diferença de riscos padronizada, recomendamos o uso da fórmula melhorada dada no capítulo precedente (Zou e Donner, 2004).

Para os dados na Tabela 15.2, tomando as pessoas-ano para fumantes como as ponderações específicas por estrato, usamos as fórmulas 15.7, 15.8 e 15.10 para obter uma estimativa de variância para $\hat{DI}_w$. Cálculos intermediários são dados na Tabela 15.3. Obtemos

$$\widehat{\text{Var}}(\hat{I}_{1w}) = \frac{630}{142.247^2} = \frac{3{,}114}{(10^4 \, y)^2}$$

$$\widehat{\text{Var}}(\hat{I}_{0w}) = \frac{1.997{,}56}{142.247^2} = \frac{9{,}872}{(10^4 \, y)^2}$$

$$\widehat{\text{Var}}(\hat{DI}_w) = \frac{3{,}114}{(10^4 \, y)^2} + \frac{9{,}872}{(10^4 \, y)^2} = \frac{12{,}99}{(10^4 \, y)^2}$$

TABELA 15.3
Cálculos intermediários para estimar a variância de estimativas padronizadas dos dados na Tabela 15.2

Idade (a)	w_i	$w_i \hat{I}_{1i}$	$w_i \hat{I}_{0i}$	$w_i^2 \text{Var}(\hat{I}_{1i})$	$w_i^2 \text{Var}(\hat{I}_{0i})$
35-44	52.407	32	5,58	32	15,56
45-54	43.248	104	48,63	104	197,03
55-64	28.612	206	140,30	206	703,04
65-74	12.663	186	137,16	186	671,91
75-84	5.317	102	112,74	102	410,02
Total	142.247	630	444,41	630	1.997,56

Tomando a raiz quadrada, obtemos um desvio-padrão (DP) de $3,60 \times 10^4$ anos, o que gera limites de confiança de 90% transformados para a diferença de taxas padronizada de 7,1 e 19,0 por 10^4 anos.

Para a razão de taxas padronizada, usar os fumantes na Tabela 15.2 como o padrão dá a RMP. A partir da fórmula 15.11, a variância estimada de ln(RMP) é

$$\widehat{\text{Var}}[\ln(\widehat{\text{RMP}})] = \frac{3,114(10^4 \text{ y})^2}{(44,29/10^4 \text{ y})^2} + \frac{9,872(10^4 \text{ y})^2}{(31,24/10^4 \text{ y})^2}$$

$$= 0,00159 + 0,01012 = 0,0117$$

O DP estimado é, portanto, $(0,0117)^{1/2} = 0,1082$, e um intervalo de confiança de 90% para a RMP é

$$\exp[\ln(1,42) \pm 1,645(0,1082)] = 1,19; \ 1,70$$

Estimativas padronizadas de caso-controle

Sem informações externas, os estudos de caso-controle não fornecem taxa específica por estrato, nem estimativas de diferença de taxas, mas podem fornecer estimativas de razão de taxas padronizadas sob esquemas de amostragem de densidade, ou uma suposição de doença rara (Cap. 8). O uso de informações externas para estimar outras medidas é discutido no Capítulo 21. Sejam A_{1i} e A_{0i} os números de casos expostos e de não expostos, e B_{1i} e B_{0i} sejam os números de controles expostos e não expostos no estrato i, e suponhamos que a população-fonte experimenta T_{1i} e T_{0i} unidades pessoa-tempo em risco, durante o período do estudo. Lembre-se do Capítulo 8 que, na ausência de vieses, B_{1i}/B_{0i} estima a razão de pessoa-tempo de expostos para não expostos na população fonte, T_{1i}/T_{0i}. Então, $B_{1i}(A_{0i}/B_{0i}) = E_{1i} = A_{0i}B_{1i}/B_{0i}$ estima o número de casos expostos que se deveria esperar no estrato i do estudo, se a população exposta naquele estrato experimentasse a taxa de não expostos e T_{1i} unidades pessoa-tempo. Além disso, $\widehat{\text{RMP}} = A_{1+}/E_{1+}$ é, então, um estimador da $\widehat{\text{RMP}}$ para os dados de caso-controle, onde $A_{1+} = \Sigma_i A_{1i}$ e $E_{1+} = \Sigma_i E_{1i}$ (Miettinen, 1972). Sob o modelo binomial para dados de caso-controle, o logaritmo de $\widehat{\text{RMP}}$ tem um estimador de variância

$$\widehat{\text{Var}}[\ln(\widehat{\text{RMP}})] = \frac{1}{A_{1+}} + \frac{\sum_i E_{1i}^2 (1/A_{0i} + 1/B_{1i} + 1/B_{0i})}{E_{1+}^2} \qquad [15.12]$$

Também é possível estimar uma razão de taxas padronizadas a partir de dados de caso-controle usando outros padrões (Miettinen, 1972). Por exemplo, na ausência de vieses, $E_{0i} = A_{1i}B_{0i}/B_{1i}$ estima o número de casos que se esperaria entre os não expostos no estrato i, se eles tivessem experimentado a taxa de expostos e T_{0i} unidades pessoa-tempo; assim, um estimador da razão de taxas padronizadas usando a população não exposta como o padrão é $\widehat{SRR}_u = E_{0+}/A_{0+}$, onde $A_{0+} = \sum_i {}_1 A_{0i}$ e $E_{0+} = \sum_i {}_1 E_{0i}$. O logaritmo de $\widehat{SRR}_u$ tem um estimador de variância

$$\widehat{Var}[\ln(\widehat{SRR}_u)] = \frac{\sum_i E_{0i}^2(1/A_{1i} + 1/B_{1i} + 1/B_{0i})}{E_{0+}^2} + \frac{1}{A_{0+}} \qquad [15.13]$$

De modo similar, um estimador da razão de taxas padronizadas usando a população total como o padrão é $\widehat{SRR}_t = (A_{1+} + E_{0+})/(E_{1+} + A_{0+})$. O logaritmo de $\widehat{SRR}_t$ tem um estimador de variância

$$\widehat{Var}[\ln(\widehat{SRR}_t)] = [A_{1+} + \Sigma_i E_{0i}^2(1/A_{1i} + 1/B_{1i} + 1/B_{0i})]/(A_{1+} + E_{0+})^2$$
$$+ [\Sigma_i E_{1i}^2(1/A_{0i} + 1/B_{1i} + 1/B_{0i}) + A_{0+}]/(E_{1+} + A_{0+})^2 \qquad [15.14]$$

Os estimadores padronizados apresentados partem do pressuposto de que os valores esperados dos números específicos por estrato (A_{1+}, B_{1i}; A_{0i}, B_{0i}) são grandes (pelo menos 5). Se os dados são esparsos, como frequentemente é o caso em estudos pareados de caso-controle, deve-se, em vez disso, usar estimadores baseados em suposições de homogeneidade ou modelos de regressão. Tais estimadores não precisam ter a suposição de homogeneidade em todas as variáveis de estratificação; para exemplos, ver Flanders e Rhodes (1987) e Greenland (1986b, 1987b, 1991c).

ESTIMAÇÃO ASSUMINDO HOMOGENEIDADE ENTRE ESTRATOS

Lógica

A padronização sumariza medidas ao longo de estratos sem assumir que tais medidas são homogêneas ao longo dos estratos. O uso de métodos que invocam uma suposição de homogeneidade não requer que se acredite, verdadeiramente, em tal suposição; seu uso pode, em vez disso, ser visto como uma decisão de simplificar a análise e o relato, com base na ideia de que a heterogeneidade que porventura esteja presente não pode ser analisada com precisão, dado o tamanho do estudo. Essa lógica é razoável, contanto que a suposição de homogeneidade não seja claramente contradita pelos dados ou por outras evidências. Assim, a suposição deve ser vista como uma aproximação potencialmente útil.

Dado que nunca se pode estar seguro quanto à homogeneidade, como se devem interpretar estimativas baseadas em tal suposição? Quando as razões não variam muito ao longo dos estratos, o risco homogêneo e as estimativas de razão de taxas discutidas aqui parecem fornecer boas estimativas de risco e de razões de taxas padronizadas, usando-se a população total (expostos mais não expostos) como o padrão (Greenland e Maldonado, 1994). Isso também é verdadeiro quanto a estimadores homogêneos de razões de chances derivados de estudos de caso-controle não pareados, contanto que as razões de chances específicas por estrato aproximem-se do risco específico por estrato ou das razões de taxas. Essas aproximações fornecem uma interpretação direta dos estimadores de razão homogêneos e assim justificam seu uso, mesmo quando alguma heterogeneidade de razão está presente (como é sempre o caso). No entanto, elas não dão uma lógica para se deixar de pesquisar a heterogeneidade e de relatá-la quando ela parecer ter, provavelmente, uma magnitude importante.

Não há critério rígido para decidir se a suposição de homogeneidade pode ser usada, embora, algumas vezes, testes estatísticos de homogeneidade sejam usados para forçar essa decisão. O primeiro passo deve ser inspecionar as estimativas específicas por estrato. Apesar de ser necessário esperar alguma variação aleatória de tais estimativas, mesmo quando o parâmetro subjacente é aleatório, variação excessiva (em relação àquela esperada pelo acaso) ou padrões óbvios de variação não aleatória podem ser evidentes. O julgamento do pesquisador sobre heterogeneidade não deve se limitar à aparência dos dados sob análise; se estiver disponível, o conhecimento de estudos anteriores, ou a percepção biológica mais geral, deve ser integrado ao processo de avaliação.

Tipicamente, o conhecimento externo é escasso, e os pesquisadores desejam uma avaliação estatística mais formal da extensão na qual a variação das estimativas específicas por estrato é consistente com o comportamento puramente aleatório. Com essa finalidade, uma variedade de testes estatísticos pode ser aplicada. Parte da variedade deriva do fato de que as medidas de razão e de diferença requerem avaliações separadas, porque a homogeneidade da medida de razão normalmente implica heterogeneidade da medida de diferença, e vice-versa. No Capítulo 10, criticamos o uso de testes estatísticos e, em especial, o conceito de significância estatística, que força artificialmente que uma medida contínua (o valor P) se torne uma dicotomia. O uso de testes estatísticos é um pouco mais defensável, entretanto, quando uma decisão imediata depende do desfecho de uma só avaliação estatística. Tal pode ser o caso de um pesquisador que está tentando decidir se a extensão da variação em um conjunto de estimativas específicas por estrato é compatível com prováveis afastamentos aleatórios de uma medida homogênea, de modo que a homogeneidade é sustentável à luz dos dados.

Testes estatísticos de homogeneidade (i.e., testes da hipótese de que a medida tem um valor "comum" ou constante ao longo dos estratos) baseiam-se em comparações de estimativas específicas por estratos com uma estimativa sumária que presume homogeneidade ou de contagens de caselas observadas contra contagens de casetas esperadas sob a hipótese de homogeneidade. Assim, para testar homogeneidade, conduzimos, primeiramente, uma análise na qual supomos homogeneidade e derivamos uma estimativa da medida homogênea. A próxima seção discute métodos de análise baseados na suposição de homogeneidade. Apresentaremos, então, alguns métodos básicos para testar essa suposição.

Deve-se ter em mente que testes da suposição de homogeneidade normalmente têm poder muito baixo (Greenland, 1983). Os estudos frequentemente são delineados para ter poder "suficiente" (p. ex., 80%) para detectar uma associação bruta de tamanho fixo plausível. Os testes de homogeneidade requerem que os dados sejam divididos em estratos e que as estimativas específicas por estrato – cada qual com sua própria estimativa de variância – sejam comparadas umas com as outras. Portanto, o poder dos testes de homogeneidade é reduzido de duas maneiras em relação à força bruta. A amostra do estudo é dividida em estratos, que aumentam a variância total; e cada estrato (alguns de tamanho muito menor do que o total) deve ser usado para estimar sua própria medida para comparação com outros estratos.

Estimativas de uma medida homogênea

Na Tabela 15.1, as estimativas pontuais da diferença de riscos foram 0,034 e 0,036 nos dois estratos de idade, de modo que qualquer estimativa sumarizando essas diferenças deveria estar entre 0,034 e 0,036. Contudo, mesmo que a verdadeira medida seja idêntica ao longo dos estratos, é razoável esperar que estimativas da medida variem entre os estratos, por causa do erro aleatório. Assim, mesmo que se assuma homogeneidade entre os estratos, deve-se derivar uma estimativa geral de associação, ou efeito, a partir dos dados estratificados. Uma estimativa sumária derivada sob a suposição de homogeneidade é chamada, algumas vezes, de estimativa combinada.

As estimativas combinadas são, normalmente, médias ponderadas de estimativas específicas por estrato. Tomar uma média ponderada de estimativas específicas por estrato descreve a padronização, assim como a agregação. A diferença é que, com a padronização, as ponderações são derivadas de uma distribuição padrão, que pode ser externa aos dados, e aplicados às medidas de ocorrência estimadas (ou razões de caso-controle), e não às medidas de associação ou ao efeito. O processo inteiro não assume homogeneidade da medida ao longo dos estratos. Com a agregação, as ponderações são aplicadas à associação ou à medida de efeito estimadas e determinados unicamente pelos dados e pela suposição de homogeneidade e são escolhidos para reduzir a variabilidade aleatória da estimativa sumária. Em particular, se a medida é homogênea ao longo dos estratos, cada estrato fornece uma estimativa da mesma quantidade, e a única questão, então, é como tirar a média dessas estimativas específicas por estrato, de tal maneira que minimize a variância.

Uma estimativa padronizada poderia atribuir ponderações relativamente grandes a estratos com pouca ponderação, e pouco peso a estratos com bastante dados. Em contraste, a agregação é delineada para atribuir ponderações que reflitam a quantidade de informações em cada estrato. Se a medida for homogênea, um modo de minimizar a variância da média ponderada geral, sem introduzir viés, é atribuir ponderações aos valores específicos por estrato que forem inversamente proporcionais à variância estimada de cada estimativa específica por estrato. A agregação direta, ou a ponderação de precisão, envolve primeiramente estimar as variâncias específicas por estrato, então invertê-las para obter as ponderações e, finalmente, tirar a média das estimativas específicas por estrato, usando tais ponderações; isso é conhecido algumas vezes como método de Woolf, ou dos mínimos quadrados ponderados (Breslow e Day, 1980). Para ser válida, a agregação direta requer números grandes dentro de cada casela de cada estrato. Posto que muitas análises estratificadas têm dados esparsos, as abordagens que usam ponderação diretamente não são tão amplamente aplicáveis como as alternativas que discutiremos adiante (Breslow, 1981).

Uma alternativa é encontrar o valor da medida que maximize a probabilidade dos dados sob a suposição de homogeneidade. Esse método de máxima verossimilhança (MV) (Cap. 13) produz a estimativa combinada sem determinar, explicitamente, as ponderações específicas por estrato; por exemplo, ver Breslow e Day (1980), Jewell (2004) ou Newman (2001). As estimativas MV têm certas propriedades estatísticas desejáveis (tais como variância mínima para grandes amostras entre estimadores aproximadamente não viesados), e, consequentemente, os métodos MV são frequentemente considerados métodos ótimos de estimação para grandes amostras. Todavia, há outros critérios estatísticos relevantes (tais como erro quadrático médio) sob os quais a estimação MV é inferior a certos métodos, tais como a estimação de verossimilhança penalizada (Cap. 21).

Uma outra abordagem para estimar uma medida homogênea é o método de Mantel-Haenszel. Os estimadores de Mantel-Haenszel são fáceis de calcular e, em muitas aplicações, são quase tão acurados quanto os estimadores MV. Restringiremos a atenção aos estimadores de máxima verossimilhança e de Mantel-Haenszel para medidas homogêneas, fornecendo apenas citações para métodos para pequenas amostras. Visto que os cálculos das verossimilhanças podem ser complexos e são feitos invariavelmente por computadores, omitiremos as fórmulas para MV e, em vez delas, focaremos as fórmulas de Mantel-Haenszel. Para uma introdução mais detalhada a métodos de verossimilhança em análise epidemiológica, ver Clayton e Hill (1993), Jewell (2004) ou Newman (2001).

Estimadores de máxima verossimilhança

A estimação de máxima verossimilhança de uma medida homogênea envolve tomar os dados de probabilidade para cada estrato e multiplicá-los juntos para produzir uma probabilidade total. Para dados de pessoa-tempo, a última probabilidade é uma função das taxas específicas por estrato nos I_{1i} expostos e nos I_{0i} não expostos. Se nenhuma restrição for imposta sobre essas taxas, as estimativas de máxima verossimilhança (EMV) das taxas específicas por estrato serão, simplesmente, as taxas observadas,

$$\hat{I}_{1i} = A_{1i}/T_{1i} \quad \text{and} \quad \hat{I}_{0i} = A_{0i}/T_{0i}$$

Se, porém, assumimos que uma das medidas da associação é homogênea ao longo dos estratos, as EMV das taxas específicas por estrato e essa medida homogênea requerem computação iterativa, com uma planilha eletrônica ou com o uso de *software* desenvolvido para esse propósito. Há disponibilidade de *software* quando se presume uma razão de taxas homogênea, isto é, quando assumimos que

$$I_{1i}/I_{0i} = RI$$

onde *RI* é constante ao longo dos estratos. A maioria de tais *softwares* assume um modelo de probabilidade de Poisson para as contagens específicas por estrato A_{1i} e A_{0i} (Cap. 14) e que as contagens são independentes umas das outras dentro dos estratos e entre eles. Nenhuma das duas suposições é realista quando a doença em estudo é contagiosa, mas elas são razoáveis para a maioria das outras doenças.

Menos frequentemente, pode ser assumida uma diferença de taxa homogênea, isto é,

$$I_{1i} - I_{0i} = DI$$

Encontrar as EMV sob essa suposição requer, normalmente, converter a suposição em um modelo de regressão e usar um programa de regressão de Poisson de máxima verossimilhança (Cap. 21).

Para dados de coorte fechada com denominadores de contagem N_{1i} e N_{0i} em cada estrato, as estimativas de máxima verossimilhança dos riscos médios específicos por estrato são as proporções de incidência observadas

$$\hat{R}_{1i} = A_{1i}/N_{1i} \quad \text{e} \quad \hat{R}_{0i} = A_{0i}/N_{0i}$$

se nenhuma restrição for imposta. Se, entretanto, restringirmos a razão de riscos, ou a razão de chances, ou a medida de diferença de riscos, para ser homogênea ao longo dos estratos, então as EMV dos riscos específicos por estrato e a razão ou a medida de diferença devem ser encontradas por computação iterativa. Muitos *softwares* estão disponíveis para estimar uma razão de chances homogênea, isto é, assumindo-se que as razões de chances específicas por estrato

$$\frac{R_{1i}/(1 - R_{1i})}{R_{0i}/(1 - R_{0i})}$$

sejam as mesmas ao longo dos estratos. A maioria de tais *softwares* assume um modelo de probabilidade binomial para as contagens A_{1i} e A_{0i} (Cap. 14) e que as contagens são independentes dentro dos estratos e entre eles. Assumir uma diferença de riscos homogênea $R_{1i} - R_{0i} = RD$, ou uma razão de riscos homogênea $R_{1i}/R_{0i} = RR$, normalmente requer o emprego de um programa de regressão binomial de máxima verossimilhança (Cap. 21).

Análise não condicional *versus* condicional

O Capítulo 14 introduziu dois modelos de probabilidade diferentes, usados para analisar razões de taxa: um modelo de produto de bi-Poisson e um modelo simples que se baseou em tomar o número de casos observados (M_1) como dado ou "fixo". Também foram introduzidos dois modelos diferentes para análise de razões de chances em tabelas 2 × 2: um modelo de produto de binomial e um modelo hipergeométrico simples que foi baseado em tomar todas as marginais da tabela (M_1, M_0, N_1, N_0) como fixas. Os modelos de marginais fixas são denominados modelos condicionais, porque condicionam todas as probabilidades de dados às marginais observadas.

As estatísticas de verossimilhança hipergeométrica são chamadas mais frequentemente de estatísticas de verossimilhança condicional, e a EMV da razão de chances comum derivada do modelo hipergeométrico é chamada de estimativa de máxima verossimilhança condicional (EMVC). As estatísticas de verossimilhança binomial muitas vezes são chamadas de estatísticas de verossimilhança não condicional, e a EMV da razão de chances comum derivada do modelo de produto de binomial é chamada de estimativa de máxima verossimilhança não condicional (EMVNC). Normalmente, se uma discussão não especifica qual EMV está sendo considerada, é a estimativa não condicional que está em discussão.

A análise estratificada de taxa e de razões de chances também pode ser conduzida com ou sem condicionamento sobre as marginais do estrato. Para razões de taxas, a diferença é, essencialmente, apenas computacional. Para razões de chances, entretanto, a escolha quanto a se modelar cada estrato com duas binomiais, ou uma só probabilidade hipergeométrica, pode ter um efeito profundo sobre a análise da razão de chances comum resultante. Somente os métodos de verossimilhança condicional (baseados no modelo hipergeométrico, condicionando para todas as marginais do estrato M_{1i}, M_{0i}, N_{0i}) e os métodos de Mantel-Haenszel permanecem aproximadamente válidos em dados esparsos, isto é, em dados cujo número de sujeitos por estrato é pequeno. Conforme será discutido adiante, entretanto, esses métodos requerem que o número total de sujeitos contribuindo para as estimativas em cada combinação exposição-doença seja adequado (Mantel e Fleiss, 1980; Greenland et al., 2000a; Greenland, 2000e). Os métodos de verossimilhança não condicional (baseados no modelo de produto de binomial) requerem que cada denominador binomial em cada estrato (N_{1i} e N_{0i} em um estudo de coorte, M_{1i} e M_{0i} em um estudo de caso-controle) seja "grande", significando cerca de 10 ou mais para análise de razão de chances (Pike et al., 1980).

Somente métodos exatos não têm exigência de tamanho de amostra. Posto que a EMV da razão de chances não condicional requer números grandes *dentro* dos estratos, ao passo que a EMV condicional não precisa, pode-se muito bem perguntar por que a EMV não condicional é usada, afinal de contas? Há pelo menos duas razões: em primeiro lugar, a EMV condicional é muito mais exigente do ponto de vista computacional, e quando os números dentro dos estratos são grandes ($N_{1i} > 10$ e $N_{0i} > 10$), os dois estimadores, normalmente, serão quase iguais, e assim não haverá necessidade de se usar a EMV condicional. Em segundo, somente o método não condicional é teoricamente justificável para estimação de quantidades que não sejam razões de taxas e razões de chances, tais como riscos, diferenças de riscos e razões de riscos.

Estimação de Mantel-Haenszel: dados de pessoa-tempo

É possível construir estimadores de Mantel-Haenszel de diferenças de taxas homogêneas, mas tais estimadores podem ter variâncias muito mais altas do que o estimador de verossimilhança máxima correspondente (Greenland e Robins, 1985b). Recomendamos, portanto, a verossimilhança máxima para estimar uma diferença de taxas homogênea, com o cuidado de que haja pelo menos 10 casos por estrato. Se, contudo, houver menos do que 10 casos por estrato, a diferença de taxa de máxima verossimilhança pode tornar-se excessivamente viesada, enquanto a diferença de taxas de Mantel-Haenszel permanece não viesada. A diferença de taxas de Mantel-Haenszel é, essencialmente, uma diferença de taxas padronizada com ponderações-padrão dadas por

$$w_{\mathrm{MH}i} = T_{1i}T_{0i}/T_{+i}$$

onde $T_{+i} = T_{1i} + T_{0i}$. Essa ponderação gera

$$\widehat{DI}_{\mathrm{MH}} = \frac{\sum_i w_{\mathrm{MH}i}(\hat{I}_{1i} - \hat{I}_{0i})}{\sum_i w_{\mathrm{MH}i}} = \frac{\sum_i (A_{1i}T_{0i} - A_{0i}T_{1i})/T_{+i}}{\sum_i T_{1i}T_{0i}/T_{+i}} \qquad [15.15]$$

onde $\hat{I}_{1i} = A_{1i}/T_{1i}$ e $\hat{I}_{0i} = A_{0i}/T_{0i}$ são as estimativas de taxa específicas por estrato. Um estimador da variância para $\widehat{DI}_{\mathrm{MH}}$, que é apropriado mesmo que os dados sejam esparsos é

$$\widehat{\mathrm{Var}}(\widehat{DI}_{\mathrm{MH}}) = \frac{\sum_i w_{\mathrm{MH}i}^2 (\hat{I}_{1i}/T_{1i} + \hat{I}_{0i}/T_{0i})}{\left(\sum_i w_{\mathrm{MH}i}\right)^2} \qquad [15.16]$$

(Greenland e Robins, 1985b). A variância de $\widehat{DI}_{MH}$ pode ser consideravelmente reduzida pelo uso de $T_{1i}T_{0i}/M_{1i}$ em vez de $w_{\mathrm{MH}i}$ como a ponderação, mas essa alteração invalida o estimador para dados esparsos.

Ao contrário da diferença de taxas de Mantel-Haenszel, na maioria das situações a razão de taxas de Mantel-Haenszel baseada nas ponderações $w_{\mathrm{MH}i}$ tem uma variância igual à àquela da EMV ou não muito maior do que ela (Greenland e Robins, 1985b; Walker, 1985), e se reduz a uma fórmula excepcionalmente simples:

$$\widehat{IR}_{\mathrm{MH}} = \frac{\sum_i w_{\mathrm{MH}i} \hat{I}_{1i}}{\sum_i w_{\mathrm{MH}i} \hat{I}_{0i}} = \frac{\sum_i A_{1i}T_{0i}/T_{+i}}{\sum_i A_{0i}T_{1i}/T_{+i}} \qquad [15.17]$$

(Nurminen, 1981; Rothman e Boice, 1982). Um estimador da variância para o logaritmo da razão de taxas de Mantel-Haenszel é

$$\widehat{\text{Var}}[\ln(\widehat{RI}_{MH})] = \frac{\sum_i M_{1i} T_{1i} T_{0i} / T_{+i}^2}{\left(\sum_i A_{1i} T_{0i} / T_{+i}\right)\left(\sum_i A_{0i} T_{1i} / T_{+i}\right)} \quad [15.18]$$

(Greenland e Robins, 1985b). Ambas as fórmulas de razão de taxas são válidas mesmo que os dados sejam esparsos. Todavia, de modo semelhante às EMV, ambas são fórmulas para "grandes amostras", nas quais sua validade requer números adequados de sujeitos observados em cada combinação exposição-doença. Como um guia aproximado, limites exatos deveriam ser usados se qualquer das seguintes expressões fosse menos de 5:

$$\underline{A} = \sum_i \frac{M_{1i}\underline{RI} \cdot T_{1i}}{\underline{RI} \cdot T_{1i} + T_{0i}} \ , \ \overline{A} = \sum_i \frac{M_{1i} T_{0i}}{\overline{RI} \cdot T_{1i} + T_{0i}}$$

onde $\underline{RI}, \overline{RI}$ são os limites de confiança inferior e superior derivados das fórmulas precedentes.

A Tabela 15.4 dá os cálculos intermediários para análise de Mantel-Haenszel dos dados de mortalidade coronariana da Tabela 15.2. Em unidades de mortes por 10^4 anos,

$$\widehat{DI}_{MH} = \frac{13.831(6,1 - 1,1) + \cdots + 1.147(191,8 - 212,0)}{30.445} = 11,44$$

$$\widehat{\text{Var}}(\widehat{DI}_{MH}) = \frac{13.831^2(6,1/52.407 + 1,1/18.790) + \cdots}{30.445^2} = 9,57$$

que geram limites de 90% para uma diferença de taxas comum de $11,44 \pm 1,645(9,57)^{1/2} = 6,35$; 16,53 por 10^4 pessoas-ano.

Se, em vez disso, assumirmos uma razão de taxas comum, obteremos

$$\widehat{RI}_{MH} = 116,8/82,0 = 1,42$$

$$\widehat{\text{Var}}[\ln(\widehat{RI}_{MH})] = \frac{110,1}{116,8(82,0)} = 0,01150$$

que geram limites de confiança de 90% de

$$\exp[\ln(1,424) \pm 1,645(0,01150)^{1/2}] = 1,19; \ 1,70$$

TABELA 15.4

Cálculos intermediários para análise de Mantel-Haenszel dos dados fumo/mortalidade coronariana na Tabela 15.2

Idade (a)	$T_{1i}T_{0i}/T_{+i}$	$A_{1i}T_{0i}/T_{+i}$	$A_{0i}T_{1i}/T_{+i}$	$M_{1i}T_{1i}/T_{+i}$	$M_{1i}T_{1i}/T_{+i}^2$
35-44	13.381	8,45	1,47	25,05	6,60
45-54	8.560	20,59	9,62	93,04	18,42
55-64	4.760	34,27	23,34	195,07	32,45
65-74	2.147	31,53	23,25	177,72	30,13
75-84	1.147	22,00	24,31	104,32	22,50
Total	30.445	116,8	82,0	595,2	110,1

A máxima verossimilhança gera, virtualmente, a mesma estimativa pontual e os mesmos limites de confiança para a razão de taxas.

Estimação de Mantel-Haenszel: dados de contagem pura

Suponha que nossos dados vêm de uma coorte fechada. Os estimadores de diferença de riscos e de razão de riscos de Mantel-Haenszel são, então, estimadores padronizados baseados nas ponderações-padrão

$$w_{MHi} = N_{1i} N_{0i} / N_{+i}$$

onde $N_{+i} = N_{1i} + N_{0i}$. Essas ponderações são análogas diretas das ponderações pessoa-tempo. Elas geram o estimador de diferença de riscos

$$\widehat{DR}_{MH} = \frac{\sum_i (A_{1i} N_{0i} - A_{0i} N_{1i}) / N_{+i}}{\sum_i N_{1i} N_{0i} / N_{+i}} \qquad [15.19]$$

(Cochran, 1954) e o estimador de razão de riscos

$$\widehat{RR}_{MH} = \frac{\sum_i A_{1i} N_{0i} / N_{+i}}{\sum_i A_{0i} N_{1i} / N_{+i}} \qquad [15.20]$$

(Nurminen, 1981). Como na situação pessoa-tempo, os estimadores de Mantel-Haenszel podem ter variância muito mais alta do que os estimadores de máxima verossimilhança da diferença ou razão de riscos homogênea. Ao contrário das EMV correspondentes, entretanto, os estimadores de Mantel-Haenszel permanecem válidos com dados esparsos (Greenland e Robins, 1985b). Um estimador da variância para $\widehat{DR}_{MH}$, que é válido para todos os tipos de dados, é fornecido por Sato (1989). Ele é bastante complexo e por isso é omitido aqui. Se todo denominador (N_{1i} e N_{0i}) for maior do que 1, pode-se usar o estimador da variância

$$\widehat{Var}(\widehat{DR}_{MH}) = \frac{\sum_i w_{MHi}^2 \left[\frac{A_{1i} B_{1i}}{N_{1i}^2 (N_{1i} - 1)} + \frac{A_{0i} B_{0i}}{N_{0i}^2 (N_{0i} - 1)} \right]}{\left(\sum_i w_{MHi} \right)^2} \qquad [15.21]$$

A menos que todas as contagens das casela sejam grandes, é melhor estabelecer limites usando a fórmula aproximada melhorada, dada para a *DR* no Capítulo 14. Um estimador *DR* da variância para $\ln(\widehat{RR}_{MH})$, que é válido para todos os tipos de dados, é

$$\widehat{Var}[\ln(\widehat{RR}_{MH})] = \frac{\sum_i (M_{1i} N_{1i} N_{01} / N_{+i}^2 - A_{1i} A_{0i} / N_{+i})}{\left(\sum_i \frac{A_{1i} N_{0i}}{N_{+i}} \right) \left(\sum_i \frac{A_{0i} N_{1i}}{N_{+i}} \right)} \qquad [15.22]$$

como as EMV, $\widehat{RR}_{MH}$ e seu estimador da variância são estimadores para "grandes amostras", mas $\widehat{RR}_{MH}$ não exigem que os estratos sejam grandes. Esse tópico será mais discutido na seção sobre testes a seguir.

A variância de $\widehat{DR}_{MH}$ pode ser muito reduzida pelo uso de $N_{1i} N_{0i} / M_{1i}$ em lugar de w_{MHi} como a ponderação. Semelhantemente, se $M_{0i} = N_{+i} - M_{1i}$ é o número total de não casos no estrato *i*, a variância de $\widehat{RR}_{MH}$ pode ser diminuída pelo uso de $N_{1i} N_{0i} / M_{0i}$ em vez de w_{MHi} como a ponderação (Tarone, 1981). Essas modificações, no entanto, invalidam as estimativas para dados esparsos.

Considere novamente a Tabela 15.1, que compara tolbutamida com placebo. A partir desses dados obtemos uma diferença de riscos de Mantel-Haenszel de 0,035, com um DP estimado de 0,032, o que gera limites de confiança de 90% de $0,035 \pm 1,645(0,032) = -0,018$ e 0,088. Esses resultados sugerem que aqueles que receberam tolbutamida podem ter tido um risco médio de morte maior durante o estudo do que aqueles tratados com placebo, apesar do fato da tolbutamida se destinar a prevenir a morte dos pacientes. Para comparação, a estimativa de máxima verossimilhança da diferença de riscos é 0,034 com um DP estimado de 0,028; o que gera limites de confiança de 90% de $-0,012$ e 0,080, um pouco mais estreitos do que os limites de Mantel-Haenszel.

A estimativa da razão de taxas de Mantel-Haenszel da Tabela 15.1 é 1,33 e a estimativa de variância para seu logaritmo é 0,0671. Esses resultados geram limites de confiança de 90% aproximados de

$$\exp[\ln(1,33) \pm 1,645(0,0671)^{1/2}] = 0,87; 2,0$$

Para comparação, a estimativa de máxima verossimilhança e os limites de confiança de 90% são 1,31 e 0,86-2,0.

Para dados de coorte, de caso-controle e transversais pode-se desejar assumir uma razão de chances homogênea, RC. A estimativa de Mantel-Haenszel desse parâmetro é

$$\widehat{RC}_{MH} = \frac{\sum_i A_{1i} B_{0i}/N_{+i}}{\sum_i A_{0i} B_{1i}/N_{+i}} = \frac{\sum_i G_i}{\sum_i H_i} \quad [15.23]$$

onde $G_i = A_{1i}B_{0i}/N_{+i}$ e $H_i = A_{0i}B_{1i}/N_{+i}$ (Mantel e Haenszel, 1959). Para valores da razão de chances não distantes de 1, esse estimador tem uma variância não muito maior do que a EMV e permanece válida em dados esparsos (Breslow, 1981; Breslow e Liang, 1982). Entretanto, é um estimador para "grandes amostras", no sentido explicado adiante. Um estimador da variância do logaritmo do estimador de Mantel-Haenszel, que é válido ainda que os dados sejam esparsos, é

$$\widehat{\text{Var}}[\ln(\widehat{RC}_{MH})] = \frac{\sum_i G_i P_i}{2\left(\sum_i G_i\right)^2} + \frac{\sum_i (G_i Q_i + H_i P_i)}{2\sum_i G_i \sum_i H_i} + \frac{\sum_i H_i Q_i}{2\left(\sum_i H_i\right)^2} \quad [15.24]$$

onde $P_i = (A_{0i} + B_{0i})/N_{+i}$ e $Q_i = (A_{0i} + B_{1i})/N_{+i}$ (Robins et al., 1986b, 1986c).

A Tabela 15.5 fornece dados de um estudo de caso-controle de cardiopatia congênita, síndrome de Down e uso materno de espermicida antes da concepção. A estimativa de Mantel-Haenszel da razão de chances estratificada por idade materna, correlacionando uso materno de espermicida à síndrome de Down, é

$$\widehat{RC}_{MH} = \frac{(3 \cdot 1.059)/1.175 + (1 \cdot 86)/95}{(104 \cdot 9)/1.175 + (5 \cdot 3)/95} = 3,78$$

A variância estimada da fórmula acima é 0,349, que gera limites de confiança de 90% de 1,43-10,0. Para comparação, a EMV não condicional é 3,79, a EMV condicional é 3,76 e os limites de 90% de mid-P são 1,30-9,78. Em vista do número pequeno de casos expostos, as diferenças são notavelmente diminutas.

Métodos para pequenas amostras

É possível se evitar aproximações e realizar análises estratificadas de uma medida homogênea pelo cálculo dos valores P tradicionais exatos, ou de mid-P, (e, por conseguinte, de limites de confiança) diretamente a partir de um modelo de probabilidade exato para os dados. Essas abordagens são extensões diretas dos métodos para pequenas amostras discutidos no Capítulo 14. Embora conceitualmente

TABELA 15.5

Lactentes com cardiopatia congênita e síndrome de Down e controles sadios, de acordo com o uso materno de espermicida antes da concepção e idade materna no parto

	Idade materna <35 a, Uso de espermicida			Idade materna 35 e + a, Uso de espermicida		
	Sim	Não	Total	Sim	Não	Total
Síndrome de Down	3	9	12	1	3	4
Controle	104	1.059	1.163	5	86	91
Total	107	1.068	1.175	6	89	95

De Rothman KJ. Spermicide use and Down syndrome. Am J Public Health, 1982;72:399-401.

simples, as fórmulas e cálculos necessários tornam-se muito complexos em dados estratificados e estão limitados a análises de razão de taxas e de razão de chances (Breslow e Day, 1980, 1987). A vantagem principal de tais análises é que nenhuma suposição de tamanho de amostra é necessária. Para uma descrição de tais métodos, ver Hirji (2006) ou Cytel (2006).

VALORES P PARA A HIPÓTESE NULA ESTRATIFICADA

Podem ser encontrados exemplos nos quais uma estimativa combinada de uma diferença de taxas homogênea mostra uma associação negativa, ao passo que uma estimativa combinada de uma razão de taxas homogênea exibe uma associação positiva para os mesmos dados. Tais discrepâncias originam-se de diferenças nos esquemas ótimos de ponderação para os diferentes estimadores combinados e refletem o fato de que no máximo uma das medidas pode ser homogênea. Para os propósitos de testar a hipótese nula de nenhuma associação em qualquer estrato, contudo, as ponderações eficientes (que minimizam a variância) são aproximadamente equivalentes para todas as medidas. Consequentemente, apenas um teste de hipótese única de nenhuma associação precisa ser considerado, qualquer que seja o parâmetro usado para medir a associação.

O teste de hipótese geralmente é realizado com relação ao afastamento geral dos dados a partir do valor nulo de nenhuma associação. Mesmo que a medida escolhida varie substancialmente ao longo dos estratos, testes da hipótese nula que pressupõem homogeneidade podem ter melhor desempenho do que testes que não o fazem. Se valores específicos por estrato da razão de taxas (em dados de pessoa-tempo) ou da razão de chances (em dados de contagem pura) são de fato homogêneos, os testes descritos adiante são ótimos sob certos critérios restritivos (Gart e Tarone, 1983).

Se os valores verdadeiros da razão de taxas, ou da razão de chances, variam ao longo dos estratos, testes especializados podem ser construídos, os quais serão mais poderosos que os testes de afastamento geral do valor de nulidade descritos aqui. Mesmo nessa situação, os testes fornecidos adiante ainda são válidos. Mais problematicamente, entretanto, é possível que estimativas possam ser fortemente positivas em alguns estratos e fortemente negativas em outros. Em tais circunstâncias, a estimativa combinada pode estar próxima do valor de nulidade, em consequência do balanceamento das estimativas opostas em estratos individuais. Se as medidas específicas por estrato subjacentes mudam de direção ao longo dos estratos, os testes dados adiante podem ter baixo poder para detectar a presença de associações específicas por estrato.

Estatísticas de teste para dados estratificados representam uma extensão direta das estatísticas correspondentes para dados não estratificados. Os testes de escores para dados estratificados retêm o formato geral daqueles apresentados no Capítulo 14; eles estendem as fórmulas para dados brutos, pela soma de componentes específicos por estrato, para as estatísticas de teste (o número observado de casos expostos, o número esperado sob a hipótese nula e a variância sob a hipótese nula).

Valores *P* para dados de pessoa-tempo estratificados

Em conformidade com os dados não estratificados, a estatística de teste é o número total de casos expostos, $A_{1+} = \sum_i A_{1i}$. As esperanças e as variâncias para o número de casos expostos sob a hipótese em teste são calculadas e somadas entre os estratos. Condicionalmente ao número total de casos M_{1i} em cada estrato, e assumindo a hipótese nula ($RI = 1$), a esperança do número total de casos é

$$E = E(A_{1+} \mid RI = 1) = \sum_i \frac{M_{1i} T_{1i}}{T_{+i}}$$

e a variância é

$$V = \text{Var}(A_{1+} \mid RI = 1) = \sum_i \frac{M_{1i} T_{1i} T_{0i}}{T_{+i}^2}$$

E e *V* geram a estatística escore

$$\chi_{\text{escore}} = \frac{A_{1+} - E}{V^{1/2}} \qquad [15.25]$$

(Shore et al., 1976). Essa estatística talvez seja melhor conhecida como a estatística de Mantel-Haenszel para dados de pessoa-tempo; é idêntica à estatística de teste para dados de pessoa-tempo não estratificados, exceto pelo fato de que os três componentes da estatística de teste são obtidos pela soma de suas contribuições específicas por estrato. A estatística de Mantel-Haenszel é válida em dados esparsos, mas requer números totais grandes. Como um guia aproximado, os métodos para pequenas amostras são recomendados se *E* ou a quantidade

$$\sum_i \frac{M_{1i} \widehat{RI}_{\text{MH}} T_{1i}}{\widehat{RI}_{\text{MH}} T_{1i} + T_{0i}}$$

for menor do que 5 ou maior do que $M_{1+} - 5$.

Para os dados na Tabela 15.2, o número de casos expostos, A_1, é igual a 630, ao passo que o valor esperado e a variância de A_1 sob a hipótese nula são vistos a partir da Tabela 15.4 como sendo $E = 595{,}2$ e $V = 110{,}1$. Então,

$$\chi_{\text{escore}} = \frac{630 - 595{,}2}{(110{,}1)^{1/2}} = 3{,}3$$

que corresponde a um valor *P* caudal superior de 0,0005.

Valores *P* para dados de contagem pura estratificados

A extensão do teste de escores não estratificado para dados de contagem pura para tabelas 2 × 2 estratificadas é análoga à extensão do teste de escores não estratificado para dados de pessoa-tempo. Como antes, as contribuições para cada um dos três componentes da estatística do teste (o número de casos expostos, a esperança e a variância para o número de casos expostos) são derivadas separadamente para cada estrato, e então somadas ao longo dos estratos. Assumindo que todas as marginais do estrato são fixas, a esperança e a variância para o número de casos expostos sob a hipótese nula ($RC = 1$) são

$$E = E(A_{1+} \mid RC = 1) = \sum_i \frac{M_{1i} N_{1i}}{N_{+i}}$$

e

$$V = \text{Var}(A_{+1} \mid RC = 1) = \sum_i \frac{M_{1i} M_{0i} N_{1i} N_{0i}}{N_{+i}^2 (N_{+i} - 1)}$$

E e V geram a estatística escore

$$\chi_{\text{escore}} = \frac{A_{1+} - E}{V^{1/2}} \qquad [15.26]$$

Essa estatística do teste, derivada primeiramente por Cochran (1954) e modificada mais tarde por Mantel e Haenszel (1959) para a fórmula apresentada, é conhecida agora como a estatística de Mantel-Haenszel e tem sido largamente utilizada em epidemiologia e em outros campos. A estatística de Mantel-Haenszel é válida com dados esparsos, mas requer números "grandes" no geral. Os requisitos precisos são bastante complexos (Mantel e Fleiss, 1980) e por isso não são dados aqui, mas implicam que os métodos para pequenas amostras devam ser usados se algum dos totais brutos (A_{1+}, A_{0+}, B_{1+}, B_{0+}) ou de seus valores esperados sob a hipótese nula (E, $M_1 + -E$, $N_{1+} - E$, $N_{0+} - M_{1+} + E$) forem menores que 5, e em algumas outras situações.

Considere o valor P para a hipótese de nenhuma associação entre tolbutamida e morte, usando-se os dados da Tabela 15.1 e a estatística de Mantel-Haenszel. O número de casos expostos A_{1+}, onde "expostos" indica terapia com tolbutamida, é igual a $8 + 22 = 30$. O valor esperado e a variância de A_1 sob a hipótese nula são

$$E = \frac{(106)(13)}{226} + \frac{(98)(38)}{183} = 6{,}10 + 20{,}35 = 26{,}45$$

$$V = \frac{(106)(120)(13)(213)}{(226)^2(225)} + \frac{(98)(85)(38)(145)}{(183)^2(182)} = 3{,}06 + 7{,}53 = 10{,}60$$

de modo que a estatística é

$$\chi_{\text{escore}} = \frac{30 - 26{,}45}{(10{,}60)^{1/2}} = 1{,}09$$

que dá um valor P caudal inferior de 0,86 ou um valor P bilateral de 0,28. (Posto que a tolbutamida estivesse sendo estudada como preventiva das complicações de diabete, esperava-se que os afastamentos do valor de nulidade ocorressem, na direção de prevenir a morte. Portanto, a hipótese nula unilateral relevante é que não há associação inversa, a qual é testada pelo valor P caudal inferior.)

Considere novamente os dados de espermicida e síndrome de Down na Tabela 15.5. A estatística (escore) de Mantel-Haenszel é 2,41, com um valor P caudal superior de 0,008, o qual não está próximo do valor mid-P caudal superior de 0,023. Essa discrepância reflete o fato de que o tamanho da amostra é pequeno demais (apenas quatro casos expostos) para que o valor P de Mantel-Haenszel se aproxime do valor mid-P.

TESTANDO HOMOGENEIDADE

A fórmula geral de uma estatística de Wald para testar a hipótese de que uma medida U é homogênea ao longo dos estratos é

$$\chi^2_{\text{Wald}} = \sum_i \frac{(\hat{U}_i - \hat{U})^2}{\hat{V}_i}$$

onde $\hat{U}_i$ é a EMV específica por estrato da medida, $\hat{V}_i$ é a variância estimada de $\hat{U}_i$ e $\hat{U}$ é a EMV do valor homogêneo (comum) hipotético da medida. A estatística de homogeneidade terá uma distribuição χ^2 com graus de liberdade um menos o número de estratos, se as verdadeiras medidas U_i forem homogêneas ao longo dos estratos. Assim, um valor P para a hipótese de homogeneidade pode ser obtido consultando-se a estatística em uma tabela de χ^2. As estimativas específicas por estrato $\hat{U}_i$ podem ser ajustadas para outros fatores além do modificador em estudo. Por exemplo, podemos testar a homogeneidade ao longo dos estratos etários enquanto ajustando para o sexo, de modo que i varia ao longo dos estratos de idade; então, $\hat{U}_i$ é a EMV obtida pela estratificação para sexo dentro do estrato i de idade e $\hat{U}$ é a EMV geral obtida pela estratificação por idade e por sexo.

Um cuidado importante no uso de χ^2_{Wald} é que, para medidas de razão, U deve ser tomada como sendo o *logaritmo* da razão. A substituição do logaritmo da taxa ou da razão de chances de Mantel-Haenszel, pelo logaritmo da EMV correspondente, embora não necessariamente correta, normalmente fará pouca diferença no resultado. Entretanto, se U é uma taxa ou uma diferença de riscos, ou uma razão de riscos, *não* se deve usar a estimativa de Mantel-Haenszel no lugar de uma EMV, pois invalidaria a estatística.

Considere novamente os dados da tolbutamida na Tabela 15.1. Aplicando-se as fórmulas não estratificadas do Capítulo 14 a cada estrato etário, obtém-se

Estrato 1: $\widehat{RR}_1 = 1{,}81$, $\widehat{\text{Var}}[\ln(\widehat{RR}_1)] = 0{,}3072$.
Estrato 2: $\widehat{RR}_2 = 1{,}19$, $\widehat{\text{Var}}[\ln(\widehat{RR}_2)] = 0{,}0860$.

Anteriormente, mencionamos que a EMV de uma RR comum para esses dados é 1,31. Assim,

$$\chi^2_{\text{Wald}} = \frac{[\ln(1{,}81) - \ln(1{,}31)]^2}{0{,}3072} + \frac{[\ln(1{,}19) - \ln(1{,}31)]^2}{0{,}0860} = 0{,}45$$

Visto que só há dois estratos, essa estatística tem $2 - 1 = 1$ grau de liberdade e gera um valor P de 0,50. Assim, os dados são compatíveis com a hipótese de homogeneidade da razão de riscos. Repetindo o processo para a diferença de riscos, obtemos

Estrato 1: $\widehat{DR}_1 = 0{,}034$, $\widehat{\text{Var}}(\widehat{DR}_1) = 0{,}0010$.
Estrato 2: $\widehat{DR}_2 = 0{,}036$, $\widehat{\text{Var}}(\widehat{DR}_2) = 0{,}0036$.

Posto que a EMV de uma DR comum é 0,034, obtemos

$$\chi^2_{\text{Wald}} = \frac{(0{,}034 - 0{,}034)^2}{0{,}0010} + \frac{(0{,}036 - 0{,}034)^2}{0{,}0036} = 0{,}001$$

com um grau de liberdade, o que gera $P = 1{,}00$. Assim, como é evidente pelas estimativas pontual, os mesmos dados são quase perfeitamente compatíveis com a hipótese de homogeneidade da diferença de riscos.

Conforme mencionado, se tanto a exposição quanto as variáveis de estratificação, são fatores de risco, então no máximo uma dentre razão de riscos e diferença de riscos pode ser homogênea. Assim, se houver alguma associação específica por estrato de tolbutamida com morte, pelo menos uma das hipóteses de homogeneidade apresentadas *deve* estar errada. Entretanto, os testes não rejeitam qualquer das hipóteses. Esse resultado reflete um problema geral dos testes de homogeneidade mencionado anteriormente. Os testes-padrão de homogeneidade têm poder muito baixo nas situações epidemiológicas típicas. Isto é, frequentemente há somente uma pequena probabilidade de que eles rejeitem a homogeneidade, mesmo que haja heterogeneidade (Breslow e Day, 1980; Greenland, 1983). Quando há mais de dois estratos, é possível, muitas vezes, usar testes mais poderosos, que utilizam a ordenação dos estratos no que diz respeito às variáveis de estratificação. Tais testes são descritos mais facilmente no contexto de verificar termos de produto em modelos de regressão (Caps. 20 e 21).

Mesmo com tais testes aprimorados, deve-se ter sempre em mente que um valor P alto de um teste de homogeneidade não demonstra que uma medida é homogênea; significa apenas que não foi detectada heterogeneidade. Quando é detectada heterogeneidade, normalmente é melhor apresentar e discutir estimativas específicas por estrato. Contudo, os sumários padronizados (ao contrário dos sumários que pressupõem homogeneidade) retêm interpretações válidas e podem ser usados como medidas de efeito da população (Miettinen, 1972; Greenland, 1982b).

Considere novamente os dados sobre morte coronariana e fumo na Tabela 15.2. Testaremos a homogeneidade da razão de taxas usando a estimativa de Mantel-Haenszel. Visto que as variâncias das estimativas do logaritmo da razão de taxas específica por estrato são $1/A_{1i} + 1/A_{0i}$ (Cap. 14), nossa estatística de teste é

$$\chi^2_{\text{Wald}} = \sum_i \frac{[\ln(\widehat{RI}_i) - \ln(\widehat{RI}_{\text{MH}})]^2}{1/A_{1i} + 1/A_{0i}}$$

$$= \frac{\ln[(6,1/1,1) - \ln(1,42)]^2}{1/32 + 1/2} + \cdots + \frac{[\ln(191,8/212,0) - \ln(1,42)]^2}{1/102 + 1/31} = 10,41$$

Como há cinco estratos etários, essa estatística tem 5 – 1 = 4 graus de liberdade, o que gera um valor P de 0,03. Assim, parece que a homogeneidade da razão de taxas não é uma boa suposição para se analisar os dados. Parece, também, que a tendência de declínio das razões vista na Tabela 15.2 deve ser levada em consideração na análise e na apresentação dos resultados. Para uma tendência simples, tal como aquela da Tabela 15.2, uma análise de regressão pode oferecer o sumário completo mais parcimonioso, embora a RMP estimada de 1,43 permaneça um sumário válido (ainda que incompleto).

A maioria dos programas de computador para análise estratificada fornece um teste aproximado de homogeneidade, tal como um teste de Wald, teste de escores ou teste de razão de verossimilhanças; alguns pacotes, tais como StatXact (Cytel, 2006), podem fornecer um valor P de homogeneidade exato, se os números não forem grandes demais. Testes para interação qualitativa (inversão de associação) também têm sido desenvolvidos (Gail e Simon, 1985).

Exceto pelos testes exatos, os testes básicos de homogeneidade requerem que os números do estudo sejam grandes dentro dos estratos. É possível aplicar os critérios de tamanho de amostra dados no Capítulo 14 estrato por estrato, para determinar se as estimativas de máxima verossimilhança não condicional e os testes de homogeneidade não condicional podem ser aplicados validamente a dados estratificados. Por exemplo, se cada estrato for grande o bastante para a estimação válida da razão de taxas específica por estrato, o teste de Wald de homogeneidade da razão de taxas também será, normalmente, aproximadamente válido. O critério estrato por estrato provavelmente é mais estrito que o necessário para testes de homogeneidade de escores e de razão de verossimilhanças. Entretanto, se o critério não for satisfeito, é improvável que algum dos testes de homogeneidade padrão gerasse um valor P pequeno, e, assim, é improvável que o uso de um teste exato altere as inferências.

DADOS DE CASO-COORTE

Como para dados de caso-coorte não estratificados (Cap. 14), pode-se estimar uma razão de chances homogênea e calcular um valor P a partir de dados de caso-coorte, simplesmente pela combinação de todos os casos juntos (vindos da amostra de casos ou da amostra de coorte), e então analisar os dados como se fossem dados de caso-controle. Para estimação da razão de riscos entretanto, devemos distinguir casos que não são controles (i.e., que não são parte da amostra de coorte) e casos que são controles (i.e., que fazem parte da amostra de coorte). Nós usaremos a notação na Tabela 15.6 para representar um estrato no estudo.

Deixemos, também, que

$A_{1i} = A_{11i} + A_{10i}$ = casos expostos no estrato i
$A_{0i} = A_{01i} + A_{00i}$ = casos não expostos no estrato i
$M_{1i} = A_{1i} + A_{0i}$ = total de casos no estrato i

TABELA 15.6
Notação para um estrato em um estudo de caso-coorte

	Expostos	Não expostos	Total
Caso, não controle	A_{11i}	A_{01i}	M_{11i}
Caso e controle	A_{10i}	A_{00i}	M_{10i}
Não caso controle	B_{1i}	B_{0i}	M_{0i}
Total	N_{1i}	N_{0i}	N_{+i}

$C_{1i} = A_{10i} + B_{1i} =$ controles expostos no estrato i
$C_{0i} = A_{00i} + B_{0i} =$ controles não expostos no estrato i

Um estimador de razão de riscos de Mantel-Haenszel para dados de caso controle é, então

$$\widehat{RR}_{MH} = \frac{\sum_i A_{1i} C_{0i}/N_{+i}}{\sum_i A_{0i} C_{1i}/N_{+i}} \quad [15.27]$$

(Greenland, 1986c). Um estimador da variância para o logaritmo de $\widehat{RR}_{MH}$ é

$$\widehat{Var}[\ln(\widehat{RR}_{MH})] = \frac{(A_{01i} + B_{0i})A_{1i}C_{1i} + (A_{11i} + B_{1i})A_{0i}C_{0i} + A_{11i}B_{0i} + A_{01i}B_{1i}]/N_{+i}^2}{\left(\sum_i A_{1i}C_{0i}/N_{+i}\right)\left(\sum_i A_{0i}C_{1i}/N_{-i}\right)}$$

[15.28]

(Sato, 1992a). Como os outros estimadores de Mantel-Haenszel, ambos estimadores são válidos para dados esparsos, mas requerem números adequados de sujeitos contribuindo para a estimativa de cada combinação exposição-doença. A variância do estimador da razão de riscos $\widehat{RR}_{MH}$ pode ser reduzida pela substituição de N_{+i} por $C_i = C_{1i} + C_{0i}$ em tudo (inclusive a fórmula de variância), mas então o estimador não mais será válido para dados esparsos.

A análise de máxima verossimilhança de dados de caso-coorte também é factível (Sato, 1992b), porém, como em outros delineamentos, as EMV requerem computação iterativa, e a EMV da razão de riscos não será válida para dados esparsos.

DADOS EM DOIS ESTÁGIOS

Em um estudo em dois estágios (duas fases), o *status* de exposição e doença de uma coorte de estudo inteira é conhecido, de modo que uma análise bruta (não estratificada) pode ser computada para toda a coorte, mas os dados sobre outras variáveis são obtidos somente em subamostras de cada uma das quatro casos de exposição-doença (Cap. 8). Análise de máxima verossimilhança de dados em dois estágios é possível, mas um tanto complexa (Breslow e Holubkov, 1997ab). Focaremos aqui métodos levemente menos eficientes, porém muito mais simples.

Sejam A_1^*, A_0^*, B_1^* e B_0^* os números de casos expostos e de não expostos, e de não casos expostos e não expostos, na coorte *inteira*. Suponha que subamostras aleatórias simples de tamanho A_{1+}, A_{0+}, B_{1+}, e B_{0+} sejam selecionadas das quatro casos da coorte A_1^*, A_0^*, B_1^* e B_0^* e que obtenhamos informações sobre covariáveis somente para os sujeitos nessas subamostras. As estimativas dos números e das medidas da coorte completa, específicas por estrato, são, então

$$\hat{A}_{1i}^* = A_{1i}(A_1^*/A_{1+}) \quad \hat{A}_{0i}^* = A_{0i}(A_0^*/A_{0+})$$
$$\hat{B}_{1i}^* = B_{1i}(B_1^*/B_{1+}) \quad \hat{B}_{0i}^* = B_{0i}(B_0^*/B_{0+})$$
$$\hat{N}_{1i}^* = \hat{A}_{1i}^* + \hat{B}_{1i}^* \quad \hat{N}_{0i}^* = \hat{A}_{0i}^* + \hat{B}_{0i}^*$$
$$\hat{R}_{1i} = \hat{A}_{1i}^*/\hat{N}_{1i}^* \quad \hat{R}_{0i} = \hat{A}_{0i}^*/\hat{N}_{0i}^*$$
$$\widehat{DR}_i = \hat{R}_{1i} - \hat{R}_{0i} \quad \widehat{RR}_i = \hat{R}_{1i}/\hat{R}_{0i}$$

e

$$\widehat{RC}_i = \hat{A}_{1i}^* \hat{B}_{0i}^* / \hat{A}_{0i}^* \hat{B}_{0i}^*$$

Fórmulas de variância geral para estimadores de dois estágios são muito mais complicadas do que aquelas fornecidas anteriormente para dados de coorte não amostrados. Daremos apenas fórmulas aproximadas simples para estimar razões de chances, sob a condição de que os tamanhos das subamostras sejam fixados pelo delineamento. Deixemos que F seja a razão de chances bruta para a coorte total dividida pela razão de chances bruta para a amostra:

$$F = \frac{(A_{0+}/A_0^*)(B_{1+}/B_1^*)}{(A_{1+}/A_1^*)(B_{0+}/B_0^*)} = \frac{A_1^* B_0^*}{A_0^* B_1^*} \left(\frac{A_{1+} B_{0+}}{A_{0+} B_{1+}} \right)^{-1} \quad [15.29]$$

Então, o estimador de razão de chances específico por estrato dado anteriormente pode ser reescrito

$$\widehat{RC}_i = F A_{1i} B_{0i} / A_{0i} B_{1i}$$

De modo semelhante, o estimador de Mantel-Haenszel da razão de chances homogênea para os dados de dois estágios é

$$\widehat{RC}_{MH} = F \frac{\sum_i A_{1i} B_{0i}/N_{+i}}{\sum_i A_{0i} B_{1i}/N_{+i}} \quad [15.30]$$

onde N_{+i} representam o número real de sujeitos amostrados específicos por estrato (Walker, 1982a). Um estimador aproximado da variância para o $\ln(\widehat{RC}_{MH})$ pode ser calculado subtraindo-se

$$1/A_{1+} + 1/A_{0+} + 1/B_{1+} + 1/B_{0+} - 1/A_1^* - 1/A_0^* - 1/B_1^* - 1/B_0^*$$

do estimador da variância usual de Mantel-Haenszel dado na fórmula 15.24; essa correção da variância foi derivada originalmente para o estimador dado por Cain e Breslow (1988).

White (1982b) dá estimadores pontual e de variância para uma razão de chances homogênea e para testes de homogeneidade, para a situação em que as frações de amostragem são aleatórias. Infelizmente, tais estimadores e testes não são válidos com dados esparsos. É possível modificar a estatística usual (de escores) de Mantel-Haenszel para aplicá-la a dados de dois estágios, mas as fórmulas da esperança e variância para A_{1+} sob a hipótese nula quando $F \neq 1$, são complexas. Para simplicidade, Walker (1982a) e White (1982b) recomendam usar uma estatística de Wald. Por exemplo, pode-se usar

$$\chi_{Wald} = \frac{\ln(\widehat{RC}_{MH})}{\widehat{Var}[\ln(\widehat{RC}_{MH})]^{1/2}} \quad [15.31]$$

Essa é uma estatística aproximadamente normal para testar a hipótese de que não há associação específica por estrato de exposição e doença; é levemente menos poderosa do que a estatística de Mantel-Haenszel modificada.

CAPÍTULO 16

Aplicações dos métodos de análise estratificada

Sander Greenland

Análise de dados de estudos pareados 335
  Análise de dados de coorte pareados 337
  Análise de dados de caso-controle
    pareados 339
**Análise de caso-cruzado e outros
delineamentos somente de casos** 341
Análise básica de sobrevida 342
  Estimação do risco 343
  Estimação do tempo médio de sobrevida 347
  Comparação de taxas ao longo do tempo 348

Estimação da fração atribuível 349
  Estimativas ajustadas de fração atribuível 349
  Fração etiológica e probabilidade de
    causação 351
Análises de interações biológicas 352
  Interação biológica e condições de
    aditividade 352
  Limitações de inferências estatísticas sobre
    interações 354
Análises de períodos de indução 355

E ste capítulo descreve como aplicar métodos estratificados básicos a análises de dados pareados, a médias de riscos e tempos de incidência em dados de coorte censurados (comumente conhecidos como análise de sobrevida ou análise de tempo de falha), a frações atribuíveis e a interações biológicas. Também discute problemas fundamentais em análises de frações atribuíveis e etiológicas, de interações biológicas e de períodos de indução. As seções principais são independentes umas das outras e, assim, podem ser lidas em qualquer ordem.

ANÁLISE DE DADOS DE ESTUDOS PAREADOS

A análise de dados pareados envolve os mesmos métodos estatísticos usados para dados não pareados. Embora vários livros apresentem técnicas especiais de "dados pareados", tais técnicas são apenas casos especiais de métodos estratificados gerais para dados esparsos. A natureza uniformemente equilibrada de covariáveis pareadas, contudo, pode resultar em grandes simplificações de fórmulas mais gerais, especialmente quando os dados são pareados. Ilustraremos essa simplificação mostrando como as fórmulas gerais de Mantel-Haenszel, introduzidas no Capítulo 15, são reduzidas a fórmulas simples de análise pareada.

Com os recursos modernos de computação, há pouca necessidade prática de se considerar outras simplificações (p. ex., para dados pareados com controles múltiplos). Em vez disso, uma abordagem geral para os dados pareados como dados estratificados pode ser utilizada. Há, entretanto, uma diretriz importante a seguir em tal abordagem: cada categoria de pareamento deve ser tratada como um estrato único, pelo menos nas fases iniciais de análise. Exceções só ocorrem se puder ser demonstrado que tal estratificação detalhada não faz diferença nos resultados do estudo. Por exemplo, suponha que os sujeitos tenham sido pareados por sexo (dois níveis) e por idade em quatro categorias de 5 anos, da idade de 60 a 64 anos, 65 a 69 anos, 70 a 74 anos e 75 a 79 anos. Para levar em conta totalmente a natureza pareada da seleção de sujeitos, é necessário estratificar para, pelo menos, os oito estratos de pareamento composto, formados por cada combinação de categoria sexo-idade. Em particular, categorias de idade mais amplas não são suficientes para remover o viés de seleção introduzido pelo pareamento.

Entretanto, qualquer estratificação que seja tão fina, ou mais, quanto aos critérios de pareamento originais, removerá o viés induzido pelo pareamento. Por exemplo, se houver dados suficientes, poderiam ser usados estratos de 1 ano de idade, com pareamento por categoria de 5 anos de idade; essa estratificação adicional ajustará para algum confundimento residual de idade dentro dos estratos de pareamento originais de 5 anos. Poderiam ser incluídas também variáveis não pareadas no processo de estratificação. A limitação de tais extensões é que muitos estratos poderiam acabar tendo um só sujeito e, assim, contribuir em nada para o processo de estimação. Por esse motivo, muitos analistas voltam-se para métodos de modelagem "pareada", tais como regressão logística condicional, que permitem o uso de termos de regressão para controlar confundimento residual (o confundimento remanescente depois da estratificação para os fatores de pareamento). Esses métodos de regressão pareada são apenas casos especiais de métodos de modelagem geral para dados esparsos, que serão discutidos no Capítulo 21. Em algumas situações, pode ser possível, em vez disso, usar os fatores de pareamento como preditores, em um modelo comum. Contudo, esse uso pode levar a viés, se os fatores forem contínuos e forem tratados como tal, em vez de serem categorizados para refletir o protocolo de pareamento (Greenland, 1986a, 1997a).

Às vezes é preciso cuidado ao determinar o que constitui estratificação suficiente pelos fatores de pareamento. Nem sempre é necessário, e pode ser ineficiente, reter o pareamento original feito na seleção de sujeitos (Brookmeyer et al., 1986). Por exemplo, se dois casos e seus controles pareados têm todos valores idênticos para os fatores de pareamento (p. ex., todos os quatro sujeitos têm a mesma idade, o mesmo sexo e a mesma vizinhança), então, combinar esses sujeitos em um estrato único produzirá um estimador com variância mais baixa e validade não menor do que aquela produzida por uma análise em que os dois pares são mantidos separados. Outra vantagem de combinar conjuntos pareados com valores de pareamento idênticos é poder eliminar a "perda dupla" de sujeitos. Quando um membro de um par tem dados faltantes, seu par correspondente será ignorado por qualquer método de análise pareada que requeira a informação faltante. Se, no entanto, o par comparado pertencer a um estrato maior, o par correspondente pode ser mantido como parte daquele estrato.

Se uma variável contínua é pareada usando intervalos calibradores em vez de categorias fixas, alguma ambiguidade pode surgir na determinação dos estratos apropriados para análise, e uma pequena quantidade de viés pode ser inevitável, independentemente da análise usada (Austin et al., 1989). Por exemplo, o pareamento por "idade ± 2 anos" poderia gerar dois pares de caso-controle: um com caso de idade de 65 e controle pareado com idade de 63, e o outro com um caso de 63 anos e um controle pareado de 61. Entre esses quatro sujeitos, o primeiro controle e o segundo caso representam a melhor comparação por idade e deveriam estar no mesmo estrato. Contudo, combinar todos os quatro sujeitos no mesmo estrato etário de 61-65 anos gerará uma faixa de idade de 4 anos para o estrato, duas vezes aquela especificada pelo raio do calibrador de 2 anos. Uma abordagem conservadora é formar estratos não mais amplos do que o raio calibrador, mas isso poderia produzir estratos com apenas um sujeito de um par. Um resultado mais acurado provavelmente será obtido pelo uso de um estimador levemente viesado, porém menos variável, baseado em categorias mais amplas (tais como categorias de 4 ou mesmo 5 anos). Em geral, contudo, não há um modo melhor sem ambiguidade para analisar dados pareados por calibrador, por causa do viés inerente a tal pareamento (Austin, et al., 1989). Vemos essa ambiguidade como sendo uma razão menor, embora prática, para preferir o pareamento por categoria fixa ao pareamento por calibrador.

Para resumir, a validade da estimativa de razão de chances em um estudo de caso-controle pareado pode requerer que se estratifique para quaisquer fatores de pareamento relacionados com a exposição, pelo menos com tanto detalhe quanto o usado para o pareamento. Em contraste, o controle de fatores de pareamento não é necessário para a validade de estimativas pontuais da diferença de riscos, ou de razão de riscos, em um estudo de coorte. Entretanto, a estratificação por fatores de risco pareados é, em princípio, necessária em estudos de coorte, porque o pareamento por fatores de risco afeta a *variância* (e, por conseguinte, os limites de confiança) da diferença de riscos e dos estimadores de razão. Esse efeito de pareamento é levado em conta pela estratificação para os fatores de pareamento (Greenland e Robins, 1985b; Weinberg, 1985).

O restante desta seção ilustra algumas fórmulas especiais que se aplicam quando cada estrato contém um par de sujeitos emparelhado.

Análise de dados de coorte pareados

Suponha que a estratificação de uma coorte gere P pares singularmente emparelhados de sujeitos expostos e de não expostos. Cada estrato (par) pode ser então apenas um de quatro tipos possíveis.

1. Tanto expostos como não expostos contraem a doença, de modo que (na notação do Cap. 15) $A_{1i} = A_{0i} = 1$, $B_{1i} = B_{0i} = 0$.
2. Os expostos contraem a doença, mas os não expostos não, de modo que $A_{1i} = B_{0i} = 1$, $A_{0i} = B_{1i} = 0$.
3. Os não expostos contraem a doença, mas os expostos não, de modo que $A_{1i} = B_{0i} = 0$, $A_{0i} = B_{1i} = 1$.
4. Nem os expostos, nem os não expostos, contraem a doença, de modo que $A_{1i} = A_{0i} = 0$, $B_{1i} = B_{0i} = 1$.

Observe que, em cada estrato, $N_{1i} = N_{0i} = 1$, assim, $N_{+i} = N_{1i} + N_{0i} = 2$. Podemos sumarizar os quatro tipos de estratos em uma *tabela pareada* de coorte, dada em um formato geral na Tabela 16.1.

Nessa notação, há T, U, V e W estratos (ou pares) de tipos 1, 2, 3 e 4, respectivamente. Lembre-se do Capítulo 15, no qual o estimador de Mantel-Haenszel de uma razão de riscos comum é

$$\widehat{RR}_{MH} = \frac{\sum_i A_{1i} N_{0i}/N_{+i}}{\sum_i A_{0i} N_{1i}/N_{+i}} \qquad [16.1]$$

Os pares T tipo 1 e U tipo 2 têm $A_{1i} = 1$, portanto têm $A_{1i}N_{0i}/N_{+i} = \tfrac{1}{2}$, ao passo que os pares V tipo 3 e W tipo 4 têm $A_{1i} = 0$, portanto têm $A_{1i}N_{0i}/N_{+i} = 0$. Similarmente, os pares T tipo 1 e V tipo 3 têm $A_{0i} = 1$, portanto têm $A_{0i}N_{1i}/N_{+i} = \tfrac{1}{2}$, enquanto que os pares U tipo 2 e W tipo 4 têm $A_{0i} = 0$, portanto têm $A_{0i}N_{1i}/N_{+i} = 0$. Por conseguinte, a razão de riscos de Mantel-Haenszel (equação 16.1) é simplificada para

$$\widehat{RR}_{MH} = \frac{(T+U)/2}{(T+V)/2} = \frac{T+U}{T+V} \qquad [16.2]$$

TABELA 16.1

Formato geral para dados de coorte pareados singularmente

		Membro de par não exposto		
		Com doença	Sem doença	Totais expostos
Membro de par exposto	Com doença	T	U	$T+U$
	Sem doença	V	W	$V+W$
	Totais de não expostos	$T+V$	$U+W$	P

Note que $T + U$ e $T + V$ são apenas os números totais (brutos) de casos expostos e de não expostos. Posto que há P pares, há exatamente um total de P sujeitos expostos e de P não expostos. Consequentemente, a razão de riscos bruta é

$$\frac{(T+U)/2}{(T+V)/2} = \frac{T+U}{T+V}$$

igual à razão de riscos de Mantel-Haenszel. Essa igualdade ilustra como o pareamento em um estudo de coorte previne o confundimento pelos fatores de pareamento se não ocorrer perda do seguimento.

Em uma maneira análoga à que acabamos de mostrar, a fórmula 15.22 para a variância estimada de $\ln(\widehat{RR}_{MH})$ é simplificada para

$$\frac{U+V}{(T+U)(T+V)} \qquad [16.3]$$

Em contraste, o estimador de variância bruta é

$$\frac{1}{T+U} + \frac{1}{T+V} - \frac{2}{P} = \frac{2T+U+V}{(T+U)(T+V)} - \frac{2}{P}$$

$$= \frac{2T}{(T+U)(T+V)} + \frac{U+V}{(T+U)(T+V)} - \frac{2}{P} \qquad [16.4]$$

Essa quantidade é maior do que aquela apresentada na fórmula 16.3 se os desfechos de pares forem positivamente associados, isto é, se $TW > UV$, como é o caso normalmente. Nesse caso, o estimador de variância bruta é viesado para cima para os dados pareados, muito embora o estimador pontual bruto não seja viesado.

Embora omitamos os detalhes, pode-se mostrar de modo semelhante que a diferença de riscos de Mantel-Haenszel para os pares emparelhados é simplificada para a diferença de riscos bruta,

$$\frac{T+U}{P} - \frac{T+V}{P} = \frac{U-V}{P} \qquad [16.5]$$

mas a estimativa de variância de Mantel-Haenszel (correta) é menor do que a estimativa de variância bruta se $TW > UV$. A razão de chances de Mantel-Haenszel é reduzida para um formato ainda mais simples para dados de coorte pareados: ela iguala U/V, a razão de pares discordantes. Mostraremos mais tarde que o mesmo tipo de simplificação ocorre para os dados de caso-controle pareados.

Outra simplificação interessante ocorre para a estatística de Mantel-Haenszel. Lembre-se de que ela é igual a

$$\chi_{\text{escore}} = \frac{A_{1+} - E}{V^{1/2}} \qquad [16.6]$$

onde $A_{1+} = \sum_i {}_1 A_{1i}$, $E = \sum_i {}_1 M_{1i} N_{1i}/N_{+i}$, e $V = \sum_i {}_1 M_{1i} M_{0i} N_{1i} N_{0i}/N_{+i}^2 (N_{+i} - 1)$. Para os pares tipo 1, $M_{1i} = 2$, $M_{0i} = 0$; para os pares tipo 2 e tipo 3, $M_{1i} = M_{0i} = 1$; e para os pares tipo 4, $M_{1i} = 0$, $M_{0i} = 2$. Depois de substituir esses valores conforme apropriado e de usar $N_{1i} = N_{0i} = 1$, $N_{+i} = 2$, achamos que $A_{1+} = T + U$ (como antes), $E = (2T + U + V)/2$ e $V = (U + V)/4$. Assim, para pares

$$\chi_{\text{escore}} = \frac{T+U - (2T+U+V)/2}{[(U+V)/4]^{1/2}} = \frac{U-V}{(U+V)^{1/2}} \qquad [16.7]$$

Essa expressão é melhor conhecida como a estatística de McNemar (McNemar, 1947) e tem sido uma viga mestra da análise de dados pareados. Sob a hipótese nula de nenhuma associação exposição-doença, ela tem uma distribuição aproximadamente normal, com média 0 e desvio-padrão (DP) 1. A estatística de teste calculada a partir da tabela bruta não é simplificada para essa fórmula.

Um fato útil sobre a razão de riscos de coorte pareada e sobre a estatística de teste é que elas não dependem de quaisquer conjuntos pareados sem doença. Esse fato implica que se podem estimar razões de riscos de uma população usando apenas dados de vigilância de casos (registro populacional), contanto que os dados sejam pareados naturalmente e que o *status* de exposição dos casos e de seus pares possa ser verificado. Exemplos de tais conjuntos pareados naturalmente incluem gêmeos, irmãos, cônjuges e ocupantes de veículos. Como uma ilustração, considere o problema de estimar a razão de riscos comparando fatalidades por acidentes entre pilotos e passageiros de motocicletas. O Fatal Accident Reporting System (FARS) (= Sistema de Notificação de Acidentes Fatais) da U.S. National Highway Safety Administration (Administração da Segurança nas Rodovias Nacionais dos EUA) tenta registrar todos os acidentes por veículo a motor nos Estados Unidos com relato de fatalidade e obtém dados básicos sobre os acidentes e sobre as pessoas envolvidas. Evans e Frick (1988) relataram, a partir desses dados, que, entre colisões de motocicleta com dois ocupantes, nas quais tanto o piloto como o passageiro eram do sexo masculino e nenhum dos dois usava capacete, em $T = 226$ ambos morreram, em $U = 546$ somente o piloto morreu e em $V = 378$ somente o passageiro faleceu. Visto que os acidentes sem fatalidade não são notificados ao FARS, não sabemos W = número de colisões com dois ocupantes, nas quais nenhum dos dois morreu. Entretanto, podemos estimar a razão de riscos de morte para pilotos *versus* passageiros como

$$\widehat{RR}_{MH} = (226 + 546)/(226 + 378) = 1,278$$

O logaritmo dessa razão tem um DP estimado de

$$\{(546 + 378)/[(226 + 546)(226 + 378)]\}^{1/2} = 0,0445$$

o que gera limites de 95% de

$$\exp[\ln(1,278) \pm 1,96(0,0445)] = 1,17; 1,39$$

A estatística de Mantel-Haenszel é

$$(546 - 378)/(546 + 378)^{1/2} = 5,53$$

o que gera $P < 0,0001$. Assim, em colisões de motocicleta nos Estados Unidos, nas quais ambos os passageiros são homens e nenhum dos dois usa capacete, parece que o piloto tem um risco de morte moderadamente mais alto do que o passageiro.

A análise básica de dados de coorte pareados pode prosseguir pela estratificação para os fatores de pareamento (e para outros fatores, se julgado necessário) e pelo emprego de métodos apropriados de análise estratificada. Contudo, alertamos que devem ser examinados os estratos visualmente e devem ser usados os métodos de dados esparsos (tais como métodos de Mantel-Haenszel), se a maioria dos numeradores dentro do estrato (A_{1i} e A_{0i}) for pequena. Se o número de casos expostos, ou o número de casos não expostos, for pequeno, métodos para pequenas amostras ("exatos") devem ser empregados. Como um guia grosseiro, "pequeno" pode ser tomado como "abaixo de 5".

Para análises de pessoa-tempo de dados de seguimento, as fórmulas de análise não são simplificadas tão extensamente como as fórmulas para dados de contagem, por isso não as apresentamos. De modo semelhante aos dados de contagem, dados de pessoa-tempo pareados podem ser analisados usando-se fórmulas comuns de análise estratificada.

Análise de dados de caso-controle pareados

Suponha que a estratificação de um conjunto de dados de caso-controle gere P pares de sujeitos caso e controle pareados singularmente. Então, cada estrato (par) pode ser somente um de quatro tipos possíveis:

1. Tanto o caso como o controle são expostos, de modo que (na notação do Cap. 15) $A_{1i} = B_{1i} = 1$, $A_{0i} = B_{0i} = 0$.
2. O caso é exposto, mas o controle não é, de modo que $A_{1i} = B_{0i} = 1$, $A_{0i} = B_{1i} = 0$.
3. O controle é exposto, mas o caso não é, de modo que $A_{1i} = B_{0i} = 0$, $A_{0i} = B_{1i} = 1$.
4. Nem o caso nem o controle são expostos, de modo que $A_{1i} = B_{1i} = 0$, $A_{0i} = B_{0i} = 1$.

Observe que, em cada estrato, $M_{1i} = M_{0i} = 1$ e $N_{+i} = M_{1i} + M_{0i} = 2$. Podemos sumarizar os quatro tipos de estratos em uma tabela pareada de caso-controle, dada em formato geral na Tabela 16.2. Nessa notação, há, respectivamente, T, U, V e W estratos (pares) de tipo 1, 2, 3 e 4 listados anteriormente.

Lembre-se do Capítulo 15, no qual o estimador de Mantel-Haenszel de uma razão de chances comum é

$$\widehat{RC}_{MH} = \frac{\sum_i A_{1i} B_{0i}/N_{+i}}{\sum_i A_{0i} B_{1i}/N_{+i}}. \qquad [16.8]$$

Os pares T tipo 1 e W tipo 4 têm $A_{1i}B_{0i}/N_{+i} = A_{0i}B_{1i}/N_{+i} = 0$ e, assim, contribuem nada para $\widehat{RC}_{MH}$. Os pares U tipo 2 têm $A_{1i}B_{0i}/N_{+i} = 1(1)/2 = ½$ e $A_{0i}B_{0i}/N_{+i} = 1(1)/2 = ½$ e $A_{0i}B_{1i}/N_{+i} = 0$, ao passo que os pares V tipo 3 têm $A_{1i}B_{0i}/N_{+i} = 0$ e $A_{0i}B_{1i}/N_{+i} = 1(1)/2 = ½$. Por conseguinte, a razão de chances de Mantel-Haenszel (equação 16.8) é simplificada para

$$\widehat{RC}_{MH} = \frac{U(1/2)}{V(1/2)} = \frac{U}{V} \qquad [16.9]$$

Essa fórmula pode ser reconhecida como o estimador de razão de chances pareado clássico (Kraus, 1960), que é a razão dos dois tipos de pares discordantes quanto à exposição. Ela é idêntica, também, ao estimador de máxima verossimilhança condicional (MVC) da razão de chances comum ao longo dos estratos (pares) (Breslow e Day, 1980). De modo semelhante, o estimador DP de Robins e coladoradores (1986b, c) para $\ln(\widehat{RC}_{MH})$, dado no Capítulo 15, é simplificado para $(1/U + 1V)^{1/2}$ para dados pareados. A última expressão é exatamente o estimador aproximado do PD usual para $\ln(U/V)$ (Breslow e Day, 1980). Finalmente, usando-se essencialmente a mesma derivação dada anteriormente para dados de coorte pareados, é possível demonstrar que a estatística de teste de Mantel-Haenszel aplicada a pares de caso-controle é simplificada para a estatística de McNemar $(U - V)/(U + V)^{1/2}$.

As contagens brutas obtidas por se ignorar o pareamento são $A_{1+} = T + U$, $A_{0+} = V + W$, $B_{1+} = T + V$, e $B_{0+} = U + W$. Assim a razão de chances bruta é

$$\widehat{RC}_c = \frac{(T + U)(U + W)}{(T + V)(V + W)}$$

TABELA 16.2

Formato geral para dados de caso-controle pareados singularmente

		Membro de par controle		
		Expostos	Não expostos	Totais de casos
Membro de par caso	Expostos	T	U	$T + U$
	Não expostos	V	W	$V + W$
	Totais de controles	$T + V$	$U + W$	P

O grau ao qual as exposições de caso e controle estão associadas pode ser mensurado pela diferença entre os produtos diagonais $TW - UV$. Essa quantidade é positiva se as exposições de caso e controle forem associadas positivamente e é negativa se elas forem associadas negativamente. Em geral, a razão de chances bruta $\widehat{RC}_c$ estará mais perto de 1,0 do que $\widehat{RC}_{MH}$ se as exposições de caso e controle forem associadas positivamente e estará mais longe de 1,0 do que $\widehat{RC}_{MH}$ se elas forem associadas negativamente. Tipicamente, esperamos que o pareamento faça casos e controles mais semelhantes quanto à exposição e que assim induza uma associação positiva das associações de casos e controles. Então, normalmente esperamos que a razão de chances bruta esteja mais próxima da nulidade (1,0) do que a razão de chances pareada. Contudo, exceções ocorrem.

Como uma ilustração dos pontos e das fórmulas apresentadas, consideramos dados de um estudo pareado de fatores de risco para pólipos adenomatosos do cólon (Witte et al., 1996). Nesse estudo, tanto casos como controles tinham sido submetidos ao rastreamento por sigmoidoscopia, e os controles foram pareados aos casos quanto à ocasião do rastreamento (categorias de 3 meses), clínica (duas clínicas), por idade (50 a 54 anos, 55 a 59 anos, 60 a 64 anos, 65 a 69 anos, 70 ou + anos; idade máxima 76 anos) e por sexo. De interesse principal é o possível efeito do baixo consumo de frutas e verduras; aqui, baixo consumo (exposição) é definido como duas ou menos porções por dia. Houve $U = 45$ pares em que o caso, mas não o controle, relatou consumo baixo, e $V = 24$ pares em que o controle, mas não o caso, relatou baixo consumo. Assim, a razão de chances de Mantel-Haenszel é $45/24 = 1,875$, cujo logaritmo tem um erro padrão estimado de $(1/45 + 1/24)^{1/2} = 0,253$. Esses resulados geram limites de 95% de

$$\exp[\ln(1,875) \pm 1,96(0,253)] = 1,14;\ 3,08$$

A estatística de teste de McNemar (Mantel-Haenszel) é $(45 - 24)/(45 + 24)^{1/2} = 2,53$, $P = 0,011$. Esses resultados podem ser contrastados com aqueles obtidos a partir dos dados brutos. Em $T = 4$ pares, tanto caso como controle relataram baixo consumo, ao passo que em $W = 415$ pares ninguém o relatou. As contagens brutas são, assim, $A_{1+} = 4 + 45 = 49$, $A_{0+} = 24 + 415 = 439$, $B_{1+} = 4 + 24 = 28$, e $B_{0+} = 415 + 45 = 460$, o que gera uma razão de chances bruta de 1,83 com limites de 95% de 1,13 e 2,97, e uma estatística χ_{escore} de 2,49, $P = 0,013$. Esses valores são muito semelhantes aos resultados pareados, indicando que os fatores de pareamento não eram relacionados proximamente com a exposição (baixo consumo).

Muitos autores têm notado, com algum desconforto, que o estimador pareado U/V não utiliza os pares concordantes $T + W$ (os quais compõem, frequentemente, a maioria dos pares. É possível derivar estimadores de razão de chances que fazem uso dos pares concordantes e que, em consequência, têm variância menor do que U/V (Kalish, 1990). O ônus dessa redução de variância é a introdução de algum viés, embora se considere que vale a pena o viés em troca do ganho em acurácia oferecido pela redução de variância. Posto que as fórmulas para esses estimadores não são simples, não as apresentamos aqui.

Para dados de caso-controle pareados mais complexos, a análise pode prosseguir pela estratificação para os fatores de pareamento, empregando métodos apropriados de análise estratificada. Como sempre, entretanto, devem ser examinados os estratos e devem ser usados os métodos de dados esparsos (tais como Mantel-Haenszel ou máxima verossimilhança condicional) se as contagens de casos ou controles dentro de estrato forem pequenas. Se os números totais de casos e controles expostos e não expostos também forem pequenos, métodos (exatos) para pequenas amostras devem ser usados.

ANÁLISE DE CASO-CRUZADO E OUTROS DELINEAMENTOS SOMENTE DE CASOS

O Capítulo 8 descreveu vários delineamentos somente de casos relacionados a estudos de caso-controle. Quando o *status* de exposição dos casos é conhecido durante todo o período de tempo de um estudo de caso-cruzado, e a distribuição da exposição de tempo em risco é representativa da distribuição da população-fonte, pode-se estimar a razão de taxas a partir dos dados, como se fossem dados de um estudo de coorte (Maclure, 1991). Semelhantemente, se o *status* de exposição dos casos só é conhecido em certos pontos no tempo, e a distribuição da exposição desses pontos é representativa do tempo em risco da população-fonte, pode-se estimar a razão de taxas a partir dos dados dos casos-cruzado, como se eles fossem dados de caso-controle pareados, com os dados de um só caso, em pontos diferentes no tempo, formando o conjunto pareado (Mittleman et al., 1995; Greenland, 1999c). Esse conjunto compreende um "caso" (o registro de caso como no tempo de incidência da doença) e "controles" (os registros de outros períodos de tempo, que são usados para referência).

As suposições que permitem tais abordagens simples para os dados de caso-cruzado dependem fortemente de como os pontos de tempo foram amostrados, assim como do processo patológico em estudo, e não se pode esperar que elas sejam sólidas de um modo geral. Delineamentos de amostragem e de métodos de análise para abordar esses tópicos são discutidos por Lumley e Levy (2000), Vines e Farrington (2001), Navidi e Weinhandl (2002) e Janes colaboradores (2004, 2005).

A análise de estudos de especulativos caso pode ser conduzida tratando o caso e o espelho como conjuntos pareados (Zaffanella et al., 1998; Greenland, 1999c). Ver Capítulo 28 e Thomas (2004) para discussões da análise de estudos genéticos somente de casos, assim como outros delineamentos genéticos.

ANÁLISE BÁSICA DE SOBREVIDA

Suponha que desejamos comparar o risco médio de doença em duas coortes, de expostos e de não expostos. Nossa discussão até aqui pressupôs implicitamente que cada membro da coorte é seguido até que, ou o evento de interesse ocorra, ou o período de risco de interesse tenha terminado. Em outras palavras, os métodos de contagem pura dados nos Capítulos 14 e 15 pressupõem que não há perdas de seguimento, nem riscos competitivos. Embora essa condição seja encontrada, normalmente, em alguns cenários, tais como estudos de mortalidade perinatal, frequentemente ela não se encontra em outros, especialmente quando o período de seguimento é muito longo.

Perdas do seguimento podem ocorrer de várias maneiras. Se o estudo termina antes do fim do período de risco de um sujeito, o sujeito é considerado perda do seguimento; tais perdas são chamadas algumas vezes de "afastamento da observação". Os sujeitos, ou seus médicos, podem recusar participação adicional no estudo depois de algum ponto no tempo, e podem negar ao pesquisador mais contato. Sujeitos podem se mudar e não deixar meios para contato subsequente (perdas verdadeiras). Se o desfecho sob estudo não for inevitável, os sujeitos podem sofrer de um risco competitivo e assim serem removidos do seguimento; por exemplo, em um estudo de risco de longo prazo de câncer uterino, muitas mulheres farão histerectomias ou falecerão de outras causas durante o período de risco.

A maioria dos métodos estatísticos para dados de seguimento trata as perdas de seguimento e as perdas por risco competitivo como formas de *censura*. No entanto, essas duas formas de censura são fenômenos muito diferentes e, normalmente, têm relações muito distintas com as variáveis do estudo. Por exemplo, considere um estudo de coorte sobre ingestão de gordura e câncer do cólon. Durante o período muito longo de tal estudo, pessoas desistirão de participar, ou se mudarão, e serão perdidas por uma variedade de razões. Esperamos que poucas, se alguma, dessas perdas estejam relacionadas tanto com a ingestão de gordura, quanto com o risco de câncer do cólon. Porém, as pessoas também serão censuradas (perdidas da observação) como um resultado de riscos competitivos; muitas morrerão de doença cardíaca coronariana (DCC), que esperamos estar relacionada tanto com a ingestão de gordura, quanto com o risco de câncer do cólon (por fatores de risco mútuos, tais como estilo de vida sedentário e dieta ruim). Em consequência dessas relações, esperamos que a prevenção do risco competitivo de DCC fatal, por melhoras na dieta e por hábitos de exercício, reduza, também, o risco de câncer do cólon. Esse pressuposto implica que a projeção do risco para fora, dos sujeitos seguidos àqueles perdidos por morte por DCC, superestimará o que o risco de câncer do cólon dos últimos sujeitos teria sido, se sua DCC houvesse sido prevenida.

O último ponto é particularmente importante, porque todos os métodos-padrão de estimação de risco, inclusive os procedimentos básicos que apresentamos agora, pressupõem que toda censura (quer devido à perda de seguimento, quer por riscos competitivos) não tem relação com o risco da doença em estudo. Em outras palavras, pressupomos que, dentro de cada estrato e durante qualquer intervalo de tempo dentro do estudo, o risco médio da doença em estudo entre sujeitos não perdidos do seguimento, ou por sofrerem riscos competitivos, seja o mesmo risco médio que seria se tal censura não houvesse ocorrido. Chamaremos isso de suposição de *censura independente*, pois ela exige que a censura não esteja relacionada com riscos dentro das categorias de exposição específicas por estrato.

Se riscos competitivos estiverem presentes, a suposição de censura independente *define* os riscos sendo estimados como "riscos condicionais", isto é, os riscos de doença que se aplicariam se todos os riscos competitivos estivessem ausentes. Essas são quantidades puramente hipotéticas. Como acabamos de discutir, a prevenção real de riscos competitivos pode alterar o risco subsequente da doença em estudo, o que pode envolver a modificação de exposições que são fatores de risco, tanto para os riscos competitivos, como para a doença em estudo. Contudo, a estratificação para tais exposições produzirá uma estimativa de risco condicional que assume que nenhuma alteração seja feita. Assim, comparações estratificadas de estimativas de risco condicional assumem que (de alguma forma) os riscos competitivos podem ser removidos sem alterar a distribuição dos fatores de risco, o que é uma suposição não realista (Kalbfleisch e Prentice, 1980; Greenland, 2005a).

Uma resposta alternativa ao problema dos riscos competitivos é focar a atenção em estimar os "riscos não condicionais" da doença em estudo, isto é, riscos médios na presença de riscos competitivos, também conhecidos como riscos absolutos ou marginais (Benichou e Gail, 1990a). Há alternativas que também são possíveis (Pepe e Mori, 1993) e que evitam muita da ambiguidade inerente aos métodos-padrão, mas são um tanto mais complexas do que a adaptação de métodos básicos de estratificação, dados anteriormente. Restringiremos, então, nossa discussão de análise de sobrevida a métodos-padrão, com a ressalva de que a interpretação não ambígua das estimativas pode requerer uma suposição não realista sobre a independência da doença em estudo e de seus riscos competitivos.

Estimação do risco

A análise básica de sobrevida envolve estratificação para o tempo de seguimento e é tradicionalmente conhecida como *análise de tábua de vida*. Conforme discutido no Capítulo 3, a proporção de sobrevida geral (proporção de sujeitos não adquirindo a doença) em uma coorte sem risco competitivo é, simplesmente, o produto das proporções de sobrevida ao longo dos estratos de tempo. Uma relação paralela se mantém para probabilidades (que são proporções esperadas). Suponha que temos K estratos de tempo indexados por $k = 1,..., K$, cada um com um limite superior t_k, e com o limite inferior do primeiro intervalo sendo o começo do seguimento. Imagine que há uma certa probabilidade s_k de se *atravessar* o intervalo de tempo k sem doença, se obtendo o intervalo t_o sem a doença. A probabilidade de se atravessar todos os intervalos sem doença é, então

$$S = s_1 \times s_2 \times \cdots \times s_K = \prod_k s_k \qquad [16.10]$$

e o risco geral de doença é $R = 1 - S$.

Para se estimar o risco geral até um dado tempo t_{final}, podemos construir os intervalos de modo que os tempos de incidência da doença em estudo ocorrendo até t_{final} formem os limites superiores de intervalo $t_1,..., t_k$, onde t_k é o último tempo de incidência até t_{final} (de sorte que $t_k \geq t_{final}$). Então definimos A_k como o número de membros da coorte que se observou ter contraído a doença em t_k, B_k como o número observado em risco em t_k que *não* adquiriu a doença e N_k para ser $A_k + B_k$, o total ainda sendo seguido em t_k. Então, contanto que a censura seja independente do risco da doença em estudo,

$$\hat{S}_{KM} = \prod_k \hat{s}_k = \prod_k B_k/N_k \qquad [16.11]$$

será uma estimativa válida de S, a probabilidade de sobreviver além do tempo t_{final} sem doença, se nenhum risco competitivo ocorrer, e $\hat{R}_{KM} = 1 - \hat{S}_{KM}$ será uma estimativa válida de R, a probabilidade de contrair doença até t_{final}, se nenhum risco competitivo ocorrer. $\hat{S}_{KM}$ é conhecida como a estimativa de probabilidade de sobrevida de *Kaplan-Meier* ou *produto-limite* (Cap. 3).

Um estimador para a variância para grandes amostras do logit de $\hat{S}_{KM}$, $\ln(\hat{S}_{KM}/\hat{R}_{KM})$, com base na *fórmula de Greenwood* (Cox e Oakes, 1984), é

$$\widehat{Var}[logit(\hat{S}_{KM})] = \widehat{Var}[\ln(\hat{S}_{KM}/\hat{R}_{KM})] = \frac{1}{\hat{R}_{KM}^2} \sum_k \left(\frac{1}{B_k} - \frac{1}{N_k} \right) \quad [16.12]$$

que é também uma estimativa da variância do logit de $\hat{R}_{KM}$, $\ln(\hat{R}_{KM}/\hat{S}_{KM})$. Essa estimativa pode ser usada para estabelecer limites de confiança para S e R,

$$\underline{S}, \overline{S} = expit\{logit(\hat{S}_{KM}) \pm Z_\gamma \widehat{Var}[logit(\hat{S}_{KM})]^{1/2}\}$$

onde $Z\gamma$ é 1,645 para limites de 90% e é 1,960 para limites de 95%, com limites $\underline{R} = 1 - \overline{S}$ e $\overline{R} = 1 - \underline{S}$ para R. Visto que há limites para grandes amostras, recomendamos que haja pelo menos cinco casos observados e pelo menos cinco sobreviventes sob observação, ao fim do período de estudo (i.e., $A_+ \geq 5$ e $B_k \geq 5$); estão disponíveis outras fórmulas que produzem limites mais acurados, especialmente para pequenas amostras (Rothman, 1978b; Anderson et al., 1982). Se ocorrer censura, é melhor que o tempo seja mensurado de modo bastante fino, de maneira que os tempos de censura e de doença sejam distintos (para que nenhuma censura ocorra em um limite de intervalo t_k). Finalmente, a acurácia pode ser aumentada se o tempo for mensurado de maneira fina o bastante para que poucos tempos de incidência sejam iguais um ao outro (de modo que A_k seja maior do que 1 apenas de modo infrequente).

Em um estudo de pacientes de leucemia (Feigl e Zelen, 1965), os 13 pacientes AG-negativos (pacientes sem bastonetes de Auer nem granulações significativas), cuja contagem total de leucócitos estava abaixo de 50.000 na linha de base ($t = 0$), tiveram tempos de morte nas semanas 2, 3, 3, 3, 4, 4, 7, 8, 16, 17, 22, 56 e 65 (Tab. 16.3). Suponha que estejamos interessados na probabilidade de sobrevi-

TABELA 16.3

Tempos de morte (em semanas) em uma coorte de 26 pacientes de leucemia com contagens de leucócitos de linha de base < 50.000

Tempo índice (k)	Tempo de morte (t_k)	Comprimento de intervalo (Δt_k)	AG-negativos			AG-positivos		
			Mortes (A_{1k})	Sobreviventes B_{1k}	Total (N_{1k})	Mortes (A_{0k})	Sobreviventes (B_{0k})	Total (N_{0k})
1	2	2	1	12	13	0	13	13
2	3	1	3	9	12	0	13	13
3	4	1	2	7	9	1	12	13
4	7	3	1	6	7	0	12	12
5	8	1	1	5	6	0	12	12
6	16	8	1	4	5	1	11	12
7	17	1	1	3	4	0	11	11
8	22	5	1	2	3	1	10	11
9	26	4	0	2	2	1	9	10

De Feigl P, Zelen M. Estimation of exponential survival probabilities with concomitant information. *Biometrics*. 1965;21:826-838.

ver 13 semanas entre tais pacientes. Há $N = 5$ tempos de morte distintos nas primeiras 13 semanas: $t_1 = 2$, $t_2 = 3$, $t_3 = 4$, $t_4 = 7$, $t_5 = 8$ semanas. Os números de sujeitos sobrevivendo *até* cada tempo são $N_1 = 13$, $N_2 = 12$, $N_3 = 9$, $N_4 = 7$ e $N_5 = 6$. Os números de sobreviventes *depois* de cada tempo são $B_1 = 12$, $B_2 = 9$, $B_3 = 7$, $B_4 = 6$, $B_5 = 5$.

Assim, o produto-limite estimado é

$$\hat{S}_{KM} = (12/13)(9/12)(7/9)(6/7)(5/6) = 0{,}385$$

$$\hat{R}_{KM} = 1 - 0{,}385 = 0{,}615$$

Como não há censura, $\hat{S}_{KM}$ é igual à proporção de sobrevida simples $5/13 = 0{,}385$. A variância estimada de logit($\hat{S}_{KM}$) e logit($\hat{R}_{KM}$) é

$$\frac{1}{0{,}615^2}\left(\frac{1}{12} - \frac{1}{13} + \frac{1}{9} - \frac{1}{12} + \frac{1}{7} - \frac{1}{9} + \frac{1}{6} - \frac{1}{7} + \frac{1}{5} - \frac{1}{6}\right) = 0{,}325$$

o que gera limites de 90% para S e R de

$$\underline{S}, \overline{S} = \text{expit}\left[\ln\left(\frac{0{,}385}{0{,}615}\right) \pm 1{,}645(0{,}325)^{1/2}\right] = 0{,}20;\ 0{,}62$$

$$\underline{R}, \overline{R} = 1 - 0{,}62,\ 1 - 0{,}20 = 0{,}38;\ 0{,}80$$

Assim, S e R têm estimativas muito imprecisas.

Uma alternativa simples ao estimador do produto-limite, o estimador de *Nelson-Aalen*, baseia-se na fórmula exponencial:

$$\hat{S}_{NA} = \exp\left(-\sum_k A_k/N_k\right),\ \hat{R}_{NA} = 1 - \hat{S}_{NA} \qquad [16.13]$$

onde $A_k = N_k - B_k$ é o número de casos ocorrendo no tempo t_k. Esse estimador tem o mesmo desempenho que o estimador de produto-limite, pois ele é uma boa aproximação do último, em grandes amostras (ver Cap. 13). Um estimador de variância aproximado para os logits de $\hat{S}_{NA}$ e $\hat{R}_{NA}$ é

$$\widehat{\text{Var}}[\text{logit}(\hat{S}_{NA})] = \frac{1}{\hat{R}_{NA}^2}\sum_k \frac{A_k B_k}{N_k^2(N_k - 1)} \qquad [16.14]$$

Para os dados de Feigl e Zelen (1965), as estimativas de fórmula exponencial (Nelson-Aalen) são

$$\hat{S}_{NA} = \exp\left(-\frac{1}{13} - \frac{3}{12} - \frac{2}{9} - \frac{1}{7} - \frac{1}{6}\right) = 0{,}424$$

$$\hat{R}_{NA} = 1 - 0{,}424 = 0{,}576$$

Essas estimativas não estão demasiadamente longe das estimativas de produto-limite de 0,385 e 0,615, considerando-se os números muito pequenos e a grande imprecisão envolvidos. A variância estimada de logit($\hat{S}_{NA}$) e logit($\hat{R}_{NA}$) é

$$\frac{1}{0{,}576^2}\left(\frac{1 \cdot 12}{13^2 12} + \frac{3 \cdot 9}{12^2 11} + \frac{2 \cdot 7}{9^2 8} + \frac{1 \cdot 6}{7^2 6} + \frac{1 \cdot 5}{6^2 5}\right) = 0{,}279$$

o que gera limites de 90% para S de 0,24 e 0,63.

Suponha agora que temos estimativas independentes de risco de sobrevida $\hat{S}_1$, $\hat{R}_1$ e $\hat{S}_0$, $\hat{R}_0$, para coortes expostas e para não expostas com estimativas de variância $\hat{V}_1$ e $\hat{V}_0$ para seus logits, como as estimativas de produto-limite dadas anteriormente. As estimativas de variância aproximadas para o estimador de diferença de riscos $\hat{R}_1 - \hat{R}_0$ e o logaritmo do estimador de razão de riscos $\ln(\hat{R}_1 - \hat{R}_0)$ são, então

$$\widehat{\text{Var}}(\hat{R}_1 - \hat{R}_0) = \hat{R}_1^2 \hat{S}_1^2 \hat{V}_1 + \hat{R}_0^2 \hat{S}_0^2 \hat{V}_0 \qquad [16.15]$$

e

$$\widehat{\text{Var}}[\ln(\hat{R}_1/\hat{R}_0)] = \hat{S}_1^2 \hat{V}_1 + \hat{S}_0^2 \hat{V}_0 \qquad [16.16]$$

Essas fórmulas são usadas para estabelecer limites de confiança para a diferença de riscos e para a razão de riscos.

A Tabela 16.3 sumariza os tempos de morte para 13 pacientes AG-negativos e para 13 AG-positivos nas primeiras 26 semanas (6 meses) de um estudo de pacientes de leucemia descrito anteriormente (somente pacientes com contagens de leucócitos <50.000 são apresentados). Visto que não há censura nesses dados, as estimativas do produto-limite de sobrevida de 6 meses são $\hat{S}_1 = 2/13$ e $\hat{S}_0 = 9/13$, com $\hat{R}_1 = 11/13$ e $\hat{R}_0 = 4/13$. As estimativas de variância para os logits de $\hat{R}_1$ e $\hat{R}_0$ são simplificadas para

$$\hat{V}_1 = \frac{1}{(11/13)^2} \left(\frac{1}{2} - \frac{1}{13}\right) = \frac{13}{22}$$

e

$$\hat{V}_0 = \frac{1}{(4/13)^2} \left(\frac{1}{9} - \frac{1}{13}\right) = \frac{13}{36}$$

Isso gera estimativas de variância para a diferença de riscos e estimativas do logaritmo da razão de riscos de

$$\left(\frac{2}{13}\right)^2 \left(\frac{11}{13}\right)^2 \frac{13}{22} + \left(\frac{4}{13}\right)^2 \left(\frac{9}{13}\right)^2 \frac{13}{36} = 0{,}0264$$

e

$$\left(\frac{2}{13}\right)^2 \frac{13}{22} + \left(\frac{9}{13}\right)^2 \frac{13}{36} = 0{,}187$$

e limites de 90% para a diferença de riscos e para a razão de riscos de

$$\frac{11}{13} - \frac{4}{13} \pm 1{,}645(0{,}0264)^{1/2} = 0{,}27;\ 0{,}81$$

e

$$\exp\left[\ln\left(\frac{11/13}{4/13}\right) \pm 1{,}645(0{,}187)^{1/2}\right] = 1{,}35;\ 5{,}60$$

Como não há censura, esses resultados são idênticos aos que seriam obtidos pela aplicação dos métodos não estratificados, apresentados no Capítulo 14, aos dados, ignorando (colapsando) o tempo. Se a censura estivesse presente, entretanto, os resultados não estratificados e estratificados difeririam.

É possível reduzir as variâncias de estimadores de risco pelo uso de modelos de sobrevida (Cox e Oakes, 1984). O Capítulo 20 discute tais modelos.

Estimação do tempo médio de sobrevida

Suponha que estamos estudando um desfecho inevitável, tal como a morte. Para estimar a sobrevida média (esperada) ou o tempo de incidência experimentado, de um tempo inicial até um tempo final específico t_{final}, estendemos a relação de proporções de sobrevida ao tempo médio de incidência esboçado no Capítulo 3, usando estimativas de probabilidade de sobrevida (p. ex., estimativas de produto-limite) em lugar das proporções. Suponha que $t_1,..., t_k$ são os tempos de incidência e que $\hat{S}_{KM1},..., \hat{S}_{KMk}$ são as estimativas de produto-limite das probabilidades de sobreviver até depois de cada tempo. Então, um estimador do tempo médio de sobrevida até t_{final} é

$$\bar{T} = \sum_k \hat{S}_{KM_{k-1}}(t_k - t_{k-1}) + \hat{S}_{KM_K}(t_{end} - t_K)$$

$$= \sum_k (\hat{S}_{KM_{k-1}} - \hat{S}_{KM_k})t_k + \hat{S}_{KM_K} t_{end} \qquad [16.17]$$

onde as somas vão de $k = 1$ a K, t_0 é definido como 0 e S_0 é definido por 1. Outras estimativas de probabilidade de sobrevida (tais como as estimativas de Nelson-Aalen) podem ser usadas em lugar de estimativas de produto-limite nessa fórmula. Se são usados estimadores de produto-limite, entretanto, a fórmula é simplificada para

$$\bar{T} = \sum_k \frac{A_k}{N_k} t_k + \hat{S}_{KM_K} t_{final}. \qquad [16.18]$$

Se temos dois grupos com estimativas T_1 e T_0, podemos comparar os grupos usando a diferença, ou a razão, dessas estimativas. Quando a morte é o desfecho e o tempo é a idade, a diferença $T_0 - T_1$ é conhecida comumente como a estimativa dos anos de vida perdidos esperados até a idade t_{final}. Para doenças crônicas, T_1 e T_0 são conhecidos como as idades médias na primeira ocorrência entre os expostos e os não expostos, e para doenças irreversíveis $T_0 - T_1$ é a estimativa dos anos de vida livres de doença perdidos esperados.

Estimaremos o tempo médio de sobrevida até $t_{final} = 28$ semanas para pacientes AG-positivos, usando os dados da Tabela 16.3. Os tempos de morte para esse grupo são as semanas 4, 16, 22 e 26, e as probabilidades estimadas de sobreviver além desses tempos são 12/13, 11/13, 10/13 e 9/13. (Como não há censura, podemos usar as proporções de sobrevida observadas como estimativas, em vez das estimativas de Kaplan-Meier ou Nelson-Aalen.) Esses valores geram uma estimativa para o tempo médio de sobrevida de

$$\bar{T} = 1(4-0) + \frac{12}{13}(16-4) + \frac{11}{13}(22-16) + \frac{10}{13}(26-22) + \frac{9}{13}(28-26) \text{ semanas}$$

$$= \left(1 - \frac{12}{13}\right)4 + \left(\frac{12}{13} - \frac{11}{13}\right)16 + \left(\frac{11}{13} - \frac{10}{13}\right)22 + \left(\frac{10}{13} - \frac{9}{13}\right)26 + \frac{9}{13}28 \text{ semanas}$$

$$= \frac{1}{13}4 + \frac{1}{13}16 + \frac{1}{13}22 + \frac{1}{13}26 + \frac{9}{13}28 = 24,6 \text{ semanas}$$

Em contraste, a estimativa para o grupo AG-negativo é de 11,2 semanas. Assim, esses dados indicam que os pacientes AG-positivos experimentam $24,6 - 11,2 = 13,4$ semanas a mais, ou cerca de mais 3 meses de vida, em média, durante um seguimento de 28 semanas.

Diferenças e razões de tempos médios de sobrevida fornecem, frequentemente, medidas mais úteis de dano do que as diferenças e as razões de riscos médios ou taxas (Robins e Greenland, 1991;

Boshuizen e Greenland, 1997). Entretanto, visto que as comparações de tempo de sobrevida podem se tornar um tanto complicadas quando ocorrem perdas do seguimento, as comparações de incidência e de tempos de sobrevida são conduzidas mais facilmente usando-se modelos de tempo de incidência (sobrevida), conforme discutido no Capítulo 20.

Comparação de taxas ao longo do tempo

Suponha que desejamos comparar taxas de doença em uma coorte exposta e em uma não exposta. Deixemos que $t_1,..., t_K$ representem (pela ordem) *todos* os tempos distintos de incidência da doença, entre sujeitos expostos ou não expostos. Para os propósitos de estimar e de testar uma diferença ou uma razão de taxas uniforme, precisamos apenas considerar o tempo como mais uma variável de estratificação, ao longo das outras variáveis e precisamos incluí-lo entre os fatores, definindo os estratos de análise. Por exemplo, suponha que a morte é o desfecho e o tempo é mensurado desde a alocação a uma das duas terapias medicamentosas alternativas, com "expostos" = alocados à terapêutica nova e "não expostos" = alocados à terapêutica padrão. Se a idade na alocação e o sexo forem os outros fatores de estratificação, cada estrato na análise conterá o número de mortes e de sujeitos permanecendo vivos em um tempo de óbito específico, entre pacientes de uma idade e um sexo especificados.

Uma estratificação que coloque um limite em cada tempo de incidência produzirá estratos esparsos, porque cada estrato conterá apenas aqueles casos que ocorreram naquele tempo naquele estrato. Se não há outra variável de estratificação além do tempo, haverá somente um ou dois casos na maioria dos estratos; se há outras variáveis de estratificação, muitos estratos conterão nenhum caso. Assim, devem ser usados apenas métodos de dados esparsos (exato, máxima verissimilhança condicional ou Mantel-Haenszel) para a análise.

Tendo os dados estratificados por tempo de incidência, e talvez por outras variáveis, pode-se contabilizar pessoa-tempo dos expostos e dos não expostos dentro dos estratos e pode-se aplicar métodos padrões para dados de pessoa-tempo estratificados. Considere novamente os dados na Tabela 16.3. As pessoas-tempo em risco AG-negativas e em risco AG-positivas observadas em cada intervalo de tempo são

$$T_{1k} = N_{1k}\Delta t_k \quad \text{e} \quad T_{0k} = N_{0k}\Delta t_k$$

Por exemplo, os tempos em risco para $k = 4$ são $3(7) = 21$ semanas negativas e $3(12) = 36$ semanas positivas. A partir das fórmulas dadas no Capítulo 15, a estimativa de Mantel-Haenszel de uma razão de taxas uniforme, comparando pacientes AG-negativos com pacientes AG-positivos é 6,24, com uma estimativa do logaritmo da variância da razão de taxas de 0,445, que gera limites de confiança de 90% de 2,08 e 18,7. O χ (estatística) de Mantel-Haenszel passa-tempo é 3,14 (P bilateral = 0,0017). Nós observamos, contudo, que esses dados não preenchem completamente os critérios para grandes amostras dados anteriormente: há apenas quatro mortes entre os positivos (i.e., $A_{0+} = 4$). Assim, são preferíveis os métodos para pequenas amostras.

O uso de pessoas-tempo (como no exemplo precedente) presume, implicitamente, que as taxas são homogêneas (constantes) ao longo dos intervalos de tempo entre tempos de doença. Essa suposição pode ser evitada, com um pequeno aumento de variância, pelo uso de uma abordagem mais simples e mais comum, na qual se formata uma tabela 2 × 2 para cada estrato. Cada tabela contém o número de casos ocorrendo no intervalo de tempo daquele estrato e o número de sujeitos (não casos) permanecendo em risco até o fim do intervalo de tempo do estrato. Devem ser analisadas, então, as razões de chances no conjunto resultante de tabelas 2 × 2, usando-se algum dos métodos para grandes amostras ou para pequenas amostras (exatos) dados no Capítulo 15.

Uma lógica simples para a abordagem de razão de chances é a seguinte: suponha que haja adesão a nossas recomendações anteriores e que se mensure o tempo de incidência em uma escala fina o bastante, de modo que nenhum tempo de incidência amarrado ocorra (i.e., somente um caso aconteça em cada limite de intervalo de tempo t_k), e não se tente analisar o seguimento além do ponto em que cinco sobreviventes permaneçam sob observação, em cada grupo de exposição. Então, dentro de cada grupo de exposição e de intervalo de tempo, a proporção observada de aquisição da doença será baixa (na maioria, menos de 1/5 = 0,20, e, frequentemente, 0). Em consequência, esperamos que a estimativa de razão de chances uniforme, obtida pela análise dos dados como uma série de tabelas 2 × 2, esteja próxima da estimativa de razão de taxas uniforme, conseguida por uma análise de pessoa-tempo (que envolve um pouco mais de trabalho e uma suposição extra).

Considere novamente a Tabela 16.3. Usando somente as contagens para formar tabelas 2 × 2 (A_{1k}, B_{1k}, N_{1k}, e A_{0k}, B_{0k}, N_{0k} em cada uma das colunas das tabelas), em vez de pessoas-tempo, obtemos uma estimativa de razão de chances de Mantel-Haenszel comparando negativos com positivos de 7,58 (o que está sendo usado aqui para aproximar uma razão de taxas), com uma estimativa do logaritmo da variância da razão de chances de 0,461. Isso gera limites de 90% de 2,48 e 23,2. A partir da fórmula apresentada no Capítulo 15, a estatística χ de Mantel-Haenszel para esses dados de contagem é 3,24 (P bilateral = 0,0012). Esses resultados estão próximos dos resultados pessoa-tempo diretos (razão de taxas = 6,24, limites de 90% = 2,08 e 18,7), considerando que nenhum dos critérios para uma boa aproximação foi preenchido: há apenas quatro casos positivos; somente dois sujeitos negativos sobreviveram a todo o período (i.e., B_{0K} = 2); e há vários tempos de morte amarrados (em quatro dos nove estratos há mais de uma morte, de modo que teria sido melhor mensurar o tempo em dias, não em semanas).

Usando-se argumentos mais sofisticados, é possível demonstrar que em amostras muito grandes e com o tempo mensurado de modo fino o bastante (essencialmente, como uma variável contínua), as estimativas de máxima verossimilhança condicional e a razão de chances de Mantel-Haenszel, a partir das tabelas 2 × 2 estratificadas por tempo, fornecerão estimativas válidas de um parâmetro razão de taxas que é constante (uniforme) ao longo do tempo (Cox e Oakes, 1984). Além disso, a estatística de Mantel-Haenszel para dados de contagem pura, quando aplicada às tabelas, fornecerá um teste válido da hipótese nula (que as taxas de incidência para os grupos expostos e para os não expostos são iguais dentro dos estratos). Quando aplicado dessa maneira a dados de análise de sobrevida, o teste de Mantel-Haenszel frequentemente é chamado de *teste de log-rank*.

Em um entendimento aproximado (grandes amostras), o teste de log-*rank* é tão poderoso quanto qualquer teste válido e sem viés pode ser, sob o modelo de razão de taxas uniforme. Há, contudo, outros modelos simples para efeito de exposição, em que o teste de log-*rank* geralmente é inferior às alternativas (Kalbfleisch e Prentice, 2002; Cox e Oakes, 1984). Talvez o mais importante seja o modelo de vida acelerado (tempo de falha acelerado), que descreveremos rapidamente no Capítulo 20.

ESTIMAÇÃO DA FRAÇÃO ATRIBUÍVEL
Estimativas ajustadas de fração atribuível

Suponha que estudamos uma coorte fechada e uma exposição causal. Lembre-se dos resultados apresentados no Capítulo 4, nos quais a fração de casos expostos que não teria ocorrido se a exposição não houvesse acontecido (a fração atribuível entre os expostos) é dada por

$$FA_e = (RR - 1)/RR$$

onde RR é a razão de riscos causal (o aumento proporcional do risco médio entre os expostos produzido pela exposição). Se a estratificação removeu com sucesso todo o confundimento e não há viés, a razão de riscos padronizada dos expostos (o parâmetro RMP) será igual à razão de riscos causal. Assim, obteremos uma estimativa válida e limites de confiança para FA_e a partir de qualquer estimativa válida da RMP:

$$\widehat{FA}_e = (\widehat{RMP} - 1)/\widehat{RMP} \qquad [16.19]$$

$$\underline{FA}_e, \overline{FA}_e = (\underline{RMP} - 1)/\underline{RMP}, (\overline{RMP} - 1)/\overline{RMP}$$

A situação não é tão simples se desejamos estimar a fração de *todos* os casos (expostos e não expostos) que não teria ocorrido se não houvesse a exposição, a fração atribuível da população FA_p. Suponha que os números de expostos e de não expostos na coorte são N_1 e N_0. Se nenhum ajuste é necessário, temos a relação simples

$$FA_p = \frac{N_1(R_1 - R_0)}{N_1 R_1 + N_0 R_0} = \frac{p(RR - 1)}{p(RR - 1) + 1} \qquad [16.20]$$

onde $p = N_1/(N_1 + N_0)$ é a proporção de expostos na coorte inteira.

Se o ajuste for necessário, a fórmula simples precedente (equação 16.20) para FA_p não mais se mantém (Greenland, 1984b). Se a estratificação remover com sucesso o confundimento, ainda teremos a seguinte fórmula simples, porém:

$$FA_p = p_c FA_e = p_c \frac{RMP - 1}{RMP} \qquad [16.21]$$

onde, novamente, a RMP é a razão de riscos padronizada para os expostos e p_c é a prevalência da exposição *entre casos* (Miettinen, 1974b). Outra decomposição útil de FA_p é uma média ponderada das frações atribuíveis da população específicas por estrato AF_{pi}:

$$FA_p = \sum_i p_i FA_{pi} \qquad [16.22]$$

onde p_i é a proporção de casos no estrato i (Walter, 1976).

Em quase todas as situações, p_c e a p_i não são conhecidas. Se, contudo, elas podem ser estimadas validamente a partir dos dados do estudo, podemos usar o estimador pontual

$$\widehat{FA}_p = \hat{p}_c \frac{\widehat{RMP} - 1}{\widehat{RMP}} = \sum_i \hat{p}_i \widehat{FA}_{pi} \qquad [16.23]$$

onde

$$\hat{p}_c = A_{1+}/M_{1+} \qquad \hat{p}_i = M_{1i}/M_{1+} \qquad \widehat{FA}_{pi} = \frac{A_{1i}}{M_{1i}} \frac{\widehat{RR}_i - 1}{\widehat{RR}_i}$$

e $\widehat{RMP}$ é a estimativa da razão de riscos padronizada dos expostos. Se a razão de riscos é homogênea ao longo dos estratos e a doença é incomum, podemos substituir $\widehat{RMP}$ por qualquer razão de taxas comum válida ou por estimador de razão de chances comum:

$$\widehat{FA}_p = \frac{A_{1+}}{M_{1+}} \frac{\widehat{RR} - 1}{\widehat{RR}} \qquad [16.24]$$

onde $\widehat{RR}$ pode ser uma máxima verossimilhança ou um estimador de Mantel-Haenszel de uma razão de taxas comum RI, ou uma razão de chances comum RC.

Para estabelecer limites de confiança, ajuda transformar FA_p em $H = \ln(1 - \widehat{FA}_p)$. Então $\hat{H} = \ln(1 - \widehat{FA}_p)$ tem estimador da variância

$$\widehat{\text{Var}}(\hat{H}) = \widehat{\text{Var}}[\ln(1 - \widehat{FA}_p)] = \frac{\widehat{FA}_p{}^2}{(1 - \widehat{FA}_p)^2} \left[\frac{\hat{V}}{(\widehat{RR} - 1)^2} + \frac{2}{A_{1+}(\widehat{RR} - 1)} + \frac{A_{0+}}{A_{1+} M_{1+}} \right] \qquad [16.25]$$

onde $\hat{V}$ é um estimador de variância para $\ln(\widehat{RR})$, tal como um daqueles dados no Capítulo 15 como apropriado (Greenland, 1987c). Os limites H, $\overline{H} = \hat{H} \pm Z_\alpha \widehat{\text{Var}}(\hat{H})^{1/2}$ encontrados pelo uso da equação 16.25 podem, então, ser transformados de volta aos limites para $AF_p = 1 - \exp(-H)$. Os estimadores pontual e de intervalo de FA_p, obtidos a partir de 16.24 e 16.25, serão válidos em dados esparsos se o

RR e os estimadores de variância utilizados nas fórmulas também o forem (p. ex., um estimador de Mantel-Haenszel ou um de máxima verossimilhança condicional [MVC]).

Para estimar a fração de mortes coronarianas no British Doctors Study (Cap. 15, Tab. 15.2) que poderia ser atribuída ao fumo, usamos a estimativa de Mantel-Haenszel calculada do Capítulo 15, Tabela 15.4, que foi $\widehat{RI}_{MH} = 1,424$, com estimativa de variância para $\ln(\widehat{RI}_{MH}) = 0,01150$. Essas estimativas geram

$$\widehat{FA}_p = \frac{630}{731} \frac{1,424 - 1}{1,424} = 0,255$$

$$\widehat{Var}[\ln(1 - \widehat{FA}_p)] = \frac{0,255^2}{0,745^2} \left[\frac{0,01150}{0,424^2} + \frac{2}{630(0,424)} + \frac{101}{630(731)} \right]$$
$$= 0,008397$$

e limites de 95% para $\ln(1 - FA_p)$ de $\ln(1 - 0,255) \pm 1,96(0,008397)^{1/2} = -0,4740, -0,1148$. Os últimos valores se transformam em limites de FA_p de $1 - \exp(-0,1148), 1 - \exp(0.4740) = 0,108$ e $0,377$. Usando, em vez disso, a estimativa RMP gera-se quase a mesma estimativa $\widehat{FA}_p$,

$$\widehat{FA}_p = \frac{630}{731} \frac{1,43 - 1}{1,43} = 0,259$$

Poderia surgir a vontade de interpretar essas estimativas como a indicação de que teriam ocorrido mortes coronarianas na ordem de 25% menos, se os sujeitos não fumassem. É claro que tal interpretação pressupõe que vieses estejam ausentes. A interpretação também presume que a ausência do fumo não amplia as pessoas-ano em risco de morte coronariana pela remoção de outros riscos (competitivos) de morte, tais como câncer de pulmão. Essa suposição não pode ser exatamente verdadeira, porque o fumo afeta as taxas de muitas outras causas de morte, particularmente o câncer de pulmão.

O exemplo precedente assinala que a interpretação comum em saúde pública da fração atribuível (como redução potencial da quantidade de casos) pressupõe que remover a exposição não afeta o tamanho da população em risco. Esse pressuposto nem sempre está correto e precisa ser examinado em qualquer discussão de uma estimativa de fração atribuível. Por exemplo, para estimar o excesso de casos de síndrome de Down que pudessem ser atribuíveis à exposição a espermicida no estudo do Capítulo 15, Tabela 15.5, poderíamos usar a razão de chances de Mantel-Haenszel de 3,78 como uma estimativa aproximada da razão de riscos (porque a síndrome de Down é muito incomum). Essa razão de chances gera

$$\widehat{FA}_p = \frac{4}{16} \frac{3,78 - 1}{3,78} = 0,18$$

que parece sugerir que cerca de 20% de casos ao menos teriam ocorrido, se ninguém tivesse usado espermicida. De novo, essa interpretação pressupõe que o viés esteja ausente. Mesmo que o estudo fosse perfeitamente válido, entretanto, essa cifra não poderia ser interpretada como o efeito do uso de espermicida sobre o número de casos de síndrome de Down, porque tal interpretação presume, de maneira irrealista, que a ausência de espermicida não levasse a mais gravidezes, expandindo, assim, a coorte-fonte e aumentando o número de casos.

Fração etiológica e probabilidade de causação

Como temos definido, a fração atribuível é o excesso do número de casos surgindo ao longo de um período de risco, devido à presença da exposição, em oposição a sua ausência. Essa quantidade soa como, e por isso é frequentemente confundida com, a fração etiológica, que é a fração de casos para os quais a exposição estava envolvida no mecanismo causal (ou na causa suficiente) que produziu a doença.

Conforme discutido nos Capítulos 2 e 4, contudo, a última quantidade pode ser um tanto maior do que a fração atribuível, porque ela inclui casos gerados pela exposição, que teriam ocorrido por outras causas se a exposição tivesse sido ausente (Greenland e Robins, 1988; Robins e Greenland, 1989a). Assim, mesmo para uma exposição puramente causal, é logicamente possível que a fração atribuível (excesso) seja 0% e a fração etiológica seja 100%. Essa possibilidade aconteceria, por exemplo, se a exposição nunca afetasse alguém que não contrairia a doença caso não fosse exposto, mas deslocasse outro componente causal entre aqueles que adquiririam a doença se fossem não expostos. Note bem que tais fenômenos podem ocorrer, não importa a raridade do desfecho, ou quão curto seja o período do estudo.

Como a razão de riscos da qual é derivada, a fração atribuível não requer modelo biológico para sua estimação. Assim, pode ser estimada a partir de dados epidemiológicos, usando-se apenas as suposições usuais sobre validade do estudo e de que a exposição não altera a população em risco. Em contraste, a estimação da fração etiológica requer pressuposições sobre o mecanismo de ação da exposição, especialmente em relação a causas suficientes que atuem na ausência de exposição. Em um extremo, mecanismos envolvendo a exposição ocorreriam e atuariam independentemente de outros mecanismos de "segundo plano", caso em que as frações de taxa e etiológica seriam iguais. No outro extremo, no qual a exposição avança o tempo de incidência sempre que um mecanismo de segundo plano está presente, a fração atribuível pode ser diminuta, mas a fração etiológica será 100% (Robins e Greenland, 1989a). Ambos os extremos são um tanto implausíveis em cenários típicos, e raramente há informações suficientes para determinar a fração etiológica, mesmo que a fração atribuível seja conhecida com precisão.

A distinção é de grande importância social, por causa da equidade entre a fração etiológica e a *probabilidade de causação*, onde a última é a probabilidade de que a doença de um caso selecionado aleatoriamente seja produzida por um mecanismo envolvendo exposição (e, normalmente, a população em discussão é restrita aos expostos). Os mesmos argumentos se aplicam à fração etiológica: a fração atribuível e a probabilidade de causação podem estar muito afastadas, e para estimar a probabilidade de causação devem-se fazer suposições fortes sobre o mecanismo de ação da exposição (Robins e Greenland, 1989b; Beyea e Greenland, 1999; Greenland e Robins, 2000).

A confusão entre a fração atribuível e a probabilidade de causação tem levado a distorções sérias em critérios de decisão legal e de regulamentação (Greenland, 1999a; Robins e Greenland, 2000). As distorções surgem quando critérios baseados unicamente em evidências epidemiológicas (tais como riscos relativos estimados) são usados para determinar se a probabilidade de causação atinge algum limiar. O erro mais comum é inferir que a probabilidade de causação está abaixo de 50%, quando se infere que o risco relativo está abaixo de 2. O raciocínio é que $(RR-1)/RR$ representa a probabilidade de causação, e que essa quantidade está abaixo de 50%, a menos que RR seja pelo menos 2. Esse raciocínio é errôneo, entretanto, porque $(RR-1)/RR$ é a fração atribuível entre os expostos. Assim, a fração atribuível pode subdeclarar a probabilidade de causação a um grau arbitrariamente grande, do mesmo modo que subestima a fração etiológica, mesmo que a estimativa de RR seja altamente válida e precisa (Robins e Greenland, 1989b; Greenland, 1999a; Greenland e Robins, 2000).

ANÁLISES DE INTERAÇÕES BIOLÓGICAS

Interação biológica e condições de aditividade

Numerosas relações básicas entre riscos e taxas podem ser derivadas sob várias suposições, em relação a interações biológicas (p. ex., Koopman, 1981; Walker, 1981; Miettinen, 1982b; Weinberg, 1986; Greenland e Poole, 1988; Robins e Greenland, 1989a; Koopman e Weed, 1990; VanderWeele e Robins, 2007a, 2008a). Conforme descrito no Capítulo 5, para duas variáveis binárias, a ausência de tipos de resposta de interação levará a um padrão aditivo entre as diferenças de risco causal. Essa relação significa que a soma das diferenças, comparando os riscos dados a cada fator isolado com o risco na ausência de ambos os fatores, será igual à diferença, comparando o risco dado a ambos os fatores com o risco com ambos os fatores ausentes. Suponha que X e Z são variáveis binárias iguais a

1 ou 0, e deixemos que R_{xz} seja o risco médio em uma dada coorte quando o fator $X = x$ e o fator $Z = z$. A aditividade corresponde a

$$R_{11} - R_{00} = R_{10} - R_{00} + R_{01} - R_{00}$$

Se definirmos que DR_{xz} seja $R_{xz} - R_{00}$, então a aditividade será $DR_{11} = DR_{10} + DR_{01}$.

Pressupondo-se que nenhum dos dois fatores jamais é preventivo, a superaditividade ($DR_{11} > DR_{10} + DR_{01}$, também conhecida como transaditividade) só pode ocorrer se tipos de resposta sinérgica (tipo 8, na Tab. 5.2) estiverem presentes; a subaditividade ($DR_{11} < DR_{10} + DR_{01}$) somente pode ocorrer se tipos de resposta competitiva (tipo 2, na Tab. 5.2) ou antagônica estiverem presentes. Temos, também, que o "contraste de interação" $CI = DR_{11} - DR_{10} - DR_{01}$ é zero, se, e somente se, as diferenças de risco para X forem constantes ao longo de Z e as diferenças de risco para Z forem constantes ao longo de X, isto é,

$$CI = DR_{11} - DR_{10} - DR_{01} = R_{11} - R_{10} - R_{01} + R_{00} = 0$$

se, e apenas se, $R_{11} - R_{10} = R_{01} - R_{00}$ e $R_{11} - R_{01} = R_{10} - R_{00}$.

Lembre-se que R_{11}, R_{01}, R_{10} e R_{00} referem-se a somente *uma* coorte-alvo sob *quatro* categorias de exposição diferentes. Infelizmente, só podemos observar coortes diferentes sob categorias de exposição diversas, e devemos ajustar para qualquer diferença entre essas coortes e a coorte-alvo, pela padronização ou por alguma outra técnica. Suponha que temos quatro estimativas ajustadas de risco médio, $\hat{R}_{11}, \hat{R}_{01}, \hat{R}_{10}, \hat{R}_{00}$, na coorte-alvo, sob as quatro categorias de exposição possíveis (essas estimativas podem ser obtidas de uma maneira que leve em conta as perdas do seguimento, como na análise de sobrevida). Então, se $\widehat{DR}_{jk} = \hat{R}_{jk} - \hat{R}_{00}$, nossa estimativa do contraste de interação é

$$\widehat{CI} = \widehat{DR}_{11} - \widehat{DR}_{10} - \widehat{DR}_{01} = \hat{R}_{11} - \hat{R}_{01} - \hat{R}_{10} + \hat{R}_{00}$$

Como a aditividade (um contraste de interação de zero) corresponde à homogeneidade (uniformidade) das diferenças de riscos, podemos usar qualquer teste de homogeneidade da diferença de risco como um teste de aditividade (Hogan et al., 1978). Se as estimativas de risco-médio $\hat{R}_{xz}$ são padronizadas com base em ponderações da população-alvo, uma estimativa de variância para $\widehat{CI}$ é a soma das estimativas de variância separadas para o $\hat{R}_{xz}$. Essas estimativas de variância separadas podem ser computadas conforme descrito no Capítulo 15. Entretanto, se os riscos são estimados usando-se uma suposição de homogeneidade (p. ex., que o risco ou as razões de chances são constantes ao longo dos estratos de confundidores), então devem ser usadas estimativas de variância mais complexas, e é mais fácil remodelar o problema testando e estimando termos de produto em modelos de risco aditivo (Caps. 20 e 21).

As diferenças de risco DR_{xz} não podem ser estimadas a partir de dados de caso-controle sem uma estimativa das frações amostrais ou de incidência na população-fonte para o estudo. Na ausência de tal estimativa, pode-se ainda testar a hipótese de aditividade a partir de dados de caso-controle, se as razões de chances observadas puderem ser usadas para estimar as razões de riscos. Para ver isso, deixemos que $RR_{xz} = R_{xz}/R_{00}$, e deixemos que

$$ICR = CI/R_{00} = R_{11}/R_{00} - R_{10}/R_{00} - R_{01}/R_{00} + R_{00}/R_{00}$$
$$= RR_{11} - RR_{10} - RR_{01} + 1$$

Então $RCI = 0$ se, e somente se, o contraste de interação CI for igual a 0. Assim, qualquer valor P para a hipótese $RCI = 0$ fornece um valor P para a hipótese de aditividade. Além disso, visto que RCI e CI devem ter o mesmo sinal (direção), podemos inferir superaditividade (ou subaditividade) se pudermos inferir que $RCI > 0$ (ou $RCI < 0$). Pode-se construir um valor P para $RCI = 0$ a partir de dados de caso-controle estratificados isolados. É, porém, muito mais fácil reformular o problema examinando termos de produto em modelos aditivos de razão de chances (Caps. 20 e 21). *RCI* tem sido previamente rotulado como o "excesso de risco relativo para interação", ou ERRI (Rothman, 1986). Várias medidas de interação, além de CI e RCI, têm sido propostas, as quais refletem a presença de tipos de interação sob certos pressupostos (Rothman, 1976b, 1986; Walker, 1981; Hosmer e Lemeshow, 1992).

Suponha agora que todas as diferenças de risco comparando nível 1 com nível 0 sejam positivas, isto é, $DR_{11} > \max(DR_{10}, DR_{01})$ e $\min(DR_{10}, DR_{01}) > 0$ ou, de modo equivalente, $RR_{11} > \max(RR_{10}, RR_{01})$ e $\min(RR_{10}, RR_{01}) > 1$. Temos então que a multiplicatividade da razão de riscos ou além, $RR_{11} \geq RR_{10}(RR_{01})$, implica superaditividade $DR_{11} > DR_{10} + DR_{01}$ ou, de forma equivalente, $RR_{11} > RR_{10} + RR_{01} - 1$, ou $CI > 0$. Assim, ao assumir um modelo multiplicativo com diferenças de risco positivas, estamos forçando a manutenção da superaditividade. Resultados paralelos envolvendo diferenças negativas seguem-se ao se recodificar X ou Z, ou ambos (trocando 1 e 0 como os códigos), para tornar todas as diferenças positivas.

A seguir, suponha que $R_{11} > R_{10} + R_{01}$ ou, equivalentemente, $RR_{11} > RR_{10} + RR_{01}$. VanderWeele e Robins (2007a, 2008a) mostram que essas condições implicam a presença de ação conjunta causal (coparticipação em uma causa suficiente, ou interação em um modelo de causa suficiente). Os autores também mostram como testar essas condições e ajustá-las para confundidores quando substituindo estimativas por riscos, e como estender esses resultados à ação conjunta entre três ou mais variáveis. Novamente, resultados paralelos com efeitos líquidos protetores (negativos) seguem-se à recodificação de X ou Z, ou ambos. Essas condições implicam superaditividade, mas podem coexistir com relações submultiplicativas ou supermultiplicativas. Em particular, se $RR_{10} < 2$ e $RR_{01} < 2$ (ambos os efeitos "fracamente positivos"), então a multiplicatividade implicará que $RR_{11} < RR_{10} + RR_{01}$, mas se $RR_{10} > 2$ e $RR_{01} > 2$ (ambos os efeitos sendo "não fracos"), então a multiplicatividade implicará que $RR_{11} > RR_{10} + RR_{01}$. Assim, assumir um modelo multiplicativo com efeitos positivos, por si só, *não* força que $RR_{11} > RR_{10} + RR_{01}$, embora esse modelo *force* que $RR_{11} > RR_{10} + RR_{01} - 1$ ("riscos superaditivos").

Limitações de inferências estatísticas sobre interações

Vários argumentos têm sido feitos de que as relações e as medidas de interação podem ter utilidades práticas limitadas (p. ex., Thompson, 1991). Em primeiro lugar, conforme descrito no Capítulo 15, o tamanho do estudo, normalmente, é estabelecido para abordar o efeito médio de uma exposição isolada, o que envolve comparação entre grupos definida por uma só variável. As análises de interação requerem dividir a população do estudo em grupos menores, para criar contrastes entre subgrupos definidos por múltiplas variáveis. Portanto, as análises de interação são prejudicadas, pois comparam subgrupos menores de sujeitos do estudo e, assim, têm menos precisão do que a análise primária do estudo. Por exemplo, testes estatísticos de aditividade (bem como testes para outras interações estatísticas) têm muito pouco poder em estudos de tamanho típico, e as estimativas correspondentes de desvio da aditividade têm pouca precisão (Greenland, 1983; Breslow e Day, 1987; Lubin et al., 1990).

Um outro problema é que suposições simples (tais como nenhuma interação) tornam-se difíceis de justificar, quando os fatores X e Z são substituídos por variáveis contínuas. Por exemplo, pode se tornar impossível separar suposições sobre tempo de indução e dose-resposta daquelas concernentes a interações (Thomas, 1981; Greenland, 1993a). Uma complexidade ainda maior aparece quando os efeitos de outras variáveis precisam ser considerados. Em terceiro, conforme mostrado no Capítulo 15, não se pode inferir que um tipo de resposta de interação particular esteja ausente, e a inferência da presença deve fazer suposições sobre ausência de outros tipos de resposta. Em consequência, inferências sobre a presença de tipos de resposta particulares devem depender de suposições muito restritivas sobre a ausência de outros tipos de resposta, mesmo quando interações estatísticas *qualitativas* estejam presentes, isto é, mesmo quando a medida epidemiológica do efeito de um fator reverta inteiramente a direção por meio dos níveis de outro fator.

Independentemente desses tópicos, é importante não confundir a interação estatística (modificação de medida de efeito) com interação biológica. Em particular, quando dois fatores têm efeitos e as estimativas do estudo são válidas, a homogeneidade de razão de riscos – embora, frequentemente, mal interpretada como indicativa de interação biológica – implica, de fato, a *presença* de tipos de resposta de interação (conforme definido no Cap. 15), porque a homogeneidade de riscos, taxas, ou a razão de chances implica heterogeneidade (e, por conseguinte, não aditividade) das diferenças de riscos.

ANÁLISES DE PERÍODOS DE INDUÇÃO

Idealmente, as análises causais devem ser longitudinais e não transversal, devendo haver uma compensação para um período de tempo entre a exposição e a doença, que corresponda a um período de indução significativo. Em estudos de coorte, o intervalo pode ser compensado pela restrição do acúmulo da experiência de pessoa-tempo no denominador das taxas de incidência para os expostos àquele período de tempo seguinte à exposição, que corresponde aos limites do possível período de indução. Em estudos de caso-controle, o intervalo pode ser compensado pela obtenção de dados sobre o *status* quanto à exposição em um tempo que preceda o início da doença, ou pela seleção de controles por uma quantidade que corresponda aos limites do possível período de indução.

Suponha que se está estudando se a exposição à cinomose canina de cães de estimação causa esclerose múltipla, e supõe-se (no momento do diagnóstico) que o período de indução seja de 10 a 25 anos. Usando-se a última suposições em um estudo de coorte, os indivíduos expostos não contribuirão para pessoa-tempo em risco até 10 anos depois do tempo em que o animal teve a cinomose. Tal contribuição, para a experiência de risco, começa aos 10 anos e dura 15 anos (a duração do intervalo do tempo de indução), ou menos, se o sujeito é retirado do seguimento (porque morreu, perdeu-se do seguimento ou teve diagnóstico de esclerose múltipla). Somente se a esclerose múltipla for diagnosticada durante o mesmo intervalo, ela será considerada potencialmente relacionada com a exposição. Em um estudo de caso-controle, os casos de esclerose múltipla seriam classificados como expostos se o cão de estimação do paciente tivesse cinomose durante o intervalo de 10 a 25 anos antes do diagnóstico de esclerose múltipla. Se a exposição à cinomose ocorresse fora dessa janela de tempo, o caso seria considerado não exposto. Os controles seriam questionados com referência a um período de tempo comparável e seriam classificados similarmente.

É possível, também, estudar e comparar diferentes períodos de indução possíveis. Um exemplo dessa técnica foi um estudo de caso-controle de estenose pilórica, que examinou o papel da exposição à Bendectin durante a fase inicial da gestação (Aselton et al., 1984). Foram assumidas janelas de tempo diferentes de uma semana de duração, durante o começo da gravidez. A exposição antes da 6ª semana de gravidez, ou depois da 12ª semana, levou a uma estimativa de risco relativo menor que 2, ao passo que se obteve uma estimativa maior que 3 para exposição à Bendectin durante as semanas 6 a 12. A maior estimativa de efeito, um risco relativo de 3,7, foi obtido para exposição durante as semanas 8 e 9 após a concepção. Esse exemplo ilustra como análises epidemiológicas têm sido usadas para estimar um período curto de ação causal. Se somente uma análise houvesse sido conduzida, usando um período único de exposição antes ou depois do período relevante, pouca ou nenhuma informação sobre a relação de tempo entre exposição e doença teria resultado.

Todas as análises de efeito de exposição baseiam-se em algum pressuposto sobre o tempo de indução. Se um estudo de caso-controle mede exposição a partir do nascimento (ou da concepção) até o diagnóstico, é provável que se inclua algum período que seja irrelevante para exposição significativa, diluindo a mensuração da exposição relevante. Se um estudo transversal examina a exposição atual e a doença (o início da qual pode, até mesmo, ser anterior à exposição), também envolve o uso de uma exposição irrelevante, pelo menos em substituição à exposição relevante desconhecida. Frequentemente, o pressuposto sobre o período de indução é implícito e obscuro. A boa prática de pesquisa recomenda que se façam tais pressupostos explícitos e que sejam avaliados na extensão que for possível.

Se for utilizado o período de indução errado, pode-se pensar que a medida de exposição resultante seja uma versão mal mensurada da exposição verdadeira. Sob certos pressupostos (ver Cap. 9), essa má mensuração pode levar a reduzir a magnitude de associações e a subestimar efeitos: quanto menor a sobreposição entre a janela do período de indução suposto em uma dada análise e os tempos de indução reais, maior será a quantidade de erro de classificação não diferencial, e consequente viés em direção à nulidade. Idealmente, um conjunto de suposições de tempo de indução produziria um conjunto de estimativas de efeito, que atingiria um pico para uma suposições de tempo de indução que correspondesse mais intimamente ao valor correto do que as suposições alternativas. Rothman (1981) propôs que esse fenômeno pudesse ser usado para inferência do período de indução, como no estudo sobre estenose pilórica. Pela repetição da análise dos dados, enquanto variando os limites designados (ou a "janela") para o período de indução, se poderia ver se um padrão de efeitos consistente se manifestaria, o qual refletisse erro de classificação não diferencial aparente da exposição, com várias suposições de tempo de indução. Rothman (1981) sugeriu que, se tal padrão for aparente, o meio do período de indução suposto que der a maior estimativa de efeito, estimará o período de indução médio.

Uma abordagem muito próxima, e talvez mais comum, à análise do período de indução, envolve *defasagem da exposição*, em que somente as exposições precedendo um certo ponto de corte no tempo antes da ocorrência da doença (nos casos), ou o momento de seleção da amostra (para os controles em um *status* de caso-controle), são examinados para determinar o *status* de exposição. De modo semelhante, a exposição de uma unidade de pessoa-tempo (tal como uma pessoa-ano) só é determinada pelo *status* da pessoa contribuinte antes de um dado ponto de corte no tempo (Checkoway et al., 1989, 1990). Por exemplo, ao se retardar a exposição a asbestos por 5 anos, somente a exposição até 5 anos antes do tempo da doença seria usada para classificação de casos; em um estudo de caso-controle, somente a exposição até 5 anos antes do momento de seleção da amostra seria usada para classificar os controles; e, em um estudo de coorte, somente a exposição de uma pessoa até 5 anos antes de um dado ano em risco seria usada para classificar a exposição da pessoa-ano contribuída por aquela pessoa, naquele ano.

A análise defasada pode ser repetida, usando-se diferentes períodos de defasagem. Então, pode-se tomar a defasagem que gere a associação mais forte como um período de indução estimado. Note que esse uso do período de indução refere-se a um tempo *mínimo* para patogênese e detecção, em vez de um tempo médio, como no método da janela.

Infelizmente, pode haver problemas sérios com métodos de "maior estimativa", quer baseados em janelas, quer em defasagens, especialmente se eles forem aplicados sem consideração a se os dados demonstram um padrão regular de estimativas. Sem evidência de tal padrão, essas abordagens tenderão a escolher períodos de indução cuja estimativa é grande, simplesmente em virtude da ampla variabilidade estatística. Estimativas de efeito assim derivadas serão viesadas para longe da nulidade e não servirão bem como uma estimativa sumária do efeito. Para lidar com esses problemas, Salvan e colaboradores (1995) propuseram que se tomasse o período de indução que gerasse a mais alta estatística de razão de verossimilhança (desviância) para efeito da exposição como o período de indução estimado. Essa abordagem é equivalente a tomar o período de indução que gere o valor P mais baixo, e corresponde, assim, a tomar a estimativa mais "significativa estatisticamente". O resultado será que o valor P final estará viesado para baixo, isto é, subestimará a probabilidade de se obter uma estatística como extrema, ou mais extrema do que o observado, se não houver efeitos de exposição.

Outro problema é que o grau de viés resultante do erro de classificação da exposição pode variar ao longo de janelas, por motivos que não estão relacionados ao efeito da exposição. Por exemplo, o grau do viés do erro de classificação depende em parte da prevalência da exposição (Cap. 19). Por conseguinte, a variação da prevalência da exposição ao longo do tempo levará à variação no viés de erro de classificação com o passar do tempo, de modo que ela poderá distorcer o padrão das estimativas de efeito ao longo das janelas de tempo.

Um terceiro problema em qualquer abordagem baseada em análises separadas de janelas é que elas não fazem controle para um efeito de exposição que apareça em janelas múltiplas (i.e., para um efeito de exposição que tem um tempo de indução longo e variável, de modo que o efeito da exposição reflete-se em várias janelas). Tais "efeitos múltiplos" frequentemente (se não sempre) levam a confundimento mútuo entre as estimativas obtidas pelo uso de apenas uma janela de cada vez (Robins, 1987), porque as exposições tendem a ser altamente associadas entra as janelas. Além disso, o confundimento resultante quase certamente variará em magnitude entre as janelas. Por exemplo, a associação de exposições em janelas adjacentes será mais alta, frequentemente, do que aquela em janelas não adjacentes. Em tal caso, estimativas de efeito para janelas adjacentes àquelas próximas do período de indução verdadeiro serão mais confundidas que outras estimativas.

Uma primeira tentativa para evitar os problemas que acabamos de mencionar seria estimar os efeitos para cada janela, quando ajustada para as exposições de outras janelas (assim como para outros confundidores). Há dois problemas com essa abordagem. Um problema prático importante é que podem esgotar rapidamente os números, quando se tenta examinar uma janela enquanto se estratifica para outras janelas e para outros confundidores. No exemplo do Bendectin, o uso de janelas de uma semana durante 5 a 15 semanas geraria 11 janelas, de modo que estimativas para uma janela teriam que controlar para 10 outras variáveis de janelas, e para mais outros confundidores. É possível limitar esse problema pelo uso de somente umas poucas janelas amplas, à custa de precisão nas definições.

Um problema teórico mais sutil é que exposições nas janelas iniciais podem afetar as exposições em janelas mais tardias. Como resultado, as estimativas de efeito para janelas iniciais refletirão, na melhor das hipóteses, apenas efeitos diretos de exposições naquelas janelas (Robins, 1987, 1989), e, na pior delas, podem estar mais viesadas do que as estimativas, uma de cada vez, por causa do confundimento gerado pelo controle das janelas intermediárias (Robins e Greenland, 1992; Cole e Hernán, 2002; Cap. 12). Para lidar com os problemas inerentes ao uso de todas as janelas de exposição na mesma análise, vários autores têm desenvolvido métodos de modelagem sofisticados para análises de dados de exposição longitudinais. Esses métodos incorporam todas as variáveis de exposição em um modelo único, que pode ter um parâmetro explícito para o tempo de indução médio (Thomas, 1988) ou pode ser baseado em parâmetros para tempo de doença (Robins, 1977). Os últimos métodos de *g-estimação* serão discutidos no Capítulo 21.

Apesar do potencial para viés, sugerimos uma análise estratificada preliminar, utilizando janelas amplas o bastante para possibilitar o controle simultâneo de outras janelas, assim como de outros confundidores, o que deveria ser seguido, então, por métodos mais sofisticados. Alertamos, porém, que mesmo com essa abordagem, o padrão geral das estimativas por meio das janelas deve ser levado em consideração. Simplesmente escolher a estimativa maior levará a um resultado que terá viés afastando-se da nulidade, como uma estimativa do efeito da janela maior; o valor P menor *não* fornecerá um teste válido da hipótese nula de nenhum efeito da exposição; e os tempos de indução que definem as janelas com a maior estimativa de efeito e o menor valor P não oferecerão uma estimativa sem viés do tempo de indução médio. Contudo, uma tabela de estimativas obtidas a partir de uma análise simultânea de janelas pode fornecer uma ideia inicial da forma da distribuição do tempo de indução, sujeita a suposições restritivas de que não há erro de mensuração e nenhum confundimento de qualquer janela quando outras estão sendo controladas.

CAPÍTULO 17

Análise de fatores de exposição e desfechos politômicos

Sander Greenland

Categorização de variáveis ordenadas 358
Análise de tabelas cruzadas 360
Dose-resposta e análise de tendências 363
   Gráficos de tendência 363
   Plotando limites de confiança 365
   Gráficos em escalas logarítmicas 366
   Gráficos incrementais (inclinação) 367
   Escalas horizontais e escores para categorias 368
   Suavizando o gráfico 370
Estatísticas de tendências 371
Manejo especial do nível zero 374

Médias móveis 375
   Suavizadores de banda variável 377
   Estimativas categóricas como médias móveis 379
   Suavizadores mais gerais 379
Análise básica de desfechos múltiplos 379
Estatísticas simultâneas para dados de tabelas de contingência 381
   Regiões de confiança conjuntas 382
   Análise simultânea de desfechos múltiplos 383
   Relação entre comparações simultâneas e individuais 385

Este capítulo introduz extensões de métodos de análise de tabelas de frequências cruzadas para dados politômicos, isto é, dados em que a exposição, ou o desfecho, tem mais de dois níveis. Essas extensões fornecem uma ponte conceitual entre métodos simples para tabelas cruzadas e análise de regressão mais sofisticada, assim como têm sua utilidade própria. Elas também oferecem uma abordagem inicial à análise dose-resposta e às análises de tendência. Finalmente, as extensões fornecem um meio importante de verificar os resultados de análises de regressão, para examinar se os padrões sugeridos por regressões podem ser vistos nas contagens básicas que sumarizam os dados.

O foco primário deste capítulo é sobre os métodos para análise de uma exposição com múltiplos níveis e com um desfecho binário de doença; também demonstra como esses métodos se estendem a análises de desfechos múltiplos, tais como as que aparecem quando múltiplas enfermidades estão em estudo ou quando um estudo de caso-controle emprega grupos de controle múltiplos. Este capítulo começa, entretanto, pela revisão de tópicos de variáveis categóricas, porque a maioria dos métodos discutidos aqui supõe que a exposição é categorizada.

CATEGORIZAÇÃO DE VARIÁVEIS ORDENADAS

Conforme discutido nos Capítulos 13 e 15, a escolha de categorias para as variáveis é um passo importante na análise de dados. Quando a variável é mensurada em uma escala ordenada com muitos níveis, supera-se esse passo, frequentemente, pelo uso de percentis como limites de categorias. Por exemplo, quartis correspondem a quatro categorias, com limites no 25º, 50º e 75º percentis, ao passo que quintis correspondem a cinco categorias, com limites no 20º, 40º, 60º e 80º percentis. Tais procedimentos automáticos para formação de categorias são subótimos na maioria das aplicações e podem, algumas vezes, interferir no poder, na precisão e no controle de confundidores (Lagakos, 1988; Zhao e Kolonel, 1992; Greenland, 1995a, 1995b). Limites de percentis também dificultam a comparação de associações ou de efeitos entre estudos, porque tais limites corresponderão a valores diferentes de exposição em cada estudo.

Mais importante, as categorias de percentil raramente correspondem aos limites do fator de exposição. Subgrupos heterogêneos de sujeitos são formados, e podem, dessa forma, ocultar efeitos importantes. Por exemplo, os níveis de vitamina C são suficientemente altos na maioria das dietas ocidentais para que as pessoas com ingestões limítrofes ou deficientes constituam menos de 10% de um grupo de estudo típico. Como um resultado, essas pessoas comporão menos da metade dos sujeitos no quartil inferior para ingestão de vitamina C. Se apenas essa minoria deficiente sofresse um risco elevado de doença, esse fato seria obscurecido pela análise do quartil. O risco elevado da minoria de 10% é ponderado com o risco normal da maioria de 15% no quartil inferior e faz-se a comparação, então, com o risco normal dos três quartis de ingestão mais elevada. Haverá uma elevação apenas limitada de risco no quartil inferior, o que seria difícil de detectar em uma análise categórica.

Como outro exemplo, em muitos estudos ocupacionais e ambientais somente uma porcentagem pequena de sujeitos terá uma quantidade de exposição biologicamente importante. Aqui, novamente, o uso de quartis ou de quintis engloba esses sujeitos em uma grande massa de indivíduos muito pouco expostos (e, portanto, não afetados), reduzindo poder e, possivelmente, induzindo a uma impressão viesada da dose-resposta (Greenland, 1995b, 1995c). Misturar pessoas de riscos diferentes em categorias amplas também é um problema quando a variável categorizada é um confundidor. Nessa situação, categorias amplas do confundidor podem resultar em estimativas específicas por estrato, com confundimento residual substancial.

Talvez a alternativa mais comum aos percentis sejam limites com espaçamentos iguais. Por exemplo, a ingestão de vitamina C pode ser categorizada em incrementos de 10 ou 20 mg de ingestão média diária. Frequentemente, tais limites fazem mais sentido do que os percentis, porque permitem que aqueles com ingestão muito baixa, ou muito alta, sejam colocados em categorias separadas e porque as categorias estão em conformidade com unidades familiares de dose. Entretanto, limites com espaçamentos iguais também são às vezes ineficientes, e, como os limites de percentis, grupos de alto risco podem ficar unificadas e resultar em baixo poder e pouca precisão (Greenland, 1995b).

Idealmente, as categorias devem fazer sentido com base em informações externas. Essa diretriz pode ser especialmente importante, e mais fácil de ser implementada na categorização de confundidores, porque a informação prévia que leva a sua identificação também pode ser usada para criar categorias. Para ilustrar, considere a idade materna como um potencial confundidor em estudos perinatais. A relação da idade materna com o risco pode ser mal estimada por categorias de percentis ou pelas categorias de espaçamentos iguais, porque a maioria dos efeitos da idade materna tende a se concentrar em um dos extremos ou em ambos. Por exemplo, o risco de morte neonatal é mais elevado quando a mãe tem menos de 18 ou mais de 40 anos de idade, ao passo que o risco de síndrome de Down é mais alto quando a mãe tem mais de 40 anos, com muito pouca mudança de risco de ambos os desfechos durante a faixa etária do pico reprodutivo de 20 a 35 anos. Contudo, em populações americanas ou europeias típicas, limites de quartil ou de quintil estariam dentro dessa categoria de risco homogêneo, o que também ocorreria com limites-padrão de categorias de idade materna igualmente espaçadas de, digamos, 20, 25, 30 e 35 anos. As categorias de quartis, de quintis e essas categorias igualmente espaçadas falhariam em separar a mistura heterogênea de riscos nos extremos da idade materna e, em vez disso, focariam a atenção sobre a faixa etária intermediária, com suas pequenas diferenças de risco.

As categorias ideais seriam aquelas nas quais alguma importante diferença de riscos existisse entre elas, mas não dentro delas. Infelizmente, esse esquema pode resultar em algumas categorias (especialmente em categorias finais) com número de sujeitos demasiadamente escasso para se obter uma estimativa razoavelmente precisa da medida do desfecho. Um modo de lidar com esse problema é ampliar as categorias gradualmente até que haja número de sujeitos adequado em cada uma, e ao mesmo tampo, mantendo limites com significado. Ao agir desse modo, contudo, é importante evitar a definição de categorias baseadas no tamanho das estimativas obtidas a partir das categorizações, a menos que a forma da tendência seja conhecida (p. ex., como para um confundidor bem estudado, tal como idade). Se a escolha da categoria for baseada nas estimativas resultantes, as estimativas de tendência e os erros padrão da categorização final podem ser viesados. Por exemplo, se colapsarmos categorias adjacentes para maximizar a aparência de uma tendência linear, a tendência aparente nas estimativas finais será viesada na direção de um padrão linear, longe de quaisquer afastamentos verdadeiros da linearidade. Contudo, tal procedimento de colapsar categorias poderia ser justificável, se fosse sabido que a verdadeira tendência era aproximadamente linear.

As categorias de extremidade aberta (p. ex., "20 e + anos de exposição") são particularmente perigosas, porque elas podem abranger uma variação ampla de exposição ou de efeitos confundidores. Assim, recomendamos certificar-se de que o limite único da categoria aberta não esteja muito distante do maior valor observado. Por exemplo, se ter mais de 10 anos adicionais de exposição pudesse ter um grande efeito sobre risco, tentaríamos evitar usar a categoria "20 e + anos de exposição" se o maior valor da exposição nos dados fosse >30 anos. Outra desvantagem das categorias de extremidade aberta é a dificuldade de se atribuir um ponto médio à categoria.

Uma consequência de se usar categorias próximas do ideal é que as frequências das caselas dentro dos estratos podem tornar-se pequenas. Algumas vezes é recomendado o acréscimo de ½ em cada casela de uma tabela, na qual as frequências são pequenas. O que é pior, alguns programas adicionam automaticamente ½ a todas as casela, quando uma ou mais contagens de caselas são iguais a 0. Essa prática é subótima, pois pode criar distorções em certas estatísticas; por exemplo, ela aumenta artificialmente o tamanho do estudo. Métodos mais sofisticados para manusear frequências pequenas estão disponíveis há muito tempo (Cap. 12 de Bishop et al., 1975; Greenland, 2006b). Por exemplo, pode-se substituir cada frequência de casela por uma média ponderada da frequência observada e da frequência esperada sob uma hipótese ou um modelo simples. Uma versão dessa abordagem será descrita mais adiante, na seção sobre gráficos. Uma alternativa a tais procedimentos é empregar métodos que não requeiram caselas grandes, tais como métodos de Mantel-Haenszel, métodos exatos, médias móveis e linhas ou curvas contínuas.

Enfatizamos, novamente, que todos os problemas apresentados de categorização de exposição aplicam-se à categorização de confundidor (Greenland, 1995a; Greenland, 1995b; Brenner e Blettner, 1997; Brenner, 1998; Austin e Brunner, 2006). Em particular, o uso de métodos automatizados de categorização, tais como limites por percentis, pode levar facilmente a categorias excessivamente amplas, nas quais muito confundimento de resíduo permanece.

ANÁLISE DE TABELAS CRUZADAS

A Tabela 17.1 exibe a notação que usamos para dados estratificados de pessoa-tempo, com $J + 1$ categorias de exposição e com estratos indexados por i. Nessa tabela, as elipses representam todas as categorias de exposição restantes X_j, contagens A_{ji} e pessoas-tempo T_{ji} entre os níveis X_J e X_1. (Se houver somente três níveis, $J = 2$ e não haverá nível entre X_J e X_1.) Sempre tomaremos a coluna de exposição mais à direita (X_0) como sendo a categoria de referência da exposição, contra a qual os níveis não referência J serão comparados. Normalmente, X_0 é um nível "não exposto" ou de "baixa exposição", tal como quando os níveis X_0 a X_J correspondem a níveis crescentes de exposição a um agente possivelmente nocivo. Algumas vezes, no entanto, X_0 é simplesmente um nível comumente encontrado, como quando os níveis X_0 a X_J representam categorias de uma variável não ordenada, tal como religião ou raça. Para exposições preventivas, algumas vezes X_0 é escolhido o nível mais alto do fator de exposição.

A notação na Tabela 17.1 pode ser modificada para representar dados de contagem de pessoas pelo acréscimo de uma linha para contagens de não casos, $B_{Ji},...B_{1i}, B_{0i}$, e mudando-se, então, as

TABELA 17.1
Notação para dados estratificados de pessoa-tempo com uma exposição politômica

	Categoria de exposição			
	X_{ji}	...	X_1	X_0
Casos	A_{ji}	...	A_{1i}	A_{0i}	M_{1i}
Pessoa-tempo	T_{ji}	...	T_{1i}	T_{0i}	T_{+i}

pessoas-tempo T_{ji} para coluna de totais $N_{ji} = A_{ji} + B_{ji}$, como na Tabela 17.2. A notação também pode ser modificada de modo que os valores esperados conhecidos E_{ji} para as contagens de casos A_{ji} substituam as pessoas-tempo T_{ji}. As notações usadas no Capítulo 15 foram apenas os casos especiais dessas notações em que $X_1 =$ "expostos" e $X_0 =$ "não expostos".

Se a variável da exposição é não ordenada, ou sua ordem é ignorada, as análises de dados politômicos podem prosseguir usando computações idênticas em forma àquelas dadas nos Capítulos 14 e 15. Para começar, podemos usar qualquer das (e todas as) técnicas de exposição binária dadas anteriormente para comparar qualquer par de categorias de exposição. Como um exemplo, a Tabela 17.3 apresenta dados brutos de um estudo sobre a relação da ingestão de verduras e frutas com pólipos do cólon, divididos em três categorias de igual amplitude e uma categoria ampla de referência. (Esses dados são discutidos no Cap. 16.) As razões de chances e os limites de confiança de 95% também são apresentados, comparando cada categoria com a próxima categoria mais alta. Parece que as razões de chances declinam à medida que a ingestão aumenta, com o declínio mais nítido ocorrendo entre as ingestões mais baixas. A estratificação dos dados para os fatores de pareamento e o cálculo das estatísticas de Mantel-Haenszel geram, praticamente, os mesmos resultados.

O número de comparações possíveis cresce rapidamente, à medida que o número de categorias de exposição aumenta: o número de pares exposição-nível é $(J + 1)J/2$, que é igual a 3 quando há três categorias de exposição ($J = 2$), mas se eleva para 6 quando há quatro categorias de exposição ($J = 3$, como na Tab. 17.3), e para 10, quando há cinco categorias de exposição ($J = 4$). A análise pareada de categorias de uma exposição politômica levanta, assim, um assunto de comparações múltiplas, que foi discutido em termos gerais no Capítulo 13. Esse assunto pode ser abordado pelo uso de um teste de tendência ou por uma estatística de teste simultâneo não ordenada. Ambas as abordagens fornecem

TABELA 17.2
Notação para dados de contagem estratificados com uma exposição politômica

	Categoria de exposição			
	X_J	...	X_1	X_0
Casos	A_{ji}	...	A_{1i}	A_{0i}	M_{1i}
Não casos	B_{ji}	...	B_{1i}	B_{0i}	M_{0i}
Totais	N_{ji}	...	N_{1i}	N_{0i}	N_{+i}

TABELA 17.3

Dados sobre ingestão de frutas e verduras (número médio de porções por dia) em relação a pólipos do cólon, razões de chances, intervalos de confiança de 95% e valores P bilaterais

	Porções de frutas e verduras por dia				
	≤2	>2, ≤4	>4, ≤6	>6	Totais
Casos	49	125	136	178	488
Controles	28	111	140	209	488
Total	77	236	276	387	976
Comparação com a categoria mais alta (>6)					
Razão de chances	2,05	1,32	1,14	1,0 (referência)	
Limite inferior	1,24	0,96	0,84		
Limite superior	3,41	1,83	1,55		
Valor P	0,005	0,092	0,40		
Comparações sequenciais com a próxima categoria mais alta					
Razão de chances	1,55	1,16	1,14		
Limite inferior	0,91	0,82	0,84		
Limite superior	2,64	1,64	1,55		
Valor P	0,10	0,41	0,40		

De Witte JS, Longnecker MP, Bird CL, et al. Relation of vegetable, fruit, and grain consumption to colorectal adenomatous polyps. *Am J Epidemiol.* 1996;144:1015-1025.

valores P para a hipótese nula conjunta, de que não há associação entre a exposição e a doença, para todas as categorias de exposição.

Várias estatísticas de teste simultâneo podem ser usadas para dados não estratificados. A mais antiga e mais famosa de tais estatísticas é a *estatística de χ^2 de Pearson*, a qual, para dados não estratificados de pessoa-tempo, tem a fórmula

$$\chi_P^2 = \sum_j (A_j - E_j)^2 / E_j \quad [17.1]$$

onde a soma é de $j = 0$ a J, e $E_j = M_i T_j/T_+$ é o valor esperado para A_j, sob a hipótese nula conjunta de que não há associação exposição-doença. (A notação aqui está como na Tab. 17.1, mas sem o subscrito i para estrato.) Se não há vieses, e a hipótese nula conjunta H_{Conjunta} estiver correta, χ_P^2 tem aproximadamente uma distribuição de χ^2 com J graus de liberdade. Para dados de contagem pura com totais de exposição $N_j = A_j + B_j$ (onde B_j é o número observado de não casos) e total geral $N_+ = \sum_j N_j$, o χ^2 de Pearson é igual a

$$\chi_P^2 = \sum_j (A_j - E_j)^2 / V_j \quad [17.2]$$

onde $E_j = M_1 N_j/N_+$ e $V_j = E_j(N_j - E_j)/N_j$ são a média e a variância de A_j sob a hipótese nula conjunta. A equação 17.2 é equivalente à fórmula mais familiar

$$\chi_P^2 = \sum_j [(A_j - E_j)^2 / E_j + (B_j - F_j)^2 / F_j] \quad [17.3]$$

onde $F_j = M_0 N_j/N_+$ é a média de B_j sob a hipótese nula conjunta. Para os dados na Tabela 17.3, a equação 17.3 gera

$$\chi_P^2 = \frac{[49 - 488(77)/976]^2}{488(77)/976} + \cdots + \frac{[209 - 488(387)/976]^2}{488(387)/976} = 9,1$$

que tem três graus de liberdade e $P = 0,03$. Note que esse valor P simultâneo é menor do que todos, exceto um dos valores P pareados na Tabela 17.3.

Usamos aqui a estatística de Pearson, pois ela é muito fácil de calcular. Para dados não estratificados, a quantidade $(N-1)\chi_P^2/N$ é idêntica à estatística de Mantel-Haenszel generalizada para testar a hipótese nula conjunta (Breslow e Day, 1980; Somes, 1986). Quando é estendida a dados estratificados, a estatística de Pearson requer que todas as contagens esperadas do estrato sejam "grandes" (normalmente entendido como mais de quatro ou cinco), ao passo que a estatística de Mantel-Haenszel generalizada pode permanecer válida mesmo que todas as contagens de estrato sejam pequenas (embora as contagens brutas devam ser "grandes"). Entretanto, quando estratificação é necessária, as estatísticas conjuntas podem ser computadas mais facilmente usando-se programas de regressão, e assim adiamos a apresentação de tais estatísticas até o Capítulo 21. Discutiremos mais estatísticas não ordenadas na seção sobre análise simultânea.

Note que os valores P pareados, considerados isoladamente ou juntos, *não* fornecem um valor P apropriado para a hipótese nula de que não há associação entre exposição e doença. Como será ilustrado na seção final, é possível ter todos os valores P pareados muito maiores do que o valor P simultâneo. Inversamente, é possível que se tenha um ou mais valores P pareados muito menores do que o valor P simultâneo. Assim, para se avaliar uma hipótese que envolva mais de duas categorias de exposição, deve-se computar uma estatística de teste simultânea.

Para dados estratificados, as estimativas de Mantel-Haenszel podem ser um tanto ineficientes quando a exposição é politômica, porque elas não consideram o fato de que o produto das razões comuns, comparando nível i com nível j e nível j com nível k, deve ser igual à razão comum que compara nível i com nível k (a "razão comum" pode ser risco, taxa ou razão de chances). As estimativas de Mante-Haenszel podem, porém, ser modificadas para utilizar essa informação e assim se tornarem mais eficientes (Yanagawa e Fujii, 1994). Estimativas eficientes também podem ser obtidas a partir de análises de regressão; ver o Capítulo 20 para modelos de exposição politômicos.

DOSE-RESPOSTA E ANÁLISE DE TENDÊNCIAS

Se as categorias de exposição têm uma ordenação natural, uma séria fonte de ineficiência nas análises pareadas e não ordenadas é que as estatísticas não levam em conta essa ordenação. Dose-resposta e análise de tendências tratam o uso da informação sobre ordenação.

A Tabela 17.4 apresenta os dados mostrados na Tabela 17.3 em mais detalhes, usando as categorias mais finas com limites de números inteiros que geram pelo menos quatro casos e quatro controles por cada categoria. Esses dados serão utilizados nos exemplos a seguir. (Sujeitos nesse estudo tiveram, frequentemente, valores fracionais de porções médias por dia, porque as porções por dia foram calculadas a partir de questões relacionadas às frequências de consumo de frutas e de verduras individuais, tais como maçãs e brócolis.)

Gráficos de tendência

Talvez o exemplo mais simples de análises de tendências seja um gráfico de estimativas em relação às categorias de exposição. Gráficos de ocorrência são diretos. Por exemplo, tendo-se dados populacionais pode-se plotar estimativas dos riscos médios $R_0, R_1,..., R_J$, ou as taxas de incidência $I_0, I_1,..., I_J$ contra as categorias de exposição $X_0, X_1,..., X_J$. Para dados de caso-controle não parea-

TABELA 17.4

Dados sobre ingestão de frutas e verduras e pólipos do cólon, inclusive porções médias por dia, logaritmo médio das porções, e razões caso-controle em cada categoria

Limite superior da categoria	Porções médias	Logaritmo médio das porções	N° de casos	N° de controles	Razão caso-controle
1	0,68	−0,52	13	4	3,25
2	1,58	0,45	36	24	1,50
3	2,57	0,94	55	44	1,25
4	3,55	1,26	70	67	1,04
5	4,52	1,51	77	74	1,04
6	5,51	1,71	59	66	0,89
7	6,50	1,87	54	48	1,12
8	7,58	2,02	33	41	0,80
9	8,51	2,14	33	31	1,06
10	9,43	2,24	24	22	1,04
11	10,48	2,35	10	26	0,38
12	11,49	2,44	6	12	0,50
14	12,83	2,55	9	12	0,75
18	15,73	2,75	4	11	0,36
27	20,91	3,03	5	6	0,83
Totais	–	–	488	488	–

dos, as razões caso-controle $A_0/B_0, A_1/B_1,..., A_J/B_J$ podem ser substitutas pelas estimativas de risco ou de taxa (Easton et al., 1991; Greenland et al., 1999c). Se confundimento importante parece estar presente, podem-se padronizar as medidas ou fazer gráficos separados para estratos diferentes da variável de confundimento.

O padrão exibido por estimativas em gráfico é chamado de uma tendência. Uma tendência é *monotônica*, ou *monótona*, se cada alteração na altura dos pontos plotados estiver sempre na mesma direção. Uma tendência monótona nunca inverte a direção, mas pode ter segmentos planos. Uma tendência é *estritamente monótona* se estiver sempre aumentando ou sempre diminuindo. Tal tendência nunca inverte e não tem segmentos planos. São vistas, comumente, frases tais como "os dados exibiram uma relação dose-resposta", usadas para indicar que um gráfico de estimativas *versus* categoria de exposição foi monótono. O termo "dose-resposta", contudo, pode referir-se a qualquer padrão, e aqui o usaremos nesse sentido geral. Isto é, aqui *dose-resposta* significará o padrão relacionando o desfecho, ou a medida de efeito, à exposição, qualquer que seja ela. O termo "tendência" frequentemente é usado como um sinônimo para "dose-resposta", embora seja ainda mais geral, como em "a tendência no risco foi para cima, mas ocorreram flutuações nos anos mais tardios". Em particular, uma tendência pode ser observada em relação ao tempo, à idade, ao peso ou a outras variáveis para as quais o conceito de "dose" não tem significado.

A Figura 17.1 apresenta as razões caso-controle A_j/B_j calculadas a partir da Tabela 17.4, plotadas em relação às médias da categoria e conectadas por segmentos de reta. As linhas pontilhadas internas são os limites de 80% aproximados e as linhas pontilhadas externas, mais fracas, são os limites de 99%. Esses limites são calculados usando-se a estimativa de variância

$$\hat{V} = \widehat{\text{Var}}[\ln(A_j/B_j)] = 1/A_j + 1/B_j$$

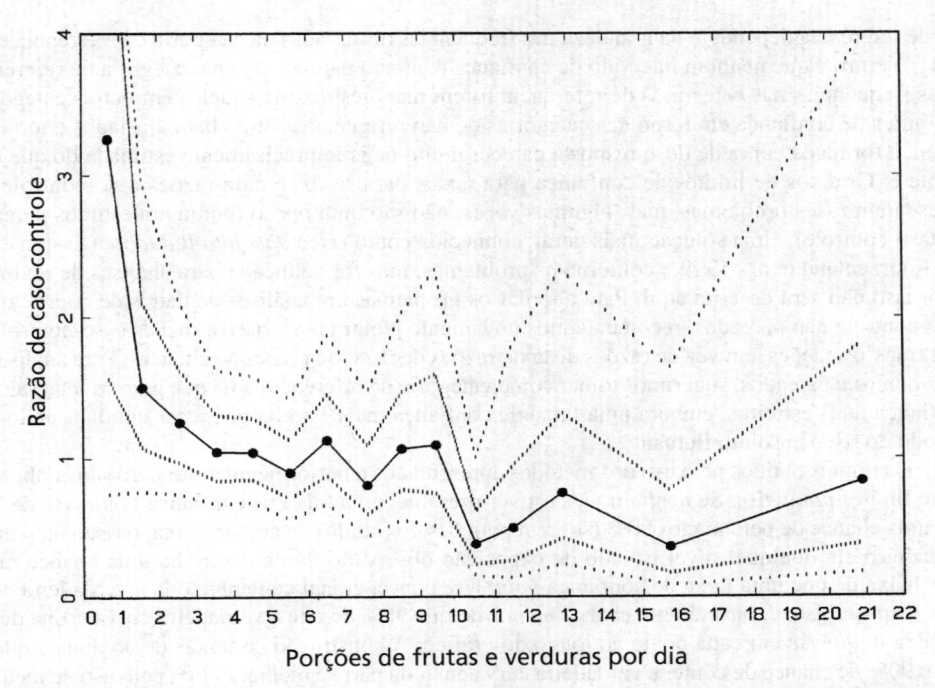

FIGURA 17.1 • Gráfico das razões caso-controle e de limites de confiança de 80 e 99% dos dados da Tabela 17.4, usando-se escala aritmética.

na fórmula

$$\exp[\ln(A_j/B_j) + Z_\gamma \hat{V}^{1/2}]$$

onde Z_γ é o percentil 100_γ da distribuição normal padrão ($Z_{0,80} = 1,282$ e $Z_{0,99} = 2,576$). A figura dá a impressão de uma tendência mais íngreme das razões em níveis baixos de consumo (menos de três porções por dia) do que em níveis mais altos. Se nenhum viés ou erro importante estiver presente, as tendências na Figura 17.1 devem refletir aquelas nas taxas da população-fonte subjacente.

Uma abordagem comum ao grafar razões de risco ou razões de raxa usa uma categoria de referência único; por exemplo, com X_0 como a categoria de referência nas razões de taxa, seriam plotados $I_1/I_0,..., I_J/I_0$ ou seus logaritmos para as categorias de exposição não referência $X_1,..., X_J$. Com essa abordagem, a curva resultante é proporcional à curva obtida plotando-se as taxas, mas ela parece ser estimada menos precisamente (Easton et al., 1991).

Plotando limites de confiança

Embora seja útil plotar limites de confiança junto com estimativas pontuais, deve-se ter cuidado para evitar que o gráfico dê ênfase visual excessiva a pontos imprecisos. A abordagem convencional de colocar barras de erro em torno dos pontos produz tal excesso. Assim, recomendamos, em vez disso, que os limites superior e inferior recebam sua própria linha gráfica, como na Figura 17.1, e que não conecte os limites a suas estimativas pontuais por barras de erro. Os gráficos resultantes dos limites inferior e superior formam, juntos, uma *faixa de confiança* para a curva que está sendo estimada.

Dois problemas sérios surgem ao plotar associações ou efeitos estimados, usando uma categoria de referência compartilhado. Um é que as larguras dos intervalos de confiança nos níveis que não são de referência dependem da grandeza das frequências observadas na categoria de referência escolhida; o outro é que nenhum intervalo de confiança é gerado para a curva na categoria de referência. Se as frequências nas categorias de referência forem menores do que aquelas em outras categorias, os limites de confiança em torno das categorias de não referência estarão bem afastados e tornarão, assim, a forma da curva de dose-resposta parecer muito mais imprecisamente estimada do que realmente é. Gráficos de limites de confiança para taxas, para riscos e para razões caso-controle não apresentam esses problemas, mas, algumas vezes, não são uma opção (como em estudos pareados de caso-controle). Uma solução mais geral, conhecida como *risco absoluto flutuante* (Easton et al., 1991; Greenland et al., 1999c) contorna os problemas, mas foi delineada para análises de regressão e por isso não será descrita aqui. Para abordar os problemas em análises de dados de coorte, ou de caso-controle não pareados, recomendamos novamente plotar taxas, riscos, razões caso-controle ou suas transformações, em vez de razões de taxa, razões de risco ou razões de chances. Para análises de caso-controle pareados, sugerimos tomar como categoria de referência uma que gere os intervalos de confiança mais estreitos, embora uma faixa de confiança mais estreita possa ser obtida usando-se o método do risco absoluto flutuante.

Os limites obtidos pelo uso dos métodos apresentados anteriormente neste livro são conhecidos como limites *pointwise*. Se nenhum viés estiver presente, uma faixa de confiança *pointwise* de 90% tem uma chance de pelo menos 90% (sobre repetições do estudo) de conter a taxa, o risco ou o efeito verdadeiro em qualquer nível isolado de exposição observado. No entanto, há uma chance muito mais baixa de que uma faixa de confiança *pointwise* convencional contenha toda a verdadeira curva dose-resposta. Isto é, haverá uma chance *menor* do que 90% de que a verdadeira curva esteja dentro da faixa *pointwise* em cada ponto ao longo do gráfico. A construção de faixas de confiança que tenham 90% de chance de conter a verdadeira curva em toda parte é melhor obtida pelo uso de métodos de regressão; ver Hastie e Tibshirani (1990, sec. 3.8).

Como um alerta final, note que nem os limites *pointwise*, nem a faixa de confiança gráfica correspondente, fornecem um teste apropriado da hipótese nula geral de nenhuma associação exposição-resultado. Por exemplo, é possível (e não é incomum) que todos os limites de confiança de 99% para as associações específicas para exposição contenham o valor de nulidade, e ainda assim a estatística de tendência possa gerar um valor *P* menor do que 0,01 para a associação entre exposição e doença.

Gráficos em escalas logarítmicas

Medidas de taxas, de riscos e de razões são plotadas, frequentemente, em um gráfico semilogarítmico, no qual a escala vertical é logarítmica. Gráficos semilogarítmicos são equivalentes para plotar os logs das taxas, os logs dos riscos ou os logs das razões contra a exposição e são úteis como análises preliminares a análise log-linear (exponencial) e à regressão logística. Tais regressões assumem modelos lineares para os logs das taxas, os logs dos riscos, ou os logs das chances, e os afastamentos dos modelos são mais fáceis de detectar visualmente, quando uma escala vertical logarítmica é utilizada. A Figura 17.2 é um gráfico das razões caso-controle e de limites de confiança da Figura 17.1, usando-se uma escala vertical logarítmica. Nessa escala, a diferença de tendência em doses altas e baixas é menos aparente do que na Figura 17.1.

Há vários argumentos para se examinar gráficos semilogarítmicos (Gladen e Rogan, 1983), mas pode haver razões ligadas ao assunto em estudo para se examinar também gráficos com outras escalas para o eixo vertical ou horizontal (Morgenstern e Greenland, 1990; Devesa et al., 1995). Em particular, a escala não transformada (i.e., plotando-se a medida original) é importante de se examinar quando se deseja transmitir informações sobre efeitos absolutos e sobre impactos para a saúde. Por exemplo, suponha que os riscos médios nos níveis X_0, X_1, X_2 de uma exposição potencialmente modificável sigam o padrão $R_0 = 0,001$, $R_1 = 0,010$, $R_2 = 0,050$. Um gráfico das razões de risco $R_0/R_0 = 1$, $R_1/R_0 = 10$, $R_2/R_0 = 50$ contra X_0, X_1, X_2 indicará que a redução de risco proporcional produzida por mover-se do nível X_2 para o nível X_1 é $(50 - 10)/50 = 0,80$. Essa redução é mais de 80% da redução máxima potencial de $(50 - 1)/50 = 0,98$ produzida por mover-se de X_2 para X_0. Em outras palavras,

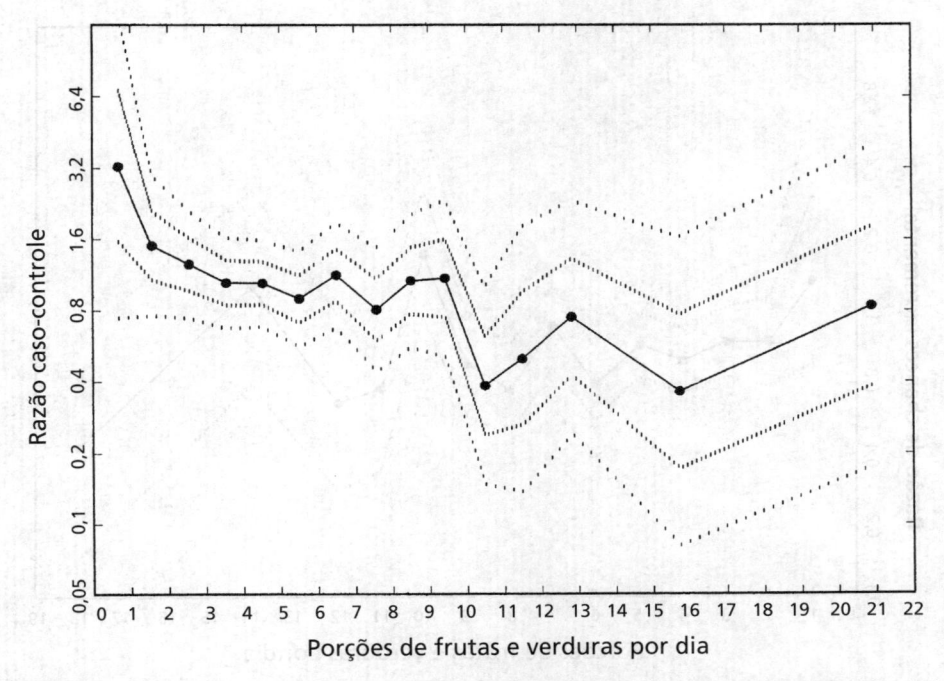

FIGURA 17.2 • Gráfico das razões caso-controle e de limites de confiança de 80 e 99% dos dados da Tabela 17.4, usando-se escala logarítmica vertical.

reduzir a exposição de X_2 para X_1 pode gerar a maior parte da redução de risco potencial total. Um gráfico das razões do log do risco em X_0, X_1, X_2 (que são 0, 2,3, 3,9) não tornará claro o ponto precedente e poderá transmitir a falsa impressão de que mover-se de X_2 para X_1 não alcança a maior parte do possível benefício da modificação de exposição.

Outra abordagem à análise gráfica é plotar frações atribuíveis e prevenidas (relativas a uma categoria de referência comum) contra categorias de exposição. Frações atribuíveis são plotadas acima do eixo horizontal para categorias de exposição com riscos mais altos do que o risco da categoria de referência (Morgenstern e Greenland, 1990).

Gráficos incrementais (inclinação)

A inclinação (direção) de uma curva pode ser avaliada diretamente plotando-se diferenças adjacentes, tais como $I_1 - I_0, I_2 - I_1, ..., I_J - I_{J-1}$, ou razões incrementais, tais como $I_1/I_0, I_2/I_1, ..., I_J/I_{J-1}$, contra os limites de categorias (Maclure e Greenland, 1992). Diferenças incrementais serão maiores que 0 e razões incrementais serão maiores que 1, sempre que a tendência seja crescente; as diferenças serão menores do que 0 e as razões serão menores do que 1, sempre que a tendência for decrescente. A Figura 17.3 exibe as razões de chances incrementais e seus limites de confiança de 80 e 99% a partir dos dados da Tabela 17.4, plotados em uma escala vertical logarítmica contra os limites de categoria. Esse gráfico suplementa a Figura 17.2 ao mostrar que os dados são bem consistentes com uma inclinação sem mudança na tendência logarítmica pelo consumo, o que corresponde a uma tendência exponencial na escala original.

Visto que as razões incrementais são baseadas em divisão por uma quantidade de referência que se desloca, seu padrão não segue aquele de taxas ou de riscos subjacentes, e, portanto, não são bem adequadas para se avaliar impactos sobre a saúde. As razões incrementais precisam de transformação logarítmica para evitar impressões distorcidas produzidas pela categoria de referência cambiante.

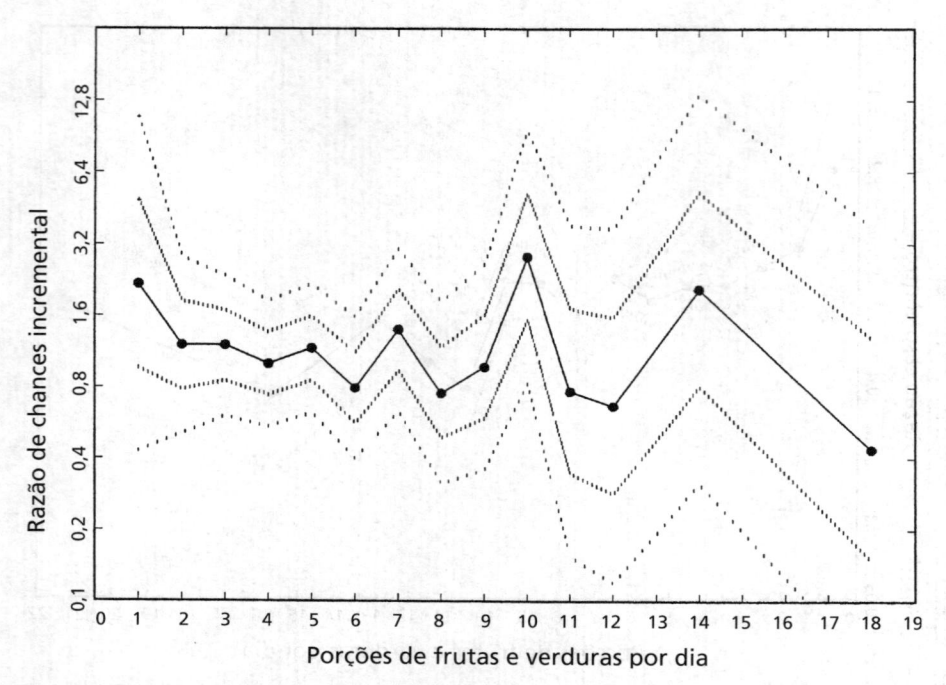

FIGURA 17.3 • Gráfico das razões de chances incrementais e de limites de confiança de 80 e 99% dos dados da Tabela 17.4, usando-se escala logarítmica vertical.

Suponha, por exemplo, que os riscos médios em X_0, X_1, X_2 sejam $R_0 = 0,02$, $R_1 = 0,01$, $R_2 = 0,02$, tal como poderia ocorrer se a exposição fosse um nutriente para o qual tanto a carência quanto o excesso fossem nocivos. Na escala não transformada, a mudança em risco de X_0 para X_1 é exatamente oposta à mudança em risco de X_1 para X_2. Em consequência, ao ir de X_0 para X_2, os efeitos da exposição se cancelam, gerando riscos idênticos em X_0 e X_2. Ainda assim, as razões de risco incrementais são $R_1/R_0 = \frac{1}{2}$ e $R_2/R_1 = 2$, de modo que o incremento da segunda exposição terá a aparência visual de ter um efeito maior do que a primeira exposição, se as razões forem plotadas na escala aritmética. Em contraste, em uma escala logarítmica, R_1/R_0 terá a mesma distância abaixo de zero que R_2/R_1 acima de zero. Essa equidistância mostra que os efeitos dos dois incrementos cancelam-se exatamente.

Escalas horizontais e escores para categorias

Deve-se escolher, também, uma escala horizontal (exposição) para um gráfico. Quando cada categoria de exposição X_0, X_1,..., X_J representa um valor de exposição único, uma escolha óbvia é usar esse valor único. Por exemplo, se X_J corresponde a "j gestações prévias", pode-se simplesmente usar o número de gestações anteriores no eixo horizontal. Se, entretanto, as categorias de exposição representam categorias heterogêneas internamente, tais como agrupamentos de 5 anos de tempo de exposição, um valor numérico, ou um escore, deve ser atribuído a cada categoria para formar a escala horizontal.

Pontos médios de categorias talvez sejam a escolha mais simples, a qual, frequentemente, gerará escores razoáveis. Por exemplo, esse esquema atribuiria escores de $s_0 = 0$, $s_1 = 2,5$, $s_2 = 7$ e $s_3 = 12$ anos para categorias de exposição de 0, 1 a 4, 5 a 9 e 10 a 14 anos. Os pontos médios, contudo, não fornecem escores para categorias de extremidade aberta, tais como 15 e + anos.

Duas escolhas levemente mais comprometidas, que fornecem escores para categorias de extremidade aberta, são as médias e as medianas de categoria. As médias de categoria têm a vantagem de que geralmente produzirão uma linha reta, se não houver viés e se a verdadeira curva dose-resposta for uma linha. Se, porém, houver categorias, dentro das quais a exposição tenha grandes efeitos não lineares (tais como uma tendência exponencial e um aumento de risco de cinco vezes da extremidade inferior à superior de uma categoria), nenhum método simples de escores oferecerá uma curva dose-resposta sem distorção (Greenland, 1995b). Assim, evitar categorias muito amplas é aconselhável, quando efeitos fortes podem estar presentes dentro de tais categorias.

Um método automático, comum e ruim de dar escores a categorias é atribuir-lhes números ordinais (i.e., $s_j = j$, de modo que 0, 1,..., J sejam designados para as categorias $X_0, X_1,..., X_J$). Se qualquer categoria for heterogênea internamente, só por acidente tais escores ordinais gerarão um eixo horizontal biologicamente significativo. Se as categorias abrangem intervalos desiguais, como nas Tabelas 17.3 e 17.4, os escores ordinais podem facilmente gerar curvas de dose-resposta sem significado do ponto de vista quantitativo e podem prejudicar o poder dos testes de tendência (Lagakos, 1988; Greenland, 1995a, 1995b). Esses inconvenientes surgem porque a distância entre os escores ordinais é sempre 1, e essa distância não corresponderá, em geral, à diferença alguma em exposição ou em efeito médios para as categorias.

Ao escolher a escala horizontal, é possível transformar a exposição de forma que seja de interesse científico. Suponha, por exemplo, que se tenha um modelo de carcinogênese, que estabeleça que o logaritmo das taxas de câncer de pulmão aumentará linearmente com o logaritmo da exposição. Para verificar essa hipótese, pode-se plotar os logaritmos das taxas contra as médias do log da exposição específicas por categoria. De modo equivalente, pode-se plotar as taxas contra as médias geométricas das categorias de exposição, usando-se escalas logarítmicas para ambos os eixos. (Lembre-se que a média geométrica da exposição é o antilogaritmo da média dos logaritmos das exposições individuais.) Sob tal teoria, o gráfico resultante deveria, em média, seguir uma linha, se nenhum viés

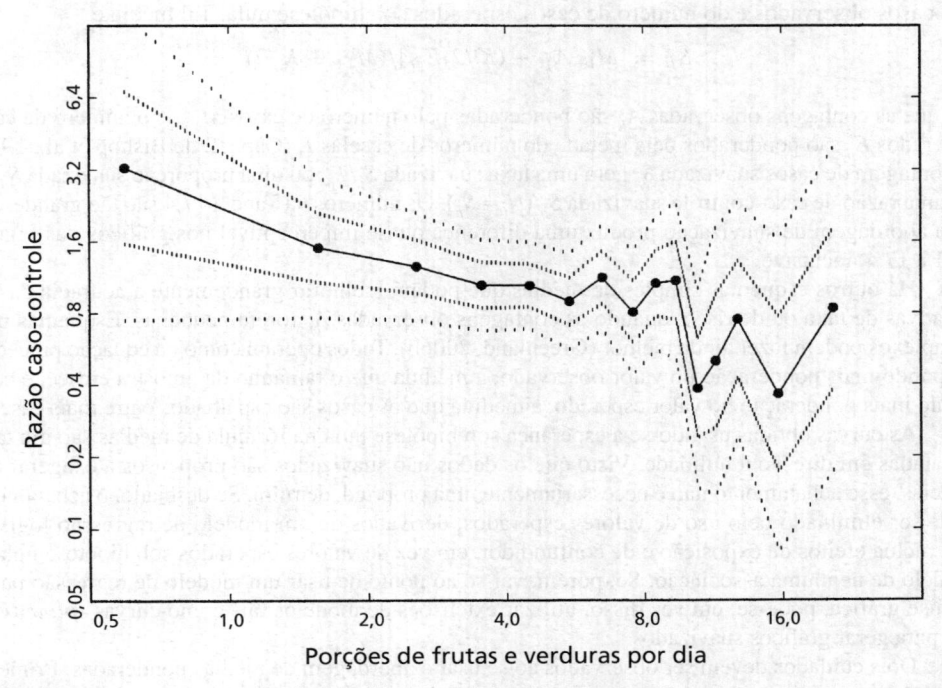

FIGURA 17.4 • Gráfico das razões caso-controle e de limites de confiança de 80 e 99% dos dados da Tabela 17.4, usando-se escalas logarítmicas horizontal e vertical.

estiver presente. A Figura 17.4 apresenta os mesmos resultados que a Figura 17.2, mas plotados com escalas logarítmicas horizontal e vertical. Com essas escalas, a curva inteira tem uma aparência não muito distante de uma linha reta, considerando-se a incerteza estatística dos resultados.

No exemplo precedente, resultaria uma curva diferente (e não linear), se fossem usadas médias aritméticas (a segunda coluna da Tab. 17.4) como escores para as categorias de exposição. A diferença entre as médias geométrica e aritmética tenderá a ser pequena se as categorias forem estreitas, mas poderá ser grande para categorias amplas. Esse potencial para discrepância é mais uma razão para recomendarmos que se mantenham as categorias tão estreitas quanto possível. Ao examinar uma escala de exposição logarítmica, médias geométricas fornecerão uma análise mais significativa do que as médias aritméticas, porque o logaritmo da média geométrica é a média dos logaritmos das mensurações de exposição individual potencialmente únicas, ao passo que o logaritmo da média aritmética não o é.

Suavizando o gráfico

Frequências pequenas podem produzir gráficos com flutuações altamente improváveis. Conforme mencionado anteriormente, uma abordagem comum a esse problema é adicionar ½ a cada casela da tabela. Uma abordagem melhor é fazer a média das frequências observadas com as frequências esperadas (Cap. 12 de Bishop et al., 1975; Greenland, 2006b). Uma maneira simples de fazê-lo é como a seguir. Suponha que haja $J + 1$ categorias de exposição e I estratos para um total de $K = I(J + 1)$ caselas de casos (numeradores). O valor esperado para A_{ji}, se não houver associação de variáveis de exposição ou de estratificação com o desfecho, é $E_{ji} = (M_{1+}/T_{++})T_{ji}$ para dados de pessoa-tempo, o que é apenas a taxa bruta geral vezes pessoa-tempo de exposição j, estrato i. Para dados de contagem, este valor esperado é $E_{ji} = (M_{1+}/N_{++})N_{ji}$. A contagem de casos suavizada que substitui A_{ji} ao plotar taxas, ou proporções ou razões de caso-controle, é, então, a média ponderada dos casos observados e do número de casos esperados sob hipótese nula. Tal média é

$$S_{ji} = [M_{1+}A_{ji} + (K/2)E_{ji}]/(M_{1+} + K/2)$$

em que as contagens observadas A_{ji} são ponderadas pelo número de casos M_{1+}, e o número de casos esperados E_{ji} são ponderados pela metade do números de caselas K (Cap. 12 de Bishop et al., 1975). A contagem de casos suavizada S_{ji} gera uma taxa suavizada S_{ji}/T_{ji}, ou uma proporção suavizada S_{ji}/N_{ji}, ou uma razão de caso-controle suavizada $S_{ji}/(N_{ji} - S_{ji})$. Os números na Tabela 17.4 são tão grandes que essa abordagem de suavização produz uma diferença quase imperceptível nos gráficos das Figuras 17.1 a 17.4, inclusive.

Há outros esquemas simples de médias que podem melhorar grandemente a acurácia das estimativas de taxa ou de risco, quando as contagens observadas A_{ji} forem pequenas. Esquemas mais complexos podem fazer ainda melhor (Greenland, 2006b). Todos operam como na equação precedente, pondo mais ponderação no valor observado, à medida que o tamanho da amostra cresce, e colocando mais ponderação no valor esperado, à medida que os casos são espalhados entre mais caselas.

As curvas obtidas usando-se a esperança sob hipótese nula na fórmula de médias são um tanto achatadas em direção à nulidade. Visto que os dados não suavizados são propensos a exagerar tendências, esse achatamento não é necessariamente uma propriedade ruim. Se desejado, o achatamento pode ser eliminado pelo uso de valores esperados, derivados de um modelo de regressão logística que inclua efeitos de exposição e de confundidor, em vez de valores esperados sob hipótese nula do modelo de nenhuma associação. Se, porém, vai-se ao ponto de usar um modelo de regressão para a análise gráfica, pode-se, em vez disso, utilizar extensões de modelos tais como curvas *spline* (Cap. 20) para gerar gráficos suavizados.

Dois cuidados devem ser observados ao se usar a abordagem de médias ponderadas. Primeiramente, as contagens suavizadas são projetadas para cuidar apenas de contagens pequenas esporádicas (especialmente zeros e uns). Se os dados são consistentemente esparsos (tais como dados pareados), somente medidas descritivas de dados esparsos (como as estimativas de Mantel-Haenszel) devem ser colocadas nos gráficos. Em segundo lugar, não é necessário, nem se deve, computar médias descritivas de dados esparsos, ou estatísticas de tendência, a partir de contagens suavizadas. O propósito das contagens suavizadas é somente estabilizar estimativas que dependem diretamente de tamanhos de caselas, tais como taxas específicas por estrato e padronizadas, proporções e razões caso-controle.

Se a mensuração da exposição for contínua, ou quase isso, pode-se usar, alternativamente, técnicas de suavização mais sofisticadas. Um método em especial (suavização *kernel*) será discutido adiante, e outros são descritos nos Capítulos 20 e 21.

ESTATÍSTICAS DE TENDÊNCIAS

Ao se examinar tabelas e gráficos de tendência, uma questão natural a perguntar é se a medida de desfecho tende a aumentar ou a diminuir em valor à medida que o escore da exposição aumenta. Se a medida de desfecho é uma taxa, por exemplo, podemos perguntar se as verdadeiras taxas tendem a aumentar com os escores. Podemos sugerir uma resposta a essa questão, com base na inspeção visual do gráfico, mas, geralmente, também é desejada alguma avaliação estatística formal.

A abordagem padrão à avaliação estatística de tendência é realizar uma análise de regressão da variação na medida de desfecho com os escores. Visto que essa abordagem envolve, tipicamente, muitas sutilezas e cálculos baseados em computador, adiaremos a discussão de tal análise até os capítulos sobre regressão. A questão qualitativa básica: "A medida de desfecho tende a crescer ou decrescer com os escores de exposição?" pode, contudo, ser abordada por um teste de tendência, relativamente simples, desenvolvido por Mantel (1963). Infelizmente, sua simplicidade e popularidade levaram a uma má interpretação do valor P derivado do teste (Maclure e Greenland, 1992). Portanto, antes de apresentarmos a estatística, explicaremos seu significado.

Consideremos duas hipóteses sobre as medidas de desfecho verdadeiras. Sob a *hipótese nula*, essas medidas não estão associadas aos escores de exposição. Sob a *hipótese linear*, as medidas verdadeiras vão decrescer ao longo de uma linha quando forem plotadas contra os escores. (É dito algumas vezes que a hipótese é *log-linear* se as medidas de desfecho são logaritmos das medidas mais básicas, tais como taxas ou razões de taxas.) A hipótese nula é um caso especial da hipótese linear, aquela na qual a linha é horizontal. O valor P no teste de tendência de Mantel frequentemente é mal interpretado como um valor P para a hipótese linear, mas não é um valor P para testar a hipótese *nula*. Se nenhum viés estiver presente, ele oferecerá um teste válido para esta hipótese, no qual o valor P tenderá na direção de valores pequenos *somente* se a hipótese nula for falsa.

Em adição à validade, gostaríamos que uma estatística tivesse o maior poder possível, de modo que *se* a hipótese nula fosse falsa, o valor P tenderia para valores pequenos. O teste de Mantel será poderoso quando a hipótese linear valer para a taxa, o risco, o log da taxa ou o log das chances. Isto é, se alguma dessas medidas de desfecho tiver uma relação linear com os escores, o teste de Mantel terá bom poder em relação ao melhor poder extraído do estudo. Se, entretanto, a relação dos desfechos com os escores for não linear, ao ponto de se tornar monotônica, o teste de Mantel poderá ter baixo poder em relação ao melhor poder alcançável. Em algumas situações extremas, envolvendo relações em forma de U entre medidas de desfecho e escores, o teste de Mantel pode ter pouca chance de detectar até mesmo uma associação forte.

As precauções básicas no uso do teste de Mantel podem ser resumidas como a seguir: como sempre, um valor P grande significa apenas que o teste não detectou uma associação; *não* quer dizer que a hipótese nula é verdadeira, ou provavelmente verdadeira, nem significa que outras análises não levarão à rejeição da hipótese nula. Um valor P pequeno significa somente que alguma associação foi detectada pelo teste; *não* significa que a associação do desfecho com a exposição é linear ou mesmo que ela seja monotônica. O teste está relacionado com a hipótese linear apenas no sentido de que é muito mais capaz de detectar associações lineares e log-lineares do que associações não monotônicas.

Com tais precauções em mente, agora descrevemos o teste. A estatística de tendência de Mantel é um tipo de estatística e é uma generalização direta da estatística de Mantel-Haenszel para exposições binárias. Ela tem a forma

$$\chi_{\text{tendência}} = \frac{S - E}{V^{1/2}} \qquad [17.4]$$

onde S é a soma dos escores de casos quando a cada pessoa é atribuído o escore em sua categoria, e E e V são o valor esperado e a variância de S sob a hipótese nula. S e E podem ser calculados a partir de $S = \sum_{j}\sum_{ji} A_{ji} s_j$ e $E = \sum_{j} M_{1i} E_i$, onde s_j é o escore designado para a categoria j e E_i é o escore esperado no estrato i sob a hipótese nula; $E_i = \sum_{j} T_{ji} s_j / T_{+i}$ para dados de pessoa-tempo e $E_i = \sum_{j} N_{ji} s_j / N_{+i}$ para dados de contagem pura. Para dados de pessoa-tempo,

$$V = E_i M_{1i} V_i \quad \text{where} \quad V_i = \sum_{j} T_{ji} s_j^2 / T_{+i} - E_i^2$$

ao passo que para dados de contagem pura,

$$V = \sum_{i} \frac{M_{1i} M_{0i}}{N_{+i} - 1} V_i \quad \text{where} \quad V_i = \sum_{i} N_{ji} s_j^2 / N_{+i} - E_i^2$$

Em ambos os casos, V_i é a variância dos escores no estrato i sob a hipótese nula. Se houver somente duas categorias de exposição ($J = 1$), $\chi_{\text{tendência}}$ é simplificada para a estatística usual de Mantel-Haenszel descrita no Capítulo 15.

Se nenhum viés estiver presente e a hipótese nula estiver correta, $\chi_{\text{tendência}}$ terá uma distribuição normal padrão. Assim, seu valor observado pode ser encontrado em uma tabela normal padrão para se obter um valor P para a hipótese nula. Contudo, cuidado especial é necessário na interpretação do sinal de $\chi_{\text{tendência}}$ e dos valores P baseados nele. Um valor negativo para $\chi_{\text{tendência}}$ pode indicar apenas uma tendência que é predominantemente, mas não consistentemente, decrescente; de modo semelhante, um valor positivo pode indicar apenas uma tendência que é predominantemente, mas não consistentemente, crescente. Enfatizamos, de novo, que um valor P pequeno a partir dessa estatística significa apenas que uma associação foi detectada, *não* significa que essa associação seja linear ou mesmo monótona.

Os dados da Tabela 17.4 têm somente um estrato. Usando-se as médias aritméticas das categorias (faixas) como os escores, as fórmulas são simplificadas para

$$S = \sum_{j} A_j s_j = 13(0{,}68) + \cdots + 5(20{,}91) = 2694{,}3$$

$$E = M_1 \sum_{j} N_j s_j / N_+ = 488[17(0{,}68) + \cdots + 11(20{,}91)]/976 = 2870{,}8$$

$$V = \frac{M_1 M_0}{N_+ - 1}\left(\sum_{j} N_j s_j^2 / N_+ - E^2 / M_1^2\right)$$

$$= \frac{488^2}{975}[17(0{,}68^2)/976 + \cdots + 11(20{,}91^2)/976 - 5{,}8828^2] = 2814{,}6$$

e assim $\chi_{\text{tendência}} = (2694{,}3 - 5{,}8828)/2814{,}6^{1/2} = -3{,}33$, que tem um valor P bilateral de 0,0009. Se usarmos a média dos logaritmos das porções como escores, em vez disso, obteremos $\chi_{\text{tendência}} = -3{,}69$ e $P = 0{,}0002$. Essa $\chi_{\text{tendência}}$ maior e P menor refletem o fato de que as razões logarítmicas de caso-controle parecem ser mais lineares quando plotadas pelo logaritmo das porções (Fig. 17.4) do que quando plotadas pelas porções (Fig. 17.2).

A estatística de Mantel é bem adequada para estratificações esparsas, pois ela permanece válida mesmo que todas as contagens A_{ji} sejam apenas zeros ou uns, e mesmo que nunca haja mais de dois sujeitos por estrato. Assim, pode ser aplicada diretamente aos dados pareados. A estatística de Mantel é, entretanto, uma estatística para grandes amostras, que requer (entre outras coisas) que pelo menos dois dos totais de casos específicos para exposição A_{j+} sejam grandes, e (para contagem pura de dados) pelo menos dois dos totais de não casos específicos para exposição B_{j+} sejam grandes. Quando há dúvida sobre a adequação do tamanho da amostra para o teste, pode-se usar um teste (exato) de permutação estratificado, que, como o teste de Mantel, está disponível em vários pacotes para computador, inclusive no Egret e no StatXact (Cytel, 2006).

Uma consequência positiva de sua validade para dados esparsos é que nem o teste de Mantel, nem testes similares de permutação, requerem que se agregue sujeitos em categorias de exposição heterogêneas. Em particular, a estatística de Mantel pode ser aplicada diretamente a dados de exposição contínua, nos quais cada sujeito tem um valor de exposição único. Ao se evitar a degradação da exposição em categorias amplas, o poder do teste pode ser melhorado (Lagakos, 1988; Greenland, 1995a). Essa melhora está refletida no exemplo precedente, em que $\chi_{tendência}$ obtido das categorias amplas da Tabela 17.3, usando-se média dos logaritmos das porções, é $-2,95$, P bilateral $= 0,003$, ao passo que o $\chi_{tendência}$, obtido pelo uso dos dados individuais apresentados na Tabela 17.4, sobre logaritmo das porções, é $-3,77$, P bilateral $= 0,0002$. Para se computar $\chi_{tendência}$ a partir de dados específicos por sujeito, observe que a fórmula para S, E e V pode usar "categorias" que contêm somente uma pessoa isolada. Por exemplo, nos dados da Tabela 17.4, houve uma pessoa (um caso) que relatou comer apenas 1 porção a cada semana alternada, o que equivale a 1/14 porção por dia. Usando-se dados específicos por sujeito, essa pessoa é o único membro da primeira ($j = 1$) categoria de porções que tem $A_1 = 1$, $B_1 = 0$, $N_1 = 1$ e $s_1 = \ln(1/14)$. Essa categoria contribui para as somas em S, em E e em V com os totais $A_1 s_1 = \ln(1/14)$, $M_1 N_1 s_1/N_+ = 488[\ln(1/14)]/976$ e $N_1 s^2_1/N_+ = \ln(1/14)^2/976$. Aplicando-se as fórmulas precedentes a cada caso e controle separadamente, e somando-se os resultados para todos os sujeitos, obtemos um $\chi_{tendência}$ de $-3,77$, que gera um valor P menor do que qualquer uma das análises categóricas (agrupadas).

A estatística de Mantel assume uma forma excepcionalmente simples e bem conhecida em estudos de caso-controle pareados. Para tais estudos, $M_{1i} = M_{0i} = 1$ e $N_i = 2$ em todos os estratos; sejam s_{1i} e s_{0i} os escores de caso e controle, ou as exposições no par (estrato) i. Temos, então, $S =$ soma de casos de exposições $= \sum_j s_{1i}$, $E_i = (s_{1i} + s_{0i})/2$, e

$$V_i = \left(s_{1i}^2 + s_{0i}^2\right)/2 - (s_{1i} + s_{0i})^2/2^2 = (s_{1i} - s_{0i})^2/4$$

de modo que

$$S - E = \sum_i s_{1i} - \sum_i (s_{1i} + s_{0i})/2 = \sum_i (s_{1i} - s_{0i})/2 = \sum_i d_i/2$$

e

$$V^{1/2} = \left(\sum_i d_i^2\right)^{1/2}/2$$

onde $d_i = s_{1i} - s_{0i} =$ diferença de exposição caso-controle. Assim

$$\chi_{tendência} = \sum_i d_i / \left(\sum_i d_i^2\right)^{1/2}$$

Essa pode ser reconhecida como a clássica estatística t para testar diferenças pareadas (Dixon e Massey, 1969). Quando a exposição é dicotômica, $\chi_{tendência}$ simplifica ainda mais para a estatística pareada de McNemar (Cap. 16).

MANEJO ESPECIAL DO NÍVEL ZERO

Quando a exposição é uma quantidade física ou temporal não negativa (tal como gramas, anos, radianos ou maços/ano de exposição), alguns autores recomendam a exclusão rotineira do nível zero (não exposto) antes do cálculo das estimativas ou das estatísticas de tendência. Contudo, tal exclusão não pode ser justificada em todas as situações. Em qualquer situação dada, numerosos fatores específicos do contexto devem ser avaliados para que se desenvolva uma lógica quanto a manter ou eliminar os não expostos (Greenland e Poole, 1995).

Uma lógica válida para a exclusão dos não expostos surge se houver boa evidência de que tais sujeitos diferem em grau importante dos sujeitos expostos, quanto a confundidores ou a fatores de seleção não controlados. Essa hipótese é plausível ao se considerar, por exemplo, o uso de álcool: os abstêmios podem diferir dos que bebem em muitas maneiras relacionadas com a saúde. Se tais diferenças estão presentes, a medida do desfecho estimado entre os não expostos pode estar viesada em um grau diferente do que as estimativas para outras categorias. Esse viés diferencial pode distorcer a forma da curva dose-resposta e viesar toda a sequência de estimativas. Suponha, por exemplo, que j = anos de exposição e os verdadeiros riscos correspondentes R_j caiam sobre uma linha reta com uma inclinação de 0,010/ano, com $R_0 = 0,010$, $R_1 = 0,020$, $R_2 = 0,030$ e $R_3 = 0,040$. Então, a sequência de riscos relativa ao risco dos não expostos também será linear: $R_1/R_0 = 2$, $R_2/R_0 = 3$, $R_3/R_0 = 4$. Suponha, em seguida, que o viés nos riscos estimados é 0% (nenhum) entre os não expostos, mas é de −30% entre as quatro categorias de exposição. As estimativas esperadas para R_j serão, então, 0,010, 0,014, 0,021, 0,028. A curva de risco resultante não mais será uma linha reta (que tem uma inclinação constante em toda sua extensão); em vez disso, a inclinação aumentará de 0,014 − 0,010 = 0,004/ano para 0,021 − 0,014 = 0,007/ano depois do primeiro ano, ao passo que as razões de risco resultantes serão 1,4, 2,1 e 2,8, todas viesadas para baixo.

Contudo, se o grupo de não expostos não estiver sujeito a viés diferente dos expostos, não há razão sólida para descartá-lo da análise. Em tais situações, eliminar os não expostos simplesmente prejudicará o poder e a precisão do estudo de forma grave se muitos ou a maioria dos sujeitos forem de não expostos. Em análises de dados reais, pode-se ficar em dúvida sobre a melhor abordagem. Se assim for, não é difícil realizar análises com e sem o grupo de não expostos para ver se os resultados dependem de sua inclusão. Se tal dependência for encontrada, esse fato deve ser relatado como parte dos resultados.

Outro problema que surge no manejo do nível zero de exposição é que não se pode tomar o logaritmo de zero. Assim, se o zero de exposição é mantido em uma análise de dose-resposta, não se pode usar o logaritmo transformado $\ln(x)$ de exposição ou plotar a exposição em uma escala logarítmica. Uma solução comum é adicionar um número positivo pequeno c à exposição antes de tomar o logaritmo; o logaritmo transformado resultante é, então, $\ln(c + x)$. Por exemplo, pode-se usar $\ln(1 + x)$, caso em que os sujeitos com exposição zero teriam um valor de $\ln(1 + 0) = \ln(1) = 0$ na nova escala. Essa solução tem o inconveniente de ser arbitrária, pois o logaritmo transformado $\ln(1 + x)$ depende inteiramente das unidades usadas para medida da exposição. Por exemplo, se a exposição for mensurada em porções por dia, as pessoas que ingerem 0, 1 e 5 porções por dia terão $\ln(1 + x)$, equivalente a $\ln(1) = 0$, $\ln(2) = 0,7$ e $\ln(6) = 1,8$, de modo que as duas primeiras pessoas estão mais próximas entre si do que as duas segundas. Se, em vez disso, usarmos porções por semana, as mesmas pessoas terão $\ln(1 + x)$, equivalente a 0, $\ln(1 + 7) = 2,1$ e $\ln[1 + 7(5)] = 3,6$, de modo do que as duas segundas pessoas estarão mais próximas do que as duas primeiras. Da mesma forma, o uso de um número adicionado diferente, tal como $\ln(0,1 + x)$, em vez de $\ln(1 + x)$, pode fazer uma grande diferença nos resultados. Não há solução geral para essa arbitrariedade, exceto estar ciente de que $\ln(c + x)$ representa uma ampla variedade de transformações, dependendo tanto de c quanto das unidades de medida da exposição. Quanto menor for c, tanto mais aproximada a forma logarítmica produzida pelo logaritmo transformado será, a qual é extremamente íngreme próxima de $x = 0$, e que se nivela rapidamente, à medida que x aumenta; à medida que c aumenta, o logaritmo transformado move-se gradualmente na direção de um formato linear.

MÉDIAS MÓVEIS

A análise categórica de tendências é aparentemente simples, mas envolve as complexidades de escolher o número de categorias, os limites de categorias e os escores categóricos. Uma alternativa mais simples, com propriedades estatísticas potencialmente melhores, é plotar uma *média móvel*, ou *média corrente*, do desfecho ao longo das categorias de exposição. Essa abordagem pode ser vista como uma técnica de suavização adequada para exposições mensuradas em uma escala quantitativa fina. Ela envolve mover uma janela (intervalo) ao longo da faixa de exposição; computa-se uma taxa, um risco ou uma estimativa de risco relativo dentro da janela, cada vez que se move a janela.

A largura da janela pode ser fixa ou pode ser variada quando a janela se move; frequentemente, essa variação é feita para manter o mesmo número de sujeitos em cada janela. O raio da janela é metade de sua largura, e por isso também é conhecido como meia-largura. A escolha principal a ser feita é a desse raio. Uma vez selecionado o raio, plota-se o desfecho médio para cada janela contra o valor da exposição no centro da janela. O número e o espaçamento da janela movem-se dependendo de quanto detalhe se quer no gráfico final; com um algorítmo gráfico no computador, o número de janelas usadas pode ser tão grande quanto se queira. Por exemplo, ao se plotar taxas contra maços-ano de fumo, pode-se fazer com que o centro da janela se mova de 0 a 20 com incrementos de 0,5 maços-ano, com um raio de 4 maços-ano.

Para melhorar o desempenho estatístico, é costumeiro empregar-se médias ponderadas dentro de uma janela, de tal forma que se dê a ponderação máxima a qualquer sujeito no centro da janela, com a ponderação declinando suavemente até zero para os sujeitos nas extremidades da janela. Há numerosas funções de ponderação padrão em uso, todas as quais tendem a gerar curvas de aspecto similar em dados epidemiológicos típicos. Essas funções de ponderação são também conhecidas como núcleos (*kernels*); por isso, o processo de ponderação de médias é denominado, frequentemente, *suavização kernel*, e os algoritmos para realização do processo são chamados de *suavizadores de kernel* (Hastie e Tibshirani, 1990; Hastie et al., 2001).

Para descrever o processo de ponderação de médias, seja x um dado valor de exposição e h seja o raio da janela centrada em x. A função de ponderação (*kernel*) que usaremos é definida por

$W_u(x)$ = ponderação a ser dada a uma pessoa cuja categoria de exposição é u,
quando estimando o desfecho médio na categoria de exposição x

$= 1 - (u-x)^2/h^2$ quando $|x - \mu| < h$.

$= 0$ caso contrário.

Essa função atinge um máximo de 1 quando $u = x$, cai em direção a 0 quando u se afasta de x e é 0 quando u está a mais de h unidades de x (pois então u está fora da janela centrada em x). Por exemplo, considere uma janela centrada em $x = 9$ maços-ano com raio $h = 4$. A ponderação dada a uma pessoa com 9 maços-ano é $w_9(9) = 1 - (9-9)^2/4^2 = 1$, ao passo que as ponderações dadas a pessoas com 7, 11, 5 e 13 maços-ano são

$$w_7(9) = 1 - (7-9)^2/4^2 = 0{,}75 = 1 - (11-9)^2/4^2 = w_{11}(9)$$

e

$$w_5(9) = 1 - (5-9)^2/4^2 = 0 = 1 - (13-9)^2/4^2 = w_{13}(9)$$

Assim, as pessoas cuja categoria de exposição é próximo de x recebem mais ponderação para se estimar o desfecho médio em x do que aquelas cuja categoria de exposição está mais longe de x. As pessoas cuja categoria de exposição está fora da janela centrada em x recebem categoria 0.

Ao se calcular médias de taxas ou de proporções, as propriedades estatísticas da estimativa suavizada podem ser aprimoradas multiplicando-se a ponderação *kernel* $w_u(x)$ pelo denominador (pessoa-tempo ou número de pessoas) observado em u. Quando isso é feito, a fórmula para a taxa média ponderada móvel em x torna-se

$$\hat{I}_x = \frac{\sum_u T_u w_u(x) A_u / T_u}{\sum_u T_u w_u(x)} = \frac{\sum_u w_u(x) A_u}{\sum_u w_u(x) T_u} = \frac{\sum_u w_u(x) A_u / \sum_u w_u(x)}{\sum_u w_u(x) T_u / \sum_u w_u(x)} = \frac{\overline{A}(x)}{\overline{T}(x)}$$

onde A_u é o número de casos e T_u é a quantidade de pessoa-tempo observada na categoria de exposição u. A estimativa de taxa $\hat{I}_x$ é apenas a razão de duas médias ponderadas com ponderações $w_u(x)$: o número médio ponderado de casos observados, $\overline{A}(x)$, e a quantidade média ponderada de pessoa-tempo observada, $\overline{T}(x)$. Para estimar o risco médio em x, usaríamos o número de pessoas observadas em u, N_u, em vez da pessoa-tempo T_u na fórmula precedente.

Para dados de caso-controle, poderíamos plotar a média ponderada móvel de caso-controle, usando as contagens de controles B_u em lugar de T_u. Para ajustar para confundidores, a taxa suavizada, ou as estimativas de risco, ou as razões de caso-controle, podem ser calculadas dentro dos estratos (usando-se as mesmas ponderações de janelas em cada estrato) e então padronizadas para os estratos para se obter médias móveis padronizadas.

A ponderação de médias pode ser aplicada diretamente a dados não-categorizados e, assim, *não* requer qualquer escolha de limites ou de escores categóricos. É muito mais simples, entretanto, ilustrar para dados categóricos, e dessa forma construímos um exemplo a partir dos dados da Tabela 17.4. Para fazer isso, devemos considerar a escolha da escala de exposição sobre a qual queremos construir as ponderações $w_u(x)$. Essa escolha é um assunto diferente da escolha de escalas de gráficos considerada anteriormente, porque uma vez que tenhamos construído as médias móveis, podemos plotá-las em qualquer escala de eixos que desejarmos.

As ponderações *kernel* $w_u(x)$ dependem da distância de u a x, e, assim, sua magnitude relativa quando u varia dependerá fortemente da transformação da exposição (e da forma como ocorre) antes de computarem-se as ponderações. Por exemplo, poderia-se medir distâncias entre números de porções por dia em uma escala aritmética (não transformada), caso em que u e x representam porções por dia. Uma alternativa comum é mensurar distâncias em uma escala geométrica (log-transformada), caso em que u e x representam os logaritmos das porções por dia. As médias ponderadas móveis descritas aqui tendem a funcionar melhor quando o desfecho, cujas médias estão sendo calculadas (tal como uma taxa ou risco), varia linearmente ao longo da escala de exposição usada para construção das ponderações. A comparação das Figuras 17.2 e 17.4 mostra que um log-transformação de porções por dia gera um gráfico mais linear do que uma escala não transformada geraria, e assim utilizamos ponderações baseadas no logaritmo das porções para nossa ilustração.

O raio h baseado no logaritmo da exposição tem uma interpretação simples na escala original (não transformada). Se x representa o logaritmo da categoria de exposição, então somente pessoas cujo logaritmo de categoria de exposição u esteja entre $x - h$ e $x + h$ terão peso diferente de zero para a média computada em x. Tomando antilogs, vemos que somente pessoas cuja categoria de exposição e^u estiver entre $e^{x-h} = e^x e^{-h}$ e $e^{x+h} = e^x e^h$ terão ponderação diferente de zero na média calculada na categoria de exposição e^x. Por exemplo, se usamos um raio de $h = \ln(2)$ para construir as ponderações em 8 porções por dia, apenas as pessoas cujo número diário de porções esteja entre $\exp[\ln(8) - \ln(2)] = 4$ e $\exp[\ln(8) + \ln(2)] = 16$ porções terão ponderação diferente de zero na razão de caso-controle média.

Como um exemplo, computamos a razão de caso-controle média para a terceira categoria na Tabela 17.4, usando um raio na escala de logaritmos de porções de $h = \ln(2) = 0,69$. Somente as médias logarítmicas das categorias 2, 3, 4 e 5 estão dentro de uma distância de 0,69 de 0,94, a média logarítmica da categoria 3, de modo que somente as razões de caso-controle das categorias 2, 3, 4 e 5 terão ponderações diferentes de zero. As ponderações para essas categorias são

$$w_{0,45}(0,94) = 1 - (0,45 - 0,94)^2/0,69^2 = 0,50$$

$$w_{0,94}(0,94) = 1 - (0,94 - 0,94)^2/0,69^2 = 1,00$$

$$w_{1,26}(0,94) = 1 - (1,26 - 0,94)^2/0,69^2 = 0,78$$

$$w_{1,51}(0,94) = 1 - (1,51 - 0,94)^2/0,69^2 = 0,32$$

A média ponderada da razão de caso-controle para $e^{0,94} = 2,56$ porções por dia é, assim

$$\frac{\overline{A}(0,94)}{\overline{B}(0,94)} = \frac{0,50(36) + 1,00(55) + 0,78(70) + 0,32(77)}{0,50(24) + 1,00(44) + 0,78(67) + 0,32(74)} = \frac{152,2}{131,9} = 1,15$$

Repetimos esse processo de obter a média para cada categoria na Tabela 17.4 e obtivemos 15 razões caso-controle suavizadas. A linha sólida na Figura 17.5 fornece um gráfico log-log dessas razões, com linhas pontilhadas para as faixas de confiança de 80 e de 99%. Por causa de sua complexidade, omitimos as fórmulas de variância utilizadas para obtenção das faixas; para uma discussão de faixas de confiança para curvas suavizadas, ver Hastie e Tibshirani (1990). Comparando essa curva com a curva não suavizada da Figura 17.4, vemos que obter médias forneceu uma curva muito mais estável e suave. A curva suavizada também está mais de acordo com o que esperaríamos de uma curva verdadeira de dose-resposta, ou mesmo de uma curva que estivesse viesada de um modo mais simples.

Como o passo final em nossa análise gráfica, refizemos a curva na Figura 17.5, usando as escalas originais (aritméticas) para os eixos de coordenadas. A Figura 17.6 mostra o resultado: a curva log-log levemente não linear na Figura 17.5 torna-se profundamente não linear na escala original. A Figura 17.6 sugere que a maior parte da aparente redução de risco do consumo de frutas e verduras ocorre ao se passar de menos de 1 para 2 porções por dia, acima do qual ocorre apenas um declínio muito gradual, mas consistente no risco. Embora a grande redução inicial também seja aparente no gráfico original da Figura 17.1, o declínio gradual é ilustrado mais claramente pela curva suavizada na Figura 17.6.

Temos usado tanto as escalas transformadas (Fig. 17.5) como as não-transformadas (Fig. 17.6) em nossa análise de suavização. Como mencionado anteriormente, as médias móveis tendem a funcionar melhor (no sentido de ter menos viés) quando a curva sendo suavizada não está muito longe de linear; em nosso exemplo, isso nos levou a utilizar exposição logarítmica e escalas de desfecho para computar as médias móveis.

Entretanto, retornar os resultados à escala original pode ser importante para a interpretação; em nosso exemplo, esse retorno torna claro que, mesmo após a suavização, a associação estudada concentra-se amplamente nos níveis de ingestão mais baixos.

Suavizadores de banda variável

Em vez de ser constante, pode ser permitido que a largura da janela $2h$ varie com x, de modo que haja um número fixo de sujeitos ou (equivalentemente) uma percentagem fixa de sujeitos em cada janela. Por exemplo, a largura pode ser escolhida de modo que cada janela tenha um número o mais aproximado a 100 sujeitos quanto for possível. (Pode não ser possível ter exatamente 100 sujeitos em algumas janelas, porque pode haver sujeitos com valores de exposição idênticos que tenham que estar todos dentro, ou todos fora, de dada janela.) Em vez disso, a largura pode ser escolhida de modo que cada janela tenha uma percentagem o mais próximo possível de 50% de todos os sujeitos. Esses tipos de janela são denominados janelas de *vizinho mais próximo* (assimétricas). A proporção de sujeitos em cada janela é chamada de *amplitude (span)* da janela.

Em uma análise de taxa pessoa-tempo, ou em uma análise na qual o número de casos é muito menor do que o número de não casos, as amplitudes de janela podem ser escolhidas para incluir uma percentagem fixa de casos, em vez de sujeitos. Há métodos muito mais sofisticados para se

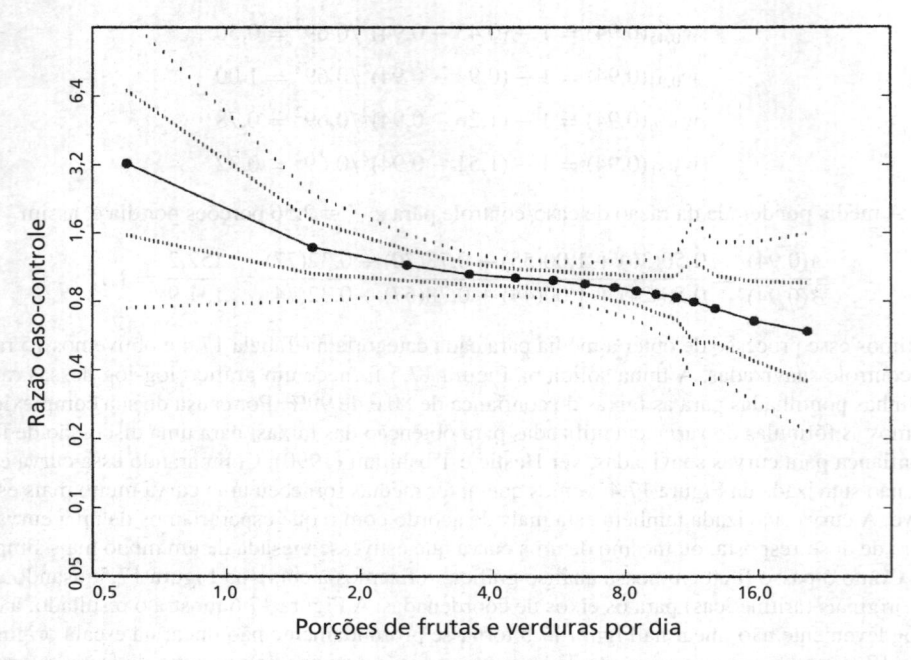

FIGURA 17.5 • Gráfico de média ponderada móvel (suavizada por kernel) de razões caso-controle dos dados da Tabela 17.4, usando-se escalas logarítmicas horizontal e vertical e função de ponderação (*kernel*) logarítmica.

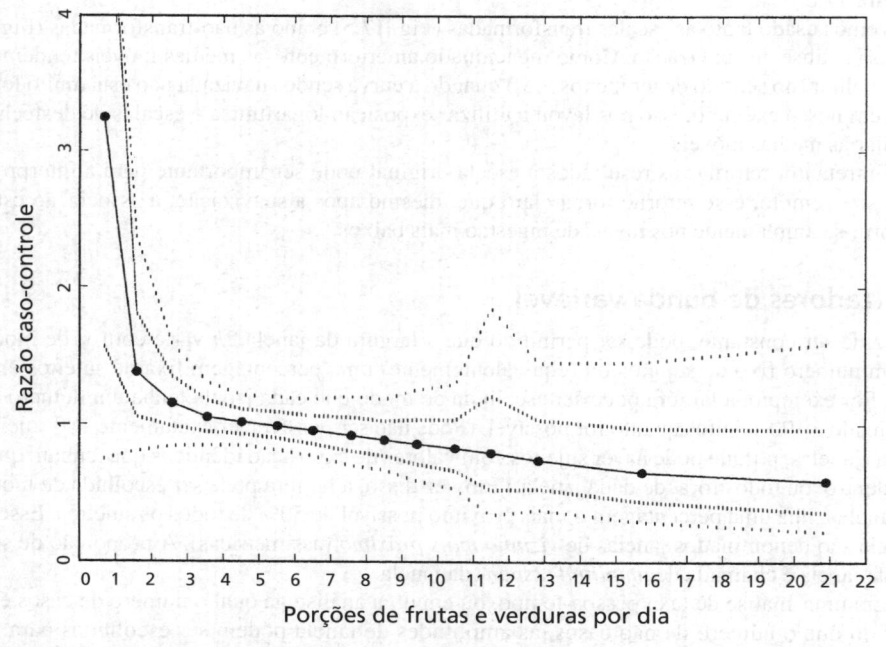

FIGURA 17.6 • Gráfico de média ponderada móvel de razões caso-controle dos dados da Tabela 17.4, usando-se escala aritmética e função de ponderação (kernel) logarítmica.

escolher amplitudes de janelas, mas as abordagens básicas de vizinho mais próximo que acabamos de descrever são adequadas para análises exploratórias. Quanto maior for a amplitude, mais suave será a curva gerada. Com um programa de computador, é simples plotar médias móveis para várias amplitudes diferentes. Tal processo pode ser útil para verificar a estabilidade dos padrões observados nos gráficos.

Estimativas categóricas como médias móveis

As curvas obtidas a partir de médias ponderadas móveis tendem a ser viesadas em direção ao achatamento, especialmente quando são usadas janelas largas ou se a curva é altamente não linear nas escalas utilizadas para tomada de médias. A última condição é uma das razões pelas quais usamos a escala logarítmica em vez da escala original ao suavizar a curva no exemplo. No entanto, as médias móveis são menos viesadas do que as curvas obtidas pelo uso de categorias fixas de amplitude menor do que a largura da janela da média móvel ponderada. As curvas obtidas plotando-se taxas ou riscos a partir de categorias fixas são casos especiais de médias móveis, em que somente poucas (normalmente quatro a seis) janelas não superpostas são usadas. Curvas obtidas a partir de categorias fixas correspondem ao uso de uma função de ponderação $w_u(x)$ que é igual a 1 para todas as categorias de exposição u na categoria de x, e igual a 0 para todo u fora da categoria. Em outras palavras, as curvas de categoria fixa apresentadas nas Figuras 17.1 até 17.4 inclusive podem ser vistas apenas como versões muito cruas de gráficos de médias móveis.

Suavizadores mais gerais

Um modo de evitar o achatamento da curva suavizada é usar uma curva de regressão móvel ponderada (tal como uma *linha móvel ponderada*), em vez de usar uma média móvel ponderada. Médias móveis e curvas correntes são exemplos de *suavizadores de dispersão* (*scatterplot smoothers*) (Hastie e Tibshirani, 1990). Tais técnicas podem ser utilizadas para incluir ajuste por covariável e para outros refinamentos; ver a discussão de regressão não paramétrica no Capítulo 21. *Softwares* que produzem os resultados de tais suavizadores estão se tornando mais amplamente disponíveis. Recomendamos fortemente o uso de suavizadores, quando for preciso estudar tendências ou dose-resposta com uma variável de exposição contínua, e quando um número substancial de sujeitos estiver espalhado ao longo da faixa de exposição. As curvas suavizadas produzidas por essas técnicas podem ajudar a alertar quanto a violações de suposições subjacentes aos modelos de regressão comuns, podem também tornar o uso dos dados mais eficiente do que os métodos de dados categóricos e podem ser usadas como gráficos mostrando resultados.

ANÁLISE BÁSICA DE DESFECHOS MÚLTIPLOS

Vários pontos especiais devem ser considerados nas análises de dados em que desfechos individuais são classificados além de uma simples dicotomia de "enfermos/não enfermos" ou "caso/controle". Tais dados surgem quando a doença é subclassificada por subtipo, ou causas competitivas de morte são estudadas, ou grupos múltiplos de casos ou controles são selecionados em um estudo de caso-controle. Por exemplo, os estudos de câncer normalmente subdividem os casos por local do câncer; um estudo de câncer em um dado local do corpo pode subdividir os casos por estágio ao diagnóstico ou por histologia; e em estudos de caso-controle de bases hospitalares, os controles podem ser subdivididos de acordo com o diagnóstico.

A abordagem mais simples à análise de desfechos múltiplos é realizar análises repetidas de desfechos dicotômicos, uma para cada taxa de doença ou risco em um estudo de coorte, ou uma para cada combinação de grupo caso-controle em um estudo de caso-controle. Contudo, tais análises repetidas raramente são suficientes; por exemplo, em estudos de caso-controle com grupos controle múltiplos, deve-se conduzir, também, uma comparação dos grupos de controle. Também pode ser importante examinar estimativas simultâneas de todos os efeitos de interesse (Thomas et al., 1985). A maneira mais eficiente, estatisticamente, de se realizar comparações simultâneas envolve métodos como a regressão logística politômica, descrita no Capítulo 20. Esses métodos também se prestam diretamente a procedimentos sensíveis de comparação múltipla, baseados em regressão hierárquica (Greenland, 1992a, 1997b; ver Cap. 21).

Recomendamos que se comece com análises de tabelas, fazendo a classificação cruzada de todos os desfechos (incluindo os não casos ou os denominadores) contra a variável de exposição. A Tabela 17.5 apresenta resultados sobre a associação de implantes genitais masculinos com cânceres diagnosticados um ano ou mais após o implante (Greenland e Finkle, 1996). As estimativas na tabela foram ajustadas usando-se categorias de 5 anos de idade e categorias de 1 ano de idade, por ano de diagnóstico. O primeiro painel da tabela compara os cinco diagnósticos diferentes escolhidos como doenças de controle, usando o grupo maior (pólipos do cólon) como referência. As diferenças observadas foram julgadas pequenas o bastante para justificar a combinação dos controles em um grupo para a análise principal, no segundo painel da tabela. Essa análise sugere uma associação dos implantes com câncer do fígado e, possivelmente, com câncer ósseo e de tecido conectivo, também.

Do mesmo modo que com a análise de uma exposição politômica, a análise de múltiplas doenças deve incluir o exame de uma estatística simultânea, que teste para todas as associações exposição-doença. Para dados não estratificados, pode-se usar a estatística χ^2 de Pearson, que, quando aplicada aos números no segundo painel da Tabela 17.5, tem um valor de 10,23 com sete graus de liberdade (o número de cânceres). Essa estatística gera $P = 0,18$ para a hipótese conjunta de nenhu-

TABELA 17.5

Dados de caso-controle em implantes genitais masculinos (penianos e testiculares) e cânceres diagnosticados >1 ano após o implante

	Implante				
	Sim	Não	Razão de chances	(Limites de 95%)	Valor P
I. Comparações de doenças controle					
Tumores benignos do estômago[a]	6	1.718	1,24	(0,48; 2,59)	0,63
Desvio de septo	17	7.874	1,04	(0,61; 1,76)	0,88
Pneumonia viral	10	3.616	1,22	(0,63; 2,38)	0,55
Cálculos da vesícula	49	20.986	0,91	(0,64; 1,29)	0,60
Pólipos do cólon	94	32.707	1,00	(grupo de referência)	
II. Comparações entre cânceres e controles combinados					
Fígado[a]	10	1.700	2,47	(1,22; 4,44)	0,02
Osso[a]	19	4.979	1,70	(1,02; 2,65)	0,04
Tecido conectivo[a]	8	2.119	1,54	(0,69; 2,92)	0,27
Cérebro	26	10.296	1,14	(0,75; 1,73)	0,53
Linfomas	10	4.068	1,02	(0,54; 1,93)	0,95
Mielomas[a]	3	1.455	0,84	(0,20; 2,21)	0,76
Leucemias[a]	5	2.401	0,89	(0,31; 1,94)	0,79
Todas as doenças controle	176	66.901	1,00	(grupo de referência)	

[a]Estimativas medianas não viesadas e estatísticas de mid-*P*; as restantes são estatísticas de Mantel-Haenszel. As estatísticas foram derivadas com estratificação para idade em intervalos de 5 anos, de 30 a 89 anos de idade, e ano de diagnóstico em intervalos de 1 ano, de 1989 a 1994. Os valores *P* são bilaterais.
Fonte: Greenland S, Finkle WD. A case control study of prosthetic implants and selected chronic diseases. *Ann Epidemiol.* 1996;6:530-540.

ma associação exposição-câncer, indicando que o espalhamento de estimativas e de valores P visto na tabela é bem consistente com uma variação puramente aleatória. Esse fato não seria aparente ao se examinar somente as comparações par a par na tabela. Discutiremos mais análise simultânea de dados de desfecho múltiplos na próxima seção.

ESTATÍSTICAS SIMULTÂNEAS PARA DADOS DE TABELAS DE CONTINGÊNCIA

Anteriormente mencionamos o problema de comparações múltiplas inerente a comparações duas a duas separadas de níveis múltiplos de exposição. Esse problema é abordado geralmente pela apresentação de uma análise *simultânea* ou *conjunta* das categorias de exposição. No restante deste capítulo, descrevemos os princípios de análise simultânea em mais detalhe.

Para compreender melhor a distinção entre análises separadas e conjuntas de níveis múltiplos de exposição, considere as seguintes questões $J(J + 1)/2$ com relação a uma exposição com níveis $J + 1$ (uma questão para cada par i, j de categorias de exposição):

Questão ij: as categorias de exposição X_i e X_j têm taxas diferentes de doença?

Para uma exposição com três níveis ($J = 2$), isso representa $2(3)/2 = 3$ questões diferentes. Cada uma dessas questões poderia ser abordada pela condução de uma comparação Mantel-Haenszel do par correspondente de categorias de exposição. Então, obteríamos três estatísticas de Mantel-Haenszel diferentes, χ_{MH10}, χ_{MH20}, χ_{MH21}, que comparam categorias de exposição X_1 a X_0, X_2 a X_0 e X_2 a X_1. Na ausência de vieses, χ_{MHij} teria uma distribuição normal padrão sob a hipótese nula única:

H_{0ij}: as categorias de exposição X_i e X_j têm a mesma taxa de doença, independentemente das taxas em outros níveis.

Assim, na Tabela 17.3, o primeiro valor P de 0,005 refere-se à hipótese de que a categoria ≤ 2 tem a mesma taxa de pólipos que a categoria >6, independentemente da taxa em qualquer outra categoria de exposição.

Compare o conjunto precedente de questões e hipóteses, que considera somente duas exposições por vez, com a seguinte questão, que considera todas as categorias de exposição simultaneamente:

Questão conjunta: há *alguma* diferença entre as taxas de doença em diferentes categorias de exposição?

Essa questão é um composto de todas as questões separadas (par a par), e é equivalente a perguntar se há uma diferença nas taxas entre *qualquer* par de categorias de exposição. Para abordar essa questão conjunta estatisticamente, precisamos usar uma estatística do teste (tal como a estatística de Pearson χ_P^2 ou a estatística de tendências de Mantel $\chi_{tendência}$) que teste especificamente a hipótese nula conjunta:

$H_{Conjunta}$: não há diferença entre as taxas de doença em níveis diferentes de exposição.

Essa hipótese afirma que a resposta à questão conjunta é "não".

Podemos estender a estatística de Pearson para testar outras hipóteses conjuntas além da hipótese nula conjunta. Para tanto, devemos ser capazes de gerar valores esperados sob hipóteses não nulas. Por exemplo, se a exposição tem três níveis indexados por $j = 0, 1, 2$ ($J = 2$), precisamos ser capazes de gerar valores esperados, sob a hipótese de que as razões de taxa RT_1 e RT_2, comparando níveis 1 e 2 ao nível 0, são 2 e 3 ($H_{Conjunta}$: $RT_1 = 2, RT_2 = 3$), assim como sob outras hipóteses. Considere os dados de pessoa-tempo na Tabela 17.1. Sob a hipótese de que as razões de taxas verdadeiras para $X_1,...X_J$ versus X_0 são $RT_1,..., RT_J$, a esperança de A_j é

$$E_j = \frac{RT_j T_j}{\sum_k IR_k T_k}. \qquad [17.5]$$

O índice de somatório k no denominador varia de 0 a J; RT_0 (a razão de taxa para X_0 versus X_0) é igual a 1 por definição. Para obtermos uma estatística do teste para a hipótese de que as razões de taxa verdadeiras são $RT_1,..., RT_J$, precisamos apenas substituir os valores esperados na fórmula de χ^2 de Pearson (equação 17.1 ou 17.2). Se não houver viés e a hipótese for verdadeira, a estatística χ_P^2 resultante terá, aproximadamente, uma distribuição χ^2 com J graus de liberdade. Novamente, a acurácia da aproximação depende do tamanho dos valores esperados E_j.

Embora a estatística de Pearson não nula possa ser estendida a dados estratificados, essa extensão requer que os números esperados sejam grandes em todos os estratos, e, assim, os métodos baseados em modelos de regressão são preferíveis (Cap. 21).

Regiões de confiança conjuntas

Raramente uma hipótese não nula particular é de interesse especial. A estatística de Pearson baseada em valores esperados não nulos (fórmula 17.5) pode, contudo, ser usada para encontrar *regiões de confiança conjunta* (ou simultânea). Tal região é a generalização de um intervalo de confiança para abranger várias medidas de vez. Para compreender o conceito, suponha que a exposição tenha três níveis, X_0, X_1, X_2, e que estamos interessados nas razões logarítmicas de taxa $\ln(RT_1)$ e $\ln(RT_2)$, comparando os níveis X_1 e X_2 a X_0. A Figura 17.7 mostra uma região elíptica no plano dos valores possíveis para $\ln(RT_2)$ e $\ln(RT_1)$. Tal região é chamada de uma *região de confiança C%* para $\ln(RT_1)$ e $\ln(RT_2)$, se ela é construída por um método que produz regiões que contem o par de valores verdadeiros para $\ln(RT_1)$, $\ln(RT_2)$ com pelo menos frequência $C%$.

Suponha que temos uma estatística aproximada para testar se o par de valores verdadeiros é igual a um par de números particular, tal como a estatística simultânea de Pearson χ_P^2 descrita anteriormente. Então, podemos construir uma região de confiança $C\%$ aproximada para o par de valores

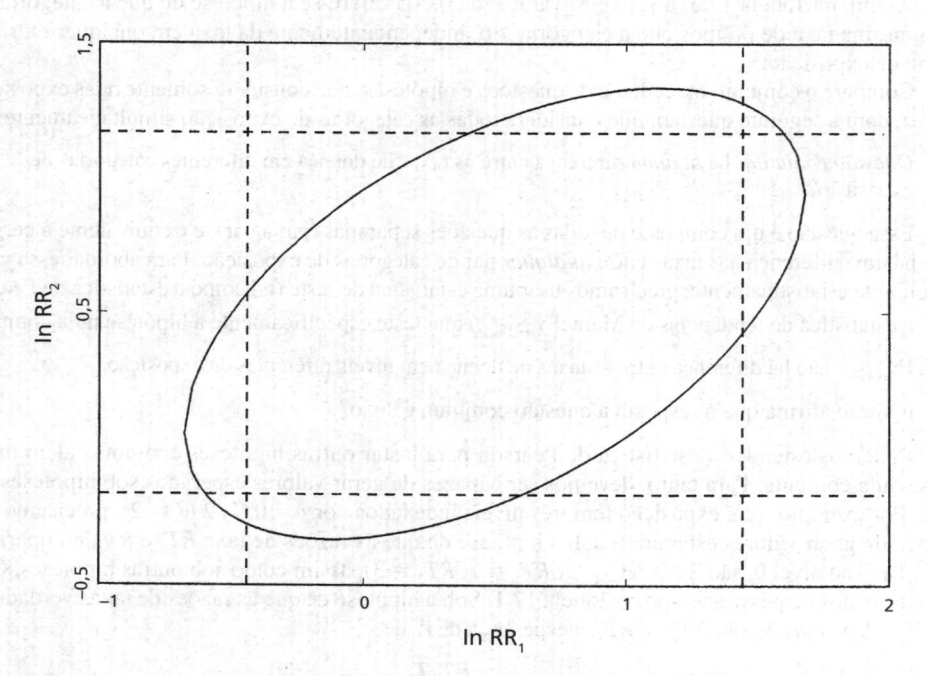

FIGURA 17.7 • Comparação gráfica de intervalos de confiança de 95% isolados (linhas tracejadas) e uma região de confiança conjunta de 95% (elipse).

verdadeiros, tomando-a para ser o conjunto de todos os pontos que têm um valor P maior do que $1 - C/100$. Por exemplo, para se obter uma região de confiança aproximada de 90% para RT_1, RT_2 nos exemplos precedentes, poderíamos tomar a região como sendo o conjunto de todos os pontos que tenham $P \geq 0{,}10$ pelo teste χ^2 de Pearson. Também poderíamos obter uma região de confiança de 90% para $\ln(RT_1)$, $\ln(RT_2)$, apenas plotando esses pontos para RT_1, RT_2, usando eixos logarítmicos.

A noção de região de confiança conjunta estende-se a qualquer número de medidas. Por exemplo, ao estudar uma exposição em quatro níveis com três razões de taxa, RT_1, RT_2, RT_3, poderíamos usar a estatística de Pearson para obter uma região de confiança tridimensional. Com números grandes o suficiente, a região correspondente para $\ln(RT_1)$, $\ln(RT_2)$, $\ln(RT_3)$ se assemelharia a um elipsoide.

Análise simultânea de desfechos múltiplos

A Tabela 17.6 fornece um esboço geral de dados para análise simultânea de três doenças, em um estudo de seguimento de pessoa-tempo. Há vários parâmetros que podem ser estudados com esses dados, entre eles:

1. A associação do desfecho combinado de doenças D ("Todas as doenças") com a exposição.
2. A associação de cada doença D_h ($h = 1, 2, 3$) com a exposição.
3. As diferenças entre as associações exposição-doença separadas.

Por exemplo, poderíamos ter D = câncer do cólon com D_1 = ascendente, D_2 = transverso e D_3 = câncer do cólon descendente. As associações da exposição com a combinação de locais D e os locais separados D_1 poderiam ser examinadas uma de cada vez, usando qualquer um dos métodos descritos antes para analisar um desfecho de doença isolada. Também temos a opção de analisar os locais separados simultaneamente.

Para compreender a distinção entre análises separadas e conjuntas, considere as seguintes questões (uma para cada $h = 1, 2, 3$):

Questão h: a exposição está associada com a doença D_h?

Para o exemplo sobre câncer do cólon, isso representa três questões diferentes, uma para cada um dos locais: ascendente ($h = 1$), transverso ($h = 2$) e descendente ($h = 3$). Cada uma dessas questões poderia ser examinada separadamente, aplicando-se, de forma repetida, a estatística de Pearson não ordenada, ou a estatística de tendências de Mantel, descritas anteriormente neste capítulo, cada vez utilizando uma linha diferente na tabela para o número de casos, mas mantendo os mesmos denomina-

TABELA 17.6

Esboço geral de dados para análise simultânea de três doenças em um estudo de seguimento de pessoa-tempo

	Categoria de exposição			
	X_J	...	X_0	Totais
Doença		...		
D_3	A_{3J}	...	A_{20}	M_3
D_2	A_{2J}	...	A_{20}	M_2
D_1	A_{1J}	...	A_{10}	M_1
Todas as doenças D	A_J	...	A_0	M
Pessoa-tempo	T_J	...	T_0	T

dores T_j. As análises não ordenadas gerariam três estatísticas de Pearson, χ^2_{P1}, χ^2_{P2}, χ^2_{P3}, uma para cada local da doença D_h, e poderíamos obter, também, três estatísticas de tendências correspondentes, χ_{T1}, χ_{T2}, χ_{T3}. Na ausência de vieses, a estatística χ^2_{Ph} teria, aproximadamente, uma distribuição de χ^2 com J graus de liberdade, se a seguinte hipótese nula (uma resposta "não" à Questão h) fosse verdadeira:

H_{0h}: a exposição não está associada com a doença D_h, independentemente da associação da exposição com qualquer outro local da doença.

De maneira semelhante, na ausência de vieses, a estatística χ_{Th} teria, aproximadamente, uma distribuição normal padrão, se H_{0h} fosse verdadeira

Compare as três questões que consideram um sítio de doença de cada vez com a questão seguinte, que considera todos os sítios simultaneamente:

Questão conjunta: a exposição está associada com *qualquer* dos sítios D_1, D_2, D_3?

Logicamente, a resposta é "não", se, e somente se, a resposta for "não" para as três questões precedentes. Isto é, a hipótese nula conjunta,

$H_{Conjunta}$: a exposição não está associada a sítio algum.

é equivalente a declarar que H_{0h} é verdadeira para todos os sítios D_h. Uma estatística de teste para $H_{conjunta}$ que não requer, nem utiliza, alguma ordenação da exposição é a estatística conjunta de Pearson,

$$\chi^2_{P+} = \sum_h E_j(A_{hj} - E_{hj})^2/E_{hj} \qquad [17.6]$$

onde $E_{hj} = M_h T_j/T_+$ é a esperança de A_{hj} sob a hipótese nula conjunta $H_{Conjunta}$. Com I doenças, essa estatística tem, aproximadamente, uma distribuição de χ^2 com IJ graus de liberdade, se não houver viés e se $H_{Conjunta}$ for verdadeira. Observe que $\chi^2_{P+} = \sum_h \chi^2_{Ph}$. Para dados de contagem pura, χ^2_{P+} é igual a $N_+/(N_+ - 1)$ vezes a estatística generalizada de Mantel-Haenszel para dados de contagem pura. A última estatística generaliza os dados estratificados sem um aumento nos graus de liberdade, mas requer inversão da matriz (Somes, 1986). Alternativamente, pode-se testar $H_{Conjunta}$ utilizando-se uma estatística de desviância obtida pelo uso de um programa de regressão logística politômica (Caps. 20 e 21).

Uma estatística de teste para $H_{Conjunta}$ que utiliza escores ordenados de exposição $s_0, s_1, ..., s_J$ é a estatística de tendências conjunta

$$\chi^2_{T+} = \sum_h (S_h - E_h)^2/V_h \qquad [17.7]$$

onde

$$S_h = \sum_j A_{hj} s_j, \qquad E_h = M_h \sum_j T_j s_j/T$$

e

$$V_h = M_h \left(\sum_j T_j s_j/T - E_h^2 \right)$$

χ^2_{T+} tem, aproximadamente, uma distribuição χ^2 com o número de doenças como seus graus de liberdade, se não houver vieses e a hipótese nula conjunta for verdadeira. Para dados pessoa-tempo, $\chi^2_{T+} = \sum_h \chi^2_{Th}$. Como a estatística de Mantel-Haenszel, a versão estratificada de χ^2_{T+} requer inversão de matriz, mas também é facilmente computada usando-se um programa de regressão logística politômica. Se tanto a doença quanto a exposição tiver escores ordenados, uma estatística com grau de liberdade um pode ser construída para testar $H_{Conjunta}$, a qual, normalmente, terá mais poder que χ^2_{T+} (Mantel, 1963).

Relação entre comparações simultâneas e individuais

É um fato importante, e aparentemente paradoxal, que as relações lógicas simples entre hipóteses de comparação simultânea e individual *não* sejam transmitidas para as estatísticas de comparação simultânea e individual. Por exemplo, a hipótese nula conjunta de que não há diferença entre taxas de doença ao longo de categorias de exposição pode ser falsa se, e somente se, uma das hipóteses nulas individuais for falsa. Entretanto, é possível tornar o valor P da estatística de doenças múltiplas χ_P^2 muito menor do que cada um dos valores P da estatística de doença individual $\chi_{P_h}^2$. Por exemplo, suponha que tivéssemos coeficientes em três sítios de doença e quatro categorias de exposição ($J = 3$ com três níveis não referência), com $\chi_{P_1}^2 = \chi_{P_2}^2 = \chi_{P_3}^2 = 6,3$, com $J = 3$ graus de liberdade para cada doença separadamente. Essas estatísticas geram individualmente $P = 0,10$, mas a estatística conjunta é $\chi_{P_+}^2 = 6,3 + 6,3 + 6,3 = 18,9$, com $3 + 3 + 3 = 9$ graus de liberdade, o que gera $P = 0,03$.

Inversamente, uma hipótese nula conjunta pode ser verdadeira, se, e apenas se, todas as hipóteses nulas individuais forem verdadeiras. Ainda assim, é possível que o valor P para uma ou mais (mas não todas) das estatísticas individuais seja muito menor do que o valor P da estatística conjunta, χ_P^2. Por exemplo, com taxas em dois sítios de doença e quatro categorias de exposição, poderíamos obter $\chi_{P_1}^2 = 0$ e $\chi_{P_2}^2 = 8,4$ com três graus de liberdade para os dois sítios, o que gera valores P de 1,0 e 0,04. Mas então $\chi_{P_+}^2 = 0 + 8,4 = 8,4$ com seis graus de liberdade, que tem um valor P de 0,2. Os resultados no segundo painel da Tabela 17.5 ilustram um fenômeno semelhante para dados de contagem pura: as associações de câncer hepático e ósseo têm $P = 0,02$ e $P = 0,04$, no entanto o valor P conjunto para todas as sete doenças é 0,18.

Exemplos similares podem ser encontrados usando-se outras estatísticas, tal como a estatística de tendência simultânea $\chi_{T_+}^2$. Em geral, valores P simultâneos (hipótese conjunta) não têm uma relação lógica simples com os valores P da hipótese individual. Essa falta não intuitiva de relação também se aplica a intervalos de confiança. Por exemplo, uma região de confiança simultânea de 95% para duas razões de chance não precisa incluir um ponto contido nos dois intervalos de confiança de 95%, um de cada vez; inversamente, um ponto na região de confiança simultânea de 95% pode não estar em todos os intervalos de confiança, um de cada vez.

Uma resolução do paradoxo aparente pode ser obtida pela superposição de uma região de confiança simultânea de 95% para duas razões do log da taxa com dois intervalos de confiança de 95% individuais, como na Figura 17.7. Os intervalos de confiança de 95% individuais são, simplesmente, uma faixa vertical para ln(RR_1) e uma faixa horizontal para ln(RR_2). Para um delineamento válido, a faixa vertical contém ln(RR_1) com pelo menos 95% de probabilidade (com repetições do estudo), e a faixa horizontal contém ln(RR_2) com pelo menos 95% de probabilidade; contudo, a superposição dessas faixas (que é o quadrado tracejado) contém o par verdadeiro [ln(RR_1), ln(RR_2)] com tão pouco como 0,95(0,95) = 0,90, ou 90% de probabilidade. Em contraste, a região de confiança conjunta de 95% é a elipse, que contém o par verdadeiro ln(RR_1) ln(RR_2) com pelo menos 95% de probabilidade em repetições do estudo. Note que dois dos cantos do quadrado estão fora da elipse; pontos dentro desses cantos estão dentro da superposição dos intervalos de confiança individuais, mas estão fora da região de confiança conjunta. Inversamente, há seções dentro da elipse que estão fora do quadrado; os pontos dentro dessas seções estão dentro da região de confiança conjunta, mas estão fora de um ou de outro intervalo de confiança individual.

A Figura 17.7 pode ajudar a visualizar por que uma região de confiança conjunta e os intervalos de confiança individuais têm objetivos muito diferentes: métodos simultâneos usam uma região individual para tentar capturar *todas* as associações verdadeiras de uma vez só em uma dada frequência mínima, enquanto a área (ou volume) da região é mantida tão pequena quanto possível. Em contraste, métodos individuais usam um só intervalo para capturar apenas uma associação verdadeira em uma dada frequência mínima, enquanto esse intervalo único é mantido tão estreito quanto possível. Superpor as regiões produzidas pelos intervalos individuais não produzirá regiões de confiança conjunta que sejam tão válidas no nível de confiança dos intervalos individuais.

CAPÍTULO **18**

Introdução à estatística bayesiana

Sander Greenland

Frequencismo *versus* bayesianismo subjetivo 387
   Probabilidades subjetivas não deveriam ser arbitrárias 388
   A distribuição *a posteriori* 389
   Paralelos frequencistas-bayesianos 389
   Prioris empíricas 390
   Divergências frequencistas-bayesianas 391
   Fantasia frequencista *versus* realidade observacional 391
   Resumo 392

Métodos bayesianos aproximados simples 392

Média ponderada pela informação 393
   Tabela de dupla entrada 393
   Interpretação bayesiana de modelos frequencistas 394
   Ajuste 395
   Variando a priori 395
   Bayes *versus* semibayes 396

Dados *a priori*: interpretação frequencista das prioris 396
   Análise bayesiana inversa 398
   Prioris com centro não nulo 398
   Escolha dos tamanhos dos denominadores *a priori* 399
   Prioris não normais 399
   Extensões adicionais 399

Verificando a priori 400

Discussão 400
   Dados isolados nada dizem 400
   Dados *a priori* como um artifício de diagnóstico geral 401
   O papel da simulação estocástica via cadeias de Markov 402
   Conexões à análise de sensibilidade 402
   Alguns alertas sobre uso de prioris 402

Conclusões 403

Os Capítulos 10 e 13 introduziram brevemente os conceitos centrais da estatística bayesiana. Começando com Laplace no século XVIII, esses métodos foram usados livremente junto com outros. Na década de 1920, porém, vários estatísticos influentes (R. A. Fisher, J. Neyman e E. Pearson) desenvolveram conjuntos de técnicas frequencistas com a intenção de suplantar completamente todas as outras, com base nas noções de probabilidade objetiva representadas pelas frequências relativas, em sequências hipotéticas infinitas, de experimentos randomizados ou de amostras aleatórias. Pelo resto do século XX, tais métodos dominaram a pesquisa estatística e se tornaram o único corpo de métodos ensinado à maioria dos estudantes. Os Capítulos 14 a 17 descrevem os fundamentos desses métodos frequencistas para estudos epidemiológicos.

No contexto de ensaios randomizados e em inquéritos de amostras aleatórias em que foram desenvolvidas, tais técnicas frequencistas parecem ser ferramentas altamente efetivas. Contudo, à medida que o uso dos métodos estendeu-se de inquéritos e experimentos delineados para estudos observacionais, um número crescente de estatísticos questionou a objetividade e o realismo das sequências infinitas hipotéticas invocadas pelos métodos frequencistas (p. ex., Lindley, 1965; DeFinetti, 1974; Cornfield, 1976; Leamer, 1978; Good, 1983; Berger e Berry, 1988; Berk et al., 1995; Greenland,

1998a). Esses autores argumentaram que uma abordagem bayesiana subjetiva representava melhor as situações em que os mecanismos geradores das amostras de estudo e dos *status* de exposição eram fortemente não aleatórios e pouco compreendidos. Naquelas situações, que tipificam a maioria das pesquisas epidemiológicas, os julgamentos pessoais dos pesquisadores desempenham um papel inevitável e crucial em fazer inferências e, frequentemente, superam as considerações técnicas que dominam as análises estatísticas (como talvez o devessem; conforme Susser, 1977).

Junto com tais argumentos, os métodos bayesianos têm se tornado comuns em treinamento avançado e em pesquisa em estatística (p. ex., Leonard e Hsu, 1999; Carlin e Louis, 2000; Gelman et al., 2003; Efron, 2005), mesmo na literatura de ensaios randomizados para os quais os métodos frequencistas foram desenvolvidos (p. ex., Spiegelhalter et al., 1994, 2004). O treinamento elementar, entretanto, parece defasado, apesar dos argumentos a favor de reformas (Berry, 1997). O presente capítulo ilustra como os métodos frequencistas convencionais, introduzidos no Capítulo 15, podem ser usados para gerar análises bayesianas. Em particular, ele mostra como análises epidemiológicas básicas podem ser conduzidas com uma calculadora manual ou com pacotes de *software* comuns para análise estratificada (Greenland, 2006a). Os mesmos artifícios de computação também podem ser usados para conduzir análises de regressão bayesiana utilizando *software* de regressão comum (Greenland, 2007a; Cap. 21). Assim, no que tange à computação, é um problema pequeno estender o treinamento e a prática vigentes para englobar os métodos bayesianos.

O capítulo começa com uma seção filosófica que critica objeções-padrão às abordagens bayesianas e que delineia paralelos e diferenças-chave entre os métodos frequencistas e os bayesianos. Ele não aborda distinções dentro das tradições frequencista e bayesiana. Ver o Capítulo 10 e Goodman (1993) para revisões da divergência profunda entre o frequencismo de Fisher e o de Neyman-Pearson. O presente capítulo argumenta que os pesquisadores observacionais (não só estatísticos) precisam de treinamento em bayesianismo subjetivo (Lindley, 1965; DeFinetti, 1974; Goldstein, 2006) para servir como um contrapeso à alegada objetividade dos métodos frequencistas. Para esse propósito, nem métodos bayesianos "objetivos" (Berger, 2004), nem métodos de "verossimilhança pura" (Royall, 1997) servirão, porque repetem, largamente, a pretensa objetividade que torna os métodos frequencistas tão enganosos na pesquisa observacional.

Muito da literatura bayesiana moderna foca um nível de precisão na especificação da priori e em cálculos analíticos que está muito além de qualquer exigência dos métodos frequencistas ou pelos problemas confusos da análise de dados observacionais. Muitos desses métodos de cálculos obscurecem paralelos importantes entre os métodos frequencistas tradicionais e os métodos bayesianos. Alta precisão é desnecessária, dada a imprecisão dos dados e das metas da epidemiologia do cotidiano. Além disso, os métodos bayesianos subjetivos são distinguidos pelo seu uso de distribuições *a priori* informativas; por isso, seu uso apropriado requer uma compreensão sólida do significado e das limitações daquelas distribuições, não um falso senso de precisão. Em estudos observacionais, nem métodos bayesianos, nem outros métodos, exigem cálculos extremamente precisos, especialmente à luz das imensas incertezas sobre os processos geradores dos dados observacionais (representados pela função de verossimilhança), bem como pela falta de segurança sobre informação *a priori*.

Depois de uma introdução à filosofia dos métodos bayesianos, o capítulo foca abordagens bayesianas básicas que exibem distribuições *a priori* como estimativas *a priori*, ou dados *a priori*, e que empregam as mesmas fórmulas aproximadas usadas pelos métodos frequencistas (Lindley, 1964; Good, 1965, 1983; Bedrick et al., 1996; Greenland, 2001b, 2003b, 2006a, 2007a, 2007b; Greenland e Christensen, 2001). Mesmo para aqueles que preferem outros métodos de computação, a representação de distribuições *a priori* como dados *a priori* é útil na compreensão da força dos julgamentos *a priori*.

FREQUENCISMO *VERSUS* BAYESIANISMO SUBJETIVO

Há várias objeções que os frequencistas têm levantado contra os métodos bayesianos. Algumas são legítimas, mas se aplicam em paralelo a métodos frequencistas (e realmente a toda a estatística) em estudos observacionais. Mais importante, talvez, é que as suposições e os modelos empregados são, na melhor das hipóteses, julgamentos subjetivos. Outros constituem propaganda, por exemplo, que adotar uma abordagem bayesiana introduz arbitrariedade que já não está presente. Na realidade, a abordagem bayesiana torna explícitos aqueles elementos subjetivos e arbitrários que são compartilhados por todas as inferências estatísticas. Como esses elementos são ocultos pelas convenções frequencistas, os métodos bayesianos ficam abertos a críticas que fazem parecer que somente eles estão usando tais elementos.

Probabilidades subjetivas não deveriam ser arbitrárias

Na teoria bayesiana subjetiva (personalista), uma priori para um parâmetro é uma distribuição de probabilidades Pr(parâmetros) que mostra como uma pessoa apostaria sobre parâmetros se desconsiderasse os dados sob análise. Essa priori não precisa se originar de evidências precedentes ao estudo; em vez disso, representa informações à parte dos dados em análise. Quando o único parâmetro é uma razão de riscos, RR, o 50° percentil (mediano) da priori Pr(RR) dessa pessoa é o número $RR_{mediano}$, para o qual daria chances iguais que $RR < RR_{mediano}$ versus $RR > RR_{mediano}$, isto é, a pessoa atribuiria $Pr(RR < RR_{mediano}) = Pr(RR > RR_{mediano})$ se estivesse desconsiderando os dados da análise. De modo semelhante, os limites de 95% da priori dessa pessoa são um par de números $RR_{inferior}$ e $RR_{superior}$ para os quais ela daria uma chance de $95:5 = 19:1$ para que a razão de riscos verdadeira estivesse entre esses números, isto é, $Pr(RR_{inferior} < RR < RR_{superior}) = 0,95$ se os dados da análise fossem desconsiderados.

Os limites a priori podem variar consideravelmente entre indivíduos; os meus podem ser muito diferentes dos seus. Essa variabilidade não significa, entretanto, que os limites são arbitrários. Ao apostar em uma corrida, com a meta de minimizar perdas, ninguém consideraria razoável apostar tudo em um competidor escolhido ao acaso; em vez disso, uma pessoa faria apostas diferentes em competidores diferentes, com base em seu desempenho anterior (mas levando em conta diferenças nas condições passadas em relação às presentes). Similarmente, para que uma análise bayesiana pareça razoável ou acreditável para outros, uma priori deve refletir resultados de estudos ou revisões anteriores. Essa reflexão deve fazer concessão para possíveis vieses e para falta de capacidade de generalização entre os estudos, de modo que os limites a priori passam estar mais afastados do que os limites de confiança metanalíticos (mesmo que os últimos incorporem efeitos aleatórios).

A priori Pr(parâmetros) é um dos dois maiores ingredientes em uma análise bayesiana. O outro ingrediente é uma função Pr(dados/parâmetros) que mostra como o analista atribuiria probabilidades aos dados para qualquer conjunto dado de valores de parâmetros (normalmente chamada de *função de verossimilhança*; ver Cap. 13). Na análise bayesiana subjetiva, essa função é um outro grupo de apostas: o modelo para Pr(dados/parâmetros) sumariza como alguém apostaria no desfecho do estudo (os dados) se soubesse os parâmetros (p. ex., os riscos específicos exposição-covariável). Qualquer modelo como esse deveria preencher os mesmos requisitos de credibilidade que a priori. Esse requisito é paralelo à preocupação frequencista de que o modelo deve ser capaz de se aproximar da realidade. De fato, qualquer bayesiano competente tem a mesma preocupação, se bem que, talvez, com dúvidas mais explícitas sobre se aquilo pode ser conseguido com modelos-padrão.

A mesma necessidade de credibilidade motiva os autores a discutir outra literatura ao escrever seus relatos de pesquisa. Autores com credibilidade prestam atenção à literatura pregressa em suas análises, por exemplo, ajustando para confundidores conhecidos ou suspeitos, não ajustando para fatores afetados pela exposição e usando um modelo dose-resposta que possa captar padrões observados previamente (p. ex., a relação em forma de J do uso de álcool com a mortalidade cardiovascular). Eles podem até mesmo variar seus modelos para abrigar pontos de vista diferentes sobre quais ajustes deveriam ser feitos. De modo semelhante, as análises bayesianas não precisam ser limitadas a utilizar uma única priori ou função de verossimilhança. A aceitabilidade de uma análise frequentemente é aumentada pela apresentação de resultados provenientes de prioris diferentes que reflitam opiniões diversas sobre o parâmetro, pela exibição de resultados utilizando uma priori que seja ampla o bastante para atribuir probabilidade relativamente alta à opinião de cada debatedor (uma priori de "consenso") e pela apresentação de resultados de graus diferentes de ajuste de regressão (que envolve variar a função de verossimilhança).

A distribuição *a posteriori*

Ao ver o desfecho de uma corrida na qual tinha apostado, uma pessoa desejaria atualizar suas apostas com relação ao desfecho de uma outra corrida envolvendo os mesmos competidores. Nesse espírito, a análise bayesiana produz um modelo para a distribuição *a posteriori* Pr(parâmetros|dados) que é uma distribuição de probabilidades que mostra como a pessoa deveria apostar sobre os parâmetros *depois* de examinar os dados da análise. Como um critério mínimo de apostadora razoável, suponha que ela nunca desejasse fazer suas apostas de maneira tal a permitir sua perda frente a um oponente que apostasse contra ela. Esse critério implica que suas apostas obedeceriam às leis de probabilidades, incluindo o teorema de Bayes,

$$Pr(parâmetros|dados) = Pr(dados|parâmetros)Pr(parâmetros)/Pr(dados)$$

onde a porção Pr(dados) é calculada a partir da função de verossimilhança e da priori (para uma revisão desses argumentos, ver Greenland, 1998a). O $50^{\underline{o}}$ percentil (mediana) da posteriori dessa pessoa sobre uma razão de riscos RR é o número $RR_{mediano}$ para o qual $Pr(RR < RR_{mediano}|dados) = Pr(RR > RR_{mediano}|dados)$, onde "|dados" indica que essa aposta é formulada à luz dos dados da análise. Similarmente, os limites de 95% da sua posteriori dessa pessoa são um par de números $RR_{inferior}$ e $RR_{superior}$ tais que, depois de observar os dados, haveria uma chance de 95:5 = 19:1 para que o risco relativo verdadeiro estivesse entre esses números, isto é, $Pr(RR_{inferior} < RR < RR_{superior}|dados) = 0,95$.

Como com as prioris, as distribuições *a posteriori* podem variar consideravelmente entre os indivíduos, não só porque podem usar prioris Pr (parâmetros) diferentes, mas também porque podem usar modelos diferentes para as probabilidades dos dados Pr(dados|parâmetros). Essa variação é esperada, dado o desacordo entre observadores sobre as implicações de resultados de estudos passados e o delineamento do estudo presente. Análises bayesianas podem ajudar a identificar fontes de desacordo, especialmente porque distinguem fontes nas prioris de fontes nos modelos dos dados.

Paralelos frequencistas-bayesianos

Com frequência é dito (incorretamente) que "parâmetros são tratados como fixos pelo frequencista, mas como aleatórios pelo bayesiano". Tanto para frequencistas quanto para bayesianos, o valor de um parâmetro pode ter sido fixado desde o início ou pode ter sido gerado aleatoriamente a partir de um mecanismo físico; qualquer dos casos supõe que o parâmetro assumiu algum valor fixo que gostaríamos de conhecer. O bayesiano usa modelos de probabilidade para expressar incerteza pessoal sobre o valor do parâmetro. Em outras palavras, a aleatoriedade nesses modelos representa incerteza pessoal e *não* é uma propriedade do parâmetro, embora devesse refletir precisamente as propriedades dos mecanismos que produziram o parâmetro.

Um paralelo crucial entre métodos frequencistas e bayesianos é sua dependência do modelo escolhido para a probabilidade dos dados Pr(dados|parâmetros). Os resultados estatísticos são tão sensíveis a essa escolha quanto à escolha das prioris. Assim, idealmente, a escolha deveria refletir o melhor conhecimento disponível sobre as forças que influenciam os dados, incluindo os efeitos de variáveis não mensuradas, seleção viesada e erros de mensuração (tais como erro de classificação). Em vez disso, a escolha é quase sempre um padrão embutido no *software* estatístico, baseado em suposições de amostragem aleatória ou em alocação aleatória de tratamento (que raramente são verossímeis em epidemiologia observacional), mais suposições de aditividade. O que é pior, os modelos dos dados frequentemente são selecionados por algoritmos mecânicos que não percebem as informações do *background* e, como resultado, frequentemente conflitam com informações contextuais. Esses problemas afligem a maioria das análises epidemiológicas hoje em dia, na forma de modelos (tais como modelos logísticos, de Poisson e de taxas de azar proporcionais) que fazem suposições sobre interações e dose-resposta, que raramente, ou nunca, são justificadas. Não há como se ter certeza de que esses modelos estejam corretos e, na realidade, eles não se sustentam, especialmente quando considerados os possíveis vieses do estudo (Greenland, 1990, 2005b).

A aceitação de resultados derivados desses modelos (quer os resultados sejam frequencistas ou bayesianos) requer, assim, a suposição duvidosa de que violações existentes não tenham efeito importante sobre os resultados. O modelo para Pr(dados|parâmetros) é, portanto, um elo fraco na cadeia de raciocínio que leva dos dados à inferência, compartilhada tanto por métodos frequencistas como por bayesianos. Na prática, as duas abordagens muitas vezes usam o mesmo modelo para Pr(dados|parâmetros), por isso resultados divergentes dos métodos devem se originar em outra parte. Uma fonte importante de divergência é a priori explícita Pr(parâmetros) usada no raciocínio bayesiano. Os métodos descritos neste capítulo mostrarão a mecânica dessa divergência e proverão um entendimento de quando ela será importante.

Prioris empíricas

A adição da priori Pr(parâmetro) levanta a questão de que a validade da resposta bayesiana dependerá da validade do modelo *a priori*, assim como da legitimidade do modelo dos dados. Contudo, se a priori não devesse ser apenas alguma opinião arbitrária, o que ela deveria ser?

Uma resposta se origina dos métodos frequencistas de estimação por contração (também conhecidos como estimação de Stein, Bayes empírico, estimação penalizada e coeficientes aleatórios, ou regressão em crista) para melhorar a precisão das estimativas por amostragens repetidas. Esses métodos utilizam artifícios numéricos que se traduzem diretamente em prioris (Leamer, 1978; Good, 1983; Titterington, 1985) e, assim, deixam sem resposta a mesma pergunta indagada a bayesianos subjetivos: de onde deveriam vir tais artifícios? Os métodos Bayes-empírico e de coeficientes aleatórios pressupõem explicitamente que os parâmetros, assim como os dados, variam de forma aleatória ao longo de repetições, de acordo com uma distribuição de frequência verdadeira, Pr(parâmetros), que pode ser estimada a partir dos dados disponíveis. Como em análises bayesianas, esses métodos calculam distribuições *a posteriori* de coeficientes, usando o teorema de Bayes. Dado o caráter aleatório dos coeficientes, entretanto, os intervalos *a posteriori* resultantes são, também, intervalos de confiança frequencistas, no entendimento de conterem os valores dos parâmetros verdadeiros (se variável) na percentagem declarada de repetições (Carlin e Louis, 2000).

Aqueles que desejam estender paralelos Bayes-frequencistas à prática são levados, assim, ao seguinte princípio empírico: quando as verdadeiras distribuições de frequências existem e são conhecidas para os dados ou para a distribuição paramétrica (como na amostragem aleatória multi-nível; Goldstein, 2003), elas devem ser usadas como as distribuições na análise bayesiana. Esse princípio reflete a ideia de colocar chances sobre competidores de corrida com base em sua frequência de vitórias no passado e corresponde a noções comuns de indução (Greenland, 1998b). Tais prioris com base em frequências são denominadas mais precisamente de "empíricas", em vez de "subjetivas", embora a decisão de aceitar a evidência empírica permaneça um julgamento subjetivo (e sujeito a erro). Prioris empíricas são mandamentos da filosofia bayesiana, tal como o "princípio principal" de Lewis (1981), que declara que, quando probabilidades de frequências existem e são conhecidas (como em jogos de azar e em física quântica), deve-se usá-las como probabilidades pessoais. De modo mais geral, um princípio indutivo frequentemente obedecido (se implícito) é que a priori deve ser encontrada por ajuste pelas frequências empíricas disponíveis, como é feito, frequentemente, em regressão hierárquica frequencista (Good, 1965, 1983, 1987; Greenland, 2000d; Cap. 21). Então, a priori ajustada não é mais arbitrária do que (e pode até ser funcionalmente idêntico a) um modelo frequencista ajustado em segundo estágio. Com prioris empíricas, as estimativas por intervalo frequencistas e bayesianas resultantes podem ser numericamente idênticas.

Divergências frequencistas-bayesianas

Mesmo quando um frequencista e um bayesiano chegam à mesma estimativa por intervalo para um parâmetro, as interpretações permanecem bastante diferentes. Os métodos frequencistas fingem que os modelos são leis de probabilidade do mundo real (de fato, boa parte da literatura teórica encoraja essa ilusão, ao chamar as distribuições de "leis"). Em contraste, os métodos bayesianos subjetivos interpretam os modelos como nada mais do que resumos de tentativas de apostas pessoais sobre como os dados e os parâmetros apareceriam, e não como modelos de um mecanismo aleatório real. O modelo a priori deveria ser baseado em frequências observadas quando disponíveis, mas o modelo resultante para a posteriori Pr(parâmetros|modelo) é um resumo de apostas pessoais depois de ver os dados, não uma distribuição de frequências (embora se os parâmetros forem fisicamente aleatórios, ele também representará uma estimativa pessoal de sua distribuição).

É importante reconhecer que a interpretação subjetiva-bayesiana é muito menos ambiciosa (e menos confiante) do que a interpretação frequencista, uma vez que trata os modelos e os resultados das análises como sistemas de julgamentos pessoais, possivelmente pobres, em vez de como algum tipo de realidade objetiva. Probabilidades nada mais são que expressões de opinião, como em frases comuns tais como "Provavelmente choverá amanhã". Opiniões razoáveis baseiam-se fortemente em frequências de experiências passadas, mas elas nunca são tão precisas quanto os resultados de computações estatísticas.

Fantasia frequencista *versus* realidade observacional

Para métodos bayesianos não parece haver disputa de que os resultados devem ser apresentados com referência às prioris, assim como aos modelos dos dados e aos dados. Por exemplo, um intervalo *a posteriori* deve ser apresentado como "*Conforme estas prioris, estes modelos e estes dados*, estaríamos 95% certos de que o parâmetro está neste intervalo".

Um paralelo diretivo deveria ser aplicado a apresentações frequencistas. Por exemplo, intervalos de 95% de confiança são geralmente apresentados como se levassem em conta erro aleatório, sem considerar o que se supõe que o erro represente. Para pesquisa observacional, um dos muitos problemas com interpretações frequencistas ("amostragem repetida") é que não está claro o que é "aleatório", quando nenhuma amostragem aleatória, ou aleatorização, foi feita. Embora "variação aleatória" possa estar presente, mesmo quando não foi introduzida pelo pesquisador, em estudos observacionais raramente há uma lógica sólida para asseverar que ela segue as distribuições que os métodos frequencistas assumem, ou qualquer distribuição conhecida (Greenland, 1990). Na melhor das hipóteses, tais distribuições referem-se apenas a experimentos de pensamento em que alguém pergunta: "*Se* os dados forem produzidos repetidamente pelo processo *suposto* de amostragem aleatória, as estatísticas teriam suas propriedades declaradas (p. ex., cobertura de 95%) por aquelas repetições". Os dados não se referem ao que acontece sob as distribuições realmente operando, pois as últimas são desconhecidas. Assim, o que dizem é extremamente hipotético, tanto que compreendê-los completamente é duvidar de sua relevância para pesquisa observacional (Leamer, 1978).

Os resultados frequencistas são hipotéticos sempre que não se puder ter certeza de que o modelo de dados presumido é correto, como quando fontes de viés não controladas (tais como confundimento, viés de seleção e erro de mensuração) estão presentes. À luz de tais problemas, alegações de que os métodos frequencistas são "objetivos", em um cenário observacional, parece propaganda de autoilusão (Leamer, 1978; Good, 1983; Berger e Berry, 1988; Greenland, 1998a, 2005b). Na melhor das hipóteses, os métodos frequencistas em epidemiologia representam uma convenção social dúbia, que manda tratar dados observacionais como se surgissem de uma fantasia de um experimento randomizado, estritamente delineado e controlado sobre uma amostra aleatória (isto é, como se um experimento imaginado fosse realidade). Como muitas convenções entrincheiradas, os métodos frequencistas provocam defesas que alegam utilidade (p. ex., Zeger, 1991; Efron, 2005), sem qualquer evidência empírica *comparativa* de que as convenções servem melhor à pesquisa observacional do que algumas alternativas. Outras defesas tratam os experimentos imaginários dos frequencistas como se fossem reais – um exemplo do que tem sido chamado de falácia da projeção da mente (Jaynes e Bretthorst, 2003).

Se fôssemos aplicar o mesmo padrão de verdade empacotada a frequencistas e a bayesianos, um resultado frequencista "estatisticamente significativo" estaria repleto de ressalvas tais como "*Se* estes dados houvessem sido gerados a partir de um ensaio randomizado, com nenhuma perda de acompanhamento nem com erro de mensuração, os resultados seriam muito improváveis se a hipótese nula fosse verdadeira; porém, posto que os dados não foram gerados assim, podemos dizer pouco sobre sua significância estatística real". É claro que tal honestidade brutal é rara em apresentações de resultados epidemiológicos observacionais, porque enfatizar as suposições frequencistas abala a força da apresentação.

Resumo

Uma crítica aos métodos bayesianos é que as prioris devem ser arbitrárias ou subjetivas de modo pernicioso ou especial. Em estudos observacionais, contudo, as priores não precisam ser mais arbitrárias do que são os modelos que são rotineiramente aplicados aos dados e, frequentemente, podem receber uma fundação científica tão firme, ou mais, do que aquela dos modelos dos dados frequencistas. Como qualquer elemento de análise, os modelos da priori devem ser escrutinados criticamente (e rejeitados quando indicado), tal como deveriam sê-lo os modelos frequencistas. Quando dados de frequência externos relevantes e válidos estão disponíveis, devem ser usados para construir o modelo *a priori* (o que pode levar à inclusão de tais dados como parte da função de verossimilhança, de modo que os dados externos e atuais se tornem combinados).

Quando dados de frequência prévios estão ausentes ou são inválidos, entretanto, outras fontes *a priori* entrarão, e devem ser julgadas criticamente. Seções posteriores mostrarão com que simplicidade prioris para o log do risco relativo podem ser traduzidas em dados de frequência *a priori* "informacionalmente equivalentes", o que ajuda nesse julgamento e, também, possibilita extensão fácil de métodos bayesianos à análise de regressão e às prioris não normais (Greenland, 2007ab).

MÉTODOS BAYESIANOS APROXIMADOS SIMPLES

A análise bayesiana exata procede do cálculo da distribuição *a posteriori* por meio do teorema de Bayes, o que requer Pr(dados). A posteriori pode ser difícil de ser calculada (normalmente requerendo integração múltipla sobre os parâmetros), o que parece ter estimulado a impressão errônea de que as análises bayesianas práticas são inerentemente mais complexas do ponto de vista computacional do que as análises frequencistas. Entretanto, essa impressão é baseada em uma comparação injusta de métodos bayesianos *exatos* com métodos frequencistas *aproximados*.

O ensino frequencista evoluiu durante uma era de computação limitada, de modo que foram focados métodos simples, aproximações para amostras grandes de dados categóricos. Em contraste, o ressurgimento bayesiano ocorreu durante a introdução de computadores pessoais poderosos e de algoritmos de Monte-Carlo avançados, de modo que muito do ensino bayesiano é focado em métodos exatos, muitas vezes apresentados como se aproximações simples fossem inadequadas. Porém, aproximações bayesianas adequadas a dados categóricos têm uma longa história (Lindley, 1964; Good, 1965), são tão acuradas quanto as aproximações frequencistas e são bastante precisas para estudos epidemiológicos. As aproximações também fornecem percepções sobre o significado de métodos, tanto bayesianos quanto frequencistas, e por isso são o foco do restante deste capítulo.

Nos exemplos a seguir a incidência é muito rara, de modo que podemos ignorar distinções entre risco, taxa e razão de chances, que serão descritos genericamente como "riscos relativos" (RR). Visto que uma distribuição normal tem moda, mediana e média iguais, também podemos ignorar distinções entre essas medidas de posição ao discutir um ln(RR) normal. Quando tomamos o antilog $e^{\ln(RR)} = RR$, entretanto, obtemos uma distribuição log-normal, para a qual moda < mediana e média geométrica < média aritmética. Somente a mediana transforma diretamente: mediana $RR = e^{\text{mediana ln(RR)}}$.

MÉDIA PONDERADA PELA INFORMAÇÃO

Informação (ou precisão) é definida aqui como o inverso da variância (Leonard e Hsu, 1999, sec. 3.4). A ponderação pela informação mostra como métodos bayesianos simples são paralelos à estimação resumo frequencista baseada em ponderação pelo inverso da variância (Caps. 15 e 33). Métodos bayesianos simples pressupõem que tanto o modelo *a priori* como o modelo dos dados são aproximados adequadamente por distribuições normais. Essa suposição requer que os tamanhos das amostras (tanto dos dados da análise quanto das prioris) sejam suficientemente grandes para a aproximação ser adequada. Da mesma maneira que com os métodos frequencistas aproximados nos quais os métodos bayesianos são baseados, não há uma regra rígida sobre qual o tamanho adequado, em parte por causa da discórdia sobre quanta imprecisão é tolerável (o que depende do contexto). Contudo, conforme mencionado em capítulos anteriores, as mesmas aproximações em estatísticas categóricas frequencistas são, de forma argumentável, adequadas para baixo até os tamanhos de casela de 4 ou 5 (Agresti, 2002).

Tabela de dupla entrada

A Tabela 18.1 mostra dados caso-controle de Savitz e colaboradores (1988), o primeiro estudo amplamente publicado a relatar uma associação positiva entre campos magnéticos residenciais e leucemia em crianças. Embora estudos anteriores tivessem relatado associações positivas entre rede elétrica domiciliar e leucemia, efeitos de campo fortes pareceram improváveis na ocasião, e efeitos muito fortes pareceram muito improváveis. Suponha que modelemos essas ideias *a priori*, colocando chance de 2:1 sobre um risco relativo (RR) entre ½ e 2, e probabilidade de 95% sobre um RR entre ¼ e 4, ao comparar crianças acima e abaixo de um ponto de corte de 3 miliGauss (mG) para os campos. Essas apostas seguiriam de uma priori normal para o log do risco relativo in (RR) que satisfaz

$$\exp(\text{média } a \text{ priori} - 1{,}96 \cdot \text{desvio-padrão } a \text{ priori}) = \tfrac{1}{4}$$

$$\exp(\text{média } a \text{ priori} + 1{,}96 \cdot \text{desvio-padrão } a \text{ priori}) = 4$$

Resolvendo esse par de equações obtemos

$$\text{Média } a \text{ priori de } \ln(RR) = \text{média dos limites} = \frac{\ln(\tfrac{1}{4}) + \ln(4)}{2} = 0$$

$$\text{Desvio padrão } a \text{ priori de } \ln(RR) = \frac{\text{largura do intervalo em unidades } \ln(RR)}{\text{largura do intervalo em unidades de desvio padrão}}$$

$$= \frac{\ln(4) - \ln(\tfrac{1}{4})}{2(1{,}96)} = 0{,}707$$

Variância *a priori* de $\ln(RR) = 0{,}707^2 = 0{,}500 = \tfrac{1}{2}$

TABELA 18.1

Dados de caso-controle sobre campos magnéticos residenciais ($X = 1$ é >3 mG de exposição média, $X = 0$ é ≤ 3 mG) e leucemia em crianças (Savitz et al., 1988) e resultados frequencistas

	$X = 1$	$X = 0$	
Casos	3	33	Tabela de razão de chances = estimativa RR = 3,51
Controles	5	193	Limites de 95% de confiança = 0,80 e 15,4

Ln(RC) = ln(RR), estimativa = ln(3,51), variância estimada = 0,569

Assim, a distribuição *a priori* normal que produziria as apostas declaradas tem média zero e variância ½.

Três de 36 casos e cinco de 198 controles tiveram campos médios estimados acima de 3 mili-Gauss (mG). Esses dados geram as seguintes estimativas frequencistas de RR:

RR estimado = razão de chances da amostra = $3(193)/5(33) = 3,51$

Variância estimada do log da razão de chances = $1/3 + 1/33 + 1/5 + 1/193 = 0,569$

Limites de 95% de confiança = $\exp[\ln(3,51) \pm 1,96 \cdot 0,569^{1/2}] = 0,80$ e $15,4$

Pressupondo que não há informação *a priori* sobre a prevalência da exposição, uma média *a posteriori* aproximada para ln(RR) é apenas a média entre a média da priori (0) e a estimativa dos dados (ln(3,51)), ponderada pelas informações (inverso das variâncias) que são 1/(1/2) e 1/0,569, respectivamente:

Média *a posteriori* para ln(RR) = ln(RR) esperado conforme os dados

$$\approx [0/½ + \ln(3,51)/0,569]/[1/½ + 1/0,569] = 0,587$$

A variância *a posteriori* aproximada do ln(RR) é o inverso da informação total:

Variância *a posteriori* para $\ln(RR) \approx 1/[1/(½) + 1/0,569] = 0,266$

Juntas, essa média e a variância produzem

Mediana *a posteriori* para RR $\approx \exp(0,587) = 1,80$

Limites de 95% *a posteriori* para RR $\approx \exp(0,587 \pm 1,96 \cdot 0,266^{1/2}) = 0,65$ e $4,94$

O RR *a posteriori* de 1,80 está próximo de uma média geométrica simples do RR *a priori* (igual a 1) com a estimativa frequencista (igual a 3,51), porque a informação dos dados é $1/0,569 = 1,76$, ao passo que a informação *a priori* é $1/(½) = 2$, dando peso quase igual às duas. Essa ponderação igual surge porque tanto o estudo (com apenas três casos expostos e cinco controles expostos) quanto a priori são fracos. Observe, também, que o RR *a posteriori* de 1,80 está muito mais próximo das razões de chances frequencistas de outros estudos, que têm média em torno de 1,7 (Greenland, 2005b).

Interpretação bayesiana de modelos frequencistas

A fórmula de médias ponderadas mostra que os resultados frequencistas surgem do cálculo bayesiano quando a informação *a priori* se torna desprezivelmente pequena em relação à informação dos dados. Nesse sentido, os resultados frequencistas são apenas resultados bayesianos extremos, aqueles em que a informação *a priori* é zero, confirmando que absolutamente nada se sabe sobre o RR fora do estudo. Alguns promovem tais prioris como "deixando os dados falar por si próprios". Em realidade, os dados nada dizem por si próprios: os resultados frequencistas são computados usando-se modelos de probabilidade que pressupõem ausência completa de viés e, assim, filtram os dados por meio de suposições falsas.

Uma análise bayesiana que usa esses modelos frequencistas para os dados está sujeita a essa mesma crítica. Mesmo sem viés, porém, pressupor ausência de informação *a priori* é empiricamente absurdo. Informação *a priori* de zero implica que um risco relativo de (digamos) 10^{100} é tão plausível quanto um valor de 1 ou 2. Suponha que o risco relativo fosse realmente 10^{100}; então, toda criança com exposição acima de 3 mG teria contraído leucemia, fazendo da exposição uma causa suficiente. A epidemia resultante teria chamado a atenção de todos muito antes que o estudo acima fosse realizado, porque a taxa de leucemia teria refletido a prevalência de alta exposição, que é cerca de 5% nos Estados Unidos. A taxa real de leucemia é de 4 casos por 100.000 pessoas-ano, o que implica que o risco relativo não pode ser extremamente elevado. Assim, há dados não oriundos do estudo suficientes para afastar riscos relativos tão extremos.

Os métodos chamados de Bayes-objetivos (Berger, 2006) diferem dos métodos frequencistas apenas pelo fato de que eles deixam essas prioris "não informativas" irrealistas. Os intervalos *a posteriori* resultantes representam inferências que ninguém poderia fazer, porque nada refletem a respeito do assunto em estudo, ou mesmo o significado dos nomes das variáveis. Apostas *a priori* genuínas são mais precisas. Até mesmo relações excepcionalmente "fortes" na epidemiologia de doenças não infecciosas (tais como fumo e câncer de pulmão) envolvem RR na ordem de 10 ou 1/10, e poucos estudos de exposições não infecciosas são sequer tão longe da nulidade. Essa situação reflete o fato de que, para um fator atingir o nível considerado em estudos epidemiológicos formais, seus efeitos devem ser suficientemente pequenos para não terem sido detectados pela prática clínica ou por sistemas de vigilância. Há quase sempre alguma vigilância (ainda que informal, pelo sistema de assistência à saúde) que implica em limites sobre o tamanho do efeito. Se esses limites são enormes, os resultados frequencistas servem como uma aproximação grosseira de uma análise bayesiana, que usa uma priori empírica para o RR; em caso contrário, os resultados frequencistas podem ser muito enganosos.

Ajuste

Para ajustar para confundidores mensurados, sem usar prioris explícitas para seus efeitos de confundimento, precisa-se apenas estabelecer uma priori para o RR ajustado, e então combinar a priori ln(RR) com a estimativa frequencista ajustada pela média ponderada pelos inversos das variâncias. Por exemplo, em uma análise combinada de 14 estudos sobre campos magnéticos (>3 mG *versus* menor) e leucemia em crianças (Greenland, 2005b, Tab. 18.1), o único confundidor mensurado importante foi a fonte dos dados (i.e., a variável codificada "estudo"), e, assim, a estratificação por estudo foi crucial. A estimativa de máxima verossimilhança da razão de chances comum entre os estudos foi 1,69, com limites de confiança de 95% iguais a 1,28 e 2,23; assim, o log da razão de chances foi ln(1,69) = 0,525 com estimativa da variância igual a $[\ln(2,33/1,28/3,92]^2 = 0,0201$. Combinando esse resultado frequencista ajustado por estudo com uma priori normal(0, ½) são gerados

Média *a posteriori* para ln(RR) ≈ [0/(½) + ln(1,69)/0,0201]/[1/(½) + 1/0,0201] = 0,504

Variância *a posteriori* para ln(RR) ≈ 1/[1/(½) + 1/0,0201] = 0,0193

Mediana *a posteriori* para RR ≈ exp(0,504) = 1,66

Limites de 95% *a posteriori* para RR ≈ exp(0,504 ± 1,96 · $0,0193^{1/2}$) = 1,26; 2,17

Essa posteriori difere fortemente dos resultados frequencistas, refletindo que a informação dos dados é 1/0,0201 = 50, ou 25 vezes a informação *a priori* de 1/(½) = 2. Em outras palavras, a informação dos dados domina a informação *a priori*.

Pode-se, também, fazer ajustes com base em prioris para confundimento, o que pode incluir efeitos de variáveis não mensuradas (Leamer, 1974; Graham, 2000; Greenland, 2003c, 2005b).

Variando a priori

Muitos autores têm expressado ceticismo sobre a existência de um efeito real de campo magnético, tanto que têm interpretado erroneamente achados positivos como nulos, porque não eram "estatisticamente significativos" (p. ex., UKCCS, 1999). O arcabouço bayesiano permite que esse tipo de preconceito seja exibido explicitamente *a priori*, antes que forçá-lo à interpretação equivocada dos dados (Higgins e Spiegelhalter, 2002). Suponha que o ceticismo extremo sobre o efeito é expresso como uma priori normal para ln(RR) com média zero e limites de 95% *a priori* para RR de 0,91 e 1,1 (cf. Taubes, 1994). O desvio-padrão *a priori* é, então, [ln(1,1) ln(0,91)]/3,92 = 0,0484. Fazendo a média entre essa priori e a estimativa frequencista resumo igual a ln(1,69) obtem-se limites de 95% *a posteriori* de 0,97 e 1,16. Aqui, o peso da priori é $1/0,0484^2 = 427$, mais de 8 vezes o peso da informação dos dados igual a 50, e assim a priori domina o resultado final.

Pode ser instrutivo examinar como os resultados mudam à medida que a priori se modifica (Leamer, 1978; Spiegelhalter et al., 1994, 2004; Greenland, 2005b). Usando uma priori normal(0, v), uma abordagem simples examina os resultados obtidos quando a variância v percorre valores que pesquisadores diferentes detêm. Por exemplo, ao examinar um risco relativo (RR), variâncias *a priori* de ⅛, ½, 2, 4 para ln(RR) correspondem a intervalos de 95% *a priori* para RR de (½, 2), (¼, 4), (¹⁄₁₆, 16), (¹⁄₅₀, 50). Os resultados frequencistas representam outra priori extrema (ingênua) baseada em duas suposições falsas: a primeira, que o modelo de verossimilhança (dados) está correto (o qual é falseado por vieses); e a segunda, que nada se sabe sobre qualquer parâmetro explícito; correspondendo a uma variância v infinita e, por conseguinte, a nenhum limite superior *a priori* sobre RR (o que é falseado por dados de vigilância). No outro extremo, assertivas de céticos correspondem, frequentemente, as prioris com $v < ⅛$, correspondendo a um intervalo de 95% *a priori* dentro de (½, 2).

Bayes *versus* semibayes

As análises do exemplo precedente são semiBayes; não introduzem uma priori explícita para todos os parâmetros livres de problema. Por exemplo, não usam a prevalência $Pr(X = 1)$ da exposição na população ou para a relação de fatores de ajuste à exposição ou ao desfecho. As análises semiBayes são equivalentes às análises bayesianas em que aqueles parâmetros recebem prévios semi-informativos, e correspondem a modelos frequencistas mistos (nos quais alguns coeficientes, mas não todos, são aleatórios). Do mesmo modo que com as análises frequencistas, o custo de usar nenhuma priori para um parâmetro é que os resultados não atingem a precisão que poderia ser obtida se uma priori realista fosse utilizada. O benefício é, em grande parte, de simplicidade, por não ter que especificar prioris para muitos parâmetros. Good (1983) fornece uma discussão geral da relação custo-benefício da complexidade da análise, sob o cabeçalho de "racionalidade Tipo II". Good (1983) e Greenland (2000d) também descrevem como a modelagem multinível (hierárquica) abrange os métodos frequencistas, semibayesianos e bayesianos, assim como métodos de contração (Bayes-empírico).

DADOS *A PRIORI*: INTERPRETAÇÃO FREQUENCISTA DA PRIORI

Tendo-se expressado apostas *a priori* como intervalos sobre o parâmetro-alvo, é valioso perguntar que tipo de dados teria gerado tais apostas como intervalos de confiança. Nos exemplos antecedentes, podíamos perguntar: o que constituiria dados "equivalentes" à priori? Isto é, que experimento traria a mesma informação que a priori normal (0, ½) para ln(RR)? Respostas a tais questões bayesianas podem ser encontradas nos experimentos frequencistas que são imaginados (Higgins e Spiegelhalter), 2002, ap. 2), que mostram como métodos bayesianos são paralelos a métodos frequencistas para análise combinada de vários estudos.

Suponha que recebêssemos os resultados de um ensaio com N_1 crianças randomizadas para exposição ($X = 1$) e N_0 para nenhuma exposição (um ensaio que seria inexequível e antiético na realidade, mas, por enquanto, permitido como exercício mental), como na Tabela 18.2. Com alocação igual, $N_1 = N_0 = N$. A estimativa frequencista para o RR é, então, a razão entre o número de casos tratados (A_1) e o número de casos não tratados (A_0):

TABELA 18.2

Notação geral para esquema de dados *a priori* do tipo 2 x 2

	$X = 1$	$X = 0$	
Casos	A_1	A_0	RR da Tabela = $RR_{priori} = (A_1/N_1)/(A_0/N_0)$
Total	N_1	N_0	$= (A_1/A_0)/(N_1/N_0)$

$$RR \text{ estimado} = (A_1/N)/(A_0/N) = A_1/A_0$$

Dada a raridade da leucemia, N seria muito grande em relação a A_1 e A_0. Daí $1/N \approx 0$, e

$$\text{Variância estimada para } \ln(RR) = 1/A_1 + 1/A_0 - 1/N - 1/N \approx 1/A_1 + 1/A_0$$

(Cap. 14). Para gerar nossa piori para RR, essas estimativas devem satisfazer

$$RR \text{ estimado} = A_1/A_0 = 1$$

então $A_1 = A_0 = A$, e

$$\text{Variância estimada do } \ln(RR) \text{ estimado} \approx 1/A_1 + 1/A_0 = 1/A + 1/A = 2/A = \frac{1}{2}$$

então, $A_1 = A_0 = A = 4$. Assim, dados grosseiramente equivalentes a uma priori normal(0, ½) compreenderiam 4 casos em cada um dos grupos (de tratados e de não tratados), em um ensaio randomizado muito grande e com alocação igual, gerando uma estimativa *a priori* RR_{priori} de 1 e uma variância do ln(RR) de ½. O valor de N não importaria, contanto que fosse grande o suficiente para que $1/N$ fosse desprezível em relação a $1/A$. A Tabela 18.3 mostra um exemplo.

Expressar a priori como dados equivalentes leva a um método geral para fazer análises bayesianas e semibayesianas com *software* frequencista:

1. Construir dados equivalentes à priori, então
2. Adicionar tais dados *a priori* aos dados reais do estudo como um estrato distinto (*a priori*).

A estimativa pontual e os limites de confiança de C% resultantes da análise frequencista dos dados aumentados (reais + *a priori*) fornecem uma mediana *a posteriori* aproximada e um intervalo *a posteriori* de C% para o parâmetro.

No exemplo, esse método leva a uma análise frequencista de dois estratos: um estrato para os dados reais do estudo (Tab. 18.1) e um estrato para os dados equivalentes a priori (Tab. 18.3). Usando informação ponderada (a qual pressupõe que a priori e a verossimilhança são aproximadamente normais), esses estratos produzem uma estimativa pontual de 1,80 e limites de 95% de 0,65-4,94, como foi mostrado acima. Uma aproximação melhor é suprida pelo uso do critério de máxima verossimilhança para combinar os estratos, o que aqui gera uma estimativa pontual de 1,76 e limites de 95% de 0,59 e 5,23. Essa aproximação pressupõe apenas que a distribuição *a posteriori* é aproximadamente normal.

Com outros fatores de estratificação na análise, a priori permanece apenas um estrato extra, como foi mostrado acima. Por exemplo, na análise combinada havia 14 estratos, um para cada estudo

TABELA 18.3

Exemplo de análise bayesiana via métodos frequencistas: dados aproximando uma priori log-normal, refletindo certeza de 2:1 que RR está entre ½ e 2, certeza de 95% que RR está entre ¼ e 4, e resultado de combinação com dados da Tabela 18.1. ($X = 1$ é > 3 mG de exposição média, $X = 0$ é $\leq$ 3 mG)

	$X = 1$	$X = 0$	
Casos	4	4	RR da Tabela = $RR_{a\,priori}$ = 1
Total	100.000	100.000	Limites de 95% *a priori* aproximados = 0,25 e 4,00

Ln($RR_{a\,priori}$) = 0, variância aproximada = ¼ + ¼ = ½

Mediana *a posteriori* aproximada e limites de 95% a partir de análises estratificadas combinando priori com Tabela 18.1:
  A partir de ponderação pela informação (inversa da variância) de estimativas de RR: 1,80, limites de 95% 0,65 e 4,94
  A partir de estimação de máxima verossimilhança (MV): 1,76, limites de 95% 0,59 e 5,23

(Greenland, 2005b, Tab. 18.1). Adicionando-se os dados *a priori* usados com $A = 4$ e $N = 100.000$, como se fosse um 15º estudo, e aplicando-se o critério da próxima verossimilhança, o RR mediano *a posteriori* aproximado seria 1,66 e os limites de 95% seriam 1,26 e 2,17, os mesmos que seriam obtidos se as informações fossem ponderadas.

Após translação da priori para dados equivalentes, seria possível ver o tamanho do estudo hipotético e decidir que a priori original era excessivamente confiante, implicando um ensaio *a priori* maior do que parecia justificado. Para uma incidência de leucemia em crianças de $4/10^5$ anos, 8 casos requereriam 200.000 crianças-anos de seguimento, o que é bastante maior do que qualquer estudo randomizado real de leucemia em crianças. Se alguém não estivesse preparado para defender a quantidade de sua informação *a priori* como sendo tão ampla, deveria fazer o experimento menor. Em outros cenários, poderia ser decidido que o ensaio *a priori* deveria ser maior.

Análise bayesiana inversa

Vários autores descrevem como aplicar o teorema de Bayes em reverso (análise bayesiana invertida), ao se começar com resultados *a posteriori* hipotéticos e perguntar-se que tipo de priori teria levado àqueles resultados, com os dados reais e com os modelos dos dados utilizados (Good, 1983; Matthews, 2001). Um resultado *a posteriori* hipotético de interesse tem o nulo como um dos limites de 95%. Na análise combinada precedente, essa posteriori leva à questão: quantos casos *a priori* por grupo (A) seriam necessários para tornar a extremidade inferior do intervalo *a posteriori* de 95% igual a 1?

Repetindo a análise bayesiana comum com A e N diferentes até que o limite *a posteriori* inferior seja igual a 1, concluimos que $A = 275$ casos *a priori* de leucemia por grupo (total 550) força a extremidade inferior do intervalo *a posteriori* de 95% a 1,00. Tal número é mais de duas vezes o número de casos expostos vistos em todos os estudos epidemiológicos até esta data. A uma taxa de cerca de 4 casos/10^5 pessoas-ano, um ensaio randomizado capaz de produzir $2A = 550$ casos de leucemia sob o nulo requereria, grosseiramente, $550/(4/10^5) > 13$ milhões de crianças anos de seguimento. A variância *a priori* correspondente é $2/275 = 0,00727$, para um intervalo de 95% *a priori* de

$$\exp(0 \pm 1,96 \cdot 0,00727^{1/2}) = 0,85 \text{ e } 1,18$$

Embora essa seja uma priori extremamente cética, não é tanto quanto muitas das opiniões escritas sobre a relação (Taubes, 1994). Ao ver esse cálculo, poderíamos, com justiça, perguntar aos céticos: "Você realmente tem evidência para a nulidade que seja equivalente a um ensaio impossivelmente grande e perfeitamente randomizado?" Sem tal evidência, o cálculo mostra que qualquer ceticismo posterior razoável sobre a associação deve se originar de carências metodológicas dos estudos. Tais carências correspondem àquelas dos modelos dos dados frequencistas padrão; ver Greenland (2005b) e Capítulo 19.

Prioris com centro não nulo

Suponha que mudemos a estimativa *a priori* RR_{priori} de RR para 2, com limites de 95% *a priori* de ½ e 8. Essa mudança corresponde a $\ln(RR_{priori}) = \ln(2)$ com uma variância *a priori* de ½. Combinando essa priori com os dados de Savitz utilizando ponderação de informação são gerados

Variância *a posteriori* $\approx 1/[1/(½) + 1/0,569] = 0,266$ (como antes)

Mediana *a posteriori* $\ln(RR) \approx [\ln(2)/(½) + \ln(3,51)/0,569]/[1/(½) + 1/0,569] = 0,956$

Mediana *a posteriori* para RR $\approx \exp(0,956) = 2,60$

Limites de 95% *a posteriori* para RR $\approx \exp(0,956 \pm 1,96 \cdot 0,266^{1/2}) = 0,95,\ 7,15$

Pode-se conseguir o mesmo resultado aumentando o conjunto de dados observados com um estrato de dados *a priori*. Para preservar a normalidade aproximada, mantemos $A_1 = A_0$ (assim, $A_1/A_0 = 1$) e ajustamos o quociente do denominador N_1/N_0 para obter o RR_{priori} desejado $= (A_1/A_0)/(N_1/N_0) = 1/(N_1/N_0) = N_0/N_1$. No exemplo precedente, essa mudança significa manter $A_1 = A_0 = 4$ e $N_1 = 100.000$, porém tornando $N_0 = 200.000$, de modo que

$$RR_{priori} = (4/100.000)/(4/200.000) = 200.000/100.000 = 2$$

A variância priori aproximada de ln (RR) permanece ¼ + ¼ = ½. Assim, os dados equivalentes à priori deslocada para a direita seriam a observação de 4 casos em cada um dos grupos (de tratados e de não tratados) em um ensaio randomizado com uma alocação de 1:2 para $X = 1$ e $X = 0$.

Escolha dos tamanhos dos denominadores *a priori*

O tamanho absoluto usado de N_1 e N_0 terá pouca importância, desde que tanto $N_1 > 100 \cdot A_1$ quanto $N_0 > 100 \cdot A_0$. Assim, se aumentarmos A_1 e A_0, aumentaremos N_1 e N_0 proporcionalmente para manter a raridade da doença nos dados *a priori*. Embora possa parecer paradoxal, essa raridade é simplesmente um artifício numérico, que pode ser usado até com doenças comuns. Esse procedimento funciona porque os estimadores RR frequencistas-padrão não combinam riscos de basais ao longo dos estratos. Ao colocar os dados *a priori* em um estrato separado, o risco de basal nos dados *a priori* pode adquirir qualquer valor pequeno, sem afetar as estimativas de risco de basal para os dados reais, nem as estimativas RR *a posteriori*. N_1 e N_0 são usados somente para mover a estimativa *a priori* RR_{priori} para o valor desejado: quando eles são muito grandes, deixam de influenciar a variância *a priori*, e somente sua razão, N_1/N_0, tem importância para *a priori* ser estabelecida.

Para o experimento imaginário utilizado a fim de se estabelecer N_1 e N_0, visualiza-se um grupo experimental que responde ao tratamento (X) com o risco relativo que se espera, mas no qual o risco de basal é tão baixo que as distinções entre chance, risco e razão de taxas perdem a importância. O estimador aplicado aos dados totais (aumentados) determinará o que é estimado. Um estimador para a razão de chances produzirá uma estimativa para a razão de chances, um estimador para a razão de riscos produzirá uma estimativa para a razão de riscos e um estimador de razão de taxas produzirá uma estimativa para a razão de taxas. Para análises envolvendo razão de taxas, N_1 e N_0 representam pessoa-tempo, em vez de pessoas.

Prioris não normais

A adição de dados *a priori* mostrada anteriormente (com N_1, N_0 muito grandes) corresponde a usar uma distribuição F com $2A_1$, $2A_0$ graus de liberdade como o RR *a priori* (Jones, 2004; Greenland, 2007b). Com $A_1 = A_0 = A$, a aproximação log-normal apresentada para essa priori parece adequada, descendo até cerca de $A = 4$; por exemplo, se $A = 4$, o intervalo aproximado de 95% para o RR (¼, 4) tem probabilidade *a priori* exata de 93,3% a partir de uma distribuição $F(8,8)$; se $A = 3$, o intervalo aproximado de 95% é (⅕, 5) e tem uma probabilidade exata de 92,8% a partir de uma $F(6, 6)$. Essas são discrepâncias menores em comparação com outras fontes de erro, e as discrepâncias resultantes para os percentis *a posteriori* são ainda menores. Do mesmo modo que a precisão da máxima verossimilhança, a precisão da aproximação *a posteriori* depende da informação total ao longo dos estratos (*a priori* + dados). Não obstante, se quisermos introduzir dados *a priori* que representem até mesmo menos informação, ou que representem ln(RR) *a priori* não normais, podemos empregar dados *a priori* com $A_1 \neq A_0$ para induzir assimetria para o ln(RR), e com $A_1, A_0 < 3$ para induzir caudas mais pesadas do que a distribuição normal. Generalizações além da distribuição F também são disponíveis (Greenland, 2003b, 2007b).

Extensões adicionais

Os métodos de dados *a priori* estendem-se facilmente à modelagem multivariável e a situações em que algumas variáveis, ou todas (inclusive a resposta), têm vários níveis. Por exemplo, pode-

-se acrescentar um estrato *a priori* para cada coeficiente de regressão em um modelo; os coeficientes para variáveis contínuas podem ser representados como ensaios que comparam dois níveis da variável (p. ex., 800 *versus* 0 mcg/dia de suplementação com ácido fólico); e correlações *a priori* podem ser induzidas usando-se uma estrutura hierárquica de dados *a priori* (Greenland, 2003c, 2007a).

VERIFICANDO A PRIORI

Uma recomendação padrão é verificar a homogeneidade de medidas antes de sumarizá-las ao longo dos estratos. Uma recomendação análoga é verificar a compatibilidade dos dados e da priori (Box, 1980), o que se inclui sob o tópico mais geral de verificação do modelo bayesiano (Geweke, 1998; Gelman et al., 2003; Spiegelhalter et al., 2004). Para prioris normais, uma verificação aproximada simples examina o valor P da diferença "padronizada",

(Estimativa frequencista − estimativa *a priori*)/(variância frequencista + variância *a priori*)$^{1/2}$,

que é o análogo da estatística de homogeneidade frequencista de dois estratos (Cap. 15). Como testes frequencistas de homogeneidade, essa verificação não é sensível nem específica e pressupõe que a priori é normal e as contagens observadas são "grandes" (>4). Um valor P pequeno indica, entretanto, que os resultados *a priori* e frequencista são demasiado incompatíveis para calcular a média ponderada pela informação.

Para os dados combinados de campo magnético com uma priori normal (0,½) ($A_1 = A_0 = 4 < < N_1 = N_0$), a verificação é $[\ln(1,69) - 0]/(0,0201 + ½)^{1/2} = 0,72$, $P = 0,47$. Assim, por essa verificação, o resultado *a priori* e o frequencista parecem ser compatíveis, largamente porque a priori é compatível com uma faixa de resultados bastante ampla. Apesar dessa compatibilidade, sua média ainda pode ser enganosa (p. ex., como um resultado de vieses de estudo). Em contraste, com a priori normal (0, 0,0484^2) cética ($A_1 = A_0 = 854 < < N_1 = N_0$), a verificação é $[\ln(1,69) - 0]/(0,0201 + 0,0484^2)^{1/2} = 3,50$, $P = 0,0005$, o que indica extrema incompatibilidade da priori em relação ao resultado frequencista, e sugere que a média seria ilusória, porque, pelo menos um dos resultados, *a priori* ou frequencista, é enganoso (e talvez ambos o sejam).

O valor P para a associação exposição-doença (X-Y) nos dados reais é igual ao valor P de homogeneidade, ao comparar o resultado frequencista com uma priori normal (0,0) dogmático concentrado inteiramente no nulo e com variância zero (equivalente a dados *a priori* esmagadores, p. ex., $A = 10^{100}$ e $N = 10^{100.000}$). Para o exemplo dos dados combinados, esse valor P é 0,0002, correspondente à interpretação usual de que um valor P pequeno é indicativo de um conflito entre a nulidade e os dados. O valor P comparando a média *a priori* à estimativa frequencista pode ser visto como uma generalização do valor P usual para possibilitar o teste de hipóteses não dogmáticas ("confusas"), nas quais o parâmetro verdadeiro é especificado somente em termos de uma distribuição, em vez de afirmado igual a um só número.

DISCUSSÃO

Dados isolados nada dizem

Algumas vezes é recomendado que se desista da priori se ela parecer estar em conflito com os "dados reais" (p. ex., Robins e Greenland, 1986). O conflito, porém, é entre a priori e o resultado frequencista do *modelo* dos dados; sem um modelo para o mecanismo gerador dos dados, os dados isolados não podem conflitar com nada (Robins, 2001).

Se realmente acreditássemos que os resultados frequencistas se originassem de dados perfeitos de um ensaio randomizado, conduzido em uma amostra aleatória da população-alvo, sem dúvida, lhes daríamos preferência sobre uma priori composta de meras impressões de outras evidências. Na verdade, uma propriedade inferencial chave de estudos randomizados é que, se eles são suficientemente precisos, forçam a concordância entre aqueles que acreditam que a randomização foi conduzida adequadamente e não foi abalada por eventos subsequentes. Contudo, os estudos observacionais fogem desse ideal, e o fazem a uma extensão desconhecida. Um conflito entre um resultado *a priori* e um frequencista pode se originar de um modelo dos dados inválido (resultante de vieses do estudo ou de um método analítico incorreto), em oposição a uma priori incorreta. Assim, um conflito aparente apenas chama atenção para uma discrepância que necessita de explicação. Essa situação é ilustrada completamente pela controvérsia do campo magnético, em que muitos cientistas ainda postulam que o resultado frequencista (em vez de sua priori cética) está errado.

Embora (como é dito frequentemente) as estatísticas frequencistas reflitam melhor os dados do que as bayesianas, tais dados não devem ser considerados invioláveis quando são feitas inferências além das observações. Até prioris grosseiras, mas contextualmente bem informadas, podem oferecer informações tão confiáveis (ou mais) quanto as observações atuais. Para colocá-lo negativamente, pode-se temer, justificavelmente, a inconfiabilidade de prioris subjetivas, mas esse receio não concede dependência exclusiva sobre dados não confiáveis. As estatísticas frequencistas e suas análogas bayesianas "objetivas" realmente ficam mais perto das observações, mas essa proximidade prejudicará inferências quando tais observações apresentarem erros e melhor informação externa estiver disponível. Inversamente, para o objetivo de descrição de dados (e não para inferências), nem os resultados de modelagem bayesiana, nem frequencista, são um substituto adequado para sumários de dados tabulares e de gráficos.

Dados *a priori* como um artifício de diagnóstico geral

A representação de prioris por meio dados é muito mais importante e geral do que é percebido pela maior parte da comunidade estatística hoje em dia. Para ensino, os dados *a priori* fornecem tanto uma interpretação bayesiana de estatística frequencista (como estatística bayesiana sem dados *a priori*), quanto uma interpretação frequencista de estatística bayesiana (como estatística frequencista baseada parcialmente em dados externos). Para análise, os dados *a priori* fornecem uma perspectiva crítica sobre uma priori proposta e podem levar a refinamentos para comparar melhor o nível de informação *a priori* que se deseja assumir. Outras representações *a priori* também são conceitualmente úteis; por exemplo, a abordagem de verossimilhança penalizada ilustra como a estatística bayesiana pode ser vista como estatística frequencista com restrições probabilísticas sobre parâmetros (Greenland, 2000c, 2001b). Essas interpretações mostram que a entrada e a retirada de variáveis em uma regressão são extremos ao longo de um contínuo, em que a variável pode entrar parcialmente, até a extensão permitida pela restrição (Leamer, 1978; Greenland, 1999b, 2000a).

As representações de dados não se limitam a prioris conjugadas (prioris que têm a mesma forma funcional que a função de verossimilhança). Qualquer priori que pode ser vista como um produto de funções de verossimilhança pode ser traduzida em dados, ou seja, os dados oriundos dos estudos estatísticos representados pelas funções. Essas funções podem ser de formas variáveis, e tais formas podem diferir daquela da verossimilhança dos dados reais (i.e., elas podem ser não conjugadas). A tradução esclarece as alegações de evidência que a priori está fazendo. Inversamente, dizer que uma certa priori não pode ser vista como uma ampliação de dados significa que não se poderia visualizar uma série de estudos que levaria à priori (quanto mais identificar estudos reais que produzem a priori). Tal priori é, de forma argumentável, não empírica em princípio e, portanto, cientificamente sem significado (no mesmo sentido em que uma teoria que, empiricamente, é impossível de ser testada, cientificamente não tem significado). A escolha de uma forma para a priori é, então, um diagnóstico científico (em oposição a estatístico) para prioris.

O papel da simulação estocástica via cadeias de Markov

A tradução da priori em várias formas não determina a maneira de calcular a posteriori. Seria possível, por exemplo, traduzir para propósitos diagnósticos e, então, amostrar da distribuição *a posteriori* usando um programa que faça simulação estocástica via cadeias de Markov (popularmente conhecida por MCMC, que serve de acrônimo para Markov Chain Monte-Carlo) tal como WinBUGS (www.mrc-bsu.cam.ac.uk/bugs/welcome.shtml). Entretanto, MCMC está sujeito a problemas técnicos que nem sempre são detectados facilmente; realmente, ao tempo deste escrito (2007), o *website* do WinBUGS traz um aviso: "MCMC é inerentemente menos robusto do que métodos estatísticos analíticos." O MCMC também não exibe os paralelos entre análises frequencistas e bayesianas. Daí, ele é, de forma argumentável, inadequado quando apresentado de forma isolada, ou como um ponto de partida para o ensino de mértodos bayesianos, e os métodos analíticos são valiosos para iniciar e verificar análises por MCMC.

Pode-se questionar, contudo, se análises MCMC são necessárias, uma vez que resultados aproximados estão à mão. Segundo modelos perfeitamente corretos e se permtindo um número de simulações suficiente, o MCMC pode produzir resultados mais precisos do que os dos métodos descritos anteriormente. No entanto, ao considerar todas as fontes mal compreendidas de viés que infestam a pesquisa observacional, nossos modelos são sempre altamente imprecisos, e refinamentos permitidos pelo uso de MCMC podem apenas adicionar um falso senso de segurança a resultados imprecisos.

Conexões à análise de sensibilidade

Há uma conexão próxima e complementar entre métodos bayesianos e análises de sensibilidade (Cap. 19), em que parâmetros considerados, por construção, fixos pelos métodos frequencistas são variados, para se ver seu efeito sobre estatísticas. Análises de sensibilidade simples revelarão sensibilidades ilimitadas a certas variações, e por isso não transmitem informações, a menos que estejam associadas à informação contextual para se determinar quais variações são significativas (Greenland, 1998c). Aquela informação contextual é nada mais do que a informação *a priori*, que pode ser formalizada em uma distribuição *a priori* para uso em métodos *a priori*, bayesianos ou métodos análogos tais como o método de amostragem *a priori* para risco e a análise de decisão (Eddy et al., 1992; Greenland, 2001c, 2003c, 2005b; Cap. 19). Nesse formato, pode-se também conduzir análise de sensibilidade bayesiana, observando-se como variam os resultados ao ser variada a priori. Para processo, representações de dados podem ajudar a julgar quais prioris são confiáveis o bastante para serem examinadas.

Alguns alertas sobre uso de prioris

Muitos têm argumentado a favor da integração da perspectiva bayesiana ao ensino de métodos básicos (p. ex., ver Berry, 1997 e a discussão seguinte). A abordagem de dados *a priori* facilita esse objetivo, porque não requer novas fórmulas estatísticas nem *software*. Os métodos frequencistas padrão para análise estratificada e de regressão tornam-se bayesianos pelo acréscimo de apenas uns poucos registros de dados e covariáveis.

Com essa nova capacidade, entretanto, vem o risco de abuso. Embora os métodos bayesianos sejam agora amplamente aceitos como uma maneira de melhorar inferências utilizando informação *a priori* (p. ex., Carlin e Louis, 2000; Gelman et al., 2003), não se pode esperar melhoria sobre métodos comuns usando-se apenas qualquer priori. Piora poderia ocorrer por se usar uma priori com informações equivocadas (uma priori que atribua probabilidade relativamente baixa a valores próximos da verdade), o que sugere generosidade ao se estabelecer a variabilidade. Se a priori resultante permanecer altamente influente, sua justificativa a nível pessoal será especialmente importante, assim como verificações estatísticas da compatibilidade de priori com a verossimilhança. Entre os diagnósticos básicos estão comparações visuais de sumários ou de gráficos da priori e verossimilhança, por exemplo, comparando o modo e os limites prévios à estimativa de máxima verossimilhança (MV) e aos limites de confiança, ou comparando gráficos inteiros. Outra verificação simples é o valor P para comparar os dados atuais e a priori, como se os últimos fossem um estrato de dados atuais, conforme descrito anteriormente. Embora um valor P grande signifique apenas que a verificação não detectou problema algum, um valor P pequeno indica incompatibilidade da priori com o modelo para os dados atuais, o que poderia surgir de informação *a priori* falha, de dados atuais falhos (resultando de, p. ex., defeitos do estudo), de um modelo falho para os dados (i.e., um modelo de verossimilhança falho) ou de alguma combinação.

Preocupações sobre informação do contexto são argumentos pela retenção de resultados frequencistas para comparação com resultados bayesianos, sempre que os primeiros forem sensíveis de aplicar, e para usar prioris vagamente informativas e relativamente simples. "Vagamente informativa" é uma noção dependente de contexto, em que os percentis da distribuição *a priori* seriam vistos como pelo menos razoáveis, se não liberalmente inclusivos, por todos aqueles que estão trabalhando no tópico da pesquisa. Com limites de 95% de ¼ e 4 e limites 2:1 (67%) de ½ e 2, *a priori* normal(0, 0,5) para ln(RR) pode, frequentemente, parecer razoável quando se espera que o RR esteja na faixa "fraca" (1/2, 2) e quando não há informação direcional forte. Porém, em alguns contextos (p. ex., pesquisa ambiental e ocupacional), somente efeitos adversos para a saúde são uma preocupação séria, e o uso de prioris direcionais pode, então, ser justificável.

A expressão "vagamente informativa" não deve ser interpretada como "não informativo". Prioris não informativas correspondem a usar valores de A_1 e A_0 iguais a zero, que devolvem a estimativa de máxima verossimilhança e o intervalo de confiança iguais, repectivamente, a moda e intervalo *a posteriori*. As assim chamadas prioris de referência (Berger, 2006) correspondem ao uso de valores muito pequenos e, assim, dão resultados semelhantes. Tais métodos "bayesianos objetivos" não conferem nenhum dos benefícios preditivos passíveis de obtenção por prioris altamente informativas, raramente fazem sentido para representar informação *a priori* pessoal (Greenland, 1998b, 2006a) e (como os métodos frequencistas) colabam diante da não identificação (Greenland, 2005b). Em essência, esses métodos descartam informações *a priori*, a fonte chave das forças bayesianas, assim como de suas fraquezas. Desse modo, tal como o frequencismo, o bayesianismo objetivo leva a procedimentos mecânicos que um *software*, ou um robô, poderiam aplicar aos dados. Tais algoritmos estatísticos que não consideram o contexto do estudo formam o grosso do treinamento estatístico atual; contudo, a inferência epidemiológica requer ingredientes contextuais, e a especificação da priori é um aspecto crucial que não deve ser automático.

CONCLUSÕES

Métodos bayesianos e frequencistas abordam questões diferentes. Os métodos bayesianos abordam questões da seguinte forma: "Tendo visto os dados, que chance de aposta devo colocar nesta hipótese *versus* uma outra?" e buscam informações contextuais para melhorar a aposta. Os métodos bayesianos focam os dados observados, em lugar dos dados contrafatuais que poderiam surgir se um grande número de repetições hipotéticas fosse realizado. Em contraste, os métodos frequencistas abordam questões da seguinte forma: "Se eu aplicasse este método a inúmeras repetições hipotéticas de estudo do mesmo tipo que o estudo atual, como o estudo atual se comportaria em comparação a esses outros estudos?" e procuram métodos com propriedades desejáveis se inúmeras repetições forem realizadas (propriedades tais como intervalos de confiança corretas; ver Caps. 10 e 13). Os métodos frequencistas não fornecem chances para as hipóteses, nem abordam se a inferência particular produzida a partir dos dados observados é melhor do que outras inferências que poderiam ser feitas a partir dos mesmos dados, sem referência a inúmeras repetições.

Apesar do foco sobre os dados atuais, os métodos bayesianos exibem propriedades frequencistas desejáveis (inúmeras repetições) quando, tanto eles quanto o cálculo são bem informados pelo contexto científico (Gustafson e Greenland, 2006b). Assim, mesmo para um frequencista, o pensamento bayesiano é necessário como parte de uma abordagem ampla e bem estruturada. Os métodos bayesianos e correlatos tornam-se particularmente valiosos quando as estatísticas frequencistas ficam questionáveis e as prioris têm importância, como na presença de dados esparsos conflitantes, comparações múltiplas, colinearidade ou não identificação (Greenland, 1993a, 2000c, 2000d, 2000e, 2001b, 2003c, 2005b; Greenland et al., 2000; Gustafson e Greenland, 2006b). As estimativas por intervalo frequencistas inevitavelmente são interpretadas como se fossem bayesianas, sem se apreciar que as prioris implícitas naquelas interpretações são raramente, ou nunca, plausíveis contextualmente. Posto que essa apreciação pareça essencial para a interpretação apropriada de métodos frequencistas, assim como de bayesianos, em cenários observacionais (p. ex., ver Leamer, 1978; Rubin, 1991; Greenland, 2003c, 2005b, 2006a), a inclusão de perspectivas bayesianas no ensino seria útil, mesmo que os resultados frequencistas permanecessem a norma para apresentação.

Uma falha importante, compartilhada por métodos estatísticos convencionais (sejam eles frequencistas, bayesianos ou baseados em verossimilhança), contudo, é que eles assinalam como certo que os dados vieram de um estudo ideal, em que todas as influências importantes sobre os dados (inclusive aquelas dos pesquisadores e dos sujeitos) podem ser aproximadas por um modelo conhecido. Em epidemiologia observacional, essa suposição pode ser contaminada drasticamente, resultando em certeza demasiada colocada sobre resultados estatísticos. O Capítulo 19 discute como a estatística pode abordar esse problema de modo contextualmente informado, pelo uso de modelos de viés com prioris explícita para os parâmetros de viés desconhecidos.

Em resumo, a análise bayesiana pode ser realizada facilmente pela ponderação das informações das estimativas frequencistas (como se fosse uma metanálise dos estudos *a priori* com o estudo corrente). De modo mais geral, ela pode ser feita representando-se a informação *a priori* como dados de estudo hipotético a serem adicionados à análise como estratos novos (como se fosse uma análise de estudos anteriores combinados ao estudo atual). Essa abordagem de dados *a priori* fornece um diagnóstico para a força contextual e a relevância da priori e também facilita a análise de regressão bayesiana (Greenland, 2007a, 2007b). Ambas as abordagens possibilitam a produção de análises bayesianas a partir de fórmulas e de *softwares* para análises frequencistas e facilitam o ingresso de ideias bayesianas no treinamento de introdução à estatística, junto com as abordagens frequencistas correspondentes.

CAPÍTULO **19**

Análise de viés

Sander Greenland e Timothy L. Lash

Introdução 405
  A necessidade de análises de viés 406
  Ressalvas sobre análise de viés 408
Análise de confundidores não mensurados 409
  Ajuste externo 409
  Relação de razões de chances não ajustadas e ajustadas 412
  Combinação com ajuste para confundidores mensurados 413
Análise de erro de classificação 414
  Erro de classificação de exposição 414
  Não diferencialidade 417
  Aplicação ao exemplo resinas e câncer de pulmão 418
  Relação de valores preditivos à sensibilidade e à especificidade 419
  Erro de classificação de doenças 420

Erro de classificação de confundidores 422
Erro de classificação de variáveis múltiplas 422
Um método matricial de ajuste 423
Uso de dados de validação 423
Viés de seleção 424
Análises de vieses múltiplos 426
Análise de viés probabilística 427
  Análise de sensibilidade probabilística 428
  Análise de confundimento não controlado 429
  Algumas distribuições geradas facilmente 434
  Distribuições trapezoidais 435
  Gerando variáveis dependentes 436
  Análise de erro de classificação 436
  Análise de viés de seleção 440
  Análises comparativas e combinadas 441
  Análise bayesiana e semibayesiana 444
Conclusão 445

INTRODUÇÃO

Este capítulo fornece uma introdução a métodos quantitativos para avaliação de potenciais vieses (erros sistemáticos) em estudos individuais. A primeira metade do capítulo abrange métodos básicos para avaliação da sensibilidade de resultados ao confundimento por uma variável não mensurada, por erro de classificação e por viés de seleção. Esses métodos quantificam erros sistemáticos por meio de *parâmetros de viés*, os quais, em uma análise de sensibilidade, são primeiramente fixados em valores hipotéticos e depois, modificados para se ver como os resultados variam com os parâmetros.

A segunda metade deste capítulo estende a análise básica de sensibilidade do viés pela alocação de distribuição de probabilidade *a priori* aos parâmetros de viés (modelagem de viés probabilístico), para produzir *distribuições* de resultados como saída. Os métodos são implantados, tipicamente, por meio de simulação, e suas saídas têm uma interpretação natural como distribuições a posteriores semibayesianas (Cap. 18) para efeitos de exposição. Eles são semibayesianos porque utilizam distribuições *a priori* para os parâmetros de viés, mas não para o efeito em estudo. Focamos o caso especial em que os dados podem ser representados em uma tabela 2×2 de um indicador de exposição X (codificado 1 = presente, 0 = ausente) e um indicador de doença D. Muitos dos princípios básicos e das dificuldades da análise de viés podem ser ilustrados com esse caso simples, porque a tabela 2 × 2 pode ser imaginada como um estrato de um conjunto de dados maior.

A maioria dos métodos estatísticos também pressupõe modelos específicos para a forma dos efeitos (de exposição, modificadores e confundidores) e dos erros aleatórios. O uso de formas errôneas de modelo algumas vezes é denominado *erro de especificação* e pode levar a erros sistemáticos conhecidos como *vieses de especificação*. A *análise de sensibilidade de modelo* aborda esses vieses observando como os resultados mudam quando a forma do modelo é trocada (Leamer, 1985; Draper, 1995; Saltelli et al., 2000). Não contemplamos análise de sensibilidade de modelo porque envolve assuntos técnicos de seleção de modelo além do escopo deste capítulo; ver o Capítulo 21 para discussão adicional.

Também não abordamos *viés de dados faltantes* (viés devido a dados incompletos de modo não aleatório); ver Robins e colaboradores (1994) e Little e Rubin (2002) para discussões, especialmente sob o cabeçalho de *dados faltantes informativamente* ou *de modo não ignorável* (Lyles e Allen, 2002). Todos os problemas que discutimos podem ser vistos como casos extremos de viés de dados faltantes: confundimento não controlado é devido a dados faltantes sobre um confundidor; erro de classificação deve-se a dados faltantes sobre as verdadeiras variáveis; e viés de seleção deve-se a membros perdidos da população-fonte, de forma não aleatória.

Todos os métodos convencionais ou descritos aqui consideram os dados como recebidos; isto é, eles pressupõem que temos os dados, e que estes não tenham sido corrompidos por codificação errada, por erros de programação, por respostas forjadas, etc. Assim, os métodos presumem que não há erro de classificação devido a erros de processamento dos dados ou a fraude do pesquisador. Tais problemas surgem de eventos isolados que podem afetar muitos registros, e sua correção depende inteiramente da detecção (p. ex., por meio de verificações lógicas, exame de dados e comparação de fontes de dados). Assim, não enxergamos tais problemas como estando dentro da esfera da análise de sensibilidade.

A necessidade de análises de viés

Nossa discussão de métodos estatísticos até aqui buscou dar conta de confundidores mensurados e erros aleatórios no processo de geração de dados. A randomização da alocação da exposição é a suposição convencional de métodos estatísticos para inferência causal dentro de um estudo de coorte, pois ela faz do confundimento um fenômeno aleatório. A amostragem aleatória constituiu a suposição convencional análoga de métodos estatísticos para inferência da amostra para uma população maior (p. ex., de um estudo de caso-controle para uma população-fonte), pois ela torna o erro amostral um fenômeno aleatório. A maioria dos métodos pressupõe a ausência de erro de mensuração, mas aqueles que compensam para os erros presumem que estes sejam ao acaso (Carroll et al., 2006). Com a estratificação, tais pressupostos (que confundimento, erros amostrais e erros de mensuração sejam aleatórios) são feitos dentro de níveis das variáveis de estratificação. Designaremos os métodos baseados nessas suposições de aleatoriedade por *métodos convencionais*.

Ao presumir que todos os erros são aleatórios e que quaisquer suposições dos moodelos (tais como homogeneidade) estejam corretos, toda incerteza sobre o efeito de erros nas estimativas é englobada dentro de desvios-padrão convencionais para as estimativas (erros padrão), tais como aqueles dados em capítulos anteriores (que pressupõem nenhum erro de mensuração), e qualquer discrepância entre uma associação observada e o efeito-alvo pode ser atribuída somente ao acaso. Quando as suposições estão incorretas, entretanto, a fundamentação lógica para métodos estatísticos convencionais está ausente, e tais métodos podem gerar inferências altamente enganadoras. Os epidemiologistas reconhecem a possibilidade de pressupostos equivocados nas análises convencionais quando falam de confundimento residual (por alocação não aleatória da exposição) de viés de seleção (por escolha não aleatória dos sujeitos) e de viés de informação (por mensuração imperfeita). Esses vieses raramente recebem análise quantitativa; situação que é compreensível, pois a análise requer valores de especificação (tais como quantidade de viés de seleção) para os quais poucos dados, ou nenhum, podem estar disponíveis. Uma consequência infeliz dessa falta de quantificação é a troca de foco para aqueles aspectos de erro que são mais prontamente quantificados, a saber, os componentes aleatórios.

Erros sistemáticos podem ser, e frequentemente são, maiores do que os erros aleatórios, e a falha em apreciar seu impacto é potencialmente desastrosa. O problema é ampliado em grandes estudos e projetos combinados, porque, em tais estudos, o tamanho grande reduz a quantidade de erro aleatório, e, em consequência, este pode ser apenas um pequeno componente do erro total. Em tais estudos, um foco sobre "significância estatística", ou mesmo sobre limites de confiança, pode equivaler a nada mais do que uma decisão para focar artefatos de erro sistemático como se eles refletissem um efeito causal real.

Abordar preocupações sobre erros sistemáticos de modo construtivo não é fácil, mas é essencial se os resultados de um estudo precisam ser usados como informação para tomada de decisões de modo racional. Chamaremos de *análise de viés* o processo de abordar viés quantitativamente. Conforme descrito em vários livros (p. ex., Eddy et al., 1992; National Research Council, 1994; Vose, 2000), as ideias básicas têm existido há décadas sob o tópico de análise de sensibilidade e sob os tópicos mais gerais de *análise de incerteza, avaliação de risco* e *análise de risco*. Esses tópicos abordam mais fontes de incerteza do que discutiremos, tais como erro de especificação de modelo e dados informativos faltantes. Aqui, abordaremos apenas os efeitos de problemas básicos de validade.

Um aspecto incômodo dessas análises é que elas revelam a natureza altamente experimental e subjetiva da inferência a partir de dados observacionais, um problema que é escondido pela análise estatística convencional. A análise de viés requer palpites sobre os tamanhos prováveis dos erros sistemáticos, palpites esses que, provavelmente, variam de forma considerável entre os observadores. A abordagem convencional é construir o palpite qualitativamente pela descrição das limitações do estudo. Uma avaliação da extensão do viés, comparada com a extensão de efeitos da exposição, torna-se, portanto, um exercício de raciocínio intuitivo sob incerteza.

A capacidade de raciocinar sob incerteza tem sido estudada por psicólogos cognitivos e por sociólogos que a têm considerado suscetível a muitos padrões previsíveis de erros (Kahneman et al., 1982; Gilovich, 1993; Gilovich et al., 2002). Essa literatura que lida com situações análogas à inferência epidemiológica indica que a abordagem qualitativa tende a favorecer os efeitos da exposição acima dos erros sistemáticos como uma explicação para associações observadas (Lash, 2007). Métodos quantitativos, tais como aqueles descritos neste capítulo, oferecem uma salvaguarda potencial contra essas falhas ao oferecer percepção da importância das diversas fontes de erro e ao ajudar a avaliar a incerteza dos resultados do estudo. Por exemplo, tais avaliações podem argumentar persuasivamente que certas fontes de viés não podem, sozinhas, explicar plausivelmente um resultado de estudo, ou que uma explicação de viés não pode ser afastada. Conforme discutido nos Capítulos 2 e 18, e mais adiante nesta seção, a cautela primária é que o que parece plausível pode variar consideravelmente entre as pessoas e ao longo do tempo.

Há várias razões pelas quais métodos quantitativos que levam em conta vieses não controlados têm visto, tradicionalmente, muito menos desenvolvimento do que os métodos para abordagem de erro aleatórios. Em primeiro lugar, até recentemente, os ensaios aleatórios forneciam muito do ímpeto para desenvolvimentos estatísticos. Tais experimentos eram concentrados em agricultura, manufatura e medicina clínica e, frequentemente, podiam ser delineados de tal maneira que os erros sistemáticos desempenhavam um papel pequeno nos resultados finais. Uma segunda razão é que os vieses não controlados não podem ser analisados por métodos convencionais (i.e., sem prioris explícitas para parâmetros de viés), a menos que dados de "validação" adicionais estejam disponíveis. Tais dados geralmente estão ausentes ou são muito limitados. Além do mais, os estudos de validação podem estar sujeitos a erros sistemáticos além daqueles presentes no estudo principal, tais como seleção para validação potencialmente viesada (p. ex., se a validação requer consentimento e participação adicional do sujeito). Como resultado, os pesquisadores precisam apelar para análises parciais menos satisfatórias ou quantificar somente a incerteza causada por erro aleatório.

Os editores e revisores nas ciências da saúde raramente solicitam aos autores que forneçam uma avaliação quantitativa de erros sistemáticos. Em função do trabalho e da perícia necessários para uma análise de viés e da importância limitada de estudos isolados para assuntos de política, faz pouco sentido exigir tal análise para todos os estudos. Por exemplo, estudos cujos limites de 95% convencionais excluem qualquer possibilidade razoável serão vistos como inconclusivos, independentemente de qualquer análise adicional. Pode ser argumentado que a melhor utilização de esforço e espaço do periódico para relatos de estudos isolados é focar uma descrição minuciosa do delineamento, dos métodos e dos dados do estudo, para facilitar o uso posterior de seus dados em revisões, em metanálises e em projetos combinados (Greenland et al., 2004).

Entretanto, qualquer relato com implicações em política pode prejudicar a saúde pública se as implicações alegadas estiverem erradas. Assim, é justificável exigir análise de viés quantitativo em tais estudos. Avançando, pode-se arguir um dever ético das agências patrocinadoras e dos editores que requeiram uma avaliação quantitativa rigorosa da literatura relevante e de erros sistemáticos, para apoiar implicações alegadas para política pública ou prática médica. Sem o endosso desses guardiões do financiamento e da publicação, há pouca motivação para coletar dados de validação ou empreender avaliações quantitativas de viés.

Ressalvas sobre análise de viés

Conforme observado, os resultados de uma análise de viés são derivados de insumos especificados pelo analista, um ponto que deve ser enfatizado em qualquer apresentação dos métodos ou de seus resultados. Tais informações são construídas a partir de julgamentos, opiniões ou inferências sobre a provável magnitude das fontes de viés ou de parâmetros. Consequentemente, as análises de viés não estabelecem a existência ou a ausência de efeitos causais mais do que as análises convencionais. Em vez disso, elas mostram como os analistas desenvolveram seus julgamentos externos (inferências) a partir de seus julgamentos internos.

Uma vantagem da análise de viés sobre uma discussão qualitativa de limitações de um estudo é que ela permite que a matemática substitua intuições pouco sólidas e heurística em muitos pontos na formação de julgamento. No entanto, a matemática não deve seduzir os pesquisadores a frasear julgamentos em termos objetivos que mascarem sua origem subjetiva. Por exemplo, uma alegação de que nossa análise indica que os resultados convencionais estão viesados para longe da nulidade seria enganosa. Uma descrição melhor diria que nossa análise indica que, *sob os valores que nós escolhemos como parâmetros de viés*, os resultados convencionais *seriam* viesados para se afastar da nulidade. A última descrição reconhece o fato de que os resultados são sensíveis a insumos críticos, alguns dos quais podem ser especulativos. A descrição, por sua natureza, também deve encorajar o analista a apresentar evidências de que os valores escolhidos para parâmetros de viés cubram a faixa de combinações razoáveis de tais parâmetros.

Os métodos mais avançados deste capítulo requerem distribuições de entrada (em vez de conjuntos de valores) para parâmetros de viés, mas a mesma ressalva se mantém: os resultados da análise de viés só se aplicam sob aquelas distribuições escolhidas. A análise será mais convincente se o analista fornecer evidências de que as distribuições escolhidas atribuem probabilidade alta a combinações razoáveis dos parâmetros.

Em alguma extensão, críticas similares aplicam-se a análises convencionais frequencistas e bayesianas (Caps. 13-18 e 20-21), à medida que tais análises demandam dos pesquisadores muitas escolhas e julgamentos. Os exemplos incluem escolha de métodos para lidar com dados faltantes (Cap. 13), escolha de limites de categorias para variáveis quantitativas (Caps. 13 e 17), escolha de métodos para seleção de variáveis (Cap. 21) e escolha de prioris atribuídas aos efeitos sob estudo (Cap. 18). Como o termo "convencional" conota, muitas escolhas têm respostas falhas (p. ex., um modelo binomial para a distribuição de desfechos dicotômicos). Embora a base científica para esses defeitos, frequentemente, seja duvidosa ou falte (p. ex., indicadores de dados faltantes; limites de percentis para variáveis contínuas; seleção variável passo a passo; prioris não informativas para efeitos), desvios do padrão podem solicitar pedidos de explicações por julgadores e leitores.

A análise de viés requer mais especificações das informações do que as análises convencionais, e, por enquanto, não há convenção aceita com relação a tais especificações. Em consequência, julgamentos dos insumos são deixados inteiramente para o analista, abrindo caminhos para manipulação, a fim de produzir o resultado desejado. Assim, ao examinar uma análise de viés, o leitor deve ter em mente que outras informações razoáveis poderiam produzir resultados bastante diferentes. Essa sensibilidade quanto ao insumo é o motivo pelo qual enfatizamos que a análise de viés é uma coleção de métodos para explicar e refinar julgamentos subjetivos à luz de dados (como os métodos bayesianos subjetivos do Cap. 18), e não um método para detectar padrões não aleatórios de dados. De fato, uma análise de viés pode ser feita para produzir qualquer estimativa do efeito do estudo sem alterar os dados ou impor uma priori censurável nesse efeito. Tais análises guiadas pelo desfecho, porém, podem requerer atribuição de valores ou distribuições a parâmetros de viés que tenham credibilidade duvidosa. Portanto, é crucial que os insumos utilizados para uma análise de viés sejam descritos em detalhe, de modo que tais informações possam ser examinadas criticamente pelo leitor.

ANÁLISE DE CONFUNDIDORES NÃO MENSURADOS

Análise de sensibilidade e ajuste externo para confundimento por variáveis dicotômicas apareceram em Cornfield e colaboradores (1959) e foram mais elaborados por Bross, (1966, 1967), Yanagawa (1984), Axelson e Steenland (1988) e Gail e colaboradores (1988). Extensões dessas abordagens para confundidores de níveis múltiplos estão disponíveis (Schlesselman, 1978, correção por Simon, 1980b; Flanders e Khourry, 1990; Rosenbaum, 2002); ver Capítulo 33 para um exemplo. Embora a maioria desses métodos presuma que as razões de chances, ou razões de riscos, sejam constantes ao longo de estratos, é possível basear ajustes externos sobre outros pressupostos (Yanagawa, 1984; Gail et al., 1988). Extensões práticas para análises de regressão múltipla envolvem, tipicamente, a modelagem dos confundidores não mensurados como variáveis latentes (não observadas) (p. ex., Lin et al., 1998; Robins et al., 1999a; Greenland, 2005b; McCandless et al., 2007).

Ajuste externo

Suponha que tenhamos conduzido uma análise de uma exposição X e uma doença D, ajustando para os confundidores registrados, mas temos conhecimento de um potencial confundidor não mensurado e queremos avaliar o possível efeito de deixar de ajustar para esse confundidor. Por exemplo, em um estudo de caso-controle de exposição ocupacional a sistemas de resina e mortalidade por câncer de pulmão entre trabalhadores do sexo masculino de uma indústria de montagem de transformadores, Greenland e colaboradores (1994) puderam ajustar para idade e ano de morte, mas não tinham dados sobre tabagismo. Ao ajustar para idade e ano da morte, foi observada uma associação positiva para exposição a resinas e mortalidade por câncer de pulmão (RC = 1,77, limites de confiança de 95% = 1,18-2,64). Em que extensão o confundimento pelo fumo afetou essa observação?

Por simplicidade, suponha que a exposição à resina e ao fumo sejam tratados como dicotômicos: $X = 1$, para os expostos à resina, 0, em caso contrário; $Z = 1$, para fumantes, 0, em caso contrário. Poderíamos desejar saber quão grande a associação resinas/fumo deve ser, de modo que o ajuste para o fumo remova a associação resinas/câncer de pulmão. A resposta a essa questão depende de vários parâmetros, entre eles (a) as associações específicas para resinas (i.e., as associações dentro de categorias de exposição a resinas) de fumo com câncer de pulmão, (b) as prevalências específicas para resinas de fumo entre os controles e (c) a prevalência de exposição a resinas entre os controles. A prevalência de resinas é observada, mas só podemos especular sobre as duas primeiras quantidades.

É essa especulação, ou palpite, que forma a base para a análise de sensibilidade. Presumiremos várias combinações plausíveis de valores para a associação fumo/câncer de pulmão e prevalências de fumo específicas para resinas, então veremos quais valores obteremos para a associação resinas/câncer de pulmão ajustada para o fumo. Se todos os últimos valores estiverem substancialmente elevados, teremos uma base para duvidar de que a associação não ajustada resinas/câncer de pulmão é devida inteiramente a confundimento pelo fumo. Caso contrário, o confundimento pelo fumo é uma explicação plausível para a associação observada entre resinas e câncer de pulmão.

Usaremos os dados brutos apresentados na Tabela 19.1 para ilustração. Não há evidência de confundimento importante por idade ou por ano nesses dados, provavelmente porque os controles foram selecionados de outros óbitos por doença crônica. Por exemplo, a razão de chances bruta é 1,76 *versus* uma razão de chances ajustada por idade-ano de 1,77, e os limites de confiança de 95% brutos são 1,20 e 2,58 *versus* 1,18 e 2,64 após ajuste para idade-ano. Se for necessário estratificar por idade, por ano, ou ambos, podemos repetir os cálculos dados a seguir para cada estrato, e então sumarizar os resultados ao longo dos estratos, ou podemos usar ajustes baseados em regressão (Greenland, 2005b).

Considere a notação geral para os dados estratificados esperados, exibidos na Tabela 19.2. Usaremos valores hipotéticos para as prevalências específicas por estrato a preencher nessa tabela e solucionaremos para uma razão de chances comum, relacionando exposição à doença dentro de categorias de Z,

$$RC_{DX} = \frac{A_{11} B_{01}}{A_{01} B_{11}}$$

$$= \frac{(A_{1+} - A_{11})(B_{0+} - B_{01})}{(A_{0+} - A_{01})(B_{1+} - B_{11})}$$

Suponha que as prevalências de tabagismo entre as populações expostas e não expostas são estimadas, ou presumidas, como sendo P_{Z1} e P_{Z0}, e a razão de chances relacionando o confundidor e a doença dentro de categorias de exposição é RC_{DZ} (i.e., pressupomos homogeneidade da razão de chances). Presumindo que o grupo-controle é representativo da população-fonte, estabelecemos que $B_{11} = P_{Z1} B_{1+}$ e $B_{01} = P_{Z0} B_{0+}$. Em seguida, para encontrar A_{11} e A_{01}, resolvemos o par de equações

$$RC_{DZ} = \frac{A_{11}(B_{1+} - B_{11})}{(A_{1+} - A_{11}) B_{11}}$$

e

$$RC_{DZ} = \frac{A_{01}(B_{0+} - B_{01})}{(A_{0+} - A_{01}) B_{01}}$$

TABELA 19.1

Dados brutos para estudo de caso-controle de exposição (X) ocupacional a resinas e mortalidade por câncer de pulmão (Greenland et al., 1994); os controles são selecionados de óbitos por causas não cancerosas

	X = 1	X = 0	Total
Casos (D = 1)	$A_{1+} = 45$	$A_{0+} = 94$	$M_{1+} = 139$
Controles (D = 0)	$B_{1+} = 257$	$B_{0+} = 945$	$M_{0+} = 1.202$

Razão de chances após ajuste para idade e ano de morte: 1,77
Limites de confiança de 95% convencionais ajustados para idade-ano, para RC_{DX}: 1,18-2,64

TABELA 19.2

Leiaute geral (dados esperados) para análise de sensibilidade e ajuste externo para um confundidor Z dicotômico

	$Z = 1$			$Z = 0$		
	$X = 1$	$X = 0$	Total	$X = 1$	$X = 0$	Total
Casos	A_{11}	A_{01}	M_{11}	$A_{1+} - A_{11}$	$A_{0+} - A_{01}$	$M_{1+} - M_{11}$
Controles	B_{11}	B_{01}	M_{01}	$B_{1+} - B_{11}$	$B_{0+} - B_{01}$	$M_{0+} - M_{01}$

Essas têm soluções

$$A_{11} = RC_{DZ}A_{1+}B_{11}/(RC_{DZ}B_{11} + B_{1+} - B_{11}) \quad [19.1]$$

e

$$A_{01} = RC_{DZ}A_{0+}B_{01}/(RC_{DZ}B_{01} + B_{0+} - B_{01}) \quad [19.2]$$

Tendo obtido contagens de dados correspondentes a A_{11}, A_{01}, B_{11} e B_{01}, podemos colocar esses números na Tabela 19.2 e computar diretamente uma estimativa ajustada para Z das razões de chances exposição-doença RC_{DX}. As respostas de cada estrato de fumo devem concordar.

Diz-se, algumas vezes, que a estimativa precedente de RC_{DX} é "ajustada indiretamente" para Z, porque é a estimativa de RC_{DX} que alguém obteria, se tivesse dados sobre o confundidor Z e sobre a doença D que exibissem as prevalências presumidas e a razão de chances do confundidor RC_{DZ}. Um termo mais preciso para a estimativa resultante de RC_{DX} é "ajustada externamente", pois utiliza uma estimativa de RC_{DZ} obtida de fontes externas aos dados do estudo. As prevalências de tabagismo também devem ser obtidas externamente; ocasionalmente (e preferivelmente), podem ser obtidas por um inquérito da população-fonte subjacente, da qual os sujeitos foram selecionados. (Posto que presumimos que as razões de chances são constantes por meio dos estratos, o resultado não depende da prevalência da exposição.)

Para ilustrar ajuste externo com os dados da Tabela 19.1, suponha que as prevalências de fumo entre os expostos e não expostos a resinas fossem 70% e 50%. Então

$$B_{11} = P_{Z1}B_{1+} = 0{,}70(257) = 179{,}9$$

e

$$B_{01} = P_{Z0}B_{0+} = 0{,}50(945) = 472{,}5$$

Tomando $RC_{DZ} = 5$ como a razão de chances de fumo/câncer de pulmão específica para resinas, as equações 19.1 e 19.2 geram

$$A_{11} = 5(45)179{,}9/[5(179{,}9) + 257 - 179{,}9] = 41{,}45$$

e

$$A_{01} = 5(94)472{,}5/[5(472{,}5) + 945 - 472{,}5] = 78{,}33$$

Colocando esses resultados na Tabela 19.2, obtemos as razões de chances de resinas/câncer de pulmão específicas por estrato

$$RC_{DX} = \frac{41{,}45(472{,}5)}{179{,}9(78{,}33)} = 1{,}39$$

e

$$RC_{DX} = \frac{(45 - 41{,}45)(945 - 472{,}5)}{(257 - 179{,}9)(94 - 78{,}33)} = 1{,}39$$

as quais são concordantes (como deveriam ser). Vemos que o confundimento pelo fumo poderia ser responsável por muito da razão de chances bruta de resinas, se houvesse uma prevalência de tabagismo muito mais alta entre os expostos à resina em relação aos não expostos.

Em uma análise de sensibilidade, repetimos o processo precedente de ajuste externo usando outros valores plausíveis para as prevalências e para o efeito do confundidor (ver Sundararajan et al., 2002; Marshall et al., 2003; e Maldonado et al., 2003 para exemplos). A Tabela 19.3 apresenta um sumário de resultados usando outros valores para as prevalências de fumo específicas para resinas e a razão de chances de tabagismo. A tabela também dá a razão de chances fumo/resinas

$$RC_{XZ} = C_{Z1}/C_{Z0} = P_{Z1}(1 - P_{Z0})/(1 - P_{Z1})P_{Z0}$$

onde $C_{Zj} = P_{Zj}/(1 - P_{Zj})$ é a chance de $Z = 1$ *versus* $Z = 0$, quando $X = j$. Deve haver uma associação substancial exposição-fumo para remover a maior parte da associação exposição-câncer. Visto que não há motivo, de modo algum, para se esperar uma associação exposição-fumo, a Tabela 19.3 dá suporte à noção de que a associação observada entre resinas e câncer provavelmente não se deve de todo a confundimento pela variável dicotômica fumo, usada aqui. Teríamos que considerar uma variável politômica fumo para abordar mais o confundimento pelo tabagismo.

Relação de razões de chances não ajustadas e ajustadas

Uma abordagem equivalente àquela recém-apresentada usa as seguintes fórmulas para a razão de razões de chances não ajustada e ajustada para Z (Yanagawa, 1984):

$$\begin{aligned}\frac{RC_{DX \text{ não ajustada}}}{RC_{DX\text{-ajustada}}} &= \frac{(RC_{DZ}\,C_{Z1} + 1)(C_{Z0} + 1)}{(RC_{DZ}\,C_{Z0} + 1)(C_{Z1} + 1)} \\ &= \frac{(RC_{DZ}RC_{XZ}\,C_{Z0} + 1)(C_{Z0} + 1)}{(RC_{DZ}\,C_{Z0} + 1)(RC_{XZ}\,C_{Z0} + 1)} \\ &= \frac{RC_{DZ}RC_{XZ}P_{Z0} + 1 - P_{Z0}}{(RC_{DZ}P_{Z0} + 1 - P_{Z0})(RC_{XZ}P_{Z0} + 1 - P_{Z0})} \\ &= \frac{RC_{DZ}P_{Z1} + 1 - P_{Z1}}{RC_{DZ}P_{Z0} + 1 - P_{Z0}}\end{aligned}$$ [19.3]

Pressupondo que Z é o único confundidor não controlado, essa razão pode ser interpretada como o grau de viés devido à falta de ajuste para Z. Essa série de associações mostra que quando Z não está associado com a doença ($RC_{DZ} = 1$), ou não está associado com exposição ($RC_{XZ} = 1$), a razão das razões de chances não ajustada e ajustada é 1, e não há confundimento por Z. Em outras palavras, um confundidor deve estar associado com a exposição e com a doença, na população-fonte (Cap. 9). Lembre-se, contudo, que tais associações não são suficientes para que Z seja um confundidor, porque um confundidor deve satisfazer, também, certas relações causais (p. ex., ele não deve ser afetado por exposição ou doença; ver Caps. 4, 9 e 12). As equações na Tabela 19.3 também mostram que a razão de razões de chances não ajustada para ajustada depende da prevalência de $Z = 1$; isto é, o grau de confundimento depende não só da magnitude das associações, mas também da distribuição do confundidor.

Em muitas circunstâncias, podemos ter informação sobre apenas um ou dois dos três parâmetros que determinam a razão não ajustada/ajustada. Entretanto, pode ser visto na Tabela 19.3 que a razão não pode ser mais distante de 1 do que o são $RC_{DZ}/(RC_{DZ}P_{Z0} + 1 - P_{Z0})$, $RC_{XZ}/(RC_{XZ}P_{Z0} + 1 - P_{Z0})$, $1/(RC_{DZ}P_{Z0} + 1 - P_{Z0})$ ou $1/(RC_{XZ}P_{Z0} + 1 - P_{Z0})$; a razão é, assim, ligada por essas quantidades. Além disso, como a ligação $RC_{DZ}/(RC_{DZ}P_{Z0} + 1 - P_{Z0})$ não pode ser mais distante de 1 que RC_{DZ}, a razão não

TABELA 19.3

Sensibilidade da razão de chances resinas/câncer RC_{DX} ajustada externamente para escolha de P_{Z1} e P_{Z0} (prevalências de fumo entre expostos e não expostos), e RC_{DZ} (razão de chances fumo/câncer específicas para resinas)

				RC_{DZ}	
P_{Z1}	P_{Z0}	RC_{XZ}	5	10	15
0,40	0,30	1,56	RC_{DX} = 1,49	RC_{DX} = 1,42	RC_{DX} = 1,39
0,55	0,45	1,49	1,54	1,49	1,48
0,70	0,60	1,56	1,57	1,54	1,53
0,45	0,25	2,42	1,26	1,13	1,09
0,60	0,40	2,25	1,35	1,27	1,24
0,75	0,55	2,45	1,41	1,35	1,33

pode ser mais distante de 1 que RC_{DZ} e, de modo semelhante, não pode ser mais longe de 1 que RC_{XZ} (Cornfield et al., 1959; Bross, 1967). Assim, o viés de razão de chances por falta de ajuste para Z não pode exceder a razão de chances relacionando Z a D ou a X.

Esses métodos estendem-se prontamente a estudos de coorte. Para dados com denominadores pessoa-tempo T_{ji}, usamos T_{ji} em lugar das contagens de controles B_{ji} nas fórmulas anteriores, para obter uma razão de taxas ajustada externamente. Para dados com denominadores de contagem N_{ji}, usamos N_{ji} em lugar de B_{ji} para obter uma razão de riscos ajustada externamente (Flanders e Khoury, 1990). Limites análogos àqueles apresentados podem ser derivados para diferenças de riscos (Kitagawa, 1955). Limites melhorados também podem ser derivados sob modelos causais determinísticos relacionando X a D, na presença de confundimento não controlado (p. ex., Maclehose et al., 2005). Há também uma literatura ampla sobre delimitação de diferenças de risco causais de ensaios randomizados, quando confundimento não controlado devido à abandono possa estar presente; ver Capítulo 8 de Pearl, 2000 para referências.

Combinação com ajuste para confundidores mensurados

As equações precedentes relacionam a razão de chances não ajustada à razão de chances ajustada apenas para o confundidor não mensurado (Z) e, assim, ignoram o controle de quaisquer outros confundidores. Se ajuste para confundidores mensurados tem um efeito importante, as equações devem ser aplicadas usando-se parâmetros de viés condicionados naqueles confundidores mensurados. Para ilustrar, suponha que o ajuste para idade fosse essencial no exemplo precedente. Deveríamos, então, ter ajustado para confundimento pelo fumo nas razões de chances ajustadas para idade, ou específicas por idade. A aplicação das equações anteriores a essas razões de chances exigirá parâmetros específicos para idade, por exemplo, P_{Z0} será a prevalência de fumo específica por idade entre não casos não expostos, RC_{DZ} será a associação específica por idade de fumo com câncer de pulmão entre os não expostos, e RC_{XZ} será a associação específica por idade de fumo com exposição a resinas entre os não casos.

Embora a maioria das estimativas de associações confundidor-doença seja ajustada para os principais fatores de risco, tais como idade, informações ajustadas para outros parâmetros, frequentemente, são indisponíveis. O uso de parâmetros não ajustados nas equações precedentes pode ser enganoso, se não estiverem próximos dos parâmetros ajustados (p. ex., se as razões de chances não ajustadas e ajustadas para idade associando fumo com exposição estiverem afastadas). Por exemplo, se idade estiver associada com fumo e com exposição, o ajuste para idade poderia ajustar parcialmente para confundimento por fumo, e a associação de fumo com exposição mudará com o ajuste para idade. O uso da razão de chances fumo-exposição (RC_{xz}) não ajustada para idade nas equações precedentes dará, então, uma estimativa viesada do confundimento residual por fumo após ajuste para idade. De modo mais geral, o ajuste externo apropriado em combinação com ajustes para confundidores mensurados requer informações sobre as variáveis não mensuradas, que são condicionais sobre os mesmos.

ANÁLISE DE ERRO DE CLASSIFICAÇÃO

Quase todos os estudos epidemiológicos sofrem de algum grau de erro de mensuração, o que é denominado, normalmente, erro de classificação, quando as variáveis são discretas. O efeito de quantidades modestas de erro pode ser profundo, no entanto raramente o erro é quantificado (Jurek et al., 2007). Situações simples podem ser analisadas, contudo, usando-se álgebra básica (Copeland et al., 1977; Greenland, 1982a; Kleinbaum et al., 1984), e análises mais extensas podem ser feitas com o uso de *software* que executa álgebra matricial (p. ex., SAS, GAUSS, MATLAB, R, S-Plus) (Barron, 1977; Greenland e Kleinbaum, 1983; Greenland, 1988b). Focaremos métodos básicos para variáveis dicotômicas. Depois, discutiremos brevemente métodos que possibilitam o uso da validação de dados do estudo, nos quais as taxas de classificação são estimadas a partir de uma amostra de sujeitos do estudo.

Erro de classificação de exposição

Considere primeiramente a estimação da prevalência de exposição de uma categoria única observada de sujeitos, tal como o grupo controle de um estudo de caso-controle. Defina as seguintes quantidades nessa categoria:

X = 1 se exposto, 0 se não
X^* = 1 se *classificado* como exposto, 0 se não
VPP = probabilidade que alguém classificado como exposto seja verdadeiramente exposto
= valor preditivo de uma exposição "positiva" = $\Pr(X = 1 | X^* = 1)$
VPN = probabilidade que alguém classificado como não exposto seja realmente não exposto
= valor preditivo de uma exposição "negativa" = $\Pr(X = 0 | X^* = 0)$
B_1^* = número classificado como expostos (com $X^* = 1$)
B_0^* = número classificado como não expostos (com $X^* = 0$)
B_1 = número esperado de realmente expostos (com $X = 1$)
B_0 = número esperado de realmente não expostos (com $X = 0$)

Se são conhecidos, os valores preditivos podem ser usados diretamente para estimar os números de verdadeiros expostos (B_1) e de verdadeiros não expostos (B_0) a partir das contagens classificadas erroneamente B_1^* e B_0^* por meio das relações esperadas

$$B_1 = VPP \cdot B_1^* + (1 - VPN)B_0^*$$
$$B_0 = VPN \cdot B_0^* + (1 - VPP)B_1^*$$

[19.4]

Observe que o total M_0 não é afetado pelo erro de classificação da exposição:

$$M_0 = B_1 + B_0$$
$$= VPN \cdot B_0^* + (1 - VPP)B_1^* + VPP \cdot B_1^* + (1 - VPN)B_0^*$$
$$= (VPP + 1 - VPP)B_1^* + (VPN + 1 - VPN)B_0^*$$
$$= B_1^* + B_0^*$$

Assim, uma vez que tenhamos estimado B_1, podemos estimar B_0 a partir de $B_0 = M_0 - B_1$. A partir das equações precedentes, podemos estimar a verdadeira prevalência da exposição como $P_{e0} = B_1/M_0$. Fórmulas paralelas para casos, ou pessoa-tempo, seguem-se pela substituição de A_1, A_0, A_1^* e A_0^*, ou T_1, T_0, T_1^* e T_0^* por B_1, B_0, B_1^* e B_0^* nas equações 19.4. As contagens ajustadas obtidas por aplicação da fórmula a dados reais são apenas estimativas derivadas sob a suposição de que os verdadeiros valores preditivos são *VPP* e *VPN*, e que não há outro erro nas contagens observadas (p. ex., nenhum erro aleatório). Para tornar isso claro, deveríamos denotar as soluções nas equações 19.4 por $\hat{B}_1$ e $\hat{B}_0$ em vez de B_1 e B_0; por simplicidade notacional, não o fizemos.

Infelizmente, os valores preditivos raramente são disponíveis, e quando eles o são sua aplicabilidade é altamente suspeita, em parte porque dependem diretamente da prevalência da exposição, que varia ao longo das populações (ver fórmulas 19.9 e 19.10). Por exemplo, integrantes de estudo que concordam em participar de um subestudo de validação muito mais extenso de ingestão de alimentos ou de uso de medicação (sujeitos altamente cooperativos) podem ter padrões diferentes de ingestão e de uso de outros participantes do estudo. Devido a variações na prevalência da exposição ao longo das populações e do tempo, os valores preditivos de um estudo diferente são menos prováveis de se aplicar a um segundo estudo. Mesmo quando se pode estimar confiavelmente valores preditivos para um estudo, deve-se permitir que tais estimativas variem com a doença e com os níveis do confundidor, pois a prevalência da exposição variará ao longo desses níveis.

Esses problemas na aplicação de valores preditivos levam a métodos alternativos de ajuste, que usam parâmetros de classificação que não dependem da verdadeira prevalência da exposição. As quatro probabilidades seguintes são exemplos comuns de tais parâmetros:

Se = probabilidade que alguém exposto seja classificado como exposto

= sensibilidade = $\Pr(X^* = 1 | X = 1)$

Fn = probabilidade que alguém exposto seja classificado como não exposto

= probabilidade falso-negativa = $\Pr(X^* = 0 | X = 1) = 1 - \text{Se}$

Sp = probabilidade que alguém não exposto seja classificado como não exposto

= especificidade = $\Pr(X^* = 0 | X = 0)$

Fp = probabilidade que alguém não exposto seja classificado como exposto

= probabilidade falso-positiva = $\Pr(X^* = 1 | X = 0) = 1 - \text{Sp}$

As seguintes equações relacionam, então, as contagens esperadas classificadas erroneamente às contagens verdadeiras:

B_1^* = número esperado de sujeitos classificados como expostos [19.5]
= Se B_1 + Fp B_0

e

B_0^* = número esperado de sujeitos classificados como não expostos [19.6]
= Fn B_1 + Sp B_0

Observe que Se + Fn = Sp + Fp = 1, mostrando novamente que o total não é modificado pelo erro de classificação da exposição:

$$M_0 = B_1 + B_0 = (Se + Fn)B_1 + (Sp + Fp)B_0$$
$$= Se\ B_1 + Fp\ B_0 + Fn\ B_1 + Sp\ B_0 = B_1^* + B_0^*$$

Na maioria dos estudos, observam-se somente as contagens classificadas erroneamente B_1^* e B_0^*. Se presumirmos que a sensibilidade e a especificidade são iguais a Se e Sp (com Fn = 1 − Se e Fp = 1 − Sp), podemos estimar B_1 e B_0 solucionando as equações 19.5 e 19.6. Da equação 19.6, obtemos

$$B_0 = (B_0^* - Fn\ B_1)/Sp$$

Podemos substituir o lado direito dessa equação por B_0 na equação 19.5, o que gera

$$B_1^* = Se\ B_1 + Fp(B_0^* - Fn\ B_1)/Sp$$

Então solucionamos para B_1 para obter

$$B_1 = (Sp\ B_1^* - Fp\ B_0^*)/(Se\ Sp - Fn\ Fp)$$
$$= (B_1^* - Fp\ M_0)/(Se + Sp - 1) \qquad [19.7]$$
$$B_0 = M_0 - B_1 = (B_0^* - Fn\ M_0)/(Se + Sp - 1).$$

A partir dessas equações também podemos estimar a verdadeira prevalência da exposição como $P_{e0} = B_1/M_0$. Novamente, B_1 e B_0 obtidos pela aplicação da equação 19.7 aos dados reais são apenas estimativas derivadas sob a suposição de que as verdadeiras sensibilidade e a especificidade são Se e Sp.

A análise de sensibilidade para classificação da exposição prossegue pela aplicação da equação 19.7 a vários pares de probabilidades de classificação (Se, Sp) às contagens de não casos observadas B_1^* e B_0^*. Para construir uma medida correta de associação, também devemos aplicar equações análogas para estimar A_1 e A_0 a partir das contagens de casos observadas (classificadas erroneamente) A_1^* e A_0^*:

$$A_1 = (A_1^* - Fp\ M_1)/(Se + Sp - 1) \qquad [19.8]$$

das quais obtemos $A_0 = M_1 - A_1$, onde M_1 é o total de casos observados. Essas fórmulas podem ser aplicadas a dados de caso-controle, coorte fechada ou inquérito de prevalência. Para dados de seguimento de pessoa-tempo, a equação 19.7 pode ser modificada pela substituição de T_1, T_0, T_1^* e T_0^* por B_1, B_0, B_1^* e B_0^*.

As fórmulas também podem ser aplicadas dentro de estratos de confundidores. Depois da aplicação das fórmulas, podemos computar estimativas de efeito específicas por estrato "ajustadas" e sumárias, a partir das verdadeiras contagens estimadas. Finalmente, tabulamos as estimativas ajustadas obtidas pelo uso de pares diferentes (Se, Sp), e assim obtemos um quadro de quão sensíveis são os resultados a vários graus de erro de classificação.

As fórmulas 19.7 e 19.8 podem gerar contagens ajustadas negativas, que são valores impossíveis para as verdadeiras contagens. Um modo pelo qual isso pode surgir é se Se + Sp <1, o que implica que a classificação está atribuindo valores pior do que aleatoriamente, no seguinte sentido: imagine que joguemos uma moeda para o alto, com uma probabilidade p para "cara", a fim de decidir se alguém foi exposto ou não, estabelecendo que $X^* = 1$ quando a moeda, ao cair, der "cara" (p pode ser qualquer número entre 0 e 1). A sensibilidade e a especificidade dessa classificação completamente aleatória são, então, p e $1 - p$, respectivamente, e Se + Sp = 1. Presumiremos, doravante, que nosso método real de classificação é melhor do que um arremesso de moeda, no sentido de que Se + Sp >1.

Mesmo com esse pressuposto, a solução B_1 da equação 19.7 será negativa se Fp > B_1^*/M_0, isto é, se a probabilidade falso-positiva presumida exceder a prevalência de exposição observada nos não casos ou, equivalentemente, se Sp < B_0^*/M_0. Em paralelo, B_0 será negativo se Fn > B_0^*/M_0 (equivalentemente, Se < B_1^*/M_0), A_1 será negativo se Fp > A_1^*/M_1, e A_0 será negativo se Fn > A_0^*/M_1. Uma solução negativa indica que outros erros (p. ex., erros aleatórios) distorceram as contagens observadas, ou o valor escolhido para Se ou para Sp está errado ou alguma combinação desses problemas.

Embora sensibilidade e especificidade não dependam da verdadeira prevalência da exposição, são influenciadas por outras características. Visto que os valores preditivos são funções de sensibilidade e especificidade (ver fórmulas 19.9 e 19.10), eles também serão afetados por essas características, bem como por qualquer característica que afete a prevalência. Por exemplo, covariáveis que afetem a lembrança da exposição (tais como idade e moléstias associadas) alterarão as probabilidades de classificação para história de exposição autorrelatada e podem variar consideravelmente ao longo das populações. Em tais situações, sensibilidade e especificidade podem não ser bem generalizadas de uma população para outra (Begg, 1987). Essa incapacidade de generalização é uma razão pela qual variar as probabilidades de classificação nas fórmulas (análise de sensibilidade) é crucial, mesmo quando estimativas estão disponíveis na literatura.

Variâncias válidas para estimativas ajustadas não podem ser calculadas a partir de contagens ajustadas usando-se fórmulas convencionais (tais como aquelas nos Caps. 14-18), mesmo se assumirmos que sensibilidade e especificidade são conhecidas ou são estimativas sem viés provenientes de um estudo de validação. Esse problema surge porque fórmulas convencionais não levam em consideração as transformações de dados e erros aleatórios nos ajustes. Fórmulas que o fazem estão disponíveis (Selén, 1986; Espeland e Hui, 1987; Greenland, 1988b, 2007c; Gustafson, 2003; Greenland e Gustafson, 2006). Análise de sensibilidade probabilística (discutida adiante) também pode considerar esses tópicos técnicos, assim como outras fontes de viés.

Não diferencialidade

Na descrição precedente, assumimos erro de classificação não diferencial para exposição, isto é, os mesmos valores de Se e Sp são aplicados tanto a casos (equação 19.8) como a não casos (equação 19.7). Dizer que um método de classificação é não diferencial em relação à doença significa que ele tem características operacionais idênticas entre casos e não casos, de modo que sensibilidade e especificidade não variam com o *status* de doença. Esperamos que essa propriedade se mantenha quando o mecanismo que determina a classificação for idêntico entre casos e não casos. Em particular, esperamos não diferencialidade quando a doença não estiver relacionada à mensuração da exposição. Essa expectativa é razoável quando os mecanismos que determinam a classificação da exposição precedem a ocorrência da doença e não são afetados por fatores de risco não controlados, como em muitos estudos de coorte, embora, mesmo assim, não seja garantido que se mantenha (Cap. 9). Assim, dizer que há erro de classificação não diferencial (tal como quando os dados de exposição são coletados de registros que pré-datam o desfecho) significa que nem a doença, nem fatores de risco não controlados resultam em acurácia diferente de resposta para os casos, em comparação a não casos.

Colocado de forma mais abstrata, a não diferencialidade significa que a classificação X^* é independente do desfecho D (i.e., o desfecho não carrega informação sobre X), condicionalmente à verdadeira exposição X e a variáveis de ajuste. Embora essa condição raramente seja encontrada de modo exato, pode ser examinada à base de considerações mecanicistas qualitativas. Intuição e julgamento sobre o papel do desfecho nos erros de classificação da exposição são a base das prioris sobre o comportamento de mensuração. Tais julgamentos fornecem outra razão para expressar tais prioris em termos de sensibilidade e especificidade, como faremos adiante, em vez de valores preditivos.

Conforme discutido no Capítulo 9, a diferenciação deve ser esperada quando a avaliação da exposição pode ser afetada pelo desfecho. Por exemplo, em estudos de caso-controle baseados em entrevistas, os casos podem ter maior probabilidade de recordar a exposição (correta ou falsamente) do que os controles, levando à sensibilidade mais alta ou à especificidade mais baixa, entre os casos em relação aos controles (*viés de recordação*). Quando o erro de classificação diferencial é uma possibilidade razoável, podemos estender a análise de sensibilidade pelo uso de sensibilidades e especificidades diferentes para casos e não casos. Deixando que F_{p1}, F_{p0} sejam as probabilidades falso-positivas de casos e não casos, e F_{n1}, F_{n0} as probabilidades falso-negativas de casos e não casos, a razão de chances corrigida para uma tabela única 2×2 é simplificada para

$$\frac{(A_1^* - Fp_1M_1)(B_0^* - Fn_0M_0)}{(A_0^* - Fn_1M_1)(B_1^* - Fp_0M_0)}$$

Essa fórmula só é sensível, entretanto, se todos os quatro termos entre parênteses na razão forem positivos.

Aplicação ao exemplo resinas e câncer de pulmão

Como um exemplo numérico, ajustamos os dados sobre resinas/câncer de pulmão na Tabela 19.1 sob o pressuposto de que a sensibilidade e a especificidade dos casos sejam 0,9 e 0,8, e que a sensibilidade e a especificidade dos controles sejam 0,8 e 0,8. Esse pressuposto significa que a detecção da exposição é um tanto melhor para os casos. (Posto que esse estudo é baseado em prontuários, com mortes por outras doenças como controles, parece improvável que o estudo real tivesse erro de classificação diferencial.) A partir das equações 19.7 e 19.8, obtemos

$B_1 = [257 - 0,2(1.202)]/[0,8 + 0,8 - 1] = 27,67$

$B_0 = 1.202 - 27,67 = 1.174,33$

$A_1 = [45 - 0,2(139)]/[0,8 + 0,9 - 1] = 24,57$

$A_0 = 139 - 24,57 = 114,43$

que geram uma razão de chances ajustada de 24,57(1.174,33)/114,43(27,67) = 9,1. Esse valor é muito mais alto do que a razão de chances não ajustada de 1,8, apesar do fato de que a detecção de exposição é melhor para os casos.

Repetindo o cálculo precedente, obtemos uma análise de sensibilidade com erro de classificação para resinas, com os dados na Tabela 19.1. A Tabela 19.4 fornece um sumário dos resultados dessa análise. Como pode ser visto, sob os cenários de erro de classificação não diferencial ao longo da diagonal descendente, as estimativas de razão de chances ajustadas (2,34, 2,42, 10,7, 11,0) estão sempre mais longe da nulidade do que a estimativa não ajustada computada diretamente dos dados (1,76, que corresponde à estimativa ajustada presumindo Se = Sp = 1, sem erro de classificação). Esse resultado reflete o fato de que, se a exposição é dicotômica e a classificação errônea é melhor do que aleatória, não diferencial e independente de todos os outros erros (quer sistemáticos, quer aleatórios), o viés produzido pelo erro de classificação da exposição está na direção da nulidade. Alertamos, contudo, que essa regra não se estende automaticamente a outras situações, tais como aquelas envolvendo uma exposição politômica (ver Cap. 9).

Em uma forma de viés de recordação, os casos lembram-se mais da exposição verdadeira do que os controles, isto é, há sensibilidade maior entre os casos (Cap. 9). A Tabela 19.4 mostra que, mesmo que presumíssemos que essa forma de viés de lembrança estivesse presente, o ajuste pode mover a estimativa para longe da nulidade; de fato, três estimativas ajustadas (2,00, 16,5, 9,1) estão mais afastadas do nulo do que a estimativa não ajustada (1,76). Esses resultados mostram que a associação pode ser consideravelmente diminuída pelo erro de classificação, mesmo na presença de viés de recordação. Para compreender esse fenômeno aparentemente contraintuitivo, pode-se pensar no procedimento de classificação como tendo dois componentes: um componente não diferencial compartilhado por casos e controles e um componente diferencial refletindo o viés de recordação. Em muitos cenários plausíveis, o viés em direção à nulidade, produzido pelo componente não diferencial, sobrepuja o viés para longe da nulidade, produzido pelo componente diferencial (Drews e Greenland, 1990).

A Tabela 19.4 também mostra que a especificidade é um determinante muito mais potente da razão de chances observada do que a sensibilidade (p. ex., com Se = 8 e Sp = 0,9, a estimativa ajustada é 2,42, ao passo que com Se = 0,9 e Sp = 0,8, a estimativa ajustada é 10,7), porque a prevalência da exposição é baixa. Em geral, quando a prevalência da exposição é baixa, a estimativa da razão de

TABELA 19.4

Razões de chances ajustadas para mortalidade de resinas/câncer de pulmão sob várias suposições acerca da sensibilidade (Se) e especificidade (Sp) entre casos e controles

Casos		Controles			
		Se: 0,90	0,80	0,90	0,80
Se	Sp	Sp: 0,90	0,90	0,80	0,80
0,90	0,90	2,34[a]	2,00	19,3	16,5
0,80	0,90	2,83	2,42[a]	23,3	19,9
0,90	0,80	1,29	1,11	10,7[a]	9,1
0,80	0,80	1,57	1,34	12,9	11,0[a]

[a]Erro de classificação não diferencial

chances é mais sensível a erro falso-positivo do que a falso-negativo, porque os falso-positivos surgem de um grupo maior e, assim, podem superar facilmente os positivos verdadeiros.

Finalmente, o exemplo da Tabela 19.4 mostra que a incerteza de resultados devido à incerteza sobre as probabilidades de classificação pode ser muito mais alta do que a incerteza transmitida por intervalos de confiança convencionais. O intervalo de 95% não ajustado nesse exemplo estende-se de 1,2 a 2,6, ao passo que as razões de chances ajustadas pelo erro de classificação variam acima de 10, se permitirmos especificidades de 0,8, mesmo se assumirmos que o erro de classificação é não diferencial, e tão baixo quanto 1,1, se admitirmos erro de classificação diferencial. Observe que essa faixa de incerteza não incorpora erro aleatório, que é a única fonte de erro refletida no intervalo de confiança convencional.

Relação de valores preditivos à sensibilidade e à especificidade

Frequentemente, argumenta-se que a sensibilidade e a especificidade de um instrumento serão aproximadamente estáveis para populações similares, pelo menos dentro de categorias de doença e de covariáveis tais como idade, sexo e *status* socioeconômico. Entretanto, como mencionado anteriormente, variações em sensibilidade e especificidade podem ocorrer sob muitas condições – por exemplo, quando a medida é uma resposta à entrevista e as respostas são dependentes do entrevistador (Begg, 1987). Essas variações em sensibilidade e especificidade também produzirão variações em valores preditivos, o que pode ser visto por fórmulas que os relacionam à sensibilidade e à especificidade. Para ilustrar as relações, considere novamente a classificação da exposição entre os não casos, onde $M_0 = B_1 + B_0 = B_1^* + B_0^*$ é o total de não casos, e deixe que $P_{e0} = B_1/M_0$ seja a verdadeira prevalência de exposição entre não casos. Então, espera-se que o valor preditivo positivo entre não casos seja

$$\begin{aligned}
VPP_0 &= \text{(número de sujeitos classificados corretamente em B1*)/B1*} \\
&= \text{Se } B_1/(\text{Se } B_1 + \text{Fp } B_0) \\
&= \text{Se}(B_1/M_0)/[\text{Se}(B_1/M_0) + \text{Fp}(B_0/M_0)] \\
&= \text{Se}P_{e0}/[\text{Se}P_{e0} + \text{Fp}(1 - P_{e0})]
\end{aligned} \qquad [19.9]$$

Similarmente, espera-se que o valor preditivo negativo entre não casos seja

$$VPN_0 = \text{Sp}(1 - P_{e0})/[\text{Fn}P_{e0} + \text{Sp}(1 - P_{e0})] \qquad [19.10]$$

As equações 19.9 e 19.10 mostram que valores preditivos são uma função da sensibilidade, da especificidade *e* da verdadeira prevalência de exposição desconhecida na população à qual se aplicam. Quando ajustes se baseiam em dados de validação interna, e tais dados são uma amostra aleatória do estudo real, não há problema de generalização entre as populações. Em tais situações, a abordagem de valor preditivo é simples e eficiente (Marshall, 1990; Brenner e Gefeller, 1993). Nós enfatizamos novamente, porém, que estudos de validação podem ser influenciados por viés de seleção, violando, assim, a suposição de aleatoriedade usada por essa abordagem.

Erro de classificação de doenças

A maioria das fórmulas e preocupações para erro de classificação de exposição também se aplicam ao erro de classificação de doenças. Por exemplo, as equações 19.4 e 19.7 podem ser modificadas para fazer ajuste pelo erro de classificação de doenças. Para erro de classificação de doenças em um estudo de coorte fechada ou em um inquérito de prevalência, *VPP* e *VPN* se referirão aos valores preditivos para doença, e *A*, *B* e *N* substituirão B_1, B_0 e M_0. Para os ajustes utilizando sensibilidade e especificidade, considere primeiramente a estimação da proporção de incidência de uma coorte fechada ou de prevalência de uma amostra transversal. Então, as fórmulas precedentes podem ser adaptadas diretamente pela redefinição de Se, Fn, Sp e Fp para que se refiram à doença. Sejam

D = 1 se doente, 0 se não
D^* = 1 se classificado como doença, 0 se não
Se = Probabilidade de alguém doente ser classificado como tal
  = sensibilidade para doença = $\Pr(D^* = 1|D = 1)$
Fn = Probabilidade falso-negativa = $1 - \text{Se}$
Sp = Probabilidade de alguém sem doença ser classificado como sem doença
  = especificidade para doença = $\Pr(D^* = 0|D = 0)$
Fp = Probabilidade falso-positiva = $1 - \text{Sp}$

Suponha que *A* e *B* sejam o número verdadeiro de sujeitos doentes e sadios, A^* e B^* sejam os números classificados como doentes e não doentes. Então, as equações 19.5 a 19.7 dão as relações esperadas entre *A*, *B* e A^*, B^*, com *A*, *B* substituindo B_1, B_0; A^*, B^* substituindo B_1^*, B_0^*; e $N = A + B = A^* + B^*$ substituindo M_0. Com essas alterações, a equação 19.7 torna-se

$$A = (A^* - \text{Fp}\, N)/(\text{Se} + \text{Sp} - 1) \qquad [19.11]$$

e $B = N - A$. Essas equações podem ser aplicadas separadamente a grupos de exposição diferentes e dentro dos estratos, e estimativas sumárias "ajustadas" podem, então, ser computadas a partir das contagens ajustadas. Os resultados da aplicação repetida desse processo para diferentes pares de Se, Sp podem ser tabulados para fornecer uma análise de sensibilidade. Também, o par Se, Sp pode ser mantido o mesmo ao longo dos grupos de exposição (erro de classificação de doença não diferencial) ou pode variar (erro de classificação diferencial). Como observado anteriormente, contudo, fórmulas especiais de variância são necessárias (Selén, 1986; Espeland e Hui, 1987; Greenland, 1988b; Greenland, 2007c; Gustafson, 2003).

A situação difere levemente para dados de seguimento de pessoa-tempo. Aqui, deve-se substituir a especificidade Sp e a probabilidade falso-positiva Fp por um conceito diferente, aquele de taxa *falso-positiva*, Fr:

Fr = número de diagnósticos falso-positivos (não casos diagnosticados como casos) por unidade pessoa-tempo. Temos então

$$A^* = \text{Se } A + \text{Fr } T \qquad [19.12]$$

onde T é o verdadeiro pessoa-tempo em risco. Também, falso-negativos (dos quais há Fn A) aumentarão a pessoa-tempo observada T^*; *quanto* depende de *por quanto tempo* os falso-negativos são seguidos. A menos que a doença seja muito comum, entretanto, os falso-negativos acrescentarão relativamente pouca pessoa-tempo, e podemos tomar T como sendo aproximadamente T^*. Ao fazê-lo, precisamos apenas solucionar a equação 19.12 para A:

$$A = (A^* - \text{Fr } T^*)/\text{Se} \qquad [19.13]$$

e obter uma taxa ajustada A/T^*. A análise de sensibilidade prossegue, então (de modo semelhante a anteriormente), pela aplicação da equação 19.13 aos diferentes grupos de exposição, calculando medidas sumárias ajustadas e repetindo esse processo para várias combinações de Se e Fr (que podem variar ao longo de subcoortes).

A análise precedente de dados de seguimento é simplista, pois não leva em consideração possíveis efeitos se a exposição alonga ou encurta o tempo da incidência até o diagnóstico. Tais efeitos, de modo geral, não têm sido analisados corretamente na literatura médica (Greenland, 1991a, Greenland, 1999a; ver a discussão de padronização no Cap. 4). Nesses casos, deve-se tratar o tempo de início da doença como a variável desfecho e ajustar para erros na mensuração desse desfecho usando-se métodos para variáveis contínuas (Carroll et al., 2006).

Frequentemente, os estudos fazem esforços especiais para verificar os diagnósticos dos casos, de modo que o número de falso-positivos dentro do estudo seja desprezível. Se tal verificação for bem sucedida, podemos pressupor que Fp = 0, Sp = 1, e as equações 19.11 e 19.13 são simplificadas, então, para $A = A^*/\text{Se}$. Se examinarmos uma razão de riscos RR sob tais condições, então, pressupondo-se erro de classificação não diferencial, o RR^* será

$$RR^* = \frac{A_1^*/N_1}{A_0^*/N_0} = \frac{\text{Se } A_1/N_1}{\text{Se } A_0/N_0} = \frac{A_1/N_1}{A_0/N_0} = RR$$

Em outras palavras, com especificidade perfeita, a sensibilidade não diferencial de erro de classificação da doença não enviesará a razão de riscos. Presumindo-se que o erro de classificação altere de forma irrisória a pessoa-tempo, o mesmo será verdadeiro para a razão de taxas (Poole, 1985), e também o será para a razão de chances quando a doença for incomum. O fato precedente permite extensão do resultado a estudos de caso-controle em que se faz rastreamento cuidadoso dos casos para remover falso-positivos (Brenner e Savitz, 1990).

Suponha agora que não fosse possível triar os casos, de modo que em um estudo de caso-controle pudesse haver muitos casos falsos (falso-positivos). Seria um erro grave aplicar a equação 19.11, de ajuste pelo erro de classificação de doença, a dados de caso-controle, se (como quase sempre é verdade) Se e Sp fossem determinadas por outros dados que não pelos do próprio estudo (Greenland e Kleimbaum, 1983), porque o uso de probabilidades de amostragem diferentes para casos e controles altera a sensibilidade e a especificidade dentro do estudo em relação à população-fonte. Para ver o problema, suponha que todos os casos aparentes A_1^*, A_0^*, mas somente uma fração de não casos aparentes B_1^*, B_0^*, são amostrados aleatoriamente de uma coorte fechada em que a doença foi classificada com sensibilidade Se e especificidade Sp. Os números esperados de casos aparentes e controles selecionados à categoria de exposição j são, então,

$$A_j^* = \text{Se } A_j + \text{Fp } B_j$$

e

$$f \cdot B_j^* = f(\text{Fn } A_j + \text{Sp } B_j)$$

Os números de casos e não casos verdadeiros à categoria de exposição j no estudo de caso-controle são

$$\text{Se } A_j + f \cdot \text{Fn } A_j = (\text{Se} + f \cdot \text{Fn})A_j$$

e

$$\text{Fp } B_j + f \cdot \text{Sp } B_j = (\text{Fp} + f \cdot \text{Sp})B_j$$

ao passo que os números de casos e não casos corretamente classificados no estudo são Se A_j e $f \cdot$ SpB_j. A sensibilidade e a especificidade no estudo são, assim

$$\text{Se } A_j/(\text{Se} + f \cdot \text{Fn})A_j = \text{Se}/(\text{Se} + f \cdot \text{Fn})$$

e

$$f \cdot \text{Sp } B_j/(\text{Fp} + f \cdot \text{Sp})B_j = f \cdot \text{Sp}/(\text{Fp} + f \cdot \text{Sp})$$

A especificidade do estudo pode estar longe da especificidade da população. Por exemplo, se Se = Sp = 0,90, todos os casos aparentes são selecionados, e os controles são 1% da população em risco, a especificidade do estudo será 0,01(0,90)/[0,1 + 0,01(0,90] = 0,08. O uso da especificidade da população, 0,90, em vez da especificidade do estudo, 0,08, em uma análise de sensibilidade, poderia produzir resultados extremamente distorcidos.

Erro de classificação de confundidores

Os efeitos do erro de classificação dicotômica de confundidor levam a confundimento residual e possivelmente a confundimento residual diferencial (Greenland, 1980; Cap. 9). Esses efeitos podem ser explorados usando-se os métodos discutidos previamente para erro de classificação de exposição dicotômica (Savitz e Baron, 1989; Marshall e Hastrup, 1996; Marshall et al., 1999). Podem-se aplicar as equações 19.7 e 19.8 ao confundidor dentro dos estratos da exposição (em vez de à exposição dentro dos estratos do confundidor), e então computar uma associação sumária exposição-doença a partir dos dados ajustados. A utilidade dessa abordagem é limitada, contudo, porque a maioria dos ajustes de confundidor envolve mais de dois estratos. Discutiremos a seguir uma abordagem mais geral (matriz).

Erro de classificação de variáveis múltiplas

Até aqui, nossas análises têm presumido que somente uma variável requer ajuste. Em muitas situações, idade e sexo (que tendem a ter erro desprezível) são os únicos confundidores importantes, o rastreamento dos casos é feito cuidadosamente, e a única exposição permanece com erro de classificação séria. Há, contudo, muitas outras situações nas quais não só a exposição, mas também confundidores importantes (tais como categoria de tabagismo), são mal classificados. O erro de classificação de doenças também pode coexistir com esses outros problemas, especialmente ao se estudar subtipos de doença.

Ao se examinar o erro de classificação de variáveis múltiplas, presume-se, comumente, que os erros de classificação para cada variável são independentes de *erros* em outras variáveis. Essa suposição é diferente daquela da não diferencialidade, a qual afirma que os erros para cada variável são independentes dos *verdadeiros valores* das outras variáveis. Nenhuma das duas suposições qualquer das duas, ou ambas, podem se manter, e ambas têm implicações diferentes para viés. Conforme mencionado no Capítulo 9, a generalização de que "o erro de classificação não diferencial da exposição sempre produz viés em direção à nulidade" é falsa, se os erros são dependentes ou se a exposição tem níveis múltiplos.

Se todos os erros de classificação são independentes ao longo das variáveis, podemos aplicar as fórmulas de ajuste em sequência para cada variável mal classificada, uma de cada vez. Por exemplo, em uma pesquisa de prevalência devemos primeiro obter contagens ajustadas para erro de classificação da exposição a partir das equações 19.7 e 19.8 e depois ajustar mais essas contagens para erro de classificação da doença, usando a equação 19.11. Se, porém, os erros de classificação são dependentes ao longo das variáveis, devemos nos voltar para métodos de ajuste mais complexos, tais como aqueles baseados no ajuste matricial de contagens (Greenland e Kleinbaum, 1983; Selén, 1986; Espeland e Hui, 1987; Greenland, 1988b). Erros dependentes surgem mais facilmente quando um método comum, tal como uma entrevista ou revisão de prontuário médico, é usado para avaliar mais de uma variável envolvida na análise (Lash e Fink, 2003b). Métodos matriciais também são úteis para ajustes de variáveis politômicas (níveis múltiplos).

Um método matricial de ajuste

Agora delinearemos rapidamente uma abordagem matricial simples, que é a generalização natural das fórmulas dadas anteriormente (Barron, 1977; Greenland e Kleinbaum, 1983; Kleinbaum et al., 1984; Greenland, 1988b), e que pode ser aplicada sob qualquer cenário de erro de classificação, inclusive aquela dependente e diferencial de variáveis politômicas. Imagine que temos uma tabela de dados de vias múltiplas, classificados por doença, uma ou mais exposições e uma ou mais variáveis de estratificação (todas as quais podem ter níveis múltiplos). Suponha que essa tabela tem K casela. Podemos listá-las em qualquer ordem e indexá-las por um índice $k = 1,......, K$. Suponha que C_k^* sujeitos foram classificados na casela k, ao passo que C_k sujeitos pertencem realmente àquela casela. Em seguida, defina

p_{mk} = probabilidade de ser classificado na casela m quando a casela verdadeira é k.

Então, a esperança é

$$C_m^* = \sum_{k=1}^{K} p_{mk} C_k \qquad [19.14]$$

Essa equação é uma generalização das equações 19.5 e 19.6.

Se escrevermos C^* e C para os vetores de C_m^* e C_k, e P para a matriz de p_{mk}, então a equação 19.14 será reduzida a $C^* = PC$. As contas ajustadas, pressupondo-se que P contenha as probabilidades de classificação verdadeiras, podem ser encontradas, então, a partir das contagens de C^* observadas (mal classificadas) pela inversão de P, para se obter $C = P^{-1} C^*$. A utilidade prática dessa fórmula em uma dada aplicação dependerá, é claro, da informação disponível para especificar valores plausíveis para p_{mk}.

Uso de dados de validação

Nas fórmulas prévias de sensibilidade, presumimos que Se e Sp foram palpites, talvez sugeridas por, ou estimadas a partir de, literatura externa. Suponha, em vez disso, que as probabilidades de classificação podem ser estimadas diretamente a partir de uma subamostra de validação interna dos sujeitos do estudo, e que esta, por si própria, é livre de viés. Em particular, suponha que a amostragem é aleatória dentro de categorias de exposição, de doença e de quaisquer covariáveis de ajuste. Várias maneiras estatisticamente eficientes de usar esses dados estão, então, disponíveis, começando com as abordagens de valor preditivo descritas anteriormente, mas também incluindo métodos de análise de dois estágios e de dados faltantes. A partir de tais métodos, contagens classificadas corretamente podem ser estimadas usando-se máxima verossimilhança ou técnicas correlatas, e a estatística completa (inclusive intervalos de confiança) pode ser obtida a partir das estimativas de efeito resultantes (p. ex., Tennenbein, 1970; Selén, 1986; Espeland e Hui, 1987; Greenland, 1988b; Marshall, 1990; Lyles, 2002; Greenland, 2007c). Métodos de regressão também podem ser utilizados a fim de ajustar para erros em mensurações contínuas (p. ex., Rosner et al., 1989; Speigelman et al., 2000, 2001, 2005; Carroll et al., 2006; Freedman et al., 2004). Robins e colaboradores (1994) e Carroll e colaboradores (2006) reveem e comparam numerosos métodos e sua relação com técnicas de dados faltantes e discutem métodos gerais para variáveis contínuas, assim como discretas.

Uma fórmula de ajuste geral para a abordagem de valor preditivo segue-se se tivermos estimativas de

q_{km} = probabilidade de pertencer realmente à casela k quando classificadas na casela m

Podemos, então, obter estimativas das verdadeiras contagens a partir da fórmula

$$C_k = \sum_{m=1}^{M} q_{km} C_m^*, \qquad [19.15]$$

que é uma generalização da equação 19.4. Na formulação de álgebra matricial, podemos escrever essa equação como $C = QC^*$, onde Q é a matriz de q_{km}. Métodos de ajuste mais eficientes e mais gerais que a abordagem precedente podem ser obtidos, usando-se técnicas baseadas em verossimilhanças; ver Carroll e colaboradores (2006) para um tratamento baseado em modelo.

Um alerta importante na interpretação dos resultados a partir de métodos formais de ajuste é que a maioria dos métodos pressupõe que a validação padrão é mensurada sem erro. Se, entretanto, a mensuração da validação tomada como verdadeira está, ela própria, sujeita a erro, então a estimativa ajustada também estará viesada, possivelmente de forma grave (Wacholder et al., 1993). Muitos estudos rotulados como estudos de validação na verdade substituem uma medida imperfeita de uma variável por outra. Assim, eles são medidas de concordância, não de validade. Para exposições binárias, o viés na estimativa ajustada pode ser mantido abaixo daquele da estimativa não ajustada, se a mensuração da validação tiver sensibilidade e especificidade mais altas do que a mensuração regular, e o método de ajuste não presumir não diferencialidade (Brenner, 1996). De modo mais geral, pela introdução de suposições (modelos) para relação conjunta das mensurações disponíveis entre si e com os verdadeiros valores, assim como pressupostos sobre aleatoriedade da amostragem de validação, ajustes adicionais podem ser feitos para levar em conta erros das medidas de validação (Spiegelman et al., 1997ab, 2000, 20001, 2005). Tais pressupostos podem estar sujeitos, então, a análises de sensibilidade do impacto das violações das suposições.

Temos ressaltado as suposições de amostragem aleatória em métodos de validação devido ao alto potencial para viés de seleção em muitos estudos de validação. Tais estudos, frequentemente, requerem um esforço adicional do respondente (p. ex., preencher um diário de dieta em adição a um questionário de frequência alimentar), levantando questões sobre a representatividade daqueles que são voluntários a participar. Mesmo quando nenhum esforço é imposto, o viés de seleção pode ocorrer. Por exemplo, estudos que validam história autorrelatada por revisão de prontuário algumas vezes tratam aqueles que recusam permissão para que seus prontuários sejam revistos como se eles não fossem diferentes daqueles que a permitem. Entretanto, um motivo para recusa de permissão pode ser para evitar detecção de um autorrelato impreciso. Se esse tipo de recusa for bastante comum, a extrapolação dos resultados daqueles que permitem revisão para um grupo de estudo maior exagerará a validade da história autorrelatada. A análise de sensibilidade do viés de seleção (discutida em seguida) pode ser usada para avaliar tais problemas.

Em resumo, quando o próprio estudo de validação está sujeito a erro sistemático e a viés, a análise de sensibilidade permanece um complemento importante para métodos de ajuste mais formais.

VIÉS DE SELEÇÃO

O viés de seleção (inclusive viés de resposta e de seguimento) é, talvez, o mais simples de se tratar matematicamente, e no entanto é, frequentemente, o mais difícil de se abordar de forma convincente, embora tentativas tenham sido feitas (p. ex., Tang et al., 2000; Greenland, 2003c; Lash e Fink, 2004). O obstáculo principal é falta de informações suficientes para se realizar uma análise quantitativa. Assim, não é surpreendente que muitas controvérsias sobre esses assuntos (tais como aquelas que já envolveram estrógenos exógenos e câncer do endométrio; ver Cap. 9) possam ser reduzidas a disputas sobre viés de seleção em estudos de caso-controle.

Alguns escritos iniciais sugeriam, equivocadamente, que o viés de seleção, como o confundimento, sempre pode ser controlado se forem obtidos dados sobre os fatores afetando a seleção. Embora algumas formas de viés de seleção ("confundimento de seleção") possam ser controladas como o confundimento, outras formas podem ser impossíveis de controlar sem informações externas; ver Capítulo 12. Um exemplo de viés de seleção controlável é aquele induzido por pareamento, em estudos de caso-controle. Conforme discutido no Capítulo 11, é necessário apenas controlar os fatores de pareamento para se remover o viés. Outros exemplos incluem estudos em dois estágios, que empregam seleção viesada com probabilidades de seleção conhecidas, e então usam tais probabilidades para ajuste do viés de seleção (Walker, 1982a; White, 1982b; Breslow e Cain, 1988; Flanders e Greenland, 1991; Weinberg e Wacholder, 1990; Cap. 15). Exemplos de viés ordinariamente incontrolável ocorrem quando os controles são pareados a casos por fatores afetados pela exposição ou pela doença, e para os quais a distribuição na população é desconhecida, tais como fatores causais intermediários ou sintomas de doença (Greenland e Neutra, 1981; Cap. 12).

O viés de seleção é controlável quando os fatores que afetam a seleção são mensurados em todos os sujeitos do estudo, e, ou (a) tais fatores são antecedentes tanto da exposição como da doença e assim podem ser controlados como confundidores (Cap. 12), ou (b) se conhece a distribuição conjunta desses fatores (inclusive exposição e doença, se elas afetam a seleção conjuntamente) em toda a população-fonte e, assim, pode-se ajustar para o viés usando métodos tais como os mostrados na equação 19.3, ou como o mostrado adiante. Uma condição equivalente à (b) é que se conheçam as probabilidades de seleção para cada nível dos fatores que a afetam. Infelizmente, essa situação é rara; só acontece, geralmente, quando o estudo incorpora aspectos de um inquérito populacional, como em delineamentos de dois estágios (Walker, 1982a; White, 1982b) e em recrutamento randomizado (Weinberg e Sandler, 1991). Na maioria dos estudos, normalmente, pode-se apenas controlar conforme apropriado e ter esperança de que nenhum outro fator (tal como intermediários ou sintomas de doença) tenha influenciado a seleção.

Há uma decomposição bem conhecida para a razão de chances que pode ser usada para análise de sensibilidade do viés de seleção. Suponha que S_{Aj} e S_{Bj} sejam as probabilidades de seleção de caso e de não caso à categoria de exposição j. (Em uma exposição dicotômica, $j = 1$ para os expostos e 0 para os não expostos). Alternativamente, em um estudo de caso-controle amostrado por densidade, deixemos que S_{Bj} seja a taxa pessoa-tempo de seleção de controles à categoria de exposição j. Então, as contagens de casos da população podem ser estimadas por A_j/S_{Bj}, e as contagens de não casos da população (ou pessoas-tempo) podem ser estimadas por B_j/S_{Bj}. Portanto, a razão de chances ajustada, ou a estimativa de razão de taxas, comparando categoria de exposição j a nível 0 é

$$\frac{(A_j/S_{Aj})(B_0/S_{B0})}{(A_0/S_{A0})(B_j/S_{Bj})} = \frac{A_j B_0}{A_0 B_j} \left(\frac{S_{Aj} S_{B0}}{S_{A0} S_{Bj}} \right)^{-1} \quad [19.16]$$

para exemplos, ver Walker (1982a) e Kleinbaum e colaboradores (1984). Em palavras, uma estimativa ajustada pode ser obtida pela divisão da razão de chances da amostra por um fator de viés de seleção $S_{Aj}S_{B0}/S_{A0}S_{Bj}$. A equação 19.16 pode ser aplicada dentro de estratos de confundidores, e o fator de viés de seleção pode variar ao longo dos estratos. Generalizações dessa fórmula a cenários de regressão também estão disponíveis (Scharfstein et al., 1999; Greenland, 2003c). Ela também pode ser aplicada repetidamente para levar em conta fontes independentes de viés de seleção. Nós ilustraremos sua aplicação na seção sobre análise de sensibilidade probabilística.

O obstáculo para qualquer aplicação é determinar ou mesmo obter uma vaga ideia das probabilidades de seleção S_{Aj} e S_{Bj}. De novo, só podem ser estimadas, geralmente, se o estudo em questão incorporar elementos de inquérito para determinação das frequências populacionais verdadeiras. Caso contrário, uma análise de sensibilidade baseada na equação 19.6 pode ter que abranger uma faixa ampla de possibilidades. A equação 19.6 fornece uma percepção de pouca monta: nenhum viés ocorre se o fator de viés de seleção for 1. Uma maneira pela qual o último ocorrerá é se a doença e a exposição afetarem a seleção independentemente, no sentido de que $S_{Aj} = t_A u_j$ e $S_{Bj} = t_B u_j$, onde t_A e t_B são as probabilidades marginais de seleção para casos e não casos, e u_j é a probabilidade marginal de seleção à categoria de exposição j (em estudos de densidade, t_B será a taxa marginal de seleção de controles). Ocasionalmente, pode-se raciocinar que tal independência se manterá, ou a independência poderá ser forçada a se manter por meio de amostragem cuidadosa. No entanto, quando a recusa é comum e os sujeitos sabem seu próprio *status* de exposição e doença, pode haver boas razões para se duvidar da suposição (Criqui et al., 1979).

Agora suponha que o viés de seleção seja uma consequência de ter uma covariável Z afetada pela exposição X que influenciou a seleção (p. ex., quando Z é um mediador ou é influenciada pela exposição X e pela doença em estudo D). Lembre-se de que a equação 19.3 dá a razão de RC_{DX} não ajustada para RC_{DXZ} ajustada para Z, em termos da prevalência P_{Z0} de $Z=1$ entre não casos não expostos, a razão de chances RC_{DZ} relacionando Z a D em função de X e a razão de chances RC_{XZ} relacionando Z a X em função de D. Nossa situação presente é o inverso daquela em que Z é um confundidor não mensurado: temos agora a RC_{DX} estratificada para Z, mas queremos a RC_{DX} não ajustada. Os inversos das expressões da equação 19.3 são iguais à razão das razões de chances DX ajustada e não ajustada e, assim, igualam o viés de seleção produzido pela estratificação sobre Z, pressupondo-se que a razão de chances DX específica para Z (RC_{DX}) seja constante ao longo dos níveis de Z (Greenland, 2003a). Se a razão de chances da associação de Z com a seleção não varia com D ou X, podemos estimar RC_{DX}, RC_{DZ} e RC_{XZ} a partir dos dados e, então, fazer uma análise de sensibilidade de viés de seleção como uma função C_{Z0}, que é igual ao produto das chances reais (populacionais) de $Z=1$ versus $Z=0$ e da razão de chances de seleção quando $Z=1$ versus $Z=0$ (o grau de viés de seleção relacionado a Z).

ANÁLISE DE VIESES MÚLTIPLOS

Análises de sensibilidade para vieses diferentes podem ser combinadas em uma análise de viés múltiplo. Essa combinação, entretanto, requer ordenação adequada dos ajustes, pois a ordem pode fazer diferença. Como regra geral, os ajustes devem ser feitos na ordem *inversa* daquela em que os problemas ocorreram durante o processo de geração de dados, da mesma forma que se desembrulha um pacote na ordem inversa em que ele foi embrulhado (Greenland, 1996c, 2005b). Em particular, posto que o viés de erro de classificação diferencial, como uma função de sensibilidade e de especificidade, não é reduzido a um simples fator de viés multiplicativo na razão de chances, o resultado do ajuste combinado dependerá da ordem em que foi feito o ajuste do erro de classificação.

O confundimento se origina em relações causais da população, (Caps. 4, 9 e 12) e assim, normalmente, é o primeiro problema a ocorrer, mas a seleção da população-fonte pode acontecer antes ou depois da classificação. Como um exemplo, suponha que desejemos fazer ajustes para confundimento por fumo não controlado e erro de classificação de exposição e que temos dados externos indicando uma provável distribuição conjunta para fumo e exposição. Suponha, também, que esses dados externos são baseados em mensurações de exposição mal classificadas, de maneira semelhante aos dados do estudo (como seria o caso se os dados viessem da mesma coorte dos dados do estudo). O ajuste externo para fumo gerará uma tabela hipotética estratificada por tabagismo, de exposição por doença *classificada erroneamente*, a qual, então, deverá ser ajustada para o erro de classificação. Em outras palavras, a estratificação por fumo deve preceder o ajuste do erro de classificação. Contudo, se a distribuição conjunta de fumo e exposição, usada para ajuste externo, fosse puramente hipotética em referência à verdadeira exposição, o ajuste para o erro de classificação deveria anteceder a construção da tabela hipotética estratificada por fumo.

Para complicar a questão ainda mais, a ordenação da classificação pode diferir para variáveis distintas; por exemplo, em um estudo de caso-controle, a classificação da exposição ocorre, tipicamente, depois da seleção, mas a classificação da doença, tipicamente, acontece antes. Algumas vezes, até a ordenação dos passos da classificação para uma variável única é misturada; no caso das resinas, a informação sobre emprego veio de registros que precederam o estudo, mas a classificação da exposição com base nos empregos originou-se de avaliações por sanitarista feitas depois da seleção. Uma análise ideal faria ajustes separados para cada fonte de erro de classificação da exposição, com ajustes para o erro de classificação ocorrendo tanto antes quanto depois do ajuste para viés de seleção. Outro problema na análise de vieses múltiplos é a complexidade de se examinar e apresentar resultados de múltiplos ajustes. O número mínimo de parâmetros para uma análise realista de um efeito é, discutivelmente, de três parâmetros de confundimento, quatro possibilidades de classificação e quatro possibilidades de seleção. Entretanto, se atribuíssemos apenas cinco valores para cada um destes 3 + 4 + 4 = 11 parâmetros de viés, e eliminássemos metade das combinações de cada um dos três grupos de parâmetros com base em considerações de simetria, ainda teríamos $5^{11}/2^3 > 6$ milhões de combinações a considerar. Esse problema tem levado ao desenvolvimento de métodos probabilísticos para sumarização sobre essas combinações, que abordaremos em seguida.

ANÁLISE DE VIÉS PROBABILÍSTICA

Os métodos nas seções precedentes descrevem análises de sensibilidade simples que oferecem uma avaliação quantitativa de um viés de cada vez, ou como ajustes ordenados. Os parâmetros de viés (p. ex., associações de um confundidor não mensurado com a exposição e o desfecho; probabilidades de classificação falso-positivas e falso-negativas; probabilidades de seleção) têm um valor atribuído ou um número limitado de valores. Embora esses métodos gerem uma estimativa da magnitude e da direção do viés, tratam os parâmetros de viés como se fossem perfeitamente mensurados (um valor atribuído) ou como se eles só pudessem lidar com uma combinação limitada de valores (como nas Tabs. 19.3 e 19.4). Provavelmente, nenhum dos dois tratamentos é correto. Além disso, quando um conjunto de ajustes surge de combinações diferentes de parâmetros de viés, esses métodos simples não fornecem um entendimento sobre qual ajuste é mais plausível e qual é o menos plausível. Todas as combinações são tratadas como se fossem igualmente prováveis, e a apresentação de combinações múltiplas é damasiadamente complicada e difícil de interpretar (Greenland, 1998c).

Os métodos simples que apresentamos não combinam o ajuste para erro sistemático com o erro aleatório refletido no intervalo de confiança convencional. O efeito de ajustes sobre o valor P e intervalo de confiança pode ser não intuitivo. Por exemplo, embora um ajuste para erro de classificação não diferencial de uma exposição binária possa mover, facilmente, uma pequena associação não ajustada para longe da nulidade (ver Tab. 19.4), o mesmo ajuste não terá efeito algum sobre o valor P ou, por meio de um aumento avassalador na variância, tornará o valor P maior do que era antes do ajuste. Portanto, o ajuste não gera evidência mais forte contra a hipótese nula, muito embora gere uma estimativa de associação que é mais distante da nulidade (Greenland e Gustafson, 2006).

Como temos mencionado, um problema importante com a análise estatística convencional é seu foco exclusivo sobre erro aleatório como a única fonte de incerteza. Tentativas iniciais de integrar análise de viés com análise de erro aleatório aplicaram análises de sensibilidade a valores P e a limites de confiança (Greenland e Robins, 1985a; Rosenbaum, 2002), utilizando repetidamente, por exemplo, fórmulas convencionais aos dados ajustados obtidos de múltiplos cenários. Tais abordagens, contudo, podem transmitir um quadro indevidamente pessimista, ou conservador, da incerteza envolvendo os resultados. O limite inferior de 95% mais baixo e o limite superior de 95% mais alto de uma análise de faixa ampla conterão um intervalo muito amplo, que poderia ter uma taxa de cobertura muito maior que 95%. Esse problema ocorre, em parte, porque as análises de sensibilidade tratam todos os cenários igualmente, independentemente da plausibilidade. A análise de viés probabilístico fornece uma abordagem mais coerente, por integrar os resultados usando distribuições *a priori* explícitas para os parâmetros de viés. Essa abordagem é o foco do restante deste capítulo.

Ilustraremos análise de viés probabilístico em, talvez, sua fórmula mais simples e mais comum, a análise de sensibilidade de Monte-Carlo (ASMC), também conhecida como avaliação de risco de Monte-Carlo. Após delineá-la, nós a aplicaremos a ajustes para um confundidor não mensurado, para uma erro de classificação e para um viés de seleção, seguindo o esboço e exemplo usados anteriormente para análise de sensibilidade simples. Concluímos com uma breve descrição de análise de viés bayesiana, a qual oferece uma abordagem mais geral à análise de viés probabilística, baseada nos mesmos modelos e distribuições. Ambas as abordagens podem ser imaginadas como fornecendo uma distribuição *a posteriori* para o parâmetro-alvo (p. ex., uma medida de efeito), no sentido descrito no Capítulo 18. A principal limitação da ASMC (compartilhada com métodos frequentistas convencionais) é que ela assume, implicitamente, que não temos informação *a priori* alguma sobre o parâmetro-alvo e sobre certos outros parâmetros. Em contraste, a abordagem bayesiana pode usar informações *a priori* sobre quaisquer e sobre todos os parâmetros dos modelos.

Análise de sensibilidade probabilística

A análise de sensibilidade probabilística amplia a análise de sensibilidade simples pela atribuição de distribuições de probabilidade aos parâmetros de viés (Hoffman e Hammonds, 1994; Lash e Silliman, 2000; Greenland, 2001c, 2003c, 2005b; Lash e Fink, 2003a; Phillips, 2003), em vez de usar uns poucos valores fixos para os parâmetros. Pressupondo que os dados sob análise não fornecem informações sobre os parâmetros de viés, essas distribuições devem ser desenvolvidas com base em informações fora dos dados, tais como experiências de outros estudos. As distribuições para os parâmetros de viés são, então, distribuições *a priori* bayesianas, como descrito no Capítulo 18.

Em cada iteração de uma análise de sensibilidade Monte-Carlo, valores para os parâmetros de viés são selecionados aleatoriamente de suas distribuições de probabilidade atribuídas, e então são usados nas fórmulas de análise de sensibilidade dadas anteriormente, para produzir uma estimativa ajustada. Pode haver ajustes para vieses múltiplos, assim como para erro aleatório. Repetindo esse processo aleatório de seleção e ajuste, geramos uma distribuição de frequência de estimativas ajustadas do parâmetro-alvo. Essa distribuição pode ser sumarizada usando-se percentis, tais como a mediana (o 50° percentil) e intervalos entre os percentis. Por exemplo, o percentil 2,5 e o 97,5 da distribuição são os limites de um intervalo que contém 95% das estimativas simuladas.

Percentis e intervalos da distribuição ASMC traçam de modo compacto e acessível a frequência das estimativas obtidas a partir do ajuste repetido para erros sistemáticos (ou tanto sistemáticos como aleatórios), baseada nas prioris. Para distingui-los dos intervalos de confiança, os chamaremos de *intervalos de simulação* ou *intervalos ASMC*. Intervalos de confiança convencionais supõem, implicitamente, a ausência de erro sistemático não controlado e, geralmente, cobrem o valor real com muito menos do que sua frequência declarada, quando essa suposição não é aproximadamente correta. No último caso, se as prioris usadas na ASMC atribuem probabilidade alta relativa aos valores verdadeiros dos parâmetros de viés, o intervalo de simulação resultante, tipicamente, tem uma cobertura melhor do verdadeiro valor do que o intervalo de confiança convencional correspondente (p. ex., Gustafson e Greenland, 2006b).

Suponha que nosso modelo geral de viés e de erro aleatório seja uma boa aproximação do processo real de geração de dados, que tenhamos informações de contexto sobre o parâmetro-alvo irrisórias e que nossas distribuições para os parâmetros de viés reflitam bem nossa melhor informação sobre os vieses. Os sumários ASMC fornecem, então, um entendimento razoável de onde o parâmetro-alvo "mais provavelmente" estará, em que o significado de "mais provavelmente" está em um sentido bayesiano (aposta), como descrito no Capítulo 18. A distribuição ASMC final incorpora vieses julgados potencialmente importantes e erro aleatório. Ela dá uma noção da incerteza total sobre o parâmetro-alvo, que se justifica sob os modelos e distribuições pressupostos, conforme os dados. Esse entendimento mais completo de incerteza origina-se do uso de um modelo que faz menos suposições do que as usadas pelos métodos estatísticos convencionais, os quais negligenciam fontes de viés não mensuradas.

Análise de confundimento não controlado

Ilustraremos uma análise de confundimento de Monte-Carlo pelo fumo, um potencial confundidor não mensurado, no estudo da associação entre exposição ocupacional a resinas e mortalidade por câncer de pulmão (Tab. 19.1). Combinações múltiplas dos parâmetros de viés geraram as 18 estimativas ajustadas na Tabela 19.3. Nossa análise de sensibilidade probabilística começa pela atribuição de distribuições de probabilidade *a priori* a cada um dos parâmetros de viés, que são a prevalência de tabagismo naqueles expostos a resinas (P_{Z1}), a mesma prevalência naqueles não expostos a resinas (P_{Z0}) e a razão de chances associando fumo com mortalidade por câncer de pulmão (RC_{DZ}).

Como uma ilustração inicial simples, damos a P_{Z0} e P_{Z1} distribuições *a priori* independentes, que são uniformes entre 0,40 e 0,70. Esses limites significam que sabemos que a prevalência de tabagismo entre homens, nos Estados Unidos, era alta (mais de 50%) durante o tempo em estudo (Centers for Disease Control, 2006), mas que não sabemos como a população do estudo diferia da população geral, nem sabemos como o fumo estava associado à exposição, se é que estava. Para extrair um número aleatório uniforme p entre 0,40 e 0,70, podemos usar um gerador de números aleatórios uniformes (disponível na maioria dos *softwares* de estatística) para obter um número u entre 0 e 1, e então transformar u em $p = 0,40 + (0,70 - 0,40)u = 0,4 + 0,3u$.

Enfatizamos que nossa utilização de distribuições uniformes independentes é irrealista. Um problema é que a distribuição uniforme impõe fronteiras nítidas sobre valores possíveis (permitidos), onde, de fato, não existem fronteiras exatas, e faz com que as probabilidades pulem de 0 para um valor máximo naquelas fronteiras. Outro problema é que a distribuição uniforme torna todos os valores possíveis igualmente prováveis, quando, de fato, haverá diferenças em plausibilidade entre eles. Nós descreveremos mais adiante como obter distribuições mais realistas para as proporções e como lidar com dependências.

Nossa distribuição *a priori* para RC_{DZ} é log-normal com limites de 95% de 5 e 15. Para simular a partir dessa distribuição, na iteração i tiramos $\ln(RC_{DZ,i})$ de uma distribuição normal com limites de 95% de $\ln(5)$ e $\ln(15)$, refletindo nossa alta certeza de que a razão de chances RC_{DZ} para o indicador de tabagismo Z está entre 5 e 15. A curva sólida na Figura 19.1a mostra a densidade dessa distribuição. Os limites indicam que a média dessa distribuição simétrica é $[\ln(15) + \ln(5)]/2 = 2,159$. Posto que o número de desvios-padrão entre os limites de 95% superior e inferior é $2(1,96) = 3,92$, o desvio-padrão (DP) dessa distribuição é $[\ln(15) - \ln(5)]/3,92 = 0,280$. Para extrair um número aleatório normal w com média $= 2,159$ e DP $= 0,280$, pode-se usar um gerador de números aleatórios normais (média $= 0$, DP $= 1$) padrão (disponível na maioria dos *softwares* de estatística) para obter um número z, e, então, transformar z em $w = $ média $+ z \cdot DP = 2,159 + z(0,280)$. Finalmente, usamos w como nossa retirada de $\ln(RC_{DZ})$, e daí e^w como nossa retirada de RC_{DZ}.

Para gerar um número grande (K) de estimativas ajustadas com base nas distribuições escolhidas, procedemos como a seguir. Na iteração i (onde i vai de 1 a K) executamos os seguintes passos:

1. Para cada parâmetro de viés, retire um valor aleatório de sua distribuição *a priori*: $P_{Z0,i}$ de uma uniforme (0,40, 0,70), $P_{Z1,i}$ de uma uniforme (0,40, 0,70), e $\ln(RC_{DZ,i})$ de uma normal com média $= 2,159$ e DP $= 0,280$.
2. Usando os valores de parâmetro de viés retirados no passo 1, solucione a equação 19.1 ou 19.3 para obter a $RC_{DX,i}$ ajustada para fumo. Registre esse valor.

A repetição dos passos 1 e 2 K vezes gera uma distribuição de frequência de $KRC_{DX,i}$ ajustadas externamente RC. Idealmente, K é escolhido de modo que os percentis simulados de interesse maior (tais como a mediana RC_{DX}) sejam precisos até o número de dígitos usados para apresentação (p. ex., três dígitos). Contudo, esse critério pode requerer mais iterações do que o necessário para se obter acurácia suficiente para propósitos práticos.

Nesse exemplo, depois de uma operação de simulação de $K = 20.000$ iterações, a mediana $RC_{DX,i}$ foi igual a 1,77 com limites de simulação de 95% de 1,25 e 2,50, que têm uma razão de 2,50/1,25 =

2,00. Nós usamos a razão de limites para mensurar a largura do intervalo, porque a medida de associação sendo simulada é, ela própria, uma medida de razão. Note que essa razão de limites variará com a percentagem de intervalo escolhida. Os limites e sua razão refletem apenas nossa incerteza sobre os parâmetros de viés, como modelados por suas distribuições *a priori*. Eles devem ser comparados com os limites de confiança convencionais de 95% para RC_{DX} de 1,18 e 2,64, que têm uma razão de 2,64/1,18 = 2,24. As razões de limites semelhantes refletem o fato de que nossas prioris induzem incerteza sobre confundimento, que é comparável a nossa incerteza sobre erro aleatório.

Incorporando ajuste para erro aleatório

Em seguida, geramos uma distribuição para RC_{DX} que incorpora ambas as fontes de incerteza (confundimento e erro aleatório). Tomamos cada $\ln(RC_{DX,i})$ ajustada e subtraímos dela um erro aleatório obtido a partir de uma distribuição normal com um desvio-padrão igual à estimativa de desvio-padrão convencional para o log da razão de chances. Da fórmula no Capítulo 14, aquela estimativa de desvio-padrão é $\widehat{DP} = (1/45 + 1/94 + 1/257 + 1/945)^{1/2} = 0,1944$. Assim, para incorporar um erro aleatório independente da nossa simulação, acrescentamos um terceiro passo a cada iteração:

3. Retire um número z_i de uma distribuição normal padrão. Então, construa uma razão de chances ajustada para fumo e para erro aleatório

$$RC_{DX,i}{}^{*} = \exp[\ln(RC_{DX,i}) - z_i \widehat{DP}] \qquad [19.17]$$

Se aplicarmos o passo 3 sem os passos 1 e 2, a distribuição de frequência resultante ajustará somente para erro aleatório, e seus percentis 2,5 e 97,5 se aproximarão dos limites de confiança convencionais (Fig. 19.2a) à medida que K aumentar. Como descrito, a repetição dos passos 1 e 2 sem o passo 3 gera uma distribuição de $RC_{DX,i}$ que é ajustada somente para fumo. Repetir todos os três passos juntos gera uma distribuição de $RC_{DX,i}{}^{*}$ que é ajustada para tabagismo e para erro aleatório. Depois de uma operação de simulação de $K = 20.000$ iterações, a mediana $RC_{DX,i}{}^{*}$ é igual a 1,77 com limites de simulação de 95% de 1,04 e 3,03, que têm uma razão de 3,03/1,04 = 2,91. Em contraste, os limites de confiança de 95% convencionais para RC_{DX} têm uma razão de 2,24, que é apenas 2,24/2,91 ≈ 77% daquela da razão nova.

A razão maior dos limites superior a inferior dos resultados da simulação reflete o fato de que nossas prioris dão margem a alguma incerteza sobre uma fonte de confundimento não controlado. A simulação retorna ao intervalo convencional se no passo 1 da simulação fizermos $P_{Z1,i} = P_{Z0,i}$, pois então fumo e exposição não estão associados em todas as iterações, e não há confundimento por fumo. Em outras palavras, o intervalo convencional é equivalente a um intervalo de simulação que pressupõe que não há confundimento não controlado.

O passo 3, como dado anteriormente, usa a mesma aproximação normal para o erro aleatório na escala logarítmica da razão de chances como a usada na estatística convencional (p. ex., Caps. 14 a 16). Uma alternativa que, algumas vezes, é mais fácil de empregar (particularmente com os ajustes de nível de registro descritos adiante) é a *reamostragem*. Em cada iteração, antes de se fazer o ajuste para viés no passo 2, um novo conjunto de dados, do mesmo tamanho que o antigo, é amostrado com reposição dos dados originais (separadamente para casos e controles, em um estudo de caso-controle, para manter os números originais de casos e controles). A distribuição das estimativas obtidas com esse passo adicional ajusta simultaneamente para erro aleatório e para o confundidor não mensurado, ao passo que a distribuição das estimativas a partir dos dados originais ajusta somente para o confundidor não mensurado. Em vez de usar os dados reamostrados diretamente, abordagens *bootstrap* mais sofisticadas utilizam os dados reamostrados para fazer ajustes para vieses estatísticos, bem como para erro aleatório (Efron e Tibshirani, 1994; Davison e Hinkley, 1997; Carpenter e Bithell, 2000).

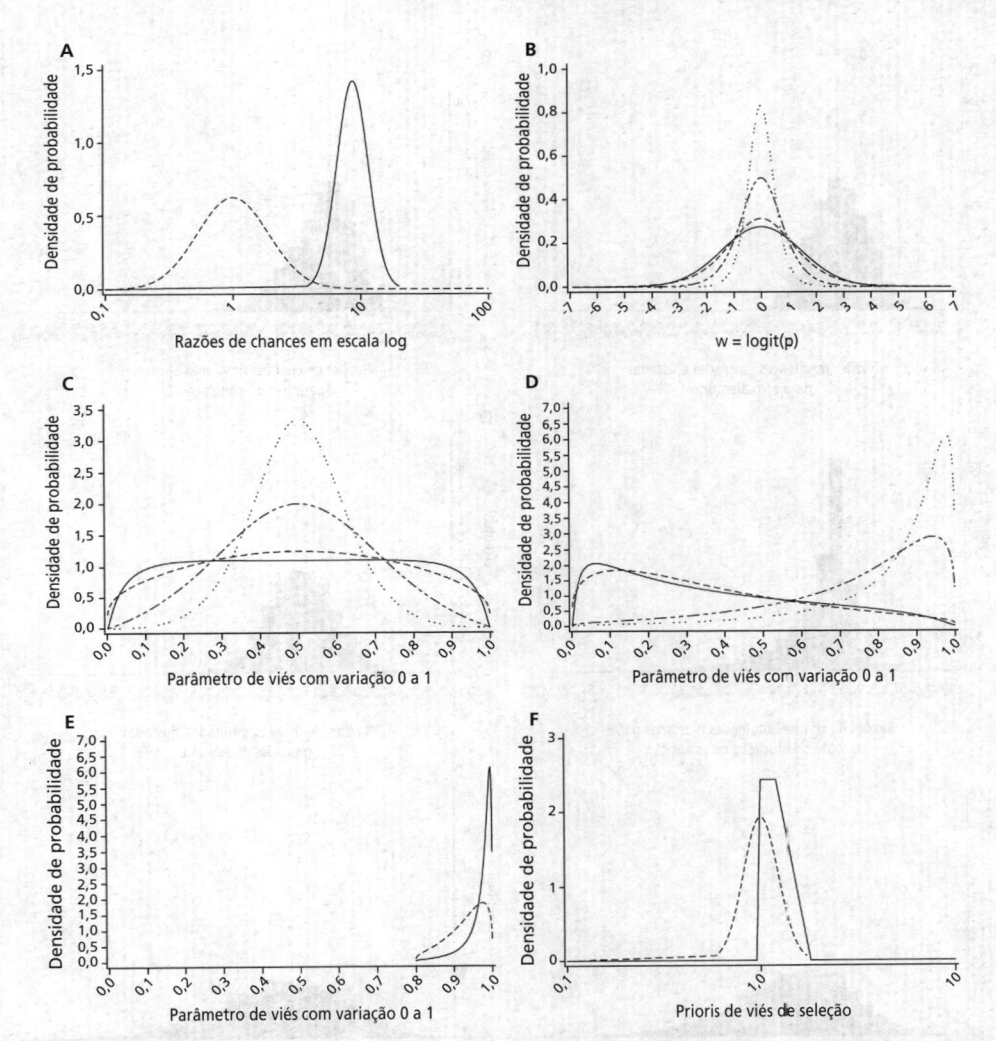

FIGURA 19.1 • Densidades de probabilidade para as distribuições discutidas no texto. **(a)** Densidades para exemplo de confundimento não mensurado: curva sólida (–), priori normal para $\ln(RC_{DZ})$ com média $\ln(10)$ e desvio-padrão 0,280; curva tracejada (– –), priori normal para $\ln(RC_{XZ})$ com média 0 e desvio-padrão 0,639. **(b)** Densidades para w não limitadas com posição m e fator de escala s: curva sólida (–), densidade normal $m = 0$ e desvio-padrão = $\sigma = s = 1{,}45$; curva tracejada (– –), densidade logística com $m = 0$, $s = 0{,}8$, $\sigma = 0{,}8\pi/3^{1/2} = 1{,}45$; curva tracejada mista (– - - –), densidade logística com $m = 0$ e $s = 0{,}5$; curva pontilhada (... ...), densidade logística com $m = 0$ e $s = 0{,}3$. **(c)** Densidades para uma proporção p, onde $w = \text{logit}(p)$ tem posição m e fator de escala s: curva sólida (–), densidade logit normal com $m = 0$ e $\sigma = s = 1{,}45$; curva tracejada (– –), densidade logit-logística com $m = 0$ e $s = 0{,}8$; curva tracejada mista (– - - –), densidade logit-logística com $m = 0$ e $s = 0{,}5$; curva pontilhada (... ...), densidade logit-logística com $m = 0$ e $s = 0{,}3$. **(d)** Densidades para uma proporção p, onde $w = \text{logit}(p)$ tem posição m e fator de escala s: curva sólida (–), densidade normal com $m = \text{logit}(0{,}5) = 0$ e $\sigma = s = 1{,}45$; curva tracejada (– –), densidade logit-logística com $m = \text{logit}(0{,}3)$ e $s = 0{,}8$; tracejada mista (– - - –), densidade logit-logística com $m = \text{logit}(0{,}8)$ e $s = 0{,}8$; curva pontilhada (... ...), densidade logit-logística com $m = \text{logit}(0{,}9)$ e $s = 0{,}8$. **(e)** Densidades para exemplo de erro de classificação: curva sólida (–), priori para sensibilidade Se_i de classificação de exposição à resina, onde $Se_i = 0{,}8 + 0{,}2\,\text{expit}(w)$ e w tem uma distribuição logística com $m = \text{logit}(0{,}8)$ e $s = 0{,}8$; curva tracejada (– –), priori para especificidade Sp_i de classificação de exposição à resina, onde $Sp_i = 0{,}8 + 0{,}2\,\text{expit}(w)$ e w tem uma distribuição logística com $m = \text{logit}(0{,}7)$ e $s = 0{,}8$. **(f)** Densidades para exemplo de viés de seleção (gráfico semilogarítmico): curva sólida (–), priori normal para o log do fator de viés de seleção com média $\ln(1) = 0$ e desvio-padrão 0,207; curva tracejada (– –), densidade a priori trapezoidal para o log do fator de viés de seleção com $b_l = -\ln(0{,}95)$, $b_u = -\ln(1{,}8)$, $m_l = -\ln(1) = 0$, $um = -\ln(1{,}2)$.

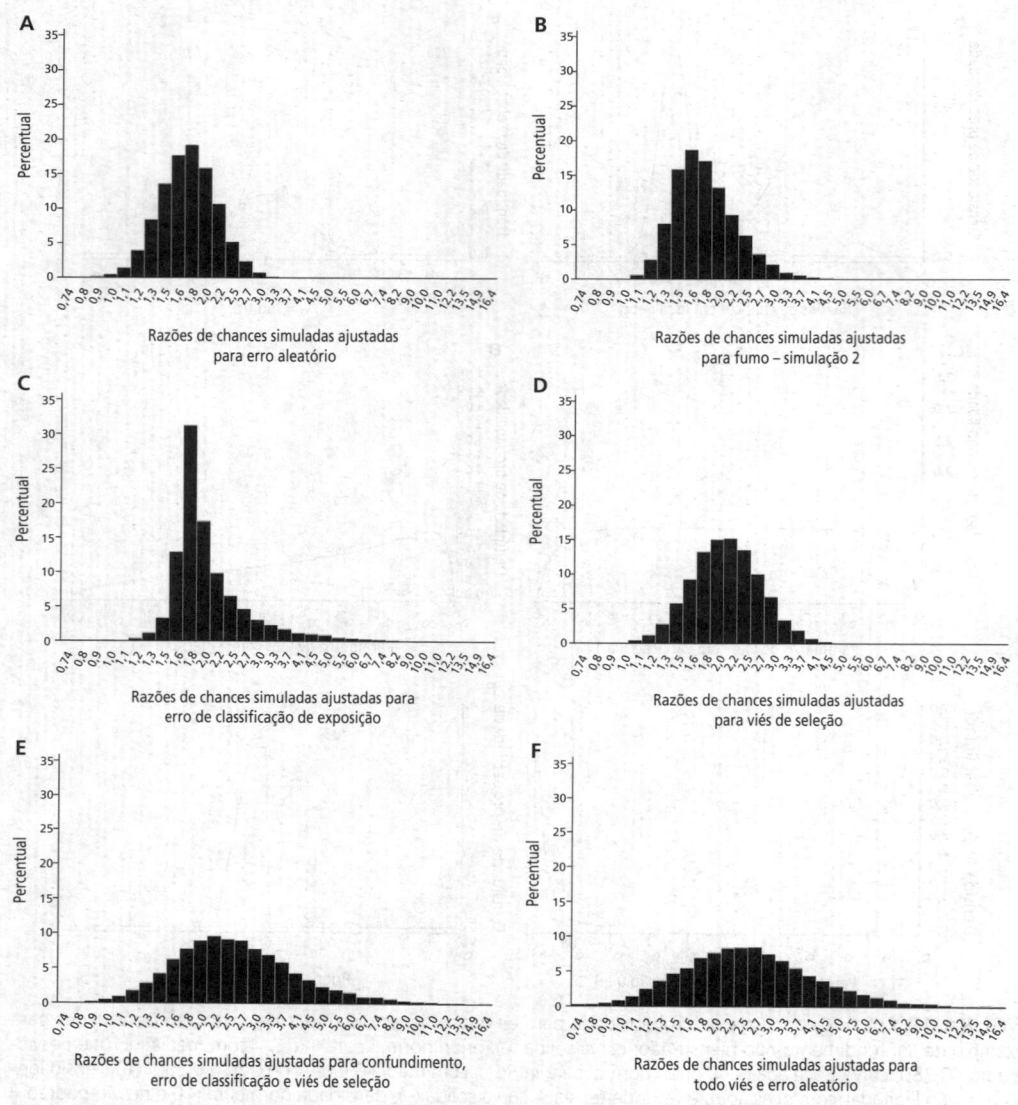

FIGURA 19.2 • Histogramas de resultados de simulação ($K = 20.000$) de análise de sensibilidade de viés de Monte-Carlo, no exemplo sobre resinas e câncer de pulmão. **(a)** Ajuste apenas para erro aleatório: mediana = 1,77, limites de simulação de 95% = 1,18-2,64 (iguais aos limites de confiança de 95% convencionais), razão de limites = 2,24. **(b)** Ajuste para confundimento por fumo não mensurado, sem erro aleatório: mediana = 1,77, limites de simulação de 95% = 1,26-3,06, razão de limites = 2,43. **(c)** Ajuste para erro de classificação de exposição à resina, sem erro aleatório: mediana = 1,92, limites de simulação de 95% = 1,46-4,90, razão de limites = 3,36. **(d)** Ajuste para vieses de seleção, sem erro aleatório: mediana = 2,14, limites de simulação de 95% = 1,32-3,57, razão de limites = 2,70. **(e)** Ajuste para confundimento por fumo não controlado, erro de classificação de exposição à resina e vieses de seleção, sem erro aleatório: mediana = 2,52, limites de simulação de 95% = 1,21-7,54, razão de limites = 6,23. **(f)** Ajuste para confundimento por fumo não controlado, erro de classificação de exposição à resina e vieses de seleção, com erro aleatório: mediana = 2,54, limites de simulação de 95% = 1,10-7,82, razão de limites = 7,11.

Construindo distribuições a priori mais realistas

As distribuições uniformes atribuídas para as prevalências de tabagismo P_{Z1} e P_{Z0} em expostos e em não expostos atribuem a mesma probabilidade a cada possível par de valores para essas prevalências. Assim, para uma prevalência de fumo de 70% nos expostos e de 40% nos não expostos, é atribuída a mesma probabilidade que a uma prevalência de 50% para ambos os grupos. Contudo, não temos base para esperar que alguma diferença realmente ocorra e achamos que diferenças pequenas são mais prováveis do que as grandes. Além disso, se soubéssemos a prevalência de fumo em um grupo, isso nos levaria a esperar uma prevalência semelhante no outro. Como um resultado de se colocar probabilidades abertamente altas em diferenças grandes, a simulação precedente pode exagerar a incerteza causada por confundimento. Ela também pode subestimar a incerteza pela exclusão de valores grandes improváveis – mas possíveis – para as diferenças. Uma maneira de dar probabilidades mais altas a pares com diferenças menores, e assim refletir mais acuradamente nossa incerteza, é gerar os pares de tal forma que as duas prevalências estejam correlacionadas. Discutiremos a geração de pares correlatos sob erro de classificação.

Uma outra maneira de representar melhor nossa incerteza é mudar para uma fórmula de viés, em que seja razoável tratar os parâmetros de viés como independentes (Greenland, 2001c). A Fórmula 19.3 é um exemplo. Com o uso dessa fórmula, em vez de fazer a amostragem a partir de uma distribuição para P_{Z1} podemos amostrar a razão de chances exposição/confundidor a partir de uma distribuição para RC_{XZ}. Diferente de P_{Z1}, conhecer RC_{XZ} terá pouca, se alguma, influência sobre nossa expectativa para P_{Z0}, assim, dar a RC_{XZ} e a P_{Z0} prioris independentes é razoável.

Outro aspecto das distribuições *a priori* uniformes para P_{Z1} e P_{Z0} é que elas impõem limites rígidos sobre RC_{XZ}, excluindo como impossíveis os valores que são menores do que $(1-0,7)0,4/0,7(1-0,4) = 2/7$, ou maiores do que $0,7(1-0,4)/(1-0,7)0,4 = 7/2 = 3,5$. Como não sabemos com certeza se RC_{XZ} está dentro desses limites, podemos refletir melhor nossa incerteza pelo uso de uma distribuição que permita alguma chance de que caia fora deles. Para ilustração, suponha que atribuamos a $\ln(RC_{XZ})$ uma distribuição normal com limites *a priori* de 95% nos valores extremos, a partir de distribuições uniformes para P_{Z1} e P_{Z0}, que são $\pm \ln[0,7(1-0,4)/1-0,7)0,4] = \pm \ln(3,5)$. A média dessa distribuição normal é zero, e a largura do intervalo *a priori* de 95% é $2 \cdot \ln(3,5)$, de modo que o DP é $2 \cdot \ln(3,5/3,92 = 0,639$. A curva tracejada na Figura 19.1a mostra a densidade dessa distribuição. Nós então substituímos o passo 1 acima por

1.′ Para cada parâmetro de viés, extraia um valor aleatório de sua distribuição *a priori*: $P_{Z0,i}$ de uma distribuição uniforme (0,40, 0,70), $\ln(RC_{XZ,i})$ de uma distribuição normal com média = 0 e DP = 0,639, e $\ln(RC_{DZ,i})$ de uma distribuição normal com média = 2,16 e DP = 0,280.

Repetindo os passos de 1′ até 3 K vezes obtém-se uma nova distribuição de frequência de K ajustada externamente $RC_{DX,i}$ (Fig. 19.2b), e uma distribuição de frequência de K externamente ajustada $RC_{DX,i}^*$, que também são ajustadas para erro aleatório. Depois de uma operação de simulação de $K = 20.000$ iterações, a $RC_{DX,i}^*$ mediana foi igual a 1,77 com limites de simulação de 95% 1,05 e 3,47, que têm uma razão de 3,47/1,05 = 3,30. Os limites de confiança de 95% convencionais para RC_{DX} têm uma razão de 2,64/1,18 = 2,24, que é apenas 2,24/3,30 ≈ 2/3 daquela da nova razão. Os limites de simulação anteriores, baseados em prioris independentes irrealistas, têm uma razão de 3,03/1,04 = 2,91, que é somente 2,91/3,30 = 88% daquela da nova razão.

Análise de confundimento não controlado via simulação direta de viés

As análises de confundimento algumas vezes são conduzidas pela colocação de uma priori diretamente sobre a quantidade de confundimento na estimativa convencional (Robins et al., 1999b; Bodnar et al., 2006). Por exemplo, se estudos anteriores da mesma associação mensuraram o confundidor em questão e relataram as estimativas, tanto ajustadas como não ajustadas, as ajustadas poderiam ser divididas pelas não ajustadas para oferecer uma estimativa do viés devido à falta de ajuste para o confundidor; pode-se também construir intervalos de confiança para essa razão (Greenland e Mickey, 1988). Esses resultados, e outras considerações, podem ser usados como base para uma priori sobre o tamanho do fator de viés, em um estudo que deixa de ajustar para o confundidor.

Algumas distribuições geradas facilmente

Conforme mencionado anteriormente, a distribuição uniforme é rígida e irrealista. Embora as distribuições *a priori* sejam pouco mais do que palpites, ou apostas, sobre os parâmetros (com a esperança de estarem refletindo dados externos relevantes), alternativas flexíveis são necessárias para captar as distinções grosseiras que possam ser feitas (p. ex., entre valores "possíveis", "prováveis", "razoáveis" e "implausíveis"). Uma alternativa que temos ilustrado para o log das razões de chances é a distribuição normal. Essa escolha pode ser adequada, contanto que nossa incerteza sobre o parâmetro possa ser aproximada por uma distribuição simétrica, sem limites e com pico. Entretanto, frequentemente, nossa incerteza é melhor representada por uma distribuição com assimetria, limites ou áreas amplas de valores igualmente prováveis. Embora números aleatórios normais possam ser transformados para capturar essas propriedades, outras distribuições mais adequadas para esse propósito podem ser derivadas de números aleatórios uniformes.

Distribuições logísticas

Considere um número u gerado a partir da distribuição uniforme entre 0 e 1. Deixemos que m e s sejam quaisquer números fixos com $s > 0$, e que

$$w = m + s \cdot \text{logit}(u) \quad \text{where logit}(u) = \ln(u) - \ln(1-u) \quad [19.18]$$

O novo número aleatório w tem o que é conhecido como uma *distribuição logística*, recentrada em m e reescalada por s. Ela tem média, mediana e moda em m e escala em s. Como uma distribuição normal, é simétrica com uma amplitude sem limites, mas tem caudas mais pesadas, refletidas no fato de que o desvio-padrão de uma distribuição logística é $\sigma = (\pi/3^{1/2})s \approx 1{,}81s$, ou 81% maior do que o fator de escala s. Em contraste, para uma distribuição normal, o desvio-padrão σ e o fator de escala s são iguais ($\sigma = s$), e esse é o motivo por que livros de estatística elementar raramente distinguem o fator de escala do desvio-padrão. A Figura 19.1b mostra densidades de distribuições logísticas para várias escolhas de s, ao longo da densidade de uma distribuição normal com $\sigma = 1{,}81(0{,}8) \approx 1{,}45$ para comparação (curva sólida). Em relação à distribuição normal, a logística espalha a área da corcova central para as caudas. Assim, uma priori logística pode ser usada como uma alternativa a uma priori normal, quando valores extremos não forem considerados tão altamente improváveis quanto uma priori normal os faz parecer.

A priori logística pode ser generalizada ainda mais em distribuições log-F recentradas e reescaladas (também conhecidas como conjugadas generalizadas). Essas distribuições podem gerar grande variedade de formatos, inclusive distribuições inclinadas, e podem ser mais estendidas para abranger parâmetros correlatos múltiplos (Greenland, 2003b, 2007b; Jones, 2004); também podem ser traduzidas em "dados *a priori*", ao longo das linhas descritas no Capítulo 18 (Greenland, 2007b).

Transformação para proporções e variáveis limitadas

Seja $p = \text{expit}(w) = e^w/(1+e^w)$, onde w tem uma distribuição sem limites com mediana m, tal como uma distribuição normal, logística, ou log-F. O novo número aleatório p tem uma distribuição de 0 a 1 com mediana expit(m). Considere primeiro o caso especial em que w tem uma distribuição logística com $m = 0$. A distribuição de p então é simétrica em torno de 0,5 e é uniforme, se, em adição, $s = 1$. Se $s < 1$, contudo, a distribuição de p dará maior probabilidade aos valores do meio (próximos de 0,5) do que aos valores extremos (perto de 0 e 1), e se $s > 1$, ela dará mais probabilidade aos extremos (perto de 0 e 1) do que ao do meio. Para $s = 0{,}9$, a distribuição de p é largamente plana de 0,1 a 0,9, depois cai, e para $s = 0,8$, a distribuição de p é uma colina arredondada, ou semicírculo, entre 0 e 1. À medida que s se torna menor, a colina fica menos arredondada e mais em pico; para $s = 0,3$, a densidade de p torna-se uma curva em sino entre 0 e 1. A Figura 19.1 mostra a densidade de p para várias escolhas de s quando w é logístico e $m = 0$, e também para p quando w é normal com $\sigma = 1,45$ e $m = 0$. Alertamos que, para distribuições logísticas com $s > 1$, ou para distribuições normais com $\sigma > 1,6$, a densidade resultante para p é bimodal.

Com m não zero, a distribuição de p torna-se inclinada, mesmo que a distribuição inicial de $w = \text{logit}(p)$ seja simétrica. Suponha que comecemos com uma distribuição simétrica para w que é determinada por sua mediana m e com um fator de escala s, tal como uma distribuição normal ou logística. Para inclinar a distribuição de p até uma mediana de, digamos, 0,3, trocamos w por $m = \text{logit}(0,3)$, de modo que $w = m + s \cdot \text{logit}(u)$, onde u novamente é uniforme. Assim, começando com u uniforme obtemos

$$p = \text{expit}(w) = \text{expit}[m + s \cdot \text{logit}(u)]$$

A Figura 19.1d mostra a densidade da distribuição de p para várias escolhas de m quando $s = 0,8$. Se tomarmos o logit de p, voltaremos à distribuição logística, ou normal, com a qual começamos. Portanto, por analogia com o termo "log-normal" para uma variável cujo log tem uma distribuição normal, dizemos que a distribuição de $p = \text{expit}(w)$ é *logit-logística* se w é logístico, e é *logit-normal* se w é normal (Lesaffre et al., 2006).

Também podemos mudar e reescalar o intervalo de p para obter ainda um outro número aleatório q, que caia entre um mínimo desejado (limite inferior) b_l e um máximo (limite superior) b_u, estabelecendo $q = b_l + (b_u - b_l)p$. Se $w = \text{logit}(p)$ tem uma distribuição determinada por sua mediana m e por seu fator de escala s, quatro parâmetros especificam a distribuição de q: m, s e os limites b_l e b_u. A mediana de q é então $b_l + (b_u - b_l)\text{expit}(m)$.

Distribuições trapezoidais

Uma *distribuição trapezoidal* tem como parâmetros um mínimo (limite inferior) b_l, um máximo (limite superior) b_u, uma moda inferior m_l e uma moda superior m_u. O mínimo e o máximo estabelecem a faixa de valores permitida (possível) pela distribuição, e as modas inferior e superior marcam uma zona de indiferença na qual todos os valores são considerados igualmente prováveis. A densidade da distribuição tem uma "cauda" inferior triangular inclinando-se em aclive entre b_l e m_l, uma "mesa" plana entre m_l e m_u e uma "cauda" triangular superior inclinando-se em declive entre m_u e b_u. A densidade é simétrica se $b_u - m_u = m_l - b_l$ e se torna mais em pico à medida que m_u e m_l ficam mais próximos. No caso extremo em que $m_l = m_u$, a densidade fica triangular com um pico agudo nas modas. No outro extremo, no qual a moda inferior é igual ao mínimo ($m_l = b_l$) e a moda superior é igual ao máximo ($m_u = b_u$), a densidade torna-se uniforme.

Um número aleatório trapezoidal t pode ser obtido a partir de um número aleatório uniforme $(0, 1)$ u, como a seguir:

Seja $v = [b_l + m_l + u \cdot (b_u + m_u - b_l - m_l]/2$. Então

(i) Se $m_l \leq v \leq m_u$, então $t = v$.

(ii) Se $v < m_l$, então $t = b_l + [(m_l - b_l)(2v - m_l - b_l)]^{1/2}$. [19.19]

(iii) Se $v > m_u$, então $t = b_u - [2(b_u - m_u)(v - m_u)]^{1/2}$.

A distribuição trapezoidal é uma candidata *a priori* útil para quantidades limitadas logicamente, tais como proporções, e para outras quantidades quando se está confortável em colocar limites inferior e superior nítidos sobre os valores possíveis. A incerteza sobre os limites a usar pode ser aplacada estabelecendo-se aqueles limites muito amplos, para acomodar todas as possibilidades remotamente razoáveis, tornando assim as caudas longas (i.e., tornando $m_l - b_l$ e $b_u - m_u$ grandes em relação a $m_u - m_l$).

Gerando variáveis dependentes

Até aqui, temos discutido apenas o uso de distribuições independentes para os diferentes parâmetros de viés. Para realismo, entretanto, algumas vezes é essencial construir dependência nessas distribuições. Anteriormente, observamos que a prevalência de tabagismo naqueles expostos a resinas (P_{Z1}) e naqueles não expostos a resinas (P_{Z0}) era provavelmente semelhante, embora ambas pudessem estar em uma faixa ampla (usamos 0,4 a 0,7). De modo mais geral, ao considerar classificação análoga, ou probabilidades de seleção ao longo de subgrupos diferentes (p. ex., casos e controles, homens e mulheres), frequentemente é irrealista considerar as probabilidades iguais (não diferenciais) entre os subgrupos, porém, geralmente, é mais irrealista ainda fingir que elas são completamente não relacionadas, pois, com frequência, esperamos que essas probabilidades sejam similares ao longo dos subgrupos. Mesmo que pensemos que elas não são necessariamente próximas, achar evidência de que uma probabilidade de erro de classificação (ou de recusa) é alta em um subgrupo nos levará a pensar que ela seja elevada em outros subgrupos. Em outras palavras, normalmente esperamos que parâmetros de viés análogos sejam positivamente associados ao longo dos subgrupos.

Se pudermos traduzir o grau de associação que esperamos entre dois parâmetros desconhecidos π e τ em um coeficiente de correlação r, há uma maneira simples de gerar pares de extrações aleatórias de π e τ que tenham aquela correlação. Em cada iteração, primeiro geramos três (em vez de dois) números aleatórios independentes, rotulados h_1, h_2, h_3. Esses três números não precisam vir da mesma distribuição; o importante é que sejam extraídos independentemente e que tenham a mesma variância. Então, o par de números aleatórios

$$g_1 = r^{1/2}h_1 + (1-r)^{1/2}h_2 \qquad g_2 = r^{1/2}h_1 + (1-r)^{1/2}h_3 \qquad [19.20]$$

terá correlação r por meio das iterações. Agora g_1 e g_2 podem não ter a posição, extensão ou forma desejada para as distribuições de π e τ (i.e., podem não ter a média e o desvio-padrão, ou os limites, ou as modas, desejados). Se, porém, os h_k são todos extraídos das distribuições com média 0 e variância 1, então g_1 e g_2 também terão média 0 e variância 1; em tal caso, para se obter médias μ_1, μ_2 e variâncias σ_1^2, σ_2^2 diferentes para os membros pares, usamos $\mu_1 + \sigma_1 g_1$, $\mu_2 + \sigma_2 g_2$, que terão ainda correlação r. Por esse motivo, frequentemente é mais fácil começar com distribuições para h_k que tenham médias 0 e variâncias 1, e então transformem o par resultante para ter as médias e as variâncias desejadas. Essa abordagem pode ser generalizada para criar parâmetros correlatos múltiplos, via modelagem hierárquica (Greenland, 2003c, 2005b).

O uso da equação 19.20 será ilustrado em aplicação a ajuste pelo erro de classificação diferencial. Se os insumos h_k são normais, o par resultante g_1 e g_2 também será normal. Se os insumos h_k têm a mesma distribuição (p. ex., toda logística ou toda trapezoidal), as distribuições de g_1 e g_2 tenderão a ter uma forma mais normal que os insumos. Quando usando a equação 19.20 com insumos não normais, devem-se criar histogramas das variáveis finais geradas para verificar se elas têm distribuições aceitáveis. Se precisamos de não normalidade de um ou de ambos os membros finais, podemos transformar g_1 ou g_2, ou ambos, de modo não linear. Por exemplo, começando com g_1 e g_2 normais, podemos usar exp(g_1) e expit(g_2) para obter um par final com exp(g_1), um número log-normal positivo, e expit(g_2), um número logit-normal entre 0 e 1. As transformações não lineares às vezes têm pouco efeito sobre a correlação final do par se r é positivo, mas podem ser alteradas profundamente por certas transformações (Greenland, 1996e). Por isso, se transformações não lineares são usadas, deve-se verificar a correlação real, as médias e as variâncias dos pares finais gerados.

Análise de erro de classificação

Considere novamente a Tabela 19.4, que mostra os resultados de nossa análise de sensibilidade inicial de erro de classificação. Os quatro parâmetros de viés que governam esses resultados são as sensibilidades e especificidades da classificação entre casos e controles. Para uma análise de sensibilidade Monte-Carlo de erro de classificação paralela à Tabela 19.4, precisa-se atribuir distribuições *a priori* aos quatro parâmetros de viés. Um modo simples de usar as extrações de simulação dessas distribuições é como a seguir. Em cada iteração, as contagens ajustadas para erro de classificação B_{1i}, B_{0i}, A_{1i} e A_{0i} são derivadas de Se_i e Sp_i usando as equações 19.7 e 19.8. A estimativa da razão de chances ajustada para erro de classificação da iteração i é, então, $RC_{DX,i} = A_{1i}B_{0i}/A_{0i}B_{1i}$. Finalmente, as fórmulas 19.7 e 19.8 são aplicadas iterativamente usando-se extrações dessas distribuições.

Erro de classificação não diferencial

Para continuar com o exemplo de resinas e câncer de pulmão, e assumindo erro de classificação não diferencial, em cada iteração extraímos dois números aleatórios uniformes independentes u_1, u_2, e os transformamos em extrações logísticas $g_1 = \text{logit}(0,9) + 0,8 \cdot \text{logit}(u_1)$ e $g_2 = \text{logit}(0,7) + 0,8 \cdot \text{logit}(u_2)$. Então estabelecemos

$$Se_i = 0,8 + 0,2 \cdot \text{expit}(g_1) \quad \text{and} \quad Sp_i = 0,8 + 0,2 \cdot \text{expit}(g_2)$$

que forçam Se_i e Sp_i a ficar entre 0,8 e 1, com uma mediana de $0,8 + 0,2(0,9) = 0,98$ para Se_i e uma mediana de $0,8 + 0,2(0,7) = 0,94$ para Sp_i. A Figura 19.1e mostra as densidades resultantes Se_i e Sp_i. Depois do erro de simulação de $K = 20.000$ iterações, a mediana $RC_{DX,i}$ ajustada para classificação não diferencial é 2,01, e os limites de simulação de 95% são 1,78 e 4,71, que têm uma razão de 2,65. Essa razão é 18% maior do que a razão dos limites de confiança convencionais. Como nos exemplos de confundimento, pode-se também dar conta do erro aleatório pela aplicação da fórmula 19.17 (passo 3) para gerar $RC_{DX,i}^*$ a partir de $RC_{DX,i}$. Com o erro aleatório adicionado, a $RC_{DX,i}^*$ mediana é 2,10 e os limites de simulação de 95% são 1,32 e 4,99, que têm uma razão de 3,78. Esses limites são deslocados para cima em relação aos limites convencionais de 1,18 e 2,64, e têm uma razão cerca de 70% maior do que a destes últimos. Esse deslocamento surge porque o erro de classificação de exposição assumido é não diferencial, e outras fontes de viés para baixo não estão incluídas no modelo de ajuste.

Tratamento de ajustes negativos

A fim de evitar contagens ajustadas negativas, as distribuições *a priori* para sensibilidade e especificidade devem ser limitadas por $Se \geq B_1^*/M_0$ e $Sp \geq B_0^*/M_0$ entre não casos, e por $Se \geq A_1^*/M_1$ e $Sp \geq A_0^*/M_1$ entre casos. Se for usada uma distribuição que se estende para dentro da região de ajuste negativo (i.e., se ela permite extrações que violam qualquer dessas desigualdades), há várias opções. Se a região é considerada uma possibilidade razoável e a distribuição *a priori* é considerada como boa, pode-se estabelecer as contagens negativas como 0, e então contabilizar as razões de chances 0 ou infinitas resultantes nos percentis da simulação final. Contudo, se não se considera a região como realista, pode-se revisar a distribuição *a priori* para ficar acima da região ou deixar a simulação realizar essa revisão automaticamente, fazendo com que descarte extrações que caiam na região.

Se as extrações são descartadas, o resultado é o mesmo que usar uma distribuição que seja truncada no ponto onde a região de ajustes negativos começa. Assim, deve-se verificar se a distribuição truncada resultante ainda parece satisfatória. Como um exemplo, Fox e colaboradores (2005) usaram distribuições *a priori* trapezoidais para os parâmetros no exemplo sobre resinas e câncer de pulmão. Para cenários de erro de classificação não diferencial, na iteração i de Monte-Carlo, Fox e colaboradores extraíram de forma independente uma sensibilidade Se_i e uma especificidade Sp_i de uma distribuição trapezoidal com $b_1 = 75\%$, $b_u = 100\%$, $m_1 = 85\%$ e $m_u = 95\%$. Essa distribuição resulta em contagens ajustadas negativas quando $Sp_i \leq B_0^*/M_0 = 945/1.202 = 0,786$. Descartar essas extrações (como Fox et al. fizeram) trunca a distribuição em 0,786, de modo que a distribuição de simulação real não é mais trapezoidal. Em vez disso, a probabilidade de $Sp < 0,786$ é 0. A densidade *a priori* resultante salta de 0 para cerca de $(0,786 - 0,75)/(0,85 - 0,75) \approx 40\%$ de seu máximo em 0,786, e continua para cima, em paralelo à densidade trapezoidal original.

Usando essa priori truncada, a razão de chances ajustada pela mediana obtida por Fox e colaboradores foi 2,5, com limites de simulação de 95% de 1,7 e 14 antes de levar em conta o erro aleatório, e limites de 1,4 e 15 (razão 15/1,7 ≈ 9) depois de levar em conta. A distribuição atribuída à sensibilidade e à especificidade teve a intenção de ser paralela aos valores fixos utilizados na Tabela 19.4, e não refletir crenças *a priori* reais sobre os valores; em consequência, todas as razões de chances ajustadas a partir da análise de sensibilidade anterior, que assumiram erro de classificação não diferencial (a diagonal descendente da Tab. 19.4), caem dentro dos limites de simulação de 95%.

Ajuste de nível de registro

Para obter seus resultados, Fox e colaboradores (2005) na verdade usaram um procedimento de simulação mais complexo, mas aproximadamente equivalente ao baseado nas equações 19.7 e 19.8. Em cada iteração, as contagens ajustadas $A_{1,i}$ e $B_{1,i}$ derivadas de Se_i e Sp_i são usadas para computar as prevalências entre casos e controles; então valores preditivos são estimados a partir das equações 19.9 e 19.10. Para cada registro de dados, esses valores preditivos são usados para imputar os "verdadeiros" valores de exposição a partir dos valores mal classificados observados. Os dados ajustados resultantes estabelecidos na iteração i são usados, então, para calcular uma razão de chances ajustada. A vantagem desse procedimento é que ele retém a mesma forma, mesmo que ajustes adicionais sejam necessários (p. ex., para idade, para sexo e para outros confundidores registrados nos dados). Ele também é paralelo à imputação múltipla para ajuste para erro de mensuração, baseado em dados de validação (Cole et al., 2006), e é facilmente combinado com imputações para dados faltantes. A desvantagem é que ele pode ter muita demanda computacional, pois requer a construção de um novo conjunto de dados em cada iteração.

Erro de classificação diferencial

Para permitir o erro de classificação diferencial, devemos gerar sensibilidades separadas $Se_{1,i}$, $Se_{0,i}$ e especificidades separadas $Sp_{1,i}$, Sp_{0i} para casos e controles. Ao fazê-lo, contudo, devemos observar que as sensibilidades de casos não são *a priori* independentes das sensibilidades de controles, nem as especificidades dos casos independentes são *a priori* independentes das especificidades de controles, e levar em consideração esses fatos nas simulações. Por exemplo, se encontramos a sensibilidade e a especificidade para os controles, tal informação influenciaria definitivamente as distribuições que atribuiríamos à sensibilidade e à especificidade dos casos. Uma maneira de abordar essa dependência no exemplo sobre resinas e câncer de pulmão é a seguinte. Em cada iteração i,

1. Extraímos três números aleatórios uniformes independentes u_1, u_2, u_3, os transformamos em números logísticos $h_k = \text{logit}(0,9) + 0,8 \cdot \text{logit}(u_k)$ e usamos a fórmula 19.20 para gerar pares de números g_1 e g_2 a partir de h_k, com correlação $r = 0,8$. Então estabelecemos

$$Se_{1,i} = 0,8 + 0,2 \cdot \text{expit}(g_1) \quad \text{e} \quad Se_{0,i} = 0,8 + 0,2 \cdot \text{expit}(g_2)$$

2. Extraímos mais três números aleatórios uniformes independentes u_4, u_5, u_6, os transformamos em números logísticos $h_k = \text{logit}(0,7) + 0,8 \cdot \text{logit}(u_k)$ e usamos a fórmula 19.20 para gerar pares de números g_3 e g_4 a partir de h_k, com correlação $r = 0,8$. Então estabelecemos

$$Sp_{1,i} = 0,8 + 0,2 \cdot \text{expit}(g_3), \; Sp_{0,i} = 0,8 + 0,2 \cdot \text{expit}(g_4)$$

$Se_{1,i}$, $Sp_{1,i}$ são usados, então, para ajustar as contagens de casos pela fórmula 19.8, e $Se_{0,i}$, $Sp_{0,i}$ são usados para ajustar os controles pela fórmula 19.7.

Depois de uma simulação de $K = 20.000$ iterações, a correlação de $Se_{1,i}$ e $Se_{0,i}$ foi 0,76 e a correlação de $Sp_{1,i}$ e $Sp_{0,i}$ foi 0,78. A mediana da $RC_{DX,i}$ foi 1,92 e os limites de simulação de 95% foram

1,46 e 4,90, que têm uma razão de 3,36 (Fig. 19.2c). Essa razão é 3,36/2,24 ≈ 1,5 vezes maior do que a razão dos limites das simulações não diferenciais. Com o acréscimo do erro aleatório usando-se a fórmula 19.17, a $RC_{DX,i}^*$ mediana é 2,01 e os limites de simulação de 95% são 1,20 e 5,13, que têm uma razão de 4,28 (Fig. 19.2d). Essa razão é 4,28/3,36 ≈ 1,27 vezes maior do que aquela sem erro aleatório.

Utilizamos as mesmas prioris para classificação de casos e controles, porque neste estudo não temos uma base para pressupor que alguma diferença exista. Ao gerar separadamente os parâmetros para casos e controles com uma correlação menor do que 1, entretanto, produzimos um grau limitado e aleatório de diferenciação para cada extração. A distribuição de diferencialidade é parcialmente controlada pelo parâmetro de correlação r, esperando-se menos de diferencialidade à medida que r se aproxima de 1. Com as mesmas prioris para casos e controles, uma correlação de 1 corresponde à não diferencialidade, porque tornaria $g_1 = g_2$ e $g_3 = g_4$ e criaria, assim, a mesma sensibilidade e especificidade para casos e controles, em cada iteração. A distribuição da diferencialidade também é controlada pela transformação final para a sensibilidade e para a especificidade, com menos de diferencialidade esperada quando os limites se tornam mais estreitos. A igualdade das distribuições para casos e controles simplesmente reflete nossa ignorância sobre como a de diferencialidade poderia ter ocorrido, se ela ocorresse.

Se as histórias de exposição tivessem sido baseadas em recordações dos sujeitos em vez de em registros, teríamos tornado a distribuição de sensibilidade dos casos mais alta e a de especificidade dos casos mais baixa, em relação às distribuições dos controles, por construir algum viés de recordações em nossas prioris. Um modelo mais detalhado para a mensuração de exposição contínua subjacente poderia levar também a uma diferença nas distribuições de casos e controles para sensibilidade e especificidade, mesmo que a distribuição de erro contínuo fosse a mesma para casos e controles (Flegal et al., 1991).

A distribuição da sensibilidade é estabelecida mais alta do que a da especificidade, porque a dicotomia dentro de expostos *versus* não expostos corresponde a uma exposição positiva *versus* nenhuma exposição, na avaliação quantitativa original da exposição. Isso favorece a sensibilidade sobre a especificidade. Se um ponto de corte muito alto for utilizado, a distribuição de sensibilidade pode ser estabelecida mais baixa do que a da especificidade.

Tanto os resultados diferenciais quanto os não diferenciais são mais compatíveis com razões de chances maiores do que o resultado convencional. Deve-se ter em mente que as discordâncias são devidas inteiramente às prioris diferentes subjacentes às análises. O resultado convencional pressupõe classificação perfeita e dá um resultado equivalente a uma simulação em que a probabilidade *a priori* de que Se = Sp = 1 seja 100%. Em contraste, nossas simulações levam em conta a possibilidade de que o erro de classificação da exposição, tanto falso-positiva quanto falso-negativa, poderia ser comum. As preferências de alguém devem depender de quais prioris refletem melhor seu próprio julgamento sobre a classificação de exposição que gerou a Tabela 19.1.

Em todas as simulações precedentes, as sensibilidades foram geradas independentemente das especificidades. Um julgamento de independência poderia ser justificado se houvesse forças que movessem a correlação de sensibilidade e especificidade na direção positiva, outras forças que a movessem na direção negativa, e não sabemos a potência relativa dessas forças (Greenland, 2005b). Como uma força para cima na correlação, a associação da avaliação quantitativa original da exposição com verdadeira categoria de exposição é desconhecida: se ela for alta, tanto a sensibilidade quanto a especificidade serão altas; e se ela for baixa, ambas serão baixas. Como uma força para baixo, a sensibilidade declinará e a especificidade aumentará à medida que se aumenta o ponto de corte escolhido para se dicotomizar. Uma análise ideal seria tentar modelar a contribuição relativa dessas forças para a correlação final. No exemplo presente, contudo, o ponto de corte é conhecido e em seu mínimo, por isso, discutivelmente, a força para baixo é eliminada e a sensibilidade e a especificidade deveriam ter recebido uma correlação positiva.

Análise de viés de seleção

Como observado anteriormente, quando os fatores de influência a seleção são mensurados em todos os sujeitos do estudo, e não são afetados por exposição ou doença, o viés de seleção produzido pelos fatores pode ser controlado por ajuste para esses fatores. Assim, se um fator Z não é mensurado, mas podemos atribuir distribuições *a priori* para a sua prevalência e para as suas associações com exposição e com doença, podemos conduzir uma análise de sensibilidade de Monte-Carlo para viés de seleção, usando as fórmulas apresentadas anteriormente para análise de confundimento. Quando o viés de seleção surge porque a exposição X afeta Z e Z influencia a seleção, o inverso da fórmula 19.3 fornece o viés de seleção produzido pela estratificação sobre Z. Se Z é mensurado, as quantidades RC_{DZ} e RC_{XZ} podem ser estimadas a partir dos dados, e a simulação requer apenas uma priori na prevalência de $Z = 1$ dentro de uma das combinações exposição-doença; por exemplo, chances de prevalência C_{Z0} entre os não casos não expostos. Contudo, se Z não é mensurado, prioris para RC_{DZ} e RC_{DX} também serão necessárias.

Se estiverem disponíveis dados que indicam o tamanho do fator de viés de seleção $S_{Aj}S_{B0}/S_{A0}S_{Bj}$ na equação 19.16, eles poderão ser usados para criar uma priori diretamente para esse fator. Extrações dessa priori serão divididas, então, para dentro da estimativa de razão de chances, para fornecer uma estimativa ajustada de viés de seleção a partir daquela iteração. Essa abordagem se generaliza facilmente a coeficientes de modelo de regressão (Greenland, 2003c).

Considere novamente o exemplo sobre resinas e câncer de pulmão. Nesse estudo, os óbitos de 71 de 210 (34%) casos de câncer de pulmão e de 787 de 1.989 (40%) controles foram omitidos da análise, por causa da falta de registros adequados no trabalho para reconstrução da exposição, devido principalmente ao descarte rotineiro de registros durante a história da instalação sob estudo (Greenland et al., 1994). Se a falta de registros estivesse fortemente relacionada com a exposição à resina e com a causa da morte, poderia resultar um viés de seleção considerável. A magnitude poderia ser limitada pelos extremos (absurdos), em que todos os 71 casos faltantes fossem expostos e todos os 787 controles faltantes não fossem expostos, o que gera um fator de viés de 45 (945)/((45 + 71) (945 + 787)) = 0,21, ou que todos os 71 casos faltantes não fossem expostos e todos os 787 controles faltantes fossem expostos, o que gera um fator de viés de ((94 + 71) (257 + 787))/94 (257).

Posto que vemos apenas uma pequena associação entre falta de registros e causa da morte, esperamos que o viés (se houver) pela falta de registros seja pequeno; por isso, tais limites não são úteis. Em vez disso, alocamos uma priori normal ao componente de viés no log da razão de chances devido a registros faltantes com média 0 (nenhum viés) e desvio-padrão 0,207 (Fig. 19.1f, curva sólida), o que gera probabilidade *a priori* de 95% do fator de viés cair entre $\exp(\pm 1{,}96 \cdot 0{,}207) = 0{,}67$ e 1,5 e chances de 2:1 do fator cair entre $\exp(\pm 0{,}97 \cdot 0{,}207) = 0{,}82$ e 1,22. Extrações z de uma distribuição normal padrão são usadas, assim, para ajustar a razão de chances resina e câncer de pulmão, dividindo $\exp(0{,}207z)$ dentro da razão de chances. Uma análise mais minuciosa tentaria relacionar a falta de registros às datas de contratação, tendências no uso de resina, e tendências na mortalidade por câncer de pulmão e por doenças dos controles (a falta de registros foi muito mais frequente entre empregados mais antigos do que entre os mais recentes, e foi modestamente associada com a causa da morte).

Outras fontes de viés de seleção incluem o uso de mortes por câncer de pulmão como um substituto para casos incidentes e o uso de outras mortes como controles. A fim de construir uma distribuição *a priori* para essas fontes, pressuponha, momentaneamente, que a falta de registros não seja uma fonte de viés. Dada a relativa homogeneidade socioeconômica da coorte ocupacional subjacente, esperamos taxas de sobrevida similares entre expostos e não expostos, tornando plausível que o uso de mortes por casos tenha produzido pouco viés. Assim, ignoramos o viés de seleção de casos, isto é, presumimos que $S_{A1} \approx S_{A0}$. Contudo, o uso de outros óbitos como controles é suspeito. Por exemplo, se a exposição a resinas estiver associada positivamente com morte nas causas de óbito dos controles, os controles apresentarão exposição demasiada em relação à população-fonte (i.e., $S_{B1} > S_{B0}$), levando a $S_{B0}/S_{B1} \approx S_{A1}S_{B0}/S_{A0}S_{B1} < 1$, se $S_{A1} \approx S_{A0}$. Além disso, se a associação à resina com as mortes dos controles fosse a única fonte de viés de seleção, o inverso desse fator de viés, S_{B1}/S_{B0}, seria igual à razão de taxas para aquela associação (para a discussão relacionada, ver "Número de Grupos Controle" no Cap. 8). Assim, uma priori para o viés de seleção de controles, neste exemplo, é aproximada a uma priori para o inverso da razão de chances relacionando exposição à resina com as causas de morte de controles. De modo equivalente, uma priori para o logaritmo do fator de viés de seleção é aproximado pelo negativo da priori para o log da razão de chances relacionando exposição a óbitos de controles.

As mortes de controles foram primariamente por causas cardiovasculares, que foram escolhidas com base em uma priori que atribuiu baixa probabilidade a uma associação com as exposições do estudo. Mesmo que houvesse uma associação, os fatores ocupacionais para mortes cardiovasculares normalmente têm razões pequenas (menos do que as razões de taxas fumo/doença cardiovascular, as quais, tipicamente, são da ordem de 2), como seria esperado, devido à alta frequência e à heterogeneidade dos óbitos cardiovasculares. Para captar grosseiramente essas ideias, atribuímos uma priori trapezoidal ao log do fator de viés de seleção para viés de seleção de controles, com $b_l = -\ln(0,95)$, $b_u = -\ln(1,8)$, $m_l = -\ln(1) = 0$, e $m_u = -\ln(1,2)$ (Fig. 19.1f, tracejada). Extrações w dessa distribuição são usadas, então, para ajustar a razão de chances resina/câncer de pulmão, pela divisão de e^w pela razão de chances.

Combinando os dois ajustes de viés de seleção sob a suposição de independência das fontes, em cada iteração extraímos um z normal padrão e um w trapezoidal; então dividimos a razão de chances resina/câncer de pulmão por $\exp(0,207_z + w)$. Depois de uma operação de simulação com $K = 20.000$ iterações, a $RC_{DX,i}$ mediana é 2,14 e os limites de simulação de 95% são 1,32 e 3,57, que têm uma razão de 2,70 (Fig. 19.2d). Essa razão é $2,70/2,24 \approx 1,21$ vezes maior do que a razão dos limites convencionais. Depois de compensar pelo erro aleatório usando a fórmula 19.17, a $RC_{DX,i}^*$ mediana é 2,15 e os limites de simulação de 95% são 1,14 e 4,14, que têm uma razão 3,63, $3,63/2,24 \approx 1,62$ vezes maior do que a razão dos limites convencionais. Os limites convencionais são obtidos a partir de uma simulação em que as prioris para ambos os valores de seleção atribuem 100% de probabilidade a 1 (nenhum viés).

Outra forma de viés de seleção origina-se em metanálises, nas quais estudos podem ser excluídos seletivamente por causa de critérios de inclusão ou viés de publicação. Numerosos métodos para se lidar com viés de publicação têm sido desenvolvidos, inclusive análises de sensibilidade; ver Capítulo 33 para citações.

Análises comparativas e combinadas

A Tabela 19.5 sumariza os resultados das análises de Monte-Carlo dadas aqui. Com as distribuições *a priori* dos exemplos, parece que erro aleatório, confundimento e viés de seleção fazem contribuições semelhantes à incerteza sobre a razão de chances resinas/câncer de pulmão, ao passo que erros de classificação de exposição são uma fonte de incerteza um tanto maior.

A extensão desses métodos para análise de viés probabilística múltipla é válida, se os parâmetros de cada fonte de viés (confundimento, erro de classificação de exposição, erro de classificação de doença, erro de classificação de confundimento, viés de seleção) puderem ser tratados como se fossem independentes. Um cuidado importante é que, mesmo que os parâmetros de cada fonte sejam independentes, a ordem de ajuste ainda pode importar, se for feito ajuste para erro de classificação. Como discutido anteriormente, os ajustes devem ser feitos na ordem reversa de sua ocorrência. Assim, alguns ajustes para erro de classificação podem vir antes de ajustes para viés de seleção, ao passo que outros poderão vir depois.

Se todas as contagens dos dados tabulares forem grandes e o erro aleatório for independente dos parâmetros de viés, a ordem na qual o erro aleatório for adicionado normalmente não importará muito, especialmente quando (como no exemplo presente) ocorrer de o erro aleatório ser pequeno em comparação com os vieses em potencial. No entanto, a sensibilidade do ajuste de erro aleatório para a ordem pode ser investigada pela comparação de resultados de reamostrar os dados primeiramente *versus* acrescentar o erro aleatório por último, como mostrado na fórmula 19.7. Entretanto, nenhuma ordenação é justificada universalmente, porque a variação aleatória pode ocorrer em qualquer estágio do processo de geração de dados. Exposição e ocorrência de doença têm componentes aleatórios (que levam a componentes aleatórios no confundimento), e os erros de seleção e de classificação também os têm. Uma análise ideal também modelaria essas fontes separadamente, embora, novamente, dadas contagem de dados suficientemente grandes, sua combinação em um passo pode ter pouco efeito.

No exemplo sobre resinas e câncer de pulmão, presumimos que os problemas do estudo ocorreram na ordem de confundimento, viés de seleção e erro de classificação. Assim, em cada iteração de nossa análise de viés múltiplo,

1. Extraímos sensibilidades e especificidades para ajustar a razão de chances para erro de classificação.
2. Extraímos os fatores de viés de seleção para dividir pela razão de chances ajustada para erro de classificação.
3. Extraímos os parâmetros de confundimento independentes P_{Z0}, RC_{DZ}, RC_{XZ} para criar um fator de confundimento para dividir pela razão de chances ajustada para erro de classificação e seleção.

Usamos as prioris ilustradas anteriormente, permitindo erro de classificação diferencial. Depois de uma operação de simulação de $K = 20.000$ iterações, a mediana resultante $RC_{DX,i}$ é 2,52 e os limites de simulação de 95% são 1,21 e 7,54, que têm uma razão de 6,23 (Fig. 19.2e). Essa razão é 6,23/2,24 ≈ 2,8 vezes maior do que a razão de limites convencionais, demonstrando que o erro aleatório tem muito menos importância do que a incerteza total de viés sob nossas prioris. Adicionando-se o erro aleatório usando a fórmula 19.17 obtém-se uma $RC_{DX,i}^*$ mediana de 2,54 e limites de simulação de 95% de 1,10 e 7,82, que têm uma razão de 7,11 (Fig. 19.2f). Essa razão é 7,11/2,24 ≈ 3,2 vezes maior do que a razão de limites convencional, demonstrando que os limites convencionais minimizam grosseiramente a incerteza que se deveria ter se nossas prioris fossem aceitas.

As Figuras 19.2a até 19.2d exibem as fontes separadas de incerteza que contribuíram para a avaliação de risco final apresentada na Figura 19.2f. Outros grupos de prioris podem fornecer resultados muito diferentes. Entretanto, esperamos que qualquer conjunto de prioris, que seja razoavelmente consistente com o delineamento limitado do estudo (um estudo de caso-controle de mortalidade, baseado em registros, em uma coorte ocupacional), também gere um intervalo de simulação combinado muito mais largo do que o intervalo de confiança convencional, porque o intervalo da simulação incorporará incerteza sobre vieses, assim como erro aleatório.

As prioris que escolhemos realmente levaram a um ponto de concordância com a análise convencional: ambas as análises sugerem que a exposição a resinas no local de trabalho está associada com câncer de pulmão na coorte subjacente. Em nossa avaliação combinada final, a proporção de simulações em que a estimativa de RC ajustada caiu abaixo de 1 foi 0,014; a estatística convencional análoga é o valor P caudal superior para testar $RC_{DX} \leq 1$, que, a partir da Tabela 19.1, é 0,002. Nós enfatizamos, porém, que esse grau de concordância com o resultado convencional poderia não surgir de análises de viés com outros conjuntos justificáveis de prioris.

Nossa avaliação pressupõe independência entre as diferentes fontes de incerteza (erro aleatório, confundimento, erro de classificação, viés de seleção). Dependências de parâmetros dentro e entre os passos diferentes (1 a 3) podem ser conciliadas pela indução de correlações usando a fórmula 19.20. Nossa capacidade em especificar tais correlações com conhecimento frequentemente é limitada. No entanto, informações sobre os mecanismos responsáveis pelas correlações com frequência estão disponíveis; por exemplo, ingestões de vitaminas estimadas a partir de dados de ingestão de alimentos

TABELA 19.5

Sumário de resultados de análises de sensibilidade de Monte-Carlo de vieses em estudo de exposição ocupacional a resinas e mortalidade por câncer de pulmão (Tab. 19.1)

Modelo de viés	Sem incorporar erro aleatório			Com erro aleatório incorporado		
	Mediana	2,5° e 97,5° Percentis	Razão de limites	Mediana	2,5° e 97,5° Percentis	Razão de limites
1. Nenhum (convencional)	1,77	1,77; 1,77	1,00	1,77	1,18; 2,64	2,24
2. P_{Z0} e P_{Z1} ~ uniforme (0,4, 0,7); $\ln(RC_{0Z})$ ~ normal (2,159, 0,280)	1,77	1,25; 2,50	2,00	1,77	1,04; 3,03	2,91
3. P_{Z0} ~ uniforme (0,4, 0,7); $\ln(RC_{XZ})$ ~ normal (2,159, 0,280)	1,77	1,26; 3,06	2,43	1,80	1,05; 3,47	3,30
4. $Se_1 = 0,8 + 0,2 \cdot \text{expit}(g_1)$ e $Sp = 0,8 + 0,2 \cdot \text{expit}(g_2)$, onde $g_1 = \text{logit}(0,9) + 0,8 \cdot \text{logit}(u_1)$ e $g_2 = \text{logit}(0,7) + 0,8 \cdot \text{logit}(u_2)$ e u_1 e u_2 ~ uniforme (0,1)	2,01	1,78; 4,71	2,65	2,10	1,32; 4,99	3,78
5. $Se_1 = 0,8 + 0,2 \cdot \text{expit}(g_1)$ e $Se_0 = 0,8 + 0,2 \cdot \text{expit}(g_2)$, onde g_1 e $g_2 = \text{logit}(0,9) + 0,8 \cdot \text{logit}(u_j)$ com $r = 0,8$; $Sp_1 = 0,8 + 0,2 \cdot \text{expit}(g_3)$ e $Sp_0 = 0,8 + 0,2 \cdot \text{expit}(g_4)$, onde g_3 e $g_4 = \text{logit}(0,7) + 0,8 \cdot \text{logit}(u_k)$ com $r = 0,8$ e u_k ~ uniforme (0,1)	1,92	1,46; 4,90	3,36	2,01	1,20; 5,13	4,28
6. $\ln(S_{A0}S_{B0}/S_{A0}S_{B1}) \sim 0,207_z +$ trapezoidal com $b_l = -\ln(0,95)$, $b_u = -\ln(1,8)$, $m_l = -\ln(1)$ e $m_u = -\ln(1,2)$	2,14	1,32; 3,57	2,70	2,15	1,14; 4,14	3,63
7. Combinado em ordem 5, então 6, então 3	2,52	1,21; 7,54	6,23	2,54	1,10; 7,82	7,11

têm erros substancialmente correlacionados, devido a erros na captação do consumo de alimentos e suplementos. Modelos hierárquicos (Cap. 21) podem ser usados para obtenção de informações disponíveis sobre tais correlações. (Greenland, 2003c, 2005b).

Análise bayesiana e semibayesiana

As abordagens bayesianas para análise de viés começam com um modelo de viés igual ao usado em uma análise de sensibilidade; então acrescentam distribuições *a priori* para os parâmetros de viés. Assim, elas envolvem o mesmo trabalho, insumos e suposições iniciais de uma análise de sensibilidade probabilística (ASP). Essas abordagens também podem empregar distribuições *a priori* para outros parâmetros no problema, tais como para o efeito em estudo. Conforme discutido no Capítulo 18, se todos os parâmetros recebem uma priori explícita, a análise é totalmente bayesiana; caso contrário, é semibayesiana. Para descrever esses métodos, usaremos o termo *distribuição* para nos referir ao que é conhecido tecnicamente como uma densidade de probabilidade ou função massa.

Se apenas os parâmetros de viés recebem prioris explícitas, a única diferença entre análise semibayesiana e ASP está nos cálculos seguintes. Para delinear as diferenças, suponha que:

- Y representa os dados observados sob análise; anteriormente, Y constituiria as quatro contagens na Tabela 19.1.
- β representa todos os parâmetros de viés; anteriormente, β conteria os parâmetros envolvendo um confundidor não mensurado, sensibilidades e especificidades e fatores de viés de seleção.
- α representa todos os outros parâmetros no problema; anteriormente, α conteria o efeito de interesse (o log da razão de chances para todo viés e erro aleatório) e a verdadeira prevalência de exposição.
- $P(\beta)$ representa a distribuição *a priori* conjunta dos parâmetros de viés; se, como anteriormente, os parâmetros para fontes de viés diferentes recebem prioris independentes, $P(\beta)$ é somente o produto de todas as distribuições *a priori* de viés.
- $P(\varepsilon)$ representa a distribuição pressuposta dos erros aleatórios; anteriormente, $P(\varepsilon)$ teve aproximação por uma distribuição normal na escala log da razão de chances.

Para uma análise de Monte-Carlo (simulação), a ASP faz iteração por meio de extrações dos parâmetros de viés β a partir de sua priori $P(\beta)$, junto com extrações de erros aleatórios ε a partir de $P(\varepsilon)$, então faz o gráfico ou a tabulação dos resultados ajustados, como apresentado na Tabela 19.5. A ASP é, portanto, uma simples extensão da análise de sensibilidade clássica, usando prioris para escolher os possíveis valores de parâmetros de viés e acrescentando ajuste para erro aleatório.

Em contraste, uma análise de Monte-Carlo bayesiana faz iteração por meio de extrações de todos os parâmetros a partir da *distribuição a posteriori* $P(\alpha, \beta|Y)$ conjunta, tanto para α como para β. Pelo teorema de Bayes (Cap. 18), *a posteriori* $P(\alpha, \beta|Y)$ é proporcional a $P(Y|\alpha, \beta)P(\alpha,\beta)$, onde $P(\alpha,\beta)$ é a distribuição *a priori* conjunta para α e β, e $P(Y|\alpha, \beta)$ é a probabilidade de ver os dados Y dados os parâmetros α e β. A última probabilidade de dados é uma função de α, β e da distribuição de erro aleatório $P(\varepsilon)$. Em uma análise semibayesiana de viés, pressupõe-se que todos os valores de α têm probabilidade *a priori* igual, em que se presume que $P(\alpha,\beta)$ seja igual a $P(\beta)$; isto é, é pressuposta uma priori "não informativa" para α. Assim, a distribuição *a posteriori* semibayesiana é proporcional a $P(Y|\alpha, \beta)P(\beta)$.

A amostragem posterior pode ser exigente do ponto de vista computacional e tecnicamente sutil, especialmente quando os dados não contêm informações diretas sobre certos parâmetros, como nos modelos de viés usados anteriormente (p. ex., ver Carlin e Louis, 2000; Gelman et al., 2003; Gustafson, 2003, 2005). Entretanto, detalhes computacionais podem ser amplamente manejados por *software* gratuito obtido na internet, tal como WinBUGS (MRC, 2004). Como um resultado, análises de viés utilizando métodos de Monte-Carlo bayesianos têm começado a aparecer na literatura epidemiológica (Gustafson, 2003; Steenland e Greenland, 2004; Chu et al., 2006; McCandless et al., 2007). Há, também, aproximações analíticas a análises bayesianas que são fáceis de implementar pelo uso de *software* comercial comum, tais como a abordagem de dados *a priori* do Capítulo 18 (Greenland, 2006a, 2007a, 2007b), e que podem ser adaptadas à análise de viés e combinadas com métodos de Monte-Carlo (Greenland e Kheifets, 2006).

Sob os modelos para viés discutidos anteriormente neste capítulo, ASP com erro aleatório incluído tende a dar resultados similares à análise de viés semibayesiana, contanto que as prioris não levem a saídas impossíveis (p. ex., contagens ajustadas negativas) na análise de sensibilidade (Greenland, 2005b). Por exemplo, em uma análise de fumo como um confundidor não mensurado, em um estudo de coorte ocupacional sobre exposição à sílica e câncer de pulmão, Steenland e Greenland (2004) obtiveram limites de confiança de 95% convencionais de 1,31 e 1,93. Em contraste, os limites de simulação de 95% da ASMC (incluindo erro aleatório) foram 1,15 e 1,78, ao passo que os limites de simulação *a posteriori* bayesiana, utilizando a mesma priori de confundimento e priori não informativa para o efeito da sílica, foram 1,13 e 1,84. Em geral, esperamos que os resultados de ASP e semibayesianos sejam semelhantes quando, sob o modelo e priori assumidos, os dados não forneçam informação alguma sobre os parâmetros de viés, isto é, quando a distribuição *a posteriori* $P(\beta/Y)$ for igual à priori $P(\beta)$ (Greenland, 2005b). Os modelos de confundimento e de seleção usados anteriormente são exemplos. Gustafson (2005) fornece uma discussão geral de condições para a última igualdade.

Embora elas sejam menos transparentes do ponto de vista computacional do que a ASP, as abordagens bayesianas têm vantagens de interpretação e em flexibilidade. Em primeiro lugar, diferente da ASP, a distribuição de saídas bayesiana tem a garantia de ser uma distribuição de probabilidade *a posteriori* genuína. Essa garantia significa, por exemplo, que o intervalo de 95% bayesiano é um intervalo de aposta justo sob a priori e o modelo de dados assumidos (Cap. 18). Em segundo lugar, a análise bayesiana não tem dificuldade em acomodar prévios que, algumas vezes, gerariam saídas impossíveis em análise de sensibilidade. Lembre-se de que uma saída impossível de análise de sensibilidade poderia refletir um problema com os dados (p. ex., erro aleatório grande) em vez de com a priori; portanto, tal saída não é uma razão suficiente para rejeitar ou modificar a priori. Em terceiro lugar, as análises bayesianas podem revelar fenômenos contraintuitivos em avaliações de incerteza, que não são aparentes na ASP (Gustafson e Greenland, 2006a).

Em quarto lugar, e talvez o mais importante, a formulação bayesiana facilita o uso de informações prévias sobre qualquer parâmetro na análise, não apenas sobre aqueles nos modelos de sensibilidade. Por exemplo, em adição às prioris de viés, podem-se usar prioris para efeitos de confundidores mensurados (Greenland, 2000c; Gustafson e Greenland, 2006b) ou para o efeito sob estudo (Greenland, 2001c; Greenland e Kheifets, 2006). Conforme explicado no Capítulo 18, as prioris de efeito "não informativas" implícitas nos métodos convencionais, em ASP e em análise semibayesiana sempre são absurdos contextualmente, pois tratam efeitos que são enormes e efeitos que são pequenos como se fossem igualmente prováveis. A consequência desse tratamento é imprecisão desnecessária e maior suscetibilidade a resultados falso-positivos. Entretanto, a ASP oferece uma ponte facilmente implementada entre análise de sensibilidade ordinária e análise bayesiana e será, frequentemente, suficiente para análise de viés, especialmente quando o erro aleatório for um componente pequeno da incerteza total.

CONCLUSÃO

Análise de viés é uma extensão quantitativa das especulações qualitativas que caracterizam boas discussões de resultados de estudos. A este respeito, a análise de viés pode ser vista como uma tentativa de movimento além da estatística convencional, que é baseada em suposições implausíveis de randomização e erro aleatório (Greenland, 1990; Greenland, 2005b), e das inferências melhor informadas, porém informais, que reconhecem a importância de vieses, mas não tentam estimar sua magnitude.

Não deve ser esperada de nenhuma análise a abordagem de todas as fontes concebíveis de incerteza. Haverá muitas fontes que terão importância menor em um dado contexto, e considerações preliminares identificarão, frequentemente, somente poucas fontes de preocupação. Em um extremo, os resultados convencionais podem mostrar que o erro aleatório em um estudo é potencialmente tão grande que nenhuma inferência importante pode ser extraída, sob qualquer cenário razoável (como em estudos com poucos casos expostos). Em tal caso, a análise de viés será um exercício supérfluo. A análise de viés também pode ser justificavelmente evitada se o autor estiver satisfeito com uma abordagem descritiva ao relato do estudo, e pode refrear-se de fazer inferências ou recomendações (Greenland et al., 2004).

Entretanto, a análise de viés frequentemente será essencial para se obter um quadro preciso da incerteza líquida que se deve ter à luz dos dados de um estudo e de um dado conjunto de julgamentos *a priori*. Os resultados quantificam o grau ao qual um estudo deve parecer informativo sob aquelas prioris, em lugar de classificar o estudo em categorias cruas, e frequentemente enganosas, do tipo "válido" *versus* "inválido" ou "alta qualidade" *versus* "baixa qualidade", com base em avaliações qualitativas. Essa quantificação pode ser muito importante para estudos grandes, análises combinadas e metanálises, que alegam ter achados claros. Ela pode até mesmo tornar-se essencial para o interesse público quando houver probabilidade de que os resultados sejam utilizados para política pública ou para recomendações da prática médica. Nessas situações, os resultados convencionais podem tornar-se um empecilho para as recomendações sólidas, se eles parecerem fornecer inferências conclusivas e não forem abrandados por análise formal de viés.

Conforme mencionado na introdução, um perigo das análises de viés quantitativas é o potencial para que os analistas exagerem, ou obscureçam, associações relatadas, pela manipulação de parâmetros ou prioris. Contudo, como várias controvérsias têm revelado, há ampla oportunidade para que os pesquisadores incluam suas próprias tendenciosidades (ou aquelas de seus patrocinadores), pela manipulação de protocolos de pesquisas, dados de estudos e análises convencionais (p. ex., ver Curfman et al., 2006, em relação a Vioxx e eventos coronarianos). Assim, como com todos os métodos, o potencial para abuso não serve para questionar o uso honesto, nem é argumento em favor da superioridade das abordagens convencionais.

O uso honesto de análises de sensibilidade e bayesianas envolve tentativas de basear prioris e modelos em evidências empíricas, não sendo influenciado pelas consequências (tanto analítica como politicamente). Conforme enfatizado na introdução, entretanto, também se requer apresentação dos resultados como julgamentos baseados nos modelos e nas prioris escolhidas, e não como análises de dados ou achados objetivos de um estudo. Visto que os próprios resultados convencionais baseiam-se em modelos duvidosos e em prioris implícitas de nenhum viés, eles deveriam ser apresentados como nada mais do que julgamentos mal fundamentados, se fossem sujeitos ao mesmo requisito de verdade empacotada (Greenland, 2005b).

Uma vantagem das análises formais de viés sobre avaliações narrativas de resultados convencionais é que opiniões e preconceitos sobre valores dos parâmetros tornam-se explícitos nas prioris, abrindo, assim, as suposições que travam quaisquer inferências ao escrutínio e à crítica do público. Os leitores podem avaliar a razoabilidade da análise à luz de suas próprias prioris e das informações de *contexto*. Quando surgirem controvérsias, serão necessárias análises alternativas. Uma vez que uma análise de viés seja programada, contudo, modelos e prioris de viés alternativos poderão ser examinados com pouco esforço extraordinário. Comparações de formulações alternativas poderão ser vistas como uma análise de sensibilidade da análise de viés (Greenland, 1998c). Tais comparações permitem aos observadores isolar mais facilmente fontes de discordância e identificar formulações que reflitam melhor seu próprio julgamento, ajudando, desta maneira, a promover debates além de assertivas e contra-assertivas qualitativas.

CAPÍTULO **20**

Introdução a modelos de regressão

Sander Greenland

Por que modelo? 447
Funções de regressão 448
  Regressão frequencista 448
  Outros conceitos de população 449
  Regressão e causação 450
  Regressão binária 450
  Regressão múltipla 451
  Medidas de efeito de regressão 451
  Padronização de regressão 453
  Regressão multivariada 455
  Regressão frequencista *versus* regressão bayesiana 455
Modelos básicos de regressão 456
  Especificação de modelo e ajuste de modelo 456
  Exemplo para contexto 457
  Modelos vazios 458
  Modelos constantes 458
  Modelos lineares de risco 459
  Recentralização 460
  Mudança de escala 460
  Modelos exponenciais de risco 461
  Modelos logísticos 462
  Outros modelos de risco e de chances 464
  Modelos de taxas 464
  Tempo de incidência e modelos de azar 465

Modelos de tendências: transformações da exposição univariada 467
Interpretando modelos após transformação 469
Transformações de desfechos 469
Modelos de regressão múltipla 470
  Relações entre modelos de regressão múltipla 471
  Termos de produto (interações estatísticas) 472
  Tendências e termos de produto 474
  Interpretando modelos de termos de produto 475
  Modelos de regressão e interações biológicas 477
  Preditores categóricos 478
Modelos de tendência em regressão múltipla 480
  Tendências categóricas 480
  Regressão com escores categóricos 481
  Modelos de potência 481
  Regressão por *splines* 482
  Modelos para variação de tendência 484
Extensões de modelos logísticos 484
  Modelos logísticos politômicos 485
  Modelos logísticos ordinais 486
Modelos lineares generalizados 488

POR QUE MODELO?

Tabelas cruzadas e métodos gráficos (Caps. 13 a 18) são um componente essencial da análise epidemiológica e, frequentemente, são suficientes, especialmente quando é necessário considerar somente poucas variáveis de uma vez. Eles são, porém, limitados no número de variáveis que podem examinar simultaneamente. Até métodos de estratos esparsos (tais como Mantel-Haenszel) requerem que alguns estratos tenham dois ou mais sujeitos; entretanto, à medida que mais e mais variáveis, ou categorias, são acrescentadas a uma estratificação, o número de sujeitos em cada estrato pode cair, eventualmente, para 0 ou 1.

A análise de regressão abrange um vasto arsenal de técnicas delineadas para suplantar as limitações numéricas de métodos mais simples. Essa vantagem é obtida à custa de suposições mais fortes, que são representadas compactamente por um *modelo de regressão*. Tais modelos (e, portanto, as suposições que eles representam) têm a vantagem de ser explícitos; uma desvantagem é que eles podem não ser bem compreendidos pela audiência a que se destinam, ou mesmo pelo usuário.

Os modelos de regressão podem, e devem, ser feitos sob medida para se ajustar ao tópico à mão; o último processo é denominado, algumas vezes, *especificação de modelo*. Esse processo é parte da tarefa mais ampla de *modelagem de regressão*, que será discutida no próximo capítulo. Para garantir que as suposições por trás da análise de regressão sejam realistas, é essencial que o processo de modelagem seja guiado ativamente pelos cientistas envolvidos na pesquisa, em vez de ser deixado unicamente a algoritmos mecânicos. Tal orientação ativa requer familiaridade com a variedade e interpretação de modelos, assim como familiaridade com o contexto científico e assunto em estudo. Assim, este capítulo foca primariamente as formas de modelos e sua interpretação, em vez de temas mais técnicos de ajuste de modelo e testagem.

Um ponto crucial é que uma *função* de regressão é diferente de um modelo para aquela função. Um *modelo* de regressão é outra função, mais simples, usada para aproximar, ou estimar, a função de regressão verdadeira. Essa distinção frequentemente é obscurecida, e mesmo não reconhecida, em tratamentos de regressão elementares, o que tem causado, por sua vez, muita incompreensão sobre a modelagem por regressão. Portanto, este capítulo fornece discussões separadas de funções de regressão e de modelos de regressão.

Este capítulo oferece apenas esboços dos tópicos-chave. Ele começa com a teoria geral necessária para se compreender análise de regressão, e então fornece detalhes de várias formas de modelo. Embora o foco seja sobre modelos para riscos, taxas e tempos de sobrevida, a teoria geral aplica-se a qualquer desfecho, e várias das formas de modelo descritas (modelos desfecho-transformado, logístico-ordinal e linear generalizado) aplicam-se a desfechos contínuos. Tratamentos mais detalhados de análise de regressão podem ser encontrados em muitos livros, inclusive em Mosteller e Tukey (1977), Leamer (1978), Breslow e Day (1980, 1987), McCullagh e Nelder (1989), Clayton e Hills(1993), Hosmer e Lemeshow (2000), Agresti (2002), Dobson (2001), Hardin e Hilbe (2001), McCulloch e Searle (2001), Hoffman (2003) e Berk (2004). Leamer (1978) e Berk (2004) são particularmente recomendados, por sua atenção para deficiências da análise de regressão em aplicações científicas. Berk concede atenção especial à análise causal via regressão, ao passo que Mosteller e Tukey (1977) fornecem conexões detalhadas de análise de regressão à análise descritiva.

FUNÇÕES DE REGRESSÃO

Há duas interpretações primárias de funções de regressão, a frequencista e a bayesiana, que correspondem a duas interpretações diferentes de probabilidade (ver Cap. 18). Focaremos primariamente a interpretação frequencista, mas discutiremos brevemente a interpretação bayesiana no final desta seção. Em ambas as interpretações, o termo *regressão* é usado, frequentemente, para se referir à função de regressão.

Regressão frequencista

Na visão frequencista, a *regressão* de uma variável Y sobre outra variável X é a função que descreve como o valor médio de Y muda por meio de subgrupos da população definidos por valores de X. Essa função frequentemente é escrita como $E(Y|X = x)$, que dever ser lida como "a média de Y quando a variável X assume o valor específico x." A parte "E" da notação representa "esperança", que aqui é apenas outra palavra para "média da população".

Como exemplo, suponha que Y represente "estatura" arredondada para o centímetro mais próximo em algum tempo t, X represente "peso" arredondado para quilograma mais próximo no tempo *t* e a população de interesse seja a da Dinamarca no tempo *t*. Se subclassificarmos a população dinamarquesa na ocasião *t* em categorias de peso *X*, computarmos a estatura média em cada categoria e tabularmos, ou colocarmos em gráfico, essas estaturas médias contra as categorias de peso, o resultado exibirá a regressão, $E(Y|X = x)$, da estatura *Y* sobre o peso *X* na Dinamarca, no tempo *t*. Vários pontos importantes devem ser enfatizados:

1. O *conceito* de regressão não envolve modelagem. Alguns descrevem esse fato dizendo que o conceito de regressão é, essencialmente, "não paramétrico." A regressão de *Y* sobre *X* é apenas uma propriedade gráfica do mundo físico, como a órbita da Terra ao redor do Sol.
2. Não há nada matematicamente sofisticado sobre a função regressão. Cada ponto em uma curva de regressão pode ser computado tomando-se a média de *Y* dentro de uma subpopulação definida como tendo um valor particular de *X*. No exemplo, o valor da função de regressão em $X = 50$ kg, $E(Y|X = 50)$, é apenas a estatura média entre os dinamarqueses que pesavam 50 kg no tempo *t*.
3. Uma função de regressão não pode ser computada sem ambiguidade até que definamos cuidadosamente *X*, *Y* e a população da qual as médias devem ser extraídas. Chamaremos a última população de *população-alvo* da regressão. Essa população, com demasiada frequência, é deixada de fora das definições de regressão, resultando, frequentemente, em confusão.

Alguma ambiguidade é inevitável na prática. Em nosso exemplo, o tempo *t* é mensurado até o ano, dia, minuto ou milissegundo mais próximo? A população dinamarquesa compreende todos os cidadãos, todos os residentes ou todas as pessoas presentes na Dinamarca em *t*? Podemos decidir que deixar tais perguntas sem resposta é tolerável, porque a variação das definições em limites modestos não alteraria o resultado em extensão importante. Porém, se deixássemos o tempo completamente fora da definição, a regressão se tornaria irremediavelmente ambígua, pois agora não teríamos uma boa ideia de quem incluir ou excluir de nossa média: deveremos incluir pessoas habitando a Dinamarca em tempos pré-históricos no tempo do rei Canuto (séc. XI d.C), ou em um futuro distante (daqui a mil anos)? A escolha poderia influenciar fortemente nossa resposta, por causa das grandes mudanças nas relações peso-altura ocorridas ao longo do tempo.

Outros conceitos de população

É importante distinguir entre nosso uso de "população-alvo" e de "população-fonte." A população-alvo da regressão é definida sem relação com nossas observações; por exemplo, a regressão da pressão sanguínea diastólica sobre uso de cigarros na China é definida realizemos ou não um estudo na China (o alvo para essa regressão). Uma população-fonte é uma fonte de sujeitos para um estudo em particular e é definida pelos métodos de seleção do estudo; por exemplo, um inquérito de amostra aleatória de todos os residentes de Pequim teria essa cidade como população-fonte. Os conceitos de população-alvo e população-fonte conectam-se apenas enquanto inferências sobre uma função de regressão extraídas de um estudo são mais facilmente justificáveis quando a sua população-fonte é idêntica à população-alvo da regressão. No caso contrário, tópicos de generalização de fonte para alvo teriam que ser abordados (ver Cap. 9).

Em parte da literatura, funções de regressão (e muitos outros conceitos) são definidas em termos de médias dentro de uma "superpopulação" ou "universo hipotético". Uma superpopulação é uma abstração de uma população-alvo, da qual se diz às vezes que representa a distribuição (com relação a todas as variáveis de interesse) de todas as pessoas possíveis que foram ou poderiam ser alvos de inferência para a análise em questão. Posto que a abordagem de superpopulação foca distribuições puramente hipotéticas, acreditamos que ela tenha encorajado a substituição da teoria matemática pela tarefa mais prosaica de conectar resultados a populações de preocupação imediata para saúde pública. Assim, neste capítulo definimos uma função de regressão em termos de médias dentro de uma população real (alvo).

Regressão e causação

Ao considerar uma função de regressão $E(Y|X = x)$, a variável Y é designada como a variável dependente, variável de desfecho, e a variável X é chamada de variável independente covariável, ou *preditora*. A terminologia dependente/independente é muito comum, mas também problemática, pois é um convite à confusão com conceitos probabilísticos e causais não correlatos de dependência e independência. Por exemplo, se Y é idade e X é pressão arterial, $E(Y|X = x)$ representa a idade média das pessoas dada a pressão arterial, X. Mas, é a pressão arterial X que depende causalmente da idade Y, e não o contrário.

De modo mais geral, para qualquer par de variáveis X e Y, podemos considerar a regressão de Y sobre X, $E(Y|X = x)$, ou a regressão de X sobre Y, $E(X|Y = y)$. Assim, o conceito de regressão não implica qualquer relação causal, ou mesmo temporal, entre o preditor e a variável desfecho. Por exemplo, Y poderia ser a pressão sanguínea no início do seguimento de uma coorte, e X poderia ser a pressão sanguínea depois de 1 ano de seguimento. Então, $E(Y|X = x)$ representa a pressão sanguínea inicial média entre membros de uma coorte, cuja pressão depois de 1 ano de seguimento é x. Adiante, introduziremos uma notação que distingue causação de associação em regressão.

Regressão binária

O conceito de regressão aplica-se a variáveis mensuradas em qualquer escala. A variável desfecho e o preditor podem ser contínuos ou discretos, ou mesmo binários. Por exemplo, Y poderia ser um indicador de diabete ($Y = 1$ para presente, $Y = 0$ para ausente), e X poderia ser um indicador para sexo ($X = 1$ para feminino, $X = 0$ para masculino). Então, $E(Y|X = 1)$ representa a média do indicador de diabete Y entre mulheres, e $E(Y|X = 0)$ representa a média de Y entre homens.

Quando a variável desfecho Y é uma indicadora binária (0, 1), $E(Y|X = x)$ é chamada de *regressão binária*, e essa regressão simplifica de uma forma muito simples. Especificamente, quando Y só pode ser 0 ou 1, a média $E(Y|X = x)$ é igual à proporção de membros da população que têm $Y = 1$ entre aqueles que têm $X = x$. Por exemplo, se Y é o indicador de diabete, $E(Y|X = x)$ é a proporção com diabete (i.e., com $Y = 1$) entre aqueles com $X = x$. Para ver isso, deixe que N_{yx} denote o número de membros da população que têm $Y = y$ e $X = x$. Então, o número de membros da população com $X = x$ é $N_{1x} + N_{0x} = N_{+x}$, e a média de Y entre esses membros, $E(Y|X = x)$, é

$$\frac{N_{1x} \cdot 1 + N_{0x} \cdot 0}{N_{1x} + N_{0x}} = \frac{N_{1x}}{N_{+x}}$$

que é apenas a proporção de com $Y = 1$ entre aqueles com $X = x$.

As ramificações epidemiológicas da relação precedente são importantes. Deixemos que $\Pr(Y = y/X = x)$ represente "a proporção (de membros da população) com $Y = y$ entre aqueles com $X = x$" (o que é frequentemente interpretado como a probabilidade de $Y = y$ na subpopulação com $X = x$). Se Y é um indicador binário, acabamos de ver que

$$E(Y|X = x) = \Pr(Y = 1|X = x)$$

Isto é, a média de Y, quando $X = x$, é igual à proporção com $Y = 1$, quando $X = x$. Assim, se Y é um indicador de *presença de doença* em um dado tempo, a regressão de Y sobre X, $E(Y|X = x)$, fornece a proporção *com* a doença naquele tempo ou a proporção de prevalência, dado $X = x$. Por exemplo, se $Y = 1$ indica a presença de diabete em 1º de janeiro de 2010, e X é peso naquele dia, $E(Y|X = x)$ fornece a prevalência de diabete como uma função do peso naquele dia. Se, em vez disso, Y é um indicador de *incidência de doença* durante um intervalo de tempo, a regressão de Y sobre X dá a proporção adquirindo a doença naquele intervalo, ou proporção de incidência, dado $X = x$. Por exemplo, se $Y = 1$ indica ocorrência de acidente vascular cerebral em 2010, e X é peso no começo do ano, $E(Y|X = x)$ fornece a incidência (proporção) de derrame em 2010 como uma função do peso inicial.

Regressão múltipla

O conceito de regressão múltipla (ou regressão multivariável) é uma simples extensão das ideias discutidas anteriormente a situações em que há múltiplos (dois ou mais) preditores. Para ilustrar, suponha que Y é um indicador de diabete, X_1 representa sexo (codificado 1 para feminino, 0 para masculino), e X_2 representa "peso" (em quilogramas). Então, a regressão de Y sobre X_1 e X_2, escrita $E(Y|X_1 = x_1, X_2 = x_2)$, dá a média de Y entre membros da população de um dado sexo X_1 e peso X_2. Por exemplo, $E(Y|X_1 = 1, X_2 = 70)$ é o indicador médio de diabete (e, portanto, a prevalência de diabete) entre mulheres que pesam 70 kg.

Podemos adicionar tantos preditores quantos quisermos. Por exemplo, podemos adicionar idade (em anos) à última regressão. Deixemos que $E(Y|X_1 = x_1, X_2 = x_2, X_3 = x_3)$ forneça a prevalência de diabete entre membros da população de um dado sexo, peso e idade. Entretanto, continuar a acrescentar preditores produz uma notação muito deselegante, e, assim, adotamos uma convenção simples: deixaremos que **X** sem um subscrito represente a lista ordenada de todos os preditores que queremos considerar. Então, em nosso exemplo de diabete, **X** representará a lista horizontal (X_1, X_2, X_3) de "sexo", "peso" e "idade". De modo semelhante, deixaremos que **x** sem um subscrito fique em lugar da lista horizontal ordenada de valores (x_1, x_2, x_3) para $\mathbf{X} = (X_1, X_2, X_3)$. Assim, se escrevermos $E(Y|\mathbf{X} = \mathbf{x})$, será uma abreviatura para

$$E(Y|X_1 = x_1, X_2 = x_2, X_3 = x_3)$$

quando houver três preditores sob consideração.

De modo mais geral, se houver n preditores $X_1, ..., X_n$, escreveremos **X** para a lista ordenada $(X_1, ..., X_n)$ e **x** para a lista ordenada de valores $(x_1, ..., x_n)$. A lista horizontal ordenada de variáveis **X** será chamada de um *vetor de linha* de preditores, e a lista horizontal ordenada de valores será denominada um *vetor de linha* de valores. O vetor **X** é composto dos $n = 3$ itens "sexo", "peso" e "idade", e a lista **x** é composta de valores específicos para sexo (0 ou 1), peso (quilogramas) e idade (anos). O número de itens n em **X** é chamado de comprimento, ou dimensão, de **X**.

Medidas de efeito de regressão

Conforme discutido anteriormente, as funções de regressão não envolvem quaisquer suposições de ordem no tempo ou relações causais. Assim, coeficientes de regressão e quantidades derivadas representam medidas de associação, não medidas de efeito. Para interpretar coeficientes de exposição como medidas de efeito, as variáveis de exposição **X** devem ser interpretáveis como variáveis de potencial intervenção (Cap. 4), e a função de regressão deve ser modelada para prover uma representação não confundida dos efeitos de interesse. Questões de viés de seleção e erro de mensuração não surgem nesse ponto, porque aqui e ao longo deste capítulo supõe-se que os modelos se refiram a relações de população, antes da seleção e mensuração.

Para tornar essa representação não confundida mais precisa, suponhamos que **X** seja o vetor contendo as exposições de interesse, **Z** seja outro vetor contendo os outros preditores e que os preditores em **Z** sejam candidatos a confundidores apropriados, isto é, que eles não sejam afetados por **X** ou Y (ver Caps. 9 e 12). Podemos escrever então

$$E(Y|\text{Set}[\mathbf{X} = \mathbf{x}], \mathbf{Z} = \mathbf{z})$$

para o valor médio que Y teria *se* todos na população-alvo com $\mathbf{Z} = \mathbf{z}$ tivessem seu valor **X** fixado em **x**. Esse *potencial desfecho médio* pode ser muito diferente da média verdadeira $E(Y|\mathbf{X} = \mathbf{x}, \mathbf{Z} = \mathbf{z})$. A última refere-se apenas àqueles membros da população com $\mathbf{X} = \mathbf{x}$ e $\mathbf{Z} = \mathbf{z}$, ao passo que o primeiro se refere a *todos* os membros da população com $\mathbf{Z} = \mathbf{z}$, inclusive aqueles que na verdade tinham **X** igual a outros valores que não **x**. Assim, o desfecho potencial médio generaliza o conceito de potencial desfecho do Capítulo 4 para regressões. Em termos de diagramas causais (Cap. 12), a potencial média $E(Y|\text{Set}[\mathbf{X}=\mathbf{x}], \mathbf{Z}=\mathbf{z}))$ refere-se a um grafo que não tem seta apontando de qualquer membro de $\mathbf{X}$ para a subpopulação com $\mathbf{Z}=\mathbf{z}$.

Como um exemplo, suponha que a população-alvo compreenda todas as pessoas nascidas entre 1901 e 1950 e que sobrevivem até 50 anos de idade, Y seja um indicador de morte aos 80 anos, $\mathbf{X}$ contenha somente X_1 = maços-ano de cigarros fumados por 50 anos, e $\mathbf{Z} = (Z_1, Z_2)$, onde $Z_1 = 1$ se do sexo feminino, 0 se masculino, e Z_2 = ano de nascimento. Então

$$E\{Y|X_1 = 20, \mathbf{Z} = (1, 1940)\}$$

é o risco médio de morte à idade de 80 anos (proporção de mortalidade) entre mulheres nascidas em 1940 e que sobreviveram até 50 anos de idade, que fumavam 20 maços-ano por 50 anos. Em contraste,

$$E\{Y|\text{Set}[X_1 = 20], \mathbf{Z} = (1, 1940)\}$$

é o risco médio de morte à idade de 80 entre todas as mulheres nascidas em 1940 e que sobreviveram até 50 anos de idade, *se* todas tivessem fumado 20 maços-ano por 50 anos.

No Capítulo 4, definimos medidas de efeito como contrastes (tais como, diferenças e razões) de ocorrência na *mesma* população, sob condições diferentes. Na análise de regressão, podemos definir medidas de efeito como contrastes de médias na mesma população sob condições diferentes. Visto que as medidas de ocorrência são médias, essa definição inclui a definição precedente. Como um exemplo, consideremos a média de Y na subpopulação com $\mathbf{Z}=\mathbf{z}$, quando $\mathbf{X}$ está fixado em $\mathbf{x}^*$, *versus* aquela média quando $\mathbf{X}$ está estabelecido em $\mathbf{x}$. A medida de efeito de razão é

$$\frac{E\{Y|\text{Set}[\mathbf{X} = \mathbf{x}^*], \mathbf{Z} = \mathbf{z}\}}{E\{Y|\text{Set}[\mathbf{X} = \mathbf{x}], \mathbf{Z} = \mathbf{z}\}}$$

a medida de efeito de diferença é

$$E\{Y|\text{Set}[\mathbf{X} = \mathbf{x}^*], \mathbf{Z} = \mathbf{z}\} - E\{Y|\text{Set}[\mathbf{X} = \mathbf{x}], \mathbf{Z} = \mathbf{z}\}$$

e a fração atribuível é

$$\frac{E\{Y|\text{Set}[\mathbf{X} = \mathbf{x}^*], \mathbf{Z} = \mathbf{z}\} - E\{Y|\text{Set}[\mathbf{X} = \mathbf{x}], \mathbf{Z} = \mathbf{z}\}}{E\{Y|\text{Set}[\mathbf{X} = \mathbf{x}^*], \mathbf{Z} = \mathbf{z}\}}$$

No exemplo, a razão

$$\frac{E\{Y|\text{Set}[X_1 = 20], \mathbf{Z} = (1, 1940)\}}{E\{Y|\text{Set}[X_1 = 0], \mathbf{Z} = (1, 1940)\}}$$

mede o *efeito* de fumar 20 maços-ano por 50 anos *versus* não fumar, sobre o risco de morte à idade de 80 anos entre mulheres nascidas em 1940. Contudo, a razão

$$\frac{E\{Y|X_1 = 20, \mathbf{Z} = (1, 1940)\}}{E\{Y|X_1 = 0, \mathbf{Z} = (1, 1940)\}}$$

representa apenas a *associação* de fumar 20 maços-anos por 50 anos *versus* não fumar, com o risco entre mulheres nascidas em 1940, porque ela contrasta duas subpopulações diferentes (uma com $X_1 = 20$, a outra com $X_1 = 0$).

Para inferir que todas as medidas de associação estimadas a partir de nossas análises são iguais a suas medidas de efeito correspondentes, temos que fazer o seguinte pressuposto de não confundimento dado $\mathbf{Z}$ (que é algumas vezes expressa pela declaração de que não há confundimento residual):

$$E(Y|\mathbf{X} = \mathbf{x}, \mathbf{Z} = \mathbf{z}) = E(Y|\text{Set}[\mathbf{X} = \mathbf{x}], \mathbf{Z} = \mathbf{z})$$

Esse pressuposto declara que a média que observamos, ou estimamos, na subpopulação com $\mathbf{X} = \mathbf{x}$ e $\mathbf{Z} = \mathbf{z}$ é igual ao que a média na subpopulação maior com $\mathbf{Z} = \mathbf{z}$ teria sido, se todos tivessem $\mathbf{X}$ estabelecido em $\mathbf{x}$. É importante apreciar a força do pressuposto. Nesse exemplo, o pressuposto de não confundimento envolve

$$E\{Y|X_1 = 20, \mathbf{Z} = (1, 1940)\} = E\{Y|\text{Set}[X_1 = 20], \mathbf{Z} = (1, 1940)\}$$

que afirma que o risco que observaremos entre mulheres nascidas em 1940 que fumavam 20 maços-ano por 50 anos é igual ao risco que nós teríamos observado em *todas* as mulheres nascidas em 1940, se todas elas tivessem fumado 20 maços-ano por 50 anos. As variáveis sociais associadas, tanto com tabagismo, como com morte, deveriam nos levar a duvidar de que as duas quantidades sejam até aproximadamente iguais.

A dubiedade dos pressupostos de não confundimento é, frequentemente, a principal limitação do uso de dados epidemiológicos para inferência causal. Essa limitação aplica-se tanto a métodos de tabelas cruzadas como de regressão. A randomização de pessoas a valores de $\mathbf{X}$ pode, em grande parte, superar essa limitação, porque garante que as estimativas de efeito sigam uma distribuição de probabilidade identificável, centrada em torno do efeito verdadeiro. A estratégia remanescente é garantir que haja bastantes confundidores bem mensurados em $\mathbf{Z}$, de modo que o pressuposto de não confundimento seja pelo menos plausível. Essa estratégia leva, com frequência, a poucos sujeitos em cada valor $\mathbf{x}$ de $\mathbf{X}$ e $\mathbf{z}$ de $\mathbf{Z}$, o que, por sua vez, leva a problemas de dados esparsos que a modelagem de regressão tenta abordar (Robins e Greenland, 1986).

Padronização de regressão

A modelagem por regressão isolada muitas vezes é insuficiente para abordar problemas de dados esparsos. Por exemplo, quando o número de valores observados de $\mathbf{X}$ ou $\mathbf{Z}$ é comparável ao número de observações, pode ser impossível estimar confiavelmente qualquer desfecho ou efeito específico por preditor. Ainda pode ser possível, contudo, estimar médias sobre os preditores. Torna-se importante, então, definir médias relevantes.

Padronização é calcular a média ponderada de uma medida de desfecho sobre uma distribuição (Cap. 3). Uma *distribuição padrão W* para o vetor de preditores $\mathbf{Z} = (Z_1,\ldots, Z_k)$ é um conjunto de ponderações $w(\mathbf{z})$, um para cada valor $\mathbf{z}$ de $\mathbf{Z}$, que somam ou integram a 1: $\sum_{\mathbf{z}} w(\mathbf{z}) = 1$. A regressão de Y sobre $\mathbf{X}$ *padronizada* por W é, então, a média de $E(Y|\mathbf{X} = \mathbf{x}, \mathbf{Z} = \mathbf{z})$ ponderada por $w(\mathbf{z})$ (Lane e Nelder, 1982),

$$E_W(Y|\mathbf{X} = \mathbf{x}) = \sum_{\mathbf{z}} w(\mathbf{z}) E(Y|\mathbf{X} = \mathbf{x}, \mathbf{Z} = \mathbf{z})$$

Se Y e $\mathbf{Z}$ são independentes dado $\mathbf{X}$, $E_w(Y|\mathbf{X} = \mathbf{x}) = E(Y|\mathbf{X} = \mathbf{x})$, a esperança não padronizada (bruta) quando $\mathbf{X} = \mathbf{x}$; caso contrário, as duas não serão iguais para a maioria dos esquemas de ponderação. Idealmente, as ponderações de padronização $w(\mathbf{z})$ refletirão a distribuição das covariáveis $\mathbf{Z}$ em uma população-alvo de relevância para o assunto em estudo.

Até o final desta seção, suponhamos que $\mathbf{X}$ seja uma variável de intervenção isolada, que denotaremos X. Então, se a regressão é generalizável na população alvo, a distribuição de $\mathbf{Z}$ não é afetada por X, e $\mathbf{Z}$ é suficiente para controle de confundimento (Cap. 12), $E_w(Y|X = x)$ representará a esperança de Y sob a intervenção $X = x$ naquela população, isto é,

$$E_W(Y|X = x) = E(Y|\text{Set}[X = x]) \text{ para aquela população.}$$

Um alerta, contudo, é que se X e $\mathbf{Z}$ afetam Y, então, mesmo que X não afete $\mathbf{Z}$ diretamente, X provavelmente afetará a distribuição pessoa-tempo de $\mathbf{Z}$, levando à falha dessa equação se W for uma distribuição pessoa-tempo (Cap. 4; Greenland, 1996a).

Frequentemente, as ponderações-padrão são tomados à revelia como sendo $w(\mathbf{z}) = \Pr(\mathbf{Z} = \mathbf{z})$, a proporção com $\mathbf{Z} = \mathbf{z}$ na coorte de estudo ou na população-fonte. Diz-se das médias resultantes que são *marginais* ou *calculadas na população*, ou *padronizadas para o total*. Esse padrão é apropriado quando X é uma variável de tratamento, e quando se deseja comparar o efeito de opções de tratamento diferentes para a população inteira, como em ensaios de campo. Naquele caso, se $\mathbf{Z}$ é suficiente para controle de confundimento, a média padronizada é igual ao potencial desfecho marginal da população total sob tratamento $X = x$:

$$E_W(Y|X = x) = E(Y|\text{Set}[X = x])$$

(Cap. 4; Pearl, 1995, 2000). Em muitas situações, entretanto, a preocupação é com os efeitos em uma subpopulação específica. Uma ponderação mais relevante usa então a proporção com $\mathbf{Z} = \mathbf{z}$ entre aqueles naquela subpopulação. Por exemplo, suponhamos que $X = 0$ represente aqueles não expostos e $X > 0$ os expostos. Se o interesse estiver em efeitos entre os expostos, $w(\mathbf{z}) = \Pr(\mathbf{Z} = \mathbf{z}/X > 0)$ será o padrão relevante, ao passo que se o interesse estiver em efeitos entre os não expostos, $w(\mathbf{z}) = \Pr(\mathbf{Z} = \mathbf{z}/X = 0)$ será o padrão relevante. Se X e $\mathbf{Z}$ forem independentes, porém, todos esses padrões serão idênticos, pois então

$$w(\mathbf{z}) = \Pr(\mathbf{Z} = \mathbf{z}|X > 0) = \Pr(\mathbf{Z} = \mathbf{z}|X = x) = \Pr(\mathbf{Z} = \mathbf{z})$$

para qualquer valor x de X.

Medidas de desfecho padronizadas em diferentes categorias de exposição X podem ser contrastadas para formar medidas de associação ou efeito. Por exemplo, razões, diferenças e frações atribuíveis padronizadas comparando $X = x_1$ com $X = x_0$ têm a fórmula

$$E_W(Y|X = x_1)/E_W(Y|X = x_0),$$

$$E_W(Y|X = x_1) - E_W(Y|X = x_0),$$

e

$$[E_W(Y|X = x_1) - E_W(Y|X = x_0)]/E_W(Y|X = x_1)$$

De modo mais geral, podem-se comparar desfechos sob diferentes distribuições de X (Cap. 4; Morgenstern e Bursic, 1982; Bruzzi et al., 1985; Greenland e Drescher, 1993; Greenland, 2004d). Suponhamos que X tivesse uma distribuição $\Pr_1(X = x)$ depois de uma intervenção, e uma distribuição $\Pr_0(X = x)$ sem a intervenção. Suponhamos também que as covariáveis de padronização sejam suficientes para controle de confundimento e não sejam afetadas pela intervenção. Então as razões, diferenças e frações atribuíveis padronizadas contrastando o desfecho com e sem a intervenção teriam as formas supracitadas, mas com

$$\sum_x E_W(Y|X = x)\Pr_1(X = x) \quad \text{e} \quad \sum_x E_W(Y|X = x)\Pr_0(X = x)$$

em lugar de

$$E_W(Y|X = x_1) \quad \text{e} \quad E_W(Y|X = x_0).$$

A comparação de $X = x$ com $X = x_0$ é apenas o caso especial extremo dessas medidas gerais, quando $\Pr_1(X = x_1) = \Pr_0(X = x_0) = 1$, por exemplo, quando uma intervenção muda todos de $X = 1$ (expostos) para $X = 0$ (não expostos). Essas medidas padronizadas tornam-se medidas de efeito de mudar a distribuição de X quando a distribuição de $\mathbf{Z}$ é dada pelo padrão W, pressupondo-se que os preditores $\mathbf{Z}$ sejam suficientes para controle de confundimento e que não sejam afetados por X, e as relações sejam passíveis de generalização (estáveis) sob as intervenções.

Se somente uma medida de efeito é desejada, o pressuposto de não confundimento específico por preditor pode ser substituído por um pressuposto menos restritivo, adequado para aquela medida. Para ilustrar, suponhamos que X seja maços-ano de fumo, estamos interessados somente em qual seria o efeito de fumar 20 *versus* 0 maços-ano sobre *todos* na população-alvo, independentemente de sexo ou ano de nascimento, como mensurado pela razão de riscos causal

$$E[Y|\text{Set}(X=20)]/E[Y|\text{Set}(X=0)]$$

A medida de associação correspondente é a razão de riscos para 20 *versus* 0 maços-ano, padronizada para a população total, $E_w(Y/X=20)/E_w(Y/X=0)$, onde $w(\mathbf{z}) = \Pr(\mathbf{Z}=\mathbf{z})$. O pressuposto de não confundimento agora é que essa razão padronizada é igual à razão causal. Esse pressuposto resumido pode se manter, mesmo que haja confundimento ao nível de sexo e ano de nascimento, ou haja confundimento ao usar outros padrões (embora isso ainda fosse implausível nesse exemplo).

Regressão multivariada

A regressão múltipla lida com médias dentro de níveis de múltiplos preditores. Algumas vezes, esse processo é chamado de "análise multivariada". Em estatística avançada, entretanto, o termo *regressão multivariada* é reservado para regressões em que há múltiplas *variáveis dedesecho*. Para ilustrar, suponhamos que Y_1 seja um indicador da presença de diabete, Y_2 seja a pressão sanguínea diastólica e $\mathbf{Y}$ seja a lista (Y_1, Y_2) composta dessas duas variáveis. Também, deixemos que $\mathbf{X}$ seja a lista (X_1, X_2, X_3) composta dos indicadores de sexo, peso e idade. Então, a regressão multivariada de diabete e pressão sanguínea sobre sexo, peso e idade fornece os indicadores médios para diabete *e* pressão sanguínea para cada combinação específica de sexo, de peso e de idade:

$$E(Y_1, Y_2 | X_1 = x_1, X_2 = x_2, X_3 = X_3) = E(\mathbf{Y}|\mathbf{X}=\mathbf{x})$$

Pode haver qualquer número de variáveis desfecho na lista $\mathbf{Y}$ e de variáveis desfecho na lista $\mathbf{X}$ de uma regressão multivariada. A notação de regressão multivariada permite que se expressem as regressões separadas para cada variável desfecho em uma equação.

Regressão frequencista *versus* regressão bayesiana

Na teoria frequencista, uma esperança é interpretada como uma média em um subgrupo específico de uma população específica. A regressão $E(Y|\mathbf{X}=\mathbf{x})$ representa, assim, uma relação funcional objetiva entre variáveis teoricamente mensuráveis (a média de Y como uma função das variáveis listadas em $\mathbf{X}$). Pode ser que essa relação não tenha sido observada, talvez porque, mesmo existindo, somos incapazes de mensurá-la, ou talvez porque ela não exista. Exemplos da primeira e da última situação são as regressões de pressão sanguínea sobre peso na Espanha, 10 anos atrás e daqui a 10 anos. Em qualquer das situações, a regressão é uma relação externa que se tenta estimar, talvez pela projeção (extrapolação) do conhecimento atual sobre relações presumivelmente similares. Por exemplo, poderiam ser usados quaisquer dados de inquérito que se pudesse encontrar sobre pressão sanguínea e peso, para estimar o que a regressão da pressão sanguínea sobre o peso pareceria na Espanha, 10 anos atrás ou daqui a 10 anos. Nessa abordagem, tenta-se produzir uma *estimativa* $\hat{E}$ ($Y|\mathbf{X}=\mathbf{x}$) da regressão verdadeira $E(Y|\mathbf{X}=\mathbf{x})$.

Na teoria bayesiana subjetiva (Cap. 18), uma esperança é o que veríamos, ou esperaríamos ver, em uma dada população-alvo. Essa noção de esperança corresponde grosseiramente a uma previsão do que veríamos se pudéssemos observar a população-alvo em questão. A regressão $E(Y|\mathbf{X}=\mathbf{x})$ não representa uma relação objetiva a ser estimada, mas, em vez disso, representa uma esperança subjetiva (pessoal) sobre como a média de Y varia ao longo das categorias de $\mathbf{X}$, na população-alvo. Como a estimativa de regressão frequencista, contudo, trata-se de algo que se constrói a partir de quaisquer dados que se possam encontrar, que pareçam ser informativos sobre essa variação.

Tanto autores frequencistas como bayesianos têm observado que as duas abordagens geram, frequentemente, estimativas de intervalo similares (Cox e Hinkley, 1974; Good, 1983). É reconhecido de forma crescente que as divergências se devem, geralmente, a diferenças nos critérios para uma "boa" estimativa pontual: tradicionalmente, os frequencistas preferem critérios de previsão sem viés (p. ex., ter um erro médio de 0), ao passo que os bayesianos preferem, com mais frequência, critérios de aproximação (p. ex., ter a menor média de erro ao quadrado possível). Quando critérios análogos são adotados em ambas as abordagens, os métodos bayesianos e frequencistas podem gerar resultados numéricos semelhantes em aplicações epidemiológicas padrão.

No entanto, bayesianos e frequencistas interpretam seus resultados diferentemente. O bayesiano apresenta uma previsão, denotada por $E(Y|X = x)$, como sua "melhor aposta" sobre a média de Y quando $X = x$, de acordo com alguns critérios para "melhor aposta." O frequencista apresenta uma previsão, denotada por $\hat{E}(Y|X = x)$ (ou, mais comumente, $\hat{Y}_{X=x}$), como "a" melhor estimativa da média de Y quando $X = x$, de acordo com alguns critérios para "melhor estimativa" (tais como variância mínima entre estimadores estatisticamente sem viés). Com frequência demasiada, presume-se que os últimos critérios sejam compartilhados universalmente, mas realmente não o são, nem mesmo propriamente compreendidos, pelos epidemiologistas; se poderia alcançar, e se alcançariam, conclusões diferentes, usando-se outros critérios defensáveis (tais como erro quadrático médio mínimo). Por essas razões, pode ser valioso considerar ambas as interpretações, frequencista e bayesiana, dos modelos, métodos e resultados.

MODELOS BÁSICOS DE REGRESSÃO

Em qualquer exemplo dado, a regressão verdadeira de Y sobre X, $E(Y|X = x)$, pode ser uma função extremamente complicada dos preditores X. Assim, mesmo que observemos essa função sem erro, podemos desejar formular quadros simplificados de realidade que gerem *modelos* para essa regressão. Esses modelos, embora inevitavelmente incorretos, podem ser muito úteis. Um exemplo clássico é a representação da distância da Terra ao Sol, Y, como uma função do dia do ano T. Arrendondando para o quilômetro mais próximo, essa distância é uma função complexa de T por causa dos efeitos gravitacionais da Lua e dos outros planetas no sistema solar. Se representarmos a órbita da Terra ao redor do Sol como um círculo com o Sol no centro, nosso modelo de regressão predirá a distância $E(Y|T = t)$ por um só número (cerca de 150 milhões de quilômetros) que não muda com t. Esse modelo é adequado se pudermos tolerar um pequeno erro percentual em nossas previsões. Se representarmos a órbita da Terra como uma elipse, nosso modelo de regressão predirá a distância Terra-Sol como variando suave e ciclicamente ao longo do curso de um ano (dentro de uma amplitude de cerca de 147 a 153 milhões de quilômetros). Embora não perfeitamente acurado, esse modelo é adequado se pudermos tolerar uns poucos décimos de um erro percentual em nossas predições.

Especificação de modelo e ajuste de modelo

Nossa descrição dos modelos precedentes deve ser refinada pela distinção entre a *forma* de um modelo e um modelo *ajustado*. "Círculo" e "elipse" referem-se a formas, isto é, classes gerais de formato. A forma de modelo circular corresponde a presumir uma distância Terra-Sol constante ao longo do tempo; o modelo de forma elíptica permite que essa distância varie em um ciclo temporal. O processo de decidir entre as duas formas é um exemplo simples de *especificação de modelo*.

Se decidimos usar a forma circular, também devemos selecionar um valor para o raio (que é a distância Terra-Sol no modelo). Esse raio especifica que círculo (dentre muitos círculos possíveis) usar como uma representação da órbita da Terra e é um exemplo de um *parâmetro do* modelo. O processo de selecionar a "melhor" estimativa do raio é um exemplo de *ajuste de modelo*, e o círculo que resulta é chamado, às vezes, de *modelo ajustado* (embora o último termo algumas vezes seja usado para se referir à fórmula do modelo).

Há duas relações importantes entre um conjunto de dados e um modelo ajustado para os dados. Primeiro, há a "distância" entre o modelo ajustado e os dados; segundo, há "resistência" ou "estabilidade" do modelo ajustado, que é o grau ao qual as previsões do modelo ou estimativas do parâmetro mudam, quando os próprios dados são modificados. O Capítulo 21 descreve algumas abordagens para avaliação de distância e estabilidade, inclusive análise *delta-beta*.

Dependendo de nossos requisitos de acurácia, podemos ter à mão vários quadros simplificados de realidade e, portanto, vários candidatos a modelo. Na melhor hipótese, nossa escolha pode requerer uma barganha entre simplicidade e precisão, como no exemplo precedente. Há um velho ditado (frequentemente designado como *navalha de Occam*) de que não se deve introduzir complexidade desnecessária para fins de previsão ou explicação. Seguindo esse ditado, se precisamos de apenas 2% de precisão para predizer a distância da Terra ao Sol, então não devemos nos incomodar com o modelo de elipse, e sim usar, em vez disso, a distância constante derivada do modelo circular.

Há um benefício mais sutil desse conselho do que evitar exercício mental desnecessário. Suponha que nos sejam oferecidos dois modelos, um (o mais complexo) contendo o outro (o mais simples) como um caso especial, e alguns dados com os quais ajustar os dois modelos. Então, o modelo mais complexo será capaz de se ajustar mais aproximadamente aos dados do que o modelo mais simples, no sentido de que as previsões do modelo mais complexo serão (em média) mais próximas daquilo que é visto nos dados do que aquelas do modelo mais simples. Assim ocorre no exemplo precedente, porque a elipse contém o círculo como um caso especial. Entretanto, há uma penalidade para essa proximidade dos dados: as previsões obtidas a partir do modelo mais complexo tendem a ser menos estáveis do que aquelas obtidas do modelo mais simples.

Consideremos agora o uso das duas formas diferentes de modelo para predizer eventos fora do conjunto de dados ao qual os modelos foram ajustados. Um exemplo é prever a distância da Terra ao Sol; outro é predizer a incidência de Aids em um tempo de 5 anos no futuro. Intuitivamente, poderíamos esperar que, se um modelo tanto é mais próximo dos dados como mais estável que o outro, tal modelo dará predições mais acuradas. Entretanto, a escolha entre modelos raramente é tão nítida. Normalmente, um modelo estará mais aproximado dos dados, enquanto o outro será mais estável, e será difícil dizer qual será o mais preciso. Frequentemente, encaramos esse dilema como uma escolha entre um modelo mais complexo e um mais simples.

Para resumir, especificação do modelo é o processo de selecionar uma forma de modelo, ao passo que ajuste de modelo é o processo de utilizar dados para estimar os parâmetros em uma fórmula de modelo. Há muitos métodos de ajuste de modelo, e o assunto é tão vasto e técnico que delinearemos apenas superficialmente poucos elementos-chave. Quase todos os programas de computador comerciais baseiam-se em um de poucos métodos de ajuste, de modo que quase todos os usuários (estatísticos assim como epidemiologistas) são forçados a basear suas análises nos pressupostos desses poucos métodos. Nós discutiremos especificação e métodos de ajuste no Capítulo 21.

Exemplo para contexto

O seguinte exemplo epidemiológico será usado em vários pontos para ilustrar modelos específicos. Nos anos 1990 surgiu uma controvérsia quanto a se mulheres sem história de câncer de mama, mas consideradas de alto risco (por causa de história familiar e, talvez, de outros fatores) deveriam receber a droga tamoxifeno como uma medida profilática. Evidências sugeriam que o tamoxifeno poderia prevenir o câncer de mama (Fisher et al., 1998), mas, também, causar ou promover o câncer de endométrio e de fígado.

Uma medida de efeito da profilaxia com tamoxifeno até uma dada idade é a mudança no risco de morte àquela idade. Suponhamos que a variável desfecho Y seja um indicador de estar morta à idade de 70 anos ($Y = 1$ para mortas, 0 para vivas). Os preditores $\mathbf{X}$ incluem

X_1 = anos de terapia com tamoxifeno
X_2 = idade (em anos) no começo da terapia com tamoxifeno

X_3 = idade na menarca
X_4 = idade na menopausa
X_5 = paridade

Suponhamos que a população-alvo corresponda a mulheres americanas nascidas entre 1925 e 1950, que sobreviveram até a idade de 50 anos e não usaram tamoxifeno antes daquela idade. Se tamoxifeno não foi tomado durante o seguimento, estabelecemos a idade do início do tamoxifeno (X_2) em 70 anos, porque as mulheres que iniciaram à idade de 70 anos ou mais tarde e as mulheres que nunca tomaram tamoxifeno têm a mesma história de exposição durante o intervalo etário em estudo.

Nesse exemplo, a regressão $E(Y|\mathbf{X} = \mathbf{x})$ é apenas o risco médio, ou proporção de incidência, de estar morta à idade de 70 anos entre mulheres na população-alvo que têm $\mathbf{X} = \mathbf{x}$. Portanto, escreveremos $R(\mathbf{x})$ como uma abreviatura para $E(Y|\mathbf{X} = \mathbf{x})$. Também escreveremos R para o risco médio (global) bruto $E(Y)$, $R(x_1)$ para o risco médio $E(Y|X_1 = x_1)$ na subpopulação definida por ter $X_1 = x_1$ (sem consideração a outras variáveis), e assim por diante.

Modelos vazios

Um modelo tão geral que implica absolutamente nada, mas simplesmente reexpressa o risco médio geral em uma notação diferente, é

$$E(Y) = R = \alpha \quad [20.1]$$

Há somente um parâmetro de regressão (ou coeficiente) α nesse modelo, e ele corresponde ao risco médio na população-alvo. Diz-se de um modelo, tal como o modelo 20.1, que não tem implicação alguma (i.e., que não impõe restrição ou limitação), que ele é *vazio*.

Dois modelos são chamados de *equivalentes* se eles têm implicações idênticas para a regressão. Dado que $R > 0$, um modelo equivalente ao modelo 20.1 é

$$E(Y) = R = \exp(\alpha) \quad [20.2]$$

O modelo 20.2 não tem implicação além de forçar R a ser positivo. Nesse modelo, α é o logaritmo natural do risco médio geral:

$$\alpha = \ln(R)$$

Dado que $R > 0$ e $R < 1$, um modelo que é equivalente aos modelos 20.1 e 20.2 é

$$E(Y) = R = \text{expit}(\alpha) \quad [20.3]$$

onde expit(α) é a transformação *logística* de α definida como

$$\text{expit}(\alpha) = e^\alpha/(1 + e^\alpha)$$

O modelo 20.3 não tem implicação além de forçar R a cair entre 0 e 1. Agora, contudo, o parâmetro α no modelo 20.3 é o logit (log das chances) de risco médio geral:

$$\alpha = \ln\left(\frac{R}{1 - R}\right) = \text{logit}(R)$$

Modelos constantes

Ao comparar a complexidade e as implicações de dois modelos A e B, dizemos que o modelo A é mais geral, mais flexível ou mais complexo que o modelo B, ou que A contém B, se todas as implicações do modelo A são também implicações do modelo B, mas não vice-versa (i.e., se B impõe algumas restrições além daquelas impostas por A). Outras maneiras de declarar tal relação são que B é mais simples, mais forte ou mais estrito que A, B está contido ou aninhado a A ou B é um caso especial de A.

O modelo seguinte é superficialmente semelhante ao modelo 20.1, mas é, de fato, muito mais estrito:

$$E(Y|X_1 = x_1) = R(x_1) = \alpha \qquad [20.4]$$

Esse modelo implica que os riscos médios das subpopulações definidas por anos de uso de tamoxifeno são idênticos. O parâmetro α representa o valor comum desses riscos. Esse modelo é denominado uma regressão *constante*, porque não permite variação em riscos médios ao longo dos níveis do preditor. Para ver que esse é um caso especial do modelo 20.1, note que $E(Y)$, a média geral, é somente uma média de todas as médias X_1 específicas $E(Y|X_1 = x_1)$. Daí, se todas as médias X_1 específicas são iguais a α, como no modelo 20.4, então a média geral deve ser, também, igual a α, como no modelo 20.1.

Dado que $R(x_1) > 0$ e $R(x_1) < 1$, os dois modelos seguintes são equivalentes ao modelo 20.4:

$$R(x_1) = \exp(\alpha) \qquad [20.5]$$

que pode ser reescrito como

$$\ln[R(x_1)] = \alpha$$

e

$$R(x_1) = \text{expit}(\alpha) = e^\alpha/(1 + e^\alpha) \qquad [20.6]$$

que pode ser reescrito como

$$\text{logit}[R(x_1)] = \alpha$$

No modelo 20.5, α é o valor comum dos logs dos riscos $\ln[R(x_1)]$, ao passo que, no modelo 20.6, α é o valor comum dos logits, $\text{logit}[R(x_1)]$. Cada um dos modelos (modelos 20.4 a 20.6) é um caso especial dos modelos mais gerais (modelos 20.1 a 20.3). Em outras palavras, os modelos 20.4 a 20.6 são mais simples, mais fortes ou mais estritos que os modelos 20.1 a 20.3 e estão contidos ou aninhados aos modelos 20.1 a 20.3.

É claro que uma regressão constante é implausível na maioria das situações. Por exemplo, a idade está relacionada à maioria dos desfechos em saúde. No exemplo supracitado, esperamos que o risco médio de morte varie ao longo dos subgrupos definidos por idade no início (X_2). Há infinitas maneiras de modelar essas variações. O Capítulo 21 discute o problema de selecionar um modelo útil dentre muitas opções. O capítulo presente descreve algumas das escolhas mais comuns, focando modelos para riscos médios (proporções de incidência), chances de incidência e taxas de incidência pessoa-tempo. Os modelos para riscos e chances também podem ser usados para modelar proporções de prevalência e chances de prevalência.

Modelos lineares de risco

Consideremos o modelo

$$R(x_1) = \alpha + \beta_1 x_1 \qquad [20.7]$$

Esse modelo permite que o risco médio varie ao longo das subpopulações com valores diferentes para X_1, mas somente de modo linear. Implica que subtrair o risco médio na subpopulação com $X_1 = x_1$

daquele na subpopulação com $X_1 = x_1 + 1$ sempre produzirá β_1, *independentemente* do que é x_1. Sob o modelo 20.7,

$$R(x_1 + 1) = \alpha + \beta_1(x_1 + 1)$$

e

$$R(x_1) = \alpha + \beta_1 x_1$$

assim

$$R(x_1 + 1) - R(x_1) = \beta_1$$

β_1 representa então a diferença de riscos entre a subpopulação definida por ter $X_1 = x_1 + 1$ e aquela definida por ter $X_1 = x_1$. O modelo implica que essa diferença não depende da categoria de referência x_1 para X_1 usado para a comparação.

O modelo 20.7 é um exemplo de modelo *linear* de risco. Ele é um caso especial de modelo 20.1; também contém o modelo 20.4 como um caso especial: o modelo 20.4 é o caso especial do modelo 20.7 no qual $\beta_1 = 0$, e assim os riscos médios não variam ao longo de categorias de X_1. Modelos lineares de risco (tais como o modelo 20.7) são fáceis de compreender, mas têm um grave problema técnico que os torna difíceis de ajustar na prática: há combinações de α e β_1 que produzirão valores impossíveis (menores do que 0 ou maiores do que 1) para um ou mais dos riscos $R(x_1)$. Vários modelos abordam esse problema, parcial ou totalmente, pela transformação do termo linear $\alpha + \beta_1 x_1$ antes de igualá-lo ao risco. Estudaremos dois desses modelos.

Recentralização

Sob o modelo 20.7,

$$R(0) = \alpha + \beta_1 \cdot 0 = \alpha$$

assim, α representa o risco médio para a subpopulação com $X_1 = 0$. No exemplo presente, é um valor possível para X_1 (tamoxifeno), e, então, essa interpretação de α não apresenta problema algum. Suponhamos, contudo, que modelamos X_3 (idade à menarca) em vez de X_1:

$$R(X_3) = \alpha + \beta_3 X_3$$

Visto que a idade à menarca não pode ser igual a 0, α não tem interpretação significativa nesse modelo. Para evitar tais problemas interpretativos, é útil recentralizar uma variável para a qual 0 seja impossível (tal como X_3), pela subtração de algum valor dela frequentemente observado, antes de colocá-la no modelo. Por exemplo, a idade de 13 anos é um valor observado frequentemente para idade à menarca. Podemos redefinir X_3 como sendo "idade à menarca menos 13 anos". Com essa redefinição, $R(X_3) = \alpha + \beta_3 X_3$ refere-se a um modelo diferente, um no qual $R(0) = \alpha$ representa o risco médio para mulheres que tinham idade de 13 anos à menarca. Veremos mais tarde que tal recentralização é aconselhável quando se usa qualquer modelo e é especialmente importante quando termos de produto ("interações") são empregados no modelo.

Mudança de escala

Um modo simples de descrever β_1 no modelo 20.7 é que ele é a diferença no risco pelo aumento de uma unidade em X_1. Frequentemente, as unidades usadas para medir X_1 são pequenas em relação a aumentos de exposição de interesse substantivo. Suponhamos, por exemplo, que X_1 é a pressão arterial diastólica (PAD) medida em mm Hg; β_1 é, então, a diferença de riscos por milímetro de aumento da

PAD. Um aumento de 1 mm Hg, porém, não terá interesse clínico; em vez disso, desejaremos considerar aumentos de pelo menos 5 e, possivelmente, de 10 ou 20 mm Hg. Sob o modelo 20.7, a diferença no risco por aumento de 10 mm Hg é $10\beta 1$. Se nós quisermos que β_1 represente a diferença de riscos por 10 mm Hg, só precisamos redefinir X_1 como PAD dividida por 10; então, X_1 será a PAD em cm Hg.

A divisão de uma variável por uma constante, como acabamos de descrever, é chamada às vezes de *mudança de escala* da variável. Tal mudança de escala é aconselhável sempre que ela troque a unidade de medida para um valor mais significativo. Infelizmente, muitas vezes a mudança de escala é feita de tal forma que faz as unidades de medida *menos* significativas, ao dividir a variável pelo desvio-padrão (DP) de sua amostra. O DP da amostra é uma unidade irregular que é peculiar aos dados do estudo e que depende muito de como os sujeitos foram selecionados para a análise. Por exemplo, o DP da PAD pode ser 12,7 mm Hg em um estudo e 15,3 mm Hg em outro. Assim, mudar a escala pelo DP torna os coeficientes interpretáveis apenas em unidades peculiares e diferentes, de modo que eles não podem ser comparados diretamente a um outro, ou a coeficientes de outros estudos.

Veremos mais tarde que mudar a escala é ainda mais importante quando termos de produto são usados em um modelo. Recomendamos, então, que a mudança de escala seja feita usando-se constantes simples e facilmente interpretadas para as divisões. Métodos que envolvem divisão por DP de amostra (tais como as transformações de variáveis em escores Z), entretanto, devem ser evitados (Greenland et al., 1986, 1991).

Modelos exponenciais de risco

Consideremos o modelo seguinte:

$$R(x_1) = \exp(\alpha + \beta_1 x_1) \qquad [20.8]$$

A função exponencial (exp) é sempre positiva, de modo que o modelo 20.8 produzirá $R(x_1)$ positivo para qualquer combinação de α e β_1. O modelo 20.8 é chamado às vezes de modelo de risco *exponencial*. É um caso especial do modelo vazio 20.2; também contém o modelo constante 20.5, como o caso especial em que $\beta_1 = 0$.

Para compreender as implicações do modelo exponencial de risco, podemos remoldá-lo em uma fórmula equivalente, tirando o logaritmo natural de ambos os lados:

$$\ln[R(x_1)] = \ln[\exp(\alpha + \beta_1 x_1)] = \alpha + \beta_1 x_1 \qquad [20.9]$$

O modelo 20.9 é chamado, frequentemente, de modelo *log-linear* de risco. O modelo exponencial *log-linear* permite que o risco varie por meio de subpopulações definidas por X_1, mas somente de um modo exponencial. Para interpretar os coeficientes, podemos comparar os logs dos riscos sob o modelo 20.9 para as duas subpopulações definidas por $X_1 = x_1 + 1$ e $X_1 = x_1$:

$$\ln[R(x_1 + 1)] = \alpha + \beta_1(x_1 + 1)$$

e

$$\ln[R(x_1)] = \alpha + \beta_1 x_1$$

assim

$$\ln[R(x_1 + 1)] - \ln[R(x_1)] = \ln[R(x_1 + 1)/R(x_1)] = \beta_1$$

Então, sob os modelos 20.8 e 20.9, β_1 representa o log da razão de riscos ao comparar a subpopulação definida por ter $X_1 = x_1 + 1$ e aquela definida por $X_1 = x_1$, não importa a categoria de referência do x_1 escolhido. Também, $\ln[R(0)] = \alpha + \beta_1 \cdot 0 = \alpha$ se $X_1 = 0$; assim, α representa o log do risco para a subpopulação com $X_1 = 0$ (e, assim, só tem significado se X_1 puder ser zero).

Podemos derivar outra interpretação equivalente dos parâmetros no modelo exponencial de risco pela observação de que

$$R(x_1 + 1) = \exp[\alpha + \beta_1(x_1 + 1)]$$

e

$$R(x_1) = \exp(\alpha + \beta_1 x_1)$$

de modo que

$$R(x_1 + 1)/R(x_1) = \exp[\alpha + \beta_1(x_1 + 1) - (\alpha + \beta_1 x_1)] = \exp(\beta_1)$$

Assim, sob os modelos 20.8 e 20.9, $\exp(\beta_1)$ representa a *razão* de riscos entre as subpopulações (porque x_1 não aparece na expressão final para a razão de riscos). Também, $R(0) = \exp(\alpha + \beta_1 \cdot 0) = e^\alpha$, de modo que e^α representa o risco médio para a subpopulação com $X_1 = 0$.

Como nos modelos lineares, os modelos exponenciais de risco têm o problema técnico de que algumas combinações de α e β_1 produzirão valores de risco maiores do que 1, que são impossíveis. Contudo, esse problema não será uma preocupação prática, se todos os riscos ajustados e seus limites de confiança forem menores do que 1.

Modelos logísticos

Como será discutido no Capítulo 21, nem modelos lineares nem exponenciais de risco podem ser usados para analisar dados de caso-controle, se nenhuma informação externa estiver disponível para possibilitar a estimação de riscos na população-fonte, ao passo que o modelo seguinte pode ser usado sem tal informação:

$$R(x_1) = \text{expit}(\alpha + \beta_1 x_1)$$

$$= \frac{\exp(\alpha + \beta_1 x_1)}{1 + \exp(\alpha + \beta_1 x_1)} \qquad [20.10]$$

Esse modelo é chamado de um modelo *logístico* de risco, por causa da função logística (expit) no núcleo de sua definição. Posto que a variação da função logística está entre 0 e 1, o modelo só produzirá riscos entre 0 e 1, não importam os valores para α, β_1 e x_1. O modelo logístico talvez seja o mais comumente usado em epidemiologia, assim, o examinaremos com algum detalhe. O modelo 20.10 é um caso especial de modelo 20.3, mas, ao contrário deste, ele não é vazio, porque obriga os riscos X_1-específicos a seguir um padrão particular (logístico). O modelo constante 20.6 é o caso especial de modelo logístico em que $\beta_1 = 0$.

Para se compreender as implicações do modelo logístico, é útil remoldá-lo como um modelo para as chances. Primeiramente, note que, sob o modelo logístico (equação 20.10),

$$1 - R(x_1) = 1 - \frac{\exp(\alpha + \beta_1 x_1)}{1 + \exp(\alpha + \beta_1 x_1)}$$

$$= \frac{1}{1 + \exp(\alpha + \beta_1 x_1)}$$

Posto que $R(x_1)/[1 - R(x_1)]$ representa as chances, dividimos cada lado da equação 20.10 pela expressão precedente e descobrimos que, sob o modelo logístico, as chances da doença $C(x_1)$ quando $X_1 = x_1$ são

$$C(x_1) = \frac{R(x_1)}{1 - R(x_1)} = \frac{\dfrac{\exp(\alpha + \beta_1 x_1)}{1 + \exp(\alpha + \beta_1 x_1)}}{\dfrac{1}{1 + \exp(\alpha + \beta_1 x_1)}}$$ [20.11]

$$= \exp(\alpha + \beta_1 x_1)$$

Essa fórmula do modelo (equação 20.11) mostra que o modelo de risco logístico é equivalente a um modelo exponencial de *chances*.

Extraindo logaritmos de ambos os lados da equação 20.11, vemos que o modelo logístico também é equivalente ao modelo log-linear de chances

$$\ln[C(x_1)] = \alpha + \beta_1 x_1$$ [20.12]

Lembre-se de que o logit de risco é definido como o log de chances:

$$\text{logit}[R(x_1)] = \ln\{R(x_1)/[(1 - R(x_1))]\} = \ln[C(x_1)]$$

Portanto, a partir da equação 20.12, o modelo logístico pode ser reescrito em mais uma fórmula equivalente,

$$\text{logit}[R(x_1)] = \alpha + \beta_1 x_1$$ [20.13]

Esse equivalente do modelo logístico frequentemente é chamado de modelo logit-linear de risco, ou *modelo logit*.

Como um alerta geral em relação a esses termos, note que "modelo log-linear" pode referir-se a qualquer um de vários modelos diferentes, dependendo do contexto: além dos modelos log-lineares de *risco* (equação 20.9) e dos modelos log-lineares de *chances* (equação 20.12) dados anteriormente, há também os modelos log-lineares de *taxas* e os modelos log-lineares de *tempo de incidência* descritos adiante, bem como os modelos log-lineares de *contagem* (Cap. 21).

Podemos derivar duas interpretações equivalentes dos parâmetros do modelo logístico. Primeiramente,

$$\ln[C(x_1 + 1)] = \alpha + \beta_1(x_1 + 1)$$
$$\ln[C(x_1)] = \alpha + \beta_1 x_1$$

então

$$\ln[C(x_1 + 1)] - \ln[C(x_1)] = \ln[C(x_1 + 1)/C(x_1)] = \beta_1$$

Assim, sob o modelo logístico (equação 20-10), β_1 representa o log da razão de chances ao comparar as subpopulações com $X_1 = x_1 + 1$ e $X_1 = x_1$. Também, $\ln[C(0)] = \alpha + \beta_1 \cdot 0 = \alpha$; assim α é o log de chances (logit) para a subpopulação com $X_1 = 0$ (e, assim só é significativo se X_1 puder ser 0). De modo equivalente, temos

$$C(x_1 + 1)/C(x_1) = \exp(\beta_1)$$

e

$$C(0) = \exp(\alpha)$$

De modo que exp (β_1) é a razão de chances ao comparar as subpopulações com $X_1 = x_1 + 1$ e $X_1 = x_1$, e exp(α) representa as chances para a subpopulação com $X_1 = 0$.

Outros modelos de risco e de chances

Além daqueles já apresentados, vários outros modelos de risco são mencionados ocasionalmente, mas raramente usados, em epidemiologia. O modelo linear de chances é obtido pela substituição do risco médio pelas chances no modelo linear de risco:

$$C(x_1) = \alpha + \beta_1 x_1 \qquad [20.14]$$

Aqui, β_1 é a diferença de *chances* entre subpopulações com $X_1 = x_1 + 1$ e $X_1 = x_1$, e α representa as chances para a subpopulação com $X_1 = 0$. Semelhantemente ao risco, as chances não podem ser negativas; infelizmente, algumas combinações de α e β_1 no modelo 20.14 produzirão chances negativas. Em consequência, esse modelo (como o modelo linear de risco) pode ser difícil de ajustar e dá resultados insatisfatórios em muitas situações.

Outro modelo substitui a transformação logística (expit) no modelo logístico (equação 20.10) pelo inverso da distribuição normal padrão, que também tem uma variação entre 0 e 1. O modelo resultante, chamado de modelo *probit*, tem sido muito usado em bioensaio. Sua ausência no uso epidemiológico pode se originar do fato de que (diferentemente do modelo logístico) seus parâmetros não têm interpretação epidemiológica simples, e o modelo não parece oferecer vantagem sobre o logístico em aplicações epidemiológicas.

Várias tentativas têm sido feitas para usar modelos que são misturas de diferentes modelos básicos. Essas misturas têm várias desvantagens, inclusive dificuldades em ajustar os modelos e interpretar os parâmetros (Moolgavkar e Venzon, 1987). Por isso, não os descrevemos aqui.

Modelos de taxas

Em vez de modelar riscos médios, podemos modelar taxas de incidência pessoa-tempo. Se deixarmos que Y denote a *taxa* observada em uma subpopulação de estudo (de modo que Y seja o número de casos observado por unidade de pessoa-tempo observada), a regressão $E(Y|\mathbf{X} = \mathbf{x})$ representa o número médio de casos por unidade de pessoa-tempo na subpopulação-alvo definida por $\mathbf{X} = \mathbf{x}$. Denotaremos essa taxa esperada, ou "taxa média", por $I(\mathbf{x})$.

A maioria dos modelos de taxa é análoga aos modelos de risco e de chances. Por exemplo, o modelo

$$I(x_1) = E(Y|X_1 = x_1) = \alpha + \beta_1 x_1 \qquad [20.15]$$

é um modelo linear de *taxa*, análogo aos (mas diferente dos) modelos lineares de risco e de chances (equações 20.7, 20.14). Esse modelo de chances implica que a diferença em taxas médias entre subpopulações com $X_1 = x_1 + 1$ e $X_1 = x_1$ é β_1, independentemente de x_1. Também, α é a taxa média para a subpopulação com $X_1 = 0$. Esse modelo pode ser problemático, porque algumas combinações de α e β_1 no modelo 20.15 podem produzir valores de taxas negativos, que são impossíveis.

Para prevenir o último problema, a maioria da modelagem de taxas começa com um modelo exponencial de *taxa*, tal como

$$I(x_1) = \exp(\alpha + \beta_1 x_1) \qquad [20.16]$$

Como o exponencial (exp) nunca pode ser negativo, esse modelo não produzirá taxas negativas, independentemente de α, β_1 ou x_1. O modelo é equivalente ao modelo log-linear de *taxas*

$$\ln[I(x_1)] = \alpha + \beta_1 x_1 \qquad [20.17]$$

O parâmetro β_1 nos modelos 20.16 e 20.17 é o log da razão de taxas ao comparar a subpopulação com $X_1 = x_1 + 1$ com a subpopulação com $X_1 = x_1$, independentemente de x_1; donde $\exp(\beta_1)$ é a razão de taxas correspondente $I(x_1+)/I(x_1)$. Também, α é o log da taxa para a subpopulação com $X_1 = 0$; donde $\exp(\alpha)$ é a taxa média $I(0)$ quando $X_1 = 0$. O modelo exponencial de taxas (modelo 20.16) é análogo (mas diferente) do modelo exponencial de risco (equação 20.8) e do modelo exponencial de chances (equação 20.11).

Tempo de incidência e modelos de azar

Também podemos modelar o tempo médio para ocorrência de um evento, começando a partir de algum tempo zero designado, tal como nascimento (em cujo caso, "tempo" é idade), início de tratamento ou alguma data do calendário (Cox e Oakes, 1984; Hosmer e Lemeshow, 1999; Kalbfleisch e Prentice, 2002). São chamados modelos de tempo de incidência, tempo de espera, tempo de falha ou tempo de sobrevida. Deixemos que T represente o tempo do evento mensurado a partir de zero. Uma abordagem à regressão do tempo de incidência é usar um modelo linear para o log do tempo de incidência, tal como

$$E[\ln(T)|X_1 = x_1] = \alpha - \beta_1 x_1 \qquad [20.18]$$

Como T é sempre positivo, $\ln(T)$ sempre é definido. Nesse modelo, α é o log do tempo de incidência médio na subpopulação com $X_1 = 0$, e $-\beta_1$ é a diferença entre os tempos médios de incidência, ao comparar a subpopulação com $X_1 = x_1 + 1$ com a subpopulação com $X_1 = x_1$ (independentemente do valor x_1). O modelo 20.18 é um exemplo de um *modelo de vida acelerado* (Cox e Oakes, 1984), que é um bloco de construção para o método de *g-estimação* (ver Cap. 21).

Note que o sinal de β_1 no modelo é o inverso de seu sinal em modelos anteriores. Essa inversão é feita de modo que, se o desfecho em T for indesejável, então, como nos modelos anteriores, valores positivos de β_1 corresponderão a efeitos nocivos de aumentar X_1, e valores negativos a efeitos benéficos. Por exemplo, sob o modelo, se T é o tempo de morte e β_1 é positivo, um aumento de X_1 estará associado à morte mais precoce.

Outra generalização do modelo básico de vida acelerado, semelhante, mas não idêntico, ao modelo 20.18, é o modelo log-linear para tempo de incidência esperado,

$$\ln[E(T|X_1 = x_1)] = \alpha - \beta_1 x_1 \qquad [20.19]$$

O Modelo 20.19 difere do modelo 20.18 porque o logaritmo de uma média é maior do que a média dos logaritmos (a menos que T não varie). O modelo 20.19 pode ser do reescrito como

$$E(T|X_1 = x_1) = \exp(\alpha - \beta_1 x_1) = \exp(-\beta_1 x_1)e^{\alpha}$$
$$= \exp(-\beta_1 x_1)T_0$$

onde $T_0 = E(T|X_1=0) = e^{\alpha}$. Sob o modelo 20.19, e^{α} é o tempo de incidência médio na subpopulação com $X_1 = 0$, e $e^{-\beta_1}$ é a razão de tempos médios de incidência na subpopulação com $X_1 = x_1 + 1$ e na subpopulação com $X_1 = x_1$. Da mesma forma que com o modelo 20.18, o sinal de β_1 é negativo, de modo que os valores positivos de β_1 corresponderão a efeitos danosos.

Abordagens mais comuns à modelagem de tempos de incidência impõem um modelo para o risco do evento até cada ponto no tempo, ou para a frequência do evento "em" cada ponto no tempo. O mais comum de tais modelos é o *modelo de Cox*, também conhecido como o *modelo de azares proporcionais*. Podemos dar uma descrição aproximada desse modelo como a seguir: suponha que especifiquemos uma duração de tempo Δt que é pequena o suficiente para que o risco de ocorrer o evento em qualquer intervalo t a $t + \Delta t$ entre aqueles que sobrevivam até t sem o evento seja muito pequeno. O modelo de Cox implica, então, que as taxas em qualquer intervalo tão curto seguirão um modelo exponencial como a equação 20.16, com α, mas sem permitir que β_1 varie com o tempo t.

Se escrevermos $I(t; x_1)$ para a taxa média no intervalo t a $t + \Delta t$, entre pessoas que sobrevivam a t e tenham $X_1 = x_1$, o modelo de Cox implica que

$$I(t; x_1) \approx \exp(\alpha_t + \beta_1 x_1) \qquad [20.20]$$

Sob o modelo, a aproximação ($\approx$) melhora à medida que Δ_t fica menor. Note que a intercepto α_t pode variar com o tempo, mas nesse modelo simples de Cox presume-se que o coeficiente β_1 de X_1 permaneça constante. Essa constância significa que, em qualquer tempo t, a razão de taxas ao comparar subpopulações com $X_1 = x_1 + 1$ e $X_1 = x_1$ será

$$I(t; x_1 + 1)/I(t; x_1) \approx \exp[\alpha_t + \beta_1(x_1 + 1)]/\exp(\alpha_t + \beta_1 x_1) = \exp(\beta_1)$$

de modo que β_1 é o log da razão de taxas por unidade de x_1, não importa a categoria de referência x_1 *nem* o tempo t em que este foi calculado. Em consequência, quando plotadas ao longo do tempo, as curvas de taxa em $X_1 = x_1 + 1$ e em $X_1 = x_1$ serão proporcionais, tendo a razão $\exp(\beta_1)$ constante.

Sob o modelo de Cox (equação 20.20), a taxa no tempo t para a subpopulação com $X_1 = 0$ é dada por $I(t; 0) \approx \exp(\alpha_t)$. Se nós denotarmos esta taxa de "basal" por $h_0(t)$ em vez de $\exp(\alpha_t)$, teremos

$$I(t; x_1) \approx \exp(\alpha_t + \beta_1 x_1) = \exp(\alpha_t)\exp(\beta_1 x_1) = h_0(t)\exp(\beta_1 x_1) = \exp(\beta_1 x_1)h_0(t)$$

A última expressão é a fórmula padrão do modelo exibida na maioria dos livros de texto. O termo "modelo de Cox" tornou-se razoavelmente padrão, embora um caso especial do modelo fosse proposto por Sheehe (1962).

A fórmula aproximada do modelo de Cox (equação 20.20) pode ser vista como uma extensão do modelo exponencial de taxa (equação 20.16), no qual as taxas podem variar com o tempo. Em teoria estatística, faz-se a suposição de que, em cada tempo t, a taxa $I(t; x_1)$ aproxima-se de um limite $h(t; x_1)$ quando Δt vai a zero. Esse limite é chamado, normalmente, de o *azar* ou a *intensidade* do desfecho no tempo t. O modelo de Cox é definido, então, como um modelo para esses azares,

$$h(t; x_1) = \exp(\beta_1 x_1)h_0(t)$$

Em estudos epidemiológicos, esses azares são quantidades puramente teóricas; assim, é importante compreender as fórmulas aproximadas do modelo dado, e o que tais fórmulas implicam sobre taxas observáveis.

O modelo de Cox pode ser estendido para permitir que X_1 varie ao longo do tempo. Escrevamos $X_1(t)$ como uma abreviatura para "a exposição no tempo t", e $x_1(t)$ para o valor numérico verdadeiro de $X_1(t)$ no tempo t. Então, o *modelo de Cox com covariáveis tempo-dependentes* implica que a taxa de incidência no tempo t, na subpopulação que tem categoria de exposição $x_1(t)$ no tempo t, é

$$I[t; x_1(t)] \approx h[t; x_1(t)] = \exp[\beta_1 x_1(t)]h_0(t) \qquad [20.21]$$

Esse modelo pode ser o mais amplamente utilizado para exposições tempo-dependentes. Geralmente, uma exposição tempo-dependente $X_1(t)$ não é definida como a quantidade verdadeira no tempo t, mas, em vez disso, é algum índice cumulativo de exposição defasado até t (ver Cap. 16). Por exemplo, se o tempo é mensurado em meses e a exposição ao tamoxifeno é cumulativa e defasada em 3 meses, $X_1(t)$ significará "quantidade cumulativa de tamoxifeno tomada até o mês $t - 3$", e $x_1(t)$ será um valor para essa variável.

Mesmo que $X_1(t)$ seja uma história resumida, se refere à história de uma pessoa ao tempo t, não ao seu tempo em risco, e pode até ser calculada usando-se dados que precedam o início do seguimento. Assim, nenhuma questão de pessoa-tempo imortal (Cap. 7) se origina da definição ou do cálculo de

$X_1(t)$. Em particular, se a exposição pode começar antes do início do seguimento, esse $X_1(t)$ histórico dependerá da exposição que precede aquele começo. Se, contudo, os dados sobre exposição antes do seguimento não estão disponíveis, então $X_1(t)$ sofrerá censura no começo do seguimento.

Há vieses que podem surgir no uso de modelos de Cox para estimar efeitos de exposição tempo-dependentes (Robins et al., 1992a; Robins e Greenland, 1994). Ver a seção do Capítulo 21 sobre modelagem de dados longitudinais para mais discussão e referências.

Modelos de tendências: transformações da exposição univariada

Consideremos novamente o modelo linear de risco (equação 20.7). Se esse modelo for correto, um gráfico do risco médio ao longo das subpopulações definidas por X_1 (i.e., um gráfico de risco contra X_1) originará uma linha. Normalmente, contudo, não há razão convincente para pensar que o modelo esteja correto, e podemos querer cogitar sobre outros modelos para a tendência do risco ao longo de categorias de exposição. Nós podemos gerar uma variedade ilimitada de tais modelos pela *transformação* da exposição, isto é, pela substituição de X_1 no modelo por alguma função de X_1.

Para ilustrar, podemos substituir anos em exposição no modelo 20.7 por seu logaritmo, para obter

$$R(x_1) = \alpha + \beta_1 \ln(x_1) \qquad [20.22]$$

Essa equação ainda define um modelo linear de risco, porque um gráfico do risco médio contra o novo preditor $\ln(X_1)$ gerará uma linha. Mas ele é um modelo muito diferente do modelo 20.7, porque, se o modelo 20.22 estiver correto, um gráfico do risco médio contra anos em exposição (X_1) produzirá uma *curva logarítmica* e não uma linha. Tal curva começa muito íngreme para $X_1 < 1$, mas se nivelará rapidamente para $X_1 > 1$.

Conforme discutido no Capítulo 17, um problema técnico pode surgir no uso da transformação logarítmica: ela não está definida se X_1 é negativo ou zero. Se a medida de exposição original pode ser negativa ou zero, é prática comum acrescentar um número c a X_1, o qual seja grande bastante para assegurar que $X_1 + c$ sempre seja positivo. O modelo resultante é

$$R(x_1) = \alpha + \beta_1 \ln(x_1 + c) \qquad [20.23]$$

A forma da curva representada por esse modelo (e, portanto, os resultados derivados do seu uso) pode ser muito sensível ao valor escolhido para c, especialmente quando os valores de X_1 podem ser menores do que 1. Frequentemente, c é estabelecido igual a 1, embora, normalmente, não haja razão imperativa para essa escolha.

Entre outras possibilidades para transformações da exposição, estão as curvas de potência simples da forma

$$R(x_1) = \alpha + \beta_1 x_1^p \qquad [20.24]$$

onde p é algum número (tipicamente ½ ou 2) escolhido previamente de acordo com alguma propriedade desejada. Por exemplo, com X_1 como anos de exposição, o uso de $p = ½$ gera o modelo de *raiz quadrada*

$$R(x_1) = \alpha + \beta_1 x_1^{1/2}$$

o qual produz uma curva de tendência que se nivela quando X_1 aumenta acima de zero. Em contraste, o uso de $p = 2$ origina o modelo *quadrático* simples

$$R(x_1) = \alpha + \beta_1 x_1^2$$

o qual produz uma tendência que se eleva de forma cada vez mais íngreme quando X_1 aumenta acima de zero.

Um problema técnico pode surgir quando se usa o modelo de potência (equação 20.24): não está definido se p pode ser fracionário e se X_1 pode ser negativo. Para contornar essa limitação, podemos adicionar algum número c a X_1 que seja bastante grande para garantir que $X_1 + c$ nunca seja negativo, e, então, usar $(x_1 + c)^p$ no modelo; não obstante, o resultado pode ser sensível, novamente, na escolha de c.

As implicações das tendências de modelos lineares e exponenciais são vastamente diferentes, e, portanto, as implicações das transformações de exposição também são diferentes. Consideremos novamente o modelo exponencial de risco (equação 20.8). Se esse modelo estiver correto, um gráfico de risco médio contra X_1 produzirá uma curva exponencial e não uma linha. Se β_1 é positivo, essa curva começa lentamente, mas se eleva cada vez mais rapidamente quando X_1 aumenta; eventualmente, ela cresce de forma mais rápida do que qualquer curva de potência (equação 20.24). Tal crescimento rápido frequentemente é implausível, e poderemos querer usar uma curva de crescimento mais lento para modelar o risco.

Um meio de moderar a tendência implicada por um modelo exponencial é substituir x_1 por uma potência fixa x_1^p com $0 < p < 1$, por exemplo

$$R(x_1) = \exp(\alpha + \beta_1 x_1^{1/2})$$

Outra abordagem é tomar o logaritmo da exposição. Essa transformação gera um novo modelo:

$$R(x_1) = \exp[\alpha + \beta_1 \ln(x_1)]$$
$$= \exp(\alpha)\exp[\beta_1 \ln(x_1)] \qquad [20.25]$$
$$= e^\alpha \exp[\ln(x_1)]^{\beta_1} = e^\alpha x_1^{\beta_1}$$

Um gráfico de risco contra exposição sob esse modelo produz uma curva de potência, mas agora (diferentemente do modelo 20.24) a potência é o coeficiente β_1 não especificado (desconhecido), em vez de um valor pré-especificado p, e o multiplicador da potência de exposição é e^α (que deve ser positivo) em vez de β_1. Assim, o modelo 20.25 pode aparentar ser mais apropriado do que o modelo 20.24, quando desejamos que a potência de X_1 apareça como um coeficiente desconhecido β_1 no modelo, em vez de um valor pré-especificado p. Como antes, porém, X_1 deve ser positivo sempre, a fim de se usar o modelo 20.25; em caso contrário, devemos adicionar uma constante c a ele, de tal forma que $X_1 + c$ sempre seja positivo.

Quando β_1 é negativo no modelo 20.25, o risco declina de forma cada vez mais gradual ao longo das subpopulações crescentemente expostas. Por exemplo, se $\beta_1 = -1$, então, sob o modelo 20.25, $R(x_1) = e^\alpha x_1^{-1} = e^\alpha/x_1$, o que implica que o risco declina 50% (de $e^\alpha/1$ a $e^\alpha/2$), quando $X_1 = 1$ vai para $X_1 = 2$, mas diminui menos que 10% (de $e^\alpha/10$ para $e^\alpha/11$), quando $X_1 = 10$ vai para $X_1 = 11$.

As transformações de exposição e as implicações que acabamos de discutir transportam-se aos modelos análogos para chances e taxas. Por exemplo, podemos modificar o modelo logístico (que é um modelo de chances exponencial) substituindo as chances $C(x_1)$ pelo risco $R(x_1)$ nos modelos 20.22 até 20.25. De modo similar, podemos modificar os modelos de taxa substituindo a taxa $I(x_1)$ por $R(x_1)$. Cada modelo terá implicações para as chances ou taxas análogos àqueles descritos antes para o risco; posto que os riscos, chances e taxas são funções uns dos outros (Cap. 3), cada modelo também terá implicações para outras medidas.

Qualquer tendência nas chances aparecerá mais gradual quando transformada em tendência de risco. Para ver isso, observe que

$$R(x_1) = C(x_1)/[1 + C(x_1)] < C(x_1)$$

e portanto

$$C(x_1)/R(x_1) = 1 + C(x_1)$$

Essa razão entre chances e risco cresce quando as chances (e os riscos) ficam maiores. Assim, o modelo logístico de risco, que é um modelo exponencial de chances, implica uma tendência no risco menor que exponencial. Inversamente, qualquer tendência nos riscos parecerá mais íngreme quando transformada em uma tendência de chances. Assim, o modelo exponencial de risco implica em uma tendência maior que exponencial nas chances. Naturalmente, quando todos os riscos são baixos (menos de 10% para todos os valores possíveis de x_1), os riscos e chances serão semelhantes, e, assim, haverá pouca diferença entre a forma das curvas produzidas por modelos análogos de risco e chances.

A relação de tendências de risco e de chances para tendências de taxas é mais complexa em geral, mas em aplicações típicas segue a regra simples de que as tendências de taxas costumam cair entre as tendências de risco menos íngreme e de chances mais íngremes. Por exemplo, um modelo exponencial de taxa tipicamente implica uma tendência de risco menor do que exponencial, porém em uma tendência de chances maior do que exponencial. Para ver por que essas relações podem ser razoáveis de se esperar, lembre-se de que, se a incidência é mensurada durante um período de tempo Δt em uma população fechada, então $R(x_1) < I(x_1)\Delta t < O(x_1)$. Quando os riscos são uniformemente baixos, obtemos $R(x_1) \approx I(x_1)\Delta t \approx O(x_1)$ (Cap. 3), e, assim, haverá pouca diferença nas curvas produzidas por modelos análogos de risco, taxa e chances.

Interpretando modelos após transformação

Uma desvantagem de modelos com preditores transformados é que a interpretação dos coeficientes depende da transformação. Como um exemplo, considere o modelo 20.25, que tem $\ln(x_1)$ em lugar de x_1. Sob esse modelo, a razão de riscos para o aumento de uma unidade em X_1 é

$$R(x_1 + 1)/R(x_1) = e^\alpha (x_1 + 1)^{\beta_1}/e^\alpha x_1^{\beta_1}$$

$$= [(x_1 + 1)/x_1]^{\beta_1}$$

que dependerá do valor x_1 usado como a categoria de referência: se $\beta_1 = 1$ e x_1 é 1, a razão de riscos é 2, mas se $\beta_1 = 1$ e x_1 é 2, a razão é 1,5. Aqui, β_1 é a potência à qual x_1 é elevado, e, assim, determina a forma da tendência. A interpretação do intercepto α também é alterada pela transformação. Sob o modelo 20.25, $R(1) = e^\alpha 1^{\beta_1} = e^\alpha$; assim, α é o log do risco, quando $X_1 = 1$, em vez de quando $X_1 = 0$, e só é significativo se 1 for um valor possível para X_1.

Em contraste, considere novamente o modelo $R(x_1) = \exp(\alpha + \beta_1 x_1^{1/2})$. O uso de $x_1^{1/2}$ em vez de x_1 modera o crescimento rápido na inclinação da curva dose-resposta exponencial, mas leva, também, a dificuldades na interpretação dos coeficientes. Sob o modelo, a razão de riscos para o aumento de 1 unidade em X_1 é

$$\exp[\alpha + \beta_1 (x_1 + 1)^{1/2}]/\exp(\alpha + \beta_1 x_1^{1/2}) = \exp\{\beta_1[(x_1 + 1)^{1/2} - x_1^{1/2}]\}$$

Aqui, β_1 é o log da razão de riscos por uma unidade de aumento na *raiz quadrada* de X_1, o que é um tanto obscuro no significado. A interpretação pode prosseguir melhor pela consideração da forma da curva implicada pelo modelo, por exemplo, plotando-se $\exp(\alpha + \beta_1 x_1^{1/2})$ contra possíveis valores de X_1 para vários valores de β_1. (O intercepto α é menos importante nesse modelo, porque determina apenas a escala vertical da curva e não a sua forma.) Tal gráfico frequentemente é necessário para se compreender e comparar transformações diferentes.

Transformações de desfechos

Suponhamos agora que Y é quantitativo (p. ex., contagem CD4, pressão sanguínea diastólica) e $h(y)$ é uma transformação (função) definida para todos os valores y possíveis de Y. Podemos, então, modelar a regressão de h (y) em vez de Y. Essa transformação do defecho frequentemente é feita para garantir que o modelo não permita valores impossíveis para Y, tais como um valor negativo para uma contagem. Um exemplo é o modelo 20.18 para log do tempo de incidência $\ln(T)$. A fórmula geral é

$$E[h(Y)|X_1 = x_1)] = \alpha + \beta_1 x_1$$

A interpretação dos coeficientes com um desfecho transformado $h(Y)$ depende da transformação do desfecho h, pois com a transformação β_1 será a mudança em $h(Y)$ esperada pelo aumento de uma unidade em X_1. Se o preditor X_1 também for substituído por uma transformação, a interpretação do coeficiente do modelo pode se tornar muito obscura. Por exemplo, suponhamos que Y seja peso ao nascer, $h(y)$ seja o log natural $\ln(y)$, X_1 seja o número de gestações anteriores e o modelo seja

$$E[\ln(Y)|X_1 = x_1)] = \alpha + \beta_1 x_1^{1/2}$$

Então, β_1 será a mudança no log do peso ao nascer esperado $E[\ln(Y)|X_1 = x_1]$ por unidade de aumento na raiz quadrada do número de gestações prévias X_1. Em um gráfico, essa função de regressão contra X_1 (em vez de contra $X_1^{1/2}$) pode ajudar na interpretação, ao mostrar o log do peso ao nascer esperado como uma função do número anterior de gestações, mas ainda não será simples, porque a regressão é para o log do peso ao nascer, não peso ao nascer.

Uma alternativa para transformar o desfecho é transformar a própria regressão. O modelo 20.19 fornece um exemplo dessa abordagem com o tempo de incidência T como o desfecho. Como foi mostrado (usando T em lugar de Y), a transformação da regressão $E(Y|X_1 = x_1)$ leva a um modelo diferente daquele obtido pela transformação do desfecho Y e deixa a interpretação do modelo final em termos da expectativa do Y original. Transformação da regressão é contemplada adiante, sob o tópico *modelos lineares generalizados*.

MODELOS DE REGRESSÃO MÚLTIPLA

Suponhamos agora que desejamos modelar a regressão múltipla completa $E(Y|\mathbf{X} = \mathbf{x})$. Cada um dos modelos anteriores para a regressão simples $E(Y|X_1 = x_1)$ pode ser estendido para lidar com essa situação mais geral pelo uso do seguinte artifício: em qualquer modelo para a regressão simples, substituir $\beta_1 x_1$ por

$$\beta_1 x_1 + \beta_2 x_2 + \ldots + \beta_n x_n \qquad [20.26]$$

Para ilustrar a ideia, suponhamos que queremos modelar o risco médio de morte até a idade de 70 anos ao longo das subpopulações femininas definidas por

X_1 = anos de terapia com tamoxifeno
X_2 = idade no início do uso de tamoxifeno
X_3 = idade na menarca

com $\mathbf{X} = (X_1, X_2, X_3)$. Então, o modelo linear múltiplo de risco para $R(\mathbf{x})$ é

$$R(\mathbf{x}) = \alpha + \beta_1 x_1 + \beta_2 x_2 + \beta_3 x_3$$

ao passo que o modelo logístico múltiplo de risco é

$$R(\mathbf{x}) = \text{expit}(\alpha + \beta_1 x_1 + \beta_2 x_2 + \beta_3 x_3)$$

Se, em vez disso, quiséssemos modelar a taxa de mortalidade, poderíamos usar o modelo linear múltiplo de taxa

$$I(\mathbf{x}) = \alpha + \beta_1 x_1 + \beta_2 x_2 + \beta_3 x_3$$

ou um modelo exponencial múltiplo de taxa,

$$I(\mathbf{x}) = \exp(\alpha + \beta_1 x_1 + \beta_2 x_2 + \beta_3 x_3)$$

Posto que a fórmula 20.26 pode ser complicada de se escrever quando há três ou mais preditores ($n \geq 3$), várias notações abreviadas estão em uso. Deixemos que $\boldsymbol{\beta}$ represente a lista vertical (vetor de coluna) de coeficientes $\beta_1, \ldots, \beta_n$. Lembre-se de que x representa a lista horizontal (vetor de linha) de valores $x_1, \ldots, x_n$. Se deixarmos que x$\boldsymbol{\beta}$ represente $\beta_1 x_1 + \ldots + \beta_n x_n$, podemos representar o modelo linear múltiplo de risco por

$$R(\mathbf{x}) = \alpha + \mathbf{x}\boldsymbol{\beta} = \alpha + \beta_1 x_1 + \ldots + \beta_n x_n \qquad [20.27]$$

o modelo logístico múltiplo por

$$R(\mathbf{x}) = \text{expit}(\alpha + \mathbf{x}\boldsymbol{\beta}) \qquad [20.28]$$

o modelo exponencial múltiplo de taxa por

$$I(\mathbf{x}) = \exp(\alpha + \mathbf{x}\boldsymbol{\beta}) \qquad [20.29]$$

e assim por diante para todos os modelos anteriormente discutidos.

Relações entre modelos de regressão múltipla

Os modelos de regressão múltipla 20.27 a 20.29 não são mais gerais do que os modelos de regressão simples 20.7, 20.10 e 20.16, nem contêm aqueles modelos como casos especiais, porque se referem a subclassificações inteiramente diferentes da população-alvo. Os modelos de regressão simples referem-se a variações nas médias subpopulações definidas por categorias de uma só variável; os modelos de regressão múltipla, em contraste, referem-se a variações ao longo das subdivisões muito menores, definidas pelas categorias de diversas variáveis. Por exemplo, é pelo menos logicamente possível para $R(x_1)$ seguir o modelo logístico simples (equação 20.10) sem que $R(\mathbf{x})$ siga o modelo logístico múltiplo (equação 20.28); inversamente, é possível para $R(\mathbf{x})$ seguir o modelo logístico múltiplo sem que $R(x_1)$ siga o modelo logístico simples.

O ponto precedente frequentemente é negligenciado, porque os modelos de regressão simples são confundidos, frequentemente, com modelos de regressão múltipla nos quais todos os coeficientes de preditores, exceto um, são 0. A diferença, entretanto, é análoga às diferenças discutidas anteriormente entre os modelos vazios 20.1 a 20.3 (que são tão gerais ao ponto de implicar nada) e os modelos de regressão constante 20.4 a 20.6 (que são tão restritivos ao ponto de serem inacreditáveis em situações típicas). Para ver essa analogia, considere o modelo logístico múltiplo

$$R(\mathbf{x}) = \text{expit}(\alpha + \beta_1 x_1) \qquad [20.30]$$

O lado direito dessa equação é o mesmo que no modelo logístico simples (equação 20.10), mas o lado esquerdo é crucialmente diferente: ele é a regressão de risco múltipla $R(\mathbf{x})$, em vez da regressão simples $R(x_1)$. Diferente do modelo 20.10, o modelo 20.30 *é* um caso especial do modelo logístico múltiplo (equação 20.28), aquele em que $\beta_2 = \beta_3 = \ldots = \beta_n = 0$. Diferentemente do modelo 20.10, o modelo 20.30 afirma que o risco não varia ao longo das subpopulações definidas por $X_1, X_2, \ldots, X_n$ *exceto* a medida que X_1 varia. Esse modelo é muito mais estrito do que o modelo 20.28, o qual permite que o risco varie com $X_2, \ldots, X_n$ assim como X_1 (embora somente de maneira logística). Ele também é muito mais estrito do que o modelo 20.10, que diz absolutamente nada sobre se, ou como, o risco varia ao longo das subpopulações definidas por $X_2, \ldots, X_n$, dentro de níveis específicos de X_1.

Devemos ser cuidadosos ao distinguir entre modelos que se referem a regressões múltiplas diferentes. Por exemplo, compare os dois modelos exponenciais de taxa

$$I(x_1, x_2) = \exp(\alpha + \beta_1 x_1 + \beta_2 x_2) \qquad [20.31]$$

e

$$I(x_1, x_2, x_3) = \exp(\alpha + \beta_1 x_1 + \beta_2 x_2) \qquad [20.32]$$

São modelos diferentes: o primeiro é um modelo para a regressão de taxas sobre X_1 e X_2 apenas, enquanto o segundo é um modelo para a regressão de taxas sobre X_1, X_2, e X_3. O primeiro modelo de modo algum se refere a X_3, ao passo que o segundo afirma que as taxas não variam ao longo das categorias de X_3, se alguém olhar dentro das categorias de X_1 e X_2. O modelo 20.32 é o caso especial de

$$I(x_1, x_2, x_3) = \exp(\alpha + \beta_1 x_1 + \beta_2 x_2 + \beta_3 x_3)$$

no qual $\beta_3 = 0$, ao passo que o modelo 20-31 não o é.

Muitos livros e manuais de *software* deixam de distinguir entre modelos tais como 20.31 e 20.32 e, em vez disso, focam apenas a aparência do lado direito dos modelos. A maioria dos *softwares* é adequada ao modelo menos restritivo, que ignora outras covariáveis (equação 20.31 no exemplo precedente), em vez do modelo mais restritivo (equação 20.32), quando solicitados a ajustar um modelo com apenas X_1 e X_2 como preditores. Note que se o modelo menos restritivo for inadequado, então o modelo mais restritivo também deverá sê-lo.

Infelizmente, se o modelo menos restritivo parece ser adequado, *não* necessariamente o mais restritivo também o será. Por exemplo, é possível para a fórmula de modelo $\exp(\alpha + \beta_1 x_1 + \beta_2 x_2)$ descrever adequadamente a regressão dupla $I(x_1, x_2)$ (o que significa que ela descreve adequadamente a variação de taxa ao longo de X_1 e X_2 quando se ignora X_3), e, contudo, ao mesmo tempo, descrever pobremente a regressão tripla $I(x_1, x_2, $ e $x_3)$ (o que significa que ela descreve inadequadamente a variação de taxas ao longo de X_1, X_2, e X_3). Isto é, um modelo pode descrever mal a variação de taxas ao longo de X_1, X_2, e X_3, mesmo que descreva adequadamente a variação de taxas ao longo de X_1 e X_2 quando se ignora X_3. A decisão quanto à aceitabilidade do modelo deve depender de se a variação de taxas ao longo de X_3 é relevante para os objetivos da análise. Por exemplo, se o objetivo é estimar o efeito das alterações de X_1 sobre a taxa de mortalidade, e X_2 e X_3 são, ambas, confundidores potenciais (como no exemplo do tamoxifeno), queremos que o modelo descreva adequadamente a variação de taxas ao longo de todas as três variáveis. Mas, se X_3 é, em vez disso, afetada pela exposição do estudo X_1 (tal como quando X_1 é exposição a estrogênio no passado e X_3 é um indicador de sangramento uterino atual), normalmente, não desejaremos X_3 no modelo de regressão (porque não vamos querer ajustar nossa estimativa de exposição-efeito para X_3).

Termos de produto (interações estatísticas)

Cada fórmula de modelo que descrevemos tem implicações diferentes para medidas de associação derivadas dos modelos. Consideremos novamente o modelo linear de risco com três preditores X_1, X_2, e X_3, e deixemos que x_1^* e x_1 sejam quaisquer dois valores para X_1. Sob o modelo, os riscos em $X_1 = x_1^*$ e $X_1 = x_1$ e sua diferença, *DR*, quando $X_2 = x_2$ e $X_3 = x_3$, são

$$R(x_1^*, x_2, x_3) = \alpha + \beta_1 x_1^* + \beta_2 x_2 + \beta_3 x_3$$

$$R(x_1, x_2, x_3) = \alpha + \beta_1 x_1 + \beta_2 x_2 + \beta_3 x_3$$

$$DR = \beta_1(x_1^* - x_1)$$

Assim, o modelo implica que a diferença de riscos entre duas subpopulações com as mesmas categorias de X_2 e X_3 depende apenas da diferença das categorias de X_1. Em outras palavras, o modelo implica que as diferenças de riscos para X_1 dentro de categorias de X_2 e X_3 não variarão ao longo dos níveis das últimas. Tal implicação pode ser inaceitável, caso em que podemos modificar o modelo linear ou trocar para outro modelo. Uma maneira simples de modificar um modelo é adicionar *termos de produto*. Por exemplo, suponhamos que queremos permitir que as diferenças de risco para X_1 variem ao longo das categorias de X_2. Podemos acrescentar o produto de X_1 e X_2 ao modelo como uma quarta variável. Os riscos e suas diferenças serão então

$$R(x_1^*, x_2, x_3) = \alpha + \beta_1 x_1^* + \beta_2 x_2 + \beta_3 x_3 + \gamma_{12} x_1^* x_2$$

$$R(x_1, x_2, x_3) = \alpha + \beta_1 x_1 + \beta_2 x_2 + \beta_3 x_3 + \gamma_{12} x_1 x_2 \qquad [20.33]$$

$$DR = \beta_1(x_1^* - x_1) + \gamma_{12}(x_1^* - x_1)x_2 = (\beta_1 + \gamma_{12} x_2)(x_1^* - x_1) \qquad [20.34]$$

Sob o modelo 20.33, a diferença de riscos para $X_1 = x_1^*$ versus $X_1 = x_1$ é dada pela fórmula 20.34, que depende de X_2.

Um modelo (p. ex., equação 20.33) que possibilite variação da diferença de riscos para X_1 ao longo de categorias de X_2, também permitirá variação na diferença de riscos para X_2 ao longo de categorias de X_1. Como exemplo, deixemos que x_2^* e x_2 sejam quaisquer dois valores possíveis para X_2. Sob o modelo 20.33, os riscos em $X_2 = x_2^*$ e $X_2 = x_2$ e sua diferença DR quando $X_1 = x_1$, $X_3 = x_3$ são

$$R(x_1, x_2^*, x_3) = \alpha + \beta_1 x_1 + \beta_2 x_2^* + \beta_3 x_3 + \gamma_{12} x_1 x_2^*$$

$$R(x_1, x_2, x_3) = \alpha + \beta_1 x_1 + \beta_2 x_2 + \beta_3 x_3 + \gamma_{12} x_1 x_2$$

$$DR = \beta_2(x_2^* - x_2) + \gamma_{12} x_1 (x_2^* - x_2) = (\beta_2 + \gamma_{12} x_1)(x_2^* - x_2) \qquad [20.35]$$

Assim, sob o modelo, a diferença de riscos para $X_2 = x_2^*$ versus $X_2 = x_2$ é dada pela fórmula 20.35, que depende de X_1. As fórmulas 20.34 e 20.35 ilustram como termos de produto modificam um modelo de modo simétrico. O termo $\gamma_{12} x_1 x_2$ permite que as diferenças de riscos para X_1 variem com X_2, e as diferenças de riscos para X_2 variem com X_1.

Se tivermos três preditores em um modelo, teremos três produtos de preditores 2 a 2 ($x_1 x_2$, $x_1 x_3$, $x_2 x_3$) que podemos colocar no modelo. De maneira mais geral, com n preditores, há $\binom{n}{2}$ pares e, portanto, $\binom{n}{2}$ produtos de preditores 2 a 2 que podemos usar. Também é possível adicionar produtos triplos (p. ex., $x_1 x_2 x_3$) ou outras combinações complexas ao modelo, mas tais adições são raras na prática (exceções notáveis são índices de massa corporal, tais como peso/altura^2 [Michels et al., 1998]). Um modelo sem termos de produto é denominado algumas vezes um modelo de "efeitos principais" e pode ser visto como o caso especial de um modelo com termos de produto (o caso especial em que todos os coeficientes dos produtos γ_{ij} são 0).

Consideremos a seguir um modelo exponencial de risco com as três variáveis mencionadas. Sob esse modelo, os riscos em $X_1 = x_1^*$ e $X_1 = x_1$ e sua razão RR quando $X_2 = x_2$, $X_3 = x_3$ são

$$R(x_1^*, x_2, x_3) = \exp(\alpha + \beta_1 x_1^* + \beta_2 x_2 + \beta_3 x_3)$$

$$R(x_1, x_2, x_3) = \exp(\alpha + \beta_1 x_1 + \beta_2 x_2 + \beta_3 x_3)$$

$$RR = \exp[\beta_1(x_1^* - x_1)] \qquad [20.36]$$

Assim, o modelo implica que a razão de riscos ao comparar duas subpopulações com os mesmos níveis X_2 e X_3 dependa apenas da diferença das categorias de X_1. Em outras palavras, o modelo implica que as razões de riscos para X_1 sejam constantes ao longo de categorias de X_2 e X_3. Se essa implicação for inaceitável, termos de produto podem ser inseridos, como no modelo linear. Esses termos possibilitam que as razões de riscos variem de maneira limitada ao longo de categorias de outras variáveis.

A discussão precedente de termos de produto pode ser aplicada a modelos lineares e exponenciais em que as chances ou a taxa substituam o risco. Por exemplo, sem termos de produto, o modelo logístico implica que as razões de chances para cada preditor sejam constantes ao longo das categorias de outros preditores (porque o modelo logístico é um modelo exponencial de chances); podemos adicionar termos de produto para permitir que as razões de chances variem. De modo semelhante, sem termos de produto, o modelo exponencial de taxa implica que as razões de taxas para cada preditor sejam constantes ao longo das categorias de outros preditores; podemos adicionar termos de produto para possibilitar a variação das razões de taxa.

Embora termos de produto possam aumentar muito a flexibilidade de um modelo, o tipo de variação possibilitado por eles pode ser muito limitado. Por exemplo, o modelo 20.33 implica que elevar X_2 em uma unidade (i.e., comparando subpopulações que têm $X_2 = x_2 + 1$ em vez de $X_2 = x_2$) produzirá uma diferença de riscos para X_1 de

$$[\beta_1 + \gamma_{12}(x_2 + 1)](x_1^* - x_1) = (\beta_1 + \gamma_{12}x_2)(x_1^* - x_1) + \gamma_{12}(x_1^* - x_1)$$

Em outras palavras, o modelo implica que mudar nossa comparação para subpopulações que têm uma unidade mais alta em X_2 alterará a diferença de riscos para X_1 de modo linear, por uma quantidade de $\gamma_{12}(x_1^* - x_1)$, independentemente dos valores de referência x_1, x_2, x_3 de X_1, X_2, X_3.

Tendências e termos de produto

Cada um dos modelos precedentes força ou assume uma forma particular para o gráfico obtido quando o desfecho médio (regressão) é plotado contra os preditores. Consideremos novamente o exemplo do tamoxifeno. Suponhamos que queremos plotar como o risco varia ao longo das subpopulações com número diferente de anos de exposição, mas com a mesma idade no começo da exposição e a mesma idade na menarca. Sob o modelo linear de risco, isso envolve plotar o risco médio

$$R(x_1, x_2, x_3) = \alpha + \beta_1 x_1 + \beta_2 x_2 + \beta_3 x_3$$

contra X_1, enquanto estiverem mantidos X_2 e X_3 fixos em alguns valores x_2 e x_3. Ao fazê-lo, obtemos uma linha com um intercepto igual a $\alpha + \beta_2 x_2 + \beta_3 x_3$ e uma inclinação igual a β_1. Sempre que mudarmos X_2 e X_3 e voltarmos a plotar $R(x)$ contra X_1, o intercepto mudará (a menos que $\beta_2 = \beta_3 = 0$), mas a inclinação permanecerá β_1. Visto que as linhas com a mesma inclinação são paralelas, podemos dizer que o modelo linear de risco dado implica tendências *lineares paralelas* de risco com o aumento do tamoxifeno (X_1), à medida que movimentamos ao longo de subpopulações com idade de início (X_2) e idade da menarca (X_3) diferentes. Cada mudança em X_2 e X_3 acrescenta alguma quantidade constante (possivelmente negativa) à curva X_1. Por essa razão, o modelo linear de risco é chamado algumas vezes de modelo *aditivo* de risco.

Se plotarmos riscos contra X_2, obteremos resultados análogos: o modelo de risco linear dado implica relações lineares paralelas entre risco médio e X_2, quando nos movemos ao longo de categorias de X_1 e X_3. Da mesma maneira, o modelo implica relações lineares paralelas entre risco médio e X_3 ao longo de categorias de X_1 e X_2. Assim, o modelo linear implica relações aditivas (paralelas) entre todas as variáveis.

Se não estivermos satisfeitos com a suposição da linearidade, mas desejarmos reter a suposição da aditividade (tendência paralela), podemos transformar os preditores. Se não estivermos satisfeitos com a suposição da tendência paralela, podemos permitir que as tendências variem ao longo de categorias de outros preditores, pelo acréscimo de termos de produto ao modelo. Por exemplo, adicionando o produto de X_1 e X_2 ao modelo é gerado o modelo 20.33, que pode ser reescrito como

$$R(x_1, x_2, x_3) = \alpha + (\beta_1 + \gamma_{12}x_2)x_1 + \beta_2 x_2 + \beta_3 x_3$$

A partir dessa reformulação, vemos que a inclinação para a linha obtida ao plotar o risco médio contra X_1, enquanto estiverem mantidos X_2, X_3 fixos em x_2, x_3 será $\beta_1 + \gamma_{12}x_2$. Assim, a inclinação da tendência de risco por meio de X_1 variará ao longo de categorias de X_2 (se $\gamma_{12} \neq 0$), e assim as linhas de tendência para X_1 não serão paralelas. Nós veremos, também, que γ_{12} é a diferença nas inclinações de tendência x_1 entre subpopulações com o mesmo valor de X_3, mas afastadas em 1 unidade de seu valor de X_2.

Uma abordagem completamente diferente da produção de tendências não paralelas começa com um modelo exponencial. Por exemplo, sob o modelo exponencial de risco (equação 20.36), um gráfico de risco médio contra X_1, enquanto estiver mantendo X_2 e X_3 fixos em x_2 e x_3, produzirá uma curva *exponencial* em vez de uma linha. Essa curva exponencial terá o intercepto exp(α + $\beta_2 x_2 + \beta_3 x_3$). Se, contudo, mudarmos o valor de X_2 ou X_3 e voltarmos a plotar o risco contra X_1, *não* obteremos uma curva de risco paralela. Em vez disso, a nova curva será *proporcional* à velha: uma mudança em X_2 ou X_3 *multiplica* toda a curva X_1 pelo mesmo montante. Por esse motivo, o modelo exponencial é chamado às vezes de modelo *multiplicativo* de risco. Se não estivermos satisfeitos com essa suposição de proporcionalidade de tendências, podemos inserir termos de produto no modelo, o que permitirá certos tipos de tendências não proporcionais. As tendências proporcionais de risco aparecem paralelas quando plotadas em uma escala vertical logarítmica; quando termos de produto com coeficientes não zero estão presentes, as tendências logarítmicas parecem não paralelas.

Comentários e definições análogos se aplicam se substituirmos riscos por chances ou taxas nos argumentos precedentes. Por exemplo, consideremos o modelo logístico múltiplo na fórmula exponencial de chances:

$$C(\mathbf{x}) = \exp(\alpha + \beta_1 x_1 + \beta_2 x_2 + \beta_3 x_3)$$

Um gráfico das chances de doença $C(x)$ contra X_1 enquanto estiverem mantidos fixos X_2 e X_3 produzirá uma linha. Se mudarmos o valor de X_2 ou X_3 e voltarmos a plotar as chances contra X_1, obteremos uma nova curva, proporcional à antiga; isto é, a nova curva de chances será igual à curva antiga multiplicada por algum valor constante. Assim, o modelo logístico é chamado, algumas vezes, de modelo multiplicativo de chances. Por motivos análogos, o modelo exponencial de taxas é chamado, algumas vezes, de modelo multiplicativo de taxas. Em ambos os modelos, a inserção de termos de produto os possibilita certos tipos de afastamento das tendências proporcionais.

Interpretando modelos de termos de produto

Vários alertas importantes devem ser destacados quando se tenta construir modelos com termos de produto e interpretar coeficientes em tais modelos. Primeiro, o coeficiente do "efeito principal" βj não terá significado quando for considerado isoladamente, se seu preditor Xj aparecer em um produto com outra variável X_k, que não pode ser 0. No exemplo do tamoxifeno, X_1 representa anos de exposição, que podem ser 0, ao passo que X_3 é a idade da menarca (em anos), que é sempre maior que 0. Consideremos o modelo

$$\begin{aligned}R(x_1, x_2, x_3) &= \alpha + \beta_1 x_1 + \beta_2 x_2 + \beta_3 x_3 + \gamma_{13} x_1 x_3 \\ &= \alpha + \beta_1 x_1 + \beta_2 x_2 + (\beta_3 + \gamma_{13} x_1) x_3 \\ &= \alpha + (\beta_1 + \gamma_{13} x_3) x_1 + \beta_2 x_2 + \beta_3 x_3\end{aligned} \quad [20.37]$$

Sob esse modelo, $\beta_1 + \gamma_{13} x_3$ é a inclinação para a tendência de riscos ao longo de X_1, dados $X_2 = x_2$ e $X_3 = x_3$. Assim, se X_3 for 0, essa inclinação será $\beta_1 + \gamma_{13} 0 = \beta_1$, e assim β_1 poderia ser interpretado como a inclinação para X_1 em subpopulações de um dado X_2 e com $X_3 = 0$. Porém, X_3 é a idade na menarca e por isso não pode ser 0; assim, β_1 não tem interpretação epidemiológica simples. Em contraste, como X_1 representa anos de exposição e, assim, pode ser 0, β_3 tem uma interpretação simples: sob o modelo 20.37, $\beta_3 + \gamma_{13} x_1$ é a inclinação para X_3 dado que $X_1 = x_1$; donde $\beta_3 + \gamma_{13} \cdot 0 = \beta_3$ é a inclinação para X_3, em subpopulações sem exposição ao tamoxifeno ($X_1 = 0$).

Conforme mencionado anteriormente, se um preditor X_1 não pode ser 0, pode-se garantir uma interpretação simples do intercepto α pela recentralização do preditor, isto é, pela subtração de um valor de referência do preditor antes de ingressá-lo no modelo. Tal recentralização também ajuda a fornecer uma interpretação simples para os coeficientes de variáveis que aparecem com X_3 em termos de produto. No exemplo, podemos recentralizar redefinindo que X_3 seja a idade à menarca menos 13 anos. Com essa alteração, β_1 no modelo 20.37 será agora a inclinação para X_1 (anos de tamoxifeno), em subpopulações de um dado X_2 (idade no início do tamoxifeno) em que esse novo X_3 é 0 (i.e., em que a idade da menarca foi 13).

Reescalar também pode ser importante para a interpretação de coeficientes de termos de produto. Como um exemplo, suponhamos que X_1 seja o colesterol sérico em mg/dL e X_2 seja a pressão arterial diastólica (PAD) em mm Hg, e que o produto de X_1 e X_2 é incluindo no modelo sem mudança de escala – digamos, como $\gamma_{12}x_1x_2$ em um modelo exponencial de taxa. Assim, γ_{12} representa a diferença no log da razão de taxas para um aumento de 1 mg/dL em colesterol, ao se comparar subpopulações com afastamento de 1 mm Hg em PAD. Mesmo que esse termo seja importante, ele aparentará ser muito pequeno em magnitude, por causa das unidades pequenas usadas para mensurar colesterol e PAD. Para evitar tais aparências ilusórias, podemos mudar a escala de X_1 e X_2 de modo que suas unidades representem aumentos importantes em colesterol e PAD. Por exemplo, podemos redefinir X_1 como colesterol dividido por 20 e X_2 como PAD dividida por 10. Com essa mudança de escala, γ_{12} representa a diferença no log da razão de taxas para um aumento de 20 mg/dL em colesterol, ao se comparar subpopulações que estão com afastamento de 10 mm Hg em PAD.

Outro alerta é que, na maioria das situações, um termo de produto em um modelo deve ser acompanhado por termos para todas as variáveis e produtos contidos dentro daquele produto. Por exemplo, se $\gamma_{12}x_1x_2$ ingressa em um modelo, β_1x_1 e β_2x_2 também devem ser incluídos nele; e se $\delta_{123}x_1x_2x_3$ é incluído nesse modelo, todos de β_1x_1, β_2x_2, β_3x_3, $\gamma_{12}x_1x_2$, $\gamma_{13}x_2x_3$ e $\gamma_{23}x_2x_3$ devem ser incluídos no mesmo modelo. Essa regra, chamada às vezes de *princípio da hierarquia* (Bishop et al., 1975), é útil para se evitar modelos com implicações bizarras. Como um exemplo, suponha que X_1 é a concentração de chumbo no soro e X_2 é idade menos 50 anos. Se $\gamma_{12} > 0$, o modelo de risco de mortalidade de 1 ano

$$R(x_1, x_2) = \exp(\alpha + \beta_2 x_2 + \gamma_{12} x_1 x_2)$$

implica que o chumbo sérico esteja positivamente relacionado com o risco entre pessoas mais velhas que 50 anos ($X_2 > 0$), não esteja relacionado com o risco entre pessoas da idade de 50 ($X_2 = 0$) e esteja negativamente relacionado com o risco entre pessoas mais jovens que 50 ($X_2 < 0$); se $\gamma_{12} < 0$, há relação negativa acima de 50 e relação positiva abaixo de 50. Raramente (ou nunca) teremos uma base para presumir que tais relações incomuns se mantenham. Para prevenir o uso de modelos absurdos, muitos programas de regressão incluem automaticamente todos os termos contidos dentro de um produto quando o usuário dá o comando para incluir o produto dentro do modelo.

Modelos que violam o princípio da hierarquia surgem, frequentemente, quando uma variável não é definida para todos os sujeitos. Como um exemplo, suponhamos que, em um estudo de câncer da mama em mulheres, X_1 seja a idade no primeiro parto (IPP) e X_2 a paridade. Visto que X_1 é indefinida para mulheres nulíparas ($X_2 = 0$), vê-se, às vezes, a taxa de câncer de mama modelada por uma função na qual a idade no primeiro parto aparece apenas em um termo de produto com paridade, tal como $\exp(\alpha + \beta_2 x_2 + \gamma_1 x_1 x_2)$. A lógica para esse modelo é que a taxa permanecerá definida mesmo que a idade no primeiro parto (X_1) seja indefinida, porque $x_1 x_2$ será 0 quando a paridade (X_2) for 0. Todavia, esse tipo de modelo pressupõe que o coeficiente relacionando X_1 ao desfecho é sempre um múltiplo de X_2, o que raramente é plausível; por exemplo, aqui é dito que o multiplicador $\gamma_1 x_2$ de idade no primeiro parto é seis vezes mais alto para uma mulher com seis nascimentos do que para uma mulher com um só.

Algumas vezes, pode-se evitar a violação do princípio da hierarquia, se houver uma maneira razoável de se estender as definições da variável a todos os sujeitos. Assim, no exemplo do tamoxifeno, a idade no início do uso do tamoxifeno foi estendida às não tratadas fixando a idade em 70 anos (término do seguimento) para aquelas pacientes, e para as que começaram na idade de 70 ou mais tarde. A lógica para essa extensão é que, dentro do intervalo etário sob estudo, pacientes não tratadas e pacientes que iniciaram tamoxifeno com 70 anos ou mais teriam exposições idênticas.

Outro alerta é que termos de produto são rotulados comumente como "termos de interação" ou "interações estatísticas". Evitamos esses rótulos porque podem sugerir, inapropriadamente, a presença de interações biológicas (mecânicas) entre as variáveis em um termo de produto. Na prática, os modelos de regressão são aplicados em muitas situações nas quais não há efeitos dos preditores sobre a varíavel desfecho. Mesmo em análises causais, as conexões entre termos de produto e interações biológicas podem ser muito indiretas e podem depender de muitas suposições biológicas. Na próxima seção, descreveremos brevemente as mais simples dessas conexões.

Modelos de regressão e interações biológicas

No Capítulo 5, definimos interação de tipos de resposta para fatores binários e mostramos que a ausência de tais interações implica aditividade de diferenças de riscos causais. Na ausência de confundimento, a última condição de aditividade é equivalente a um modelo linear múltiplo de risco. Para ver essa equivalência, consideremos dois fatores de risco binários X_1 e X_2. A aditividade de diferenças de riscos corresponde a

$$R(1, 1) - R(0, 0) = [R(1, 0) - R(0, 0)] + [R(0, 1) - R(0, 0)]$$

que gera

$$R(1, 1) = R(0, 0) + [R(1, 0) - R(0, 0)] + [R(0, 1) - R(0, 0)]$$

Definamos $\alpha = R(0, 0)$, $\beta_1 = R(1, 0) - R(0, 0)$, e $\beta_2 = R(0,1) R(0, 0)$. A equação para $R(1, 1)$ pode então ser reescrita

$$R(1, 1) = \alpha + \beta_1 + \beta_2$$

As definições de α, β_1, β_2 também geram

$$R(0, 0) = \alpha, \quad R(1, 0) = \alpha + \beta_1, \quad R(0, 1) = \alpha + \beta_2$$

As quatro últimas equações de risco podem ser representadas pela fórmula única

$$R(x_1, x_2) = \alpha + \beta_1 x_1 + \beta_2 x_2$$

onde x_1 e x_2 podem ser 0 ou 1. Essa fórmula é um caso especial do modelo linear múltiplo de risco (equação 20.27). Assim, na ausência de confundimento, o afastamento dos riscos do modelo linear múltiplo de risco implica em afastamento da aditividade da diferença de riscos, o que implica, por sua vez, que esteja presente interação de tipos de resposta. Entretanto, conforme discutido no Capítulo 5, a aditividade de diferença de riscos é um fenômeno populacional, que pode surgir de um equilíbrio entre respostas sinérgicas e antagônicas, e não da ausência de interações. Portanto, nem aditividade de diferença de riscos, nem o modelo linear de risco, implicam ausência de interações biológicas entre X_1 e X_2.

Consideremos em seguida a extensão do modelo linear de risco com um termo de produto,

$$R(x_1, x_2) = \alpha + \beta_1 x_1 + \beta_2 x_2 + \beta_3 x_1 x_2$$

Ocasionalmente, vê-se o coeficiente do produto ("interação") β_3 usado como uma medida da frequência de interações entre X_1 e X_2 na população. Tal uso é incorreto, na medida em que a magnitude de β_3 reflete apenas o saldo líquido entre os diferentes tipos de resposta listados no Capítulo 5. Por exemplo, $\beta_3 > 0$ implica apenas que os tipos de resposta sinérgicos são mais frequentes do que os antagônicos e os competitivos, não que as respostas antagônicas e competitivas estejam ausentes; $\beta_3 < 0$ implica apenas que as respostas antagônicas e competitivas são mais frequentes do que as sinérgicas, não que as últimas estejam ausentes; e $\beta_3 = 0$ quer dizer somente que as respostas sinérgicas são equilibradas por respostas antagônicas e competitivas, não que as interações estejam ausentes.

Os conceitos e observações precedentes estendem-se a situações envolvendo preditores politômicos ou contínuos (Greenland, 1993b).

Preditores categóricos

Consideremos um preditor cujos valores possíveis são discretos e escassos e, talvez, puramente nominais (i.e. sem ordenamento natural algum, nem significado quantitativo). Um exemplo é o *status* conjugal (nunca se casou, casado atualmente, foi casado). Tais preditores podem ser inseridos em um modelo de regressão múltipla usando *variáveis indicadoras de categoria*. Para essa abordagem, escolhemos primeiramente uma categoria do preditor como a categoria de referência contra o qual queremos comparar riscos ou taxas. Para cada uma das categorias remanescentes (as categorias *índice*), criamos uma variável binária para indicar se uma pessoa está naquela categoria (1 se na categoria, 0 se não). Então incluímos essas indicadoras no modelo de regressão.

O conjunto inteiro de indicadoras é denominado a *codificação* do preditor original. Para codificar *status* conjugal, podemos tomar "atualmente casado" como a categoria de referência e definir

$X_1 = 1$ se casado anteriormente, 0 se atualmente casado ou nunca foi casado
$X_2 = 1$ se nunca foi casado, 0 se atualmente ou anteriormente casado (i.e., já casado)

Há $2 \cdot 2 = 4$ combinações possíveis de valores para X_1 e X_2, mas somente três delas são logicamente possíveis. A combinação impossível é $X_1 = 1$ (anteriormente casado) e $X_2 = 1$ (nunca foi casado). Note, contudo, que precisamos de duas indicadoras para distinguir as três categorias de *status* conjugal, porque uma indicadora só pode distinguir duas categorias.

Em geral, precisamos de $J - 1$ indicadores para codificar uma variável com J categorias. Embora essas indicadoras tenham 2^{J-1} combinações numéricas possíveis, somente J destas combinações serão possíveis logicamente. Por exemplo, precisamos de quatro indicadoras para codificar uma variável com cinco categorias. Essas indicadoras têm $2^4 = 16$ combinações numéricas, mas apenas cinco das 16 combinações serão logicamente possíveis.

A interpretação dos coeficientes da indicadora depende da fórmula do modelo e da codificação escolhida. Por exemplo, no modelo logístico

$$R(x_1, x_2) = \text{expit}(\alpha + \beta_1 x_1 + \beta_2 x_2) \qquad [20.38]$$

$\exp(\beta_2)$ é a razão de chances comparando $X_2 = 1$ pessoas (nunca casadas) a $X_2 = 0$ pessoas (já casadas) dentro das categorias de X_1. Posto que não se pode ter $X_2 = 1$ (nunca casados) e $X_1 = 1$ (anteriormente casados), a única categoria de X_1 dentro do qual podemos comparar $X_2 = 1$ com $X_2 = 0$ é a categoria zero (nunca ou atualmente casado). Assim, $\exp(\beta_2)$ é a razão de chances que compara pessoas nunca casadas ($X_2 = 1$) a atualmente casadas ($X_2 = 0$), entre aquelas nunca ou atualmente casadas ($X_1 = 0$). De modo semelhante, $\exp(\beta_1)$ compara aqueles anteriormente casados com aqueles atualmente casados, entre os nunca casados.

Em geral, o tipo de codificação de indicadoras que acabamos de descrever, denominado *codificação disjunta de categoria*, resulta em coeficientes que comparam cada categoria índice com a categoria de referência. Com essa codificação, para uma dada pessoa, não mais do que uma indicadora no conjunto pode ser igual a 1; todas as indicadoras são 0 para pessoas na categoria de referência. Um tipo de codificação diferente é a *codificação aninhada de indicadora*. Nesse tipo de codificação, as categorias do preditor são agrupados, e, então, são criados códigos para facilitar comparações, tanto dentro como ao longo dos grupos. Por exemplo, suponhamos que queremos comparar aqueles atualmente não casados (nunca, ou anteriormente, casados) com aqueles atualmente casados, e também aqueles nunca casados com os anteriormente casados. Podemos, então, usar os indicadores

$Z_1 = 1$ se nunca ou anteriormente casados (i.e., atualmente não casados), 0 em caso contrário (atualmente casados)

$Z_2 = 1$ se nunca casados, 0 se já casados

Z_2 é o mesmo que o X_2 usado anteriormente, mas Z_1 é diferente de X_1. A combinação $Z_1 = 0$ (atualmente casados), $Z_2 = 1$ (nunca casados) é impossível; $Z_1 = Z_2 = 1$ para pessoas que nunca casaram. No modelo logístico

$$R(z_1, z_2) = \text{expit}(\alpha + \beta_1 z_1 + \beta_2 z_2) \qquad [20.39]$$

$\exp(\beta_2)$ é agora a razão de chances comparando aqueles que nunca casaram ($Z_2 = 1$) com aqueles já casados ($Z_2 = 0$), entre aqueles não casados atualmente ($Z_1 = 1$). De modo similar, $\exp(\beta_1)$ é agora a razão de chances comparando aqueles anteriormente casados ($Z_1 = 1$) com aqueles atualmente casados ($Z_1 = 0$), entre aqueles já casados ($Z_2 = 0$).

Pode haver muitas opções para codificar indicadoras de categoria. A escolha pode ser ditada por quais comparações são as de maior interesse. Enquanto cada categoria do preditor puder ser representado unicamente pela codificação da indicadora, a escolha da codificação não alterará a suposição representada pelo modelo. Há, contudo, um ponto técnico a considerar na escolha dos códigos. A precisão do coeficiente estimado para uma indicadora depende diretamente dos números de sujeitos em cada categoria da indicadora. Por exemplo, suponhamos que nos dados há 1.000 sujeitos atualmente casados, 200 sujeitos casados anteriormente e apenas 10 sujeitos que nunca casaram. Então, uma indicadora que tenha "nunca casado" em uma de suas categorias (0 ou 1) tem uma estimativa de coeficiente muito menos precisa do que outras indicadoras. Se "nunca casado" é escolhido como a categoria de referência para um esquema de codificação disjunto, todas as indicadoras terão aquela categoria como sua categoria zero, e, assim, todos terão estimativas de coeficientes muito imprecisas. Para maximizar a precisão, muitos analistas preferem usar a codificação disjunta na qual a categoria maior (casados atualmente no exemplo precedente) é tomada como a categoria de referência.

Ao escolher um esquema de codificação, não se deve deixar que preocupações com precisão impeçam que sejam feitas comparações interessantes. Esquemas de codificação que distinguem entre as mesmas categorias produzem modelos equivalentes. Portanto, pode-se ajustar um modelo repetidamente usando esquemas de codificação diferentes, mas equivalentes, a fim de se examinar facilmente todas as comparações de interesse. Por exemplo, pode-se ajustar o modelo 20.38 para comparar aqueles nunca ou anteriormente casados, com aqueles atualmente casados, depois ajustar o modelo 20.39 para comparar os nunca com os anteriormente casados.

Embora a codificação das indicadoras seja essencial para preditores puramente nominais, ela também pode ser usada para estudar preditores quantitativos, especialmente quando se esperam diferenças quantitativas entre pessoas em categorias diferentes. Consideremos o número de casamentos como um preditor. Poderíamos suspeitar que pessoas de uma dada idade, que tivessem tido um casamento, tendessem a ser qualitativamente diferentes das pessoas da mesma idade que houvessem tido nenhum casamento, ou dois casamentos, e que as pessoas que tivessem experimentado vários casamentos fossem ainda mais distintas. Assim, poderíamos querer codificar o número de casamentos de modo a possibilitar distinções qualitativas entre seus níveis. Se "um casamento" for a categoria mais comum, podemos usá-la como categoria de referência e utilizar

$X_1 = 1$ se nunca foi casado, 0 em caso contrário
$X_2 = 1$ se dois casamentos, 0 em caso contrário
$X_3 = 1$ se três ou mais casamentos, 0 em caso contrário

Usamos uma variável para representar "três ou mais" porque pode haver uma escassez demasiada de sujeitos com três ou mais casamentos para produzir coeficientes aceitavelmente precisos, para uma divisão mais apurada de categorias. A codificação que acabamos de dar fornecerá comparações daqueles nunca casados, casados duas vezes e casados mais de duas vezes, com aqueles casados uma vez. Outras codificações poderiam ser usadas para fazer outras comparações.

MODELOS DE TENDÊNCIA EM REGRESSÃO MÚLTIPLA

Os modelos de regressão múltipla podem ser estendidos para produzir modelos de tendência muito mais flexíveis do que aqueles providos por simples transformações. Os últimos restringem as tendências a seguirem formas básicas, tais como curvas quadráticas ou logarítmicas. O uso de termos múltiplos para cada exposição e confundidor possibilita avaliação mais detalhada de tendências e controle de confundimento mais completo, do que é possível com simples transformações.

Tendências categóricas

Uma maneira de estender modelos de tendência é categorizar o preditor, e então usar uma codificação indicadora de categoria, tal como discutido anteriormente. A análise resultante pode, então, ser paralela aos métodos de tendência categóricos (tabulares) discutidos no Capítulo 17. A maioria dos conselhos dados ali também se aplica aqui. Para a extensão permitida pelos números dos dados e informações do contexto, as categorias devem representar construções cientificamente significativas, dentro das quais não se espera que o risco mude de forma extrema. Métodos de categorização puramente matemáticos, tais como percentis (quantis), podem ter um desempenho muito ruim nesse respeito, e, assim, é melhor evitá-los quando informação prévia de risco estiver disponível (Greenland, 1995a, 1995c). Contudo, as escolhas de categorias *não* devem ser ditadas pelos resultados produzidos; por exemplo, a manipulação de limites de categorias para maximizar a estimativa de efeito produzirá uma estimativa de efeito que é viesada para longe da nulidade, ao passo que tal manipulação, a fim de minimizar um valor P viesado, produzirá um descendente. De modo similar, a manipulação para minimizar a estimativa, ou maximizar o valor P, produzirá uma estimativa com viés para a nulidade ou um valor P viesado ascendente.

Dois tipos comuns de codificação são usados em modelos de tendência. *Codificação disjunta* produz estimativas que comparam cada categoria (nível) índice à categoria de referência. Consideremos a codificação semanal de porções de frutas e verduras com

$X_1 = 1$ para <15, 0 em caso contrário
$X_2 = 1$ para 36 a 42, 0 em caso contrário
$X_3 = 1$ para >42, 0 em caso contrário

No modelo de taxas

$$\ln[I(x_1, x_2, x_3)] = \alpha + \beta_1 x_1 + \beta_2 x_2 + \beta_3 x_3 \qquad [20.40]$$

$\exp(\beta_1)$ é a razão de taxas comparando a categoria "<15" com a categoria "15 a 35" (que é a de referência), e assim por diante, ao passo que $\exp(\alpha)$ é a taxa na categoria "15 a 35" (a categoria para a qual todos os X_j são 0). Quando o modelo 20.40 é ajustado, podemos plotar as taxas ajustadas em um gráfico como uma função escada, como foi feito no Capítulo 17 para taxas específicas por categoria. Esse gráfico fornece uma impressão grosseira da tendência ao longo (mas não dentro) das categorias.

Confundidores podem ser acrescentados ao modelo a fim de controlar o confundimento e também podem ser codificados usando-se múltiplas indicadoras ou qualquer dos métodos descritos adiante. Podemos plotar as tendências ajustadas pelo modelo fixando cada confundidor em uma categoria de referência e permitindo que a categoria de exposição varie.

A *codificação incremental* (*codificação aninhada*) pode ser útil quando se deseja comparar cada categoria contra sua predecessora imediata (Maclure e Greenland, 1992). Para "número de porções por semana", poderíamos usar

$Z_1 = 1$ para > 14, 0 em caso contrário
$Z_2 = 1$ para > 35, 0 em caso contrário
$Z_3 = 1$ para > 42, 0 em caso contrário

Note que se $Z_2 = 1$, então $Z_1 = 1$, e se $Z_3 = 1$, então $Z_1 = Z_2 = 1$. No modelo

$$\ln[I(z_1, z_2, z_3)] = \alpha + \beta_1 z_1 + \beta_2 z_2 + \beta_3 z_3 \qquad [20.41]$$

$\exp(\beta_1)$ é a razão de taxas comparando a categoria "15 a 35" ($Z_1 = 1$ e $Z_2 = Z_3 = 0$) à categoria <15 ($Z_1 = Z_2 = Z_3 = 0$). Similarmente, $\exp(\beta_2)$ é a razão de taxas comparando a categoria "36 a 42" ($Z_1 = Z_2 = 1$ e $Z_3 = 0$) a categoria "15 a 35" ($Z_1 = 1$ e $Z_2 = Z_3 = 0$). Finalmente, $\exp(\beta_3)$ compara a categoria >42 ($Z_1 = Z_2 = Z_3 = 1$) à categoria "36 a 42" ($Z_1 = Z_2 = 1$ e $Z_3 = 0$). Assim, $\exp(\beta_1)$, $\exp(\beta_2)$ e $\exp(\beta_3)$ são as razões de taxas incrementais por meio de categorias adjacentes. Novamente, podemos adicionar confundidores ao modelo e plotar tendências ajustadas.

Regressão com escores categóricos

Uma prática comum em epidemiologia é dividir cada covariável em categorias, atribuir um escore a cada categoria e incluir os escores no modelo, em vez dos valores originais das variáveis. Os tópicos envolvidos na designação de tais escores foram discutidos no Capítulo 17 sob o cabeçalho "Escalas horizontais e escores categóricos" na seção "Dose-resposta e análise de tendências". Brevemente, escores ou códigos ordinais (p. ex., 1, 2, 3, 4, 5 para uma série de cinco categorias) devem ser evitados, pois podem gerar curvas de dose-resposta quantitativamente sem sentido e prejudicar o poder e a precisão dos resultados (Lagakos, 1988; Greenland, 1995b, 1995c). Pontos médios da categoria podem ser muito menos distorcivos, mas não são definidos para categorias com extremidades abertas; Médias ou medianas da categoria podem ser ainda menos distorcivas e são definidas para categorias com extremidades abertas. Infelizmente, se há efeitos não lineares importantes dentro das categorias, nenhum método simples de categorização produzirá uma curva com dose-resposta não distorcida, nem atingirá o poder e a precisão que se pode obter pela entrada de covariáveis não categorizadas no modelo (Greenland, 1995b, 1995c). Assim, recomendamos que as categorias sejam mantidas estreitas e que os escores sejam derivados de médias ou medianas de categorias, em vez de pontos médios ou escores ordinais. Recomendamos adicionalmente que se examinem também modelos que usam as covariáveis em sua forma não categorizada (contínua), sempre que associações estiverem claramente presentes.

Modelos de potência

Outra abordagem à análise de tendência e controle de confundidores é usar múltiplos termos de potência para cada preditor. Tal abordagem não requer categorização, mas é preciso cuidado na seleção dos termos. Tradicionalmente, as potências usadas são do tipo *inteiro* positivo (p. ex., x_1, x_1^2, x_1^3), mas potências fracionárias também podem ser empregadas (Royston e Altman, 1994). Como uma ilustração, suponhamos que X_1 represente o número verdadeiro de porções por semana (em vez de uma indicadora). Podemos modelar tendências por meio desse preditor pelo uso de X_1 no modelo junto com as seguintes potências de X_1:

$X_2 = X_1^{1/2}$ = raiz quadrada de X_1
$X_3 = X_1^2$ = quadrado de X_1

O modelo de regressão múltipla

$$\ln[I(x_1, x_2, x_3)] = \alpha + \beta_1 x_1 + \beta_2 x_2 + \beta_3 x_3$$

é agora somente outra maneira de escrever o modelo *polinomial fracionário*

$$\ln[I(x_1)] = \alpha + \beta_1 x_1 + \beta_2 x_1^{1/2} + \beta_3 x_1^2 \qquad [20.42]$$

Podemos plotar taxas ajustadas desse modelo usando espaçamento muito estreito para produzir *uma curva suave* como uma estimativa das tendências de taxas ao longo de X_1. Como sempre, também podemos incluir confundidores no modelo e fazer um gráfico de tendências ajustadas pelo modelo.

Os modelos de potência têm várias vantagens sobre os modelos categóricos. O que é mais importante, eles fazem uso de informações sobre diferenças dentro das categorias, o que é ignorado por modelos categóricos e análises categóricas (Greenland, 1995a, 1995b, 1995c). Assim, eles podem fornecer um quadro mais completo de tendências ao longo da exposição e controle de confundidores mais rigoroso; também fornecem um quadro de tendências mais suave. Uma desvantagem dos modelos de potência é uma sensibilidade potencialmente maior para *outliers*, isto é, pessoas com valores incomuns, ou combinações de valores incomuns, para os preditores. Esse problema pode ser abordado pela realização de análise de influência (Caps. 13 e 21).

Regressão por *splines*

Frequentemente é possível combinar as vantagens dos modelos categóricos e de potência pelo uso de *modelos spline*. Tais modelos podem ser definidos de várias maneiras equivalentes, e só apresentamos a mais simples. Em todas as abordagens, categoriza-se primeiro o preditor, como na análise categórica (embora um número menor de categorias mais amplas possa ser suficiente em um modelo *spline*). Os limites entre essas categorias são chamados de *nós*, ou *pontos de junção*, do *spline*. Em seguida, escolhe-se a *potência* (ou ordem) do *spline*, conforme a flexibilidade que se deseja dentro das categorias (as potências mais altas permitem mais flexibilidade).

O uso de indicadoras de categoria corresponde a um *spline* de potência zero, no qual a tendência é plana dentro das categorias, mas pode pular subitamente nos nós; assim, modelos de indicadoras de categoria são apenas tipos especiais e não realistas de modelos *spline*. Em um *spline* de primeira potência potência, ou linear, a tendência é modelada por uma série de segmentos de reta conectados; a inclinação da tendência só pode mudar nos nós, e não pode ocorrer salto súbito no risco (descontinuidade da tendência).

Para ilustrar como um *spline* linear pode ser representado, deixemos que X_1 seja novamente o "número de porções por semana", mas agora definimos

$X_2 = X_1 - 14$ se $X_1 > 14$, 0 caso contrário
$X_3 = X_1 - 35$ se $X_1 > 35$, 0 caso contrário

Então, o modelo de log-linear de taxas

$$\ln[I(x_1, x_2, x_3)] = \alpha + \beta_1 x_1 + \beta_2 x_2 + \beta_3 x_3 \qquad [20.43]$$

produz uma tendência do log da taxa que é uma série de três segmentos de reta que são conectados nos nós (limites de categorias) de 14 e 35. Para ver isso, observe que quando X_1 é menor que 14, X_2 e X_3 são 0, de modo que o modelo simplifica-se a uma reta com inclinação β_1:

$$\ln[I(x_1, x_2, x_3)] = \alpha + \beta_1 x_1$$

nesse intervalo. Quando X_1 é maior que 14 mas menor que 35, o modelo simplifica-se a uma reta com inclinação $\beta_1 + \beta_2$:

$$\ln[I(x_1, x_2, x_3)] = \alpha + \beta_1 x_1 + \beta_2 x_2$$
$$= \alpha + \beta_1 x_1 + \beta_2(x_1 - 14)$$
$$= \alpha - 14\beta_2 + (\beta_1 + \beta_2)x_1$$

Finalmente, quando X_1 é maior que 35, o modelo torna-se uma reta com inclinação $\beta_1 + \beta_2 + \beta_3$:

$$\ln[I(x_1, x_2, x_3)] = \alpha + \beta_1 x_1 + \beta_2 x_2 + \beta_3 x_3$$
$$= \alpha + \beta_1 x_1 + \beta_2(x_1 - 14) + \beta_3(x_1 - 35)$$
$$= \alpha - 14\beta_2 - 35\beta_3 + (\beta_1 + \beta_2 + \beta_3)x_1$$

Assim, β_1 é a inclinação do *spline* na primeira categoria, β_2 é a mudança na inclinação indo da primeira para a segunda categoria e β_3 é a mudança na inclinação indo da segunda para a terceira categoria.

O padrão produzido por um *spline* linear parece ser mais realista do que uma tendência categórica, mas ele pode mudar sua inclinação subitamente nos nós. Para suavizar tais modificações abruptas, podemos aumentar a ordem do *spline*. O aumento da potência para 2 produz um *spline* de segunda potência, ou *spline quadrático*, que compreende uma série de segmentos de curva parabólica conectados suavemente nos nós. Para ilustrar como tal tendência pode ser representada, sejam X_1, X_2 e X_3 como já foi definido. Então o modelo

$$\ln[I(x_1, x_2, x_3)] = \alpha + \beta_1 x_1 + \gamma_1 x_1^2 + \gamma_2 x_2^2 + \gamma_3 x_3^2 \qquad [20.44]$$

produzirá uma tendência do log da taxa que é uma série de três segmentos parabólicos, conectados suavemente nos nós 14 e 35. O coeficiente γ_1 corresponde à curvatura da tendência na primeira categoria, ao passo que γ_2 e γ_3 correspondem a mudanças na curvatura ao ir da primeira para a segunda categoria, e da segunda para a terceira. Uma curva ainda mais suave pode ser ajustada pelo uso de uma terceira potência, ou *spline cúbico*, porém, para propósitos epidemiológicos, o *spline* quadrático frequentemente é bastante suave e flexível.

Uma desvantagem dos *splines* quadráticos e cúbicos é que as curvas nas categorias finais (caudas) podem se tornar muito instáveis, especialmente se a categoria tiver a extremidade aberta. Essa instabilidade pode ser reduzida *restringindo* uma ou ambas as categorias finais a um segmento de reta, em vez de uma curva. Para restringir a categoria inferior a ser linear em um *spline* quadrático, só precisamos remover do modelo o *primeiro* termo quadrático $\gamma_1 x_1^2$. Para restringir a categoria superior, devemos subtrair o *último* termo quadrático de todos os termos quadráticos; ao fazê-lo, devemos remover o último termo do modelo, porque ele será 0 após a subtração.

Para ilustrar uma restrição da categoria superior, suponhamos que queremos restringir o modelo anterior de *spline* quadrático para o log das taxas (20.44) de tal modo que ele seja linear somente na categoria superior. Definamos que:

$Z_1 = X_1$ = número de porções por semana
$Z_2 = X_1^2 - X_3^2$
$Z_3 = X_2^2 - X_3^2$

Então o modelo

$$\ln[I(z_1, z_2, z_3)] = \alpha + \beta_1 z_1 + \beta_2 z_2 + \beta_3 z_3 \qquad [20\text{--}45]$$

produzirá uma tendência do log da taxa que compreende segmentos parabólicos suavemente conectados nas duas primeiras categorias ("<14" e "15 a 35"), e um segmento de reta na última categoria (">35") que é conectado suavemente ao segmento parabólico na segunda categoria. (Se também quiséssemos forçar a curva do log da taxa na primeira categoria a seguir uma linha, removeríamos Z_2 do modelo.)

Para plotar ou tabular a curva de um modelo *spline*, selecionamos um conjunto de valores de X_1 espaçados por faixa de interesse, calculamos o conjunto de termos de *spline* para cada valor de X_1, combinamos esses termos com os coeficientes no modelo para obter os desfechos preditos pelo modelo e lançamos no gráfico essas predições. Para ilustrar, suponhamos que X_1 seja porções por semana, e queremos plotar o modelo 20.45 com $\alpha = -6{,}00$, $\beta_1 = -0{,}010$, $\beta_2 = -0{,}001$, e $\beta_3 = 0{,}001$ no intervalo de 0 a 50 porções por semana, em incrementos de 5 porções. Então computamos Z_1, Z_2, Z_3 em 0, 5, 10, ... , 50 porções, depois computamos a taxa predita

$$\exp(-6{,}00 - 0{,}010 z_1 - 0{,}001 z_2 + 0{,}001 z_3)$$

em cada conjunto de valores Z_1, Z_2, Z_3 e plotamos essas predições contra os valores correspondentes de X_1 0, 5, 10, ... , 50. Por exemplo, em $X_1 = 40$ obtemos $Z_1 = 40$, $Z_2 = 40^2 - (40-35)^2 = 1.575$, e $Z_3 = (40-14)^2 - (40-35)^2 = 651$, para uma taxa predita de

$$\exp[-6,00 - 0,010(40) - 0,001(1.575) + 0,001(651)] = 6,6/10.000 \text{ years}$$

Como em outros modelos de tendência, podemos obter tendências ajustadas pelo modelo adicionando termos de confundidor aos nossos modelos *spline*. Os termos de confundidor podem ser *splines* ou qualquer outra forma que preferirmos; o gráfico de *spline* será simplificado, entretanto, se os confundidores forem centrados antes de serem incluídos na análise, pois então o método gráfico apresentado pode ser usado sem modificação. Mais discussões de *splines* e sua aplicação são dadas por Hastie e Tibshirani (1990), Wahba (1990), de Boor (2001) e Hastie e colaboradores. (2001).

Modelos para variação de tendência

Podemos permitir que as tendências variem ao longo de níveis dos preditores pela inclusão de produtos entre os termos de preditores. Por exemplo, suponhamos que X_1, X_2, X_3 sejam termos de força para ingestão de frutas e verduras, ao passo que W_1, W_2, W_3, W_4 sejam termos *spline* para idade. Para possibilitar que a tendência frutas-verduras do log das taxas varie com a idade, poderíamos incluir no modelo todos os $3 \cdot 4 = 12$ produtos de X_j e W_k, junto com X_j e W_k. Se, adicionalmente, houver um indicador $Z_1 = 1$ para sexo feminino, 0 para masculino, o modelo resultante será

$$\ln[R(x_1, x_2, x_3, w_1, w_2, w_3, w_4, z_1)]$$
$$= \alpha + \beta_1 x_1 + \beta_2 x_2 + \beta_3 x_3 + \beta_4 w_1 + \beta_5 w_2 + \beta_6 w_3 + \beta_7 w_4 + \beta_8 z_1$$
$$+ \gamma_{11} x_1 w_1 + \gamma_{12} x_1 w_2 + \cdots + \gamma_{33} x_3 w_3 + \gamma_{34} x_3 w_4$$

A mesma fórmula de modelo pode ser usada se X_1, X_2, X_3 e W_1, W_2, W_3, W_4 representarem indicadoras de categoria ou outros termos para ingestão de frutas-verduras e idade.

Modelos com produtos entre múltiplos termos de tendência podem ser difíceis de ajustar e podem gerar resultados bastante instáveis, a menos que sejam observados grandes números de casos. Com dados suficientes, porém, tais modelos podem oferecer quadros mais realistas de relações de dose-resposta do que modelos mais simples. Os resultados de tais modelos podem ser interpretados facilmente pela colocação em gráfico, ou pela tabulação, das tendências ajustadas para as exposições-chave de interesse, em vários níveis dos preditores "modificadores". No exemplo precedente, esse processo envolveria plotar as taxas ajustadas para o modelo contra ingestão de frutas e verduras para cada uma das várias idades (p. ex., para idades espaçadas uniformemente dentro do intervalo de idade dos casos).

Os resultados também podem ser sumarizados usando-se padronização sobre os confundidores e modificadores, o que será discutido no próximo capítulo.

EXTENSÕES DE MODELOS LOGÍSTICOS

Desfechos politômicos e contínuos frequentemente são analisados pela sua redução a apenas duas categorias e pela aplicação de um modelo logístico. Por exemplo, contagens CD4 poderiam ser reduzidas à dicotomia ≤ 200, >200; os desfechos para câncer poderiam ser reduzidos a câncer e sem câncer. Alternativamente, categorias múltiplas podem ser criadas com uma delas designada como referência e as outras comparadas com esta, uma de cada vez, usando-se modelos logísticos separados para cada comparação. Embora não sejam necessariamente inválidas, essas abordagens desconsideram a informação contida em diferenças dentro de categorias, em diferenças entre categorias que não sejam de referência, e no ordenamento entre as categorias. Em consequência, modelos delineados especificamente para desfechos politômicos ou contínuos podem produzir muito mais precisão e poder do que simples análises de desfecho dicotômico.

Esta seção descreve brevemente várias extensões do modelo logístico múltiplo (equação 20.28) para desfechos politômicos e ordinais. Extensões análogas de outros modelos são possíveis.

Modelos logísticos politômicos

Suponhamos que uma variável desfecho Y tenha $I + 1$ categorias ou categorias de desfecho mutuamente exclusivos $y_0, \ldots, y_I$, onde a categoria y_0 é considerada a categoria de referência. A segunda parte da Tabela 17.5 fornece um exemplo em que Y é uma variável desfecho de doença, com y_0 = todas as doenças controle como a categoria de referência, e $I = 7$ outras categorias $y_1, \ldots, y_7$ correspondentes aos desfechos de câncer listados na tabela. Deixemos que $R_i(\mathbf{x})$ denote o risco médio de cair na categoria de desfecho $y_i (i = 1, \ldots, I)$, dado que os preditores $\mathbf{X}$ sejam iguais a $\mathbf{x}$; isto é, seja

$$R_i(\mathbf{x}) = \Pr(Y = y_i | \mathbf{X} = \mathbf{x})$$

O *modelo logístico politômico* para esse risco é, então

$$R_i(\mathbf{x}) = \frac{\exp(\alpha_i + \mathbf{x}\boldsymbol{\beta}_i)}{1 + \sum_{j=1}^{I} \exp(\alpha_j + \mathbf{x}\boldsymbol{\beta}_j)} \qquad [20.46]$$

Para o exemplo na segunda parte da Tabela 17.5, esse é um modelo para o risco de cair na categoria de câncer $yi(i = 1, \ldots, 7)$. Quando Y tem somente dois níveis, I é igual a 1, e, assim, a fórmula 20.46 simplifica-se para o modelo logístico múltiplo (equação 20.28).

O modelo 20.46 representa I equações de risco separadas, uma para cada categoria de desfecho que não seja referência $y_1, \ldots, y_I$. Cada equação tem seu próprio intercepto α_i e vetor de coeficientes $\boldsymbol{\beta}_i = (\beta_{i1}, \ldots, \beta_{in})$, com um coeficiente β_{ik} distinto correspondente a cada combinação de um preditor X_k e categoria de desfecho que não seja de referência $y_i (i = 1, \ldots, I)$. Assim, com n preditores em $\mathbf{X}$, o modelo logístico politômico envolve I interceptos e $I \cdot n$ coeficientes de preditor. Por exemplo, com sete categorias de desfecho que não sejam referência e três preditores, o modelo envolveria sete interceptos e $7 \cdot 3 = 21$ coeficientes de preditor, totalizando 28 parâmetros no modelo.

O modelo logístico politômico pode ser escrito mais simplesmente como um modelo para as chances. Para ver isso, note que o risco de cair na categoria de referência deve ser igual a 1 menos a soma dos riscos de cair nas categorias de não referência:

$$R_0(\mathbf{x}) = \Pr(Y = y_0 | \mathbf{X} = \mathbf{x})$$

$$= 1 - \sum_{i=1}^{I} \exp(\alpha_i + \mathbf{x}\boldsymbol{\beta}_i) / [1 + \sum_{j=1}^{I} \exp(\alpha_j + \mathbf{x}\boldsymbol{\beta}_j)]$$

$$= 1/[1 + \sum_{j=1}^{I} \exp(\alpha_j + \mathbf{x}\boldsymbol{\beta}_j)] \qquad [20.47]$$

Dividindo a equação 20.46 pela 20.47, obtemos um modelo para $C_i(\mathbf{x}) = R_i(\mathbf{x})/R_0(\mathbf{x})$ = chances de cair na categoria de desfecho y_i *versus* categoria y_0:

$$C_i(x) = \frac{\exp(\alpha_i + \mathbf{x}\boldsymbol{\beta}_i)/[1 + \sum_j \exp(\alpha_j + \mathbf{x}\boldsymbol{\beta}_j)]}{1/[1 + \sum_j \exp(\alpha_j + \mathbf{x}\boldsymbol{\beta}_j)]}$$

$$= \exp(\alpha_i + \mathbf{x}\boldsymbol{\beta}_i) \qquad [20.48]$$

Essa fórmula do modelo oferece uma interpretação familiar para os coeficientes. Suponhamos que x e x* sejam dois vetores diferentes de valores para os preditores $\mathbf{X}$. Então, a razão de chances de cair na categoria y_i *versus* y_0 quando $\mathbf{X} = \mathbf{x}^*$ *versus* $\mathbf{X} = \mathbf{x}$ é

$$\frac{C_i(\mathbf{x}^*)}{C_i(\mathbf{x})} = \frac{\exp(\alpha_i + \mathbf{x}^*\boldsymbol{\beta}_i)}{\exp(\alpha_i + \mathbf{x}\boldsymbol{\beta}_i)} = \exp[(\mathbf{x}^* - \mathbf{x})\boldsymbol{\beta}_i]$$

A partir dessa equação, vemos que o antilog de $\exp(\beta_{ik})$ de um coeficiente β_{ik} corresponde à mudança proporcional nas chances do desfecho y_i versus y_0, quando o preditor X_k aumenta em 1 unidade.

O modelo logístico politômico é mais útil quando as categorias de Y não têm ordem com significado, como com os tipos de câncer na Tabela 17.5. Para leitura adicional sobre o modelo, ver McCullagh e Nelder (1989) e Hosmer e Lemeshow (2000).

Modelos logísticos ordinais

Suponhamos que as categorias $y_0, ..., y_I$ de Y seguem uma ordem natural. A ordem surge, por exemplo, quando Y é uma escala clínica, tal como y_0 = normal, y_1 = displasia, y_2 = neoplasia, em vez de apenas uma indicadora de câncer; Y é uma contagem, tal como número de malformações encontradas em um indivíduo; ou as categorias de Y representam categorias de uma quantidade física, tais como contagens de CD4 (p. ex., >500, 200 a 500, <200). Há pelo menos quatro maneiras diferentes de estender o modelo logístico a tais desfechos.

Lembremos que o modelo logístico é equivalente a um modelo de exponencial chances. Uma extensão usa um modelo exponencial para representar as chances de cair na categoria de desfecho y_i versus cair na categoria y_{i-1} (a próxima categoria mais baixa):

$$\frac{R_i(\mathbf{x})}{R_{i-1}(\mathbf{x})} = \frac{\Pr(Y = y_i | \mathbf{X} = \mathbf{x})}{\Pr(Y = y_{i-1} | \mathbf{X} = \mathbf{x})} = \exp(\alpha_i^* + \mathbf{x}\boldsymbol{\beta}^*) \qquad [20.49]$$

para $i = 1, ..., I$. Esse pode ser chamado de *modelo logístico de categoria adjacente*, porque tomar logaritmos de ambos os lados gera o modelo equivalente *logit de categoria adjacente* (Agresti, 2002). Ele pode ser visto como um caso especial do modelo logístico politômico: da fórmula 20.48, o modelo logístico politômico implica que

$$\frac{R_i(\mathbf{x})}{R_{i-1}(\mathbf{x})} = \frac{R_i(\mathbf{x})/R_0(\mathbf{x})}{R_{i-1}(\mathbf{x})/R_0(\mathbf{x})} = \frac{\exp(\alpha_i + \mathbf{x}\boldsymbol{\beta}_i)}{\exp(\alpha_{i-1} + \mathbf{x}\boldsymbol{\beta}_{i-1})}$$
$$= \exp[(\alpha_i - \alpha_{i-1}) + \mathbf{x}(\boldsymbol{\beta}_i - \boldsymbol{\beta}_{i-1})]$$

O modelo logístico de categoria adjacente estabelece que $\alpha_i^* = \alpha_i - \alpha_{i-1}$ e força que as diferenças do coeficiente $I \beta_i - \beta_{i-1} (i = 1, ..., I)$ sejam iguais a um valor comum $\boldsymbol{\beta}^*$. Se houver uma distância natural d_i entre categorias de desfecho adjacentes y_i e y_{i-41} (tal como a diferença entre as médias das categorias), o modelo pode ser modificado para usar essas distâncias como a seguir:

$$R_i(\mathbf{x})/R_{i-1}(\mathbf{x}) = \exp(\alpha_i^* + \mathbf{x}\boldsymbol{\beta}^* d_i) \qquad [20.50]$$

para $i = 1, ..., I$. Esse modelo permite que as diferenças do coeficiente $\beta_i - \beta_{i-1}$ variem com as distâncias d_i entre categorias. Para discussão adicional de modelos de categorias adjacentes, ver Agresti (2002) e Greenland (1994a).

Uma extensão diferente utiliza um modelo exponencial para representar as chances de cair acima da categoria y_i versus cair *dentro ou abaixo* dela:

$$\frac{\Pr(Y > y_i | \mathbf{X} = \mathbf{x})}{\Pr(Y \leq y_i | \mathbf{X} = \mathbf{x})} = \exp(\alpha_i^* + \mathbf{x}\boldsymbol{\beta}^*) \qquad [20.51]$$

onde $i = 0, ..., I$. Esse é denominado modelo de *chances cumulativas* ou *chances proporcionais*. Ele pode ser derivado pressupondo-se que Y foi obtido pela categorização de um tipo especial de variável contínua (McCullagh e Nelder, 1989). Ainda uma outra extensão utiliza um modelo exponencial para representar as chances de cair *acima* da categoria y_i versus *na* categoria y_i:

$$\frac{\Pr(Y > y_i | \mathbf{X} = \mathbf{x})}{\Pr(Y = y_i | \mathbf{X} = \mathbf{x})} = \exp(\alpha_i^* + \mathbf{x}\boldsymbol{\beta}^*) \qquad [20.52]$$

onde $i = 0, ..., I$. Esse é chamado o modelo de *razão contínua*. Uma extensão semelhante utiliza um modelo exponencial para representar as chances de cair *na* categoria y_i versus cair *abaixo* dela:

$$\frac{\Pr(Y = y_i | \mathbf{X} = \mathbf{x})}{\Pr(Y < y_i | \mathbf{X} = \mathbf{x})} = \exp(\alpha_i^* + \mathbf{x}\boldsymbol{\beta}^*) \qquad [20.53]$$

onde $i = 1, ..., I$. Esse modelo pode ser designado como *modelo do inverso de razão contínua*. Ele pode ser derivado pela inversão da ordem das categorias de Y no modelo 20.52, mas em qualquer aplicação ele não é equivalente a esse modelo (Greenland, 1994a).

Certas diretrizes podem ser úteis para escolha entre modelos ordinais, embora nenhuma seja absoluta. Primeiramente, os modelos de categoria adjacente e de chances cumulativas são *reversíveis*, em que apenas os sinais dos coeficientes mudam se as categorias de Y forem invertidas. Em contraste, os dois modelos de razão contínua não são reversíveis. Essa observação sugere que os modelos de razão contínua podem ser mais apropriados para modelar estágios de doenças irreversíveis (p. ex., gravidade de osteoartrite), ao passo que os modelos de categoria adjacente e de chances cumulativas podem ser mais adequados para desfechos potencialmente reversíveis (tais como contagens celulares) (Greenland, 1994a). Em segundo lugar, visto que os coeficientes dos modelos de categorias adjacentes comparam pares de categorias, o modelo parece ser mais adequado para desfechos discretos, com poucas categorias (p. ex., tipos celulares ao longo de uma escala normal-displásica-neoplásica.) Em terceiro, como o modelo de chances cumulativas pode ser derivado a partir da categorização de certos tipos especiais de desfechos contínuos, frequentemente é considerado mais apropriado quando o desfecho em estudo é derivado da categorização de um só contínuo subjacente (p. ex., pressão arterial) (McCullagh e Nelder, 1989). Para uma discussão comparativa mais detalhada de modelos logísticos ordinais e diretrizes para seu uso, ver Greenland (1994a).

Todos os modelos ordinais precedentes são simplificados para o modelo logístico comum quando há somente duas categorias de desfechos ($I = 2$). Eles também podem ser aplicados a Y contínuo, embora a maioria dos *softwares* requeira a categorização de Y para esse propósito. A categorização pode ser um problema, à medida que resultados de todos os modelos precedentes (inclusive o modelo de chances cumulativas) possam ser sensíveis à escolha das categorias Y (Greenland, 1994a; Strömberg, 1996). Uma vantagem dos modelos de razão contínua (20.52 e 20.53) sobre seus competidores é que eles podem ser ajustados com *software* comum sem categorização de Y, mesmo que Y seja contínuo (Greenland, 1994a). O cuidado primário é que a máxima verossimilhança condicional (ver Caps. 15 e 21) deve ser usada para o ajuste do modelo, se os desfechos observados estiverem espalhados de modo esparso ao longo das categorias de Y (como será inevitável se Y for contínuo). Se Y é contínuo (p. ex., IMC, pressão arterial, etc.), esse requisito pode ser satisfeito usando-se um programa de regressão de Cox (azares proporcionais) para ajustar os modelos, como a seguir: sejam y_{min} e $y_{máx}$ os valores mínimo e máximo de Y nos dados. Então, o modelo 20.52 pode ser ajustado para utilizar $T = Y - y_{min} + 1$ como a variável tempo de sobrevida no programa, ao passo que o modelo 20.53 pode ser ajustado pelo uso de $T = y_{máx} - Y + 1$ como a variável de tempo de sobrevida.

Finalmente, todos os modelos mencionados podem ser generalizados para permitir variação nos coeficientes β ao longo das categorias de Y, como no modelo logístico politômico (Peterson e Harrell, 1990; Greenland, 1994a; Ananth e Keinbaum, 1997; Cole e Ananth, 2001; Kuss, 2006). Quando essa variação é modelada, o modelo de categoria adjacente é conhecido como modelo *estereótipo*.

MODELOS LINEARES GENERALIZADOS

Consideremos novamente os modelos de risco e de taxa exponenciais,

$$R(\mathbf{x}) = \exp(\alpha + \mathbf{x}\boldsymbol{\beta}) \quad \text{e} \quad I(\mathbf{x}) = \exp(\alpha + \mathbf{x}\boldsymbol{\beta})$$

e o modelo logístico,

$$R(\mathbf{x}) = \text{expit}(\alpha + \mathbf{x}\boldsymbol{\beta})$$

Podemos substituir o "exp" nos modelos exponenciais e o "expit" no modelo logístico por outras funções razoáveis. De fato, cada um desses modelos é da forma geral

$$E(Y|\mathbf{X} = \mathbf{x}) = f(\alpha + \mathbf{x}\boldsymbol{\beta}) \qquad [20.54]$$

onde $f(u)$ é uma função que é suave e estritamente crescente, à medida que u aumenta. Isto é, quando $\alpha + \mathbf{x}\boldsymbol{\beta}$ fica maior, $f(\alpha + \mathbf{x}\boldsymbol{\beta})$ também fica, mas nunca salta ou se inclina subitamente.

Para qualquer função $f(u)$, há sempre uma função inversa $g(v)$ que "desfaz" $f(u)$, no sentido de que $g[f(u)] = u$ sempre que $f(u)$ é definida. Donde, uma forma geral equivalente a 20.54 é

$$g[E(Y|\mathbf{X} = \mathbf{x})] = \alpha + \mathbf{x}\boldsymbol{\beta} \qquad [20.55]$$

Um modelo da fórmula 20.55 é chamado de *modelo linear generalizado*. A função $g(v)$ é chamada de *função de ligação* para o modelo; assim, a função de ligação é $\ln(v)$ para o modelo log-linear e $\text{logit}(v)$ para o modelo logit-linear. O termo $\alpha + \mathbf{x}\boldsymbol{\beta}$ é chamado de *preditor linear* para o modelo e frequentemente é abreviado como η (a letra grega eta); isto é, $\eta = \alpha + \mathbf{x}\boldsymbol{\beta}$ por definição.

Quase todos os modelos deste capítulo são modelos lineares generalizados. Os modelos lineares comuns (tais como o modelo linear de risco) são os exemplos mais simples, em que $f(u)$ e $g(v)$ são ambas a função de identidade, isto é, $f(u) = u$ e $g(v) = v$, de modo que

$$E(Y|\mathbf{X} = \mathbf{x}) = \alpha + \mathbf{x}\boldsymbol{\beta}$$

O inverso da função exponencial $\exp(u)$ é a função do log natural $\ln(v)$. Daí, as fórmulas lineares generalizadas dos modelos exponenciais de risco e taxa são os modelos log-lineares de risco e taxa

$$\ln[R(\mathbf{x})] = \alpha + \mathbf{x}\boldsymbol{\beta} \quad \text{e} \quad \ln[I(\mathbf{x})] = \alpha + \mathbf{x}\boldsymbol{\beta}$$

Assim, os modelos exponenciais de risco e taxa correspondem a uma função de ligação log natural, porque $\ln[\exp(u)] = u$. Similarmente, o inverso da função logística $\text{expit}(u)$ é a função logit $\text{logit}(v)$. Portanto, a forma linear generalizada do modelo logístico de risco é o modelo logit-linear de risco

$$\text{logit}[R(\mathbf{x})] = \alpha + \mathbf{x}\boldsymbol{\beta}$$

Então, o modelo logístico corresponde à função de ligação logit, porque $\text{logit}[\text{expit}(u)] = u$.

As escolhas para f e g são praticamente ilimitadas. Em epidemiologia, entretanto, somente a ligação logit, $g(v) = \text{logit}(v)$ é de uso comum para riscos, e apenas a ligação log, $g(v) = \ln(v)$ é usado comumente para taxas. Essas funções de ligação são quase sempre escolhas feitas pelo *software*, e, às vezes, são as únicas opções do *software* para modelagem de risco e taxas. Alguns pacotes, porém, possibilitam a seleção de modelos lineares de risco, taxas ou chances, e alguns permitem que os usuários definam sua própria função de ligação.

A escolha da função de ligação pode ter um efeito profundo sobre a forma da superfície de tendência ou de dose-resposta possibilitada pelo modelo, especialmente se a exposição for representada por somente um ou dois termos. Por exemplo, se a exposição é representada por um termo único

$\beta_1 x_1$ em um modelo de risco, o uso da ligação identidade resulta em um modelo linear de risco e em uma tendência linear para o risco; o uso da ligação log resulta em um modelo exponencial de risco (log-linear) e uma tendência exponencial para o risco; e o uso da ligação logit resulta em um modelo logístico e uma tendência exponencial para as chances.

Os modelos lineares generalizados diferem dos modelos de desfecho transformado porque transformam a regressão (esperança condicional) de Y por uma função de ligação g antes de imporem suposições de linearidade, em vez de transformarem o próprio Y. As formas lineares generalizadas (20.54 e 20.55) podem ser aplicadas, assim, a qualquer tipo de desfecho, inclusive um Y discreto ou contínuo. Elas podem, até mesmo, ser combinadas com uma transformação $h(Y)$ de Y a fim de criar um modelo linear generalizado para o desfecho transformado,

$$g\{E[h(Y)|\mathbf{X} = \mathbf{x}]\} = \alpha + \mathbf{x}\boldsymbol{\beta}$$

e (como sempre) as variáveis em X podem ser transformações dos preditores originais. Por causa de sua grande flexibilidade, os modelos lineares generalizados abrangem uma faixa muito mais ampla de fórmulas para riscos e taxas do que modelos lineares, log-lineares e logísticos. Um exemplo é o modelo log-log complementar de risco,

$$R(\mathbf{x}) = 1 - \exp[-\exp(\alpha + \mathbf{x}\boldsymbol{\beta})]$$

que traduz a forma linear generalizada

$$\ln\{-\ln[1 - R(\mathbf{x})]\} = \alpha + \mathbf{x}\boldsymbol{\beta}$$

Esse modelo corresponde à função de ligação $\ln[-\ln(1 - v)]$ e surge naturalmente em certos experimentos de biologia. Para leitura adicional sobre modelos lineares generalizados, ver McCullagh e Nelder (1989), Dobson (2001), Hardin e Hilbe (2001), McCulloch e Searle (2001) e Hoffman (2003).

CAPÍTULO 21

Introdução à modelagem por regressão

Sander Greenland

Busca de modelo 491
  Papel das informações *a priori* 491
  Estratégias de seleção 492
Ajuste do modelo 494
  Distribuições dos resíduos 494
  Sobredispersão 494
  Considerações sobre tamanho de amostra 495
  Dados agrupados e dados de contagem 495
Verificação do modelo 496
  Verificações tabulares 496
  Testes da regressão e R^2 497
  Testes de ajuste 498
  Testes de ajuste global 500
  Diagnósticos do modelo 501
  Análise delta-beta 501
  Análise de reamostragem e *bootstrapping* 502
  Análise de sensibilidade do modelo 503
Modelagem em estudos de caso-controle não pareados e delineamentos correlatos 503
  Modelos de intercepto multiplicativo para estudos de densidade 504
  Modelos de intercepto multiplicativo para estudos cumulativos e de prevalência 505
  Outros modelos para estudos de caso-controle 506
  Estudos de caso-coorte e de dois estágios 506
Modelos estratificados 507
Modelagem de dados pareados 509
Regressão hierárquica (multinível) 510
  Por que acrescentar um segundo estágio? 512
  Especificando o desvio-padrão *a priori* 513

Regressão hierárquica e seleção de modelo 513
Suavização com regressão hierárquica 514
Resumo 515
Estimativas de incidência e prevalência baseadas em modelo 515
Regressão não paramétrica 517
Padronização baseada em modelo 519
  Padronização usando modelos de desfecho 519
  Medidas padronizadas *versus* coeficientes 520
  Padronização usando modelos de dados completos 521
  Padronização usando modelos de exposição: ponderação pelo inverso da probabilidade 522
  Padronização em estudos de caso-controle 522
  Modelagem de desfecho marginal 523
Métodos de escores 524
  Escores de confundidores e escores de equilíbrio 524
  Escores de desfecho 525
  Escores de exposição 525
  Modelagem de desfecho *versus* modelagem de exposição 527
  Combinação de modelo e estimação duplamente robusta 529
  Escores em estudos de caso-controle 529
Modelagem de dados longitudinais 530
  Exposições e covariáveis tempo-dependentes 530
  Desfechos recorrentes 531
  Modelos estruturais e g-estimação 532

O Capítulo 20 forneceu uma introdução a conceitos de regressão e fórmulas de modelos básicos. O presente capítulo fornece introduções breves aos seguintes tópicos: seleção de modelo; ajuste do modelo; verificação de modelo; modelagem de caso-controle; dados estratificados e pareados; e as técnicas mais gerais de regressão hierárquica e não paramétrica, que contemplam certas limitações das abordagens convencionais de modelagem. Ele discute, então, estimação baseada

baseada em modelo de incidência, prevalência e medidas de efeito padronizadas (marginais), inclusive ponderação pelo inverso da probabilidade, e métodos de escores de confundidores. Ele encerra com uma visão geral de análise de dados longitudinais.

BUSCA DE MODELO

Como encontrar um modelo, ou conjunto de modelos, que seja aceitável para nossos propósitos? Há um número demasiadamente grande de fórmulas de modelos que nos possibilita examinar a maioria, ou mesmo muitas, das possibilidades no total desse domínio. Há vários algoritmos sistemáticos, mecânicos e tradicionais para encontrar modelos (tais como regressão passo-a-passo e de melhor subgrupo), que carecem de lógica ou justificação estatística e que têm mal desempenho, em teoria, simulações e estudos de casos; ver Sclove e colaboradores (1972), Bancroft e Han (1977), Draper e colaboradores (1979), Freedman (1983) Flack e Chang (1987), Freedman e colaboradores (1988), Hurviche Tsai (1990), Faraway (1992), Weiss (1995), Greenland (1993b, 2000c, 2001b), Harrell (2001) e Viallefont e colaboradores (2001).

Um problema sério é que os valores P e os erros padrão (EP) obtidos do modelo final, depois que variáveis são selecionadas usando critérios de testes de significância (tais como "F para entrar" e "F para remover"), serão viesados para baixo, normalmente em alto grau. Em particular, as estimativas de EP obtidas do modelo selecionado ignoram a variabilidade induzida por seleção de modelo, subestimando, assim, os desvios-padrão (DP) das estimativas pontuais obtidas pela aplicação dos algoritmos ao longo de amostras aleatórias diferentes. Como um resultado, os modelos finais selecionados pelos algoritmos tenderão a gerar valores P pequenos demais e intervalos de confiança demasiadamente estreitos (e por isso, deixar de cobrir os valores dos coeficientes verdadeiros com periodicidade); ver as citações no parágrafo precedente. Infelizmente, testes de significância que não levam em conta a seleção constituem a base para a maioria dos procedimentos de seleção de variáveis nos pacotes padrão dos *softwares*.

Outros critérios para seleção de variáveis, tais como critérios de "mudança na estimativa pontual", não têm um desempenho necessariamente melhor do que os testes de significância; para exemplo, ver Maldonado e Greenland (1993a). Alternativas viáveis aos testes de significância na seleção de modelo têm emergido apenas gradualmente, com os avanços em computação e com percepções mais profundas do problema da seleção de modelo. Delineamos as abordagens convencionais, depois de reforçar primeiramente um dos pontos de partida mais essenciais e mais negligenciados para a boa modelagem: esquematizar as informações existentes de tal maneira que seja possível evitar modelos que estejam em conflito com fatos estabelecidos. Em uma seção posterior, descrevemos uma alternativa à seleção de modelo, oferecida por regressão hierárquica.

Papel das informações *a priori*

A dependência de resultados de regressão sobre o modelo escolhido pode ser uma vantagem ou uma desvantagem. Quando simples análises de tabelas cruzadas (Caps. 14 a 17) requerem severa simplificação das variáveis em análise, o uso de uma estrutura de modelo que seja capaz de se aproximar razoavelmente da realidade pode melhorar a acurácia das estimativas ao evitar tal redução. Contudo, o uso de um modelo que seja incapaz de sequer aproximar-se da realidade pode acarretar precisão menor do que aquela de análises de tabelas cruzadas.

Essa barganha destaca o quanto é desejável usar modelos flexíveis (e possivelmente complexos). Deve-se ter o cuidado de evitar modelos que não tenham suporte algum do contexto do conhecimento. Por exemplo, em um estudo de coorte de câncer do pulmão, é razoável restringir taxas a aumentar com a idade, porque há amplo contexto da literatura documentando que essa tendência é encontrada em todas as populações humanas. Em contraste, se desejaria evitar a restrição das taxas de doença cardiovascular (DCV) a estritamente aumentar com o consumo de álcool, pois há evidências sugestivas de que a relação álcool/DCV não seja estritamente crescente (Maclure, 1993).

O conhecimento *a priori* sobre a maioria das relações epidemiológicas geralmente é limitado demais para fornecer muita orientação na seleção de modelos. Uma resposta natural poderia ser o uso de modelos que fossem tão flexíveis quanto possível (um modelo flexível pode reproduzir grande variedade de curvas e superfícies). Infelizmente, os modelos flexíveis têm limitações. Quanto mais flexível é o modelo, maior é a amostra necessária para que os métodos usuais de estimação (tais como máxima verossimilhança) forneçam estimativas dos coeficientes quase sem viés. Também, depois de certo ponto, o aumento da flexibilidade pode ampliar tanto a variabilidade das estimativas que a precisão das estimativas diminui em relação àquelas de modelos mais simples, apesar da maior fidelidade do modelo flexível. Como resultado, é prática usual empregar modelos que são seriamente restritivos de modo arbitrário, tais como modelos logísticos (Robins e Greenland, 1986).

Felizmente, estimativas obtidas dos modelos de regressão epidemiológicos mais comuns, modelos exponenciais (log-lineares) e logísticos, retêm alguma possibilidade de interpretação, mesmo quando a função de regressão subjacente (verdadeira) não é particularmente próxima de tais formas (Maldonado e Greenland, 1993b, 1994). Por exemplo, sob condições comuns, estimativas de razões de taxas ou de riscos obtidas a partir daqueles modelos podem ser interpretadas como estimativas aproximadas de razões de taxas, ou de riscos, padronizadas, usando-se a população-fonte total como o padrão (Greenland e Maldonado, 1994). Para garantir que tais interpretações sejam razoáveis, o modelo usado deve ser capaz de pelo menos replicar aspectos qualitativos da função de regressão subjacente. Por exemplo, se a regressão subjacente pode ter uma inversão na inclinação da curva exposição-resposta, devemos usar um modelo que seja capaz de exibir tal inversão (mesmo que não se possa replicar a forma exata da verdadeira curva).

Estratégias de seleção

Mesmo com ampla informação *a priori*, sempre haverá um número avassalador de escolhas de modelo, e, assim, estratégias de busca de modelos são necessárias. Muitas estratégias têm sido propostas, embora nenhuma tenha sido plenamente justificada.

Algumas estratégias começam por especificar uma fórmula de modelo mínima, que esteja entre as fórmulas verossímeis mais simples. Aqui, "verossímil" significa "compatível com as informações disponíveis". Assim, começamos com um modelo de complexidade computacional ou conceitual mínima, que não entre em conflito com as informações do contexto. Pode haver muitos desses modelos; a fim de garantir que nossa análise seja verossímil para a audiência pretendida, entretanto, a forma do modelo inicial deve ser uma que a maioria dos pesquisadores enxergue como uma possibilidade razoável.

Para especificar uma forma de modelo simples, porém verossímil, é preciso algum conhecimento da literatura científica do contexto sobre as relações em estudo. Esse conhecimento inclui informações sobre relações de potenciais confundidores com exposições e doenças do estudo. Assim, a especificação de um modelo simples, mas verossímil, pode demandar muito mais esforço inicial do que o usado rotineiramente na especificação de modelos.

Uma vez que tenhamos especificado um modelo inicial mínimo, podemos adicionar complexidades que pareçam necessárias (por alguns critérios), à luz dos dados. Tal processo é uma busca *expansiva* (Leamer, 1978). Sua desvantagem principal é que, frequentemente, há demasiadas expansões possíveis a considerar dentro de um período de tempo razoável. Se, contudo, negligencia-se considerar alguma expansão possível, corre-se o risco de deixar passar uma deficiência importante do modelo inicial. Como um exemplo geral, se nosso modelo mínimo envolve somente termos de primeira ordem (lineares) para 12 variáveis, temos $\binom{12}{2} = 66$ produtos 2 a 2 possíveis entre essas variáveis a considerar, assim como 12 termos quadráticos, totalizando 78 expansões possíveis com apenas um termo de segunda ordem. Um analista pode não ter tempo, paciência ou recursos para examinar todas as possibilidades em detalhe; essa dificuldade normalmente demanda procedimentos automáticos de testes de significância para selecionar termos adicionais, os quais (conforme mencionado anteriormente) podem causar estatísticas distorcidas.

Algumas estratégias começam por especificar uma forma de modelo inicial, que seja flexível bastante para se aproximar de alguma fórmula de modelo verossímil. Um ponto de partida flexível pode ser menos exigente do que um simples, em termos da necessidade de informações do contexto. Por exemplo, em vez de nos preocuparmos com o que a literatura sugere sobre a forma de uma curva de dose-resposta, podemos empregar uma forma inicial de modelo que possa se aproximar de uma ampla variedade de curvas. De modo semelhante, em vez de nos preocuparmos com o que a literatura sugere sobre efeitos conjuntos, podemos empregar uma forma que possa se aproximar de uma variedade ampla de tais efeitos. Podemos, então, procurar um modelo mais simples, porém adequado, removendo do modelo flexível quaisquer complexidades que pareçam desnecessárias à luz dos dados. Tal processo, baseado na simplificação de um modelo complexo, é uma busca *redutora* ou simplificadora (Leamer, 1978).

A principal desvantagem de uma busca meramente redutora é que um modelo *a priori* suficientemente flexível pode ser complexo demais para se ajustar aos dados disponíveis. Essa desvantagem surge porque modelos mais complexos geralmente envolvem mais parâmetros; métodos convencionais de ajuste do modelo podem gerar estimativas com viés ou podem falhar completamente ao gerar qualquer estimativa (p. ex., não convergir), se o modelo ajustado for demasiadamente complexo. Por exemplo, se nosso modelo flexível para 12 variáveis contiver todos os termos de primeira e de segunda ordem, haverá 12 termos de primeira ordem, mais 12 quadráticos, mais 66 termos de produto, para um total de 90 coeficientes O ajuste desse modelo por métodos convencionais pode estar bem além daquilo que nossos dados podem suportar.

Por causa desses potenciais problemas de ajuste, as buscas redutoras começam com algo bem menor do que um modelo completamente flexível. Algumas principiam com um modelo tão flexível que possa ser ajustado, ou modelo máximo. Do mesmo modo que os modelos mínimos, os modelos máximos não são únicos. A fim de produzir um modelo que possa ser ajustado com métodos convencionais, pode-se ter que limitar a flexibilidade da dose-resposta, a flexibilidade de efeitos conjuntos, ou ambas. É possível, também, começar uma busca de modelo em qualquer parte entre os extremos dos modelos mínimo e máximo e prosseguir pela expansão, conforme pareça necessário, e pela redução, conforme pareça razoável, com base nos dados (embora, novamente, as limitações de recursos frequentemente levem ao uso mecânico de testes de significância para esse processo). De modo não surpreendente, tais buscas *passo-a-passo* compartilham algumas vantagens e desvantagens com as buscas puramente expansivas e com as puramente redutoras. Como em outras buscas, deve-se ter cuidado para garantir que os pontos de partida e de chegada não conflitem com informações *a priori*.

Os resultados obtidos após uma busca de modelo podem ser muito sensíveis à escolha do modelo inicial. Pode-se verificar esse problema pela condução de várias buscas, começando com modelos diferentes. Entretanto, sempre há tantos modelos possíveis para serem pesquisados, e com muitas variáveis a considerar, as estratégias de busca de modelos sempre correm o risco de produzir uma forma de modelo enganosa. Métodos modernos para abordar esse problema e outros tópicos de modelagem podem ser encontrados na literatura sobre aprendizado da estatística, por exemplo, sob tópicos tais como validação cruzada, cálculo de médias de modelos, regressão não paramétrica, suavização algoritmo *boosting* (Hastie et al., 2001). Há, também, uma vasta literatura bayesiana sobre o assunto (p. ex., Brown et al., 2002). Alguns desses métodos reduzem o problema da seleção pela mistura de modelos ou de seus resultados, por exemplo, calculando médias de modelos concorrentes (Draper, 1995; Raftery, 1995; Carlin e Louis, 2000; Hastie et al., 2001; Viallefont et al., 2001), utilizando métodos de inferência que levem em conta o processo de seleção (Ye, 1998; Hastie et al., 2001; Harrell, 2001; Efron, 2004; Shen et al., 2004) ou embutindo os modelos em um modelo hierárquico que os contenha como casos especiais (Greenland, 1999).

A literatura sobre seleção de modelo e cálculos de médias de modelos tem focado amplamente problemas de previsão, mas tem começado a influenciar a metodologia de inferência causal (Hill e McCulloch, 2008), assim como tem conexões com vários tópicos subsequentes. Conforme será discutido, a modelagem hierárquica pode ser usada para cálculo de médias de modelos e para suavização de modelos, e qualquer método de predição pode ser usado como parte da estimação do efeito padronizado. O ajuste penalizado e outros métodos de contração também possibilitam o ajuste de modelos muito maiores do que o factível com modelos convencionais, eliminando, frequentemente, a necessidade de seleção de variável no controle de confundimento (Greenland, 2008).

AJUSTE DO MODELO

Distribuições dos resíduos

Os métodos convencionais de ajuste do modelo correspondem aos métodos de estimação para análises categóricas, como descrito nos Capítulos 13 a 16. Diferentes métodos de ajuste levam a estimativas distintas, e assim, ao apresentar os resultados, deve-se especificar o método usado para derivar as estimativas. A grande maioria dos programas usa estimação por máxima verossimilhança (MV), que se baseia em suposições muito específicas sobre como os valores observados de Y tendem a se distribuir (variar), quando o vetor de preditores X é fixado em um dado valor de x. Essa distribuição é denominada de distribuição do erro (aleatório) ou *distribuição dos resíduos* de Y.

Se Y é a taxa pessoa-tempo observada em um dado valor x de X e T é a pessoa-tempo correspondente observada, supõe-se, convencionalmente, que o número de casos observado, $A = YT$, tenderá a variar de acordo com a distribuição de Poisson, se a pessoa-tempo é fixada em seu valor observado (ver Cap. 14). Daí, a análise de regressão de MV convencional de taxas de pessoa-tempo geralmente ser chamada de *regressão de Poisson*. Se, contudo, Y é a proporção de casos observados em um dado valor x de X dentre uma contagem total de pessoas N, supõe-se, convencionalmente, que o número de casos observado, $A = YN$, tenderá a variar de acordo com uma *distribuição binomial*, se o número de pessoas (contagem de pessoas) N é fixado no seu valor observado. Por isso, a análise de regressão de MV convencional de proporções de prevalência ou incidência (riscos médios) é chamada, às vezes, de *regressão binomial*. Note que se $N = 1$, a proporção de doentes Y só pode ser 0 ou 1; nessa situação, $A = YN$ só pode ser 0 ou 1, e é dito que tem uma distribuição de Bernoulli (que é apenas uma distribuição binomial com $N = 1$). A distribuição binomial pode ser deduzida a partir das suposições de homogeneidade e independência discutidas no Capítulo 14. Conforme observado ali, seu uso não é aconselhável se houver violações importantes de uma das suposições, por exemplo, se a doença for contagiosa durante o período do estudo.

Se Y é o número de casos expostos em uma tabela 2×2, a distribuição convencionalmente pressuposta para Y é a *hipergeométrica*. Como discutido no Capítulo 14, o ajuste por MV nessa situação é designada geralmente como uma *máxima verossimilhança condicional* (MVC). O ajuste por MVC está intimamente relacionado a métodos de verossimilhança parcial, que são usados para ajustar modelos de Cox em análise de sobrevida. Mais detalhes sobre ajuste de modelo por máxima verossimilhança podem ser encontrados em livros sobre regressão não linear, tais como McCullagh e Nelder (1989), Clayton e Hills (1993), Hosmer e Lemeshow (2000), Agresti (2002), Dobson (2001), Hardin e Hilbe (2001), McCulloch e Searle (2001) e Hoffman (2003).

Sobredispersão

E se a distribuição dos resíduos dos Y observados *não* seguir a distribuição dos resíduos convencionalmente suposta? Sob um amplo intervalo de condições, pode ser mostrado que os valores ajustados de MV resultantes (estimativas de MV) permanecerão quase sem viés, se nenhuma outra fonte de viés estiver presente (White, 1982a, 1993; Royall, 1986). Apesar disso, os DP estimados obtidos a partir do programa estarão viesados. Em particular, se a variância verdadeira de Y dado $X = x$ (a *variância residual*) for maior do que a implicada pela distribuição convencional, diz-se que Y sofre de *sobredispersão* ou *variação extra*, e os DP estimados e valores P obtidos a partir de um programa comum de regressão de máxima verossimilhança serão pequenos demais.

Na regressão de Poisson, a sobredispersão é chamada algumas vezes de "variação extra-Poisson"; em regressão binomial, a dispersão às vezes é denominada "variação extrabinomial". Típicamente, tal sobredispersão surge quando há dependência entre os desfechos registrados, como quando o desfecho Y é o número de infectados em um grupo ou Y é o número de vezes que uma pessoa contrai a doença. Como um exemplo, suponha que Y é o número de olhos afetados por glaucoma em um indivíduo. Em uma população natural, $Y = 0$ para a maioria das pessoas e $Y = 2$ para a maior parte das restantes, com $Y = 1$ raramente. Em outras palavras, os valores de Y estarão limitados aos extremos 0 e 2. Em contraste, uma variável com distribuição binomial com os mesmos valores possíveis (0, 1 ou 2) e com a mesma média que Y terá uma probabilidade mais alta de 1 do que de 2 e, portanto, terá uma variância menor do que Y (esses fatos podem ser deduzidos da fórmula binomial no Cap. 13).

Duas abordagens principais têm sido desenvolvidas para lidar com potencial sobredispersão e são baseadas em modelagem da distribuições dos resíduos. Uma delas é usar máxima verossimilhança, mas com uma distribuição dos resíduos que possibilite um intervalo de variação mais amplo para Y, tal como a binomial negativa no lugar da Poisson, ou da beta-binomial em vez da binomial (McCullagh e Nelder, 1989). Tais abordagens podem ser computacionalmente intensivas, mas têm sido implantadas em alguns *softwares*. A outra abordagem, mais simples, é modelar apenas a variância dos resíduos de Y, em vez de especificar a distribuição dos resíduos completamente. Métodos de ajuste que empregam esta abordagem são discutidos por vários autores sob os tópicos de quase-verossimilhança, pseudoverossimilhança e métodos de equação de estimação; ver McCullagh e Nelder (1989), McCullagh (1991), e Digle e colaboradores (2002). Curiosamente, os métodos de Mantel-Haenszel podem ser vistos como casos especiais de tais métodos aplicados a dados categóricos (Liang, 1987; Schouten et al., 1993).

Considerações sobre tamanho de amostra

Uma desvantagem de todos os métodos de ajuste discutidos até aqui é que eles dependem de algum tipo de aproximações de "amostra grande" (assintóticas), que geralmente requerem que o número de parâmetros no modelo seja muito menor que (grosseiramente, não mais que 10%) o número de casos observados (Pike et al.,1980; Peduzzi et al., 1996), embora, em alguns exemplos, até uma razão caso:parâmetro de 10:1 seja insuficiente (Greenland et al., 2000a). Quando o tamanho da amostra é insuficiente, estimativas altamente distorcidas (i.e., viés de dados esparsos) podem ocorrer sem aviso.

Métodos que não usam aproximações para grandes amostras (métodos exatos) podem ser utilizados para ajustar certos modelos. Entretanto, exigem as mesmas suposições da distribuição dos resíduos que os métodos de máxima verossimilhança. Um exemplo é a regressão logística exata (Hirji, 2006). Infelizmente, métodos de ajuste exato para modelos de incidência e prevalência são tão exigentes do ponto de vista computacional que não podem ajustar modelos tão complexos como os que podem ser ajustados com outros métodos, e incorrem em objeções metodológicas baseadas em sua falta de restrição do tamanho dos riscos relativos estimados, quando tais restrições são mais necessárias (ver Cap. 18). Estão disponíveis abordagens alternativas que satisfazem essas objeções e permitem o ajuste de modelos de incidência e prevalência, mantendo aproximadamente válidos resultados para pequenas amostras. Essas alternativas incluem *estimação de verossimilhança penalizada* e métodos de "contração" relacionados a estimação de Stein, regressão de coeficiente aleatório, regressão em crista e regressão bayesiana (Efron e Morris, 1975; Copas,1983; Titterington, 1985; Carlin e Louis, 2000; Gelman et al., 2003; Greenland, 2000c, 2001b, 2007a). A verossimilhança penalizada também pode ser usada para ajustar modelos hierárquicos e pode ser vista, de fato, como uma forma de modelagem hierárquica, que será discutida mais adiante.

Dados agrupados e dados de contagem

Os dados de entrada usuais em programas de regressão são na forma de um numerador observado de contagem de casos e um denominador correspondente de contagens ou pessoa-tempo, um par para cada valor observado x do vetor de preditores **X**. Pensa-se, normalmente, que modelos de taxa, tais como a equação 20.17, exigem que os preditores sejam agrupados em categorias. Isso não é assim:

a maioria dos programas de regressão de taxas pode fazer uso de dados de preditores não agrupados, em que um registro individual contém um indicador de se o indivíduo adquiriu a doença, o que serve como a contagem de casos (1 se o indivíduo contraiu a doença, 0 se não), e também contém a pessoa-tempo em risco observada para a pessoa. A única questão, então, é se há dados globais suficientes para permitir que os métodos de ajuste funcionem adequadamente (Greenland et al., 2000a).

Inversamente, suponhamos que cada componente de **X** é uma variável categórica (discreta), tal como *status* conjugal, paridade, sexo e categoria etária. A tabela de contingência de múltiplas entradas formada pela classificação cruzada de todos os sujeitos em cada componente de **X** tem, então, uma casela para cada valor **x** de **X**. Tais tabelas frequentemente são analisadas usando-se um modelo log-linear para o número esperado de observações (contagem de sujeitos) A_x em cada casela **x** da tabela, $\ln(A_x) = a + \mathbf{x}\boldsymbol{\beta}$. Embora *software* para modelagem log-linear de contagem esteja disponível em alguns pacotes, dados de contagem podem ser analisados facilmente usando-se qualquer programa para regressão (taxa) de Poisson, entrando com A_x como o numerador da taxa no valor **x** preditor e atribuindo a cada contagem um denominador pessoa-tempo de 1. Essa abordagem elimina a necessidade de *software* especial e oferece maior flexibilidade de modelagem do que é disponível em muitos pacotes de análise de tabela cruzada.

VERIFICAÇÃO DO MODELO

É importante checar um modelo ajustado com os dados. A extensão dessas checagens pode depender do propósito que queremos para o modelo. Em um extremo, podemos desejar somente que o modelo ajustado forneça estimativas *sumárias* aproximadamente válidas, ou tendências, para umas poucas relações chaves. Por exemplo, podemos querer somente estimar o incremento médio do risco produzido pelo aumento unidade da exposição. No outro extremo, podemos almejar que o modelo forneça predições de desfechos aproximadamente válidas, *específicas por preditor*, tais como riscos específicos da exposição por idade, sexo e etnia. A última meta é mais exigente e requer escrutínio mais detalhado dos resultados, algumas vezes em uma base de sujeito a sujeito.

Diagnósticos de modelo podem detectar discrepâncias entre dados e um modelo somente dentro do intervalo de variação dos dados, e assim somente quando há observações suficientes para fornecer poder de diagnóstico adequado. Por exemplo, tem havido muita controvérsia sobre os efeitos de exposição à radiação "baixa dose" de radiação na saúde (exposições que estão apenas modestamente em excesso quando comparados aos níveis naturais). Essa controvérsia surgiu porque a incidência natural de desfechos chaves (tais como leucemia) é baixa, e poucos casos têm sido observados em coortes de "baixa dose". Em consequência, vários modelos propostos de dose-resposta "ajustaram os dados adequadamente" na região de dose baixa, em que cada modelo passou pela bateria convencional de verificações diagnósticas. No entanto, os efeitos sobre a saúde previstos por esses modelos foram conflitantes em uma medida importante.

De modo mais geral, deve-se ter em mente que um modelo bem ajustado não é o mesmo que um modelo correto. Em particular, um modelo pode parecer correto no intervalo central dos dados, mas pode produzir predições grosseiramente enganosas para combinações de valores de covariáveis que são pobremente representadas, ou ausentes, nos dados.

Verificações tabulares

Tanto os métodos de tabelas cruzadas (tais como Mantel-Haenszel) como os de regressão produzem estimativas através da mistura de suposições sobre a estrutura da população (tais como aquela de uma razão de chances comum ou de um modelo de regressão explícito) com os dados observados. Quando uma estimativa é derivada do uso de um modelo de regressão, especialmente de um com muitos preditores, pode tornar-se difícil julgar o quanto a estimativa reflete os dados e o quanto reflete o modelo.

Para investigar a fonte de resultados, recomendamos que se comparem resultados baseados em modelo com os resultados tabulares (análises categóricas) correspondentes. Como ilustração, suponhamos que queremos verificar um modelo logístico em que X_1 é a exposição em estudo, e quatro outros preditores, X_2, X_3, X_4 e X_5, aparecem no modelo, com X_1, X_2, X_3 contínuos, X_4, X_5 binários, e produtos entre X_1, X_2, e X_4 no modelo. Qualquer preditor em um modelo deve aparecer na análise de tabelas cruzadas correspondente. Posto que X_2 e X_4 aparecem em produtos com X_1 e o modelo é logístico, eles devem ser tratados como modificadores da razão de chances de X_1 na análise de tabelas cruzadas correspondente. X_3 e X_5 não aparecem em produtos com X_1 e, assim, devem ser tratados como meros confundidores (variáveis de ajuste) na análise de tabelas cruzadas pertinente. Visto que X_1, X_2, X_3 são contínuos no modelo, eles devem ter pelo menos três níveis na análise de tabelas cruzadas, de modo que os resultados possam refletir, pelo menos de modo bruto, as tendências visualizadas com o modelo. Se todos esses três preditores são categorizados em quatro níveis, a tabela resultante de doença (dois níveis) por todos os preditores terá $2 \cdot 4^3 \cdot 2^2 = 512$ casas, e talvez muitas casas vazias.

A partir dessa tabela, podemos tentar calcular três (para estratos de exposição 1, 2 e 3 *versus* 0) razões de chances ajustadas (p. ex., usando a medida resumo de Mantel-Haenszel) para cada uma das $4 \times 2 = 8$ combinações de X_2 e X_4, ajustando todas as $3 \times 8 = 24$ razões de chances para as $4 \times 2 = 8$ categorias de confundidores puros. Algumas das 24 razões de chances ajustadas podem ser infinitas ou indefinidas, como resultado de números pequenos, o que indicará que as estimativas de regressão correspondentes são, em grande parte, projeções do modelo. Similarmente, as estimativas tabulares podem não exibir um padrão visto nas estimativas de regressão, o que sugerirá que o padrão foi induzido pelo modelo de regressão, e não pelos dados. Por exemplo, as estimativas de regressão poderiam exibir uma tendência monótona com o aumento da exposição, mesmo que as estimativas tabulares não o fizessem. As interpretações de tal conflito dependerão do contexto: se estivermos certos de que a dose-resposta é monótona (p. ex., fumo e câncer do esôfago), a monotonia das estimativas de regressão favorecerá seu uso sobre os resultados tabulares; em contraste, dúvidas sobre monotonia (p. ex., como com álcool e doença cardíaca coronariana) nos levarão a usar os resultados tabulares ou a mudar para um modelo que não imponha monotonia.

Testes da regressão e R^2

A maioria dos programas fornece um "teste da regressão" ou "teste do modelo", que é um teste da hipótese de que todos os coeficientes de regressão (exceto o interpretação α) são zero. Por exemplo, no modelo exponencial de taxa

$$I(\mathbf{x}) = \exp(\alpha + \mathbf{x}\boldsymbol{\beta})$$

O "teste de regressão" fornece um valor P para a hipótese nula de que todos os componentes de β são 0, isto é, que $\beta_1 = \ldots = \beta_n = 0$. De modo semelhante, o "teste do R^2" fornecido pelos programas de regressão linear é apenas um teste de que todos os coeficientes dos preditores são 0. Um valor P pequeno nesses testes sugere que a variação dos desfechos observada ao longo dos valores preditores parece improvavelmente grande sob a hipótese de que os preditores não têm relação com o desfecho. Tal resultado sugere que pelo menos um dos preditores está relacionado com o desfecho. Contudo, isso *não* implica que o modelo se ajusta bem ou é adequado de alguma maneira.

Para compreender o último ponto, suponhamos que $\mathbf{X}$ compreenda o único indicador $X_1 = 1$ para fumantes, 0 para não fumantes, e o desfecho Y seja o risco médio de câncer de pulmão em 20 anos. Na sua maioria, em qualquer estudo de tamanho e validade razoáveis, "o teste de regressão" (que aqui é somente um teste de $\beta_1 = 0$) produzirá um valor P pequeno. Contudo, o modelo é inadequado para descrever variação no risco, pois negligencia a quantidade fumada, a idade de início e o sexo. De maneira mais geral, um valor P pequeno no teste de regressão nos diz somente que pelo menos um dos preditores no modelo deveria ser incluído de uma forma ou de outra; não nos diz qual preditor ou qual forma usar, nem qualquer outro aspecto deixado fora do modelo. Inversamente, um valor P grande do "teste de regressão" não implica que todos os preditores no modelo sejam sem importância ou que o modelo ajuste bem. Sempre é possível que a transformação de tais preditores resulte em um valor P pequeno, ou que sua importância não possa ser discernida, dado o erro aleatório nos dados.

Um erro intimamente relacionado é interpretar o quadrado coeficiente de correlação múltipla, R^2, para uma regressão, como uma medida de qualidade do ajuste. R^2 indica apenas a proporção de variância de Y que é atribuível à variação na média ajustada de Y. Embora $R^2 = 1$ (o maior valor possível) não corresponda a um ajuste perfeito, R^2 também pode ser próximo de 0 sob um modelo correto, se a variância dos resíduos de Y (i.e., a variância de Y em torno da curva de regressão verdadeira) sempre estiver próxima da variância total de Y.

As limitações precedentes de R^2 aplicam-se em geral. Medidas de correlação, tais como R^2, podem tornar-se medidas de ajuste, ou de associação claramente absurdas quando preditores e variáveis desfecho são discretos ou limitados (Rosenthal e Rubin, 1979; Greenland et al., 1986; Cox e Wermuth, 1992; Greenland, 1996e). Como um exemplo, consideremos a Tabela 21.1, que mostra uma grande associação de um fator com uma doença rara. O modelo logístico $R(x) = \text{expit}(\alpha + \beta_1 x_1)$ ajusta-se a esses dados perfeitamente, porque usa dois parâmetros para descrever somente duas proporções; assim, é um modelo saturado. Além disso, $X_1 = 1$ está associado a um risco 19 vezes maior, no entanto o coeficiente de correlação para X_1 e Y (derivado pelo uso de fórmulas-padrão) é de apenas 0,09, e o R^2 para a regressão é somente 0,008.

Coeficientes de correlação e R^2 podem dar impressões ainda mais distorcidas quando múltiplos preditores estão presentes (Greenland et al., 1986, 1991). Por essa razão, recomendamos fortemente não utilizá-los como medidas de associação ou efeito, quando se estiver modelando incidência ou prevalência.

Testes de ajuste

Testes de ajuste de modelo verificam incompatibilidades não aleatórias entre o modelo de regressão ajustado e os dados. Para tanto, contudo, esses testes devem pressupor que o método de ajuste usado foi apropriado; em particular, a validade do teste pode ser sensível a suposições sobre a distribuição dos resíduos, que foram usadas no ajuste. Inversamente, é possível testar suposições sobre a distribuição dos resíduos, mas esses testes, normalmente, têm pouco poder para detectar violações, a menos que um modelo de regressão paramétrico seja assumido. Assim, testes de modelo úteis não podem ser realizados sem se fazer algumas suposições.

Muitos testes de modelos de regressão são *relativos*, os quais testam o ajuste de um modelo índice supondo a validade de um modelo de *referência* mais elaborado, que o contenha. Um teste que pressupõe um modelo de referência relativamente simples (i.e., um que tenha uns poucos coeficientes a mais do que o modelo índice) pode ter um poder muito melhor do que um teste que pressuponha um modelo de referência mais complexo, se o modelo de referência mais simples for uma boa aproximação da regressão verdadeira. O ônus é que o teste pode ter um poder muito pior se o modelo mais simples for uma aproximação pobre.

Quando modelos são ajustados por máxima verossimilhança, um método padrão para testar o ajuste de um modelo mais simples contra um mais complexo é o *teste de desviância*, também

TABELA 21.1

Dados de coorte hipotética ilustrando a falta de propriedade de R^2 para desfechos binários (ver texto)

	$X_1 = 1$	$X_1 = 0$
$Y = 1$	1.900	100
Total	100.000	100.000

Razão de riscos = 19, $R^2 = 0,008$

conhecido como o teste da razão dos log-verossimilhanças. Suponhamos que X_1 represente a dose cumulativa de uma exposição e que o modelo índice que desejamos testar é

$$R(x_1) = \text{expit}(\alpha + \beta_1 x_1)$$

um modelo logístico-linear simples. Quando ajustamos esse modelo, um programa de MV deveria suprir uma "estatística de desviância dos resíduos" $D(\tilde{\alpha}, \tilde{\beta}_1)$ ou um "log-modelo" $L(\tilde{\alpha}, \tilde{\beta}_1)$, onde $\tilde{\alpha}, \tilde{\beta}_1$ são as estimativas de MV para o modelo simples, $D(\tilde{\alpha}, \tilde{\beta}_1) = -2L(\tilde{\alpha}, \tilde{\beta}_1)$ e $L(\tilde{\alpha}, \tilde{\beta}_1)$ é o máximo da função de verossimilhança (Cap. 13) para o modelo. Suponhamos que queremos testar o ajuste do modelo índice tomando como referência o modelo logístico polinomial fracionário

$$R(x_1) = \text{expit}(\alpha + \beta_1 x_1 + \beta_2 x_1^{1/2} + \beta_3 x_1^2)$$

do qual o modelo índice é o caso especial com $\beta_2 = \beta_3 = 0$. Então, ajustamos esse modelo e obtemos a desviância dos resíduos $D(\hat{\alpha}, \hat{\beta}_1, \hat{\beta}_2, \hat{\beta}_3)$ ou o log-verossimilhança $L(\hat{\alpha}, \hat{\beta}_1, \hat{\beta}_2, \hat{\beta}_3)$ para o modelo, onde $\hat{\alpha}, \hat{\beta}_1, \hat{\beta}_2, \hat{\beta}_3$ são as estimativas de MV para o modelo de potência. A estatística de desviância para testar o modelo logístico-linear contra o modelo logístico de potência (i.e., para testar $\beta_2 = \beta_3 = 0$) é, então,

$$\Delta D(\beta_2, \beta_3) = D(\hat{\alpha}, \hat{\beta}_1) - D(\hat{\alpha}, \hat{\beta}_1, \hat{\beta}_2, \hat{\beta}_3)$$

Essa estatística está relacionada às do log-modelo pela equação

$$\Delta D(\beta_2, \beta_3) = -2[L(\hat{\alpha}, \hat{\beta}_1) - L(\hat{\alpha}, \hat{\beta}_1, \hat{\beta}_2, \hat{\beta}_3)]$$

Se o modelo logístico-linear estiver correto (de modo que $\beta_2 = \beta_3 = 0$) e a amostra for grande o bastante, essa estatística terá uma distribuição aproximadamente χ^2 com 2 graus de liberdade, que é a diferença no número de parâmetros dos dois modelos.

Um valor P pequeno dessa estatística sugere que o modelo logístico-linear é inadequado, ou ajusta mal; isto é, um dos dois ou ambos os termos $\beta_2 x_1^{1/2}$ e $\beta_3 x_1^2$ capturam desvios da regressão verdadeira a partir do modelo logístico-linear. Contudo, um valor P grande *não* implica que o modelo logístico-linear seja adequado ou ajuste bem; significa apenas que não foi detectada a necessidade dos termos $\beta_2 x_1^2$ e $\beta_3 x_1^2$ pelo teste. Em particular, um valor P grande deixa aberta a possibilidade de que $\beta_2 x_1^2$ e $\beta_3 x_1^2$ sejam importantes para descrever a função de regressão verdadeira, mas que o teste deixou de detectar essa condição; também deixa aberta a possibilidade de que alguns outros termos que não estão presentes no modelo de referência possam ser importantes. Esses termos não examinados podem envolver X_1 ou outros preditores.

Agora, consideremos uma descrição mais geral. Suponhamos que queremos testar um modelo índice contra um modelo de referência no qual o primeiro está aninhado (contido), e que o modelo de referência contenha mais p parâmetros (coeficientes) desconhecidos do que o modelo índice. Ajustamos ambos os modelos e obtemos as desviâncias dos resíduos D_i e D_r para os modelos índice e de referência, ou os log-verossimilhanças L_i e L_r. Se a amostra for grande o bastante e o modelo índice estiver correto, a estatística de desvio

$$\Delta D = D_i - D_r = -2(L_i - L_r) \qquad [21.1]$$

terá uma distribuição aproximadamente χ^2 com p graus de liberdade. Novamente, um valor P pequeno sugere que o modelo índice não ajusta bem, mas um valor P grande *não* significa que se ajuste bem, exceto no sentido muito estrito de que o teste não detectou uma necessidade para os termos extras no modelo de referência.

Qualquer que seja o tamanho do valor P da desviância, sua validade depende de três suposições (além da ausência de vieses no estudo). Primeiro, ela supõe que o ajuste por MV dos modelos é apropriado; em particular, deve haver bastantes sujeitos para justificar o uso de MV para ajustar o modelo de referência, e a distribuição dos resíduos presumida deve estar correta. Segundo, ela supõe que o modelo de regressão de referência é aproximadamente correto. Terceiro, ela supõe que o modelo índice sendo testado está aninhado ao modelo de referência. A terceira é a única suposição que é fácil de verificar: no exemplo anterior, podemos ver que o modelo logístico-linear é somente o caso especial do modelo logístico de potência em que $\beta_2 = \beta_3 = 0$. Em contraste, se usarmos o modelo logístico-linear como o modelo índice (como foi apresentado), mas usarmos o modelo linear de potência

$$R(x_1) = \alpha + \beta_1 x_1 + \beta_2 x_1^{1/2} + \beta_3 x_1^2$$

como o modelo de referência, a diferença de desviância resultante não teria significado, porque o último modelo *não* contém o modelo logístico linear como um caso especial.

A comparação de modelos não aninhados é uma tarefa mais difícil. Se os modelos comparados têm o mesmo número de parâmetros, tem sido sugerido que (outras considerações estando ausentes) deveria ser escolhido o modelo com o log-verossimilhança mais elevado (Walker e Rothman, 1982). No caso geral, outras estratégias incluem basear comparações sobre medidas de ajuste que se adaptem ao número de parâmetros do modelo. Os exemplos incluem o *critério de informações de Akaike* (AIC, *Akaike information criterion),* frequentemente definido como a desviância do modelo mais $2p$, onde p é o número de parâmetros do modelo; o *critério de informação de Schwarz,* ou *critério de informação bayesiano* (BIC, *Bayesian information criterion*), definido frequentemente como a desviância do modelo mais $p \cdot \ln(N)$, onde N é o número de observações; e critérios baseados em *validação cruzada* (Hastie et al., 2001). Valores maiores desses critérios sugerem pior desempenho preditivo fora da amostra do modelo. As definições destes critérios variam consideravelmente na literatura (p. ex., cf. Leonard e Hsu, 1999, p. 8); felizmente, as diferenças não afetam a ordenação dos modelos por cada critério.

Como mencionado anteriormente, um grande problema induzido pelas estratégias de seleção de modelo é que elas invalidam os intervalos de confiança e os valores *P* convencionais. No entanto, os avanços em computação levaram a estratégias que abordam esses efeitos de seleção, por meio de *bootstrapping* ou de métodos correlatos (Hastie et al., 2001), ou que refinam o problema de seleção pelo cálculo de médias de modelos concorrentes (Draper, 1995; Raftery, 1995; Greenland, 1999; Carlin e Louis, 2000; Hastie et al., 2001; Vallefont et al., 2001).

Testes de ajuste global

Um tipo especial de teste de ajuste pela desviância pode ser realizado quando Y é uma proporção ou taxa. Suponhamos que, para cada diferente valor x do preditor, pelo menos quatro casos podem ser esperados se o modelo índice estiver correto; também, se Y for uma proporção, suponhamos que pelo menos quatro não casos podem ser esperados se o modelo índice estiver correto. (Esse critério, embora um tanto arbitrário, originou-se porque garante que a chance da contagem de uma casela em particular ser 0 é menor que 2%, se a variação de casela é Poisson.) Podemos, então, testar nosso modelo índice contra o modelo de regressão *saturado*

$$E(Y|\mathbf{X} = \mathbf{x}) = \alpha_\mathbf{x} \qquad [21.2]$$

onde α_x é um parâmetro diferente para cada diferente valor $\mathbf{x}$ de $\mathbf{X}$ observado: isto é, α_x pode representar um número diferente para cada valor $\mathbf{x}$ de $\mathbf{X}$ e pode variar de qualquer maneira quando $\mathbf{X}$ varia. Esse modelo é tão geral que contém todos os outros modelos de regressão como casos especiais.

O grau de liberdade para o teste do modelo índice contra o modelo saturado (equação 21.2) é o número de valores distintos de $\mathbf{X}$ (que é o número de parâmetros no modelo saturado) menos o número de parâmetros no modelo índice, e é chamado, frequentemente, de *graus de liberdade dos resíduos* para o modelo. Esse teste de desviância *dos resíduos* é designado às vezes de "teste de ajuste global", porque tem algum poder para detectar qualquer incompatibilidade sistemática entre o modelo índice e os dados. Outro teste de ajuste global bem conhecido é o *teste χ^2 de Pearson*, que tem os mesmos graus de liberdade e os requisitos de tamanho de amostra do teste de desviância do modelo saturado.

Suponhamos que observamos valores distintos do preditor K e os listamos em alguma ordem x_1, ..., x_K. A estatística usada para o teste de Pearson tem a forma de uma soma dos resíduos dos quadrados:

$$\text{SQR}_{\text{Pearson}} = \sum_k (Y_k - \hat{Y}_k)^2 / \hat{V}_k = \Sigma_k [(Y_k - \hat{Y}_k) / \hat{S}_k]^2 \qquad [21.3]$$

onde a soma está acima de todos os valores observados 1, ..., K, Y_k é a taxa ou risco observado no valor x_k, $\hat{Y}_k$ é a taxa ou risco predito (ajustado) pelo modelo em x_k, $\hat{V}_k$ é a variância estimada de Y_k quando $X = x_k$, e $\hat{S}_k = \hat{V}_k^{1/2}$ é o DP estimado de Y_k sob o modelo. Na regressão de Poisson, $Y_k = \exp(\hat{\alpha} + x_k \hat{\beta})$ e $\hat{V}_k = \hat{Y}_k / T_k$, onde T_k é a pessoa-tempo observada em x_k; na regressão binomial, $Y_k = \text{expit}(\hat{\alpha} + x_k \hat{\beta})$ e $\hat{V}_k = \hat{Y}_k(1 - \hat{Y}_k) / N_k$, onde N_k é o número de pessoas observadas em x_k. A quantidade $(Y_k - \hat{Y}_k) / \hat{S}_k$ é chamada, às vezes, de *resíduos padronizado* no valor x_k; ela é a distância entre Y_k e $\hat{Y}_k$ expressa em unidades do DP estimado de Y_k sob o modelo.

Outros testes globais têm sido propostos, que têm menos graus de liberdade e são menos restritivos nos requisitos de tamanho de amostra do que testes de desviância e de Pearson (Hosmer e Lemeshow, 2000). Uma grande desvantagem de todos os testes de ajuste globais, entretanto, é seu baixo poder para detectar problemas do modelo (Hosmer et al., 1997). Se qualquer um dos testes gerar um valor P baixo, podemos ficar confiantes de que o modelo testado (índice) é insatisfatório e precisa de modificação ou substituição (apesar de que os testes não forneçam pista de como proceder). Se, porém, todos eles gerarem um valor P alto, não significa que o modelo seja satisfatório. De fato, é improvável que os testes detectem algo exceto os conflitos mais grosseiros entre o modelo ajustado e os dados. Portanto, os testes globais devem ser considerados apenas como testes preliminares de rastreamento brutos e para possibilitar a rejeição rápida de modelos grosseiramente insatisfatórios.

As estatísticas de desviância e de Pearson são algumas vezes usadas diretamente, como medidas de distância entre os dados e o modelo. Tal utilização é vista mais facilmente para a estatística de Pearson. A segunda forma da estatística de Pearson mostra que ela é a soma do quadrado dos resíduos padronizados; em outras palavras, ela é a soma dos quadrados das distâncias entre valores observados e valores de Y ajustados para o modelo, mensurados em unidades de desvio-padrão. As estatísticas de teste de desviância e de Pearson também podem ser transformadas em medidas de erro de predição sob o modelo (McCullagh e Nelder, 1989; Hosmer e Lemeshow, 2000).

Diagnósticos do modelo

Suponhamos agora que encontramos um modelo que foi aprovado nas verificações preliminares, tais como testes para termos adicionais e testes de ajuste global. Antes de adotá-lo como uma fonte de estimativas, é prudente checá-lo adicionalmente contra os dados de base e avaliar a confiabilidade de quaisquer inferências que desejamos extrair com base no modelo. Tal atividade é sob o tópico como *diagnósticos do modelo* e seus tópicos auxiliares de análise dos resíduos, análise de influência e análise de sensibilidade do modelo (Belsley et al., 2004). Esses tópicos são vastos, e só podemos mencionar umas poucas abordagens. Em particular, análise dos resíduos não é discutida aqui, principalmente porque seu uso apropriado envolve numerosas complexidades técnicas, quando se está lidando com dados censurados e com modelos não lineares predominantes em epidemiologia (McCullagh e Nelder, 1989).

Análise delta-beta

Uma forma importante de análise de influência disponível em alguns pacotes de *software* é a *análise delta-beta* ($\Delta\beta$). Para um conjunto de dados com total de sujeitos N, coeficientes estimados do modelo (ou suas aproximações) são recalculados mais N vezes, cada vez deletando exatamente um dos sujeitos do ajuste do modelo. Alternativamente, o conjunto de dados pode ser simplificado para N grupos de sujeitos, cada grupo contendo sujeitos com um único padrão de preditor (p. ex., uma combinação particular de exposição, idade, sexo e escolaridade), e a regressão recalculada, então, deletando-se um grupo de cada vez. Para dados pareados individualmente, compreendendo N conjuntos pareados, a análise delta-beta pode ser feita deletando-se um conjunto pareado por vez. Em todas essas abordagens, o produto é N conjuntos diferentes de estimativas de coeficiente, que são examinados para se verificar se qualquer sujeito, grupo ou conjunto pareado influencia as estimativas resultantes de maneira incomum.

Para ilustrar, suponhamos que o objetivo é estimar a razão de taxas pelo aumento de uma unidade na exposição X_1 a ser mensurada por $\exp(\hat{\beta}_1)$, onde $\hat{\beta}_1$ é o coeficiente de exposição estimado em um modelo exponencial de taxa. Para cada sujeito, o modelo inteiro (inclusive confundidores) é reajustado sem aquele sujeito. Deixemos que $\hat{\beta}_{1(-i)}$ seja a estimativa de β_1 obtida quando o sujeito i é excluído dos dados. A diferença $\hat{\beta}_{1(-i)} - \hat{\beta}_1 \equiv \Delta\hat{\beta}_{1(-i)}$ é chamada de *delta-beta* de β_1 para o sujeito i. A influência do sujeito i sobre os resultados pode ser avaliada de várias maneiras. Uma delas é examinar o efeito sobre a estimativa da razão de taxas. A mudança proporcionada na estimativa pela retirada do sujeito i é

$$\exp(\hat{\beta}_{1(-i)})/\exp(\hat{\beta}_1) = \exp(\hat{\beta}_{1(-i)} - \hat{\beta}_1) = \exp(\Delta\hat{\beta}_{1(-i)})$$

para o qual um valor de 1,30 indica que a retirada do sujeito i aumenta a estimativa em 30%, e um valor de 0,90 indica que a retirada desse sujeito diminui a estimativa em 10%. Pode-se também avaliar o efeito da retirada do sujeito sobre os limites de confiança, valores P ou sobre qualquer outra quantidade de interesse.

Alguns pacotes computam deltas-betas "padronizadas" da forma $\Delta\hat{\beta}_{1(-i)}/\hat{s}_1$, onde $\hat{s}_1$ é o erro padrão estimado para $\hat{\beta}_1$. Por analogia com a estatística Z, delta-beta padronizada abaixo de $-1,96$ ou acima de 1,96 é interpretada, frequentemente, como sendo incomum. Essa interpretação, todavia, pode ser enganosa, porque $\hat{s}_1$ não é o desvio-padrão de delta-beta $\hat{\beta}_{1(-i)} - \hat{\beta}_1 \equiv \Delta\hat{\beta}_{1(-i)}$, e, assim, esse tipo de delta-beta padronizada não tem uma distribuição normal padrão.

É possível que um ou poucos sujeitos, ou conjuntos pareados, sejam tão influentes que excluí-los altere as conclusões do estudo, mesmo quando N é da ordem centenas (Pregibon, 1981). Em tais situações, a comparação dos registros daqueles sujeitos com outros pode revelar combinações incomuns de valores de preditores entre os primeiros. Tais combinações incomuns podem se originar de erros nos dados não detectados previamente, e deveriam, pelo menos, levar ao aumento de cautela na interpretação. Por exemplo, pode ser apenas levemente incomum ver uma mulher que relata ter tido uma criança com 45 anos ou uma mulher que relata menopausa natural aos 45 anos. Tal combinação, contudo, pode despertar suspeita de erro nos dados de um ou de ambos os preditores, que vale o escrutínio adicional dos dados, se aquela mulher ou seu par influenciarem desproporcionalmente os resultados.

A análise delta-beta deve ser substituída por uma análise mais complexa, se a exposição de interesse aparecer em vários termos do modelo, tais como termos indicadores, termos de potência, termos de produto ou termos *spline*. Em tal situação, devem-se focar mudanças em estimativas de efeitos ou sumários específicos, por exemplo, alterações em razões de riscos estimadas.

Análise de reamostragem e *bootstrapping*

Variabilidade de resultados devido a caprichos "aleatórios" da seleção dos sujeitos e da ocorrência de desfechos são tratadas, supostamente, pelos limites de confiança fornecidos por programas estatísticos para medidas de associações e coeficientes de regressão. Infelizmente, esses limites são baseados, geralmente, em suposições de distribuição, ou aproximações, cuja validade pode ser incerta em uma dada aplicação. Uma avaliação menos formal, mas visualmente mais imediata, pode ser obtida pela *análise de reamostragem* elementar (Simon e Burstein, 1985), na qual o conjunto total de dados de N sujeitos (ou conjuntos pareados) é sorteado repetidamente, como se ele próprio fosse uma população-fonte. Especificamente, podemos tomar K amostras aleatórias de tamanho N (o tamanho da amostra do estudo) cada uma, do conjunto de dados por amostragem *com* reposição (se sorteássemos sem reposição, sempre ficaríamos com nossa amostra original). Para cada amostra, podemos repetir nossa análise, para obter K coeficientes de exposição estimados ou K curvas dose-resposta estimadas. Esses K resultados podem ser plotados em um único histograma, ou gráfico. O gráfico fornece uma impressão visual da extensão em que a variabilidade aleatória poderia ter influenciado os resultados.

A análise de reamostragem que acabamos de descrever é o primeiro passo do *"bootstrapping não paramétrico"*. O *bootstrapping* emprega reamostragem para produzir estimativas, valores P e diagnósticos melhores do que os disponíveis pelo uso de métodos-padrão. Ele tem se tornado uma área de tópico vasta (Hall, 1992; Efron e Tibshirani, 1994; Davison e Hinkley, 1997), embora as numerosas sutilezas envolvidas no *bootstrapping* apropriado (em oposição ao simples) atenuassem as esperanças iniciais de uso disseminado (Young, 1994; Carpenter e Bithell, 2000). Por exemplo, o uso direto de percentis de *bootstrap* como limites de confiança é fácil e popular, mas pode ter um desempenho pobre. Os problemas incluem instabilidade dos percentis estimados, se K não for enorme (na ordem de 10.000 ou mais; p. ex., ver Hill e Reiter, 2006), assim como vieses de amostra finita. Podem-se tratar esses problemas estimando a variância e o viés de amostra finita da estimativa de efeito a partir das amostras de *bootstrap*, e então construir o intervalo de confiança a partir dessas estimativas. Procedimentos de *bootstrap* mais sofisticados podem perfeitamente tratar os problemas, mas podem ser complicados em comparação com métodos simples de percentis (Hall, 1992; Efron e Tibshirani, 1994; Davison e Hinkley, 1997; Carpenter e Bithell, 2000). Além disso, complexidades no delineamento amostral (tais como pareamento pelo vizinho mais próximo) podem invalidar estimativas de *bootstrap* baseadas na reamostragem aleatória simples de registros individuais (Abadie e Imbens, 2006).

Análise de sensibilidade do modelo

Um procedimento diagnóstico valioso, que, frequentemente, é um subproduto das abordagens de seleção de modelo descritas em seguida, é a análise de sensibilidade de modelo (Leamer, 1985; Draper, 1995; Saltelli et al., 2000). Dada a variedade de modelos disponíveis para ajuste, é inevitável que possam ser encontrados vários que ajustem razoavelmente bem, por todos os testes e diagnósticos padrão. A análise de sensibilidade do modelo busca identificar um espectro de tais modelos aceitáveis e pergunta se várias estimativas e testes são sensíveis à escolha do modelo para inferência. Aqueles resultados que são consistentes (estáveis), ao longo de análises aceitáveis, baseadas em modelos e estratificações, podem ser apresentados usando-se qualquer uma das análises. Contudo, resultados que variam por meio das análises precisam ser relatados com muito mais incerteza do que é indicado por seus intervalos de confiança (instáveis); em particular, deve-se relatar o fato de que as estimativas foram instáveis.

A credibilidade, o valor e os resultados de uma análise de sensibilidade são, eles próprios, sensíveis ao espectro de modelos investigados para aceitabilidade. Muitas dessas análises abrangem território limitado, em parte porque a maioria dos *softwares* tem uma faixa restrita de forma de modelo que podem ser examinadas facilmente. Tipicamente, apenas os modelos exponencial-Poisson e Cox para taxas e os modelos logísticos binomiais para riscos estão disponíveis, embora alguns pacotes forneçam modelos lineares de taxas e de chances. As restrições similares impostas por esses modelos resultam em sérias limitações à faixa de análises. Entretanto, dentro desses limites há vastas possibilidades para os termos ao representarem os efeitos de exposições, os confundidores e os modificadores.

MODELAGEM EM ESTUDOS DE CASO-CONTROLE NÃO PAREADOS E DELINEAMENTOS CORRELATOS

Até aqui, temos assumido que a (variável desfecho) é algum tipo de medida de ocorrência (risco, taxa de prevalência, tempo de incidência) observada em uma coorte ou população de interesse. Em estudos de caso-controle, porém, observamos duas amostras não proporcionais, uma extraída dos casos da doença em estudo e a outra da população subjacente em risco. Essa amostragem distorce a frequência da doença em estudo, afastando-a daquela na população-fonte. No entanto, o raciocínio que mostra que podemos estimar razões de incidência a partir de dados de caso-controle (Cap. 8) também mostra que, para uma classe ampla de modelos, podemos modelar validamente dados de caso-controle, *como se* fossem dados de coorte. O único alerta é que somente as razões de incidência e as frações atribuíveis estimadas a partir dos modelos são válidas; para estimar riscos, taxas e suas diferenças, alguns dados externos devem ser usados.

Modelos de intercepto multiplicativo para estudos de densidade

Consideremos um estudo de caso-controle não pareado que use amostragem de densidade (conjunto em risco) de controles (Cap. 8). Para simplicidade, supomos que as populações fonte e alvo sejam idênticas. Suponhamos que as taxas ao longo das subpopulações da população-fonte subjacente siga um modelo de *intercepto multiplicativo*

$$I(\mathbf{x}) = \exp(\alpha) r(\mathbf{x}\boldsymbol{\beta}) \qquad [21\text{-}4]$$

onde $r(\mathbf{x}\boldsymbol{\beta})$ é uma função da razão de taxas ("risco relativo") que é igual a 1 quando $\mathbf{x}\boldsymbol{\beta} = 0$ (Greenland, 1981; Thomas, 1981b; Weinberg e Wacholder, 1993). A forma mais comum usa $r(\mathbf{x}\boldsymbol{\beta}) = \exp(\mathbf{x}\boldsymbol{\beta})$, que gera o modelo exponencial de taxa

$$I(\mathbf{x}) = \exp(\alpha + \mathbf{x}\boldsymbol{\beta})$$

Tomando, em vez disso, $r(\mathbf{x}\boldsymbol{\beta}) = 1 + \mathbf{x}\boldsymbol{\beta}$ gera-se o modelo linear de razão de taxas

$$I(\mathbf{x}) = \exp(\alpha)(1 + \mathbf{x}\boldsymbol{\beta})$$

Seja $T(\mathbf{x})$ a pessoa-tempo em risco na população-fonte no valor $\mathbf{X} = \mathbf{x}$ durante o período de estudo. Suponhamos que uma fração f dos casos seja selecionada aleatoriamente durante o período e que controles sejam selecionados aleatoriamente durante o período a uma taxa de h controles por unidade de pessoa-tempo. Então, os números esperados de casos (A) e controles (B) observados no valor $\mathbf{X} = \mathbf{x}$ correspondem a

$$A(\mathbf{x}) = f \cdot \exp(\alpha) r(\mathbf{x}\boldsymbol{\beta}) T(\mathbf{x})$$

e

$$B(\mathbf{x}) = h \cdot T(\mathbf{x})$$

de modo que

$$A(\mathbf{x})/B(\mathbf{x}) = (f/h) \exp(\alpha) r(\mathbf{x}\boldsymbol{\beta})$$

Se deixarmos $\alpha^* = \ln(f/h) + \alpha$, veremos

$$A(\mathbf{x})/B(\mathbf{x}) = \exp[\ln(f/h) + \alpha] r(\mathbf{x}\boldsymbol{\beta})$$
$$= \exp(\alpha^*) r(\mathbf{x}\boldsymbol{\beta})$$

Assim, $A(\mathbf{x})/B(\mathbf{x})$ segue um modelo de intercepto multiplicativo com coeficientes das covariáveis idênticos àqueles do modelo de taxas da população. A única diferença é que o intercepto α^* é deslocado de α por um fator $\ln(f/h)$.

Suponhamos, agora, que tomamos $r(\mathbf{x}\boldsymbol{\beta}) = \exp(\mathbf{x}\boldsymbol{\beta})$. Seja $N(\mathbf{x}) = A(\mathbf{x}) + B(\mathbf{x})$ o número total de sujeitos no estudo (casos e controles) esperados no valor $\mathbf{X} = \mathbf{x}$. A proporção de casos esperados neste total é, então

$$\begin{aligned}
A(\mathbf{x})/N(\mathbf{x}) &= A(\mathbf{x})/[A(\mathbf{x}) + B(\mathbf{x})] \\
&= [A(\mathbf{x})/B(\mathbf{x})]/[1 + A(\mathbf{x})/B(\mathbf{x})] \\
&= \exp(\alpha^*)r(\mathbf{x}\boldsymbol{\beta})/[1 + \exp(\alpha^*)r(\mathbf{x}\boldsymbol{\beta})] \\
&= \exp(\alpha^* + \mathbf{x}\boldsymbol{\beta})/[1 + \exp(\alpha^* + \mathbf{x}\boldsymbol{\beta})] \\
&= \mathrm{expit}(\alpha^* + \mathbf{x}\boldsymbol{\beta})
\end{aligned}$$

Assim, a razão $A(\mathbf{x})/N(\mathbf{x})$ segue um modelo logístico com coeficientes $\boldsymbol{\beta}$ das covariáveis idênticos àqueles do modelo de taxa da população. Como consequência, para estimar os coeficientes $\boldsymbol{\beta}$ da população a partir de dados de caso-controle amostrados por densidade sob um modelo exponencial de taxas, precisamos apenas modelar os dados de caso-controle usando regressão logística. Em particular, a estimativa $\hat{\beta}_1$ de um coeficiente específico, obtido a partir do ajuste do modelo logístico, é interpretável como uma estimativa da mudança no log da razão taxas por unidade de aumento em X_k.

A observação notável precedente apareceu em várias fórmulas, começando com Sheehe (1962). De modo mais geral, estimativas válidas de EP para a estimativa de $\boldsymbol{\beta}$ podem ser obtidas pela modelagem dos dados de caso-controle como se fossem dados de coorte; somente as estimativas do termo de intercepto α e seu erro padrão são viesados pela amostragem de caso-controle (Prentice e Breslow, 1978). Note que uma suposição de "doença rara" não é necessária para qualquer desses resultados.

Posto que as razões de taxas da população são funções de $\boldsymbol{\beta}$ somente, o intercepto α não é necessário para a maioria dos propósitos. Se α é desejado, entretanto, e a razão amostral de caso-controle f/h é conhecida, ou pode ser estimada, então α pode ser estimado pela subtração de $\ln(f/h)$ da estimativa de α^* (Prentice e Breslow, 1978); ver adiante. Dadas estimativas de α e $\boldsymbol{\beta}$, pode-se usar o modelo ajustado para estimar e plotar as taxas da população (Greenland, 1981; Benichou e Wacholder, 1994). Dadas estimativas de apenas α^* e $\boldsymbol{\beta}$, ainda se podem usar as estimativas das razões de caso-controle $\exp(\alpha^*)r(\mathbf{x}\boldsymbol{\beta})$ como substitutas proporcionais para taxas em tabelas e gráficos (Greenland et al., 1999).

Se conhecemos, ou podemos estimar, f/h, podemos estimar α nos modelos precedentes substituindo nossas estimativas de α^* e $\ln(f/h)$ em uma equação $\alpha = \alpha^* - \ln(f/h)$ (Prentice e Barlow, 1978; Greenland, 1981). Podemos, então, estimar f/h a partir da taxa de morbidade geral (bruta) na população fonte. Para ver isso, seja A_c o número total de casos, T_c o pessoa-tempo total em risco na população-fonte durante o período de estudo e $I_c = A_c/T_c$. Além disso, sejam A_+ e B_+ o número total de casos e controles. Temos, então, a relação esperada

$$\frac{A_+}{B_+} = \frac{fA_c}{hT_c} = \left(\frac{f}{h}\right)I_c$$

de modo que $f/h = A_+/(B_+I_c)$, a razão caso-controle observada dividida pela taxa geral de doença na população-fonte (Greenland, 1981).

Modelos de intercepto multiplicativo para estudos cumulativos e de prevalência

Suponhamos que temos um estudo de caso-controle cumulativo ou de prevalência com seleção aleatória de frações f de casos e h de controles. Se as chances na fonte seguem um modelo de intercepto multiplicativo $C(\mathbf{x}) = \exp(\alpha)r(\mathbf{x}\boldsymbol{\beta})$, a razão caso-controle esperada seguirá o modelo

$$A(\mathbf{x})/B(\mathbf{x}) = \exp(\alpha^*)r(\mathbf{x}\boldsymbol{\beta})$$

onde $\alpha^* = \alpha + \ln(f/h)$. Se conhecermos ou pudermos estimar f/h, então poderemos obter uma estimativa de α a partir da equação $\alpha = \alpha^* - \ln(f/h)$ (Anderson, 1972; Greenland, 1981). Dadas as chances globais (brutas) C_c na população-fonte, podemos estimar f/h a partir da equação $f/h = A_+/(B_+C_B)$, a razão de caso-controle observada dividida pelas chances globais na população-fonte.

Visto que o modelo logístico $R(\mathbf{x}) = \text{expit}(\alpha + \mathbf{x}\boldsymbol{\beta})$ é idêntico ao modelo exponencial de chances $C(\mathbf{x}) = \exp(\alpha + \mathbf{x}\boldsymbol{\beta})$, um argumento paralelo àquele dado para estudos de densidade mostra que as proporções esperadas para serem casos seguirão o modelo logístico

$$A(\mathbf{x})/N(\mathbf{x}) = \text{expit}(\alpha^* + \mathbf{x}\boldsymbol{\beta})$$

(Anderson, 1972; Mantel, 1973; Prentice e Pyke, 1979). Assim, para estimar os coeficientes logísticos $\boldsymbol{\beta}$ da população, precisamos apenas modelar os dados de caso-controle usando regressão logística, como se fosse uma coorte ou inquérito. De modo similar, um modelo linear de razão de chances $C(\mathbf{x}) = \exp(\alpha)(1 + \mathbf{x}\boldsymbol{\beta})$ induz o modelo aditivo de razão de caso-controle $A(\mathbf{x})/B(\mathbf{x}) = \exp(\alpha^*)(1 + \mathbf{x}\boldsymbol{\beta})$. Uns poucos pacotes de *software* possibilitam ajustar modelos lineares de razão de chances aos dados (alguns os chamam de "modelos logísticos aditivos").

Outros modelos para estudos de caso-controle

A estimação da razão de seleção f/h permite ajustar outros modelos aos dados de caso-controle (Greenland, 1981). Como um exemplo, suponhamos que a população-fonte segue um modelo linear de taxas

$$I(\mathbf{x}) = \alpha + \mathbf{x}\boldsymbol{\beta}$$

Em um estudo de caso-controle de densidade, os números esperados de casos e controles serão

$$A(\mathbf{x}) = f \cdot (\alpha + \mathbf{x}\boldsymbol{\beta})T(\mathbf{x})$$

e

$$B(\mathbf{x}) = hT(\mathbf{x})$$

e a razão será

$$A(\mathbf{x})/B(\mathbf{x}) = (f/h)(\alpha + \mathbf{x}\boldsymbol{\beta}) = \alpha^* + \mathbf{x}\boldsymbol{\beta}^*$$

onde $\alpha^* = (f/h)\alpha$ e $\boldsymbol{\beta}^* = (f/h)\boldsymbol{\beta}$. Assim, $\boldsymbol{\beta}$ será distorcido pelo fator f/h nos dados de caso-controle, e não seremos capazes de estimar $\boldsymbol{\beta}$ validamente, a menos que conheçamos ou possamos estimar f/h. Se tivermos uma estimativa de f/h, entretanto, podemos dividir nossas estimativas de caso-controle de α^* e $\boldsymbol{\beta}^*$ por nossa estimativa de f/h para obter estimativas de α e $\boldsymbol{\beta}$. Argumentos paralelos mostram que, sob modelos lineares e exponenciais de risco, podemos estimar os coeficientes das covariáveis a partir de dados de caso-controle cumulativos ou de prevalência, se conhecermos ou pudermos estimar f/h.

Estudos de caso-coorte e de dois estágios

Suponhamos que uma coorte seja estudada usando-se um delineamento de caso-coorte, com seleção aleatória de frações f de casos e h da coorte total, no começo do seguimento. Da mesma forma que com um estudo de caso-controle cumulativo, se a coorte subjacente seguir um modelo de chances de intercepto multiplicativo, as razões de casos esperados e os números de não casos também seguirão um modelo do mesmo tipo. Contudo, o viés no intercepto será diferente. Em adição à fração f de todos os casos que compõem a amostra, espera-se que uma fração h de todos os casos apareça na amostra da coorte total. Além do mais, esperamos que uma fração f dos últimos casos também apareça na amostra, de modo que a expectativa é que uma fração fh de todos os casos apareça em ambas as amostras. Assim, a fração de todos os casos com $\mathbf{X} = \mathbf{x}$, que aparecerá no estudo de caso-coorte será $f + h - fh$, e

$$\alpha^* = \alpha + \ln[(f + h - fh)/h] = \alpha + \ln(f/h + 1 - f)$$

Em estudos de caso-coorte, f e h são escolhidos, geralmente, pelo pesquisador, de modo que, uma vez que α^* seja estimado, essa equação pode ser solucionada para α. Se f/h for desconhecida, ela pode ser estimada diretamente dos dados de caso-coorte como a razão dos números de casos na amostra dos casos e na amostra da coorte, embora essa estimativa possa ser muito instável. Programas de regressão padrão podem ser usados para ajustar uma ampla faixa de modelos de risco aos dados de caso-coorte (Prentice, 1986; Schouten et al, 1993), contanto que os dados sejam ingressados com formatos ou ponderações especiais. O principal obstáculo a essas abordagens é que elas podem requerer programação extra para se obter estimativas corretas de desvio-padrão.

Existe uma variedade de métodos para analisar dados de dois estágios (Breslow e Cain, 1988; Cain e Breslow, 1988; Flanders e Greenland, 1991; Robins et al., 1994; Breslow e Holubkov, 1997a, 1997b), mas cada qual requer programação especial. Talvez a abordagem conceitualmente mais simples seja adotar um ponto de vista de dados faltantes, em que sujeitos na amostra do segundo estágio sejam sujeitos completos, ao passo que os sujeitos que estão somente na amostra de primeiro estágio são aqueles com dados faltantes nas covariáveis do segundo estágio (Robins et al., 1994). Essa abordagem permite análise de dados de dois estágios com *software* de dados faltantes. A mesma abordagem pode ser empregada para analisar dados de caso-coorte e dados de caso-controle aninhados, quando estão disponíveis dados da coorte completa (Wacholder, 1996).

MODELOS ESTRATIFICADOS

Suponhamos que temos dados que estão divididos em K estratos indexados por $k = 1, ..., K$ definidos por potenciais confundidores na lista $\mathbf{Z} = (z_1, ..., z_m)$. Por exemplo, suponhamos que temos dados estratificados sobre $Z_1 = 1$ se sexo feminino, 0 se masculino e $Z_2 = 1$ se a idade é 50 a 54 anos, 2 se a idade é 55 a 59 anos, 3 se a idade é 60 a 64 anos e 4 se a idade é 64 a 69 anos. Aqui, $\mathbf{Z} = (Z_1, Z_2)$ compreende uma indicadora de sexo e uma variável categórica com quatro faixas etárias. Juntos, Z_1 e Z_2 definem $2 \times 4 = 8$ estratos sexo-idade. Suponhamos, também, que temos outra lista de variáveis $\mathbf{X}$, inclusive as exposições em estudo e outros potenciais confundidores além daquelas em $\mathbf{Z}$. Um *modelo estratificado* é um modelo para as regressões específicas por estrato. Como será discutido adiante, tais modelos são centrais à modelagem de dados pareados.

Para ilustrar esse conceito, suponhamos que indexamos os estratos por $k = 1, ..., 8$ com os oito estratos sexo-idade supracitados, e que $\mathbf{X} = (X_1, X_2)$. Um modelo logístico de risco estratificado possível é, então,

$$R_k(\mathbf{x}) = \text{expit}(\alpha_k + \beta_1 x_1 + \beta_2 x_2) \qquad [21.5]$$

Esse modelo afirma que, dentro de cada estrato, o risco varia com X_1 e X_2 de acordo com um modelo logístico simples, e somente o intercepto do modelo muda ao longo dos estratos. Por exemplo, o modelo

$$R_k(\mathbf{x}) = \text{expit}(\alpha_k + \beta_1 x_1 + \beta_2 x_2 + \gamma_1 x_1 z_1 + \gamma_2 x_2 z_1)$$
$$= \text{expit}[\alpha_k + (\beta_1 + \gamma_1 z_1)x_1 + (\beta_2 + \gamma_2 z_1)x_2]$$

permite que os coeficientes de X_1 e X_2 variem com o sexo: para homens, $Z_1 = 0$ e assim, em estratos masculinos,

$$R_k(\mathbf{x}) = \text{expit}(\alpha_k + \beta_1 x_1 + \beta_2 x_2)$$

Para mulheres, $Z_1 = 1$ e assim, em estratos femininos,

$$R_k(\mathbf{x}) = \text{expit}[\alpha_k + (\beta_1 + \gamma_1)x_1 + (\beta_2 + \gamma_2)x_2]$$

Poderíamos, também, construir modelos em que os coeficientes variassem com a faixa etária (nível Z_2) dos estratos, incluindo termos de produto com Z_2 ou com indicadores de categorias diferentes de Z_2.

Modelos específicos por estrato podem ser definidos para qualquer medida de desfecho e forma de modelo. Por exemplo, poderíamos usar um modelo de chances linear específico por estrato

$$C_k(\mathbf{x}) = \alpha_k + \beta_1 x_1 + \beta_2 x_2 \qquad [21.6]$$

Uma consideração especial no uso de modelos específicos por estrato surge se os modelos são esparsos, nos quais há poucos sujeitos por estrato para possibilitar estimação dos interceptos α_k. Em tais situações, métodos especiais de ajuste (conhecidos como métodos de *dados esparsos*) devem ser usados. Tais métodos não fornecem estimativas dos interceptos α_k e estão disponíveis apenas para modelos de intercepto multiplicativos da fórmula $\exp(a_k)r(\mathbf{x}\boldsymbol{\beta})$; a equação 21.5 é um exemplo, ao passo que a equação 21.6 não é. Visto que estratificações esparsas são comuns, esses métodos constituem uma aplicação importante de modelos estratificados. No entanto, embora possam reduzir problemas de dados esparsos, não são imunes a tais problemas (Greenland, 2000e, Greenland et al., 2000a).

Máxima verossimilhança condicional (MVC) é o método de ajuste para dados esparsos mais comum para os modelos logísticos estratificados. O ajuste MVC de modelos estratificados logísticos é denominado, normalmente, "regressão logística condicional" (Breslow e Day, 1980; McCullagh e Nelder, 1989; Clayton e Hills, 1993; Hosmer e Lemeshow, 2000). A MVC também pode ser usada para ajustar o modelo linear de razão de chances estratificado

$$C_k(\mathbf{x}) = \exp(\alpha_k)(1 + \mathbf{x}\boldsymbol{\beta}^*) \qquad [21.7]$$

Observe, porém, que esse modelo *não* é equivalente ao modelo linear de chances estratificado (modelo 21.6), porque o modelo 21.7 implica que

$$C_k(\mathbf{x}) = \exp(\alpha_k) + \exp(\alpha_k)\mathbf{x}\boldsymbol{\beta}^* = \exp(\alpha_k) + \mathbf{x}\boldsymbol{\beta}_k^* \qquad [21.8]$$

onde $\boldsymbol{\beta}_k^* = \exp(a_k)\boldsymbol{\beta}^*$ varia ao longo dos estratos. Observações paralelas aplicam-se a modelos lineares de taxas e de risco. Em consequência, nem aditividade de risco nem de taxas corresponde a um modelo de risco relativo linear estratificado (Greenland, 1993d).

A CML está limitada a modelos de intercepto multiplicativos para a razão de chances; não é apropriada para um modelo de intercepto multiplicativo para riscos, tal como o modelo 20.5. Intervalos de confiança obtidos a partir de programas logísticos condicionais padrão também supõe que desfechos dos sujeitos são independentes dentro dos estratos. Para superar essas restrições, outros métodos de ajuste para dados esparsos têm sido desenvolvidos, que são generalizações dos métodos de Mantel-Haenszel discutidos em capítulos anteriores. Exemplos incluem métodos para ajustar modelos logísticos a dados esparsos com desfechos dependentes (Liang, 1987) e métodos para ajustar modelos exponencial e linear de risco a dados de coorte esparsos (Stijnen e van Houwelingen, 1993; Greenland, 1994b).

MODELAGEM DE DADOS PAREADOS

Os princípios gerais para modelahem de dados pareados são os mesmos para análise estratificada de estudos pareados (ver Cap. 16). De importância maior, todos os fatores de pareamento devem ser tratados como potenciais confundidores, em que se deve avaliar se a falha em controlá-los afetará as estimativas intervalares. Qualquer fator de pareamento para o qual o controle afete as estimativas de intervalo em um grau importante deve ser controlado. Entretanto, o que é um "grau importante" depende do assunto.

Um ponto crucial é que o controle total do pareamento na modelagem de dados pareados requer o uso de um modelo estratificado, com cada categoria de pareamento única definindo seu próprio estrato (o que resulta frequentemente em uma estratificação esparsa). Em tal modelo, cada estrato de pareamento (i.e., cada combinação única de fatores de pareamento) recebe seu próprio termo único de intercepto. Consideremos um estudo cumulativo de caso-controle da relação de fumo X_1 e uso de álcool X_2 com o risco de câncer de laringe, pareado por sexo Z_1 ($Z_1 = 1$ feminino, 0 masculino) e idade Z_2 em seis categorias de 5 anos de 45-49 a 70-74, codificadas por $Z_2 = 1, ..., 6$. Há, então, $2 \times 6 = 12$ estratos de pareamento único, que podemos indexar por 1-12. Um modelo que trata fumo e álcool como tendo relações logísticas lineares com risco de doença dentro de estratos pareados e que também permite ajuste para cada viés de seleção produzido pelo pareamento é

$$R_k(x_1, x_2) = \text{expit}(\alpha_k + \beta_1 x_1 + \beta_2 x_2) \qquad [21.9]$$

onde $k = 1, ..., 12$, de acordo com o estrato idade-sexo.

Para sermos mais precisos, suponhamos que a coorte-fonte segue o modelo 21.9, e que casos e controles são selecionados aleatoriamente dentro de estratos pareados. Usando argumentos semelhantes àqueles para dados não pareados, pode ser demonstrado que as razões de números de casos esperados $A_k(x_1, x_2)$ para totais esperados $N_k(x_1, x_2)$ dos dados pareados de caso-controle seguirão o modelo logístico

$$A_k(x_1, x_2)/N_k(x_1, x_2) = \text{expit}(\alpha_k^* + \beta_1 x_1 + \beta_2 x_2)$$

onde $\alpha_k^* = \alpha_k + \ln(f_k/h_k)$ e f_k e h_k são as frações de amostragem para casos e controles no estrato pareado k. Se, em vez disso, conduzirmos um estudo de caso-controle de densidade da taxa de câncer de laringe, e a população-fonte seguir o modelo exponencial de taxa estratificado

$$I(x_1, x_2) = \exp(\alpha_k + \beta_1 x_1 + \beta_2 x_2)$$

os dados esperados seguirão o modelo logístico anterior com $\alpha_k^* = \alpha_k + \ln(f_k/h_k)$, onde h_k é a taxa de amostragem dos controles no estrato k.

Suponhamos que X_4 é a idade real (em anos) de um sujeito e $X_3 = Z_1 = 1$ feminino, 0 masculino. Um modelo que *não* possibilita ajuste total para o pareamento é

$$R(\mathbf{x}) = \text{expit}(\alpha + \beta_1 x_1 + \beta_2 x_2 + \beta_3 x_3 + \beta_4 x_4), \qquad [21.10]$$

onde $\mathbf{x} = (x_1, x_2, x_3, x_4)$. Diferente do primeiro modelo, este implica que a variável idade tem uma relação logística linear com o risco e que os efeitos da idade e sexo sobre as chances são multiplicativos. Mesmo que a população-fonte subjacente siga esse modelo, o pareamento caso-controle por idade pode alterar a tendência da idade nos dados pareados esperados, saindo da forma logística linear para uma forma altamente não linear (Greenland, 1986a, 1997b). O uso de uma tendência logística linear para idade só pode ser racionalizado se o modelo (equação 21.10) der limites de confiança para as estimativas do efeito de fumo e álcool, que não sejam substancialmente diferentes daqueles obtidos pelo uso do modelo estratificado (equação 21.9).

Algumas vezes uma variável não é pareada com aproximação suficiente para prevenir confundimento importante pela variável, dentro dos estratos de pareamento. Podemos tratar esse problema em uma análise estratificada usando estratos mais finos para as variáveis. Por exemplo, se a idade for pareada somente em intervalos de 10 anos, podemos dividir cada um desses intervalos em dois de 5 anos, ou mesmo em cinco de 2 anos. Podemos obter essa divisão com um modelo que tenha interceptos separados para cada um dos estratos mais finos. Se, em consequência, houver poucos sujeitos por estrato, serão necessários métodos de ajuste para dados esparsos.

Entretanto, a modelagem permite uma alternativa à estratificação mais fina. É possível modelar os efeitos da variação dentro de estrato da variável pareada. Por exemplo, se os sujeitos são pareados por sexo e idade usando dois estratos de 10 anos, de 55 a 64 e 65 a 74 anos, podemos fazer um ajuste baseado em modelo para a variação de idade dentro dos quatro estratos pareados, pelo acréscimo de um termo ao modelo para o efeito da variação de idade dentro dos estratos; ainda, definamos X_5 como o desvio da idade de uma pessoa da idade média dos controles na categoria de pareamento da pessoa. Se as idades médias das mulheres de 55 a 64, dos homens de 55 a 64, das mulheres de 65 a 74 e dos homens de 65 a 74 forem 60, 59, 70 e 68, respectivamente, então X_5 será igual à idade menos 60, idade menos 59, idade menos 70 ou idade menos 68, dependendo de em qual categoria de pareamento uma pessoa está. Então, adicionamos X_5 diretamente ao modelo de caso-controle estratificado como $\beta_3 x_5$, o que gera

$$\text{expit}(\alpha_k^* + \beta_1 x_1 + \beta_2 x_2 + \beta_3 x_5)$$

(não há termo para sexo ou para idade isoladamente, pois são variáveis pareadas e, assim, seus efeitos específicos por estrato estão incluídos nos interceptos α_k^*). Esse processo é apenas uma das muitas maneiras de modelar os efeitos da idade dentro dos estratos.

Outros modelos além do logístico podem ser utilizados para dados pareados, tais como o modelo linear de razão de chances (equação 21.7). Alertamos novamente, contudo, que o modelo linear de razão de chances não corresponde ao modelo linear de chances 21.6 (Greenland, 1993d) e, portanto, não se aproxima do modelo linear de risco ou de taxas, mesmo que o desfecho seja raro. Igualmente aos dados não pareados, são necessárias informações externas para ajustar modelos lineares de taxa, ou modelos lineares ou exponenciais de risco, a dados de caso-controle pareados. Entretanto, as informações requeridas são mais detalhadas. Em estudos de densidade, devemos conhecer, ou estimar, as razões de seleção f_k/h_k. Essas razões podem ser estimadas pela divisão das taxas ou das chances específicas por estrato pareado por razões de caso-controle específicas por estrato pareado (Greenland, 1981).

REGRESSÃO HIERÁRQUICA (MULTINÍVEL)

Frequentemente há informações sobre preditores que serão valiosas, se não essenciais, para se incorporar à análise. Por exemplo, em um estudo sobre ingestões de vitamina e doença, saber que algumas vitaminas são hidrossolúveis, ao passo que outras são lipossolúveis; em um estudo sobre níveis de hidrocarbonetos clorados nos tecidos, saber o grau de cloração dos compostos dosados. Uma maneira de usar tais informações é criar um modelo para os coeficientes da regressão original como uma função dessas informações. Assim, poderia ser feita a regressão dos coeficientes de vitaminas sobre um indicador que diferenciasse entre vitaminas hidrossolúveis e lipossolúveis; quanto aos coeficientes de hidrocarbonetos clorados, poderia ser feita regressão sobre uma medida de seu grau de cloração. Esse processo é chamado de modelagem *hierárquica* ou *multinível*, para refletir que é feito mais de um nível de modelagem (Greenland, 2000d).

Consideremos um estudo de caso-controle de alimentos **X** e suas relações com câncer de mama em mulheres (Witte et al., 1994, 2000; Greenland, 2000c), com confundidores **W** e um indicador $Y = 1$ para casos, 0 para controles. Uma análise de regressão comum usaria máxima verossimilhança para estimar β no modelo logístico

$$R(\mathbf{x}, \mathbf{w}) = \text{expit}(\alpha + \mathbf{x}\boldsymbol{\beta} + \mathbf{w}\boldsymbol{\gamma})$$ [21.11]

Os coeficientes $\boldsymbol{\beta}$ no modelo 21.11 representam efeitos de itens alimentares; com controles selecionados por densidade, cada coeficiente representa a mudança no log da taxa de câncer de mama pelo aumento de unidade do item da alimentação.

A regressão hierárquica vai além do modelo comum (equação 21-11) ao acrescentar um modelo para alguns, ou para todos, os coeficientes em $\boldsymbol{\beta}$ ou $\boldsymbol{\gamma}$. No exemplo, uma escolha natural é modelar os efeitos de itens alimentares em $\boldsymbol{\beta}$ como uma função de conteúdo do nutriente. Suponhamos que para cada item alimentar X_j temos uma lista (vetor linha) $\mathbf{z}_j = (z_{1j}, z_{2j}, \ldots, z_{pj})$ de p elementos, dando o conteúdo de vitaminas, minerais, gorduras, proteínas, carboidratos e fibras de cada unidade do item alimentar. Por exemplo, se X_6 é leite desnatado, medido em unidades de 250 mL (uma porção), z_{16}, z_{26}, z_{36}, etc., poderiam ser o conteúdo de tiamina, riboflavina, niacina, etc., em 250 mL de leite desnatado; tal informação poderia ser obtida de tabelas de nutrientes. Podemos, então, modelar os efeitos dos alimentos β_j em $\boldsymbol{\beta}$ no modelo 21.11 como uma função dos conteúdos de nutrientes dos alimentos, por exemplo, usando regressão linear:

$$\beta_j = \pi_1 z_{1j} + \pi_2 z_{2j} + \cdots + \pi_p z_{pj} + \delta_j = \mathbf{z}_j \boldsymbol{\pi} + \delta_j$$ [21.12]

onde $\boldsymbol{\pi}$ é o vetor coluna contendo $\pi_1, \ldots, \pi_p$, e δ_j é o desvio do efeito do item alimentar j da soma $\pi_1 z_{1j} + \ldots + \pi_p z_{pj} = \mathbf{z}_j \boldsymbol{\pi}$. Um termo $\pi_k z_{kj}$ no modelo 21.12 representa a porção *linear* da contribuição do nutriente k para o efeito β_j do item alimentar j. O desvio δ_j é chamado de *efeito residual* do item j; ele representa efeitos do item alimentar j que não são capturados pela soma $\mathbf{z}_j \boldsymbol{\pi}$. Tais efeitos residuais podem surgir de interações dos nutrientes modelados, assim como de nutrientes não mensurados. Presume-se, normalmente, que os efeitos residuais δ_j sejam quantidades aleatórias independentes, tendo médias 0 e desvios-padrão τj.

O modelo linear (equação 21.12) para os efeitos do item alimentar no modelo 21.11 é chamado de *modelo do segundo estágio*, ou *modelo a priori*, com os nutrientes contidos em $\mathbf{Z}$ como os preditores do segundo estágio ou preditores *a priori*. O modelo original 21.11 é chamado de *modelo do primeiro estágio*, e $\mathbf{X}$ e $\mathbf{W}$ são os *preditores do primeiro estágio*. Tomados juntos, os modelos 21.11 e 21.12 constituem um *modelo de regressão hierárquica* de dois estágios. Os τj são denominados *desvios-padrão do segundo estágio* ou *desvios-padrão a priori*; podem ser fixados antecipadamente, usando-se informações do contexto (Greenland, 1992a, 1993b, 1994c, 2000c, 2000d; Witte et al., 1994, 2000), ou estimados, usando-se um modelo de variância (Breslow e Clayton, 1993; Goldstein, 2003; Gelman et al., 2003; Skrondal e Raabe-Hesketh, 2004). Para simplicidade, nesta seção presumimos que os τj são todos iguais a um só valor conhecido τ.

A formulação de dois estágios em 21.11 e 21.12 surge, naturalmente, em muitos contextos epidemiológicos além dos estudos alimentos-nutrientes. Um exemplo comum é em estudos ocupacionais, em que as exposições do primeiro estágio em $\mathbf{X}$ são histórias de trabalho (p. ex., anos como soldador) e os preditores do segundo estágio em $\mathbf{Z}$ são exposições associadas a cada unidade de experiência de trabalho (p. ex., categoria de exposição à poeira metálica) (Greenland, 1992a; Steenland et al., 2000; De Roos et al., 2001). Modelos hierárquicos podem ter tantos estágios quanto se deseje (Good, 1983, 1987; Goldstein, 2003). Por exemplo, poderíamos adicionar um modelo de terceiro estágio em que os efeitos de nutrientes em $\boldsymbol{\pi}$ dependessem das propriedades químicas dos nutrientes (p. ex., atividade antioxidante, solubilidade em gorduras, etc.).

Na terminologia de modelagem multiníveis, os estágios de modelo são chamados de níveis do modelo (Greenland, 2000d; Goldstein, 2003). Por exemplo, o modelo 21.11 é um modelo nível 1 com preditores nível 1 $\mathbf{X}$ e $\mathbf{W}$, ao passo que o modelo 21.12 é um modelo de dois níveis com preditores nível 2 $\mathbf{Z}$. Os modelos hierárquicos são também conhecidos como modelos bayesianos empíricos (Deely e Lindley, 1981; Morris, 1983; Good, 1987; Yanagimoto e Kashiwagi, 1990; Carlin e Luis, 2000), caso em que o modelo 21.12 é chamado às vezes de *modelo a priori*, com covariáveis *a priori*

Z. Esses modelos oferecem sustentação lógica para regressão em crista e para outros métodos de estimação por "contração" (Leamer, 1978).

Os modelos hierárquicos podem ser reformulados como *modelos de coeficiente aleatório* ou *modelos mistos* (Robinson, 1991; Breslow e Clayton, 1993; McCullogh e Searle, 2001; Goldstein, 2003); no modelo hierárquico precedente, os δ_j são os coeficientes aleatórios. Na formulação de modelos mistos, os modelos de estágio mais alto são substituídos nos de estágio mais baixo, para se obter um só modelo que combine elementos de todos os estágios. Para ilustrar, note que o modelo de segundo estágio, como no modelo 21.12, representa J equações, uma para cada β_j. As equações podem ser combinadas em uma equação de matriz única, $\boldsymbol{\beta} = \mathbf{Z}\boldsymbol{\pi} + \boldsymbol{\delta}$, onde $\mathbf{Z}$ é a matriz com linhas $\mathbf{z}_j$ e $\boldsymbol{\delta}$ é o vetor de δ_j. Podemos, então, substituir a fórmula do modelo de segundo estágio no modelo 21.11 para obter

$$R(\mathbf{x}, \mathbf{w}) = \mathrm{expit}[\alpha + \mathbf{x}(\mathbf{Z}\boldsymbol{\pi} + \boldsymbol{\delta}) + \mathbf{w}\boldsymbol{\gamma}] = \mathrm{expit}(\alpha + \mathbf{x}\mathbf{Z}\boldsymbol{\pi} + \mathbf{x}\boldsymbol{\delta} + \mathbf{w}\boldsymbol{\gamma})$$

Nessa formulação, os δ_j aleatórios tornam-se coeficientes de x_j. O modelo é "misto" porque contém tanto os coeficientes "fixos" π_j em $\boldsymbol{\pi}$ como os coeficientes aleatórios δ_j em $\boldsymbol{\delta}$. Observe, porém, que "fixo" significa apenas que aos coeficientes em $\boldsymbol{\pi}$ não foram dadas distribuições *a priori* explícitas no modelo. Tratar os coeficientes em $\boldsymbol{\pi}$ como fixos gera resultados equivalentes a atribuir ao coeficiente uma distribuição *a priori* "não informativa", o que equivale a designar probabilidades demasiadamente altas a valores contextualmente absurdos de $\boldsymbol{\pi}$ (ver Cap. 18).

Há muitos métodos para ajustar um modelo hierárquico, tal como modelo 21.11 mais 21.12. Estes incluem técnicas de Monte-Carlo (Gelman et al., 2003), que requerem *software* especial, e aproximações tais como verossimilhança penalizada, quase-verossimilhança penalizada (QVP) (Breslow e Clayton, 1993; Greenland, 1997b) e métodos correlatos, que podem ser efetuados com procedimentos em *software*, tais como SAS (Witte et al., 2000). Quando os τ_j são fixados antecipadamente, a ampliação dos dados pode ser usada para ajustar os modelos com qualquer programa de regressão logística (Greenland, 2001b, 2007a).

Por que acrescentar um segundo estágio?

É natural perguntar o que se ganha por acrescentar o modelo 21.12 ao modelo 21.11, ou, de modo geral, qual é o ganho em elaborar nossos modelos comuns com mais estágios. A teoria estatística, estudos de simulação e várias décadas de aplicações dão a mesma resposta: a adição de um modelo de segundo estágio pode produzir ganhos tremendos na precisão de predições e estimativas do efeito; por exemplo, ver Efron e Morris (1975, 1977), Morris (1983), Brandwein e Strawderman (1990), Greenland (1993a, 1997b, 2000c, 2000d) e Witte e Greenland (1996). A provisão principal é que o modelo do segundo estágio, como o modelo do primeiro estágio, deve ser formulado cuidadosamente, de modo que faça uso eficiente dos dados disponíveis e seja cientificamente razoável. Por exemplo, a força do modelo 21.12 é que ele nos permite utilizar informações existentes sobre conteúdo de nutrientes dos alimentos em nossa estimação sobre efeitos da alimentação.

Se alguém está interessado em efeitos das covariáveis do segundo estágio, os modelos hierárquicos podem oferecer representações mais realistas dos efeitos do que os modelos convencionais. Consideremos, por exemplo, o modelo convencional usado para estudar efeitos dos nutrientes

$$R(\mathbf{z}, \mathbf{w}) = \mathrm{expit}(\alpha + \mathbf{c}\boldsymbol{\pi} + \mathbf{w}\boldsymbol{\gamma}) \qquad [21.13]$$

onde $\mathbf{c} = (c_1, ..., c_p)$ representa a lista de conteúdos de nutrientes da dieta de um indivíduo. Os conteúdos c_k são obtidos da história alimentar pela multiplicação de cada quantidade de alimento x_j por seu conteúdo z_{kj} de nutriente k e pela soma desses produtos sobre os itens alimentares; isto é, $c_k = \sum_j x_j z_{kj}$. As últimas equações podem ser combinadas em uma só equação $\mathbf{c} = \sum_j x_j \mathbf{z}_j = \mathbf{xZ}$.

O modelo convencional não faz concessão para a possibilidade de que nutrientes que possam afetar o risco não estejam em **z**, ou que possa haver efeitos não logísticos importantes dos nutrientes. Em contraste, o modelo hierárquico mais geral (modelo 21.11 mais 21.12) dá margem à possibilidade de que haja efeitos da alimentação além de $c\pi$, pela adição ao modelo dos coeficientes aleatórios δ_j. A maior generalização do modelo hierárquico sobre o convencional pode ser vista na formulação do modelo misto do modelo hierárquico, pela observação de que $c\pi = xZ\pi$:

$$R(\mathbf{x}, \mathbf{z}, \mathbf{w}) = \text{expit}(\alpha + \mathbf{x}Z\pi + \mathbf{x}\delta + \gamma\mathbf{w})$$

$$= \text{expit}(\alpha + c\pi + \mathbf{x}\delta + \gamma\mathbf{w}) \qquad [21.14]$$

Aqui, $\mathbf{x}\delta = x_1\delta_1 + \ldots + x_n\delta_n$ representa efeitos dos itens alimentares que não são capturados pelo termo $c\pi$ para os nutrientes mensurados. O modelo convencional para $R(\mathbf{z}, \mathbf{w})$ é, assim, um caso especial do modelo hierárquico para $R(\mathbf{x}, \mathbf{z}, \mathbf{w})$, em que se assume (duvidosamente) que todos os δ_j sejam zero.

Especificando o desvio-padrão *a priori*

Pressupor que todos os efeitos residuais δ_j sejam 0 corresponde a pressupor que seu desvio-padrão comum τ é 0. Uma análise confiável empregará um valor mais razoável (positivo) para τ. Fazê-lo, exige consideração cuidadosa da aplicação científica. No exemplo alimentos-nutrientes, δ_j é apenas um componente do log da razão de taxas para o efeito de uma unidade do item alimentar j. Nós esperamos pouco efeito sobre câncer de mama de uma unidade de um item alimentar (uma unidade tal como "100 g de aipo por dia"); assim, esperamos que δ_j seja um tanto pequeno. Por exemplo, se estivermos 95% seguros de que a razões de taxas por unidade do item alimentar j está entre ½ e 2, deveríamos estar pelo menos 95% certos de que δ_j está dentro do intervalo $\ln(1/2) = -0,7$ e $\ln(2) = 0,7$. De fato, δ_j representa o log da razão de taxas por unidade do item alimentar j, *depois* do ajuste de todos os efeitos lineares logísticos dos nutrientes mensurados. Portanto, deveríamos estar 95% seguros de que δ_j está em um intervalo muito menor, digamos, $\ln(2/3) = -0,4$ a $\ln(3/2) = 0,4$. Se os δ_j estão distribuídos normalmente com DP τ, dizer que estamos 95% seguros de que δ_j está entre $-0,4$ e $0,4$ equivale a dizer que $1,96\tau = 0,4$, ou que $\tau = 0,2$.

Quando τ é fixado com antecedência usando-se informações científicas do contexto, as estimativas de verossimilhança penalizada resultantes são chamadas, algumas vezes, de regressão em crista generalizada ou de estimativas semibayesianas (Titterington, 1985; Greenland, 1992a, 200c). Especificar τ antecipadamente pode gerar melhores estimativas de amostra pequena do que estimar τ, mas essa especificação deve ser feita cuidadosamente para evitar prejuízo da cobertura do intervalo de confiança (Greenland, 1993b). Discussões adicionais da especificação de τ podem ser encontradas em Greenland (1992a, 1993b, 1994c, 2000d, 2001b) e Witte e colaboradores (1994, 2000).

É possível, também, designar uma distribuição *a priori* para τ, em vez de um valor único (o que é chamado algumas vezes de modelagem bayesiana empírica-bayesiana; Deely e Lindley, 1981), caso em que o τ é influenciado pelos dados, mas a interpretação e a especificação dessa priori podem ser difíceis. Como resultado, alguns autores têm usado prioris "não informativas" ou "objetivas" para τ. Novamente, o uso de prioris "não informativas" tem a desvantagem de atribuir probabilidades demasiadamente altas a valores contextualmente absurdos de τ.

Regressão hierárquica e seleção de modelo

A regressão hierárquica e suas variantes (tais como estimação por contração) podem oferecer uma solução para muito da arbitrariedade e da inconsistência inerentes à seleção de variável convencional e aos procedimentos de seleção de modelo (Greenland, 2000c, 2008). Lembremos que os procedimentos de eliminação regressiva (busca por contração) começam, idealmente, com um modelo máximo que seja flexível o bastante para aproximar qualquer função de regressão razoavelmente possível. Os procedimentos de seleção progressiva (busca por expansão) começam com um modelo mínimo, que tem apenas aqueles termos considerados essenciais (p. ex., efeitos confundidores), junto com um ou com poucos termos de exposição simples. Ambos os procedimentos usam critérios um tanto arbitrários para buscar por um modelo final. Esse modelo final é tratado então incorretamente, como se houvesse sido especificado *a priori*, o que leva, por sua vez, a intervalos de confiança falsamente estreitos e a valores *P* falsamente pequenos (Sclove et al., 1972; Freedman, 1983; Freedman et al., 1988; Hurvich e Tsai, 1990; Greenland, 1993b; Viallefont et al., 2001).

Uma abordagem hierárquica toma um modelo máximo como o modelo do primeiro estágio e então especifica um modelo do segundo estágio tal que, quando $\tau = 0$ (de modo que todos os $\delta_j = 0$), um modelo mínimo resista. Fixando τ em um valor positivo cientificamente razoável, ou o estimando a partir dos dados, o modelo hierárquico ajustado resultante representará uma conciliação justificável entre os modelos máximo e mínimo. Consideremos o problema de selecionar termos de produto para incluir em um modelo. A eliminação regressiva começa com um modelo máximo que contenha todos os termos de produto entre todos os preditores e que proceda a retirada de termos conforme algum critério. Com qualquer dos dois procedimentos, aqueles termos de produto no modelo final podem ser similares ao que seriam no modelo máximo, ao passo que aqueles termos de produto que não estão no modelo final têm seus coeficientes fixados em 0. Assim, esses procedimentos podem ser vistos como fazendo uma escolha "tudo ou nada" para cada termo de produto.

Como uma alternativa, pode-se usar uma abordagem hierárquica para mover ("encolher") cada coeficiente do termo de produto parcialmente para 0, e assim conciliar (extrair a média) entre os extremos colocando cada coeficiente completamente dentro ou completamente fora do modelo. Por exemplo, pode-se usar o modelo máximo como o modelo do primeiro estágio e então penalizar os coeficientes de termo de produto por sua distância do 0. Suponhamos que haja seis preditores binários na análise, que geram $\binom{6}{2} = 15$ possíveis termos de produto. Se os 15 termos de produto têm coeficientes $\theta = (\theta_1, \theta_2, ..., \theta_{15})$ no modelo máximo, pode-se contrair as estimativas destes coeficientes em direção ao 0, usando um modelo muito simples de segundo estágio no qual os Θ_j são variáveis aleatórias identicamente distribuídas, com média 0 e desvio-padrão τ. Na notação do modelo 21.12, esse modelo corresponde a tornar $\Theta_j = \delta_j$; não há covariável de segundo estágio.

Suavização com regressão hierárquica

Consideremos em seguida os problemas de modelagem de tendência. Um modelo máximo permite que a análise de desfechos dependa do preditor de modo arbitrário, por ter tantos coeficientes quanto há valores do preditor. Um modelo mínimo poderia permitir somente uma dependência linear da análise de desfechos sobre a exposição, e, assim, ter apenas um coeficiente para o preditor. Alternativamente, o modelo mínimo poderia permitir uma relação mais geral, tal como uma dependência quadrática (que envolve dois coeficientes para o preditor). Em qualquer dos casos, uma abordagem hierárquica utiliza o modelo máximo como o modelo de primeiro estágio e então penaliza os coeficientes do preditor para sua distância dos valores preditos pelo modelo mínimo (Greenland, 1996d).

Como um exemplo, suponhamos que o preditor em questão seja idade, mensurada em 11 categorias de 5 anos, de 35-39 a 85-89, e a análise de desfechos seja o logaritmo da taxa de câncer de pulmão. Um modelo máximo para a tendência etária incluiria um intercepto de mais 10 variáveis indicadoras para idade, por exemplo, uma para cada categoria de 40-44 a 85-89 (pode haver, também, termos adicionais para outros preditores, tais como exposições do estudo, fumo, sexo, ocupação). Seja $\gamma = (\gamma_1, ..., \gamma_{10})$ o vetor de coeficientes dessas indicadoras.

Um modelo mínimo para a tendência da idade incluiria um intercepto α mais uma única variável de idade, por exemplo, os pontos médios 37, 42, 47, ..., 87 das 11 categorias etárias (junto com os termos para os outros preditores). Seja θ o coeficiente de idade neste modelo. O modelo mínimo prediz que os coeficientes categóricos do modelo máximo devem seguir uma tendência linear simples,

$$\gamma_j = \theta \cdot 5j \qquad [21.15]$$

O produto $5j$ é o número de anos a partir de 37 anos (o ponto médio da categoria etária de referência, que é a categoria 0) até o ponto médio da categoria j.

A abordagem hierárquica permite desvios aleatórias dos termos de idade específicos por categoria γ_j do modelo linear simples (modelo 21.15), de modo que o modelo do segundo estágio é

$$\gamma_j = \theta \cdot 5j + \delta_j \qquad [21.16]$$

onde os δ_j são variáveis aleatórias independentes, identicamente distribuídas com uma média de 0. Sob essa abordagem, as estimativas de taxas específicas por categoria de idade serão puxadas em direção (extraída a média) à linha predita pelo modelo mínimo (21.15), e assim, quando elas forem plotadas, exibirão uma tendência muito mais suave do que aquela produzida pelo ajuste do modelo máximo (o qual permite que γ_j flutue de modo arbitrário). A suavidade da curva gerada a partir da modelagem hierárquica depende do tamanho do desvio-padrão *a priori* τ para o δ_j. Quando τ é muito grande (>2 em regressão exponencial e logística), o modelo do segundo estágio é praticamente ignorado, e os resultados são próximos daqueles que só ajustam o modelo máximo. Quando τ é muito pequeno, os $\hat{\delta}_j$ serão forçados a serem próximos de 0, e a curva ajustada será quase a mesma do modelo mínimo (log-linear). Ao possibilitar o uso de τ de tamanho moderado, a abordagem hierárquica capacita o ajuste de modelos entre estes extremos de rusticidade e de simplificação excessiva.

Resumo

Os métodos de regressão hierárquica podem ser derivados de várias abordagens superficialmente díspares, entre elas regressão empírica bayesiana e semibayesiana; regressão de coeficiente aleatório; análise multinível; análise de verossimilhança penalizada; regressão em crista e estimação de Stein (contração). Em adição, todos os métodos descritos neste capítulo até aqui – inclusive regressão comum, regressão com sobredispersão, regressão de desfechos correlacionados e suavização – podem ser derivados como casos especiais de regressão hierárquica. Assim, a regressão hierárquica pode ser vista como uma abordagem geral à análise de regressão para melhorar a flexibilidade e a acurácia de modelos e estimativas.

ESTIMATIVAS DE INCIDÊNCIA E PREVALÊNCIA BASEADAS EM MODELO

No Capítulo 20, focamos primariamente a interpretação dos coeficientes do modelo como diferenças ou log das razões de riscos, taxas, chances ou prevalências. Essas interpretações não são muito úteis quando a exposição de interesse é representada por mais de um termo contínuo do modelo. Para ilustrar, suponhamos que analisemos a associação da média de mililitros de álcool por dia X_1 com a taxa de mortalidade em um ano em uma coorte de mulheres, ajustando para idade X_2, e usemos o modelo exponencial

$$I(\mathbf{x}) = \exp(\alpha + \beta_1 x_1 + \gamma_1 x_1^2 + \beta_2 x_2)$$

Isso é equivalente ao modelo log-linear de taxas

$$\log[I(\mathbf{x})] = \alpha + \beta_1 x_1 + \gamma_1 x_1^2 + \beta_2 x_2$$

O coeficiente β_1 não tem interpretação direta alguma; é chamado algumas vezes de "componente linear do efeito do álcool". Entretanto, *não* representa a mudança no log da taxa pelo aumento de uma unidade do consumo médio diário de álcool, porque essa mudança depende, também, do coeficiente γ_1 de x_1^2 e, assim, depende da categoria de referência para X_1. Por exemplo, sob o modelo, a alteração no log da taxa ao se mover da subpopulação $X_1 = 0$ (abstêmios) para a subpopulação $X_1 = 1$ é

$$\alpha + \beta_1 1 + \gamma_1 1^2 + \beta_2 x_2 - (\alpha + \beta_1 0 + \gamma_1 0^2 + \beta_2 x_2) = \beta_1 + \gamma_1$$

ao passo que a mudança de $X_1 = 2$ para $X_2 = 3$ é

$$\alpha + \beta_1 3 + \gamma_1 3^2 + \beta_2 x_2 - (\alpha + \beta_1 2 + \gamma_1 2^2 + \beta_2 x_2) = \beta_1 + 5\gamma_1$$

Quanto maior for o coeficiente quadrático γ_1 em relação a β_1, tanto maior será a disparidade entre essas duas alterações.

Transformar resultados do modelo em uma tabela, ou gráfico, de estimativas baseadas no modelo pode fornecer um resumo dos resultados, facilmente interpretados quando a exposição aparece em termos múltiplos. Como um exemplo, consideremos primeiramente um modelo (tal como o precedente) no qual não há termo de produto contendo tanto a exposição como outros preditores. Nessa situação, podem-se resumir os resultados da modelagem selecionando-se uma série de categorias de exposição e apresentando estimativas baseadas no modelo para cada nível selecionado. Suponhamos, no exemplo precedente, que o uso de álcool variou de 0 a 200 mL/dia no conjunto de dados. Pode-se apresentar, então, as taxas ajustadas por modelo em 0, 30, 60, 90, 150 e 200 mL/dia, mantendo a idade X_2 fixa em uma categoria de referência x_2. Para computar essas quantidades, simplesmente calculamos as exponenciais do log das taxas ajustadas em $X_1 = 0, 1, 2, 3, 5, 7$. Essas taxas ajustadas têm a fórmula geral

$$\hat{I}(x_1, x_2) = \exp(\hat{\alpha} + \hat{\beta}_1 x_1 + \hat{\gamma}_1 x_1^2 + \hat{\beta}_2 x_2)$$

Os níveis da exposição em estudo usados em uma apresentação podem ser selecionados com base em simplicidade e interesse, mas é melhor que sejam mantidos dentro da faixa de valores de exposição observados. Seria possível também selecionar as médias de exposição nas categorias usadas em análises de tabelas cruzadas (categóricas); essa escolha possibilita comparações significativas entre estimativas baseadas no modelo e tabulares e garante que as categorias de exposição estejam dentro da faixa observada. Como diretrizes grosseiras para minimizar a variabilidade estatística das estimativas ajustadas, recomendamos que o valor de referência para uma variável contínua (tal como idade) esteja próximo de sua média da amostra, ao passo que o valor de referência para uma variável discreta (tal como etnia) seja um valor observado frequentemente, tanto em casos como em pessoas ainda em risco.

Suponhamos agora que há termos de produto entre a exposição em foco e outros preditores, como no modelo

$$I(\mathbf{x}) = \exp(\alpha + \beta_1 x_1 + \gamma_1 x_1^2 + \beta_2 x_2 + \gamma_2 x_1 x_2 + \gamma_3 x_1^2 x_2)$$

Aqui, as razões de taxas relacionando o consumo de álcool (X_1) com morte muda com a idade (X_2), logo as curvas relacionando o uso de álcool com a taxa de mortalidade não são proporcionais ao longo das categorias de idade. Para exibir esse fenômeno, pode-se tabular, ou plotar, as taxas ajustadas pelo modelo em vários níveis etários diferentes no intervalo de idade do estudo. Essas taxas ajustadas têm a fórmula

$$\hat{I}(x_1, x_2) = \exp(\hat{\alpha} + \hat{\beta}_1 x_1 + \hat{\gamma}_1 x_1^2 + \hat{\beta}_2 x_2 + \hat{\gamma}_2 x_1 x_2 + \hat{\gamma}_3 x_1^2 x_2)$$

Como será discutido adiante, também é correto construir sumário de estimativas de efeito baseadas em modelo, tais como razões de riscos e de taxas padronizadas baseadas em modelo e estimativas de fração atribuível (Lane e Nelder, 1982; Bruzzi et al., 1985; Flanders e Rhodes, 1987; Greenland, 1991c, 2001e, 2004a, 2004b; Greenland e Holland, 1991; Greenland e Drescher, 1993; Joffe e Greenland, 1995).

Os limites de confiança para acompanhar estimativas baseadas em modelo podem ser obtidos pelo estabelecimento de limites para o termo $\alpha + \boldsymbol{\beta}$ no modelo, transformando-os conforme necessário ou por simulação, ou por métodos *bootstrap*. Alguns programas fornecerão uma estimativa de variância $\hat{V}$ ou uma estimativa de desvio-padrão $\hat{V}^{1/2}$ para uma combinação linear de parâmetros do modelo. Tais programas fornecerão, assim, uma estimativa de variância $\hat{V}$ para $\hat{\alpha}$ +$\mathbf{x}\boldsymbol{\beta}$, porque α +

$\mathbf{x}\boldsymbol{\beta}$ é a combinação linear de α e $\beta_1, \ldots, \beta_n$, com coeficientes $1, x_1, \ldots, x_n$. Podemos, então, estabelecer limites de confiança de 95% para $\hat{\alpha} + \mathbf{x}\boldsymbol{\beta}$, usando a fórmula

$$\hat{\alpha} + \mathbf{x}\hat{\boldsymbol{\beta}} \pm 1,96\,\hat{V}^{1/2}$$

(outros níveis de confiança usam um outro multiplicador em lugar de 1,96). Se $\alpha + \mathbf{x}\boldsymbol{\beta}$ é o log da taxa quando $\mathbf{X} = \mathbf{x}$, simplesmente tomamos o antilog de seus limites para obter limites para o coeficiente; se $\alpha + \boldsymbol{\beta}$ é um logit (log das chances), tomamos a transformação logística (expit) de seus limites para obter limites para o risco quando $\mathbf{X} = \mathbf{x}$. Para descrições adicionais de limites de confiança baseados em modelo para razões de riscos, razões de taxas, frações atribuíveis e outras medidas, ver Flanders e Rhodes (1987), Greenland (1991c, 2001e, 2004a, 2004b), Benichou e Gail (1990b), Greenland e Drescher (1993) e Joffe e Greenland (1995).

REGRESSÃO NÃO PARAMÉTRICA

Por enquanto, a discussão tem sido relativa apenas a modelos de tendência paramétricos, em parte porque todos podem ser ajustados usando-se *software* de regressão convencional, pela criação de preditores apropriados (p. ex., *splines*) a partir dos dados originais. Há, porém, vários métodos que podem fornecer maior flexibilidade de modelo. Entre eles estão a *regressão por núcleo*, que generaliza a abordagem de média móvel ponderada descrita no Capítulo 17; *splines de suavização*, que generalizam os *splines* de regressão descritos no Capítulo 20 (Hastie e Tibshirani, 1990; Simonoff, 1996); e *splines penalizados*, que são uma forma de transição entre *splines* de regressão e *splines* de suavização que usam uma estrutura de regressão hierárquica para suavização, como descrito anteriormente (Wahba et al., 1995). Hastie e colaboradores (2001) fornecem uma revisão extensa desses tópicos e abordagens correlatas, ao passo que Wasserman (2006) oferece uma introdução. Métodos hierárquicos correlatos podem ser utilizados para suavizar tabelas de contingência de múltipla entrada (ver Cap. 12 de Bishop et al., 1975, e Greenland, 2006b).

Uma característica chave dessas técnicas é que seu produto primário é um gráfico ou uma tabela de tendências, e não uma estimativa resumo da associação ou do efeito. Entretanto, como será discutido adiante, é possível fazer resumos destes resultados usando padronização. A regressão por núcleo e os *splines* de suavização são classificados, frequentemente, como *regressão não paramétrica*, porque eles nem sequer geram um modelo explícito, ou fórmula, para a função de regressão. Em vez disso, produzem apenas uma lista, ou gráfico, de valores ajustados (estimados) para a função de regressão verdadeira, em valores específicos para os preditores. Essa propriedade é uma força, em que suposições sobre o formato da regressão são mantidas em um mínimo, mas é uma limitação, em que se necessita de uma tabela, ou gráfico, para descrever completamente os resultados a partir desses métodos.

Por último, muitos analistas consideram a regressão não paramétrica um procedimento exploratório útil para sugerir quais fórmulas de modelo paramétrico usar para análises de tendência. Da mesma forma que com a seleção de variáveis, tal uso dos dados para selecionar o modelo pode invalidar valores P e intervalos de confiança do modelo final. Apesar disso, acreditamos que essa exploração é valiosa quando há possibilidade de que análises de tendência mais simples possam não ser adequadas. O principal obstáculo a tal exploração é o tamanho da amostra: a regressão não paramétrica requer um número bem grande de sujeitos ao longo do intervalo de variação da exposição de interesse para realizar seu potencial de flexibilidade. Mesmo dentro desses limites, contudo, a regressão não paramétrica pode ser usada para estimação padronizada, como será descrito adiante.

Um tipo comum de regressão não paramétrica é a *regressão por núcleo localmente linear* (Fan e Gijbels, 1996; Hastie et al., 2001). Suponha que desejamos estimar a regressão de Y sobre $\mathbf{X}$, e que supomos que o gráfico dessa função é suave. Então, sobre pequenos intervalos ao longo do eixo do preditor, a regressão pode ser aproximada por uma função linear. (Isso decorre do fato de que funções suaves são diferenciáveis.) O quão pequenos são esses intervalos depende da qualidade da aproximação que desejamos. Também, o melhor desempenho do método é obtido pela transformação prévia da regressão. Por exemplo, ao examinar taxas, geralmente é melhor aproximar linearmente o logaritmo da regressão, $\ln[I(\mathbf{x})]$; e, ao examinar riscos ou proporções, geralmente é melhor aproximar linearmente o logit da regressão, logit $[R(\mathbf{x})]$, porque essas transformações garantem que a aproximação não irá além de limites lógicos (0 para taxas, 0 e 1 para riscos).

Suponhamos que $h(\mathbf{x})$ seja o valor verdadeiro da função de regressão transformada. A regressão *por núcleo* linear local produz um valor ajustado (estimado) $\hat{h}(\mathbf{x})$ para cada valor distinto $\mathbf{x}$ do preditor, pelo ajuste de um modelo de regressão linear *ponderado* diferente para cada $\mathbf{x}$. Na regressão em um dado valor $\mathbf{x}$ para $\mathbf{X}$, os pesos variam de 0 a 1, dependendo da distância entre cada ponto dos dados e $\mathbf{x}$. Qualquer observação com $\mathbf{X} = \mathbf{x}$ recebe peso 1, porque ela tem distância 0 de $\mathbf{x}$; os pesos diminuem suavemente à medida que alguém se move ao longo dos pontos dos dados cujos valores $\mathbf{X}$ estão cada vez mais distantes de $\mathbf{x}$. Finalmente, para pontos dos dados com valores de $\mathbf{X}$ muito longe de $\mathbf{x}$, os pesos podem ser 0 ou muito próximos de 0. Os pesos também podem variar inversamente às variâncias estimadas dos desfechos.

Plotar ou estimar a regressão (ou seu log ou logit) da maneira que acabamos de descrever pode ser computacionalmente intensivo, porque um modelo de regressão completo deve ser ajustado para cada valor distinto de $\mathbf{X}$ que se deseje plotar. Suponhamos, por exemplo, que $\mathbf{X}$ só contenha um preditor, X_1 = anos de fumo, e que queremos que nosso gráfico mostre a taxa ajustada em intervalos de 1 ano de 0 a 40. Então, temos que ajustar uma regressão log-linear diferente com pesos distintos para cada um dos 41 anos de 0 a 40. Para estimar $h(0)$, as pessoas com $X_1 = 0$ têm peso 1, e os pesos tendem a cair em direção a 0 à medida que X_1 aumenta; para estimar h(20), as pessoas com $X_1 = 20$ têm peso 1, e os pesos tendem a cair em direção a 0 quando X_1 se afasta de 20; e assim por diante para todos os valores de X_1. Os preditores $\mathbf{X}$ podem incluir confundidores assim como exposições de interesse, de modo que as curvas ajustadas possam ser ajustadas por confundidor (de modo localmente linear). A regressão ajustada pode ser local (não paramétrica) em um, em vários, ou em todos os preditores de $\mathbf{X}$. Quando as estimativas ajustadas se baseiam em uma mistura de elementos locais e completamente especificados (paramétricos), essa abordagem é chamada, às vezes, de "semiparamétrica".

Em regressão localmente linear, o analista pode controlar a "ondulação" ou a complexidade das curvas (ou superfície) ajustadas, pela variação da rapidez com que os pesos caem quando se afastam do valor $\mathbf{x}$ preditor sendo ajustado. Na maioria dos *softwares*, essa rapidez é controlada por um *parâmetro de suavização*, que dá uma curva mais simples, de aparência mais suave, quando fixado em um valor no alto, e uma curva mais complexa, ondulada, quando fixado em um valor baixo. Tipicamente, esse parâmetro pode variar de 0 a 1, ou de 0 a infinito; quando é 0, a curva ajustada dá peso 0 a todas as observações exceto àquelas exatamente em $\mathbf{x}$, e simplesmente "liga os pontos" (os valores de Y observados), produzindo um gráfico serrilhado, instável. No outro extremo, com um parâmetro de suavização muito grande, a curva resultante é praticamente a mesma da análise de regressão linear generalizada (em que o mesmo $\boldsymbol{\beta}$ se aplica a todos os $\mathbf{x}$).

Alguns *softwares* permitem que o analista experimente o parâmetro de suavização, para encontrar a curva de aspecto mais plausível; outros estimam um "melhor" valor para esse parâmetro, de acordo com algum critério estatístico, tal como a validação cruzada de soma de quadrados (Hastie e Tibshirani, 1990; Hastie et al., 2001), e plotam os resultados. Também, o procedimento de suavização pode possibilitar que o parâmetro de suavização varie com $\mathbf{X}$; procedimentos como esse são denominados suavizadores de *banda variável*. Normalmente, o declínio é feito mais rapidamente se houver muitas observações perto de x, e menos rapidamente se houver poucas. Exemplos de suavizadores de banda variável são os procedimentos de LOWESS e LOESS (Hastie e Tibshirani, 1990; Fan e Gijbels, 1996). Visto que os procedimentos de suavização encontram dificuldades quando $\mathbf{X}$ contém mais do que uns poucos preditores, a maioria dos *softwares* imporá suposições adicionais além da suavidade. A suposição mais comum é que as contribuições dos preditores separados para a regressão transformada são aditivas; em tal caso, o modelo resultante é denominado um *modelo generalizado aditivo* (Hastie e Tibshirani, 1990; Hastie et al., 2001).

PADRONIZAÇÃO BASEADA EM MODELO

Suponhamos que o principal objetivo da modelagem seja controlar o confundimento por um vetor de covariável $\mathbf{Z} = (Z_1, ..., Z_k)$ enquanto estiver examinando a associação de uma variável de exposição X com uma variável desfecho Y. Uma abordagem direta a esse problema é ajustar um modelo para a regressão de Y sobre X e $\mathbf{Z}$, que tem sido o foco da discussão até aqui. Por exemplo, se Y é binária, a abordagem direta mais comum ajusta o modelo logístico de risco específico por grupo

$$\Pr(Y = 1 | X = x, \mathbf{Z} = \mathbf{z}) = \text{expit}(\alpha + x\beta + \mathbf{z}\gamma) \qquad [21.17]$$

então usa a estimativa de razão de chances $\exp(\hat{\beta})$ como a estimativa ajustada para $\mathbf{Z}$ da associação de X com Y.

No modelo de desfechos, a associação $\exp(\beta)$ é uma medida condicional à $\mathbf{Z}$, que se supõe representar o efeito de X sobre Y dentro de estratos definidos pelos valores de $\mathbf{Z}$, contanto que $\mathbf{Z}$ seja suficiente para controle de confundimento. Como descrito no Capítulo 20, se o efeito condicional variar com algum componente Z_k no vetor $\mathbf{Z}$ (i.e., se Z_k modificar a medida de efeito β), o modelo precisará pelo menos de termos de produto ente X e Z_k para capturar a variação, e haverá uma medida de efeito separada para cada categoria de Z_k. Abordagens mais sofisticadas utilizam uma regressão hierárquica ou não paramétrica para estimar $E(Y|X, \mathbf{Z})$ e podem levar a uma única estimativa de efeito para todo valor de $\mathbf{Z}$, talvez sem um padrão sistemático simples nas estimativas.

Para tratar a complexidade e a potencial instabilidade dos resultados quando não há pressuposto de homogeneidade, pode-se, em vez disso, focar o uso de um modelo para estimar uma medida padronizada a partir da regressão. Acontece que vários métodos estatísticos modernos, tais como modelagem marginal e ponderação pelo inverso da probabilidade, podem ser vistos como formas de estimação de efeito padronizado, e esse ponto de vista conecta padronização com escores de confundidor (adiante). Para descrever as ideias gerais, deixemos, como no Capítulo 20, que W seja uma distribuição padrão para o vetor de potenciais confundidores e modificadores $\mathbf{Z}$. W é um conjunto de ponderações $w(\mathbf{z})$, um para cada valor $\mathbf{z}$ de $\mathbf{Z}$, que some ou integre 1, isto é $\sum_{\mathbf{z}} w(\mathbf{z}) = 1$, e a regressão de Y sobre X *padronizada* para W é a média de $E(Y/X = x, \mathbf{Z} = \mathbf{z})$ ponderada por $w(\mathbf{z})$.

$$E_W(Y|X = x) = \sum_{\mathbf{z}} w(\mathbf{z}) E(Y|X = x, \mathbf{Z} = \mathbf{z}) \qquad [21.18]$$

Conforme explicado no Capítulo 20, parâmetros de risco e prevalência são proporções esperadas, e taxas são contagens esperadas por unidade de pessoa-tempo; assim, eles podem ser substituídos na fórmula de padronização. Por exemplo, a taxa de incidência padronizada é $I_W(x) = \sum_{\mathbf{z}} w(\mathbf{z}) I(x, \mathbf{z})$, e um risco padronizado é $R_W(x) = \sum_{\mathbf{z}} w(\mathbf{z}) R(x, \mathbf{z})$. A última é um exemplo de uma probabilidade padronizada, que tem a forma geral

$$\Pr_W(Y = y|X = x) = \sum_{\mathbf{z}} w(\mathbf{z}) \Pr(Y = y|X = x, \mathbf{Z} = \mathbf{z}) \qquad [21.19]$$

Os métodos de padronização discutidos a seguir aplicam-se com todas essas formas, embora a maioria das ilustrações seja na forma de probabilidade.

Padronização usando modelos de desfecho

Suponhamos que conhecemos, ou podemos estimar validamente, as ponderações $w(\mathbf{z})$ por um padrão. Há, então, várias abordagens para a padronização baseada em modelo (ou suavizada), dependendo do tipo de modelo empregado. A mais direta é modelar os desfechos condicionais (específicos para X, $\mathbf{Z}$) $E(Y|X = x, \mathbf{Z} = \mathbf{z})$, ou $I(x, \mathbf{z})$, ou $\Pr(Y = y|X = x, \mathbf{Z} = \mathbf{z})$ e então usar os desfechos ajustados (preditos) pelo modelo nas fórmulas precedentes (Lane e Nelder, 1982). Por exemplo, se ajustamos um modelo para as taxas de incidência $I(x, \mathbf{z})$ específicas para $X, \mathbf{Z}$ a uma coorte e obtemos taxas ajustadas $\hat{I}$ $(x, \mathbf{z})$, a taxa padronizada estimada é $\hat{I}_W(x) = \sum_\mathbf{z} w(\mathbf{z})\hat{I}(x,\mathbf{z})$. O modelo pode ser qualquer coisa que escolhamos e em particular pode conter produtos entre X e componentes de $\mathbf{Z}$ e pode ter uma estrutura hierárquica (multinível). As estimativas específicas $\hat{I}(x, \mathbf{z})$ podem até vir de uma regressão não paramétrica ajustada, tal como aquelas produzidas por algoritmos de predição dirigidos por dados (Hastie et al., 2001).

Detalhes da padronização de riscos, taxas, razões e frações atribuíveis usando-se modelos paramétricos são dados por Lane e Nelder, 1982; Bruzzi e colaboradores 1985; Flanders e Rhodes, 1987; Greenland, 1991c, 2001e, 2004a, 2004b; Greenland e Holland, 1991; Greenland e Drescher, 1993; e Joffe e Greenland, 1995; entre outros. A maioria desses artigos também fornece fórmulas de variância, que podem ser inflexíveis, entretanto; e pode-se, em vez disso, obter limites de confiança por simulação ou por *bootstrapping* (Greenland, 2004c). Como sempre, a interpretação dessas estimativas padronizadas como estimativas do efeito pressupõe que nenhum viés não controlado esteja presente e em particular que $\mathbf{Z}$ seja suficiente para controle de confundimento e tenha uma distribuição que não seja afetada por X. Novamente, é provável que a última suposição seja violada quando o padrão W for uma distribuição pessoa-tempo e quando X e $\mathbf{Z}$ afetarem Y (Cap. 4; Greenland, 1996a).

Medidas padronizadas *versus* coeficientes

Para ver a relação de padronização com a abordagem mais simples de usar um só coeficiente de exposição como o sumário, suponhamos que o modelo de desfecho é da forma aditiva

$$E(Y|X = x, \mathbf{Z} = \mathbf{z}) = \alpha + x\beta + g(\mathbf{z}) \qquad [21.20]$$

onde $g(\mathbf{z})$ é qualquer função de $\mathbf{Z}$ [mais comumente, $g(\mathbf{z}) = \mathbf{z}\gamma$]. A substituição de 21.20 na fórmula de padronização 21.18 gera

$$\begin{aligned}E_W(Y|X = x + 1) &= \sum_\mathbf{z} w(\mathbf{z})[\alpha + (x + 1)\beta + g(\mathbf{z})] \\ &= \sum_\mathbf{z} w(\mathbf{z})[\alpha + \beta + x\beta + g(\mathbf{z})] \\ &= \sum_\mathbf{z} w(\mathbf{z})\beta + \sum_\mathbf{z} w(\mathbf{z})[\alpha + x\beta + g(\mathbf{z})] \\ &= \beta \sum_\mathbf{z} w(\mathbf{z}) + E_W(Y|X = x)\end{aligned}$$

Visto que $\sum w(\mathbf{z}) = 1$, obtemos $E_w(Y|X = x + 1) = \beta + E_w(Y|X = x)$ e assim $E_w(Y|X = x + 1) - E_w(Y|X = x) = \beta$. Em outras palavras, sob um modelo aditivo para a contribuição de X no desfecho condicional $E(Y|X = x, \mathbf{Z} = \mathbf{z})$, a diferença padronizada pelo aumento de uma unidade em X é igual ao coeficiente de X, independentemente da ponderação W.

A seguir, suponhamos que o modelo de desfecho é da forma (multiplicativa) log-aditiva

$$E(Y = y|X = x, \mathbf{Z} = \mathbf{z}) = \exp[\alpha + x\beta + g(\mathbf{z})] \qquad [21.21]$$

A substituição de 21.21 na fórmula de padronização 21.18 produz

$$\begin{aligned}E_W(Y|X = x + 1) &= \sum_\mathbf{z} w(\mathbf{z}) \exp[\alpha + (x + 1)\beta + g(\mathbf{z})] \\ &= \sum_\mathbf{z} w(\mathbf{z}) \exp(\beta) \exp[\alpha + x\beta + g(\mathbf{z})] \\ &= \exp(\beta) \sum_\mathbf{z} w(\mathbf{z}) \exp[\alpha + x\beta + g(\mathbf{z})] \\ &= \exp(\beta) E_W(Y|X = x)\end{aligned}$$

e assim $E_w(Y|X=x+1)/E_w(Y|X=x)= \exp(\beta)$. Em outras palavras, sob um modelo multiplicativo para a contribuição de X na $E(Y|X=x, \mathbf{Z}=\mathbf{z})$, o log da razão padronizada pelo aumento de uma unidade em X é igual ao coeficiente de X, independentemente da ponderação W.

Os resultados precedentes mostram que se estivermos dispostos a fazer suposições fortes sobre a homogeneidade da associação X com Y ao longo dos valores de $\mathbf{Z}$, podemos ignorar as médias ponderadas e usar coeficientes do modelo como medidas padronizadas. O problema com esse uso é sua forte dependência das suposições de homogeneidade. Com as médias ponderadas, podemos usar produtos de componentes de X e $\mathbf{Z}$, ou mesmo modelos de regressão mais complexos, e, assim, não precisamos depender de suposições de homogeneidade. No entanto, se usarmos um modelo aditivo e não aditividade estiver presente (modificação das diferenças por $\mathbf{Z}$), o coeficiente resultante de X β pode ser uma boa aproximação da diferença populacional média com ponderações $w(\mathbf{z}) = \Pr(\mathbf{Z}=\mathbf{z})$, contanto que a contribuição de $\mathbf{Z}$, $g(\mathbf{Z})$, seja bem modelada. De modo similar, se usarmos um modelo multiplicativo quando a modificação das razões por $\mathbf{Z}$ estiver presente, o $\exp(\beta)$ resultante poderá ser uma boa aproximação da razão média da população, novamente, contanto que a contribuição de $\mathbf{Z}$, $g(\mathbf{Z})$, seja bem modelada (Greenland e Maldonado, 1994).

Infelizmente, a menos que o risco seja baixo em todas as combinações X, $\mathbf{Z}$, os resultados que acabamos de descrever não se aplicam a modelos logísticos ou lineares de chances, refletindo o problema das razões de chances não colapsáveis, discutido no Capítulo 4. Em particular, quando $\beta \neq 0$ e $\gamma \neq 0$ no modelo de regressão 21.17, a razão de chances condicional $\exp(\beta)$ estará mais longe de 1 do que a razão de chances obtida primeiro pela padronização dos riscos do modelo e depois pela combinação deles em uma razão de chances (Greenland et al., 1999b). Por motivos semelhantes, os resultados não se aplicam aos modelos exponenciais de taxa e lineares, a menos que X tenha efeito desprezível sobre pessoa-tempo.

Padronização usando modelos de dados completos

A partir de probabilidade básica,

$$\Pr(Y=y|X=x, \mathbf{Z}=\mathbf{z}) = \Pr(Y=y, X=x, \mathbf{Z}=\mathbf{z})/\Pr(X=x, \mathbf{Z}=\mathbf{z})$$

e

$$\Pr(X=x, \mathbf{Z}=\mathbf{z}) = \sum_y \Pr(\mathbf{Y}=\mathbf{y}, \mathbf{X}=\mathbf{x}, \mathbf{Z}=\mathbf{z})$$

A substituição na fórmula de padronização 21.19 gera

$$\Pr_W(Y=y|X=x) = \sum_\mathbf{z}[w(\mathbf{z})\Pr(\mathbf{Y}=\mathbf{y}, \mathbf{X}=\mathbf{x}, \mathbf{Z}=\mathbf{z})/ \sum_y \Pr(\mathbf{Y}=\mathbf{y}, \mathbf{X}=\mathbf{x}, \mathbf{Z}=\mathbf{z})]$$

[21.22]

Podemos, assim, modelar a distribuição completa (conjunta) $\Pr(Y=y, X=x, \mathbf{Z}=\mathbf{z})$ de Y, X e $\mathbf{Z}$ e substituir, então, os valores ajustados nessa fórmula de padronização alternativa. Quando $w(\mathbf{z}) = \Pr(\mathbf{Z}-\mathbf{z})$ ou $w(\mathbf{z})$ é a distribuição em um grupo especial, tal como $w(\mathbf{z}) = \Pr(\mathbf{Z}=\mathbf{z}|X>0)$, o mesmo modelo pode ser usado para estimar também as ponderações e, assim, oferecer uma abordagem de modelagem integrada à padronização (ver Cap. 4 de Bishop et al., 1975). Em particular, pode-se utilizar um modelo log-linear de contagem para o número de sujeitos esperado em cada combinação de Y, X e $\mathbf{Z}=\mathbf{z}$.

Quando $\mathbf{Z}$ é contínuo, ou tem muitos componentes, a modelagem completa de $\Pr(Y=y, X=x, \mathbf{Z}=\mathbf{z})$ pode se tornar impraticável ou requerer o uso de suposições fortes irrealistas. Nessas situações, modelar somente a probabilidade do desfecho $\Pr(Y=y|X=x, \mathbf{Z}=\mathbf{z})$ pode ser muito mais robusto do que modelar a distribuição conjunta inteira $\Pr(Y=y, X=x, \mathbf{Z}=\mathbf{z})$. Outras abordagens robustas podem ser baseadas na modelagem de exposição.

Padronização usando modelos de exposição: ponderação pelo inverso da probabilidade

Consideremos a fórmula de probabilidade

$$\Pr(Y = y|X = x, \mathbf{Z} = \mathbf{z}) = \Pr(Y = y, X = x, \mathbf{Z} = \mathbf{z})/\Pr(\mathbf{Z} = \mathbf{z})\Pr(X = x|\mathbf{Z} = \mathbf{z})$$

A substituição na fórmula de padronização 21.19 produz

$$\Pr_W(Y = y|X = x) = \sum_{\mathbf{z}} w(\mathbf{z})\Pr(Y = y, X = x, \mathbf{Z} = \mathbf{z})/\Pr(\mathbf{Z} = \mathbf{z})\Pr(X = x|\mathbf{Z} = \mathbf{z})$$

[21.23]

Assim, uma proporção padronizada pode ser vista como uma soma ponderada das proporções $\Pr(Y = y, X = x, \mathbf{Z} = \mathbf{z})$ com ponderações $w(\mathbf{z})/\Pr(\mathbf{Z} = \mathbf{z})\Pr(X = x|\mathbf{Z} = \mathbf{z})$. As ponderações são os produtos de dois fatores: a ponderação da padronização $w(\mathbf{z})$ e a ponderação do inverso da probabilidade $1/\Pr(\mathbf{Z} = \mathbf{z})\Pr(X = x|\mathbf{Z} = \mathbf{z})$. Assim, a padronização pode ser vista como um procedimento modificado da *ponderação pelo inverso da probabilidade (PIP)* também conhecido como estimação de *Horvitz-Thompson*) (Horvitz e Thompson, 1952; Rosenbaum, 1987; Sato e Matsuyama, 2003).

Posto que o termo $\Pr(\mathbf{Z} = \mathbf{z})$ pode ser difícil de estimar se $\mathbf{Z}$ é contínuo, ou tem muitos componentes, a reformulação da PIP geral não é usada frequentemente. Com a ponderação da população total $w(\mathbf{z}) = \Pr(\mathbf{Z} = \mathbf{z})$, contudo, a formulação da PIP simplifica-se para

$$\Pr_W(Y = y|X = x) = \sum_{\mathbf{z}} \Pr(Y = y, X = x, \mathbf{Z} = \mathbf{z})/\Pr(X = x|\mathbf{Z} = \mathbf{z})$$

[21.24]

(Robins et al., 2000). A $\Pr_w(Y = y|X = x)$ pode ser estimada, assim, primeiro ajustando-se um modelo para $\Pr(X = x|\mathbf{Z} = \mathbf{z})$, a probabilidade de exposição $X = x$ dadas as covariáveis $\mathbf{Z} = \mathbf{z}$, substituindo, depois, os valores ajustados para $\Pr(X = x|\mathbf{Z} = \mathbf{z})$ em 21.24 para criar um somatório ponderado sobre $\mathbf{Z}$ das proporções observadas com $Y = y$, $X = x$, $\mathbf{Z} = \mathbf{z}$. O mesmo modelo de exposição ajustado pode ser usado para padronizar por um grupo de exposição particular, em vez do total. Por exemplo, para padronizar para aqueles com $X > 0$, $w(\mathbf{z}) = \Pr(\mathbf{Z} = \mathbf{z})|X > 0)$ e a fórmula 21.23 se torna

$$\Pr_W(Y = y|X = x) = \sum_{\mathbf{z}} \Pr(Y = y, X = x, \mathbf{Z} = \mathbf{z})\Pr(X > 0|\mathbf{Z} = \mathbf{z})/\Pr(X = x|\mathbf{Z} = \mathbf{z})$$

(Sato e Matsuyama, 2003). Essa fórmula é apenas uma modificação da fórmula 21.24 com a ponderação do somatório multiplicado por $\Pr(X > 0|\mathbf{Z} = \mathbf{z}) = \sum_{x>0} \Pr(X = x|\mathbf{Z} = \mathbf{z})$.

Posto que a estimação de PIP pura modelo somente $\Pr(X = x|\mathbf{Z} = \mathbf{z})$ em vez da distribuição conjunta inteira $\Pr(Y = y, X = x, \mathbf{Z} = \mathbf{z})$, ela pode ser mais robusta do que a modelagem completa, quando $\mathbf{Z}$ tem muitos valores. O ônus, porém, é que a estimação de PIP pode ser mais instável quando alguns valores de X são raros, pois então o denominador da ponderação $\Pr(X = x|\mathbf{Z} = \mathbf{z})$ pode ficar bastante pequeno, tornando a ponderação estimada altamente instável. Como será discutido adiante, alguma estabilização da estimação de PIP pode ser obtida pelo ajuste de um modelo marginal para os desfechos padronizados da população total, usando-se ponderações modificadas.

Embora a PIP se aplique a qualquer variável de exposição, quando X é binária $\Pr(X = 1|\mathbf{Z} = \mathbf{z})$ é chamada, frequentemente, de *escore de propensão* da exposição (Rosenbaum e Rubin, 1983). Note, contudo, que a PIP usa $\Pr(X = 0|\mathbf{Z} = \mathbf{z})$ para aqueles com $X = 0$, ao invés de usar $\Pr(X = 1|\mathbf{Z} = \mathbf{z})$ para todos, como é feito em escores de propensão (ver adiante).

Padronização em estudos de caso-controle

Suponhamos agora que temos dados de caso-controle e informações externas suficientes para estimar a razão de seleção f/h para casos e controles. Conforme discutido anteriormente, podem-se ajustar modelos de incidência aos dados pela modificação das estimativas do coeficiente para que reflitam as razões da seleção. As estimativas de incidência resultantes podem ser usadas em padronização baseada em modelo de desfecho.

Suponhamos, em seguida, que somente razões ou frações atribuíveis são de interesse e os dados não são pareados. Uma abordagem simples trata as razões de caso-controle ajustadas como se fossem estimativas de incidência e as introduz diretamente na fórmula de modelo de desfecho (21.19). Essa abordagem é válida porque tanto o numerador como o denominador serão distorcidos pelo mesmo fator (f/h), que será cancelado da fórmula. Extensões a dados pareados também são possíveis (Greenland, 1987b). Para estudos de caso-controle cumulativos ou de prevalência, essas técnicas pressupõem que $Pr(Y=1|X=x, \mathbf{Z}=\mathbf{z})$ é uniformemente pequeno.

Uma abordagem alternativa multiplica a ponderação de cada sujeito pelo inverso de sua probabilidade relativa de seleção e pode ser usada com qualquer delineamento amostral em que as probabilidades relativas são conhecidas, tais como delineamentos em dois estágios (Flanders e Greenland, 1991; Cap. 15). Essa abordagem, entretanto, pode tornar-se instável e ineficiente (Scott e Wild, 2002), e a modificação das ponderações é necessária para se lidar com esses problemas (Robins et al., 1994, 2000). Abordagens baseadas em modelagem de exposição encontram problemas adicionais, como será discutido sob escores para estudos de caso-controle.

Modelagem de desfecho marginal

Um refinamento importante da estimação PIP acrescenta um modelo explícito para os desfechos padronizados e o ajusta com ponderações estabilizadas. Por exemplo, se Y é binário e $w(\mathbf{z}) = Pr(\mathbf{Z}=\mathbf{z})$, os desfechos padronizados podem receber um modelo logístico marginal, tal como

$$Pr_W(Y = 1|X = x) = \text{expit}(\alpha + x\beta) \qquad [21.25]$$

Quando Z é suficiente para controle de confundimento, $Pr_w(Y=1|X=x) = Pr(Y=1|\text{Set}[X=x])$ e assim a fórmula 21.25 torna-se o modelo causal marginal

$$Pr(Y = 1|\text{Set}[X = x]) = \text{expit}(\alpha + x\beta)$$

que é comumente denominado *modelo estrutural marginal* (MEM). Esse modelo marginal pode ser ajustado utilizando-se a PIP, pelo uso de estimativas de $1/Pr(X=x|\mathbf{Z}=\mathbf{z})$ como as ponderações individuais em um programa de regressão (Robins et al., 2000). Entretanto, um desempenho melhor é obtido pelo uso de estimativas de $Pr(X=x)/Pr(X=x|\mathbf{Z}=\mathbf{z})$ como ponderações. Essas ponderações "estabilizadas" são estimadas pela modelagem de $Pr(X=x)$ assim como da $Pr(X=x|\mathbf{Z}=\mathbf{z})$ e pela obtenção da razão dos valores ajustados. Como antes, a abordagem estende-se facilmente a outras ponderações, por exemplo, com $w(z) = Pr(\mathbf{Z}=\mathbf{z}/X>0)$, a modelagem marginal usa a ponderação de regressão

$$Pr(X = x) Pr(X > 0|\mathbf{Z} = \mathbf{z})/Pr(X = x|\mathbf{Z} = \mathbf{z})$$

A abordagem de modelagem marginal estabilizada requer o ajuste de três modelos distintos, de modo que requer mais esforço que a modelagem PIP pura. Ela também pode ser menos robusta se o modelo marginal for restritivo. Entretanto, se Z for complicado, ela pode permanecer mais robusta do que a modelagem total da distribuição conjunta $Pr(Y=y, X=x, \mathbf{Z}=\mathbf{z})$. Tópicos gerais comparando métodos PIP e modelagem de $Pr(Y=y|X=x, \mathbf{Z}=\mathbf{z})$ serão discutidos na próxima seção. A modelagem estrutural marginal tende a produzir resultados menos estáveis do que a modelagem de probabilidades de desfecho, mas tem a vantagem de se estender diretamente para modelagem causal longitudinal (Robins et al., 2000; Hernán et al., 2000).

MÉTODOS DE ESCORES
Escores de confundidores e escores de equilíbrio

Tem havido muito trabalho sobre como definir e estimar uma função $g(\mathbf{Z})$ de confundidores mensurados $\mathbf{Z}$, o que é chamado de *escore de confundidor*, que pode ser tratado como um confundidor isolado em análises subsequentes. O parâmetro alvo em trabalhos mais antigos nem sempre foi claramente definido; naqueles mais precisos, a meta tem sido estimar um efeito X sobre Y padronizado para a população-fonte total ou exposta.

Padronização sem modelagem é equivalente a tomar $g(\mathbf{Z})$ por uma variável composta categórica, com um nível distinto para todo valor possível de $\mathbf{Z}$. Por exemplo, se $\mathbf{Z}$ = (sexo, idade), então $g(\mathbf{Z})$ = g(sexo, idade) é o composto "sexo-idade". Esse $g(\mathbf{Z})$ bidimensional tem como valores possíveis cada combinação $g(\mathbf{Z})$ sexo-idade, tal como g(masculino, 60) = "masculino idade 60 anos", e a medida de efeito de interesse poderia ser uma razão de riscos padronizada sexo-idade. Esse escore bidimensional controlará todo confundimento por sexo e idade, se a última for mensurada com bastante acurácia.

Infelizmente, os estratos de uma variável composta tornam-se rapidamente esparsos demais para análise, à medida que o número de valores possíveis para $\mathbf{Z}$ aumenta. Por exemplo, se $\mathbf{Z}$ é composto de oito níveis para idade, quatro níveis para densidade domiciliar, seis níveis para renda, cinco níveis para escolaridade e dois níveis para sexo, ele terá 1.920 níveis possíveis, um excesso de estratos para usar diretamente na maioria dos estudos. Assim, o foco da atenção tem sido a construção baseada em modelo de um escore composto mais simples, que controlaria todo confundimento por $\mathbf{Z}$.

Consideremos primeiro um escore $g(\mathbf{Z})$ com a propriedade de que Y e $\mathbf{Z}$ são independentes, dados a exposição e o escore. Em outras palavras, suponhamos que, quando X está em um valor particular x e $g(\mathbf{Z})$ está em um valor particular c, Y não depende do valor de $\mathbf{Z}$:

$$\Pr\{Y = y | X = x, \mathbf{Z} = \mathbf{z}, g(\mathbf{Z}) = c\} = \Pr\{Y = y | X = x, g(\mathbf{Z}) = c\}$$

Se um escore $g(\mathbf{Z})$ satisfaz essa equação, Y terá uma distribuição "equilibrada" (igual) ao longo dos valores de $\mathbf{Z}$ dentro dos estratos definidos por X e $g(\mathbf{Z})$; daí $g(\mathbf{Z})$ pode ser chamado de um escore de *equilíbrio do desfecho*.

Consideremos em seguida um escore $g(\mathbf{Z})$ com a propriedade de que $\mathbf{Z}$ e X são independentes, dado o escore. Em outras palavras, suponhamos que $\mathbf{Z}$ não dependa do valor de X quando $g(\mathbf{Z})$ estiver em um valor particular c:

$$\Pr\{\mathbf{Z} = \mathbf{z} | X = x, g(\mathbf{Z}) = c\} = \Pr\{\mathbf{Z} = \mathbf{z} | g(\mathbf{Z}) = c\}$$

Tal $g(\mathbf{Z})$ "equilibrará", na média, a distribuição de $\mathbf{Z}$ ao longo das categorias de X. Uma condição equivalente é que X não dependa do valor de $\mathbf{Z}$ quando $g(\mathbf{Z})$ estiver em um valor particular c:

$$\Pr\{X = x | \mathbf{Z} = \mathbf{z}, g(\mathbf{Z}) = c\} = \Pr\{X = x | g(\mathbf{Z}) = c\}$$

Se um escore $g(\mathbf{Z})$ satisfizer essa condição, X terá uma distribuição "equilibrada" (igual) ao longo das categorias de $\mathbf{Z}$ dentro dos estratos definidos por $g(\mathbf{Z})$; donde, $g(\mathbf{Z})$ pode ser chamado de um escore de *equilíbrio da exposição*.

Por causa do equilíbrio que criam, a estratificação sobre os escores de equilíbrio do desfecho ou da exposição serão suficientes para controle de confundimento por $\mathbf{Z}$ quando houver estimativa de efeitos marginais (médios). Contudo, as análises que empregam escores de equilíbrio podem ser desnecessariamente complicadas e ineficientes. Por exemplo, se não há confundimento por algum componente de $\mathbf{Z}$, nenhum escore envolvendo $\mathbf{Z}$ será necessário, e o uso de tal escore aumentará variâncias sem necessidade (e, possivelmente, introduzirá viés se algum componente de $\mathbf{Z}$ não estiver controlado). O tópico chave é como construir um escore que seja a uma só vez simples e suficiente. Muitas abordagens de regressão têm sido propostas para esse propósito, e as subseções a seguir revisam várias que têm sido usadas em pesquisa epidemiológica.

Escores de desfecho

Os escores que são construídos para prever o desfecho são denominados *escores de desfecho*. Os métodos iniciais de escores do desfecho baseavam-se em ajustar um modelo para a regressão do resultado Y sobre $\mathbf{Z}$ isolado (p. ex., Bunker et al., 1969). Para um indicador de doença Y, poderia-se ajustar um modelo logístico

$$\Pr(Y = 1|\mathbf{Z} = \mathbf{z}) = \text{expit}(\alpha^* + \mathbf{z}\boldsymbol{\gamma}^*)$$

então usar a probabilidade ajustada expit($\hat{\alpha}$ + $\mathbf{z}\hat{\boldsymbol{\gamma}}^*$) para cada sujeito, como os valores $g(\mathbf{z})$ do escore do confundidor. Essa probabilidade ajustada é também conhecida como um *escore de risco* ou *escore prognóstico*. Posto que a probabilidade ajustada é somente uma função um para um da combinação linear ajustada $\mathbf{z}\hat{\boldsymbol{\gamma}}^*$, pode-se tomar de forma equivalente $g(\mathbf{z}) = \mathbf{z}\hat{\boldsymbol{\gamma}}^*$ como o escore do confundidor.

Análises que utilizam escores de risco obtidos pela regressão de Y sobre $\mathbf{Z}$ isolado (sem X) apareceram em várias fórmulas ao longo dos anos 1970. Tais escores *não* constituem balanceamento de desfecho, e ajustar para eles resulta em estimativas nulo-viesadas da associação de X sobre Y ajustada para $\mathbf{Z}$. Esse viés surge porque o termo $\mathbf{z}\boldsymbol{\gamma}^*$ incorpora qualquer efeito de X que esteja confundindo o efeito $\mathbf{Z}$, e, portanto, o ajuste para $\mathbf{z}\boldsymbol{\gamma}^*$ ajusta para longe do efeito de X (Miettinen, 1976b; Greenland, 1984b). Se o modelo estiver correto, entretanto, o ajuste pode dar valores P nulo corretos (Pike et al., 1979; Cook e Goldman, 1989).

Para remover o viés, pode-se usar como escore do confundidor o valor ajustado do termo linear em $X = 0$ de um modelo tanto com X quanto $\mathbf{Z}$, tal como $g(\mathbf{z}) = \mathbf{z}\hat{\boldsymbol{\gamma}}$, a partir do ajuste do modelo de risco 21.17 (Miettinen, 1976b; Pike et al., 1979). Esse escore será desfecho-equilibrado na média, se o modelo estiver correto. No entanto, como o escore é estimado, os erros padrão resultantes podem estar viesados para baixo, levando a valores P viesados para baixo e a intervalos de confiança demasiadamente estreitos. Assim, com fundamento teórico assim como laboral, nenhuma dessas abordagens básicas de escore de desfecho é claramente melhor do que apenas usar $\exp(\hat{\beta})$ do modelo de desfecho (21.17) como a estimativa do efeito, nem tampouco são melhores do que a padronização baseada em modelo.

Escores de exposição

Os escores que são construídos para predizer a exposição são chamados de *escores de exposição*. Miettinen (1976b) sugeriu a criação de um escore de exposição pela regressão de X sobre Y e $\mathbf{Z}$ e (por analogia com os escores de risco) pelo estabelecimento de $Y = 0$. No contexto de estudos de coorte, Rosenbaum e Rubin (1983) argumentaram que, em vez disso, deveria-se modelar a probabilidade de X como uma função de $\mathbf{Z}$ apenas, o que para um X binário poderia ser

$$\Pr(X = 1|\mathbf{Z} = \mathbf{z}) = e_1(\mathbf{z}) = \text{expit}(\nu + \mathbf{z}\boldsymbol{\theta})$$

Eles chamaram essa probabilidade de $X = 1$ de *escore de propensão* para X e demonstraram que, se o modelo ajustado estiver correto, $e_1(\mathbf{z})$ será o escore de equilíbrio da exposição mais grosseiro, em que nenhuma simplificação adicional do escore preservará sua propriedade de equilibrar $\mathbf{Z}$ pelas categorias de X. Observe, contudo, que escores mais simples do que $e_1(\mathbf{z})$ podem ser suficientes para controle do confundimento por $\mathbf{Z}$. Por exemplo, se Z_1 não estiver confundindo, devido às covariáveis remanescentes em $\mathbf{Z}$, então não há necessidade de equilibrar Z_1, e um escore sem Z_1 seria suficiente e mais simples.

Trabalho subsequente mostrou (um tanto paradoxalmente) que se o modelo correto para o escore de propensão é conhecido, o uso do escore a partir do ajuste daquele modelo tem melhores propriedades estatísticas do que utilizar o escore verdadeiro $e_1(\mathbf{z})$ (Rosenbaum, 1987; Robins et al., 1992b). Assim, se o modelo precedente fosse correto, o uso do escore ajustado $\hat{e}_1(\mathbf{z}) = \text{expit}(\hat{\nu} + \mathbf{z}\hat{\boldsymbol{\theta}})$ seria melhor do que utilizar $e_i(\mathbf{z}) = \text{expit}(\nu + \mathbf{z}\boldsymbol{\theta})$ com os verdadeiros ν e $\boldsymbol{\theta}$. Embora essa teoria mostre que a abordagem do escore de propensão, tomando $g(\mathbf{z}) = \hat{e}_1(\mathbf{z})$, seja um competidor viável para a modelagem direta da regressão de Y sobre X e $\mathbf{Z}$, o modelo de propensão é desconhecido em estudos observacionais, e a teoria deixa em aberto como o modelo de exposição deve ser construído. Estudos sugerem que os critérios de seleção de variáveis para ajuste (inclusão em $\mathbf{Z}$) devam ser os mesmos usados para regressão do desfecho (p. ex., Brookhart et al., 2006). Esses critérios podem ser resumidos, a grosso modo, pela regra de senso comum de que confundidores importantes devem ser forçados para dentro do modelo. Visto que a força do confundimento por uma covariável Z_k seja determinada por sua associação com X e Y, a seleção baseada em qualquer das duas associações isoladamente pode separar facilmente não confundidores de confundidores.

Como com as análises baseadas na modelagem de Y, a seleção baseada em critérios convencionais de seleção de variáveis (p. ex., coeficiente $P < 0,05$) pode ser especialmente prejudicial. Por exemplo, a modelagem de propensão passo-a-passo reterá uma variável que não estiver associada com Y se ela estiver "significativamente" associada com X, resultando em ajuste para um não confundidor; no entanto, essa modelagem removerá um confundidor cuja associação com X for "não significativa", resultando em confundimento não controlado. Contudo, ela reterá variáveis que discriminam fortemente entre expostos e não expostos, mesmo que elas não tenham outra relação com Y, salvo por meio de X, e, portanto, não sejam confundidores, prejudicando assim a eficiência da estratificação do escore de propensão pela redução da sobreposição entre os grupos de expostos e de não expostos. Por motivos semelhantes, a capacidade do modelo de propensão discriminar entre os expostos e os não expostos não deve ser um critério para determinar um bom modelo – por exemplo, um modelo que discrimine perfeitamente não deixará sujeitos expostos e não expostos no mesmo estrato do escore ajustado.

Como com qualquer procedimento de modelagem, uma vez que o modelo de exposição tenha sido ajustado, verificações de sua adequação são aconselháveis. Um diagnóstico simples é verificar se a exposição e as covariáveis $\mathbf{Z}$ são independentes dado o escore de exposição, como elas deveriam ser se o escore for adequado. Essa verificação frequentemente é feita pelo exame das associações covariável-exposição, após estratificação dos dados pelos escores ajustados.

Caso o escore pareça adequado, a questão é como ele deve ser usado no ajuste. Escores têm sido usados para estratificação, pareamento ou como uma covariável em regressões de Y sobre exposição (Rosenbaum, 2002; Rubin, 2006). Como assinalado anteriormente, o escore de propensão ajustado $\hat{e}_1$($\mathbf{z}$) também pode ser usado para construir ponderações do inverso da probabilidade para modelagem marginal da dependência de Y sobre X (Robins et al., 2000; Hirano et al., 2003; Lunceford e Davidian, 2004). Por exemplo, aqueles com $X = 1$ podiam receber ponderação $w = 1/\hat{e}_1(\mathbf{z})$; aqueles com $X = 0$ receberiam, então, ponderação $n = 1/\hat{e}_0(\mathbf{z})$; onde $\hat{e}_0(\mathbf{z}) = 1 - \hat{e}_1(\mathbf{z})$ é o valor ajustado da $\Pr(X = 0|\mathbf{Z} = \mathbf{z})$. Em outras palavras, é ajustado um modelo para a regressão de Y sobre X em que cada sujeito recebe uma ponderação $1/\hat{e}_x(\mathbf{z})$, o inverso da probabilidade de se obter a exposição que o sujeito realmente tinha.

Uma objeção à estratificação e ao pareamento sobre um escore ajustado é que eles envolvem categorização de escores, o que pode introduzir confundimento residual (Robins et al., 1992b; Lunceford e Davidian, 2004). Similarmente, o uso direto do escore como um preditor em um modelo de desfecho pode introduzir má especificação adicional ao modelo, embora esse problema possa ser minimizado pela modelagem da associação entre o escore e o desfecho flexivelmente (p. ex., usando-se regressão polinomial ou *splines*). O pareamento por escore pode evitar esses problemas, mas pode invalidar estimativas por intervalo convencionais para o efeito (Hill e Reiter, 2006; Abadie e Imbens, 2006).

Em contraste, a ponderação não requer categorização nem especificação do efeito do escore sobre Y. Ela também generaliza facilmente para uma variável de exposição X com mais de dois níveis, inclusive exposições variáveis com o tempo (Hernán et al., 2000, 2001). Sua principal desvantagem é que pode levar a instabilidades, devido a probabilidades ajustadas perto de 0 (Robins et al., 2000). Uma abordagem correlata que não requer categorização usa uma transformação especial de $\hat{e}_x(z)$ em um modelo condicional de desfecho e então extrai médias para aquele modelo (Bang e Robins, 2005).

Por causa das diferenças em ponderações implícitas, abordagens diferentes podem estimar parâmetros distintos, se houver modificação da medida de efeito de X ao longo das categorias de $\mathbf{Z}$ (Stürmer et al., 2005, 2006; Kurth et al., 2006). Por exemplo, a padronização por estratos de escores de propensão corresponde à padronização por $w(\mathbf{z}) = \Pr(\mathbf{Z} = \mathbf{z})$, e o uso de outros resumos sobre os estratos frequentemente aproxima-se dessa padronização (Greenland e Maldonado, 1994). Porém, o pareamento por escore de propensão alterará a distribuição de $\mathbf{Z}$ na coorte e, assim, levará a um padrão diferente do que simplesmente usar todo mundo na análise de escore de propensão. Se o pareamento é baseado em tomar todos aqueles com $X = 1$ e em usar seus escores para selecionar n pares com $X = 0$, a coorte resultante terá, em média, a distribuição de $\mathbf{Z}$ dos expostos $\Pr(\mathbf{Z} = \mathbf{z}|X = 1)$, de modo que tal distribuição será agora o padrão.

De maneira semelhante, a ponderação por $1/\hat{e}_1(\mathbf{z})$ e $1/\hat{e}_0(\mathbf{z})$ é equivalente à padronização pela distribuição na coorte total, $\Pr(\mathbf{Z} = \mathbf{z})$ (Robins et al., 2000). Para padronizar pela distribuição nos expostos, $\Pr(\mathbf{Z} = \mathbf{z}|X = 1)$, as ponderações $w(\mathbf{z})$ devem ser modificados para $\hat{e}_1(\mathbf{z})/\hat{e}_1(\mathbf{z}) = 1$ para os expostos e para $\hat{e}_1(\mathbf{z})/\hat{e}_0(\mathbf{z})$ para os não expostos (Sato e Matsuyama, 2003). Esse padrão é apropriado se o objetivo for estimar o efeito líquido que a exposição tem sobre os expostos. A fim de padronizar pela distribuição nos não expostos, $\Pr(\mathbf{Z} = \mathbf{z}|X = 0)$, as ponderações $w(\mathbf{z})$ devem ser modificados para $\hat{e}_0(\mathbf{z})/\hat{e}_1(\mathbf{z})$ para os expostos e para $\hat{e}_0(\mathbf{z})/\hat{e}_0(\mathbf{z}) = 1$ para os não expostos. Esse padrão é apropriado se o objetivo for estimar o efeito líquido que aquela exposição teria sobre os não expostos.

Escores de propensão e métodos PIP são baseados na modelagem da probabilidade completa $\Pr(X = x|\mathbf{Z} = \mathbf{z})$ de X dado $\mathbf{Z}$. Quando X é contínuo, essa tarefa pode ser mais difícil de fazer com precisão, do que somente a modelagem da regressão de X sobre $\mathbf{Z}$, $E(X = x|\mathbf{Z} = \mathbf{z})$, que é a média $\mathbf{Z}$ condicional da exposição X. *E-estimação* e *escores de intensidade* baseiam-se em ajuste pelo uso de um modelo ajustado para a regressão da exposição $E(X = x|\mathbf{Z} = \mathbf{z})$, sujeito a restrições sobre a regressão condicional $E(Y|X = x, \mathbf{Z} = \mathbf{z})$ (Robins et al., 1992b; Brumback et al., 2003). Como PIP, esses métodos generalizam para exposições e para confundidores que variam com o tempo, e são conhecidos como g-estimação (ver adiante).

Modelagem de desfecho *versus* modelagem de exposição

Tem havido alguma controvérsia sobre os méritos relativos a abordagens de modelagem de desfecho e de modelagem de exposição, especialmente com relação a sua dependência de modelo. Uns poucos fatos devem ser assinalados de saída. Em primeiro lugar, o confundimento que não é capturado pelo $\mathbf{Z}$ mensurado (p. ex., por causa de erro na mensuração de $\mathbf{Z}$ ou por deixar de incluir alguns confundidores em $\mathbf{Z}$) não pode ser atribuído a qualquer das duas abordagens. Assim, nenhuma delas foca um problema realmente intrínseco de estudos observacionais – confundimento residual por confundidores mal mensurados ou não mensurados (Rubin, 1997; Joffe e Rosenbaum, 1999). De modo similar, o ajuste para covariáveis inapropriadas, tais como aquelas afetadas por X ou Y (p. ex., intermediárias), produzirá viés, não importa a abordagem.

Se $\mathbf{Z}$ é um confundidor, a modelagem errônea da $E(Y|X = x, \mathbf{Z} = \mathbf{z})$ ou da $\Pr(X = x|\mathbf{Z} = \mathbf{z})$ pode deixar confundimento residual por $\mathbf{Z}$. Assim, sempre é possível que os resultados de nenhuma das duas, de somente uma ou de cada abordagem sofram de viés por má modelagem. O viés relativo das abordagens depende fortemente da estratégia de modelagem. Como um exemplo simples, suponhamos que somente uma covariável Z_k em $\mathbf{Z}$ seja o único confundidor em um estudo e que ambos os modelos de desfecho serão construídos pela seleção de apenas aquelas covariáveis com $P < 0,05$ no modelo ajustado. Se Z_k tiver $P < 0,05$ no modelo de desfecho, mas $P > 0,05$ no modelo de exposição, ela será selecionada para o modelo de desfecho e não haverá confundimento dos resultados daquele modelo. Inversamente, se Z_k tiver $P > 0,05$ no modelo de desfecho, mas $P < 0,05$ no modelo de exposição, ela será deixada de fora do modelo de desfecho, causando confundimento dos resultados daquele modelo, mas será selecionada para o modelo de exposição, e não haverá confundimento dos resultados daquele modelo.

O tópico especificação é destacado frequentemente como uma questão de quão acuradamente podemos modelar a dependência de Y sobre X e $\mathbf{Z}$ *versus* com que precisão podemos modelar a dependência de X sobre $\mathbf{Z}$. Em ambas as abordagens, o passo final pode ser extrair a média (padronizar) dos resultados da modelagem. Em cada abordagem, a extração da média pode reduzir a sensibilidade à má modelagem. Por exemplo, quando se padroniza estimativas baseadas em modelo de $E(Y|X=x, \mathbf{Z}=\mathbf{z})$ sobre uma distribuição de $\mathbf{Z}$ semelhante àquela dos dados, as estimativas resumo resultantes serão bem mais estáveis e menos sensíveis à especificação errônea do que as estimativas $E(Y|X=x, \mathbf{Z}=\mathbf{z})$. Essa robustez origina-se da extração de média dos erros de resíduos ser 0 sobre a distribuição de dados dos preditores. Embora a média não precise ser 0 dentro de categorias de X, pode-se verificar as médias específicas para X: valores grandes indicam má modelagem de X.

Estudos iniciais de simulação relataram robustez de especificação mais alta para os escores de propensão (Drake, 1993; Drake e Fisher, 1995), mas com apenas um confundidor, nenhuma provisão para modificação ou expansão do modelo (e, assim, nenhuma adaptabilidade ao contexto) e sem justificativa explícita do estabelecimento dos parâmetros escolhidos para simulação. O uso de estratégias de modelagem modernas na simulação (p. ex., modelagem hierárquica ou não paramétrica) pode mudar as comparações sensivelmente, algumas vezes a favor da modelagem do desfecho (p. ex., Hill e McCulloch, 2008).

A acurácia e a dificuldade potencial de cada abordagem também dependem muito do contexto, assim como da estratégia de modelagem. Por exemplo, em um estudo de ingestão de nutrientes e câncer de pulmão, é duvidoso que a modelagem das ingestões (as exposições) seja algo mais simples ou mais precisa que a modelagem do risco de câncer de pulmão. A modelagem da exposição também seria mais trabalhosa, na medida em que teria que ser criado um novo modelo de exposição para cada nutriente que desejássemos examinar. Como um exemplo oposto, em um estudo com foco em um procedimento médico, ou em uma prescrição de droga, e em sobrevida, poderemos ter muito mais capacidade de modelar acuradamente quem receberá o procedimento, ou droga, do que quem sobreviverá ao período do estudo. Assim, não se pode julgar se a modelagem do desfecho ou da exposição é preferível sem o conhecimento sobre o assunto do estudo.

Quanto ao último tópico, frequentemente esquece-se que o ajuste via modelagem da exposição requer pelo menos dois modelos: o modelo da exposição para X dado $\mathbf{Z}$ e outro para o ajuste da associação X, Y pelo modelo de exposição ajustado. O último modelo pode envolver apenas Y, X e o escore ajustado e pode ser bem mais simples do que o modelo para $E(Y|X=x, \mathbf{Z}=\mathbf{z})$ se $\mathbf{Z}$ for complicado ou contiver muitas variáveis. Entretanto, a simplicidade reflete apenas transferência de complexidade para modelar $\Pr(X=x|\mathbf{Z}=\mathbf{z})$.

Um assunto estatístico paralelo é a quantidade de informações da amostra disponível para cada modelo. A esse respeito, o modelo de exposição, frequentemente, tem uma vantagem na prática (Cepeda et al., 2003). Para ilustrar, suponhamos que Y é binário e X e $\mathbf{Z}$ são puramente categóricos. Se, como ocorre frequentemente em estudos de coorte, os números da amostra com $Y=1$ em cada categoria de X, $\mathbf{Z}$ tendem a ser muito pequenos, as estimativas de risco condicional $\Pr(Y=1|X=x, \mathbf{Z}=\mathbf{z})$ podem requerer um modelo restritivo ou podem se tornar instáveis e sofrer vieses para pequena amostra (Greenland et al., 2000a). Se, ao mesmo tempo, os números em cada categoria de X, $\mathbf{Z}$ são grandes, ainda podem ser obtidas estimativas estáveis das probabilidades de exposição $\Pr(X=x|\mathbf{Z}=\mathbf{z})$. Observe, contudo, que essa vantagem de viés para pequena amostra da modelagem de exposição não leva à eficiência maior, porque a precisão final de qualquer estimativa permanece limitada pelos números pequenos em $Y=1$. Note, também, que a vantagem mudará para modelagem do desfecho, se o desfecho ($Y=1$) for comum, mas a exposição ($X=1$) for rara.

A precisão relativa de estimativas resumo de modelagem do desfecho e exposição é difícil de avaliar, por causa dos modelos não comparáveis utilizados pelas duas abordagens. Resultados teóricos que pressupõem exposição homogênea e especificação correta de ambos os modelos (p. ex., Robins et al., 1992b) acham vantagens de precisão ou de poder para modelagem do desfecho, conforme observado em exemplos e simulações (p. ex., Drake e Fisher, 1995). Essa vantagem é adquirida em troca do risco de erros padrão viesados para baixo, se os efeitos forem heterogêneos. Esse risco pode ser reduzido pelo uso de termos de produto X-$\mathbf{Z}$, ou de modelos de desfecho mais flexíveis, o que, por sua vez, diminui a eficiência da modelagem do desfecho. A mesma teoria confirma relatos empíricos de que a inclusão de não confundidores é menos prejudicial à precisão na modelagem da exposição do que na modelagem do desfecho (presumindo-se, é claro, que os não confundidores não são afetados pela exposição; ver os Caps. 9 e 12), embora essa diferença possa não ser suficiente para compensar pela precisão mais baixa da modelagem da exposição, em relação à modelagem do desfecho (Robins et al., 1992b; Lunceford e Davidian, 2004).

Novamente, abordagens diferentes podem estimar parâmetros diferentes, o que pode levar a resultados disparatados, mesmo quando todos os modelos estão corretos (Stürmer et al., 2005, 2006; Austin et al., 2007). Conforme mencionado anteriormente, os coeficientes de modelos de desfecho e de modelos marginais refletem uma ponderação aproximada da população total (Greenland e Maldonado, 1994), mas o pareamento por escore de propensão pode alterar grandemente a população e, portanto, a ponderação. Comparações significativas requerem modificações das ponderações para dar aos métodos o mesmo padrão, como descrito anteriormente.

Combinação de modelo e estimação duplamente robusta

Uma resolução direta da escolha entre modelagem do desfecho e modelagem da exposição é fazer ambas, e, se surgir discordância, tentar encontrar o motivo. Outra resolução é combinar as duas abordagens, por exemplo, incluindo o escore diretamente em um modelo para Y ao longo de X e Z, ou pelo uso do escore de propensão para o pareamento, e então fazendo a regressão de Y sobre X e Z na amostra pareada (Rubin e Thomas, 2000; Rubin, 2006). Alternativamente, pode-se usar ponderações dos inversos da probabilidade estimados a partir da modelagem $\Pr(X = x | Z = z)$ para ajustar o modelo para $E(Y|X = x, Z = z)$, então padronizar sobre os desfechos esperados ajustados (Kang e Schafer, 2007). Intuitivamente, a ideia é que se o escore de propensão ou PIP deixar de ajustar completamente para Z, o ajuste de regressão para Z pode compensar, e vice-versa.

Essa ideia é formalizada na teoria da *estimação duplamente robusta*, que mostra como combinar modelagem do desfecho e da exposição de maneira tal que dá uma estimativa válida se qualquer dos dois modelos estiver correto (Scharfstein et al., 1999, Van de Laan e Robins, 2003; Kang e Schafer, 2007). A teoria justifica a abordagem de regressão PIP e leva a novas abordagens para a modelagem marginal (Bang e Robins, 2005). O termo *duplamente robusta* reflete o fato de que esses métodos têm duas maneiras de obter a resposta certa, embora essa propriedade não necessariamente melhore o desempenho quando nenhum dos modelos está correto (Kang e Schafer, 2007).

Escores em estudos de caso-controle

Na maioria dos estudos de caso-controle, as probabilidades de seleção, intencionalmente, são colocadas muito mais altas para os casos do que para os potenciais controles, e elas também podem variar com covariáveis Z como um resultado do pareamento. Uma consequência é que modelos para Y e para X ajustados aos dados serão distorcidos em relação à população. Como discutido anteriormente, porém, na maioria dos estudos podem-se ajustar modelos de desfecho como se os dados fossem de um estudo de coorte, e as distorções cancelarão as estimativas de razão de incidência e a fração atribuível dos modelos. Se há dados da população, eles podem ser usados para remover as distorções nos modelos de desfecho para obter também estimativas de incidência (Greenland 1981, 2004d).

Diferentemente da modelagem do desfecho, atualmente nenhuma proposta publicada de escores de exposição para dados de caso-controle tem forte apoio teórico ou empírico. A situação é complicada, porque a distorção da relação de X e Z produzida pela amostragem de caso-controle não cancela as fórmulas de estimação, mesmo quando não há pareamento. Como um resultado, simplesmente ajustar o escore de propensão aos dados, sem considerar o *status* do desfecho ou a amostragem, resultará em uma estimativa de escore viesada, e, assim, pode levar a confundimento de resíduo (Mansson et al., 2007). Uma solução ingênua para esse problema é presumir que os controles são representativos da população e ajustar um modelo de exposição apenas aos controles (Miettinen, 1976b). Infelizmente, essa prática pode levar a estimativas distorcidas específicas de escore, porque os escores resultantes ajustarão os controles muito melhor do que os casos. Uma consequência dessa distorção é o aparecimento espúrio de variação em medidas de efeito ao longo dos níveis do escore de propensão (modificação de medida de efeito), mesmo quando não há nenhuma variação (Mansson et al., 2007).

Alguém poderia, então, ajustar um modelo para $\Pr(X = 1|Y = y, \mathbf{Z} = \mathbf{z})$ tanto para casos como para controles e usar o valor ajustado de $\Pr(X = 1|Y = 0, \mathbf{Z} = \mathbf{z})$ como o escore de exposição (Miettinen, 1976b). A efetividade dessa estratégia em eliminar as distorções supracitadas depende, em parte, do número de termos de produto entre componentes Y e $\mathbf{Z}$ no modelo: com muitos produtos de covariável do desfecho, os valores ajustados de $\Pr(X = 1|Y = 0, \mathbf{Z} = \mathbf{z})$ se aproximarão daqueles obtidos pelo ajuste dos controles isoladamente, retornando às distorções originais. O desempenho dessa e de qualquer estratégia de escores também dependerá do método utilizado para ajustar o escore estimado.

MODELAGEM DE DADOS LONGITUDINAIS

Esta seção oferece uma descrição breve de certos assuntos que surgem em estudos envolvendo exposições e confundidores dependentes do tempo (tais como fumo, consumo de álcool, uso de drogas, adesão a tratamento, exposições ocupacionais, dieta, exercício, estresse, peso, pressão arterial, colesterol sérico, rastreamento para câncer e cobertura de seguro de saúde) ou desfechos recorrentes (tais como angina, dor lombar, ataques de alergia, crises de asma, convulsões e depressão). Ela foca, primariamente, o problema de que uma covariável dependente do tempo tanto pode afetar como ser afetada pela exposição em estudo, e, assim, atuar tanto como um confundidor quanto como um intermediário. Similarmente, um desfecho recorrente tanto pode afetar como ser afetado por uma exposição dependente do tempo, e assim, agir tanto como um confundidor quanto como um desfecho.

Dados que contêm mensurações múltiplas ao longo do tempo sobre cada sujeito frequentemente são chamados de *medidas repetidas* ou *dados longitudinais*. Embora haja literatura volumosa sobre a análise de tais dados, a maior parte dela não oferece métodos que ajustem apropriadamente para confundimento por variáveis intermediárias ou de desfecho. Em particular, métodos-padrão da modelagem tempo-dependente de Cox (Cox e Oakes, 1984; Kalbfleisch e Prentice, 2002), regressão de efeitos aleatórios (Stiratelli et al., 1984) e regressão logística de dados correlacionados (análise "EEG") (Liang e Zeger, 1986; Zeger e Liang, 1992; Diggle et al., 2002) dão estimativas de efeito viesadas quando a exposição afeta um confundidor ou é afetada pelo desfecho do estudo (Robins et al., 1992a; Robins e Greenland, 1994; Robins et al., 1999b).

Exposições e covariáveis tempo-dependentes

Todos os métodos para estimação do efeito que consideramos até agora, e aqueles apreciados na maioria dos livros, pressupõem implicitamente que a exposição em estudo não afeta qualquer covariável usada para criar estratos ou usada como um preditor. Como discutido em capítulos precedentes, os métodos também presumem que não há confundimento dentro dos estratos ou dentro das categorias de outras covariáveis no modelo da análise. Essas duas suposições frequentemente são incompatíveis quando a exposição e as covariáveis se alteram ao longo do tempo.

Para ilustrar, suponhamos que desejamos estudar o efeito global a longo prazo do uso de café sobre o risco de infarto do miocárdio (IM). O colesterol sérico é um sério candidato como um confundidor, porque os consumidores de café podem ter mais fatores não mensurados associados ao colesterol elevado (tais como traços da personalidade) e porque o colesterol sérico é positivamente associado ao risco de IM. Contudo, o colesterol sérico também é um candidato razoável a intermediário, porque o uso de café pode elevar os níveis séricos de colesterol (Cap. 33).

O efeito líquido de ambos os cenários precedentes será uma associação positiva de uso de café e colesterol sérico. Dado que o colesterol sérico também é positivamente associado ao IM, o ajuste para o colesterol muito provavelmente diminuirá o efeito estimado do uso de café sobre IM (realmente, essa diminuição tem sido observada em alguns estudos). Posto que o uso de café e o colesterol sérico elevado podem estar associados por causas comuns, parte dessa diminuição pode ser atribuída à remoção do confundimento pelo colesterol, caso em que a estimativa não ajustada será viesada. No entanto, como parte da associação café-colesterol pode ser devido ao efeito do café sobre o colesterol, parte da diminuição do efeito estimado do café pode refletir ajuste para uma variável (novamente, colesterol) afetada pelo uso de café, e, assim, não refletirá a remoção do confundimento. Esse raciocínio implica que a estimativa ajustada também tem viés.

Como se poderia esperar, a resolução desse dilema requer que se tenham dados longitudinais sobre a exposição (aqui, uso de café) e sobre cada covariável que desempenhe um papel duplo de confundidor e intermediário (aqui, colesterol sérico). Requer, também, uso de um método de estimação que ajuste para o efeito de confundimento da covariável *e nada mais*. Em particular, não queremos ajustar para o efeito da exposição sobre o confundidor. Infelizmente, métodos convencionais, tais como a regressão tempo-dependente de Cox e a regressão de Poisson, não podem satisfazer esse requisito (Robins et al., 1992a). Robins desenvolveu vários métodos que podem ajustar apropriadamente o efeito estimado de uma exposição e de uma covariável tempo-dependentes se dados longitudinais estiverem disponíveis (Robins, 1987, 1989, 1993, 1997, 1999; Robins et al., 1992a). Esses métodos podem ser necessários, mesmo que a exposição e a covariável afetada por ela não tenham efeito sobre o risco; tais situações surgem quando a covariável é uma substituta para confundidores não mensurados.

Suponhamos agora que estamos interessados somente no efeito direto do uso de café sobre IM, afora qualquer efeito que ele tenha sobre o colesterol. Isto é, podemos querer estimar a parte do efeito do café sobre o IM que *não* seja atribuível a qualquer aumento de colesterol que ele produza. Aqui, novamente, os métodos de ajuste convencionais podem estar viesados para esse efeito direto (Robins e Greenland, 1992, 1994; ver Cap. 12). Felizmente, os mesmos métodos desenvolvidos por Robins para ajustar para confundimento por uma variável intermediária podem ser estendidos ao problema de estimar efeitos diretos (Robins e Greenland, 1994; Petersen et al., 2006).

Os exemplos descritos ilustram o problema mais geral de determinar quais variáveis devem ser mensuradas (p. ex., consumo total de café e histórico de colesterol *versus* medidas resumo tais como níveis médios) e como devem ser levadas em conta na análise, dado que um efeito particular seja de interesse. Como discutido no Capítulo 12, abordagens gráficas têm sido desenvolvidas junto com algoritmos explícitos para fazer tais determinações.

Desfechos recorrentes

Consideremos em seguida uma situação em que o desfecho possa reaparecer. Os exemplos surgem normalmente em estudos de doenças respiratórias, de transtornos neurológicos e de condições psiquiátricas. Por exemplo, o desfecho pode ser crise de asma (sim ou não) registrada para cada dia do período de estudo, junto com covariáveis fixas (tais como sexo) e covariáveis que mudem com o tempo (tais como atividade, medicações, poluição do ar e variáveis climáticas). Em algumas situações, o desfecho pode afetar a (bem como ser afetado pela) exposição e outras covariáveis. Por exemplo, ter uma crise de asma em um dia pode influenciar o nível de atividade de uma pessoa no dia seguinte; além disso, pode afetar diretamente o risco de uma crise de asma no dia seguinte. Assim, os desfechos prévios podem atuar como confundidores ao estimarem efeitos de exposições sobre desfechos mais tardios.

Infelizmente, os métodos convencionais para analisar desfechos recorrentes, tais como as equações de estimação generalizadas, ou regressão EEG (Zeger e Liang, 1992; Diggle et al., 2002), e a regressão logística de efeitos aleatórios (Stiratelli et al., 1984) não ajustam para os efeitos de desfechos sobre exposições ou sobre covariáveis, nem ajustam apropriadamente para os efeitos de desfechos mais precoces sobre desfechos mais tardios (Robins et al., 1999b). Esses métodos presumem implicitamente que o desfecho não afeta a exposição e outras covariáveis e impõem relações simétricas entre desfechos em tempos diferentes (note que as relações causais são inerentemente assimétricas;

em particular, os desfechos mais precoces podem afetar desfechos mais tardios, mas não vice-versa). Os métodos de Robins não requerem tais pressupostos e podem ser aplicados à análise de desfechos recorrentes (Robins et al., 1999b).

Modelos estruturais e g-estimação

As variáveis em um modelo são classificadas algumas vezes como *endógenas*, ou internas, se podem ser afetadas por outras variáveis, e *exógenas*, ou externas, caso contrário (ver Cap. 12). Por exemplo, em um estudo longitudinal de crises de asma, as variáveis atividade física e medicamentos serão endógenas, ao passo que poluição do ar e variáveis climáticas serão exógenas. Com essa terminologia, a mensagem da presente seção pode ser resumida assim: métodos como padronização clássica, regressão de desfecho correlacionado (efeitos aleatórios e EEG) e regressão de Cox podem dar respostas viesadas quando alguns dos confundidores são endógenos. Para evitar o viés, são necessários métodos baseados em modelos de múltiplas equações (tais como os de Robins).

O tópico de modelagem de relações causais múltiplas com equações múltiplas é conhecido em ciências sociais como *modelagem de equações estruturais*. Esse assunto é tão vasto que não podemos revisá-lo aqui. Uma introdução clássica a equações estruturais lineares é a de Duncan (1975), enquanto Pearl (2000) fornece uma perspectiva não paramétrica moderna, que é equivalente à abordagem de Robins (1997). Vários tópicos sobre modelagem de equação estrutural surgem quando são estimados os efeitos de exposições tempo-dependentes. Uma objeção forte à literatura de ciências sociais sobre equações estruturais é que os métodos, frequentemente, envolvem suposições implausivelmente fortes, tais como relações lineares entre todas as variáveis (Freedman, 1985, 1987). Para evitar tais dificuldades, Robins desenvolveu métodos semiparamétricos que tentam minimizar suposições sobre as formas funcionais das relações causais e distribuições de erros e que têm alguma robustez quanto a violações das suposições feitas (Robins et al., 1992a, 1992b; Robin, 1993, 1997, 1998a, 1999; Mark e Robins, 1993a; Robins e Greenland, 1994; Witteman et al., 1998).

A maioria desses métodos é baseada em modelos *estruturais aninhados de falha de tempo* (EAFT) e de *média estrutural aninhada* (MEA), que generalizam os modelos de potencial desfecho descritos nos Capítulos 4 e 20 para tratamentos longitudinais (i.e., exposições tempo-dependentes que podem influenciar e ser influenciadas por outras variáveis tempo-dependentes). A robustez da modelagem estrutural aninhada surge do fato de que ela não faz suposição sobre as relações causais entre as covariáveis além daquela exigida pela ordenação no tempo (as causas devem preceder os efeitos). A única dependência causal que ela modela é aquela do desfecho sobre a exposição. Junto com o último modelo causal, a modelagem estrutural aninhada emprega outro modelo para a regressão da exposição em estudo em cada ponto no tempo de exposição, covariável, e história da doença de cada sujeito até aquele ponto no tempo.

Matematicamente, os modelos estruturais aninhados de falha de tempo constituem uma generalização do forte modelo de vida acelerado, descrito no Capítulo 20. Para descrever o modelo, suponhamos que uma pessoa receba, realmente, o tratamento fixo $X = x_a$ e que "falhe" (p. ex., morra) no tempo Y_a, onde Y_a é o potencial desfecho da pessoa sob $X = x_a$. Pressupondo-se que zero seja um valor de referência significativo para X, o modelo causal básico de vida acelerada assume que o tempo de sobrevida da pessoa, dado $X = 0$, teria sido $Y_0 = \exp(x_a\beta)Y_a$, onde Y_0 é o desfecho potencial da pessoa sob $X = 0$ e o fator $\exp(x_a\beta)$ é a quantidade pela qual fixando $X = 0$ teria expandido (se $x_a\beta > 0$) ou contraído (se $x_a\beta < 0$) o tempo de sobrevida com relação a $X = x_a$.

Suponhamos, em seguida, que X pode variar com o tempo e que o intervalo de sobrevida real $S = (0, Y_a)$ seja repartido em intervalos sucessivos K de comprimento $\Delta t_1, ..., \Delta t_K$, tais que $X = x_k$ no intervalo k. Um modelo estrutural aninhado básico para o tempo de sobrevida da pessoa, caso X tivesse sido mantido em zero ao longo do tempo, seria então

$$Y_0 = \sum_k \exp(x_k\beta)\,\Delta t_k$$

A distribuição de Y_0 entre as pessoas pode ser, além disso, modelada como uma função de covariáveis basais.

Os modelos estruturais aninhados são ajustados mais facilmente usando-se um procedimento em duas etapas chamado g-*estimação* (Robins et al., 1992; Robins e Greenland, 1994; Robins, 1998a). Para ilustrar a ideia básica, assuma que não há censura de Y, nenhum erro de mensuração e deixemos que X_k e $\mathbf{Z}_k$ sejam o tratamento e as covariáveis no intervalo k. Então, sob o modelo, um valor hipotético β_h para β produz para cada pessoa um valor computável $Y_0(\beta_h) = \sum_k \exp(x_k \beta_h) \Delta t_k$ para Y_0. Em seguida, suponhamos que para todo k, Y_0 e X_k são independentes dada a história de tratamento $X_1, \ldots X_{k-1}$ e história de covariáveis $\mathbf{Z}_1, \ldots, \mathbf{Z}_k$ até o tempo k (como ocorrerá se o tratamento for randomizado sequencialmente, dadas essas histórias). Se $\beta = \beta_h$, então $Y_0(\beta_h) = Y_0$ e, assim, deve ser independente de X_k dadas as histórias. Pode-se testar essa independência condicional de $Y_0(\beta_h)$ e X_k com algum método padrão. Por exemplo, pode-se usar um teste de permutação ou alguma aproximação dele, tal como o teste de log-*rank* (Cap. 16), estratificado para tratamento e histórias de covariáveis.

Sujeitando-se a suposições de modelagem adicionais, poderia-se, em vez disso, usar um teste em que o coeficiente de $Y_0(\beta_h)$ é zero, em um modelo para a regressão de X_k sobre $Y_0(\beta_h)$ e as histórias. Em qualquer dos casos, o conjunto de todos β_h que tenham um valor P maior do que α por esse teste forma um intervalo de confiança $1 - \alpha$ para β, e o valor de β_h com $P = 1$ [o valor b para β que torna $Y_0(b)$ e X_k condicionalmente independentes] é um estimador válido de β (Robins, 1998a). A g-estimação pode ser implementada em qualquer pacote que possibilite pré-processamento e criação de novas covariáveis $Y_0(\beta_h)$ para análise de regressão (Witteman et al., 1998; Sterne et al., 2002; Tilling et al., 2002).

Se (como é usual) a censura estiver presente, a g-estimação torna-se mais complexa (Robins, 1998a). Como uma abordagem mais simples, embora mais restritiva, para dados longitudinais censurados com tratamentos variáveis com o tempo, pode-se ajustar um modelo estrutural marginal (MEM) para os potenciais desfechos, usando uma generalização da ponderação pelo inverso da probabilidade (Robins, 1998b, 1999; Robins et al., 2000; Hernán et al., 2000, 2001). Diferentemente dos modelos-padrão tempo-dependentes de Cox, o ajuste, tanto pelo EAFT como pelo modelo estrutural marginal, requer atenção especial ao processo de censura, mas eles fazem suposições mais fracas sobre tal processo. Sua complexidade maior é o preço que se deve pagar pela generalidade dos procedimentos: tanto os modelos estruturais aninhados, como os estruturais marginais, podem gerar estimativas do efeito não confundidas em situações nas quais os modelos-padrão parecem ajustar bem, mas produzem resultados com muito viés (Robins et al., 1992a, 1999b, 2000; Robins e Greenland, 1994).

Uma aplicação importante da g-estimação é no ajuste para não adesão (não aderência), ao se estimar efeitos de tratamento de ensaios randomizados (Robins e Tsiatis, 1991; Mark e Robins, 1993ab). A análise típica de ensaios randomizados usa a regra de "intenção de tratar", em que os sujeitos são comparados com base em seu tratamento designado, independentemente da adesão. Estimativas de efeitos de tratamento biológico baseados nessa regra tendem a ser viesadas, porque a não adesão faz com que o tratamento designado se torne uma versão mal classificada do tratamento recebido. No entanto, os sujeitos não aderentes tendem a diferir dos que aderem em relação a risco, e, portanto, as análises convencionais de tratamento recebido tendem a ser confundidas. Assim, encaramos o dilema do viés (análogo àquele com intermediárias confundidoras) em ambas as análises convencionais.

Sujeito a certas suposições que são, geralmente, mais plausíveis do que aquelas requeridas para a validade de análises convencionais, é possível escapar ao dilema usando o tratamento designado como uma covariável exógena fixa e o tratamento recebido como uma exposição endógena tempo-dependente, cujo efeito é representado em um modelo estrutural aninhado. Ver Mark e Robins, (1993b); White e colaboradores, (2002); Cole e Chu, (2005); e Greenland e colaboradores, (2008) para mais detalhes.

Como com todos os métodos estatísticos, inferências a partir de g-estimação e modelagem estrutural marginal são condicionais ao modelo estar correto, e não é provável que este seja exatamente correto, mesmo que seu ajuste pareça bom. No entanto, a validade do valor P para a hipótese nula $\beta = 0$ da g-estimação será bem insensível à má especificação da forma do modelo para Y_0, embora a força do teste correspondente possa estar seriamente prejudicada pela especificação errônea (Robins, 1998a). Naturalmente, em estudos observacionais, a g-estimação e a modelagem estrutural marginal compartilham todas as limitações usuais dos métodos convencionais, inclusive a suposição de que todos os erros são aleatórios, como descrito pelo modelo (nenhum confundimento não controlado, nem viés de seleção, nem erro de mensuração). Em particular, as inferências a partir dos métodos são somente condicionais a uma suposição incerta de "nenhum confundimento sequencial", que Y_0 e X_k são independentes dado o tratamento e as histórias das covariáveis usadas para estratificação ou para modelagem de Y_0 e X_k. Quando essa suposição é duvidosa, precisa-se voltar à análise de sensibilidade para avaliar o efeito de sua violação (Brumback et al., 2004).

Seção IV

Tópicos especiais

CAPÍTULO 22

Vigilância

James W. Buehler

História da vigilância   538
Objetivos da vigilância   541
   Epidemiologia descritiva dos problemas de saúde   541
   Fontes para serviços   543
   Fontes para pesquisa   544
   Avaliação de intervenções   544
   Planejamento e projeções   545
   Educação e políticas   546
   Resumo   546
Elementos de um sistema de vigilância   547
   Definição de caso   547
   População sob vigilância   549
   Ciclo de vigilância   549
   Confidencialidade   550
   Incentivos à participação   550
   Ética da vigilância   551
   Resumo   551

Abordagens para vigilância   552
   Vigilância ativa *versus* passiva   552
   Comunicação de doenças de notificação compulsória   552
   Vigilância baseada em laboratório   552
   Prestadores voluntários   553
   Registros   553
   Inquéritos   554
   Sistemas de informação   554
   Eventos sentinela   555
   Relacionamento de registros   556
   Combinações de métodos de vigilância   556
   Resumo   557
Análise, interpretação e apresentação de dados de vigilância   557
   Análise e interpretação   557
   Apresentação   560
Atributos da vigilância   560
Conclusão   561

As pessoas que lidam com programas para prevenção ou controle de doenças específicas precisam de informações confiáveis sobre a situação dessas doenças ou seus antecedentes na população atendida. O processo utilizado para coletar, gerenciar, analisar, interpretar e relatar as informações é chamado de *vigilância*. Sistemas de vigilância são redes de pessoas e atividades que mantêm esse processo e podem funcionar em níveis locais internacionais. Devido ao fato de os sistemas de vigilância serem tipicamente operados por agências de saúde pública, o termo "vigilância em saúde pública" é muitas vezes utilizado (Thacker e Berkelman, 1988). Localmente, a vigilância pode oferecer bases para identificação de pessoas que necessitam de tratamento, profilaxia ou educação. Em âmbito mais geral, a vigilância pode ser fonte de informações para o gerenciamento dos programas e para o direcionamento das políticas de saúde pública (Sussman et al., 2002).

Quando problemas novos de saúde pública aparecem, a implementação rápida de vigilância é crítica para que se tenha uma resposta efetiva precoce. De forma semelhante, conforme as agências de saúde pública expandem seus domínios para incluir um espectro mais amplo de problemas de saúde, o estabelecimento da vigilância é geralmente o primeiro passo para informações que estabeleçam a prioridade de novos programas. Ao longo do tempo, a vigilância é usada para identificar mudanças na natureza ou na extensão de problemas de saúde e para a efetividade das intervenções de saúde pública. Como resultado, os sistemas de vigilância podem constituir-se desde arranjos simples *ad hoc* até estruturas mais elaboradas.

O conceito moderno de vigilância foi moldado pelos programas de combate às doenças infecciosas, que dependem essencialmente de determinações legais para notificação das doenças de forma compulsória (Langmuir, 1963). Problemas de saúde monitorados agora pela vigilância refletem a diversidade da investigação epidemiológica e das responsabilidades da saúde pública, incluindo doenças agudas e crônicas, saúde reprodutiva, lesões traumáticas, incapacidades, perigos para saúde ocupacional e ambiental e comportamentos de risco para a saúde (Thacker e Berkelman, 1988). Um conjunto de métodos igualmente diversificados é utilizado para obter informações para vigilância, indo do tradicional relato de casos à adaptação de dados coletados primariamente para outros propósitos, tais como registros computadorizados da assistência médica.

Sistemas de vigilância são geralmente acionados para oferecer informações descritivas relacionadas a quando e onde os problemas de saúde estão acontecendo e quem está sendo afetado – os parâmetros epidemiológicos básicos de tempo, lugar e pessoa. O objetivo primário da vigilância é, mais comumente, monitorar a ocorrência de doença ao longo do tempo em populações específicas. Quando os sistemas de vigilância procuram identificar uma ou todas as amostras representativas das ocorrências de um evento de saúde em uma população definida, dados da vigilância podem ser utilizados para calcular taxas de incidência e prevalência. A vigilância pode caracterizar pessoas ou grupos que são afetados por problemas de saúde e identificar os grupos de maior risco; é frequentemente utilizada para descrever os problemas de saúde, inclusive suas manifestações e sua gravidade, a natureza dos agentes etiológicos (p. ex., a resistência dos microrganismos aos antibióticos) ou o uso e o efeito dos tratamentos.

Populações sob vigilância são definidas pelas informações das necessidades dos programas de prevenção ou controle. Por exemplo, como parte do programa hospitalar para monitorar e prevenir infecções hospitalares, a população-alvo seria composta pelos pacientes que recebem cuidados no hospital em questão. No outro extremo, a população sob vigilância pode ser definida como a população mundial, como é no caso de uma rede global de laboratórios que colaboram com a Organização Mundial da Saúde (OMS) para rastrear a emergência e a disseminação de cepas de *influenza* (Kitler et al., 2002). Para as agências de saúde pública, a população sob vigilância geralmente representa moradores dentro da sua jurisdição política, que pode ser uma cidade, uma região ou um país.

Todas as formas de vigilância epidemiológica requerem um equilíbrio entre a necessidade de informações e os limites da viabilidade de coleta de dados. Para vigilância, esse balanço é muitas vezes o desafio metodológico primário. Como um processo em andamento, a vigilância depende da cooperação em longo prazo entre pessoas em níveis diferentes no sistema de prestação de saúde e agências coordenadoras. Solicitar demais desses participantes ou deixar de demonstrar a utilidade da sua participação ameaça a operacionalização de qualquer sistema de vigilância e desperdiça recursos. Outra dimensão desse equilíbrio reside na interpretação dos dados da vigilância, não importando se a interpretação depende da coleta primária de dados ou da adaptação de dados coletados para outros objetivos. Comparada com dados de estudos de pesquisa direcionados, a vantagem dos dados de vigilância é muitas vezes sua amplitude no tempo e o momento da sua identificação, a cobertura geográfica ou o número de pessoas representadas. Para ser efetiva, a vigilância deve ser a mais simplificada possível. Como resultado, os dados da vigilância podem ser menos detalhados ou precisos em comparação com aqueles dos estudos de pesquisa. Portanto, análise e interpretação dos dados de vigilância devem explorar sua força ímpar, ao mesmo tempo evitando extrapolações.

HISTÓRIA DA VIGILÂNCIA

O conceito moderno de vigilância foi moldado por uma evolução na maneira como as informações de saúde têm sido reunidas e utilizadas para guiar a prática da saúde pública (Tab. 22.1) (Thacker e Berkelman, 1992; Eylenbosch e Noah, 1988). Começando no final dos séculos XVII e XVIII, noti-

TABELA 22.1
Eventos-chave na história da vigilância em saúde pública

Data	Eventos
Fim do séc. XVII	von Leibnitz demanda análise de relatos de mortalidade no planejamento de saúde. Gaunt publica *Natural and Political Observations Made upon the Bills of Mortality*, que define contagens e taxas específicas de morbidade e mortalidade.
Séc. XVIII	Estatísticas vitais são utilizadas na descrição de melhorias em saúde na Europa.
1840-1850	Chadwick demonstra relação entre pobreza, condições ambientais e doença. Shattuck, em relatório da Comissão Sanitária de Massachusetts, correlaciona taxas de mortalidade, mortalidade infantil e materna e doenças transmissíveis às condições de moradia.
1839-1879	Farr coleta, analisa e divulga para as autoridades e para o público dados de estatísticas vitais da Inglaterra e do País de Gales.
Fim do séc. XIX	De forma crescente, os médicos devem relatar doenças transmissíveis selecionadas (p. ex., varíola, tuberculose, cólera, peste, febre amarela) a autoridades de saúde locais em países europeus e nos Estados Unidos.
1925	Todos os estados americanos começam a participar de uma notificação nacional de morbidade.
1935	O primeiro inquérito nacional de saúde é conduzido nos Estados Unidos.
1943	Registro de câncer é estabelecido na Dinamarca.
Final da déc. de 1940	Implantação da definição de caso específico demonstra que a malária não é mais endêmica no sul dos Estados Unidos.
1955	Vigilância ativa para casos de poliomielite demonstra que os casos associados à vacinação limitam-se aos que receberam vacina de um fabricante, permitindo a continuação do programa nacional de imunização.
1963	Langmuir formula o conceito moderno de vigilância em saúde pública, enfatizando o papel da descrição da saúde das populações.
Década de 1960	Redes de médicos generalistas "sentinelas" são estabelecidas nos Estados Unidos e na Holanda. A vigilância é usada para direcionar campanhas de vacinação contra varíola, levando à erradicação global. A OMS amplia seu conceito de vigilância para incluir uma gama completa de problemas de saúde pública (além das doenças transmissíveis).
Década de 1980	A introdução de microcomputadores possibilita descentralização mais efetiva da análise de dados e conexão eletrônica de participantes em redes de vigilância.
Década de 1990 e 2000	A internet é usada de modo crescente para transmitir e relatar dados. As preocupações do público com privacidade e confidencialidade crescem em paralelo com os avanços tecnológicos em informação.
2001	Casos de antraz associados com exposição a correspondências contaminadas intencionalmente nos Estados Unidos levam ao crescimento da "vigilância sindrômica", direcionada para a detecção precoce de epidemias.

Adaptada de Thacker SB, Berkelman RL. History of public health surveillance. In: Halperin W, Baker EL, Monson RR. *Public Health Surveillance*. New York: Van Nostrand Reinhold, 1992:1-15; e Eylenbosch WJ, Noah ND. Historical aspects. In: Eylenbosch WJ, Noah ND, eds. *Surveillance in Health and Disease*. Oxford: Oxford University Press, 1988: 1-8.

ficações dos óbitos eram primeiramente usadas como uma medida da saúde das populações, prática que continua até hoje. No século XIX, Shattuck usou relatos de morbidade e mortalidade para relacionar estado de saúde às condições de vida, dando prosseguimento ao trabalho inicial de Chadwick, que havia demonstrado a ligação entre pobreza e doença. Farr combinou análise e interpretação dos dados com disseminação para elaboradores de políticas e para o público, movendo-se do papel de um arquivista para o de defensor da saúde pública.

No final do século XVIII e início do século XIX, autoridades de saúde em muitos países começaram a solicitar que os médicos notificassem doenças transmissíveis específicas, para possibilitar atividades de controle e prevenção locais, tais como a quarentena de pessoas expostas ou o isolamento daquelas afetadas. Finalmente, sistemas de notificação locais foram agregados em sistemas nacionais para rastrear certas doenças infecciosas endêmicas e epidêmicas, e o termo *vigilância* evoluiu para descrever uma abordagem em escala populacional para monitorar saúde e doença.

Refinamentos importantes dos métodos para comunicar doenças de notificação compulsória ocorreram em resposta às necessidades específicas de informação. No final da década de 1940, a preocupação de que casos de malária estivessem sendo supernotificados no sudoeste dos Estados Unidos levou à exigência de que os casos notificados fossem documentados. Essa mudança nos procedimentos de vigilância revelou que a malária não era mais endêmica, permitindo uma realocação nos recursos de saúde pública e demonstrando a utilidade das definições de casos específicos. Na década de 1960, a utilidade da extensão do alcance até médicos e laboratórios pelos oficiais de saúde pública para identificar casos de doença e solicitar relatos (vigilância ativa) foi demonstrada pela vigilância da poliomielite durante a implementação do programa nacional de imunização contra poliomielite nos Estados Unidos. Como resultado desses esforços, ficou demonstrado que casos de poliomielite vacinal foram limitados a apenas os receptores da vacina de um fabricante, permitindo a retirada direcionada da vacina, acalmando o medo do público e permitindo a continuação do programa. A utilidade da vigilância ativa foi posteriormente demonstrada durante a campanha de erradicação da varíola, quando a vigilância levou ao redirecionamento dos esforços de vacinação em massa para programas de vacinação altamente direcionados.

Durante todo o século XX, alternativas para notificação de doenças foram desenvolvidas para monitorar doenças e um espectro cada vez maior de problemas de saúde pública, levando a uma expansão nos métodos usados para conduzir a vigilância, incluindo inquéritos de saúde, registros de doenças, redes de médicos "sentinela" e uso de bancos de dados de saúde. Em 1988, o Institute of Medicine nos Estados Unidos definiu três funções essenciais de saúde pública: avaliação da saúde das comunidades, desenvolvimento de políticas baseadas em um diagnóstico da comunidade e garantia de que os serviços necessários sejam oferecidos, cada um deles dependendo da vigilância ou podendo ser informados por ela (Institute of Medicine, 1988).

Na década de 1980, o surgimento dos microcomputadores revolucionou a prática da vigilância, permitindo a descentralização do gerenciamento e da análise dos dados, a transmissão automatizada de dados via linhas de telefone e a conexão eletrônica dos participantes das redes de vigilância, sendo a França pioneira (Valleron et al., 1986). A automação foi acelerada na década de 1990, e no início da década de 2000, pelos avanços na ciência da informática e pelo crescimento no uso da internet (Yasnoff et al., 2000). No início dos anos 2000, o aumento da ameaça de bioterrorismo promoveu um ímpeto para o crescimento de sistemas que enfatizassem a detecção de epidemias o mais precocemente possível, permitindo uma resposta oportuna da saúde pública mais efetiva possível. Esses sistemas envolvem automação de quase todo o processo de vigilância, incluindo coleta de indicadores de saúde dos registros eletrônicos, gerenciamento dos dados, análise estatística para detectar tendências aberrantes e a exposição dos dados na internet. Apesar da ênfase na informática, a interpretação dos resultados e a decisão de agir na vigilância ainda requerem o julgamento humano (Buehler et al., 2003).

Enquanto o balanço entre direitos de privacidade e acesso do governo a informações pessoais para monitoramento de doenças tem sido alvo de debates por mais de um século, o aumento na automação da informação em saúde, tanto para cuidados médicos quanto para usos em saúde pública, aumentou a preocupação do público quanto a um potencial mau uso (Bayer e Fairchild, 2000; Hodges et al., 1999). Essa preocupação é exemplificada nos Estados Unidos pela implementação, em 2003, das regras de privacidade do Health Insurance Portability and Accountability Act (ato de portabilidade e de responsabilidade do seguro de saúde) de 1996, que objetiva proteger a privacidade, regulamentando estritamente o uso de dados de saúde eletrônicos e, ao mesmo tempo, permitindo acesso legítimo para vigilância de saúde pública (Centers for Diseases Control and Prevention, 2003a). No Reino Unido, Data Protection Act (o ato de proteção de dados) de 1998, movido pelas mesmas preocupações, colocou em questão a autoridade das agências de saúde pública ao agir por meio de informações obtidas pela vigilância (Lyons et al., 1999). À medida que o poder das tecnologias de informação aumenta, tais controvérsias a respeito do equilíbrio entre os objetivos da saúde pública e a privacidade individual devem provavelmente aumentar em paralelo à capacidade de automação da vigilância da saúde pública.

OBJETIVOS DA VIGILÂNCIA
Epidemiologia descritiva dos problemas de saúde

Monitoramento de tendências, na maioria das vezes, tendências na taxa de ocorrência de doenças, é a linha mestra da maioria dos sistemas de vigilância. A detecção de um aumento em eventos adversos à saúde pode alertar as agências de saúde para a necessidade de investigação adicional. Quando há suspeita de surto ou focos de casos de uma doença, a vigilância pode fornecer uma perspectiva histórica para avaliação da importância de mudanças percebidas ou documentadas na incidência. Alternativamente, tendências identificadas pela vigilância podem oferecer uma indicação do sucesso de intervenções, embora estudos mais detalhados possam ser necessários para avaliar programas formalmente.

Por exemplo, a efetividade do programa nacional para imunizar crianças contra o sarampo nos Estados Unidos foi medida pelas tendências na incidência do sarampo. Após o uso disseminado da vacina, os casos de sarampo declinaram consideravelmente durante a década de 1960. Em 1989-1990, no entanto, um aumento, na ocasião, relativamente grande, da incidência de casos de sarampo identificou vulnerabilidades nos programas de prevenção, e declínios subsequentes demonstraram o sucesso dos efeitos redobrados de vacinação (Centers for Diseases Control and Prevention, 1996) (Fig. 22.1).

Informações sobre as características comuns das pessoas com problemas de saúde permitem a identificação de grupos de maior risco de doença, enquanto informações sobre exposições específicas ou comportamentos promovem percepção quanto a etiologias ou modos de disseminação. A esse respeito, a vigilância pode guiar atividades de prevenção antes mesmo da definição do agente etiológico. Esse papel foi demonstrado no início da década de 1980, quando a vigilância da síndrome de imunodeficiência adquirida (Aids) forneceu informações sobre hábitos sexuais, uso de drogas e histórico médico das pessoas com a síndrome recentemente reconhecida. Dados de vigilância combinados com as investigações epidemiológicas iniciais definiram os modos de transmissão do vírus da imunodeficiência humana (HIV) antes de ele ser descoberto, permitindo recomendações precoces para prevenção (Jaffe et al., 1983). Igualmente importante, a observação de que quase todas as pessoas com Aids tinham uma exposição sexual, relacionada a drogas ou à transfusão identificada, foi efetiva para acalmar o público sobre as formas como a doença *não* era transmitida, isto é, que o agente infeccioso presumível não era transmitido via contato casual ou picada de mosquitos.

A detecção de surtos é um uso frequentemente citado da vigilância. Na prática, clínicos perspicazes comumente detectam surtos antes que as agências de saúde pública recebam e analisem informações dos relatos de caso. Esse padrão tem sido com frequência o caso nos focos de novas doenças, inclusive a síndrome do choque tóxico, a legionelose e a Aids. Entretanto, contatos entre os departamentos de saúde e os clínicos, elaborados pela vigilância, podem aumentar a probabilidade de que clínicos informem os departamentos de saúde quando suspeitarem de que surtos estão ocorrendo. Alguns surtos podem não ser reconhecidos se os clínicos, individualmente, não tiverem probabilidade de encontrar número suficiente de pessoas afetadas para que percebam um aumento na incidência. Em tais situações, sistemas de vigilância que operam com uma base geográfica ampla podem detectar surtos. Assim ocorreu em 1983, em Minnesota, quando uma vigilância de infecções por salmonela com base em dados laboratoriais detectou um aumento em isolados de um sorotipo particular, *Salmonella newport*. Uma

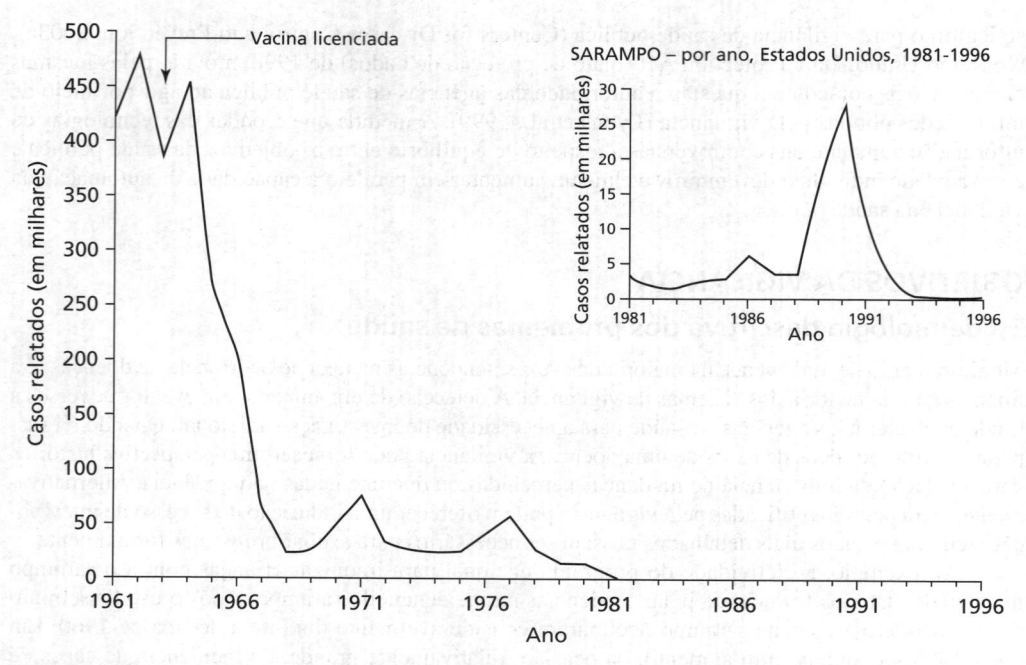

FIGURA 22.1 • Sarampo, por ano de relatório, 1961-1996, Estados Unidos. (Reproduzido de Centers for Disease Control and Prevention. Resumo de doenças comunicáveis, Estados Unidos, 1996. *Morb Mortal Wkly Rep.* 1996;45:43.)

investigação subsequente desses casos documentou um padrão específico de resistência nos isolados e uma ligação com carne de gado que tinha recebido doses subterapêuticas de antibióticos para promover o seu crescimento (Holmberg, 1984). Os resultados dessa investigação, que foi desencadeada por achados da vigilância de rotina em um estado, contribuíram para uma reavaliação das políticas nacionais dos Estados Unidos a respeito do uso de antibióticos em animais criados para consumo humano.

O desenvolvimento dos chamados sistemas sindrômicos de vigilância para detectar rapidamente epidemias relacionadas ao bioterrorismo tem enfatizado o rastreamento automático de indicadores de doença que podem anunciar o início de uma epidemia. Esses sistemas monitoram síndromes inespecíficas (p. ex., doenças respiratórias, gastrintestinais e exantemas febris) e outras medidas (p. ex., compra de medicações, absenteísmo escolar ou no trabalho e envio de ambulâncias) que possam aumentar antes de os clínicos reconhecerem um padrão de doença incomum ou antes que doenças sejam diagnosticadas e notificadas. Tem sido alvo de controvérsia o fato de essas abordagens oferecem ou não uma vantagem substancial sobre as abordagens tradicionais para detecção de epidemias (Reingold, 2003).

Dados sobre as características da doença em si também podem ser coletados, como duração, gravidade, método de diagnóstico, tratamento e evolução. Essa informação fornece uma medida de efeito da doença e a identificação dos grupos nos quais pode ser mais grave. Por exemplo, vigilância dos casos de tétano nos Estados Unidos em 1989-1990 documentou que as mortes se limitavam a pessoas com mais de 40 anos de idade, e que o risco de morte entre as pessoas se elevava com o aumento da idade. Essa observação enfatizou a importância de atualização do *status* vacinal de adultos como parte dos serviços básicos de saúde, particularmente entre os idosos (Prevots et al., 1992). Entre pacientes com doença renal terminal que recebiam cuidados em uma rede nacional de centros de diálise nos Estados Unidos, a vigilância de um indicador simples que oferece o risco de morbidade e reflete a eficiência da diálise (redução no sangue dos níveis de ureia após a diálise) identificou centros com níveis de desempenho subótimos. Para esses centros com performance relativamente fraca, esforços direcionados para melhoria de qualidade levaram a uma melhora subsequente (McClellan et al., 2003).

Por meio da descrição de onde a maioria dos casos de uma doença ocorre ou de onde as taxas da doença sãos maiores, a vigilância fornece outros meios para intervenções de saúde pública direcionadas. Ilustrar dados da vigilância com o uso de mapas tem sido há muito tempo uma abordagem padrão para identificar focos geográficos, destacar diferenças regionais na prevalência ou na incidência e gerar ou dar suporte a hipóteses referentes à etiologia. Um exemplo clássico é o uso de mapas por John Snow para embasar sua observação de que os casos de cólera em Londres em 1854 eram associados ao consumo de água potável de um poço em particular, a bomba de Broad Street (Brody et al., 2000). Nos Estados Unidos, homens de descendência africana têm taxas de câncer de próstata mais altas em comparação com outros homens, e as taxas de mortalidade por câncer de próstata são mais elevadas no sudeste (Fig. 22.2). Essa observação, em conjunto com observações de que fazendeiros têm risco aumentado para câncer de próstata e de que trabalho em agricultura é uma ocupação comum nos estados afetados, motivou uma investigação adicional das exposições agrícolas que podem estar ligadas ao câncer de próstata (Dosemeci et al., 1994).

Fontes para serviços

Na comunidade, a vigilância é muitas vezes parte integral da provisão de serviços preventivos e terapêuticos pelos departamentos de saúde. Esse papel é particularmente verdadeiro nas doenças infecciosas, para as quais as intervenções são baseadas em modos de transmissão de doença conhecidos, intervenções terapêuticas e profiláticas estão disponíveis, e o recebimento da notificação de um caso desencadeia uma resposta específica da saúde pública. Por exemplo, a notificação de um caso de tuberculose deve desencadear um empenho da saúde pública para assegurar que o paciente complete o tratamento, não apenas para tratar a doença, mas também para minimizar o risco de transmissão

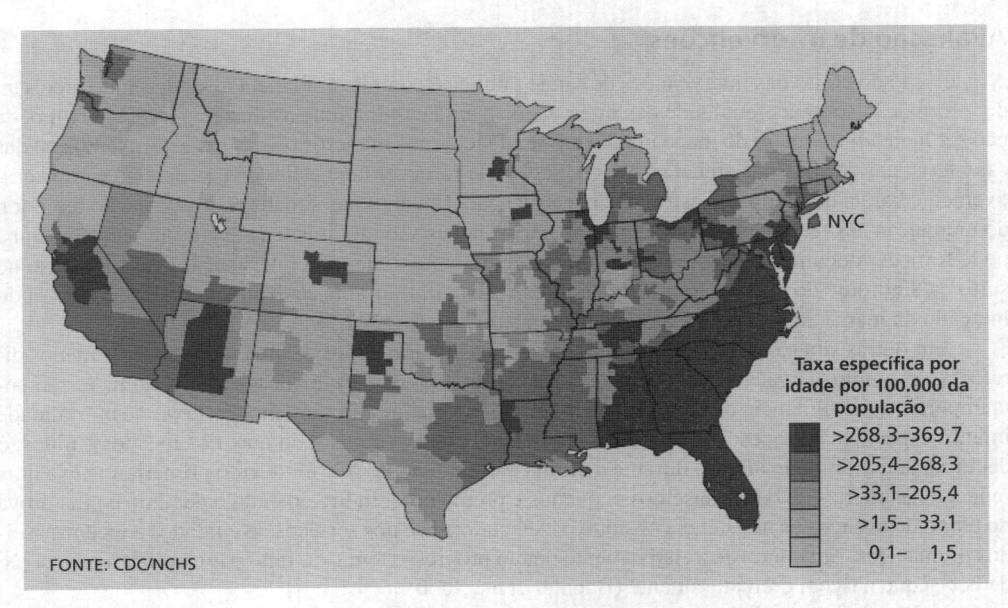

FIGURA 22.2 • Taxas de mortalidade por câncer de próstata, por local de residência, negros do sexo masculino, idade 70 anos, 1988-1992, Estados Unidos. (Reproduzida de Pickle LW, Mungiole M, Jones GK, White AA. *Atlas of United States Mortality*. Hyattsville, MD: National Center for Health Statistics; 1996. DHHS Publication No. (PHS) 97-1015, p. 67.)

adicional e prevenir a recorrência ou emergência de cepa do *Mycobacterium tuberculosis* resistente às drogas. Em países com recursos de saúde pública suficientes, tal notificação também leva a esforços para identificar contatos potenciais em casa, no trabalho ou na escola que poderiam ser beneficiados pelo rastreamento para infecção latente e terapia profilática. Assim como para certas doenças sexualmente transmissíveis, os relatos de casos desencadeiam investigações para identificar, testar, aconselhar e tratar parceiros sexuais. Assim, localmente, a vigilância não só fornece dados agregados para planejamento de saúde, como também serve para iniciar ações preventivas ou terapêuticas.

Fontes para pesquisa

Embora dados da vigilância possam ser valiosos na caracterização da epidemiologia básica dos problemas de saúde, raramente fornecem detalhes suficientes para sondar hipóteses epidemiológicas mais profundamente. Entre pessoas relatadas com uma doença, a vigilância pode permitir comparações entre grupos diferentes, definidos por idade, sexo, data da notificação, etc. Dados de vigilância isolados, entretanto, raramente oferecem um grupo para comparação sem o problema de saúde em questão. Entretanto, a vigilância pode propiciar uma ponte importante entre pesquisadores, por fornecer pistas para investigações adicionais e identificar pessoas que possam participar de estudos de pesquisa. Essa sequência de eventos ocorreu logo após a detecção de uma epidemia de síndrome do choque tóxico em 1979. O início rápido da vigilância ilustrou que o surto ocorria principalmente entre mulheres, e que a instalação da doença era tipicamente durante a menstruação (Davis et al., 1980). Esse achado levou a estudos de caso-controle que examinaram exposições associadas à menstruação, e os estudos, inicialmente, acharam associação com uso de absorventes internos, e, subsequentemente, com uso de uma marca específica desse tipo de absorvente. Essa informação levou ao recolhimento do produto e às recomendações concernentes à produção de absorventes internos (Centers for Disease Control and Prevention, 1990d).

Avaliação de intervenções

A avaliação do efeito das intervenções de saúde pública é complexa. Planejadores de saúde precisam de informação sobre a efetividade das intervenções; ainda assim, uma avaliação em escala real pode não ser factível. Por meio do mapeamento das tendências nos números ou das taxas de eventos ou das características das pessoas afetadas, a vigilância pode fornecer uma estimativa suficiente e comparativamente barata do efeito dos esforços de intervenção. Em algumas situações, a associação temporal de mudanças nas tendências da doença e as intervenções são tão drásticas que a vigilância sozinha pode fornecer documentação simples e convincente do efeito de uma intervenção. Tal foi o caso no surto da síndrome do choque tóxico, quando os casos diminuíram sensivelmente após a retirada do mercado da marca de absorvente associada com a doença (Fig. 22.3).

Em outras situações, o papel da vigilância em estimar o efeito de uma intervenção é menos direto. Por exemplo, a ligação das informações de certificados de nascimentos e óbitos é uma ferramenta importante na vigilância da mortalidade infantil e permite monitoramento das taxas de mortalidade infantil específicas por peso ao nascer. Essa vigilância tem demonstrado que, nos Estados Unidos, o declínio na mortalidade infantil durante a última parte do século XX foi devido primariamente a uma redução nas mortes de bebês nascidos pequenos e prematuros. Indiretamente, o declínio é uma prova do efeito de avanços na assistência obstétrica especializada e nos serviços de cuidados a recém-nascidos prematuros. Em contraste, relativamente pouco progresso tem sido feito para reduzir a proporção de bebês que nascem prematuramente (Buehler et al., 2000).

Em seguida ao reconhecimento da transmissão disseminada do HIV na década de 1980 e no início da década de 1990 na Tailândia, o governo tailandês instituiu um programa nacional multifacetado de prevenção do HIV. Dados de vigilância desse programa demonstraram que um de seus elementos – promoção agressiva do uso de preservativos para encontros sexuais comerciais – foi asso-

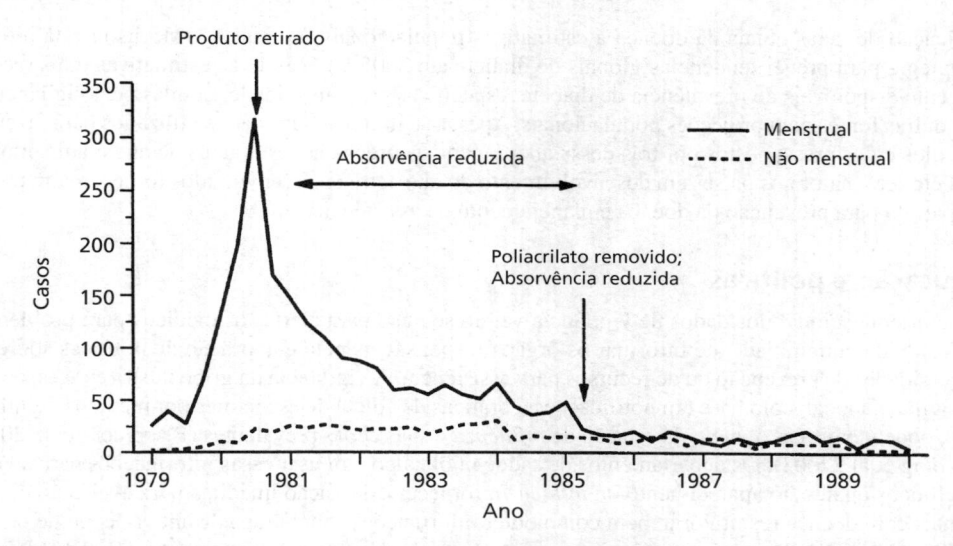

FIGURA 22.3 • Casos relatados de síndrome do choque tóxico, por quadriênio: Estados Unidos, 1º de janeiro de 1979 a 31 de março de 1990. (Reproduzida de Centers for Disease Control and Prevention. Reduced incidence of menstrual toxic-shock syndrome – United States, 1980-1990. *Morb Mortal Wkly Rep.* 1990;39:421-424.)

ciado com aumento no uso da camisinha e, paralelamente, com declínio da infecção por HIV e outras doenças sexualmente transmissíveis entre os recrutas militares, uma das várias populações-sentinela entre as quais as tendências do HIV tinham sido monitoradas. Embora essa observação forneça fortes subsídios quanto à efetividade da promoção do uso da camisinha como estratégia, é definitivamente impossível distinguir seu efeito entre os vários elementos do programa e outras influências sobre comportamento de risco para HIV (Celentano et al., 1998).

Planejamento e projeções

Os planejadores precisam antecipar as demandas futuras para os serviços de saúde. Tendências observadas na incidência da doença, combinadas com outras informações sobre a população em risco ou a história natural de uma doença, podem ser usadas para prever o efeito da doença ou as necessidades de assistência.

Durante os anos iniciais da epidemia global do HIV, a transmissão disseminada não se manifestou, devido ao longo intervalo de tempo entre a fase assintomática da infecção por HIV e a ocorrência de doença grave. Na Tailândia, programas de prevenção do HIV citados anteriormente foram motivados por achados de um sistema abrangente de pesquisa sorológica desse vírus durante um período quando o efeito total da infecção pelo HIV na morbimortalidade ainda estava para ser observado. Esses levantamentos, estabelecidos para monitorar tendências na prevalência do HIV, revelaram um aumento excepcional de infecção pelo vírus em usuários de drogas ilícitas em 1988, seguido por aumentos entre prostitutas, homens jovens entrando no serviço militar (a maioria dos quais foi presumivelmente infectada pelo contato sexual com prostitutas), mulheres contaminadas pelo contato sexual com seus namorados e maridos e crianças recém-nascidas pela transmissão perinatal da mãe para a criança (Weninger et al., 1991). As implicações desses dados, tanto para o número futuro de casos de Aids como para o potencial de extensão da transmissão do HIV, desencadearam o programa de prevenção.

Técnicas para prever as tendências da doença usando dados de vigilância podem variar desde a aplicação de modelos epidemiológicos complexos até estratégias relativamente simples, tais como aplicação de taxas atuais da doença a estimativas populacionais futuras. A OMS usou esta última estratégia para prever tendências globais de diabete até 2005, aplicando as estimativas mais recentemente disponíveis de prevalência de diabete, específicas por país e idade, obtidas pela vigilância e por outras fontes para projeções populacionais. Apesar da limitação dos dados utilizados para fazer os cálculos e dos pressupostos por trás dessa abordagem, as previsões resultantes de que o aumento do diabete será maior nos países em desenvolvimento do que entre os desenvolvidos fornecem um ponto de partida para prevenção da doença e planejamento de assistência.

Educação e políticas

O valor educacional dos dados de vigilância vai do seu uso para alertar os médicos para problemas de saúde da comunidade até informar os órgãos responsáveis pela elaboração de políticas sobre as necessidades de prevenção ou de recursos para assistência. A vigilância da gripe ilustra esse espectro. A vigilância local, com base em notificações e práticas de coleta de espécimes por médicos "sentinelas", pode identificar o início da estação de *influenza* e suas cepas prevalentes (Brammer et al., 2002; Fleming et al., 2003). Os departamentos de saúde pública podem usar essas informações para alertar os clínicos quanto ao aparecimento da *influenza*, fornecer orientação imediata para avaliação de pacientes com doença respiratória, bem como obter informações sobre o uso de antivirais ou de outras medicações. Globalmente, a vigilância da gripe por meio de uma rede internacional de laboratórios é usada para prever quais cepas são mais prováveis de serem prevalentes na próxima estação e para orientar a composição e a produção da vacina (Kitler et al., 2002). A documentação da extensão da morbimortalidade relacionada à *influenza*, combinada com a avaliação do uso da vacina e sua eficácia, pode moldar os debates públicos sobre políticas para produção, distribuição, compra e aplicação da vacina, como ocorreu durante a estação de *influenza* de 2003-2004 nos Estados Unidos, quando a doença teve seu pico mais precocemente do que o habitual, e a demanda pela vacina excedeu o suprimento realizado (Meadows, 2004).

Vigilância e outras evidências epidemiológicas ou científicas fornecem uma perspectiva essencial para moldar as políticas de saúde pública e devem ser integradas efetivamente a outras perspectivas que são frequentemente trazidas para influenciar a tomada de decisões políticas. A complexidade desse processo é aumentada quando valores conflitantes sobre prioridades ou intervenções ótimas entram em choque, como está evidente no desenvolvimento de políticas para prevenção do HIV. Os dados de vigilância ilustram a extensão da transmissão atribuível ao uso de drogas ilícitas ou por relação sexual, e outros estudos esclarecem a efetividade das estratégias de prevenção, tais como programas de troca de seringa e agulha e de tratamento medicamentoso e de incentivo ao uso de preservativos e abstinência sexual (Valdiserri et al., 2003). Como os recursos preventivos serão alocados entre essas e outras estratégias, é definido não só pelos dados epidemiológicos e de custo-efetividade, mas também pelos valores daqueles que contribuem para o desenvolvimento de políticas.

Resumo

O objetivo primário da vigilância é monitorar a incidência ou prevalência de problemas de saúde específicos, documentar seus efeitos em uma população definida e caracterizar as pessoas afetadas e aquelas em maior risco. Na comunidade, a vigilância pode guiar os departamentos de saúde no fornecimento de serviços às pessoas; no conjunto, dados de vigilância podem ser usados para informar e avaliar programas de saúde pública. Tendências detectadas por meio da vigilância podem ser usadas para identificar tendências futuras, ajudando os planejadores de saúde. Além de fornecer informações básicas na epidemiologia dos problemas de saúde, a vigilância pode gerar hipóteses ou identificar participantes para investigações epidemiológicas mais detalhadas. Para serem efetivos, os dados de vigilância devem ser comunicados apropriadamente para alcance do total de constituintes que podem utilizar os dados, desde os prestadores de cuidados de saúde até gestores das políticas de saúde.

ELEMENTOS DE UM SISTEMA DE VIGILÂNCIA
Definição de caso

Definir um caso é fundamental e requer avaliação dos objetivos e da logística de um sistema de vigilância. Definições de vigilância devem balancear necessidades competitivas de sensibilidade, especificidade e viabilidade. Para doenças, exigir documentação por meio das evidências de testes diagnósticos pode ser importante. Igualmente importantes são: a disponibilidade dos testes, como eles são utilizados e a capacidade do pessoal da vigilância para obter e interpretar os resultados. Devido à necessidade de simplicidade, definições de caso na vigilância são tipicamente breves.

Para algumas doenças, as definições podem ser estratificadas pela categoria de confirmação, por exemplo, casos prováveis *versus* casos confirmados, dependendo da informação disponível (Centers for Disease Control and Prevention, 1997). Para vigilância de comportamentos ou exposições relacionadas com a saúde, as definições da vigilância podem depender de autonotificações, observações ou coleta e medida de espécimes biológicos. Para uma doença ou problema de saúde individual, nenhuma definição única é ideal. Em vez disso, definições apropriadas podem variar largamente em cenários diferentes, dependendo das necessidades de informação, métodos de notificação ou coleta de dados, treinamento de pessoal e recursos. Por exemplo, definições bem-sucedidas de vigilância para hepatite A – infecção que resulta em disfunção hepática de curta duração – variam de "olhos amarelos" (sinal clínico característico da icterícia que acompanha a doença) a uma definição que requeira documentação baseada em exame laboratorial de infecção pelo vírus da hepatite A, combinada com sinais de doença aguda e com evidência clínica ou laboratorial de disfunção hepática (Buehler e Berkelman, 1991). A primeira definição é muito simples e poderia ser usada por pessoal de campo com treinamento mínimo, por exemplo, em um campo de refugiados, onde a ocorrência de hepatite A epidêmica tenha sido documentada, onde testes laboratoriais não estejam disponíveis prontamente e a inclusão de algumas pessoas com icterícia provocada por outras doenças não afete substancialmente a utilidade dos dados. A segunda definição é apropriada em países desenvolvidos, onde testes diagnósticos são feitos rotineiramente para distinguir os diferentes tipos de hepatite viral e onde a resposta clínica e de saúde pública dependem de um diagnóstico específico. Depender de todos os elementos dessa definição, entretanto, excluiria algumas pessoas que realmente têm hepatite A, como aquelas com infecção assintomática, que é comum em crianças, ou aquelas em que a confirmação diagnóstica foi considerada desnecessária, por exemplo, aquelas com doença característica e com uma história clara de exposição a outros pacientes com infecção documentada. Em tais situações, a definição de caso pode ser expandida para incluir aqueles epidemiologicamente relacionados. Se expandir uma definição dessa maneira aumenta a sensibilidade e a relevância para as situações do mundo real, pode também torná-la mais complexa e difícil de implementar.

Para doenças de longo período de latência ou de evolução crônica, desenvolver uma definição de caso depende de decisões quanto a qual fase da doença se vai monitorar (assintomática, fase inicial, doença avançada ou morte). Por exemplo, ao se estabelecer um sistema para monitorar doença cardíaca isquêmica, definições potenciais podem se basear em sintomas de angina, testes diagnósticos para oclusão de artérias coronárias, comprometimento funcional decorrente da doença, admissão hospitalar por infarto do miocárdio ou morte devido a infarto do miocárdio. Cada uma dessas definições mediria segmentos diferentes da população com doença arterial coronariana, cada uma teria pontos fortes e limitações e precisaria implantar uma abordagem e uma fonte de dados individualizada. Se óbito fosse escolhido como o desfecho a ser medido, uma abordagem poderia ser monitorar os atestados de óbito que especificam doença coronariana como responsável pela causa básica de morte. Essa abordagem tem a vantagem de ser relativamente simples e barata, presumindo-se que um sistema de registro de dados vitais satisfatório já esteja estabelecido, mas é limitada pela variação no zelo dos médicos em estabelecer diagnósticos e preencher completamente os atestados de óbito. Além disso, tendências nas mortes podem ser afetadas não apenas por tendências na incidência, mas também por avanços na assistência médica que poderiam evitar falecimentos. Dependendo dos objetivos do sistema de vigilância proposto e das necessidades dos usuários das informações, a utilização dos atestados de óbito para monitorar doença coronariana pode ser suficiente ou completamente insatisfatória.

Idealmente, as definições de casos para vigilância deveriam tanto informar quanto refletir a prática clínica. Esse objetivo pode ser difícil de alcançar, quando as definições de vigilância são menos inclusivas do que os critérios mais intuitivos que os clínicos frequentemente aplicam para diagnosticar os pacientes individualmente ou quando a vigilância sonda uma fonte de informação com detalhes limitados. Esse dilema surge do papel da vigilância em monitorar as doenças no nível populacional, da necessidade de simplicidade para facilitar o uso disseminado e das variações na importância da especificidade. Definições de vigilância empregam um conjunto limitado de critérios "sim/não" que podem ser aplicados rapidamente em diferentes cenários, enquanto os clínicos acrescentam o conhecimento médico adicional e seu entendimento subjetivo de cada paciente. A diferença na perspectiva pode algumas vezes causar perplexidade, tanto no pessoal da saúde pública quanto nos clínicos. Semelhantemente, pode surgir confusão quando definições estabelecidas para vigilância são usadas para propósitos além do intuito original. Por exemplo, muito do debate público que precedeu a revisão da definição de vigilância para Aids de 1993 nos Estados Unidos foi provocado pelo uso pela Social Security Administration (Administração de seguro social) da definição de caso da vigilância como um critério para benefícios por invalidez (United States Congress Office of Technology Assessment, 1992). O fato de que muitos com doença incapacitante não preenchiam critérios de vigilância para Aids, ilustrou tanto as limitações da definição como a necessidade de rever as definições para alcançar os objetivos da vigilância, em meio à percepção crescente do espectro da morbidade relacionada à doença grave causada pelo HIV.

Frequentemente, monitorar uma doença é insuficiente e existe uma necessidade de monitorar exposições ou comportamentos que predispõem à ela, principalmente quando os recursos da saúde pública são investidos para prevenir essas exposições ou alterar comportamentos. As trocas inerentes à definição de doenças se estendem às definições da vigilância para exposições ambientais e comportamentos. Por exemplo, o fumo é a principal causa de doença prevenível nos Estados Unidos, e, portanto, existe um forte interesse em monitorar o uso do tabaco. Para esse fim, o Behavioral Risk Factor Surveillance System (Sistema de vigilância de fatores de risco comportamentais), nos Estados Unidos, monitora o tabagismo e outros comportamentos de saúde (Centers for Disease Control and Prevention, 2002). A definição de caso para "fumante de cigarro atual" requer uma resposta "sim" para a pergunta: "Você fumou pelo menos 100 cigarros em toda sua vida?", combinada com relato de fumar "todo dia" ou "alguns dias" em resposta à pergunta: "Você atualmente fuma cigarros todo dia, alguns dias ou nunca?". Tendências observadas na prevalência de tabagismo usando essa definição serão afetadas pelo critério de ponto de corte embutido nas perguntas, pela posse de telefone e pela capacidade ou disposição do participante de responder com precisão, que pode refletir tendências na percepção de rejeição social ao fumo. Em contraste, o Health Survey for England (Levantamento de saúde para a inglaterra) envolve visita a domicílios para conduzir entrevistas e colher espécimes de sangue. O Survey monitorou categorias de autorrelato de tabagismo e de cotinina plasmática (metabólito da nicotina) entre os participantes. Essa abordagem permite uma definição mais precisa de exposição à fumaça do cigarro, tanto entre fumantes quanto em contactantes domiciliares, e também uma avaliação mais detalhada dos efeitos da exposição ao tabaco (Jarvis et al., 2001), mas é mais custosa do que um levantamento por telefone e, necessariamente, envolve muito menos participantes. Esse exemplo revela uma polaridade essencial na vigilância: por um custo determinado, informações mais minuciosas podem ser coletadas de um número menor de pessoas, permitindo o uso de definições mais precisas e análises mais detalhadas, ou informações menos detalhadas e menos precisas podem ser obtidas de um número maior de pessoas, possibilitando um monitoramento mais disseminado.

População sob vigilância

Todos os sistemas de vigilância têm populações específicas como alvo, que podem ser pessoas de instituições específicas (p. ex., hospitais, clínicas, escolas, fábricas, prisões), residentes de jurisdições locais, regionais ou nacionais e pessoas vivendo em várias nações. Em alguns casos, a vigilância pode procurar identificar todas as ocorrências ou uma amostra representativa de eventos de saúde específicos dentro da população de uma área geográfica definida (sistemas baseados em população). Em outros casos, os locais-alvo podem ser selecionados para condução de vigilância com base em uma avaliação *a priori* da sua representatividade, na disposição das pessoas nos locais para participar de um sistema de vigilância e na viabilidade de incorporá-los a uma rede de vigilância (amostragem conveniente).

Sistemas de vigilância baseados em população incluem sistemas de notificação compulsória de doenças, que requerem que os prestadores de cuidados de saúde relatem casos de doenças específicas aos departamentos de saúde, e sistemas baseados no uso de estatísticas vitais. Outros sistemas de vigilância baseados em população dependem de levantamentos delineados para amostrar um grupo representativo de pessoas ou instalações, como aqueles conduzidos pelo National Center for Health Statistics nos Estados Unidos, incluindo levantamento de prestadores de saúde ambulatoriais, hospitalares e da população (National Center for Health Statistics, acessado em 2007). Informações desses levantamentos podem ser utilizadas para vigilância em nível nacional de ampla variedade de enfermidades, desde que elas ocorram com dispersão geográfica e frequência suficientes para serem incluídas confiavelmente nos dados do levantamento. Pesquisas nacionais, entretanto, podem ser limitadas na sua capacidade de fornecer informações sobre subdivisões geográficas específicas.

Apesar de serem desejáveis sistemas de vigilância que procurem incluir todos os eventos, ou uma amostra estatística representativa deles, em muitas situações tal abordagem não é viável. Devido à necessidade de identificar um grupo de participantes com interesse, disposição e capacidade suficientes, alguns sistemas de vigilância são focados em grupos de locais selecionados de forma não aleatória, frequentemente com intuito de incluir um misto de participantes que represente diferentes segmentos da população-alvo. Nessas situações, a população real sob vigilância pode ser o grupo de pessoas que recebe cuidados médicos de determinadas clínicas, pessoas que vivem em cidades selecionadas, pessoas que trabalham em fábricas selecionadas, etc. Exemplos incluem (a) a rede do Centers for Disease Control and Prevention (CDC) de 122 cidades que relatam números semanais de morte atribuíveis à pneumonia e à gripe, a fim de se detectar epidemias de *influenza* pelo reconhecimento do excesso de mortalidade relacionada a essa doença (Brammer et al., 2002) e (b) levantamentos da soroprevalência de HIV no Reino Unido em amostra de pessoas que recebem tratamento para doenças sexualmente transmissíveis, usuários de drogas e gestantes em clínicas-sentinela em Londres e em outras localidades (Nicoll et al., 2000).

Ciclo de vigilância

Sistemas de vigilância podem ser descritos como alças ou ciclos, com informação entrando na organização coletora e sendo devolvida àqueles que necessitam dela. Uma alça de vigilância típica começa com o reconhecimento de uma ocorrência de saúde, notificação a uma agência de saúde (com transferência sucessiva de informações das agências locais para as centrais), análise e interpretação de dados agregados e divulgação dos resultados. Esse processo pode envolver diversos níveis de sofisticação técnica, desde sistema manual de registro de dados e transporte de notificações por mensageiro até sistemas envolvendo telecomunicação, rádio ou tecnologia por satélite ou internet. Um exemplo inicial do uso das telecomunicações para apoiar esse ciclo é uma rede francesa, estabelecida em 1984, que permitia que os médicos generalistas participantes notificassem doenças transmissíveis, enviassem mensagens, obtivessem resumos dos dados de vigilância e recebessem boletins de saúde (Valleron et al., 1986). Independentemente do nível de tecnologia aplicada em um sistema de vigilância, a medida crítica de sucesso é se a informação chega às pessoas certas a tempo de ser útil.

Confidencialidade

Informação com identificação pessoal é necessária para localizar notificações em duplicidade, obter informações de seguimento quando necessárias, fornecer serviços a pessoas e usar a vigilância como base para investigações mais detalhadas. Proteger a segurança física e o sigilo das notificações de vigilância é tanto uma responsabilidade ética quanto uma exigência para manter a confiança dos participantes. Leis que obrigam a notificação de doenças aos departamentos de saúde geralmente oferecem, concomitantemente, proteção e sanções para prevenir liberação inadequada de informações pessoais. Procedimentos para proteger a segurança incluem limitar acesso de pessoas a dados suscetíveis, trancamento adequado de salas e arquivos onde os dados são armazenados, uso de senhas, codificações e outras medidas de segurança em computadores e sistemas de internet. Agências que mantêm dados de vigilância devem articular políticas que especifiquem os termos e as condições para acessar os dados, não apenas para o pessoal da agência como também para pesquisadores visitantes que possam ter interesse em analisar os dados de vigilância (Centers for Disease Control and Prevention, 2003b). Assegurar adesão às políticas de confidencialidade e aos procedimentos de segurança deveria ser parte essencial no treinamento das equipes, além de uma avaliação contínua do desempenho.

Como proteção adicional contra violações de sigilo, a identificação de informações pessoais não deveria ser coletada ou mantida quando não fosse necessária. Dados de vigilância podem ser armazenados eletronicamente em versões diferentes; a maioria das análises não requer identificadores. Embora a identificação pessoal da informação possa ser necessária localmente, geralmente não o é para as informações a serem repassadas para agências mais centrais. Por exemplo, devido à ligação entre infecção por HIV e determinados comportamentos sexuais e uso de drogas intravenosas e à preocupação quanto à discriminação de pessoas infectadas pelo HIV, a epidemia de HIV/Aids gerou atenção sem precedentes quanto à proteção da confidencialidade na vigilância. Nos Estados Unidos, os casos de infecção pelo HIV e de Aids são primeiramente notificados ao departamento de saúde local ou estadual, que por sua vez repassa os dados ao CDC. Os nomes são obtidos pelos departamentos de saúde dos estados apenas para facilitar investigações de acompanhamento quando indicadas, atualizar notificação de casos quando informações adicionais relevantes se tornam disponíveis (p. ex., uma pessoa com infecção por HIV desenvolve Aids, ou uma pessoa com Aids morre) e eliminar a duplicidade de notificações. Os estados não fornecem nomes ao CDC, onde o monitoramento nacional das tendências da Aids não requer nomes (Centers for Disease Control and Prevention, 1999b).

Incentivos à participação

Sistemas de vigilância bem-sucedidos dependem de relações colaborativas eficazes e da utilidade das informações que geram. Retornar informações àqueles que contribuem para o sistema é o melhor incentivo à participação. A retroalimentação pode se dar sob a forma de relatórios, seminários ou dados que os próprios participantes possam analisar. Frequentemente, médicos, clínicas ou hospitais estão interessados em saber como eles se comparam com outros, e relatórios especiais distribuídos confidencialmente a participantes podem ser bem-vindos. Documentar como os dados da vigilância são utilizados para melhorar serviços ou moldar políticas enfatiza para os participantes a importância de sua cooperação.

Outros incentivos podem ser mais imediatos, tais como pagamento por notificações de casos. Do ponto de vista das agências condutoras da vigilância, o pagamento a prestadores de serviços de saúde por notificações de casos é indesejável, devido ao custo e porque carece do espírito de colaboração voluntária, com base em interesses mútuos em saúde pública. Em algumas situações, entretanto, pagamentos podem ser apropriados e efetivos. Por exemplo, durante a campanha para erradicação da varíola, recompensas progressivamente mais altas foram fornecidas para notificações de casos, à medida que a varíola se tornou crescentemente rara e que a meta de erradicação foi ficando próxima (Foster et al., 1980). Para pessoas que participam de levantamentos, os respondentes podem ser pagos ou receber outros incentivos por tempo e disposição para completar entrevistas ou fornecer espécimes.

Por último, pode haver incentivos legais à participação. Solicitações para notificar certas condições podem ser incorporadas aos requerimentos de licenciamento ou certificação para médicos, hospitais ou laboratórios. A exigência do cumprimento de tais leis, contudo, pode criar um relacionamento adversário entre agências de saúde e aqueles com os quais é desejada uma cooperação de longo prazo. Alternativamente, os prestadores de assistência à saúde podem ser responsáveis pelas consequências adversas da falta de notificação, por exemplo, permitindo a transmissão continuada de uma doença comunicável.

Ética da vigilância

Assegurar a prática ética da vigilância em saúde pública requer um esforço contínuo para se obter equilíbrio responsável entre interesses competitivos e riscos e benefícios (Bayer e Fairchild, 2000). Tais interesses competitivos incluem o desejo legítimo das pessoas de proteger sua privacidade contra invasão não justificada do governo e as responsabilidades dos governos de proteger a saúde de seus constituintes e de obter as informações necessárias para direcionar intervenções de saúde pública. Os riscos da vigilância podem envolver indivíduos ou grupos. As pessoas podem sofrer constrangimento ou discriminação se informações sobre sua saúde forem liberadas inapropriadamente. Muitos sistemas de vigilância não publicam frequências quando o total estiver abaixo de um nível crítico, tal como menos de cinco, porque as pessoas que contribuíram para um total tão baixo poderiam ser prontamente identificadas. Em contrapartida, grupos com taxas elevadas de doença podem ser estigmatizados por publicidade envolvendo a disseminação de dados de vigilância que ilustram disparidades em saúde, especialmente quando os efeitos adversos sobre a saúde recaem sobre grupos que sofrem de privações econômicas ou sociais (Mann et al., 1999).

Reduzir os riscos individuais requer que os dados de vigilância sejam coletados criteriosamente e administrados de forma responsável. Reduzir o risco de estigmatização entre grupos com taxas de doença elevadas requer que seja enfatizado que apenas os dados de vigilância não explicam as razões subjacentes para disparidades em saúde. Tanto os riscos individuais como de grupo serão combatidos por ações construtivas para abordar os problemas que a vigilância traz à tona (Public Health Leadership Society, 2002).

Os sistemas de vigilância podem ou não estar sujeitos à regulamentação formal por comitês de revisão ética. Por exemplo, nos Estados Unidos, os sistemas de vigilância da saúde pública geralmente são administrados sob a autoridade de leis de saúde pública. Em consequência, estão sujeitos à regulamentação por meio do processo de governança que molda aquelas leis e são considerados fora do âmbito dos regulamentos que governam a pesquisa, embora a fronteira entre a prática da saúde pública e da pesquisa permaneça controversa (MacQueen e Buehler, 2004; Fairchild e Bayer, 2004). Os protocolos de pesquisadores que buscam usar dados de vigilância, por exemplo, para identificar casos para um estudo de caso-controle, estão sujeitos, normalmente, à revisão por um comitê de pesquisa em sujeitos humanos, porque tal pesquisa busca desenvolver informações que podem ser generalizadas a outras situações e porque o escopo da informação coletada está além do necessário para prevenção imediata ou controle de doença.

Resumo

Os sistemas de vigilância exigem uma definição operacional da doença ou da condição sob vigilância e da população-alvo. Eventos dentro da população-alvo podem ser utilmente monitorados pela tentativa de identificar todas as ocorrências, as ocorrências dentro de uma amostra estatística definida ou aquelas dentro de uma amostra de conveniência. Os sistemas de vigilância englobam não apenas coleta de dados como também análise e divulgação. O ciclo do fluxo de informação na vigilância pode depender de métodos manuais ou tecnologicamente avançados, inclusive da internet. A proteção do sigilo é essencial e requer proteção da segurança física dos dados, assim como políticas contra divulgação indevida. O melhor incentivo para manter a participação no sistema de vigilância é a demonstração da utilidade das informações coletadas. A conduta ética da vigilância de saúde pública requer uma apreciação tanto dos benefícios como dos riscos de se obter informações de saúde da população.

ABORDAGENS PARA VIGILÂNCIA

Vigilância ativa *versus* passiva

Os termos vigilância *ativa* e *passiva* são usados para descrever duas alternativas de abordagem para vigilância. Uma abordagem ativa significa que a organização que conduz a vigilância inicia procedimentos para obter relatórios, tais como contatos telefônicos regulares ou visitas a médicos e hospitais. Uma abordagem passiva significa que a organização que conduz a vigilância não faz contato com potenciais relatores e deixa a iniciativa de relatar para outros.

Embora os termos *ativa* e *passiva* sejam de utilidade conceitual, são insuficientes para descrever um método de vigilância. Em vez disso, é importante descrever como a vigilância é conduzida, quem é contatado, com que frequência os contatos são feitos e qual, se há algum, tipo de procedimento de *backup* está estabelecido para identificar casos que não são originalmente relatados. Por exemplo, pode não ser viável contatar todos os possíveis relatores. Assim, ao fazer uma abordagem ativa na vigilância, uma agência de saúde pode optar por contatar rotineiramente apenas os centros médicos de maior porte, e investigações especiais podem ser feitas periodicamente para identificar casos que não haviam sido notificados pelos procedimentos de rotina.

Comunicação de doenças de notificação compulsória

Sob as leis da saúde pública, certas doenças são consideradas notificáveis, significando que médicos ou laboratórios devem notificar os casos às autoridades da saúde pública. Tradicionalmente, essa abordagem tem sido usada principalmente para doenças infecciosas e mortalidade. Mais recentemente, doenças notificáveis têm muitas vezes incluído cânceres. Os regulamentos que obrigam a notificação de doenças têm exigências variáveis com o tempo e designam níveis variados de responsabilidade para notificação. Por exemplo, algumas doenças são de tal urgência que é obrigatória a notificação ao departamento de saúde pública imediatamente, ou em até 24 horas, para permitir uma resposta de saúde pública efetiva; outras, com menos urgência, podem ser notificadas com menos rapidez. Além disso, pessoas ou organizações responsáveis pela notificação variam e podem incluir o médico, o laboratório onde o diagnóstico foi feito ou a instituição (clínica ou hospital) onde o paciente é tratado.

Nos Estados Unidos, cada estado tem a autoridade para designar quais condições são notificáveis por lei. O Council of State and Territorial Epidemiologists (Conselho estadual e territorial de epidemiologistas) concorda com um grupo de condições que são consideradas de notificação nacional, e os departamentos de saúde estadual voluntariamente relatam informações sobre os casos dessas doenças ao CDC. Tabulações dessas notificações são publicadas pelo CDC na *Morbidity and Mortality Weekly Report* e em um resumo anual (Centers for Disease Control and Prevention, 2004a).

Vigilância baseada em laboratório

O uso de laboratórios de diagnóstico como base para vigilância pode ser altamente eficaz para algumas doenças. As vantagens incluem a capacidade de identificar pacientes vistos por muitos médicos diferentes, especialmente quando o teste diagnóstico para determinada condição é centralizado; a disponibilidade de informação detalhada sobre os resultados do teste diagnóstico, por exemplo, o nível sérico de uma toxina ou a sensibilidade de uma bactéria patogênica a um antibiótico; e a promoção de notificação completa pelo uso dos procedimentos de licenciamento do laboratório. As desvantagens são que os registros de laboratório isoladamente podem não fornecer informações quanto às características epidemiologicamente importantes dos pacientes e que aqueles submetidos a testes laboratoriais podem não ser representativos de todas as pessoas com a doença.

Um exemplo da utilidade da vigilância baseada em laboratório é um projeto em 10 estados para bactérias patogênicas selecionadas nos Estados Unidos. A equipe da vigilância contata rotineiramente todos os laboratórios hospitalares dentro das áreas-alvo e obtém estimativas baseadas na população da ocorrência de uma variedade de infecções graves. Dados desse sistema têm sido utilizados para monitorar o efeito da vacinação contra *Streptococcus pneumoniae*, para informar o desenvolvimento de protocolos para prevenção da transmissão perinatal da doença pelo estreptococo do Grupo B e para monitorar tendências nas intoxicações alimentares causadas por bactérias patogênicas selecionadas (Pinner et al., 2003).

Prestadores voluntários

Redes especiais de vigilância são desenvolvidas algumas vezes para satisfazer necessidades de informação que ultrapassam a capacidade das abordagens de rotina. Essa situação pode ocorrer porque informações mais detalhadas ou mais precoces são necessárias, porque é preciso obter informações sobre uma condição que não tem obrigatoriedade legal de notificação ou porque há um motivo lógico para concentrar os esforços de vigilância dos médicos de certa especialidade.

Por exemplo, em 1976-1977, um surto da síndrome de Guillain-Barré, uma doença neurológica grave, ocorreu em associação com a campanha de vacinação contra *influenza* suína nos Estados Unidos. Uma vigilância nacional para a síndrome de Guillain-Barré foi iniciada em antecipação à estação de *influenza* de 1978-1979, devido a preocupações continuadas sobre a segurança das vacinas contra *influenza* nos anos seguintes. As pessoas com essa síndrome geralmente são tratadas por neurologistas, por isso o CDC e os epidemiologistas dos estados recrutaram a ajuda de membros da American Academy of Neurology (Academia americana de neurologia). Dados do sistema de vigilância capacitaram as autoridades sanitárias a determinar que a vacina de *influenza* de 1978-1979 não esteve associada a um risco elevado de síndrome de Guillain-Barré (Hurwitz et al., 1981).

A participação de um médico, uma clínica ou um hospital em uma rede de vigilância como essa requer o comprometimento de recursos e tempo. Embora obter uma amostra aleatória de locais ou prestadores seja desejável, a taxa de participação pode ser baixa e limitada àqueles com maior interesse ou capacidade. Em tal situação, seria mais ágil identificar participantes voluntários e recrutar um grupo representativo desses voluntários com base na geografia ou nas características de sua população de pacientes.

Em vários países, médicos têm organizado redes de vigilância para monitorar doenças que são comuns em suas práticas e para avaliar sua abordagem de diagnóstico e tratamento, complementando investigações feitas em centros acadêmicos de pesquisa. Por exemplo, o projeto Pediatric Research in Office Settings (Pesquisa pediátrica em cenários de consultório), uma rede de mais de 500 pediatras nos Estados Unidos, monitorou as características, a avaliação, o tratamento e a evolução de lactentes febris e observou que os julgamentos dos médicos os levavam a se afastar de protocolos estabelecidos de assistência, que tanto eram econômicos como benéficos para a evolução dos pacientes (Pantell et al., 2004). Redes de médicos podem colaborar com agências de saúde pública, como no caso da vigilância para *influenza* na Europa (Aymard et al., 1999).

Registros

Registros são listas de todas as ocorrências de doença ou de categorias de doença (p. ex., câncer, defeitos congênitos) em uma área definida. Os registros coletam informações relativamente detalhadas e podem identificar pacientes para seguimento de longo prazo ou para investigação laboratorial ou epidemiológica específica.

O projeto Surveillance, Epidemiology and End Result (Vigilância, epidemiologia e resultado final) do National Cancer Institute nos Estados Unidos começou em 1973 em cinco estados e cresceu para uma rede de cobertura ampla de registros estaduais, metropolitanos e rurais, que representam, juntos, aproximadamente um quarto da população da nação, envolvendo áreas selecionadas para garantir a inclusão de grupos raciais e étnicos importantes (National Cancer Institute, acessado em 2007). Por meio de contatos com hospitais e patologistas, a ocorrência de casos novos de câncer é monitorada, e estima-se que a averiguação seja quase completa. Os dados coletados de pacientes com câncer incluem características demográficas, exposições tais como fumo e histórias ocupacionais, características do câncer (local, morfologia e estágio), tratamento e desfechos. Além de fornecer uma abordagem abrangente ao monitoramento da ocorrência de cânceres específicos, os pacientes identificados por esses centros têm sido inscritos em uma variedade de estudos adicionais; um foi o Cancer ans Steroid Hormone Study (Estudo de câncer e hormônios esteroides), que examinou a relação entre uso de estrogênio e câncer de mama, ovário e endométrio (Wingo et al., 1988).

Inquéritos

Inquéritos periódicos ou contínuos oferecem um método para monitorar comportamentos associados com doença, atributos pessoais que afetam o risco de doença, conhecimento ou atitudes que influenciam comportamentos de saúde, utilização de serviços de saúde e ocorrência autorrelatada de doença. Por exemplo, o Behavioral Risk Factor Surveillance System (Sistema de vigilância de fator de risco comportamental) é um inquérito contínuo por telefone, que é conduzido por todos os departamentos estaduais de saúde nos Estados Unidos, e monitora comportamentos associados com as causas principais de morbidade e mortalidade, inclusive fumo, exercício, uso de cinto de segurança e utilização de serviços de saúde preventivos (Indu et al., 2003). O inquérito inclui um núcleo padrão de questões; com o tempo, indagações adicionais foram incluídas, com estados acrescentando perguntas de interesse local. Levantamentos baseados em entrevistas pessoais, tais como o National Health and Nutrition Examination Survey (Inquérito nacional de exame da saúde e nutrição), nos Estados Unidos, ou o Health Survey for England (Inquérito de saúde para a inglaterra), incluem exames físicos e coletas de espécimes e podem ser usados para monitorar a prevalência de determinantes fisiológicos de risco para a saúde, tais como pressão arterial, níveis de colesterol e hematócrito (National Center for Health Statistics, 2007; Jarvis et al., 2001).

Em países onde sistemas de registros vitais são subdesenvolvidos, levantamentos têm sido usados há muito tempo para estimar medidas básicas de saúde da população, tais como taxas de natalidade e fertilidade e taxas de mortalidade infantil, materna e geral, assim como tendências em doenças que são causas importantes de óbitos, tais como doenças respiratórias e gastrintestinais (White et al., 2000). Em vários países africanos subsaarianos, inquéritos nacionais de saúde têm sido expandidos para mensurar a prevalência de HIV e para validar estimativas de prevalência baseadas em inquéritos de clínicas sentinelas de pré-natal (Organização Mundial de Saúde e UNAIDS, 2003).

Sistemas de informação

Sistemas de informação são grandes bases de dados coletados para propósitos gerais, em vez de específicos para doenças, que podem ser aplicados à vigilância. Em alguns exemplos, seu uso para monitorar a saúde pode ser secundário a outros objetivos. Os registros vitais são, primariamente, documentos legais que fornecem certificação de nascimento e óbito, mas as informações que eles fornecem sobre as características de recém-nascidos, ou as causas de mortes, têm sido usadas há muito para monitorar a saúde. Registros de altas hospitalares são digitalizados para monitorar a utilização e o custo de serviços hospitalares. Dados sobre diagnósticos de alta, entretanto, são uma fonte conveniente de informações sobre morbidade. Os registros de faturas de seguros, tanto privados como patrocinados pelo governo, fornecem informações sobre diagnósticos e tratamentos de pacientes internados e ambulatoriais.

Por exemplo, Worker's Compensation é um sistema legalmente obrigatório nos Estados Unidos, que fornece cobertura de seguro para lesões e enfermidades relacionadas ao trabalho. A análise de comunicações de acidentes de trabalho em Massachusetts para casos ocupacionais da síndrome do túnel do carpo, um problema musculoesquelético agravado por movimentos repetitivos da mão e do punho, tem sido usado para monitorar as tendências dessa condição e para complementar dados de relatórios médicos (Davis et al., 2001). Em Ohio, dados de comunicações de acidentes de trabalho foram utilizados para vigilância do envenenamento ocupacional pelo chumbo e identificaram locais e trabalhos que precisavam de supervisão mais intensa por fiscais regulatórios (Seligman, et al., 1986). Visto que esses sistemas de informação servem a objetivos múltiplos, seu uso para vigilância (ou pesquisa) requer cuidado. Os sistemas de massa podem não ter uma coleta com procedimentos estritos de qualidade dos dados naqueles itens de maior interesse para os epidemiologistas. Além disso, eles estão sujeitos à variabilidade entre os locais contribuintes e são sucetíveis a variações sistemáticas que podem influenciar tendências artificialmente. Por exemplo, em muitos sistemas de dados de saúde, os diagnósticos são classificados e codificados usando-se a Classificação Internacional de Doenças (CID). Cerca de uma vez por década, a CID é revisada para refletir os avanços do conhecimento médico, e códigos interinos podem ser introduzidos entre as revisões quando surgem novas doenças. As mudanças nos procedimentos de codificação podem afetar a avaliação de tendências. Em 1987, códigos especiais para infecção por HIV (categorias 042.0-044.9) foram implantados nos Estados Unidos. Naquele ano, a análise de registros vitais indicou que o número de mortes atribuídas à pneumonia por *Pneumocystis carinii* (código 136.3), uma complicação importante da infecção por HIV, caiu vertiginosamente. Essa queda não refletiu um avanço na prevenção ou no tratamento da infecção por *Pneumocystis*; em vez disso, foi um reflexo da mudança do código 136.3 para 042.0 (o novo código para infecções por HIV com infecções especificadas, inclusive *Pneumocystis*) (Buehler et al., 1990).

Além disso, métodos para atribuir diagnósticos e códigos da CID podem variar entre áreas. Sob a 9ª revisão da CID, que foi atualizada na 10ª revisão para codificação de mortalidade, a causa de óbito para uma pessoa que faleceu por overdose de cocaína pode ter recebido o código da CID 304.2 (dependência de cocaína), código 305.6 (abuso de cocaína), código 986.5 (envenenamento por anestésicos superficiais ou de infiltração, inclusive cocaína) ou código E855.2 (envenenamento não intencional por anestésicos locais, inclusive cocaína). Se estudos toxicológicos pós-morte estivessem pendentes quando a codificação foi feita (ou se os resultados dos testes de toxicologia foram anotados nos atestados de óbito depois do preparo dos registros computadorizados), pode ter sido atribuído o código 799.9 (causa desconhecida ou não especificada). Assim, o uso de atestados de óbito computadorizados, para comparar a incidência de intoxicação fatal por cocaína, pode gerar resultados espúrios se não forem consideradas as variações de codificação (Pollock et al., 1991).

O usuário desses conjuntos de dados maiores deve ser cuidadoso. Eles podem estar disponíveis em formatos de acesso público, mas sua acessibilidade não deve cegar o usuário potencial quanto a suas complexidades.

Eventos sentinela

A ocorrência de uma doença rara que se sabe estar associada a uma exposição específica pode alertar as autoridades sanitárias para situações em que outros podem ter sido expostos a um perigo potencial. Tais ocorrências têm sido chamadas de *eventos sentinela*, pois são precursoras de problemas de saúde pública mais amplos. A vigilância para eventos sentinela pode ser usada para identificar situações em que são necessárias investigações ou intervenções de saúde pública.

Por exemplo, em 1983, Rutstein e colaboradores propuseram uma lista de eventos sentinela de saúde ocupacional para servir como um arcabouço da vigilância nacional de doenças relacionadas ao trabalho e como um guia para médicos que cuidam de pessoas com doenças ocupacionais. A detecção de doenças nessa lista deve desencadear investigações de saúde e segurança do local de trabalho, identificar cenários onde a proteção do trabalhador precisa ser melhorada ou identificar trabalhadores que necessitam de rastreamento ou tratamento médico. A lista incluiu doenças, agentes etiológicos e indústrias ou ocupações em que a exposição era provável (p. ex., câncer ósseo devido à exposição ao rádio em processadores de rádio) (Rutstein et al., 1983).

Relacionamento de registros

Registros de fontes diferentes podem ser conectados para estender sua utilidade para vigilância, por fornecerem informações que poderiam faltar em uma fonte isolada. Por exemplo, a fim de monitorar taxas de mortalidade infantil específicas por peso ao nascer, é necessário cruzar informações de certidões de nascimento e atestados de óbito correspondentes para crianças individuais. As certidões de nascimento fornecem informações sobre peso ao nascer e outras características infantis e maternas (p. ex., idade gestacional no parto, número e tempo das consultas pré-natais, idade e estado civil maternos, hospital onde o nascimento ocorreu)*, e os atestados de óbito fornecem informações sobre idade por ocasião do falecimento (p. ex., neonatal *versus* pós-neonatal) e causas de morte. Pela combinação de informações baseadas em registros de nascimentos e de óbitos, conectadas individualmente, uma variedade de atributos maternos, infantis e hospitalares pode ser usada para fazer inferências sobre a efetividade de programas de saúde maternos e infantis ou para identificar lacunas potenciais em serviços (Buehler et al., 2000).

Além disso, a conexão de registros de vigilância a uma fonte de dados independente pode ser utilizada para identificar casos não detectados previamente e, assim, mensurar e melhorar a completude da vigilância. Por exemplo, vários departamentos estaduais de saúde nos Estados Unidos têm conexão de registros computadorizados de altas hospitalares a relatos de casos de Aids para avaliar a completude da vigilância para Aids. Altas hospitalares de pessoas que provavelmente têm Aids são identificadas pelo uso de uma rede de códigos diagnósticos, que especifica infecção por HIV ou condições associadas. Para pessoas identificadas a partir de registros hospitalares, que não combinam com a lista de casos relatados, conduzem-se investigações para confirmar se realmente têm Aids (representando casos não relatados previamente), se têm sinais de infecção por HIV, mas ainda não desenvolveram Aids, ou se não têm evidência de infecção por HIV (Lafferty et al., 1988).

Combinações de métodos de vigilância

Para muitas condições, uma só fonte de dados ou um método de vigilância isolado pode ser insuficiente para satisfazer as necessidades de informação, e múltiplas abordagens são usadas para complementar umas às outras. Por exemplo, como já observado, a vigilância para *influenza* nos Estados Unidos baseia-se em uma combinação de abordagens, inclusive monitoramento de tendências em mortes atribuídas a pneumonia e *influenza* em 122 cidades, redes de médicos sentinelas de assistência primária para monitorar visitas ambulatoriais por enfermidade semelhante à *influenza*, coleta direcionada de amostras respiratórias para identificar cepas prevalentes de *influenza*, relatórios de epidemiologistas estaduais para rastrear níveis de atividade de *influenza* e participação na rede internacional de laboratórios da OMS para rastrear o surgimento global de novas cepas de *influenza* (Brammer et al., 2002).

A vigilância nacional de diabete nos Estados Unidos rastreia a prevalência e a incidência dessa doença, taxas de mortalidade, hospitalizações e incapacidades relacionadas, utilização de serviços de ambulatório e emergências para assistência a diabéticos, uso de serviços para doença renal em fase terminal (uma complicação importante do diabete) e uso de serviços preventivos para diabéticos. Esse sistema de vigilância multifacetado alimenta-se de um mosaico de fontes de dados, incluindo quatro inquéritos diferentes conduzidos pelo National Center for Health Statistics (Centro nacional para estatísticas de saúde) (National Health Interview Survey, National Hospital Discharge Survey, National Ambulatory Care Survey, National Hospital Ambulatory Medical Care Survey), atestados

---

* N. de T.: Estes dados estão presentes em certidões de nascimento norte-americanas.

de óbito, o United States Renal Data System (um sistema de vigilância para doença renal em fase terminal fundado pelo National Institutes of Health), o Behavioral Risk Factor Surveillance System e o censo (Centers for Disease Control and Prevention, 1999a).

Resumo

Grande variedade de métodos pode ser empregada para conduzir vigilância; a escolha dependerá das necessidades de informações e dos recursos. Tais métodos incluem notificação de doenças comunicáveis, que é baseada em notificação legalmente obrigatória pelos prestadores de assistência à saúde; relatos de laboratórios para condições diagnosticadas por exames laboratoriais; relatos de redes de prestadores voluntários de assistência à saúde; uso de registros, que fornecem dados populacionais abrangentes para eventos específicos de saúde; inquéritos populacionais; informações de registros vitais e outros sistemas de dados de saúde; e monitoramento de eventos de saúde "sentinela" para detectar perigos para a saúde não reconhecidos. Os termos vigilância *ativa* e *passiva* descrevem o papel que as agências condutoras da vigilância tomam ao obter informações de vigilância de fontes relatoras. A conexão dos registros de vigilância a outras fontes de informações pode ser usada para expandir o escopo dos dados de vigilância, ou combinações de fontes múltiplas podem ser usadas para fornecer perspectivas complementares.

ANÁLISE, INTERPRETAÇÃO E APRESENTAÇÃO DE DADOS DE VIGILÂNCIA

Análise e interpretação

A análise de dados de vigilância geralmente é descritiva e direta, usando técnicas epidemiológicas padrão. Estratégias de análise usadas em outras formas de investigação epidemiológica são aplicáveis à vigilância, inclusive taxas padronizadas para idade ou outros atributos da população que podem variar com o tempo ou entre localidades, controle para confundimento ao fazer comparações, uso de estratégias de amostragem usadas em inquéritos e consideração de problemas relativos a dados faltantes ou valores desconhecidos. Além dessas preocupações, há situações especiais ou considerações que podem surgir durante a análise e interpretação de dados de vigilância, inclusive as descritas a seguir.

Atribuição de data

Ao analisar tendências, frequentemente deve-se tomar uma decisão quanto a examiná-las pela data em que os eventos ocorreram (ou foram diagnosticados) ou pela data em que foram relatados. Usar a data do relato é mais fácil, porém é suscetível a irregularidades no relato. Usar a data do diagnóstico fornece uma medida melhor da ocorrência de doença. A análise por data de diagnóstico, entretanto, subestimará a incidência nos intervalos mais recentes se houver um retardo relativamente longo entre o diagnóstico e o relato. Assim, pode ser necessário ajustar contagens recentes quanto a atrasos nos relatos, com base na experiência prévia com estes (Karon et al., 1989).

Atribuição de local

Muitas vezes é necessário decidir se as análises serão baseadas no local onde os eventos ou exposições ocorreram, onde as pessoas residem ou a assistência à saúde é prestada, pois podem todos diferir. Por exemplo, se pessoas atravessam fronteiras geográficas para receber assistência médica, os lugares onde a assistência é prestada podem não ser onde as pessoas residem. Os primeiros podem ser mais importantes em um sistema de vigilância que monitore a qualidade da assistência à saúde, ao passo que os últimos seriam importantes se a vigilância fosse usada para rastrear a necessidade de serviços preventivos para pessoas que vivem em áreas diferentes. Dados de censo, a fonte primária para denominadores no cálculo de taxas, são baseados em local de residência, e, portanto, este é usado comumente. Sistemas de notificação de doenças comunicáveis requerem relato em jurisdição cruzada (p. ex., de estado para estado) entre departamentos de saúde quando uma doença em um residente de uma área é diagnosticada e notificada em outra.

Uso de sistemas de informação geográfica (SIG)

Coordenadas geográficas (latitude e longitude) para a localização de eventos de saúde ou de local de residência podem ser ingressadas em registros computadorizados, possibilitando geração automatizada de mapas usando sistema de informação geográfica (SIG). Pela combinação de dados geográficos sobre eventos de saúde com a localização de perigos, exposições ambientais ou serviços preventivos ou terapêuticos, o SIG pode facilitar o estudo de associações espaciais entre exposições, ou serviços, e desfechos de saúde (Cromley, 2003). Dada a importância dos mapas para a apresentação de dados de vigilância, não é surpreendente que o uso de SIG tenha crescido rapidamente na prática da vigilância.

Detecção de uma mudança em tendências

A vigilância utiliza uma ampla coleção de medidas estatísticas para detectar aumentos (ou diminuições) dos números ou taxas de eventos além dos níveis esperados. A seleção de um método estatístico depende da natureza subjacente das tendências da doença (p. ex., variações sazonais, declínios graduais de longo prazo), da duração do tempo na qual dados históricos de referência estão disponíveis, da urgência de se detectar uma tendência extravagante (p. ex., detecção de aumento em um dia *versus* avaliação de variações semanais, mensais ou anuais) e se o objetivo é detectar anomalias temporais, ou tanto agregação temporal como geográfica (Janes et al., 2000; Waller et al., 2004). Por exemplo, para identificar estações de *influenza* incomumente grave, o CDC usa métodos de séries temporais para definir a normalidade sazonal esperada de mortes atribuídas a pneumonia e *influenza* e para determinar quando os números de óbitos observados excedem os valores limiares (Fig. 22.4). Sistemas automatizados visando a detectar precocemente o início de epidemias relacionadas com bioterrorismo têm aproveitado técnicas estatísticas desenvolvidas para monitoramento de controle de qualidade industrial, tais como o método CUSUM empregado no Sistema de Relato Precoce de Aberração do CDC (Hutwagner et al., 2003).

Ao avaliar uma alteração detectada pela vigilância, a primeira questão a perguntar é "Isto é real?". Há múltiplos fatos que podem afetar tendências, além de alterações reais de incidência ou prevalência, inclusive mudanças entre pessoas que notificam casos ou gerenciam sistemas de vigilância, no uso de serviços de assistência à saúde ou de notificação por causa de feriados ou de outros eventos, alterações do interesse em uma doença, mudanças nos procedimentos de vigilância, em critérios de rastreamento ou de diagnóstico e na disponibilidade de serviços de rastreamento, diagnóstico ou cuidados. A segunda questão a perguntar é "Isto é significativo?". Se um aumento da doença é reconhecido informalmente ou porque um limiar estatístico foi ultrapassado, é preciso julgamento para determinar se a observação reflete um problema de saúde pública potencial, bem como a extensão e a agressividade do próximo passo nas investigações, que pode ser desde reexaminar os dados de vigilância até uma investigação epidemiológica em escala total. Esse julgamento é particularmente importante para os sistemas que monitoram síndromes inespecíficas que podem refletir enfermidades com importância mínima em saúde pública ou o estágio mais precoce de doença potencialmente grave. "Falsos alarmes" podem ser comuns se os limiares estatísticos forem fixados muito baixos, aumentando a probabilidade de que os alarmes sejam disparados por variações aleatórias. Tais problemas enfatizam a importância de se estar familiarizado com o modo de coleta e de análise dos dados e com o contexto local dos serviços de assistência à saúde.

Avaliando a completude da vigilância

Se dois sistemas de vigilância ou de dados independentes estão disponíveis para uma condição particular e se os registros para os indivíduos representados nesses sistemas podem ser conec-

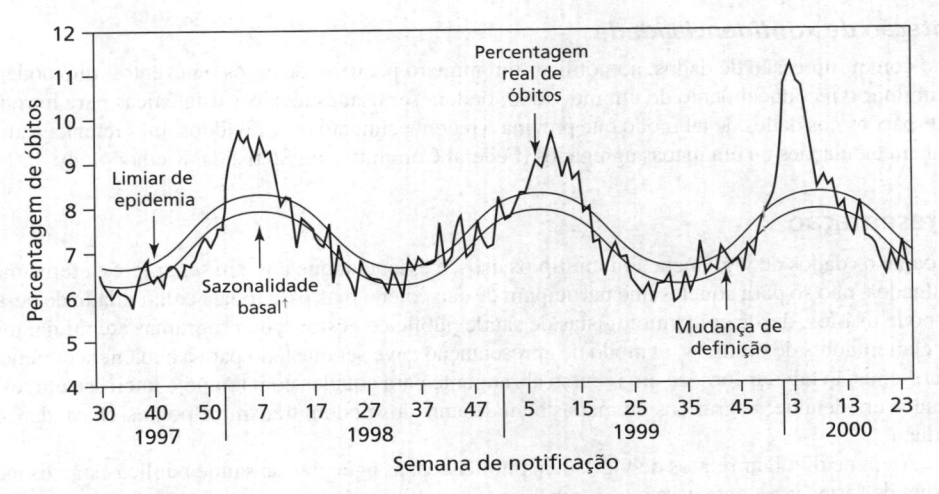

FIGURA 22.4 • Percentagem de óbitos atribuídos a pneumonia ou *influenza*, 122 cidades nos Estados Unidos, estações de *influenza* de 1997-2003 (Reproduzida de Brammer TL, Murray EL, Fukuda K e colaboradores. Surveillance for *influenza* – United States, estações de 1997-98, 1998-99 e 1999-2000. In *Surveillance Summaries*, October 25, 2002. *Morb Mortal Wkly Rep*. 2002:51(No. SS-7:6.)

tados um ao outro, então é possível determinar o número representado por ambos, e o número incluído em um, mas não no outro. Usando análise de captura-recaptura, o número perdido por ambos pode ser estimado, por sua vez, possibilitando a estimativa do número total de casos na população e o cálculo da proporção identificada para cada (ver Cap. 23). A precisão dessa abordagem depende da probabilidade da detecção por um sistema ser independente de detecção pelo outro, uma suposição que raramente se encontra na prática. Violações dessa suposição podem levar à subestimativa do número total de casos em uma população (Hook e Regal, 2000) e, assim, à superestimação da completude da vigilância. Essa abordagem depende também da acurácia das conexões dos registros, que, por sua vez, depende da precisão e da especificidade da informação identificadora usada para fazer as conexões. Se os nomes não estão disponíveis, marcadores substitutos para identidade, tais como data de nascimento combinada com sexo, podem ser usados. Mesmo que os nomes estejam disponíveis, eles podem mudar, serem mal soletrados ou estarem listados sob um pseudônimo. *Softwares* que convertem nomes para códigos, tais como Soundex, podem evitar erros de conexão por soletração e pontuação. No entanto, outros erros de registro ou de codificação de dados podem levar a pareamentos ou a não pareamentos falsos. Além de pareamentos baseados em alinhamento completo dos critérios de pareamento, devem ser estabelecidos e validados padrões para aceitar ou rejeitar quase pareamentos. Embora algoritmos de computador possam realizar a maioria dos pareamentos e oferecer medidas da probabilidade de que os pareamentos estejam corretos, é aconselhável a validação manual de pelo menos uma amostra de pareados e de não pareados.

Suavização

Registros gráficos de números ou de taxas de doença por tempo ou área geográfica pequena podem gerar um quadro errático ou irregular, devido à variabilidade estatística, obscurecendo a visualização de tendências ou padrões geográficos subjacentes. Para resolver esse problema, uma variedade de técnicas de "suavização" temporal ou geográfica pode ser utilizada para clarificação de tendências ou padrões (Devine, 2004).

Proteção de xonfidencialidade

Junto com a supressão de dados, ao notificar um número pequeno de casos ou eventos, que poderiam possibilitar o reconhecimento de um indivíduo, podem ser usadas técnicas estatísticas para introduzir perturbações nos dados de tal modo que previna o reconhecimento de indivíduos, mas retenha acurácia geral em tabulações ou em mapas agregados (Federal Committee on Statistical Methodology, 1994).

Apresentação

Visto que os dados de vigilância têm múltiplos usos, é essencial que possam ser ampla e efetivamente divulgados, não só para aqueles que participam de sua coleta, mas para toda a coletividade de pessoas que pode usá-los, desde epidemiologistas de saúde pública e gestores de programas até mídia, público e elaboradores de políticas. O modo de apresentação deve ser ajustado para a audiência pretendida. A apresentação tabular fornece um recurso abrangente para aqueles com tempo e interesse em revisar os dados em detalhe; já gráficos ou mapas bem desenhados podem transmitir pontos-chave de forma imediata.

Além de divulgar relatos de vigilância publicados, as agências de saúde pública estão usando a internet de forma crescente para postar relatórios, possibilitando atualizações mais frequentes e acesso disseminado. Além disso, serviços interativos baseados na rede mundial de computadores podem permitir que os usuários obtenham relatórios de vigilância customizados, com base em seu interesse por tabulações específicas.

Dependendo da natureza dos achados da vigilância e da doença ou condição em questão, a liberação de achados de vigilância pode atrair o interesse da mídia e do público. Essa eventualidade deve ser prevista, se possível em colaboração com um especialista em comunicação de mídia, para planejar entrevistas, identificar e esclarecer mensagens chaves de saúde pública que se originem a partir dos dados (respeitando tanto suas forças como suas limitações) e para chamar atenção para passos correlatos que gestores de programas, elaboradores de políticas ou membros do público possam tomar para promover a saúde.

ATRIBUTOS DA VIGILÂNCIA

Os sistemas de vigilância têm múltiplos atributos que podem ser usados para avaliar sistemas existentes ou conceituar sistemas propostos (Centers for Disease Control and Prevention, 2001). Visto que aumentos em alguns atributos provavelmente serão contrabalançados por degradações em outros, a utilidade e o custo da vigilância dependem da qualidade do equilíbrio da combinação de atributos para satisfazer as necessidades de informação. Estes atributos são:

Sensibilidade. Em que extensão o sistema identifica todos os eventos-alvo? Para propósitos de monitoramento de tendências, a baixa sensibilidade pode ser aceitável se for consistente ao longo do tempo e detectar eventos que sejam representativos. Para avaliar o impacto de um problema de saúde, alta sensibilidade (ou uma capacidade de corrigir para subverificação) é necessária.

Temporalidade. Com que rapidez a informação flui pelo ciclo de vigilância, da coleta de informações à divulgação? A necessidade de velocidade depende da urgência de um problema para a saúde pública e dos tipos de intervenção disponíveis.

Valor preditivo. Em que extensão os casos notificados são realmente casos? A vigilância mede o que ela visa a mensurar?

Representatividade. Em que extensão os eventos detectados pela vigilância representam pessoas com as condições de interesse na população-alvo? Falta de representatividade pode levar ao mau direcionamento dos recursos de saúde.

Qualidade dos dados. Que acurácia e completude têm os dados descritivos em notificações de casos, levantamentos ou sistemas de informação?

Simplicidade. Os procedimentos e processos de vigilância são simples ou complicados? Os formulários são fáceis de preencher? A coleta de dados é mantida em um mínimo necessário? O *software* é "amigo do usuário"? As páginas da *web* são fáceis de navegar? Os relatórios são apresentados de modo objetivo?

Flexibilidade. O sistema pode se adaptar prontamente a novas circunstâncias ou a necessidades de troca de informações?

Aceitabilidade. A que ponto os participantes do sistema de vigilância estão entusiasmados com a ferramenta? O esforço deles gera informações úteis? O público apoia a possibilidade de que agências de saúde pública tenham acesso a informações pessoais de saúde para fins de vigilância?

Certos atributos provavelmente são intimamente relacionados e mutuamente se reforçam. Por exemplo, a simplicidade provavelmente aumenta a aceitabilidade. Outros provavelmente serão competitivos. Esforços para promover precocidade podem requerer sacrifícios da completude ou da qualidade dos dados. Esforços para garantir notificação completa podem ser comprometidos pela inclusão de alguém que não tenha a doença em questão. Esse equilíbrio de atributos também é relevante para a avaliação de sistemas de vigilância automatizados, destinados à detecção precoce de epidemias. Por exemplo, abaixar os limiares estatísticos para garantir detecção precoce e completa de epidemias provavelmente resultará em frequência maior de "alarmes falsos" (Centers for Disease Control and Prevention, 2004b).

CONCLUSÃO

A vigilância é um processo para monitoramento e relato de tendências em problemas de saúde específicos em populações definidas. Na sua condução, há opções múltiplas para praticamente cada componente de um sistema de vigilância, desde a seleção de uma fonte de dados até a aplicação de métodos de análise estatística para a disseminação dos resultados. Selecionar tais opções requer consideração dos objetivos de um sistema em particular, das necessidades de informações dos usuários pretendidos e da combinação ótima de atributos da vigilância, tais como temporalidade e completude. Finalmente, o teste de um sistema de vigilância depende de seu sucesso ou de sua falha em contribuir para a prevenção e controle de doença, de lesão, de incapacidade ou de morte.

Um exemplo de sucesso é dado pelo papel da vigilância nos esforços nacionais e internacionais para deter a disseminação da síndrome respiratória aguda grave (SARS) em 2003. Em fevereiro daquele ano, o mundo tomou conhecimento de uma epidemia de doença respiratória grave no sul da China, que havia iniciado em novembro do ano anterior. A ameaça completa da SARS foi reconhecida quando noticiários sobre o surto na China chamaram a atenção da OMS, ao mostrarem casos em Hong Kong e no Vietnã entre viajantes procedentes da China, e, finalmente, quando viajantes internacionais ou seus contatos adoeceram em vários continentes. Os objetivos da vigilância para SARS eram múltiplos: em primeiro lugar, caracterizar a doença, seu risco de transmissão e a duração da infecciosidade; segundo, obter espécimes das pessoas afetadas, possibilitando a identificação do agente etiológico, a descrição da resposta imune humana e o desenvolvimento de testes diagnósticos; e, terceiro, informar sobre atividades de prevenção e controle, tais como o desenvolvimento de educação do público, a identificação de pessoas doentes e expostas e a implementação de medidas de isolamento ou quarentena, correspondentes à extensão da transmissão em áreas locais. Desenvolver uma definição de caso para essa doença nova de causa desconhecida foi um desafio, porque seus sinais e sintomas eram semelhantes aos de outras enfermidades respiratórias. A sensibilidade foi obtida pela inclusão de indicadores relativamente gerais de doença respiratória. A especificidade foi obtida pela exigência de evidências de exposição, com base em história de viagem ou contato, pela limitação da definição para a doença relativamente grave (embora, como com outras doenças recém-descobertas, possa ter havido um espectro não reconhecido de doença mais leve) e pela exclusão de pessoas com outros diagnósticos conhecidos. A vigilância teve de ser flexível enquanto o agente etiológico era identificado, enquanto testes eram desenvolvidos, que permitiam a inclusão ou exclusão do diagnóstico de SARS, e enquanto a lista de países afetados se expandia e contraía. A OMS promoveu consistência internacional pela promulgação de uma definição padronizada de caso que foi amplamente usada, com modificações limitadas por países individualmente, conforme o indicado pelas situações epidemiológicas locais. A resposta de saúde pública à SARS também suscitou questões éticas profundas sobre o equilíbrio entre os direitos individuais e a proteção da saúde pública, desde questões familiares sobre notificar os nomes de pessoas afetadas aos departamentos de saúde até questões menos familiares em tempos modernos sobre o uso da quarentena. A complexidade dessas questões foi maior, porque a SARS afetou países com tradições bastante variáveis com relação a liberdades civis, uso de forças policiais e governança. Em conjunto, a vigilância e o espectro mais amplo de prevenção e medidas de controle contribuíram para a interrupção reconhecida da transmissão em julho de 2003, apenas meses depois que a doença foi primeiramente reconhecida pela comunidade internacional, evitando o que poderia ter sido uma epidemia internacional muito mais extensa e mortífera. Com base na experiência de 2003, a OMS e as nações refinaram estratégias de vigilância e prevenção na antecipação de estações subsequentes de doença respiratória e para a possível ressurgência da doença (Heyman e Rodier, 2004; Schrag et al., 2004; Gostin et al., 2003; Weinstein, 2004).

CAPÍTULO 23

Uso de dados secundários

Jorn Olsen

Epidemiologia em circunstâncias ideais 564
Análise de dados secundários de populações completas 564
Uso de dados secundários e validade 565
Estudos epidemiológicos baseados totalmente em registros existentes 566
Exemplos do uso de dados secundários 566
   Registros multigeracionais 566
   Irmãos e meio-irmãos 567
   Estresse e gravidez 568

Vacinas e autismo 568
Relacionamento de bases de dados 569
Validação de dados 570
Qualidade dos dados 570
Quantificação de viés relacionado ao erro de classificação 572
Monitoramento 572
Ética do acesso a dados secundários 574
Conclusão 576

Neste capítulo, definimos *dados secundários* como dados gerados para um propósito diferente da atividade de pesquisa para os quais eles são usados. Essa não é uma definição muito precisa – dados podem ser gerados para objetivos distintos que podem se superpor com os objetivos do estudo. A questão importante para a pesquisa não é tanto se os dados são primários ou secundários, mas se eles são adequados para esclarecer a questão da pesquisa a ser estudada, e garantir que os dados com potencial de pesquisa não preenchido não sejam destruídos.

Nunca será possível desenhar um estudo perfeito, garantir adesão completa ao protocolo, obter dados livres de erros e analisar aqueles dados com modelos estatísticos apropriados. Como os epidemiologistas conduzem suas pesquisas no mundo real, frequentemente temos que nos conformar com menos do que o ideal, e pesar os prós e os contras de opções diferentes de delineamento. Nesse processo de decisão, algumas vezes temos que escolher entre usar dados já existentes ou gerar dados novos. O uso de dados existentes pode, algumas vezes, ser a melhor opção disponível, ou mesmo a única. Por exemplo, foi sugerido que uma infecção por *influenza* durante a gravidez pode aumentar o risco de esquizofrenia no(a) filho(a) décadas mais tarde. Para explorar essa hipótese, podemos gerar dados primários e esperar por 20 a 30 anos para pesquisar essa ideia ou podemos buscar dados existentes que foram gerados no passado. Os dados secundários podem ser utilizados para verificar a hipótese.

Se decidimos usar dados secundários, devemos estar confiantes da sua validade ou, pelo menos, ter uma boa ideia de suas limitações. O mesmo é verdadeiro para dados primários, mas para estes podemos embutir controle de qualidade no delineamento, ao passo que os dados secundários, frequentemente, devem ser aceitos como são. Dados secundários podem, ocasionalmente, ser a melhor fonte de dados para o estudo. Por exemplo, a falta de resposta poderia enviesar a coleta de dados primários, e os dados secundários poderiam estar disponíveis para todos. Mais frequentemente, dados secundários podem ser a melhor fonte em função dos recursos disponíveis.

Aqueles que são encarregados da coleta e da manutenção de dados secundários podem aumentar sua utilidade, garantindo que aqueles dados com potencial de pesquisa não utilizados sejam arquivados de tal maneira que seja possível achá-los e usá-los. Tornar os dados disponíveis para os pesquisadores é uma parte importante da estrutura de pesquisa, e alguns países têm um sistema de arquivamento de dados para pesquisa seguindo normas padronizadas para documentação (arquivos de dados de pesquisa). Além disso, metanálises adequadas com frequência requerem acesso a dados brutos dos estudos a serem incluídos.

Manter grandes estoques de dados, especialmente dados pessoais identificáveis, requer alto grau de segurança para reduzir o risco de revelação não desejada. A maioria dos países tem leis sobre proteção de dados, mas é aconselhável acrescentar regras de boa prática às rotinas cotidianas de trabalho.

EPIDEMIOLOGIA EM CIRCUNSTÂNCIAS IDEAIS

Imaginemos um país onde todos os cidadãos recebam um número de identificação pessoal ao nascer, o qual mantenham pelo resto de suas vidas, e a maioria das informações geradas por autoridades públicas seja armazenada em computadores e acessível por esse número de identificação. Imaginemos que as informações incluam um prontuário médico eletrônico, todos os contatos com o sistema de assistência à saúde, todos os diagnósticos realizados, todas as medicações prescritas, todos os benefícios sociais, todos os defeitos congênitos, todas as imunizações, e mais. Imaginemos que um sistema de registro semelhante seja usado para renda, história ocupacional, escolaridade, grupo social e residência e visualizemos, então, um sistema de registro que possa conectar membros da família e estes à sociedade em biobancos gigantescos, que incluíssem todos na população. Imaginemos, ainda, que todas essas informações sejam armazenadas ao longo do tempo. Nessa visão, o país inteiro é uma coorte. Embora esse cenário possa provocar preocupações com privacidade, com alguma justificativa, ele também descreve um mundo ideal para epidemiologistas, demógrafos e cientistas sociais se a informação coletada estiver disponível para uso científico. Se o sistema de assistência à saúde, bem como o sistema social, forem, além disso, organizados do mesmo modo para todo o país, então teremos uma coorte nacional que permite avaliação eficiente de prevenções e terapias depois que elas são introduzidas. De fato, alguns países têm alguns recursos que possibilitam pesquisas em populações nacionais completas.

ANÁLISE DE DADOS SECUNDÁRIOS DE POPULAÇÕES COMPLETAS

Conforme discutido nas Seções I e II deste livro, a inferência etiológica deve enfrentar vários problemas de validade, tais como confundimento, viés de seleção e erro de mensuração. Em um estudo da população inteira, o viés de seleção devido à falta de resposta é evitado. O que resta são problemas de avaliação da acurácia dos dados sobre exposições, doenças, confundidores, ajustando para o confundimento da melhor forma possível com os dados disponíveis, bem como problemas potenciais com perda de seguimento. A maioria dos estudos baseados em registros tem dados limitados para controle de confundimento, a imprecisão de mensuração frequentemente é um problema e a perda de seguimento só é preocupação quando há migração substancial para fora da população.

Entretanto, a alternativa à análise de dados secundários pode ser a coleta dispendiosa de dados, com as baixas taxas de resposta inerentes. Não é incomum que quase 50% recusem participar de um estudo de caso-controle, e mais, podem declinar de serem inscritos em um estudo de seguimento de longa duração e consumidor de tempo. Mesmo inquéritos de corte transversais simples podem padecer de baixas taxas de participação. A perda de seguimento entre participantes de estudos geralmente é muito mais extensa do que a emigração de uma população.

Estudos de caso-controle retrospectivos são especialmente vulneráveis ao viés de seleção relacionado com falta de resposta, porque a decisão de participar de um estudo pode ser uma função do *status* de caso e da experiência com exposição, especialmente se a hipótese for conhecida dos sujeitos. O uso de dados secundários em um estudo de caso-controle pode evitar esse problema, se a análise de caso-controle puder ser baseada inteiramente em dados secundários existentes. Tal delineamento também pode resolver problemas de memória seletiva se os dados foram coletados antes do início da doença.

Em estudos prospectivos, os participantes não podem basear sua decisão de participar em um evento que pode acontecer no futuro, mas a não resposta ainda pode estar relacionada aos pontos finais em estudo, por meio de fatores presentes na ocasião do convite, tais como condições sociais, idade, tipo de escolaridade, número de horas de trabalho, atitudes altruístas em direção à pesquisa, etc. Se esses fatores puderem ser totalmente ajustados na análise, a associação entre a não resposta e o desfecho deve desaparecer. Infelizmente, os dados disponíveis (quer primários, quer secundários) podem não ser completos e precisos o bastante para possibilitar ajuste total, e, assim, viés substancial devido à não resposta, assim como a autosseleção para exposição, pode permanecer. Embora as pessoas em um estudo de seguimento não possam basear sua decisão de participar nem a duração de sua participação em um evento que acontecerá no futuro, são capazes de basear suas decisões no risco percebido de adquirir a doença em estudo. Se o risco percebido prevê o evento, e sua participação no estudo correlaciona-se tanto com o risco quanto com a exposição sob pesquisa, o viés pode resultar em vários cenários diferentes. Como se deveria classificar esse tipo de viés é uma questão de escolha. Ele pode ser considerado um viés de autoescolha, ou (seguindo os Caps. 10 e 12) se pode dizer que a autosseleção criou confundimento que pode ser impossível de remover, por exemplo, confundimento por fatores genéticos desconhecidos. Segundo Hernan e colaboradores (2004), tal viés pode ser classificado como confundimento, se baseado em causas comuns, ou viés de seleção, se baseado em efeitos comuns. Usar uma terminologia orientada para processo foca a seleção e enfatiza a necessidade de se fazer esta seleção tão pequena quanto possível e tornar "cegas" suas condições tanto quanto for possível. Vieses como esse podem ser encontrados em estudos de doenças familiares ou em um estudo de falhas reprodutivas em mulheres multíparas, que usam sua experiência prévia com gravidez para estimar seu risco.

Embora desejemos dados tão bons quanto possível para nossa pesquisa, pode haver uma troca entre a qualidade dos dados e o viés. É possível que atenção demasiada sobre a coleta de dados possa introduzir viés. Por exemplo, se dados sobre doenças cardiovasculares são coletados dentro de um estudo sobre o uso de hormônios e seus efeitos cardiovasculares, os médicos podem ser influenciados pela hipótese hormonal ao fazer o diagnóstico, a menos que desconheçam os dados de exposição. Esse problema pode não existir no trabalho clínico de rotina, porque os clínicos raramente levam em consideração exposições ambientais ao fazer diagnósticos (embora haja exceções, tais como fumo e bronquite, uso de métodos contraceptivos orais e doenças venosas, hipertensão arterial e acidente vascular cerebral, etc.). A qualidade dos dados com ênfase em precisão pode ser uma alternativa pior do que qualidade dos dados com ênfase em ausência de viés. Por exemplo, a idade gestacional pode ser determinada com maior precisão pelo uso de mensurações com ultrassom do que por dados baseados no último ciclo menstrual. As medidas de ultrassonografia, porém, baseiam-se na comparação do tamanho do feto com padrões de crescimento fetal, e, em um estudo de exposições que interfiram com o crescimento fetal em um estágio precoce (antes da mensuração por ultrassom), a estimativa pode ser viesada pela exposição. Embora o erro possa ser pequeno e não ter significado clínico, pode ser significativo para as comparações sobre as quais se baseiam as questões da pesquisa.

USO DE DADOS SECUNDÁRIOS E VALIDADE

A maioria dos estudos epidemiológicos tem como base algum uso de dados secundários. Um estudo de seguimento frequentemente identifica as coortes a partir de fontes de dados existentes, tais como arquivos médicos, listas de associados, registros ocupacionais, dados de prescrição, etc. Normalmente, um estudo de caso-controle parte de algum tipo de registro existente para a doença em questão. Por exemplo, um estudo de caso-controle sobre o uso de telefones celulares e cânceres do cérebro geralmente se baseará em um registro existente para esse tipo de câncer ou em pesquisa repetida para novos casos de câncer em registros clínicos dos departamentos hospitalares relevantes. Os controles podem ser selecionados da população-fonte por amostragem direta se existir algum tipo de registro populacional para o período de tempo de descoberta dos casos. Em um estudo de caso-controle sobre cânceres do cérebro e exposição a telefones celulares, os dados de exposição podem basear-se em dados secundários, tais como contas telefônicas. Essa fonte de dados pode ser preferível a coletar dados autorrelatados sobre uso do telefone, porque os dados recordados estão sujeitos à memória seletiva. Pessoas com câncer do cérebro terão revolvido suas memórias em busca de causas potenciais da doença. Essa busca cria uma assimetria na avaliação da exposição, que pode ser evitada se dados secundários, tais como as contas telefônicas, forem usados.

Em estudos de caso-controle, o registro de doenças (a fonte de dados secundários) frequentemente pode estar sujeito a escrutínio mais próximo, pelo acréscimo de dados primários à fonte de dados secundários. Pressupondo-se que queremos estimar a associação entre o uso de telefones celulares e câncer cerebral em certa faixa etária da população, podemos identificar os casos de câncer em um registro existente. Uma vez que os casos tenham sido identificados, podemos pedir que um patologista experiente revise todos os documentos clínicos de acordo com um conjunto de critérios diagnósticos comumente aceitos. Normalmente, os critérios são estabelecidos em níveis estritos, a fim de excluir os não casos do grupo de casos. Restringindo-se o estudo aos casos definitivos, alguns casos verdadeiros podem ser perdidos, o que pode reduzir a precisão do estudo, mas não necessariamente levar a estimativas de efeito viesadas (ver Cap. 8).

ESTUDOS EPIDEMIOLÓGICOS BASEADOS TOTALMENTE EM REGISTROS EXISTENTES

Gerar dados novos frequentemente é dispendioso e, além do mais, pode gerar preocupações sobre privacidade e revelação indesejada de dados (qualquer conjunto de dados novos acarreta um novo risco de revelação). Antes de iniciar uma coleta de dados novos, deve-se assegurar, portanto, que os dados requeridos não já existem em uma forma que possibilite a abordagem da questão da pesquisa, total ou parcialmente. No presente, pode ser difícil determinar se esse é o caso na maioria dos países, porque os dados de pesquisa, ou os administrativos, não são registrados nem de perto tão bem como livros ou artigos científicos. Além disso, aqueles que coletam e mantêm tais dados nem sempre cumprem princípios apropriados de documentação de dados ou permitem acesso franco aos mesmos. Alguma vezes, estar com dados em custódia é interpretado como posse, os quais podem então, subsequentemente, ser vendidos por dinheiro ou coautorias. Além disso, como registros administrativos podem ser usados para se examinar o modo como as leis públicas influenciam a saúde, ou como é o desempenho dos sistemas de assistência à saúde, em alguns países, sua identificação pode ser considerada indesejável pelo governo. Essa é uma razão porque muitos estados não democráticos têm pouca pesquisa epidemiológica.

Acesso a registros públicos para fazer pesquisa foi – e ainda é – impossível em muitos países. A falta de acesso pode ter consequências graves: se os registros abrangem períodos longos de tempo, podem fornecer opções de pesquisa que raramente podem ser contempladas em estudos *ad hoc*. Essa opção é especialmente importante para doenças que têm um período etiológico que abrange décadas, tais como quando exposições no começo da vida produzem suscetibilidade que se manifesta em risco aumentado de doença muito mais tarde.

EXEMPLOS DO USO DE DADOS SECUNDÁRIOS
Registros multigeracionais
O mapeamento do genoma humano traz novas oportunidades de pesquisa, mas não elimina a necessidade de dados empíricos relacionados com a aglomeração familiar de doenças. Muitas vezes os dados

familiares são necessários para se demonstrar que uma doença é herdada, precisa-se da ocorrência de dados para mostrar a penetrância e o modo de transmissão, e os dados familiares são necessários para se avaliar se a doença exibe antecipação genética. Usar registros populacionais existentes – em vez de prontuários de pacientes – para estabelecer uma história familiar de uma doença, tornará mais fácil garantir que as famílias são verificadas independentemente do seu perfil de doença, que o tamanho da família é levado em consideração, e com períodos de seguimento conhecidos para todos os membros das famílias. As limitações estão no fato de que os registros populacionais podem não ter estado em operação há tempo suficiente para contemplar duas ou mais gerações. Então, a longevidade dos membros da família determinará se, por exemplo, os avós estavam vivos e registrados no tempo em que um dado registro começou. A probabilidade de se identificar uma geração de avós, ou bisavós, dependerá de sua expectativa de vida, um fato que pode ter muitas implicações para os delineamentos. Além disso, a história familiar é construída de forma retrógrada no tempo, ao passo que a ocorrência de doença é estudada para frente. É possível, assim, usar a experiência de doença para colocar coortes em estratos de risco distintos, de acordo com a informação já disponível quando o estudo é planejado. Tal estratégia, contudo, viola o princípio de não se analisar dados longitudinais condicionalmente ao que acontece no futuro e poderia levar a resultados enviesados.

O estudo de gêmeos é um caso especial de estudo da família que se sustenta em um conjunto de suposições simples que, se satisfeitas, permitem separar os efeitos do que é inato daquilo que é adquirido. A ocorrência discordante de uma doença em gêmeos monozigóticos é um argumento contra um componente genético forte na etiologia da doença, embora não refute tal mecanismo, porque diferenças genéticas sutis podem existir entre gêmeos monozigóticos.

A ocorrência de doença concordante em gêmeos monozigóticos, mas não em gêmeos dizigóticos, favorece uma causa genética, embora também pudesse ser explicada por fatores ambientais intra e extrauterinos, que possam ser mais compatíveis para gêmeos monozigóticos do que para dizigóticos. Se um anticorpo específico induzido por certa infecção faz reação cruzada com proteínas fetais e causa lesão tecidual, tal efeito dependerá de transferência através da placenta e do estágio de desenvolvimento dos tecidos fetais, que podem estar correlacionados mais proximamente em gêmeos monozigóticos do que em dizigóticos. Finalmente, mesmo em registros nacionais, o número de gêmeos monozigóticos discordantes para exposição, ou concordantes para doença, pode ser pequeno, limitando assim o poder e a precisão estatística. Entretanto, os registros de gêmeos ainda representam fontes importantes de dados secundários para epidemiologistas.

Irmãos e meio-irmãos

Outra variante de estudos de família faz uso de meio-irmãos. Em alguns países, homens e mulheres frequentemente trocam de parceiros durante seus anos reprodutivos. Caso os registros de tais eventos sejam computadorizados, e eles o são em muitos países, podemos usar essa fonte de dados para estudar determinantes genéticos e ambientais de doenças. No modelo que usamos, os argumentos são como a seguir:

> Suponhamos que identificamos o conjunto de casais que tiveram uma criança com a doença que queremos estudar, tal como convulsões febris. As causas desse evento poderiam ser não somente febre (uma causa necessária por definição), mas também outros fatores ambientais e genéticos. As famílias que tiveram uma criança com convulsões febris apresentam-se com um conjunto suficiente de causas para produzir o evento. Quando as mães têm outro filho, elas podem ter menos dessas causas componentes, o que, então, preveniria a doença. A mãe pode, por exemplo, ter um filho de um pai diferente. Se os genes paternos desempenharam um papel, esperamos que o risco da doença seja menor para estas segundas doenças, em comparação com o risco na prole com a mesma mãe e o mesmo pai. Também podemos verificar o risco de doença na prole de mães que tiveram um novo pai para o segundo filho, e cuja primeira criança não apresentou convulsões febris. Esperaríamos que o risco na segunda criança destas mães fosse comparável, ou levemente mais alto, do que para

os casais estáveis cuja primeira criança não teve convulsões febris. Espera-se um risco aumentado se os genes paternos desempenham um papel, e tal aumento de risco será uma função da frequência desses genes na população geral. Usando a mesma estratégia, verificaríamos o efeito de mudanças no ambiente das famílias (ocupação, local de residência, etc.).

Os exemplos ilustram que estudos de famílias geralmente têm que recorrer a dados já existentes, e essas fontes de dados muitas vezes têm que ser baseadas na população, isto é, abranger todos em um dado país ou região.

Estresse e gravidez

É uma crença comum que o estresse durante a gravidez pode prejudicar a criança não nascida, daí a maioria dos países fornecer algum suporte para mulheres gestantes, que lhes possibilite parar de trabalhar, mudar de condições de trabalho ou reduzir a carga horária durante pelo menos parte da gravidez. O estresse é, porém, uma exposição difícil de mensurar. Eventos que estressam algumas podem não estressar outras, e se os dados sobre estresse são coletados retrospectivamente, é difícil evitar o viés de memória. Pergunte a mães que tiveram uma criança com malformação congênita grave se elas se sentiram estressadas durante a gravidez, e a resposta poderia, facilmente, ser influenciada por sua situação de estresse atual.

A alternativa é obter dados prospectivos sobre estresse, o que é possível para tipos frequentes de estresse, pelo menos. Sentir-se estressado, ou ser exposto a eventos estressantes, está, contudo, associado apenas em algum grau a estar exposto aos hormônios de estresse, porque a capacidade de lidar com o estresse modifica a resposta biológica e psicológica de estresse. Poderia ser vantajoso estudar estressores extremos para abordar questões tais como "Pode o estresse causar defeitos congênitos em seres humanos?". Esses estressores extremos são raros, e pode ser difícil encontrar um número suficiente de mulheres grávidas expostas a eles sem acesso a uma grande população que experimente um terremoto, um ato de guerra ou outros estressores sérios que afetem quase todos que os experimentam.

Perder uma criança é um estressor extremo. Usando registros existentes, pode ser possível identificar uma grande coorte de mulheres grávidas que perderam uma criança enquanto gestantes. Pode ser possível até mesmo identificar um grupo suficientemente grande que perdeu uma criança inesperadamente (por SMSI*, acidente, etc.), no segundo ou no terceiro mês de gestação, no período da organogênese. Para tanto, precisa-se de um registro de causas de mortalidade, um registro de gestações e nascimentos, um registro de malformações congênitas e, talvez, um registro para condições sociais. Todas essas informações devem ser identificáveis individualmente, e deve ser possível conectar os dados desses registros. Dadas essas condições, poderíamos avaliar o grau em que eventos graves da vida (e, portanto, estressores graves) podem aumentar a prevalência de defeitos congênitos. Se tal estudo mostrasse pouca ou nenhuma relação entre estresse e defeitos congênitos, tenderia a refutar tal relação baseada em formas de estresse mais leves. No entanto, a possibilidade de confundimento por fatores relacionados, tanto com a mortalidade perinatal, como com a mortalidade de crianças, deve ser mantida em mente ao tomar a morte de uma criança como uma exposição estressora.

Esse exemplo ilustra que o uso de dados secundários existentes torna o estudo factível. Em contraste, uma fonte de dados primários precisaria ser muito grande para ser informativa, não importa se o estudo foi delineado como de seguimento ou de caso-controle (tanto a exposição quanto o desfecho são raros).

Vacinas e autismo

O autismo é um transtorno mental sério, com uma incidência relatada crescente durante a infância, em muitos países. As razões para esse aumento são desconhecidas, mas a vacinação contra o sa-

---

* Síndrome da morte súbita infantil

rampo tem sido sugerida como uma causa. A documentação para essa preocupação é reduzida, mas suficiente para causar alarme público, que pode pôr em risco os programas de vacinação. Wakefield e colaboradores (1998) relataram uma série de casos de 12 crianças de uma clínica de doenças gastrenterológicas que mostraram sinais de regressão do desenvolvimento e sintomas gastrintestinais. Oito dessas crianças haviam exibido o início de sintomas ligados ao desenvolvimento em seguida à sua vacinação contra o sarampo. Os autores chegaram à conclusão de que uma nova variante de doença intestinal inflamatória estava presente em crianças com distúrbio do desenvolvimento. Embora a natureza da interação entre a lesão intestinal e o déficit cognitivo seja obscura, autoimunidade e encefalopatia tóxica cerebral têm sido sugeridas. Visto que a vacinação é recomendada frequentemente na idade em que os sinais de autismo primeiro aparecem, uma relação temporal é esperada, e vista muitas vezes. Nenhuma dessas observações forneceu qualquer argumento forte para uma ligação causal entre vacinação e autismo, mas é necessária uma evidência empírica forte para diminuir a preocupação do público.

Na Dinamarca, foi possível identificar todos que tinham recebido a vacina contra sarampo em um dado período de tempo, com base em relatórios dos médicos generalistas que prescreveram a vacinação. O registro é baseado em formulários que os médicos generalistas enviam para as autoridades sanitárias locais, e, como o pagamento depende desses registros, há motivos para acreditar que os dados são acurados e completos. Usando-o, pudemos definir uma coorte de crianças vacinadas e uma de não vacinadas e pudemos estudar a incidência de autismo nas duas coortes. Se o autismo também é registrado em um arquivo conectável, tal estudo pode basear-se em conexão de registros e abranger toda a nação no grupo etário correto sem perda de seguimento. O estudo real não mostrou excesso de risco entre as que se vacinaram em comparação com as não vacinadas, o que parece suportar fortemente a hipótese nula de que a vacina tríplice viral (sarampo, caxumba e rubéola) não é uma causa de autismo, ou que, pelo menos, não é um determinante muito forte desse transtorno. O estudo não evita, entretanto, que alguns casos de autismo estejam relacionados com a vacinação, porque os dados estão sujeitos a erro de classificação, tanto para a exposição como para autismo, forma de erro de classificação que tenderá, mais provavelmente, a atenuar um possível efeito, sendo o ajuste para fatores de confundimento limitado. O principal confundimento a preocupar é de natureza genética. Sabe-se que crianças com autismo têm mais problemas psiquiátricos em suas famílias, e se famílias com problemas psiquiátricos não vacinarem suas crianças, o grupo não vacinado terá um risco genético (ou pelo menos familiar) mais alto de autismo. Tal confundimento negativo poderia mascarar uma associação verdadeira. Entretanto, mesmo tal possibilidade poderia, e deveria, ser mais explorada por meio de dados secundários, se puderem ser identificados membros da família com transtornos mentais.

O exemplo ilustra como fontes de dados secundários podem ser ativadas dentro de um tempo curto para abordar uma questão de pesquisa que poderia ter um efeito de longo prazo na prevenção de doença. Coletar dados primários levaria tanto tempo que todo o programa de vacinação poderia ficar em perigo, antes que os resultados se tornassem disponíveis.

Relacionamento de bases de dados

Na maioria dos estudos, dados de fontes diversas têm que ser relacionados. O relacionamento (*linkage*) é feito melhor pelo uso de um sistema de identificação sem ambiguidade, tal como um número pessoal único. A maioria dos dados de pesquisa é conectada por meio de um número assim. Se os dados forem conectados por outras fontes de informação, tais como data de nascimento, nome, endereços ou marcadores genéticos, geralmente há um risco maior de erro.

Quando os dados são conectados de acordo com um conjunto de critérios que resultam em uma probabilidade para um pareamento menor do que 1, o pesquisador terá que considerar os problemas que a conexão incerta poderá gerar. Um efeito possível é que o tamanho do estudo encolha, o que reduzirá precisão, talvez em um nível proibitivo. Talvez a preocupação maior seja a possibilidade de introdução de viés. Encontrar um endereço antigo, frequentemente, é mais difícil para pessoas que se mudam muitas vezes, do que para aquelas que ficam no mesmo lugar. As condições sociais e a saúde podem estar relacionadas à mudança de endereço. Se dados escolares são necessários, então, frequentemente, é preciso que se tenha o nome de nascimento. Algumas pessoas podem mudar o nome porque se casam ou porque querem ou precisam de outro nome. A troca de nomes pode se correlacionar com condições sociais, inclusive saúde.

Se a probabilidade de se obter uma combinação perfeita depende tanto das exposições como dos efeitos sob estudo (ou confundidores), o viés pode resultar apenas da conexão incompleta. Estudos de simulação podem ser a única maneira de analisar se um estudo baseado em pareamento probabilístico vale a pena.

Validação de dados

O uso de dados secundários em pesquisa suscita o assunto da qualidade dos dados. Os dados são bons o bastante? O que isso realmente quer dizer? Frequentemente há uma frase ou duas em um artigo, declarando que os questionários ou registros usados no estudo foram validados. Normalmente não está claro o que isso significa ou se significa algo relevante para o estudo em questão.

Contudo, pedidos de validação têm que ser colocados no contexto. Por que é importante no estudo em particular, e que validade (todos os dados têm erros) os dados devem ter?

Os epidemiologistas estudam os fenótipos que os clínicos chamam de pacientes, pessoas que são rotuladas conforme um conjunto de critérios diagnósticos. Esses critérios, geralmente, não são baseados em perfis etiológicos, e sim em outros aspectos, tais como características anatômicas ou o que responde ao tratamento disponível. Muitas condições, tais como hipertensão ou TDAH*, representam valores extremos de uma distribuição, e, talvez, devêssemos nos interessar mais pelo que molda a distribuição, em vez de o que determina os que ficam às margens (*outliers*). Assim, pode ser igualmente, ou mais informativo, saber os determinantes de habilidades cognitivas em adição aos determinantes de retardo mental.

Uma classificação de doenças baseada em considerações etiológicas se desviará, em muitas situações, de uma definição clínica. Pode ser mais apropriado classificar malformações congênitas de acordo com o tempo da organogênese, em vez de usar a classificação padrão atual. Usamos critérios epistemológicos quando escrevemos o protocolo; as doenças são classificadas de acordo com diretrizes padronizadas, ou não? Frequentemente, a resposta não é clara. Mesmo quando as diretrizes são bem conhecidas, nem sempre são utilizadas. Usar diagnósticos médicos, mesmo dentro de categorias especializadas, envolve incertezas e algum erro de classificação. Uma vantagem do uso de registros médicos existentes é que o erro de classificação da exposição pré-diagnóstico geralmente não é diferencial. Na maioria das situações, o clínico não está a par das supostas causas da doença ao fazer o diagnóstico, e, portanto, o erro de classificação da doença também não será diferencial. Isso pode ser ruim para os pacientes, mas é bom para os epidemiologistas.

Qualidade dos dados

A boa qualidade dos dados em um registro de doenças pode significar que os dados no registro de uma dada doença realmente a descrevem de acordo com um conjunto acordado de critérios diagnósticos, e que todos na população com esse conjunto de critérios têm o mesmo rótulo no registro. As duas condições são chamadas, frequentemente, de validade e completude.

A validade pode ser examinada se os pacientes, ou pelo menos seus registros relevantes, estiverem disponíveis para estudo adicional. Se a doença tem uma duração curta e não deixa rastros específicos (tais como uma resposta de anticorpos específicos), então os registros médicos para o período

---

* Transtorno de déficit de atenção/hiperatividade

de tempo do tratamento constituirão a única fonte. Se disponíveis, os registros devem conter informações úteis sobre os critérios diagnósticos. A validade pode então ser expressa como a probabilidade de ter os critérios diagnósticos (D), dada a presença do rótulo diagnóstico ($\overline{D}$): P ($D/\overline{D}$). Usando terminologia de rastreamento, essa probabilidade é similar ao valor preditivo de um teste positivo, o "teste", nesse caso, sendo o código para a doença no arquivo do registro: P(D/teste positivo). Como no rastreamento, o valor preditivo está intimamente associado com especificidade, que é a proporção daqueles sem a doença que não tiveram o rótulo diagnóstico. O problema de baixa especificidade normalmente é maior em dados secundários vindos de inquéritos em população do que em dados secundários oriundos de pacientes hospitalares, que passaram por vários sistemas de encaminhamento.

Uma questão mais difícil de responder é "Quão completo é o registro, ou, que proporção de pessoas doentes na população pode ser encontrada no registro?" Pode ser possível extrair uma amostra daqueles sem o rótulo diagnóstico no registro e chamá-los para exame para ver se, de fato, se qualificam para o diagnóstico, mas, geralmente, essa abordagem não é viável. Além do mais, se a doença é rara, a amostra precisa ser muito grande para ser informativa.

Outra opção pode ser usar o método de captura-recaptura, que utiliza amostragem em dois estágios para estimar o tamanho desconhecido de uma população. Esse método tem sido amplamente utilizado por biólogos para estimar o tamanho de populações de animais selvagens. Vamos presumir que uma bióloga quer saber o número de salmões em determinado lago. Ela não pode esvaziar o lago e contar todos os salmões. Ela pode, contudo, obter permissão para pescar alguns salmões no lago. Suponhamos que ela fisgue n_1 salmões na primeira rodada, marque esses salmões e os jogue de volta ao lago; então, ela faz uma segunda pescaria de n_2 salmões e conta quantos deles tinham uma marca e foram recapturados. Usando-se o número n_3 pescado em ambas as amostras e o número pescado em qualquer das amostras fornece os dados necessários para se estimar o número total de salmões no lago. Presumindo-se que (a) todos aqueles fisgados foram marcados e devolvidos ao lago, (b) os salmões não diferiram em sua probabilidade de serem pescados (p. ex., não houve um "salmão esperto" que consistentemente evitou a captura, e o método de captura se aplica igualmente bem a todos os salmões), (c) ser pescado não influencia a probabilidade de ser fisgado novamente (i.e., os salmões não aprendem a evitar serem pescados novamente), de modo que as amostras são independentes, e (d) N não se modifica entre as amostragens, o argumento é o seguinte: a probabilidade de estarem na primeira amostra, P_1, é n_1/N, onde N é o número total de salmões no lago e n_1 é o número pescado na primeira rodada. A probabilidade de estar na segunda amostra, P_2, é n_2/N, onde n_2 é o número de peixes fisgados na segunda rodada. O número de salmões que se espera serem pescados ambas as vezes é $N \times P_1 \times P_2 = N \times n_1/N \times n_2/N$; esse número é estimado pelo número n_3 realmente pescado ambas as vezes. Estabelecendo-se que $n_3 = N \times n_1/N \times n_2/N$ e resolvendo-se N gera-se uma estimativa para N de $(n_1 \times n_2)/n_3$.

Em uma pesquisa baseada em registros, esse método é aplicado frequentemente a situações em que as suposições são questionáveis. Imaginemos dois registros, um registro de altas hospitalares e um registro de anatomia patológica, abrangendo a mesma população. Pode haver cem pacientes no registro do hospital e 75 no da anatomia patológica, e 50 destes se superpõem. A estimativa do número total de pacientes é então $(100 \times 75)/50 = 150$. Como cem em 150 estavam no registro de altas hospitalares, o pesquisador poderia concluir que o grau de completude no registro era 100/150 = 67%. Contudo, é difícil imaginar que os dois registros sejam independentes. Mais provavelmente, haverá superposição de vários pacientes nas duas amostras, porque os pacientes são encaminhados aos patologistas pelos departamentos clínicos. O resultado será subestimar o número total com a doença.

Dado um registro de vacinações em crianças com base nos registros clínicos daqueles que aplicaram a vacinação, podem-se obter informações adicionais de uma fonte independente. Por exemplo, pode ser possível entrevistar as mães em uma região ou procurar cicatrizes de vacinação em crianças (para varíola ou tuberculose, por exemplo) e então calcular a superposição naqueles vacinados entre as duas fontes de dados. Como as fontes de dados são independentes, a estimativa da taxa de cobertura vacinal no registro pode ser válida, contanto que os dados sobre a situação da vacina sejam acurados em ambos os sistemas.

O método de captura-recaptura também pode ser usado com menos restrições pelo acesso a um inquérito populacional abrangendo a mesma área de referência que o registro do hospital. Com acesso a mais de duas fontes, uma dependência entre os registros pode ser levada em conta nas análises.

QUANTIFICAÇÃO DE VIÉS RELACIONADO AO ERRO DE CLASSIFICAÇÃO

Os maiores estudos de seguimento ou de caso-controle são delineados para permitir controle de qualidade de elementos-chave de importância crucial para a validade dos resultados. Testes extensos são feitos para garantia de que o estudo é factível e de que vale a pena. Normalmente, subestudos são implementados para examinar viés de seleção relacionado aos não respondentes, erro de classificação de exposições-chave, desfechos ou confundidores. Para estudos baseados em dados secundários, subestudos podem não ser uma opção. A única alternativa pode ser apresentar análise de sensibilidade (ver Cap. 19) para mostrar os efeitos prováveis de fontes de viés previstas. Tradicionalmente, tais análises são negligenciadas em favor de uma preocupação com erro aleatório, embora essa convenção possa mudar, se programas comuns para análise de dados começarem a incorporar análises de sensibilidade.

MONITORAMENTO

Dados de rotina podem ser gerados para monitorar eventos no decorrer do tempo, e estudar frequências de doenças ao longo do tempo ou entre populações tem sido extremamente útil em muitos aspectos. Há uma preocupação de que o uso de telefones celulares possa aumentar o risco de câncer do cérebro por algum mecanismo ainda desconhecido. Se assim fosse, a incidência de câncer do cérebro deveria aumentar em toda a população após um dado tempo de latência, porque a exposição é disseminada. Muitas das ideias que temos sobre causas ambientais de câncer originam-se da comparação da incidência de câncer a partir de tais dados. Sabemos que o ônus das doenças é distribuído no mundo de forma extremamente heterogênea. O "grande quadro" mostra claramente que a pobreza é o determinante principal de má saúde em todo o mundo e dentro de países com grandes desigualdades sociais. O monitoramento de doenças também demonstra a importância de fatores de estilo de vida, tais como fumo e inatividade física. Ele tem demonstrado que mesmo as taxas de mortalidade podem mudar sensivelmente durante curtos períodos de tempo, como foi visto na Rússia após a queda do regime comunista. Mostra, também, que os emigrantes muitas vezes experimentam os padrões de doença da nova terra de moradia depois de uma ou duas gerações. O monitoramento da mortalidade ocupacional no Reino Unido tem sido uma valiosa fonte de informações na compreensão de doenças ocupacionais e de desigualdades sociais na mortalidade.

O monitoramento longitudinal no tempo também pode permitir estudos de modificações de padrões de doença que afetam coortes de nascimento específicas, que é o que esperaríamos se estudássemos exposições que só operam no início da vida e são restritas no tempo de calendário. Efeitos da idade são esperados para a maioria dos cânceres, para mortalidade e para muitas outras doenças. Os efeitos do calendário são esperados, se exposições tais como poluição ambiental são localizadas no tempo, e afetam simultaneamente grandes segmentos da população.

Havendo monitoramento suficiente de uma população no tempo, pode-se estimar esses três efeitos, ainda que com algumas limitações, porque eles são matematicamente interdependentes. Se soubermos a idade de uma pessoa em um dado ponto no tempo do calendário, poderemos calcular a que coorte de nascimento essa pessoa pertence; e se soubermos o tempo do nascimento, poderemos computar a idade em pontos determinados do tempo do calendário. Por causa dessas dependências lineares, movimentos lineares não podem, portanto, ser atribuídos a um componente específico do modelo idade-período-coorte. Entretanto, desvios da linearidade podem ser identificados. A Figura 23.1 mostra que a mortalidade, como esperado, é altamente dependente da idade entre as mulheres da Dinamarca (e na maioria dos outros países). A figura também mostra uma mortalidade mais elevada em mulheres dinamarquesas, em comparação com as da Noruega e Suécia, o que é atribuível largamente a um desvio do declínio linear na mortalidade da coorte de nascimento que começou depois de 1910 e terminou depois de 1930 na Dinamarca.

Retardo do crescimento fetal pode ser a chave para compreensão da suscetibilidade a várias doenças, e o uso de dados secundários pode fornecer alguma indicação se os recém-nascidos que são pequenos para a idade gestacional (PIG) vêm de certas coortes de nascimento, períodos de tempo ou grupos etários maternos. Para superar a dependência linear entre efeitos da idade, período e coorte, Ananth e colaboradores (2004) limitaram a zero os efeitos da última coorte de nascimento (1981-1985). Eles analisaram nascimentos PIG nos Estados Unidos por meio de regressão logística da fórmula

$$\log\left[\frac{\Pr(Y_{ijk}=1)}{1-\Pr(Y_{ijk}=1)}\right] = \mu + \sum_{i=1}^{n}\alpha_i(idade_i) + \sum_{j=1}^{m}\beta_j(período_j) + \sum_{k=j-1}^{m}\gamma_k(coorte_k)$$

Aqui Y denota o *status* de PIG, μ é a taxa basal de PIG, e os índices formam grupos de idade, período e coorte nas análises. A Tabela 23.1 mostra uma associação em forma de U entre PIG e idade materna, e um possível declínio para coortes de nascimento mais jovens.

No campo da pesquisa de asma, a capacidade de monitorar doenças ao longo do tempo e entre populações distintas levou à chamada hipótese da higiene. Essa hipótese postula que a epidemia de asma é, em parte, uma consequência de melhores padrões de higiene – menos aglomeração, casas melhores, mais refrigeradores para armazenar alimentos, etc.

Os exemplos mostram a importância de morbidade e mortalidade descritivas básicas. Embora os epidemiologistas devessem fornecer novos dados sobre determinantes proximais de doença, não devemos esquecer de utilizar e analisar dados que ilustram o "grande quadro". Os padrões de doença mudam com o tempo e variam muito entre populações diferentes. Para fazer mudanças substanciais na saúde da população muitas vezes é necessário modificar condições sociais e ambientais mais distais.

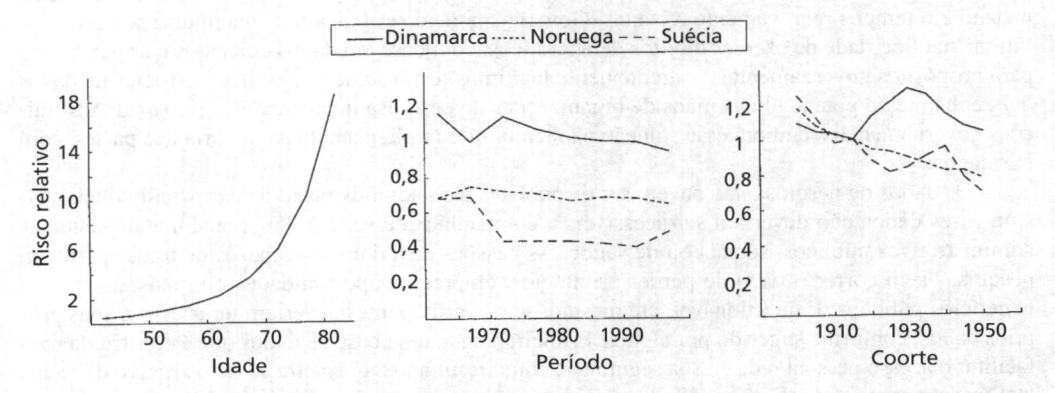

FIGURA 23.1 • Risco relativo de morte para mulheres em cada idade, período, coorte e país, quando comparadas com mulheres dinamarquesas nascidas em 1915-1919 e com idade de 50 a 54 anos em 1965-1969. (Reproduzida com permissão de Jacobsen R, Von Euler M, Osler M, et al. Women's death in Scandinavia – what makes Denmark different? *Eur J Epidemiol.* 2004;19:117-121.)

TABELA 23.1

Risco (por 100.000 nascimentos) de nascimentos únicos a termo (≥ 37 semanas) pequenos para idade gestacional por idade materna, período do parto, e coortes de nascimento maternas entre mulheres negras: Estados Unidos, 1975-2000

Período	Idade materna (anos)							Coorte de nascimento
	15–19	20–24	25–29	30–34	35–39	40–44	45–49	
							19,6	1926–30
						18,9	18,0	1931–35
					16,7	16,6	21,3	1936–40
				17,0	14,9	16,9	19,0	1941–45
			18,3	15,2	15,8	17,0	14,2	1946–50
		22,0	17,1	16,2	16,7	18,0	26,2	1951–55
	25,3	20,6	17,7	17,2	16,7	16,7		1956–60
1975 ↗	23,4	12,7	17,5	16,0	14,8			1961–65
1980 ↗	21,8	18,2	15,8	13,8				1966–70
1985 ↗	20,7	17,4	14,1					1971–75
1990 ↗	20,5	17,2						1976–80
1995 ↗	20,5							1981–85
2000 ↗								

De Ananth CV, Balasubramanian B, Demissie K, et al. Small-for-Gestational-Age Births in the United States. An Age-Period-Cohort Analysis. *Epidemiology.* 2004;15(1):28-35, Table 1.

ÉTICA DO ACESSO A DADOS SECUNDÁRIOS

A principal preocupação em armazenar dados com identificadores pessoais é o mau uso político. Embora os governos devam coletar dados para governar efetivamente, autoridades políticas também têm usado tais fontes de dados para identificar subgrupos da população e violar seus direitos humanos, mesmo em tempos relativamente recentes. Governos podem ser tentados a manipular pessoas ou a limitar sua liberdade de exercer direitos democráticos, com base em dados coletados e armazenados para propósitos governamentais aparentemente legítimos. Uma solução é colocar as fontes de dados que tenham esse potencial nas mãos de organizações de pesquisa independente, em vez de instituições governamentais, embora essa solução não tenha sido implementada na maioria dos países, com tais dados.

Os dados de pesquisa não devem ser disponíveis para administração de casos individuais. Assim, esses dados não deveriam ser acessíveis a companhias de seguro, empregadores ou sistemas administrativos públicos, sociais ou de saúde. As pessoas deveriam ser capazes de tomar parte em pesquisas sem correr o risco de perder privilégios, empregos, oportunidades ou quaisquer outros benefícios públicos. É questionável, até mesmo, se os participantes deveriam ter acesso a seus próprios dados, conforme sugerido por alguns. Primeiramente, uma base de dados que é construída para facilitar o acesso pessoal reduz a sua segurança, como resultado da maneira como o arquivo de dados tem que ser organizado. Em segundo lugar, o acesso aberto torna mais difícil negá-lo a outras fontes. Em terceiro, o acesso aberto aumenta o risco de revelação indesejada, porque muitos departamentos de pesquisa não têm os recursos nem o treinamento para ter certeza de que as pessoas são quem elas alegam ser.

Identificadores pessoais são necessários apenas quando dados precisam ser conectados, limpos e documentados. Uma vez que isso é feito, as análises podem se basear em dados sem identidade. As preocupações éticas limitam-se, então, ao problema de identificar grupos de risco que podem ser estigmatizados pelos achados relatados. Relatar certas aglomerações de exposições ou doenças em subgrupos facilmente reconhecíveis dessa população deve ser evitado, a menos que tenha implicações de saúde pública importantes. Entretanto, é difícil imaginar como podemos prevenir a disseminação de HIV a não ser que lidemos com as características daqueles que são infectados, inclusive sua orientação sexual, uso de drogas e local de moradia.

Geralmente, é no melhor dos interesses públicos que fatores de risco para doença e morte são identificados e que sistemas de prestação de assistência à saúde são adequadamente avaliados. Por esses motivos, poderia-se argumentar a favor do maior uso possível de dados secundários. Há fortes argumentos para tornar não apenas dados administrativos secundários, como também dados secundários de pesquisas, livremente disponíveis para que todos os utilizem. Uma coleta dispendiosa de dados novos pode ser evitada se os dados existentes puderem abordar, total ou parcialmente, as questões colocadas pela pesquisa. Os usuários de dados primários raramente veem todo o potencial para uso de seus próprios dados, e muitos dos dados públicos são negligenciados por pesquisadores ou são inacessíveis para eles. O acesso aberto a dados poderia não só gerar mais pesquisas, como também levar a correções mais rápidas de erros. Tal acesso aberto requer não apenas procedimentos para armazenagem de dados, como também a implantação de salvaguardas para evitar o risco inaceitável de divulgação de dados pessoais. Os oponentes do princípio de acesso aberto alegam que os dados podem ser mal analisados por pessoas que não compreendem como foram gerados ou mesmo por pessoas que não os analisariam em boa fé. Essas preocupações são reais, mas existem para todas as análises de dados. Esses problemas podem, a longo prazo, ser melhor abordados pela abertura e discussões baseadas em dados.

Dados de pesquisa coletados com recursos públicos devem estar livremente disponíveis para pesquisa, uma vez que o principal objetivo do estudo tenha sido atingido por aqueles que tomaram a iniciativa de coletá-los. Os participantes em pesquisas doam dados para o bem do público, não para promover oportunidades de carreira dos pesquisadores. Para registros públicos, a situação deve ser ainda mais direta, porque os dados são de domínio público. Isso não quer dizer que todos devam ter acesso aos dados, mas que eles devam ser tornados disponíveis de forma justa e igualitária. Contanto que os pesquisadores possam satisfazer as condições necessárias para garantir contra revelação indesejada dos dados e que tenham ideias para pesquisas que valham a pena, o acesso deve ser possibilitado. É compreensível que epidemiologistas medíocres pudessem querer proteger o princípio da propriedade dos dados. É mais surpreendente, porém, que atitudes semelhantes sejam manifestadas por alguns epidemiologistas de primeira linha. Espera-se que o acesso aberto aos dados leve não só a uso mais exaustivo das fontes de dados, como também a melhor qualidade dos relatos. Grandes fontes de dados oferecem amplas oportunidades, não só para que sejam feitas comparações múltiplas, mas também maneiras diversas de classificar exposições, desfechos e confundidores. O modo apropriado de analisar fontes de dados deveria ser explorar a robustez dos achados à luz das opções de classificação diferentes – para ver se é possível fazer com que os achados desapareçam pelo uso de estratégias alternativas. É possível que a pressão para publicar, o desejo editorial por mensagens simples, etc., levem a apresentações injustificavelmente simplificadas e a subrelato de resultados que não dão suporte à mensagem-chave. Esse problema é uma séria ameaça à credibilidade de nossa disciplina. Embora o tempo e a despesa possam tornar impossível, ou impraticável, replicar os achados de grandes estudos epidemiológicos, Peng e colaboradores (2006) têm argumentado a favor de "um mínimo padrão atingível de [reprodutibilidade], o que é um chamado para que conjuntos de dados e *software* fiquem disponíveis para verificação de dados publicados, e condução de análises alternativas".

O acesso aberto a fontes de dados levaria a uma apresentação de resultados mais cautelosa, o que é muito necessário. De um ponto de vista prático e científico, o acesso aberto aos dados nem sempre pode ser baseado no consentimento informado dos indivíduos. A retirada da fonte de dados deve, portanto, ser uma opção. Se tal retirada atingisse números elevados, as próprias pessoas, então, cortariam a opção de conduzir uma pesquisa significativa. Embora fosse lamentável, seria um procedimento muito mais democrático do que as barreiras políticas atuais ao uso de dados.

CONCLUSÃO

Dados secundários podem fornecer recursos de pesquisa que podem ser utilizados em metanálises, em estudos novos ou para reanálise de relatos publicados existentes. Nem todos os dados secundários têm esse potencial, e os custos econômicos do preparo, armazenagem e manutenção dos dados devem, é claro, ser pesados contra os potenciais para uso. Ainda assim, muito precisa ser feito antes que tenhamos eliminado os obstáculos ao uso de dados secundários valiosos para expandir o conhecimento e melhorar a saúde humana.

CAPÍTULO 24

Métodos de campo em epidemiologia

Patricia Hartge e Jack Hill

Identificação e recrutamento de sujeitos   578
  Variações entre populações de estudo   578
  Recrutamento para estudos de intervenção   579
  Identificação de sujeitos para ensaios em comunidade   580
  Montagem de coortes   580
  Identificação de sujeitos em estudos de caso-controle   581
  Delineamento transversal e outros delineamentos   583
  Obtenção de altas taxas de resposta   583
Coleta de dados e captura de dados   584
  Revisando prontuários   584

Método de aplicação de questionários   586
Conteúdo e fraseado de perguntas   589
Questionários e sobrecarga ao respondente   590
Técnicas de entrevista e treinamento   590
Exames físicos   591
Coleta de espécimes biológicos   592
Amostras ambientais e sistemas de posicionamento global   592
Monitoramento e localização dos sujeitos   594
Técnicas de seguimento   595
Captura de dados   595
Assuntos emergentes   597

Para atingir seus objetivos, todo estudo epidemiológico requer que o delineamento, a execução e a análise sejam adequados. O trabalho de campo abrange todas as fases de execução do estudo, desde a seleção e o recrutamento de sujeitos até a conclusão da base de dados para análise. Ele é a ponte entre o delineamento e a análise, e dele dependem a validade e a precisão das medidas de efeito a serem estimadas.

A população de estudo subjacente restringe ou influencia quase todos os aspectos dos métodos de campo. Por exemplo, é provável que os métodos de campo em nações com poucos recursos sejam acentuadamente diferentes dos métodos em populações com registros populacionais completos. Os estudos de populações múltiplas (estudos multicêntricos) impõem requisitos adicionais. Além disso, idioma, cultura, *status* de saúde e classe social podem influenciar as escolhas de delineamento de campo.

Uma vez escolhida a população do estudo, métodos alternativos para selecionar e recrutar sujeitos podem ser considerados. Esses métodos dependerão de o estudo ser experimental ou não e da necessidade de contato futuro ou de avaliação retrospectiva da exposição. Requisitos éticos, proteções de privacidade e considerações logísticas restringem as escolhas. Incentivos, ou outros métodos para aumentar a motivação, podem ser necessários para se conseguir taxas de resposta adequados.

Em muitos estudos epidemiológicos, a coleta de dados inclui a entrevista do sujeito por telefone, via internet, por escrito ou pessoalmente. A entrevista pode ser um aspecto inerente do estudo ou pode se basear em registros para os quais os sujeitos foram entrevistados por outro propósito, tais como certidões de nascimento. Uma proporção grande e crescente de estudos epidemiológicos inclui a medida de biomarcadores e uma proporção pequena, mas em crescimento, inclui mensurações do ambiente.

O trabalho de campo demanda tanto tempo, salvo nos menores estudos, que o epidemiologista responsável pelo trabalho raramente faz todo o conjunto, confiando, em vez disso, na equipe do estudo. Em estudos de tamanho médio, as operações diárias da equipe são dirigidas por um supervisor de campo que está familiarizado com métodos de campo, mas não necessariamente treinado em epidemiologia. Em grandes estudos multicêntricos, com uma equipe de campo de dezenas de pessoas, cada centro também pode ter seu próprio gerente de estudo. Um gerente de estudo experiente e capaz traz benefício enorme para o estudo, mas não libera o epidemiologista de sua responsabilidade pelo trabalho de campo. O trabalho do epidemiologista também é facilitado pela disponibilidade de sistemas de gestão, que têm melhorado consideravelmente com o tempo, com *software* mais poderoso e acessível e *hardware* menor, mais leve e variado.

Os epidemiologistas podem garantir a qualidade do trabalho de campo de muitas maneiras. Por exemplo, os pesquisadores podem prever, frequentemente, as fraquezas do estudo, com base em trabalhos anteriores, em pré-testes e em outras fontes; podem usar investigações metodológicas prévias, ou conduzir novas, para comparar métodos de campo alternativos entre si ou, raramente, com um padrão-ouro. Os achados dessas investigações metodológicas podem ajudar, primeiramente, na seleção de métodos de campo e, mais tarde, na interpretação da direção provável e da magnitude dos vieses potenciais do estudo. Além disso, os pesquisadores devem participar ativamente dos testes dos instrumentos e dos procedimentos do estudo.

Finalmente, os pesquisadores são responsáveis pela documentação das operações, por procedimentos do estudo e por incorporar métodos de controle de qualidade em cada fase do processo. Um plano de controle de qualidade documentado é o ideal, abordando tópicos tais como padronização e monitoramento, adesão ao protocolo, qualificações da equipe, treinamento, coleta de dados, procedimentos para garantir a qualidade de amostras biológicas ou ambientais, codificação, edição, entrada e análise de dados. O nível de complexidade do estudo ditará quais tópicos de garantia de qualidade se aplicarão, com foco no aumento da confiabilidade e na validade dos dados coletados.

IDENTIFICAÇÃO E RECRUTAMENTO DE SUJEITOS

Variações entre populações de estudo

Nos estudos típicos realizados em países industrializados, os pesquisadores dispõem de serviço telefônico quase universal, acesso disseminado à internet e taxas elevadas de alfabetização. No entanto, na maior parte dos Estados Unidos, não há lista geral da população dentro de uma área geográfica definida para efetuar uma amostragem simples de um levantamento, portanto, se tentam aproximações com amostras extraídas de registros de veículos automotores (Titus-Ernstoff et al., 2002; Church et al., 2004), de catálogos telefônicos ou de discagem aleatória de números (Casady e Leplowski, 1993; Brick et al., 2002) ou de áreas de censo (Montaquila et al., 1998). Em contraste, em alguns países desenvolvidos (p. ex., os países escandinavos), listas completas e vários registros da população têm sido utilizados extensamente para fins de pesquisa médica (Melbye et al., 1997; Laursen et al., 2004; Hall et al., 2004; Bergfeldt et al., 2002). Tipos similares de estudo podem ser realizados, algumas vezes, dentro de populações fechadas que são completamente cobertas por listas, por exemplo, dentro de organizações de medicina de grupo (Corley et al., 2002; Izurieta et al., 2000; Selby et al., 2004). O acesso a tais bases de dados, de modo geral, é altamente restrito, para prevenir violação de privacidade, ou outro dano, pela conexão de informações pessoais por meio de bases de dados.

Em cenários de recursos limitados, os métodos de estudo são adaptados às tecnologias que são localmente acessíveis. Outros fatores a serem abordados incluem diferenças culturais (língua, tradições, crenças) e logísticas globais (aprovação de protocolo, despacho de espécimes, armazenagem de espécimes, treinamento, legislação local, comunicação). Por exemplo, se as mulheres têm o parto em domicílio, a equipe do estudo pode mensurar os desfechos do nascimento mantendo observação estreita das datas previstas e visitando o domicílio na data de nascimento com balança e fita métrica (Christian et al., 2003). Pode ser necessário adaptar a explicação do estudo e o processo de obtenção de consentimento aos níveis locais de alfabetização e às normas culturais vigentes. Um idoso da aldeia poderá decidir se a comunidade inteira participará do estudo (Macintyre et al., 2003). Alguns equipamentos que não são comuns na comunidade podem ser viáveis para o estudo, se forem portáteis e de manutenção fácil. Por exemplo, computadores portáteis podem reduzir erros de registro de dados, e seu uso é possível em cenários de recursos limitados. Em um estudo examinando a validade de uma entrevista telefônica para recordatório alimentar de 24 horas, na região rural do delta do Mississipi, os domicílios sem telefone foram selecionados aleatoriamente para receber uma entrevista pessoal ou por telefone. No último caso, o sujeito usava um telefone celular, fornecido pelo entrevistador, para ligar para outro entrevistador no telefone do centro da pesquisa. Assim, as entrevistas dietéticas foram conduzidas de maneira padronizada, por uma equipe central (Bogle et al., 2001).

Princípios gerais regem a proteção de sujeitos de pesquisas em seres humanos. Eventos históricos que desencadearam a preocupação sobre liberdade de consentimento, divulgação de riscos e adequação de tratamentos impulsionaram a evolução de declarações de princípios, tais como o Código de Nuremberg, a Declaração de Helsinque, o Relatório Belmont e a Regra Comum, os quais, então, geraram regulamentos e diretrizes para que pesquisadores os seguissem na proteção de seres humanos. Embora a adaptação desses princípios e costumes varie entre as populações em estudo, é importante que os pesquisadores estejam cientes deles ao desenhar e conduzir estudos envolvendo seres humanos.

Recrutamento para estudos de intervenção

Em estudos de intervenção, idealmente, os sujeitos são selecionados de listas de nomes existentes, com informações de contato atualizadas, de modo que os sujeitos potenciais possam ser abordados individualmente. Por exemplo, em um ensaio para investigar o papel da dieta na recorrência de pólipos adenomatosos do cólon, os pesquisadores identificaram sujeitos potenciais obtendo encaminhamentos de gastroenterologistas participantes e revisando os prontuários médicos de serviços de endoscopia participantes (Schatzkin et al., 1996). Um ensaio sobre o valor preventivo de α-tocoferol e β-caroteno contra câncer de pulmão teve como alvo fumantes do sexo masculino por causa de seu alto risco de doença (Virtamo et al., 2003). Médicos foram alvo para um ensaio do efeito de aspirina em dose baixa e β-caroteno sobre múltiplos desfechos de saúde, não por causa de seu risco de doença, mas sim pelo seu interesse e provável adesão ao regime experimental (Physician's Health Study, 2004). Em um ensaio de reposição hormonal e dieta em relação ao câncer de mama e outros desfechos, os pesquisadores tiveram como alvo mulheres em alto risco de desenvolver câncer de mama (Writing Group for the Women's Health Initiative Investigators, 2002; Women's Health Initiative, 2004).

Quando não há lista a partir da qual recrutar sujeitos para estudos de intervenção, os pesquisadores utilizam anúncios ao público, inclusive por meio de internet, televisão, rádio, jornais e propaganda postal. Os epidemiologistas frequentemente solicitam patrocínio ou endosso de pessoas proeminentes e de organizações comunitárias ou médicas, para aumentar o interesse dos participantes. Muitos ensaios oferecem reembolso para estacionamento ou de outros custos pequenos de participação no ensaio. Se o comprometimento de tempo ou demandas físicas do estudo é grande (p. ex., se o estudo envolve coletas múltiplas de sangue), uma compensação financeira pode ser necessária. Finalmente, o recrutamento tem sucesso pela persuasão dos sujeitos sobre o valor do ensaio para eles próprios (p. ex., podem receber um exame médico gratuito) e para a sociedade.

A randomização, tipicamente, segue-se ao recrutamento. Após satisfazer todos os critérios de elegibilidade e consentir em participar, os sujeitos são distribuídos aleatoriamente a um dos braços do ensaio por meio de um simulador de números aleatórios. Visto que a randomização não pode garantir um equilíbrio dos fatores de risco entre os grupos experimentais, o pesquisador, geralmente, usa um questionário de linha de base para mensurar os preditores dos principais desfechos. O pesquisador também coleta informações para localizar os sujeitos até o fim do período de seguimento (p. ex., nomes e informações de localização de amigos e parentes), porque muitos ensaios de intervenção requerem seguimento regular, anual ou de outra frequência, por questionário enviado pelo correio, com ligações telefônicas para os que não respondem.

Identificação de sujeitos para ensaios em comunidade

Com o delineamento de intervensão em comunidade, o pesquisador atribui o *status* de exposição a uma comunidade inteira, em vez de a indivíduos. O desfecho pode ser o risco de doença ou a frequência de um comportamento de saúde. O trabalho de campo para tais ensaios em comunidade geralmente inclui esforços para mensurar os potenciais confundidores. Como a unidade de observação é a comunidade, a avaliação de confundidores potenciais também pode ocorrer em nível comunitário. Se a exposição é uma campanha de educação visando à mudança de conhecimentos, de atitudes e de comportamentos, a investigação pode abranger mais do que o desfecho principal de saúde. Os componentes do inquérito podem incluir a mensuração dos efeitos de uma campanha para cessação do fumo ou redução de peso, assim como de medidas de consultas médicas ou hospitalizações. Em geral, os ensaios em comunidades incluem educação em saúde pública e outros tipos de trabalho de campo não envolvidos tipicamente em estudos individuais, embora os princípios epidemiológicos sejam os mesmos (Glanz et al., 2002).

Montagem de coortes

Se um estudo de coorte requer coleta dos detalhes de uma exposição (tempo, intensidade, outras exposições), as fontes de dados usadas para caracterizar a exposição podem ser as mesmas que são necessárias para montar a coorte. Estudos de coortes ocupacionais e médicas tipificam os métodos de campo usados nos estudos de coortes em geral. Grandes estudos de coorte, baseados em populações gerais, têm se tornado crescentemente comuns, e, recentemente, têm sido formados consórcios que combinam coortes para produzir estudos de tamanhos muito grandes (National Cancer Institute, 2004).

Em um estudo de coorte ocupacional, o pesquisador monta a coorte a partir de registros de uma companhia, de um sindicato ou de uma associação profissional ou comercial. Muitos estudos preliminares utilizam registros de sindicatos ou de associações isoladamente. Em estudos retrospectivos, esses registros permitem, muitas vezes, a montagem de uma coorte completa, mas carecem de detalhes sobre tarefas e locais de trabalho essenciais para se definir as funções e exposições individuais. Quando tanto os registros do sindicato como os da empresa estão disponíveis, ambas as fontes podem ser usadas para tornar o estudo mais completo. O pesquisador também pode optar por formar uma coorte incipiente (do inglês *inuption cohort* ou coorte em estágios iniciais), para acompanhá-la prospectivamente. Em tais estudos, a equipe de pesquisa recruta primeiro os empregadores, depois os operários dentro de categorias funcionais definidas, aplica suas entrevistas para coletar informações de linha de base e conduz o seguimento ao longo do tempo para identificar o risco e a incidência de doença.

No começo, a equipe de estudo (tipicamente um epidemiologista, um engenheiro ou médico sanitarista do trabalho, um gerente da pesquisa e um ou mais revisores de prontuário) visita uma das instalações industriais e a administração central ou os escritórios nos quais são guardados os registros dos funcionários. Os pesquisadores indagam sobre todas as fontes de registros possíveis, inclusive registros ocupacionais, folhas de pagamento, relações do sindicato, prontuários médicos e sistemas de seguros de vida e de saúde, tanto eletrônicos como em papel. Embora os sistemas de registro separados sejam incompletos, juntos podem fornecer uma enumeração da coorte quase completa. Os pesquisadores podem escanear os registros, criando um arquivo eletrônico contendo imagens dos documentos. Então, os arquivos podem ser compactados e gravados para armazenagem, poupando tempo, espaço e dinheiro.

Para descobrir tantas fontes de registro quanto for possível, o pesquisador entrevista muitos informantes potenciais em diferentes categorias de autoridade, desde auxiliar administrativo até gerencial. É necessário perguntar sobre sistemas de registro que não são mais mantidos ativos e sobre grupos de registros arquivados separadamente, tais como aqueles de pensionistas, de trabalhadores demitidos antes do tempo para aposentadoria, trabalhadores envolvidos em litígio ou trabalhadores em tratamento médico. É crítico, também, determinar se listas ou registros foram modificados uma vez criados, por exemplo, para remover falecidos. Falha no reconhecimento de modificações nos registros relacionadas com o desfecho pode gerar pessoa-tempo imortal (ver Cap. 6). Uma vez que os registros tenham sido encontrados, a equipe de pesquisa os resume, fotocopia ou faz escaneamento. Fotocopiar ou escanear adiciona custos à coleta de dados, mas possibilita que os pesquisadores revisem os registros no centro da pesquisa, verifiquem a qualidade dos resumos e compilem dados adicionais. Uma coorte modesta de 5.000 trabalhadores pode gerar 50.000 linhas funcionais (a combinação de título da função e departamento). Embora simples em princípio, a montagem de uma coorte ocupacional completa requer esforço considerável.

A equipe da pesquisa captura primeiramente o histórico de trabalho (progressão por títulos de função e departamentos) e, então, classifica todas as combinações de título de função/departamento em funções com tarefas e locais de trabalho comuns. Os revisores, supervisionados pelo gestor do estudo, geralmente revisam os históricos de trabalho individuais a partir dos registros e de conversas com o pessoal da empresa para resolver discrepâncias. O sanitarista do trabalho condensa as linhas de trabalho em funções, com base na familiaridade com o ambiente laboral (Stewart et al., 1992). Em alguns estudos, a terceira tarefa é imputar categorias de exposição para as funções, com base em amostras ambientais atuais e históricas e em detalhes das atividades da função fornecidos por operários e supervisores.

Coortes médicas são grupos de pessoas cuja exposição de interesse é uma doença, uma condição médica ou um tratamento médico. A equipe do estudo seleciona membros da coorte a partir de bases de dados de vigilância, arquivos de diagnóstico de alta hospitalar, registros de farmácia, dados de seguro de saúde, certidões de nascimento ou de agendas de atividades de rotina mantidos por consultórios médicos, clínicas e serviços de hospital, tais como patologia, cirurgia ou obstetrícia. A montagem da coorte pode ser complicada se alguns dos registros médicos foram destruídos, perdidos ou arquivados em locais inconvenientes. Afora problemas logísticos na obtenção de dados médicos, a classificação da exposição, frequentemente, representa o maior problema, porque registros médicos e exposições médicas são complexos e variáveis. Geralmente os pesquisadores fazem várias visitas preliminares ao hospital, à clínica ou ao consultório para investigar as fontes e a qualidade dos dados. Múltiplas fontes de registros podem ser necessárias para se determinar se um sujeito é elegível (p. ex., agendas da patologia cirúrgica para determinar o diagnóstico e prontuários de hospital do paciente para se obter dados demográficos). Quaisquer procedimentos que sejam usados para confirmar condições ou tratamentos devem ser especificados com antecedência, para todo o grupo de estudo ou para um subgrupo.

Identificação de sujeitos em estudos de caso-controle

Um estudo de caso-controle é derivado de uma população-fonte subjacente, com o protocolo definindo a população tão explicitamente quanto possível antes que os procedimentos de campo sejam desenvolvidos. A população-fonte é escolhida com base na frequência da doença e nas exposições sob estudo, nas dificuldades de diagnosticar a doença e nos procedimentos de rotina para registrar sua ocorrência. Como a pesquisa etiológica e a digitalização de dados médicos têm se expandido, proliferam-se os registros populacionais de doenças. Hospitais e clínicas continuam sendo fontes de casos convenientes e úteis, apesar do desafio de compreender e amostrar a população-fonte subjacente. As coortes fornecem uma população-fonte para estudos de caso-controle, pois seria dispendioso ou desnecessário obter dados de toda a coorte. O protocolo para um estudo de caso-controle poderia, por exemplo, definir o grupo de casos como abrangendo todos os casos de câncer de ovário diagnosticados em um período específico entre residentes de uma região especificada. O grupo-controle poderia ser definido como uma amostra de mulheres da mesma população estratificadas por idade e raça.

Modificações tardias do protocolo ocasionalmente ocorrem em estudos de caso-controle (p. ex., a adição de uma clínica especializada como fonte de controles em um estudo de bem hospitalar), mas os pesquisadores deveriam evitar alterações *ad hoc* na composição do grupo de casos ou de controles. Quando restrições logísticas forçam mudanças no estudo, tal modificação torna obrigatório considerar se os grupos de casos e controles referirem-se à mesma população. Por exemplo, se os controles devem limitar-se a pessoas com pouca mobilidade residencial porque os pesquisadores precisam inferir exposições residenciais pregressas a partir de exposições atuais, então os casos devem ser restritos da mesma forma.

Os pesquisadores podem elaborar facilmente procedimentos para selecionar casos de base populacional se um registro de doenças já tiver coletado muito dos dados diagnósticos necessários de base populacional. Contudo, tais registros podem não ser adequados se a doença for rapidamente fatal e se for necessária coleta de dados do sujeito. Algumas vezes, registros que, rotineiramente, não coletam dados com rapidez suficiente para os propósitos do estudo podem acelerar a verificação dos casos.

Ocasionalmente, existe um grupo de controle de base populacional, mas não há registro de doenças para verificação dos casos. Nessa situação, o trabalho de campo consiste em localizar todos os casos existentes na população base. Se a doença requer hospitalização ou tratamento médico, a equipe de estudo deve criar um registro da doença a partir da revisão de prontuários hospitalares, laboratórios de patologia, etc., e lidar com problemas de emigração, imigração e assistência médica fora dos limites do estudo. Se a doença não requer hospitalização nem tratamento médico, o trabalho de campo é parecido com a fase de seguimento em um estudo de coorte, fazendo uso de questionários para determinar quem teve a doença de interesse.

Algumas vezes um estudo pode colher dados de uma população-fonte totalmente enumerada, a partir da qual o registro de doenças extrai seus casos, por exemplo, em várias nações escandinavas ou em empresas de medicina de grupo (ver Cap. 24). Com maior frequência, a população-fonte é bem definida, mas os membros não são identificáveis prontamente por nome e endereço (p. ex., todos os residentes de uma área geográfica na qual os cânceres são notificados em um registro central). Em tais circunstâncias, métodos de amostragem são necessários para se identificar uma amostra de indivíduos da fonte. Alguns métodos trabalham a partir de listas de indivíduos, inclusive de listas de residentes de municípios, eleitores registrados, motoristas habilitados e pessoas elegíveis para Medicare* nos Estados Unidos (i.e., aqueles com 65 anos ou mais). As listas municipais são acessíveis, mas não são confiáveis quanto à atualização; motoristas habilitados constituem uma amostra da população barata e conveniente, porém incompleta.

Afora amostras baseadas em listas, dois métodos empregados comumente usam esquemas de amostragem em dois estágios, que começam por domicílios (amostragem baseada em área) ou números de telefone (discagem aleatória de dígitos) amostrados de modo aleatório (Waksberg, 1978; Hartge et al., 1984; DiGaetano e Waksberg, 2002; Brogan et al., 2001). A discagem aleatória de dígitos tornou-se uma técnica comum na década de 1980, mas as taxas de resposta como em todos os tipos de inquérito por telefone caíram substancialmente desde o final da década de 1990. Além disso, secretárias eletrônicas, telefones móveis, aparelhos de fax e linhas de dados tornaram mais complexa a amostragem telefônica. Por essas razões, a utilidade da discagem aleatória de dígitos diminuiu. Controle de amigos, uma alternativa barata e aparentemente atraente, pode induzir viés substancial (Flanders e Austin, 1986; Ma et al., 2004).

Em estudos baseados em hospitais de base hospitalar, clínicas ou consultórios médicos, os pesquisadores obtêm acesso a uma lista conveniente de casos potenciais (p. ex., a partir de prontuários hospitalares) não vinculados a uma população previamente enumerada. Os pesquisadores devem imputar a população-fonte e elaborar um grupo-controle que dela se aproxime. Alguns estudos compararam casos de base hospitalares com controles selecionados das vizinhanças dos códigos de área telefônica dos casos, com o pressuposto de que os controles seriam encaminhados aos mesmos hospitais se desenvolvessem a doença. Outra estratégia comum é selecionar controles dentre pacientes de outros serviços no mesmo hospital. O protocolo pode especificar quais diagnósticos devem ser excluídos do grupo-controle, por estarem relacionados com exposições de interesse. Exclusões adicionais contemplam, frequentemente, diagnósticos psiquiátricos ou outras condições que comprometam a coleta dos dados. Em uma variação do delineamento, algumas poucas categorias diagnósticas são designadas para inclusão, em vez de se selecionar dentre uma mescla não especificada de diagnósticos.

---

* Assistência médica gratuita federal para idosos.

Os procedimentos para seleção de casos e controles em estudos hospitalares devem ser tão precisos quanto possível e devem permanecer constantes de dia para dia e de paciente para paciente. A equipe de estudo designada para selecionar um paciente de uma clínica em um certo dia, por exemplo, deveria estar seguindo um algoritmo que ditasse qual paciente em particular deveria ser escolhido. Tais práticas não só protegem contra seleção internacional ou inconsciente de tipos determinados de pacientes, como também permitem verificações rotineiras da qualidade. Os dados de pacientes que não estão disponíveis, ou que não desejam ser estudados, devem ser registrados, para que a não resposta possa ser caracterizada.

Delineamento transversal e outros delineamentos

Os estudos de corte transversal geralmente usam uma mistura das estratégias de seleção e recrutamento necessárias para ensaios, estudos de coorte e estudos de caso-controle. As questões de amostragem tipificam aquelas de grandes inquéritos de base populacional. Estudos de corte transversal menores de voluntários continuam a desempenhar um papel-chave em epidemiologia. Por exemplo, um estudo da relação entre história familiar de câncer e a presença de mutações fundadoras nos genes BRCA1 e BRCA2 entre judeus asquenazes começou com uma campanha de recrutamento típica de qualquer estudo de voluntários (Struewing et al., 1997).

Obtenção de altas taxas de resposta

Muitos pesquisadores acreditam que a obtenção de taxas altas de resposta, mantendo a qualidade dos dados, tem se tornado o maior obstáculo à pesquisa epidemiológica de alta qualidade. As ameaças específicas dependem do delineamento. Por exemplo, a perda de população-alvo no recrutamento em um estudo de coorte não ameaça a validade, mas a perda de seguimento dos membros recrutados pode fazê-lo, porque a taxa de perda pode diferir tanto para doença como para exposição. Para todos os tipos de entrevista, as barreiras ao contato com sujeitos em potencial estão se elevando. Em parte, essas barreiras originam-se de mudanças das percepções da sociedade sobre o valor de participar em estudos epidemiológicos, e sujeitos relutantes que, no passado, poderiam ter participado podem optar por não fazê-lo mais. O pesquisador necessita de múltiplas estratégias para obter a cooperação dos sujeitos e manter uma taxa de respostas alta. Taxas atingíveis de resposta a entrevistas parecem ser consideravelmente mais elevadas na China (80 a 90%) do que na Europa (70 a 80%) ou nos Estados Unidos (60 a 70%).

Geralmente, o recrutamento será bem-sucedido se os sujeitos forem convencidos de que o estudo tem valor para eles próprios ou para a sociedade. No começo, os pesquisadores precisam de uma declaração clara e simples sobre quais implicações tem a pesquisa e um argumento persuasivo para a opção por participar. A reputação da instituição que patrocina o estudo pode ser útil, mas raramente é suficiente. Cartas de aviso antecipado que sejam provenientes de médicos dos sujeitos, ou que incluam os nomes de patrocinadores-chave de grupos comunitários, ou agências governamentais são ajudas não dispendiosas; a identificação de indivíduos facilmente disponíveis que possam se pronunciar favoravelmente ao estudo é crítica. Por exemplo, estudos de caso-controle de uma doença particular frequentemente incluem cartas aos clínicos com maior probabilidade de diagnosticar, ou tratar, casos.

No início do estudo, o pesquisador deve considerar se um incentivo será usado para obter cooperação e reduzir a não resposta. Como demonstrado nas metanálises por Church (Church, 1993) e Singer (Singer, 2002), os incentivos realmente aumentam as taxas de resposta em todos os tipos de inquéritos,

---

* N. de T.: A resolução 196/96 do Conselho Nacional de Saúde, que trata das diretrizes e normas regulamentadas de pesquisas envolvendo seres humanos, define que é "vedada qualquer forma de remuneração" ao sujeito da pesquisa sendo aceito a "cobertura, em compensação, exclusiva de despesas decorrentes da participação do sujeito na pesquisa" (ressarcimento). Incentivos à participação como pequenos equipamentos médicos, fraldas para crianças ou outros instrumentos permitidos desde que não caracterize coação por vantagem. Também é permitido o reembolso do dia de trabalho perdido quando for o caso.

embora o aumento da percentagem varie com o tipo de questionário, com a população do estudo e com a dificuldade de requisitos da pesquisa. De modo crescente, os pesquisadores conduzem pré-testes para determinar se os incentivos são promissores. Esse trabalho piloto também pode ajudar a determinar se o incentivo deve ser monetário ou não, qual deve ser o valor do incentivo e se o incentivo é melhor em combinação com uma carta antecipada ou com uma carta de tentativa de conversão de recusa. Em algumas culturas, incentivos em dinheiro funcionam melhor e devem ser pagos adiantadamente. O valor do incentivo deve ser determinado pelo nível da sobrecarga para o respondente, mas não deve ser coercitivo. A literatura mostra variação enorme nas taxas de resposta resultantes. Em todos os cenários, a participação geralmente é mais baixa para coletas de sangue do que para entrevistas. Os estudos na Europa e na América do Norte usam, comumente, incentivos de valor modesto (correspondendo a 1 ou 2% do custo geral de condução de uma entrevista). Esses estudos geralmente usam incentivos adicionais, ou levemente maiores, para participação em coleta de sangue. Estudos em andamento na China, na Ucrânia, no Japão e na Bielo-Rússia oferecem pequenos presentes, exames físicos gratuitos e reembolso por custos de transporte (Gail et al., 1998; Mobius Research, 2003). A Tabela 24.1 apresenta exemplos de estudos que têm testado o efeito de tipos diversos de incentivos monetários e não monetários.

Além da apresentação clara e persuasiva do estudo por um patrocinador respeitado e do uso de incentivos, vários outros procedimentos de campo podem ajudar a minimizar a falta de resposta. Por exemplo, a resposta inicial pode ser aumentada por meio de novas chamadas telefônicas, de extensão dos períodos de coleta de dados e de contatos pessoais. Para sujeitos que recusam no contato inicial, o uso de questionários curtos que capturam os dados mais críticos, a seleção de respondentes substitutos e as alterações do modo de coleta de dados, ou do entrevistador, podem ajudar a salvar respostas que, em caso contrário, seriam perdidas. É claro que correio, telefone, internet e entrevistas pessoais requerem abordagens distintas. De modo similar, estudos de coorte, estudos de caso-controle, ensaios clínicos e estudos comunitários demandam abordagens diferentes ao recrutamento de sujeitos e à falta de resposta.

O pré-teste é essencial para avaliar o nível provável de falta de resposta, mas os níveis de pré-teste frequentemente superestimam a taxa de resposta final do estudo completo. Os efeitos das estratégias de aumento de resposta variam grandemente; em nossa experiência nos Estados Unidos, a escolha do modo de coleta de dados primários (p. ex., telefone *versus* entrevista pessoal) e da extensão do instrumento muitas vezes muda as taxas de resposta de 10 a 30%. Os incentivos têm efeitos enormemente variáveis, de um aumento de resposta trivial para importante. Telefonemas de reforço e outros procedimentos de campo delineados para reduzir as primeiras recusas, ou recusas "leves", podem aumentar as taxas em 5 a 20%; a conversão de recusa efetiva, especialmente quando as recusas iniciais são altas, pode ter o mesmo efeito. Combinar todas essas modificações aumenta as respostas, mas raramente pela soma do efeito máximo de cada. Em um cenário comum, o pré-teste inicial mostra uma taxa de resposta de 40 a 60%, mas as taxas de resposta do estudo em escala completa podem ser 10% mais baixas, em média. Ganhos em pontos percentuais podem ser obtidos com uma alteração substancial no modo de coleta de dados ou na extensão do instrumento (10 a 15 pontos), um incentivo financeiro adicional (5 pontos ou mais), pessoal adicional e procedimentos para evitar recusa inicial (5 pontos) e aumento da conversão de recusa (5 pontos). Usando-se o limite inferior das faixas de pontos percentuais nesse cenário hipotético, a taxa de resposta eventual ameaçaria a validade das estimativas. Os potenciais vieses de seleção são difíceis de superar, porque as muitas maneiras em que os respondentes diferem dos não respondentes não podem ser conhecidas. Além disso, o tamanho efetivo do estudo declina com a falta de resposta (Groves et al., 2004; Dunn et al., 2004).

COLETA DE DADOS E CAPTURA DE DADOS

Revisando prontuários

As revisões são usadas para condensar informações necessárias ao estudo a partir de registros mantidos para outros propósitos, tais como prontuários médicos ou registros de empregos. A revisão pode

TABELA 24.1
Estudos selecionados usando incentivos

Nome do estudo (referência)	Ano	Tipo de estudo	Valor do incentivo	Comentários
National Health and Nutrition Examination Survey[a]	1999	Transversal, incluindo um exame físico de 3 a 4h	Variado, $30-$100, a depender da idade e aceitação da hora da consulta	Eficaz na manutenção de altas taxas de resposta. Além disso, gastos com transporte, intérprete, providência para cuidados com criança, quando necessário.
Observing Protein and Energy Nutrition (OPEN) Study (Subar et al., 2003)	1999	Estudo dietético metodológico requerendo ingestão de água duplamente rotulada, três visitas à clínica e um comprometimento total de 10 h	$200	Eficaz na manutenção de alta taxa de resposta após a primeira visita. A remuneração refletiu a sobrecarga.
U.S. Radiologic Technologists Study (Doody et al., 2003)	1998	Coorte	$2/$5	$2 foram um incentivo muito efetivo.
Women's Health Questionnaire (Whiteman et al., 2003)	2000	Transversal	$1/bilhete de loteria	Incentivo em dinheiro funcionou melhor
Park Nicollet Clinic Health Maintenance System Minnesota (Shaw et al., 2001)	2001	Inquérito comunitário	$2/$5	O incentivo de $5 resultou em taxa de resposta mais alta, mas o de $2 também aumentou a participação.
Binational Cohort to Study *Helicobacter pylori* infection in children (Goodman et al., 2003)	2003	Coorte	Pacote de fraldas descartáveis, livros de bebê, brinquedos educativos	Estudo nos EUA e México. Os incentivos representam esforço para maximizar a adesão.

[a] Dados não publicados, National Center for Health Statistics.

ser por formulário impresso, registro de voz, entrada eletrônica usando um computador *laptop* ou em outro formato. Assistentes digitais pessoais (PDA) ou computadores portáteis *notebook* são usados de forma crescente para simplificar a revisão dos registros, aumentar a flexibilidade e automatizar algumas verificações de controle de qualidade. A escolha de tais equipamentos para um determinado estudo depende do orçamento e da tecnologia disponíveis, da complexidade do instrumento de revisão e da habilidade e experiência dos revisores. O delineamento do formulário de revisão inclui vários tópicos-chave, independentemente do formato a ser utilizado. Para começar, deve-se fornecer espaços para registrar a identificação do sujeito, as datas em que a revisão começou e terminou e a identificação do revisor. Quando a revisão é feita via formulários impressos, cada página deve registrar a identificação do sujeito para o caso de se separarem as páginas.

Tanto maior e mais variável é o registro original, tanto mais difícil é o delineamento do formulário de revisão. O *designer* tenta fazer o leiaute claro, o fraseado consistente e o caminho da revisão evidente. Em formulários impressos, o *designer* usa sombreamento, indentações, setas e outros tipos de formatação, especialmente para itens que dependem de uma resposta a um outro item. Tipicamente, os formulários utilizam questões fechadas, que têm um conjunto de respostas pré-registradas a partir das quais selecionar (p. ex., sexo do sujeito). Questões abertas podem ser usadas para capturar respostas incomuns ou mais detalhadas (p. ex., provedor do seguro de saúde do sujeito). O formulário pode exigir que o revisor distinga entre achados negativos e achados ausentes para itens importantes. Por exemplo, alguns itens podem ser agrupados em uma lista, com uma instrução para indicar todos os que se aplicam; entretanto, é importante saber que o revisor procurou e não encontrou menção de um achado clínico importante, a questão deve ser formatada de modo que uma resposta sempre deva ser indicada (sim/não/não encontrado).

Revisões de prontuários médicos podem ser difíceis de serem delineadas, pois são complexas e têm idiossincrasias. Os revisores de prontuários médicos devem receber treinamento na terminologia médica pertinente ao estudo, mas não se pode esperar que compilem a partir dos prontuários tudo o que um médico especialista conseguiria. O formulário deve ser delineado de modo a reduzir a necessidade de interpretação, mesmo às custas de coletar itens que possam ser redundantes. Similarmente, deve-se pedir aos revisores que preencham itens do modo mais semelhante possível à natureza dos dados encontrados no prontuário original. Por exemplo, os revisores devem registrar a data de nascimento a partir dos prontuários médicos, e não se deve pedir-lhes que calculem a idade a partir de tal registro de data.

Mesmo que médicos especialistas revisem os prontuários, as práticas de manter registros variam entre hospitais e clínicas, de modo que o pesquisador pode precisar revisar prontuários típicos e atípicos nos locais de estudo antes de desenhar o formulário. O *designer* também poderá precisar entrevistar alguns dos médicos que fazem registros nos prontuários ou outro profissional de saúde para compreender as práticas de registro. Quando a análise excluir eventos antes ou depois de determinadas datas, o formulário pode ser delineado para capturar somente o período relevante, ou toda a história, com as exclusões feitas na análise.

Desenvolver bons formulários de revisão pode ser difícil, mas testá-los normalmente é fácil. O pesquisador revisa vários prontuários, e, então, um ou mais revisores fazem as revisões dos mesmos prontuários, independentemente. Esse exercício pode revelar erros grosseiros ou equívocos no delineamento do formulário. Um processo semelhante pode ser utilizado para mensurar a reprodutibilidade entre revisores durante o desenvolvimento do formulário.

Método de aplicação de questionários

Questionários continuam sendo a viga mestra de investigações epidemiológicas, mas as opções de aplicação têm se expandido muito. Como Groves e colaboradores observaram: "com a proliferação de novos métodos de coleta de dados em anos recentes, amplamente associada à introdução de computadores no processo de inquérito, o modo de levantamento abrange agora uma variedade muito maior de métodos e abordagens, inclusive combinações de abordagens diferentes ou delineamentos de modo misto" (Groves et al., 2004). Além de inquéritos pessoais, telefônicos e autoaplicados, os modos de aplicação incluem entrevista pessoal assistida por computador (CAPI), entrevista telefônica assistida por computador (CATI), autoentrevista com áudio assistida por computador (ACASI), resposta vocal interativa (IVR) e inquéritos pela internet.

A consideração principal na decisão sobre os métodos de aplicação de questionários deve ser a comparabilidade entre os grupos de estudo, sujeita a reservas com relação à comparabilidade da qualidade das informações, levantadas no Capítulo 7. Estudos de caso-controle comparando casos hospitalizados e controles prestam-se a entrevistas pessoais no hospital. Contudo, se os casos são selecionados de hospitais e os controles são escolhidos entre vizinhos, ou na população geral (para se aproximar da rede de encaminhamento), as entrevistas seriam mais comparáveis se fossem conduzidas com todos os sujeitos em casa. Se espécimes biológicos devem ser coletados e uma entrevista conduzida, o protocolo poderia especificar uma visita domiciliar para coletar ambos, visitas domiciliares por dois membros diferentes da equipe de campo (p. ex., um entrevistador e um técnico de laboratório), uma entrevista telefônica e uma visita domiciliar, e uma entrevista domiciliar ou telefônica mais a provisão de instruções ao respondente e alguém para coletar e transportar o espécime. Se vários métodos de coleta forem possíveis, o pesquisador poderá conduzir um estudo piloto para compará-los.

Se for utilizado um questionário autoaplicado, ele pode ser enviado ao sujeito pelo correio ou por e-mail, poderá ser fornecido em um *site* da internet ou ser entregue pessoalmente. Instrumentos autoaplicados geralmente custam menos do que os aplicados por entrevistador, mas também são menos fáceis de monitorar e são mais suscetíveis a respostas a questões mal compreendidas ou a questões não respondidas. Uma possibilidade é confiar nos formulários autoaplicados para a maioria dos respondentes, e, para os casos incompletos, solicitar à equipe de estudo que telefone para o respondente para esclarecimentos. Essa abordagem mantém os custos do trabalho mais baixos do que seriam com aplicação total por entrevistadores.

Os questionários autoaplicados oferecem outras vantagens além do custo menor. Eles podem gerar dados mais precisos sobre tópicos sensíveis ou constrangedores, porque são mais anônimos. Como ajudas visuais impressas podem ser incorporadas, alguns tópicos (p. ex., morfologia corporal autopercebida) são mensurados mais facilmente com questionários autoaplicados do que em entrevistas telefônicas. Os questionários autoaplicados geralmente requerem um formato em papel impresso. O escaneamento funciona com respostas de múltipla escolha ou texto livre. Para estudos menores, contudo, o custo de desenvolvimento dos formulários escaneados pode exceder a economia em codificação e digitação.

Se for provável que as perguntas e respostas precisem de esclarecimento, o questionário deveria ser usado como base para uma entrevista, e um entrevistador treinado faria as perguntas e registraria as respostas. A escolha entre inquéritos telefônicos e pessoais é influenciada por idade, escolaridade, saúde, visão e audição do sujeito; pelo orçamento; e pelo número e tipos de questões a serem indagadas. Alguns questionários de epidemiologia ainda são impressos como livretos, mas, hoje em dia, a maioria é automatizada e usa um programa de entrevista assistida por computador (CAPI, CATI, ACASI ou IVR). Teoricamente, computadorizar reduz o tempo entre a coleta de dados e o acesso aos dados para análise. Para instrumentos com ramificação lógica complexa, isso pode reduzir o erro do entrevistador (Fig. 24.1). Os custos de desenvolver e instalar tais instrumentos continuam a cair.

As entrevistas pessoais geralmente implicam mais custos com mão-de-obra do que as entrevistas telefônicas por causa da necessidade inevitável de agendar encontros e se deslocar entre uma entrevista e a próxima. Entretanto, a maior intimidade das entrevistas pessoais pode aumentar a boa vontade do sujeito em participar do estudo. Tipicamente, a entrevista pessoal aumenta a extensão e a duração das respostas individuais e da entrevista total, mas não se sabe se aumenta a acurácia (Groves et al., 1989).

Entrevistas pessoais podem incorporar gravuras, modelos tridimensionais e outras ajudas à memória. Se o questionário requer que o respondente se recorde de eventos distantes, tais ajudas à memória podem ser críticas. Por exemplo, fotografias de medicamentos ajudam o respondente a reconhecer prescrições individuais. Modelos de alimentos podem ser usados para descrever tamanhos de porções em entrevistas sobre dieta. Mapas são usados em questões pertinentes à residência ou a uma viagem. Diários, linhas cronológicas e calendários podem melhorar a completude e datas de tempo de vida residencial, histórias ocupacionais ou reprodutivas. Se não há avaliações publicadas das ajudas à memória contempladas, em um cenário semelhante, um pequeno teste piloto com tais ajudas pode auxiliar a determinar se elas são efetivas e factíveis.

As entrevistas telefônicas, normalmente, provocam respostas levemente mais curtas do que as pessoais (Groves et al., 1989). Também, os respondentes tendem a favorecer a primeira resposta quando uma lista de respostas possíveis é lida ao telefone, mas outras diferenças entre as entrevistas telefônicas e as pessoais são modestas (Groves et al., 2004). Os supervisores podem monitorar mais facilmente as entrevistas telefônicas do que as pessoais, pois podem escutar a conversa. Alguns tópicos sensíveis podem

MCQ.160 Um médico, ou outro profissional de saúde, já lhe disse que você (ele/ela)...	MCQ.170 Você (ele/ela) ainda...	MCQ.180 Que idade você (ele/ela) tinha quando primeiro lhe disseram...	MCQ.190 Que tipo de artrite era?
INSTRUÇÃO DE CAPI: O TEXTO DA QUESTÃO DEVE SER OPCIONAL DEPOIS QUE O PRIMEIRO ITEM FOR LIDO.			
a. tinha artrite? SIM .... 1 NÃO .... 2 (b) RECUSOU ..... 7 (b) NÃO SABE ..... 9 (b)	tinha artrite? SIM .... 1 NÃO .... 2 (b) RECUSOU ..... 7 (b) NÃO SABE ..... 9 (b)	tinha artrite? ENTRE IDADE EM ANOS RECUSOU .... 777 NÃO SABE 999	ARTRITE REUMATOIDE ... 1 OSTEOARTRITE .... 2 OUTRA .... 3 RECUSOU .... 7 NÃO SABE 9
b. tinha insuficiência cardíaca congestiva? SIM .... 1 NÃO .... 2 (c) RECUSOU ..... 7 (c) NÃO SABE ..... 9 (c)		tinha insuficiência cardíaca congestiva? ENTRE IDADE EM ANOS RECUSOU .... 777 NÃO SABE 999	
c. tinha doença cardíaca coronariana? SIM .... 1 NÃO .... 2 (d) RECUSOU ..... 7 (d) NÃO SABE ..... 9 (d)		tinha doença cardíaca coronariana? ENTRE IDADE EM ANOS RECUSOU .... 777 NÃO SABE 999	
d. tinha angina? SIM .... 1 NÃO .... 2 (e) RECUSOU ..... 7 (e) NÃO SABE ..... 9 (e)		tinha angina? ENTRE IDADE EM ANOS RECUSOU .... 777 NÃO SABE 999	
e. tinha um ataque cardíaco (também chamado infarto do miocárdio)? SIM .... 1 NÃO .... 2 (f) RECUSOU ..... 7 (f) NÃO SABE ..... 9 (f)		tinha um ataque cardíaco (também chamado infarto do miocárdio)? ENTRE IDADE EM ANOS RECUSOU .... 777 NÃO SABE 999	

Disponível em http://www.cdc.gov/nchs/data/nhanes/spq-mc 1.pdf

FIGURA 24.1 • Exemplo de ramificação de pergunta em uma entrevista assistida por computador (do National Health and Nutrition Examination Survey).

ser difíceis de inquirir pelo telefone, porque o respondente pode ficar com suspeita do entrevistador ou da legitimidade do estudo. Entretanto, uma vez que o respondente confie no estudo e no entrevistador, questões sobre comportamentos socialmente indesejáveis podem ser respondidas mais prontamente pelo telefone, por causa da distância social maior em uma ligação telefônica (Bradburn et al., 2004).

Conteúdo e fraseado de perguntas

Os formuladores de questionários lidam com problemas de cooperação, fadiga, significado, memória e honestidade. Erros podem ser introduzidos pelo respondente ou pelo entrevistador, e o questionário deve ser delineado para reduzir ambos os tipos de erro. O delineamento de questionários epidemiológicos se beneficia de um vasto corpo de experiência e literatura sobre inquéritos de pesquisa (Groves et al., 2004; Bradburn et al., 2004; Biemer et al., 1991; Tanur, 1992). Além disso, centenas de questionários estão disponíveis *on-line* ou são facilmente obtidos eletronicamente. Partes de questionários, ou módulos, estão prontamente disponíveis para tópicos que ocorrem mais frequentemente em questionários epidemiológicos, inclusive dados demográficos básicos, problemas comuns de saúde e principais comportamentos relacionados com a saúde, tais como fumo, dieta e exercício físico (ver, p. ex., o *site* na internet da Divisão de Epidemiologia do Câncer do National Cancer Institute, em http://dceg2.cancer.gov/QMOD, ou do NHANES em www.cdc.gov/nchs/nhanes.htm).

Depois de escolher o método de aplicação, o pesquisador foca a estruturação das questões. Esse tópico recebeu, apropriadamente, grande quantidade de atenção na literatura sobre inquéritos de pesquisa (Bradburn et al., 2004; Clark e Schober, 1992). O fraseado importa em todos os levantamentos, porque as pessoas interpretam palavras importantes e simples, tais como *qualquer um, a maioria, média, nunca* ou *razoavelmente* de modos variados (Groves et al., 1989). Termos médicos com significados precisos devem ser explicados simplesmente; portanto, "pessoas com relações de sangue com você" pode ser preferível à "família" e "Um médico já lhe disse que você tinha...?" pode ser melhor do que "Você já teve...?" Contudo, expressões vernaculares nem sempre são preferíveis (p. ex., "medicamentos" deve ser usada em vez de "drogas", para evitar confusão com drogas ilícitas).

A extensão da pergunta também afeta a resposta. Questões curtas normalmente são mais claras, mas uma pergunta mais longa pode melhorar a cognição do respondente. Por exemplo, é difícil absorver todos os detalhes da questão: "Quantas horas por semana, tipicamente, você usa este produto no verão, em dias de semana?" A questão pode ser mais compreensível se puder ser separada em questões específicas, para reduzir a densidade dos conceitos (Tanur, 1992), ou precedida pela descrição de algum dos conceitos (p. ex., "Eu gostaria que você pensasse sobre o verão. Eu vou lhe fazer perguntas sobre dias da semana, separadamente dos fins de semana.").

Quantas perguntas o pesquisador precisa realizar sobre um assunto? Uma ou duas questões podem não reunir informações suficientes para uma análise minuciosa, particularmente se surgir uma associação inesperada. Entretanto, uma série longa de perguntas sobre um só tópico aborrece o respondente e resulta em respostas faltantes ou imprecisas pouco depois das primeiras questões. Avaliações da dieta usual, histórico de vida ocupacional e histórico de vida residencial tomam cada uma 10 a 20 minutos e são particularmente tendentes a esse problema.

A ordem das perguntas também pode afetar a resposta. Muitos questionários começam com indagações que não trazem ameaça, nem puxam pela memória e, se possível, são interessantes para o respondente (Bradburn et al., 2004). Questões sobre tópicos sensíveis normalmente vêm depois daquelas correlatas, porém menos sensíveis. Alguns questionários precedem tais indagações com um prólogo que reconhece a natureza pessoal da pergunta, reitera o direito do sujeito de não responder e declara a importância da questão para o levantamento. O formato das respostas também importa. Para respostas numéricas abertas (p. ex., quantos anos), frequentemente os respondentes mostram preferências por dígitos (por 0 e 5). Para itens fechados com uma lista ordenada (p. ex., < 5, 5 a 10, 11 a 19, ≥ 20), alguns respondentes podem favorecer uma parte da lista, frequentemente a parte central.

A memória representa o problema mais sério em questionários epidemiológicos. Primeiramente, muitas exposições sob estudo não pareceram interessantes ou importantes para o sujeito ao tempo em que aconteceram, muito menos décadas mais tarde (Croyle e Loftus, 1992; Loftus et al., 1992). Em segundo lugar, muitas das técnicas cognitivas de entrevista (Fisher e Quigley, 1992), que podem melhorar a recordação consideravelmente (p. ex., restauração de contexto, recuperação focada, representação múltipla), não são adequadas à pesquisa epidemiológica. A padronização de instrumentos e técnicas não permite que os entrevistadores persistam em um assunto, como fariam em uma conversa corriqueira ou em uma entrevista de investigação, mas a padronização realmente mantém a coleta de dados comparável entre casos e controles ou entre expostos e não expostos. No entanto, alguns artifícios de melhora da recordação são aplicáveis à epidemiologia, tais como o uso de marcos importantes na vida do sujeito para estimular a lembrança de um período de tempo.

A padronização deve ser comprometida às vezes para evitar a perda de dados completamente. Por exemplo, umas poucas entrevistas telefônicas podem ser conduzidas em um estudo de entrevista pessoal para sujeitos que não participariam em caso contrário. Se um modo de coleta de dados, fonte (p. ex., um respondente substituto), ou cenário diferente for usado, esse fato deve ser registrado. Apesar de esforços para se manter a comparabilidade com instrumentos e treinamento padronizados, podem surgir diferenças na qualidade da coleta de dados. Para detectar tais diferenças, o pesquisador pode comparar as taxas e razões para a falta de resposta, a extensão da entrevista, a qualidade de compreensão e resposta conforme avaliada pelo pesquisador (pobre, adequada, excelente) e as respostas a perguntas das quais se espera não diferir entre os grupos (exposições ou desfechos). Por exemplo, uma entrevista substancialmente mais longa em um grupo levanta a possibilidade de acurácia diferencial ou completude da informação.

Questionários e sobrecarga ao respondente

Quanta informação o questionário pode evocar? As entrevistas pessoais comumente duram 50 a 90 minutos, as entrevistas telefônicas, tipicamente, levam de 30 a 60 minutos e os questionários autoaplicados, 10 a 20 minutos para preenchimento, tipicamente. Em nossa experiência, entrevistadores e respondentes relatam que esses tempos são aceitáveis, e o bom senso sugere que tempos muito mais longos não são viáveis. A duração da entrevista muda pouco a boa vontade do sujeito para concordar em participar. Geralmente, o sujeito continua com a entrevista até o fim. Contudo, entrevistas mais longas podem aumentar o risco de interrupções (Groves et al., 1989). Muitos epidemiologistas acham difícil resistir à inclusão de tantas respostas quanto possível, mesmo que a qualidade diminua à medida que a entrevista se prolonga. Alguns pesquisadores colocam as questões menos críticas perto do final, para o caso de interrupção, mas os efeitos dessa prática são desconhecidos.

Alguns estudos com propósitos múltiplos (p. ex., um estudo de caso-controle complexo, com um grupo controle e grupos de casos múltiplos) usam um questionário modular. Umas poucas questões-chave são perguntadas a todos, e muitas outras perguntas só são feitas a um subgrupo de sujeitos. Essa abordagem pode manter a entrevista com uma duração razoável, mas impõe custos logísticos e de treinamento.

Considerações especiais aparecem com estudos longitudinais, que requerem entrevistas repetidas. Cronometrar a chegada do questionário em um período anual estrito, ligado ao aniversário do sujeito ou ao começo de cada ano-calendário, pode melhorar a probabilidade de que os sujeitos relatem apenas eventos que ocorreram desde o último contato. Em caso contrário, é melhor evitar questões que se refiram a "Desde a última vez que nós lhe perguntamos...", por causa do risco dos eventos serem esquecidos ou repetidos.

Técnicas de entrevista e treinamento

Os entrevistadores são treinados para aplicar técnicas-padrão de entrevista ao questionário em particular. Em estudos com componentes adicionais à entrevista, as sessões de treinamento formal duram, tipicamente, 4 a 5 dias e são seguidas por várias semanas de prática. Para um novo entrevistador, o supervisor das entrevistas verifica muitas das entrevistas iniciais, assistindo, por exemplo, à entrevista ou revendo-a em uma gravação em áudio ou vídeo. Depois que o entrevistador tenha dominado as técnicas, uma fração da entrevista, pode ser auditada aleatoriamente ao longo do estudo.

A primeira tarefa do entrevistador é persuadir o sujeito a participar. A apresentação precisa transmitir a importância científica do estudo e da participação do sujeito, sem fazer com que sujeitos com histórias particulares tenham maior ou menor probabilidade de responder. Se o sujeito recusa inicialmente, o entrevistador deve fazer outro esforço para convencê-lo ou reconhecer o motivo da recusa. O entrevistador pode pedir ao sujeito que converse com o supervisor ou com alguém mais antes de uma recusa definitiva. Os entrevistadores documentam as faltas de respostas com anotações que ajudem o supervisor ou outro entrevistador a abordar o sujeito.

Depois de obter a cooperação, o entrevistador procede à entrevista ou faz o agendamento. Antes de uma entrevista pessoal, o entrevistador providencia equipamentos, ajudas de memória ou materiais; tenta organizar o cenário e o tempo a fim de minimizar interrupções e distrações do respondente. Ocasionalmente, entrevistas precisam ser interrompidas e continuadas mais tarde. O entrevistador deve anotar esses e outros desvios da aplicação do questionário, assim como uma avaliação da qualidade das respostas.

As questões que o respondente não compreende são repetidas de forma lenta e literal, e não reformuladas. Se esclarecimento adicional for necessário, o entrevistador deve seguir as instruções dadas durante o treinamento e nos manuais de estudo. Se as respostas do sujeito não forem claras ou completas, o entrevistador deve usar sondagens neutras, que também são contempladas no treinamento e nos manuais. Devem ser fornecidos esclarecimentos escritos aos entrevistadores, tais como definições de termos médicos. Quando os respondentes precisarem de esclarecimentos que não estiverem no roteiro, os entrevistadores devem se oferecer para reler a questão e pedir aos participantes que respondam de acordo com sua melhor compreensão. Esclarecimentos fora do roteiro e sugestões do entrevistador quase sempre serão direcionados e podem, portanto, enviesar os resultados da entrevista. Para concluir a entrevista, o entrevistador revisa rapidamente o questionário em busca de omissões, agradece ao respondente e explica que o supervisor poderá contatá-lo para rever seu trabalho. Em alguns estudos, o pesquisador oferece aos sujeitos a oportunidade de serem notificados sobre os achados.

Para estudos baseados em papel, o supervisor revê os questionários preenchidos, inquirindo o entrevistador sobre quaisquer entradas obscuras. Em muitos estudos, o supervisor verifica uma lista pequena de itens críticos, para se certificar de que eles não foram esquecidos pelo entrevistador ou pelo respondente. Se algum estiver faltando, o supervisor, ou o entrevistador, tenta recuperar os dados telefonando para o respondente. Além disso, muitos estudos incluem uma breve repetição da entrevista em amostra aleatória de todos os respondentes. A repetição da entrevista inclui algumas das perguntas do questionário e solicita a impressão do respondente sobre a duração da entrevista, bem como sua opinião sobre ela.

Exames físicos

Os estudos epidemiológicos podem incluir exames físicos para mensurar a pressão arterial, contar nevos, avaliar a distribuição da gordura corporal, e assim por diante. A ordem e o conteúdo desses exames são realizados com uma padronização muito maior do que em um cenário estritamente clínico. Os sujeitos sem quaisquer achados anormais (inclusive a maioria dos controles em estudos de caso-controle) podem ser examinados completamente e descritos para garantir a comparabilidade no estudo epidemiológico. Se algum dos achados for anormal, o sujeito deve ser encaminhado para avaliação clínica.

Frequentemente, os formulários de exame têm ramificação lógica complexa, e o examinador tem que ser capaz de seguir o fluxo e completar o formulário durante o exame. Os formulários de exame normalmente devem ser submetidos a pré-testes extensos, a fim de garantir que eles são fáceis de usar durante o exame. A variação entre observadores clínicos permanece uma preocupação, mesmo com instrumentos padronizados, de modo que treinamento e controle de qualidade são especialmente importantes. Por exemplo, o treinamento em medida da pressão arterial muitas vezes usa o video em filme de um exame como um padrão objetivo. Estudos da variação entre observadores podem ser necessários, quando os exames físicos são sutis ou complexos.

Os exames físicos em estudos epidemiológicos podem ser executados por pessoal médico ou por outro profissional da saúde com supervisão de um médico ou de outro revisor especialista. Se o revisor especialista não vê todos os sujeitos, o examinador deve registrar se a revisão do especialista ocorreu, e distinguir a avaliação do especialista da original.

Coleta de espécimes biológicos

De forma crescente, os estudos epidemiológicos envolvem componentes laboratoriais, requerendo coleta de urina, sangue ou tecidos do sujeito. Um exemplo típico de requisitos para coleta de sangue é mostrado na Figura 24.2. Os maiores problemas que surgem muitas vezes refletem erro laboratorial não reconhecido. Em verdade, os epidemiologistas normalmente precisam investigar a reprodutibilidade do ensaio em um estudo piloto. Problemas de campo também podem aparecer na aplicação de testes ou ensaios em estudos epidemiológicos de grande porte, que só haviam sido conduzidos previamente em menor escala. Por exemplo, laboratórios que tenham desenvolvido um ensaio e possam conseguir alta reprodutibilidade com dezenas de espécimes podem ser incapazes de processar os milhares de amostras requeridas em um estudo de campo. Outro problema típico surge quando o pesquisador deseja coletar espécimes para armazenamento sem um marcadobiológico definido em mente, de modo que os requisitos particulares de coleta e estocagem não podem ser conhecidos.

O protocolo para coleta, processamento, rotulagem, armazenamento e transporte dos espécimes deve estar documentado no manual de operações. Os formulários para coleta de espécimes biológicos registram o sujeito, o número do espécime, se este foi coletado na linha de base ou em um encontro subsequente, resultados da coleta (p. ex., número de tubos coletados, complicações médicas) e processamento e detalhes do armazenamento (p. ex., em qual congelador o espécime é armazenado). Rótulos com códigos de barra reduzem erros de escrita ou de digitação, e listas claras, detalhadas, de transporte e armazenagem minimizam as perdas em trânsito e ajudam no rastreamento.

Amostras ambientais e sistemas de posicionamento global

Os estudos epidemiológicos algumas vezes incluem mensurações diretas do ambiente doméstico ou de trabalho do sujeito, incluindo produtos químicos na água de beber, ar, solo ou poeira de tapetes, bem como níveis de radiação ionizante, luz solar ou campos eletromagnéticos. Esses componentes do estudo podem melhorar sensivelmente a precisão de avaliação da exposição, se o pesquisador puder superar os obstáculos típicos. Tais tópicos incluem a identificação de uma técnica de mensuração logisticamente viável, coleta e análise de amostras a um custo aceitável, obtenção da permissão do sujeito e acesso ao ambiente para amostras e (geralmente) limitação da mensuração ao ambiente atual e não ao passado.

A viabilidade e o custo são desafios comuns, mesmo quando toxicologistas, médicos do trabalho, físicos especialistas em radiação ou outros especialistas na exposição ambiental tenham desenvolvido técnicas de mensuração confiáveis. Indicadores de exposição estabelecidos não são necessariamente adequados aos tamanhos e cenários da pesquisa epidemiológica. Por exemplo, um aspirador de pó amostrador de superfície de alto volume pode extrair poeira do tapete, na qual resíduos de pesticidas podem ser mensurados, mas a um custo proibitivo para a maioria dos estudos. Uma amostra conveniente do saco descartável do aspirador de pó do próprio sujeito fornece uma alternativa aceitável (Colt et al., 1998). Encontrar métodos viáveis e baratos que produzam medidas ambientais válidas e confiáveis requer, frequentemente, estudos piloto, antes que o protocolo de campo possa ser finalizado. Como as condições de campo não podem sempre ser rigidamente controladas em estudos de populações, o técnico da amostragem deve registrar as condições sob as quais ocorreu o monitoramento.

Punção venosa

Objetivos de saúde pública:

A punção venosa é realizada para obtenção de resultados laboratoriais que forneçam estimativas de prevalência de doenças, fatores de risco para componente de exames e informações basais sobre *status* de saúde e nutricional da população.

Equipe:

Profissional de saúde habilitado.

Protocolo:

Métodos:

Sangue é colhido do braço do examinado. No laboratório, o sangue é processado, armazenado e transportado para vários laboratórios para análise. Os resultados do hemograma são relatados no Medical Computer Equipament (MEC), e todos os outros resultados são relatados do National Center for Health Statistics (NCHS) para o participante. O volume de sangue colhido por idade é o seguinte.

- 1–2 anos, 9 mL
- 3–5 anos, 22 mL
- 6–11 anos, 38 mL
- 12 + 89–92 mL

Tempo alocado:

Depende da idade do participante. Intervalo de variação 5–10 minutos.

Medidas de saúde:

Resultados dos testes de laboratório.

Elegibilidade:

Pessoas amostradas com 1 ano de idade e mais velhas, que não preencham qualquer dos critérios de exclusão.

Critérios de exclusão:

- Hemofílicos
- Participantes que receberam quimioterapia dentro das 4 últimas semanas
- A presença em ambos os braços de: erupções, curativos de gaze, aparelhos de gesso, edema, paralisia, cânulas, úlceras ou feridas abertas, braços atrofiados ou membros faltantes, veias esclerosadas ou obstruídas, alergias a agentes de limpeza, pele queimada ou cicatricial, fístula ou venóclise.

Justificativa para o uso de populações vulneráveis:

- Os menores são incluídos nesse componente porque constituem um grupo importante da população-alvo. Os dados laboratoriais são conectados a outros dados da entrevista domiciliar e a componentes da saúde e usados para rastrear mudanças que ocorram na saúde ao longo do tempo.
- Não há razão para excluir indivíduos com deficiência mental ou incapacidades físicas, pois não há contraindicação.

Riscos:

Os riscos conhecidos associados à punção venosa são os seguintes:

- Hematoma
- Inchamento, dor e inflamação no local
- Sangramento persistente
- Resposta vasovagal: tontura, sudorese, pele fria, dormência e formigamento de mãos e pés, náusea, vômito, possível distúrbio visual, síncope e lesão da queda pelo desmaio
- Efeitos adversos raros:
    Trombose da veia devido a trauma
    Infecção que resulta em tromboflebite

Precauções especiais:

- Equipamento estéril distribuído a todo o pessoal de coleta
- Médico de sobreaviso para o caso de ocorrer um efeito adverso

Relato de achados:

Relatado no MEC:
    Hemograma
Relatado pelo NCHS:
    Outros resultados laboratoriais

Disponível em www.cdc.gov/nchs/data/nhanes/blood.pdf

FIGURA 24.2 • Protocolo de amostra para coleta de sangue (do National Health and Nutrition Examination Survey).

O tempo da exposição relevante frequentemente complica a interpretação de amostras ambientais em estudos epidemiológicos, os quais mensuram, tipicamente, ambientes atuais. As categorias de exposição em um lugar particular podem ter mudado com o tempo. O sujeito pode ter se mudado ou trocado de emprego. Ocasionalmente, múltiplos locais antigos podem ser monitorados. Algumas vezes, pode ser obtida uma medida ambiental cumulativa, tal como produtos de desintegração radioativa que deixam traços em espelhos de vidro ou molduras de quadros. Mais comumente, o pesquisador tem dados de entrevista, ou outros, sobre o tempo de vida, ou outra duração longa de exposição, e os conecta àqueles das medidas ambientais atuais para formar várias mensurações do *status* de exposição.

À medida que a consciência dos perigos ambientais tem aumentado, os pesquisadores têm encontrado maior boa vontade para permissão de amostragem ambiental e aumento do interesse nos níveis encontrados e seu significado. As investigações epidemiológicas notificam, rotineiramente, os sujeitos cujos resultados dos exames laboratoriais apresentem níveis acima de alguns padrões existentes. A maioria também relata níveis de qualquer composto a um sujeito que requisite os dados, acompanhados de uma declaração clara sobre quaisquer riscos conhecidos e o nível de incerteza.

De maneira crescente, os estudos epidemiológicos incluem o uso de dispositivos baratos de sistemas de posicionamento global (GPS) para registrar a latitude e a longitude do domicílio ou local de trabalho do sujeito. A posição pode ser conectada a sistemas de informação geográfica (SIG). Usando SIG, o pesquisador pode exibir dados ambientais e epidemiológicos de forma espacial. As aplicações para o SIG na pesquisa epidemiológica incluem a localização dos endereços dos sujeitos por meio de geocodificação, de mapeamento de fontes de contaminantes e de integração de dados ambientais com desfechos de doença. Algumas vezes é possível reconstruir exposições históricas. Com a disponibilidade de um número crescente de bases de dados ambientais, a tecnologia de SIG e GPS possibilita ao pesquisador conectar os dados de monitoramento ambiental à população do estudo, fornecendo uma compreensão melhor dos contaminantes ambientais e desfechos de doença (Nuckols et al., 2004).

Monitoramento e localização dos sujeitos

Alguns estudos não requerem contato com o sujeito, mas apenas uma determinação do *status* vital ou da data e causa da morte. Nos Estados Unidos, recursos relevantes incluem o National Death Index (NDI)*, NDI Plus, arquivos da Social Security Administration**, dados de mortalidade, Serviços de Informação de Benefícios de Pensão, registros de habilitação de motoristas e registro de automóveis, bem como rastreamento da mortalidade pela internet. O NDI fornece o estado onde o óbito foi registrado, a data da morte e o número do atestado de óbito. O NDI Plus fornece a causa da morte além das outras informações. Custo, cobertura e qualidade variam entre essas fontes (Doody et al., 2001).

Em alguns países ocidentais, registros da população completa, nascimentos e óbitos simplificam grandemente o monitoramento. Em alguns locais pobres e com pouca infraestrutura de informação em saúde (p. ex., a China rural), os governos locais têm estabelecido um sistema de registros vitais para rastrear pessoas por nascimentos, mortes, casamentos e migração. Sistemas de monitoramento para acompanhamento de estudos específicos também têm sido estabelecidos para localizar participantes do Ensaio de Intervenção em Nutrição e do Ensaio de Intervenção de Shandong. Nesses exemplos, a equipe da estação de campo trabalhou estreitamente com os governos locais para garantir que todos os desfechos fossem relatados e documentados de maneira oportuna (Li et al., 1986).

Se sujeitos precisam ser interrogados sobre desfechos ou exposições (seguimento ativo) eles primeiramente têm que ser localizados. Com informações detalhadas recentes, acuradas, sobre o nome do sujeito, endereço, número de telefone, número de Seguro Social ou de outra identificação, nomes dos pais (para uma criança), e nome do cônjuge e do empregador, o pesquisador pode

---

* Índice Nacional de Óbitos
**Administração do Seguro Social

começar pelo envio de correspondência pelo correio para o último endereço ou por uma ligação telefônica para o sujeito. Se muitos sujeitos faleceram, uma pesquisa do *status* vital pode ser o primeiro passo.

Quanto mais desatualizado for o último endereço, tanto mais difícil será a localização do sujeito. Entretanto, em muitos países, a localização é mais fácil se muitos membros da coorte morreram. O algoritmo para a localização depende da composição da coorte. Em estudos de coortes ocupacionais, o pesquisador sabe, frequentemente, o número de Seguro Social ou outro número de identificação nacional, o que ajuda no pareamento com registros de mortalidade e outros arquivos. Com coortes médicas (Griem et al., 1994; Inskip et al., 1990), muitas vezes os dados de identificação são mais esparsos e menos precisos; então, muitas fontes podem ser necessárias para encontrar uma grande proporção da coorte. Problemas adicionais surgem no acompanhamento de coortes de mulheres (p. ex., por causa de mudanças de sobrenome) (Boice, 1978) ou de coortes expostas antes do nascimento ou ao nascer (Nash et al., 1983).

Técnicas de seguimento

Para estudos requerendo seguimento ativo, a localização de sujeitos e a coleta de dados de desfechos são conduzidos, geralmente, um depois do outro. Os procedimentos para postagem de questionários, ou entrevistas telefônicas ou pessoais, são similares àqueles dos estudos de caso-controle. Um procedimento típico é postar o questionário de seguimento uma vez, esperar algumas semanas pelo retorno, enviar um segundo questionário aos não respondentes, e, então, telefonar para os não respondentes restantes. A segunda postagem e a ligação telefônica aumentam, ambas, a resposta de forma acentuada, na maioria dos estudos.

Estudos longitudinais necessitam de seguimentos repetidos e apresentam problemas especiais. Em algumas circunstâncias, os não respondentes em uma remessa podem ser abordados em remessas subsequentes. A postagem subsequente provavelmente obterá uma resposta maior do que o contato inicial, porque os sujeitos que não estão inclinados a participar geralmente recusam na primeira vez. Contudo, se a coorte tem sido acompanhada várias vezes, a motivação para responder mais questões pode diminuir. A boa vontade dos sujeitos em participar pode ser aumentada com boletins informativos sobre o estudo, enviados antes e depois de cada rodada de seguimento, descrevendo os achados e o progresso do estudo. De modo crescente, os pesquisadores desenvolvem *sites* na internet para divulgar os achados do estudo, na esperança de estimular a participação dos sujeitos na próxima rodada de seguimento. Em alguns estudos, os sujeitos que recusam não são contatados em rodadas subsequentes. Mesmo com taxas de resposta excelentes em cada rodada, as oportunidades múltiplas de falta de resposta reduzem a taxa de resposta cumulativa.

Muitas vezes, os pesquisadores desenham um estudo que requer o uso de dados de outras fontes para confirmação dos desfechos relatados pelo sujeito ou por seu parente mais próximo nos questionários de seguimento. Por exemplo, se o fato morte é conhecido, a causa pode ser coletada a partir do atestado de óbito. Doenças graves também podem ser confirmadas e detalhadas pela obtenção de registros adicionais. Para cânceres entre residentes de uma área coberta por um registro de tumores, o registro pode, muitas vezes, confirmar um câncer relatado pelo sujeito ou por parente mais próximo (Wasserman et al., 1992). Para outras condições requerendo hospitalização, os registros podem ser solicitados ao hospital, com a permissão do paciente. O tempo é crítico, porque alguns hospitais não aceitam termos de consentimento assinados além de um certo período de tempo.

Captura de dados

Capturar dados significa transformar os dados da pesquisa, coletados no campo, em tabelas limpas para análise dos dados. Em esboço, os passos consistem em recepção de dados pelo centro de estudo (em formulários impressos ou em arquivos eletrônicos), seguida pela codificação (se aplicável), entrada dos dados (se aplicável) e editoração por computador. Se a codificação, entrada de dados e editoração ocorrem durante a fase pós-coleta de dados, depende do tipo de coleta de dados, e se essas funções ocorreram dentro da própria fase de coleta. Com a evolução da tecnologia de inquéritos, tal como CATI, CAPI, IVR, ACASI, técnicas baseadas na internet e de escaneamento, o grau de captura de dados, ou preparo dos mesmos, requerido pelos estudos está mudando. A nova tecnologia tem afetado as atividades de operação e coleta de dados, tanto na fase da entrevista pessoal em domicílio como na de exame físico. A coleta, editoração, limpeza e liberação dos dados podem ocorrer, atualmente, de maneira quase simultânea (Berman et al., 2002). Com a diminuição dos custos de desenvolvimento, espera-se que abordagens semelhantes sejam usadas nos estudos epidemiológicos menores no futuro.

Codificação ou redução dos dados ocorrem em praticamente todos os estudos. Não importa se os questionários, formulários de revisão e os outros instrumentos de coleta de dados sejam impressos ou sejam aplicações assistidas por computador, eles incluirão itens que requerem a atribuição de códigos durante ou depois da coleta de dados. Sempre que possível, a codificação deve ser restrita a tarefas de julgamento. Por exemplo, a idade na entrevista pode ser codificada, mas também pode ser calculada analiticamente pela data registrada de nascimento e data registrada da entrevista. Possibilitar que a idade seja calculada analiticamente e não por codificação reduzirá erros no conjunto de dados. Quando a codificação for necessária, os códigos poderão ser baseados em esquemas de codificação de uso geral, (p. ex., Classificação Internacional de Doenças, códigos de Classificação Industrial Padrão) ou em esquemas elaborados para o estudo. Práticas-padrão para codificar dados são descritas em detalhe em outros textos (Groves et al., 2004). A seleção de esquemas de codificação depende da utilidade do esquema na análise e da facilidade do uso na codificação. O manual de codificação documenta os esquemas usados para codificar os dados. Se os dados foram coletados usando-se instrumentos assistidos por computador, uma abordagem de modo misto para captura de dados pode estar indicada durante a fase pós-coleta de dados, com respostas "especificar outras" codificadas e com os comentários revistos e codificados conforme apropriado. Uma agenda de decisões de codificação documenta as decisões não contempladas pelas regras gerais. Para muitos tipos de informação, estão disponíveis sistemas de codificação assistidos por computador (Speizer e Buckley, 1998). Sistemas disponíveis de codificação ocupacional, médica e dietética fornecem ao pesquisador diferentes opções de codificação. Fica por conta do pesquisador decidir se esses sistemas automatizados representam uma abordagem custo-efetiva para a atividade de preparo de dados. A literatura detalha alguns critérios de decisão que podem ajudar o pesquisador a decidir se usará codificação automatizada, em situações particulares (Gillman, 2002). A codificação não automatizada deve ser realizada por uma pessoa "cega" em relação ao *status* de exposição (se codificando doença) ou de doença (se codificando exposição) dos sujeitos.

Depois que os instrumentos do estudo tenham sido codificados, os formulários impressos codificados são digitados. Em alguns estudos, todos os formulários são digitados duas vezes, com o digitador da segunda entrada de dados "cego" em relação aos dados já digitados. Essa prática é uma garantia contra erros de entrada de dados, mas é mais onerosa do que uma só entrada. Para identificadores e outros itens críticos, a entrada dupla geralmente justifica a despesa extra. Formulários assistidos por computador e escaneados opticamente não requerem codificação, mas precisam de cuidados no manuseio. Dados digitados, assistidos por computador ou escaneados são "limpos" pela verificação das respostas, para se ter certeza de que eles caem dentro de uma faixa de respostas plausíveis (que são barradas depois que se verifica uma resposta fora da faixa) e que são mutuamente consistentes ("verificações lógicas"). Respostas inconsistentes dadas pelo respondente podem ser marcadas, mas não trocadas. Erros de registro, codificação e digitação são corrigidos.

Finalmente, os números de respondentes e de não respondentes (gerais e dentro de grupos específicos), rastreados pelo sistema de gestão durante a fase de campo, são comparados e reconciliados com os números do arquivo de dados, a fim de serem utilizados para análise. As contagens e as taxas das respostas, os manuais usados durante a fase de campo, os diários do estudo e os instrumentos de coleta de dados servem como documentos essenciais de referência, ao longo da análise e da apresentação dos achados.

ASSUNTOS EMERGENTES

Os epidemiologistas encontrarão três desafios no futuro próximo: agregação e comparação de dados entre fontes, preocupação crescente com a privacidade e grande incerteza de como protegê-la, e necessidade de trabalhar em um ambiente que se caracteriza de maneira crescente por equipes multidisciplinares. Outros desafios surgirão, sem dúvida, mas parece provável que esses três afetarão os métodos de campo empregados na pesquisa epidemiológica moderna.

Dados agregados, metanálise, estudos multicêntricos e consórcios de pesquisa requerem elementos de dados comuns, e os epidemiologistas, tipicamente, têm batalhado por esforços para padronização da coleta de dados. Em anos recentes, agências governamentais e organizações privadas têm pressionado por maior padronização da coleta e armazenagem de dados, estimuladas pelo volume crescente de dados de saúde capturados em uma variedade de inquéritos, ou como parte da rotina da assistência à saúde, ou dos seguros de saúde, e pelos avanços em computação e informática. Os epidemiologistas já utilizam, rotineiramente, esquemas padronizados para representar variáveis tais como sexo, raça, datas, residência, ocupação, doença e causa de óbito. Maior padronização dessas variáveis e o desenvolvimento de padrões para muitas outras podem ser esperados.

Quando padrões de dados podem ser utilizados em estudos epidemiológicos específicos, eles oferecem vantagens de eficiência, por exemplo, nos *softwares* para manipulação de variáveis. Eles também possibilitam comparações instrutivas com outros conjuntos de dados. Como a distribuição da doença, ou da classe social, ou da etnia, dentro de um estudo, se compara com os padrões regionais? Como duas populações de estudo são comparáveis entre si? Entretanto, a padronização de dados pode impedir o progresso da pesquisa, se o pesquisador utilizar categorias que podem ser apropriadas para muitos usos, mas não para a hipótese à mão.

Para muitos estudos baseados em entrevistas, o recrutamento tem se tornado tão difícil que as taxas de resposta ameaçam seriamente a interpretação de resultados. Embora as preocupações sobre privacidade e confidencialidade certamente pareçam estar crescendo, é difícil prever como desvios em desenvolvimentos legais e culturais influenciarão o clima da pesquisa epidemiológica. Os problemas crescerão se o acesso a registros se tornar mais dificultado ou se a inclinação do público para participar de pesquisas diminuir ainda mais. Ao mesmo tempo, oportunidades de pesquisa sem precedentes podem se abrir, a partir da possível conexão de bases de dados de saúde com outras bases de dados, contanto que os agentes governamentais possam se assegurar de que privacidade e confidencialidade serão protegidas.

A pesquisa em suscetibilidade genética apresenta novos desafios em privacidade e confidencialidade, tendo em vista que a combinação de dados de um punhado de genes pode, em princípio, identificar um sujeito. Tipicamente, os epidemiologistas têm mostrado comedimento apropriado, mas podem surgir novas preocupações públicas nessa área. Padrões para proteção de dados genéticos estão sendo desenvolvidos em muitos países e devem ajudar a garantir tanto a proteção pessoal como a pesquisa populacional.

Em comparação com seus pares que usaram a primeira e a segunda edições deste livro, os pesquisadores epidemiológicos de hoje têm maior probabilidade de trabalhar em equipes que abriguem outras disciplinas. A abordagem em equipe acompanha, frequentemente, um estudo de escopo ou de tamanho expandido. Além disso, pode haver mais de um epidemiologista responsável pelo delineamento geral, condução e análise do estudo. Na verdade, muitos estudos epidemiológicos imensamente informativos, especialmente estudos de coorte, têm passado para sua segunda geração de pesquisadores, com as decisões-chave tendo sido tomadas décadas atrás.

Se os epidemiologistas forem puxados em muitas direções, o trabalho de campo pode ser a etapa mais provável de sofrer. Felizmente, mais pesquisadores de inquéritos, colaboradores clínicos e cientistas de laboratório têm algum treinamento especializado e experiência em estudos de saúde em geral e em epidemiologia em particular. Tipicamente, os pesquisadores nessas disciplinas têm um interesse forte em alguns ou em todos os métodos de campo de um estudo. Os epidemiologistas têm que trabalhar perto do resto da equipe e precisam manter a responsabilidade pela condução do estudo. Os "métodos de campo" – conforme delineados no protocolo do estudo, detalhados nos manuais de operações e procedimentos e reforçados pelas atividades de controle de qualidade – ainda formam a ponte central entre delineamento sólido e análise convincente.

CAPÍTULO 25

Estudos ecológicos

Hal Morgenstern

Conceitos e lógica 599
  Níveis de mensuração 600
  Níveis de análise 600
  Níveis de inferência 601
  Lógica para estudos ecológicos 602
Delineamentos 602
  Delineamentos de grupos múltiplos 603
  Delineamentos de tendência temporal 604
  Delineamentos mistos 606

Estimação de efeito 606
  Confundidores e modificadores de efeito 607
Problemas metodológicos 608
  Viés ecológico 608
  Problemas de controle de confundidores 612
  Erro de classificação dentro do grupo 614
  Outros problemas 617
  Interpretação de associações ecológicas 618
Análises e delineamentos multiníveis 619
Conclusão 621

Um estudo ecológico, ou estudo agregado, foca mais a comparação entre grupos do que entre indivíduos. Uma razão subjacente para esse foco é que faltam dados em nível individual na distribuição conjunta de pelo menos duas (e talvez de todas) variáveis dentro de cada grupo; nesse sentido, um estudo ecológico é um delineamento "incompleto" (Kleinbaum et al., 1982). Estudos ecológicos têm sido conduzidos por cientistas sociais por mais de um século (Dogan e Rokkan, 1969) e têm sido usados extensamente por epidemiologistas em várias áreas de pesquisa. Contudo, a distinção entre estudos em nível individual e grupal (ecológico) e suas implicações inferenciais são muito mais complicadas e sutis do que parecem a princípio. Antes de 1980, os estudos ecológicos eram geralmente apresentados na primeira parte dos livros de epidemiologia como simples análises "descritivas", nas quais as taxas de doenças eram estratificadas por local ou por tempo para testes preliminares de hipóteses; pouca atenção era dada para métodos estatísticos ou inferência – para exemplo, ver MacMahon e Pugh (1970). Nas últimas duas décadas, os métodos e a condução dos estudos ecológicos têm se expandido consideravelmente, e uma parte dominante desse campo é agora rotulada "epidemiologia espacial" (Elliott et al., 2000; Lawson, 2001). O propósito deste capítulo é fornecer uma visão geral metodológica de estudos ecológicos, que enfatiza delineamento e inferência causal. Embora estudos ecológicos sejam conduzidos facilmente e com baixo custo, os resultados, frequentemente, são difíceis de interpretar.

CONCEITOS E LÓGICA

Antes de discutirmos o delineamento e a interpretação dos estudos ecológicos, precisamos primeiro definir os conceitos de mensuração, análise e inferência ecológica.

Níveis de mensuração

As fontes de dados usadas em estudos epidemiológicos, tipicamente, envolvem observações diretas de indivíduos (p. ex., idade e pressão sanguínea); elas podem envolver também observações de grupos, organizações ou lugares (p. ex., desorganização social e poluição do ar). Essas observações são então organizadas para medir variáveis específicas na população em estudo: variáveis em nível individual são propriedades dos indivíduos; e variáveis ecológicas são propriedades de grupos, organizações ou lugares. Para sermos mais específicos, as medidas ecológicas podem ser classificadas em três tipos:

1. *Medidas agregadas* são resumos (p. ex., médias ou proporções) de observações oriundas de indivíduos em cada grupo (p. ex., proporção de fumantes e renda média familiar).
2. *Medidas ambientais* são características físicas do lugar no qual os membros de cada grupo vivem ou trabalham (p. ex., nível de poluição do ar e horas de luz solar). Observe que cada medida ambiental tem uma análoga em nível individual, e essas exposições individuais (ou doses) geralmente variam entre os membros de cada grupo (embora possam permanecer não mensuradas).
3. *Medidas globais* são atributos de grupos, organizações ou lugares para os quais não existe nenhum análogo distinto em nível individual, diferindo das medidas agregadas e ambientais (p. ex., densidade populacional, nível de desorganização social, existência de uma lei específica ou tipo de sistema de assistência de saúde).

Níveis de análise

A unidade de análise é o nível comum para o qual os dados de todas as variáveis são reduzidos e analisados. Em uma *análise em nível individual,* um valor para cada variável é designado a cada indivíduo no estudo. É possível, e até mesmo comum em epidemiologia ambiental, que uma ou mais variáveis preditivas sejam medidas ecológicas. Por exemplo, o nível médio de poluição de cada condado pode ser designado a cada indivíduo que reside neste condado.

Em uma *análise completamente ecológica,* todas as variáveis (exposição, doença e covariáveis) são medidas ecológicas, de modo que a unidade de análise é o grupo (p. ex., região, local de trabalho, escola, instituição de assistência à saúde, estrato demográfico ou intervalo de tempo). Assim, dentro de cada grupo, não sabemos a distribuição conjunta de nenhuma combinação de variáveis em nível individual (p. ex., frequências de casos expostos, casos não expostos, não casos expostos e não casos não expostos); tudo o que sabemos é a distribuição marginal de cada variável (p. ex., a proporção exposta e a taxa de doença), isto é, as frequências T na Figura 25.1.

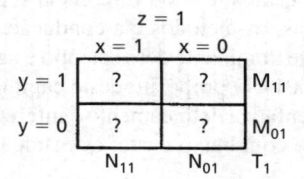

	$z = 1$			$z = 0$			Total		
	$x = 1$	$x = 0$		$x = 1$	$x = 0$		$x = 1$	$x = 0$	
$y = 1$	?	?	M_{11}	?	?	M_{10}	A_{1+}	A_{0+}	T_{+1}
$y = 0$	?	?	M_{01}	?	?	M_{00}	B_{1+}	B_{0+}	T_{+0}
	N_{11}	N_{01}	T_1	N_{10}	N_{00}	T_0	T_{1+}	T_{0+}	T_{++}

FIGURA 25.1 • Distribuição conjunta de *status* de exposição ($x = 1$ versus 0), *status* de doença ($y = 1$ versus 0) e *status* de covariável ($z = 1$ versus 0) em cada grupo de uma análise ecológica simples: as frequências T são os únicos dados disponíveis em uma análise ecológica completa de todas as três variáveis; as frequências M requerem dados adicionais sobre a distribuição conjunta de z e y dentro de cada grupo; as frequências N precisam de dados adicionais sobre a distribuição conjunta de x e z dentro de cada grupo; as frequências A e B requerem dados adicionais sobre a distribuição conjunta de x e y dentro de cada grupo; e as casela ? estão sempre faltando em uma análise ecológica.

Em uma *análise parcialmente ecológica* de três ou mais variáveis, temos informações adicionais sobre certas distribuições conjuntas (a frequência M, N ou A/B na Fig. 25.1); mas ainda não sabemos a distribuição conjunta total de todas as variáveis dentro de cada grupo (i.e., as caselas ? na Fig. 25.1 estão faltando). Por exemplo, em um estudo ecológico da incidência de câncer por condado, a distribuição conjunta da idade (uma covariável) e o *status* de doença dentro de cada condado (as frequências M na Fig. 25.1) poderiam ser obtidas por censo e por um registro de tumores na população. Por meio dessas fontes, o pesquisador seria capaz de estimar taxas de câncer específicas por idade para cada condado.

A *análise multinível* é um tipo especial de técnica de modelagem que combina dados coletados em dois ou mais níveis (Wong e Mason, 1985, 1991; Bryk e Raudenbush, 1992; Goldstein, 2003; Kreft e de Leeuw, 1998). Por exemplo, uma análise individual poderia ser conduzida em cada grupo, seguida por uma análise ecológica de todos os grupos, usando-se os resultados das análises em nível individual. Essa abordagem é descrita em uma seção posterior.

Níveis de inferência

O objetivo subjacente de um dado estudo epidemiológico ou de uma análise pode ser fazer *inferências biológicas* (ou biocomportamentais) sobre efeitos nos *riscos* individuais ou fazer *inferências ecológicas* sobre efeitos nas *taxas* grupais (Morgenstern, 1982). O nível-alvo da inferência causal, entretanto, nem sempre coincide com o nível da análise. Por exemplo, o objetivo explícito ou implícito de uma análise ecológica pode ser fazer uma inferência biológica dos efeitos de uma exposição específica sobre o risco individual de doença. Como será discutido adiante neste capítulo, tais *inferências de níveis cruzados* são particularmente vulneráveis a viés.

Se o objetivo de um estudo é estimar o *efeito biológico (individual)* do uso de capacete no risco de mortalidade relacionada à motocicleta entre seus condutores, o nível-alvo de inferência causal é biológico. Entretanto, se o objetivo é estimar o *efeito ecológico* das leis de uso do capacete sobre a taxa de mortalidade de condutores relacionada à motocicleta em diferentes estados, o nível-alvo de inferência causal é ecológico. Observe que a magnitude desse efeito ecológico depende não apenas do efeito biológico do uso do capacete, mas também do grau e do padrão de cumprimento das leis de cada estado. Mais ainda, a validade da estimativa do efeito ecológico depende da nossa capacidade de controlar para as diferenças entre os estados na distribuição conjunta dos confundidores, inclusive para as variáveis em nível individual, tais como idade e quantidade de uso de motocicletas.

Poderíamos também estar interessados em estimar o *efeito contextual* de uma exposição ecológica sobre o risco individual, que também é uma forma de inferência biológica (Valkonen, 1969; Boyd e Iversen, 1979). Se a exposição ecológica é uma medida agregada, iríamos, no geral, querer separar seu efeito daquele de sua análoga em nível individual. Por exemplo, poderíamos estimar o efeito contextual de morar em uma área pobre sobre o risco de doença, controlando para o nível individual de pobreza (Humphreys e Carr-Hill, 1991). Efeitos contextuais podem ser profundos na epidemiologia das doenças infecciosas, em que o risco de doença do indivíduo depende da prevalência da doença em outros indivíduos com os quais tem contato (Von Korff et al., 1992; Koopman e Longini, 1994).

Ao avaliar as leis para uso de capacete de motociclistas nos Estados Unidos, provavelmente não esperaríamos um *efeito* contextual de viver em um estado que obriga o uso do capacete sobre o risco de mortalidade relacionada à motocicleta entre seus condutores, controlando para o uso individual do capacete. Se o uso do capacete por motociclistas não muda após a efetivação das leis quanto ao seu uso, não esperaríamos que o risco de morte relacionado à motocicleta mudasse. Entretanto, poderíamos esperar observar uma *associação* contextual entre as mesmas variáveis após a lei, devido ao cumprimento diferente da lei dentro dos estados. Isto é, aqueles motociclistas que obedecem à lei, mas que não teriam usado capacete se não fossem legalmente obrigados, podem estar em risco menor do que os que não cumprem a lei. Consequentemente, o risco de mortalidade relacionada à motocicleta entre os condutores que não usam capacete será maior nos estados com leis para uso de capacetes do que nos estados sem tais leis.

Lógica para estudos ecológicos

Existem várias razões para o uso disseminado de estudos ecológicos em epidemiologia, apesar de frequentes alertas sobre suas limitações metodológicas:

1. *Baixo custo e conveniência.* Os estudos ecológicos são de baixo custo e demandam pouco tempo, porque várias fontes de dados secundários, cada uma envolvendo informações diferentes e necessárias para a análise, podem estar facilmente conectadas no nível agregado. Por exemplo, dados obtidos de registros populacionais, registros vitais, levantamentos extensos e o censo estão frequentemente ligados em nível estadual, distrital ou de área censitária.
2. *Limitações de medidas de estudos em nível individual.* Em epidemiologia ambiental e em outras áreas de pesquisa, frequentemente não podemos medir com precisão exposições relevantes ou doses em nível individual de um grande número de indivíduos – pelo menos não com o tempo e os recursos disponíveis. Portanto, a única forma prática para medir a exposição é por meio de estudo ecológico (Morgenstern, 1982; Morgenstern e Thomas, 1993). Essa vantagem é especialmente verdadeira quando se investigam surtos aparentes de doença em áreas pequenas (Walter, 1991a). Algumas vezes, exposições em nível individual, tais como fatores dietéticos, não podem ser mensuradas com precisão devido à variabilidade substancial nas pessoas; mesmo assim, medidas ecológicas podem refletir precisamente médias grupais (Hiller e McMichael, 1991; Prentice e Sheppard, 1995).
3. *Limitações de delineamento de estudos em nível individual.* Estudos em nível individual podem não ser práticos para se estimar efeitos de exposição, se esta variar pouco dentro da área de estudo. Estudos ecológicos abrangendo uma área muito maior, entretanto, podem ser capazes de alcançar variação substancial em exposições médias ao longo dos grupos – para exemplo, ver Rose (1985) e Plummer e Clayton (1996).
4. *Interesse em efeitos ecológicos.* Como observado anteriormente, o propósito declarado de um estudo pode ser avaliar um efeito ecológico; isto é, o nível-alvo de inferência pode ser mais ecológico do que biológico – para entender diferenças em taxas de doenças entre as populações, ver Rose (1985) e McMichael (1995). Efeitos ecológicos são particularmente relevantes quando se avaliam os efeitos de processos sociais ou de intervenções populacionais, tais como novos programas, políticas ou legislação. Como será discutido posteriormente neste capítulo, entretanto, um interesse em efeitos ecológicos não necessariamente exime a necessidade de dados em nível individual.
5. *Simplicidade da análise e apresentação.* Em estudos grandes, complexos, conduzidos em nível individual, pode ser conceitual e estatisticamente mais simples realizar análises ecológicas e apresentar seus resultados do que fazer análise em nível individual. Por exemplo, dados de grandes levantamentos periódicos, como o National Health Interview Survey, são, muitas vezes, analisados ecologicamente, tratando alguma combinação de ano, região e grupo demográfico como unidade de análise. Como será discutido mais adiante neste capítulo, entretanto, tal simplicidade de análise e apresentação frequentemente esconde problemas metodológicos.

DELINEAMENTOS

Em um delineamento ecológico, a unidade de análise planejada é o grupo. Delineamentos ecológicos podem ser classificados em duas dimensões: o método de medida da exposição e o método de agrupamento (Kleinbaum et al., 1982; Morgenstern, 1982). No que diz respeito à primeira dimensão, um delineamento ecológico é chamado de *exploratório* se não existir uma exposição específica de interesse ou se a exposição de interesse potencial não for medida, e é chamado de *etiológico*, se a variável de exposição primária for mensurada e incluída na análise. Na prática, essa dimensão é um *continuum*, porque a maioria dos estudos ecológicos não é conduzida para testar uma única hipótese. No que diz respeito à segunda dimensão, os grupos de um estudo ecológico podem ser identificados por lugar (delineamento de grupos múltiplos), por tempo (delineamento de tendência temporal) ou por uma combinação de lugar e tempo (delineamento misto).

Delineamentos de grupos múltiplos

Estudo exploratório

Em um estudo exploratório de grupo múltiplo, comparamos a taxa de doença entre muitas regiões durante o mesmo período. O propósito é procurar por padrões espaciais que possam sugerir uma etiologia ambiental ou hipóteses etiológicas mais específicas. Por exemplo, o National Cancer Institute (NCI) mapeou as taxas de mortalidade por câncer ajustadas por idade e por condado nos EUA durante o período de 1950-1969 (Manson et al., 1975). Para cânceres da cavidade oral, eles encontraram uma diferença marcante em padrões geográficos por sexo: entre homens, as taxas de mortalidade foram maiores na zona urbana da região nordeste; mas, entre as mulheres, as taxas foram maiores no sudeste. Esses achados levaram à hipótese de que mascar tabaco, que é comum entre as mulheres da zona rural do sul, fosse um fator de risco para câncer de cavidade oral (Blot e Fraumeni, 1977). Os resultados de um estudo de caso-controle subsequente corroboraram essa hipótese (Winn et al., 1981).

Estudos ecológicos exploratórios também podem envolver a comparação de taxas entre migrantes e seus filhos e residentes de seus países de emigração e imigração (MacMahon e Pugh, 1970; Hiller e McMichael, 1991). Se as taxas diferirem de forma apreciável entre os países de emigração e imigração, os estudos migratórios frequentemente gerarão resultados sugerindo a influência de certos tipos de fatores de risco para a doença sob estudo. Por exemplo, se imigrantes japoneses nos Estados Unidos apresentarem taxas de uma doença similares às taxas dos brancos americanos, mas muito mais baixas do que as dos japoneses residentes no Japão, a diferença poderá ser devida a fatores de risco ambientais ou comportamentais operantes durante a idade adulta. Contudo, se esses imigrantes japoneses e seus descendentes tiverem taxas muito mais baixas do que as dos brancos americanos, mas semelhantes às dos japoneses que vivem no Japão, a diferença poderá ser decorrente de fatores de risco genéticos. Tais interpretações, entretanto, especialmente no primeiro exemplo, são frequentemente limitadas por diferenças entre os países na classificação e na detecção da doença ou da causa de morte.

Ao mapear estudos, tais como a investigação NCI, uma simples comparação de taxas entre regiões é complicada, frequentemente, devido a dois problemas estatísticos. Primeiro, regiões com número menor de casos observados mostram maior variação nas taxas estimadas; assim, as taxas mais extremas tendem a ser observadas nessas regiões com menor número de casos. Segundo, regiões próximas tendem a ter taxas mais semelhantes do que regiões distantes (i.e., autocorrelação), porque fatores de risco não medidos tendem a se aglomerar no espaço. Métodos estatísticos para lidar com ambos os problemas têm sido desenvolvidos, ajustando-se um modelo espacial autorregressivo para os dados e usando-se a técnica bayesiana empírica para estimar a taxa suavizada para cada região (Clayton e Kaldor, 1987; Mollie e Richardson, 1991; Devine et al., 1994; Moulton et al., 1994; Elliott et al., 2000; Banerjee et al., 2004). O grau de autocorrelação espacial, ou aglomeração, pode ser mensurado para refletir efeitos ambientais na taxa de doença (Walter, 1992a, 1992b). A abordagem bayesiana empírica também pode ser aplicada a dados de estudos etiológicos de grupos múltiplos (descritos a seguir) pela inclusão de covariáveis no modelo – para exemplo, ver Clayton e colaboradores (1993) e Cressie (1993).

Estudo etiológico

Em um estudo etiológico de grupos múltiplos, avaliamos a associação ecológica entre o nível médio ou a prevalência de exposição e a taxa de doença entre vários grupos. Esse delineamento ecológico é o mais comum; tipicamente, a unidade de análise é uma região geopolítica. Por exemplo, Hatch e Susser (1990) examinaram a associação entre radiação gama *background* e incidência de cânceres na infância, entre 1975 e 1985, na região ao redor de uma usina nuclear. Níveis médios de radiação para cada uma das 69 áreas na região foram estimados a partir de um levantamento aéreo de 1976. Os autores encontraram associações positivas entre o nível de radiação e a incidência de leucemia (um achado esperado), assim como de tumores sólidos (um achado inesperado).

A análise de dados nesse tipo de estudo de grupos múltiplos geralmente envolve ajustar um modelo matemático aos dados. Procedimentos comuns de quadrados mínimos, entretanto, podem ser inadequados, porque os grupos tipicamente variam em tamanho, e muito da variabilidade não explicada nas taxas entre os grupos não pode ser atribuída apenas a erro amostral. Para abordar essas preocupações, Pocock e colaboradores (1981) propuseram um modelo linear no qual uma variação inexplicável é tratada como um efeito aleatório. Os parâmetros do modelo foram estimados por um procedimento de quadrados mínimos reponderado de forma iterativa. Um procedimento semelhante foi usado por Breslow (1984) para ajustar modelos log-lineares. Prentice e Sheppard (1989) propuseram um modelo de taxa relativa linear que leva prontamente à estimação das razões de taxa (pressupondo-se que o modelo seja apropriadamente especificado). Prentice e Thomas (1993) consideraram um modelo de taxa relativa exponencial, argumentando ser mais parcimonioso do que um modelo de forma linear para especificação de covariáveis. Esses métodos podem ser aplicados a dados agregados por lugar e/ou tempo (a ser discutido posteriormente). Avanços estatísticos recentes na análise de dados ecológicos de grupos múltiplos enfatizam a inclusão de dados suplementares e/ou de informações prévias para melhorar a estimação de efeito (Chambers e Steel, 2001; Wakefield, 2004). O uso de modelos ecológicos para estimar efeitos da exposição (razões e diferenças de taxas) é descrito na próxima seção.

Delineamentos de tendência temporal

Estudo exploratório

Um estudo exploratório de tendência temporal, ou série temporal, envolve a comparação das taxas da doença ao longo do tempo em uma população geograficamente definida. Além de fornecer demonstrações gráficas de tendências temporais, dados de séries temporais também podem ser usados para prever taxas e tendências futuras. Esta última aplicação, que é mais comum nas ciências sociais do que em epidemiologia, geralmente envolve ajuste por modelos autorregressivos e de médias móveis integrados (ARIMA)[*] para os dados de desfechos (Box e Jenkins, 1976; Ostrom, 1990; Helfenstein, 1991; Chatfield, 2001; Zeger et al., 2006). O componente autorregressivo desse modelo representa a correlação entre observação de desfechos repetidos ao longo do tempo na população, por permitir que uma evolução observada em um período dependa de observações de desfechos passados. O resultado líquido é que a correlação entre observações diminui com o aumento do intervalo entre as observações. O componente de médias móveis permite que o desfecho observado em um momento dependa de distúrbios aleatórios do desfecho em ocasiões anteriores. Esse processo permite que a correlação entre observações seja grande para um dado intervalo e depois caia para zero em intervalos maiores. O componente integrado (não estacionário) do modelo permite tendências a longo prazo no desfecho. A modelagem ARIMA também pode ser estendida para avaliar o efeito de uma intervenção populacional (McDowall et al., 1980; Helfenstein, 1991) para estimar associações entre duas ou mais variáveis de séries temporais (Catalano e Serxner, 1987; Ostrom, 1990; Chatfield, 2001) e para estimar associações em um delineamento ecológico misto (Sayrs, 1989; Zeger et al., 2006; e ver adiante).

---

[*] Em inglês, *Autoregressive integrated moving-average*

Um tipo especial de análise de tendência temporal exploratória, que é frequentemente utilizado pelos epidemiologistas, é a análise de coorte idade-período (ou, simplesmente, análise de coorte). Essa abordagem, tipicamente, envolve a coleta de dados retrospectivos de uma população grande ao longo de um período de 20 anos ou mais. Por meio de apresentações gráficas ou tabulares (p. ex., Frost, 1939; Glenn, 1977) ou de técnicas de modelagem formais (p. ex., Mason et al., 1973; Holford, 1991), o objetivo é estimar os efeitos separados de três variáveis relacionadas ao tempo sobre a taxa da doença: idade, período (tempo de calendário) e coorte de nascimento (ano de nascimento). Por meio da descrição da ocorrência de doença dessa maneira, o investigador tenta adquirir percepção de tendências temporais que podem levar a novas hipóteses.

Lee e colaboradores (1979) conduziram uma análise de coorte-idade-período da mortalidade por melanoma entre homens brancos nos Estados Unidos entre 1951 e 1975. Eles concluíram que o aparente aumento da taxa de mortalidade por melanoma era devido primariamente a um efeito de coorte. Isto é, pessoas nascidas mais recentemente experimentaram ao longo de suas vidas uma taxa maior do que pessoas nascidas anteriormente. Em um artigo posterior, Lee (1982) especulou que esse efeito pode refletir aumento na exposição ao sol, ou queimadura solar, ao longo da juventude, formulando a hipótese de ser um fator de risco para melanoma.

Em uma perspectiva puramente estatística, existe um problema em se fazer inferências a partir dos resultados de análises de coorte-idade-período, por causa da dependência entre as três variáveis relacionadas ao tempo (Glenn, 1977; Goldstein, 1979; Holford, 1991). Portanto, não podemos permitir que o valor de uma variável mude quando os valores das outras duas variáveis são mantidos constantes. Como consequência desse problema de "identificabilidade", cada grupo de dados tem interpretações alternativas com respeito à combinação de idade, período e efeitos de coorte; não existe um conjunto de parâmetros de efeito singular quando todas as três variáveis são consideradas simultaneamente. A única maneira de decidir qual interpretação deveria ser aceita é considerar os achados à luz do conhecimento prévio e, possivelmente, restringir o modelo ignorando um efeito.

Estudo etiológico

Em um estudo etiológico de tendência temporal, avaliamos a associação ecológica entre a mudança no nível médio de exposição, ou na prevalência, e a alteração na taxa da doença em uma população geograficamente definida. Como nos delineamentos exploratórios, esse tipo de avaliação pode ser feito por simples demonstração gráfica ou por modelagem de regressão em séries temporais – para exemplo, ver Ostrom (1990), Chatfield (2001) e Zeger e colaboradores (2006).

No seu estudo etiológico de tendência temporal, Darby e Doll (1987) examinaram as associações entre a média absorvida anual de dose de radiação emitida por testes de armas e a taxa de incidência de leucemia na infância em três países europeus entre 1945 e 1985. Embora a taxa de leucemia tenha variado ao longo do tempo em cada país, não encontraram evidências convincentes de que as mudanças pudessem ser atribuídas a alterações de emissão radioativa.

A inferência causal por estudos de tendência temporal é geralmente complicada por dois problemas. Primeiro, mudanças na classificação da doença e critérios diagnósticos podem produzir tendências distorcidas na taxa observada de doença, que podem levar a um viés substancial na estimativa de efeitos da exposição. Segundo, pode haver um período apreciável de indução/latência entre a primeira exposição a um fator de risco e a detecção da doença. Para lidar com esta última questão em um estudo ecológico de tendência temporal, o observador pode espaçar as observações entre exposição média e taxa de doença, por uma duração que se presuma refletir o período médio de indução/latência dos casos induzidos por exposição. Existem duas abordagens para selecionar o intervalo: (a) um método *a priori* baseado no conhecimento da doença; e (b) métodos empíricos que maximizem a associação de interesse observada ou aperfeiçoem o ajuste do modelo que inclua um parâmetro de intervalo. Infelizmente, o primeiro método muitas vezes é problemático, pois falta conhecimento anterior adequado, e o segundo método pode gerar resultados que são biologicamente não significativos e muito enganosos (Gruchow et al., 1983).

Delineamentos mistos

Estudo exploratório

O delineamento exploratório misto combina características básicas do estudo exploratório de grupos múltiplos e do estudo exploratório de tendência temporal. A modelagem de séries temporais (ARIMA) ou a análise de coorte-idade-período podem ser usadas para descrever ou predizer tendências na taxa de doença para populações múltiplas. Por exemplo, para testar a hipótese de Lee (1982) de que mudanças na exposição solar durante a juventude podem explicar o aumento observado na mortalidade por melanoma nos Estados Unidos, poderíamos conduzir uma análise de coorte-idade-período, estratificando por regiões de acordo com a exposição aproximada à luz solar (sem medir a exposição). Admitindo-se que a quantidade de luz solar nas regiões não mudou de forma considerável ao longo do período de estudo, poderíamos esperar que o efeito de coorte descrito anteriormente fosse mais forte para regiões mais ensolaradas.

Estudo etiológico

Em um delineamento de estudo etiológico misto, podemos avaliar a associação entre mudanças no nível médio de exposição, ou na prevalência, e mudanças na taxa de doença entre vários grupos. Assim, a interpretação de efeitos estimados é aumentada, porque dois tipos de comparações são feitos simultaneamente: mudança ao longo do tempo dentro dos grupos e diferenças entre os grupos. Por exemplo, Crawford e colaboradores (1971) avaliaram a hipótese de que beber água dura (i.e., água com uma alta concentração de cálcio e magnésio) seja um fator de risco protetor para doença cardiovascular (DCV). Eles compararam a mudança absoluta na taxa de mortalidade por DCV entre 1948 e 1964 em 83 cidades britânicas pela mudança na dureza da água, por idade e por sexo. Em todos os grupos de sexo e idade, especialmente para homens, os autores encontraram uma associação inversa entre tendências na dureza da água e mortalidade por DCV. Nos homens de meia-idade, por exemplo, o aumento na mortalidade por DCV foi menor em cidades que tornavam sua água mais dura do que em cidades que tornavam sua água menos dura.

ESTIMAÇÃO DE EFEITO

Um objetivo quantitativo importante da maioria dos estudos epidemiológicos é estimar o efeito de uma ou mais exposições na ocorrência de doença em uma população de risco bem definida. Uma medida de efeito nesse contexto não é apenas qualquer medida de associação, tal como um coeficiente de correlação, mas sim, reflete um parâmetro causal particular, isto é, um contraste contrafatual na ocorrência de doença (Rubin, 1978, 1990a; Greenland et al., 1986, 1991; Greenland, 1987a, 2000a, 2005a; Morgenstern e Thomas, 1993; Maldonado e Greenland, 2002; ver Cap. 4). Em estudos conduzidos em nível individual, efeitos são geralmente estimados comparando-se a taxa ou o risco de doença, sob a forma de razão ou diferença, para populações expostas e não expostas (ver Cap. 4). Em estudos ecológicos de grupos múltiplos, entretanto, não podemos estimar efeitos diretamente dessa forma, porque faltam informações sobre a distribuição conjunta dentro dos grupos. Em vez disso, regredimos as taxas de doença grupo-específicas (Y) sobre as prevalências de exposição grupo-específicas (X). (Observe que, ao longo deste capítulo, letras maiúsculas são usadas para representar variáveis ecológicas e seus coeficientes de regressão estimados; letras minúsculas são usadas para representar variáveis em nível individual e seus coeficientes de regressão estimados.)

O modelo mais comum para analisar dados ecológicos é o linear. Métodos comuns de quadrados mínimos podem ser usados para produzir a seguinte equação preditiva: $\hat{Y} = B_0 + B_1 X$, onde B_0 e B_1 são o intercepto e a inclinação estimados. Uma estimativa de efeito biológico da exposição (em nível individual) pode ser derivada dos resultados de regressão (Goodman, 1959; Beral et al., 1979). A taxa prevista de doença ($\hat{Y}_{x=1}$) em um grupo inteiramente exposto é $B_0 + B_1(1) = B_0 + B_1$, e a taxa prevista ($\hat{Y}_{x=0}$) em um grupo inteiramente não exposto é $B_0 + B_1(0) = B_0$. Portanto, a diferença de taxa estimada é $B_0 + B_1 - B_0 = B_1$ e a razão de taxa estimada é $(B_0 + B_1)/B_0 = 1 + B_1/B_0$.

Alternativamente, ajustar um modelo log-linear (exponencial) aos dados gera a seguinte equação preditiva: $\ln(\hat{Y}) = B_0 + B_1X$ ou $\hat{Y} = \exp(B_0 + B_1X)$. Aplicando-se o mesmo método como usado para os modelos lineares, a razão de taxas estimada é $\hat{Y}_{x=1}/\hat{Y}_{x=0} = \exp(B_1)$.

Como ilustração da estimação de razão de taxas em um estudo ecológico, consideremos a avaliação de Durkheim (1951) sobre religião e suicídio em quatro grupos de províncias prussianas entre 1883 e 1890 (Fig. 25.2). Os grupos foram formados classificando-se 13 províncias de acordo com a proporção (X) da população que era protestante. Usando regressão linear comum de quadrados mínimos, estimamos a taxa de suicídio ($\hat{Y}$, eventos por 10^5 pessoas-ano) em cada grupo como sendo 3,66 + 24,0(X). Portanto, a razão de taxas estimada, comparando protestantes com outras religiões, é 1 + (24,0/3,66) = 7,6. Observe na Figura 25.2 que o ajuste do modelo linear parece ser excelente ($R^2 = 0,97$). Em geral, entretanto, testes ecológicos de ajuste podem ser enganosos quanto ao modelo subjacente em nível individual que gerou os dados ecológicos (Greenland e Robins, 1994).

O método ecológico de estimação de efeito requer que as produções de taxas sejam extrapoladas para os dois valores extremos da variável de exposição (i.e., $X = 0$ e 1), que provavelmente estarão bem além da faixa dos dados observados. Não é surpreendente, portanto, que formas diferentes de modelos (i.e., log-linear *versus* linear) possam levar a estimativas de efeito muito diferentes (Greenland, 1992b). Ajustar um modelo linear, na realidade, pode levar a estimativas razão de taxas da negativas e, portanto, sem significado. Outros métodos estatísticos para se estimar os efeitos de exposições em estudos ecológicos são discutidos por Chambers e Steel (2001), Gelman e colaboradores (2001) e Wakefield (2004).

Confundidores e modificadores de efeito

Dois métodos são usados a fim de controlar para confundidores em análises ecológicas de grupos múltiplos. O primeiro é tratar medidas ecológicas dos confundidores como covariáveis (Z) no modelo, por exemplo, percentagem de homens e percentagem de brancos em cada grupo. Se os efeitos em nível individual da exposição e covariáveis forem aditivos (i.e., se as taxas de doença seguirem um modelo linear), então a regressão ecológica de Y sobre X e Z também será linear com os mesmos coeficientes (Langbein e Lichtman, 1978; Greenland, 1992b, 2002b). Ou seja, o coeficiente estimado para a variável exposição em um modelo linear pode ser interpretado como a diferença de taxa ajus-

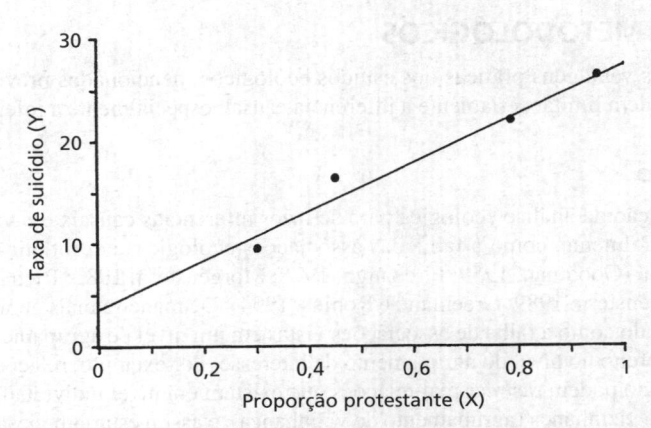

FIGURA 25.2 • Taxa de suicídio (Y, eventos por 10^5 pessoas-ano) por proporção de protestantes (X) para quatro grupos de províncias prussianas, 1883-1890. Os quatro pontos observados (X; Y) são (0,30; 9,56); (0,45; 16,36); (0,785; 22,0);e (0,95; 26,46); a linha ajustada baseia-se em regressão não ponderada de quadrados mínimos. (Adaptada de Durkheim E. *Suicide: A Study in Sociology*. New York: Free Press; 1951).

tada para as covariáveis, contanto que os efeitos sejam realmente aditivos e não haja outras fontes de viés. Para estimar a razão de taxa ajustada para o efeito exposição, devemos primeiro especificar valores para todas as covariáveis Z no modelo, porque se pressupõe que os efeitos de X e Z sejam aditivos – não multiplicativos. Assim, a razão de taxas estimada, condicional às categorias de covariáveis (Z), é a taxa prevista em um grupo que é inteiramente exposto ($\hat{Y}_{x=1|z}$) dividida pela taxa prevista em um grupo que é totalmente não exposto ($\hat{Y}_{x=0|z}$).

Ajustar um modelo log-linear aos dados ecológicos gera uma estimativa da razão de taxas ajustada que é independente de covariáveis, isto é, $\hat{Y}_{x=1|z}/\hat{Y}_{x=0|z} = \exp(B_1)$, onde B_1 é o coeficiente estimado para a exposição. Assim, presume-se que os efeitos de X e Z sejam multiplicativos. Infelizmente, essa estimativa ecológica é uma estimativa viesada da razão de taxas em nível individual, mesmo que os efeitos sejam multiplicativos ao nível individual, e que nenhuma outra fonte de viés esteja presente (Richardson et al., 1987; Greenland, 1992b).

O segundo método utilizado para controlar confundidores em análises ecológicas é a padronização de taxa para estes confundidores (ver Caps. 3 e 4), seguida por regressão da taxa padronizada como a variável desfecho. Observe que esse método requer dados adicionais sobre a distribuição conjunta da covariável e da doença dentro de cada grupo (i.e, as frequências M na Fig. 25.1). No entanto, não se pode esperar que ele reduza o viés, a menos que todos os previsores no modelo (X e Z) também sejam padronizados mutuamente para os mesmos confundidores (Rosenbaum e Rubin, 1984; Greenland e Morgenstern, 1989; Greenland, 1992b). A padronização das prevalências de exposição, por exemplo, requer dados sobre a distribuição conjunta da covariável e da exposição dentro dos grupos (i.e., as frequências N na Fig. 25.1); infelizmente, essa informação não está disponível, normalmente, em estudos ecológicos.

Como em análises em nível individual, termos de produto (p. ex., XZ) são usados muitas vezes em análises ecológicas para modelar efeitos de interação, isto é, para avaliar modificação de efeito. Em análises ecológicas, contudo, o produto de X e Z (ambas médias de grupo) não é, em geral, igual ao produto médio da exposição (x) e da covariável (z) em nível individual, dentro dos grupos. Presumindo-se um modelo linear, XZ será igual ao xz médio em cada grupo somente se x e z não forem correlacionadas dentro dos grupos (Greenland, 1992b). Assim, como é assinalado na próxima seção, efeitos de interação (não aditivos) em nível individual complicam a interpretação de resultados ecológicos.

PROBLEMAS METODOLÓGICOS

Apesar das muitas vantagens práticas dos estudos ecológicos mencionados previamente, há vários problemas que podem limitar seriamente a inferência causal, especialmente a inferência biológica.

Viés ecológico

A principal limitação da análise ecológica para se fazer inferências causais é o viés ecológico, que é interpretado, geralmente, como a falha das associações ecológicas em refletir o efeito biológico em nível individual (Goodman, 1959; Firebaugh, 1978; Morgenstern, 1982; Richardson et al., 1987; Greenland e Morgenstern, 1989; Greenland e Robins, 1994). De maneira mais geral, o viés ecológico pode ser interpretado como a falha de associações vistas em um nível de agrupamento em corresponder a medidas de efeito no nível do agrupamento de interesse. Por exemplo, relações vistas em dados em nível de condado podem rastrear mal relações que existam em nível individual (sem agrupamento) ou em relação à vizinhança (agrupamento de vizinhança), e assim estariam viesadas se relações ao nível individual ou de vizinhança fossem de interesse (Openshaw e Taylor, 1981; Greenland, 2001a). Essa falta de captura de efeitos desejados aplica-se também ao estimar efeitos de confundidor em termos de interesse e, por isso, ameaça a validade, tanto diretamente, quanto solapando o controle de confundimento (Greenland, 2001a, 2004b).

Em adição às fontes usuais de viés, que ameaçam as análises em nível individual (ver Cap. 8), o problema subjacente das análises ecológicas para estimar efeitos biológicos é a heterogeneidade da categoria de exposição e das categorias de covariáveis dentro dos grupos. Conforme observado anteriormente, essa heterogeneidade não é plenamente capturada com dados ecológicos, por causa da falta de informação sobre distribuições conjuntas (Fig. 25.1). Robinson (1950) foi o primeiro a descrever matematicamente como as associações ecológicas podem diferir das associações correspondentes em nível individual dentro de grupos da mesma população. Ele expressou essa relação em termos de coeficientes de correlação, o que foi estendido mais tarde por Duncan e colaboradores a coeficientes de regressão em um modelo linear. O fenômeno tornou-se amplamente conhecido como a *falácia ecológica* (Selvin, 1958), e os pesquisadores vieram a reconhecer que a magnitude do viés ecológico pode ser grave na prática (Stravaky, 1976; Connor e Gillings, 1984; Feinleib e Leaverton, 1984; Richardson et al., 1987; Stidley e Samet, 1994).

Como uma ilustração de viés ecológico, consideremos novamente os dados de Durkheim (1951) sobre religião e suicídio (Fig. 25.2). A razão de taxa estimada em 7,6 na análise ecológica pode não significar que a taxa de suicídio foi quase oito vezes mais alta em protestantes do que em não protestantes. Em vez disso, como nenhuma das regiões era totalmente protestante ou não protestante, pode ter sido que os não protestantes (principalmente católicos) estivessem cometendo suicídio em províncias predominantemente protestantes. É certamente plausível que membros de uma minoria religiosa poderiam estar mais propensos a tirar suas próprias vidas do que os membros da maioria. A implicação dessa explicação alternativa é que residir em uma área predominantemente protestante tenha um efeito contextual sobre o risco de suicídio entre não protestantes; isto é, que haja um efeito de interação em nível individual entre religião e composição religiosa da área de residência.

Curiosamente, Durkheim (1951) comparou as taxas de suicídio (individuais) para protestantes, católicos e judeus vivendo na Prússia, e, a partir dos dados, verificamos que a taxa foi cerca de duas vezes maior em protestantes do que em outros grupos religiosos. Assim, parece haver viés ecológico substancial (i.e., comparando-se estimativas de razão de taxa de cerca de 2 *versus* 8). Durkheim (1951), entretanto, deixou de notar essa diferença quantitativa, porque não estimou, realmente, a magnitude do efeito em uma das duas análises.

Greenland e Morgenstern (1989) mostraram que o viés ecológico pode surgir de três fontes, quando se usa regressão linear simples para estimar o efeito bruto da exposição; a primeira pode operar em qualquer tipo de estudo, as duas últimas são peculiares aos estudos ecológicos (i.e., *viés em nível cruzado*), mas são definidas em termos de parâmetros de nível individual.

1. *Viés dentro de grupo*. O viés ecológico pode resultar de viés dentro de grupos, devido a confundimento, métodos de seleção ou erro de classificação. Assim, por exemplo, se houver confundimento positivo do parâmetro de efeito bruto em cada grupo, podemos esperar que a estimativa ecológica bruta também seja viesada.
2. *Confundimento por grupo*. O viés ecológico pode ocorrer se a taxa *background* da doença na população não exposta variar entre os grupos. Mais especificamente, o viés resultará se houver uma correlação ecológica não nula, entre o nível médio de exposição e a taxa *background*.
3. *Modificação de efeito por grupo (em uma escala aditiva)*. O viés ecológico também pode resultar, se a diferença de taxa para o efeito de exposição em nível individual variar entre os grupos.

Confundimento e modificação de efeito por grupo (as fontes de viés de nível cruzado) podem surgir de três maneiras: (a) fatores de risco externos (confundidores ou modificadores) estão distribuídos diferencialmente entre os grupos; (b) a variável de exposição ecológica tem um efeito contextual sobre o risco separado do efeito biológico de sua análoga em nível individual, por exemplo, residir em uma área predominantemente protestante *versus* ser protestante (no exemplo de suicídio); ou (c) o risco de doença depende da prevalência daquela doença em outros membros do grupo, o que é verdade em muitas doenças infecciosas (Koopman e Longini, 1994).

Para apreciar as fontes de viés de nível cruzado, é útil considerar ilustrações numéricas simples envolvendo análises, tanto em nível individual quanto em nível ecológico, na mesma população. O exemplo hipotético na Tabela 25.1 envolve uma exposição dicotômica (x) e três grupos. Em nível individual, tanto a diferença de taxas quanto a razão de taxas variam um tanto entre os grupos, mas o efeito é positivo em todos os grupos; a razão de taxas, bruta e padronizada por grupo, é 2,0. Ajustando um modelo linear aos dados ecológicos, entretanto, encontramos que a inclinação para a variável de exposição (X) é negativa e a razão de taxas é 0,50, sugerindo um efeito protetor. A razão para um viés ecológico tão grande é a heterogeneidade da diferença de taxa por meio dos grupos (modificação de efeito por grupo). Neste exemplo, não há confundimento por grupo, porque a taxa de não expostos é a mesma (cem eventos por 10^5 pessoas-ano) em todos os três grupos.

O exemplo na Tabela 25.2 ilustra as condições para nenhum viés cruzado. Primeiro, o grupo não é um modificador do efeito da exposição em nível individual, porque a diferença de taxas (cem eventos por 10^5 pessoas-ano) é uniforme ao longo dos grupos (muito embora a razão de taxas varie). Segundo, grupo não é um confundidor do efeito da exposição, porque não há correlação ecológica entre a percentagem de expostos ($100X$) e a taxa de não expostos. Assim, as estimativas de nível individual e ecológico da razão de taxas são as mesmas (1,8) e sem viés, muito embora a R^2 para o modelo ajustado seja muito baixa (0,029).

Infelizmente, as duas condições que produzem viés cruzado não podem ser verificadas com dados ecológicos, porque elas são definidas em termos de associações no nível individual. Essa incapacidade de se verificar a validade dos resultados ecológicos limita seriamente a inferência biológica. Além disso, o ajuste do modelo de regressão ecológico, em geral, não dá indicação da presença, direção ou magnitude do viés ecológico. Assim, um modelo com ajuste excelente pode produzir viés substancial e um modelo com um ajuste melhor do que outro pode gerar mais viés. Por exemplo, houve viés substancial ao se ajustar um modelo linear aos dados de suicídio de Durkheim (1951) na Figura 25.2, apesar de ser um modelo com ajuste excelente ($R^2 = 0,97$). Lembremos que a razão de taxas estimada foi 7,6, comparada com uma "verdadeira" razão de taxas de aproximadamente 2. Se

TABELA 25.1

Número de casos novos, pessoas-ano (p-y) de seguimento e taxa de doença (y, por 100.000y) por grupo e *status* de exposição (x) (em cima); parâmetros sumários para cada grupo (meio); e resultados de nível individual e análises ecológicas (embaixo): exemplo hipotético de viés ecológico devido à modificação de efeito por grupo

Status de exposição (x)	Grupo 1			Grupo 2			Grupo 3		
	Casos	P-Y	Taxa	Casos	P-Y	Taxa	Casos	P-Y	Taxa
Expostos ($x = 1$)	20	7.000	286	20	10.000	200	20	13.000	154
Não expostos ($x = 0$)	13	13.000	100	10	10.000	100	7	7.000	100
Total	33	20.000	165	30	20.000	150	27	20.000	135
Percentagem de expostos ($100X$)			35			50			65
Diferença de taxas (por 10^5 y)			186			100			54
Razão de taxas			2,9			2,0			1,5
Análise em nível individual Razão de taxas bruta[a] = 2,0 Razão de taxas ajustada (RMP)[b] = 2,0				Análise ecológica: modelo linear $\hat{Y} = 200 - 100X$ ($R^2 = 1$) Razão de taxas = 0,50					

[a]Razão de taxas para a população total, não ajustada por grupo.
[b]Razão de taxas padronizada por grupo, usando a população exposta como o padrão.

TABELA 25.2

Número de casos novos, pessoas-ano (p-y) de seguimento e taxa de doença (y, por 100.000y) por grupo e *status* de exposição (x) (em cima); parâmetros sumários para cada grupo (meio); e resultados de nível individual e análises ecológicas (embaixo): exemplo hipotético de nenhum viés ecológico

Status de exposição (x)	Grupo 1			Grupo 2			Grupo 3		
	Casos	P-Y	Taxa	Casos	P-Y	Taxa	Casos	P-Y	Taxa
Expostos ($x = 1$)	16	8.000	200	30	10.000	300	24	12.000	200
Não expostos ($x = 0$)	12	12.000	100	20	10.000	200	8	8.000	100
Total	28	20.000	140	50	20.000	250	32	20.000	160
Percentagem de expostos (100X)			40			50			60
Diferença de taxas (por 10^5 y)			100			100			100
Razão de taxas			2,0			1,5			2,0
Análise em nível individual				Análise ecológica: modelo linear					
Razão de taxas bruta^a = 1,8				$\hat{Y} = 133 + 100X$ ($R^2 = 0,029$)					
Razão de taxas ajustada (RMP)^b = 1,8				Razão de taxas = 1,8					

^{a}Razão de taxas para a população total, não ajustada por grupo.
^{b}Razão de taxas padronizada por grupo, usando a população exposta como o padrão.

ajustarmos um modelo log-linear aos mesmos dados, obteremos $\hat{Y} = \exp(1,974 + 1,418X)$ e $R^2 = 0,91$; portanto, a razão de taxas estimada é $\exp(1,418) = 4,1$. Assim, o modelo log-linear produz menos viés, embora tenha R^2 menor do que o modelo linear. De um modo geral, não podemos esperar redução do viés pelo uso de modelos melhor ajustados na análise ecológica.

Uma estratégia potencial para reduzir o viés ecológico é usar unidades menores em um estudo ecológico (p. ex., condados em vez de estados) para tornar os grupos mais homogêneos com relação à exposição. Contudo, essa estratégia poderia não ser factível por causa da falta de dados disponíveis agregados no mesmo nível, e isso pode levar a um outro problema: migração maior entre grupos (ver adiante) (Morgenstern, 1982; Walter, 1991b).

Outros métodos para reduzir viés ecológico baseiam-se em técnicas de modelagem estatística que incorporam informações externas, isto é, dados suplementares ou informações prévias (Elliott et al., 2000; Gelman et al., 2001; Guthrie e Sheppard, 2001; Wakefield e Salway, 2001; Banerjee et al., 2004; Wakefield, 2004). Por exemplo, Best e colaboradores (2001) usaram uma abordagem de modelagem hierárquica bayesiana para estimar o efeito da exposição ambiental ao benzeno sobre a incidência de leucemia em crianças na área metropolitana de Londres. Esses pesquisadores empregaram três unidades de análise: distritos de autoridade locais, áreas de censo e malhas com quadrados de 1 km^2. Embora Best e colaboradores encontrassem associações positivas consistentes entre exposição ao benzeno e leucemia em crianças, reconheceram vários problemas metodológicos que limitaram sua capacidade de fazer inferências causais.

Um método amplamente citado para eliminar viés ecológico, sem o uso de informação externa, foi proposto por King (1997). Sua abordagem combinou o método de regressão linear descrito anteriormente (Goodman, 1959) e o método de "limites" proposto por Duncan e Davis (1953). Os críticos iniciais do método de King sustentaram que ele não fornece estimativas acuradas de efeitos individuais em certos conjuntos de dados e que os diagnósticos dados por King não são sensíveis a erros (Freedman et al., 1998). Um ponto chave do modelo de King, em sua forma original, é que ele não pressupõe efeitos contextuais (Wakefield, 2004). Essas alegações têm sido debatidas na literatura

(King, 1999; Freedman et al., 1999), e o método permanece controvertido (Cho, 1998; McCue, 2001; Wakefield, 2004). Um crítico, por exemplo, concluiu que é improvável que o método de King reduza o viés ecológico em relação a modelos mais simples (McCue, 2001).

Problemas de controle de confundidores

Conforme indicado na seção anterior, covariáveis são incluídas em análises ecológicas a fim de controlar para confundimento, mas as condições para que uma covariável seja um confundidor são diferentes nos níveis ecológico e individual (Greenland e Morgenstern, 1989; Greenland e Robins, 1994; Greenland, 2001a; Darby et al., 2001). Em nível individual, um fator de risco deve estar associado a uma exposição para ser um confundidor. Em um estudo ecológico de grupos múltiplos, em contraste, um fator de risco pode produzir viés ecológico (p. ex., ele pode ser um confundidor ecológico), mesmo que não esteja associado à exposição em cada grupo, se ele estiver ecologicamente associado à exposição entre os grupos (Greenland e Morgenstern, 1989; Greenland, 1992b). Inversamente, um fator de risco que seja um confundidor dentro de grupos pode não produzir viés ecológico, se, ecologicamente, ele não estiver associado à exposição entre os grupos. Por exemplo, há alguma evidência de que o confundimento por indicação, na estimação de efeitos desejados de tratamento, é menos grave em estudos ecológicos do que em estudos observacionais conduzidos em nível individual (Wen e Kramer, 1999; Johnston, 2000).

Em geral, contudo, o controle para confundidores é mais problemático em análises ecológicas do que em análises em nível individual (Greenland e Morgenstern, 1989; Greenland, 1992b, 2001a, 2002b; Greenland e Robins, 1994). Mesmo quando todas as variáveis são mensuradas acuradamente para todos os grupos, o ajuste para fatores de risco externos pode não reduzir o viés ecológico produzido por estes. De fato, é possível que tal ajuste ecológico aumente o viés (Greenland e Morgenstern, 1989; Greenland e Robins, 1994).

Deduz-se dos princípios apresentados na seção anterior que não haverá viés ecológico em uma análise de regressão múltipla linear se todas as condições seguintes forem satisfeitas:

1. Não há viés residual dentro de grupo no efeito da exposição em qualquer grupo, devido a confundimento por fatores de risco não mensurados, métodos de seleção ou erro de classificação.
2. Não há correlação ecológica entre o valor médio de cada previsor (exposição e covariável) e a taxa *background* da doença na categoria de referência conjunta (não exposta) de todos os preditores (de modo que o grupo não confunde os efeitos preditores).
3. A diferença de taxas para cada preditor é uniforme ao longo das categorias de outros preditores dentro de grupos (i.e., os efeitos são aditivos).
4. A diferença de taxas para cada preditor, condicional a outros preditores no modelo, é uniforme ao longo dos grupos (i.e., o grupo não modifica o efeito de cada preditor na escala aditiva em nível individual).

Tais condições são suficientes, mas não necessárias, para que a estimativa ecológica não tenha viés; isto é, pode haver pouco ou nenhum viés, mesmo que nenhuma dessas condições seja satisfeita. Contudo, pequenos desvios das últimas três condições podem produzir viés de nível cruzado substancial (Greenland, 1992b). Como as condições suficientes para nenhum viés de nível cruzado não podem ser verificadas somente com dados ecológicos, a natureza imprevisível e potencialmente séria de tal viés torna a inferência biológica, a partir de análises ecológicas, particularmente problemática.

As condições para nenhum viés de nível cruzado com ajuste de covariáveis são ilustradas no exemplo hipotético da Tabela 25.3. Tanto a exposição (x) como a covariável (z) são variáveis dicotômicas, e há três grupos. Em nível individual, a covariável não é um confundidor do efeito de exposição, porque não há associação exposição-covariável dentro de qualquer dos grupos. Assim, as estimativas bruta e ajustada da razão de taxas são quase as mesmas (1,3). Na análise ecológica, entretanto, a covariável é um confundidor, porque há uma associação inversa entre a exposição (X) e

TABELA 25.3

Número de casos novos, pessoas-ano (p-y) de seguimento e taxa de doença (y, por 100.000y) por grupo, *status* de covariável (z) e *status* de exposição (x) (em cima); parâmetros sumários para cada grupo (meio); e resultados de nível individual e análises ecológicas (embaixo): exemplo hipotético de nenhum viés ecológico; covariável é um confundidor ecológico, mas não um confundidor dentro de grupo

Status de covariável (z)	Status de exposição (x)	Grupo 1			Grupo 2			Grupo 3		
		Casos	P-Y	Taxa	Casos	P-Y	Taxa	Casos	P-Y	Taxa
1	Expostos	18	3.000	600	24	4.000	600	24	4.000	600
	Não expostos	60	12.000	500	40	8.000	500	30	6.000	500
	Total	78	15.000	520	64	12.000	533	54	10.000	540
0	Expostos	4	2.000	200	8	4.000	200	12	6.000	200
	Não expostos	8	8.000	100	8	8.000	100	9	9.000	100
	Total	12	10.000	120	16	12.000	133	21	15.000	140
Total	Expostos	22	5.000	440	32	8.000	400	36	10.000	360
	Não expostos	68	20.000	340	48	16.000	300	39	15.000	260
	Total	90	25.000	360	80	24.000	333	75	25.000	300
Percentagem de expostos (100X)				20			33			40
Percentagem com z = 1 (100Z)				60			50			40

Análise em nível individual

Razão de taxas bruta[a] = 1,3

Razão de taxas ajustada (RMP)[b] = 1,3

Análise ecológica: modelos lineares

Bruta: $\hat{Y} = 420 - 286X$ ($R^2 = 0,94$); razão de taxas = 0,32

Ajustada: $\hat{Y} = 100 + 100X + 400Z$ ($R^2 = 1$); razão de taxas[c] = 1,3

[a]Razão de taxas para a população total, não ajustada por grupo ou covariável.
[b]Razão de taxas padronizada por grupo e covariável, usando a população exposta como o padrão.
[c]Cenário Z = 0,50 (a média para todos os três grupos).

a covariável (Z) ao longo dos grupos. Assim, embora a estimativa ecológica bruta da razão de taxas (0,32) esteja seriamente viesada, a estimativa ajustada (1,3) não tem viés. As razões para nenhum viés de nível cruzado com o ajuste por covariáveis são: (a) a taxa (cem eventos por 10^5 pessoas-ano) no grupo de referência conjunta ($x = z = 0$) não varia ente os grupos, isto é, a segunda condição é satisfeita; e (b) a diferença de taxas (cem eventos por 10^5 pessoas-ano) é uniforme dentro dos grupos e entre os grupos, isto é, a terceira e a quarta condições são satisfeitas.

O exemplo na Tabela 25.4 ilustra o viés de nível cruzado quando a hipótese nula é verdadeira. Em nível individual, a covariável (z) é um confundidor forte, porque se trata de um previsor da doença na população não exposta e está associada ao *status* de exposição (x) dentro dos grupos. Assim, a razão de taxas bruta (2,1) está viesada. Em nível ecológico, contudo, não há associação entre a exposição (X) e a covariável (Z), de modo que a covariável não é um confundidor ecológico. Contudo, ambas as razões de taxas (8,6), a bruta e a ajustada, são fortemente viesadas, porque a taxa na categoria de referência conjunta ($x = z = 0$) está associada ecologicamente tanto com a exposição (X) como com a covariável (Z), isto é, a segunda condição não é satisfeita.

Falta de aditividade em nível individual (consulte a terceira condição) é comum em epidemiologia, mas modificadores não mensurados não enviesam resultados em nível individual, se não estiverem relacionados com a exposição (Greenland, 1987a). Além disso, interações estatísticas podem ser prontamente avaliadas em nível individual pela inclusão de termos de produto como preditores no modelo (p. ex., xz). Em análises ecológicas, entretanto, a falta de aditividade dentro de grupos é uma fonte de viés ecológico, e tal viés não pode ser eliminado pela inclusão de termos de produto (p. ex., XZ), a menos que os efeitos sejam exatamente multiplicativos e as duas variáveis não estejam correlacionadas dentro de grupos (Richardson e Hémon, 1990). Se x e z estão correlacionadas dentro de grupos, dados adicionais sobre as associações x-z (as frequências N na Fig. 25.1) podem ser usados para aperfeiçoar a estimativa ecológica do efeito de cada preditor controlando para o outro (Prentice e Sheppard, 1995; Plummer e Clayton, 1996; Guthrie e Sheppard, 2001; Wakefield e Salway, 2001; Wakefield, 2004).

Outra fonte de viés ecológico é o erro de especificação de confundidores (Greenland e Robins, 1994). Embora esse problema possa surgir em análises em nível individual, é mais difícil evitá-lo em análises ecológicas, porque o confundidor relevante pode ser a distribuição de histórias de covariáveis para todos os indivíduos dentro de cada grupo. Em estudos ecológicos, portanto, o ajuste para covariáveis derivadas dos dados disponíveis (p. ex., proporção de fumantes atuais) pode ser inadequado para controlar o confundimento. É preferível, sempre que possível, controlar para mais do que uma medida sumária única da distribuição de covariáveis (p. ex., as proporções do grupo dentro de cada uma entre várias categorias de fumantes). Além disso, como é necessário normalmente controlar para vários confundidores (entre os quais os efeitos podem não ser lineares e aditivos), a melhor abordagem para reduzir o viés ecológico é incluir covariáveis para categorias de sua distribuição conjunta dentro de grupos. Por exemplo, a fim de controlar ecologicamente para raça e sexo, o pesquisador poderia ajustar para as proporções de mulheres brancas, homens não brancos e mulheres não brancas (tratando homens brancos como a referência), em vez de adotar a abordagem convencional de ajustar para as proporções de homens (ou mulheres) e brancos (ou não brancos).

Erro de classificação dentro do grupo

Os princípios de viés de classificação com os quais os epidemiologistas estão familiarizados, ao interpretarem resultados de análises conduzidas em nível individual, não se aplicam às análises ecológicas. Em nível individual, por exemplo, o erro de classificação independente não diferencial enviesa a estimativa de efeito em direção à nulidade (ver Cap. 8). Em estudos ecológicos de grupos múltiplos, entretanto, esse princípio não se mantém quando a variável exposição é uma medida agregada. Brenner e colaboradores (1992b) têm mostrado que o erro de classificação não diferencial de uma exposição dicotômica dentro de grupos geralmente enviesa para longe da nulidade, e que o viés pode ser sério.

TABELA 25.4

Número de casos novos, pessoas-ano (p-y) de seguimento e taxa de doença (y, por 100.000y) por grupo, status de covariável (z) e status de exposição (x) (em cima); parâmetros sumários para cada grupo (meio); e resultados de nível individual e análises ecológicas (embaixo); exemplo hipotético de viés ecológico devido a confundimento por grupo; covariável é um confundidor dentro de grupo, mas não um confundidor ecológico

Status de covariável (z)	Status de exposição (x)	Grupo 1			Grupo 2			Grupo 3		
		Casos	P-Y	Taxa	Casos	P-Y	Taxa	Casos	P-Y	Taxa
1	Expostos	40	8.000	500	195	13.000	1.500	140	14.000	1.000
	Não expostos	60	12.000	500	180	12.000	1.500	60	6.000	1.000
	Total	100	20.000	500	375	25.000	1.500	200	20.000	1.000
0	Expostos	2	2.000	100	6	2.000	300	12	6.000	200
	Não expostos	28	28.000	100	69	23.000	300	48	24.000	200
	Total	30	30.000	100	75	25.000	300	60	30.000	200
Total	Expostos	42	10.000	420	201	15.000	1.340	152	20.000	760
	Não expostos	88	40.000	249	249	35.000	711	108	30.000	360
	Total	130	50.000	450	450	50.000	900	260	50.000	520
Percentagem de expostos (100X)				20			30			40
Percentagem com z = 1 (100Z)				40			50			40

Análise em nível individual

Razão de taxas bruta[a] = 2,1

Razão de taxas ajustada (RMP)[b] = 1,0

Análise ecológica: modelos lineares

Bruta: $\hat{Y} = 170 - 1.300X$ ($R^2 = 0,16$); razão de taxas = 8,6

Ajustada: $\hat{Y} = 2.400 + 1.300X + 5.100Z$ ($R^2 = 1$); razão de taxas[c] = 8,6

[a]Razão de taxas para a população total, não ajustada por grupo ou covariável.
[b]Razão de taxas padronizada por grupo e covariável, usando a população exposta como o padrão também a razão de taxas comum dentro de cada grupo.
[c]Cenário Z = 0,433 (a média para todos os três grupos).

Como uma ilustração desse aspecto distinto da análise ecológica, considere o exemplo de dois grupos na Tabela 25.5, que contrasta análises com dados de exposição classificados corretamente e de forma errônea, tanto em nível individual quanto ecológico. Pressupõe-se que a sensibilidade e a especificidade da classificação de exposição sejam de 0,9, tanto para casos como para não casos na população. A razão de taxas correta em nível individual é 5,0. Com classificação errônea da exposição não diferencial, a razão de taxas observada seria 3,4, que é viesada em direção da nulidade. Embora uma análise ecológica dos dados classificados corretamente gere uma estimativa sem viés da razão de taxas (5,0), uma análise com dados mal classificados produziria uma razão taxas observada de 11, que é fortemente viesada para longe da nulidade. Para apreciar a direção do viés de erro de classificação nessa análise ecológica, note que a diferença na percentagem de expostos (100X) entre os dois grupos diminui de 40 − 20 = 20% para 42 − 26 = 16%, quando a exposição é mal classificada (Tab. 25.5). Assim, a inclinação na análise com erro de classificação aumenta de 200 para 250 eventos por 10^5 pessoas-ano. Além disso, o intercepto diminui de 50 para 25 eventos por 10^5 pessoas-ano. Cada uma dessas alterações faz com que a razão de taxa observada com os dados mal classificados aumente (para longe da nulidade).

É possível corrigir o erro de classificação não diferencial de uma exposição ou doença dicotômica em análises ecológicas com base em especificações prévias de sensibilidade e especificidade (Brenner et al., 1992a, app. 1; Greenland e Brenner, 1993). Suponhamos, por exemplo, que desejamos corrigir o erro de classificação não diferencial de exposição, ao usar regressão linear simples (sem covariáveis) para estimar o efeito da exposição. O estimador corrigido da razão de taxas derivada dos resultados do modelo é $(B_0 + B_1 Se)/[B_0 + B_1(1 − Sp)]$, onde B_0 e B_1 são o intercepto estimado e a inclinação dos dados com erro de classificação, Se é a sensibilidade da classificação de exposição

TABELA 25.5

Número de casos novos, pessoas-ano (p-y) de seguimento e taxa de doença (y, por 100.000y) por grupo, tipo de classificação da exposição (correta *versus* errônea) e *status* de exposição (em cima); percentagem de expostos por grupo (meio); e resultados de análises de nível individual e ecológico (embaixo); exemplo hipotético de viés ecológico para longe da nulidade, devido ao erro de classificação de exposição não diferencial dentro dos grupos

Classificação da exposição	Status da exposição	Grupo 1			Grupo 2		
		Casos	P-Y	Taxa	Casos	P-Y	Taxa
Corretamente classificada	Expostos ($x = 1$)	50	20.000	250	100	40.000	250
	Não expostos ($x = 0$)	40	80.000	50	30	60.000	50
	Total	90	100.000	90	130	100.000	130
Mal classificada[a]	Expostos ($x' = 1$)	49	26.000	188	93	42.000	221
	Não expostos ($x' = 0$)	41	74.000	55	37	58.000	64
	Total	90	100.000	90	130	100.000	130
Percentagem de expostos, corretamente classificados (100X)				20			40
Percentagem de expostos, mal classificados (100X')				26			42
Análise em nível individual		Análise ecológica: modelos lineares					
Correta: *razão*[b] de taxas = 5,0		Correta: $\hat{Y} = 50 + 200X$; razão de taxas = 5,0					
Mal classificada: *razão*[c] de taxas = 3,4		Mal classificada: $\hat{Y} = 25 + 250X'$; razão de taxas = 11,0					

[a]Sensibilidade = especificidade = 0,9 para casos e não casos (erro de classificação não diferencial).
[b]Razão de taxas comum dentro de cada grupo.
[c]Razão de taxas comum, usando o método de Mantel-Haenszel.

e Sp é a especificidade. Greenland e Brenner (1993) também derivaram um estimador corrigido para a variância da razão de taxas estimada.

Em estudos conduzidos em nível individual, o erro de classificação de uma covariável, se for não diferencial no que diz respeito tanto à exposição quanto à doença, geralmente reduzirá nossa capacidade de controlar para aquele confundidor (Greenland, 1980; Savitz e Baron, 1989). Isto é, o ajuste não eliminará completamente o viés devido ao confundidor. Em estudos ecológicos, contudo, o erro de classificação não diferencial de um confundidor dicotômico dentro de grupos não afetará nossa capacidade de controlar para aquele confundidor, contanto que não haja viés de nível cruzado (Brenner et al., 1992a). De um modo mais geral, entretanto, o erro de classificação de confundidores reduzirá o controle de confundimento ecológico e individual.

Se ao menos um preditor dentre todos preditores e o desfecho mensurados não for mensurado em nível individual em uma dada análise (i.e., a exposição ou a covariável), essa análise parcialmente ecológica poderá ser considerada como não ecológica, com a variável ecológica com erro de classificação. Assim, o viés resultante pode ser compreendido em termos de viés de erro de classificação operando em um nível individual. Künzli e Tager (1997) rotularam esse tipo de delineamento como um estudo "semi-individual", os quais demonstraram gerar estimativas mais válidas de efeitos da poluição do ar do que estudos ecológicos puros (em que não se conhecem distribuições conjuntas).

Outros problemas

Falta de dados adequados

Certos tipos de dados, tais como histórias médicas, podem não estar disponíveis em forma agregada; ou os dados disponíveis podem ser muito crus, incompletos, ou inconfiáveis, tais como dados de vendas para mensurar comportamentos (Morgenstern, 1982; Walter, 1991b). Além disso, fontes secundárias de dados provenientes de diferentes áreas administrativas, ou de períodos distintos, podem não ser comparáveis. Por exemplo, taxas de doença podem variar entre países por causa de diferenças na classificação de doenças ou na detecção de casos. Adicionalmente, como muitas análises ecológicas baseiam-se em dados de mortalidade em vez de incidência, a inferência causal é ainda mais limitada, porque a mortalidade reflete o curso da doença, assim como sua ocorrência (Kleinbaum et al., 1982).

Ambiguidade temporal

Em um estudo de coorte de incidência de doença bem delineado, geralmente podemos confiar que a ocorrência da doença não precedeu a exposição. Em estudos ecológicos, porém, o uso de dados de incidência não fornece tal garantia contra essa ambiguidade temporal (Morgenstern, 1982). O problema é mais complicado quando a doença pode influenciar o *status* de exposição em indivíduos (causalidade reversa) ou quando a taxa de doença pode influenciar a exposição média em grupos (pelo efeito de intervenções populacionais destinadas a modificar categorias de exposição em áreas com taxas elevadas da doença).

O problema da ambiguidade temporal em estudos ecológicos (especialmente estudos de tendência temporal) é ainda mais complicado por uma indução desconhecida ou variável e por períodos de latência entre exposição e detecção de doença (Gruchow et al., 1983; Walter, 1991b). O pesquisador só pode tentar lidar com esse problema na análise examinando associações para as quais há um retardo especificado entre observações de exposição média e taxa de doença. Infelizmente, pode haver poucas informações prévias sobre indução e latência sobre as quais basear o retardo, ou dados apropriados podem não estar disponíveis para compensar o retardo desejado.

Colinearidade

Outro problema com análises ecológicas é que certos preditores, tais como fatores sociodemográficos e ambientais, tendem a ser mais fortemente correlacionados entre si do que o são em nível individual

(Stavraky, 1976; Connor e Gillings, 1984). A implicação de tais colinearidades é ser muito difícil separar os efeitos dessas variáveis estatisticamente; as análises geram coeficientes de modelo com variâncias muito grandes, de modo que as estimativas podem ser altamente instáveis. Em geral, a colinearidade é mais problemática em análises ecológicas de grupos múltiplos, envolvendo um número pequeno de regiões grandes, heterogêneas (Duncan et al., 1961; Valkonen, 1969).

Migração entre grupos

A migração de indivíduos para dentro ou para fora da população-fonte pode produzir viés de seleção em um estudo conduzido em nível individual, porque migrantes e não migrantes podem diferir, tanto em prevalência da exposição como em risco da doença. Embora esteja claro que a migração também pode causar viés ecológico (Polissar, 1980; Kliewer, 1992), pouco se sabe sobre a magnitude desse viés ou como ele pode ser reduzido em estudos ecológicos (Morgenstern e Thomas, 1993).

Interpretação de associações ecológicas

Conhecendo as sérias limitações metodológicas da análise ecológica para fazer inferências biológicas, muitos epidemiologistas que publicam resultados ecológicos argumentam que não pode haver viés de nível cruzado quando o objetivo primário é estimar um efeito ecológico (p. ex., Centerwall, 1989; Casper et al., 1992; Stewart et al., 1994). Por exemplo, podemos querer estimar o efeito ecológico (efetividade) de leis estaduais exigindo detectores de fumaça, comparando a mortalidade relacionada a incêndios naqueles estados com tal legislação, *versus* outros estados sem as mesmas leis (Morgenstern, 1982). Embora esse seja um objetivo razoável, a interpretação dos efeitos ecológicos observados é complicada por vários motivos.

Em primeiro lugar, desfechos (doença ou morte) ocorrem em indivíduos; assim, a taxa de morbidade, ou de mortalidade, em uma população é uma medida agregada, não global. Consequentemente, a inferência biológica pode estar implícita nos objetivos de um estudo ecológico, a menos que os efeitos biológicos e contextuais subjacentes já sejam conhecidos por pesquisa anterior. É possível que detectores de fumaça, colocados apropriadamente em domicílios, reduzam o risco da mortalidade relativa a incêndios naqueles lares ao oferecer um aviso precoce da presença de fumaça? Viver em uma área onde a maioria dos domicílios está adequadamente equipada com detectores de fumaça reduz o risco de mortalidade em lares com e sem detectores de fumaça? A primeira questão refere-se a um possível efeito biológico (individual); a segunda questão refere-se a um possível efeito contextual. O efeito ecológico das leis sobre detector de fumaça depende dos efeitos biológicos e contextuais, assim como de outros fatores, por exemplo, nível de fiscalização, qualidade do delineamento e construção de detectores de fumaça, custo e disponibilidade desses equipamentos, e a adequação de sua colocação, instalação, operação e manutenção. Em um estudo ecológico sem informações adicionais, o efeito ecológico confunde completamente os efeitos biológicos e contextuais (Firebaugh, 1978; Greenland, 2002b).

Outro aspecto complicador na interpretação de efeitos ecológicos observados como efeitos contextuais é que pode haver uma necessidade de controlar para confundidores mensurados em nível individual (Greenland, 2001a, 2004b). Mesmo que a exposição seja uma medida global, tal como uma lei, é raro que os grupos sejam completamente homogêneos ou comparáveis no que diz respeito aos confundidores. Para fazer-se uma comparação válida entre estados com e sem leis sobre detector de fumaça, precisaríamos controlar para diferenças entre estados na distribuição conjunta de fatores externos à associação, tais como *status* socioeconômico dos residentes, disponibilidade e acesso a corpo de bombeiros, delineamento e construção de edificações.

Quando efeitos contextuais são de interesse, raramente os dados ecológicos disponíveis estão agrupados de tal modo a serem intimamente relevantes ao efeito de interesse. Tipicamente, os dados de estatísticas vitais sobre ocorrência de doenças são agregados por condado ou outra unidade geopolítica conveniente, o que pode ser demasiadamente grosseiro para possibilitar estimação válidas de efeitos em áreas pequenas, por exemplo, com relação à vizinhança. Infelizmente, as associações ecológicas podem ser extremamente sensíveis ao agrupamento, fazendo com que alegações sobre relações vistas em um nível se tornem duvidosas, quando aplicadas a outro nível de interesse (Openshaw e Taylor, 1981; Greenland, 2001a, 2002b, 2004b).

ANÁLISES E DELINEAMENTOS MULTINÍVEIS

Uma solução para o problema de separar efeitos individuais e contextuais é incorporar na mesma análise, tanto medidas de nível individual como medidas ecológicas. Essa abordagem poderia incluir medidas diferentes do mesmo fator; por exemplo, cada sujeito seria caracterizado por sua própria categoria de exposição, assim como pelo nível médio de exposição para todos os membros do grupo ao qual pertença (medida agregada). Essa abordagem não só ajudaria a esclarecer as fontes e a magnitude do viés ecológico e de nível cruzado, como também nos permitiria separar efeitos biológicos, contextuais e ecológicos. Ela é especialmente apropriada em epidemiologia social, epidemiologia de doenças infecciosas e na avaliação de intervenções populacionais.

Há vários métodos estatísticos para incluir medidas de nível individual e ecológicas na mesma análise; dois métodos correlatos são discutidos aqui. O primeiro método, frequentemente chamado de *análise contextual*, nas ciências sociais, é uma extensão simples de modelagem convencional (linear generalizada), tal como regressão linear múltipla e regressão logística (Boyd e Iversen, 1979; Iversen, 1991). O modelo, que é ajustado aos dados em nível individual, inclui preditores em nível individual e ecológico. Por exemplo, suponhamos que queremos estimar o efeito da "imunidade de rebanho" sobre o risco de uma doença infecciosa. O risco (y) de doença poderia ser modelado como uma função do seguinte componente linear: $b_0 + b_1 x + b_2 X + b_3 x X$, onde x é o estado de imunidade do indivíduo e X é a prevalência de imunidade no grupo ao qual o indivíduo pertence (Von Korff et al., 1992). Portanto, b_2 representa o efeito contextual da imunidade de rebanho e b_3 representa o efeito de interação, o qual permite que o efeito imunidade de rebanho dependa do estado imune do indivíduo. O termo interação é necessário nessa aplicação, porque não esperamos efeito de imunidade de rebanho entre indivíduos imunes. Observe, contudo, que a interpretação do efeito de interação depende da fórmula do modelo (ver Cap. 20).

Uma limitação importante da análise contextual é que desfechos de indivíduos dentro de grupos são tratados como independentes. Na prática, entretanto, os desfechos de dois indivíduos têm maior probabilidade de ser similares se eles forem procedentes do mesmo grupo (região) do que se eles vierem de grupos diferentes, porque indivíduos no mesmo grupo tendem a compartilhar fatores de risco para o desfecho. Ignorar tal dependência intragrupal ("aglomeração") geralmente resulta em variâncias estimadas de efeitos contextuais que são viesadas para baixo, tornando os intervalos de confiança estreitos demais. Para lidar com a dependência dentro dos grupos, podemos acrescentar efeitos aleatórios ao modelo convencional (contextual) descrito anteriormente; essa abordagem é chamada de *modelos de efeitos mistos*, *modelos multiníveis* ou *regressão hierárquica* (Wong e Mason, 1985, 1991; Bryk e Raudenbush, 1992; Goldstein, 2003; Kreft e de Leeuw, 1998; Banerjee et al., 2004; Wakefield, 2004; e ver Cap. 21).

A modelagem multinível é uma técnica poderosa, com muitas aplicações potenciais e benefícios estatísticos (Greenland, 2000c, 2000d; Witte et al., 2000). Ela pode ser usada para estimar efeitos contextuais e ecológicos e para derivar estimativas aperfeiçoadas (bayesianas empíricas) de efeitos em nível individual; também pode ser usada para determinar quanto da diferença em taxas de desfecho entre grupos (efeito ecológico) pode ser explicado por diferenças na distribuição de fatores de risco em nível individual (efeitos biológicos). Por exemplo, uma análise em dois níveis muitas vezes é usada para examinar preditores de nível individual e ecológico. No primeiro nível de análise, poderíamos prever risco individual ou estado de saúde dentro de cada grupo, como uma função de diversas variáveis de nível individual. No segundo nível (ecológico), predizemos os parâmetros de regressão estimados (p. ex., os interceptos e as inclinações) do primeiro nível, como uma função de várias variáveis ecológicas. A suposição subjacente é que os parâmetros de regressão grupo-específicos sejam amostras aleatórias de uma população de tais parâmetros. Pela combinação de resultados de ambos os níveis, podemos predizer o desfecho em nível individual como uma função dos preditores de nível individual, dos preditores ecológicos e dos seus termos de interação.

Por exemplo, Humphreys e Carr-Hill (1991) usaram modelagem multinível para estimar o efeito contextual de residir em uma área pobre (distrito eleitoral) sobre vários desfechos de saúde, controlando para a renda do indivíduo e para outras covariáveis. Em uma análise ecológica convencional, os efeitos de morar em uma área pobre e a renda pessoal seriam confundidos, e as estimativas ecológicas de efeito seriam suscetíveis a viés de nível cruzado. Achados similares para os efeitos de *status* socioeconômico de vizinhança têm sido relatados recentemente por vários outros pesquisadores (Pickett e Pearl, 2001).

Apesar de muitas percepções novas geradas por análises multinível sobre os determinantes sociais de doença e saúde, essa abordagem para análise de dados observacionais também apresenta novos desafios. Primeiro, como há muitos fatores de seleção influenciando a distribuição de pessoas entre vizinhanças, é difícil controlar para esses fatores pelo ajuste por covariáveis em nível individual. Assim, os efeitos estimados de fatores de vizinhança (ecológicos), especialmente medidas agregadas, podem ser confundidos por fatores de risco não mensurados (Oakes, 2004). Segundo, muitas vezes é difícil distinguir *a priori* se um dado fator de risco em nível individual afeta a exposição ecológica de interesse, e é, por conseguinte, um confundidor que deveria ser controlado, ou se o fator de risco é uma variável intermediária na via causal hipotética entre a exposição ecológica e a ocorrência de doença, e, portanto, não deveria ser controlado (Diez Roux, 1998, 2004). Terceiro, efeitos estimados ecológicos e contextuais podem ser gravemente distorcidos, quando intervenções populacionais (relacionadas ao fator ecológico) são implantadas naqueles grupos com taxas de desfecho elevadas (causalidade reversa). Quarto, as unidades ecológicas usadas na maioria das análises multinível são áreas administrativas (p. ex., áreas de censo), que podem não corresponder a contextos sociais relevantes para se estimar efeitos de vizinhança (Diez Roux, 1998; Greenland, 2001a). Quinto, uma suposição da maioria das análises multinível, baseada em levantamentos individuais, é que as distribuições de exposição e covariáveis são estáveis ao longo do tempo, e tal suposição será suspeita quando se souber que existem tendências importantes (Greenland, 2001a). Sexto, na medida em que as características da vizinhança (contexto) são determinadas (endogenamente) pela agregação de características individuais, e não por intervenções globais (exógenas), interpretações causais (contrafatuais) de efeitos contextuais e individuais são problemáticas (especialmente quando as vizinhanças são pequenas), porque não podemos mudar o *status* de exposição individual mantendo constante o *status* de exposição média (contexto) da vizinhança em que o indivíduo reside, isto é, efeitos individuais e contextuais não são identificáveis (Greenland, 2002b; Oakes, 2004).

A análise multinível pode ser estendida a mais de dois níveis. Por exemplo, poderíamos querer predizer certos desfechos de saúde em residentes de lares de idosos como uma função de características dos residentes (p. ex., idade e estado de saúde), de seus médicos (p. ex., tipo de especialidade e país de treinamento médico) e dos lares de idosos (p. ex., tamanho e razão médico por paciente). Nesse tipo de análise, os residentes são agrupados por seu médico (que poderia prestar assistência a muitos residentes em um lar) e por sua afiliação à instituição assistencial.

O delineamento mais simples para gerar análises multiníveis é um levantamento único de uma população, que seja bastante grande e diversificada, de modo que múltiplos grupos (p. ex., condados ou grupos étnicos) possam ser definidos para mensuração e análise ecológica. Em adição a variáveis ambientais e globais para regiões ou organizações, as medidas ecológicas são derivadas da agregação de todos os sujeitos em cada grupo. Uma abordagem alternativa, mais eficiente, é um *delineamento multinível*, ou *híbrido*, no qual um esquema de amostragem em dois estágios é usado primeiro para selecionar grupos (estágio 1), seguido pela seleção de indivíduos dentro dos grupos (estágio 2) (Humphreys e Carr-Hill, 1991; Navidi et al., 1994; Wakefield, 2004). Um delineamento híbrido poderia envolver a realização de um estudo ecológico convencional de grupos múltiplos, conectando fontes de dados diferentes, e então obtendo dados suplementares de indivíduos amostrados aleatoriamente de cada grupo. Por exemplo, estimando-se a associação exposição-covariável em cada subamostra, essa abordagem pode ser utilizada para melhorar o controle de confundidores em uma análise ecológica (Prentice e Sheppard, 1989, 1995; Navidi et al., 1994; Plummer e Clayton, 1996; Guthrie e Sheppard, 2001; Wakefield e Salway, 2001; Wakefield, 2004). Uma variação desse delineamento híbrido poderia envolver um estudo de caso-controle como o segundo estágio. Os casos seriam identificados no primeiro estágio (ecológico), e os controles seriam pareados aos casos por afiliação a grupo e, possivelmente, por outros fatores.

CONCLUSÃO

Há várias vantagens práticas dos estudos ecológicos que os tornam especialmente atraentes para se fazer vários tipos de pesquisa epidemiológica. Contudo, apesar dessas vantagens, a análise apresenta problemas importantes de apresentação ao se fazer inferências ecológicas e, especialmente, quando se fazem inferências biológicas (por causa de viés ecológico, etc.). Por uma perspectiva metodológica, é melhor ter dados em nível individual sobre tantas medidas não globais relevantes quanto possível. Somente porque a variável exposição é mensurada ecologicamente, por exemplo, não significa que outras variáveis também devam sê-lo. A precisão de estimativas de efeito a partir de estudos ecológicos pode ser aperfeiçoada frequentemente pela obtenção de dados adicionais sobre associações intragrupais entre covariáveis, entre a exposição e covariáveis ou entre a doença e covariáveis, e pela incorporação de informações prévias.

Vários epidemiologistas, recentemente, têm clamado por maior ênfase sobre a compreensão de diferenças em estado de saúde entre populações – um retorno a uma orientação de saúde pública, em contraste com a orientação individualista (reducionista) da epidemiologia moderna (Rose, 1985; Krieger, 1994; Link e Phelan, 1995; McMichael, 1995; Pearce, 1996; Susser e Susser, 1996; Schwartz e Carpenter, 1999). Essa recomendação significa um desafio importante para o futuro da epidemiologia, mas não pode ser satisfeita, simplesmente, pela condução de estudos ecológicos. São necessários níveis múltiplos de mensuração e análise, e problemas metodológicos e conceituais adicionais devem ser abordados (Grenland, 2001a). Mesmo quando o propósito do estudo é estimar efeitos ecológicos, informações em nível individual muitas vezes são essenciais para se extrair inferências válidas sobre tais efeitos. Assim, para abordar as questões de pesquisa subjacentes, desejamos, tipicamente, estimar e controlar para efeitos biológicos e contextuais, usando, preferencialmente, análise multinível. Na epidemiologia contemporânea, a "falácia ecológica" reflete a falha do pesquisador em reconhecer a necessidade de inferência biológica e, portanto, de dados em nível individual. Essa necessidade surge mesmo quando a exposição de interesse primário é uma medida ecológica e o desfecho de interesse é o estado de saúde de populações inteiras.

CAPÍTULO 26

Epidemiologia social

Jay S. Kaufman

Causação e confundimento em epidemiologia social 623
Exposição e avaliação de covariáveis em epidemiologia social 624
  Fatores sociais definidos e mensurados em nível individual 624
  Fatores sociais definidos e mensurados em nível agregado 629

Abordagens analíticas 633
  Modelagem multinível 633
  Modelos marginais 637
  Decomposição de efeito 637
  Conceitos de curso de vida 639
  Experimentos e quase experimentos 639
  Abordagem histórico-narrativa 640

A epidemiologia social é o estudo das relações entre fatores sociais e doença nas populações. Ela pode ser interpretada amplamente como resumindo a ocorrência diferencial de qualquer fator de risco ou desfecho de saúde entre grupos categorizados de acordo com qualquer uma dentre várias dimensões definidas socialmente. Raça/etnia, gênero e classe/posição socioeconômica são primários entre os eixos de distinção social nas sociedades ocidentais contemporâneas (Krieger et al., 1993; Lynch e Kaplan, 2000). Portanto, a epidemiologia social abarca grande número de questões sobre exposições e desfechos, e realmente poderíamos questionar se há alguma epidemiologia que *não* seja a epidemiologia social. A distinção prática parece ser a epidemiologia social se caracterizar pela inclusão explícita de quantidades sociais, econômicas ou culturais na definição de exposição, ou no modelo analítico, ou por referência explícita à teoria da ciência social na interpretação. Assim, qualquer relação exposição-doença pode ser estudada do ponto de vista da epidemiologia social, na medida em que a relação é modelada à luz de variação social das quantidades em estudo ou interpretada no contexto de uma teoria social, ou paradigma histórico-social, tal como "estratificação social", "urbanização" ou "colonialismo".

Há dois tipos distintos de atividade epidemiológica geral, ambos bem representados na literatura epidemiológica social: vigilância e inferência etiológica. Na vigilância, simplesmente buscamos descrever acuradamente como o mundo parece (ver Cap. 22). Um exemplo epidemiológico social típico descreve a distribuição por raça e classe social da doença coronariana (Barnett et al., 1999). Embora, muitas vezes, procuremos generalizar além de nossa amostra observada, o propósito é inteiramente descritivo. O foco é sobre a ocorrência de um desfecho, talvez em relação a um eixo em escala – tal como tempo, idade ou classe social – mas sem consideração a uma exposição específica. A quantidade epidemiológica de interesse geralmente é, em si, uma medida de ocorrência, tal como prevalência ou incidência, em vez de um efeito causal.

A segunda classe de atividade epidemiológica é a inferência etiológica, na qual procuramos compreender a relação *causal* entre uma exposição definida e desfecho. Essa atividade é delineada não para descrever o mundo como ele existe, mas sim como ele mudaria sob alguma intervenção definida, geralmente hipotética (Greenland, 2002a, 2005a; ver Cap. 4). Um exemplo epidemiológico social típico estima o efeito causal de mudanças em riqueza sobre o risco de mortalidade no idoso (Kingston e Smith, 1997; Adams et al., 2003). Apesar de muitos dilemas filosóficos e metodológicos associados com inferência causal, as investigações etiológicas constituem o grosso do trabalho epidemiológico publicado. Esse resultado segue-se naturalmente ao fato de que a epidemiologia está situada dentro do domínio maior que é a saúde pública, uma identidade disciplinar que fixa a intervenção como o foco primário da pesquisa epidemiológica (Breslow, 1998).

CAUSAÇÃO E CONFUNDIMENTO EM EPIDEMIOLOGIA SOCIAL

Posto que um efeito causal seja definido à base de contrastes entre desfechos potenciais sob regimes de intervenção diferentes, muitos autores argumentam que devemos excluir imediatamente considerações como causas; nesse entendimento, os fatores não manipuláveis, tais como raça/etnia e gênero dos indivíduos (Holland, 1986; Kaufman e Cooper, 1999). Essa conclusão não implica que um conceito tal como raça/etnia não seja um foco válido de pesquisa epidemiológica social, apenas que o delineamento e a abordagem analítica devem corresponder a uma conceitualização substancialmente significativa da exposição e da intervenção hipotética. Por exemplo, o efeito da classificação racial/étnica de um paciente sobre um julgamento diagnóstico de um clínico é uma quantidade causal bem definida, porque a exposição pode ser manipulada fisicamente em um experimento real ou imaginário (p. ex., Loring e Powell, 1988; Schulman et al., 1999). Em contraste, o efeito da classificação racial/étnica de um paciente sobre o risco daquele mesmo paciente de doença coronariana incidente não é uma quantidade causal bem definida nesse sentido e, portanto, não tem implicações óbvias para intervenção. No entanto, quantidades não manipuláveis sobre indivíduos, tais como raça/etnia e gênero podem ser empregadas sensatamente como variáveis de estratificação ou modificadoras de efeito (Holland, 2001) ou podem sofrer ajustes como confundidores, a fim de reduzir erro nos efeitos estimados da exposição de interesse (Kaufman e Cooper, 2001).

Exposições modificáveis comuns de interesse em epidemiologia social incluem fatores tais como renda, escolaridade e qualidade da habitação. Embora essas exposições resultem de interações complexas de estratificação social e arbítrio individual, são potencialmente modificáveis por políticas públicas, programas governamentais de suplementação de renda, financiamentos para educação e assistência habitacional. Então, o interesse etiológico está no contraste entre distribuições de desfechos sob vários regimes de intervenção, que fixam o nível (ou distribuição) da exposição na população-alvo (Maldonado e Greenland, 2002). Por exemplo, consideremos o desfecho binário $Y = 1$, definido como uma crise de asma dentro do período de observação, e a exposição social de interesse, definida como residência em propriedade particular ($X = 1$) *versus* residência em um projeto habitacional público ($X = 0$) durante um período de observação definido (uma generalização simples possibilitaria que X representasse a proporção da população alocada a uma habitação em propriedade privada, em vez de apenas os extremos de 1 e 0). Um efeito causal do tipo de moradia sobre asma seria o contraste (p. ex., diferença, razão) entre os riscos médios de uma crise de asma na população-alvo, durante o período especificado, se todos os domicílios fossem alocados ao projeto habitacional público *versus* se todos fossem designados para moradias privadas. Na observação do Capítulo 21, o primeiro risco seria $\Pr[Y=1|\text{Set}(X=1)]$ e o segundo seria $\Pr[Y=1|\text{Set}(X=0)]$.

Conforme discutido no Capítulo 4, o confundimento surge quando a medida de associação na população-fonte, $\Pr(Y=1|X=1)$ *versus* $\Pr(Y=1|X=0)$ não corresponde à medida de efeito que seria observada sob manipulações hipotéticas da exposição social naquela população, $\Pr[Y=1|\text{Set}(X=1)]$ *versus* $\Pr[Y=1|\text{Set}(X=0)]$. Por exemplo, a hipótese de uma relação causal entre tipo de habitação e crises de asma é plausível, mas o conhecimento da matéria de assunto sugere outras influências sobre esse desfecho de saúde, oriundas de quantidades – tais como pobreza – que também influenciam, potencialmente, o tipo de casa para moradia. O conhecimento prévio implica que alguma parte da associação empírica observada entre tipo de habitação e incidência de crises de asma possa se originar, não do elo causal entre eles, mas sim de sua resposta mútua a outras manifestações materiais ou psicossociais de pobreza. O ponto crucial do problema em dados observacionais é que não temos a oportunidade de montar quaisquer "cenários" da população e, assim, devemos empregar as quantidades observadas de alguma maneira, a fim de estimar de forma mais válida o efeito causal de interesse.

Uma solução é condicionar a aspectos mensurados do estado de pobreza. A lógica por trás dessa estratégia é que dentro das categorizações de pobreza (p. ex., pobre e não pobre se a pobreza for dicotômica e homogênea dentro das categorias) não pode haver confundimento para essa quantidade (Greenland e Morgenstern, 2001; ver Cap. 15). Na medida em que enumeramos e mensuramos acuradamente um conjunto suficiente de causas comuns de exposição e desfecho, essa solução epidemiológica convencional é adequada para a especificação do efeito causal desejado, a partir de dados observacionais em estudos de exposição pontual. Em verdade, essa estratégia para a estimação de efeitos causais domina a análise epidemiológica de dados observacionais e tem gozado de algum sucesso. Para exposições sociais, entretanto, as perspectivas nem sempre são tão esperançosas, porque a enumeração e a mensuração acurada de causas comuns para desfechos multifatoriais e para comportamentos complexos, tais como a escolha de uma residência, é uma tarefa árdua. Comportamentos com insumos econômicos e sociais dominantes muitas vezes têm se mostrado bastante difíceis de modelar nas ciências sociais (McKim e Turner, 1997). Mesmo que soubéssemos todos os fatores que determinam onde uma pessoa escolheria morar, o trabalho de obter medidas acuradas das muitas variáveis, em um conjunto de dados reais, é formidável. Por exemplo, é preciso que se decida por uma caracterização mensurável de "pobreza" no exemplo precedente, pela obtenção de informações relatadas sobre um número limitado de fatores materiais, considerados prováveis de influenciar tanto o tipo de moradia como a exposição a outras causas de uma crise de asma.

EXPOSIÇÃO E AVALIAÇÃO DE COVARIÁVEIS EM EPIDEMIOLOGIA SOCIAL

A epidemiologia social caracteriza-se primariamente pela natureza das exposições que são investigadas, e técnicas para definir e mensurar exposições e covariáveis são, portanto, um comportamento importante da metodologia da epidemiologia social. Pela história do subcampo, a mensuração tem envolvido uma série ampla de conceitos. A maioria dos estudos tem considerado exposições relacionadas de algum modo com os eixos primários de discriminação social previamente citados (raça/etnia, gênero e classe/posição social), mas muitos outros estudos têm explorado quantidades alternativas em nível individual, tais como situação conjugal, privação material, suporte social ou incongruência de *status*. Além disso, muitas exposições epidemiológicas sociais também têm sido definidas em nível agregado, incluindo conceitos tais como redes sociais, desigualdade econômica, capital social e privação de vizinhança. Não só um número estonteante de exposições tem sido considerado; muitas dessas, por sua vez, têm sido definidas e avaliadas em uma miríade de maneiras, em diferentes estudos. Algumas abordagens metodológicas representativas e populares são descritas a seguir.

Fatores sociais definidos e mensurados em nível individual

Raça/etnia

O *status* racial/étnico é central à identidade pessoal e social em muitas sociedades e serve como determinante importante do *status* material e social, assim como influencia redes sociais, padrões residenciais e comportamentos. Embora raça e etnia sejam ostensivamente designadas em termos de características ancestrais e físicas, a natureza das quantidades como aspectos da identidade pessoal significa que no final a avaliação de padrão-ouro baseia-se em autorrelato (Kaufman, 1999). Embora a análise de regiões de DNA altamente variáveis possa alocar a ancestralidade continental com acurácia considerável (Shriver et al., 1997), a quantidade não é de interesse epidemiológico social. As influências dominantes sobre oportunidades na vida e *status* social não surgem da ancestralidade biológica, mas sim da categorização racial/étnica reconhecida por outros, e, como consequência, adotada pelo indivíduo como um fundamento para afiliação social e autodefinição.

A evolução contínua dessas categorizações e de seu manejo administrativo é, em si própria, um pântano metodológico (Williams, 1997). Os estudos epidemiológicos nos Estados Unidos têm aceitado, tradicionalmente, o sistema de classificação binária de "branco" e "negro", que reflete a história da escravidão e da segregação *de jure** nesses termos. Mais recentemente, a categorização geralmente tem seguido definições estabelecidas para propósitos administrativos pelo governo americano para dados censitários e outros monitoramentos demográficos (Office of Management and Budget, 1977, 1997). Para o censo dos EUA de 2000, foi permitido aos respondentes, pela primeira vez, a relatar duas ou mais identidades raciais, levando a 63 combinações possíveis de seis categorias raciais básicas: índios americanos e nativos do Alaska, asiáticos, negros ou afroamericanos, havaianos nativos e outros ilhéus do Pacífico, brancos e "alguma outra raça". Além disso, os indivíduos podiam definir sua etnia como hispânicos ou não hispânicos (Mays e Ponce, 2003).

Sexo/gênero

Como no caso de raça/etnia, o gênero serve como um determinante importante de circunstâncias sociais, ambientais e materiais em todas as sociedades humanas e é, portanto, uma quantidade-chave em qualquer análise epidemiológica social como uma covariável, modificador de efeito ou variável de estratificação. Embora o gênero seja a realização social do sexo biológico, que é designado ostensivamente em termos de traços genotípicos e fenotípicos, suas implicações sociais são altamente dependentes da cultura e, portanto, variam substancialmente com o tempo e o lugar (Krieger, 2003). No entanto, a prática comum para avaliação do gênero é o autorrelato em uma categorização binária, embora décadas recentes tenham testemunhado a tendência crescente a se referir a essa quantidade mais acuradamente como "gênero", em oposição a "sexo". Tanto trabalhos teóricos, como a percepção aumentada da variabilidade natural substancial em fisiologia e comportamento, também têm levado ao reconhecimento crescente de que essa dicotomia estrita é uma ficção conveniente, originária de uma convenção histórica (Dreger, 1998).

Grau de escolaridade

O nível de escolaridade é uma das quantidades epidemiológicas sociais mais antigas e mais comumente usadas e tem as vantagens práticas de um escalonamento naturalmente ordenado e de um valor que, frequentemente, é fixado cedo na vida adulta e relatado consistentemente. O uso disseminado dessa quantidade também deriva de sua presença em uma grande variedade de bases de dados administrativas e em outras fontes de dados comuns. O grau de escolaridade também tem relevância substantiva como um mecanismo para realização de posição social, pois ele facilita comportamentos vantajosos e avanço ocupacional e, portanto, é altamente preditivo de renda e riqueza (Miech e Hauser, 2001).

Contudo, a variável também tem várias desvantagens práticas e teóricas. O grau de escolaridade típico e os benefícios econômicos e sociais que são acrescentados em consequência têm mudado com o tempo, de modo que a comparação entre coortes etárias, ou entre regiões geográficas, é difícil (Liberatos et al., 1988). Incomensurabilidades semelhantes também complicam comparações envolvendo gênero e grupos raciais/étnicos (Kaufman et al., 1997). Também há descontinuidades inerentes à escala educacional, correspondendo ao atingimento de graus e certificações (Oakes e Kaufman, 2006, p. 56-58). Por exemplo, completar um ano adicional de curso secundário além do décimo grau

---

* N. do T.: De direito, antônimo de *de facto* (de fato).

pode conferir pouca vantagem social, ao passo que concluir um ano adicional depois do décimo primeiro grau* pode agregar vantagem substancial. Essa distinção leva alguns analistas a classificarem a escolaridade de acordo com esses marcos – por exemplo, em três categorias correspondentes a menos que, igual a ou maior que 12 anos de educação (i.e., o padrão norte-americano para um diploma de curso secundário). Dada a conexão incerta entre conteúdo educacional e anos de escolaridade, assim como o significado socioeconômico superponível do grau completado, a relação que pode ser observada para muitos desfechos de saúde com anos de educação completados pode ser interpretada como evidência da designação endógena de anos de escolaridade, como uma função de recursos da família, e outros fatores de personalidade e ambientais (Bowles et al., 2004).

Renda anual individual ou familiar

A renda anual individual é uma variável-chave em análises epidemiológicas sociais, pela razão óbvia de que saúde é uma mercadoria, um valor em economias de mercado, e, portanto, é lógico esperar-se que os recursos financeiros tenham um efeito causal sobre desfechos. A renda também funciona, tal qual a escolaridade, como um marcador sensível de posição social e, portanto, como um indicador, não só de recursos financeiros, mas também de *status* e consequências sociais e materiais, tais como acesso a instituições e conexões a indivíduos com poder e influência (Oakes e Rossi, 2003). Diferentemente da escolaridade, a renda também flui com o tempo e, portanto, é mais suscetível a mudanças de *status* durante o curso da vida. A natureza fluida da renda anual também representa um desafio analítico, entretanto, especialmente para mensurar o *status* e recursos dos aposentados (Robert e House, 1996). Isso também torna a renda sensível à "causalidade reversa"; enquanto a baixa renda facilita transições negativas da saúde, a falta de saúde também abaixa os ganhos (Smith, 1999). Realmente, a volatilidade da própria renda anual tem sido uma exposição de interesse, sob a hipótese de que alterações drásticas em recursos financeiros, tais como aquelas associadas com perda de emprego ou divórcio, podem ser mais salientes para desfechos de saúde (McDonough et al., 1997).

A medida da renda, frequentemente, se dá por meio de autorrelato em levantamentos, embora os dados também possam ser obtidos secundariamente, a partir de registros administrativos (Rogot et al., 1992). Para situações de autorrelato, os dados muitas vezes são inquiridos em categorias amplas, a fim de minimizar o desconforto do respondente. Mesmo assim, a falta de resposta para renda é consideravelmente mais alta do que para escolaridade ou ocupação, com cerca de 10%, tipicamente, recusando-se a responder (Liberatos et al., 1988). O uso de categorias empíricas pode limitar a capacidade de se comparar estudos se os limites de categorização diferirem, mas as implicações dos valores absolutos de renda são dependentes contextualmente em qualquer caso, de modo que a comparação entre populações pode ser tênue, frequentemente, mesmo para estudos com categorizações iguais. Para análise estatística, a transformação em logaritmo natural da renda muitas vezes está indicada, por causa da inclinação da distribuição para a direita e da observação de que os efeitos sobre desfechos de saúde aparentam ser mais log-lineares do que lineares (Backlund et al., 1996). A não linearidade nessa relação é intuitivamente razoável, porque as mudanças de renda são inerentemente relativas: uma alteração de $1.000 tem um efeito muito maior em quem é desprovido do que em um milionário.

Como as famílias tendem a compartilhar tanto os recursos materiais como o prestígio social, é uma prática comum não se avaliar a renda individual, e sim a renda familiar (Oakes e Kaufman, 2006, p. 58-60). A quantificação deve ser elaborada de forma a incluir todos os ganhos financeiros recebidos durante o período relevante, inclusive salários e benefícios do emprego. Os respondentes ao inquérito devem ser direcionados especificamente a considerar fontes de renda menos óbvias, inclusive pagamentos de pensões ou aposentadorias, ganhos de capital por venda de bens, juros e dividendos recebidos, recebimento de aluguéis, pagamentos de pensão alimentícia e recebimentos de programas

---

* N. do T.: Estes graus são referentes ao sistema educacional norte-americano.

de auxílio governamentais. O erro de mensuração pode ser substancial, e não se pode presumir que o erro não esteja relacionado com o valor verdadeiro (Pedace e Bates, 2001). O valor verificado pode ser, frequentemente, escalonado ao número de pessoas que dependem da renda especificada, embora existam "economias de escala" de tal modo que a contabilidade pelo tamanho da família poderia não envolver uma simples divisão (Buhmann et al., 1988).

Um conceito relacionado é "pobreza", um estado de renda insuficiente para satisfazer as necessidades básicas. Essa designação é uma dicotomia da renda familiar, à base de alguma avaliação de qual seja a quantidade mínima suficiente para sustentar os indivíduos dependentes. A determinação do valor tem sido controvertida. Nos Estados Unidos, tal determinação tem se baseado fortemente em um método desenvolvido em 1963 por um economista da Social Security Adminstration (Fisher, 1992). Essa definição foi revisada em 1969 para permitir que o limiar fosse conectado ao Consumer Price Index (Índice de preços do consumidor), e tem sido sujeita a modificações de incremento adicionais, em anos subsequentes. A definição leva em conta renda familiar, número de moradores do domicílio e idades dos indivíduos, criando 48 valores limiares distintos. Embora muitos críticos sustentem que a definição permanece inadequada, ela tem permanecido uma ferramenta das estatísticas governamentais e de saúde pública por quatro décadas (Citro e Michael, 1995). Em adição à modelagem da renda como uma quantidade contínua, ou como uma dicotomia na linha de pobreza, essa definição também possibilita que cada renda seja modelada proporcionalmente à linha de pobreza com respeito ao número de pessoas e composição específica do domicílio, resolvendo o problema de ter que escalonar a renda pelo número de pessoas sustentadas. Contudo, os limiares de pobreza permanecem indefinidos para muitos indivíduos fora de domicílios, inclusive para aqueles em prisões, asilos, dormitórios universitários e em quartéis militares.

Riqueza do domicílio

Enquanto a renda representa o fluxo de recursos materiais para um indivíduo ou família, a riqueza constitui o estoque acumulado dos recursos e, portanto, tem relevância para os desfechos de saúde, tanto como um indicador de posição social quanto como uma medida dos recursos totais que podem ser mobilizados a serviço da saúde e bem-estar. Baixos níveis de bens também tornam os indivíduos e as famílias vulneráveis a flutuações de renda, períodos de desemprego que desintegram a cobertura de seguro, e assim por diante. As incomensurabilidades entre renda e riqueza são particularmente marcantes quando comparados homens e mulheres, ou quando comparados grupos raciais/étnicos (Oliver e Shapiro, 1995). Por exemplo, modelos que comparam riscos de desfechos entre grupos raciais/étnicos, enquanto fazem ajustes para renda e escolaridade a fim de controlar para posição social, deixam o contraste racial/étnico pesadamente confundido pela riqueza (Lynch e Kaplan, 2000; Kaufman et al., 1997).

Embora tradicionalmente ausentes de muitos levantamentos de saúde, os dados de riqueza estão crescentemente disponíveis agora, apesar de, frequentemente, sob a forma de poucos indicadores brutos. Apesar de bens poderem existir em uma variedade de instrumentos financeiros (p. ex., ações, títulos, fundos de aposentadoria) e repositórios materiais (p. ex., casa, veículos, joias), a maior quantidade de riqueza nos Estados Unidos está concentrada no valor de imóveis e veículos, compreendendo mais de 50% dos bens privados em 2000 (Orzechowski e Sepielli, 2003). Portanto, questões tão simples como "Você possui casa própria?" podem ser bastante informativas para distinguir níveis de bens baixos de altos. Inquéritos que apuram o valor da casa são ainda mais úteis nesse particular, embora seja improvável que os respondentes distingam entre o valor da casa e o patrimônio líquido que ela realmente representa. Uma proporção crescente da riqueza pessoal é mantida em contas individuais para aposentadoria, ações e quotas de fundos mútuos, mas os protocolos de pesquisa para coleta acurada desses dados são trabalhosos e só existem em poucos grandes levantamentos de saúde. Quando analisados com relação a desfechos de saúde, entretanto, têm se mostrado altamente preditivos dos eventos principais, mesmo após condicionar para escolaridade, renda e outras covariáveis socioeconômicas (p. ex., Kington e Smith, 1997). Obstáculos metodológicos incluem o potencial para erro de mensuração substancial e de falta de resposta a itens, assim como os desafios apresentados pela grande proporção de famílias sem bens e a cauda direita muito estendida das distribuições. Por exemplo, a mediana de bens familiares para negros e brancos não hispânicos em 2000 foi de US$6.200 e US$67.000, respectivamente, ao passo que a média de bens familiares para os mesmos dois grupos foi de US$35.000 e US198.000 (Orzechowski e Sepielli, 2003).

Ocupação/desemprego

Outro indicador historicamente importante de classe social ou posição social tem sido a situação de emprego, ocupação ou classe ocupacional atual do indivíduo. Essas medidas fornecem não só uma indicação de prestígio social e das consequências funcionais de educação e conexões sociais, mas também um reflexo direto das circunstâncias relevantes para a saúde por meio do ambiente físico e psicológico do próprio local de trabalho (Oakes e Kaufman, 2006, p. 49-56). Muitos países, tais como o Reino Unido, continuam a basear sua mensuração padrão de posição socioeconômica na classe ocupacional, em oposição às medidas de escolaridade e renda que predominam nos Estados Unidos. A British Registrar General's Scale, usada por quase cem anos, era uma hierarquia de seis categorias: Classe Social I (profissional), Classe Social II (intermediária), Classe Social III-NM (qualificados não manuais), Classe Social III-M (qualificados manuais), Classe Social IV (parcialmente qualificados) e Classe Social V (não qualificados) (Marmot et al., 1991). A partir de 2001, esse esquema foi revisado para constar oito categorias, incluindo-se uma nova para os desempregados de longo prazo, uma subdivisão dos profissionais em posições gerenciais mais altas e mais baixas e uma mudança na terminologia de não qualificados para ocupações "de rotina" (Elias et al., 2000).

Previamente nos Estados Unidos, as categorias ocupacionais comumente eram combinadas com o nível de escolaridade atingido ou com outras quantidades socioeconômicas, para gerar um índice socioeconômico sumário. Vários desses índices, tais como o desenvolvido por Hollingshead, gozaram de períodos de popularidade na sociologia e epidemiologia (Liberatos et al., 1988), embora sejam usados em grau muito menor na literatura epidemiológica contemporânea. Uma das medidas combinadas mais influentes era o Duncan Socioeconomic Index (Índice socioeconômico de Duncan – SEI), que requeria que os analistas mapeassem todas as ocupações relatadas nos códigos de escores de ocupação do censo norte-americano, uma tarefa laboriosa e muitas vezes frustrante, por causa da ambiguidade de muitas descrições de emprego autorrelatadas (Hauser e Warren, 1997).

Como renda, ocupação e situação de emprego podem ser dinâmicas durante o curso da vida, compartilham as vantagens e desvantagens da volatilidade parcial, inclusive a "causalidade reversa" de declínio da saúde, levando à diminuição em prestígio ocupacional. A ocupação também compartilha o problema da incomensurabilidade de prestígio e remuneração entre gêneros, ou grupos raciais/étnicos, ou entre populações geograficamente distintas, assim como mudanças com o tempo do significado social e material de várias ocupações. Além disso, a categoria ocupacional é difícil de classificar para indivíduos que trabalham fora da economia formal, inclusive trabalho doméstico não remunerado, e para aqueles que realizam atividades informais ou ilegais (Krieger et al., 1997).

Uma conceitualização distinta de ocupação é como um indicador de relações econômicas entre grupos de pessoas, em vez de uma medida das características de indivíduos, considerados em termos de uma hierarquia social contínua. Uma operacionalização contemporânea dessa abordagem é categorizar ocupações em relação às classes econômicas que definem a produção capitalista (Wright, 1996). Isso implica coleta de informações sobre relações de poder no local de trabalho, assim como dos bens que possibilitam aos indivíduos controlar sua própria produção (p. ex., no caso de artesãos e artífices) ou o processo de produção envolvendo grupos maiores de trabalhadores em fábricas ou escritórios.

Discriminação e racismo

Enquanto dimensões de identidade individual, tais como raça/etnia, gênero e orientação sexual não são manipuláveis por intervenções de saúde pública, as consequências de adotar essas categorias como rótulos sociais são inteiramente maleáveis e, portanto, têm significado social como exposições no sentido descrito anteriormente (Kaufman e Cooper, 2001). A distinção-chave é que a quantidade causal não é a identidade do indivíduo *per se*, mas sim a percepção dessa identidade por outros, e o papel que essa percepção desempenha ao influenciar o comportamento de indivíduos e de instituições que a pessoa encontra. O comportamento diferencial de indivíduos e instituições com base na categorização social percebida é descrito amplamente como "discriminação", inclusive as formas de discriminação correspondentes a dimensões específicas de identidade, tais como "racismo", "sexismo", e assim por diante (Krieger, 1999).

A metodologia para avaliação da discriminação em levantamentos tem focado, com maior frequência, o autorrelato de afrontas interpessoais e experiências de percepção de injustiça (p. ex., McNeilly et al., 1996). Uma limitação óbvia dessa abordagem é que a discriminação não precisa ser percebida pelo respondente, a fim de gerar consequências, e, na verdade, a discriminação estrutural e institucional pode, frequentemente, ser invisível para o indivíduo. Uma inovação para se conseguir maior sensibilidade nesse particular é inquirir os indivíduos não sobre suas próprias experiências, mas sobre as experiências enfrentadas por outros que compartilham sua identidade (Taylor et al.,1990).

Outra abordagem é usar os delineamentos experimentais, ou quase experimentais, para isolar o efeito da percepção da identidade sobre a tomada de decisão de um indivíduo ou processo institucional. Por exemplo, "estudos de auditagem" de encontros médicos ou econômicos, tais como encaminhamento para procedimentos cirúrgicos, ou pedido de emprego, envolvem a comparação de casos pareados (observacional ou experimentalmente) sobre características individuais, com exceção da categoria social de interesse (normalmente raça e/ou gênero), a fim de isolar o efeito causal da percepção de ser membro de um grupo sobre o processo de decisão (Yinger, 1986; Darity, 2003). Quando sujeitos reais são pareados por covariáveis observadas, existe a possibilidade de que o desequilíbrio persista em atributos não mensurados (Heckman, 1998). Quando são usados atores em lugar de sujeitos reais, ou quando vinhetas de casos, prontuários médicos ou solicitações de emprego são criadas artificialmente para ser completamente idênticos exceto pelo identificador de grupo, então a discriminação causal é identificável diretamente (Blank et al., 2003).

Fatores sociais definidos e mensurados em nível agregado

Numerosas quantidades importantes em epidemiologia social não são definidas em nível individual ou familiar, mas com relação a alguma agregação maior, frequentemente vizinhanças, condados, estados ou nações. As vizinhanças, especialmente, têm sido de interesse em epidemiologia social há muito tempo (Kawachi e Berkman, 2003), apesar do fato de que nenhum consenso foi alcançando ainda sobre o que constitui uma definição operacional de vizinhança (O'Campo, 2003). Por causa da dependência frequente de dados censitários rotineiros para caracterizar agregações de indivíduos, fronteiras administrativas tais como grupos de quarteirões e áreas de censo nos Estados Unidos (e distritos de enumeração do censo no Reino Unido) têm sido os substitutos para limites de vizinhanças mais largamente usados, embora as localizações dessas fronteiras geralmente sejam desconhecidas pelos habitantes.

Privação

Da mesma maneira que os recursos materiais de indivíduos e de famílias caracterizam posição socioeconômica, os recursos materiais de uma vizinhança podem ser usados para caracterizar o grau de privação da comunidade. Os recursos materiais podem ser agregados de dados em nível individual, tais como a renda média ou o grau de escolaridade médio, ou podem ser recursos definidos somente com relação à vizinhança, tais como densidade populacional, presença de clínicas de saúde ou de calçadas, prevalência de janelas quebradas ou de pichações, ou da magnitude de alguma quantidade sumária, tal como "desorganização social" ou "eficácia da vizinhança" (Haan et al., 1987). Quando escores sumários são criados a partir de um número de variáveis sociais, métodos analíticos fatoriais ou de variáveis latentes frequentemente são empregados a fim de encontrar ponderações para as quantidades componentes (Raudenbush e Sampson, 1999; Oakes e Kaufman, 2006, p. 216-226). Várias escalas têm sido definidas na literatura e têm alcançado uso disseminado, tais como os índices de privação de Townsend e Carstairs, que foram desenvolvidos no Reino Unido. As variáveis empregadas para caracterizar vizinhanças são, com maior frequência, aquelas disponíveis de dados do censo e outros dados administrativos, mas a observação direta de vizinhanças também tem sido empregada em vários estudos, a fim de oferecer uma avaliação mais completa do ambiente social e material (Caughy et al., 2001; Oakes e Kaufman, 2006, p. 193-202).

Segregação

A segregação residencial é uma medida do arranjo físico sistemático de indivíduos com relação a alguma dimensão de identidade social, na maioria das vezes raça/etnia, dentro de comunidades ou de unidades espaciais maiores, tais como condados ou cidades (Oakes e Kaufman, 2006, p. 169-192). A segregação emerge de uma mistura complexa de fatores, inclusive escolhas voluntárias e restrições involuntárias, tais como discriminação no mercado de habitações e barreiras econômicas à mobilidade. Massey e Denton (1988) identificaram 20 índices estatísticos de segregação racial e os agruparam em cinco dimensões distintas: regularidade, exposição, concentração, centralização e aglomeração.

Regularidade é simplesmente o grau em que um grupo minoritário é distribuído uniformemente pelo espaço e pode ser avaliada estatisticamente pelo *índice de dissimilaridade*:

$$\frac{\sum_{i=1}^{n}(t_i|p_i - P|)}{2TP(1-P)}$$

onde n é o número de unidades espaciais, t_i é a população da unidade i, T é a população total de todas as unidades espaciais combinadas, p_i é a proporção da unidade i que é minoria e P é a proporção da população total que é minoria. Portanto, o índice de dissimilaridade mede a percentagem da população do grupo minoritário que teria que mudar de residência para que cada unidade espacial que tivesse a mesma percentagem daquele grupo que a população tem no geral, com o índice variando de 0 (nenhuma segregação) a 1 (segregação completa).

Um índice alternativo de regularidade é o coeficiente de Gini, que é a diferença média absoluta entre proporções de grupo minoritário ponderada entre todos os pares de unidades especiais, expressa como uma proporção da diferença média ponderada máxima:

$$\frac{\sum_{i=1}^{n}\sum_{j=1}^{n}(t_i t_j |p_i - p_j|)}{2T^2 P(1-P)}$$

onde i e j são índices para unidades espaciais, e, portanto, o coeficiente de Gini também varia de 0 a 1. Há medidas adicionais de regularidade, inclusive a entropia de Theil (ou índice de informação) e o índice de Atkinson (Iceland et al., 2002).

Exposição é a dimensão da segregação que diz respeito à extensão de contato potencial, ou interação, entre membros de grupos sociais diversos. A regularidade e a exposição são correlatas, porém distintas, porque, diferentemente das medidas de regularidade, a exposição leva em conta os tamanhos relativos dos grupos sendo comparados. As duas medidas de exposição que foram identificadas por Massey e Denton (1988) representam a probabilidade de que uma minoria escolhida aleatoriamente compartilhe uma unidade espacial com uma pessoa da maioria (índice de interação) ou com outra pessoa da minoria (índice de isolamento). Quando apenas dois grupos são considerados, a soma das duas medidas é a unidade.

Concentração descreve a quantidade relativa de espaço físico ocupada por cada grupo social. Considerando-se dois grupos minoritários que tenham representação igual na população total, o grupo que ocupa o menor espaço físico pode ser considerado mais altamente segregado. Das três medidas de concentração identificadas por Massey e Denton (1988), a mais antiga é o "delta" de Hoover, que representa a proporção de minorias em unidades espaciais que têm densidade acima da média das minorias:

$$\frac{\sum_{i=1}^{n} |(x_i / X) - (a_i) A)|}{2}$$

onde x_i é a população do grupo minoritário e a_i é a área de terra na unidade espacial i, e X é a população minoritária total e A é a área de terra total de todas as unidades espaciais combinadas.

A quarta dimensão da segregação é a centralização, que se refere à localização da população minoritária em relação ao centro geográfico da maior área sob consideração. Uma medida relativa de centralização representa a proporção da população minoritária que teria que mudar de unidades espaciais para ser distribuída como a população majoritária, ao passo que uma medida absoluta de centralização considera somente a distribuição espacial do grupo minoritário, sem referência à distribuição do grupo majoritário. Tanto medidas relativas como absolutas variam de −1 a 1, com números negativos indicando residência distante do centro geográfico da área maior e números positivos indicando residência próxima do centro. Alguns autores consideram que a dimensão de centralização é irrelevante de modo crescente, pois as cidades americanas mantêm a tendência de crescimento e desenvolvimento suburbanos, tornando menos significativa uma localização residencial que seja próxima ou distante do centro geográfico da área metropolitana.

Finalmente, aglomeração é a dimensão de segregação que representa se ou não as minorias residem em unidades espaciais contíguas. Um índice absoluto de aglomeração mensura o número médio de minorias em unidades espaciais adjacentes como uma proporção da população do denominador total dessas unidades. Alternativamente, uma medida de aglomeração relativa compara a distância esperada entre dois indivíduos quaisquer da minoria escolhidos ao acaso, com a distância esperada entre dois membros da maioria escolhidos aleatoriamente. Massey e Denton (1988) também propõem as medidas "interação distância-decadência" e "isolamento distância-decadência", que representam as probabilidades de que a pessoa que alguém da minoria encontre em seguida seja um membro do grupo majoritário ou minoritário, respectivamente.

Desigualdade

A segregação residencial é meramente uma dimensão da desigualdade, mas a distribuição diferencial de recursos sociais e materiais na sociedade pode ser considerada junto com qualquer uma de outras numerosas dimensões também. O maior interesse tem sido a desigualdade econômica – por exemplo, a distribuição desigual de renda ou riqueza em uma população. Uma agenda de pesquisa correlacionando desigualdade econômica à saúde da população tem sido foco primário da atividade epidemiológica social por pelo menos duas décadas (Lynch et al., 2004; Oakes e Kaufman, 2006, p. 134-168), estimulada, em parte, por níveis crescentes de renda e desigualdade de riqueza nas sociedades industrializadas desde a década de 1970. Enquanto os artigos iniciais focavam a variação da distribuição de renda entre as nações ricas, a literatura se expandiu rapidamente para incluir comparações de unidades políticas menores, tais como estados e províncias, bem como condados e áreas metropolitanas. Os estudos pesquisaram uma grande variedade de desfechos de saúde, com ênfase sobre várias medidas de risco de mortalidade por todas as causas ou por causas específicas. A maioria dos estudos também ajustava para alguma medida absoluta de riqueza ou pobreza, tal como renda per capita. O ajuste foi motivado pela preocupação de que se os indivíduos com rendas baixas têm risco mais alto de desfechos adversos e vivem desproporcionalmente em áreas com maior desigualdade de renda, então o efeito causal da desigualdade pode ser confundido. Esse confundimento potencial tem sido descrito como um problema de desembaralhar os efeitos "composicionais" dos "contextuais" da desigualdade de renda e levou, na última década, ao uso disseminado de modelos multinível a fim de abordar essa preocupação (Greenland, 2001a; Subramanian e Kawachi, 2004). Entretanto, o erro de especificação do modelo (p. ex., uso de regressão linear, embora a verdadeira relação seja não linear) ainda deixará desigualdade e desfechos de saúde associados, mesmo que não haja efeito causal verdadeiro da desigualdade (Gravelle, 1998).

Várias medidas populares de desigualdade de renda ou de riqueza são derivadas da curva bem conhecida introduzida por Lorenz em 1905 (Cowell, 1995). Para construir a curva de Lorenz, ordenam-se hierarquicamente os n indivíduos na população de acordo com a quantidade de interesse y – por exemplo, renda – de sorte que $y_1 \leq y_2 \leq y_3 \leq ... \leq y_n$, e passa-se através da população do valor de renda mais baixo para o mais alto. O eixo horizontal da curva de Lorenz mede a proporção cumulativa de indivíduos passada em qualquer ponto, $F(y)$, de modo que corre de 0 na esquerda para 1 na direita. A porção cumulativa da renda por conta dos indivíduos classificados, $\Phi(y)$, está registrada similarmente no eixo vertical: quando se atinge uma renda y_i ao passar da esquerda para a direita através dos valores de renda, a proporção de renda cumulativa correspondente, p, mantida pelos indivíduos à esquerda de y_i, é grafada. O gráfico resultante de $F(y)$ versus $\Phi(y)$ é a curva de Lorenz (Fig. 26.1). Como os indivíduos estão ordenados por ranqueamento, a curva sempre deve ficar ao longo da diagonal de 45º (no caso de igualdade perfeita) ou ser estritamente convexa sob a diagonal (se houver qualquer desigualdade).

O coeficiente de Gini definido na seção anterior é a medida de desigualdade mais comum e tem a propriedade atraente de ser a proporção da área sob a diagonal que está acima da curva de Lorenz. Portanto, quando há igualdade perfeita, essa área desaparece, e o coeficiente de Gini é 0. Quando há desigualdade completa (a unidade mais rica y_n detém 100% da renda na população), então 100% da área sob a diagonal está acima da curva de Lorenz, e o coeficiente de Gini é igual à unidade. Apesar de seu uso disseminado, o coeficiente de Gini tem a desvantagem notável de conferir ponderação diferencial de transferências que ocorrem em várias localizações da distribuição. Por exemplo, uma transferência de uma quantidade fixa de renda que ocorre entre um indivíduo mais rico e um mais pobre tem um efeito muito maior sobre o coeficiente de Gini se os dois indivíduos estiverem perto do centro dos ranqueamentos do que se estiverem nos extremos.

Algumas outras medidas de desigualdade têm sido aplicadas na literatura epidemiológica social, inclusive índice de Robin Hood, índice de Atkinson e entropia de Thiel (Cowell, 1995). O índice de Robin Hood é a distância vertical máxima entre a diagonal de 45º representando a igualdade perfeita e a curva de Lorenz. Isso pode ser interpretado como a proporção da renda total na população que teria que ser transferida dos indivíduos acima da média para aqueles abaixo da média, a fim de se obter igualdade na distribuição das rendas. O cálculo do índice de Atkinson requer especificação de uma constante de bem-estar social que represente a aversão da sociedade à desigualdade, e, portanto, talvez ele seja menos largamente aplicado por causa da dificuldade em se apurar esse valor. O índice de entropia de Theil foi introduzido no final da década de 1960 e se baseia na teoria

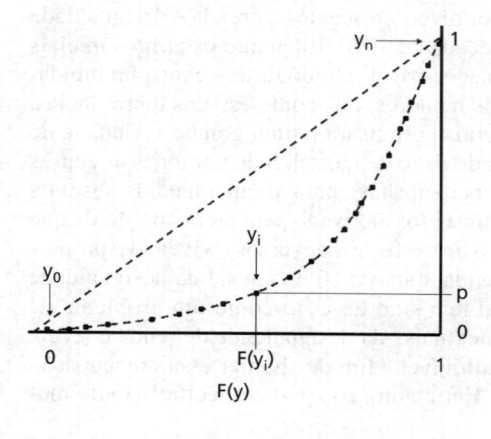

FIGURA 26.1 • A curva de Lorenz, mostrando a porção cumulativa de renda por conta dos indivíduos ranqueados.

da informação. Consideremos que a parte de um indivíduo da renda total $= s_i = y_i/n\bar{y}$. Assim, por exemplo, se $s_i = 1/n$, todos recebem uma porção igual. Então, a medida de desigualdade de Theil é

$$\sum_{i=1}^{n} s_i \left[\ln(s_i) - \ln\left(\frac{1}{n}\right) \right] = \frac{1}{n} \sum_{i=1}^{n} \frac{y_i}{\bar{y}} \ln\left(\frac{y_i}{\bar{y}}\right)$$

Esse índice tem, portanto, um intervalo de uma variação de 0 a ∞, com os valores mais elevados representando maior entropia, e, assim, uma distribuição de renda mais igual.

Capital social
Outra característica de uma comunidade, a vizinhança, ou outra agregação natural de indivíduos, é o nível de "capital social": a totalidade de organização social, inclusive redes e relações de confiança e obrigações, que funcionam para o benefício, ou detrimento, mútuo dos habitantes. Essa conceitualização comunitária, que domina as aplicações epidemiológicas contemporâneas, é atribuída frequentemente ao trabalho de Putnam e contrasta com uma conceitualização alternativa atribuída a Bordieu, que vê o capital social primariamente como um atributo dos indivíduos (Portes, 2000). De acordo com a interpretação dominante de capital social na pesquisa de saúde pública, os laços entre indivíduos e as pontes e ligações de subgrupos dentro da comunidade maior atuam para produzir atributos de confiança coletiva na sociedade e resultam em um nível elevado de funcionalidade e coesão. Em compatibilidade com esse ponto de vista, as medidas comuns de capital social na pesquisa de saúde têm envolvido índices de participação cívica, tais como votar, ou respostas a levantamentos com relação a níveis de filiação em organizações voluntárias, e níveis relatados de "confiança interpessoal" (Baum e Ziersch, 2003).

Intimamente ligado ao conceito de capital social é o estudo de redes sociais, que tem estabelecido uma metodologia dentro da sociologia e, no entanto, tem sido menos consistentemente aplicado em pesquisas de saúde pública (Wasserman e Faust, 1994). Essa abordagem analítica adota uma visão de capital social influenciada mais fortemente por Coleman, focando a estrutura social e a permuta de materiais e informações. Conceitos correlatos podem ser encontrados em trabalhos anteriores de epidemiologia psicossocial em torno de ideias tais como "suporte social" e "suporte instrumental", baseadas em escalas resumidas de questões de levantamento da escala de Likert (Berkman, 1984). Porém, em contraste com esses métodos iniciais, a análise de redes sociais é de nível agregado, considerando a estrutura das ligações entre indivíduos na população e como elas funcionam para transmitir informações, assistência material ou mesmo agentes infecciosos (Oakes e Kaufman, 2006, p. 267-286). As redes são representadas como arcos direcionados entre nós, que dão origem a parâmetros tais como densidade, centralização e aglomeração (ou segmentação), e facilitam a modelagem estatística para redes estáticas ou dinâmicas, tais como estruturas de tomada de decisão, padrões de assistência mútua ou estruturas de relação sexual (Morris, 2004). De maneira notável, a análise de rede social permite explicitamente que as respostas potenciais de uma unidade a uma exposição dependam dos tratamentos designados para outras unidades, possibilitando, assim, violações da "suposição de unidade-estável-tratamento-valor" (Rubin, 1978, 1990a, 1991) usada na maioria das aplicações de modelos de desfecho potencial. Tais análises requerem investimento significativamente maior na coleta de dados, mas são, obviamente, muito melhor adequadas à tarefa de fornecer modelos realísticos de fenômenos sociais do que as perguntas estáticas, de foco individual, dos levantamentos de épocas passadas (Koopman e Lynch, 1999).

ABORDAGENS ANALÍTICAS
Modelagem multinível
Das inovações estatísticas das últimas décadas, nenhuma foi tão ligada à epidemiologia social quanto os modelos multiníveis, também conhecidos como regressão hierárquica (Cap. 21). Esse

casamento de método e aplicação surgiu no começo da década de 1990, com revoluções aproximadamente coincidentes na teoria e tecnologia. A revelação teórica foi que a epidemiologia social não podia evoluir sem consideração explícita das estruturas hierárquicas, uma necessidade articulada de maneira forçada pela metáfora de Susser de "caixas chinesas" (Susser e Susser, 1996). O paradigma das "caixas chinesas" tinha a intenção de estender a tradicional "caixa preta" epidemiológica de modo a englobar níveis múltiplos e aninhados de organização, do molecular ao individual e do indivíduo ao social. Na tecnologia, a inovação foi o advento dos métodos de regressão para dados aglomerados em *software* estatístico popular, com progresso rápido na década de 1980 no desenvolvimento e implantação dos modelos de coeficiente aleatório e de média populacional. O trabalho inicial de Mason e colaboradores (1983) introduziu esses métodos na sociologia, embora se passasse uma década ou mais antes que eles se tornassem comuns em aplicações epidemiológicas sociais (O'Campo et al., 1997).

O termo *modelo multinível* é usado agora tão amplamente, ao ponto de incluir qualquer técnica estatística que abrigue dados aglomerados, mas o modelo de coeficiente aleatório tornou-se uma forma comum em aplicações de epidemiologia social (Subramanian e Kawachi, 2004; Oakes e Kaufman, 2006, p. 316-340). O dilema estatístico fundamental é que os analistas epidemiológicos passaram a confiar fortemente em métodos de regressão para condicionar sobre múltiplas covariáveis sem criar casalas esparsas. Porém, os métodos-padrão de ajuste de modelo presumem observações independentes, uma suposição falsa em delineamentos, tais como ensaios por conglomerados ou estudos de coorte com medidas repetidas, ou quando os dados forem coletados em vários níveis de uma hierarquia natural, tais como indivíduos dentro de vizinhanças. Se, depois do controle de covariáveis, uma variável agregada (tal como vizinhança) ainda predisser o desfecho, então uma análise que ignore essa variável produzirá estimativas de variância viesadas para coeficientes estimados de preditores em nível de vizinhança e, portanto, levará a testes e intervalos inválidos.

Para ilustrar o conceito de multinível, consideremos desfechos contínuos Y_{ij} para $i = 1, ..., n$ indivíduos morando em $j = 1, ..., m$ vizinhanças, onde Y é distribuído normalmente dentro de cada vizinhança com β_{0j} e variância σ^2. O conceito de coeficiente aleatório aplicado ao intercepto (i.e., um modelo de intercepto aleatória) é presumir que as médias específicas para vizinhança β_{0j} também podem ser descritas por uma distribuição aleatória de forma conhecida – por exemplo, que elas são normalmente distribuídas com média γ_{00} e variância τ_{00}. Essas suposições dão origem a um modelo em dois níveis:

$$Y_{ij} = \beta_{0j} + \varepsilon_{ij} \quad \text{(Nível 1)}$$

$$\beta_{0j} = \gamma_{00} + \mu_{0j} \quad \text{(Nível 2)}$$

onde $\varepsilon_{ij} \sim N(0, \sigma^2), \mu_{0j} \sim N(0, \tau_{00}^2)$, e $\text{COV}(\varepsilon_{ij}, \mu_{0j}) = 0$.

O modelo combinado, substituindo β_{0j} em Nível 1 por seus componentes do Nível 2, é

$$Y_{ij} = \gamma_{00} + \mu_{0j} + \varepsilon_{ij}$$

que expressa cada desfecho como a soma de um desvio original (ε_{ij}) e um desvio de vizinhança (μ_{0j}) de uma grande média (γ_{00}). Esse modelo também é conhecido como ANOVA de efeitos aleatórios em única-via, porque separa a variabilidade em um componente devido a indivíduos e um componente devido a vizinhanças. A contribuição relativa dos componentes de variância para a variância total pode ser representada pelo coeficiente de correlação intraclasse (ou intra-aglomerado), a proporção da variabilidade em Y que ocorre entre vizinhanças, e não entre indivíduos dentro de vizinhanças:

$$\text{ICC} = \rho = \frac{\tau_{00}^2}{\sigma^2 + \tau_{00}^2}$$

(Bingenheimer e Raudenbush, 2004).

Os modelos multinível podem ser expandidos para incluir termos de coeficiente fixo e coeficiente aleatório em nível individual, em nível de vizinhança, ou ambos. Um coeficiente fixo leva o mesmo valor para todas as vizinhanças. Por exemplo, o modelo

$$Y_{ij} = \beta_{0j} + \beta_1 X_{ij} + \varepsilon_{ij} \qquad \text{(Nível 1)}$$

$$\beta_{0j} = \gamma_{00} + \mu_{0j} \text{ e } \beta_1 = \gamma_{10} \qquad \text{(Nível 2)}$$

implica que a alteração esperada em Y pelo aumento de uma unidade em X é β_1 para todas as vizinhanças. Um coeficiente aleatório para uma covariável em nível individual X, que permita uma distribuição de efeitos de X em vez de um efeito único, poderia ser modelado como

$$Y_{ij} = \beta_{0j} + \beta_{1j} X_{ij} + \varepsilon_{ij} \qquad \text{(Nível 1)}$$

$$\beta_{0j} = \gamma_{00} + \mu_{0j} \text{ e } \beta_{1j} = \gamma_{10} + \mu_{1j} \qquad \text{(Nível 2)}$$

onde $\mu_{0j} \sim N(0, \tau_{00})$, $\mu_{1j} \sim N(0, \tau_{11})$, e $\text{COV}(\mu_{0j}, \mu_{1j}) = \tau_{01}$.

Pode-se também acrescentar covariáveis em nível de vizinhança às equações de Nível 2:

$$\beta_{0j} = \gamma_{00} + \gamma_{01} Z_j + \mu_{0j} \text{ e } \beta_{1j} = \gamma_{10} + \gamma_{11} Z_j + \mu_{1j} \qquad \text{(Nível 2)}$$

Esse modelo implica que os termos de produtos cruzados (interação) entre as covariáveis X e Z, assim como um produto entre X e o efeito aleatório μ_{1j}, como pode ser visto pela substituição dos coeficientes no modelo Nível 1 por suas equações nos modelos Nível 2 para formar uma só equação combinada:

$$Y_{ij} = \gamma_{00} + \gamma_{01} Z_j + \mu_{0j} + (\gamma_{10} + \gamma_{11} Z_j + \mu_{1j}) X_{ij} + \varepsilon_{ij}$$
$$= \gamma_{00} + \gamma_{01} Z_j + \gamma_{10} X_{ij} + \gamma_{11} Z_j X_{ij} + \mu_{1j} X_{ij} + \mu_{0j} + \varepsilon_{ij}$$

Portanto, o efeito de X sobre o desfecho Y em uma dada vizinhança j dependerá do nível de Z naquela vizinhança e do efeito aleatório (termo de erro Nível 2) μ_{1j}. Para unidades com $Z = 0$, o efeito aleatório μ_{1j} é o desvio do efeito X na vizinhança j a partir do efeito médio de X em todas as vizinhanças, γ_{10}. Se somente β_{0j} for tratado como aleatório, então o produto de nível cruzado envolverá apenas Z e X:

$$Y_{ij} = \gamma_{00} + \gamma_{01} Z_j + \mu_{0j} + (\gamma_{10} + \gamma_{11} Z_j) X_{ij} + \varepsilon_{ij}$$
$$= \gamma_{00} + \gamma_{01} Z_j + \gamma_{10} X_{ij} + \gamma_{11} Z_j X_{ij} + \mu_{0j} + \varepsilon_{ij}$$

Por exemplo, para X binário, a diferença esperada entre os grupos expostos ($X = 1$) e não expostos ($X = 0$) é ($\gamma_{10} + \gamma_{11} Z_j$), e, assim, depende do valor de Z na vizinhança j.

Essa estrutura pode ser aplicada a modelos lineares gerencializados. Por exemplo, para Y_{ij} binário, o modelo Nível 1 poderia ser logístico, ao passo que os modelos Nível 2 poderiam permanecer lineares (ver o Cap. 21 para exemplos). Mais de dois níveis podem ser usados, embora aplicações com três ou mais sejam incomuns (Goldstein et al., 2002). Contudo, não importam a fórmula do modelo ou o número de níveis, um ponto-chave é que os coeficientes de regressão em modelos de efeito aleatório representam relações dentro de aglomerado (i.e., condicionais à aglomeração). Nesse aspecto, sua interpretação é paralela àquelas em análise estratificada e regressão comum. Por exemplo, no modelo linear comum $Y = \beta_0 + \beta_1 X + \beta_2 Z + \varepsilon$, o coeficiente β_1 no modelo ajustado é interpretado como a mudança esperada em Y por alteração de unidade em X, *mantendo Z fixo*. De modo semelhante, em um modelo com um efeito aleatório tal como μ_{0j} em $Y_{ij} = \gamma_{00} + \beta_1 X_{ij} + \mu_{0j} + \varepsilon_{ij}$, a interpretação de β_1 é, semelhantemente, condicional a todas as outras variáveis no modelo mantidas constantes, inclusive μ_{0j}, uma quantidade específica de vizinhança, a qual não é observável diretamente. Fazendo o rearranjo do modelo como $Y_{ij} = (\gamma_{00} + \mu_{0j}) + \beta_1 X_{ij} + \varepsilon_{ij}$, ele pode ser visto mais prontamente do que dentro da vizinhança j, a regressão de Y sobre X é linear com intercepto ($\gamma_{00} + \mu_{0j}$) e X coeficiente β_1. Observe que o modelo pressupõe que o coeficiente X seja constante ao longo das das vizinhanças. Considerando os conglomerados como estratos de análise, esse pressuposto é apenas uma versão da suposição de homogeneidade (uniformidade) feita por Mantel-Haenszel e por outros estimadores sumário discutidos no Capítulo 15. Se pudermos interpretar β_1 de maneira causal (e isso requer ausência de viés assim como especificação correta do modelo), corresponderá a pressupor um efeito uniforme de X por meio dos conglomerados, quando os efeitos são mensurados por coeficientes estimados.

Quando um coeficiente é tratado como aleatório, as estimativas de efeito específicas por conglomerado são "encolhidas" em direção ao valor médio que corresponde ao que teria sido estimado se o coeficiente houvesse sido tratado como fixo (Greenland, 2000d). Por exemplo, consideremos novamente o modelo mais simples com um intercepto aleatório, $Y_{ij} = \gamma_{00} + \mu_{0j} + \varepsilon_{ij}$. Observamos médias de amostra específicas por vizinhança $\widehat{\beta_{0j}} = \overline{Y}_j$, assim como a média da amostra marginal (total) observada $\widehat{\gamma_{00}} = \overline{Y}$. Em um estudo de coorte válido, as médias de amostra específicas por vizinhança são estimativas sem viés dos valores populacionais de β_{0j}, mas o ajuste do modelo com intercepto aleatório produz, em vez disso, estimativas que são viesadas por serem "encolhidas" na direção da média de amostra grande $\widehat{\gamma_{00}} = \overline{Y}$. A extensão na qual elas são escolhidas é uma função de sua precisão: uma vizinhança com muitas observações tem uma estimativa estável de sua média e, portanto, toma um valor próximo de $\widehat{\beta_{0j}} = \overline{Y}_j$, ao passo que uma vizinhança com menos observações tem uma estimativa instável de sua média populacional e, por isso, toma um valor próximo de $\widehat{\gamma_{00}} = \overline{Y}$. A média ponderada da variância invertida desses dois valores produz estimativas que minimizam o erro médio ao quadrado (entre as estimativas e médias da população), e também são conhecidas como estimativas bayesianas empíricas.

Frequentemente, a aplicação de modelos multiníveis em epidemiologia social é orientada em torno da interpretação ANOVA de efeitos aleatórios, separando a variância que se deve a fatores no nível da comunidade (efeitos contextuais) daquela devido a fatores em nível individual (efeitos composicionais). Por exemplo, o teste da hipótese nula de que $\tau_{00}^2 = 0$, e, assim, que ICC = 0, geralmente é tomado como evidência de que as diferenças em médias de desfecho observadas entre comunidades são por conta das covariáveis incluídas no modelo. Esse foco cria dificuldades técnicas, porque τ_{00}^2 não pode ser negativo (Self e Liang, 1987). Há também o problema mais fundamental de que covariáveis omitidas podem ser responsáveis por variabilidade residual em qualquer dos níveis. Por exemplo, pode haver grandes efeitos de características da vizinhança, mesmo quando ICC é pequeno (Bingenheimer e Raudenbush, 2004). Além do mais, se ICC > 0 mesmo depois da inclusão de características de nível individual, não há maneira lógica de verificar que a variabilidade residual entre vizinhança é, portanto, de natureza contextual (i.e., devido à omissão de fatores em nível de vizinhança). Verificações de efeitos contextuais devem, portanto, basear-se nos coeficientes estimados de variáveis mensuradas em nível de vizinhança, em vez de na variabilidade que permanece depois que variáveis de nível individual tenham sido incluídas no modelo (Oakes, 2004).

Uma suposição importante do modelo multiníveis, que é necessária para a interpretação causal dos coeficientes estimados, é que não há correlação residual entre preditores de nível individual e efeitos aleatórios em nível de vizinhança (i.e., termos de erro Nível 2), essencialmente um pressuposto de confundimento não residual. De modo interessante, enquanto a inquietação com a validade desse pressuposto tem preocupado economistas durante décadas (p. ex., Hausman e Taylor, 1981), ela recebe consideravelmente menos atenção em bioestatística e epidemiologia. Os econometristas geralmente testam para suas violações com um teste de especificação de Hausmann (Greene, 2003, p. 301-303) e revertem para uma análise de efeitos fixos, se não houver evidência de tal violação. A hipótese nula do teste é que não há correlação residual entre exposições e efeitos aleatórios. Sob a nulidade, tanto os modelos de efeitos aleatórios como os de efeitos fixos não terão viés, mas as estimativas de efeitos aleatórios serão mais eficientes (i.e., terão menos erros padrão). Se a hipótese nula for falsa, contudo, então somente as estimativas de efeitos fixos permanecerão sem viés e poderão ser preferidas apesar de seu maior custo em termos de graus de liberdade.

Modelos marginais

Os modelos descritos até aqui exibem a relação de Y com covariáveis entre sujeitos *dentro* do conglomerado, e por isso são chamados de modelos "sujeito-específicos" ou "conglomerado-específicos". Uma classe diferente de modelos, os modelos marginais, descreve a alteração na média de Y *por meio* de aglomerados, e por isso são descritos, frequentemente, como modelos de "população média". Em vez de ingressar efeitos de conglomerado como termos aleatórios, esses modelos dão conta dos efeitos de conglomerado pela introdução de parâmetros para correlações dentro de conglomerado e pelo uso de um método de ajuste (equações de estimativa generalizada ou GEE) que leva em conta essas correlações. O método está disponível nos principais pacotes de *software* (Diggle et al., 2002, p. 70-80). Os modelos marginais podem ser vistos como multiníveis, pois permitem a inclusão de preditores de ambos os níveis de agregação. Ao contrário dos modelos dentro do conglomerado, porém, não modelam distribuições de efeito diretamente dentro de aglomerados.

Suponhamos que há efeitos de vizinhança além daqueles capturados pelas covariáveis modeladas, e um deles ajusta o modelo para o desfecho que não é linear, nem log-linear (p. ex., um modelo de regressão logística). Nesse caso, os parâmetros, e, portanto, as estimativas dos modelos marginais tenderão a diferir dos parâmetros e estimativas correspondentes de modelos dentro de aglomerado, especialmente se o desfecho Y for binário com $Y = 1$ comum (Diggle et al., 2002, p. 131-137). A diferença entre os parâmetros intracluster e de média populacional é apenas um caso geral do fenômeno da não colapsilidade para razões de chances ilustrado no Capítulo 4, e, como aquele fenômeno, pode levar a grande confusão de interpretação e uso. A escolha da abordagem decorre da questão em estudo. Modelos intracluster são adequados para estimar o efeito sobre Y de alterações em X dentro do conglomerado, embora possam exigir pressupostos de tais efeitos como homogêneos. Em contraste, os modelos marginais são adequados para estimar o efeito sobre Y de uma mudança de X na população total (i.e., o efeito sobre a média de Y de uma unidade de alteração em X em todos os aglomerados), condicional a outras covariáveis no modelo. Nesse respeito, os modelos marginais são apenas generalizações de padronização (Sato e Matsuyama, 2003; ver Cap. 21).

Decomposição de efeito

Uma estratégia analítica comum em epidemiologia social é a decomposição de efeitos pela comparação de duas estimativas de efeito ajustadas para a exposição de efeito social: uma estimativa ajustada para confundidores potenciais; e uma estimativa ajustada para o mesmo grupo de confundidores potenciais, mais uma ou mais variáveis adicionais que são intermediárias causais hipotéticas (i.e., ficam em caminho[s] pelos quais a exposição exerce seu efeito). Esse contraste então é usado, tipicamente, para distinguir o efeito *indireto* da exposição, por meio de variáveis intermediárias especificadas, de seu efeito *direto*, transmitido pelas vias que não envolvem as variáveis intermediárias especificadas (Fig. 26.2). Se o controle de fatores intermediários causais hipotéticos atenua muito um efeito estimado de exposição, infere-se, normalmente, que o efeito da exposição é mediado primariamente pelas vias envolvendo essas quantidades; um pequeno grau de atenuação é interpretado como evidência de que outras vias predominam (Szklo e Nieto, 2000, p. 184-187).

Contudo, trabalho recente sobre as definições formais de efeitos diretos e indiretos em um esquema de resposta potencial lança uma suspeita considerável sobre essa abordagem (Robins e Greenland, 1992). Um problema (descrito no Cap. 12) é que o ajuste para uma variável intermediária pode introduzir confundimento onde não havia antes. Outro problema é que os efeitos diretos não precisam ter magnitude menor do que os totais. Consideremos o exemplo simples de um desfecho binário de categoria de sem-teto ($Y = 1$) para um homem jovem, como uma função de escolaridade (abandono do curso secundário = 1; diploma de curso secundário = 0) e *status* de emprego ($Z = 1$, se desempregado; $Z = 0$, em caso contrário). Desejamos considerar a proporção do efeito total de abandono do curso secundário sobre categoria de sem-teto, que se deve ao efeito de tal abandono sobre o desemprego (frequentemente expresso como a extensão em que o desemprego "medeia" o efeito da escolaridade sobre a categoria de sem-teto). A tarefa envolve a decomposição do efeito total de X em porção que é direta e porção que é indireta (i.e., repassada por meio de Z) (Fig. 26.2).

Agora suponhamos que temos uma população de homens jovens que têm, todos, o mesmo conjunto de respostas potenciais a intervenções que encorajam a conclusão do ensino médio ou que auxiliam a obtenção de emprego pelo treinamento ou colocação em um trabalho: (a) se induzidos a completar o curso secundário ou não, ficarão desempregados ($Z = 1$), se não houver oferta de treinamento ou colocação em um trabalho; (b) quer induzidos ou não a concluírem o curso secundário, se o emprego for negado ($Z = 1$), se tornarão sem-teto ($Y = 1$); e (c) se ajudados a se tornarem empregados (providenciando-se treinamento e colocação em emprego) ($Z = 0$), não se tornarão sem-teto ($Y = 0$) se forem induzidos a concluir o curso secundário ($X = 1$), mas se tornarão sem-teto ($Y = 1$) se não forem motivados a completar o secundário ($X = 0$). Nessa população, portanto, o efeito total de X é $\Pr[Y = 1/\text{Set}(X = 1)] - \Pr[Y = 1/\text{Set}(X = 0)] = (1 - 1) = 0$. Entretanto, o efeito direto no estrato empregados ($Z = 0$) é $\Pr[Y = 1/\text{Set}(X = 1, Z = 0] - \Pr[Y = 1/\text{Set}(X = 0, Z = 0] = (1 - 0) = 1$. A noção de repartir o efeito total em seus caminhos constituintes direta e indireta é, portanto, deficiente, porque o efeito nulo nesse caso, supostamente, deve ser dividido em duas partes, uma das quais é positiva e a outra é nula (Kaufman et al., 2004).

A decomposição de efeito é tomada emprestada das ciências sociais, para as quais tem servido como fundamento para análise de caminhos e modelagem de equações estruturais. O problema ilustrado anteriormente surge quando se aplica esse método fora dos modelos usados pelos criadores originais. Especificamente, a decomposição é interpretável quando não há interação em escala aditiva entre a exposição e a variável intermediária (i.e., quando há homogeneidade da diferença de riscos em estratos de Z), e quando modelos de efeito linear são empregados, tais como modelos de equações estruturais lineares. Entretanto, a prática na epidemiologia social de aplicar essa abordagem a medidas de razão de efeito, e sobre efeitos específicos de estrato intermediário heterogêneos, não é confiavelmente válida.

Conhecimento do *background* frequentemente está disponível para os pesquisadores e deve ser usado a fim de especificar modelos estruturais de exposições socioeconômicas (Kaufman e Kaufman, 2001). Quando identificáveis a partir da estrutura especificada, tanto os efeitos diretos totais como controlados da exposição sobre uma escala aditiva podem ser estimados (Pearl, 2000, p. 163-165). O contraexemplo precedente alerta contra considerar a razão entre os efeitos diretos controlados e totais como a "proporção explicada" pela variável intermediária especificada. Da mesma forma, sua diferença geralmente não é o efeito indireto, exceto nas condições estreitamente definidas listadas anteriormente. Em vez disso, o efeito direto controlado é o efeito causal médio obtido pelo estabelecimento da população-alvo em diferentes estados de exposição, enquanto, ao mesmo tempo, mantendo a variável intermediária fixada em um valor especificado. A menos que se pressuponha que esses efeitos diretos específicos por estrato sejam homogêneos, o valor no qual a variável intermediária é para ser fixada também deve ser especificado, porque pode haver tantos efeitos diretos controlados quanto estratos da variável intermediária (Petersen et al., 2006).

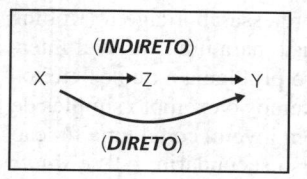

FIGURA 26-2 • Um grafo causal mostrando um efeito indireto de X e Y repassado pela intermediária especificada Z e um efeito direto de X e Y.

Conceitos de curso de vida

Outro conceito-chave em epidemiologia social, que tem evoluído rapidamente durante a última década, é o modelo de curso de vida, que leva em conta a trajetória dinâmica de exposições sociais ao longo do tempo de vida do indivíduo, em vez de uma simples associação transversal entre *status* social do adulto e saúde do adulto, que é modelada tantas vezes (Kuh et al., 2004). O interesse nesse modelo foi instigado pelo acúmulo de evidências de que as condições sociais no início da vida têm um efeito no risco do adulto para doença crônica, conforme postulado, por exemplo, pela hipótese de Barker, que sugere que a privação durante períodos da vida fetal ou infantil "programa" o indivíduo para um grau mais alto de suscetibilidade a doenças cardiovasculares e metabólicas na idade adulta (Barker, 1992). O modelo de curso de vida expandiu-se cedo, contudo, para incluir não apenas uma consideração de condições perinatais e de adultos, mas combinações, acúmulo e interações de condições e experiências ao longo de todas as fases da vida.

Vários modelos analíticos específicos para abordar efeitos do curso de vida têm sido descritos na literatura. Um modelo de "efeitos latentes" foca exposições sociais no início da vida – por exemplo, posição social parental – frequentemente com controle para *status* social de adulto, a fim de estimar o efeito direto das condições precoces na vida sobre desfechos mais tardios (i.e., ignorando o efeito indireto que ocorre porque a posição social parental é um determinante da posição social da prole). Outra conceitualização é um "modelo de caminho", que foca não meramente os efeitos diretos da privação no começo da vida, mas sim os efeitos totais dessa vantagem por precipitar uma "cadeia de risco social", ou "trajetória de vida", na qual uma exposição desvantajosa predispõe a outra durante o curso da vida (Marmot e Wilson, 1999). Algumas vezes, esse efeito total da "trajetória de vida" é modelado por um "modelo de mobilidade social", em que a análise considera padrões contrastantes de movimento social para cima ou para baixo, tais como o contraste entre aqueles que estão em uma categoria inferior de posição social em cada ponto mensurado do curso de vida, comparado com aqueles que subiram de uma categoria mais baixa para uma mais elevada ou, alternativamente, de uma superior para uma inferior. O delineamento analítico possibilita a consideração da seleção por saúde, (i.e., indivíduos doentes declinando em sua posição social, em consequência de sua enfermidade) e de interação entre pontos no tempo, tal como na hipótese de Forsdahl de que a exposição conjunta de privação no início da vida e excesso de alimentação no adulto sejam um determinante particularmente potente de doença cardiovascular (Forsdahl, 1978). O modelo de "mobilidade social" pode ser contrastado com um "modelo cumulativo", o qual, como o "modelo de caminho" descrito, considera o efeito cumulativo total da privação ao longo de todo curso da vida, sem considerar períodos críticos nem padrões de mobilidade específicos (Stanfeld e Marmot, 2002).

Experimentos e quase experimentos

Dado o potencial para confundimento forte na epidemiologia social observacional, é natural que se considere a randomização de delineamentos. Várias intervenções sociais randomizadas bem-sucedidas têm sido conduzidas e relatadas, tais como o estudo Moving To Oportunity[*] (MTO), no qual residentes em habitações pobres foram alocados aleatoriamente para receber títulos para moradias fora da situação de pobreza (Leventhal e Brooks-Gunn, 2003). Os pesquisadores, entretanto, podem colher os benefícios da randomização por meio de uma variedade de delineamentos além dos experimentos controlados tradicionais. Por exemplo, eles podem tirar vantagem de uma alocação aleatória que é preditiva de exposição, mesmo quando a exposição de interesse não tenha sido designada de forma aleatória. Hearst e colaboradores usaram tal abordagem para estimar o efeito do serviço militar durante a Guerra do Vietnã sobre a mortalidade dos veteranos no período pós-guerra, evitando o viés de seleção associado aos determinantes de serviço não mensurados, aproveitando o fato de que datas de nascimento foram selecionadas aleatoriamente em um sorteio, a fim de determinar a elegibilidade

---

[*] Movendo-se para a oportunidade.

para o recrutamento (Hearst et al., 1986). Essa técnica é designada como "análise variável instrumental" e tem uma longa tradição em econometria (Oakes e Kaufman, 2006, p. 429-460; ver Cap. 12). Em outros exemplos, os pesquisadores foram capazes de encontrar dados em que a natureza tinha feito a gentileza de alocar a exposição de interesse de maneira essencialmente aleatória, como quando Costello e colaboradores, testaram teorias concorrentes de causação social *versus* seleção social na etiologia de psicopatologia em crianças, fazendo uso de um incidente financeiro fortuito que afetou parte das crianças em um estudo longitudinal (Costello et al., 2003).

Conforme discutido no Capítulo 6, uma fraqueza primária dos delineamentos randomizados diz respeito à capacidade de generalização, porque os participantes em ensaios normalmente são diferentes dos não participantes. Por exemplo, o estudo de vencedores da loteria pode ser um modo ideal de estimar os efeitos da suplementação de renda, porque os vencedores e perdedores diferirão apenas aleatoriamente, em relação aos confundidores potenciais. No entanto, os indivíduos se autosselecionam para estarem no experimento ao comprar um bilhete de loteria, e, assim, qualquer generalização para uma população que inclua não participantes pode ser limitada. A interpretação é ainda mais complicada se houver "não adesão", significando que alguns participantes optam por não aderir a seu regime de tratamento alocado, ou que a alocação aleatória muda o comportamento dos participantes de outras maneiras além do de receber o tratamento de interesse (Kaufman et al., 2003). Esses problemas podem, em alguma extensão, ser abordados analiticamente se informações sobre todos os alocados estiverem disponíveis, porém, muitas vezes, isso não ocorre. Por exemplo, se uma proporção substancial de vencedores da loteria deixar de reclamar seus prêmios, a não adesão provavelmente introduzirá viés na comparação de interesse (porque esperamos que comportamentos tais como perder um bilhete ou deixar de tomar conhecimento de ter ganhado estejam associados a traços da personalidade), e, provavelmente, não teremos ideia alguma de quem sejam os não aderentes.

No caso de intervenções sociais aleatórias, mudanças em condições individuais podem afetar o contexto social total, violando a suposição feita pela maioria dos métodos estatísticos de que o tratamento de um indivíduo não afeta outros. Tal violação ocorreria, por exemplo, se uma intervenção tal como designar aleatoriamente indivíduos em habitações com condições de pobreza para receber títulos de moradia fora da zona de pobreza alterasse as características das várias vizinhanças envolvidas, de maneira tal a afetar os desfechos (Sobel, 2006). Há numerosas outras limitações à condução e interpretação de estudos randomizados, especialmente para as intervenções complexas de interesse para a epidemiologia social (Kaufman et al., 2003).

Abordagem histórico-narrativa

A abordagem mais antiga, e mais largamente utilizada, para examinar o efeito de exposições sociais sobre a saúde é a que é usada com menor frequência pelos epidemiologistas: a abordagem histórico-narrativa. Esse método envolve contar a história sobre exposições e desfechos no contexto histórico-social em que realmente aconteceram, em vez de no contexto abstrato e idealizado definido por modelos estatísticos. Descrições histórico-narrativas podem ser quantitativas, ao envolver resumos numéricos do que aconteceu. Elas podem contemplar assertivas causais, ao argumentar que os eventos são resultados de condições específicas, que, se tais condições não fossem pertinentes, teriam sido diferentes. O que esse método evita, entretanto, é a generalidade sedutora dos modelos estatísticos, cujos resultados são muitas vezes descritos em termos universais, despidos do contexto específico em que os dados foram obtidos. As descrições histórico-narrativas também apresentam assertivas causais qualitativamente, em oposição a quantitativamente, o que evita a ilusão de precisão numérica para observações que caem fora do domínio dos dados observados (King e Zeng, 2007).

Por exemplo, *White Plague, Black Labor*[*], de Randall Packard (1989), descreve como as políticas trabalhistas da África do Sul criaram epidemias de tuberculose, que afetaram de modo diferencial

---

[*] Peste Branca, Trabalho Negro.

comunidades negras e brancas. Os argumentos são quantitativos, mas nenhum modelo de regressão é usado e nenhum teste estatístico foi feito, e para a extensão em que a causalidade é afirmada, ela é argumentada de forma substantiva, e não estatística. Muitos outros trabalhos dessa natureza, profundamente perceptivos e convincentes, têm feito grandes contribuições à epidemiologia social sobre uma variedade de condições, desde a disparidade racial em doenças sexualmente transmissíveis, no sul dos Estados Unidos (Thomas e Thomas, 1999), à disparidade de classe social nas mortes durante a onda de calor de Chicago, em 1995 (Klinenberg, 2002).

Lamentavelmente, essa abordagem parece sofrer de uma distinta falta de respeito dentro da epidemiologia como um todo, conforme julgado, por exemplo, pela escassez desse tipo de trabalho em revistas de epidemiologia, as quais exigem padrões de formatação e extensão que são incompatíveis com essa metodologia. Outras ciências sociais reconhecem a abordagem histórico-narrativa como uma ferramenta essencial na compreensão das relações complexas entre arranjos sociais humanos e suas consequências biológicas (King et al., 1994). Se desejamos que a epidemiologia social floresça no século XXI, devemos aceitar que algumas questões científicas não serão respondidas melhor tratando-se dados observacionais como se fossem originários de um ensaio experimental. A complexidade dos arranjos sociais pode, frequentemente, superar nossa capacidade para modelá-los com a precisão quantitativa requerida pela metodologia estatística, e, ao mesmo tempo, validar o sistema social em estudo. Os métodos narrativos fornecem uma fonte de teorias, cuja riqueza oferece um contraponto valioso às supersimplificações espartanas, que são típicas dos modelos parcimônios estatísticos.

CAPÍTULO 27

Epidemiologia das doenças infecciosas

C. Robert Horsburgh Jr. e Barbara E. Mahon

Tópicos epidemiológicos em estudos relacionados com progressão 646
  Medidas de frequência de infecção e doença 646
  Avaliando o risco de estados de infecção 649

Tópicos epidemiológicos em estudos relacionados com transmissão 655
  Medidas de frequência de infecciosidade e transmissão 655
  Avaliando o risco de estados de infecciosidade 656

Conclusão 659

As doenças infecciosas são causadas por agentes transmissíveis que se multiplicam no hospedeiro afetado. A infecção ocorre quando um hospedeiro suscetível é exposto ao agente e o adquire. Os agentes infecciosos podem ser adquiridos por meio de sítios ambientais ou de outros hospedeiros que portam o agente infeccioso. Muitos agentes podem ser transmitidos de um hospedeiro para outro, levando a cadeias de transmissão em uma população, que é o aspecto mais distintivo da epidemiologia de doenças infecciosas. Conforme veremos, a ocorrência de cadeias de transmissão em uma população ao longo do tempo causa mudanças em taxas e fatores de risco para transição entre estados do processo infeccioso. Essas mudanças são conhecidas como "acontecimentos tempo-dependentes". Consequentemente, os desfechos de infecção podem ser conceituados como aqueles que ocorrem em dois eixos separados. O primeiro é o eixo da progressão: os eventos que levam da exposição ao agente infeccioso até desfechos clínicos, tais como doença, cura e morte, com implicações para a saúde do indivíduo infectado. Lidar com esses assuntos faz parte, tradicionalmente, do campo da medicina clínica. O segundo é o eixo da transmissão: os eventos que conduzem da exposição à transmissão para outros, com implicações para outras pessoas na comunidade, cuja saúde pode ser afetada pela transmissão a partir do indivíduo infectado. Lidar com assuntos de transmissão faz parte, tradicionalmente, do campo da saúde pública.

No eixo da progressão, uma série de eventos deve ocorrer para que uma doença infecciosa ocorra. Essa série é mostrada esquematicamente na Figura 27.1A. Primeiro, o hospedeiro humano deve ser exposto ao agente infeccioso. A seguir, a exposição deve levar à infecção pelo agente, definida como invasão dos tecidos do hospedeiro. Finalmente, a infecção deve provocar o desenvolvimento dos sinais, sintomas clínicos e achados laboratoriais que reconhecemos como a doença. Por sua vez, a doença é seguida por cura, morte ou infecção ou doença persistente. Para algumas doenças infecciosas, alguns desses estágios podem ser transitórios ou podem não ocorrer; em tais casos, a sequência é abreviada. Também, em algumas situações, a exposição pode não levar à infecção, mas o agente pode persistir na superfície do hospedeiro sem causar invasão dos tecidos. Esse estado é chamado de colonização.

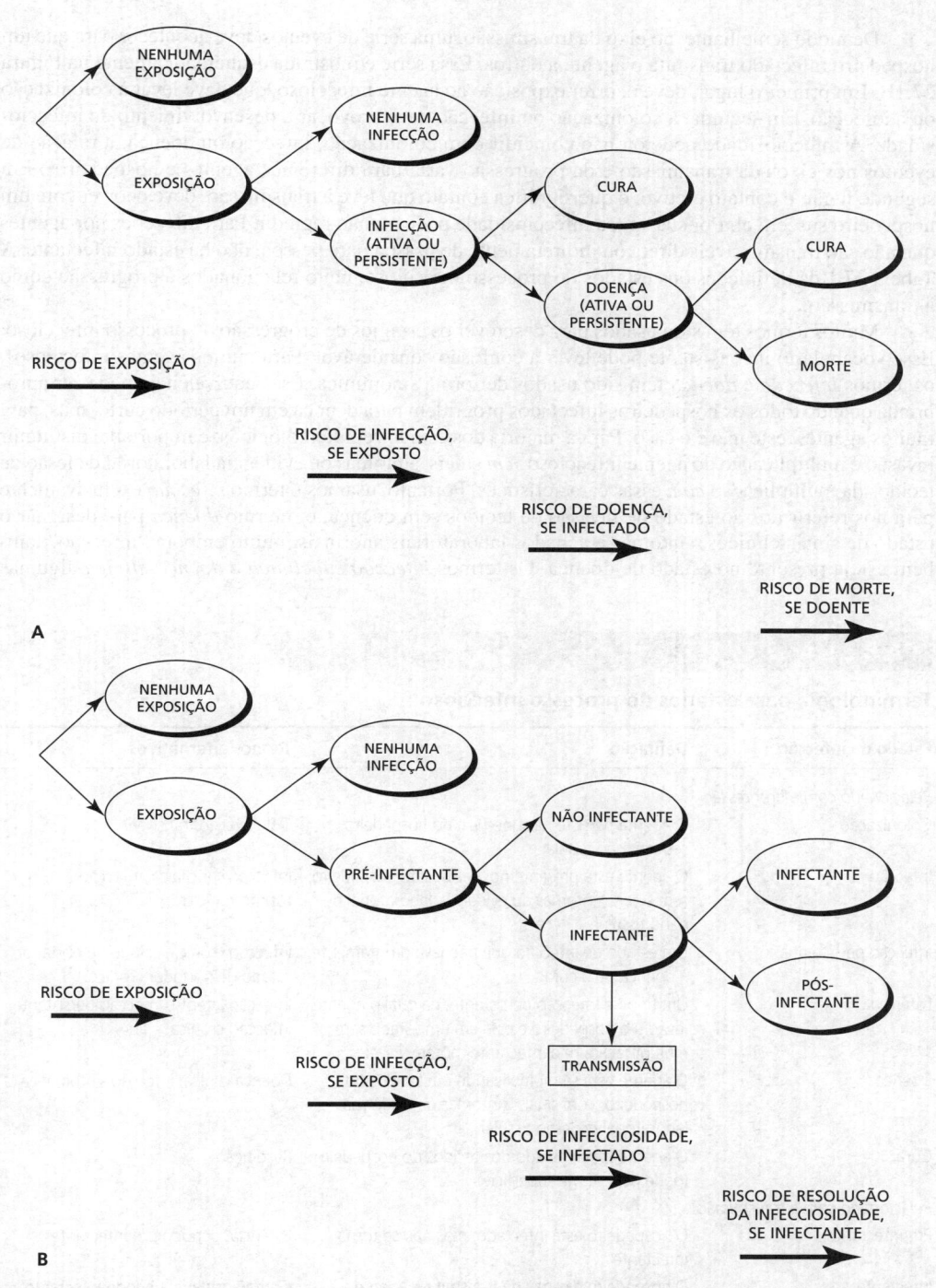

FIGURA 27.1 • **(A)** Esquema de evolução no tempo dos estágios de progressão do processo infeccioso, da exposição à morte. **(B)** Esquema de evolução no tempo dos estágios de potencial de transmissão, da exposição à pós-infecciosidade.

De modo semelhante, no eixo da transmissão, uma série de eventos deve acontecer para que um hospedeiro infectado transmita o agente a outros. Essa série é mostrada esquematicamente na Figura 27.1B. Em primeiro lugar, deve ocorrer exposição ao agente infeccioso, que deve levar à colonização ou à infecção. Em seguida, a colonização ou infecção deve provocar o desenvolvimento de infecciosidade. A infecciosidade pode ou não coincidir com colonização, infecção ou doença; a relação de eventos nos eixos da transmissão e da progressão varia para diferentes agentes e hospedeiros. Em segundo lugar, o contato efetivo, o que significa contato que leve à transmissão, deve ocorrer com um hospedeiro suscetível. Por sua vez, a infecciosidade pode ou não regredir. Para infecções por agentes que não são transmissíveis direta ou indiretamente de pessoa para pessoa, não há estado infectante. A Tabela 27.1 dá definições dos estados do processo infeccioso, tanto relacionados à progressão como à transmissão.

Muitos termos têm sido usados para descrever os estágios de progressão do processo infeccioso. Esse vocabulário inconsistente pode levar à confusão considerável. Para muitos agentes infecciosos, os termos *infecção* e *doença* têm sido usados de forma sinonímica. Essa equivalência pode ser apropriada quando todos os hospedeiros infectados progridem para doença em um período curto, mas, para muitos agentes, este não é o caso. Para a maioria dos estudos epidemiológicos, é importante distinguir invasão e multiplicação do agente infeccioso *sem* sinais, sintomas ou evidência laboratorial de lesão de tecidos da multiplicação *com* essas características. Portanto, usamos o termo *infecção* exclusivamente para nos referirmos ao estado de invasão de tecidos sem doença, e o termo *doença* para designar o estado de sinais clínicos, sintomas e achados laboratoriais anormais, muito embora "infecção" também esteja presente no estado de doença. Os termos *infecção subclínica* e *doença clínica* algumas

TABELA 27.1

Terminologia para estados do processo infeccioso

Estado da infecção	Definição	Termos alternativos
Relacionado com a progressão		
Colonização	O agente persiste na superfície do hospedeiro, sem invasão tissular	Colonização transitória
Infecção	O agente está presente nos tecidos do hospedeiro, sem sinais, sintomas ou evidência laboratorial de dano tissular	Infecção subclínica, infecção assintomática
Infecção persistente	Um estado de infecção que não leva prontamente à doença ou à cura	Infecção crônica, estado de portador, estado de portador crônico
Latência	Um tipo de infecção persistente, na qual o agente invadiu o hospedeiro e está em um estado sem multiplicação, não infectante, porém viável	Infecção latente, infecção persistente, infecção crônica
Doença	O agente está se multiplicando em tecidos do hospedeiro, com sinais, sintomas ou evidência laboratorial de lesão tissular	Doença clínica, infecção sintomática
Cura	O agente foi eliminado dos tecidos do hospedeiro (pode persistir na superfície)	Resolução
Relacionado com a transmissão		
Pré-infectante	O hospedeiro está infectado, mas não se torna infectante	Latência, período pré-infectante
Infectante	O hospedeiro é capaz de transmitir o agente a outros	Contagiosidade, período infectante
Pós-infectante	O hospedeiro não é mais capaz de transmissão	Cura, período pós-infectante

vezes são usados para descrever o que chamamos aqui de *infecção* e *doença*, mas aqueles termos prolixos implicam que haveria dois estados adicionais distintos, "infecção clínica" e "doença subclínica", o que não existe. Normalmente, o agente multiplica-se no hospedeiro, tanto na infecção como na doença, que se distinguem uma da outra pela ausência ou presença de sinais, sintomas ou evidência laboratorial de dano tecidual. O termo *latência* também pode causar confusão, pois ele também tem sido empregado tanto para o estado relacionado com a progressão, no qual o agente está presente no hospedeiro, em um estado não replicante, mas viável, como também para o estado relacionado com a transmissão que precede a infecciosidade; neste capítulo, usamos *latência* para o estado relacionado com a progressão e pré-infecciosidade para o estado relacionado com a transmissão.

Os termos *período de incubação* e *infecção persistente* são utilizados para descrever aspectos específicos dos estados básicos relacionados com a progressão, na Tabela 27.1. O *período de incubação de uma doença* é o tempo que vai da exposição resultante em infecção até o início da doença. Como a infecção normalmente ocorre imediatamente após a exposição, o período de incubação, geralmente, é a duração do tempo entre o início da infecção e o começo da doença. Se a infecção não levar à doença, não há período de incubação. Se a infecção não ocorrer diretamente depois da exposição, mas algum tempo mais tarde, então o tempo entre a exposição e a infecção é o *período de incubação da infecção*, e o período de incubação da doença é o tempo que vai da exposição ao começo da doença. Por exemplo, a infecção meningocócica ocorre após um período variável de colonização da nasofaringe pelo meningococo; uma vez que a infecção tenha acontecido, ela pode progredir rapidamente para doença meningocócica. A *infecção persistente* (também conhecida como *infecção crônica*) é um estado de infecção que não leva prontamente à doença, ou à *cura*, ao passo que a *doença persistente* (também conhecida como *doença crônica*) ocorre quando sinais, sintomas e/ou anormalidades laboratoriais continuam sem resolução. *Cura* é o estado de eliminação do agente infeccioso do hospedeiro por uma resposta imune bem-sucedida ou pela terapia antimicrobiana. Geralmente, a cura implica eliminação tanto de infecção como de doença, porém, em algumas situações, um hospedeiro pode se curar da doença, mas ter infecção persistente. *Latência* é um tipo singular de infecção persistente, no qual um organismo tem um estado não replicante, mas permanece viável dentro dos tecidos do hospedeiro. Esse estado acontece quando o sistema imune do hospedeiro força o agente a um estado de não multiplicação, no qual este pode, mais tarde, se reativar. Isso é diferente da *colonização*, na qual o agente pode se replicar na superfície do hospedeiro sem provocar uma resposta imune. Há, também, termos específicos que descrevem estados relacionados com a transmissão. O *período pré-infectante*, o tempo da exposição ao agente até o início da infecciosidade, é o análogo do período de incubação relativo à transmissão, e o tempo entre o início da infecciosidade até que a pessoa não seja mais infecciosa é a *duração da infecciosidade*.

Transições entre estados relacionados com progressão e estados relacionados com transmissão podem ou não ocorrer ao mesmo tempo; pessoas com infecção ou doença podem ser infectantes, não infectantes ou intermitentemente infectantes. Os estados de infecção persistente podem ser distinguidos com base em sua infecciosidade. Na latência, as pessoas persistentemente infectantes não são infectantes. Por exemplo, pessoas com infecção por *Herpes simplex* são infectantes durante a doença primária, não infectantes durante a latência e tornam-se infectantes, novamente, quando a doença recorre. Em contraste, o *estado de portador* ocorre quando um hospedeiro se cura da doença, mas tem infecção persistente, e o agente infeccioso continua a se multiplicar, levando à infecciosidade contínua. A duração relativa dos períodos de incubação e pré-infectantes tem implicações importantes para a efetividade do isolamento de pessoas doentes no controle da transmissão. Quando o período de incubação é mais curto do que o pré-infectante, como na varíola, o isolamento de pessoas doentes pode prevenir o contato com pessoas suscetíveis durante o período infectante. Contudo, quando o período pré-infectante é mais curto, como na varicela, a efetividade potencial da quarentena é limitada, porque o hospedeiro infectado já teve um período de infecciosidade ao tempo do início da doença.

O foco dos estudos epidemiológicos de doenças infecciosas varia para diferentes agentes e muda com o tempo, à medida que os problemas de saúde pública evoluem e o conhecimento aumenta. No campo das doenças infecciosas emergentes, identificar o agente causal, seu reservatório e os fatores que levaram a sua introdução na população humana são de importância capital. Para agentes conhecidos, as questões epidemiológicas mais importantes concernem à identificação de fatores de risco para a exposição, para infecção dada a exposição, para doença dada a infecção e para morbidade e mortalidade dada a doença. Estudos de intervenção podem ser realizados para identificar maneiras de prevenir a exposição (mudança de comportamento, controle de vetores, etc.), a infecção (terapia antimicrobiana profilática, vacinas preventivas, etc.) ou a morte ou infecção crônica (terapia antimicrobiana curativa). Algumas intervenções podem funcionar em vários pontos nessa série. Por exemplo, a terapia antirretroviral para o vírus da imunodeficiência humana (HIV) tem sido estudada como uma intervenção para prevenir infecção em pessoas expostas, para prevenir a doença em pessoas infectadas e para prevenir a morte em pessoas doentes. A integração desses parâmetros em modelos de transmissão de doença pode ser usada, então, para predizer o efeito das estratégias preventivas na dinâmica de transmissão de agentes infecciosos, e o ônus de doenças infecciosas em uma população.

A ocorrência de surtos, ou epidemias, é um aspecto distintivo de muitas doenças infecciosas. Surtos alimentados por transmissão de pessoa para pessoa são chamados de surtos *propagados*. Os surtos também podem ocorrer como resultado de exposição em massa a uma fonte de contaminação, como acontece comumente em surtos veiculados por alimentos. Esses surtos podem ser de *fonte pontual*, se a exposição for limitada a um lugar e um tempo, ou surtos de *exposição continuada*, se a exposição não for limitada. Os surtos muitas vezes requerem uma resposta de saúde pública rápida, com medidas emergenciais de controle, mas eles também podem representar oportunidades para expansão do conhecimento relativo ao agente infeccioso e para sua disseminação ao longo de uma população. Investigações de surtos podem levar à identificação de agentes infecciosos e doenças que não eram reconhecidos anteriormente; estas são conhecidas como *doenças infecciosas emergentes*. Tais investigações produziram muitas informações sobre fatores de risco para estados relacionados com a progressão e com a transmissão para muitos agentes infecciosos. Durante um surto de doença infecciosa, a incidência da doença é, por definição, muito maior do que o esperado normalmente. Assim, doenças que são raras demais para serem estudadas com viabilidade em tempos normais podem tornar-se acessíveis à investigação epidemiológica durante um surto. Entretanto, os surtos também são, por definição, incomuns, de modo que as informações sobre, por exemplo, fatores de risco para infecção podem não ser aplicáveis a infecções fora do surto. Por exemplo, pesquisas sobre efetividade de vacinas conduzidas durante surtos podem estar sujeitas ao viés *de surto*. Esse viés ocorre porque as falhas de vacinação podem estar aglomeradas no espaço e no tempo (ou por causa de problemas com armazenagem da vacina ou por outros motivos) e porque aglomerações de falha de vacinação tendem a causar surtos. Quando esses surtos são investigados, as medidas de efetividade da vacina tenderão a ser viesadas em direção à nulidade (Fine e Zell, 1994).

TÓPICOS EPIDEMIOLÓGICOS EM ESTUDOS RELACIONADOS COM PROGRESSÃO

Medidas de frequência de infecção e doença

Por várias razões, infecção e doença causadas por um dado agente infeccioso podem ter características que influenciam a mensuração de incidência e prevalência. Em primeiro lugar, o diagnóstico de infecção ou doença pode requerer testes que gerem resultados conclusivos somente em algum tempo depois do início do problema; assim, pode haver atraso no reconhecimento do estado e alguma incerteza sobre o verdadeiro tempo de início. Em segundo, o diagnóstico de infecção ou doença pode ser incerto. Testes de laboratório precisos estão disponíveis para estabelecer a presença ou ausência de muitos agentes infecciosos, mas há algumas exceções notáveis. O *Mycobacterium leprae*, a causa da hanseníase, que tem sido uma praga para a humanidade durante milênios, ainda não é facilmente isolado por técnicas de cultura. O diagnóstico de hanseníase em fase precoce baseia-se, portanto, em critérios clínicos, e um diagnóstico firme é frequentemente incerto até os estágios tardios da moléstia. A doença de Lyme tem manifestações clínicas diversas, e muitas vezes inespecíficas, e os testes sorológicos também são inespecíficos. Portanto, o diagnóstico de doença de Lyme, frequentemente, é incerto. A endocardite, uma doença na qual as valvas do coração são danificadas por agentes infecciosos, é difícil de identificar diretamente, particularmente em suas fases iniciais. Por conseguinte, ela é normalmente diagnosticada pela aplicação de um sistema de escores clínicos, no qual os pacientes com escores mais altos têm maior probabilidade de ter a doença (Von Reyn et al., 1981; Durack et al., 1994). Esses sistemas de escores refletem a realidade da capacidade de diagnóstico imperfeita e representam, assim, uma fonte potencial de erros de classificação. Em terceiro, episódios repetidos de uma doença infecciosa podem causar problemas na estimativa de frequência da doença, porque as taxas de incidência relatadas muitas vezes não distinguem entre episódios iniciais e de repetição. Algumas doenças infecciosas, tais como sarampo, produzem imunidade protetora de tal sorte que só podem ser adquiridas uma vez na vida, ao passo que outras, tais como os rinovírus, que causam o resfriado comum, geram pouca imunidade e podem ser contraídas muitas vezes. Outros agentes, tais como o *Streptococcus pneumoniae*, que causa a pneumonia pneumocócica, têm múltiplos sorotipos; a infecção produz imunidade protetora, que é específica por sorotipo. Contudo, a sorotipagem geralmente, não é realizada, no curso do tratamento clínico. Em consequência, episódios recorrentes de pneumonia pneumocócica podem ser categorizados como doença recorrente, quando são, realmente, causados por um sorotipo diferente, contra o qual o hospedeiro não tem proteção imune. Na situação extrema, uma só pessoa com múltiplos episódios de infecção ou doença poderia, teoricamente, ser responsável por todas as ocorrências na população.

A *taxa de ataque* é definida como o risco de infecção entre hospedeiros suscetíveis expostos. Como qualquer medida de risco, a taxa de ataque sempre se refere a um período de tempo, normalmente de 1 ano se não especificado diferentemente, mas ela não tem a dimensão de tempo inverso, de modo que não se trata de uma taxa verdadeira. Na prática, ela é usada frequentemente para o risco de doença, combinando, assim, o risco de infecção entre hospedeiros expostos e o risco de doença entre hospedeiros infectados. Para situações nas quais quase todas as pessoas infectadas desenvolvem doença, há pouca distinção entre os dois riscos, mas quando se consideram agentes para os quais uma proporção alta de infecções não progride para doença, o uso alternativo pode ser enganoso. Por exemplo, a Figura 27.2 mostra a evolução da febre tifoide, doença causada pela infecção por *Salmonella* sorotipo Typhi, em voluntários experimentais (Hornick et al., 1970). Nessa situação, sabia-se que todos os hospedeiros expostos eram suscetíveis. O período de incubação foi mensurado do tempo de exposição ao tempo de ocorrência de febre, mas alguns indivíduos tornaram-se infectados sem progredir para doença. Os sujeitos não foram incluídos no numerador para o cálculo da taxa de ataque. Se, como é provável, diferentes fatores governam o risco de infecção, dada a exposição, e o risco de doença, dada a infecção, então conclusões sobre o efeito da dose ingerida de *Salmonella typhi* sobre a ocorrência de infecção podem ter sido defeituosas por causa da exclusão desses sujeitos com infecção assintomática. Uma análise subsequente sugeriu que tal fosse o caso (Blaser e Newman, 1982).

Excluir hospedeiros imunes do denominador da taxa de ataque faz sentido intuitivamente, pois a inclusão de pessoas que não poderiam se infectar, caso fossem expostas, levaria a uma subestimativa da infecciosidade do agente. Contudo, a suscetibilidade frequentemente tem uma distribuição contínua e não dicotômica, de modo que a estratificação da população em suscetíveis e não suscetíveis pode ser um excesso substancial de simplificação. As consequências dessa simplificação excessiva são particularmente importantes entre populações infectadas por HIV, nas quais a competência imune dos membros da população pode variar em um espectro amplo.

A incerteza sobre quando uma doença infecciosa está curada pode complicar a estimação de prevalência da doença. Para doenças de curta duração, esse problema é mínimo, mas, para doenças crônicas, ele pode ser substancial. Uma pessoa com infecção por hepatite C, DNA do vírus da hepatite C detectável no soro, e elevação persistente de enzimas hepáticas no soro por 6 meses ou mais, é considerada como tendo doença crônica. O tratamento para hepatite C tornou-se disponível recentemente (Kim e Saab, 2005). Se o tratamento leva à eliminação do DNA de hepatite C do soro

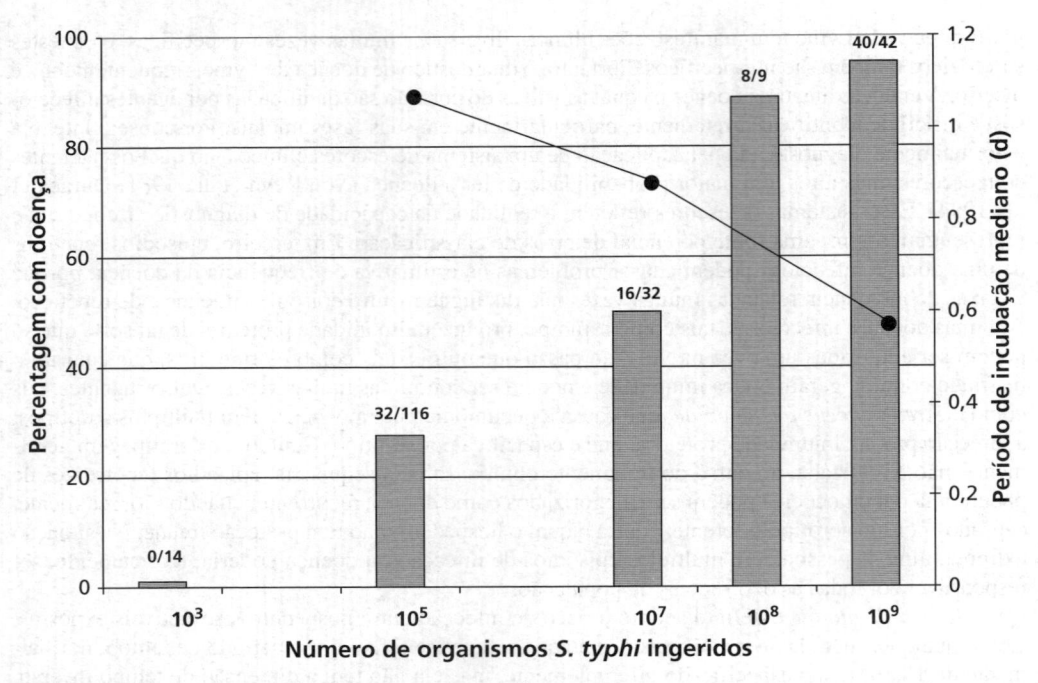

FIGURA 27.2 • Relação entre dose infecciosa, taxa de ataque e duração de infecção para doença por *Salmonella typhi*, cepa Quailes, em voluntários (dados de Hornick et al., 1970). O percentual de pessoas expostas desenvolvendo doença é mostrado pelas barras; a linha indica o período médio de incubação daqueles em cada categoria, que desenvolveram a doença.

e à resolução das anormalidades do fígado, no entanto persiste o anticorpo da hepatite C, presume-se que o paciente está livre de doença; mas, estará ele livre de infecção? A persistência do anticorpo poderia indicar uma infecção persistente ou poderia ser meramente um marcador de infecção prévia. O que ele representa nesse caso não se sabe atualmente e, provavelmente, não se saberá até que anos de seguimento tenham sido acrescentados, possibilitando a observação de possível recrudescimento do DNA viral em pessoas tratadas.

Barreiras à identificação de casos também complicam a determinação da frequência de infecção e doença. Tais barreiras incluem estigma, medo de perda econômica e acesso limitado aos testes diagnósticos. Para infecções e doenças que têm consequências sociais desvantajosas, os indivíduos podem não se apresentar para avaliação clínica ou podem recusar os testes diagnósticos, e os médicos podem ser relutantes em relatar os pacientes diagnosticados a autoridades de saúde pública, mesmo quando tal notificação é legalmente obrigatória. Os pacientes que têm diagnóstico da condição podem não participar de estudos epidemiológicos, porque não sabem que são elegíveis ou porque temem discriminação como um resultado da participação. Tal subavaliação por causa de estigma é uma fonte potencial importante de viés em estudos de hanseníase, tuberculose e HIV/Aids. Infecções e doenças cuja presença em uma comunidade pudesse ter consequências econômicas negativas, tais como redução do turismo e restrições de viagem, podem ser minimizadas ou negadas por autoridades governamentais. A subestimação da incidência de doença também ocorre se as pessoas com quadro leve não buscarem assistência médica. Por fim, muitas infecções e doenças requerem ferramentas diagnósticas que geralmente não estão disponíveis em boa parte dos países em desenvolvimento; assim, mesmo uma condição tão comum como a tuberculose é subdiagnosticada na maioria da população mundial.

Avaliando o risco de estados de infecção

Esta seção aborda desafios na identificação e quantificação de estados relativos à progressão do processo infeccioso mostrado na Figura 27.1A. O risco de infecção é o produto do risco de exposição e do risco de infecção se exposto. Similarmente, o risco de doença é o produto do risco de exposição, do risco de infecção se exposto e do risco de doença se infectado. Da mesma forma, o risco de morte se infectado é o produto do risco de doença se infectado, e do risco de morte uma vez doente. Quando um estado, tal como doença ou cura, pode ser atingido a partir de mais de um estado do processo infeccioso, o risco geral é a soma do risco de cada estado. Assim, o risco geral de cura é o risco de cura se infectado entre aqueles que não progridem para doença mais o risco de cura se doente vezes o risco de doença se infectado.

Fatores que influenciam a ocorrência de exposição a agentes infecciosos

Os agentes infecciosos estão presentes em localizações específicas, ou reservatórios, e são adquiridos por hospedeiros humanos pela exposição ao reservatório, de tal maneira que facilite a infecção. O reservatório pode ser representado por fontes ambientais, tais como lagoas de água doce (amebas), animais (doença de Lyme no cervo de cauda branca, peste em marmotas) ou por seres humanos (tuberculose, doenças sexualmente transmissíveis). É importante distinguir entre exposição a um reservatório e exposição ao agente infeccioso. Na situação mais simples, a exposição ao reservatório é equivalente à exposição ao agente infeccioso, como no caso de nadar em uma lagoa de água doce e ser exposto a amebas aquáticas, que estão quase sempre presentes em algum grau em tais lagoas. Em outras situações, exposições ao reservatório podem ou não apresentar risco de infecção, dependendo se a exposição ao reservatório leva, efetivamente, à exposição ao agente infeccioso. Os reservatórios podem não portar o agente o tempo todo ou pode ser necessária a intervenção de um vetor. Por exemplo, comer galinha mal cozida é uma fonte importante de exposição ao *Campylobacter jejuni*, mas nem todas as aves são contaminadas por esse microrganismo, de modo que algumas galinhas mal cozidas não oferecem exposição ao *Campylobacter*. A exposição a marmotas portadoras de peste não resultará em exposição humana à peste, a menos que as marmotas tenham pulgas, os vetores necessários, e que a pessoa também se exponha a tais pulgas. A exposição a mosquitos pode levar à exposição à malária, somente se os mosquitos tiverem picado previamente uma pessoa com malária. Quando seres humanos constituem o reservatório, a exposição a agentes somente ocorre quando a pessoa infectada alberga organismos viáveis, que possam ser transmitidos a outra pessoa. Por exemplo, o contato sexual por si só não leva à exposição a um agente de infecção sexualmente transmissível; o contato sexual deve ser com uma pessoa portadora do agente infeccioso e em estado de infecciosidade.

Os agentes infecciosos podem invadir um hospedeiro humano em seguida à inalação, ingestão ou penetração direta da pele ou de membranas mucosas. Qualquer atividade que facilite o contato entre um hospedeiro e um reservatório ambiental, vetor, ou pessoa infectante pode resultar em exposição. Entretanto, a exposição a fontes de agentes infecciosos é notoriamente difícil de quantificar, particularmente porque a maioria desses agentes é pequena demais para ser visível. Em consequência, substitutos para exposição são usados comumente – morar na mesma casa que um paciente infectante com tuberculose, em vez de número de microrganismos inalados, ou tempo passado em uma área endêmica de malária, em vez de número de picadas por mosquitos transmissores de malária. É improvável que os indivíduos conheçam o *status* infeccioso dos mosquitos que os picam, ou o *status* de infecção sexualmente transmissível dos seus contatos sexuais, de modo que é comum o erro de classificação de exposição a agentes de doença infecciosa.

O estado de colonização geralmente é curto e muitas vezes, pode ser ignorado em estudos epidemiológicos, mas quando é prolongado pode obscurecer os fatores levando à infecção, porque os fatores de risco para colonização, dada a exposição, podem ser diferentes daqueles para infecção, dada a colonização. A colonização com *Neisseria meningitidis* dura de dias a semanas, e pode ou não progredir para infecção e doença. Informações epidemiológicas sobre fatores de risco para colonização têm sido essenciais no desenvolvimento de métodos de controle para *N. meningitidis*. Em contraste, espécies de *Candida* podem ter um período de colonização que dura de meses a anos. A infecção por *Candida* ocorre quando fungos, que, normalmente, são apenas colonizadores assintomáticos do hospedeiro, invadem os tecidos, frequentemente levando às doenças faringite ou vaginite. Em tais casos, a exposição a um reservatório de fora pode ter ocorrido bem antes que a infecção seja aparente, e os estudos epidemiológicos provavelmente focalizem fatores de risco da progressão de colonização para infecção, e não de exposição para colonização.

Fatores que influenciam a ocorrência de infecção, dada a exposição

Uma vez que a exposição tenha ocorrido, o próximo estágio do processo infeccioso é a infecção. Os fatores que influenciam essa transição podem ser classificados como relativos à dose, ao agente e ao hospedeiro.

Os *fatores relativos à dose* geralmente são previsores fortes do risco de infecção, dada a exposição, porque a exposição a um número maior de organismos aumenta a probabilidade de infecção. O número de organismos ao qual o hospedeiro é exposto raramente é mensurado pelas mesmas razões discutidas na seção sobre fatores de risco para exposição. Portanto, marcadores substitutos da dose são usados comumente, tais como quantidade de tempo no mesmo aposento com uma pessoa infectada, quantidade consumida de alimento contaminado ou número de contatos sexuais com uma pessoa infectada. As características comportamentais da exposição podem alterar o risco de infecção pela redução da dose de agente infeccioso à qual o hospedeiro está exposto. Cozinhar ovos contaminados com *Salmonella* reduz o número de microrganismos viáveis ao qual o hospedeiro é exposto, reduzindo o risco de infecção que poderia levar à doença diarreica. O uso de mosquiteiros impregnados com inseticida diminui o número de picadas de mosquito e, assim, a dose de parasitas da malária, reduzindo o risco dessa doença. Lavar as mãos reduz o número de partículas de vírus respiratórios que entram em contato com a nasofaringe, diminuindo o risco do resfriado comum. Há, também, uma variabilidade substancial no número de organismos produzidos por fontes infectantes individuais. Os assim chamados superdisseminadores de infecção por HIV, síndrome respiratória aguda grave (SARS), e tuberculose têm sido identificados (Clumeck et al., 1989, Fennely et al., 2004). Em tais situações, o caso-fonte infectante excreta um número incomumente grande de organismos. Os contatos de "superdisseminadores estão expostos a uma dose mais alta do agente infeccioso que os contatos de outros casos-fonte, com duração de exposição equivalente. A dose de um agente infeccioso excretada por um indivíduo também pode variar substancialmente com o tempo (Pilcher et al., 2004).

Os *fatores relativos ao agente* que influenciam a ocorrência de infecção, ou *fatores de infecciosidade*, são características do agente que promovem sua capacidade de invadir e estabelecer infecção no hospedeiro humano. A maioria dos fatores de infecciosidade, que geralmente são determinados pela composição genética do agente, promove adesão do patógeno a células do hospedeiro e penetração nessas células. A produção de adesinas, moléculas de superfície que facilitam a ligação a células-alvo do hospedeiro, é o fator de infecciosidade mais comum. Exemplos incluem a proteína hemaglutinina do vírus influenza, a proteína GP120 do HIV e a galactose-adesina da *Entamoeba histolytica*, um parasita que causa diarreia. Vírus da influenza que não têm o requisito hemaglutinina, ou *Entamoeba* que não tenha a galactose-adesina, não podem infectar seres humanos.

Muitos *fatores relativos ao hospedeiro*, também chamados *fatores de suscetibilidade*, influenciam a ocorrência de infecção. Um dos fatores relativos ao hospedeiro mais importantes é a imunidade. A vacinação, ou a infecção prévia com um patógeno, pode conferir proteção imune total ou parcial. As pessoas que tiveram previamente sarampo, caxumba ou infecção por hepatite A têm proteção imune completa e não se tornarão infectadas se forem novamente expostas a tais agentes. As pessoas com infecção tuberculosa anterior estão parcialmente protegidas contra reinfecção por *Mycobacterium tuberculosis*. Contudo, pessoas cujo sistema imune se deteriora (como acontece na Aids ou com administração de medicamentos imunossupressores) podem perder a proteção imune.

A desnutrição também pode diminuir as defesas (Corman, 1985). Proteção cruzada por imunidade a um organismo similar também pode acontecer; as pessoas com infecção prévia por micobactérias não tuberculosas têm proteção parcial para a infecção tuberculosa, mesmo que não tenham tido tuberculose anteriormente (Fine, 1995).

Além da imunidade específica, outros fatores relativos ao hospedeiro também podem influenciar a suscetibilidade. Os hospedeiros podem ter variantes de receptores que os agentes patogênicos usam para invasão, tais como o receptor CCR5 para o HIV e o antígeno Duffy de grupo sanguíneo para o *Plasmodium vivax* da malária. As pessoas que não têm esses receptores apresentam acentuada redução da suscetibilidade ao HIV e à malária, respectivamente (Luzzi et al., 1991; Fauci, 1996). Condições fisiológicas que dificultam a eliminação de microrganismos pelo hospedeiro também podem aumentar o risco de infecção. Por exemplo, a redução de secreção ácida gástrica diminui a morte de salmonelas no estômago, levando a risco aumentado de infecção por *Salmonella*, ao passo que a dificuldade de eliminação de muco dos pulmões reduz a eliminação de bactérias da árvore traqueobrônquica, causando aumento do risco de infecção por patógenos bacterianos respiratórios.

Com os avanços recentes em genética humana e genômica, o papel da constituição genética do hospedeiro em determinar a progressão ao longo dos estados de infecção tem recebido atenção crescente. Discutimos aqui genética do hospedeiro no contexto de risco para infecção dada exposição, mas a genética do hospedeiro também pode influenciar todos os estágios de progressão e transmissão. Numerosos defeitos imunes hereditários, tais como aqueles associados à hipogamaglobulinemia, doença granulomatosa crônica e síndrome de Job, podem predispor à infecção (e doença) por muitos agentes infecciosos. Mais recentemente, defeitos genéticos específicos do hospedeiro, que predispõem à infecção por patógenos particulares, têm sido reconhecidos, tais como defeitos no gene do interferon gama e no gene do receptor do interferon gama, que predispõem à infecção micobacteriana (Newport et al., 1996; Holland et al., 1998; Dorman e Holland, 1998). Esses defeitos hereditários de imunidade do hospedeiro são graves, porém raros; defeitos imunes mais sutis do hospedeiro também podem desempenhar um papel em determinar progressão ao longo dos estados do processo infeccioso, bem como dos estados de transmissibilidade. A suscetibilidade a algumas infecções pode ainda ser modulada por fatores genéticos não imunes do hospedeiro, tais como a estrutura de receptores necessários para a replicação de agentes infecciosos. Os exemplos incluem a resistência de pessoas com talassemia à malária por *P. vivax* e a resistência à infecção por HIV entre pessoas sem o receptor CCR5.

Fatores que influenciam a ocorrência de doença, dada a infecção

Conforme mencionado, a proporção de hospedeiros infectados que progride de infecção para doença varia substancialmente para diferentes agentes infecciosos. Depois de infecção pelo poliovírus, uma quantidade pequena como 1 em 1.000 pessoas infectadas progride para a doença poliomielite (Melnick e Ledinko, 1951; Nathanson e Martin, 1979). Em contraste, sem terapia antirretroviral, quase todas as pessoas infectadas com HIV finalmente progridem para Aids. A progressão de infecção para doença pode ocorrer durante poucos dias ou semanas, de modo que a proporção de pessoas que progridem é prontamente aparente, mas para infecções com períodos de infecção de meses ou anos, tais como HIV e hepatite C, a proporção é mais difícil de mensurar. Para agentes com períodos de incubação longos, um estudo de coorte com seguimento prolongado, conforme mostrado na Figura 27.3, frequentemente é necessário para se determinar o risco e a velocidade de progressão de infecção para doença (Hessol et al., 1994). Contudo, com agentes infecciosos para os quais a maioria das infecções leva à doença depois de um período de incubação curto, tais como *Salmonella* e *Campylobacter*, delineamentos transversais ou de caso-controle podem ser usados com pouco risco de erro de classificação do *status* da infecção ou da doença. A idade pode ser um fator importante no risco de progressão de infecção para doença. As crianças com infecção pelo vírus da hepatite A raramente desenvolvem doença sintomática, ao passo que os adultos muitas vezes têm doença prolongada, incluindo fadiga intensa, icterícia e, ocasionalmente, morte (Hadler et al., 1980).

FIGURA 27.3 • Tempo da infecção por HIV para doença (Aids) em uma coorte de homens homossexuais. A linha escura representa a proporção cumulativa de homens com Aids e as linhas superior e inferior representam os limites de confiança de 95% (reproduzida de Hessol et al., 1994).

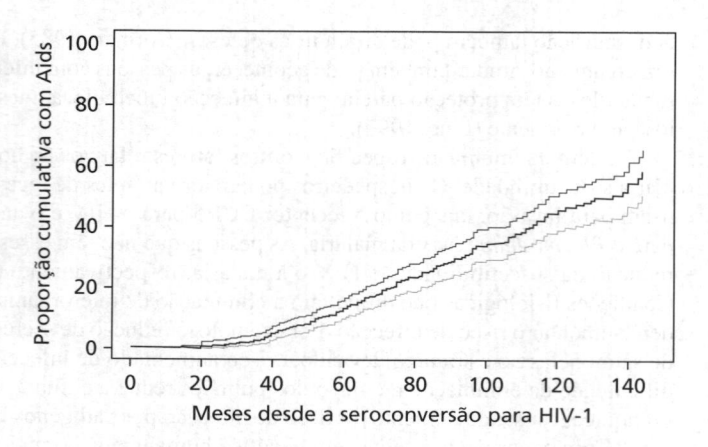

Para algumas doenças infecciosas, a dificuldade em estabelecer que a doença ocorreu pode levar à falta de apreciação do verdadeiro risco de progressão de infecção para doença. Por exemplo, a infecção do trato genital feminino por *Chlamydia trachomatis* pode causar inflamação crônica e formação de tecido cicatricial que levam à infertilidade, sem provocar sintomas. Embora o dano tecidual esteja presente, ele só pode ser observado com procedimentos invasivos, que não são realizados de rotina. Assim, frequentemente, o risco de progressão da infecção por *Chlamydia trachomatis* para doença é subestimado.

A avaliação acurada do efeito de fatores de risco para doença, dada infecção, requer distinguir os vários componentes dos estágios do processo infeccioso, conforme mostrado na Figura 27.1A. A falta de apreciação da complexidade inerente ao processo infeccioso pode levar a confundimento, quando riscos de transição intermediária não são mensurados. Um exemplo é o risco de doença tuberculosa atribuída ao diabete melito. Estudos realizados na década de 1950 mostraram que as pessoas com diabete não controlado tinham um risco substancialmente maior de tuberculose (doença) do que a população geral (Oscarsson e Silwer, 1958; Opsahl et al., 1961; Boucot et al., 1952). O risco aumentado foi atribuído ao prejuízo da imunidade resultante do diabete. As pessoas com diabete não controlado, entretanto, são hospitalizadas frequentemente, e ser hospitalizado na década de 1950 implicava risco aumentado de exposição a pessoas com tuberculose ativa, que também eram hospitalizadas com muita frequência. Assim, por causa de seu risco aumentado de internação, o risco de exposição a *M. tuberculosis* era maior para diabéticos do que para a população geral. O aumento da exposição resultante da hospitalização, em vez do próprio diabete, pode ter sido responsável pelo risco aumentado de tuberculose em diabéticos. O ideal é que os fatores de risco para cada estágio da transição, mostrados na Figura 27.1A, sejam estudados independentemente.

A imunidade do hospedeiro pode influenciar a transição de infecção para doença, porque a imunidade específica, frequentemente, é o mecanismo para controlar a infecção, de modo suficiente para prevenir o desenvolvimento de doença. Em contrapartida, a diminuição da efetividade do sistema imune geralmente aumenta o risco de doença, dada a infecção. O exemplo mais claro desse fenômeno é a Aids. Como a infecção por HIV dificulta progressivamente a capacidade de o sistema imune responder a infecções, torna-se mais provável que os pacientes progridam de infecção para doença com organismos tais como *Mycobacterium avium*, que frequentemente causa infecção, mas raramente causa doença em hospedeiros normais. Embora a princípio pareça contraintuitivo, a imunidade efetiva do hospedeiro também pode, em alguns casos, realmente predispor à ocorrência de doença. Por exemplo, a dengue hemorrágica ocorre quando um hospedeiro com imunidade provocada por uma infecção prévia pelo vírus da dengue adquire uma segunda infecção com um sorotipo viral diferente. Em hospedeiros imunocompetentes, a imunidade preexistente resulta em resposta de anticorpos que leva à doença hemorrágica (Kliks et al., 1989; Halstead e O'Rourke, 1977).

Os agentes infecciosos podem ter propriedades endógenas que influenciam a ocorrência de doença, os quais são análogos aos fatores de infecciosidade que influenciam o risco de infecção, dada exposição. Essas propriedades são chamadas de *fatores de virulência*, um termo que abrange não apenas fatores envolvidos em patogenia – o desenvolvimento da doença – que é o nosso foco aqui, como também fatores que determinam a gravidade da doença, os quais serão discutidos na próxima seção. Toxinas, proteínas secretadas por um organismo que levam diretamente às manifestações da enfermidade, são os fatores de virulência mais comuns que afetam o risco de doença, dada infecção. Por exemplo, cepas de *Corynebacterium diphtheriae* que não secretam a toxina diftérica podem causar infecção, mas não levam à doença difteria. Outros fatores de virulência de microrganismos levam à doença por facilitar evasão das defesas imunes do organismo, como algumas bactérias (p. ex., pneumococos) produzem uma cápsula de polissacarídeo que previne ingestão pelos leucócitos do hospedeiro, ou outros (borrélias, tripanossomos) que variam sua expressão antigênica de superfície para evitar ligação aos anticorpos do hospedeiro, secretam uma protease que cliva os anticorpos do hospedeiro (*Haemophilus influenzae*) ou produzem enzimas que previnem a eliminação intracelular do agente infeccioso pelo sistema imune do hospedeiro (*Legionella, Listeria*). Cepas desses microrganismos que não produzem o fator de virulência são menos capazes, ou incapazes, de causar doença, mesmo após o estabelecimento da infecção. Alguns microrganismos, tais como *Staphylococcus aureus*, têm fatores de patogênese com expressão intermitente (Lowy, 1998); os fatores que influenciam essa expressão também devem, portanto, ser considerados na análise epidemiológica. Para alguns organismos infecciosos, mais de um gene, ou produto de gene, pode influenciar a infecciosidade, a imunogenicidade ou a patogenicidade. Dentro de um só hospedeiro, a maioria das doenças infecciosas é causada por um clone único de organismos. A análise de fatores relativos ao agente na progressão de infecção para doença pode ser complicada em infecções para as quais a policlonalidade é comum, tal como a infecção por HIV. A variante dominante pode flutuar com o tempo ou novas variantes podem surgir por mutação acrescentando mais complexidade à análise.

Quando está disponível tratamento antimicrobiano efetivo, a infecção pode ser tratada para prevenir doença, e o tratamento, completo ou parcial, pode modificar o risco de doença, dada infecção. Tal tratamento é efetivo para infecções agudas, tais como coqueluche e infecção pelo vírus da hepatite B, nas quais o tratamento antibiótico de pessoas recentemente infectadas pode prevenir a progressão para doença. De modo semelhante, o tratamento pode ser efetivo em infecções crônicas, tais como HIV, porque os antirretrovirais podem prevenir Aids, e na hepatite C, para a qual o interferon e o tratamento com ribavirina podem prevenir cirrose e câncer do fígado. A resistência a drogas antimicrobianas é uma característica genética importante relativa aos agentes infecciosos, que deve ser considerada em estudos epidemiológicos de doenças infecciosas sempre que existir terapia efetiva com antibióticos. A resistência a drogas tem um efeito profundo sobre a capacidade de se tratar com sucesso a infecção e a doença e pode, assim, alterar a evolução do processo infeccioso pela extensão da duração e gravidade de estados tanto no eixo relativo à progressão como no eixo relativo à transmissão. Em consequência, a resistência a drogas é um problema capital no controle de doenças infecciosas.

A maioria dos agentes infecciosos não tem o potencial para infecção persistente. Para aqueles que o possuem, os aspectos clínicos da doença recorrente e seus fatores de risco muitas vezes são distintos daqueles para a doença subsequente à infecção inicial. Para infecções que podem desenvolver latência, tais como vírus herpes humanos e *M. tuberculosis*, a doença que ocorre depois da latência é denominada *doença de reativação*. Em alguns casos, a doença de reativação é facilmente diferenciada da doença primária, que ocorre após uma exposição resultando em infecção. Por exemplo, a varicela (catapora) é a doença primária que ocorre diretamente após a infecção com o vírus *Varicella zoster*, e o herpes-zóster é a doença de reativação que ocorre depois de um período de latência. Em contraste, a doença tuberculose que acontece pouco depois de uma exposição resultando em infecção, não pode ser diferenciada clinicamente da reativação de doença da tuberculose. Posto que os fatores de risco para os dois estados de doença tuberculosa são diferentes, estudos de coorte que inscrevam pessoas com infecção por tuberculose, mas nenhuma história de tuberculose (doença), são essenciais para minimizar o erro de classificação do estado da doença. A maioria dos fatores de risco para a reativação da doença trata-se de condições que prejudicam a imunidade do hospedeiro, porque imunocompetência é o principal determinante que impede os microrganismos de retornar ao estado de multiplicação. A supressão imune mediada pelo HIV é o maior fator de risco para a progressão de tuberculose latente para a doença tuberculose; outros fatores de risco importantes incluem deficiência imune por doença renal crônica ou administração exógena de medicamentos imunossupressores (Horsburgh, 2004). O tratamento da infecção tuberculosa latente pode reduzir o risco de doença de reativação subsequente em 60 a 90% (Cohn et al., 2000).

Fatores que influenciam a ocorrência de cura, morte ou infecção persistente, dada a doença

O hospedeiro pode progredir da doença para a cura ou a morte pela doença, ou pode desenvolver infecção persistente, retornando então ao estado de infecção (sem doença). Para doenças que têm alta mortalidade, a morte é o desfecho mais importante, e predominam os estudos para identificar fatores de risco desse desfecho. Quando a morte é menos comum ou ocorre depois de um longo período de doença e a cura não é possível, como é o caso atualmente com HIV e hepatite C, os estudos focam a identificação de fatores que prolonguem a sobrevida da pessoa doente ou que reduzam a morbidade (sinais, sintomas e evidência laboratorial de lesão tecidual contínua), resultando em retorno ao estado de infecção. Marcadores substitutos muitas vezes são usados como desfechos em estudos de tais processos infecciosos. O uso de tais marcadores em estudos epidemiológicos tem sido controverso, porque, além de serem desfechos, os marcadores também são consequência do processo mórbido subjacente e podem ser afetados por outras variáveis que influenciam o desfecho de interesse (Cole et al., 2003; Robins et al., 2000). Confundimento pode resultar. Assim, contagens de células CD4 representam não apenas uma manifestação da extensão da destruição imune causada pela infecção por HIV, mas também um indicador do recebimento de terapia antirretroviral efetiva e um previsor de sobrevida futura. A gradação histológica do tecido hepático na infecção por hepatite C é tanto uma manifestação da extensão da lesão do fígado como um previsor de sobrevida. Apesar da desvantagem teórica de tais marcadores como medidas de desfecho, os marcadores substitutos têm sido largamente usados em estudos epidemiológicos e intervencionistas.

Vários fatores podem influenciar a probabilidade de cura, morte ou infecção persistente com a virulência do patógeno e a imunidade do hospedeiro desempenhando papéis importantes. Exemplos proeminentes de fatores de virulência que afetam a gravidade e o desfecho da doença são a toxina de estreptococos do Grupo A associada à síndrome do choque tóxico (Cone et al., 1987), a toxina do tipo Shiga de algumas cepas de *Escherichia coli*, que leva à síndrome hemolítico-urêmica (Riley et al., 1983) e a leucocidina de Panton-Valentine do *S. aureus*, que tem sido associada a uma taxa de mortalidade elevada em pacientes com pneumonia causada por esse microrganismo (Gillet et al, 2002).

Um dos fatores mais importantes que influenciam a probabilidade de cura ou morte é a terapia antimicrobiana. Desde a introdução das sulfonamidas no final da década de 1930, muitos agentes antimicrobianos estão sendo disponibilizados, e muitas doenças infecciosas são agora tratáveis com agentes terapêuticos que podem conseguir cura ou que têm um efeito de melhora substancial sobre a evolução da doença. No caso da tuberculose, aproximadamente 30% dos pacientes com doença curavam-se espontaneamente na era pré-antibiótica, ao passo que 50% pereciam e 20% desenvolviam doença crônica (Mitchell, 1955). Os regimes antibióticos antituberculosos atuais podem reduzir os óbitos a menos de 1%, com mais de 95% dos sujeitos curados. Infelizmente, a emergência de resistência do *M. tuberculosis* a antibióticos é comum e está associada, frequentemente, à diminuição das taxas de cura e à sobrevida encurtada.

Para agentes infecciosos que podem estabelecer infecção persistente, com ou sem latência, às vezes pode ser difícil distinguir em que estado o sujeito está. Quando se sabe que a latência é comum, tal como nos vírus herpes humanos e na tuberculose, pode ser difícil distinguir entre cura e infecção persistente com latência. A latência pode ser identificada firmemente somente após a reativação da doença. Para propósitos práticos, todas as pessoas não tratadas que têm evidência de infecção prévia com agentes que, sabidamente, têm um estado latente – ou evidência laboratorial de infecção ou um episódio de doença clinicamente reconhecido –, mas nenhuma evidência de multiplicação continuada, presumivelmente têm infecção persistente com latência. Entretanto, uma fração substancial de tais pessoas nunca terá doença recorrente, sugerindo que pelo menos algumas delas podem nunca ter desenvolvido latência ou podem ter evoluído de latência para cura em algum tempo após o estabelecimento da latência. Para agentes que podem estabelecer infecção persistente, mas não ter um estado latente, tais como hepatite B e C, exames laboratoriais podem ser usados muitas vezes para distinguir entre infecção persistente e cura.

TÓPICOS EPIDEMIOLÓGICOS EM ESTUDOS RELACIONADOS COM TRANSMISSÃO

Medidas de frequência de infecciosidade e transmissão

O estado de infecciosidade, mostrado na Figura 27.1B, não é constante nem sinônimo de algum dos estados do processo infeccioso relacionados com progressão mostrados na Figura 27.1A. De fato, a infecciosidade é geralmente maior logo antes do início da doença e, muitas vezes, diminui bem antes da sua resolução. Para agentes infecciosos diferentes, contudo, os hospedeiros infectados podem ser infectantes em vários estágios do processo infeccioso relacionados com a progressão. Por exemplo, o hospedeiro infectado pode transmitir infecção quando colonizado (*Candida*), infectado sem doença (hepatite B) ou doente (maioria dos agentes infecciosos). Por definição, a transmissão não pode ocorrer durante a infecção persistente com latência nem no estado de "cura", porque os microrganismos em multiplicação não estão presentes nesses estados, mas há numerosos exemplos de infecções em que a cura clínica é seguida por um período prolongado de infecção assintomática, ou de colonização, durante o qual a transmissão contínua é possível. O estado de portador tifoide é um exemplo clássico. Portanto, definir o grau e duração do estado de infecciosidade é um aspecto essencial da descrição de um processo infeccioso e é um parâmetro crítico na explicação e previsão da disseminação de um agente infeccioso ao longo de uma população. Os estudos de infecciosidade são complicados pela dificuldade inerente em discernir se uma pessoa infectada é, de fato, infecciosa. Infecciosidade não pode ser determinada pela observação direta da pessoa. Ela só pode ser inferida indiretamente, quando ocorre transmissão para outro hospedeiro suscetível. Contudo, a transmissão depende de vários fatores além da infecciosidade; esta é necessária, mas não é uma condição suficiente. Substitutos para infecciosidade, tais como a recuperação do microrganismo do hospedeiro infectado, são muitas vezes usados em estudos epidemiológicos, muito embora eles não possam ser substitutos completamente acurados para infecciosidade.

Visto que a infecciosidade não pode ser mensurada diretamente na ausência de exposição a hospedeiros suscetíveis, a duração dos períodos pré-infectante e infectante pode ser difícil de definir. Entretanto, quando ocorrem cadeias de transmissão, o tempo de início da doença de gerações sucessivas de pessoas infectadas, denominado *intervalo seriado*, pode esclarecer o começo da infecciosidade. Presumindo-se períodos de incubação médios, o intervalo seriado reflete a extensão de tempo passado entre a exposição de uma geração de disseminação para a próxima. Assim, o intervalo seriado não pode ser mais curto do que o período pré-infectante; a observação do intervalo seriado mínimo dá informações sobre quando o período pré-infectante termina.

Em estudos de infecciosidade, um tipo específico de taxa de ataque conhecido como a *taxa de ataque secundário*, frequentemente é calculado. A taxa de ataque secundário é o risco de infecção entre contatos suscetíveis de um hospedeiro infectante e, assim, abrange fatores que afetam tanto a infecciosidade como a transmissão, dada a infecciosidade. Muitas vezes, ela é mensurada entre contatos domiciliares suscetíveis, mas não pode ser medida entre contatos de qualquer tipo – da comunidade, do local de trabalho, sexuais, etc. O *número reprodutivo básico*, ou R_0, é um conceito correlato que é usado amplamente em modelos matemáticos de transmissão dentro de populações. R_0 é o número médio de casos secundários de uma infectante que ocorre em uma população completamente suscetível após a introdução de um só caso infectante. De modo semelhante à taxa de ataque secundário, R_0 reflete tanto a infecciosidade inerente de um caso de infecção como os fatores que levam à transmissão, dada a infecciosidade.

Avaliando o risco de estados de infecciosidade

Fatores que influenciam a ocorrência de infecciosidade

A ocorrência e o grau de infecciosidade são influenciados por características biológicas do agente infeccioso e por características físicas e comportamentais da pessoa infectada. Por exemplo, as pessoas com tuberculose são minimamente infectantes, a menos que elas tussam, ao passo que as pessoas com doença tuberculosa extrapulmonar são, essencialmente, não infectantes, pois é muito improvável que outras pessoas entrem em contato com micróbios que estão presos em um compartimento tecidual interno. As pessoas com diarreia devido à hepatite A, que é disseminada primariamente pelo contato fecal-oral, têm uma probabilidade muito maior de serem infecciosas do que aquelas sem diarreia, porque esse sintoma tanto é um marcador para números aumentados de agentes infecciosos nas fezes como uma condição que aumenta o risco de expor outros ao vírus. Há, também, variabilidade do número de organismos produzidos por fontes infectantes individuais. Como observado anteriormente, têm sido identificados superdisseminadores de alguns agentes infecciosos, os quais excretam um número incomumente grande de organismos, com o resultado de que os contatos de tais superdisseminadores são expostos a uma dose mais alta do agente infeccioso do que os contatos de outros casos-fonte, com duração de exposição equivalente. Isso pode levar a uma taxa mais alta de ataque secundário entre os contatos desses casos.

Fatores que influenciam a ocorrência de transmissão, dada a infecciosidade

A transmissão, dada a infecciosidade, depende tanto da duração da infecciosidade como do número de contatos suscetíveis expostos durante o período infectante. Assim, para um dado grau de infecciosidade, a transmissão pode variar amplamente, a depender, principalmente, de fatores comportamentais do hospedeiro e da imunidade dos seus contatos. Os fatores que prolongam o período infeccioso podem aumentar a transmissão. Por exemplo, pensa-se que o tratamento antibiótico da salmonelose prolongue a eliminação de salmonelas nas fezes, elevando o risco de transmissão. Fatores do hospedeiro que aumentam a taxa de contato durante o período infectante também podem aumentar a transmissão; uma vez que estejam infectantes, as profissionais do sexo, que têm contato sexual com parceiros múltiplos, têm maior probabilidade de transmitir doenças sexualmente transmissíveis (DST) do que pessoas igualmente infectantes, que tenham poucos parceiros sexuais. Outros comportamentos do hospedeiro, tais como o uso de preservativos nesse exemplo, podem reduzir a transmissão de DST, dada a infecciosidade. A suscetibilidade dos contatos do hospedeiro infectante é também um fator crítico para determinar se a transmissão ocorre. Quando os contatos são imunes ao agente infeccioso pela infecção prévia ou por causa de vacinação, a transmissão não ocorrerá.

Os parâmetros que influenciam a transmissão podem variar com o tempo. Tais fatores são conhecidos como *acontecimentos dependentes*. Os estudos epidemiológicos que tratam tais fatores como estáticos podem deixar de identificar fatores de risco importantes para exposição, infecção ou doença. Um exemplo da importância de acontecimentos dependentes na transmissão de doença infecciosa é o fenômeno conhecido como *imunidade de manada*. À medida que uma infecção que produz imunidade protetora move-se ao longo de uma população, a proporção da população que é suscetível declina. Assim, o reservatório de pessoas suscetíveis escasseia. Finalmente, se a taxa de contatos permanecer constante, o risco de encontros entre hospedeiros infectantes e pessoas suscetíveis cai até um ponto onde cessa a transmissão, mesmo que não haja mudança no comportamento relacionado com transmissão das pessoas infectantes. Quando uma proporção alta da população é imune, os suscetíveis remanescentes estão protegidos da infecção em algum grau, não por imunidade pessoal, mas porque diminui a probabilidade de exposição ao agente infeccioso. Um exemplo excelente de imunidade de manada é mostrado na Tabela 27.2. Nesta análise, o risco de cólera entre pessoas não vacinadas e, presumivelmente, suscetíveis, morando em uma área onde a cólera é endêmica, foi inversamente relacionado com o nível de cobertura vacinal no domicílio, com 7,01 casos por 1.000 no quintil mais baixo de cobertura, e 1,47 casos por 1.000 no quintil mais alto (Ali et al., 2005).

Fatores que influenciam a resolução da infecciosidade

Visto que o período infectante não equivale aos estágios de colonização, infecção ou doença, relacionados com progressão, a avaliação de fatores específicos que levam à cessação da infecciosidade também é importante. Entretanto, fatores que induzem à resolução da colonização, infecção e doença, no eixo da progressão, também influenciam a resolução da infecciosidade. Tais fatores incluem a patogenicidade do agente infeccioso, a imunidade do hospedeiro e a terapia antimicrobiana. De modo um tanto paradoxal, os fatores de virulência que aumentam a mortalidade aguda podem diminuir a transmissão por encurtar o período infectante. Para outras infecções, tais como pelo vírus da hepatite B, o período infectante é bimodal; a maioria dos casos tem um período infectante curto, ao passo que um estado prolongado de portador infectante pode ocorrer em até 10% dos indivíduos infectados.

Para alguns agentes infecciosos, também é possível que um só indivíduo tenha múltiplos períodos de infecciosidade. Essa situação pode ocorrer quando a doença que é infecciosa tem resoluções e recaídas, como pode ser o caso na tuberculose. Frequentemente, mas nem sempre, a volta da infecciosidade é o resultado de falha da terapia antibiótica; a repetição do tratamento pode, então, levar à resolução do segundo período de infecciosidade. Para agentes infecciosos que têm um estado latente, os períodos de atividade da infecção entre os períodos de latência podem produzir períodos recorrentes de infecciosidade, como é o caso das reativações dos vírus herpes.

Modelos de transmissão de doenças infecciosas

Os modelos de transmissão das doenças infecciosas são sistemas analíticos dinâmicos que incorporam acontecimentos dependentes para explicar e predizer o movimento da infecção ao longo das populações no decorrer do tempo (Halloran, 2003). A base conceitual de tais modelos foi desen-

TABELA 27.2

Risco de cólera por nível de cobertura vacinal contra cólera em uma comunidade, mostrando risco diminuído em pessoas não imunes (não vacinadas) associado com níveis aumentados de imunidade protetora na população (imunidade de manada)

Nível de cobertura vacinal obtido na população da qual foram tirados os recipientes de vacina placebo	Número de recipientes de placebo (não imunes)	Número de recipientes de placebo desenvolvendo cólera	Risco por 1.000 recipientes de placebo
< 28%	2.852	20	7,01
28-35%	4.429	26	5,87
36-40%	5.503	26	4,72
41-50%	5.801	27	4,65
> 51%	6.082	9	1,47

volvida por Sir Ronald Ross, para explorar a dinâmica de transmissão da malária. As formulações matemáticas iniciais de modelos de transmissão foram desenvolvidas por Kermack e Reed e Frost, na década de 1920 (Abbey, 1952; Fine, 1977). Esses modelos consideram que os membros da população caem em "compartimentos" em ou estados relativos à transmissão, tais como "suscetível", "infectado" e "recuperado e imune". Os modelos mais simples usam somente dois ou três compartimentos, mas muitos compartimentos podem ser usados em modelos de situações complexas. Parâmetros que descrevem o movimento entre compartimentos são usados para produzir um modelo de transmissão ao longo do tempo. Assim, em um modelo simples, o número de pessoas que se tornam infectadas no tempo $t + 1$ é calculado como uma função do número de pessoas infectadas no tempo t, da taxa de contato entre pessoas infectadas e outras na população: a probabilidade de que o contato no tempo t seja com uma pessoa suscetível e a probabilidade de transmissão por contato com um suscetível. De modo semelhante, o número de pessoas que se recuperaram e são imunes e não infecciosas no tempo $t + 1$ é calculado a partir do número de pessoas infectadas no tempo t e da duração da infecciosidade. O número de pessoas na população que são suscetíveis, infectadas e recuperadas é, então, calculado ao longo do tempo para retratar a dinâmica da transmissão em nível populacional. O modelo simples pressupõe várias condições que, normalmente, não são realistas, tais como a suposição de que a taxa de contato é constante para todas as pessoas e que ninguém entra ou sai da população. Modelos de transmissão mais sofisticados foram desenvolvidos para incluir as possibilidades de grau de mistura desigual, infecciosidade variável, suscetibilidade variável com o tempo e migração para dentro e para fora da coorte (Longini et al., 1988). Devido a acontecimentos dependentes, é importante evitar pressupostos de que os parâmetros de transmissão sejam estáticos ou interdependentes.

Os modelos de transmissão de doenças infecciosas são usados muitas vezes para predizer a evolução de epidemias e também possibilitam a investigação dos efeitos de mudanças com o tempo dos parâmetros que determinam a transição de um estado para outro. Por exemplo, para ajudar na preparação para futuras pandemias de *influenza*, têm sido desenvolvidos modelos detalhados para predizer os efeitos previstos de várias respostas de saúde pública, inclusive o tratamento da doença *influenza*, a distribuição de medicamentos antivirais profiláticos, a imunização em massa com vacinas de efetividade variável, o fechamento de escolas, as restrições de viagem e as medidas de distanciamento social sobre a transmissão de cepas de *influenza* com R_0 variável (Germann et al., 2006). A fim de construir tais modelos, é necessária a mensuração precisa dos fatores que influenciam a transição de um estágio para outro. As probabilidades de transmissão resultantes são então incorporadas ao sistema dinâmico e variadas para identificar quais delas têm a maior influência sobre a incidência e a prevalência de infecção e doença. Assim, a construção de modelos de transmissão dinâmicos úteis requer uma quantidade substancial de informações sobre fatores específicos, que influenciam a progressão de um estágio de infecção para o próximo. Um objetivo comum de tal modelo é a estimação do *número reprodutivo efetivo* de uma infecção. O número reprodutivo efetivo, R, é o número médio de transmissões de infecção que pode ocorrer a partir de cada caso infectado. Em contraste com R_0, que se refere a uma população completamente suscetível, R reflete o nível real de imunidade na população. Assim, R pode variar com o tempo à medida que a imunidade se altera na população. Se forem introduzidos suscetíveis na população, R aumentará, e se a proporção de suscetíveis diminuir pela vacinação ou por disseminação da infecção com imunidade subsequente, R diminuirá. Se $R < 1$, então a transmissão não se sustentará, e a infecção minguará com o tempo, à medida que cada pessoa infectada transmitir a infecção a menos de uma pessoa, em média, que possa transmiti-la subsequentemente. Se $R > 1$, então a transmissão aumentará e a epidemia se disseminará, até que a proporção de pessoas imunes se eleve até o ponto em que R fique abaixo de 1. Uma dificuldade capital com a modelagem do curso de epidemias é a variabilidade de infecciosidade entre os transmissores; eventos raros, tais como a ocorrência de um transmissor altamente eficiente ou a migração de um hospedeiro para uma população não imune, como pode acontecer facilmente com viagens aéreas internacionais, pode causar o florescimento de uma epidemia.

CONCLUSÃO

As doenças infecciosas resultam de encontros de seres humanos com uma ampla variedade de organismos, que causam tanto infecções como doenças, agudas e crônicas. Essa diversidade leva a uma grande variedade de abordagens ao estudo da epidemiologia das doenças infecciosas. A identificação do agente causal de uma dada doença geralmente é direta, embora, quando agentes previamente não reconhecidos apresentam-se como doenças infecciosas emergentes, a identificação possa ser um desafio. A pneumonia por *Legionella* ("febre de Pontiac", "doença do legionário"), a infecção por HIV (Aids) e a pneumonia por coronavírus (SARS) permaneceram todas indecifradas por tempo suficiente para que as doenças causadas adquirissem um epônimo, ou, em alguns casos, múltiplos epônimos.

Uma vez que o agente causal seja identificado, a atenção epidemiológica volta-se para definir fatores de risco para aquisição, progressão, ou recuperação, e transmissão. Intervenções para modificar aquisição e curso clínico e diminuir a transmissão, são exploradas, também, por estudos intervencionistas, tanto controlados quanto não controlados. Uma vez que esses fatores sejam razoavelmente bem compreendidos, podem ser construídos modelos que possibilitem a exploração da epidemiologia dinâmica de agentes infecciosos tanto em populações humanas como em não humanas. Essas análises constituem as ferramentas para se chegar a uma compreensão plena da interação entre exposições e desfechos no estudo de doenças infecciosas.

CAPÍTULO 28

Epidemiologia genética e molecular

Muin J. Khoury, Robert Millikan e Marta Gwinn

Abordagens multidisciplinares à avaliação de biomarcadores 661
  Validade analítica 662
  Validade clínica 662
  Utilidade clínica 663
  Tópicos éticos, legais e sociais 663
Estudos epidemiológicos convencionais 663
  Estudos de caso-controle 663
  Estudos de coorte 665
  Estudos transversais 666
Tópicos metodológicos 666
  Confundimento 666
  Erro de classificação de genótipo e exposição 667
  Interação gene-ambiente 667
  Complexidade analítica emergente 668

Estudos epidemiológicos não convencionais 670
  Estudos somente de casos 670
  Estudos de casos e pais 671
Exemplo 1: câncer colorretal 673
  Avaliação da exposição 673
  Suscetibilidade genética 674
  Rastreamento de câncer 675
  Heterogeneidade de tumores 675
Exemplo 2: doença intestinal inflamatória 676
  Suscetibilidade genética e descoberta de genes 676
  Gerando novas hipóteses 677
  Epidemiologia e complexidade 677

Desde que o capítulo sobre epidemiologia genética foi publicado na segunda edição de *Epidemiologia Moderna* (Khoury, 1998), desenvolvimentos rápidos em tecnologias genéticas e moleculares têm ocorrido, inclusive a conclusão do projeto genoma humano (Collins et al., 2003; Collins e Guttmacher, 2003). O termo *genômica* é usado agora regularmente em referência ao estudo das funções e interações de todos os genes no genoma (Guttmacher e Collins, 2002). Além disso, novas disciplinas "ômicas" têm surgido para estudar expressões, produtos e interações de genes (p. ex., proteômica [Sellers e Yates, 2003] transcriptômica [Kiechle e Holland-Stanley, 2003], metabolômica [Nicholson et al., 2002], nutrigenômica [van Ommen e Stierum, 2002], farmacogenômica [Sweeney, 2004], e toxicogenômica [Tugwood et al., 2003]). O ritmo das descobertas genéticas acelerou-se acentuadamente em 2006 e 2007, com numerosos estudos de caso-controle em grande escala de várias doenças crônicas comuns, que usaram análises de associação pan-genômicas (GWA)*, as quais forneceram resultados impressionantes no achado de novas variações genéticas relativas a essas doenças.

Antes da era "ômica", a epidemiologia teve uma longa história de uso de marcadores biológicos (Schulte, 1993), tais como títulos de anticorpos na epidemiologia de doenças infecciosas, lipídeos sanguíneos na epidemiologia de doenças cardiovasculares (Truett et al., 1967) e níveis sanguíneos de toxinas potenciais em epidemiologia ambiental. A integração de marcadores biológicos de exposi-

---

* Genome-wide association

ções, suscetibilidade e desfechos na pesquisa epidemiológica tem sido designada como "epidemiologia molecular" (Schulte e Perera, 2003). O termo *epidemiologia genética* tem sido utilizado frequentemente para denotar o estudo do papel de fatores genéticos na ocorrência de doença em populações (Khoury, 1993), focado largamente em métodos estatísticos para descoberta de genes em estudos de famílias. Estamos usando agora o termo *epidemiologia do genoma humano* para nos referir ao *continuum* de abordagens epidemiológicas ao genoma humano, desde a descoberta de genes até aplicações em medicina e saúde pública (Khoury, 2004a) (ver Tab. 28.1 para definições e escopo). Na próxima década, o uso de biomarcadores em epidemiologia alcançará novo patamar de complexidade (Tab. 28.2), com o estudo simultâneo de centenas, e mesmo milhares, de pontos de dados (p. ex., variantes de DNA, expressões de mRNA, padrões de proteínas) para cada pessoa. A complexidade crescente exigirá abordagens rigorosas ao delineamento, análise e interpretação de estudos.

Assim, parece natural combinar os tópicos de epidemiologia genética e molecular. Iniciamos com uma seção geral sobre a validação de biomarcadores, seguida por abordagens epidemiológicas ao estudo de associações gene-doença e interações gene-gene e gene-ambiente, usando delineamentos epidemiológicos convencionais. Discutimos tópicos analíticos e metodológicos aplicáveis a esses estudos, assim como métodos epidemiológicos não convencionais emergentes, que podem ser usados como adjuntos às abordagens tradicionais. Apresentamos dois exemplos atuais sobre o uso de biomarcadores em câncer colorretal e em doença intestinal inflamatória; não contemplamos análises genéticas tradicionais de genealogias humanas para avaliar transmissão mendeliana (análise de segregação) ou para localizar genes humanos (análise de ligação/mapeamento genético), mas preferimos abranger áreas-chave emergentes, capitais para a prática da epidemiologia no século XXI. Para informações adicionais, os leitores podem consultar o livro recente de Thomas (2004a).

ABORDAGENS MULTIDISCIPLINARES À AVALIAÇÃO DE BIOMARCADORES

Quer estejamos lidando com biomarcadores tradicionais (tais como índices bioquímicos de exposição), efeitos biológicos iniciais (tais como adutos de DNA) ou com novas abordagens "ômicas" a variantes genéticas ou seus produtos, os biomarcadores precisam de validação por meio de estudos laboratoriais, epidemiológicos e clínicos. Como exibido na Tabela 28.3, usamos terminologia geral desenvolvida por dois comitês nacionais de testes genéticos (Task Force on Genetic Testing, 1997; Secretary's Advisory Committee on Genetic Testing, 2000; Haddow e Palomaki, 2003). Embora esses parâmetros tenham sido desenvolvidos para testes na prática clínica, também se aplicam à pesquisa epidemiológica.

TABELA 28.1

Campos da epidemiologia de biomarcadores: o *continuum* de abordagens epidemiológicas ao genoma, seus produtos e suas interações com o ambiente[a]

Campo	Aplicação	Tipos de estudos
Epidemiologia genética	Descoberta de genes	Análise de ligação, estudos de associação baseados em famílias
Epidemiologia molecular	Caracterização de genes Uso de outros biomarcadores de exposições, suscetibilidade e desfechos	Pesquisas para caracterizar associações gene-doença e interações gene-ambiente, usando biomarcadores
Epidemiologia aplicada/pesquisa em serviços de saúde	Avaliação de efeitos em saúde	Estudos para avaliar validade clínica e utilidade de informações genéticas na prática

[a]Usamos o termo *epidemiologia do genoma humano* para nos referir ao *continuum* de abordagens epidemiológicas ao genoma humano (2004).

TABELA 28.2

Exemplos de marcadores convencionais e novos marcadores "ômicos" usados em pesquisa epidemiológica por tipo de biomarcador

Tipo de biomarcador	Biomarcadores convencionais	Biomarcadores "ômicos"
Exposição	Níveis sanguíneos de agentes químicos	Mudanças na expressão de genes em tecidos como assinaturas de exposição
Suscetibilidade	Variante de DNA em um ou mais *loci*	Perfil genômico de variação em vários genes
Desfechos	Status de receptor de estrógeno no câncer de mama	Perfis de expressão de genes para o prognóstico de câncer de mama

Validade analítica

A validade analítica de um biomarcador refere-se a sua precisão em mensurar o que se presume que ele deva medir. Como em outras áreas da epidemiologia, isso inclui sua sensibilidade e especificidade, ilustradas na Tabela 28.4 para biomarcadores binários; para biomarcadores mensurados continuamente, trabalho adicional é necessário para se estabelecerem pontos de corte, a fim de maximizar o valor preditivo. Os marcadores genéticos abrangem uma variação que inclui polimorfismo de um só nucleotídeo (SNP)* em um gene, uma coleção de SNP em um cromossomo (haplótipo), uma coleção completa de SNP em um pequeno fragmento de gene, ou perfis de expressão de mRNA, ou padrões proteômicos. A validade analítica geral dos biomarcadores depende do tipo de amostra, do processamento, da armazenagem e da variabilidade do ensaio. Os próprios biomarcadores podem ter variabilidade inerente (p. ex., por hora do dia). Os esforços iniciais para caracterizar biomarcadores para uso têm sido chamados de estudos transicionais (Hulka e Margolin, 1992; Schulte e Perera, 1997).

Na era da genômica, amontoar muitas variantes pode complicar o processo de validação analítica. Além disso, a confiabilidade do biomarcador, a garantia de qualidade do laboratório e os testes de proficiência são de importância crucial. No geral, ainda estamos na infância de um campo de novos biomarcadores em fase de rápidas mudanças.

Validade clínica

Uma vez estabelecida a validade analítica de um biomarcador, sua validade clínica precisa ser aferida em estudos clínicos e epidemiológicos. A validade clínica de um biomarcador inclui sua sensibilidade

TABELA 28.3

Abordagens multidisciplinares à avaliação de biomarcadores

Tipo de avaliação[a]	Termos/variáveis	Tipos de estudos
Validade analítica	Sensibilidade, especificidade e valores preditivos analíticos	Estudos laboratoriais Estudos "transicionais"
Validade clínica	Risco de desfechos de saúde atuais ou futuros para pessoas com/sem marcador	Delineamentos convencionais e não convencionais
Utilidade clínica		Risco de doença com e sem uso de biomarcador e intervenções acompanhantes

[a]Adaptada da Task Force on Genetic Testing (1997) e do Secretary's Advisory Committee on Genetic Testing (2000).

* Single nucleotide polymorphism

e especificidade para mensurar um ponto de fim clínico (ou subclínico). Se o biomarcador deve ser analisado como um fator de risco, sua validade é estabelecida primeiramente, usando-se delineamentos epidemiológicos (como será explicado adiante). Para utilização como uma ferramenta clínica (p. ex., para o diagnóstico precoce de uma condição), sua sensibilidade, sua especificidade e seus valores preditivos clínicos devem ser documentados (para ilustrações com biomarcadores simples, ver Tab. 28.4; ver também Manolio [2003] para discussão adicional).

Utilidade clínica

Os biomarcadores propostos para uso na prática devem ser avaliados primeiro para utilidade clínica, isto é, o conjunto completo de desfechos positivos e negativos resultantes de seu uso. Por exemplo, embora testes para variantes genéticas dos fatores da coagulação F5 (Fator V de Leyden) e F2 (protrombina 20210G-A) estejam em uso disseminado, sua utilidade clínica ainda precisa ser estabelecida na maioria dos cenários. A utilidade clínica é primeiro avaliada no contexto de ensaios clínicos controlados, combinando o uso do biomarcador e várias intervenções (ver Tab. 28.4 para simples ilustração). Para leituras adicionais, consultar Burke e colaboradores (2002) e Pinsky e colaboradores (2004).

Tópicos éticos, legais e sociais

O uso de biomarcadores em pesquisas epidemiológicas levanta numerosas questões éticas, legais e sociais (ELSI)* (Schulte et al., 1999; Schulte, 2004). O acrônimo ELSI tem sido usado extensamente no contexto da pesquisa genética e da medicina genômica (Meslin et al., 1997). Questões éticas, legais e sociais em torno de informações genéticas foram apontadas em várias áreas, inclusive consentimento informado, recrutamento de sujeitos, retorno de informação sobre resultados de estudos e o potencial para discriminação ou estigmatização de indivíduos e grupos. Foram descritos tópicos relativos ao consentimento informado apropriado, no estudo de variantes genéticas com baixos riscos de doença em situações epidemiológicas com base em populações (Beskow et al., 2001). Em consulta com um grupo multidisciplinar, o Centers for Disease Control and Prevention (CDC) publicou um modelo de formulário de consentimento e informações suplementares *on-line*, que pode ser adaptado por pesquisadores para estudos epidemiológicos genéticos (Beskow et al., 2001; Centers for Disease Control and Prevention, 2001a, 2001b).

ESTUDOS EPIDEMIOLÓGICOS CONVENCIONAIS

Biomarcadores de fatores genéticos e ambientais envolvidos em doenças humanas têm sido usados em estudos de caso-controle, coorte e transversal.

Estudos de caso-controle

A abordagem de caso-controle é particularmente adequada para estudos de variantes genéticas, porque (a) ao contrário de outros marcadores biológicos de exposições (p. ex., níveis hormonais, adutos de DNA), os marcadores genéticos são indicadores estáveis de suscetibilidade do hospedeiro; (b) os estudos de caso-controle podem fornecer uma oportunidade de se realizar uma pesquisa abrangente sobre os efeitos de vários genes, junto com outros fatores de risco, e de se verificar a interação gene-ambiente; e (c) os estudos de caso-controle são adequados para muitos desfechos incomuns de doenças, tais como defeitos congênitos e cânceres específicos. Contudo, por causa das mudanças em exposições ambientais no decorrer do tempo, os estudos de coorte,

---

* Ethical, legal and social issues

TABELA 28.4
Avaliação multidisciplinar de biomarcadores[a]

I. Validade analítica

	Biomarcador	
Teste	Presente	Ausente
+	A	B
−	C	D

Sensibilidade analítica: A/A + C
Especificidade analítica D/B + D

II. Validade clínica de biomarcadores como fatores de risco e como testes clínicos

	Desfecho clínico	
Biomarcador	Presente	Ausente
+	A	B
−	C	D

Como fator de risco: análise a prosseguir como parte da análise de caso-controle
Razão de chances = AD/BC
Para análise de coorte: razão de riscos = (A/A + B)/(C/C + D)
Como uma ferramenta clínica: a análise avalia sensibilidade, especificidade e valor preditivo.
Sensibilidade clínica: A/A + C; especificidade clínica: D/B + D
Valor preditivo positivo (PPV) = A/A + B (presumindo população total testada)
Valor preditivo negativo (NPV) = D/C + D (presumindo população total testada)

III. Utilidade clínica (um exemplo) entre pessoas com um biomarcador +

	Desfecho	
Intervenção	Doente	Sadio
1	A	B
2	C	D

Análise no contexto de ensaio clínico controlado, comparando intervenções diferentes entre pessoas com o biomarcador
Razão de riscos = (A/A + B)/(C/C + D) (comparando duas intervenções hipotéticas)

[a]Estas tabelas são apenas para propósitos de ilustração e se aplicam a biomarcadores dicotômicos (presente/ausente). Análises adicionais envolvem estratificação, análise pessoa-tempo em estudos de coorte (ver texto), ajuste para confundimento, e avaliação de modificação de medida de efeito.

com biomarcadores repetidos de exposições e desfechos intermediários, podem ser preferíveis aos estudos de caso-controle, a menos que estes estejam aninhados em uma coorte subjacente de uma população bem definida, para a qual amostras biológicas armazenadas no começo do estudo sejam analisadas mais tarde para exposições.

Estudos de caso-controle podem dar suporte simultaneamente à descoberta de genes e à caracterização de risco com base na população. Por exemplo, registros de casos de doença incidente baseados em população, e de suas famílias, oferecem uma plataforma para a condução de estudos de ligação e associação baseados em famílias (Thomas, 2004b). O National Cancer Institute (NCI) patrocina Cooperative Family Registries for Breast and Colorectal Cancer Research (Registros familiares cooperativos para pesquisa em câncer de mama e colorretal), que refletem essa filosofia (Daly et al., 2000; Hopper, 2003). Registros de casos baseados em população podem apoiar numerosos delineamentos de estudos, inclusive estudos de famílias estendidas, tríades caso-pais (Thomas, 2004b), e delineamentos de caso-controle-família (Peel et al., 2000). Um tipo de estudo de associação baseado em família é o delineamento coorte de parente, no qual os pesquisadores estimam o risco de ocorrência de doença genótipo-específica em parentes em primeiro grau dos participantes do estudo (casos índice), inferindo os genótipos dos parentes a partir dos genótipos mensurados em casos índice (Wacholder et al., 1998).

Estudos de coorte

Esforços estão sendo feitos para integrar a genômica em estudos de coorte epidemiológicos baseados em população iniciados na era pré-genômica, para estudar incidência e prevalência, história natural e fatores de risco de doenças. Estudos de coorte bem conhecidos incluem o estudo Framingham (National Heart, Lung and Blood Institute, 2004), o estudo Athetosclerosis Research in Communities (Pesquisa de aterosclerose em comunidades) (ARIC Investigators, 1989), a European Prospective Investigation on Cancer (Investigação prospectiva de câncer europeia) (Riboli et al., 2002) e o recentemente delineado National Children Study (Estudo nacional de crianças) (National Institutes of Health, 2004), um estudo de coorte americano planejado de 100.000 mulheres grávidas e sua prole, a serem acompanhadas desde antes do nascimento até a idade de 21 anos. Além disso, a era da genômica está inspirando o desenvolvimento de estudos de coorte longitudinais muito grandes, e mesmo estudos de populações inteiras, a fim de estabelecer repositórios de materiais biológicos (biobancos)

TABELA 28.5

Exemplos de estudos[a] genômicos em andamento, baseados em populações, em larga escala

Estudo	Tamanho da amostra	População	Objetivos do estudo
Decode Genetics	>100.000	Islândia	"Identificar causas genéticas de doenças comuns e desenvolver novas drogas e ferramentas diagnósticas". Mensura genes, desfechos de saúde e vincula com base de dados genealógicos.
UK Biobank	500.000	Amostra populacional de pessoas com idade entre 45-69 anos	"Estudar o papel dos genes, ambiente e estilo de vida." Vínculo com prontuários médicos.
CartaGene (Quebec)	>60.000	Amostra populacional de pessoas com idade entre 25-74 anos	"Estudar a variação genética em uma população moderna". Vínculo com registros de assistência à saúde e com bases de dados ambientais e genealógicos.
Estonia Genome Project	>1.000.000	População da Estônia	"Encontrar genes que causem e influenciem doenças comuns". Vínculo com prontuários médicos.
GenomeEUtwin	~800.000 pares de gêmeos	Coortes de gêmeos de 7 países europeus + Austrália	"Caracterizar componentes genéticos, ambientais e de estilo de vida no *background* de problemas de saúde".

[a]Os últimos três projetos fazem parte da colaboração global P3G (Public Population Project in Genomics).

para descoberta e caracterização de genes associados com doenças comuns. A Tabela 28.5 mostra uma lista parcial de tais estudos, que variam desde grandes amostras aleatórias de populações adultas, tais como o UK Biobank ($N = 500.000$; Wright et al., 2002) e o projeto CartaGene (2004) em Quebec ($N = 60.000$), até populações de países inteiros, tais como Islândia ($N = 100.000$; Hakonarson et al., 2003) e Estônia ($N = 1.000.000$; Estonian Genome Project, 2004), a uma coorte de gêmeos em países múltiplos (GenomeEUtwin, 2004). Tais biobancos também podem ajudar os epidemiologistas a quantificarem a ocorrência de doenças em várias populações e a compreenderem suas histórias naturais e fatores de risco, inclusive interações gene-ambiente.

Os estudos de coorte longitudinais permitem mensurações fenotípicas e de desfechos repetidas em indivíduos ao longo do tempo, inclusive intermediários bioquímicos, fisiológicos e outros precursores e complicações de doenças. Os estudos de coorte também podem ser usados para estudos de caso-controle aninhados, ou mesmo como um método de rastreamento inicial para estudos somente de casos (conforme será explicado adiante). Tais estudos produzirão uma grande quantidade de dados sobre fatores de risco de doenças, estilos de vida e exposições ambientais e fornecerão oportunidades para padronização, compartilhamento e análise conjunta de dados. Um exemplo de padronização de dados por meio de fronteiras internacionais é o P3G global (Public Population Project in Genomics, 2004), o qual, até o presente, inclui três estudos internacionais da Europa e América do Norte (ver Tab. 28.5). A harmonização é crucial para criar compatibilidade entre os locais sobre medidas de variação genética, variações ambientais, características e comportamentos pessoais e desfechos de saúde no longo prazo.

Estudos transversais

Estudos epidemiológicos transversais podem ser usados para estimar frequências de alelos e genótipos, categorias de exposição na população e relações entre genótipos, exposições e fenótipos. Embora os estudos transversais não possam distinguir entre incidência e história natural para o propósito de inferência causal, podem fornecer dados de nível populacional sobre variantes genéticas e exposições ambientais, que podem ser úteis para guiar pesquisas e políticas de saúde. Um exemplo de um estudo de prevalência baseado em população é a análise de duas mutações comuns no gene da hemocromatose (variantes *C282Y* e *H63D* de *HFE*) na população dos Estados Unidos. Steinberg e colaboradores genotiparam 5.171 amostras do Third National Health and Nutrition Examination Survey (Terceiro levantamento nacional de exame de saúde e nutrição) do CDC (NHANES III), um inquérito com representatividade nacional conduzido nos Estados Unidos de 1992 a 1994. Foi feita classificação cruzada de dados de frequência de genótipos e alelos por sexo, idade e raça/etnia (Steinberg et al., 2001). Os levantamentos NHANES foram analisados pelo CDC para fornecer uma avaliação continuada da exposição da população norte-americana a produtos químicos ambientais. O primeiro National Report on Human Exposure to Environmental Chemicals (Relatório nacional sobre exposição humana a produtos químicos ambientais) foi publicado em 2001 e apresentou dados de exposição para 27 produtos químicos do NHANES 1999-2001. O segundo relatório, liberado em 2003, apresentou dados de exposição para 116 produtos químicos ambientais estratificados por idade, gênero e raça/etnia (Centers for Disease Control and Prevention, 2003). Atualmente, em colaboração com o National Cancer Institute, o CDC está utilizando o levantamento NHANES III para medir a prevalência de variantes em 57 genes e correlacionar os genótipos resultantes com história médica, dados clínicos e laboratoriais (Lindegren e o CDC NHANES Working Group, 2003). Quando concluídos, tais estudos fornecerão informações valiosas sobre a associação entre variação genética e numerosos desfechos em saúde.

TÓPICOS METODOLÓGICOS

Confundimento

Uma consideração crucial em estudos de suscetibilidade genética é a escolha do grupo adequado para comparação. O uso de grupos de comparação convenientes pode levar a achados espúrios, em consequência do confundimento causado por fatores genéticos e ambientais não mensurados. Raça/etnia pode ser uma variável de confundimento importante em tais estudos (frequentemente referida como estratificação de população) (Thomas e Witte, 2002). Um exemplo é a relação apontada entre o marcador genético Gm3;5;13;14 e o diabete melito não dependente de insulina (NIDDM)* entre índios Pima (Knowler et al., 1988). Nesse estudo transversal, indivíduos com o marcador genético tiveram uma prevalência mais alta do que aqueles sem o marcador (29 *versus* 8%). Esse marcador, entretanto, é um índice de miscigenação branca. Quando a análise foi estratificada por grau de miscigenação, a associação praticamente desapareceu. Deixar de levar em conta adequadamente a etnia no delineamento ou em sua análise pode enviesar estimativas de efeitos genéticos sobre riscos de doença quando tanto a ocorrência da doença quanto a distribuição do genótipo variam entre os grupos e se correlacionam uma com a outra. Outra maneira de ajustar para estratificação oculta da população é usar vários marcadores genéticos para indexar grupos populacionais (tais como a abordagem de controle genômico; Lee, 2004). Geralmente, em estudos epidemiológicos bem conduzidos que controlam para etnia autorrelatada, o viés por estratificação da população na estimativa de efeitos genéticos provavelmente será pequeno, especialmente quando há muitos subgrupos na população (Wacholder et al., 2002).

Erro de classificação de genótipo e exposição

Conforme discutido anteriormente, a validade analítica de um biomarcador deve ser estabelecida antes que ele possa ser usado em pesquisa epidemiológica. A menos que os erros sejam sistemáticos (p. ex., porque o biomarcador está relacionado ao desfecho e também à exposição), é provável que o erro de classificação dilua a associação entre um biomarcador dicotômico e desfechos. Métodos indiretos têm sido utilizados algumas vezes para classificar genótipos individuais. Por exemplo, Cartwright e colaboradores (1982) usaram sobrecarga de dapsona seguida por medidas urinárias de vários metabólitos em um estudo de caso-controle de câncer de bexiga, um método para classificar os sujeitos em acetiladores lentos ou rápidos. O erro de classificação independente, não diferencial, por medidas indiretas, pode enviesar o risco relativo em direção à unidade.

Quando um genótipo é mensurado no nível do DNA, o erro de classificação também pode ser causado por desequilíbrio de ligação. Idealmente, se o gene de interesse tiver sido sequenciado, a presença de uma ou mais mutações dentro do gene poderá ser correlacionada com um produto/função alterado do gene e com o *status* de caso-controle. Muitos marcadores, entretanto, estão ligados com outros marcadores na mesma região cromossômica (haplótipos). Assim, os pesquisadores medem estes marcadores em vez da própria mutação de suscetibilidade à doença. Alelos de marcador podem estar em desequilíbrio de ligação com alelos de doença, se a mutação surgiu de maneira relativamente recente ou se houver vantagens seletivas de haplótipos específicos. Após várias gerações, a recombinação genética geralmente leva à independência completa entre um alelo de marcador e um alelo de doença na mesma região. Enquanto isso, o uso de um alelo de marcador como um substituto para um alelo de doença, em um estudo de caso-controle, presumivelmente causa um erro de classificação não diferencial e uma diluição da razão de chances. Assim, uma associação fraca de um marcador com uma doença pode obscurecer uma associação potencialmente importante com o *locus* do gene de interesse.

Interação gene-ambiente

Essencialmente, todas as doenças humanas são causadas pela interação entre fatores genéticos e ambientais (ver Cap. 2). Assim, no delineamento e análise de estudos epidemiológicos, a interação gene-ambiente e gene-gene precisa ser considerada explicitamente. Examinar a associação marginal entre um genótipo e doença (ou entre exposição e doença) pode mascarar o efeito da interação biológica entre os genótipos e as exposições (Khoury et al., 1993).

---

* Non-insulin-dependent diabetes mellitus

TABELA 28.6

Análise da interação gene-ambiente em um estudo de caso-controle

Exposição	Genótipo	Casos	Controles	Razão de chances (RC)[a]
–	–	A_{00}	B_{00}	$RC_{00} = 1,0$
–	+	A_{01}	B_{01}	$RC_{01} = A_{01}B_{00}/(A_{00}B_{01})$
+	–	A_{10}	B_{10}	$RC_{10} = A_{10}B_{00}/(A_{00}B_{10})$
+	+	A_{11}	B_{11}	$RC_{11} = A_{11}B_{00}/(A_{00}B_{11})$

+, presente; –, ausente.
Contraste de interação (IC): $RC_{11} - RC_{10} - RC_{01} + 1$
Saída da homogeneidade da razão de chances: $RC_{11}/(RC_{10} \times RC_{01})$
[a]Razão de chances somente de casos OR: $(A_{11}A_{00})/(A_{10}A_{01}) = RC_{11}/(RC_{10} \times RC_{01}) \times RC_{co}$ onde $RC_{co} = (B_{11}B_{00})/(B_{10}B_{01})$ (razão de chances somente de controles).

Para avaliar a interação gene-ambiente no nível mais simples, os pesquisadores podem exibir dados em uma tabela 2×4 (Tab. 28.6). Aqui, pressupomos que uma exposição é classificada como presente ou ausente, e que o genótipo de suscetibilidade subjacente também é classificado como estando presente ou ausente. Esse genótipo pode refletir a presença de um ou dois alelos em um *locus* ou uma combinação de alelos em múltiplos *loci*. Usando-se sujeitos não expostos sem genótipo de suscetibilidade como o grupo de referência, podem-se calcular razões de chances para todos os outros grupos. Como discutido por Botto e Khoury (2001), tal apresentação tem várias vantagens. O papel de cada fator é avaliado independentemente, tanto em termos de associação como de fração atribuível potencial. Além disso, as razões de chances podem ser examinadas em termos de saída de modelos de independência especificados (baseados, idealmente, na aditividade de risco relativo excessivo; ver Cap. 5). A tabela também fornece a distribuição das exposições entre os controles e ajuda a avaliar a dependência de fatores na população subjacente (contanto que os controles sejam representativos). Por fim, uma razão de chances somente de casos pode ser derivada (como será explicado adiante). A abordagem de tabela 2×4 para a apresentação de interações gene-ambiente sumariza, essencialmente, sete tabelas 2×2 (Botto e Khoury, 2001). Ela destaca os tópicos de tamanho do estudo, porque os tamanhos das caselas são apresentados; também favorece a estimação de efeito acima dos testes de significância estatística (ver Cap. 10). Para ilustrar, usamos dados de um estudo de caso-controle de tromboembolismo venoso em relação ao Fator V de Leyden e uso de contraceptivo oral para mostrar aspectos-chave de interação gene-ambiente (ver Tab. 28.7), inclusive efeitos marginais e conjuntos e frações atribuíveis à população potenciais, bem como cálculo de razões de chances somente de casos e somente de controles.

A partir de uma perspectiva de eficiência, estudos de caso-controle poderiam ser utilizados para avaliar interações gene-ambiente e gene-gene particularmente para exposições e genótipos comuns. Os tamanhos de estudo desejáveis dependem do modelo subjacente de interação entre o genótipo e a exposição. Em tipos específicos de interações biológicas – tais como quando a exposição e o genótipo apenas não aumentam sozinhos os riscos de doença – os tamanhos de estudo necessários para avaliar os efeitos marginais da exposição (em uma tabela 2×2) serão mais que adequados para estimar a interação entre a exposição e o genótipo interagente.

Complexidade analítica emergente

O uso potencial de milhares de variantes genéticas em estudos epidemiológicos cria uma probabilidade aumentada de erros Tipo I e Tipo II, especialmente quando se dá ênfase excessiva aos testes de significância. A exploração de dados em larga escala levará, inevitavelmente, a várias associações positivas que não são reproduzidas. Uma razão para erros Tipo I é simplesmente a confiança em

TABELA 28.7

Análise do uso de contraceptivo oral, presença de mutação do Fator V de Leyden e risco de tromboembolismo venoso[a]

Fator V de Leyden	CO	Casos	Controles	Razão de chances		CI 95%	FA-Exp (%)
–	–	36	100	RC_{00}	1,0	referência	85,6
–	+	10	4	RC_{01}	6,9	1,83; 31,80	73,0
+	–	84	63	RC_{10}	3,7	2,18; 6,23	97,1
+	+	25	2	RC_{11}	34,7	7,83; 310,0	
Total		155	169				

CO, contraceptivo oral; FA-Exp (%), fração atribuível (por cento) entre os expostos.
Contraste de interação (CI): $RC_{11} - RC_{10} - RC_{01} + 1 = 34,7 - 3,7 - 6,9 + 1 = 25,1$
Saída da homogeneidade da razão de chances: $RC_{11}/(RC_{10} \times RC_{01}) = 34,7/(3,7 \times 6,9) = 1,4$
[a]Razão de chances somente de casos RC: $(A_{11}A_{00})/(A_{10}A_{01}) = RC_{11}/(RC_{10} \times RC_{01}) \times RC_{co}$ $(25 \times 36)/(63 \times 4) = 1,1 = 1,4 \times 0,8$ onde $RC_{co} = (B_{11}B_{00})/B_{10}B_{01})$ (razão de chances somente de controles) $(2 \times 100)/(63 \times 4) = 0,8$
De Botto e Khoury (2002); dados de Vandenbroucke e colaboradores (1994).

testes de significância estatística. Wacholder e colaboradores (2004) desenvolveram uma abordagem bayesiana para avaliar a probabilidade de que – segundo um achado estatisticamente significativo – não exista uma verdadeira associação entre uma variante genética e uma doença. Essa abordagem incorpora não só o valor *P* observado, mas também a probabilidade *a priori* da associação gene-doença e da força estatística do teste. O problema de falsos-positivos é composto pela tendência óbvia de autores e periódicos em publicar achados "positivos" ou interessantes e estatisticamente significativos (viés de publicação) e de todos os interessados em enfatizar excessivamente os resultados de um estudo individual, mesmo quando a probabilidade *a priori* da hipótese é muito baixa.

Contudo, consideremos por um momento a implicação incrível para a epidemiologia da identificação de vários fatores de risco genéticos. Imaginemos que, para uma doença comum, somente 10 genes contribuam uma fração atribuível à população substancial. Mesmo que a variação em cada *locus* possa ser classificada de maneira dicotômica (p. ex., genótipo suscetível *versus* não suscetível), essa classificação criará 2 elevado à 10ª potência ou mais de mil estratos possíveis. A análise pode ficar ainda mais complicada quando consideramos as interações desses genes com outros genes e com fatores ambientais. A tecnologia emergente nos possibilitará mensurar simultaneamente centenas e milhares de variações do genoma, perfis de expressões de genes e padrões de proteínas. Nossa análise epidemiológica de tabelas 2×4, análises estratificadas, e até mesmo análise de regressão logística enfrentarão rapidamente as limitações de tamanho pequeno de estudo em uma era quando uma grande quantidade de dados para cada indivíduo é a regra, e não a exceção (Hoh e Ott, 2003).

Em consequência da complexidade crescente, novas estratégias analíticas estão surgindo, inclusive regressão hierárquica e métodos bayesianos (Dunson, 2001; Greenland, 2007a; ver Cap. 21). Esses métodos podem ser adequados para abordar o problema de associações falso-positivas resultantes de comparações múltiplas. Outra abordagem à análise conjunta de genes múltiplos para traços quantitativos é o método da divisão combinatória (CPM*; Nelson et al., 2001), que representa uma extensão da análise de variância tradicional entre e dentro de genótipos em um *locus* de gene. Um excesso de variabilidade entre os genótipos, relativo a dentro de genótipos, representa uma associação entre o gene e o traço. O CPM estende esse conceito a muitos genes, por divisão genotípica com base em *loci* múltiplos. Uma extensão do CPM é o método da redução de dimensionalidade multifatorial (MDR)** (Hahn et al., 2003). Usando-se essa abordagem, os genótipos em múltiplos *loci* são agrupa-

---

* Combinatorial partitioning method
**Multifactor dimensionality reduction

dos em poucas categorias para criar grupos de alto risco e baixo risco. Esse método reduz o número de genótipos de muitas dimensões para uma (Ritchie, 2001; Zhang et al., 2001). Por exemplo, tais métodos podem ser capazes de classificar pessoas em dois ou mais grupos distintos, com relação a sua propensão para "sangrar" ou "coagular", com base na combinação de genótipos em múltiplos *loci* envolvidos na manutenção de um equilíbrio delicado entre hemorragia e trombose (p. ex., a cascata de Fatores I a X). Com base na compreensão da biologia subjacente, é possível que esses genótipos complexos compostos possam ser úteis para predizer desfechos de doença ou resposta a tratamentos. Embora esses métodos continuem a evoluir, ainda são vulneráveis a problemas de não reprodutibilidade e de achados falso-positivos. Pesquisa e aplicação adicionais são necessárias para que tais métodos tenham utilidade na prática dos epidemiologistas.

ESTUDOS EPIDEMIOLÓGICOS NÃO CONVENCIONAIS

Aqui, destacamos duas abordagens não convencionais, que emergiram recentemente em estudos epidemiológicos de fatores genéticos e da interação gene-ambiente na doença: o estudo somente de casos e o estudo de casos e pais. Tais abordagens envolvem o uso de um grupo de controle interno, em vez de externo.

Estudos somente de casos

Como em outras áreas da epidemiologia, um delineamento de séries de casos foi reconhecido gradualmente como uma abordagem que pode ser utilizada para múltiplas finalidades: para avaliar a interação gene-gene e gene-ambiente na etiologia de doenças, para esquadrinhar a contribuição de genótipos complexos e para apurar a heterogeneidade em desfechos (Botto e Khoury, 2004; Begg e Zhang, 1994; Piegorsch et al., 1994). Embora o método somente de casos seja melhor conhecido pela análise de interações, ele pode ter a maioria das limitações nessa área, e as outras duas aplicações podem se tornar mais proeminentes, como será discutido.

Para estimar efeitos de interação, os pesquisadores usam somente sujeitos para avaliar a magnitude da associação entre um genótipo e a exposição (ou outro genótipo). O cenário básico para análise é uma tabela 2 × 2 relatando exposição a genótipo somente em casos (Tab. 28.6). Se o genótipo e as exposições são independentes na população-fonte da qual os casos se originaram, o valor esperado de RC_{co} torna-se unidade; assim, a razão de chances obtida a partir de um estudo somente de casos mede o afastamento do efeito conjunto multiplicativo do genótipo e da exposição. Sob a hipótese nula de efeitos multiplicativos, o valor esperado de RC_{ca} é a unidade; se o efeito conjunto é mais do que multiplicativo, espera-se que RC_{ca} seja mais do que 1. Essa abordagem fornece uma ferramenta simples com a qual triar para interação gene-gene e gene-ambiente na etiologia de doenças. Ela pode ser utilizada no contexto da análise bruta de tabela 2 × 2 ou no contexto de modelos de regressão ajustados para outras covariáveis. Vários tópicos metodológicos devem ser considerados quando se aplica a abordagem somente de casos (Liu et al., 2004):

1. A escolha de casos ainda está sujeita às regras usuais de seleção de casos válidos para qualquer estudo de caso-controle. Idealmente, os casos incidentes de uma população bem definida aumentarão a inferência etiológica dos achados.
2. Os pesquisadores devem pressupor independência entre exposição e genótipo na população-fonte subjacente para aplicar esse método. Essa suposição pode parecer razoável para uma ampla variedade de genes e exposições. Há alguns genes, contudo, cuja presença pode levar a uma probabilidade maior ou menor da exposição, com base em algum mecanismo biológico. Por exemplo, variações genéticas em desidrogenase alcoólica e aldeído-desidrogenase, as principais enzimas envolvidas no metabolismo do álcool, são fatores de risco suspeitos para alcoolismo e lesão hepática relacionada com o álcool. Os indivíduos com metabolismo do álcool retardado, como um resultado de variações genéticas particulares, podem ter uma resposta de

rubor aumentado após ingestão de álcool e, assim, menor probabilidade de uso de álcool, o que poderia levar a uma correlação negativa entre exposição ao álcool e polimorfismos da desidrogenase alcoólica em algumas populações (Sherman et al., 1994).
3. A abordagem somente de casos não permite que os pesquisadores avaliem os efeitos independentes da exposição ou do genótipo, isoladamente, e sim, meramente o afastamento dos efeitos multiplicativos.
4. A medida obtida por essa análise só pode ser interpretada como um afastamento de uma relação multiplicativa, ao passo que o afastamento da aditividade pode ser de interesse maior (ver Cap. 5).

Em adição ao estudo da interação gene-gene e gene-ambiente, a abordagem somente de casos tem duas outras aplicações relevantes (ver Tab. 28.8), que são especialmente adequadas para registros de doenças baseados em populações (p. ex., câncer, defeitos congênitos) (Botto e Khoury, 2004):

1. Pode-se procurar por genótipos que, potencialmente, contribuam mais para a ocorrência de doenças na população. Pelo uso do conceito de fração atribuível à população, os estudos somente de casos podem fornecer uma estimativa mais alta da contribuição de fatores de risco complexos, inclusive variantes genéticas múltiplas em *loci* diferentes, para ocorrência de doença. Genótipos compreendendo combinações de variantes genéticas múltiplas têm uma frequência esperada baixa na população, mesmo quando as variantes são comuns individualmente. Portanto, a abordagem somente de casos pode ser útil na identificação de combinações de genes para avaliar mais a importância etiológica potencial (Botto e Khoury, 2004).
2. Pode-se avaliar a heterogeneidade etiológica, diagnóstica e prognóstica de doenças. Correlações genótipo-fenótipo podem ser examinadas entre subgrupos de casos definidos clinicamente ou pelo uso de marcadores biológicos baseados em genótipo, expressão de genes, produtos de proteína ou em outros aspectos. Por exemplo, um estudo recente mostrou que mutações do gene *CARD15*, sabidamente associado à doença de Crohn, foram correlacionadas com doença no íleo, mas não no cólon (Lesage et al., 2002). Em outro exemplo, LeMarchand e colaboradores conduziram um estudo baseado em população para avaliar associações gerais e específicas por estágio do alelo *870A* do gene *Ciclina D1* (*CCND1*) com o câncer colorretal. Eles demonstraram que o alelo estava associado ao câncer colorretal e particularmente com as formas mais graves da doença, que resultam em morbidade e mortalidade mais altas (LeMarchand et al., 2003). Um terceiro exemplo é a análise da correlação genótipo-fenótipo na fibrose cística, um distúrbio de gene isolado comum em pessoas de descendência da Europa setentrional. Mais de 1.000 mutações diferentes do gene *CFTR* têm sido descritas (Mickle e Cutting, 2000), e a heterogeneidade genotípica explica, em parte, a expressão clínica altamente variável da fibrose cística. Visto que a função pulmonar varia, mesmo entre pacientes com genótipo *CFTR* semelhante, outros determinantes genéticos e ambientais também têm um papel (Burke, 2003).

Estudos de casos e pais

Na abordagem caso-pais, pessoas com desfechos de saúde específicos e seus pais são usados como uma tríade, a fim de comparar a distribuição genotípica em um ou mais *loci* dos casos com a distribuição esperada de genótipos, com base nos genótipos parentais. Consideramos essa abordagem como equivalente a um estudo de caso-controle pareado (Khoury e Flanders, 1996), no qual os alelos transmitidos entre os casos são comparados com os alelos não transmitidos dos pais. Essa abordagem pode ser descrita, apropriadamente, como equivalente a um delineamento de caso-coorte (ver Cap. 8). Em ambos os cenários, marcadores genéticos associados ao risco de doença aumentado poderiam refletir um papel causal ou poderiam estar em desequilíbrio de ligação com alelos em um *locus* vizinho (Schaid e Sommer, 1993; Spielman et al., 1993). O método requer a disponibilidade de informações genotípicas sobre os pais dos sujeitos casos. Em sua fórmula mais simples, o genótipo de cada sujeito caso pode ser comparado com o genótipo de um controle fictício, formado pelos alelos não transmi-

TABELA 28.8
Ilustração das contribuições do delineamento epidemiológico somente de casos na era genômica

I. Esquadrinhar para genótipos complexos que pudessem ter uma fração atribuível significativa

Variantes de genes em *N loci*			Casos (*T*)
1	2	3 ··· *N*	
−	−	− ··· −	A
+	−	− ··· −	B
.	.	.	...
+	+	+ ··· +	X

Para genótipos complexos em *N loci*, a proporção esperada da população com tal combinação diminuirá acentuadamente com o número crescente de *loci*, mesmo que cada variante seja comum na população. Por exemplo, se temos variantes genéticas em 10 *loci*, cada um com 50% de prevalência na população, espera-se que cerca de 1 em 1.000 ou menos pessoas sejam positivas para todos os 10. Portanto, podemos usar a razão de *X*/*T* para derivar um limite superior de fração atribuível à população para genótipos complexos, mesmo na ausência de controles (para mais detalhes, consultar Botto e Khoury, 2004).

II. Avaliar heterogeneidade etiológica e correlação genótipo-fenótipo entre casos

Fator de risco	Casos	
(exposição/genótipo)	Fenótipo 1	Fenótipo 2
Sim	A	B
Não	C	D

Razão de chances = AD/BC = 1 se subgrupos homogêneos
Os fenótipos podem ser classificados com base em classificação clínica, no uso de perfis de expressão de genes ou em marcadores de expressão de proteínas (para exemplos, ver o texto)

III. Triar para interação multiplicativa gene-ambiente ou gene-gene

Fator de risco	Casos	
(exposição/genótipo)	Genótipo 1	Genótipo 2
Sim	A	B
Não	C	D

Razão de chances = AD/BC = 1 se os efeitos conjuntos forem multiplicativos e >1 se supramultiplicativos

tidos de cada um dos pais. Como essa é uma análise pareada, pode-se construir uma tabela 2 × 2, comparando sujeitos casos e controles com a presença ou ausência do alelo (ou genótipo). As razões de chances podem ser obtidas simplesmente com a análise seguindo aquela de um delineamento pareado. Esse método também pode ser usado para estratificar sujeitos de acordo com a presença ou ausência da exposição interativa pertinente, e as razões de chances podem ser derivadas com ou sem a exposição.

Vários métodos de análise foram propostos para esse tipo de estudo (Flanders e Khoury, 1996; Flanders et al., 2001; Sun et al., 1998). De longe, esses métodos não são iterativos e levam a uma estimativa fechada das razões de risco, comparando o risco entre aqueles com um genótipo específico ao risco entre aqueles com um genótipo de comparação. Essencialmente, para cada combinação de genótipos parentais, a distribuição observada do genótipo da prole (casos) é comparada com a distribuição esperada com base nas probabilidades de transmissão mendeliana. Outra abordagem analítica, sugerida por Weinberg e colaboradores (1998), é a regressão log-linear de Poisson, que é ajustada com o uso de um pacote de *software* padrão, e que tem vantagem distinta sobre a análise pareada por usar todas as informações eficientemente, inclusive sobre pais heterozigotos e aqueles com dados genotípicos faltantes.

Do mesmo modo que com o delineamento somente de casos, a abordagem de casos e pais não possibilita avaliação do efeito independentemente das exposições ambientais, simplesmente se o efeito do genótipo for diferente para pessoas com a exposição em relação às pessoas sem a exposição. Como no delineamento somente de casos, a modificação efeito-medida também é mensurada em uma escala não multiplicativa. No entanto, o delineamento de casos e pais permite avaliação do efeito do genótipo (com e sem a exposição), ao passo que a abordagem somente de casos não o faz. Estudos de casos e pais também foram sugeridos para a busca de interações gene-ambiente (Lake e Laird, 2004), efeito de impressão (*imprinting*) (Weinberg et al., 1998) e efeitos de pai de origem (Weinberg et al., 1998; Weinberg, 1999).

EXEMPLO 1: CÂNCER COLORRETAL

O câncer colorretal dá uma ilustração útil das novas ferramentas "ômicas" em epidemiologia. As ilustrações incluem o uso de biomarcadores para melhora da avaliação da exposição, marcadores de suscetibilidade genética apropriados para grandes populações, novos métodos para rastreamento de câncer e perfis moleculares de tumores que podem predizer a resposta à terapia. Os exemplos seguintes ilustram como ferramentas "ômicas" podem fortalecer e melhorar (em vez de depreciar ou substituir) estudos epidemiológicos convencionais.

Avaliação da exposição

Durante décadas, estudos epidemiológicos acusaram níveis altos de consumo de carne como um fator de risco para câncer colorretal (Potter et al., 1993). A avaliação melhorada da exposição, usando biomarcadores, tem revelado muitos dos caminhos causais relevantes. Métodos específicos de cozinhar, inclusive grelhar ou fritar a carne em altas temperaturas internas, produzem aminas heterocíclicas (HCA*). As HCA são identificadas usando-se uma combinação de cromatografia líquida e espectrometria de massa (Felton et al., 2004) e podem ser detectadas no alimento assim como no sangue e urina humanos. As HCA causam tumores em animais de laboratório e são classificadas como carcinógenos humanos suspeitos (Dashwood, 2003). Toxicologistas e epidemiologistas colaboraram para o desenvolvimento de um índice, a fim de correlacionar categorias de HCA no alimento com tipos e cortes de carne, método de cozinhar e grau de cozimento (Sinha et al., 1998). A exposição dietética a HCA agora pode ser estimada em estudos epidemiológicos, usando-se fotografias padronizadas de carne cozida e questionários sobre frequência de ingestão de alimentos. Com o uso desses métodos, a exposição aumentada a HCA foi associada a risco aumentado de pólipos colorretais (Sinha et al., 1999) e câncer do cólon (Butler et al., 2003).

---

* Heterocyclic amines.

As HCA, como biomarcadores de exposição, ajudam a abordar a dieta como uma mistura complexa. Em voluntários humanos, a ingestão de brócolis aumentou a excreção urinária de uma HCA em particular, a 2-amino-1-metil-6-fenilimidazo[4,5-b]piridina, ou PhIP, e certos tipos de chá inibem a capacidade mutagênica de PhIP em ensaios bacterianos (Felton et al., 2004; Dashwood, 2003). Desemaranhar a complexidade de exposições dietéticas em nível molecular tem fornecido percepções importantes da etiologia do câncer de cólon e de outros cânceres (Ketterer, 1998). Visto que o conteúdo de HCA pode ser reduzido pela mudança dos métodos de cozinhar e preparar a carne, as HCA, como biomarcadores, têm ajudado no delineamento de intervenções para reduzir o risco de câncer do cólon e de outros cânceres.

Anteriormente, biomarcadores tais como as HCA pertenciam ao território da epidemiologia molecular e de toxicologistas. Entretanto, esses marcadores entraram na corrente principal da epidemiologia pela sua incorporação a estudos epidemiológicos convencionais (Felton et al., 2004, p. 142). Além disso, como o metabolismo das HCA, isotiocianatos no brócolis e em outros constituintes da dieta estão sob regulação genética, polimorfismos em genes envolvidos no metabolismo das HCA e de outros compostos (Houlston e Tomlinson, 2001) podem ajudar na descoberta de informações adicionais sobre o papel da dieta no risco de câncer do cólon.

Suscetibilidade genética

Aproximadamente 10% dos pacientes com câncer colorretal relatam uma história de doença entre parentes em primeiro grau (Lynch e de la Chapelle, 2003), e história familiar está associada a um aumento equivalente a duas até três vezes no risco de câncer colorretal (Potter et al., 1993). Uma parte dos pacientes de câncer colorretal com vários parentes afetados é portadora de mutações genéticas hereditárias, as quais conferem um alto risco de câncer colorretal e são chamadas de mutações de alta penetrância (Lynch e de la Chapelle, 2003). Testes genéticos, seguidos por intervenções clínicas específicas (inclusive rastreamento aumentado e cirurgia profilática), podem reduzir o risco de câncer colorretal em portadores de mutações. Essas intervenções, contudo, aplicam-se apenas a uma pequena percentagem de pessoas na população geral. Com o sequenciamento do genoma humano, fontes mais comuns de variação genética (polimorfismos) têm sido descobertas. Tais variantes genéticas hereditárias têm um efeito muito mais fraco, atuando, frequentemente, em combinação com outros genes e fatores ambientais (Vineis et al., 1999).

O câncer colorretal ilustra como ferramentas moleculares e genéticas podem descobrir novas pistas sobre a base biológica do câncer e fornecer percepções sobre a natureza multicausal da doença. Estudos epidemiológicos que incorporam polimorfismos genéticos têm ajudado a esclarecer o papel de suplementos dietéticos e de uso de medicamentos na etiologia do câncer colorretal. Estudos epidemiológicos convencionais do risco de câncer do cólon associado à suplementação com cálcio e vitamina D, à aspirina e a outras drogas anti-inflamatórias não esteroides (AINE), tais como ibuprofeno e acetaminofeno, têm gerado resultados inconsistentes (Potter et al., 1993). Uma limitação importante tem sido o potencial para confundimento por estilo de vida, inclusive dieta e atividade física. Pela genotipagem de participantes de estudos epidemiológicos, os pesquisadores mostraram que polimorfismos da prostaglandina sintase 2 (PTGS2) (Lin et al., 2002), ornitina descarboxilase (ODC) (Martinez et al., 2003), citocromo P450 2C9 (CYP2C9) e uridino difosfato-glicuroniltransferase IA6 (UGTIA6) (Bigler et al., 2001) modificavam o efeito protetor dos AINE e da aspirina sobre o risco de pólipos do cólon. Genótipos para o gene metilenotetraidrofolato redutase (MTHFR) modificaram os efeitos da ingestão de ácido fólico sobre o câncer colorretal (Chen et al., 1996; Keku et al., 2002), e os efeitos protetores da ingestão de suplementos de cálcio e vitamina D foram modificados por genótipos no *locus* do receptor de vitamina D (RVD) (Kim et al., 2001). Sabe-se que os produtos de proteína desses genes desempenham papéis-chave no metabolismo de suplementos dietéticos ou de medicamentos. Portanto, a presença de modificação de medida de efeito é evidência de que os efeitos protetores desses compostos podem ter um fundamento biológico.

Rastreamento de câncer

Para melhorar a sensibilidade e especificidade do rastreamento de câncer colorretal e aumentar a aceitabilidade e capacidade de aquisição pelos pacientes, pesquisadores buscam identificar testes de rastreamento genético para câncer colorretal com base em amostras de fezes. Os procedimentos utilizam técnicas de biologia molecular para isolar, amplificar e caracterizar alterações genéticas específicas em células epiteliais nas fezes. As alterações genéticas são mudanças somáticas adquiridas que estão presentes nos tecidos que desenvolvem transformação maligna e não se apresentam em outras partes do corpo (Hanahan e Weinberg, 2000). Ao desenvolver testes para mutações-chave nesses genes, os pesquisadores esperam ser capazes de detectar o câncer do cólon em um estágio mais precoce, quando pode ser tratado mais efetivamente. Testes genéticos baseados em material fecal são não invasivos (não requerem endoscopia, biópsia ou sedação/anestesia) e, assim, não precisam de pessoal especializado de assistência à saúde. Os testes também não exigem que os pacientes mantenham dieta controlada antes da coleta do material. As amostras de fezes podem ser coletadas no domicílio do paciente, por meio de procedimentos similares ao exame de sangue oculto nas fezes.

Exemplos de testes genéticos em desenvolvimento baseados nas fezes, para rastreamento de câncer colorretal, incluem mutações somáticas no gene APC (Traverso et al., 2002), *K-ras* (Tobi et al., 1994), P53 e BAT26 (Dong et al., 2001). Testes genéticos baseados nas fezes, que usam múltiplos alvos genéticos, podem ser mais efetivos do que aqueles baseados em alterações isoladas. Precisam ser feitas comparações da sensibilidade, especificidade e valor preditivo dos testes genéticos de rastreamento para câncer colorretal feitos em material fecal *versus* testes de sangue oculto nas fezes e endoscopia. Tais comparações precisam ser feitas em cenários baseados em populações, com estimativas realistas da prevalência da doença. Estimativas de valor preditivo derivadas de conjuntos pareados de casos e controles são inválidas, porque a prevalência é preestabelecida pelo pesquisador, e os casos são detectados, frequentemente, com base em sintomas. Como um exemplo de outro tipo de câncer, Petricoin e colaboradores (2003) desenvolveram um teste proteômico potencial para detecção precoce de câncer de ovário. A proteômica utiliza uma variação de espectroscopia de massa para detectar e diferenciar proteínas de baixo peso molecular no soro. Os autores encontraram um fragmento de proteína em concentração mais alta em 50 casos de câncer ovariano comparados com 66 controles hospitalares e alegaram um valor preditivo de 94%. Conforme mostrado por Rockhill (2002), um teste com sensibilidade e especificidade idênticas daria um valor preditivo de apenas 1%, quando usado como uma ferramenta de rastreamento em populações nas quais a prevalência de câncer do ovário fosse de apenas 50 por 100.000. Finalmente, ensaios randomizados que usam mortalidade como o ponto final serão necessários para determinar se os testes genéticos em fezes oferecem alguma vantagem sobre métodos de rastreamento convencionais.

Heterogeneidade de tumores

A expressão de genes pode ser monitorada usando-se séries de nucleotídeos ou fragmentos de genes (King e Sinha, 2001). Os tumores mostram aumentos e diminuições em níveis de expressão de gene em comparação com tecidos normais, e os perfis de expressão podem ser usados para categorizar tumores em subtipos com relevância clínica. Por exemplo, perfis de expressão genética podem ser usados para identificar subtipos de câncer do cólon que respondem a formas específicas de quimioterapia (Mariadason et al., 2003). No futuro, pode ser possível escolher regimes terapêuticos baseados em perfis de expressão de tumores e desenhar novos tratamentos baseados nos tipos de alterações biológicas que ocorrem no câncer, mas serão necessários ensaios randomizados. Enquanto isso, os epidemiologistas podem usar as novas ferramentas para determinar se subtipos de câncer baseados em perfis de expressão têm diferentes etiologias subjacentes.

EXEMPLO 2: DOENÇA INTESTINAL INFLAMATÓRIA
Suscetibilidade genética e descoberta de genes

Doença intestinal inflamatória (IBD*) abrange um espectro de doenças entéricas recorrentes, crônicas, que requerem tratamento clínico e cirúrgico pela duração da vida. As duas formas principais de IBD – colite ulcerativa e doença de Crohn – são diferenciadas com bases clínicas, embora exista uma superposição considerável e nenhum sistema de critérios diagnósticos tenha sido adotado universalmente. Ambas as condições se aglomeram em famílias, sem um padrão claro de herança, sugerindo que fatores familiares múltiplos – genéticos e ambientais – possam influenciar a suscetibilidade (Podolsky, 2002). Visto que parentes de pessoas, com doença de Crohn ou com colite ulcerativa, têm risco aumentado para ambas as condições, parece provável que alguns fatores de risco sejam compartilhados, enquanto outros sejam distintos (Bonen e Cho, 2003).

A resposta inflamatória à infecção é um paradigma para interação gene-ambiente, e bactérias intestinais têm sido, há muito tempo, suspeitas de agir como gatilhos ambientais para IBD. Por muitos anos, estudos etiológicos focaram patógenos específicos e o sistema imune – especialmente o complexo principal de histocompatibilidade – sem identificar causas específicas. Mais recentemente, avanços em biologia molecular têm intensificado a pesquisa por mecanismos subjacentes, pela investigação de determinantes genéticos da resposta imune (Podolsky, 2002; Hugot, 2004).

Em 1996, Hugot e colaboradores relataram que um estudo de ligação pan-genômico tinha encontrado uma região de suscetibilidade para doença de Crohn no cromossomo 16, designado como IBD1 (Hugot et al., 1996). Em 2001, Ogura e colaboradores identificaram o gene NOD2 (subsequentemente renomeado CARD15), mapearam-no ao cromossomo 16 e demonstraram que a proteína correspondente tem um papel na imunidade inata (Ogura et al., 2001a). Mais tarde naquele ano, ambos os grupos de pesquisadores relataram que variantes de *CARD15/NOD2* estavam implicadas na doença de Crohn (Hugot et al., 2001; Ogura et al., 2001b).

Ogura e colaboradores selecionaram CARD15/NOD2 como um gene candidato para doença de Crohn, porque ele era mapeado para a região IBD1 e sua função era consistente com hipóteses etiológicas (Ogura et al., 2001b). Depois de identificar uma mutação de inserção em base única (3020insC) em três casos, eles demonstraram sua associação com a suscetibilidade herdada para doença de Crohn em um estudo de famílias afetadas multiplamente, usando o teste de desequilíbrio de transmissão. Um estudo de associação encontrou a variante CARD15/NOD2 (3020insC) em 14% (57/416) de casos não relacionados e em 8% (23/287) de amostras obtidas previamente de pessoas sem doença de Crohn; 3% (11/416) dos casos – mas nenhum controle – eram homozigotos. Os autores relataram "riscos relativos a genótipo" (estimados por razões de chances) de 1,5 para heterozigotos e de 17 para homozigotos (estimando o número esperado entre controles pela suposição de equilíbrio de Hardy-Weinberg). Estudos funcionais da variante CARD15/NOD2 (3020insC) acharam que a proteína correspondente tinha capacidade reduzida de reagir a componentes bacterianos.

Hugot e colaboradores já haviam examinado e rejeitado dois outros genes candidatos na região IBD1; eles se voltaram, em vez disso, para uma estratégia de clonagem posicional, a qual, finalmente, produziu três SNP associados à doença de Crohn em 235 famílias (Hugot et al., 2001). Comprovou-se que todos os três SNP eram variantes do gene CARD15/NOD2, e que o SNP com a associação mais forte era idêntico à inserção de par em base única encontrada por Ogura e colaboradores. Os genótipos de 468 pessoas com doença de Crohn foram comparados com os de 159 pessoas com colite ulcerativa; 103 pessoas não afetadas foram recrutadas entre cônjuges e outros parentes não sanguíneos. Geralmente, 43% das pessoas com doença de Crohn tinham pelo menos um dos três SNP, em comparação com 9% daquelas com colite ulcerativa e 15% dos controles; genótipos homozigóticos e heterozigóticos compostos foram encontrados somente em pessoas com doença de Crohn (68/468, 15%), exceto por uma pessoa com colite ulcerativa. Os autores relataram riscos relativos de 3 para

---

* Inflammatory bowel disease

heterozigotos simples e de aproximadamente 40 para heterozigotos compostos e homozigotos (estimando os números esperados entre controles pela suposição de equilíbrio de Hardy-Weinberg).

Gerando novas hipóteses

Dentro de 3 anos, mais de 150 artigos científicos tinham feito elaborações sobre essa descoberta (National Library of Medicine, 2004), oferecendo percepções sobre a biopatologia da doença de Crohn e sugerindo novas abordagens potenciais à terapia (Elson, 2002). Estudos publicados examinaram a associação de variantes CARD15/NOD2 com a doença de Crohn em outros países e grupos étnicos; documentaram correlações genótipo-fenótipo; relataram resultados específicos por genótipo de ensaios terapêuticos; e analisaram interações gene-gene e gene-ambiente.

Por exemplo, vários estudos documentaram rapidamente que variantes CARD15/NOD2 eram praticamente ausentes em pacientes asiáticos com doença de Crohn, mas eram comuns entre aqueles de descendência europeia (Yamazaki et al., 2002; Croucher et al., 2003). Estudos genótipo-fenótipo estabeleceram que variantes CARD15/NOD2 estavam associadas com doença de Crohn do íleo, tanto em casos esporádicos como familiares (Hampe et al., 2002; Lesage et al., 2002). Ensaios clínicos descartaram rapidamente a hipótese de que variantes CARD15/NOD2 prediriam a resposta à terapia com infliximab (anticorpo monoclonal direcionado contra o fator de necrose tumoral [FNT]) (Vermeire, 2002; Mascheretti et al., 2002).

Pesquisadores investigaram pistas adicionais para a patogênese da doença de Crohn, examinando interações potenciais entre o genótipo CARD15/NOD2 e exposições ambientais (p. ex., tabagismo; Brant et al., 2003) ou biomarcadores (p. ex., anticorpos anti-*Saccharomyces cerevisiae* [ASCA]; Walker et al., 2004). Outros exploraram interações potenciais entre variantes CARD15/NOD2 e loci de suscetibilidade adicional para doença de Crohn (Newman et al., 2004; Negoro et al., 2003; Mirza et al., 2003). Outros, ainda, examinaram associações de CARD15/NOD2 com outras formas de doença intestinal (p. ex., câncer colorretal; Kurzowski et al., 2004) e outros transtornos relacionados com desregulagem imune (p. ex., artrite psoríaca; Rahman et al., 2003).

Epidemiologia e complexidade

A associação de CARD15/NOD2 com doença de Crohn em populações europeias fornece um exemplo incomumente marcante de suscetibilidade genética à doença complexa. Não somente as variantes implicadas são comuns entre os casos, como a associação é forte e consistente entre os estudos. No entanto, as implicações dessa descoberta não podem ser completamente avaliadas sem informações adicionais baseadas em populações. Talvez o mais importante, a fração atribuível à população não pode ser estimada com confiança, porque dados de prevalência do genótipo em termos populacionais não estão disponíveis. A maioria dos estudos de associações tem empregado amostras de conveniência de casos e controles, e, embora vários tenham abordado interações potenciais gene-gene, poucos examinaram interações com fatores ambientais potenciais. Assim, a epidemiologia das variantes CARD15/NOD2 permanece uma área importante para pesquisas adicionais.

Novas percepções da biopatologia da doença de Crohn também têm revelado maior complexidade. Foram encontradas associações com variantes genéticas no lócus 5q31, conhecido como IBD5, que contém o aglomerado de genes das citocinas (Rioux et al., 2001). Análise subsequente identificou-os com um haplótipo de suscetibilidade contendo variantes dos genes OCTN1 e OCTN2 (também conhecidos como SLC22A4 e SLC22A5), que codificam para transportadores de cátions orgânicos, e não citocinas. Foi sugerido que SLC22A4, SLC22A5 e CARD15 agem em uma via patogênica comum para causar a doença de Crohn (Peltekova et al., 2004).

Métodos moleculares têm avançado a compreensão da genética de IBD, mas as influências ambientais permanecem pobremente compreendidas. Desde a década de 1930, a incidência, tanto da colite ulcerativa como da doença de Crohn, aumentou constantemente na Europa e na América do Norte, com evidências de nivelamento recente em áreas de alta incidência (Loftus, 2004; Timmer,

2003). Fatores ambientais são claramente responsáveis; no entanto, décadas de investigação ativa identificaram apenas uma associação isolada definida: o fumo, que, paradoxalmente, aumenta o risco e a gravidade da doença de Crohn, mas parece reduzir o risco de colite ulcerativa. Muitos *status* epidemiológicos têm encontrado associações com fatores tais como dieta, estresse e *status* socioeconômico, que são difíceis de mensurar, mas, frequentemente, são compartilhados dentro de famílias, e, de um modo geral, estão mais associados com o estilo de vida ocidental moderno (Timmer, 2003). Assim, as evidências epidemiológicas sugerem que o modelo causal atual para doença intestinal inflamatória – desregulagem imune produzindo uma resposta inflamatória hiperativa a bactérias intestinais – é, necessariamente, incompleto (Timmer, 2003). Avanços em biologia molecular ainda podem descobrir pistas adicionais em estudos de bactérias, cujos genomas estão sob pressões de seleção que mudam com a manipulação do ambiente compartilhado por seres humanos e micróbios (Hugot et al., 2003).

Uma explicação abrangente da etiologia da IBD provavelmente só surgirá de uma agenda de pesquisas de limites largos acoplada a uma abordagem inclusiva para síntese do conhecimento de diversos campos. Esse desafio requer a extensão do horizonte científico para além da biologia de sistemas, para uma ecologia de interações entre seres humanos, micróbios e seus ambientes (Hugot et al., 2003), ocorrendo não apenas como interações gene-ambiente em nível molecular, mas dentro de famílias e populações. Os epidemiologistas têm muito a contribuir e a aprender com esse empreendimento.

CAPÍTULO 29

Epidemiologia nutricional

Walter C. Willett

Estudos epidemiológicos de exposições nutricionais 680
  Estudos ecológicos 680
  Grupos de exposição especial 681
  Estudos de migrantes e tendências seculares 681
  Estudos de caso-controle e de coorte 682
  Estudos experimentais 683
Mensuração da dieta em estudos epidemiológicos 686
  Nutrientes, alimentos e padrões dietéticos 686
  Dimensão de tempo 688
  Métodos gerais de avaliação dietética 689

  Métodos baseados na ingestão de alimentos 689
  Validade dos métodos de avaliação dietética 692
Indicadores bioquímicos da dieta 695
  Escolha de tecidos para análise 695
  Limitações dos indicadores bioquímicos 696
Antropometria e medidas de composição corporal 696
Tópicos metodológicos em epidemiologia nutricional 697
  Variação na ingestão dietética entre pessoas 697
  Implicações da ingestão total de energia 698
Conclusão 699

A disciplina de epidemiologia nutricional usa abordagens epidemiológicas para determinar relações entre fatores dietéticos e a ocorrência de doenças específicas. Por vários anos, muitos nutricionistas e epidemiologistas pensaram que as dificuldades de avaliar as dietas de seres humanos vivendo livremente durante períodos de tempo prolongados tornassem impossíveis os estudos em grande escala. Recentemente, contudo, métodos para avaliar a ingestão dietética têm sido desenvolvidos e validados, assim fornecendo a fundação para esse campo em rápida expansão. Amplamente, como um resultado desse esforço, a importância potencial da dieta na causa e prevenção de quase todas as doenças principais veio a ser reconhecida. Por exemplo, doenças tão variadas como defeitos congênitos, a maioria das formas de câncer, doenças cardiovasculares, infertilidade e catarata têm determinantes dietéticos importantes. Além disso, a definição de *nutriente* tornou-se crescentemente obscura, quando o papel de componentes dos alimentos, que normalmente não eram considerados nutrientes, tornou-se evidente para a manutenção da saúde no longo prazo. Em geral, os epidemiologistas nutricionais não têm se sentido constrangidos com qualquer definição formal de nutrição e estão amplamente preocupados sobre como a saúde está relacionada com os alimentos e seus componentes, sejam eles nutrientes essenciais, outros constituintes naturais dos alimentos, produtos químicos criados na cocção e preservação da comida ou contaminantes alimentares não infecciosos. Posto que a principal diferença entre epidemiologia nutricional e outras áreas da epidemiologia é que as exposições são aspectos da dieta – um conjunto de variáveis extremamente complexo – muito deste capítulo é devotado à mensuração da ingestão dietética. Antes de fazê-lo, entretanto, as abordagens epidemiológicas clássicas – estudos ecológicos, de caso-controle e de coortes – são discutidas no contexto de assuntos que são particularmente relevantes ao estudo das exposições nutricionais.

Como muitos dos tópicos considerados neste capítulo só podem ser discutidos rapidamente, recomendamos aos leitores um livro completo sobre o assunto de epidemiologia nutricional (Willett, 1998) e as referências citadas para uma abordagem mais detalhada.

ESTUDOS EPIDEMIOLÓGICOS DE EXPOSIÇÕES NUTRICIONAIS

Estudos ecológicos

Com poucas exceções (Dawber et al., 1961), as investigações epidemiológicas de dieta e doença antes de 1980 consistiam, em grande parte, em estudos *ecológicos* ou *correlacionais*; isto é, comparações de taxas de doença em populações com o consumo populacional *per capita* de fatores dietéticos específicos. Geralmente, a informação dietética em tais estudos baseia-se em dados de "desaparecimento", significando as cifras nacionais para alimentos produzidos e importados menos os alimentos que são exportados, destinados à alimentação de animais ou indisponíveis para seres humanos por outro motivo. Muitas das correlações baseadas em tais informações são notavelmente fortes; por exemplo, a correlação entre ingestão de carne e incidência de câncer do cólon é de 0,85 para homens e 0,89 para mulheres (Armstrong e Doll, 1975).

O uso de estudos ecológicos internacionais para avaliar a relação entre dieta e doença tem várias forças. Mais importante, os contrastes em ingestão dietética tipicamente são muito grandes. Por exemplo, nos Estados Unidos, a maioria dos indivíduos consome entre 30 e 40% de suas calorias a partir de gordura (Willett, 1987), ao passo que a ingestão *média* de gordura para vários outros países tem variado de aproximadamente 15 a 42% de calorias (Goodwin e Boyd, 1987). Da mesma forma, a média das dietas de todas as pessoas que residem em um país tem maior probabilidade de ser estável no tempo do que a dieta dos habitantes quando considerados individualmente; para a maioria dos países, as mudanças em ingestão dietética *per capita* durante uma década ou duas são relativamente pequenas. Finalmente, as taxas de doença nas quais se baseiam os estudos internacionais são derivadas, normalmente, de populações relativamente grandes, e estão sujeitas, portanto, apenas a erros aleatórios pequenos.

Uma limitação importante de tais estudos ecológicos é que muitos determinantes potenciais de doença, além do fator dietético sob consideração, podem variar entre áreas com uma incidência alta e baixa de doença (ver Cap. 23). Tais fatores de confundimento podem incluir predisposição genética, outros fatores dietéticos, inclusive a disponibilidade de energia total da comida, e outras práticas ambientais ou de estilo de vida. Por exemplo, com poucas exceções, tais como o Japão, os países com uma incidência baixa de câncer do cólon tendem a ser economicamente subdesenvolvidos. Portanto, qualquer variável relativa à industrialização estará, de modo semelhante, correlacionada com incidência de câncer do cólon. De fato, a correlação entre produto interno bruto nacional e taxa de mortalidade por câncer do cólon é de 0,77 para homens e 0,69 para mulheres (Armstrong e Doll, 1975). Podem ser feitas análises mais complexas de tais dados ecológicos, as quais controlem para alguns dos fatores potenciais de confundimento. Por exemplo, McKeown-Eyssen e Bright-See (1985) descobriram que uma associação inversa de ingestão de fibras dietéticas *per capita* e taxas de mortalidade nacionais por câncer do cólon diminuía substancialmente após ajuste para ingestão de gordura.

Outra limitação importante de estudos ecológicos é sua dependência de características populacionais, em vez de individuais (ver Cap. 23). Dados agregados para uma unidade geográfica como um todo podem estar apenas fracamente relacionados às dietas daqueles indivíduos em risco de doença. Como um exemplo extremo, a interpretação de dados ecológicos relativos à ingestão de álcool e câncer de mama é complicada, porque, em algumas culturas, a maior parte do álcool é consumida por homens, mas são as mulheres que desenvolvem câncer de mama. Além disso, estudos ecológicos de dieta muitas vezes são limitados pelo uso de dados de desaparecimento, que só estão relacionados indiretamente com a ingestão e, provavelmente, são de qualidade variável. Por exemplo, o "desaparecimento" maior de calorias *per capita* para os Estados Unidos, em comparação com a maioria dos países, provavelmente está relacionado em grande parte a desperdício de comida. Tais problemas de associações ecológicas e assuntos de qualidade de dados podem ser abordados, potencialmente, pela coleta de informações sobre ingestão dietética real, de maneira uniforme, nos subgrupos populacionais de interesse (Navidi et al., 1994; Sheppard e Prentice, 1995). Essa estratégia separa grupos em um nível suficientemente bom para os objetivos do estudo e tem sido aplicada em um estudo conduzido em 65 áreas geográficas da China (Chen et al., 1990).

Outra limitação séria dos estudos ecológicos internacionais é que eles não podem ser reproduzidos independentemente, o que é uma parte importante do processo científico. Embora as informações dietéticas possam ser aperfeiçoadas e as análises possam ser refinadas, os dados não serão realmente independentes, mesmo quando mais informações se tornem disponíveis com o tempo; as populações, suas dietas e as variáveis de confundimento serão similares. Assim, é improvável que muitas percepções novas sejam obtidas de mais estudos ecológicos entre países.

O papel de estudos ecológicos na epidemiologia nutricional é controverso. Claramente, as análises têm estimulado muitas das pesquisas atuais sobre dieta em relação a câncer e doença cardiovascular, e, em particular, têm enfatizado as principais diferenças nas taxas dessas doenças entre países. Tradicionalmente, tais estudos têm sido considerados a forma mais fraca de evidência, primariamente devido ao potencial de confundimento por fatores que são difíceis de mensurar e controlar (Kinlen, 1983). Outros têm considerado que tais estudos fornecem a forma mais forte de evidência para avaliação de hipóteses que relacionam dieta a câncer (Hebert e Miller, 1988; Prentice et al., 1988). No balanço, os estudos ecológicos foram claramente úteis, mas estão longe de serem conclusivos no que tange às relações entre fatores dietéticos e doença e podem, algumas vezes, ser totalmente ilusórios (Greenland e Robins, 1994; ver Cap. 25).

Grupos de exposição especial

Subgrupos dentro de uma população, que consomem dietas incomuns, oferecem uma oportunidade adicional de aprendizado sobre a relação de fatores dietéticos com doença. Frequentemente, esses grupos são definidos por características religiosas, ou étnicas, e fornecem muito das mesmas forças que os estudos ecológicos. Além disso, é comum que as populações especiais vivam no mesmo ambiente geral que o grupo de comparação, o que pode reduzir bastante o número de explicações alternativas para quaisquer diferenças que possam ser observadas. Por exemplo, a observação de que a mortalidade por câncer do cólon nos adventistas do sétimo dia, em sua maioria vegetarianos, é apenas cerca de metade da esperada (Phillips et al., 1980) tem sido usada para apoiar a hipótese de que o consumo de carne é uma causa daquela neoplasia.

Achados baseados em grupos de exposição especiais estão sujeitos a muitos dos mesmos tópicos de confundimento a que estão sujeitos os estudos ecológicos. Muitos fatores, tanto dietéticos como não dietéticos, provavelmente diferenciam entre os grupos especiais e a população de comparação. Assim, outra explicação possível para a incidência e mortalidade por câncer de cólon mais baixa entre a população de adventistas do sétimo dia é que as diferenças de taxas sejam atribuíveis a taxas de consumo de álcool e de fumo mais baixas ou à ingestão mais alta de vegetais. Dadas as muitas explicações alternativas, tais estudos podem ser particularmente úteis quando a associação de uma hipótese *não* é observada. Por exemplo, o achado de que a taxa de mortalidade por câncer de mama, entre adventistas do sétimo dia, não é apreciavelmente diferente daquela entre a população geral dos Estados Unidos fornece evidência razoavelmente forte de que comer carne não é uma causa importante de câncer de mama.

Estudos de migrantes e tendências seculares

Os estudos de migrantes têm sido particularmente úteis para abordar a possibilidade de que as correlações observadas nos estudos ecológicos sejam devidas a fatores genéticos. Para a maioria dos cânceres, as populações que migram de uma área com seu padrão próprio de taxas de incidência de câncer adquirem taxas características de sua nova localização (Staszewski e Haenszel, 1965; Adelstein et al., 1979; McMichael e Giles, 1998; Shimizu et al., 1991), embora, para uns poucos sítios de tumores, essa mudança só ocorra depois de várias gerações (Haenszel et al., 1972; Buell, 1973). Portanto, fatores genéticos não podem ser primariamente responsáveis pelas grandes diferenças de taxas de câncer entre países. Estudos de migrantes também podem ser úteis para examinar a latência ou o tempo relevante de exposição.

Grandes alterações nas taxas de uma doença dentro de uma população, ao longo do tempo, fornecem evidência de que fatores não genéticos desempenham um papel importante na etiologia daquela doença. No Japão, por exemplo, as taxas de câncer do cólon têm aumentado consideravelmente desde 1950 (Ferlay et al., 2001). Essas alterações seculares demonstram claramente o papel de fatores ambientais, possivelmente inclusive a dieta, embora fatores genéticos possam influenciar quem se torna afetado dentro de uma população.

Estudos de caso-controle e de coorte

Muitas fraquezas dos estudos ecológicos são potencialmente evitáveis em estudos de caso-controle ou em investigações de coorte. Em tais estudos, os efeitos do confundimento por outros fatores podem ser controlados no desenho ou na análise se tiverem sido coletadas boas informações sobre tais variáveis. Além do mais, a informação dietética pode ser obtida para os indivíduos realmente afetados pela doença, em vez de se usar a ingestão média da população como um todo.

Infelizmente, resultados consistentemente válidos são difíceis de se obter com estudos de caso-controle de fatores dietéticos e doença, por causa do potencial inerente para viés naqueles de delineamento retrospectivo. O potencial para viés não é exclusivo para a dieta, mas tem a probabilidade de ser incomumente sério, por vários motivos. Devido à faixa limitada de variação da dieta na maioria das populações e a qualquer erro inevitável na mensuração da ingestão, riscos relativos realistas na maioria dos estudos de dieta e doença provavelmente serão modestos, dentro da faixa de 0,5 a 2,0, mesmo para categorias extremas de ingestão. Tais riscos relativos podem parecer pequenos, mas seriam bastante importantes, porque a prevalência da exposição é alta. Dadas distribuições típicas de ingestão dietética, os riscos relativos são baseados, normalmente, em diferenças de médias para casos e controles de somente cerca de 5% (Willett, 1998). Assim, um erro sistemático de até 2 ou 3% pode distorcer seriamente tal relação. Em estudos de caso-controle retrospectivos, vieses dessa magnitude (por seleção ou recordação) poderiam ocorrer com facilidade, e é extremamente difícil excluir a possibilidade de que esse grau de viés tenha ocorrido em algum estudo específico. Dessa maneira, não seria surpreendente se estudos de caso-controle retrospectivos de fatores dietéticos fornecessem achados inconsistentes.

A seleção de um grupo controle apropriado para um estudo de dieta também é, geralmente, problemática. Uma prática comum em estudos de bases hospitalares é usar pacientes com outra doença para compor os controles, sob o pressuposto de que a exposição em estudo não esteja relacionada com a condição desse grupo-controle. Contudo, como a dieta pode influenciar a incidência de muitas enfermidades, muitas vezes é difícil identificar, com confiança, grupos de doenças que não estejam relacionados ao aspecto dietético sob investigação. Uma alternativa comum é usar uma amostra de pessoas da população geral como um grupo-controle. Em muitas áreas, particularmente em cidades grandes, as taxas de participação são baixas; é comum que somente 60 ou 70% da população elegível completem uma entrevista (Hartge et al., 1984). Visto que a dieta está particularmente associada ao nível de consciência geral de saúde, é provável que as dietas daqueles que participam difiram substancialmente das daqueles que não o fazem.

As oportunidades potenciais para viés nos estudos caso-controle de dieta levantam a preocupação de que associações incorretas possam ocorrer com frequência. Até aqui, evidências empíricas diretas relativas à magnitude desses vieses são limitadas. Em dois grandes estudos de coorte prospectivos de dieta e câncer, as dietas de casos de câncer de mama e de uma amostra de controles também foram avaliadas retrospectivamente. Em um estudo, nenhuma evidência de viés de recordação foi observada (Friedenreich et al., 1991), mas, no outro, a combinação de vieses de recordação e de seleção distorceram seriamente as associações com ingestão de gordura (Giovannucci et al., 1993). Mesmo que muitos estudos cheguem a conclusões corretas, a distorção de associações verdadeiras em uma percentagem substancial produziria um corpo inconsistente de dados publicados, tornando difícil, ou impossível, uma síntese coerente para uma relação específica entre dieta e câncer. Fontes adicionais de inconsistência também podem ser particularmente complicadoras em epidemiologia nutricional, devido à complexidade biológica inerente, resultante das interações nutriente-nutriente. Como o efeito de um nutriente pode depender do nível de outro (que pode diferir entre estudos, e pode não ter sido mensurado), as interações podem resultar em achados aparentemente inconsistentes nos estudos epidemiológicos. Assim, a combinação de complexidade biológica com inconsistência metodológica pode resultar em uma literatura que é um desafio para se interpretar.

Os estudos de coorte prospectivos reduzem a maioria das fontes potenciais de viés metodológico associadas às pesquisas de caso-controle retrospectivas. Como as informações dietéticas são coletadas antes do diagnóstico de doença, a doença não pode afetar a lembrança da dieta. Embora perdas de seguimento, que variam por nível de fatores dietéticos, possam resultar em associações distorcidas em um estudo de coorte, as taxas de seguimento tendem a ser elevadas, porque os participantes já forneceram evidências de boa vontade em participar. Além disso, em estudos prospectivos, os participantes podem ser acompanhados passivamente, por meio de registros de doenças e listas de estatísticas vitais (Stampfer et al., 1984), embora informações sobre variáveis dependentes do tempo (que poderiam incluir dieta) pudessem ser perdidas, mesmo com seguimento baseado em registros. Nos últimos anos, um número suficiente de estudos de coorte prospectivos foi publicado, para se comparar seus resultados com investigações retrospectivas de caso-controle da mesma relação. Para gordura total da dieta e câncer de mama, as associações em estudos de caso-controle retrospectivos têm sido heterogêneas, mas em uma metanálise (Howe et al., 1990) foi vista uma associação positiva pequena, mas estimada com precisão (ver Fig. 29.1a). Em contraste, estudos de coorte prospectivos sobre o mesmo tópico têm achado, consistentemente, pouca relação entre ingestão total de gordura e risco de câncer de mama, e uma metanálise mostrou nenhuma relação (Hunter et al., 1996). De maneira ainda mais marcante, a ingestão total de gordura havia sido associada positivamente com risco de câncer de pulmão em vários estudos retrospectivos de caso-controle, mas os achados foram altamente inconsistentes (ver Fig. 29.1b). Em contraste, achados de estudos de coorte prospectivos têm sido consistentemente nulos (Smith-Warner et al., 2002). Como outro exemplo, um efeito protetor aparente de frutas e verduras sobre o câncer de pulmão tinha sido visto tão frequentemente em estudos de caso-controle retrospectivos que se pensou que essa relação estivesse estabelecida (World Cancer Research Fund, 1997). Em estudos de coorte prospectivos, todavia, os achados têm sido bem mais fracos, e em uma análise combinada, houve pouca associação no geral (Smith-Warner et al., 2003). As evidências agora disponíveis sugerem fortemente que os estudos retrospectivos de caso-controle dos efeitos de fatores dietéticos sobre os riscos de doença são frequentemente, enganosos.

Além de serem menos suscetíveis a viés, os estudos prospectivos oferecem a oportunidade de se obter avaliações repetidas da dieta ao longo do tempo e de se examinar os efeitos da dieta sobre uma larga variedade de doenças, inclusive mortalidade total, simultaneamente. As restrições primárias aos estudos de coorte prospectivos da dieta são de ordem prática. Mesmo para doenças comuns, como doença coronariana do coração ou câncer de mama, é necessário arrolar dezenas de milhares de sujeitos para que se tenha uma precisão razoável na mensuração de efeitos. O uso de questionários estruturados autoadministrados tem tornado estudos desse tamanho possíveis, embora ainda dispendiosos. Contudo, para doenças de frequência um tanto mais baixa, até mesmo coortes muito grandes não acumularão um número suficiente de casos dentro de um período de tempo razoável. Portanto, os estudos de caso-controle continuarão a desempenhar algum papel na epidemiologia nutricional, mas devem ser delineados e interpretados com as limitações precedentes em mente.

Estudos experimentais

A avaliação mais rigorosa de uma hipótese dietética é o ensaio clínico randomizado, conduzido de maneira ótima como um experimento duplo-cego. A força principal de um ensaio clínico randomi-

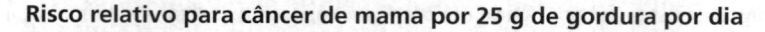

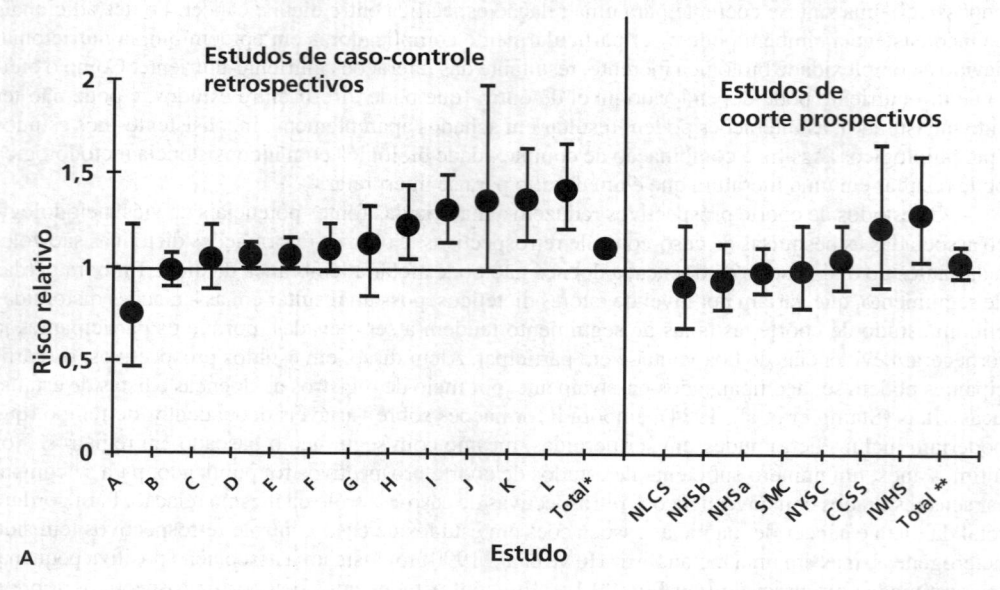

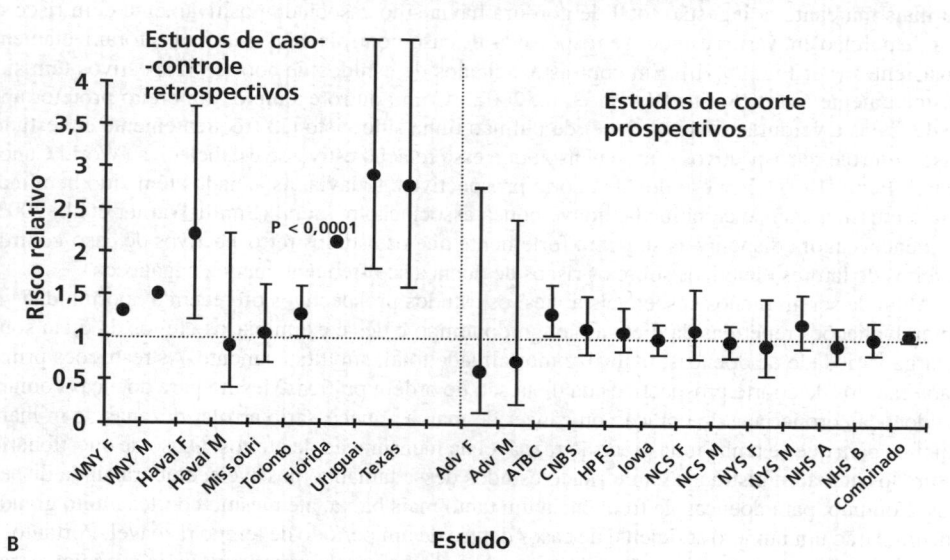

FIGURA 29.1 • Comparação de resultados de estudos de caso-controle retrospectivos sobre gordura dietética total e câncer de mama **(A)** e de gordura dietética e câncer de pulmão **(B)**. Os estudos retrospectivos de caso-controle de câncer de mama foram sumarizados por Hunter e colaboradores (1996). Os estudos retrospectivos de caso-controle de câncer de pulmão incluíram aqueles de Byers e colaboradores (1987), Goodman e colaboradores (1988), Mohr e colaboradores (1999), De Stefani e colaboradores (1997) e Alavanja e colaboradores (1993). Os estudos de coorte prospectivos de câncer de pulmão foram sumarizados por Smith-Warner e colaboradores (2002).

zado é que as variáveis potencialmente distorcedoras devem ser distribuídas aleatoriamente entre os grupos de tratamento e controle, assim permitindo um cálculo confiável da probabilidade de que uma estatística de teste tão grande quanto ou maior do que o observado pudesse ter sido produzida apenas por erro aleatório (ver Cap. 10). O pesquisador pode reduzir essa probabilidade abaixo de qualquer limiar que deseje, aumentando o tamanho do ensaio. Além disso, algumas vezes é possível criar um contraste dietético maior entre os grupos que estão sendo comparados pelo uso de uma intervenção ativa. Entretanto, tais experimentos em seres humanos são melhor justificados depois que dados não experimentais consideráveis tenham sido coletados para garantir que um benefício seja razoavelmente provável e que um desfecho adverso seja improvável. Os estudos experimentais são particularmente práticos para avaliar hipóteses de que componentes menores da dieta, tais como elementos traço ou vitaminas, podem prevenir câncer, porque tais nutrientes podem ser formulados em pílulas ou cápsulas.

Mesmo que factíveis, os ensaios clínicos randomizados de fatores dietéticos e doença provavelmente encontrarão várias limitações. O tempo entre a modificação do nível de um fator dietético e qualquer mudança esperada na incidência de doença é, tipicamente, incerto. Portanto, os ensaios devem ser de longa duração, e se um efeito não for encontrado, normalmente será difícil eliminar a possibilidade de que o seguimento tenha sido de duração insuficiente. A adesão à dieta de tratamento provavelmente diminuirá durante um ensaio prolongado, particularmente se o tratamento envolver uma mudança real na ingestão alimentar, e o grupo de comparação poderá adotar o comportamento dietético do grupo de tratamento, se a dieta deste último for considerada benéfica. Tais tendências, que foram verificadas no Multiple Risk Factor Intervention Trial (Ensaio de intervenção de múltiplos fatores de risco) para prevenção de doença coronariana (Multiple Risk Factor Intervention Trial Research Group, 1982), podem obscurecer um benefício real do tratamento.

O caso mais recente do ensaio dietético de baixa ingestão de gordura da Women's Health Initiative fornece um exemplo adicional da dificuldade de se manter um contraste substancial na dieta entre grupos (Prentice et al., 2006). Os pesquisadores esperavam uma diferença de energia de 14% na ingestão de gordura ente os grupos, mas a diferença, baseada em autorrelato da ingestão, foi de apenas 9% de energia. Mais ainda, esta diferença é quase certamente maior do que a realidade, por causa da tendência geral das pessoas de superrelatarem a adesão a intervenções (Willett, 1998). Notadamente, mudanças em dois biomarcadores que seriam esperadas com reduções da gordura na dieta, níveis plasmáticos de triglicérides e do colesterol HDL (lipoproteína de alta densidade), diferiram pouco entre os grupos dietéticos durante o seguimento, o que desperta preocupações ainda mais sérias quanto à adesão.

Uma limitação potencial correlata dos ensaios é que os participantes que se alistam em tais estudos tendem a ser altamente selecionados, com base em consciência e motivação quanto à saúde. Portanto, é provável que os sujeitos em risco potencial mais alto, com base em sua ingestão dietética, e que são, assim, suscetíveis à intervenção, estejam seriamente subrepresentados. Por exemplo, imagina-se que a baixa ingestão de β-caroteno seja um fator de risco para câncer de pulmão, e que se um ensaio de suplementação com β-caroteno for conduzido entre uma população consciente sobre a saúde, a qual inclui poucos indivíduos com baixa ingestão de β-caroteno, nenhum efeito poderia ser visto, porque a população do estudo já estaria recebendo o benefício máximo desse nutriente, pela dieta habitual. Em tal exemplo, seria útil mensurar a ingestão dietética de β-caroteno antes de se iniciar o ensaio. Como o efeito da suplementação provavelmente será maior entre aqueles com ingestões dietéticas baixas, seria possível excluir aqueles com ingestões altas (para os quais a suplementação, provavelmente, teria pouco efeito) antes da randomização ou em subanálises na conclusão do estudo. Essa abordagem requer uma mensuração razoável da ingestão dietética no início do estudo.

É dito algumas vezes que os ensaios oferecem uma mensuração quantitativa melhor do efeito de uma exposição ou tratamento, porque a diferença de exposição entre grupos é mensurada melhor do que em um estudo não experimental. Embora esse contraste possa, às vezes, ser definido melhor em um ensaio (ele geralmente é turvado por algum grau de falta de adesão), tais ensaios ainda produzem, normalmente, uma medida imprecisa do efeito de exposição, devido a tamanhos de estudo marginalmente adequados e a considerações éticas que requerem a interrupção de um ensaio depois de análises interinas (ver Cap. 5). Por exemplo, se um ensaio fosse suspenso com um valor P próximo de 0,05, o intervalo de confiança de 95% correspondente provavelmente se estenderia de um limite inferior de um efeito próximo de zero a um efeito superior que indicaria um efeito implausivelmente forte. Em um estudo não experimental, análises provisórias não geram um imperativo ético de interromper o estudo precocemente, contanto que os resultados interinos sejam publicados. Portanto, o acúmulo continuado de dados pode melhorar a precisão da relação estimada entre exposição e doença. Contudo, um ensaio pode fornecer informações sobre o período de indução entre mudança na exposição e alteração na dieta, ao passo que a estimação de períodos de indução para efeitos dietéticos geralmente é difícil em estudos não experimentais, porque modificações espontâneas na dieta, tipicamente, não são claramente demarcadas no tempo.

Razões práticas ou éticas frequentemente impedem ensaios clínicos randomizados em seres humanos. Por exemplo, nosso conhecimento dos efeitos do fumo sobre o risco de câncer de pulmão baseia-se inteiramente em estudos observacionais, e é similarmente improvável que se pudessem realizar ensaios clínicos randomizados para examinar o efeito do consumo de álcool sobre o risco de câncer de mama humano. É improvável que ensaios de prevenção de câncer, de tamanho, duração e grau de adesão suficientes pudessem ser conduzidos para avaliar muitas hipóteses que envolvessem alterações comportamentais importantes em padrões de alimentação. Para tais hipóteses, estudos não experimentais continuarão a oferecer os melhores dados disponíveis para se compreender a relação ente dieta e doença.

MENSURAÇÃO DA DIETA EM ESTUDOS EPIDEMIOLÓGICOS

A complexidade da dieta humana representa um desafio assustador para qualquer um que contemple um estudo de sua relação com doenças crônicas, tais como câncer. Os alimentos que consumimos a cada dia contêm milhares de produtos químicos específicos, alguns conhecidos e bem quantificados, alguns caracterizados apenas pobremente e outros completamente sem descrição e, atualmente, não mensuráveis. Nas dietas humanas, ingestões de vários componentes tendem a se correlacionar. Com poucas exceções, todos os indivíduos são expostos; por exemplo, todos comem gordura, fibras e vitamina A. Então, as exposições dietéticas raramente podem ser caracterizadas como presentes ou ausentes; em vez disso, elas são variáveis contínuas, muitas vezes com faixa de variação um tanto limitada, entre pessoas com uma cultura ou localização geográfica comum. Além do mais, geralmente os indivíduos não estão cientes da composição dos alimentos que ingerem; daí, o consumo de nutrientes é determinado, normalmente, de forma indireta.

Nutrientes, alimentos e padrões dietéticos

Por meio da nutrição em geral e em muito da literatura existente sobre epidemiologia nutricional, a dieta tem sido descrita, normalmente, em termos de alimentos, grupos de alimentos ou padrões dietéticos gerais. A vantagem primária de representar as dietas como compostos específicos, tais como nutrientes, é que tal informação pode ser relacionada diretamente com nosso conhecimento fundamental de biologia. De uma perspectiva prática, a estrutura exata de um composto geralmente deve ser conhecida para que este seja sintetizado e usado como suplementação. Em estudos epidemiológicos, a mensuração da ingestão total de um nutriente (em oposição a usar a contribuição de somente um alimento de cada vez) fornece o teste mais poderoso de uma hipótese, particularmente se muitos alimentos contribuem, cada um apenas modestamente, para a ingestão daquele nutriente. Por exemplo, em um estudo particular, é possível que a ingestão de gordura total pudesse ser associada claramente com o risco de doença, ao passo que nenhuma das contribuições para ingestão de gordura dos alimentos individuais seria fortemente relacionada à doença por si só.

O uso de alimentos para representar dieta também tem várias vantagens práticas ao se examinarem relações com doença. Particularmente quando existe suspeita de que algum aspecto da dieta está associado com risco, mas uma hipótese específica não tenha sido formulada, um exame das relações de alimentos e grupos de alimentos com risco de doença pode levar a uma hipótese relativa a uma substância química definida. Por exemplo, observações de que ingestões mais altas de vegetais verdes e amarelos estavam associadas a taxas reduzidas de câncer de pulmão levaram à hipótese de que o β-caroteno poderia proteger o DNA do dano devido a radicais livres e oxigênio singleto (Peto et al., 1981). O achado por Graham e colaboradores (1978) de que a ingestão de vegetais crucíferos estava relacionada inversamente com o risco de câncer do cólon sugeriu que os compostos de indol contidos nessas hortaliças possam ser protetores (Wattenberg e Loub, 1978).

Um problema ainda mais sério do que a falta de uma hipótese bem formulada é o foco prematuro sobre um nutriente específico, que acaba não tendo relação com a doença, podendo levar à conclusão errônea de que a dieta não tem efeito. Mertz (1984) assinalou que os alimentos não são completamente representados por sua composição de nutrientes, apontando como um exemplo que o leite e o iogurte produzem efeitos fisiológicos diferentes, apesar de apresentarem conteúdo semelhante de nutrientes. Além disso, o cálculo válido de uma ingestão de nutrientes a partir de dados sobre consumo de alimentos requer informações sobre composição de alimentos razoavelmente acuradas, o que restringe acentuadamente a gama de produtos químicos dietéticos que podem ser investigados, porque tais informações só existem para várias dúzias de nutrientes comumente estudados. Mesmo assim, pode haver variação considerável na composição de nutrientes que não é captada em tabelas alimentares padrão. Se essa variação for extrema, como no caso do selênio, que pode variar em concentração várias centenas de vezes em amostras diferentes do mesmo alimento, a ingestão calculada pode ser de nenhum valor (Willett, 1998).

Análises epidemiológicas baseadas em alimentos, ao contrário das baseadas em nutrientes, são, em geral, relacionadas mais diretamente com as recomendações dietéticas, porque os indivíduos e instituições, em última instância, determinam a ingestão de nutrientes por sua escolha de alimentos. Mesmo que se mostre de forma convincente que a ingestão de um nutriente específico está relacionada com o risco de doença, essa relação não constitui informação suficiente sobre a qual se basear para fazer recomendações dietéticas. Visto que os alimentos são uma mistura extremamente complexa de produtos químicos, que podem competir, antagonizar ou alterar a biodisponibilidade de qualquer nutriente isolado contido naquele alimento, não é possível predizer com certeza os efeitos para a saúde de qualquer alimento, somente com base em um fator específico nele contido. Por exemplo, há preocupação de que a alta ingestão de nitratos possa ser deletéria, particularmente com relação ao câncer gastrintestinal. As fontes primárias de nitratos em nossas dietas são os vegetais verdes, folhosos, os quais, entretanto, se há algum efeito, parecem estar associados com redução do risco de câncer em vários sítios. Similarmente, por causa do alto conteúdo de colesterol nos ovos, evitá-los tem recebido atenção especial em dietas que visam a reduzir o risco de doença cardíaca coronariana; o consumo *per capita* de ovos declinou em 25% nos Estados Unidos entre 1948 e 1980 (Welsh e Marston, 1982). Porém, os ovos são mais do que cápsulas de colesterol; representam uma rica fonte de aminoácidos essenciais e micronutrientes, e têm um conteúdo relativamente baixo de gordura saturada. Assim, é difícil predizer o efeito líquido do consumo de ovos sobre o risco de doença cardíaca coronariana, muito menos seu efeito sobre a saúde em geral, sem evidência empírica.

Dadas as forças e fraquezas de se usar nutrientes ou alimentos para representar a dieta, uma abordagem ótima para análises epidemiológicas empregará ambos. Dessa maneira, é menos provável que se perca um achado potencialmente importante. Além disso, o caso para causalidade é fortalecido quando se observa uma associação com a ingestão geral de um nutriente e também com mais de uma fonte alimentar do nutriente, particularmente quando as fontes alimentares são, afora isso, diferentes. Tal situação oferece, em algum sentido, avaliações múltiplas do potencial para confundimento por outros nutrientes; se uma associação foi observada para somente uma fonte alimentar do nutriente, outros fatores contidos naquele alimento tenderiam a ser similarmente associados com a doença. Como um exemplo, a hipótese de que a ingestão de álcool causa câncer de mama foi fortalecida não só pela observação de uma associação geral entre consumo de álcool e risco de câncer de mama, mas também por associações independentes tanto com a ingestão de cerveja como de bebidas destiladas, tornando, assim, menos provável que algum outro fator que não o álcool, nessas bebidas, seja o responsável pelo risco aumentado.

Uma desvantagem prática de se usar alimentos para representar dieta é seu grande número, e as inter-relações complexas, muitas vezes inversas, que se devem, em grande parte, a padrões comportamentais individuais. Muitas relações inversas surgem da leitura cuidadosa de conjuntos de dados típicos; por exemplo, os consumidores de pão escuro tendem a não comer pão branco, os consumidores de margarina costumam não ingerir manteiga, e os que usam leite desnatado tendem a evitar leite integral. Essa complexidade é um dos motivos para calcular ingestões de nutrientes que sumarizem as contribuições de todos os alimentos.

Uma solução intermediária para o problema apresentado pelas inter-relações complexas entre alimentos é utilizar grupos de alimentos ou computar a contribuição da ingestão de nutrientes dos vários grupos de alimentos. Por exemplo, Manousos e colaboradores (1983) combinaram as ingestões de alimentos de vários grupos predefinidos para estudar a relação da dieta com o risco de câncer do cólon. Eles observaram risco aumentado entre sujeitos com alta ingestão de carnes e com baixo consumo de vegetais. O cálculo de ingestões de nutrientes de diferentes grupos de alimentos é ilustrado por um estudo prospectivo entre caixas de bancos britânicos, conduzido por Morris e colaboradores (1977), que observaram uma relação inversa entre a ingestão geral de fibras e o risco de doença cardíaca coronariana. É bem reconhecido que uma fibra é uma coleção extremamente heterogênea de substâncias, e que os dados disponíveis de composição alimentar para tipos específicos de fibras são incompletos. Portanto, esses autores calcularam a ingestão de fibras separadamente a partir de vários grupos de alimentos e verificaram que todo o efeito protetor era atribuível à fibra de grãos; fibras provenientes de frutas ou verduras não estavam associadas com o risco de doença. Essa análise contorna a inadequação das bases de dados de composição de alimentos e fornece informações de forma útil para os indivíduos confrontados com decisões relativas a escolhas de alimentos.

Em geral, informações máximas serão obtidas quando as análises forem conduzidas em relação a nutrientes, alimentos, grupos de alimentos e padrões dietéticos. Os padrões dietéticos levam em conta as inter-relações complexas do consumo de alimentos e, geralmente, são derivados por métodos empíricos, tais como análise de fatores, ou pela criação de índices *a priori*. A última abordagem, por exemplo, tem sido usada para desenvolver um índice de dieta mediterrânea baseado em aspectos específicos de dieta; encontrou-se, então, que este índice prediz mortalidade mais baixa (Trichopoulou et al., 2003). Padrões dietéticos são potencialmente úteis, porque combinam aspectos múltiplos da dieta em uma ou em duas variáveis, mas eles carecem de interpretação biológica direta. Também é possível incluir os níveis distintos de nutrientes, alimentos, grupos de alimentos e padrões dietéticos na mesma análise, pelo uso de análise hierárquica (de níveis múltiplos), que permite algum grau de ajuste para efeitos em um nível (p. ex., o nível de alimentos) ao estimar-se efeitos em outro nível (p. ex., o nível de nutrientes), e que produz estimativas de efeito mais estáveis (Greenland, 2000c; ver Cap. 21).

Dimensão de tempo

A avaliação da dieta em estudos epidemiológicos é ainda mais complicada pela dimensão do tempo. Como nossa compreensão da patogenia de cânceres e de muitas outras doenças é limitada, existe incerteza considerável sobre o período de tempo antes do diagnóstico para o qual a dieta pode ser relevante. Para alguns cânceres e doenças cardiovasculares, a dieta pode ser importante durante a infância, embora a doença ocorra décadas mais tarde. Para outras doenças, a dieta pode atuar como um fator promotor em estágio tardio, ou como inibidor; assim, a ingestão próxima do tempo antes do diagnóstico pode ser importante. Idealmente, dados sobre ingestão dietética em diferentes períodos antes do diagnóstico poderiam ajudar a resolver esses tópicos. Os indivíduos raramente fazem modificações claras em suas dietas em pontos identificáveis no tempo; mais tipicamente, os padrões alimentares evoluem em um período de anos. Assim, em estudos de caso-controle, os epidemiologistas frequentemente direcionam perguntas sobre a dieta em um período de vários anos antes do diagnóstico da doença, com a esperança de que a dieta, neste ponto no tempo, seja representativa da dieta durante o período crítico do desenvolvimento do câncer, ou pelo menos se relacione com ela.

Felizmente, as dietas dos indivíduos tendem a ser correlacionadas de ano para ano, de modo que alguma imprecisão na identificação de períodos críticos de exposição pode não ser séria. Para a maioria dos nutrientes, correlações para avaliações repetidas da dieta em intervalos de 1 ano até cerca de 5 anos tendem a ser da ordem de 0,6 a 0,7 (Rohan e Potter, 1984; Willett et al., 1985; Byers et al., 1987), com correlações decrescentes durante intervalos mais longos (Byers et al., 1983). Para cientistas acostumados com medidas feitas sob condições altamente controladas em um laboratório, essa correlação pode parecer como um grau baixo de reprodutibilidade. No entanto, são semelhantes a outras mensurações biológicas feitas em populações que vivem livremente, tais como o colesterol sérico (Shekelle et al., 1983) e a pressão arterial (Rosner et al., 1977).

Embora as dietas dos indivíduos tenham um elemento forte de consistência ao longo de intervalos de vários anos, elas são caracterizadas por variação marcante de dia para dia (Willett, 1998; Beaton et al., 1979). Tal variação difere de nutriente para nutriente, sendo moderada para a ingestão energética total, mas extremamente grande para colesterol e vitamina A. Por essa razão, mesmo informação perfeita sobre a dieta de um só dia, ou sobre a média de um número pequeno de dias, será uma representação pobre da ingestão média de longo prazo, que, provavelmente, será mais relevante para a maioria das doenças.

Métodos gerais de avaliação dietética

Três abordagens gerais têm sido usadas para avaliar a ingestão dietética: informações sobre ingestão de alimentos que podem ser usadas diretamente ou para calcular a ingestão de nutrientes, medidas bioquímicas de sangue ou de outros tecidos corpóreos que fornecem indicadores da dieta e medidas de dimensões ou composição corporais que refletem os efeitos da dieta no longo prazo. Como a interpretação de dados sobre dieta e doença é altamente influenciada pelos métodos usados para avaliar a dieta, aspectos desses métodos e suas limitações serão considerados.

Métodos baseados na ingestão de alimentos

Recordatório de curto prazo e registros da dieta

O recordatório de 24 horas, na qual se pede aos indivíduos para relatar sua ingestão alimentar durante o dia anterior, tem sido o método de avaliação dietética mais amplamente usado. Ele tem sido a base da maioria dos levantamentos nacionais de nutrição e de numerosos estudos de coorte de doença cardíaca coronariana. As entrevistas são efetuadas por nutricionistas ou por entrevistadores treinados, que geralmente utilizam ajudas visuais, tais como modelos de alimentos ou formas, para obter dados sobre quantidades de alimentos e, atualmente, com frequência, são assistidas por computador, a fim de padronizar a técnica e facilitar a entrada de dados. O recordatório de 24 horas requer cerca de 10 a 20 minutos para um entrevistador experiente; embora normalmente seja conduzido pessoalmente, a entrevista também tem sido feita por telefone, por meio de um diagrama bidimensional, que é enviado por correio com antecedência, para ajudar na estimação dos tamanhos de porções (Posner et al., 1982). Esse método tem as vantagens de não requerer treinamento ou alfabetização do participante, cujo esforço é mínimo.

Registros dietéticos, ou diários alimentares, são registros detalhados, refeição por refeição, dos tipos e quantidades de alimentos e bebidas consumidos durante um período especificado, tipicamente de 3 a 7 dias. Idealmente, os sujeitos pesam cada porção de alimento antes de ingeri-la, embora fazer isso frequentemente seja impossível para todas as refeições, pois muitas delas são ingeridas fora de casa. Alternativamente, medidas caseiras podem ser utilizadas para estimar os tamanhos das porções. O método coloca um fardo considerável sobre o sujeito, limitando, assim, sua aplicação àqueles que são letrados e altamente motivados. Além disso, o esforço envolvido em manter registros da dieta pode aumentar a consciência da ingestão de alimentos e induzir uma alteração da dieta. No entanto, o registro da dieta tem as vantagens distintas de não depender da memória e de permitir a mensuração direta de tamanhos de porções.

A validade de recordatórios de 24 horas tem sido avaliada pela observação da ingestão real de sujeitos em um ambiente controlado, e entrevista dos mesmos no dia seguinte. Em um estudo como tal, Karvetti e Knuts (1985) observaram que os sujeitos tanto se recordavam de alimentos que não tinham comido, como esqueciam de mencionar alimentos que tinham ingerido; as correlações entre nutrientes calculados a partir de ingestões observadas e os cálculos por informações recordadas variaram de 0,58 a 0,74. Em um estudo similar com pessoas idosas, Madden e colaboradores (1976) encontraram correlações variando de 0,28 a 0,87. Relativamente poucos estudos de validação de registros dietéticos têm sido realizados. Em uma comparação da ingestão de nitrogênio, calculada por registros dietéticos mantidos pelos sujeitos consumindo sua dieta usual em uma enfermaria metabólica, com uma análise de refeições replicadas, Bingham e Cummings (1985) encontraram uma correlação de 0,97; contudo, a capacidade de generalização desse resultado em uma população vivendo livremente não está clara.

A limitação mais séria do método de recordação de 24 horas é que a ingestão dietética é altamente variável de um dia para o outro. Registros de dieta reduzem o problema da variação dia a dia, porque é usada a média de um número de dias. Entretanto, para nutrientes que variam substancialmente, até mesmo uma semana de registro não fornecerá uma estimativa precisa da ingestão de um indivíduo (Beaton et al., 1979; Rimm et al., 1992a; Rimm, 1992b). A variabilidade de ingestão de alimentos específicos é ainda maior do que para nutrientes (Salvini et al., 1989; Geskanich et al., 1993), de modo que somente alimentos ingeridos com muita frequência podem ser estudados por esse método. A questão da variação dia a dia não é um problema, se o objetivo de um estudo for estimar a ingestão média para uma população, como poderia ser a meta em um estudo ecológico. Em pesquisas de caso-controle ou de coorte, contudo, estimação acurada das ingestões individuais é necessária.

Considerações práticas e questões de delineamento de estudo limitam ainda mais a aplicação de métodos de recordação de curto prazo e de registros de dieta em estudos epidemiológicos. Visto que eles fornecem informações sobre a dieta atual, seu uso tipicamente será inapropriado em estudos de caso-controle, porque a exposição relevante terá ocorrido mais cedo, e a dieta pode ter mudado em consequência da doença ou do tratamento. Poucas exceções podem ocorrer, como no caso de tumores muito iniciais ou de lesões pré-malignas. Embora a média de múltiplos dias de recordações de 24 horas, ou de registros alimentares, teoricamente pudesse ser usada em estudos de coorte prospectivos dietéticos, os custos geralmente são proibitivos, por causa do grande número de sujeitos necessário e da despesa substancial envolvida na coleta e processamento das informações. Entretanto, esses métodos podem desempenhar papel importante na validação ou calibração de outros métodos de avaliação dietética, que são mais práticos para estudos epidemiológicos.

Questionários de frequência alimentar

Como os métodos de recordação de curto prazo e de registro de dieta geralmente são dispendiosos, não representativos da ingestão usual e inadequados para avaliação da dieta pregressa, os pesquisadores têm buscado métodos alternativos para mensurar a ingestão dietética de longo prazo. Burke (1947) desenvolveu uma entrevista para história dietética detalhada, que tentava avaliar a dieta habitual de um indivíduo; essa avaliação incluía uma recordação de 24 horas, um registro alimentar de 3 dias e uma verificação de alimentos consumidos durante o mês precedente. Esse método consumia tempo e era caro, porque um profissional altamente habilitado era necessário, tanto para a entrevista como para o processamento de informações. A lista de verificação (checklist), entretanto, foi a precursora dos questionários dietéticos mais estruturados, em uso atualmente. Durante os anos 1950, Wiehl e Reed (1960), Heady (1961), Stephanik e Trulson (1962) e Marr (1971) desenvolveram questionários de frequência alimentar e verificaram seu papel na avaliação dietética. Em registros alimentares coletados de caixas de bancos britânicos, as frequências com as quais os alimentos foram ingeridos correlacionaram-se bem com os pesos totais dos mesmos alimentos consumidos durante um período de vários dias, fornecendo, assim, a base teórica para o método de frequência alimentar (Heady, 1961). Achados semelhantes foram vistos mais recentemente em uma população americana (Humble et al., 1987). Múltiplos pesquisadores convergiram para o uso dos questionários de frequência alimentar como o método de avaliação dietética melhor adequado para a maioria dos estudos epidemiológicos. Em anos recentes, refinamento substancial, modificações e avaliação dos questionários de frequência alimentar têm ocorrido, de modo que os dados derivados de seu uso tornaram-se consideravelmente mais interpretáveis.

Um questionário de frequência alimentar consiste em dois componentes principais: uma lista de alimentos e uma seção de respostas sobre frequência, para que os entrevistados relatem com que frequência cada alimento foi comido (ver Fig. 29.2). Perguntas relativas a maiores detalhes de quantidade e composição podem ser acrescentadas. Uma decisão fundamental no delineamento de um questionário é se o objetivo é mensurar a ingestão de alguns alimentos ou nutrientes específicos, ou se é obter uma avaliação abrangente da dieta. Uma avaliação abrangente geralmente é desejável sempre que possível. Muitas vezes, é impossível prever no começo de um estudo todas as questões relativas à dieta, que aparecerão como importantes no fim da coleta de dados; uma lista de alimentos altamente restrita pode não ter incluído um item que, em retrospecto, é importante. Além disso, conforme será descrito adiante neste capítulo, a ingestão total de alimentos, representada pelo consumo total de energia, pode confundir os efeitos de nutrientes ou alimentos específicos ou pode criar variação externa à associação em nutrientes específicos. Entretanto, a prática epidemiológica é, geralmente, um acordo entre o ideal e a realidade, e pode ser simplesmente impossível incluir uma avaliação dietética abrangente em uma entrevista ou questionário em particular, especialmente se dieta não for o foco primário do estudo.

Visto que as dietas tendem a ser razoavelmente correlacionadas de ano para ano, a maioria dos pesquisadores tem pedido aos sujeitos para descrever a frequência de seu consumo de alimentos em

	Alimentos e quantidades	Nunca ou menos de uma vez por mês	1-3 por mês	1 por semana	2-4 por semana	5-6 por semana	1 por dia	2-3 por dia	4-5 por dia	6 e + por dia
A	Ovos (1)	O	O	W	O	O	●	O	O	O
B	Leite integral (copo de 240 cm3)	O	O	W	O	O	D	●	O	O
C	Sorvete (½ xícara)	O	O	W	O	●	D	O	O	O

FIGURA 29.2 • Seção de um questionário de frequência alimentar preenchido por várias coortes grandes de homens e mulheres. Para cada alimento listado, os participantes eram solicitados a indicar com que frequência, em média, eles tinham consumido a quantidade especificada durante o ano anterior. Exemplo de cálculo da ingestão diária de colesterol: a partir de uma tabela de composição de alimentos, os conteúdos de colesterol são: 1 ovo = 274 mg; 1 copo de leite = 33 mg; ½ xícara de sorvete = 29,5 mg. Assim, a ingestão média diária de colesterol para a pessoa que preencheu o questionário abreviado seria: (274 mg × 1) + (33 mg × 2,5) + (29,5 mg × 0,8) = 380,1 mg/d. (Reproduzida com permissão de Sampson, 1985).

referência ao ano precedente. Esse intervalo dá um ciclo completo de estações, de modo que, em teoria, as respostas seriam independentes da época do ano. Em estudos de caso-controle retrospectivos, o esquema de tempo poderia ser referente a um período de um número especificado de anos precedentes.

Tipicamente, os pesquisadores têm fornecido um formato com respostas de múltipla escolha, com o número de opções variando, normalmente, de 5 a 10 (Fig. 29.2). Outra abordagem é usar um formato de reposta aberta e oferecer aos sujeitos a opção de responder em termos de frequência por dia, semana ou mês (Block et al., 1986). Em teoria, um formulário com respostas abertas sobre frequência poderia fornecer algum aumento de precisão no relato, porque a frequência de ingestão é, realmente, uma variável contínua e não categórica. No entanto, é improvável que o incremento geral em precisão seja grande, porque a estimação da frequência de uso de um alimento é, inerentemente, uma aproximação.

Existem várias opções para coletar dados adicionais sobre tamanhos de porções. A primeira é não coletar informação adicional alguma sobre tamanhos de porções – isto é, usar um simples questionário de frequência. Uma segunda possibilidade é especificar um tamanho de porção como parte da pergunta sobre frequência – por exemplo, perguntar com que frequência um copo de leite é consumido, em vez de apenas com que frequência o sujeito bebe leite. Essa técnica tem sido denominada de um questionário de frequência alimentar *semiquantitativo*. Uma terceira alternativa é incluir uma questão adicional para cada alimento, a fim de descrever em palavras o tamanho usual de porção (Stephanik e Trulson, 1962), usando modelos de alimentos (Morgan et al., 1978) ou retratos de tamanhos de porções diferentes (Hankin et al., 1983). Visto que a maior parte da variação em ingestão de um alimento é explicada pela frequência de consumo e não por diferenças em tamanhos de porções, vários pesquisadores têm acreditado que os dados sobre tamanho de porção são relativamente desimportantes (Samet et al., 1984; Pickle e Hartman, 1985; Block et al., 1990). Cummings e colaboradores (1987) concluíram que adicionar questões sobre tamanhos de porções a um simples questionário de frequência melhorava apenas levemente a estimação de ingestão de cálcio, e outros verificaram que o uso de modelos de alimentos em uma entrevista pessoal não aumentou a validade de um questionário de frequência alimentar semiquantitativo autoadministrado (Hernandez-Avila et al., 1988). Tais achados têm implicações práticas, porque o custo da coleta de dados por correio ou telefone é muito menor do que por entrevistas pessoais, as quais são necessárias se modelos de alimentos são utilizados para avaliar tamanhos de porções. Cohen e colaboradores (1990) também verificaram que a informação sobre tamanho de porção incluída no questionário Block acrescentava apenas levemente à concordância com registros de dieta (correlação média de 0,41 sem tamanhos de porções, e 0,43 com tamanhos e porções).

Questionários de frequência alimentar são extremamente práticos em aplicações epidemiológicas, porque são fáceis de serem preenchidos pelos sujeitos, muitas vezes como um formulário autoadministrado. O processamento é computadorizado de forma rápida e barata, de modo que seu uso em estudos prospectivos, envolvendo avaliações de dieta repetidas entre muitas dezenas de milhares de sujeitos, é factível.

Validade dos métodos de avaliação dietética

A interpretação de dados epidemiológicos sobre dieta e doença depende diretamente da validade dos métodos usados para mensurar a ingestão dietética, particularmente quando nenhuma associação é encontrada, porque uma explicação possível poderia ser que o método usado para mensurar dieta não fosse capaz de discriminar entre pessoas. Um corpo de evidências substancial tem se acumulado com relação à validade dos questionários de frequência alimentar.

No exame da validade de um método de avaliação dietética, a escolha de um padrão para comparação é um assunto crítico, porque não existe um padrão perfeito. Um aspecto desejável para o método de comparação é que seus erros sejam independentes do método em avaliação, de modo que não seja observada uma correlação artificial. Por essa razão, os indicadores bioquímicos da dieta provavelmente representam o padrão ótimo. Sua maior limitação é que não existem marcadores específicos da dieta para a maioria dos nutrientes de interesse atual, tais como ingestão de gordura total, fibras e sacarose. Além do mais, os indicadores dietéticos bioquímicos disponíveis provavelmente são medidas imprecisas da dieta, porque eles são influenciados por muitos fatores, tais como diferenças em absorção e metabolismo, variação biológica de curto prazo e erro de mensuração laboratorial. Contudo, para indicadores bioquímicos que são sensíveis à ingestão, uma correlação entre uma estimativa de questionário de ingestão de nutriente e o indicador pode fornecer uma medida útil da validade da estimativa do questionário. Tais correlações têm sido relatadas para estimativas de questionário de uma variedade de nutrientes (Willett et al., 1985; Willett et al., 1983; Russell-Briefel et al., 1985; Sacks et al., 1986; Stryker et al., 1988; Silverman et al., 1990; Coates et al., 1991; London et al., 1991; Ascherio et al., 1992; Hunter et al., 1992; Jacques et al., 1993; Selhub et al., 1993). Por exemplo, em estudos controlados de alimentação, a gordura dietética reduz os níveis sanguíneos de triglicérides; assim, os registros de que a ingestão de gordura total, avaliada por um questionário de frequência alimentar, foi inversamente associada às triglicérides do sangue, oferece suporte importante para a validade da avaliação do questionário (Willett et al., 2001).

Relativamente poucos estudos de validação de questionários dietéticos têm sido conduzidos pela comparação de ingestões calculadas com indicadores bioquímicos da dieta por causa das limitações desses indicadores. A maioria dos estudos de validação, em vez disso, tem comparado ingestões computadas com aquelas baseadas em outros métodos de avaliação dietética. Entre os possíveis métodos de comparação, os registros alimentares são particularmente atraentes, porque não dependem da memória e, quando balanças são usadas para avaliar tamanhos de porções, não há dependência da percepção das quantidades ingeridas de alimento. Essas características tendem a reduzir erros correlatos; como recordatótios de 24 horas compartilham muitas das demandas cognitivas com os questionários de frequência alimentar, elas são, em princípio, menos que ideais. Embora o detalhamento dos questionários e as populações estudadas tenham variado substancialmente, a correlação entre nutrientes, avaliada por questionários de frequência alimentar, e os métodos de comparação, quando ajustados para ingestão total de energia, têm variado consistentemente entre 0,4 e 0,7 (Willett, 1998). Quatro estudos de validação abrangentes, que compararam questionários preenchidos com um intervalo de cerca de 1 ano, com múltiplos registros alimentares coletados durante os meses intervenientes, estão sumarizados na Tabela 29.1 (Willett et al., 1985; Rimm et al., 1992[a]; Rimm, 1992b; Pietinen et al., 1988; Goldbohm et al., 1994). Graus de correlação grosseiramente semelhantes foram vistos nesses estudos; para questionários respondidos no fim do registro de dieta de 1 ano (o que corresponde ao enquadramento de tempo dos questionários), as correlações ajustadas para a ingestão energética total tenderam a estar entre 0,5 e 0,7.

Subar e colaboradores (2003) usaram água duplamente marcada e nitrogênio urinário como biomarcadores da ingestão de energia e proteína para avaliar a validade de um questionário de frequência alimentar e de recordatórios alimentares de 24 horas. Os autores afirmaram que o estudo demonstrou que erros nos recordatórios alimentares e nos questionários de frequência alimentar estão correlacionados, e que, portanto, estudos anteriores com base em recordatórios de 24 horas e questionários de frequência alimentar como métodos de comparação têm validade superdeclarada. Entretanto, Subar e colaboradores não obtiveram uma medida realista da variação intrapessoal em seus biomarcadores (p. ex., em um intervalo de 6 a 12 meses), e deixar de levar em conta essa variação pode ter criado a impressão de erro correlacionado (Willett, 2003).

Embora o grau de erro de mensuração associado a estimativas de nutrientes, calculado por questionários de frequência alimentar, pareça ser semelhante àquele para muitas medidas epidemiológicas, erros no nutriente de interesse tendem a levar a subestimativas importantes de riscos relativos, e erros em outros nutrientes de confundimento tendem a causar perda do controle de confundimento (ver Cap. 9). Menos comumente apreciado, os erros também resultam em intervalos de confiança observados que são inapropriadamente estreitos. Para formar inferências devidamente caucionadas por limitações dos dados, deve-se considerar toda a faixa de riscos relativos possíveis que seja razo-

TABELA 29.1
Comparação de questionários de frequência alimentar com outros métodos de avaliação dietética

Fonte	População	Métodos de comparação	Intervalo entre métodos	Período de referência	Faixa de correlações	Comentários
Willett e colaboradores (1985)	Enfermeiras diplomadas (n = 194)	Registro alimentar	1-12 meses	Ano anterior	0,36 vitamina A sem suplementos a 0,75 vitamina C	
Pietinen e colaboradores (1988)	Homens finlandeses (n = 189)	Doze registros alimentares de 2 dias (versus questionário de 273 itens)	1-6 meses	1 ano	0,51 vitamina A a 0,73 gordura poliinsaturada	O ajuste para energia teve pouco efeito sobre as correlações
Block e colaboradores (1990)	260	Três registros alimentares de 4 dias	1-12 meses	6 meses	0,37 vitamina A a 0,74 vitamina C com 5 suplementos, média = 0,55	As correlações foram semelhantes em grupos de baixa gordura e grupos de dieta usual. Tamanhos de porção variáveis acrescentaram pouco à correlação
Rimm e colaboradores (1992a)	127 profissionais de saúde dos U.S.	Dois registros alimentares de 1 semana	1-12 meses	1 ano	0,28 para ferro a 0,86 para vitamina C com suplementos, média = 0,59	A correlação média aumenta para 0,65 com ajuste para variação nos registros alimentares
Goldbohm e colaboradores (1994)	59 homens, 48 mulheres	Três registros alimentares de 3 dias	3-15 meses	1 ano	0,33 para vitamina B1 a 0,75 para gordura poliinsaturada; média = 0,64	O ajuste tão energética teve pouco efeito, exceto para ingestão de gordura, variando de 0,72 a 0,52

avelmente compatível com os dados, e intervalos francamente estreitos tendem a levar a conclusões superdeclaradas (ver Caps. 11 e 19). Gerado, em parte, pelo interesse em dieta e câncer, e ao tópico reconhecido de erro de mensuração na avaliação da ingestão dietética, um esforço considerável tem sido direcionado para o desenvolvimento de métodos que forneçam estimativas corrigidas de riscos relativos e de intervalos de confiança, baseados em avaliações quantitativas de erro de mensuração (Spiegelman et al., 1997). Assim, os estudos de validação de questionários dietéticos podem fornecer estimativas de erro importantes, que podem ser usadas para interpretar quantitativamente a influência do erro sobre as associações observadas. Com base em tais estimativas, pode ser demonstrado que os questionários dietéticos típicos, de modo geral, não perderão associações importantes (Rosner et al., 1989; Rosner et al., 1990), embora os tamanhos amostrais para estudos precisem ser várias vezes maiores do que os estimados, pressupondo-se que não existiu erro de mensuração (Walker e Blettner, 1985). Um modo valioso de aperfeiçoar a mensuração da dieta em um estudo longitudinal é repetir as avaliações dietéticas ao longo do tempo. Isso tenderá a amortecer o erro aleatório (não sistemático) e também levará em conta as verdadeiras modificações na ingestão (Hu et al., 1999).

INDICADORES BIOQUÍMICOS DA DIETA

O uso de medidas bioquímicas, feitas no sangue ou em outros tecidos, como indicadores de ingestão de nutrientes é atraente, porque tais mensurações não dependem da memória ou dos conhecimentos do sujeito. Além disso, elas podem ser feitas em retrospecto, por exemplo, usando-se espécimes de sangue que tenham sido colhidos e armazenados para outros propósitos.

Escolha de tecidos para análise

Mais comumente, soro ou plasma têm sido usados em estudos epidemiológicos para dosagem de indicadores bioquímicos da dieta. Entretanto, também devem ser considerados eritrócitos, gordura subcutânea, cabelos e unhas. As escolhas devem ser governadas pela capacidade do tecido de refletir a ingestão do fator de interesse; as características do tecido de integração no tempo; considerações práticas sobre coleta, transporte e armazenagem do espécime; e o custo. Tais considerações são examinadas detalhadamente em outra publicação (Hunter, 1998), para numerosos fatores dietéticos; alguns comentários gerais são fornecidos aqui.

Eritrócitos

Para alguns fatores dietéticos, as células vermelhas do sangue são menos sensíveis a flutuações dietéticas de curta duração do que o plasma ou o soro e podem, assim, oferecer um índice melhor de exposição de longo prazo. Nutrientes cuja dosagem nos eritrócitos pode ser útil incluem ácidos graxos, ácido fólico e selênio.

Gordura subcutânea

Composto primariamente de ácidos graxos, o tecido adiposo tem uma rotatividade baixa em indivíduos com peso relativamente estável. Para pelo menos alguns ácidos graxos, a meia-vida é da ordem de 600 dias, fazendo deste um marcador ideal de longo prazo da dieta em estudos epidemiológicos. Vitaminas lipossolúveis, tais como retinol, vitamina E e carotenoides também são mensuráveis na gordura subcutânea, mas essas medidas, geralmente, não são superiores aos questionários de frequência alimentar como uma medida de ingestão (Kabagambe et al., 2001).

Cabelo e unhas

O cabelo e as unhas incorporam muitos elementos em sua matriz durante a formação e, para muitos metais pesados, podem ser os tecidos de escolha, porque estes elementos tendem a ser depurados rapidamente do sangue. As unhas parecem ser o tecido ótimo para a avaliação de selênio no longo prazo, devido a sua capacidade de integrar a exposição ao longo do tempo (Longnecker et al., 1996). Como o cabelo e a unhas podem ser cortados várias vezes depois da formação (umas poucas semanas para o cabelo rente ao couro cabeludo e aproximadamente 1 ano para a unha do grande artelho), um índice de exposição pode ser obtido, que pode ser pouco afetado por experiências recentes. Essa informação pode ser uma vantagem particular no contexto de um estudo de caso-controle sobre dieta e câncer. A contaminação representa o maior problema para medidas no cabelo, devido a sua exposição intensa ao ambiente e área de superfície muito grande; esses problemas geralmente são muito menores para as unhas, mas ainda precisam ser considerados.

Limitações dos indicadores bioquímicos

Embora o uso de indicadores bioquímicos para avaliação de dieta seja atraente, nenhum indicador prático existe para muitos fatores dietéticos. Mesmo quando níveis teciduais de um nutriente podem ser mensurados, estes níveis, muitas vezes, são altamente regulados, e por isso refletem pobremente a ingestão dietética; o retinol e o colesterol do sangue são bons exemplos. Exatamente como ocorre com a ingestão dietética, os níveis sanguíneos de alguns nutrientes flutuam substancialmente com o tempo, de modo que uma medida pode não refletir bem a ingestão de longo prazo. Além do mais, a experiência tem fornecido evidências moderadas de que os níveis teciduais de muitos nutrientes podem ser afetados pela presença de câncer, mesmo vários anos antes do diagnóstico (Wald et al., 1986), tornando traiçoeiro o uso de muitos marcadores bioquímicos na maioria dos estudos de caso-controle retrospectivos. Apesar dessas limitações, a aplicação cuidadosa de indicadores bioquímicos pode oferecer informações peculiares sobre ingestão dietética, particularmente para nutrientes ou contaminantes alimentares que não possam ser calculados acuradamente pelos dados da ingestão de alimentos.

ANTROPOMETRIA E MEDIDAS DE COMPOSIÇÃO CORPORAL

O balanço energético em várias ocasiões de nossa vida tem efeitos importantes sobre a incidência de muitas doenças. O balanço energético é melhor refletido por medidas de tamanho e composição corporal do que por avaliações baseadas na diferença entre ingestão e gasto de energia (largamente, atividade física), porque ambas as variáveis são mensuradas com erro considerável (Willett, 1998).

O uso mais comum de medidas antropométricas é calcular a adiposidade, empregando índices tais como o índice de Quetelet ou o índice de massa corporal (IMC) (peso em quilogramas dividido pelo quadrado da altura em metros) ou, ainda, o peso relativo (peso padronizado por altura). Estimativas notavelmente válidas de peso e de altura podem ser obtidas mesmo por indagação (Stunkard e Albaum, 1981), inclusive podem ser recordadas de várias décadas passadas (Rhoads e Kagan, 1983; Must et al., 1993). Assim, boas estimativas de adiposidade podem ser obtidas facilmente por grandes pesquisas prospectivas ou, retrospectivamente, no contexto de estudos de caso-controle. A maior limitação das estimativas de adiposidade baseadas em altura e peso é que elas não podem diferenciar massa corporal gorda e sem gordura. Estudos da validade do IMC como uma medida de obesidade têm usado comumente como um padrão-ouro a gordura corporal expressa como um percentual do peso total, normalmente determinada pela pesagem embaixo d'água ou, mais recentemente, por absorciometria com raios X de dupla energia (DEXA)*. O IMC, entretanto, é, na verdade, um percentual de massa gordurosa ajustada para altura, e não uma medida do percentual de gordura corporal. Quando a massa adiposa determinada por densitometria é ajustada para altura e é usada como o padrão, a correlação com o IMC é de aproximadamente 0,90 entre adultos jovens e de meia-idade, indicando um grau de validade substancialmente mais alto do que tem sido, geralmente, apreciado (Spiegelman et al., 1992). Além disso, no mesmo estudo, a massa gordurosa ajustada para altura

---

* Dual x-ray absortiometry.

correlacionou-se mais fortemente com variáveis biologicamente relevantes, tais como pressão arterial e glicemia em jejum, do que com a gordura corporal. Contudo, o IMC pode ser menos válido como um índice de adiposidade entre os idosos, porque a variação em perda de massa corporal magra tem uma contribuição mais importante para o peso durante esse período da vida.

O uso de uma ou de um pequeno número de espessuras de dobra cutânea não parece ser consideravelmente mais preciso do que peso e altura, na estimação de adiposidade geral entre adultos jovens e de meia-idade, mas pode fornecer informações adicionais sobre a distribuição da gordura corporal. A razão das circunferências cintura/quadril, ou a circunferência abdominal isolada, fornecem informações adicionais independentes sobre adiposidade, além do IMC sozinho, às previsões de condições relacionadas com obesidade (Snijder et al., 2004). A predição adicional pode ser, em parte, porque a gordura central, do ponto de vista metabólico, funciona diferentemente da periférica, e, também, porque as medidas de circunferência ajudam a distinguir a massa adiposa da massa muscular.

A altura tem sido ignorada, frequentemente, como uma variável de interesse potencial em estudos epidemiológicos, talvez porque os analistas deixam de reconhecer que ela não é abordada por controle para IMC. A altura pode, no entanto, fornecer informações singulares sobre o balanço energético durante os anos antes da idade adulta, um período de tempo que pode ser importante no desenvolvimento de alguns cânceres que ocorrem muitos anos mais tarde. Por exemplo, em muitos estudos, a altura tem sido associada positivamente com risco de câncer de mama (van den Brandt et al., 2000). Além disso, tal informação pode ser válida, até no contexto de estudos de caso-controle, porque a altura normalmente não será afetada, mesmo que uma doença tenha causado perda de peso recente. Portanto, não se deve desconsiderar a estatura somente porque o IMC, ou outro índice baseado em peso para altura, está incluído na análise (Michels et al., 1998).

TÓPICOS METODOLÓGICOS EM EPIDEMIOLOGIA NUTRICIONAL

Variação na ingestão dietética entre pessoas

Além da disponibilidade de um método suficientemente preciso para mensurar a ingestão dietética, um grau adequado de variação na dieta é necessário para se conduzir estudos observacionais com populações. Se não existe variação na dieta entre as pessoas, nenhuma associação pode ser observada. Alguns têm argumentado que as dietas em populações tais como os Estados Unidos são homogêneas demais para se estudar relações com doenças (Goodwin e Boyd, 1987; Hebert e Miller, 1988; Prentice et al., 1988). A verdadeira variação interpessoal na dieta é difícil de medir diretamente e, geralmente, não pode ser mensurada pelos questionários usados por epidemiologistas, porque a variação observada combinará diferenças verdadeiras com aquelas causadas por erro de mensuração; mais métodos quantitativos devem ser usados para esse propósito. O conteúdo de gordura da dieta varia menos entre pessoas em comparação com a maioria dos outros nutrientes (Beaton et al., 1979); para as mulheres, em um estudo prospectivo (Willett et al., 1987), a ingestão média de gordura avaliada pela média de quatro registros alimentares de 1 semana, para aquelas no quintil superior, foi de 44% das calorias, ao passo que para aquelas no quintil inferior foi de 32% das calorias. Embora a variação de ingestão de gordura não seja grande, e seja certamente menor do que a variação entre países, ela é de interesse considerável, porque a diferença corresponde de perto às mudanças recomendadas por muitas organizações. Outros nutrientes variam muito mais entre as pessoas do que a ingestão de gordura total (Willet, 1998; Beaton et al., 1979).

Evidências de que variação mensurável e informativa na dieta existe dentro da população americana são fornecidas por várias fontes. Primeiro, as correlações entre questionários de frequência alimentar e avaliações independentes da dieta notadas previamente, encontradas nos estudos de validação, não teriam sido observadas se não existisse variação na dieta. Pela mesma razão, as correlações entre estimativas de questionários de ingestões de nutrientes e indicadores bioquímicos de ingestão fornecem evidências sólidas de variação. Além disso, a capacidade de encontrar associações entre fatores dietéticos e incidência de doença (particularmente quando baseada em dados prospectivos) indica que existe variação mensurável e biologicamente relevante. Por exemplo, têm sido observadas relações reprodutíveis entre ingestão de fibras e riscos de cardiopatia coronariana (Hu e Willett, 2002) e de diabete (Schulze e Hu, 2005).

Embora evidências acumuladas tenham indicado que existe variação na informação da dieta dentro da população dos Estados Unidos, e que tais diferenças podem ser mensuradas, é importante que os achados possam ser interpretados no contexto daquela variação. Por exemplo, a falta de associação com ingestão de gordura dentro da faixa de 32 a 44% de energia não deve ser interpretada como significando que a ingestão de gordura não tenha relação com o risco de doença, sob quaisquer circunstâncias. É possível que a relação seja não linear, e que o risco mude em níveis mais baixos de ingestão de gordura (p. ex., < 20% da energia total), ou que a dieta tenha uma influência muito mais cedo na vida.

Implicações da ingestão total de energia

O balanço energético provavelmente tem associações importantes com alguns cânceres; contudo, a relação não pode ser estudada diretamente, porque a ingestão de energia reflete largamente outros fatores além de comer demais, ou de menos, em relação às necessidades (Willett, 1998; Willett e Stampfer, 1986). As implicações da ingestão total de energia podem ser apreciadas pela percepção de que a variação entre as pessoas é, em alto grau, secundária a diferenças em tamanho corporal e atividade física. As pessoas também parecem diferir em eficiência metabólica (pessoas ineficientes precisando de ingestão de energia mais alta para o mesmo nível de função); contudo, as diferenças em eficiência metabólica não são mensuráveis, na prática, em estudos epidemiológicos. Como praticamente todas as ingestões de nutrientes tendem a estar correlacionadas com a ingestão de energia total, muito da variação em ingestão de nutrientes específicos é secundária a fatores que podem não estar relacionados com o risco de doença. As ingestões de nutrientes ajustadas para energia total podem ser vistas conceitualmente como medidas de composição de nutrientes, em vez de medidas de ingestão absoluta. As medidas de composição de nutrientes são mais relevantes para decisões pessoais e políticas de saúde pública do que as ingestões absolutas, porque os indivíduos devem alterar as ingestões de nutrientes primariamente pela manipulação da composição de suas dietas, e não por sua ingestão de energia total. Assim, para a maioria dos propósitos, as medidas de composição dietética representam o foco apropriado dos estudos epidemiológicos.

Quando a ingestão de energia total está relacionada ao risco de doença, deixar de considerar tal ingestão na análise pode ser particularmente sério, porque pode confundir associações com nutrientes específicos. Por exemplo, a ingestão de energia total aumenta com a atividade física, de modo que, quando a atividade física for protetora, a ingestão total de energia também o será. O exemplo da doença cardíaca coronariana é instrutivo. O risco de cardiopatia coronariana é inversamente relacionado à atividade física e, assim, também à ingestão total de energia. Nutrientes específicos, tais como gordura saturada, também tendem a ser relacionados inversamente com o risco de doença cardíaca coronariana. Vários métodos estatísticos podem ser usados a fim de ajustar para ingestão total de energia, o que é necessário para evitar a conclusão ilusória de que a gordura saturada protege contra cardiopatia coronariana. O método mais comum, divisão da ingestão de gordura saturada pela ingestão total de energia, o que também é chamado de densidade de nutrientes, não é uma solução adequada, porque a divisão pode introduzir confundimento pelo inverso da ingestão de energia. Em vez disso, a ingestão total de energia deve ser incluída em um modelo de regressão múltipla, junto com a densidade de nutrientes. Alternativamente, resíduos da ingestão de nutrientes padronizados para ingestão total de energia não serão confundidos por esta. O ajuste apropriado para ingestão de energia pode ser um tópico não trivial em alguns estudos. Sem tal ajuste, a direção da associação com um nutriente específico pode ser invertida, tal como com a relação entre ingestão de gordura saturada e infarto do miocárdio (Gordon et al., 1981), e com a relação entre ingestão de fibras e risco de câncer do cólon (Lyon et al., 1987). Se a ingestão total de energia não pode ser mensurada, nem ajustada apropriadamente, uma interpretação útil de um achado pode não ser possível.

Embora ele não seja a lógica primária para ajuste de energia, esse ajuste frequentemente reduzirá erros de mensuração, o que pode ser visto como uma correlação mais alta em estudos de validação ou uma associação mais forte com biomarcadores (Willett, 2002). A razão para redução de erro pode ser considerada tomando-se que a densidade de nutriente observada é $(N + e_N)/(E + e_E)$. e_N e e_E tenderá a ser altamente correlacionada, porque elas são calculadas a partir de muitos dos mesmos alimentos; por exemplo, se carne for super-relatada, tanto gordura como energia total serão super-relatadas. Assim, esses erros se cancelarão mutuamente, deixando uma estimativa melhorada de N/E. Jakes e colaboradores. (2004) sugeriram que ajustar para atividade física e tamanho corporal fornece um ajuste melhor para a ingestão total da própria energia do que a ingestão de energia mensurada. Essa abordagem, entretanto, não resultará necessariamente em melhor controle para confundimento e deixará de reduzir erros de mensuração que sejam correlacionados com aqueles na ingestão total de energia (Spiegelman, 2004).

CONCLUSÃO

Nas últimas duas décadas tem havido um progresso enorme no desenvolvimento de métodos em epidemiologia nutricional. O trabalho de muitos pesquisadores tem fornecido suporte claro para os fundamentos essenciais deste campo. Tem sido demonstrada uma variação interpessoal substancial no consumo da maioria dos fatores dietéticos em populações, métodos para mensurar dieta aplicáveis aos estudos epidemiológicos têm sido desenvolvidos, e sua validade tem sido documentada. Com base nessa evidência, estabeleceram-se muitos estudos grandes, prospectivos, de coortes, os quais estão fornecendo uma riqueza de dados que serão relatados na próxima década. Além disso, métodos para dar conta de erros na mensuração da ingestão dietética têm sido desenvolvidos e estão começando a ser aplicados no relato de achados de estudos sobre dieta e doença.

A epidemiologia nutricional tem contribuído de forma importante para a compreensão da etiologia de muitas doenças. Tem sido demonstrado que a baixa ingestão de frutas e verduras está relacionada com risco aumentado de doenças cardiovasculares. Da mesma forma, uma quantidade substancial de evidências epidemiológicas têm se acumulado, indicando que trocar gorduras saturadas e trans por gorduras insaturadas pode desempenhar um papel importante na prevenção de doença cardíaca coronariana e diabete tipo 2. Foi verificado que muitas doenças – tão diversas como catarata, defeitos do tubo neural e degeneração da mácula –, das quais não se acreditava que estivessem relacionadas com a nutrição, têm determinantes dietéticos importantes. Contudo, muito mais precisa ser aprendido sobre outras relações entre dieta e doença, e as dimensões de tempo e faixas de ingestões dietéticas precisam ser mais expandidas. Além disso, novos produtos estão sendo introduzidos constantemente no suprimento alimentar, os quais deverão requerer vigilância epidemiológica continuada.

O desenvolvimento e a avaliação de métodos adicionais para mensurar fatores dietéticos, particularmente aqueles que utilizam exames bioquímicos para avaliar ingestão de longo prazo, podem contribuir substancialmente para aperfeiçoamentos na capacidade de investigar dieta e relações com doença. Igualmente, a possibilidade de identificar aquelas pessoas com risco de doença aumentado geneticamente permitirá o estudo de interações gene-nutriente, que são quase certas de existir. Os desafios apresentados pelas complexidades das exposições nutricionais provavelmente estimularão desenvolvimentos metodológicos. Tais desenvolvimentos já têm ocorrido no que tange ao erro de mensuração. As percepções obtidas trarão benefícios para todo o campo da epidemiologia.

CAPÍTULO 30

Epidemiologia ambiental

Irva Hertz-Picciotto

O domínio da epidemiologia ambiental 700
Avaliação de exposição 702
   Tipos de dados de exposição 703
   Tópicos em avaliação de exposição 705
Delineamentos para epidemiologia ambiental 707
   Recrutamento randomizado 708
   Delineamento de casos-cruzados 708
   Estudos ecológicos 709
   Padrões temporais 710
   Mapeamento 713
   Comparação de análise de tendências temporais e análise de dados espaciais 714
Análise e desafios metodológicos em epidemiologia ambiental 714
   Análises de séries temporais: confundimento e autorregressão 715

Classe social como um confundidor em comparações intercomunitárias 716
Análise de aglomerados 717
Análise de aglomeração em torno de fontes pontuais 718
Considerações gerais na investigação de aglomerados 718
Vigilância e avaliação de risco de perigos ambientais 719
   Vigilância de saúde ambiental 719
   Avaliação de risco 719
Lições históricas em epidemiologia ambiental 720
   Contaminação da água 720
   Poluição do ar 721
   Poluentes orgânicos persistentes 722
Novos desafios em saúde ambiental 723
Necessidades futuras 725

O DOMÍNIO DA EPIDEMIOLOGIA AMBIENTAL

Um dos primeiros estudos de epidemiologia ambiental publicados foi o relatório de Baker sobre a endemia de cólica em Devonshire (1767). Por 50 anos, médicos se debruçaram sobre o enigma relacionando o motivo pelo qual as pessoas que bebiam cidra em Devonshire ficavam gravemente enfermas, tinham convulsões e, às vezes, morriam, ao passo que os consumidores de cidra em outras localidades bebiam sem qualquer adversidade. Baker concluiu que "a causa desta Cólica não está... na Cidra pura, mas em alguma adulteração, fraudulenta ou acidental". Inspeções das prensas revelaram uso abundante de chumbo em Devonshire, mas não em outros lugares. Então, Baker fez testes químicos na cidra e só encontrou precipitados de chumbo nas amostras de Devonshire. Da mesma forma que em muitos estudos de epidemiologia ambiental, a pesquisa começou com observações de diferenças regionais em taxas de doenças, prosseguiu para um exame mais cuidadoso de sintomas e circunstâncias e para a descoberta de uma causa suspeita e, finalmente, confirmou a causa atuante no condado de alta incidência, mas não nos condados de incidência baixa.

Para nossos propósitos, o *ambiente* será definido como aquele que apresenta fatores que são exógenos e não essenciais para o funcionamento normal dos seres humanos e que alteram os padrões de doença e saúde. Ele inclui, portanto, agentes físicos, químicos e biológicos, bem como fatores sociais, políticos, culturais e de engenharia e arquitetura, afetando o contato humano com tais agentes. No início, a epidemiologia ambiental tinha seu foco sobre agentes biológicos e fatores tais como sistemas de distribuição de água, coleta de esgotos e manipulação de alimentos. A distribuição de água tratada, a construção de sistemas abrangentes de esgotamento e a aprovação de leis que regulavam a manipulação de alimentos foram medidas ambientais que reduziram substancialmente a morbidade e mortalidade por agentes infecciosos. Em muitos países em desenvolvimento, esses tópicos básicos ainda representam a preocupação primária de saúde ambiental.

Por volta das décadas de 1960 e 1970, o foco da epidemiologia ambiental mudou consideravelmente para agentes químicos e físicos, tais como compostos orgânicos voláteis, metais, matéria particulada, pesticidas e radiações. As fontes podem ser emissões industriais e de veículos a motor; hormônios adicionados a alimentos de animais; resíduos de pesticidas na comida e em escoamentos que atingem reservatórios de água potável; derramamento de produtos químicos durante a produção ou transporte; locais de depósitos de lixo perigosos; radônio de fontes geológicas de ocorrência natural; minerais na água do subsolo – tanto ocorrendo naturalmente (p. ex., arsênico) como adicionados pela atividade humana (p. ex., chumbo, flúor) – e produtos domiciliares em contato com a pele, tais como agentes de limpeza, cosméticos e tinturas para cabelo. A epidemiologia ambiental também examina padrões de doença em populações atingidas por desastres, inclusive guerra, inundações, tsunamis e terremotos, e, mais recentemente, começou a se envolver com o ambiente "construído" e com a mudança do clima global.

Este capítulo não busca cobrir uma longa lista de exposições e o que tem sido aprendido por meio da epidemiologia. Em vez disso, foca assuntos metodológicos chaves que atualmente aparecem nesta área, problemas que representam aspectos mais proeminentes na epidemiologia ambiental do que em outras áreas. Adicionalmente, este capítulo mostra como a área de Epidemiologia Ambiental tem protegido com o tempo.

A ênfase sobre agentes químicos e físicos liga a epidemiologia ambiental com a ocupacional. Efeitos adversos observados em níveis de alta exposição em ambientes de trabalho (p. ex., poeira em minas) levantam a possibilidade de efeitos análogos em exposições em nível comunitário. A introdução contínua de novos produtos químicos alimenta a preocupação de comunidades leigas e científicas.

A toxicologia também tem interfaces com a epidemiologia ambiental: as hipóteses são geradas por experimentos animais, mas somente um estudo epidemiológico pode estabelecer relevância com seres humanos e determinar as doses perigosas. Alternativamente, uma associação epidemiológica é relatada, mas a plausibilidade é questionada até que um experimento animal controlado demonstre desfechos similares ou que um estudo *in vitro* descubra um mecanismo patogênico. Dados humanos limitados podem induzir os biólogos moleculares a desenvolverem uma cepa surpreendente usando tecnologia de engenharia genética e a descreverem a faixa completa de efeitos ou vias, abrindo novos caminhos para a pesquisa epidemiológica.

Os estudos de epidemiologia ambiental podem buscar a caracterização dos efeitos sobre a saúde de uma exposição conhecida. Inversamente, um padrão de doença é observado e o epidemiologista busca determinar as causas. Em qualquer dos casos, o caráter definitivo dos achados dependerá da qualidade da avaliação da exposição. A evidência pode ser fortalecida pela diferenciação de pessoas que recebem grandes ou pequenas exposições ou pela identificação de um período de tempo suscetível, quando a exposição pode afetar o desfecho.

Embora *ambiente* possa referir-se a todos os fatores não genéticos, este capítulo pressupõe a definição restrita, usada mais comumente, dada anteriormente. Hábitos dietéticos são excluídos, embora, muitas vezes circunscritos geograficamente, algumas doenças de deficiências são determinadas ambientalmente (cretinismo causado por carência de iodo na dieta; DeLong, 1993), e a epidemiologia nutricional (Cap. 29) pode sugerir modificadores de efeito da associação ambiente/doença (p. ex., a deficiência de cálcio aumenta a absorção de chumbo pelo trato gastrintestinal; Goyer, 1995).

A exposição a agentes ambientais é determinada, frequentemente, pelo local onde as pessoas residem, trabalham, têm atividades sociais ou obtêm alimentos. Os contextos sociais, políticos e econômicos são integrantes da maioria dos problemas da epidemiologia ambiental, aspectos que têm sido, com frequência, pouco apreciados. Para os propósitos deste capítulo, a classe social será tratada como um confundidor potencial, modificador de efeito ou antecedente e determinante de exposição.

Frequentemente, as exposições ambientais são em grande parte involuntárias, por exemplo, poluição sonora de um aeroporto local ou percloroetileno no lençol freático próximo de um estabelecimento de lavagem a seco. A presença ou magnitude de tais exposições podem estar sujeitas a restrições legais ou serem influenciadas por pressões políticas ou econômicas. Visto que uma entidade industrial ou comercial pode ser responsável pela poluição, as implicações políticas de muitos estudos de epidemiologia ambiental frequentemente são imediatas. Os resultados podem ser utilizados como provas em um litígio ou como base para avaliação de risco e decisões de política reguladora. Os epidemiologistas podem realizar avaliações quantitativas do risco para auxiliar os elaboradores de políticas (Hertz-Picciotto, 1995; Kunzli et al., 2000; Cifuentes et al., 2001). A necessidade de que o trabalho resista a escrutínio científico e público intenso sublinha, assim, a importância de metodologia rigorosa.

O restante deste capítulo é organizado como relatado a seguir. A apresentação começa com a avaliação da exposição, por causa do papel crítico que ela desempenha neste campo. Em seguida, são discutidos delineamentos e tópicos relativos especificamente a investigações de fatores ambientais. Métodos analíticos para tais pesquisas são abordados, inclusive regressão de Poisson, análises temporais-espaciais e análise de agrupamento. O capítulo continua com discussões de vigilância de saúde ambiental, alguns exemplos históricos, uma apresentação sobre os novos desafios ambientais globais e termina com observações breves sobre necessidades futuras, tanto práticas como conceituais.

AVALIAÇÃO DE EXPOSIÇÃO

A qualidade da mensuração da exposição muitas vezes é o determinante mais crítico da validade de um estudo de epidemiologia ambiental. Além disso, os dados existentes sobre exposição, ou os métodos disponíveis e viáveis para sua coleta, frequentemente determinam o delineamento a ser usado. Por esse motivo, a avaliação de exposição é colocada no início do capítulo.

A exposição pode ser mensurada usando-se instrumentos sofisticados ou pode ser inferida a partir de bases de dados ou de questionários sobre a presença ou uso dos agentes que podem causar preocupação. A categorização crua (sim/não ou alta/baixa) muitas vezes não é adequada, por causa de incerteza na alocação e da alta variabilidade dentro de grupos. Categorias ordinais oferecem a oportunidade para se avaliar relações dose – resposta. Idealmente, a quantificação em uma escala contínua da exposição a partir de período de tempo relevante dotará um estudo de maior sensibilidade. Medidas quantitativas também permitem que os pesquisadores avaliem a comparabilidade entre estudos e possam fornecer a base para uma tomada de decisão reguladora.

É útil distinguir entre um cenário de exposição, uma mistura complexa e um agente isolado. Um cenário de exposição envolve uma situação específica e uma mistura de exposições que podem mudar com o tempo, ou de lugar para lugar. A queima de carvão produz uma mistura de poluentes aéreos diferentes daquela produzida pelo consumo de combustível automotor. Os poluentes da descarga de veículos automotores variam com o tipo de combustível, temperatura do ar e luz solar; a própria composição dos combustíveis tem sido modificada com o tempo. As fumaças da corrente lateral e central diferem em composição, e ambas variam com a fonte de tabaco e aditivos. O pesquisador deve ser claro sobre se a hipótese é concernente a um cenário, a uma mistura ou a uma exposição isolada e precisa escolher o delineamento apropriado e a estratégia de avaliação da exposição. Inferências sobre uma mistura de exposições, ou sobre um cenário específico, podem ser tão válidas quanto aquelas pertencentes a agentes individuais. Elas também podem ter mais valor preditivo e de saúde pública, porque as intervenções frequentemente afetam um cenário de exposição geral, em vez de um agente isolado. A potência de uma mistura pode ser maior ou menor do que a soma das potências das partes componentes devido a relações sinérgicas ou antagônicas entre os fatores (Germolec et al., Hertz-Picciotto et al., 1992).

A determinação do tempo relevante para uma avaliação de exposição é específica para a hipótese etiológica e desfecho da doença. A determinação do tempo pode ser mensurada em relação a quando um efeito de saúde deve ser observado ou a quando o organismo provavelmente será suscetível. O primeiro está relacionado ao período de indução, o tempo entre a exposição e a ocorrência da doença. O intervalo pode ser de minutos ou horas para envenenamentos agudos, horas ou dias para condições respiratórias, meses ou anos para transtornos do desenvolvimento ou décadas para efeitos carcinogênicos ou cardiovasculares. A suscetibilidade, contudo, muitas vezes está relacionada com um período no desenvolvimento, tal como o tempo, quando as redes neurais estão se formando no córtex cerebral, quando a produção de IgG por um lactente começa ou quando o estirão de crescimento do adolescente está ocorrendo. A determinação do tempo também pode ser definida pela presença de um cofator que amplie ou reduza o efeito da exposição: atividade física (p. ex., durante exercício) ou uma condição de saúde (infecção viral).

Tipos de dados de exposição

Os instrumentos para avaliação de exposição incluem (a) bases de dados sobre vendas ou uso de produtos; (b) entrevistas, questionários e diários estruturados; (c) mensurações no meio externo (macroambiente) a partir de registros existentes ou realizadas expressamente pela investigação do epidemiologista (p. ex., níveis de subprodutos da cloração medidos no reservatório da companhia de água); (d) concentrações no ambiente pessoal, ou microambiente (p. ex., monóxido de carbono no ar interior ou trihalometanos na água de torneira); (e) doses individuais (p. ex., usando monitores de ar pessoais, ou combinando medidas do consumo de água no relógio com o consumo de água relatado pelo usuário); (f) medidas de concentrações em tecidos humanos (chumbo no sangue ou bifenis policlorados [PCB] no leite materno) ou produtos metabólicos (ácido dimetilarsínico na urina após exposição ao arsênio); e (g) marcadores de efeitos fisiológicos (adutos proteicos induzidos por β-naftilamina na fumaça de cigarro).

Todos os questionários e entrevistas dependem do conhecimento e da memória humanos e por isso estão sujeitos a erro. Entrevistas pessoais ou por telefone também podem causar subrelato de muitos fenômenos e estão sujeitas à "desejabilidade" da atividade que está sendo relatada. Os questionários autoadministrados evitam influências do entrevistador, mas, tipicamente, têm taxas de respostas mais baixas e podem não ser adequados para a obtenção de informações complexas, ao passo que um entrevistador pode verificar se o respondente entende as questões e segue padrões de "pulos" das questões (Armstrong et al., 1992). O uso de respondentes (proxy) resulta em erros maiores.

Faz-se uma distinção entre uma *exposição*, mensurada no ambiente externo, e uma *dose*, mensurada ou em tecido humano ou no ponto de contato entre o sujeito e o ambiente (p. ex., usando um monitor pessoal ou um amostrador de respiração). A diferença entre ambas depende dos padrões de atividade humana, das características fisiológicas e da variação nas próprias exposições externas ao longo do tempo e espaço. Mensurações em meios exteriores geram uma medida ecológica e são úteis quando as exposições estão disseminadas em algumas áreas geográficas ou períodos de tempo em estudo (mas não no total) ou, mais especificamente, quando diferenças de grupo superam diferenças entre indivíduos. Se trihalometanos ou arsênio na água de beber são 10 vezes mais altos em uma comunidade do que em outras áreas, a variação entre indivíduos, em doses, baseada no consumo de água, pode ser ultrapassada em muito pelas diferenças entre comunidades, e, então, o benefício de se colher dados extensos sobre consumo de água seria pequeno. Medidas do macroambiente também são úteis quando o cenário de exposição geral, mais que poluentes individuais, causa preocupação, por exemplo, se níveis de ação reguladora precisam ser determinados. Métodos diretos de mensuração de exposição externa devem ser validados, tanto por meio de um programa de controle de qualidade como de uma relação lógica entre a estratégia de amostragem e a biodinâmica do poluente no ambiente (Seifert, 1995).

A duração do contato (ou contato pessoal) pode ser empregada como uma substituta da medida de exposição quantitativa. Tal medida, contudo, pode ser problemática, se a intensidade da exposição variar entre os indivíduos e ao longo do tempo, e é um determinante forte do efeito. Nesse caso, associações reais poderiam ser obscurecidas (ver "Tópicos sobre Avaliação de Exposição). Uma falta de dados sobre mudanças da exposição ao longo do tempo é difícil de superar. Quando mensurações externas estão disponíveis, são combinadas com duração e período de tempo de residência, e com informações sobre padrão de atividade (tempo gasto no ambiente interno e externo, quantidade de água ingerida, etc.) para se atribuir estimativas quantitativas, ou semiquantitativas, de exposição para os indivíduos.

Quando mensurações em cada indivíduo são inviáveis, um substituto pode ser construído usando-se modelagem dosimétrica (Lebret, 1995). Mensurações na fonte de exposição são combinadas com informações sobre propriedades físico-químicas, e também, frequentemente, com mensurações de campo em múltiplas localizações. Exemplos incluem modelos de dispersão para poluentes do ar, modelagem hidrogeológica de exposições veiculadas pela água e modelagem isoplética de contaminantes do solo. Visto que um modelo é simplesmente um conjunto de suposições estruturadas, os modelos dosimétricos devem ser validados nas localizações relevantes antes de serem introduzidos em estudos epidemiológicos (Seifert, 1995).

Medidas individuais estimadas podem ser um substituto pobre para doses individuais absorvidas por causa da variabilidade por frequência respiratória, idade, sexo, condições médicas, e assim por diante. A dose pertinente no tecido-alvo depende mais ainda da farmacocinética, isto é, da distribuição em vários compartimentos corpóreos (corrente sanguínea, rins, cérebro, etc.), das taxas e vias metabólicas que podem produzir o composto ativo ou destoxificá-lo, dos tempos de armazenagem ou retenção e de taxas de eliminação. Diferenças individuais em farmacocinética influenciam a dose no sítio-alvo e seu curso no tempo. As concentrações tissulares podem ser melhores do que medidas externas e dados de atividade, mas podem ser uma indicação pobre de exposição de longa duração. Para as vantagens e desvantagens dos vários métodos de mensuração de exposição, ver Armstrong e colaboradores (1992) e Nieuwenhuijsen (2003).

Marcadores biológicos, que são alterações em nível celular, bioquímico ou molecular, podem fornecer pistas sobre exposições regressas. Esses marcadores podem indicar a dose absorvida ou ser usados para estimar doses no tecido-alvo, portanto, suplementando dados de recordação pessoal. Os marcadores biológicos normalmente são divididos em marcadores de exposição, marcadores de suscetibilidade e marcadores de doença inicial, mas as linhas divisórias muitas vezes não são claras, pois aqueles com suscetibilidade maior podem absorver ou reter os compostos por tempo mais longo ou podem já estar exibindo fases iniciais de doença. A investigação de biomarcadores foca, largamente, os mecanismos esclarecedores de doenças, começando com exposição, por meio da dose interna, dose bioativa (p. ex., no tecido alvo, ou o metabólito que se crê causar dano), da evidência de fisiologia alterada e dos sinais precoces de doença. A fim de ser útil para esse propósito, devem ser feitas associações, tanto com a exposição quanto com o desfecho da doença. Por exemplo, há uma hipótese de que a proteína C-reativa, produzida em resposta à infecção ou lesão local, pode ser um fator de rico causal para doença cardíaca coronariana (Pai et al., 2004). Esse resultado dá espaço para a determinação de fatores ambientais, genéticos ou nutricionais que influenciem os níveis de proteína C-reativa.

Algumas vezes, os biomarcadores são dosados em tecidos que não estão envolvidos na via causal, porque órgãos de interesse são inacessíveis (cérebro, pulmão, fígado, etc.): adutos de DNA mensurados em leucócitos são substitutos para lesão de DNA no tecido relevante. Os biomarcadores também são úteis para se explorar interações gene-ambiente. Por exemplo, o genótipo GSTM1 entre casos de câncer de mama foi associado com adutos de PAH* naquelas que ingeriam álcool, mas não nas abstêmias (Rundle et al., 2003). A fase da vida parece influenciar a frequência de adutos, pois tem sido relatado que recém-nascidos têm frequências de adutos maiores em comparação com suas mães, muito embora mutações de gene no *locus* HPRT fossem mais baixas (Perera et al., 2002). Esse paradoxo aparente é explicado por um tempo de vida mais longo dos adutos nos neonatos, sublinhando

---

* Polycyclic aromatic hydrocarbons (hidrocarbonetos policíclicos aromáticos).

que a referência de tempo da exposição, refletida por qualquer biomarcador, deve ser compreendida, a fim de se evitar conclusões defeituosas.

Tópicos em avaliação de exposição

Quer planejando um estudo, quer avaliando revisão de literatura, os epidemiologistas devem lutar com a incerteza em relação à melhor métrica de exposição para o desfecho em estudo. Presume-se, frequentemente, que exposições cumulativas tenham quantidade biologicamente relevante, mas essa presunção geralmente não é verificável. A exposição cumulativa em estudos de caso-controle, e alguns de coorte, requer a reconstrução de exposições pregressas, um processo eivado de problemas de recordação, de mensurações incompletas em meios externos ou de registros imprecisos que não podem mais ser validados. Resultados reprodutivos ou do desenvolvimento estão relacionados, frequentemente, a janelas de tempo crítico relativamente curto. Se a representação escolhida não for a biologicamente relevante, o erro de classificação resultante poderá causar estimativas de associação viesadas.

Uma medida do erro de classificação, que resulta do uso de uma janela de tempo demasiadamente ampla, é a razão de prevalência de exposição geral para prevalência dentro de uma janela de tempo específica, abreviada como a razão OTW* (Hertz-Picciotto et al., 1996). Essa medida varia, no limite, de 1 a ∞. Valores altos indicam variabilidade de exposições ao longo do tempo; um valor de 1 implica nenhuma variabilidade, isto é, aqueles expostos em um ponto no tempo, ou durante uma janela específica, possivelmente crítica, estão expostos ao longo de todo o período em que a exposição é avaliada. Em um estudo de mortes fetais, a razão OTW baixa para fumo de cigarros (1.1 ou 1.2) indicou que aquelas que fumavam tendiam a fazê-lo durante toda a gravidez, ao passo que a OTW para exposições a pesticidas no trabalho variou de 2.1 a 3.2, indicando que aqueles expostos em um trimestre tendiam a não ser expostos nos outros trimestres e que ocorreria erro de classificação considerável pela presunção de exposições homogêneas durante toda a gravidez.

Exposições ou residências em tempos passados são mais apropriadas para estudar doenças que têm longos períodos de indução ou que são causadas por ataques crônicos de longo prazo. Investigações extensas sobre leucemia se aglomerando ao redor da instalação nuclear Sellafield, em West Cumbria, Inglaterra, encontraram um número excessivo entre crianças nascidas na vila, mas não naquelas que se mudaram para a área, sugerindo que, se uma exposição foi responsável, ela atuou antes do nascimento (Gardner et al., 1987). A função cognitiva nos idosos poderia estar relacionada com exposição ao chumbo durante toda a vida, o que é melhor avaliado por mensurações de chumbo ósseo (com uma meia-vida de 10 a 15 anos) do que de chumbo no sangue (meia-vida de 45 dias). Em contraste, para um estudo do efeito da exposição intrauterina do feto ao chumbo, a exposição cumulativa da mãe é menos relevante do que a quantidade que atinge a circulação placentária; logo, o chumbo sanguíneo materno durante a gravidez (que atravessa a placenta rapidamente) poderia ser superior a uma mensuração isolada de chumbo ósseo.

Para efeitos agudos ou moderados de curto prazo (p. ex., episódios de asma induzidos pela poluição do ar, certos desfechos reprodutivos adversos), o período crítico pode ser mais fácil de identificar, e a recompensa da coleta de informações temporais detalhadas pode ser grande. Bell e colaboradores (2001a, 2001b) descobriram que a força da associação entre pesticidas e mortes fetais tardias por anomalias congênitas era maior para a 3^a a 8ª semanas, período de organogênese. Esse estudo tirou vantagem da janela crítica conhecida para tal resultado. Quando a informação sobre tempo de exposição é coletada, mas a janela de tempo crítica não é conhecida, análises com várias escolhas diferentes podem ser instrutivas (ver Cap. 16), desde que haja variabilidade de exposição entre os períodos de tempo e entre as pessoas (Bell et al., 2001c).

Um tópico correlato é aquele do tempo de retenção. Muito embora as exposições externas possam ter terminado anos antes, um composto com uma meia-vida longa estará presente em certos

---

* Overall:time-window

órgãos. Os incidentes trágicos conhecidos como Yusho ("doença do óleo"), no Japão, e Yu-Cheng, em Taiwan, envolveram o consumo de óleo de cozinha contaminado com compostos de PCB* (Kuratsune et al., 1972; Chen et al., 1994). Crianças nascidas, anos mais tarde, das mulheres que haviam sido envenenadas, sofreram deficiências graves do desenvolvimento, como um resultado de exposições pré-natais à carga no corpo da mãe (Chen et al., 1994). A persistência de pesticidas organoclorados em tecido adiposo possibilita inferências sobre exposições em períodos anteriores, uma vantagem para estudos de caso-controle.

De modo mais amplo, ao desenvolver um plano para avaliação de exposição, os epidemiologistas precisam considerar as durações dos períodos de indução e de latência. Embora haja tradições diferentes em áreas de especialidades distintas, para nossos propósitos aqui, consideramos que, quando a exposição ocorre em um só ponto no tempo, o período de indução representa o tempo entre a exposição e o início da doença. O período de latência representa, então, o tempo desde o início até a detecção clínica da doença. Para exposições prolongadas, os períodos combinados de indução e latência abrangem desde o tempo quando a exposição alcança um limiar crítico até o tempo quando a doença se manifesta clinicamente. O ponto em que a exposição atinge o limiar crítico normalmente não é conhecido: ele ocorre em algum momento quando a exposição cumulativa, ou a intensidade da exposição, ultrapassa o limiar que o organismo pode tolerar. Isso poderia acontecer mesmo além do período de exposição externa, se depósitos internos continuassem a "expor" os tecidos-alvo, em consequência de tempos longos de retenção (Hertz-Picciotto et al., 2004). Para exposições prolongadas, os epidemiologistas muitas vezes usam o tempo entre início da exposição e detecção da doença, mas esse intervalo é apenas um substituto para os verdadeiros períodos de indução e latência combinados e pode levar a viés por erro de classificação.

Para uma proporção substancial de doenças, o ambiente interage com a genética (ver Cap. 2). Em nível individual, as exposições afetam aqueles que são geneticamente suscetíveis, de tal forma que o conjunto de causas suficientes inclui tanto a exposição como os genes. Assim, a doença é causada conjuntamente, tanto pela herança genética como pelas exposições exógenas com as quais os indivíduos se depararem, e não se desenvolveria sem ambas. Para certas doenças, isso será verdadeiro para todos ou para quase todos os casos, implicando uma fração atribuível de 100% (quase) para causas genéticas e o mesmo para causas ambientais. No entanto, quando epidemiologistas tentam mensurar a contribuição de fatores ambientais disseminados, as estimativas podem ser muito erradas. Se as exposições tendem a ser homogêneas (baixa variabilidade), seus efeitos serão subestimados, ou mesmo completamente obscurecidos. Todos os delineamentos de estudos podem falhar na detecção de uma associação com uma exposição ambiental e identificarão principalmente marcadores de suscetibilidade (Rose, 1985). Outros cenários também poderiam produzir esse problema. Por exemplo, mesmo que as exposições sejam disseminadas e variem, a doença induzida pela exposição pode ocorrer abaixo do nível ao qual a maioria das pessoas está exposta (i.e., as exposições excedem o limiar que influencia o risco de doença). Aqui, os estudos não serão capazes de observar uma associação com exposição, mesmo que a exposição seja onipresente e universalmente causal e apesar de o estudo ter sido delineado para avaliar interações gene-ambiente.

A importância da avaliação da exposição em epidemiologia ambiental não pode ser superdeclarada. Não só os erros frequentemente são substanciais, como os pesquisadores às vezes não sabem quais são as exposições tóxicas ou qual é a via de exposição (inalação, ingestão, absorção dérmica). Mesmo quando a exposição e a via são conhecidas, os níveis de exposição pessoal frequentemente não são avaliados, apesar da variabilidade potencialmente alta. Naturalmente, com frequência o custo é uma barreira.

Erros na mensuração da exposição introduzem tanto viés como imprecisão nas estimativas de seus efeitos sobre a saúde (Brunekreef et al., 1987). A repetição de mensurações pode melhorar a precisão das estimativas de exposição, assim reduzindo o viés em medidas de efeito (Brunekreef et al., 1987; Liu et

---

* Bifenilas policloradas

al., 1978). Observe, também, que, quando a variabilidade entre indivíduos é grande, medidas de exposição em nível macro podem ser preferidas a medidas pessoais ou biológicas, porque as primeiras tendem a dar melhores estimativas de exposições médias (Rappaport et al., 1995). Sheppard e colaboradores assinalaram que, em estudos de séries temporais de poluição do ar, quando fontes de poluição não ambientais são ignoradas, se elas forem independentes das fontes ambientais, o erro resultante em avaliação da exposição não introduzirá viés na estimação de efeito (Sheppard et al., 2004). A literatura sobre erros de mensuração é abundante (Thurigen et al., 2000; Sturmer et al., 2002; Spiegelman et al., 2005), com livros inteiros devotados a esse tópico, alcançando níveis que são altamente técnicos (p. ex., Carroll et al., 2006). O Capítulo 9 discute conceitos básicos e consequências de tais erros.

Outras perspectivas sobre melhoramentos na avaliação de exposição focam a integração de uma ampla gama de variáveis, por meio de sistemas de informações geográficas (SIG), *softwares* que fornecem gerenciamento de dados, mapeamento e capacidade de análise estatística para incorporar atributos espaciais de dados (Cromley e McLafferty, 2002). Tais sistemas podem superpor mapas de dados topográficos (p. ex., cobertura terrestre, tipo de solo, bacias hidrográficas), meteorológicos, sociodemográficos, infraestrutura de serviços de saúde e outros. As aplicações têm incluído determinação de elementos da paisagem que explicam a abundância do vetor *Anopheles albimanus* em Chiapas, México (Beck et al., 1994); análise da incidência de câncer em crianças em áreas censitárias, em relação a exposições a poluentes aéreos perigosos de várias fontes (Reynolds et al., 2003); e identificação das áreas dentro de um condado onde crianças com níveis altos de chumbo estavam concentradas, a fim de planejar um rastreamento direcionado (Reissman et al., 2001).

No planejamento do estudo, a utilidade de mensurações existentes de bases de dados administrativas ou de vigilância, e as decisões sobre quantas e que tipo de mensurações fazer são críticas. Ambas requerem exame próximo de variabilidade dentro e entre indivíduos com o tempo, assim como fontes de erro e incerteza.

DELINEAMENTOS PARA EPIDEMIOLOGIA AMBIENTAL

A epidemiologia ambiental usa todos os delineamentos-padrão: coorte, transversal, caso-controle, ecológico, intervenção comunitária e, ocasionalmente, ensaios randomizados. Por exemplo, estudos iniciais da exposição crônica a baixo nível de chumbo e desenvolvimento mental em crianças incluíram delineamentos de coorte (de la Burde e Choate, 1975) e de caso-controle (Youroukos et al., 1978), e, em um estudo clássico transversal, Needleman e colaboradores (1979) estimaram a exposição cumulativa de crianças pela mensuração do conteúdo de chumbo na dentina de seus dentes decíduos, estabelecendo que, depois de ajuste para muitos confundidores, a exposição ao chumbo mais alta durante o tempo de vida estava associada com QI mais baixo e a mais problemas comportamentais. O seguimento longitudinal mostrou mais ainda que a exposição precoce ao chumbo predizia falta de conclusão do curso secundário, escores pobres em leitura, vocabulário e testes de coordenação mão-olho e tempo de reação (Needleman et al., 1990). Bellinger e colaboradores, (1994a) descobriram, de modo semelhante, que o chumbo na dentina dos dentes decíduos estava associado a problemas de comportamento em crianças de 8 anos de idade, ao passo que a exposição pré-natal, mensurada pelo chumbo no cordão umbilical, não estava. Em adolescentes, descobriram que a função executiva e a autorregulação foram afetadas adversamente pela exposição ao chumbo (Bellinger et al., 1994b). Assim, uma série de estudos de delineamentos diferentes constrói um corpo de evidências convincente.

Estudos de intervenção comunitária são exemplificados por ensaios de fluoração dos sistemas de suprimento público de água. Tais ensaios demonstraram que a adição de flúor tinha o mesmo efeito que o uso do flúor ocorrendo naturalmente na prevenção de cáries, reduzindo o número de dentes cariados, perdidos ou obturados por criança em 48 a 70% (Ast, 1962).

A epidemiologia ambiental forneceu o estímulo para o desenvolvimento metodológico de dois delineamentos relativamente novos: recrutamento aleatorizado em estudos de caso-controle (Weinberg e Sandler, 1991) e estudos de casos-cruzados (MacClure, 1991; Levy et al., 2001; Janes et al., 2005).

Recrutamento randomizado

Delineamentos de caso-controle em dois estágios (Walker, 1982a; White, 1982b; ver Caps. 8 e 15) são úteis (a) para estudar exposições raras relativas a doenças raras (p. ex., mortes fetais tardias e exposições ocupacionais em uma coorte de base populacional) ou (b) sempre que alguns casos forem muito mais informativos que outros, como ocorre quando a maioria dos casos é atribuível a um fator de risco conhecido que não é de interesse dos pesquisadores. Um exemplo do último é um estudo de caso-controle de causas de câncer de pulmão que não o fumo. Em um delineamento de dois estágios, algumas variáveis prontamente disponíveis são obtidas para todos os sujeitos potenciais, enquanto a coleta custosa de outros dados é limitada aos sujeitos do segundo estágio, que são escolhidos com base no *status* de doença, como em outras variáveis do primeiro estágio. A maior vantagem do delineamento de dois estágios é a redução substancial dos custos de coleta de dados.

No recrutamento randomizado, as probabilidades desejadas no segundo estágio para seleção são aplicadas a estratos baseados em variáveis do primeiro estágio, para determinar se o recrutamento atingiu o sujeito potencial. Essas probabilidades são pré-calculadas para maximizar eficiência (semelhante a um delineamento pareado padrão), por exemplo, atribuindo uma probabilidade alta a um caso não fumante e uma baixa probabilidade a um caso fumante, ou um controle não fumante. Esse delineamento não requer que uma enumeração de controles potenciais esteja disponível antecipadamente, e, assim, os controles podem ser recrutados simultaneamente, à medida que os casos são acrescidos. Vantagens adicionais são que a distribuição do fator de pareamento na população geral não precisa ser conhecida com antecedência, e o efeito do "pareamento", ou fatores de rastreamento do primeiro estágio, pode ser avaliado.

Delineamento de casos-cruzados

Os delineamentos de casos-cruzados foram introduzidos no início da década de 1990 (Maclure, 1991) para estimar um efeito transitório, de curta duração, de exposições intermitentes sobre doenças de início agudo. Para cada ocorrência do evento, o *status* de exposição no período imediatamente precedente (período de caso) é comparado com exposições da mesma pessoa em um ou mais períodos controle ou de referência. O confundimento por características tempo-invariáveis individuais é completamente controlado, pois o indivíduo fornece seus próprios períodos de referência. Esse delineamento pode ser usado tanto para eventos de ocorrência singular (morte) como para eventos recorrentes (episódios de asma, doenças respiratórias). A análise pode ser feita usando-se métodos pessoa-tempo, se a exposição é registrada continuamente, ou por regressão logística condicional, se a exposição só é conhecida em tempos amostrados, dado o pareamento de casos a seus próprios "controles" (i.e., períodos de tempo controle autopareados); ver Capítulos 8 e 16 para discussão adicional do delineamento e sua análise. Na última década, esse delineamento tem sido aplicado comumente a estudos de efeitos sobre a saúde da poluição do ar.

Várias estratégias de amostragem para períodos de referência têm sido propostas e avaliadas. Algumas são mostradas na Figura 30.1. A escolha de um período "de referência" apropriado dependerá das fontes principais de viés em um estudo. Os desafios incluem tendências temporais da exposição, variação sazonal, efeitos do dia da semana, autocorrelação com períodos de referência próximos e viés devido ao uso (incorreto) de máxima verossimilhança condicional, quando se usa amostragem bidirecional simétrica. Levy et al. (2001) demonstraram que a amostragem unidirecional, isto é, selecionando somente períodos de referência antes do evento, produzia estimativas viesadas de efeitos de exposição, primariamente por causa da tendência de longo prazo de exposições declinantes. Eles também mostraram que a seleção de um conjunto simétrico de períodos de referência, por exemplo, 2 dias, um ocorrendo 7 dias antes e o outro 7 dias depois do evento-dia do caso, tornava a função de verossimilhança condicional, usada para estimação de coeficientes em uma regressão logística, incorreta (pois a função de verossimilhança verdadeira é constante e igual a 1). Portanto, esse delineamento gera resultados viesados. Um par de soluções tem sido proposto. Navidi e Weinhandl (2002) propuseram um "delineamento bidirecional semissimétrico", usando dias tanto antes como depois, e selecionando aleatoriamente apenas um deles, a partir da teoria de amostragem da população em risco (risk-set sampling). Janes e colaboradores (2005) se referem ao "viés de superposição" quando períodos de referência não são escolhidos *a priori* e são funções dos tempos de evento observados; eles demonstram para quais estratégias de seleção de tempos de referência a regressão logística condicional produzirá resultados não viesados. Esses autores recomendam períodos de referência "tempo-estratificados", a solução proposta por Levy et al. (2001), na qual o período de tempo é dividido em estratos fixos (p. ex., meses de calendário), e os dias de referência são selecionados dentro de cada estrato. Com esse delineamento, os casos que ocorrem no começo do mês terão a maioria dos dias de referências mais tarde, e os casos perto do fim do mês terão a maioria dos dias de referência mais cedo (Fig. 30.1C). Os delineamentos de casos-cruzados podem ser muito úteis em epidemiologia ambiental de exposições transitórias, mas devem ser aplicados com cautela.

Estudos ecológicos

Os estudos ecológicos aparecem, com destaque na epidemiologia ambiental, porque as exposições frequentemente já estão mensuradas em termos de grupo ou porque recursos limitados para realização do estudo impedem a coleta de dados em nível individual. Os estudos ecológicos podem ser o melhor, ou o único, modo de abordar muitas questões de política, que estão, às vezes, no âmago das investigações epidemiológicas ambientais. Isto é, uma política afeta o grupo como um todo: se a tecnologia reduz as emissões dos canos de descarga de veículos a motor, a mistura do ar leva a mudanças em níveis de poluentes respirados em todo o estado ou condado, e quaisquer efeitos de saúde serão observados em toda a população. Se a política é implementada em pontos no tempo diferentes em localizações distintas, o efeito do confundimento de outras alterações será reduzido, contanto que as variáveis de confundimento não mudem em paralelo (p. ex., por causa de política similar ou por outras modificações).

Note que se apenas uma variável está sendo mensurada no nível do grupo, tipicamente a exposição, a análise pode ser considerada uma análise de nível individual com erro de mensuração naquela variável. Uma discussão detalhada de estudos ecológicos e vieses associados é fornecida no Capítulo 25.

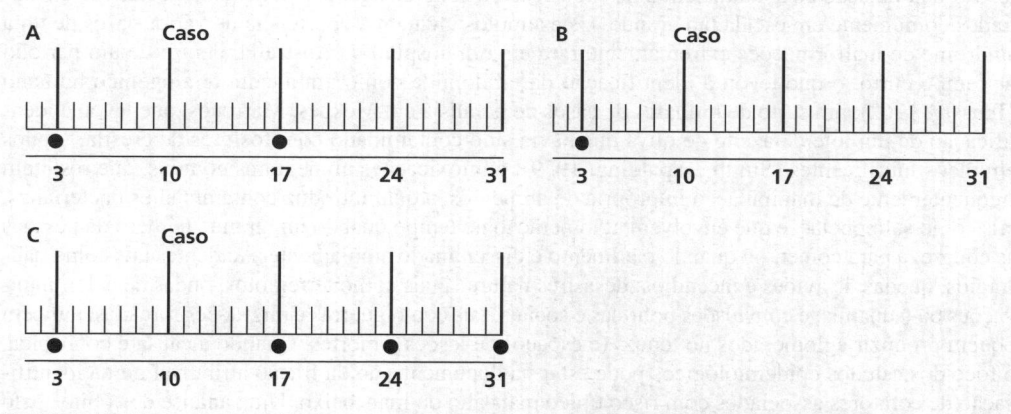

FIGURA 30.1 • Estratégias de amostragem para tempos de referência em delineamento casos-cruzados. **A:** Dois dias de referência são selecionados para comparação com exposições caso-dia, um antes e um depois da data do caso, usando o mesmo dia da semana (bidirecional simétrico). **B:** O dia de referência para exposição é 1 semana precedendo a data do caso (unidirecional restrito). **C:** Os dias de referência são todos os dias no mês do calendário que caiam no mesmo dia da semana (tempo-estratificado). Esse delineamento é recomendado por Janes e colaboradores (2005).

Susser (1994) apresenta uma hierarquia de quatro níveis para estudos ecológicos e ilustra circunstâncias em que o delineamento é (a) "obrigatório e apto", (b) "opcional e apto", (c) "opcional, inapto, mas conveniente" e (d) desastrado. No topo dessa hierarquia estão estudos para os quais a meta é determinar a efetividade de programas, políticas ou regulamentos que são implantados no nível ecológico, de tal forma que a exposição seja homogênea entre os indivíduos, e os desfechos sejam significativos primariamente para o grupo. Na segunda categoria, poderiam ser colocados estudos em que a própria exposição é definida no nível do grupo e não pode ser mensurada no nível individual, tais como densidade de lojas de bebidas alcoólicas, ou renda mediana, ou percentual de emprego no censo do quarteirão, ou tipo de hospital (de ensino, de referência, etc.). Os estudos ecológicos também podem ser úteis quando um campo é novo, e a meta é buscar hipóteses sem alto custo (tendência temporal, coorte de nascimentos e estudos de mapeamento podem se aplicar) ou quando a variação entre indivíduos é sobrepujada por diferenças intergrupais (ver, por exemplo, a discussão precedente de trihalometanos na água de beber). Tais exemplos poderiam cair no terceiro grupo de Susser, pois seria conveniente fazer tais estudos em nível ecológico, muito embora um estudo em nível individual fosse mais convincente.

Abordagens ecológicas comuns incluem exploração de variações regionais por meio de mapeamento, alterações por meio de análises de tendência temporal ou de séries temporais, e também diferenças em tendências temporais ao longo de regiões ou mudanças em padrões espaciais com o correr do tempo. Em cada uma dessas abordagens, as análises descritivas podem prosseguir, então, para o ajuste de modelos que usem atributos regionais, ou de períodos de tempo, para predizer taxas de doenças. As ferramentas que ligam variação de espaço e tempo em exposição com variação de espaço e tempo em desfechos de saúde têm passado por um desenvolvimento tremendo; sofisticados sistemas de informação geográfica (SIG) permitem a superposição de bases de dados diversas, numerosas, com variáveis ligadas espacialmente.

Padrões temporais

Há três tipos principais de padrões de doença relacionados com o tempo: aglomeração no tempo, padrões cíclicos e tendências longitudinais. Aglomeração no tempo normalmente ocorre quando um agente novo é introduzido no ambiente humano, ou quando um comportamento humano, subitamente, traz a população ao contato com uma exposição ou com um agente patogênico que não são encontrados comumente em escala tão grande. Os exemplos incluem a ocorrência de vários casos de uma síndrome de malformações extremamente rara em um hospital da Austrália, dentro de um período de tempo curto, o que levou à identificação da talidomida como um agente teratogênico humano (Taussig, 1962); um surto de milhares de casos de paralisia em Meknes, Marrocos, que levou à identificação de um lote de azeite de oliva que havia sido contaminado com fosfatos de cresila, usados em óleos lubrificantes (Smith e Spalding, 1959); e intoxicações alimentares comuns, que resultam frequentemente de manipulação imprópria de alimentos, a qual introduz contaminantes bacterianos, tais como salmonelas, e que envolvem aglomeração no tempo quando um grande número de pessoas se congrega para comer, ou quando o alimento é disseminado amplamente. Acidentes tais como naufrágios, quedas de aviões e incêndios; desastres naturais, tais como terremotos, ondas de calor, inundações ou tsunamis; e convulsões políticas e sociais, tais como guerras e migrações forçadas, também podem produzir aglomerados no tempo (e espaço) de lesões e mortes. Quando a causa é conhecida, o foco dos estudos epidemiológicos pode estar na documentação da fração atribuível ou na identificação de cofatores associados com risco típico mais alto ou mais baixo. Uma análise dos óbitos pelo terremoto de 1999 em Taiwan demonstrou, por exemplo, que aqueles com doença mental, deficiência física ou baixo *status* socioeconômico estavam em risco maior (Chou et al., 2004).

A aglomeração também pode ocorrer quando uma nova ferramenta diagnóstica ingressa na prática médica, resultando em uma onda de diagnósticos, muitas vezes em um estágio mais precoce do que era possível anteriormente. Depois da introdução de um teste diagnóstico, o antígeno prostático específico (PSA), a incidência de câncer de próstata mostrou uma aglomeração clara (Fig. 30.2): uma elevação e queda agudas entre 1989 e 1995, com um pico em 1992, superpostos sobre uma elevação constante (SEER Cancer Statistics Review, 1975-2001). O pico pode ser compreendido como o "*iceberg*" de casos pré-clínicos não diagnosticados, detectados pelo PSA; a inclinação linear antes de 1988 é semelhante àquela depois de 1995, mas a última é mais alta (ela tem uma intercepto maior). Essa diferença (a distância vertical entre aquelas duas linhas) representa a incidência de casos que ficavam sem diagnóstico no período inicial.

Padrões cíclicos caracterizam numerosas doenças. Tais padrões não são surpreendentes, dados os ciclos bem conhecidos no tamanho e nas atividades da população-alvo, de mudanças no ambiente físico que influenciam a exposição e de muitas funções fisiológicas e comportamentos humanos. Os óbitos por doenças cardiovasculares, vasculares cerebrais e respiratórias elevam-se no inverno e declinam no verão (Anderson e Le Riche, 1970; Bull e Morton, 1975), mas ondas extremas de calor

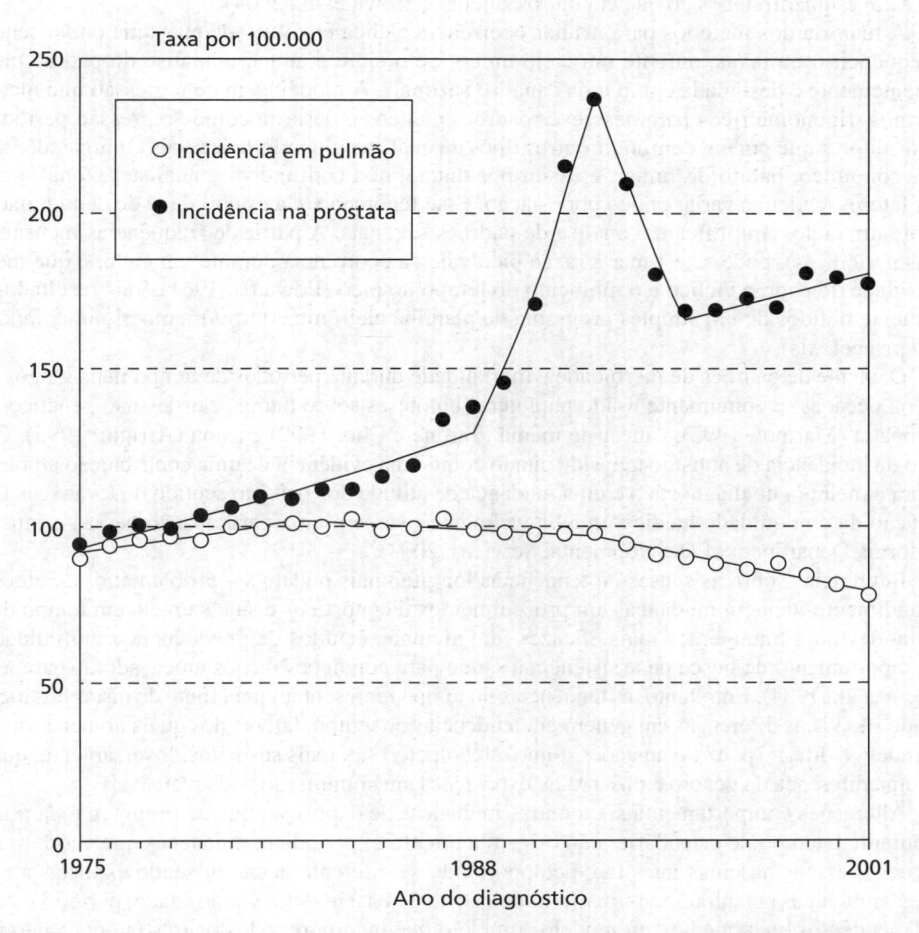

FIGURA 30.2 • Incidência de câncer de próstata *versus* câncer de pulmão, todas as raças, sexo masculino, 1975-2001.

Fonte: SEER 9 áreas. As taxas são ajustadas por idade para a população padrão por milhão dos Estados Unidos em 2000 por grupos etários de 5 anos. As linhas de regressão estão calculadas usando-se o Joinpoint Regression Program Versão 2.7, setembro de 2003, National Cancer Institute.

também causam acréscimos nessas mortes, geralmente acarretando um pico de somente poucos dias (Gover, 1938; Poumadere et al., 2005). Encontrar um ciclo em incidência implica uma causa cíclica, e é visto frequentemente como evidência para uma possível etiologia infecciosa, embora muitas causas potenciais, tais como temperatura, luz solar, comportamentos, fertilidade, fatores ambientais sazonais (p. ex., uso de certos pesticidas) e até mesmo campos magnéticos, também são cíclicos. Um exemplo de caso interessante é o de sazonalidade e esquizofrenia. Nascimentos no fim do inverno (fevereiro e março), na Suécia, foram relatados como os mais comuns entre mais de 16.000 esquizofrênicos do que na população geral (Dalen, 1968). Tentativas de repetir esse achado, ou de avaliar nascimentos expostos a epidemias de influenza, geraram resultados mistos (p. ex., Hare et al., 1974 *versus* Krupinski et al., 1976), e, nos anos 1980, os pesquisadores estavam concluindo que a sazonalidade provavelmente era um artefato gerado por erros de delineamento e interpretação (Fananas et al., 1989). Mais recentemente, entretanto, evidências sorológicas de amostras maternas coletadas durante a gravidez indicaram uma incidência sete vezes mais alta de infecção por influenza no primeiro trimestre em esquizofrênicos do que em outros sujeitos (Brown et al., 2004).

A maioria dos métodos para avaliar ocorrência cíclica envolve adequar uma curva senoidal às frequências, ou taxas, durante um ciclo único. Se o ciclo é anual, a análise do padrão cíclico frequentemente é designada como uma "análise sazonal". A modelagem de regressão que incorpora termos trigonométricos para descrever padrões cíclicos é descrita como "regressão periódica". Muitos fatores que podem confundir outros tipos de análise epidemiológica, tais como idade, *status* socioeconômico, hábito de fumar, e assim por diante, não confundem a análise sazonal, porque esses fatores tendem a variar pouco por estação. Esse fenômeno, e a estabilidade de denominadores durante um ciclo, simplificam a análise de padrões sazonais. A partir de frequências mensais (ou outras periódicas), pode-se estimar a razão pico/vale da ocorrência durante um ciclo, o que mede a intensidade do padrão cíclico e o momento do tempo no pico (Edwards, 1961). Tais resultados são facilmente obtidos de um simples programa de planilha eletrônica (http://members.aol.com/krothman/episheet..xls).

O exame de padrões de morbidade e mortalidade durante períodos de tempo mais longos (i.e., anos ou décadas) é comumente usado para gerar hipóteses sobre fatores causais não genéticos: em cardiopatia (Marmot, 1992), câncer de mama (Tarone e Chu, 1992) e asma (Arrighi, 1995). O aumento da incidência de autismo tem sido citado como uma evidência de uma contribuição ambiental, embora a melhora no diagnóstico e uma mudança de atitude dos pais, no sentido de levar seus filhos à atenção da comunidade médica, indubitavelmente tivessem uma participação nessas estatísticas (California Department of Developmental Services, 2003).

Inferências sobre as causas de tendências longitudinais podem ser problemáticas. Fatores de confundimento incluem mudanças em procedimentos diagnósticos e sua acurácia em tempo de sobrevida devido a tratamentos mais eficazes (daí afetando estudos de prevalência e mortalidade) e no comportamento de busca de assistência à saúde para condições menos ameaçadoras para a vida (Devesa et al., 1984). Entretanto, as tendências no tempo representam uma fonte de pistas etiológicas. Quando são vistas diferenças em gênero em tendências no tempo, fatores nos quais homens e mulheres tendem a diferir (p. ex., ocupações, fumo, álcool, etc.) são mais suspeitos. Inversamente, quando nenhuma diferença de gênero é observada, exposições em comum são mais plausíveis

Alterações comportamentais, ou outras mudanças de exposição que ocorrem em toda população durante o tempo de calendário, dão origem a um efeito periódico; mudanças que ocorrem entre gerações (pessoas nascidas mais tarde comportando-se diferentemente ou sendo expostas a novos fatores ambientais) resultam em um efeito de coorte de nascimento. Como idade, período e coorte são dependentes linearmente, um modelo completo que incorpore todos os três fatores é não identificável, significando que não há meio de se estimar isoladamente todos os três efeitos de maneira simultânea sem fazer pressupostos adicionais. A análise de coorte de nascimento é particularmente útil quando as exposições são de curta duração ou quando mudam ao longo do tempo de forma não monótona (p. ex., Frost, 1939).

Mapeamento

O mapeamento de taxas de doença cumpre uma função semelhante à análise de tendência temporal ou de coorte de nascimento. Por volta de 1790, mapas de pontos de casos de febre amarela ao longo da costa leste dos Estados Unidos desempenharam papel importante no debate entre contagionistas e anticontagionistas (Howe, 1989). O mapa de Snow dos casos de cólera que envolveram a bomba da Rua Broad esclareceu a causa imediata (1855). O mapeamento da doença endêmica veio mais tarde. Para uma história do mapeamento da doença e seu uso no estudo da epidemia dos séculos XIX e XX, ver Howe (1989).

Três características importantes de um mapa são (a) se os locais são pontos ou regiões, (b) se regiões, se elas são regulares ou irregulares e (c) se a variável que está sendo mapeada é contínua ou discreta. Construir mapas para dados contínuos, tais como taxas de doenças ou expectativas de vida média em estados ou municípios, tipicamente envolve (a) dividir a região geográfica relevante em áreas discretas (muitas vezes predefinidas pelas unidades que coletam os dados), (b) calcular taxas padronizadas ou médias em cada área, (c) categorizar as taxas ou médias e (d) associar uma cor, ou esquema de sombreamento, para representar as categorias ordenadas. O resultado é um mapa com cores das taxas ou médias.

Decisões devem ser tomadas com relação às escolhas de limites, método de padronização, número de categorias para as taxas, onde fazer os pontos de corte e se estes pontos de corte devem variar entre mapas similares (Smans e Esteve, 1992). Ver Capítulos 3, 4 e 15 para métodos de padronização. O número de categorias deve ser escolhido para maximizar a informação a ser transmitida ao leitor. Ver Capítulos 13, 15 e 17 para discussões sobre a escolha de categorias. Cromley e McLafferty (2002) discutem essas e várias outras decisões que podem obscurecer, ou destacar, informações em mapas de saúde ambiental.

Um problema bem mais difícil é aquele das doenças raras. Como o tamanho da população subjacente quase sempre será diferente entre as áreas, muitas das áreas de alta taxa terão poucos casos. Quanto maior é a instabilidade das taxas, mais forte é a verossimilhança de uma taxa extremamente elevada. Portanto, mapas de taxas brutas ou padronizadas de doença chamarão atenção, predominantemente, para riscos elevados, mas instáveis, em áreas povoadas esparsamente. Uma alternativa é mapear os valores P, porém, como estes refletem tanto a força da associação como a precisão, essa abordagem tende a destacar grandes regiões que têm elevações de risco relativamente pequenas, focando a atenção no tamanho da população, em vez de na magnitude do risco.

As soluções mais viáveis para esse problema se encontram sob a rubrica de "contração (shrinkage)" ou métodos de Bayes, que combinam informação "a priori" com os dados empíricos para derivar uma estimativa *a posteriori* aprimorada. Na aplicação do mapeamento, a taxa subjacente no mapa total serve como a informação *a priori*. Como a taxa subjacente também é desconhecida e é substituída por uma estimativa a partir dos dados, o método é designado como "bayesiano empírico". O termo "contração" refere-se à substituição de cada taxa por uma taxa ajustada, que é mais próxima da taxa média para todas as localizações – uma contração (ou aumento) em direção à média geral. Para mapeamento da doença, a variação em tamanhos de população é uma fonte incômoda de heterogeneidade, e os métodos bayesianos empíricos são técnicas de suavização baseadas em três suposições: (a) a taxa geral não tem viés e não deve ser alterada; (b) a contração de uma taxa individual deve aumentar à medida que a variância cresce; e (c) a distribuição de taxas de incidência segue uma distribuição de probabilidades (Cromley e McLafferty, 2002). Elliott e colaboradores (1992, ver gravura colorida 4) mostram como o mapeamento de taxas que foram estabilizadas por meio de técnicas empíricas de Bayes pode filtrar a interferência visual e destacar padrões geográficos de doença dignos de nota. Embora nem todos os artefatos de mapeamento possam ser removidos (Gelman e Price, 1999), tais métodos oferecem maiores vantagens sobre os mapas de taxas brutas (Moulton et al., 1994).

Os mapas podem estimular a pesquisa etiológica, inclusive estudos focados de caso-controle ou de coorte. Os mapas dos Estados Unidos específicos por condados, publicados pelo National Cancer Institute na década de 1970 (Mason et al., 1976), foram utilizados para vigilância e levaram a estudos de caso-controle direcionados, que terminaram por identificar altas taxas de mortalidade por câncer nasal em áreas com indústrias de móveis (Brinton et al., 1977), câncer de pulmão em condados com manufatura de produtos petroquímicos (Blot e Fraumeni, 1976), câncer de bexiga onde indústrias químicas estavam localizadas (Hoover et al., 1975) e câncer oral em regiões onde o uso de rapé era comum (Blot e Fraumeni, 1977).

Mesmo para estudos de determinantes de doença que não sejam de natureza obviamente espacial, pode ser necessário controlar a localização geográfica, porque confundidores importantes, que são difíceis ou inviáveis de mensurar, podem aglomerar-se espacialmente. Os exemplos incluem práticas diagnósticas dos médicos, ou costumes locais, que impelem as pessoas a procurarem atenção médica. Cressie (1991) demonstrou o uso de técnicas para remover tendências espaciais em dados e assim controlar confundidores relacionados espacialmente.

Comparação de análise de tendências temporais e análise de dados espaciais

Diferentemente das análises espaciais, as comparações temporais podem requerer apenas dados de eventos, se for razoável a suposição de que não há alteração temporal importante em fatores de risco basais ou no tamanho da população em risco. Em contraste, as comparações espaciais quase que invariavelmente demandam dados sobre eventos e população em risco – isto é, tamanho, distribuições de idade e sexo, etc.

A escala dos dados é crucial, tanto para dados temporais como espaciais. A escala de tempo para rastrear epidemias de sarampo é de dias a semanas, ao passo que a mortalidade por doenças cardiovasculares mostra tendências que abrangem décadas (Uemura e Pisa, 1988), assim como variação sazonal (Anderson e Le Riche, 1970). Obviamente, tanto a exposição como a doença ditarão que escala de tempo é importante. As análises de tendência temporal, não importa a escala, são mais úteis quando as exposições pertinentes são disseminadas, porque se pode agregar dados de regiões de tamanho considerável para a obtenção de taxas específicas por tempo. A estabilidade das associações com doença dependerá do tamanho da população, das taxas originais de doença e da amplitude dos períodos de tempo de interesse. Estudos de períodos de tempo mais curtos requerem tamanhos de população maiores ou taxas originais mais altas.

Para dados espaciais, entretanto, o problema da escala muitas vezes levanta problemas metodológicos adicionais. Quando as exposições são localizadas, o pesquisador estará interessado em áreas pequenas, onde as taxas de doença tenderão a ser instáveis. A estabilidade poderia ser obtida se tais exposições localizadas (p. ex., produtos químicos migrando de um depósito de detritos perigosos) estivessem presentes e documentadas por períodos de tempo prolongados, e dados apropriados de desfechos pudessem ser obtidos. Assuntos envolvendo pequenas populações geograficamente definidas e variáveis são abordados pela literatura sob o tópico de análises de pequenas áreas (Elliott et al., 1992; Richardson et al., 2004).

ANÁLISE E DESAFIOS METODOLÓGICOS EM EPIDEMIOLOGIA AMBIENTAL

Ao estudarem taxas de doença em relação à geografia ou ao período de tempo, os epidemiologistas vão querer ajustar para confundimento multivariado e poderão desejar modelar as relações exposição-resposta quantitativamente. Em estudos longitudinais, medidas repetidas precisarão de ajuste para autocorrelação, ao passo que os estudos geográficos podem exigir métodos especiais, tais como os métodos bayesianos empíricos, ou krigagem, adjacência e técnicas baseadas em distância. Os modelos lineares generalizados fornecem um arcabouço geral que pode abranger dados, tanto em nível do grupo como individual, em estudo transversal ao longo do tempo ou através do espaço. Para dados em nível de grupo, ou seja, taxas de doenças, a regressão de Poisson (ver Cap. 21) frequentemente é o método de escolha (Checkoway et al., 2004) e pode ser aplicada a dados para os quais tempo e espaço são fatores centrais que definem as unidades de observação. Quando a doença é mais comum, a regressão binomial, ou a análise de sobrevida, é mais apropriada. As inter-relações entre esses três métodos são discutidas por Pearce e colaboradores (1988). Na regressão de Poisson, as contagens ou taxas de eventos são descritas como uma função de variáveis de exposição, espaciais, de tempo, demográficas e outras. O método é usado comumente quando as variáveis preditivas (preditoras) são categóricas (nominais ou ordinais), mas não precisa ser limitado a tais variáveis. Dentro de casclas construídas por classificação cruzada entre variáveis preditivas, os eventos são enumerados, e, na maioria dos casos, também será necessário obter a pessoa-tempo ou a contagem esperada associada a cada casela. Os dados coletados de séries temporais ou regiões geográficas podem ser organizados em caselas tais como dias, semanas, anos, etc., condados, estados, regiões do mundo, etc. ou unidades espaço-tempo como condados-anos, etc.

Nos modelos de regressão de Poisson exponenciais típicos (log-lineares), as suposições incluem que (a) o logaritmo da taxa de doença muda linearmente, com aumentos de intervalos iguais na variável de exposição; (b) as mudanças na taxa dos efeitos combinados de diferemtes exposições ou fatores de risco são multiplicativas; (c) em cada nível das covariáveis, o número de casos tem variância igual à sua média; e (d) as observações são independentes. Métodos para detectar e lidar com violações das suposições (a) e (b) são similares àqueles usados para outros modelos exponenciais (p. ex., logístico, de riscos proporcionais) (ver Greenland, 1989b; McCullagh e Nelder, 1989; e Cap. 20). Métodos para identificar violações da suposição (c), isto é, para determinar se há superdispersão (as variâncias são grandes demais) ou subdispersão (pequenas demais), incluem gráficos de resíduos *versus* a média em diferentes níveis da variável preditiva. Os métodos para lidar com violação das suposições de Poisson são discutidos por Breslow (1984) e por McCullagh e Nelder (1989).

Em estudos espaciais ou de tendências temporais, a suposição de independência pode não ser verdadeira. Em séries temporais, os números de eventos (p. ex., óbitos, internações hospitalares, etc.) que ocorrem em um dado dia i podem ser correlacionados com os números de eventos nos dias $i-1$, $i-2$, etc., não por causa da correlação em variáveis explicativas (p. ex., inverno) mas por motivos desconhecidos ou não mensurados. Falta de independência semelhante pode ocorrer com dados espaciais. A similaridade das taxas de doença em uma dada região geográfica com as taxas em regiões contíguas poderia ser devido à transmissão pessoa a pessoa, à presença dos mesmos vetores ou fontes de exposição, ou à influência das práticas diagnósticas dos médicos. Os modelos de autocorrelação podem incorporar essas observações não independentes.

Análises de séries temporais: confundimento e autorregressão

Análises de séries temporais seguem uma dada comunidade ou região ao longo do tempo, geralmente sem dados de covariáveis sobre os indivíduos. Embora os desfechos possam incluir médias de mensurações contínuas feitas em indivíduos, tais como função pulmonar, muitas vezes são taxas de eventos binários (morte, internação hospitalar, sintoma presente, etc.) e são bem adequados para regressão de Poisson.

Conforme dito anteriormente, comparações dentro de comunidades, em contraste com comparações espaciais, eliminam a necessidade dos dados do denominador, quando a composição e o tamanho da população não mudam durante o período de tempo de interesse. Essa abordagem é particularmente vantajosa quando a área de recrutamento não é clara; digamos, para estudos de bases hospitalares localizadas em áreas densamente povoadas, onde nem todos os hospitais podem ser incluídos, contagens de internações ou de pacientes ambulatoriais poderiam ser comparáveis para dias de poluição alta *versus* baixa. Assim, comparações temporais dentro de uma população são convenientes para avaliar efeitos agudos de exposições em toda a comunidade e podem fornecer estimativas mais válidas do que as comparações entre comunidades.

Embora confundidores em nível individual não sejam um problema em tais estudos, o confundimento pode acontecer em consequência de agentes infecciosos, poluentes correlatos, tendências temporais em mortalidade e fatores meteorológicos. Temperatura, umidade e flutuações sazonais podem se correlacionar tanto com poluição como com desfechos de saúde. Correlações altas entre poluentes individuais (particulados, aerossóis ácidos, ozônio, etc.) não são um problema se a mistura for de interesse, mas representam um desafio se a meta for identificar o fator preciso responsável por efeitos adversos à saúde ou distinguir os papéis relativos dos diferentes componentes da mistura. Em teoria, tais dificuldades podem ser superadas pelo estudo de áreas ou períodos de tempo em que as correlações sejam baixas ou variem entre regiões. Borja-Aburto e colaboradores (1997) focaram a Cidade do México, onde níveis de ozônio não são tão altamente correlacionados com dióxido de enxofre, temperatura, partículas totais em suspensão como são na maioria das cidades nos Estados Unidos.

Tendências de mortalidade a longo prazo também podem ser um problema em uma série temporal longa. O ajuste para tais tendências, contudo, deve ser adotado com cautela. Se houve uma tendência de longa duração na exposição (aumentos ou declínios dos níveis de poluição), então o ajuste poderia introduzir viés na direção da nulidade em medidas de efeito da poluição. Contudo, quando períodos de tempo mais longos estão sendo abordados, padrões de migração, mudanças de práticas diagnósticas, modificações de comportamento e outras fontes importantes de mudanças ou de viés ganham importância.

Classe social como um confundidor em comparações intercomunitárias

Um delineamento comum compara taxas de doença em comunidades que têm alta exposição com taxas de comunidades de exposição baixa. Esse delineamento é apropriado quando as exposições são espalhadas ao longo de uma comunidade, mas não onde fontes pontuais poluem áreas muito pequenas dentro de uma comunidade. Embora muitos estudos de comparação intercomunitária sejam ecológicos, um delineamento mais válido (não sujeito a vieses ecológicos) envolve a mensuração de covariáveis e desfecho em nível individual, mesmo que a exposição só possa ser mensurada de modo factível em nível de grupo. Comparações intercomunitárias são particularmente úteis para avaliar o efeito de exposições crônicas continuadas, que variam primariamente entre comunidades, e não dentro delas. Entretanto, fatores sociais, culturais e econômicos podem variar entre comunidades de modo semelhante, introduzindo uma dificuldade séria para obtenção de controle completo para confundimento.

A classe social está fortemente associada com uma gama ampla de doenças (Krieger e Fee, 1994), e desigualdades sistemáticas em poluição ambiental com relação à pobreza ou raça estão bem documentadas (United Church of Christ Comission on Racial Justice, 1987; United States Environmental Protection Agency, 1992; Evans e Kantrowitz, 2002). Essas disparidades não são recentes, mesmo que a pesquisa tenha diminuindo. As concentrações de DDT, seus metabólitos e PCB em residentes da Baía de San Francisco foram substancialmente mais altas entre afro-americanos do que entre brancos durante os anos de 1960 (James et al., 2002). Similarmente, dados coletados em 1976-1980 para o Second National Health and Nutrition Examination Survey* (NHANES) demonstraram níveis de chumbo no sangue muito mais altos entre afro-americanos e entre aqueles de baixa escolaridade em comparação com brancos e aqueles com grau de escolaridade mais elevado (Mahaffey et al., 1982).

Dadas as fortes associações do *status* socioeconômico, tanto com exposições ambientais como com desfechos de saúde, o potencial para confundimento é grande. Tipicamente, como a renda é difícil de se obter, os epidemiologistas usam escolaridade para captar a classe social e, ocasionalmente, a ocupação. O ajuste para esses fatores pode ser inadequado, devido ao confundimento residual que surge de muitas maneiras, inclusive a utilização de categorias amplas para escolaridade ou *status* socioeconômico (Kaufman et al., 1997) e a falta de dados sobre recursos ou capital social, fatores que operam em nível individual, domiciliar/familiar ou de vizinhança e que influenciam a suscetibilidade do hospedeiro e o acesso à assistência médica ou preventiva; ver Capítulo 26. Características de vizinhança parecem predizer a saúde, mesmo após controle para fatores em nível individual. Fatores de vizinhança derivados do censo, potencialmente relevantes, incluem percentagem de desempregados,

---

* Segundo Inquérito Nacional de Exame da Saúde e Nutrição.

percentagem de moradias ocupadas pelo proprietário e renda mediana; outros são a disponibilidade de supermercados com produtos frescos (Fitzgibbon e Stolley, 2004), densidade de lojas de bebidas alcoólicas (LaVeist e Wallace, 2000) e taxas de criminalidade (Cinat et al., 2004).

Confundidores mensurados inadequadamente podem resultar em estimativas viesadas de associações entre a exposição principal e o desfecho, mesmo depois de ajuste para esses confundidores (ver Cap. 9). Tais erros podem ser substanciais, mas não seriam detectáveis em uma análise comum sem dados sobre o grau de erro de mensuração do confundidor (classe social). Ainda mais, mesmo se o erro de classificação dos confundidores é não diferencial, a medida ajustada poderia ser mais viesada do que a medida bruta (Greenland, 1980; Brenner, 1993). Por isso, podemos precisar ir além dos substitutos usuais para esse determinante importante do estado de saúde.

Embora o *status* socioeconômico seja um preditor importante de saúde, tratá-lo como um confundidor poderia ser incorreto se algumas das disparidades em desfechos de saúde atribuídas à situação socioeconômica forem, na verdade, uma consequência de exposições ambientais (Bellinger, 2004). Os pesquisadores precisam abordar a classe social no planejamento, na coleta de dados e nas fases de análise de um estudo. O uso de gráficos acíclicos direcionados (Hernan et al., 2002; Greenland et al., 1999a; Pearl, 2000) em conjunto com a literatura existente pode ajudar a esclarecer os fatores envolvidos e como eles se encaixam em um modelo causal conceitual; ver Capítulo 12 para maiores detalhes.

Análise de aglomerados

Um aglomerado (*cluster*) de doença é definido como uma agregação incomum de ocorrências de uma enfermidade no tempo, no espaço ou em ambos. Para compreender o que é *incomum*, é preciso primeiramente que se olhe além do período de tempo, do espaço ou de espaço e tempo de interesse para determinar o que é *comum*. As taxas "comuns" virão da distribuição de ocorrências na mesma localização em outros períodos de tempo, em uma ou mais localizações semelhantes nos mesmos períodos de tempo ou em áreas maiores que o local de interesse. Para aglomeração espacial, as distribuições de não casos (ou a população em risco) pelo mesmo tempo e espaço são necessárias. Obter denominadores pode ser uma imensa tarefa quando as regiões de exposições homogêneas não corresponderem às regiões para as quais a população ou os dados de saúde não estiverem disponíveis (Hertz-Picciotto, 1996).

Investigações de aglomerados isolados normalmente são infrutíferas, enquanto a pesquisa sobre aglomeração generalizada em grandes áreas (Esta doença tende a ocorrer em aglomerados? Onde estão os pontos de concentração para esta doença?) pode servir como vigilância para oferecer informações sobre o que é "usual" e gerar hipóteses quando áreas de incidência alta e/ou baixa são observadas.

Alguns métodos de investigação de aglomerados baseiam-se em dados somente de casos. Outros requerem denominadores da população ou um grupo controle amostrado aleatoriamente da população. Em geral, a escala na qual os dados são coletados será, frequentemente, um determinante importante de qual tipo de análise pode ser usado e da capacidade de se descobrir padrões significantes. Três classes de abordagens analíticas para estudo de variação geográfica são contagem de casos (casos), adjacência e métodos de distância ou de vizinho mais próximo.

Os métodos de contagem de casos comparam as frequências observadas de eventos nas unidades ou casos, normalmente definidas por áreas geográficas, com frequências esperadas de eventos, geralmente definidas sob a suposição de uma distribuição de Poisson. Há métodos desenvolvidos recentemente que não sofrem dos problemas de limites arbitrários (mas fixos) e regiões ou intervalos ou tempo que são pequenos ou grandes demais em relação à escala na qual os eventos se aglomeram. Uma classe de tais métodos é a estatística de "varredura". Zonas de unidades geográficas ou casos para as quais os centroides caem dentro de regiões pré-especificadas são examinadas e estatísticas de razões de verossimilhança são calculadas para identificar os aglomerados mais prováveis (Kulldorff, 1997).

Uma extensão das abordagens de contagem de casos corresponde aos métodos de adjacência, que examinam se é provável de que áreas com taxas altas de doença sejam adjacentes a outras áreas com taxas elevadas. Se as localizações exatas dos casos não são conhecidas e/ou a escala de aglomeração é desconhecida, ou abrange múltiplas caselas, os métodos de adjacência são apropriados. Tais técnicas examinam o grau no qual áreas com contagens mais altas que o esperado tendem a se aglomerar, por meio de ferramentas da geografia conhecidas como estatísticas espaciais de autocorrelação, que medem a extensão em que o valor de uma variável em uma localização depende de valores da mesma variável em localizações próximas. "Próxima" pode ser definida de várias maneiras, por exemplo, o número de residentes de uma região que trabalham em uma região vizinha, etc.

Os métodos de distância, ou de vizinho mais próximo, comparam as distâncias físicas entre os casos a distâncias esperadas. Essas análises evitam, intrinsecamente, a imposição de limites regionais arbitrários, não exigem pré-especificação de quão próximos os casos precisam estar para constituir um aglomerado e, geralmente, não requerem dados de denominador. As distâncias entre casos e as mais próximas de outros casos podem ser utilizadas em numerosos tipos de análises (Besag, 1989; Besag e Newell, 1991). As análises de vizinho mais próximo são úteis para estudos de caso-controle; aglomeração relativa pode ser definida usando-se distâncias entre casos *versus* distâncias entre controles, com numerosas elaborações (Rogerson, 2006).

Análise de aglomeração em torno de fontes pontuais

Uma abordagem convencional dirigida à aglomeração em torno de fontes poluentes conhecidas é uma variante do método de contagem de caselas, que envolve traçar limites em torno do local para incluir uma população exposta nas proximidades, calcular a taxa de doença e fazer comparação com taxas estaduais ou nacionais. Os problemas com essa abordagem incluem (a) tamanhos de populações indeterminados, (b) arbitrariedade das fronteiras e (c) dificuldades se a área escolhida for grande demais (o efeito é amortecido) ou demasiado pequena (baixo poder) (Bithell e Stone, 1989). Outro problema é a falta de comparabilidade sociodemográfica entre as populações expostas e de referência.

Alguns dos problemas são superados por métodos de medida de distância que evitam definições arbitrárias da área afetada e não requerem tamanhos iguais de população. O método de Besag e Newell (1991) envolve a criação de zonas ordenadas por distância a partir de uma fonte de exposição. A fonte não precisa ser um ponto; pode ser um rio ou um litoral com distância definida apropriadamente.

Considerações gerais na investigação de aglomerados

Relatos de aglomerados percebidos são feitos muitas vezes a agências locais, estaduais e federais por cidadãos preocupados, médicos ou outros profissionais de saúde, algumas vezes congestionando esses locais. As diretrizes do Centers for Disease Control and Prevention dos Estados Unidos (1990b) para investigação de aglomerados demandam uma abordagem integrada, que procura ser responsiva às preocupações da comunidade, e, ao mesmo tempo, reconhecem que a maioria de tais relatos não leva à identificação de uma exposição causal comum para os eventos de interesse. Com frequência, simplesmente não há excesso de casos. Além disso, os casos relatados podem ser diversificados demais para que sejam razoavelmente suspeitos de surgirem da mesma causa. Outro aspecto é que, mesmo que haja um excesso, o número de casos pode ser pequeno demais para análise estatística significativa. E, por fim, pode não haver exposição suspeita identificada ou a(s) exposição(ões) sugerida(s) pela comunidade pode(m) não ser uma causa plausível, ou conjunto de causas, para o desfecho relatado.

Em geral, é difícil tirar uma conclusão relativa à aglomeração a partir de um só aglomerado, não importa o quanto incomum seja. As investigações de aglomerados são mais frutíferas quando (a) o desfecho é raro e ocorre primariamente por um mecanismo isolado ou (b) a taxa de doença eleva-se rapidamente (Rothman, 1990b). Os profissionais de saúde que se comunicam com o público leigo precisam reconhecer a lacuna cultural entre cientistas e não cientistas a respeito de como as evidências são avaliadas. Essa brecha só pode ser preenchida pela comunicação em mão dupla: escutando as preocupações e ideias daqueles de fora da profissão e explicando respeitosamente a lógica por trás das escolhas feitas. Envolver a comunidade no processo de avaliar informações de saúde e exposição já é um bom caminho na direção de superar as diferenças de perspectivas.

VIGILÂNCIA E AVALIAÇÃO DE RISCO DE PERIGOS AMBIENTAIS

Vigilância de saúde ambiental

A vigilância de saúde ambiental envolve a coleta sistemática, linkagem e análise, tanto dos dados ambientais como de saúde, a fim de identificar aquelas exposições que estejam afetando adversamente o bem-estar da população, de modo que políticas públicas racionais possam ser desenvolvidas. Apesar de haver regulamentações regendo os produtos químicos introduzidos no meio ambiente, nem todas as funções ou sistemas são estudados para efeitos crônicos de longo prazo. Os testes de toxicidade para o desenvolvimento neurológico, por exemplo, não são exigidos, muito embora isso possa ocorrer com exposições mais baixas do que para outros tipos de toxicidade. Na ausência de testes adequados de pré-liberação, o monitoramento sistemático para efeitos adversos à saúde é racional e apropriado. A vigilância de doenças é discutida extensamente no Capítulo 22, mas a vigilância para perigos ambientais requer elementos adicionais (Hertz-Picciotto, 1996).

Um sistema de vigilância ideal para doença induzida ambientalmente teria os seguintes elementos: (a) dados de mortalidade e morbidade de alta qualidade, com informações de residência; (b) dados populacionais temporais para denominadores, a fim de se calcular taxas, com ajuste para migração entre os recenseamentos; (c) dados temporais de alta qualidade sobre emissões e monitoramento ambiental para ar, água, solo, alimentos e outros meios de exposição, caracterizados geográfica e temporalmente; (d) dados de monitoramento pessoal, biomonitoramento e modelagem de exposição para captar transporte e transmissão; (e) ferramentas para conectar os diversos tipos de dados; (f) padrões compatíveis entre as fontes de dados e vocabulários padronizados; (g) resolução bastante fina para ser útil na observação de efeitos de exposições localizadas sobre comunidades pequenas; e (h) sistemas para divulgação de dados (Hertz-Picciotto, 1996; McGeehin et al., 2004). Embora custoso, os benefícios de um sistema de vigilância incluiriam informações sobre tendências de longo prazo; capacidade de aviso precoce, isto é, a possibilidade de detectar incidência incomumente alta de doenças contempladas pelo sistema; evitar ansiedade pública e investigações onerosas de situações nas quais nenhum risco excessivo é constatado; e o potencial para aumento de confiança do público no comprometimento do governo e dos cientistas de saúde com a proteção da saúde da população.

Recentemente, iniciativas nos Estados Unidos e em outros países começaram a abordar a necessidade de sistemas de vigilância integrados. Nos Estados Unidos, a Pew Environmental Health Commission (2000) propôs o estabelecimento de uma Rede de Rastreamento de Saúde Nacional, que monitoraria e estabeleceria relações entre perigos ambientais e doença. O relatório citou a ausência de informações sobre doenças autoimunes, deficiências do desenvolvimento, diabete e outros transtornos endocrinológicos, asma e defeitos congênitos. Passos iniciais parecem ter sido dados, envolvendo várias agências de saúde e ambientais (McGeehin et al., 2004). Considerando os mais recentes desafios ambientais descritos posteriormente, esses sistemas também precisarão integrar alterações globais em larga escala, tais como o ozônio estratosférico e fatores climáticos.

Avaliação de risco

A avaliação de risco, uma interface entre epidemiologia ambiental e política de saúde ambiental, envolve estimações de risco para situações em que os riscos não podem ser mensurados nem observados diretamente, porque são baixos demais, a população é demasiadamente pequena, as exposições não ocorrem isoladamente de outras exposições perigosas, o cenário de exposição é projetado, mas ainda não ocorreu, ou um período de indução suficiente desde a exposição ainda não passou. A U.S. National Academy of Sciences (Academia Nacional de Ciências dos Estados Unidos) (1983) definiu avaliação de risco como "o uso da base factual para definir os efeitos sobre a saúde da exposição de indivíduos ou populações a materiais e situações perigosas". Essa definição, entretanto, não chega a descrever o verdadeiro estado da arte: a base factual geralmente não é completamente adequada, e, por isso, são feitas algumas suposições que não são diretamente testáveis. Como pode ser necessário tomar decisões antes que as evidências estejam completas, os formuladores de políticas e o público buscam estimativas sobre quais são os custos de saúde de certas ações da sociedade, bem como de falta de ação. Sem insumos da epidemiologia (e da toxicologia), as abordagens reguladoras podem ser influenciadas apenas por pressões econômicas.

Os quatro passos na avaliação do risco são (National Research Council, 1983; U.S. Environmental Protection Agency, 1986):

1. *Identificação do perigo:* Há evidência de que o agente seja capaz de prejudicar a saúde da população exposta?
2. *Avaliação da exposição:* Quem está exposto e por qual meio (ar, água, alimentos, etc), em que dose e por quanto tempo?
3. *Dose–resposta:* Qual é a taxa de resposta para doses na faixa observável e qual é a resposta prevista em níveis mais baixos?
4. *Caracterização do risco:* Dada a população exposta, e sua exposição estimada ou real, e dada a relação dose–resposta extrapolada, qual é o impacto previsto sobre a saúde da população? A avaliação de risco tem uma longa história de ser usada informalmente como uma parte natural da prática de saúde preventiva.

Dados epidemiológicos têm sido usados para quantificar riscos para o câncer e mortalidade cardiorrespiratória induzidos ambientalmente (Hertz-Picciotto e Hu, 1994; Hertz-Picciotto, 1995; Kunzli et al., 2000, 2001) e para verificar a plausibilidade de extrapolações de risco baseadas em animais (Hertz-Picciotto e Hu, 1994; Hertz-Picciotto, 1995).

Defrontados com novos desafios, tais como transporte global de poluentes aéreos, alterações climáticas, depleção da camada de ozônio, e assim por diante, pode haver muito da avaliação de risco "tradicional" que possa ser útil quando nos deparamos com riscos e cenários que só podem ser parcialmente previstos.

LIÇÕES HISTÓRICAS EM EPIDEMIOLOGIA AMBIENTAL

Em seu período inicial, a epidemiologia ambiental esteve preocupada principalmente com agentes biológicos e com fatores ambientais que alteravam o contato humano com tais agentes. Esta seção fornece uns poucos exemplos históricos, começando com lições de Snow (1855) sobre contaminação da água, passando pela poluição do ar ambiente e concluindo com poluentes orgânicos persistentes.

Contaminação da água

O trabalho clássico de John Snow (1855), *On the Mode of Communication of Cholera**, apresentou uma série de evidências de que o material fecal de pacientes infectados continha o "veneno mórbido", que a ingestão de quantidades muito pequenas era o modo de transmissão e que a mistura de esgoto com fontes de água de beber possibilitava tal propagação em ampla escala. O método procedeu de uma série de casos que rastrearam a introdução da epidemia em uma municipalidade ao mapeamento de casos e comparações ecológicas entre distritos de Londres para os surtos de 1832, 1849 e 1853 até um experimento natural (um delineamento de coorte em que a exposição foi alocada aleatoriamente, ver Cap. 6). As comparações ecológicas intercomunitárias de distritos de Londres foram acompanhadas de dados de valor de propriedades para mostrar a falta de correspondência entre fonte de água e riqueza, provendo, deste modo, evidência de que a associação não era causada por este confundidor potencial. O experimento natural foi decorrente de um feliz acaso, mas Snow fortaleceu os achados ao incorporar confirmações individuais de exposição. De fato, o próprio Snow (e um assistente) visitou os lares de todas as vítimas de cólera e indagou aos sobreviventes o nome de sua companhia

---

* Sobre o Modo de Transmissão da Cólera.

de fornecimento de água. Se documentação escrita do fornecedor de água não pudesse ser encontrada, Snow coletava uma amostra de água da torneira. Embora ele não pudesse realizar testes para o microrganismo (porque ainda não havia sido identificado), a água contaminada a jusante do rio, que continha o esgoto de Londres, tinha 40 vezes a quantidade de cloreto de sódio. A adição de nitrato de prata podia distinguir as duas fontes de água, pela precipitação de uma quantidade muito maior de cloreto de prata na água contaminada do que na água mais limpa, que era extraída mais a montante, fora do alcance do esgoto londrino (Snow, 1855, p. 78). A exposição do domicílio de cada caso foi assim determinada com alta precisão.

Os relatos de Snow examinaram em detalhes a compatibilidade de uma vasta gama de informações com o modo hipotético de transmissão. Ele observou que nos locais onde o suprimento geral de água não era contaminado, a cólera era vista primariamente em áreas de aglomeração, onde residiam as classes pobres e de operários, mas que, nos distritos próximos da bomba da Rua Broad, a doença havia acometido igualmente as casas dos mais ricos e dos mais pobres. Embora possa ser difícil para os epidemiologistas de hoje apreciar o ceticismo com o qual a teoria de transmissão epidêmica de Snow foi recebida, sua clareza e minúcia persistente, ao buscar conciliar cada detalhe da epidemia de cólera com uma teoria impopular, servem como um modelo para a epidemiologia ambiental dos dias de hoje.

Poluição do ar

A pesquisa de efeitos da poluição do ar sobre a saúde tem progredido ao longo de vários estágios, cada qual abordando o problema com o uso de delineamentos distintos. Episódios com níveis extremamente elevados de poluição aérea produzidos por inversões meteorológicas no Vale de Meuse, na Bélgica, em 1930 (Firket, 1931), em Donora, Pensilvânia, em 1948 (Schrenk et al., 1949), e em Londres, no inverno de 1952, chamaram a atenção para o efeito dramático sobre mortes relacionadas com causas respiratórias e cardiovasculares (Logan, 1953). Tais estudos se parecem com os relatos de epidemias de doenças infecciosas, que lotavam os periódicos de epidemiologia e saúde pública da época: comparações dentro de comunidades, usando um delineamento do tipo antes e depois. A comparação intracomunitária é ideal para efeitos com tempo de indução curtos, isto é, de poucas horas a poucas semanas ou meses, onde a migração não é extensa e quando uma linha clara demarca os períodos de tempo sem e com exposição.

Pesquisas subsequentes, nas décadas de 1950 e de 1960, preocuparam-se com níveis de poluição menos extremos e, tipicamente, compararam comunidades com níveis de poluentes altos *versus* baixos (Lave e Seskin, (1970). O maior problema desses estudos entre comunidades foi a correlação forte entre nível socioeconômico e nível de poluição do ar. Contudo, apesar dos pontos fracos, os estudos de poluição aérea contribuíram para o estabelecimento de padrões de ar, incluindo a aprovação do Clean Air Act* de 1970, nos Estados Unidos, que tentou fornecer proteção abrangente da poluição do ar à população geral. (Ver Luneberg, 1995, para um relato histórico do arcabouço legal de proteção ambiental nos Estados Unidos).

O terceiro grupo de estudos da poluição aérea usou análises de séries temporais dentro de comunidades para examinar como as flutuações em níveis de poluentes ao longo do tempo, em uma só região, influenciam mortalidade ou morbidade. Esse delineamento evitou problemas de confundidores, os quais diferem entre indivíduos, porém tendem a permanecer constantes durante os períodos de tempo de interesse. Por exemplo, a prevalência de tabagismo, ou de distribuições de classe social e idade, tendem a não mudar acentuadamente dentro de uma comunidade em períodos de tempo curtos, e mesmo que o façam (p. ex., para um estudo de 3 anos), é improvável que as mudanças espelhem contrastes de curto prazo na poluição do ar, que ocorram em um período de poucas semanas. A similaridade de achados entre os desfechos de saúde (mortes cardiorrespiratórias, internações hospitalares, sintomas autorrelatados e exacerbações de asma), tanto em delineamentos de estudo intraco-

---

* Ato do ar limpo.

munitários como intercomunitários, reforça a evidência de causalidade. A quarta geração de estudos, principalmente coortes em que os dados obtidos em nível individual são integrados com os dados de exposição baseados na comunidade, provavelmente fornecerão compreensão adicional com relação aos mecanismos de suscetibilidade, efeitos relativos a estágios do desenvolvimento e indicações mais específicas de quais os poluentes mais prejudiciais.

Poluentes orgânicos persistentes

Na década de 1990, Theo Colborn publicou *Our Stolen Future** (Colborn, 1996), no qual defendeu eloquentemente que certas classes de substâncias químicas produzidas industrialmente são altamente persistentes, rompem a regulação hormonal e permeiam o ambiente, prejudicando populações da vida selvagem pelo mundo. A possibilidade de que populações humanas também possam ser afetadas tem preocupado o público e a mídia, e, para os próximos anos, agências sanitárias e ambientais, nos Estados Unidos e Europa, começaram a custear pesquisa expandida sobre os efeitos de "produtos químicos perturbadores do sistema endócrino". Alguns desses estudos focam produtos químicos com atividade estrogênica, antiestrogênica, androgênica ou antiandrogênica, e desfechos sobre a saúde, tais como câncer de mama e de testículo, criptorquidia, contagens de espermatozoides e razão de sexo dos nascimentos. Delineamentos padrões, por exemplo, estudos de caso-controle de doenças ou condições raras, algumas vezes têm usado dosagens séricas de sobrecargas corpóreas, que representam exposições cumulativas durante longos períodos de tempo, décadas, em alguns casos. Por exemplo, dúzias de estudos pesquisaram diferenças em concentrações séricas de PCB entre pacientes com câncer de mama e controles não afetadas, mas os achados têm sido, largamente, nulos. Algumas metanálises, relatando um declínio em contagens de espermatozoides durante o período em que os produtos químicos que interferem no sistema endócrino estavam aumentando, têm sido debatidas consideravelmente. A inferência causal é dificultada pelos problemas inerentes à comparabilidade de documentação de mensurações históricas, quando variabilidade laboratorial e interindividual são substanciais.

Outros têm examinado distúrbios metabólicos, tais como diabete (Longnecker e Daniels, 2001) ou déficits de desenvolvimento possivelmente mediados por meio de perturbação do hormônio tireoidiano (Winneke et al., 2002). A literatura sobre esses desfechos é crescente, mas ainda inconclusiva. Em contraste, a pesquisa em populações de vida selvagem tem descoberto associações chocantes. Na Flórida, jacarés expostos a pesticidas* organoclorados a partir de um local de despejo de resíduos químicos mostraram anormalidades do desenvolvimento do trato reprodutor, inclusive redução de tamanho do pênis nos machos (Guillette et al., 1999; Semenza et al., 1997). Tartarugas mordedoras em Ontário, Canadá, exibiram alterações em características de dimorfismo sexual, de tal forma que os machos se pareciam com as fêmeas (de Solla et al., 1998). Gônadas intersexuais e inversão da razão de sexo foram vistas em rãs-grilo expostas a PCB e a policlorodibenzofurano (PCDF) (Reeder et al., 1998). Estudos de laboratório em numerosas espécies demonstram que PCB, dioxinas e outros perturbadores do sistema endócrino causam alterações do comportamento, bem como alterações estruturais e funcionais em vários sistemas orgânicos (Birnbaum e Tuomisto, 2000; Birnbaum e Fenton, 2003). As evidências de estudos humanos são menos conclusivas, porém, novamente, a literatura sugere envolvimento de múltiplos processos patológicos e sistemas orgânicos (Longnecker et al., 1997; Hertz-Picciotto et al., 2003). Os ftalatos, que estão presentes em uma grande variedade de produtos de consumo, podem alterar o desenvolvimento do trato reprodutor masculino, e várias investigações epidemiológicas sugerem efeitos adversos sobre a saúde respiratória (Hauser e Calafat, 2005).

Colborn (2004) delineia várias razões para as associações muito mais fortes na vida selvagem do que as observadas em estudos epidemiológicos. Visto que os principais efeitos desses produtos químicos surgem em associação com exposições pré-natais, a taxa de reprodução muito mais baixa e o intervalo até a maturidade sexual muito mais longo nas populações humanas tornam os estudos

---

* Nosso Futuro Roubado

epidemiológicos muito menos poderosos estatisticamente do que as investigações da vida selvagem. Por exemplo, muitas espécies de vida selvagem reproduzem-se anualmente, de tal forma que a maioria, ou todas as fêmeas (em comparação com ~1% em seres humanos) produzem prole durante um curto período de tempo em cada ano. Colborn formulou uma hipótese de que, mesmo com uma taxa reprodutiva muito alta, se os pássaros fossem procriadores contínuos, de modo que os nascimentos se espalhassem ao longo do ano, muitos dos problemas na reprodução poderiam nunca ter sido notados.

O campo da pesquisa sobre perturbação endócrina é relativamente jovem, e os desfechos, tais como déficits do desenvolvimento, podem ser sutis. Os paralelos e diferenças entre biologia da vida selvagem e epidemiologia são instrutivos. Ambas envolvem pesquisa não experimental e por isso devem enfrentar problemas de confundimento e misturas de produtos químicos. Felizmente, os estudos experimentais também suplementam o trabalho sobre vida selvagem e podem ser delineados estudos para replicar os achados e identificar exposições causais, assim como mecanismos de ação. O campo também se beneficiará de trabalho adicional para identificar testes do comportamento humano e efeitos sobre o desenvolvimento que sejam sensíveis a toxinas ambientais (Bellinger, 2003, 2004b).

NOVOS DESAFIOS EM SAÚDE AMBIENTAL

Recentemente, "globalização" tornou-se uma palavra de efeito na sociedade; suas ramificações para epidemiologia ambiental não são difíceis de perceber. Primeiramente, tópicos que eram de alta prioridade apenas em países ocidentais, agora estão nas agendas de nações menos industrializadas (p. ex., escapes de veículos a motor). Em segundo lugar, a poluição não respeita fronteiras nacionais, pois os detritos industriais derramados nos rios, lagos e oceanos de um país vão ser encontradas nas praias de muitos outros, e toxinas liberadas no ar (p. ex., hidrocarbonetos clorados) são depositadas a milhares de milhas de distância. Em terceiro, problemas localizados, tais como uso excessivo de fertilizantes, são repetidos frequentemente em uma região após a outra. Como direcionamentos para o futuro, vários temas se tornaram emergentes para o século XXI.

Doenças infecciosas estão ressurgindo como ameaças importantes à saúde publica, às vezes ligadas de maneiras complexas a toxinas químicas e perigos físicos problemáticos. Por exemplo, centenas de milhares de poços artesianos perfurados durante os anos 1970 na Índia, Bangladesh, e em outros lugares, para combater doenças veiculadas pela água, têm resultado em alta exposição ao arsênio para milhões de pessoas, em níveis que aumentam os riscos de câncer e, possivelmente, os problemas respiratórios e outros efeitos adversos (Smith et al., 2000; Mazumder et al., 1998; Chowdhury, 2004; Wasserman et al., 2004; von Ehrenstein et al., 2005).

Grandes alterações planetárias, com um potencial para efeitos sobre a saúde em larga escala, estão a caminho. Espera-se que a depleção do ozônio estratosférico, resultante da disseminação de clorofluorocarbonos, aumente a exposição à radiação UV-B, a qual, por sua vez, provoque taxas aumentadas de câncer de pele e catarata, e alterações da função imune, ao longo do próximo século (Armstrong, 1994; Lloyd, 1993). Episódios curtos de alta irradiação, em áreas meridionais do Chile, já produziram incidências aumentadas de queimadura solar (Abarca et al., 2002), e cientistas estão prevendo um efeito combinado da depleção de ozônio com alteração climática (van der Leun, 2002; Diffey, 2004).

Previsões de climatologistas relativas a alterações do clima global podem já estar começando a se concretizar (Fig. 30.3). Uma elevação da temperatura média global entre 1 e 3,5°C por volta do ano 2100, junto com eventos extremos mais frequentes (chuvas fortes e tempestades, secas e ondas de calor) em algumas latitudes, são cenários esperados (Marstens, 1998; Haines et al., 2000; Patz, 2000). Embora os modelos atuais não possam predizer o padrão geográfico e temporal preciso de tais mudanças, um aumento de 0,4°C já tem ocorrido ao longo dos últimos 25 anos. Será que a onda de calor na Europa, no verão de 2003, que só na França matou 15.000 pessoas (Vandentorren et al., 2004; Ledrans et al., 2003), foi um episódio nessa trajetória ou um evento aleatório? E o que dizer sobre a inundação de 2002 dos rios Danúbio e Vístola, a última tendo sido a pior nos últimos cem anos para a cidade de Praga? Ou as tempestades violentas que inundaram Los Angeles em dezembro de 2003 a janeiro de 2004, com mais chuva em duas semanas do que ocorre na média de 1 ano, com base em dados desde o final do século XIX? Será que a intensidade do furacão Katrina foi influenciada por temperaturas marinhas crescentes (Webster et al., 2005)?

Prevê-se, também, que o aquecimento global causará mudanças na distribuição de doenças transmitidas por vetores, tais como a malária e a encefalite veiculada por carrapatos (Lindsay e Martens, 1998; Kovats et al., 1999; Patz, 2000), alterações na produtividade de alimentos, uma possível elevação dos oceanos, e uma consequente inundação de áreas litorâneas, onde reside uma fração substancial da população do mundo, e numerosas outras consequências indiretas do aumento da variabilidade climática (McMichael, 2001; Patz et al., 2000). Relações complexas do ecossistema podem compor as consequências para a saúde: a maioria dos surtos de doenças veiculadas pela água, ocorrendo nos Estados Unidos entre 1948

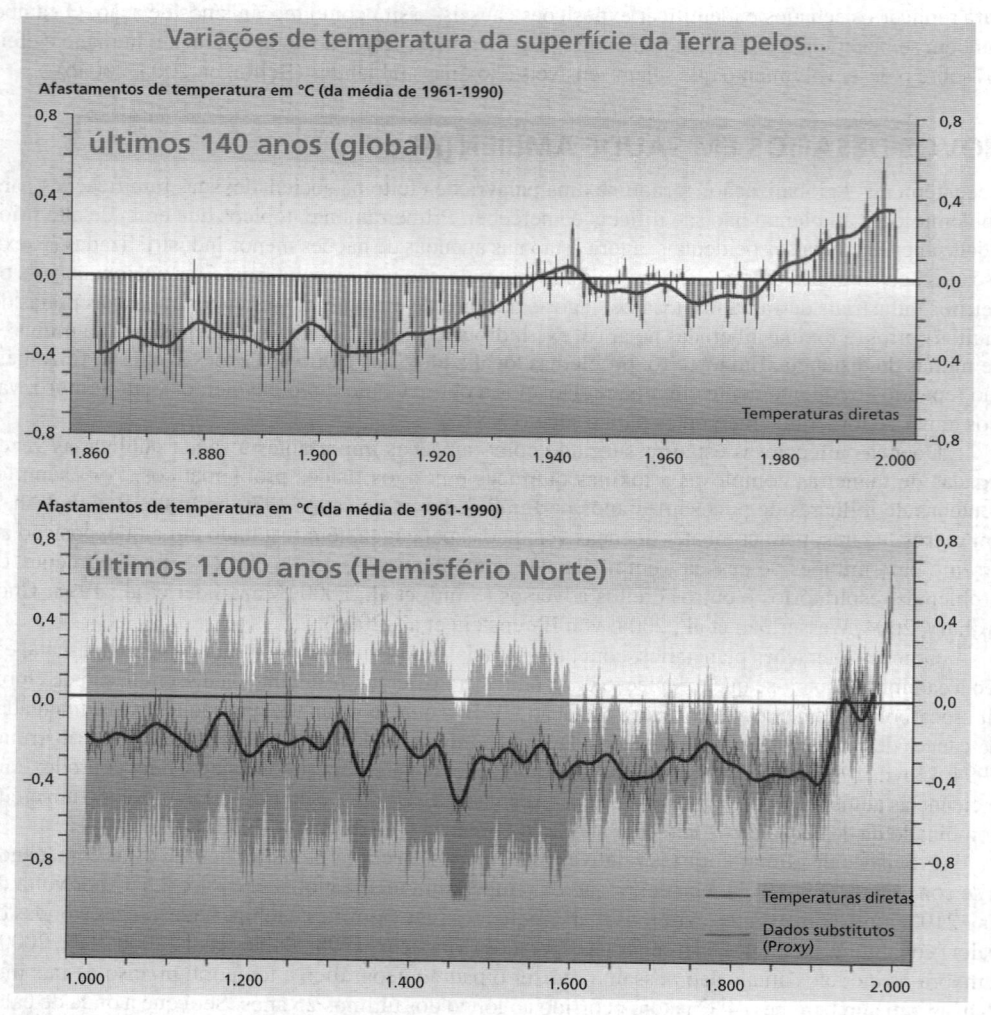

FIGURA 30.3 • Afastamentos da média da temperatura da superfície da Terra. (Copyright 2001, Intergovernmental Panel on Climate Change).*

---

* Painel Intergovernamental sobre Mudança do Clima.

e 1994, foi relacionada temporalmente a chuvas intensas (Curriero et al., 2001). Similarmente, o deslocamento de populações pode alterar padrões de uso da terra, o que pode ocasionar maiores alterações na temperatura e precipitação pluviométrica e, por conseguinte, na distribuição de vetores de doenças.

Prediz-se que o desmatamento de uma grande proporção da massa terrestre mudará os padrões do clima. O uso abusivo de água doce está baixando os lençóis de água em muitas áreas do mundo, ameaçando potencialmente a produção sustentável de alimentos. As mudanças ambientais estão ocorrendo simultaneamente com grandes deslocamentos demográficos migratórios, levando as populações de cidades em regiões menos desenvolvidas do mundo a crescer além da capacidade de infraestrutura para prover água potável, habitação e saneamento adequados (McMichael, 2000). Mudanças massivas, tanto em ambientes físicos como sociais, podem alterar significativamente os padrões de saúde e doença (McMichael et al., 1998).

As respostas epidemiológicas e de saúde pública apropriadas a essas mudanças ainda estão por serem delineadas. Entretanto, uma coisa está clara: novos dados científicos são necessários. Sistemas de vigilância precisam ser criados para documentar mudanças no tempo e espaço, tanto de desfechos de saúde como de exposição, definidos de modo a incluir não apenas os suspeitos-padrão – produtos químicos e radiação – como também o clima e os ecossistemas (Intergovernmental Panel on Climate Change, 2001). Concomitantemente ao desenvolvimento de bases de dados extensas, haverá uma segunda necessidade: métodos epidemiológicos criativos que nos capacitem, tanto para compreender tais fenômenos como para elaborar políticas que possam prevenir efeitos potencialmente catastróficos sobre a saúde e o bem-estar dos seres humanos. Como alguns efeitos potenciais da "mudança global", adversos para a saúde, ainda não podem ser observados, estratégias de visão futurista podem incluir "epidemiologia de cenário", que nos possibilitará fazer estimativas quantitativas, confiáveis, dos efeitos das futuras alterações globais do clima, uso da terra e condições sociais, sobre a saúde da população (Sieswerda et al., 2001; Cifuentes et al., 2001). Embora modelos orientados para o futuro sejam usados com mais frequência na epidemiologia das doenças infecciosas, onde desempenham papel importante na política e no planejamento de agências estaduais e federais, o momento pode estar maduro para sua incorporação à epidemiologia ambiental.

NECESSIDADES FUTURAS

Embora o século XXI seja o arauto de novos desafios, a epidemiologia ambiental tradicional permanecerá, provavelmente, uma grande parte de nosso campo. Temas com probabilidade de importância continuada incluem avanços na avaliação ambiente-exposição, integração de marcadores biológicos e entendimento de questões tempo-relacionadas, tais como janelas críticas, indução e latência. Os efeitos combinados de exposições múltiplas, mistas, levantam a possibilidade de interações imprevisíveis. Um obstáculo à análise de exposições múltiplas é a quase impossibilidade de separar efeitos de período de indução, relação dose–resposta, e interações (Thomas, 1983; Greenland, 1993a). Além do mais, as exposições múltiplas não incluem somente os agentes químicos e físicos tradicionais, estendendo-se a fatores sociais e populacionais como potenciais modificadores de efeito. Uma interação maior entre a epidemiologia e várias outras disciplinas beneficiaria todos os envolvidos. Entre estes estariam incluídos toxicólogos, biólogos de vida selvagem, cientistas ambientais, sociólogos, climatologistas, oceanógrafos, biólogos moleculares e geneticistas, só para nomear alguns.

Ao mesmo tempo, boas políticas públicas requerem a contribuição científica dos epidemiologistas, a fim de ajudar aqueles de outro campo a distinguir riscos reais de imaginários, e riscos importantes dos irrisórios, para a pavimentação de um caminho em direção a uma destinação mais racional de recursos de intervenção e à redução de doenças induzidas ambientalmente. Este capítulo começou com uma descrição da investigação de George Baker sobre o chumbo na cidra de Devonshire. Baker (1767) prosseguiu com a divulgação de seu relatório ao povo de Devonshire, a fim de lhes fornecer "a notificação mais precoce de seu perigo; a fim de que eles pudessem dar os passos apropriados para preservar sua saúde".

CAPÍTULO 31

Tópicos metodológicos em epidemiologia reprodutiva

Clarice R. Weinberg e Allen J. Wilcox

Considerações gerais 726
Puberdade e menopausa 729
O ciclo menstrual 729
Qualidade do sêmen 730
Fertilidade 731
    Estudos de tempo até engravidar 732
Perda da gravidez 735
    Perda reconhecida 736
    Perda da gravidez precoce (subclínica) 738
Complicações da gravidez 740
Peso ao nascer 741
    Peso ao nascer dicotomizado 741
    Paradoxos 742

    Mortalidade peso-específica 742
    Peso ao nascer relativo 744
    Sumário de peso ao nascer 744
Mortalidade perinatal 745
    Mortalidade peso-específica ao nascer ou por idade gestacional 745
Defeitos congênitos 746
Fatores genéticos em epidemiologia reprodutiva 747
Apêndice 750

CONSIDERAÇÕES GERAIS

A epidemiologia reprodutiva abrange ampla variedade de tópicos, desde o desenvolvimento dos sistemas reprodutivos até concepção e gravidez, parto e saúde dos recém-nascidos e senilidade. O estudo epidemiológico da reprodução é dificultado por alguns problemas metodológicos importantes, que não são vistos frequentemente em outras áreas da epidemiologia. Nós começamos pela introdução de alguns dos principais tópicos práticos e conceituais.

1. A função reprodutiva pode ser anormal sem, no entanto, apresentar sinais francos de doença. Por exemplo, casais inférteis geralmente não estão enfermos, em qualquer sentido facilmente compreensível, e podem até não estar cientes de que são inférteis. Seu problema, inerentemente particular, pode nunca vir à atenção médica. Viés de seleção na danificação de casais inférteis pode surgir pela autosseleção relacionada com as decisões altamente pessoais que são tomadas sobre controle da natalidade e sobre busca de auxílio médico.
2. Como é o caso muitas vezes em epidemiologia, fenômenos que os clínicos podem tender a dicotomizar (como no diagnóstico de "abortos habituais", ver Gladen [1986]) podem ser descritos mais acuradamente como estando em um *continuum*, com heterogeneidade entre indivíduos. A heterogeneidade de risco é um fenômeno geral em epidemiologia, mas é especialmente importante em reprodução, porque indivíduos (e casais) podem ter oportunidades repetidas de experimentar desfechos reprodutivos.

3. A heterogeneidade de risco entre casais pode levar à seleção da população de maneiras tais que podem deixar o pesquisador totalmente perdido. Por exemplo, casais com uma longa história de uso de um método contraceptivo não confiável (tal como espermicida), que tentam, depois, a concepção, podem ter uma fecundidade mais baixa do que casais que adotaram contracepção oral. Isso porque os contraceptivos orais são mais efetivos do que os espermicidas. Ao realizar um estudo comparativo prospectivo de fertilidade, amostrado casais que estão atualmente tentando a gravidez, é preciso reconhecer que a coorte de casais com história de uso de espermicida não mais contém os casais mais férteis; eles atingiram seu tamanho de família desejado, por meio de gestações não pretendidas. Se essa seleção for ignorada, pode-se concluir que história de uso de espermicida tem um efeito deletério sobre a fertilidade. Esse viés de atrito (de perda de pessoas) pode ser danoso tanto para estudos retrospectivos como prospectivos de fertilidade (Baird et al., 1994).
4. Muitos dos desfechos de interesse para o epidemiologista da reprodução não são independentes e podem competir diretamente um com o outro. Por exemplo, aproximadamente 25% das gravidezes são perdidas antes do reconhecimento clínico (Wilcox et al., 1988). Suponhamos que uma exposição aumente o risco de perda muito precoce da gravidez pela aceleração da morte de embriões, que, em caso contrário, teriam sido perdidos mais tarde na gravidez, como abortos espontâneos clinicamente reconhecidos. Se fôssemos estudar somente abortos espontâneos reconhecidos, tal exposição mascararia algumas perdas reconhecidas, convertendo-as em perdas ocultas, e poderia até mesmo parecer *protetora* contra aborto espontâneo, quando ela apenas "protegeria" contra a *detecção* do aborto espontâneo. A relação dose–resposta para essa exposição poderia, consequentemente, mostrar um declínio paradoxal nos níveis mais altos (Selevan e Lemasters, 1987). Esse artefato pode distorcer inferências, se não for reconhecido que os estudos de apenas um desfecho examinam somente uma parte de um quadro maior. Como outro exemplo, defeitos congênitos podem competir com aborto espontâneo: a "incidência" relatada de trissomia é, quase sempre, sua prevalência ao nascimento (e não sua incidência mensurada no momento da concepção) (Warburton et al., 1983; Khoury et al., 1989b), e a trissomia 21 é muito mais comum do que outras trissomias, porque é incomumente compatível com a sobrevida até o parto.
5. Como os desfechos reprodutivos (p. ex., complicações da gravidez ou aborto espontâneo) são relativamente comuns, incompletamente confirmados e frequentemente têm um tempo curto entre exposição e efeito, as vantagens usuais dos estudos de caso-controle são menos aplicáveis para a epidemiologia reprodutiva, e os estudos de coorte desempenham um papel relativamente mais importante.
6. Para muitos pontos finais reprodutivos, a unidade própria do estudo é o casal e não uma pessoa apenas. A mulher é portadora da gravidez, mas o pai fornece metade do material genético nuclear. O genoma paterno é especialmente importante para o desenvolvimento da placenta (Marx, 1988). Assim, exposições e características de ambos são relevantes para os estudos reprodutivos. Particularmente, por causa de fatores parentais compartilhados, as exposições do pai podem ser confundidores fortes em estudos das exposições da mãe, e vice-versa. O papel da genética na família introduz maior complexidade. Durante a gestação, os genomas de mãe e feto podem responder sinergicamente a exposições, que podem influenciar o desfecho da gravidez. (A estrutura genética de famílias também oferece novas oportunidades para estudos – ver adiante).
7. Os eventos reprodutivos estão (em graus variáveis) sob o controle da pessoa estudada. As dependências resultantes podem, às vezes, produzir formas de confundimento altamente fora do padrão. Por exemplo, o momento do estudo pode ser um confundidor. Se alguém estuda um grupo de mulheres em idade reprodutiva por meio de um delineamento transversal, o risco aparente de aborto espontâneo na gravidez mais recente entre mulheres desse grupo será mais alto para as gestações que terminaram mais perto do momento da entrevista (Weinberg et al., 1994a). Isso porque um aborto espontâneo que ocorreu há 1 ano ou mais tem maior probabilidade de ser

seguido por outra gravidez do que um nascimento vivo (e assim não ser a "ocorrência mais recente"). Se o pesquisador deixa de reconhecer o efeito pseudotempo resultante e de ajustar para esse efeito na análise, associações espúrias podem surgir entre o risco de aborto espontâneo e qualquer exposição que tenha, ela própria, se modificado em tempo recente. Outro exemplo envolve mulheres que trocam de parceiros entre gestações, o que pode ser tomado como um indicativo de mudanças em seu ambiente, uma nova exposição de seu sistema imune a esperma antigenicamente diferente ou um intervalo relativamente longo entre gestações (Basso et al., 2001).

8. Denominadores podem facilmente ser levados em conta erroneamente em estudos reprodutivos. Por exemplo, um estudo de perda precoce da gravidez requer, idealmente, que todas as concepções sejam identificadas, porque o conjunto de todas elas é o conjunto em risco. Contudo, essa meta não é alcançável, porque as técnicas atuais não podem identificar concepções que falham antes da implantação. Um objetivo mais viável é identificar todas as concepções que sobrevivam tempo suficiente para se implantar e produzir níveis mensuráveis do hormônio da gravidez, a gonadotrofina coriônica humana (hCG). Infelizmente, os algoritmos que usam dosagens hormonais para identificar concepções de vida curta podem gerar muitos falsos-positivos e falsos-negativos (Weinberg et al., 1992; Cho et al., 2002). Como outro exemplo, em estudos de abortos espontâneos reconhecidos, a própria mulher precisa estar ciente da gravidez para ser capaz de relatar um aborto espontâneo, e a atenção dela quanto à possibilidade de concepção pode estar associada com variáveis sob investigação. Há também o problema de como devem ser contados os abortos induzidos (Hilden et al., 1991).

9. A causalidade reversa distorce prontamente os estudos reprodutivos. Por exemplo, as mulheres com complicações da gravidez podem marcar mais consultas obstétricas no pré-natal, por causa de preocupação aumentada, produzindo viés na avaliação do efeito da assistência pré-natal. (Os econometristas chamam esse fenômeno de *endogeneidade*. Pode-se pensar sobre isso também como confundimento por indicação.) Como outro exemplo, mulheres que não tenham tido uma gravidez bem-sucedida têm maior probabilidade de permanecer na força de trabalho e, consequentemente, podem ter maior oportunidade de exposição ocupacional do que mulheres com crianças pequenas que ficam em casa. Esse fenômeno, denominado *efeito da trabalhadora infértil* (ou *efeito da trabalhadora reprodutivamente não sadia*), pode levar a associações espúrias entre exposições ocupacionais e desfechos reprodutivos adversos (Joffe, 1985).

10. A disponibilidade de desfechos repetidos para uma mulher ou casal (ou uma família ao longo de múltiplas gerações) oferece oportunidades que não são vistas em muitas outras áreas da epidemiologia. Um dos fatores de risco mais fortes para desfechos reprodutivos adversos é a ocorrência do mesmo desfecho na gestação anterior de uma mulher. Esse padrão abre novas possibilidades para estudos analíticos. Por exemplo, é possível explorar as contribuições relativas de causas ambientais e genéticas em um dado cenário, estudando-se o risco de recorrência em mulheres que trocam ou não de parceiros entre gravidezes ou que mantêm o mesmo parceiro, mas que trocam ou não alguma exposição ambiental crucial (Lie, et al., 1994). Outra possibilidade está na condução de ensaios clínicos entre mulheres de alto risco. Ensaios clínicos com mulheres que, anteriormente, haviam parido um bebê com um defeito do tubo neural, forneceram prova eficiente do benefício do ácido fólico na prevenção dessa malformação (Laurence et al., 1981), levando, então, a mudanças nas recomendações pré-natais para todas as mulheres. Os padrões fortes de risco recorrente também apresentam armadilhas analíticas. Alguns pesquisadores têm ajustado para esses desfechos prévios na avaliação de associações etiológicas. Tal ajuste, por si próprio, pode produzir viés, se as exposições sob estudo influenciaram tanto o risco atual como o passado (Weinberg, 1993).

Com esses problemas gerais em mente, passaremos a desfechos reprodutivos específicos. Neste capítulo, discutiremos puberdade e menopausa, ciclo menstrual, fertilidade, perda de gravidez, complicações da gravidez, peso ao nascer e defeitos congênitos.

PUBERDADE E MENOPAUSA

A idade da puberdade ou da menarca pode estar relacionada com alimentação, exercício, genética e tóxicos ambientais. Por exemplo, o início da puberdade pode ser acelerado (p. ex., por produtos químicos hormonalmente ativos) ou retardado (p. ex., por nutrição inadequada). A menopausa pode ser acelerada por exposições tóxicas para o ovário (Gold et al., 2001). Abordamos menopausa com mais detalhe, mas a maioria dos tópicos se aplica também ao começo da puberdade.

Ambos os marcos apresentam problemas de definição para o pesquisador. A puberdade para o sexo feminino envolve uma série de alterações hormonais e físicas, mas o começo da menarca é um marcador conveniente, embora grosseiro. O tempo da puberdade para o sexo masculino é mais difícil de assinalar. Ambas as transições podem ser estudadas classificando-se os adolescentes de acordo com os estágios de Tanner (Marshall e Tanner, 1969; Marshall e Tanner, 1970; Rockette et al., 2004), à medida que progridem ao longo de níveis sucessivos de maturação sexual.

Embora bem definidas, clinicamente (para uma mulher que não teve seu útero removido), como o momento em que a mulher para de menstruar, a menopausa e a idade na menopausa podem ser difíceis de serem definidos em um estudo epidemiológico. A definição usual de menopausa é a sua ocorrência seguindo-se a pelo menos 1 ano sem um ciclo menstrual. Entretanto, algumas vezes a menstruação pode retornar depois de 1 ano de amenorreia. Além disso, as mulheres que experimentam menopausa natural permanecem inclassificáveis por 1 ano. Uma mulher submetida a uma histerectomia 11 meses depois de sua menopausa natural pode ser considerada, falsamente, como tendo tido menopausa cirúrgica. Se a mesma mulher estiver em um estudo de caso-controle para infarto do miocárdio, e tiver falecido por um ataque cardíaco naquele intervalo de 11 meses, ela pode ser codificada falsamente como pré-menopausa por ocasião do óbito.

Se a distribuição etária de qualquer evento da vida for estimada somente com dados daqueles que já tenham manifestado o evento, o resultado será viesado pela inclusão diferencial daqueles para os quais o evento foi precoce. Por exemplo, em um estudo transversal de idade na menopausa, mulheres na pré-menopausa que estejam acima da idade média da menopausa não irão contribuir para a estimativa, enviesando para baixo a idade média na menopausa. A idade na menopausa para mulheres pré-menopausa tem sido "censurada" na idade atual. A histerectomia, que funciona como um risco competitivo, também pode ser um mecanismo de censura. Uma mulher na pré-menopausa, que faz uma histerectomia aos 50 anos, esteve em risco de menopausa natural até os 50 anos. Informações para mulheres que estão na pré-menopausa, ou que estavam na pré-menopausa por ocasião de histerectomia, precisam ser incluídas por meio de métodos analíticos de sobrevida. Pode-se estimar a distribuição etária da menopausa natural com base em dados transversais (Krailo e Pike, 1983; Gold et al., 2001) ou prospectivos (Brambilla e McKinlay, 1989). Ambas as abordagens dependem de um modelo paramétrico para a distribuição de idade na menopausa natural e ambas presumem uma relação linear entre idade e risco de menopausa cirúrgica.

O CICLO MENSTRUAL

Em mulheres de idade reprodutiva, o sistema reprodutor passa por mudanças cíclicas sob controle neuroendócrino. Cerca de uma vez a cada mês, um (às vezes, mais) óvulo maduro é liberado do ovário e captado pelo oviduto (trompa) para transporte ao útero, em um processo chamado de *ovulação*. Se não for fertilizado rapidamente por um espermatozoide, o óvulo morre, e a menstruação começa cerca de 2 semanas mais tarde. O recrutamento e a maturação do óvulo, e o desenvolvimento do revestimento uterino, são estimulados por hormônios hipofisários e ovarianos, sob a supervisão neural do hipotálamo. A duração usual do ciclo menstrual, definida por conveniência como o número de dias do primeiro dia de um sangramento menstrual ao primeiro dia do próximo, é de cerca de 1 mês.

Embora o ciclo menstrual seja descrito em livros de medicina como durando 28 dias, e a ovulação ocorrendo no 14º dia, há variabilidade considerável em sua duração e no tempo da ovulação

(Baird et al., 1994). A extensão da variabilidade na duração do ciclo, tanto na mesma mulher como entre mulheres, tem sido bem demonstrada no estudo longitudinal extraordinário iniciado por Alan Treloar, que acompanhou uma coorte de mulheres ao longo de sua vida reprodutiva (Treloar et al., 1967).

Certas exposições e estados fisiológicos (tais como treinamento físico intenso e emaciação) podem produzir anovulação (deixar de ovular). Também se esperaria que formas menos extremas das mesmas condições produzissem alterações mensuráveis do ciclo menstrual, talvez alongando ou aumentando sua variabilidade. O ciclo menstrual é bastante fácil de ser estudado, de forma não invasiva e prospectiva, e características do ciclo menstrual podem ser usadas como um marcador da função reprodutiva feminina (Harlow e Zeger, 1991; Hornsby et al., 1994). Características de interesse incluem a duração média do ciclo menstrual, a variabilidade nas durações dos ciclos, a duração média do fluxo e a quantidade média de sangue perdido (Harlow e Ephross, 1955).

A modelagem de dados baseados em "diário" do ciclo menstrual apresenta problemas estatísticos especiais. Podem-se aplicar métodos longitudinais para estudar a duração do ciclo, com base na ocorrência ou não de ciclos anormalmente longos (Harlow e Zeger, 1991). Diferenças entre mulheres em seus padrões de ciclo menstrual podem criar dependências complexas nos dados. É necessário mais trabalho metodológico para poder fazer uso completo dos dados de duração do ciclo para comparar mulheres expostas com não expostas (Murphy et al., 1995; Lisabeth et al., 2004).

Se dados de diário mostram que uma exposição alonga o ciclo menstrual, ou aumenta sua variabilidade, pode estar indicado um estudo baseado em amostras biológicas diárias. Metabólitos de hormônio luteinizante, um hormônio da hipófise, e os hormônios ovarianos estrógeno e progesterona podem ser dosados facilmente em espécimes diários de urina para estudo dos padrões hormonais reprodutivos (Baird et al., 1991, 1994). A saliva contém transudatos de hormônios séricos (Lu et al., 1999), e técnicas atuais também permitem seu uso ou de urina para coleta de DNA para ensaios genéticos (Taylor e Ilyvia, 2002; vanNoord, 2003; Ng et al., 2004).

QUALIDADE DO SÊMEN

Enquanto as características do ciclo menstrual e do início da menarca e da menopausa podem servir como marcadores da função reprodutiva feminina, as mulheres não permitem acesso fácil a seus gametas, exceto em cenários clínicos incomuns, tais como fertilização *in vitro*. Em contraste, a função reprodutiva masculina pode ser avaliada por meio de estudos da qualidade do sêmen, pois os homens possuem abundante produção de gametas, e métodos automatizados para quantificar a qualidade do sêmen estão disponíveis. As características do sêmen, por sua vez, estão relacionadas com a fertilidade de um homem (Larsen, Scheike et al., 2000). Deve-se ter cuidado, entretanto, para garantir que alguns dias tenham decorrido desde a última ejaculação, porque o tempo de abstinência pode ter influência forte sobre os resultados. Fontes adicionais de variabilidade entre espécimes podem ser reduzidas por repetição da amostra.

Visto que dados sobre qualidade de sêmen têm sido registrados por algum tempo, por exemplo, em bancos de esperma, análises para pesquisar tendências no tempo têm sido realizadas, sugerindo um declínio durante décadas recentes (Carlsen et al., 1992; Swan et al., 2000). Embora essas tendências possam ser questionadas com base em mudanças nos métodos de análise e seleção de amostras ao longo do tempo, alguns pesquisadores têm relatado que elas, aparentemente, são paralelas a aumentos em criptorquidia, hipospádia e câncer de testículo no mundo desenvolvido, especulando que pode haver causas ambientais (Sharpe e Skakkebaek, 2003). A possível influência de fatores ambientais é apoiada por estudos que mostram variação regional em mensurações de qualidade de sêmen (Jorgensen et al., 2001), e evidências recentes sugerem um efeito pré-natal do hábito de fumar materno sobre o feto masculino (Storgaard et al., 2003; Jensen et al., 2004). Alguns têm sugerido que, em resposta à preocupação com evidências de deterioração da saúde reprodutiva masculina, deveríamos monitorar a qualidade do sêmen como um método de vigilância da população; a inquietação na Dinamarca subiu a um patamar tal que um programa assim já foi instituído (Jensen et al., 2002). Alerta-se contudo, que para uso na avaliação de possíveis efeitos reprodutivos de exposições específicas encontradas, por exemplo, em um cenário ocupacional, é difícil persuadir homens a produzir espécime para pesquisa e, portanto, pode-se esperar baixas taxas de recrutamento (Selevan et al., 2000).

FERTILIDADE

O indicador mais direto de saúde reprodutiva é a capacidade de um casal produzir um bebê sadio. A palavra *fertilidade* é usada de modos diferentes por clínicos, demógrafos e público em geral. Os clínicos que se referem à "infertilidade involuntária" como uma síndrome consideram que existe infertilidade voluntária, isto é, casais que não têm filhos por opção. Em um uso semelhante, demógrafos e estatísticos de saúde referem-se à "fertilidade" em uma população, por exemplo, como o número de filhos por ano por 1.000 mulheres em idade reprodutiva. Em contraste, "fertilidade" para o público em geral (e para a maioria dos clínicos) significa a capacidade biológica de reprodução, com "infertilidade" e "subfertilidade" denotando o prejuízo involuntário daquela capacidade. Usaremos os termos nesse sentido.

A redução da fertilidade como um desfecho pode integrar muitas dificuldades reprodutivas possíveis. Problemas na gênese de gametas, transporte de esperma, permeabilidade tubária, preparação hormonal do revestimento interno uterino, implantação e viabilidade do embrião dificultarão a conclusão com êxito de uma gravidez. Nos Estados Unidos, um casal é considerado infértil, clinicamente, depois de pelo menos 1 ano sem contracepção e sem gravidez.

Métodos de caso-controle tradicionais podem ser usados para o estudo da infertilidade clínica. Uma vantagem de estudar casos identificados em clínicas é que eles podem ser diferenciados por sua causa médica próxima, tal como disfunção ovulatória, oclusão tubária ou anticorpos antiespermatozoides. Categorias clinicamente distintas podem ter etiologia distintas, e agregá-las em uma categoria "infértil" isolada pode obscurecer etiologias díspares. Na prática, porém, os diagnósticos muitas vezes são derivados de uma avaliação médica incompleta e devem ser considerados como provisórios, superpostos e incertos. O próprio processo diagnóstico é interrompido frequentemente pela ocorrência de gravidez.

Embora o delineamento de caso-controle possa oferecer vantagens práticas importantes sobre outras abordagens, o método não é tão útil aqui como em estudos de desfechos raros e bem definidos, tais como câncer (Weinberg, 1990). Um problema envolve definir "casos" clinicamente inférteis. Essa categorização clínica baseia-se primariamente em tempo de espera, sem exigência de alguma disfunção fisiológica documentada. Assim, alguns casais que são normais podem ser diagnosticados como inférteis, porque não têm sorte, e outros, com fertilidade baixa, mas com sorte melhor, poderiam ser categorizados erroneamente como normais. "Curas" espontâneas são comuns: a maioria dos casais que passa 1 ano sem concepção eventualmente consegue engravidar, mesmo sem intervenção médica. Assim, o *status* de caso nesse contexto é um conceito ilusório.

Os problemas mais sérios em estudos de caso-controle de infertilidade são a validade. Tais estudos, com frequência, baseiam-se em clínicas de infertilidade para identificação de casos, e não há uma fonte conveniente de controles apropriados. Embora quase todos os bebês nos Estados Unidos sejam paridos em hospitais, fornecendo uma população de casais normais para amostra, apenas cerca de metade dos casais inférteis busca assistência médica (U.S. Congress, 1988). Assim, há um forte potencial para viés de verificação na identificação de "casos" por meio do sistema médico, particularmente quando se estuda fatores de estilo de vida. Por exemplo, casais com uma história de doença sexualmente transmitida podem ter se habituado a intervenções médicas, e, consequentemente, podem estar mais dispostos a procurarem ajuda médica quando confrontados com a infertilidade.

Para a compreensão de outras abordagens além do delineamento de caso-controle, deve-se primeiro reconhecer que a dicotomia clínica de fértil e infértil é um excesso de simplificação. Biologicamente, há uma grande variedade na capacidade reprodutiva, mesmo entre casais que conseguem engravidar. A proporção de casais que concebem em um dado ciclo será designada *taxa* de concepção. Quando casais que interrompem a contracepção, a fim de iniciar uma gravidez, são acompanhados prospectivamente, cerca de um terço concebem no primeiro ciclo menstrual. Entre aqueles que permanecem em risco no segundo ciclo menstrual, a proporção que concebe é mais baixa, talvez um quarto. À medida que o tempo passa, a taxa de concepção continua a diminuir (Tietze, 1968). Esse padrão de declínio é visto (embora com taxas de concepção mais altas) mesmo que os casais que finalmente não concebam (inclusive aqueles que simplesmente são estéreis) sejam subtraídos dos denominadores (Baird e Wilcox, 1985; Weinberg e Gladen, 1986). O declínio na taxa de concepção não é um efeito do tempo, mas sim uma evidência de seletividade em uma população que é heterogênea em sua capacidade de procriar: os casais com maior fertilidade concebem cedo e, portanto, ficam ausentes dos conjuntos em risco subsequentes. Desta forma, as coortes sucessivas que permanecem em risco são cada vez mais dominadas por casais relativamente subférteis, e a taxa de concepção declina inexoravelmente.

A heterogeneidade entre casais levanta a possibilidade de que parte da variação possa ser explicada por fatores identificáveis. Se assim for, causas preveníveis de subfertilidade poderão ser descobertas por estudos comparativos de casais expostos e não expostos.

Estudos de tempo até engravidar

Os estudos de tempo até engravidar, ou tempo de espera para concepção (Baird, Wilcox et al. 1986), têm sido úteis na identificação de exposições masculinas e femininas com efeitos adversos sobre fertilidade. Tais estudos dispõem de informações de tempo mais detalhadas, indo além da dicotomia clínica usual. Métodos analíticos de sobrevida permitem que os desistentes (p. ex., aqueles que mudam de ideia sobre desejar a gravidez) possam contribuir com informações apropriadamente.

As mulheres que pretendem engravidar, ou que estão atualmente tentando ficar grávidas, podem ser inscritas em um estudo de coorte prospectivo, no qual as exposições são verificadas, e, então, as participantes são seguidas até que fiquem grávidas, mudem de ideia e recomecem a contracepção ou atinjam um determinado tempo máximo de seguimento sem gravidez. Alternativamente, pode-se pedir às mulheres (ou aos seus parceiros) para reconstruirem o tempo até engravidar retrospectivamente, para uma determinada gravidez. Nesta abordagem retrospectiva, tanto as exposições como o tempo até uma gravidez índice (não acidental) são baseados em recordação. Certos vieses, tais como diferenças de persistência nas tentativas, podem ser um problema (Basso et al., 2000), mas muito se tem aprendido com esses estudos. As mulheres, evidentemente, são capazes de recordar esses períodos muitos anos mais tarde, com acurácia surpreendente (Basso et al., 2000). Os homens também são capazes de fornecer dados úteis sobre o tempo até a gravidez mais recente (Nguyen e Baird, 2004). Quando a exposição de interesse é rara, ou a população disponível é fixa, como em um estudo ocupacional, o estudo retrospectivo de tempo até engravidar pode ser a única maneira factível de estudar fertilidade, porque possibilita que um número muito maior de pessoas contribua com informações do que um estudo de coorte prospectivo.

Entretanto, as abordagens retrospectivas e prospectivas não geram os mesmos dados de tempo até engravidar. Em um estudo de coorte prospectivo, a unidade de amostragem é a tentativa de engravidar; no estudo retrospectivo de tempo até a gravidez, a unidade de amostragem, tipicamente, é a própria gravidez. Se cada tentativa de gravidez fosse bem-sucedida, os dois delineamentos gerariam dados equivalentes. De fato, os casais que são estéreis sem saber estarão presentes em estudos de coorte, mas não em estudos retrospectivos. Assim, uma exposição que causasse esterilidade completa em uma subpopulação, e não tivesse efeito sobre o restante, seria perdida pelo delineamento retrospectivo de tempo até a gravidez. Uma maneira de permitir que casais estéreis contribuam com informações é basear a amostragem em casais, em vez de em gestações, e verificar para cada casal a duração do tempo de espera mais recente (i.e., o intervalo durante o qual o casal estava mantendo relações sexuais sem proteção, quer ou não o tempo de espera culminasse em uma gravidez (Bolumar et al., 1996). Se o casal tivesse parado de tentar, ou ainda estivesse tentando por ocasião da entrevista, os dados seriam considerados censurados à direita naquele ponto. Entretanto, estudos retrospectivos de tempo até engravidar baseados na gravidez, deveriam ser adequados para estudos exploratórios, porque se pode esperar que a maioria dos agentes tóxicos para reprodução cause subfertilidade entre os expostos que não ficaram estéreis.

Cada ciclo menstrual propicia uma só oportunidade ovulatória para concepção. Assim, o tempo até engravidar é inerentemente discreto (apenas valores inteiros), e o ciclo menstrual serve como uma unidade natural para a contagem de tempo. Em um estudo prospectivo, os ciclos menstruais são enumerados diretamente por meio de registros diários. Idealmente, o método para diagnosticar gravidez deveria ser objetivo e padronizado (p. ex., um *kit* de teste domiciliar disponível comercialmente, com um protocolo bem definido).

Em um estudo retrospectivo de tempo até engravidar (p. ex., com base na gravidez não acidental mais recente), a formulação da pergunta pode afetar os dados fortemente. É ambíguo perguntar às mulheres quantos ciclos menstruais elas levaram para conceber. Algumas mulheres que conceberam em seu primeiro ciclo podem responder que elas levaram zero e outras podem responder um (Joffe et al., 1993). A inconsistência de relato pode ser evitada perguntando-se às mulheres se a gravidez ocorreu exatamente no primeiro ciclo depois da suspensão da contracepção ou, em caso contrário, se ela aconteceu no segundo ou no terceiro ciclos. Para um número de vezes maior do que três ciclos, pode-se verificar o tempo no calendário entre a interrupção da contracepção e o último período menstrual precedente à concepção. Deve-se então dividir este intervalo pela duração usual do ciclo e acrescentar 1, para compensar o ciclo no qual a concepção realmente ocorreu. As mulheres podem dar respostas confiáveis (Baird et al., 1991) a uma série de perguntas curtas sobre seu tempo até engravidar mais recente, e os dados retrospectivos concordam razoavelmente bem com dados das mesmas gravidezes que haviam sido colhidos prospectivamente em um estudo de coorte muitos anos antes (Joffe et al., 1993).

Quais são as opções para analisar tais dados? Cada casal tem certa probabilidade média de concepção em um ciclo menstrual durante o qual eles não usaram contracepção alguma. Essa probabilidade é chamada de *fecundidade*. A fecundidade específica por casal varia entre os casais, conforme discutido anteriormente, e é possível modelar a distribuição de fecundidades parametricamente (Sheps e Mencken, 1973; Weinberg e Gladden, 1986).

Se presumirmos amostragem aleatória simples, a fração de casais que concebem no primeiro ciclo após interrupção da contracepção fornece estimativa não viesada da fecundidade média sem suposições de modelo paramétrico (pressupondo-se que o método de contracepção não tenha tido efeito residual). O estudo comparativo de fecundidade realmente mais simples estimaria as frações para casais expostos e não expostos e calcularia uma *razão de fecundidade* (dividindo uma fração pela outra). A razão de fecundidade assim definida é simplesmente uma razão de riscos, embora a palavra *risco* seja inadequada nesse cenário, no qual a concepção é um desfecho desejado.

Contudo, essa abordagem não aproveita totalmente dados. Uma extensão natural seria usar todos os ciclos, estratificando por cada número de ciclo (não apenas o ciclo 1) e pressupondo uma razão fixa de fecundidades entre os estratos de tempo de ciclo (Weinberg et al., 1994c). Esse modelo pode ser visto como um análogo discreto do modelo de azares proporcionais de Cox (Cox e Oakes, 1984), em que se modela a probabilidade de concepção e se presume que uma exposição imponha um multiplicador fixo sobre aquela probabilidade, a *razão de fecundidade*. A razão de fecundidade é a probabilidade específica por ciclo de concepção entre os expostos dividida por aquela entre os não expostos. Por exemplo, uma razão de fecundidade de 0,3 significa que os expostos têm apenas 30% a mais de probabilidade de conceber do que os não expostos para cada ciclo menstrual em risco. É fácil estender esse modelo incorporando ajustes para potenciais confundidores. (Ver Apêndice no fim deste capítulo para detalhes técnicos.)

Questões práticas surgem no ajuste e na interpretação desses modelos para dados de tempo até engravidar. Em primeiro lugar, se um estudo de coorte prospectivo é realizado, geralmente é inconveniente, e restritivo demais, limitar a participação a casais que estão por suspender a contracepção. Assim, normalmente os pesquisadores optam por incluir casais que já vêm tentando por algum tempo. É importante verificar o tempo de tentativa prévio para tais casais, de modo que eles possam retardar sua inclusão no conjunto em risco apropriado para observar seu primeiro ciclo menstrual no estudo. A situação é análoga às análises usuais de sobrevida, onde aqueles que entram tarde contribuem com dados "censurados à esquerda" para análise. A escala de tempo biologicamente relevante é o tempo desde quando a contracepção foi interrompida e não o tempo em estudo. Um casal que já vem tentando a gravidez por três ciclos antes do recrutamento deve contribuir com dados a partir do ciclo 4 (e não do ciclo 1). Se não se leva em consideração o tempo de tentativa prévio, pode ocorrer viés. Essa questão é particularmente importante se o tempo da adesão ao estudo de coorte estiver relacionado com a exposição. Por exemplo, indivíduos expostos que já vêm tentando por algum tempo podem ter maior probabilidade de participar do que os não expostos que têm tentado por um período de tempo similar.

Um segundo problema prático em estudos de tempo até engravidar é levar em conta possíveis efeitos de intervenções médicas. Tais intervenções poderiam diferir de acordo com as exposições sob estudo. Em um estudo de coorte prospectivo, pode-se determinar em que ponto um casal busca ajuda médica, e, simplesmente, censurar seus dados a partir daquele ciclo. Na falta de tal informação, é costumeiro truncar a análise por volta de 1 ano, porque, tipicamente, as intervenções médicas começam depois de 1 ano. Com esse corte, casais que começaram no estudo no ciclo 1 e não conceberam até 2 anos contribuem com seus primeiros 12 meses sem gravidez à análise; seus ciclos de números mais altos não são incluídos.

Em terceiro lugar, um estudo prospectivo de casais tentando gravidez permite, potencialmente, a coleta de dados específicos para o mês ou dia. Tais exposições variáveis com o tempo podem ser usadas diretamente na modelagem de fecundidade. Em um estudo retrospectivo de tempo até engravidar, tal precisão, geralmente, não é possível. As exposições podem ser verificadas com referência a um só ponto no tempo, mas esses dados de referência devem ser escolhidos cuidadosamente. Se forem feitas perguntas sobre exposições por volta do tempo da concepção, poderá haver viés por alterações comportamentais causadas por um problema de fertilidade. Assim, por exemplo, uma mulher que vem tentando conceber por um longo tempo pode ser motivada a deixar de fumar, a reduzir seu consumo de cafeína, etc., o que poderia enviesar os resultados por qualquer fator modificável que as mulheres considerem insalubre. Tal problema pode ser evitado pela escolha de uma data de referência para exposições, por volta do tempo em que a contracepção foi interrompida.

Em estudos retrospectivos de tempo até engravidar, há um potencial para viés se uma das exposições, ou um dos confundidores, mudou de prevalência durante o tempo. Esse problema foi observado no contexto de um estudo de assistentes de dentista femininas, em que se descobriu que o uso de luvas de látex aumentava a fertilidade (Weinberg et al., 1993). Esse achado intrigante foi, presumivelmente, um artefato: as datas de referência da exposição para as gravidezes no estudo abarcaram a primeira década da epidemia de síndrome de imunodeficiência adquirida (Aids), durante a qual as assistentes de dentista adotaram o uso de luvas de látex em resposta a preocupações com a infecção. As mulheres com tempos longos para gravidez tenderam a ter começado suas tentativas em um tempo em que o uso de luvas era relativamente incomum em consultórios de odontologia; aquelas com tempos curtos para gravidez tenderam a ter começado suas tentativas mais recentemente, quando o uso de luvas já era comum. Não há uma solução pronta para tal problema em um estudo retrospectivo de tempo até engravidar: o ajuste para tempo de calendário quando a tentativa começou não resolve o problema (Weinberg, et al., 1993). Tratar a exposição como tempo-dependente também não resolve, porque a oportunidade para exposição ainda está correlacionada com o desfecho. Se dados externos estão disponíveis sobre a prevalência da exposição ao longo do tempo, certas remediações *ad hoc* podem ser empregadas (Weinberg et al., 1993). Em caso contrário, deve-se confiar em análises de sensibilidade, que estimam a extensão do viés sob suposições plausíveis com relação a mudanças na exposição durante o tempo de calendário.

Outras fontes de viés mais sutis em estudos de fertilidade podem ser igualmente danosas (Weinberg et al., 1994c; Juul et al., 2000). Por exemplo, há evidências de que as fumantes, como um grupo, têm mais gravidezes acidentais do que as não fumantes (Schwingl, 1992). Se fosse possível comparar a fertilidade de fumantes e de não fumantes, as fumantes poderiam parecer menos férteis do que as não fumantes, porque relativamente mais fumantes altamente férteis tiveram todas as gravidezes que queriam por falhas no controle da natalidade e, consequentemente, estariam ausentes da coorte de casais que planejaram engravidar. Esse viés aflige tanto estudos retrospectivos como prospectivos de tempo até engravidar (Baird et al., 1994). Não há proteção segura contra isso; contudo, alguma tranquilidade pode ser ganha em um estudo retrospectivo, verificando-se as informações sobre exposição de mulheres cuja gravidez mais recente não fora planejada. De modo semelhante, em um estudo de coorte prospectivo, pode-se inquirir sobre gestações não planejadas no passado (p. ex., como indicado por história de abortos induzidos). Se as mulheres expostas e não expostas têm histórias similares de uso de contraceptivos e de abortos induzidos, poderemos presumir que este viés não é importante.

Outra fonte de viés envolve a definição do que é falha de controle da natalidade em um estudo retrospectivo. A análise é restrita, necessariamente, a gravidezes não acidentais. Pode haver diferenças sistemáticas no modo como casais interpretam uma falha no controle da natalidade depois do fato. Consequentemente, concepções que, em relatos, ocorreram durante o primeiro ciclo menstrual em risco podem incluir gravidezes que outro casal teria caracterizado como acidental. Se o erro de classificação de acidentes como concepções intencionais do ciclo 1 diferir de acordo com o *status* de exposição, pode haver viés em qualquer das duas direções. Uma maneira de evitar esse viés é analisar novamente os dados, omitindo todos os desfechos do ciclo 1 (i.e., começando a análise pelo ciclo 2). Se os resultados forem semelhantes àqueles com o conjunto inteiro de dados, o "viés de definição" provavelmente não será responsável pelos resultados (Weinberg et al., 1994c).

Outra fonte de viés, à qual aludimos antes, surge por causa do efeito da trabalhadora reprodutivamente não sadia. As mulheres que são reprodutivamente sadias tendem a ter filhos, e as mulheres com filhos pequenos tendem a deixar a força de trabalho assalariado. As mulheres com problemas reprodutivos subjacentes têm maior probabilidade de permanecer na força de trabalho. Assim, a comparação de eventos finais reprodutivos entre coortes de mulheres empregadas e não empregadas precisa levar em conta esse fenômeno. Mesmo dentro de uma população trabalhadora, o mesmo processo seletivo poderia ser o maior tempo de trabalho (ou seja, exposição cumulativa) a ser associado com má capacidade reprodutiva. Desta maneira, o *status* de trabalhadora e a duração no emprego podem se tornar confundidores em tais estudos. Dificuldades adicionais podem surgir porque o *status* de trabalhadora e a duração do emprego podem ter sido afetados indiretamente pela exposição, por meio de efeitos sobre a fertilidade, no tipo de caminho complexo com retroalimentação, discutido por Robins (1986, 1987, 1997, 1998) e Robins e colaboradores (1992).

Em resumo, os estudos de tempo até engravidar podem revelar muito sobre fatores que afetam a fertilidade humana, mas há dificuldades e fontes de viés peculiares que devem ser levadas em conta na interpretação de tais estudos.

PERDA DA GRAVIDEZ

Como a infertilidade, a perda da gravidez não é um evento raro. Cerca de 10 a 15% das gestações reconhecidas terminam em aborto espontâneo. Se for incluída a perda oculta muito precoce, o total é um terço ou mais de todas as concepções (Wilcox e al., 1988). Sem dúvida, há perdas adicionais devido a embriões não implantados, que não podem ser detectados pelos métodos disponíveis atualmente. Embora alguns casais possam ter risco acentuadamente elevado para perda de gravidez, provavelmente há um *continuum* de risco entre os casais, e não uma simples dicotomia entre casais de alto risco e baixo risco.

Perda reconhecida

A perda de gravidez clinicamente reconhecida nas primeiras 20 ou 24 semanas de gestação é designada de modo variado como aborto espontâneo, abortamento ou (menos comumente) perda fetal precoce. O delineamento de estudos para identificar fatores de risco para abortamento continua a ser um desafio. Se uma mulher contribui com várias gestações para um estudo, esses eventos não são independentes estatisticamente: uma mulher com um aborto tem maior risco para outro, refletindo, presumivelmente, a heterogeneidade em exposições e em risco inato entre os membros da população. Assim, métodos que presumem independência de desfechos não são estritamente válidos. Alguns pesquisadores solucionaram esse problema estudando uma gravidez aleatória para cada mulher. Tais estratégias, entretanto, não são práticas para questionários autoadministrados, desperdiçam informações valiosas e podem parecer estranhas e frustrantes para as mulheres entrevistadas.

Têm sido propostos métodos para analisar dados de história reprodutiva, baseados em modelos de regressão logística de "efeitos aleatórios". Nessa abordagem, que pode ser aplicada com o uso de *software* disponível comercialmente, o logit do risco depende de uma função linear de covariáveis, mais um intercepto aleatório específico para a mulher. Outra abordagem disponível em *software* comercial é a regressão logística GEE*, que permite, explicitamente, desfechos dependentes dentro da história de cada mulher. Por motivos matemáticos, a última abordagem geralmente produz estimativas de razão de chances mais próximas de 1, mas ambos os métodos tendem a dar valores P semelhantes (Diggle et al., 2002). Todavia, a GEE torna-se inválida se o tamanho do aglomerado é "informativo" (Hoffman et al., 2001). A capacidade informativa se manteria, por exemplo, se as mulheres com um risco maior de perda tivessem maior número de gravidez, a fim de conseguir o tamanho desejado de sua família. Assim, apesar de seu uso continuado (Louis et al., 2006), a GEE tem aplicação limitada nesse cenário. Além do mais, efeitos aleatórios e métodos de GEE podem ser enganosos, se os desfechos primários de uma gravidez afetarem os desfechos mais tardios, por exemplo, porque desfechos anteriores influenciaram exposições que ocorreram mais tarde (Robins et al., 1999b).

As abordagens de caso-controle para o estudo do risco de abortamento levantam questões sobre definição de caso e estratégia de amostragem. Se alguém compara casos hospitalizados de aborto espontâneo com nascimentos vivos hospitalizados, deve reconhecer que muitas mulheres com aborto espontâneo não são internadas, ao contrário da maioria das mulheres que dão a luz. Assim, há potencial para autosseleção de casos, e a validade do estudo pode ser questionada. Um delineamento inovador, no qual abortamentos em hospital com anormalidades cromossômicas servem como "controles" para aqueles cromossomicamente normais, evita tal problema (Kline et al., 1989).

O pesquisador que desenha um estudo de aborto espontâneo deve ter uma entidade biológica particular em mente. Se a unidade de estudo é a gravidez (como em um estudo de base hospitalar), então os métodos usuais podem ser aplicados para avaliar a influência de exposições particulares, experimentadas precocemente naquela gravidez. Alternativamente, se a unidade de estudo é a mulher (ou o casal), então a definição de caso poderia levar em consideração toda a história reprodutiva, e não o desfecho de uma gravidez isolada. O casal que teve um aborto espontâneo, cujas duas gestações anteriores terminaram em nascimento vivo, tem muito menos evidência para incapacidade do que o casal que está em seu terceiro aborto espontâneo, sem nascimentos vivos prévios. Da mesma forma que a infertilidade, a definição de caso está inevitavelmente relacionada com o acaso. Um casal com dois abortos espontâneos pode ter o mesmo risco intrínseco do que outro casal com dois nascimentos vivos. Pode não haver uma dicotomia significativa entre normal e anormal (apesar da entidade clínica de "abortos habituais"), e métodos epidemiológicos que pressupõem a existência de uma doença dicotômica definível são, inevitavelmente, problemáticos.

Um terceiro tópico com estudos de abortamento envolve o possível viés relacionado com a idade gestacional em que a mulher primeiramente se consideraria estar grávida. Algumas mulheres,

---

* Generalized Estimating Equation (Equação de Estimativa Generalizada).

talvez especialmente aquelas que têm uma história de aborto espontâneo ou que têm tentado conceber por algum tempo, tendem a reconhecer suas gravidezes cedo. *Kits* de testes diagnósticos domiciliares sensíveis estão amplamente disponíveis atualmente. Visto que a maioria das perdas de gravidez ocorre cedo na gestação, as mulheres que aplicam o teste cedo parecerão ter taxas de perda mais altas do que aquelas que esperam mais tempo. Variações no comportamento de autoteste podem ser uma fonte importante de viés se o tempo de reconhecimento não for levado em conta.

Se o tempo de reconhecimento é definido em um estudo prospectivo, então métodos analíticos de sobrevida (ver Cap. 16) podem ser usados incluindo somente as mulheres-semanas, a mulher que estava em risco de uma perda reconhecida durante o seguimento. Dessa maneira, uma mulher que não percebeu que estava grávida até a oitava semana não contribuirá de forma imprópria com semanas anteriores para a análise. O estudo prospectivo também permite que gestações que terminem em aborto induzido contribuam com informações do tempo do reconhecimento ao tempo de censura no aborto. Informações sobre exposição também podem ser coletadas repetidamente, permitindo que os efeitos da exposição tenham como alvo o tempo correspondente na gestação. Finalmente, as exposições podem ser confirmadas antes dos desfechos, evitando o potencial para recordação diferencial.

Em contrapartida, se é possível identificar uma coorte de gravidezes ao tempo do diagnóstico (p. ex., por meio de uma empresa de medicina de grupo), então pode ser usada uma abordagem de caso-controle (Cap. 8), embora isso exija métodos de análise especiais (ver Caps. 14 e 21). As gestações que terminam em aborto espontâneo são identificadas como casos, e uma amostra aleatória da coorte como um todo serve como uma "subcoorte" de gravidezes. A menos que informações de exposição estejam disponíveis em dados registrados prospectivamente (p. ex., prontuários médicos), a informação deve ser verificada retrospectivamente (Hertz-Picciotto et al., 1989).

Um tipo alternativo de estudo retrospectivo verifica o desfecho da gravidez mais recente e correlaciona esse desfecho com exposições naquele momento. Este desfecho é um evento final particularmente conveniente para estudos de uma exposição rara ou de uma população fixa pequena, tal como uma coorte ocupacional, em que poucas mulheres estarão grávidas correntemente e disponíveis para um estudo de coorte prospectivo. Um problema com esse delineamento é que uma gravidez desejada termine em perda e seja reposta por outras, até que uma viável seja concebida (Weinberg et al., 1994a). Esse mascaramento seletivo pode produzir a aparência de mudança de risco ao longo do tempo (ver ponto 7, "Considerações Gerais"). Assim, o intervalo de tempo entre concepção e entrevista pode atuar como um confundidor e deve ser levado em conta quando se estuda uma exposição que possa ter mudado de prevalência ao longo do tempo.

A reposição de gravidez também pode produzir vieses ao se comparar grupos de mulheres. Por exemplo, casais que usam a contracepção meticulosamente e que planejam cuidadosamente todas as suas gravidezes parecerão ter um risco mais baixo de aborto espontâneo do que casais com risco inerente semelhante, que usam a contracepção esporadicamente e têm a maioria de suas gestações de forma não intencional. Essa diferença surge porque os que planejam repõem rapidamente um aborto espontâneo, e, assim, tais desfechos retêm seu *status* de "mais recente" somente durante um tempo relativamente curto. Se relacionado à exposição em estudo, o viés produzido por esse tipo de história diferencial pode ser quase impossível de ser controlado se apenas informações relativas à gravidez mais recente forem coletadas.

Finalmente, ao decidir o que incluir como confundidores potenciais na análise de dados de aborto espontâneo, pode parecer natural incluir número prévio de gravidezes, que está associado com frequência ao risco na gravidez atual. Contudo, o ajuste ou estratificação para número prévio de gravidezes pode introduzir distorções sérias (Wilcox e Gladen, 1982; Gladen, 1986; Weinberg, 1993). De modo semelhante, aborto espontâneo anterior também é um "fator de risco", no sentido de que as mulheres que tiveram um aborto espontâneo têm risco aumentado de recorrência em gestações subsequentes. Se o aborto espontâneo mais cedo foi causado, em parte, por exposição mais precoce ao fator sob estudo, ajustar para o fator pode distorcer seriamente a razão de risco estimadas com base na gravidez atual (Weinberg, 1993). Os diagramas causais podem ser particularmente úteis nesse contexto (Greenland et al., 1999a; Howards et al., 2007; ver Cap. 12).

Um aspecto que se deve ter em mente ao estudar perda da gravidez é que não só o tempo de exposição como o tempo da perda na gestação podem estar intimamente relacionados com a causa da perda. Assim, o tempo da perda pode ajudar a diferenciar mecanismos de perda distintos. Por exemplo, as anormalidades cromossômicas podem representar uma fração muito mais alta de perdas precoces do que de perdas tardias (Kline, Stein et al., 1989). Exposições por venenos de fuso que causam aneuploidia podem provocar perdas em torno do tempo da falha de implantação e, portanto, são impossíveis de serem detectadas se o arrolamento no estudo não ocorrer antes da concepção.

Retornando ao tópico de desfechos múltiplos, suponhamos que se tenha acesso aos dados de história reprodutiva e de exposição que podem ser ligados, e que se deseja estimar razões de chances de maneira que use todas as gravidezes da mesma mulher, mas não seja preciso presumir independência entre elas. Os métodos hierárquicos de modelo misto podem ser adequados para abordar dependências entre desfechos reprodutivos (Watier et al., 1997). Entretanto, essa abordagem tem sido criticada, porque decisões reprodutivas tomadas pelos casais (e seus médicos) são altamente dependentes de suas experiências, implicando que a estrutura de dependência dentro de casal possa não ser captada adequadamente por um modelo misto (Olsen e Andersen, 1998) e que pode ser preferível focar, em vez disso, uma gravidez isolada, por exemplo, a primeira.

Outros métodos para lidar com desfechos binários agrupados têm sido desenvolvidos desde então, que podem lidar com estruturas de dependência complexas e tamanho *informativo* do aglomerado. Uma abordagem é amostrar uma gravidez para cada mulher, ajustar um modelo de risco, por exemplo, usando regressão logística, salvar os coeficientes estimados e erros padrão, e, então, repetir muitas vezes a mesma amostragem e análise. Para se estimar um coeficiente, β, e seu erro padrão EP, usando todas ($I = 1,..., I$) as estimativas de I específicas de reamostragem, $\hat{\beta}_i$ e EP_i, extrai-se a média de $\hat{\beta}_i$ e estima-se a variância como a seguir (Hoffman et al., 2001):

$$\frac{\sum_i (EP_i)^2}{I} - \frac{(I-1)}{I} S^2$$

onde S^2 é a variância estimada para o $\hat{\beta}_i$ baseada na reamostragem. A abordagem de reamostragem é robusta para tamanho de aglomerado informativo (como pode ocorrer, por exemplo, se um casal suscetível a abortamento requerer muitas gravidezes para conseguir seu tamanho de família desejado) e dependências complexas entre os desfechos. Uma abordagem de equação de estimação ponderada (Williamson et al., 2003) é equivalente à abordagem de reamostragem de forma assintótica, mas pode funcionar melhor quando os estudos são pequenos. Do mesmo modo que com os modelos de efeitos aleatórios, entretanto, a estimação de efeito pode ser um tanto viesada, se desfechos mais precoces influenciarem exposições mais tardias (Robins et al., 1999b).

Perda de gravidez precoce (subclínica)

A gravidez pode ser detectada de 6 a 9 dias depois da ovulação, por meio de dosagens urinárias altamente sensíveis e específicas para o hormônio da gravidez, gonadotrofina coriônica humana (hCG) (Wilcox et al., 1999). Esse período corresponde ao momento em que o embrião em desenvolvimento está invadindo a parede uterina e iniciando seu intercâmbio vascular com a mãe. Em um ciclo menstrual idealizado de 28 dias, este momento corresponde ao período entre os dias 21 e 24, vários dias antes da data provável para a próxima menstruação. Para a gravidez ser detectada nesse estágio, as mulheres que estão tentando conceber devem coletar diariamente o primeiro espécime urinário da manhã, um protocolo exigente que só é factível em algumas populações. Tais estudos podem fornecer um registro detalhado dos eventos hormonais correspondentes ao início da gravidez (Wilcox et al., 1988). O sangramento que acompanha perdas muito precoces começa por volta do ciclo menstrual esperado, uma experiência raramente reconhecida pela mulher como sendo de uma gravidez perdida. A Figura 31.1 mostra um exemplo de perda precoce.

Em geral, os estudos de aborto espontâneo (perda da gravidez reconhecida) deixam passar necessariamente tais gravidezes de curta duração, como o fazem os estudos de fertilidade com base no tempo até o reconhecimento da concepção. Embora cada perda precoce prolongue o tempo para o reconhecimento da concepção, os estudos de fertilidade podem não ser eficientes para detectar diferenças de grupo no risco de tais eventos. Por exemplo, uma duplicação do risco de perda precoce não mensurada (digamos, de 0,2 a 0,4) causaria a fecundidade aparente de um casal a ser reduzida em apenas 25% (fecundidade relativa = $(1 - 0,4)/(1 - 0,2) = (0,6)/(0,8) = 0,75$).

Estudos diretos de perda precoce de gravidez são difíceis de executar. Pelo bem da eficiência do estudo (i.e., uma alta produção de gravidezes para um dado número de casais), as mulheres deveriam ser recrutadas no início de sua tentativa de concepção, idealmente no tempo de interrupção de uso do controle de natalidade. O arrolamento mais tardio produz uma geração mais baixa de gravidezes por ciclo observado. Os métodos atuais requerem a coleta diária de amostras urinárias, que devem ser refrigeradas ou congeladas para dosagem posterior. Esse tipo de estudo só pode ser feito com um grupo bem motivado de participantes.

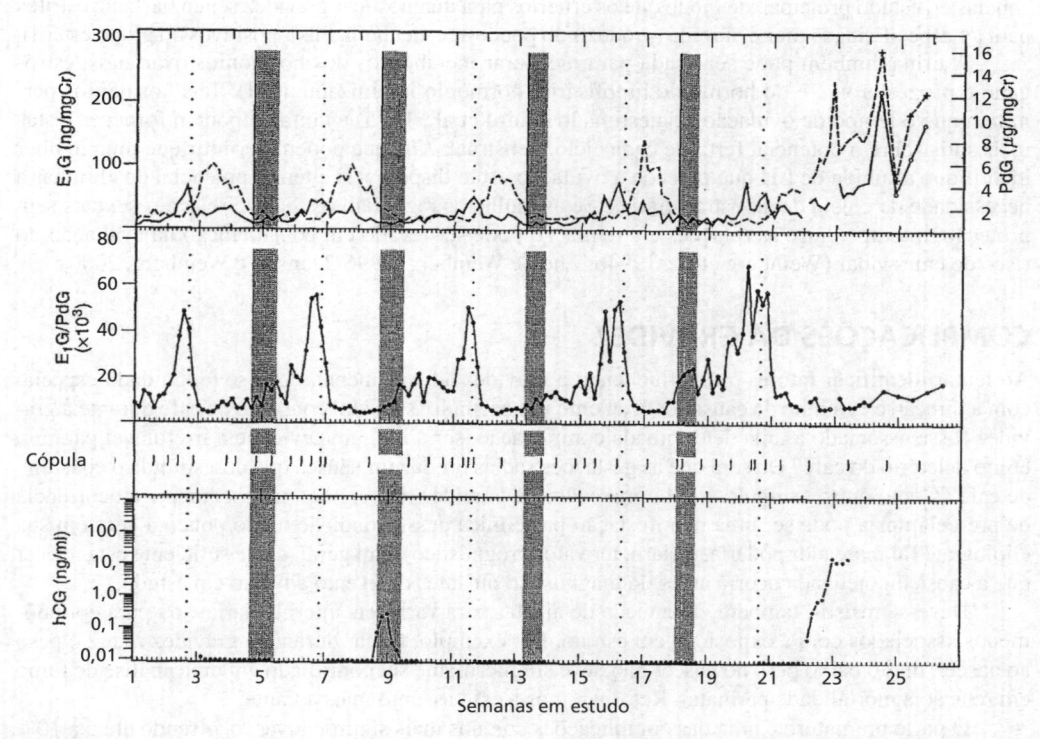

FIGURA 31.1 • Dados hormonais para um mulher que participou do Early Pregnancy Study (Wilcox et al., 1988) por 25 semanas. As barras verticais sombreadas correspondem a menstruações. A curva sólida no primeiro painel mostra os níveis de um metabólito importante da progesterona, ambos corrigidos para excreção de creatinina a fim de controlar para diluição urinária. O dia da ovulação foi estimado por um algoritmo que captura a descida rápida da razão dos dois metabólitos, que acompanha a luteinização do folículo ovariano por volta do tempo da ovulação (Baird et al., 1991). Os dias estimados de ovulação são mostrados como linhas verticais quebradas ao longo de cada ciclo menstrual. O hormônio da gravidez, hCG, evidencia a ocorrência de uma perda precoce seguida por uma gravidez clínica.

Como o padrão de elevação e queda dos níveis de hCG, com uma perda precoce, normalmente inclui o início do sangramento correspondente (como na Fig. 31.1), pode-se detectar as perdas precoces pela análise de amostras urinárias de poucos dias em cada ciclo (Weinberg et al., 1992). Se necessário, a coleta de amostras pode ser limitada aos primeiros 6 dias do ciclo menstrual; esse período é adequado para se detectar a maioria das perdas precoces, contanto que o ensaio laboratorial seja suficientemente sensível e específico para hCG.

Uma preocupação levantada no contexto de estudos de perda precoce é que a maioria dos algoritmos baseados em dosagens, para definir gestações de curta duração, tem especificidade menor que 1,0. Especificidade imperfeita pode enviesar os achados seriamente, com falso-positivos incluídos como gravidez, tanto no numerador como no denominador. Por exemplo, se um grupo é subfértil, uma proporção mais alta de concepções aparentes terminará em perda precoce, mesmo que não haja diferença em risco de perda entre os grupos. Essa diferença surge porque o grupo subfértil contribui com uma proporção mais alta de ciclos sem concepção, daí uma oportunidade maior para falso-positivos. Esse "viés de fertilidade" pode ser substancial, a menos que a especificidade diagnóstica seja muito próxima de 1,0 (Weinberg et al., 1992). Para proteção contra esse viés, os estudos de perda precoce devem incluir um grupo controle de mulheres que sejam, sabidamente, invulneráveis à gravidez, tais como mulheres com ligadura de trompas. Amostras de urina desse grupo devem ser intercaladas com aquelas do estudo principal, de modo que os critérios para diagnosticar gravidez sejam bastante estritos para ter especificidade muito elevada (produzindo poucos, ou nenhum, falso-positivos no grupo estéril).

A urina também pode ser usada para mensurar metabólitos dos hormônios ovarianos, estrógeno e progesterona, e do hormônio hipofisário, hormônio luteinizante (LH). Tais hormônios permitem que o tempo de ovulação seja estimado (Baird et al., 1995) e também podem fornecer pistas mais sutis sobre o potencial fértil de cada ciclo menstrual. *Kits* que podem permitir que uma mulher identifique a subida de LH que precede a ovulação estão disponíveis e têm o potencial de eliminar a necessidade de coleta de amostras diárias. Se as mulheres registram os dias de relações sexuais sem proteção, o tempo entre as relações e a ovulação pode ser levado em consideração na avaliação do risco de engravidar (Weinberg et al., 1994b; Zhou e Weinberg, 1996; Dunson e Weinberg, 2000).

COMPLICAÇÕES DA GRAVIDEZ

Ao tentar identificar fatores que influenciam a gravidez adversamente, deve-se ter cuidado especial com a direção e caminho da causalidade. Como um exemplo, se o alto consumo de café durante a gravidez fosse associado a uma determinada complicação, seria isso uma evidência irrefutável para um efeito deletério do café? Ou será que as gestações sadias produzem náusea que desestimula o consumo de café? Como outro exemplo, um biomarcador de gravidez que prediga precocemente a ocorrência de pré-eclâmpsia pode ser uma manifestação pré-clínica dessa condição tendo pouco a ver com sua etiologia. (Tal marcador poderia, é claro, ter valor prognóstico). Em geral, não é suficiente estabelecer que a causa hipotetizada ocorra antes do diagnóstico ou antes do evento adverso em estudo.

Deve-se resistir, também, à tentação de ajustar para variáveis intermediárias, ou para epifenômenos associados com a exposição em estudo. Por exemplo, fumar durante a gravidez reduz o peso ao nascer, mas o baixo peso ao nascer não deve simplesmente ser controlado em uma análise de fumo em relação à mortalidade perinatal. Retornaremos a esse assunto mais adiante.

O parto prematuro é uma das complicações comuns mais significativas, ocorrendo em 5 a 10% das gestações. Esse desfecho geralmente é definido como parto antes de 37 semanas completas de gestação, quando a gestação é mensurada a partir do início do último ciclo menstrual. A abordagem mais válida (e geralmente mais custosa) para estudar o parto pré-termo é um estudo de coorte prospectivo. Métodos analíticos de sobrevida possibilitam que todas as gravidezes sejam totalmente usadas na análise (ver Seção III deste livro), na qual sobrevida refere-se à continuação da gravidez. As gestações devem ser censuradas à esquerda, incluindo-as no momento em que o término da gravidez teria sido identificado como um evento no estudo. Pode-se, então, truncar a análise em uma definição pré-especificada de gestação a termo (p. ex., 37 semanas completas), após o que, por definição, ninguém está em risco. Intervenções tais como indução do parto e operação cesariana devem ser tratadas como eventos de censura à direita (eventos que terminam o seguimento). No entanto, tal censura pode distorcer a análise se as intervenções forem em resposta a sofrimento fetal (como é o caso, frequentemente), que pode, ele próprio, ter aumentado o risco de parto prematuro espontâneo.

Um problema correlato aparece quando mecanismos patológicos específicos que levam à prematuridade estão em estudo, por exemplo, a ruptura prematura de membranas (RPM). Se partos prematuros sem RPM são tratados como eventos censurantes independentes, isso pressupõe, implicitamente, que as gravidezes terminando em parto pré-termo sem ruptura das membranas não teriam estado em risco aumentado de RPM, se o parto prematuro observado pudesse ter sido prevenido. Esse pressuposto implícito não é necessariamente verdadeiro.

Embora prematuridade não seja um desfecho raro, pode-se melhorar potencialmente a eficiência do estudo por meio de amostra de todos os partos prematuros em alguma população definida de gravidezes e do registro de exposições experimentadas durante essas gravidezes e também em uma subcoorte aleatória de gestações. Esse delineamento seria correto, por exemplo, em uma empresa de medicina de grupo. Métodos de análise de caso-coorte são então necessários para avaliar a sobrevida gestacional da gravidez até um ponto de corte de 37 semanas, em analogia com o que tem sido proposto para estudos de aborto espontâneo (Hertz-Picciotto et al., 1989). Tais métodos de sobrevida permitem que o pesquisador modele os efeitos de exposição específicos por tempo de gestação.

A avaliação de exposições específicas para o tempo gestacional pode ser importante, se houver janelas específicas de vulnerabilidade embrionária e fetal a efeitos adversos. Verificar apenas de maneira crua se uma exposição foi experimentada em algum tempo durante a gravidez pode levar a erro de classificação e viés *de facto* (Hertz-Picciotto et al., 1996). Um problema óbvio é que as gravidezes que duram mais têm uma oportunidade maior de terem sido expostas do que aquelas que terminam cedo. Esse viés pode ser evitado pelo tratamento da exposição como tempo-dependente em uma análise de sobrevida, de modo que não se permite que o perigo atual dependa de alguma maneira de exposições futuras. Uma exposição mais detalhada de assuntos relacionados ao estudo de complicações da gravidez é suprida por Olsen e Basso (2004).

PESO AO NASCER

O peso de um recém-nascido prediz sua sobrevida melhor do que qualquer outra característica. Os bebês menores não somente têm a mortalidade mais alta, eles também estão em risco aumentado de morbidade de longa duração, inclusive de déficits neurológicos e problemas de comportamento (Illsey e Mitchell, 1984; Hack et al., 1994). Como o peso ao nascer é facilmente mensurado e rotineiramente registrado para quase todo neonato, ele se tornou uma variável comumente usada em pesquisas perinatais. Entretanto, o uso epidemiológico do peso ao nascer como um substituto para saúde perinatal apresenta algumas dificuldades. Observações recentes têm aumentado o interesse no peso ao nascer, por sugerirem um papel de experiências pré-natais, refletidas no peso ao nascer, no desenvolvimento de suscetibilidade a doenças tais como hipertensão em fase mais tardia da vida (a hipótese de "origens fetais de doença adulta" [Barker, 1995]).

Peso ao nascer dicotomizado

O peso ao nascer muitas vezes é dicotomizado em 2.500 g, em recém-nascidos de baixo peso ao nascer (RNBP), que têm mortalidade e morbidade elevadas, e bebês de peso mais alto, que estão em risco mais baixo. A prevalência de RNBP varia amplamente entre regiões, de 7% na Europa a 14% na África e a 31% no centro-sul da Ásia (Control, 1984).

Por muitos anos, presumiu-se que o parto prematuro fosse responsável pela alta mortalidade de RNBP. De fato, prematuridade e RNBP eram considerados como funcionalmente equivalentes; antes de 1961, a definição oficial de prematuridade da OMS era peso ao nascer menos que 2.500 g.

Entretanto, à medida que se acumularam dados sobre idade gestacional, tornou-se claro que metade, ou mais, dos RNBP não são prematuros, de acordo com a duração de sua gestação (Chamberlain, 1975). O reconhecimento de que há muitos nascimentos a termo entre os RNBP foi seguido, rapidamente, pela observação de que os neonatos a termo pequenos portam um risco excessivo de mortalidade. Prematuridade não pode explicar seu risco, de modo que uma nova nomenclatura foi criada. Bebês a termo que eram pequenos passaram a ser considerados como "retardo de crescimento". Uma variante da dicotomia RBPN é identificar os menores neonatos em cada idade gestacional (normalmente a partir do percentil de uma população padrão). Estes bebês são caracterizados como pequenos para idade gestacional (PIG) ou com crescimento intrauterino retardado (CIUR). Um problema com uma definição baseada em percentis atuais é que a taxa de incidência para tal síndrome é fixo. Qualquer mudança na incidência se torna, logicamente, impossível.

O termo *retardo do crescimento* atribui, implicitamente, o tamanho pequeno dos bebês com CIUR a desenvolvimento pré-natal anormal. Um salto lógico curto leva à presunção de que o baixo peso por si só é uma patologia significativa, análoga à pressão arterial alta. Se o tamanho pequeno é prejudicial, e talvez prevenível, torna-se natural buscar intervenções de saúde pública que produzam neonatos maiores (portanto "mais sadios"). Contudo, outras evidências sugerem que o caminho causal pode não ser tão simples.

Paradoxos

Comparações de RBPN entre populações podem levar a paradoxos. Em primeiro lugar, um excesso de RBPN em uma população não significa necessariamente que a população terá mortalidade infantil mais alta. Por exemplo, nascem mais RBPN do sexo feminino que do masculino, mas as meninas têm uma sobrevida melhor que os meninos. Em segundo, ao se comparar RBPN de duas populações diferentes, o grupo de RBPN com a mortalidade mais baixa frequentemente é da população com mortalidade geral mais alta. Por exemplo, em cada peso específico abaixo de 2.500 g, os bebês afro-americanos tiveram mortalidade mais baixa do que os bebês brancos, muito embora a mortalidade geral para os neonatos afro-americanos seja duas vezes aquela dos brancos (Wilcox e Russell, 1990). O mesmo é verdadeiro em comparações de recém-nascidos de mães fumantes com os de mães não fumantes (Wilcox, 1993), de gêmeos comparados com os de parto único (Buekens e Wilcox, 1993) e outros (Skjaerven et al., 1988; Wilcox e Skjaerven, 1992). Esses paradoxos levantam questões sobre a relação subjacente entre peso ao nascer e sobrevida.

Ao considerar o caminho causal, é óbvio que o baixo peso ao nascer por si só não causa desfechos adversos, mas que ele serve como um biomarcador para fatores verdadeiramente causais. A questão, portanto, é se o peso ao nascer é um correlato fiel para algum fator, tal como crescimento alterado, que está no caminho para incapacidade e morte. Para prosseguir nessa questão, examinaremos mais de perto a relação de peso ao nascer com sobrevida.

Mortalidade peso-específica

A Figura 31.2 mostra um padrão típico de mortalidade neonatal (i.e., morte dentro do primeiro mês entre os nascidos vivos) como uma função do peso ao nascer. O risco aproxima-se de 100% para os menores neonatos e declina a menos de 1% na faixa média de pesos. O risco então se eleva de novo, levemente, para os pesos maiores. Esse padrão de mortalidade específica por peso é visto consistentemente em diversas populações. O padrão não é simplesmente um reflexo de nascimentos pré-termo nos pesos mais baixos ou pós-termo nos pesos mais altos; o mesmo padrão é visto dentro de cada estrato de idade gestacional (Wilcox e Skjaerven, 1992).

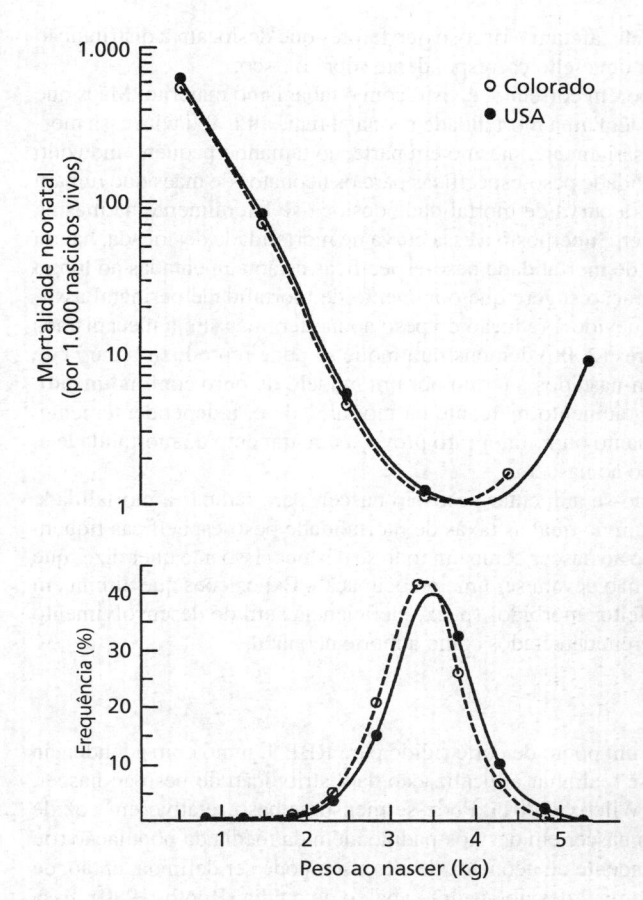

FIGURA 31.2 • Mortalidade neonatal peso-específica ao nascer e distribuição de frequência do peso ao nascer para nascimentos únicos de brancos para o Colorado e os Estados Unidos, 1984. (Reproduzida com permissão de Wilcox, 1993. Birth weight and perinatal mortality: the effect of maternal smoking. *Am J Epidemiol.* 1993;137:1098-1104.)

Se o peso ao nascer fosse o biomarcador ideal para o risco de mortalidade perinatal, então, variações no peso ao nascer deveriam ser paralelas próximas de mudanças no risco. Uma exposição que deprimisse o crescimento fetal e reduzisse os pesos ao nascer aumentaria o risco previsivelmente. Poderíamos estimar o efeito provável de tal exposição simplesmente aplicando as mortalidades peso-específicas da população geral à nova distribuição dos pesos ao nascer.

Na verdade, ao se comparar grupos de bebês, a relação entre peso ao nascer e mortalidade não se comporta de acordo com esse padrão esperado. Quando a distribuição do peso ao nascer desloca-se para pesos mais altos ou mais baixos, a curva de mortalidade correspondente move-se com ela, deslocando-se na mesma extensão. Por exemplo, no Colorado (onde a pressão média de oxigênio é reduzida por causa de altitudes elevadas), os bebês têm pesos ao nascer reduzidos, em comparação com bebês nos Estados Unidos como um todo. Ao mesmo tempo, a curva de mortalidade correspondente para esses neonatos deslocou-se para a esquerda, precisamente na mesma extensão (Fig. 31.2), de modo que a mortalidade geral de bebês do Colorado é inalterada (Wilcox, 1993). O pareamento por desvios laterais pareáveis na distribuição do peso ao nascer e na curva de mortalidade peso-específica correspondente explicam um resultado aparentemente paradoxal: o baixo peso ao nascer está aumentado no Colorado, mas a mortalidade não está. O desvio na curva de mortalidade não é o que se esperaria se o peso ao nascer estivesse no caminho causal ou fosse um substituto fiel para o risco. Em vez disso, os dados sugerem que o peso ao nascer é um fator que é suscetível à perturbação por exposições (aqui, gestação no Colorado) que não afetam o risco, e que fatores que deslocam a distribuição do peso ao nascer não precisam produzir um efeito correspondente sobre o risco.

Um fenômeno mais complicado, porém correlato, é visto com o tabagismo materno. Mães que fumam têm bebês menores, e seus filhos têm uma mortalidade neonatal mais alta. Todavia, essa mortalidade mais elevada não se deve necessariamente, mesmo em parte, ao tamanho pequeno induzido pelo fumo. A inspeção de taxas de mortalidade peso-específicas para os neonatos de mães que fumam mostra que (como no exemplo anterior) a curva de mortalidade desloca-se lateralmente na mesma extensão da distribuição do peso ao nascer. Superposto a essa curva de mortalidade deslocada, há um desvio para cima, de modo que as taxas de mortalidade peso-específicas estão aumentadas ao longo de todos os pesos ao nascer. Tal comparação sugere que o aumento de mortalidade perinatal associado ao fumo durante a gestação não é devido à redução do peso ao nascer, mas sim a mecanismos separados. De fato, Basso e colaboradores (2006) demonstraram que se pode reproduzir a curva de mortalidade peso-específicas para recém-nascidos a termo por um modelo de puro confundimento: nesse modelo, um fator raro produz um aumento marcante na mortalidade e, independentemente, uma diminuição do peso ao nascer, enquanto outro fator raro provoca um aumento da mortalidade e, independentemente, um aumento do peso ao nascer.

Pouco pode ser alcançado tentando-se aumentar pesos ao nascer, para reduzir a mortalidade neonatal. Não sabemos de exemplo algum no qual as taxas de mortalidade peso-específicas fiquem fixas, enquanto que a distribuição do peso ao nascer como um todo se desloca. Isso não quer dizer que exposições que afetam o peso ao nascer não devam ser uma preocupação. Exposições que diminuem pesos ao nascer também poderiam ter efeitos mórbidos (p. ex., deficiência sutil do desenvolvimento cerebral), que não sejam tão fáceis de serem detectados como a morte neonatal.

Peso ao nascer relativo

Os paradoxos associados à aplicação de um ponto de corte rígido para RBPN, junto com a tendência observada da curva de mortalidade de se realinhar à localização da distribuição do peso ao nascer, têm levado a abordagens alternativas (Wilcox, 2001). Pode-se mensurar peso relativo em vez de peso absoluto, expressando-se o peso ao nascer em desvios-padrão além da média da população (ou subpopulação). Uma categoria correspondente de neonatos de alto risco pode ser definida, então, de acordo com algum ponto de corte, tal como 2 desvios-padrão abaixo da média (Rooth, 1980). Essa abordagem é parecida com o critério de 10% usado para definir pequeno para a idade gestacional (PIG), mas dá o desconto para possível deslocamento da distribuição de peso ao nascer, por fatores outros que não a idade da gestação. As estimativas do desvio-padrão do peso ao nascer são exageradas em algum grau pela presença de nascituros pequenos (pré-termo) na cauda inferior da distribuição. Há métodos para evitar esse exagero, que estimam o desvio-padrão na parte predominante da distribuição (Wilcox e Russell, 1983; Umbach e Wilcox, 1996).

Sumário de peso ao nascer

O fato de que o peso ao nascer é altamente preditivo, não é evidência suficiente de que determina a sobrevida neonatal. Como tem sido mostrado, a relação entre a distribuição do peso ao nascer e a mortalidade peso-específica revela que fatores que desviam o peso ao nascer não têm efeitos prontamente previsíveis sobre a mortalidade. Como resultado, a análise de peso ao nascer como um desfecho substituto para risco de mortalidade pode ser enganosa. Além disso, o ajuste para peso ao nascer na análise de outras variáveis, como se ele fosse um confundidor, pode, realmente, produzir confundimento e distorcer resultados (Wilcox e Russell, 1983; Weinberg, 1993).

O peso ao nascer tem sido um assunto favorito de estudo, por causa de sua acessibilidade, sua precisão e sua relação aparentemente próxima com a saúde do recém-nascido. Contudo, a suposição de que o peso ao nascer oferece ao epidemiologista reprodutivo um marcador facilmente interpretável para a saúde do neonato é muito simplista. O peso ao nascer pode ser menos relevante para nossa compreensão da mortalidade e morbidade perinatal do que, por exemplo, o parto prematuro.

MORTALIDADE PERINATAL

A transição da vida intrauterina para a extrauterina é perigosa, com o risco mais alto ocorrendo durante o trabalho de parto e no período pós-parto imediato. Esse risco é dividido, comumente, em dois desfechos distintos: natimortalidade e mortalidade neonatal. A mortalidade neonatal é um conceito simples, definido como qualquer óbito nos primeiros 28 dias após o nascimento. A natimortalidade (morte fetal tardia) não é tão facilmente especificada.

Natimorto implica a morte de um feto viável antes do parto. Posto que a "viabilidade" de um feto que morreu só pode ser inferida, não há definição padrão em estatísticas vitais (e assim, na epidemiologia). Por muitos anos, viabilidade era definida como uma gravidez que avançou até pelo menos 28 semanas completas de gestação. As intervenções médicas modernas moveram para baixo o limite inferior de viabilidade, de modo que hoje em dia não é incomum que bebês sobrevivam com 24 semanas ou menos. Por consequência, a definição legal de natimorto varia agora amplamente entre jurisdições (p. ex., 16, 20, 22, 24, 28 semanas) e, algumas vezes, também inclui critérios de peso ao nascer (p. ex., 350, 400, 500, 1.000 g) (Gourbin e Masuy-Stroobant, 1995; Kowaleski, 1997).

Há outras complicações na definição de natimortalidade. Muitas vezes, há pouco para distinguir-se uma morte fetal ocorrida durante o trabalho de parto de uma que ocorreu pouco depois. Sinais de vida podem ser incertos e deixados a critério da parteira. Diferenças regionais ou culturais na definição de um óbito limítrofe como natimorto ou morte neonatal podem, portanto, enviesar ambos os desfechos. A própria idade gestacional é difícil de determinar, e diferenças populacionais nos métodos de defini-la (p. ex., data do último período menstrual *versus* exame de ultrassom precoce) podem afetar a proporção de mortes fetais definidas como natimortos. Por todas essas razões, comparações válidas de taxas de natimortalidade entre populações requerem que definições similares sejam usadas em todos os grupos. Esse ponto também se aplica à análise da mortalidade perinatal, que é a combinação de natimortalidade e mortalidade neonatal.

Mortalidade peso-específica ao nascer ou por idade gestacional

O peso ao nascer e a idade gestacional são, ambos, previsores poderosos da sobrevida perinatal. Em consequência, há uma literatura extensa sobre a análise da mortalidade perinatal, estratificada ou ajustada por essas variáveis. Problemas especiais aparecem, entretanto, quando a natimortalidade, ou a mortalidade neonatal, é estratificada por peso ao nascer e idade gestacional. A análise de natimortalidade por peso ao nascer é complicada pelo fato de que algumas mortes fetais podem ocorrer dias antes do parto. Nesses casos, presumivelmente, há perda de peso entre a morte e a expulsão do feto, contribuindo para uma associação entre baixo peso ao nascer e natimortalidade, resultante de causalidade reversa. A extensão desse problema ao alto risco observado de morte fetal tardia entre fetos pequenos não é conhecida. O enigma poderia ser evitado limitando-se a atenção aos fetos que morreram durante o trabalho de parto. Infelizmente, tal informação não está disponível rotineiramente em estatísticas vitais, a fonte de rotina de dados de natimortos para propósitos epidemiológicos.

A estratificação de natimortalidade por idade gestacional é ainda mais problemática. Tal mortalidade tem sido definida rotineiramente como o número de natimortos dividido pelo número total de nascidos vivos e natimortos, em uma dada idade gestacional. Alguns têm argumentado (Cheung, 2004; Platt, 2004) que o denominador adequado deveria incluir todas as gravidezes que ainda continuam, porque aqueles fetos também estariam em risco de morte fetal em uma dada idade gestacional. Ambas as abordagens têm limitações. Em geral, as análises de natimortalidade que estratificam por peso ao nascer ou idade gestacional devem ser realizadas com muita atenção às hipóteses biológicas subjacentes abordadas (Wilcox e Weinberg, 2004).

DEFEITOS CONGÊNITOS

Em 1941, Gregg associou um surto de rubéola a um defeito ocular raro em recém-nascidos (Gregg, 1941), o que levou à descoberta da síndrome da rubéola congênita e destronou o dogma médico de que o feto é protegido de influências adversas pela placenta. Em 1961, outro dogma caiu, quando foi reconhecida a ligação entre talidomida e defeitos de redução dos membros. Esse efeito tornou-se um paradigma para o dano que poderia ser feito ao feto por tóxicos que são benignos em outras espécies de mamíferos, e benignos (ou mesmo terapêuticos) para a mãe (Brent, 1986). Talvez o mais perturbador de tudo fosse o reconhecimento, em 1971, de que o dietilestilbestrol (DES) é um carcinógeno transplacentário, levando a um câncer raro na idade adulta (Herbst et al., 1971). Esse achado demonstrou a possibilidade de efeitos nocivos para o feto não se tornarem aparentes por décadas.

Apesar dessas descobertas, e da resultante expansão da pesquisa epidemiológica sobre defeitos congênitos, pouco se sabe sobre as causas da maioria dos defeitos. Dificuldades metodológicas frustram, persistentemente, as pesquisas nessa área. Talvez a dificuldade isolada mais importante seja a estimativa de taxas. A verdadeira incidência biológica é impossível de ser determinada, porque a maioria dos defeitos congênitos se origina nos estágios mais precoces da gravidez, quando a observação direta é praticamente impossível. Muitos embriões com defeitos não sobrevivem ao início da gravidez; a prevalência do defeito ao nascer é, portanto, uma função não apenas da incidência embriológica como também da sobrevida intrauterina. A sobrevida pode ser afetada pela gravidade do defeito (com mecanismos maternos possivelmente levando à rejeição seletiva de fetos defeituosos; Warkany, 1978) e pelo rastreamento diagnóstico que leva ao abortamento eletivo.* O aborto eletivo é uma fonte de viés particularmente provável para certos defeitos de nascença, porque o acesso ao diagnóstico pré-natal (e à decisão de usá-lo) não é aleatório. Assim, mesmo a classificação perfeita ao nascimento produziria taxas sujeitas à distorção por seleção e sobrevida diferenciais que podem variar com a exposição.

A classificação de defeitos ao nascer é, por si própria, problemática. Os defeitos congênitos são altamente heterogêneos na sua apresentação e nem todos são aparentes no parto. Muitos defeitos cardíacos, por exemplo, não se manifestam até a alta do hospital e alguns podem ficar sem diagnóstico até a vida adulta. O retardo mental pode não vir a ser aparente até bem depois do nascimento, e anormalidades sutis do desenvolvimento neurológico podem nunca vir a ser reconhecidas como de origem pré-natal. A habilidade do examinador e a meticulosidade do exame podem ter um grande efeito sobre a prevalência aparente ao nascer para um defeito particular. Com exame cuidadoso, defeitos congênitos maiores podem ser encontrados em cerca de 3% dos bebês ao nascer e entre outros 3% mais tarde (Kalter e Warkany, 1983). Defeitos menores são, pelo menos, igualmente comuns. Registros populacionais a partir de exames de rotina de recém-nascidos encontram uma prevalência geral de 2 a 3%.

A maioria dos estudos de defeitos congênitos cai em duas categorias gerais: estudos descritivos baseados em registros de população e estudos de caso-controle (que podem ser baseados em dados clínicos ou de registro). Embora os registros não tenham descoberto evidências de novos agentes teratogênicos potentes introduzidos no ambiente, os registros são limitados em seu poder de detectar novos agentes com efeitos moderados ou que afetem subgrupos pequenos da população (Khoury e Holtzman, 1987).

Até os defeitos congênitos mais comuns ocorrem em apenas 1 a 4 por 1.000 recém-nascidos, de modo que a raridade do desfecho torna a abordagem de caso-controle particularmente vantajosa. A principal questão metodológica em estudos de caso-controle de defeitos congênitos tem sido se um casal com um bebê defeituoso estará motivado (por culpa ou preocupação) a relatar mais ou menos exposições adversas do que um casal com um filho normal (MacKenzie e Lippman, 1989; Werler et al., 1989; Swan et al., 1992; Rockenbauer et al., 2001), e se o relato adicional é espúrio ou de maior acurácia do que o de outros casais.

---

* N. de T.: A legislação americana permite o aborto eletivo de fetos defeituosos, o que não ocorre no Brasil.

Uma alternativa controvertida para esse potencial viés de recordação é usar bebês com outros defeitos congênitos como controles. Há também uma vantagem prática: os pais de bebês com defeitos de nascença são mais fáceis de serem recrutados do que os pais de crianças normais. Os controles com defeitos podem, com frequência, ser captados convenientemente da mesma clínica ou do registro de defeitos congênitos como os casos. Um problema com tais controles é que – se eles compartilham etiologias com os casos (Khoury et al., 1992) – a medida de efeito pode estar viesada em direção à nulidade.

Além do mais, a evidência disponível sugere que o viés de recordação não é, necessariamente, um problema importante em estudos de caso-controle de defeitos congênitos. Uma comparação de razões de chances obtidas de dois tipos de grupo-controle não forneceu evidência alguma de que recordação diferencial de exposição seja uma preocupação importante em tais estudos (Khoury et al., 1994).

Os estudos de caso-controle de defeitos congênitos podem tirar vantagem das latências curtas dos efeitos teratogênicos. A janela de exposição relevante para a maioria dos defeitos é dentro do primeiro trimestre de gravidez. Embora esse período esteja dentro de meses da identificação na maioria dos casos, a definição temporal da exposição, mesmo que dentro daquele intervalo de desenvolvimento fetal, pode ser crucialmente importante. Os agentes teratogênicos podem ter um efeito apenas durante uma fase de organogênese muito breve. Essa precisão de tempo é difícil de ser estabelecida por memória, o que enfraquece o poder de um estudo para detectar um efeito (Khoury et al., 1992). Associações também podem ser enfraquecidas por heterogeneidade etiológica. Mesmo defeitos bem definidos têm muitas causas possíveis; um agente teratogênico isolado pode causar somente uma fração dos casos observados.

No meio dessa incerteza sobre etiologia, sabemos com certeza que há fatores genéticos e ambientais específicos que desempenham um papel na maioria dos defeitos, presumivelmente com interação entre si. Taxas de concordância em gêmeos monozigóticos são elevadas, assim como os riscos de recorrência em famílias que já tiveram uma criança com um defeito de nascença (Lie et al., 1995; Basso et al., 1999). Novos métodos de delineamento e análise podem ajudar a elucidar os efeitos de genes de suscetibilidade particular.

FATORES GENÉTICOS EM EPIDEMIOLOGIA REPRODUTIVA

Como os defeitos congênitos e algumas complicações da gravidez (e algumas doenças com início precoce, tais como autismo e leucemia linfoblástica aguda) têm suas origens durante a vida pré-natal, o genoma materno pode desempenhar um papel importante, por influenciar o ambiente pré-natal (Mitchell, 1997). Por exemplo, o genótipo da mãe pode dificultar sua capacidade de metabolizar produtos tóxicos durante a gravidez. Assim, ao explorar os componentes genéticos de risco, devem-se considerar ambos os indivíduos, e pensar sobre a unidade afetada como o par materno-fetal. Se alguém estuda somente o genótipo do bebê, ou somente o da mãe, o potencial para confundimento é forte, por causa da alta correlação entre os genótipos materno e fetal (Mitchell, 2004). Assim, um estudo de caso-controle cuidadosamente delineado incluiria pares mãe-criança casos e pares mãe-criança controles.

Um delineamento alternativo pode ser particularmente útil ao serem estudados defeitos congênitos, complicações da gravidez e condições com início precoce na vida da criança. Nesse delineamento, a prole afetada e seus dois pais (e, possivelmente, seus quatro avós [Weinberg, 2003]) são genotipados. Alelos associados com risco podem ser identificados, se forem encontrados na prole afetada com frequência maior do que a transmissão mendeliana prediria (ver também o Cap. 28). Os geneticistas têm feito uso dessa distorção aparente, comparando o número total de transmissões de pais heterozigotos a filhos afetados com uma distribuição binomial (probabilidade ½) em um procedimento de qui quadrado denominado teste de desequilíbrio de transmissão (TDT) (Spielman et al., 1993).

Uma análise de base familiar também é possível. Consideremos um lócus dialélico, de modo que cada pessoa porta zero, uma, ou duas cópias do alelo variante (não importando qual alelo é designado como a "variante"). Com base no trio de genótipos para a mãe, o pai e a criança, cada família é categorizada em uma de 15 casatas possíveis em uma tabela de contingência de desfechos genéticos com base na família. As contagens polinômicas resultantes podem ser analisadas por regressão de Poisson estratificada (Weinberg et al., 1998), que produz estimativas dos dois parâmetros de risco relativo, associados com duas cópias ou uma cópia, respectivamente, do alelo variante herdado pela criança afetada, tratando-se a prole de zero cópias como a categoria de referência. Apesar da ausência de controles, o poder estatístico dessa abordagem excede muitas vezes o do TDT (Weinberg et al., 1998) e é similar àquele de um estudo de caso-controle com o mesmo número de casos e um grupo controle de tamanho igual (Lee, 2004). Assim, em comparação com um delineamento de caso-controle que estuda tanto os casos como suas mães, a abordagem caso-pais oferece aproximadamente a mesma precisão e poder, e requer um número total menor de indivíduos genotipados.

Métodos baseados em pais também evitam preocupações sobre viés relacionado à seleção de controles, porque os pais biológicos sempre são controles inerentemente bem pareados para efeitos genéticos. Contudo, como a herança serve como um pressuposto de alavancagem para os métodos com base em pais, para o fim de validade, deve-se presumir não somente uma seleção mendeliana dos gametas, mas também que a sobrevida da prole afetada até o momento do estudo não dependa do genótipo, condicionalmente aos genótipos dos pais.

Para desenvolver intuição em relação ao motivo pelo qual a abordagem log-linear funciona, suponhamos que famílias com uma criança por casal sejam selecionadas aleatoriamente de famílias nas quais ambos os pais são heterozigotos. Pela genética mendeliana, a prole deveria ter zero, uma, ou duas cópias, com as contagens de células esperadas mostrando uma razão de 1:2:1. Se, em vez disso, amostrarmos famílias em que a criança tem um defeito congênito específico, pode-se mostrar que as contagens esperadas exibirão uma razão de $1:2R_1:R_2$, onde R_1 e R_2 são os riscos relativos associados com a herança de uma ou duas cópias do alelo variante. Esse padrão é multiplicativo na contagem esperada, correspondendo a um modelo de regressão de Poisson log-linear (ver Cap. 21), o que significa que estimativas de máxima verossimilhança e intervalos de confiança podem ser obtidos para os parâmetros de risco relativo, usando-se pacotes estatísticos amplamente disponíveis.

E se houver efeitos genéticos mediados pela mãe, por meio dos quais o fenótipo materno afete seu filho durante a gestação? Esse tipo de mecanismo causal produzirá assimetria entre os pais, as mães de crianças afetadas portando mais cópias do alelo de suscetibilidade do que os pais. Não haveria distorção em transmissões para a prole afetada. Uma simples extensão do mesmo modelo de Poisson abriga tais efeitos mediados maternalmente e permite que eles sejam diferenciados de efeitos diretos devido ao genótipo herdado pela criança (Wilcox et al., 1998). Famílias nas quais está faltando o genótipo para um dos pais (p. ex., devido à falta de participação ou à paternidade mal identificada) também podem ser usadas totalmente (Weinberg, 1999).

A abordagem caso-pais tem várias vantagens práticas e teóricas sobre um delineamento de caso-controle. Primeiro, ela requer somente famílias afetadas, que, normalmente, estão dispostos a serem estudadas. Esse delineamento também elimina a seleção de um grupo controle comparável, o que sempre é um dos aspectos mais problemáticos dos estudos de caso-controle. Segundo, a abordagem caso-pais é relativamente robusta contra viés devido à autosseleção. A "estratificação de população" genética (que ocorre quando subgrupos tendem a evitar reprodução com outros subgrupos e também diferem na prevalência do alelo e no risco basal da doença) é uma das fontes potenciais de confundimento evitadas pelo delineamento caso-pais, contanto que a análise seja condicional a genótipos paternos. (Alguns pesquisadores sugerem que a estratificação genética não é uma fonte importante de viés em diversas populações) (Wacholder et al., 2002). Pode-se também adotar o modelo para considerar efeitos devidos à *impressão*, que ocorre quando uma cópia do alelo variante pode ser expressa diferentemente, dependendo se ela veio da mãe ou do pai (Weinberg, 1999). Evidências, por exemplo, de que a impressão (*imprinting*) desempenha um papel no autismo (Nurmi et al., 2003) estão se acumulando. Finalmente, métodos estatísticos de dados faltantes podem ser utilizados para se fazer uso total dos dados de tríades incompletas (Weinberg, 1999), mesmo que o mecanismo de dados faltantes dependa do genótipo em falta (Allen et al., 2003; Chen, 2004).

Considerar o par materno-fetal como a unidade em risco leva, naturalmente, a questões sobre o potencial para efeitos sinérgicos dos genótipos fetal e materno. O exemplo da incompatibilidade materno-fetal do fator Rh é bem conhecido: se a mãe é Rh negativo (duplo nulo) e foi sensibilizada previamente por um feto Rh positivo, e o feto da gravidez atual é Rh positivo, o bebê pode sofrer de doença hemolítica do recém-nascido. O modelo log-linear foi extendido para detectar tais mecanismos causais interativos (Sinsheimer et al., 2003). Genótipos materno-fetais incompatíveis também podem estar relacionados com o risco de esquizofrenia na prole (Palmer et al., 2002). Assim, o delineamento caso-pais oferece a oportunidade de se estudar efeitos maternos, efeitos da origem parental e interações feto-maternas que seriam difíceis de elucidar com um desenho de caso-controle.

Uma extensão do modelo log-linear também possibilita ao pesquisador explorar a interação gene-ambiente na escala multiplicativa (Umbach e Weinberg, 2000). Note, contudo, que o desenho caso-pais não permite o estudo dos efeitos "principais" de exposições sem o acréscimo de controles populacionais. Não obstante, podem-se estimar os efeitos principais dos genótipos feto-maternas e avaliar desvios dos efeitos conjuntos multiplicativos entre genótipos e exposições categóricas usando-se a regressão de Poisson. Ou a mãe, ou o feto/prole, ou ambos, podem estar expostos ao fator relevante.

Interações entre genótipos e exposições contínuas, tais como o número de cigarros fumados podem ser estudadas em um arcabouço intimamente relacionado, procurando-se "efeitos" aparentes da exposição da prole sobre os padrões de transmissões de alelos dos pais para as crianças afetadas (Kistner e Weinberg, 2004), estimados por regressão logística politômica (ver Cap. 20). Observe que o delineamento é retrospectivo, e que a exposição, obviamente, não influencia a transmissão de alelos. Em vez disso, a ocorrência da doença (nossa base para amostragem) reflete, potencialmente, a transmissão prévia de alelos de risco e a co-ocorrência de exposições deletérias, que podem ter levado, juntas, ao desenvolvimento da doença, e daí à amostragem.

O delineamento caso-pais sofre de sua incapacidade de estimar efeitos "principais" da exposição, embora ele possa ser usado para estudar interações multiplicativas gene-ambiente. Uma terceira alternativa é um delineamento híbrido, que explora os melhores aspectos da abordagem caso-pais e da abordagem caso-controle de base pupulacional. Recrutam-se os casos e seus pais e também controles não relacionados e seus pais. Os pais dos controles são genotipados, mas não os próprios controles, que fornecem apenas informações não genéticas ao estudo (Weinberg e Umbach, 2005). Sob o pressuposto de que a doença é rara, e que taxas de transmissão mendeliana se aplicam à população geral, esse delineamento permite estimação eficiente de todos os parâmetros de interesse relativos a risco sob uma formulação multiplicativa.

Características quantitativas, tais como peso ao nascer, também podem ser estudadas em lugar de desfechos dicotômicos, usando-se a mesma regressão logística politômica descrita para avaliação de interação gene-exposição, mas com a característica em lugar da exposição. Em tal análise, o desfecho é o número de cópias portado pela prole, condicional aos genótipos paternos, em relação ao valor do traço (Kistner e Weinberg, 2004; Laird e Lange, 2006). Um aspecto conveniente dessa abordagem é que não se precisa presumir herança mendeliana sob a nulidade, e, assim, se ganha robustez contra efeitos potenciais do gene (e de quaisquer correlatos genéticos) sobre a sobrevida gestacional. A inferência baseia-se na distribuição de genótipos da prole, condicionada a genótipos paternos, variar entre níveis da característica quantitativa. Extensões também permitem a incorporação de dados da característica a partir de múltiplas crianças da mesma família (Kistner e Weinberg, 2004).

A disponibilidade de ferramentas para genotipagem levará, sem dúvida, a outras opções ainda para o delineamento de estudos epidemiológicos. À medida que novas hipóteses biológicas forem esboçadas, as oportunidades se expandirão para a análise da interação de fatores genéticos e ambientais. Essa pesquisa expandida poderá ter implicações poderosas sobre o modo como compreendemos não só os defeitos congênitos como muitos outros problemas de reprodução, gravidez e desenvolvimento.

APÊNDICE

Formalmente, o modelo de probabilidades proporcionais para a análise de dados de tempo para gravidez retrospectivos (baseados em gravidez ou em tentativa) ou prospectivos (baseados em estudos de coorte) tem como base os desfechos em cada mulher-ciclo de observação:

$$\ln\{\text{taxa de concepção no ciclo } i, \text{ dados } E, X_1, X_2, \ldots, X_P\} = c_i + \beta E + \beta_1 X_1 + \beta_2 X_2 + \beta_P X_P$$

onde ln denota o logaritmo natural; a taxa de concepção é a probabilidade de gravidez específica por ciclo, dado que o casal ainda esteja em risco; E é a exposição de interesse; e $X_1, X_2, \ldots, X_P$ denotam confundidores potenciais P. O parâmetro c_i denota a taxa de concepção basal para o $i°$ ciclo; com efeito, estabelecemos um conjunto de parâmetros de estrato basais para compensar o declínio da taxa de concepção com o ciclo de tentativa descrito anteriormente. A razão de fecundidade é estimada pelo exponencial da estimativa de β baseada nesse modelo. Os intervalos de confiança podem ser obtidos pelo exponencial dos limites de confiança superior e inferior, baseados no coeficiente β estimado e em seu erro padrão estimado.

Visto que esse é um modelo linear generalizado (ver Cap. 20), pode ser ajustado usando-se *software* padrão (GLIM ou SAS com o procedimento GENMOD); contudo, é preciso forçar iterações extras para garantir que se obtenha convergência. Um aspecto incômodo desse modelo é que ele pode, às vezes, resultar em probabilidades ajustadas que excedam 1,0 para casais individuais, o que ocorre sempre que seu preditor linear ajustado (o lado direito da equação acima) ultrapassar 0. Embora esse aspecto seja indesejável em um modelo e possa interferir na estimação de parâmetros, tais excursões inválidas parecem ser raras na prática, a menos que o modelo seja excessivamente parametrizado ou que haja valores absurdos nas covariáveis.

Outros modelos podem ser utilizados. O modelo de tempo discreto proposto por Cox (Cox e Oakes, 1984) usa como a função de ligação o logaritmo das chances da taxa de concepção, em vez de seu logaritmo. Com excessão disso, a formulação precedente é inalterada. Essa formulação alternativa é um modelo logístico e pode ser ajustada usando-se *software* padrão, contanto que o ciclo de tentativa seja incluído como uma variável categórica não ordenada (em SAS, uma *classe*). É importante, entretanto, estar ciente de que, quando o modelo de tempo discreto de Cox é usado, o parâmetro estimado pelo exponencial de β é agora a razão de chances de fecundidade, não a razão de fecundidade. A razão de fecundidade sempre estará mais próxima de 1,0 do que a razão de chances de fecundidade, exatamente como a razão de riscos estará mais perto de 1,0 do que a razão de chances. Visto que o desfecho aqui não é raro, os dois parâmetros podem ser bastante diferentes. O pressuposto de que a razão de fecundidade ou, alternativamente, a razão de chances de fecundidade, é constante ao longo do tempo, pode ser verificada examinando-se no modelo respectivo o coeficiente para um produto da exposição e o momento do ciclo.

CAPÍTULO 32

Epidemiologia clínica

Noel S. Weiss

Estudos da história natural de doença 752
Estudos de testes diagnósticos e de rastreamento 752
Estudos de terapia – ensaios controlados randomizados 757
   Seleção de sujeitos 758
   Seleção da medida de intervenção 759

Definição de desfechos do estudo 760
Uso de pacientes como seus próprios controles (estudos cruzados) 760
Estudos de terapia – estudos não randomizados 760
Leituras selecionadas 762

A epidemiologia clínica é o estudo da variação no desfecho de doenças e das razões para tal variação. A estratégia geral usada na epidemiologia clínica é exatamente aquela usada em outras áreas da epidemiologia: observações de eventos em grupos de indivíduos que compartilham uma característica particular, comparações de taxas dos eventos entre grupos e, então, inferências com relação ao basal para quaisquer diferenças vistas. Em estudos epidemiológicos clínicos, a característica que define o grupo pode ser um sintoma, um sinal, uma doença ou um procedimento diagnóstico ou tratamento dado para o sintoma, sinal ou doença.

As maneiras pelas quais as observações em epidemiologia clínica são estruturadas também são similares àquelas da epidemiologia. Há estudos nos quais a randomização é empregada e há outros em que não é. Entre os estudos não randomizados, pode haver comparações de dados agregados de pacientes entre áreas geográficas ou períodos de tempo ou pode haver estudos de coorte, caso-controle ou cruzados de pacientes individuais. Em relação aos estudos epidemiológicos, aqueles em epidemiologia clínica tendem a envolver randomização com maior frequência, porque:

1. a "exposição", frequentemente uma terapia, presta-se a uma randomização mais do que as exposições sob consideração na maioria dos estudos epidemiológicos (p. ex., dieta, consumo de tabaco ou álcool ou características de uma pessoa em seu ambiente);
2. os desfechos de doença considerados em estudos epidemiológicos clínicos – geralmente progressão da doença, complicações ou mortalidade – são relativamente frequentes dentro dos grupos de pacientes que estão sendo comparados, o que torna os estudos randomizados mais factíveis; e
3. em estudos epidemiológicos clínicos, há um potencial particularmente grande para confundimento na ausência de randomização. Em muitos estudos não randomizados de terapia em que uma associação foi encontrada é incerto se foi o tratamento ou o tipo de paciente a quem o tratamento foi administrado que estava relacionado com o risco alterado para progressão da doença, complicações ou mortalidade.

ESTUDOS DA HISTÓRIA NATURAL DE DOENÇA

Os estudos da história natural de doença (ou qualquer anormalidade que venha à atenção de um prestador de assistência à saúde, inclusive sintomas e sinais de doença) mensuram os desfechos de saúde em pessoas enfermas que não estão recebendo uma terapia que influencie a presença, ou a taxa, desses desfechos. A menos que a história natural seja adversa com relação à experiência de pessoas não afetadas, haveria pouco propósito em identificar e tratar a doença, sintoma ou sinal. Por exemplo, entre lactentes com uma febre de causa desconhecida, a decisão de identificar um organismo infectante que possa ser responsável pela febre (p. ex., por meio de uma hemocultura) ou de tratar a possível infecção (p. ex., com antibióticos) seria baseada, em parte, no conhecimento da frequência com que esses bebês febris desenvolviam uma ou mais complicações da infecção presumida (p. ex., meningite). Como outro exemplo, entre homens com câncer localizado da próstata, a decisão de tratar (talvez com irradiação local ou com prostatectomia radical) seria influenciada pela probabilidade de morte por câncer de próstata em tais indivíduos na ausência de terapia.

Dados de estudos de coorte (ver Cap. 7) constituem a principal fonte de informações sobre a história natural de uma doença. Por exemplo, na Suécia, durante o final da década de 1970 e início da de 1980, homens com mais de 75 anos de idade com câncer localizado da próstata e homens mais jovens com tumores localizados altamente diferenciados não receberam tratamento específico para seus tumores (Johansson et al., 1992). Suas experiências foram avaliadas em um estudo de coorte de 10 anos, no qual 19 de 223 pacientes faleceram de câncer da próstata, correspondendo a uma sobrevida relativa (i.e., sobrevida levando em conta mortalidade por outras causas) de cerca de 87%.

Estudos de caso-controle (ver Cap. 8) também podem ser usados para estudar história natural. Por exemplo, avaliações ecocardiográficas de pessoas com menos de 45 anos de idade que haviam sofrido um acidente vascular cerebral isquêmico e controles de idade semelhante revelaram uma prevalência quase idêntica de prolapso da valva mitral nos dois grupos (Gilon et al., 1999). Esses resultados servem de argumento de que profilaxia de acidente vascular cerebral não precisa ser recomendada preferencialmente para pessoas com prolapso da valva mitral. Estudos de caso-controle também podem desempenhar um papel na identificação de subgrupos de pacientes com uma dada doença que estão em risco alterado do desfecho em estudo. Por exemplo, Dornan e colaboradores (1982) procuraram caracterizar diabéticos insulino-dependentes que fossem resistentes ao desenvolvimento de retinopatia. Eles compararam pessoas com diabete de longa duração que tinham olhos normais com controles diabéticos que tinham retinopatia, pareados por duração e por idade de início do diabete, com relação a características tais como peso, pressão arterial e hábitos de fumar.

ESTUDOS DE TESTES DIAGNÓSTICOS E DE RASTREAMENTO

Testes diagnósticos ou de rastreamento são feitos para se obter informações que possam guiar a decisão de um prestador de assistência à saúde quanto a iniciar ou continuar uma intervenção terapêutica. Testes realizados em pessoas com um sintoma, ou sinal, de uma doença geralmente são chamados de *diagnósticos*, ao passo que aqueles feitos em indivíduos sem tal sintoma, ou sinal, são designados como *rastreamento*. Entretanto, a lógica por trás da decisão de realizar um teste é idêntica para os dois tipos. Tal lógica requer um julgamento de que, entre pacientes nos quais o teste é feito, os custos da doença, tanto monetários quanto físicos, junto com o custo do teste e dos erros que surgem quando ele não classifica os pacientes acuradamente, serão excedidos pelos custos da doença (tanto monetários quanto físicos) se o teste não for feito. Um resultado de teste positivo pode levar à introdução de terapia que poderia, em caso contrário, não ser considerada, tal como prostatectomia seguinte a teste positivo para antígeno prostático específico no soro, que leve a um diagnóstico de câncer. Alternativamente, um teste negativo pode levar à decisão de *não* iniciar terapia, que, em caso contrário, teria sido administrada (ver o exemplo adiante).

Para avaliar a validade de um teste, os resultados que ele fornece podem ser comparados com uma mensuração "verdadeira" do estado fisiológico, bioquímico ou patológico que o teste está buscando caracterizar ou com a ocorrência de progressão da doença ou de uma complicação da doença que o resultado do teste busca predizer. Por exemplo, a pressão arterial avaliada por um esfigmomanômetro pode ser comparada com leituras obtidas com mensurações diretas da pressão intra-arterial ou com a ocorrência subsequente de acidente vascular cerebral, ou ainda com outras formas de doença cardiovascular. Em epidemiologia clínica, o interesse particular está na capacidade do teste de prever progressão ou complicações.

O exemplo a seguir introduzirá as maneiras pelas quais a validade de um teste pode ser mensurada.

Embora a maioria das pessoas que sofrem um infarto agudo do miocárdio (IM) experimente dor torácica, a maioria das pessoas com dor torácica tem outra base para seus sintomas. Entretanto, por causa da letalidade potencial de um IM, os médicos internam em hospital muitos pacientes com dor torácica por um período de tempo, até que estejam razoavelmente seguros de que um IM não tenha ocorrido. Em uma tentativa de evitar hospitalização para esses pacientes com dor torácica, mas não com infarto, vários pesquisadores (Goldman et al., 1982) procuraram desenvolver critérios clínicos para predizer melhor a presença de IM. Para todos os pacientes com dor torácica que foram vistos em um serviço de emergência por um período de vários meses, foram obtidas informações sobre as características no tempo em que o paciente foi visto e sobre o *status* de cada paciente 6 a 10 meses mais tarde. Em alguma extensão, a presença de IM, determinada durante a internação ou o período de seguimento por alterações em eletrocardiograma (ECG), níveis séricos elevados de enzimas cardíacas ou anormalidades em testes com radionuclídeos, foi prevista por um algoritmo que levou em consideração anormalidades do ECG presentes durante a visita ao serviço de emergência, a natureza e duração de sintomas presentes na ocasião e a idade do paciente. Pessoas classificadas como positivas ou negativas, de acordo com o algoritmo, tinham experimentado um IM, conforme mostrado na Tabela 32.1.

A validade dos critérios clínicos (o "teste") poderia ser descrita em termos do grau em que as pessoas com e sem a condição sob estudo (IM) foram classificadas corretamente. Assim, a percentagem de pessoas com um infarto cujo teste foi positivo pelos critérios clínicos – a "sensibilidade" dos critérios – foi 50/55 = 90,9%. A percentagem de pessoas sem um infarto que foram corretamente classificadas como negativas pelos critérios – a "especificidade" – foi 211/302 = 69,9%.

Alternativamente, a validade dos critérios poderia ser expressa como a extensão à qual ser categorizado como positivo ou negativo realmente prevê a presença de IM. Nesse exemplo, a percentagem de pessoas que foram julgadas clinicamente positivas e nas quais se constatou um infarto – o valor preditivo de um teste positivo (VP+) – foi 50/141 = 35,5%, a percentagem que era clinicamente negativa, e que realmente não tinha ocorrido infarto – o valor preditivo de um teste negativo (VP –) – foi 211/216 = 97,7%. Essas medidas estão resumidas na Tabela 32.2.

Visto que os valores preditivos – as probabilidades de que uma pessoa com teste positivo (ou negativo) tem, ou desenvolverá, a doença ou complicação – fornecem os resultados que se aplicam mais diretamente à decisão de usar ou não um dado teste, é importante haver capacidade de estimá-los,

TABELA 32.1

Validade de critérios de sala de emergência para infarto do miocárdio

Critérios de sala de emergência para IM	IM Presente		
	Sim	Não	Total
Positivos	50	91	141
Negativos	5	211	216
Total	55	302	357

TABELA 32.2

Medidas da validade de um teste diagnóstico ou de rastreamento

Resultado do teste	Critério de referência			Resultado do teste	Critério de referência		
	Positivo	Negativo			Infarto	Sem infarto	
Positivo	a	b	a + b	Positivo	50	91	141
Negativo	c	d	c + d	Negativo	5	211	216
	a + c	b + d	n		55	302	357

Termo	Geral	Exemplo	Definição
Sensibilidade	a/(a + c)	50/55 (90,9%)	Proporção daqueles com a condição que têm um teste positivo
Especificidade	d/(b + d)	211/302 (69,9%)	Proporção daqueles sem a condição que têm um teste negativo
VP +	a/(a + b)[a]	50/141 (35,5%)	Proporção daqueles com um teste positivo que têm a condição
VP −	d/(c + d)[a]	211/216 (97,7%)	Proporção daqueles com um teste negativo que não têm a condição

[a] Significativo somente se (a + c)/n representa a proporção real dos positivos na população relevante.

mesmo quando os dados não são coletados de tal modo a calculá-los diretamente. No exemplo seguinte, dados de um estudo de caso-controle hipotético de previsores de IM são apresentados, em que 33 casos e 33 não casos foram escolhidos para o estudo. A Tabela 32.3 mostra o que acontece quando as proporções de pacientes clinicamente positivos e clinicamente negativos, entre casos e não casos, espelham aquelas dos pacientes com dor torácica na sala de emergência [(50/55) × 33 = 30 casos e (91/302) × 33 = 10 não casos com testes positivos].

Seria incorreto calcular VP + como 30/40, ou VP − como 23/26. Os valores preditivos dependem do número relativo de pessoas nos grupos com e sem infarto, e, neste exemplo, os números foram estabelecidos arbitrariamente (um controle para um paciente com infarto). A sensibilidade e a especificidade dos critérios de rastreamento, entretanto, podem ser determinadas acuradamente (cada uma é calculada *dentro* do grupo de casos de IM e não casos, respectivamente). Se a frequência da condição para a qual está sendo feito o rastreamento pode ser estimada, ambos os valores preditivos também podem ser estimados. As fórmulas seguintes são usadas para fazer isso.

$$VP+ = \frac{\Pr(D)}{\Pr(D) + \frac{1 - \Pr(D)}{RV+}} \quad [32.1]$$

onde $\Pr(D)$ é a frequência relativa da condição para a qual o teste está sendo realizado, e $RV+$, a razão de verossimilhança para um teste positivo, é

$$\frac{\text{sensibilidade}}{1 - \text{especificidade}}$$

A segunda fórmula é

$$VP- = \frac{\Pr(1 - D)}{\Pr(1 - D) + (\Pr(D) \times RV-)} \quad [32.2]$$

onde $\Pr(1 - D)$ é a frequência relativa de pacientes que *não* têm a condição e RV, a razão de verossimilhança para um teste negativo, é

$$\frac{1 - \text{sensibilidade}}{\text{especificidade}}$$

No exemplo presente,

$$\Pr(D) = 55/357 = 0{,}1541,\ \Pr(1 - D) = 302/357 = 0{,}8459$$

Dos dados de caso-controle, estimamos

$$RV+ = \frac{30/33}{1 - (23/33)} = 3{,}0$$

$$RV- = \frac{1 - (30/33)}{23/33} = 0{,}1304$$

Assim,

$$VP+ = \frac{0{,}1541}{0{,}1541 + \dfrac{1 - 0{,}1541}{3{,}0}} = 0{,}353$$

e

$$VP- = \frac{0{,}8459}{0{,}8459 + (0{,}1541)(0{,}1304)} = 0{,}977$$

Exceto pelo arredondamento, esses valores são idênticos àqueles obtidos do grupo completo de pacientes (Tab. 32.1).

Os resultados de muitas formas de testes médicos são disponíveis não apenas como uma dicotomia – positivo *versus* negativo – mas como uma característica graduada (p. ex., uma concentração de sódio sérico). Contudo, para os objetivos de tomada de decisão médica, geralmente consideramos os resultados de testes, tais como esses, em não mais do que poucas categorias, mesmo que isso signifique o agrupamento de pessoas cujos resultados de testes são apenas grosseiramente semelhantes entre si. Por exemplo, o algoritmo utilizado por Goldman e colaboradores para predizer a presença de IM em pessoas com dor torácica indubitavelmente produziu uma faixa ampla de escores, mas a decisão que confrontou o médico que tratou um paciente com dor torácica – hospitalizá-lo ou não – estimulou a combinação de escores para obter um resultado dicotômico. Mesmo assim, algumas das medidas de acurácia de testes apresentadas anteriormente se aplicam, até se houver mais de dois resultados possíveis do teste. Como um exemplo, os resultados do algoritmo que caracterizava pes-

TABELA 32.3

Resultados de um estudo de caso-controle hipotético de teste para IM

Resultado do teste	IM		Total
	Sim	Não	
Positivo	30	10	40
Negativo	3	23	26

soas com dor torácica concebivelmente poderiam ter sido usados para classificá-las em três grupos: "fortemente positivo", "positivo limítrofe" e "negativo".

Suponhamos que a presença de IM nessas pessoas foi como exibido na Tabela 32.4. Entre pessoas que, com base em seus sinais e sintomas, foram "fortemente positivas", 46,3% tinham um infarto do miocárdio. Os valores correspondentes para pessoas com resultado "positivo limítrofe" e "negativo" foram 20,3 e 2,3%, respectivamente. Cada um desses valores preditivos pode ser comparado não somente um com o outro, mas também com a probabilidade de um IM estar presente sem considerar os resultados do algoritmo (55/357 = 15,4%). Em um delineamento de caso-controle, uma estimativa acurada desses valores preditivos pode ser obtida pelo uso de razões de verossimilhança e uma estimativa da verdadeira prevalência da condição que o teste busca identificar (Weiss, 2006).

Uma ou mais medidas da validade de um teste podem ser estimadas erroneamente se (a) em termos de gravidade, os pacientes com a condição (p. ex., IM) para os quais dados estão disponíveis não são típicos de pacientes com a condição na população para a qual se destina o teste ou (b) para testes diagnósticos se as proporções de sujeitos do estudo que fazem e não fazem o teste deixam de refletir aquelas dos pacientes aos quais os resultados devem ser aplicados. Esses assuntos são discutidos com maior detalhe em outras publicações (Begg, 1987; Weiss, 2006).

A capacidade de um teste de levar a desfechos de doença melhores em uma dada população é influenciada pela frequência da condição, ou anormalidade, que está sendo pesquisada, o grau ao qual o teste possibilita que a condição, ou anormalidade, seja detectada antes que ela, ou suas consequências, seja de outro modo evidente, e o grau pelo qual o tratamento precoce da condição, ou anormalidade, seja melhor que o tratamento tardio ou nenhum tratamento. Para a maioria dos testes, informações como essas são geradas em estudos separados. Por exemplo, o valor do rastreamento da pressão arterial na redução da mortalidade por doença cardiovascular foi determinado pela realização de três tipos de estudo:

1. Levantamentos da prevalência de hipertensão arterial
2. Investigações do aumento relativo da mortalidade por doença cardiovascular em pessoas com hipertensão arterial
3. Comparações de hipertensos tratados e não tratados, com relação à mortalidade por doença cardiovascular

Um estudo isolado que tenta determinar se todos os requisitos são satisfeitos (um estudo de tipo "um-passo"; Weiss, 2006) normalmente é bem menos factível do que cada uma das investigações componentes. Um estudo de um passo compararia as taxas de progressão da doença, ou de complicações da doença, entre dois grupos de pessoas:

1. Aquelas que fizeram o teste e então receberam tratamento baseado no resultado

TABELA 32.4

Desempenho hipotético de um teste de três níveis para predizer a presença de IM

Resultado do teste	IM Sim	IM Não	Total
Fortemente positivo	38 (46,3%)	44 (53,7%)	82
Positivo limítrofe	12 (20,3%)	47 (79,7%)	59
Negativo	5 (2,3%)	211 (97,7%)	216
	55 (15,4%)	302 (84,6%)	357

2. Pessoas que não fizeram o teste e, assim, seu tratamento (ou falta dele) não foi guiado pelo resultado

Os estudos do tipo um-passo tentam avaliar, em agregado, os efeitos de acurácia do teste e eficácia do tratamento precoce. Tipicamente, eles precisam de um grande número de sujeitos, porque, via de regra, a maioria dos indivíduos não tem testes positivos ou não têm a condição sendo pesquisada. Não obstante, estudos desse tipo são requeridos quando todos (ou quase todos) os pacientes cujos resultados de certo teste são positivos recebem tratamento em consequência (excluindo, assim, o estudo tipo 3). Essa situação é comum em testes de rastreamento para câncer. Por exemplo, uma mulher que tem uma mamografia positiva, ou que descobre ter um tumor retal durante uma sigmoidoscopia de rastreamento, não terá o tratamento retido; não se pode fazer uma comparação de tratamento *versus* sem tratamento no câncer de mama, ou de reto, detectado por rastreamento.

Os estudos do tipo um-passo podem empregar qualquer um dos delineamentos tradicionais. Por exemplo, a capacidade do rastreamento para câncer colorretal reduzir a mortalidade daquela doença tem sido avaliada por ensaios controlados randomizados (indivíduos alocados aleatoriamente para fazer ou não o teste de sangue oculto nas fezes), estudos de coorte (comparação de mortalidade por câncer colorretal entre pessoas que fizeram ou não a sigmoidoscopia de rastreamento) e estudos de caso-controle (uma comparação de casos fatais de câncer colorretal e controles para uma história de sigmoidoscopia prévia). Estudos ecológicos também têm o potencial de ajudar na avaliação da eficácia do rastreamento. Por exemplo, discutivelmente, os dados mais convincentes que sustentam a eficácia do rastreamento para câncer do colo uterino vêm de uma comparação de mortalidade por este tipo de câncer nos países nórdicos que introduziram tal rastreamento em larga escala e naqueles que não o fizeram (Day, 1984).

ESTUDOS DE TERAPIA – ENSAIOS CONTROLADOS RANDOMIZADOS

Os ensaios controlados randomizados de intervenções terapêuticas são aqueles em que (a) os pacientes são alocados a um de dois ou mais grupos aos quais se oferecem medidas terapêuticas diferentes; (b) apenas o acaso dita se um paciente em particular será designado para um grupo particular; e (c) pacientes em cada grupo são monitorados para a regressão de sua doença, a ocorrência do evento que a terapia busca prevenir ou a ocorrência de efeitos indesejáveis. Embora os ensaios controlados randomizados tenham um papel importante a desempenhar na identificação de efeitos adversos da terapia, que são relativamente comuns e ocorrem relativamente cedo depois que a terapia é iniciada, o seu papel primário é avaliar a eficácia do tratamento. Os ensaios randomizados fornecem resultados que podem ser interpretados com relativa facilidade, pois a preocupação comum em estudos não randomizados de eficácia de tratamento – que os vários grupos de terapia tivessem probabilidades inerentemente desiguais de reagir bem – é uma questão menor quando somente o acaso determina a alocação aos grupos.

Em relação a estudos de grupos de pacientes nos quais não houve randomização, os ensaios controlados randomizados são intensamente trabalhosos e geralmente envolvem um alto custo por paciente. O custo relativamente elevado, além das dificuldades que podem ocorrer ao estimularem os pacientes e seus médicos a participarem ativamente de um estudo, impede muitos ensaios randomizados de arrolarem um grande número de participantes. Frequentemente, tais estudos incluem de poucas dúzias a poucas centenas de pacientes. Ensaios desse tamanho podem avaliar grandes diferenças entre tratamentos, mas podem ter precisão estatística inadequada para avaliar uma verdadeira influência pequena ou moderada do tratamento. Por essa razão, as pessoas que planejam um ensaio randomizado muitas vezes se empenham para incorporar um ou mais aspectos de delineamento, que aumentem a sensibilidade (capacidade de detectar um efeito do tratamento) do ensaio. Tal aumento pode ser possível pela atenção cuidadosa na seleção de sujeitos, na medida de intervenção e na definição dos desfechos do estudo. Além disso, um delineamento em que pacientes servem como seus próprios controles pode levar, algumas vezes, a maior eficiência. Apesar desses métodos para aumentar a eficiência, poucos ensaios randomizados são grandes o bastante para avaliar efeitos adversos raros relacionados com o tratamento. Como será descrito adiante, tais desfechos adversos frequentemente são descobertos a partir de sistemas de relatos espontâneos ou de estudos não randomizados conduzidos após as terapias terem sido adotadas amplamente.

Seleção de sujeitos

Um estudo realizado na Inglaterra e País de Gales fez uma seleção aleatória de 1.017 mulheres de 50 a 69 anos de idade, sobreviventes a um primeiro IM, para receber valerato de estradiol (2 mg/dia) ou um placebo por 2 anos a partir do momento da alta hospitalar (The Esprit team, 2002). Apesar dos esforços dos pesquisadores para restringir a participação no ensaio de mulheres que aderissem ao seu regime alocado – sujeitos potenciais eram visitadas duas vezes enquanto estavam no hospital e recebiam informações detalhadas sobre o estudo –, a não adesão após a randomização foi alta. Aos 3 meses depois da alta, apenas 74% das mulheres estavam tomando seu preparado designado e com 1 ano somente 59% o faziam. Por causa do baixo nível de adesão, o achado do ensaio de nenhuma diferença em recorrência de IM e morte cardíaca entre mulheres nos dois grupos de tratamento tem duas interpretações plausíveis: (a) não há efeito do valerato de estradiol nessa dose sobre esses desfechos cardíacos *versus* (b) um verdadeiro efeito modesto da droga foi subestimado por causa da alta proporção de participantes que não recebeu as intervenções por uma duração adequada.

Em um esforço para manter o efeito da não adesão a um mínimo, muitos ensaios controlados randomizados começam com uma fase de entrada (*run-in*), na qual todos os sujeitos potenciais recebem um placebo ou uma terapia de controle. Determina-se sua adesão ao regime, e somente aqueles com boa adesão são admitidos na parte randomizada do estudo. A mensuração da adesão pode tomar muitas formas (contagem de pílulas, testes bioquímicos, etc.). O objetivo, porém, é identificar e eliminar, antes do começo do estudo, pacientes com alta probabilidade de não aderir ao regime oferecido, porque a não adesão pode complicar muito a análise apropriada e a interpretação de um ensaio randomizado. Somente a categoria de tratamento alocada (original) é randomizada, e os sujeitos mudam para outros tratamentos de modo não aleatório. Daí haver um grande potencial para confundimento em comparações baseadas apenas no tratamento real (recebido).

Há vários métodos para lidar com esse problema de confundimento, cada qual com forças e fraquezas. O método mais comumente usado é chamado de análise de *intenção de tratar*, no qual a não adesão é ignorada e os sujeitos são comparados com base em sua categoria alocada de tratamento. A vantagem desse método é que ele elimina o confundimento descrito aqui. A desvantagem de uma análise de intenção de tratar é que ela tenderá a subestimar o tamanho do efeito que um tratamento pode ter. Essencialmente, o tratamento designado é uma medida com erro de classificação no tratamento recebido, e, assim, não se pode esperar que produza estimativas sem viés do efeito do tratamento recebido (ver Cap. 9), isto é, da "eficácia" do tratamento. Na extensão em que o nível de não adesão no ensaio reflita aquele na população-alvo – sem dúvida, isso não é uma ocorrência comum – as estimativas de intenção de tratar serão uma boa medida de "efetividade", isto é, o efeito da intervenção para todos os quais ela é oferecida.

É plausível que a não adesão em alguns ensaios randomizados não se deva à percepção dos participantes do estudo da falta de eficácia do tratamento, nem a um efeito indesejável do tratamento. Por exemplo, entre pessoas alocadas para receber um dado tratamento pode haver algumas que não o recebam de modo algum. Em tais exemplos, podem ser tomadas medidas para remover o viés que, em caso contrário, estaria presente em uma análise de intenção de tratar. Uma abordagem envolve monitorar a ocorrência de desfechos em aderentes e não aderentes, e então usar esses dados para estimar a ocorrência de desfecho entre aderentes ao tratamento e suas hipotéticas contrapartes no braço controle do ensaio (Sommer e Zeger, 1991; Cuzick et al., 1997; Greenland, 2000b). Esses métodos são discutidos no Capítulo 12, sob o cabeçalho de variáveis instrumentais. Uma abordagem correlata é discutida no Capítulo 21, sob o tópico de g-estimação para problemas de não adesão.

Métodos analíticos convencionais, que se baseiam em tratamento real, em vez de no tratamento alocado pela randomização original (análise "como tratado"), estão sujeitos a viés por fatores que influenciam a adesão pelos indivíduos no estudo ao tratamento designado pela randomização. Para reduzir tal viés, o pesquisador pode ajustar para confundimento controlando variáveis que, pensa-se, afetam tanto a adesão (portanto, tratamento recebido) como o desfecho. O problema com essa abordagem é que (como em muitos estudos não experimentais) raramente se pode estar confiante de que houve registro e controle adequados de um conjunto suficiente de confundidores.

Outra abordagem é simplesmente eliminar da análise os não aderentes (análise "por protocolo"), o que está sujeito a ainda mais confundimento do que a análise "como tratado". Se a adesão é afetada pelo tratamento e por fatores de risco não controlados para o desfecho, o tratamento se tornará associado com (e por isso confundido por) aqueles fatores entre os aderentes (ver Cap. 9). Por exemplo, há terapias que, se efetivas, se espera que produzam melhora demonstrável no *status* do paciente antes que termine o curso completo de terapia. Seria esperado que os pacientes que não completassem o curso total fossem desproporcionalmente numerosos no grupo alocado à terapia que é, realmente, menos efetiva. Em tais situações, a eliminação de pacientes com um curso de tratamento incompleto da análise diminuirá a eficácia estimada da terapia superior. Em outros exemplos, a eliminação de não aderentes pode inflar a eficácia estimada.

Mesmo quando o tratamento, ou o desfecho, não influenciar a adesão de modo direto, deixar de levar em conta os grupos originalmente alocados pode levar a um resultado viesado. Um exemplo instrutivo vem de um ensaio randomizado em que, em um esforço para reduzir a mortalidade cardíaca, clofibrato (um agente que baixa a concentração de colesterol no soro) ou um placebo foram administrados a pacientes que haviam sofrido um IM (Coronary Drug Project Research Group, 1980). Durante 5 anos do estudo, a adesão ao regime prescrito foi monitorada tanto no grupo de tratamento como no de placebo. Foi descoberto que a mortalidade cumulativa não diferiu entre os grupos. Cerca de 15% daqueles que tinham aderido ao tratamento atribuído (aderiram 80% ou mais do tempo) faleceram subsequentemente, independentemente de qual regime havia sido prescrito. A mortalidade de pessoas que tinham menos de 80% de aderência foi de cerca de 27%. Se, na análise, os pesquisadores houvessem colocado os pacientes não aderentes ao clofibrato no grupo placebo, teriam encontrado uma associação espúria de desfechos favoráveis com o uso do clofibrato.

Algumas vezes, a natureza do tratamento que está sendo avaliado não se presta a uma fase *run-in* (p. ex., um procedimento cirúrgico). Em tais estudos, a randomização de pacientes deve ser tão próxima quanto possível do tempo da administração real da terapia. Considere, por exemplo, um ensaio randomizado de cirurgia de revisão em mulheres com, inicialmente, câncer avançado de ovário, que estavam em remissão clínica após cirurgia mais quimioterapia (Luesley et al., 1988). A interpretação desse ensaio foi dificultada pela randomização relativamente precoce das mulheres – ela ocorreu antes que a resposta à quimioterapia inicial houvesse sido determinada e antes que todas as pacientes tivessem concordado em participar do estudo – e isso fez com que uma fração considerável das mulheres não recebesse o tratamento para o qual haviam sido randomizadas.

Seleção da medida de intervenção

É importante fazer com que a intervenção real selecionada para estudo seja tão diferente quanto possível do tratamento a ser recebido pelos pacientes controles, dentro da faixa do que se acredita ser possível e ético para uma condição particular. Por exemplo, em um ensaio randomizado cujo propósito é mensurar em que grau uma dieta pobre em gorduras saturadas pode reduzir a recorrência de IM, seria desejável buscar uma modificação dietética que fosse substancial. É mais fácil para um ensaio randomizado (ou para qualquer estudo epidemiológico ou clínico) documentar uma associação grande do que pequena, e se o risco de recorrência de IM realmente varia monotonamente com ingestão de gordura saturada, quanto maior é a diferença dietética maior será o efeito sobre o risco.

Definição de desfechos do estudo

Algumas condições que se está tentando tratar ou prevenir têm antecedentes mensuráveis. Por exemplo, depois de tratamento para câncer, uma morte pela doença normalmente é precedida por recorrência do tumor ou metástase. A morte por arritmia ventricular após um IM muitas vezes é precedida por episódios não fatais de arritmia ventricular. Morte neonatal pode ser uma consequência de prematuridade. Visto que um dos fatores que limitam o poder de um estudo randomizado é o número de desfechos observados, e como essas condições antecedentes muitas vezes ocorrem mais comumente do que os próprios desfechos, o monitoramento e a análise de tais antecedentes deveriam aumentar a eficiência estatística do estudo.

Deveríamos ficar satisfeitos em aceitar o aumento de eficiência, contanto que a análise da ocorrência de tal condição antecedente levasse à mesma conclusão a que levaria um estudo de um número maior de pacientes, no qual o próprio desfecho fosse mensurado. É necessário, entretanto, ser altamente criterioso na seleção de tais desfechos: em numerosos exemplos, tem sido aprendido que condições antecedentes que, plausivelmente, eram altamente relacionadas com um desfecho de interesse particular, acabaram não sendo assim. Por exemplo, alguns agentes que podem reduzir a *ocorrência* de uma forma de arritmia cardíaca, as despolarizações prematuras ventriculares, na verdade aumentam a *mortalidade* por arritmia cardíaca (Echt et al., 1991).

Uso de pacientes como seus próprios controles (estudos cruzados)

Os estudos da eficácia de terapias que pretendem reduzir a frequência ou gravidade de problemas crônicos, recorrentes, tais como convulsões, dor artrítica ou ondas de calor da menopausa, podem levar a estimativas mais precisas, se o sujeito puder servir como seu próprio controle (Hills e Armitage, 1979). Avaliando o mesmo sujeito em ocasiões diferentes, na presença e na ausência da terapia em estudo, a variabilidade *entre* sujeitos na frequência ou gravidade do problema não turvará verdadeiras diferenças em eficácia. Essa meta pode ser alcançada experimentalmente em um delineamento *cruzado*, no qual os pacientes recebem tratamentos diferentes em períodos de tempo distintos. A terapia particular a ser administrada primeiro é selecionada ao acaso para cada paciente. As taxas de eventos desfechos (p. ex., convulsões) ou categorias de sintomas (p. ex., dor articular) que estão presentes durante ou no fim dos períodos de tempo são comparadas dentro de sujeitos individuais do estudo. Concede-se tempo suficiente entre períodos de tratamento para permitir que os efeitos da intervenção previamente administrada se dissipem. Assim, os estudos cruzados são apropriados para avaliar a eficácia de medidas terapêuticas somente quando o efeito desaparece rapidamente após a suspensão.

Também é possível conduzir estudos de pacientes individuais durante o curso de vários períodos escolhidos aleatoriamente, durante os quais um tratamento ou uma intervenção controle são fornecidos. Tal estudo "*N* de 1" (Guyatt et al., 1986; Mcleod et al., 1986) compararia a experiência agregada daquele paciente (p. ex., com relação a sintomas) durante ou imediatamente depois dos intervalos de tratamento e controle, e teria o potencial de determinar qual terapia tem maior sucesso para o indívuduo.

ESTUDOS DE TERAPIA – ESTUDOS NÃO RANDOMIZADOS

Muitos efeitos importantes de terapia não pretendidos (efeitos colaterais) não são comuns e nem ocorrem em um tempo curto (i.e., menos que várias semanas) após a administração do tratamento. Conforme mencionado antes, a maioria dos ensaios randomizados não tem tamanho, nem duração, para avaliar tais efeitos, de modo que é necessário confiar em outros métodos se quisermos aprender sobre sua existência. Eventos adversos que são relatados a fabricantes farmacêuticos por pacientes (e/ou por seus médicos) que usaram um produto particular frequentemente servem como pistas quanto à presença de um efeito negativo não pretendido. Se há números substanciais de relatos pertinentes a uma condição bastante incomum – tais como as centenas de relatos de lesão hepática em usuários do diurético ticrinafeno, que levaram à retirada dessa droga do mercado, em 1 ano de sua introdução (Zimmerman et al., 1984) –, pode não ser necessário um estudo fármaco-epidemiológico formal da questão para formar um julgamento de uma relação causa-efeito. Em outras circunstâncias, uma comparação de eventos adversos relatados para drogas diferentes com uma indicação similar e tempo semelhante de entrada no mercado, em combinação com dados de vendas sobre as drogas, pode ser informativa. Por exemplo, a frequência de relatos de rabdomiólise, quase cem vezes mais alta em usuários de cerivastatina comparada com atorvastatina, levando em consideração o número estimado de usuários de cada droga, forneceu evidências convincentes de um perigo particular associado ao uso de cerivastatina (Staffa et al., 2002).

Todavia, na maioria dos exemplos, estudos não randomizados formais são necessários para documentar a segurança das terapias. Felizmente, os fatores que influenciam a necessidade de um paciente em particular ou a escolha de uma determinada terapia muitas vezes não estão relacionados com o risco de aquele paciente desenvolver o efeito não pretendido. Por exemplo, os pacientes que receberam a cerivastatina em vez da atorvastatina provavelmente não eram predispostos à rabdomiólise. Assim, muitos estudos de seguimento e de caso-controle podem fornecer uma estimativa válida da frequência relativa de desfechos de saúde não pretendidos em recipientes de um dado tratamento. Com o advento de dados computadorizados sobre o uso de medicamentos de prescrição e desfechos de saúde, entre pessoas inscritas em planos de seguro de saúde, tornou-se particularmente factível avaliar efeitos potenciais indesejados do uso de medicamentos (Ray, 2003; Strom, 2000).

Só raramente os estudos não randomizados podem oferecer estimativa válida da eficácia de um tratamento. Na maioria das situações, as diferenças mensuradas entre as experiências de grupos de pacientes que recebem tratamentos alternativos são, primariamente, resultantes de desigualdades subjacentes entre os grupos, com relação a chances de progressão ou de complicações. Em outras palavras, os pacientes são selecionados para terapias diferentes com base em indicações clínicas. Se, como é de se esperar, tais indicações também forem fatores prognósticos, as estimativas de eficácia do tratamento tornam-se confundidas por esses fatores. Frequentemente, esse fenômeno é designado como *confundimento por indicação* (Strom, 2000; MacMahon, 2003). Para aliviar esse problema, devem ser empregadas estratégias para prevenir e controlar confundimento (tais como restrição, pareamento e estratificação; ver Caps. 11 e 15), embora tais estratégias só possam funcionar na medida em que os fatores relevantes possam ser mensurados com precisão.

Um problema que pode afligir todos os estudos (seja de desfechos desejados ou não) é que os pacientes que recebem terapias diferentes podem ser monitorados diferentemente (avaliação diferencial do desfecho). Tal problema pode resultar em diferenças espúrias em desfechos, mas pode ser evitado se forem adotadas providências para garantir monitoramento comparável dos vários grupos de tratamento. Contudo, mesmo que o monitoramento seja idêntico entre os grupos comparados, as associações observadas serão viesadas por confirmação incompleta (uma forma de mensuração não diferencial do desfecho; ver Cap. 9), geralmente em direção à nulidade.

Os problemas apresentados, com frequência, não podem ser abordados completamente por métodos de delineamento e análise. Contudo, os desfechos de estudos podem ter algum valor, se o tamanho da diferença observada no desfecho entre os grupos de tratamento exceder substancialmente aquela que poderia ser esperada com base nas diferenças inerentes entre os grupos no que diz respeito a fatores prognósticos (p. ex., gravidade da doença), ou viés devido a erro de classificação do desfecho. Entretanto, pode ser necessária análise de sensibilidade (ver Cap. 19) para se fazer tais argumentos.

Para ilustrar esse ponto, considere os dois exemplos seguintes. O primeiro dá um resultado que *não pode* ser considerado como uma estimativa válida de eficácia terapêutica. Entre 106 mulheres com câncer de ovário avançado, que se submeteram à cirurgia primária seguida por quimioterapia, 32 foram submetidas, mais tarde, a operações secundárias de citorredução (Berek et al., 1983). Em 12 mulheres, a citorredução foi "ótima" (i.e., diâmetro da maior massa tumoral residual <1,5 cm), e entre elas a sobrevida mediana foi de 20 meses. Nas 20 mulheres remanescentes, o procedimento foi "não ótimo", e entre elas a sobrevida mediana foi de 5 meses. A conclusão dos autores foi que "a ressecção de doença macroscópica que persiste depois do término da quimioterapia aumenta a sobrevida." A conclusão é indevidamente otimista: a sobrevida maior do grupo "ótimo" pode, com a mesma facilidade, ter sido tanto o resultado de seu prognóstico inerentemente melhor, como influência da própria cirurgia.

Contraste o exemplo precedente com uma avaliação de transplante de medula óssea em 24 crianças, que tiveram recidiva de leucemia linfoblástica aguda, após um curso inicial de quimioterapia (Johnson et al., 1981). Ao fim de um período médio de seguimento de cerca de 2 anos, 11 destas crianças estavam vivas, em comparação com apenas duas de 21 crianças que tiveram recidiva, mas que receberam somente quimioterapia adicional. As crianças não haviam sido alocadas de modo aleatório aos dois grupos de tratamento; em vez disso, àquelas que tiveram um doador HLA idêntico disponível foi oferecido o transplante de medula, ao passo que às outras, não. Como não há razão para acreditar que a disponibilidade de um doador HLA idêntico se correlacione, se é que há alguma correlação, com sobrevida nessa doença, parece muito provável que a diferença em sobrevida seja quase totalmente o resultado de uma diferença na eficácia das duas abordagens terapêuticas.

LEITURAS SELECIONADAS

Numerosos livros têm sido escritos que contêm em seu título as palavras "epidemiologia clínica" ou que abordam predominantemente esse tópico, inclusive Feinstein (1985), Fletcher e Fletcher (2005), Hulley e colaboradores (2001), Katz (2001), Kramer (1988), Sackett e colaboradores (1991) e Weiss (2006). Provavelmente, como testemunho da relativa juventude da epidemiologia clínica como uma entidade distinta, esses livros diferem consideravelmente um do outro, não só em sua ênfase como em seu conteúdo.

CAPÍTULO 33

Metanálise

Sander Greenland e Keith O'Rourke

Preliminares 763
  A natureza da metanálise 763
  Quando a metanálise é necessária? 765
  Objetivos da metanálise 765
  Conduzindo uma metanálise sólida e confiável 766
Tarefas iniciais de uma metanálise 767
  Especificando as variáveis do estudo 767
  Identificação do estudo 768
  Quantificação de efeitos 769
  Modelos de regressão 770
Reanálise estatística de estudos individuais 771
  Extração de estimativas 772
  Ajustes usando estimativas externas de confundimento 773
  Ajustes para viés de seleção e erro de classificação 775
  Regressão sobre taxas e razões 777
  Estimação a partir de relatórios empregando apenas categorias amplas de exposição 779

Estimação de coeficientes a partir de relatórios apresentando apenas níveis médios de exposição 780
  Relatando os resultados 780
Métodos estatísticos para metanálise 782
  Métodos básicos 782
  Métodos de metarregressão 787
Problemas na aplicação de métodos 792
  Superconclusividade 792
  Viés de agregação 793
  Viés de publicação 793
  Questões de tamanho de estudo 794
  Viés na exclusão de estudos 795
Alguns métodos a evitar 795
  Registro qualitativo (contagem de votos) 795
  Gráficos de dispersão de estatísticas de testes 797
  Coeficientes padronizados, correlações e tamanhos de efeito 797
  Pontuação da qualidade 797
Papel e limitações da metanálise 798
Conclusão 798

PRELIMINARES

A natureza da metanálise

Metanálise diz respeito à análise de múltiplos estudos, inclusive técnicas estatísticas, para fundir e contrastar resultados entre estudos. Sinônimos e termos correlatos incluem síntese de pesquisa, síntese de delineamento cruzado, revisão sistemática, visão geral sistemática, agregação e auditoria científica. O termo metanálise pode ser utilizado para se referir apenas aos aspectos quantitativos da revisão. Qualquer que seja o termo, esses métodos enfocam contrastar ou combinar resultados de diferentes estudos, na esperança de identificar padrões entre os resultados dos estudos, fontes de discordância ou outras relações de interesse que possam aparecer no contexto de múltiplos estudos. Tais métodos têm sido parte da pesquisa educacional, na ciência social, política e médica por décadas (Louis et al., 1985; Yusuf et al., 1987; Sacks et al. 1987; L'Abbe et al., 1987; Mosteller e Chalmers, 1992). Livros sobre metanálise na assistência médica já estão disponíveis há algum tempo (Eddy et al., 1992; Pettiti, 1994a; Chalmers e Altman, 1995; Mulrow e Cook, 1998; Glasziou et al., 2001, Egger et al., 2001).

A metanálise não tem sido parte da epidemiologia, em parte por objeções (Shapiro, 1994) e em parte por necessidades urgentes menos óbvias. Ciências sociais e tópicos médicos frequentemente envolvem centenas de estudos, dos quais os pesquisadores de políticas precisam retirar algumas recomendações simples (Eddy et al., 1992; Pettiti, 1994a). Como resultado, tem havido grande pressão para o aprimoramento de técnicas de resumo nesses campos. Em contraste, poucos estudos epidemiológicos de tópicos específicos têm sido realizados, e a comunidade epidemiológica parece estar mais receptiva a inferências experimentais limitadas com base em revisões narrativas. Entretanto, negligenciar aspectos quantitativos de revisões seria semelhante a apresentar um estudo e fornecer apenas uma discussão narrativa de dados brutos, sem nenhuma tentativa de agrupar e comparar os desfechos dos sujeitos.

A metanálise pode ser vista como a transferência da boa prática analítica de um estudo único para o contexto de estudo múltiplo. Ela começa com uma avaliação crítica e meticulosa dos dados disponíveis de maneira explícita e inteiramente reprodutível por outros. A necessidade de identificar, abstrair e analisar dados de estudos múltiplos é equiparável à necessidade de estudos únicos de identificar indivíduos elegíveis, abstrair suas informações e analisar os dados resultantes, sumarizando informação entre os sujeitos.

Existem, entretanto, diferenças cruciais entre a análise de um estudo único e a condução de uma metanálise. Em qualquer estudo único com credibilidade, um único protocolo explícito é aplicado para localizar e recrutar os sujeitos e coletar os dados. Na verdade, a homogeneidade do protocolo de estudo é presumida por meio de métodos estatísticos padronizados, como aqueles descritos na Seção III deste livro. Em contraste, o extremo oposto reside em uma metanálise. Estudos são conduzidos por várias razões, que podem ou não estar relacionadas à questão de interesse de quem realiza a metanálise. Estudos diferentes podem empregar protocolos muito diversos para coletar, analisar e relatar seus dados. O resultado é que o condutor da metanálise se vê diante de uma coleção de dados com uma heterogeneidade marcante, algumas vezes tão intensa que os métodos estatísticos padrão são injustificáveis, senão impossíveis. Por exemplo, em uma revisão da relação entre *status* socioeconômico (SSE) e leucemia infantil, Poole e colaboradores (2006) encontraram uma diferença tão grande entre definição e mensuração do SSE, que só puderam justificar contrastes qualitativos entre os resultados dos estudos.

A situação metanalítica é análoga a um estudo individual no qual cada indivíduo é selecionado de acordo com critérios de elegibilidade diferentes e teve dados obtidos por métodos diferentes – alguns por entrevista pessoal, alguns por questionários via correio e outros por meio de prontuários com formulários diferentes utilizados para cada sujeito. Portanto, não se deveria esperar que a tarefa analítica fosse tão simples em uma metanálise quanto em um estudo isolado, e seria de se esperar que os resultados fossem afetados por fontes de incerteza (tais como diferenças entre protocolos de pesquisa) que estão ausentes em estudos individuais. Essas fontes extras de incerteza precisam ser reconhecidas e abordadas explicitamente.

A diversidade de métodos de pesquisa pode ser vista como uma oportunidade para se descobrir a extensão em que o contexto do estudo e seus métodos influenciam o resultado da pesquisa – fazendo da metanálise uma pesquisa sobre pesquisas e seus resultados. No exemplo do SSE e leucemia na infância, houve uma clara divergência entre os estudos ecológicos iniciais (que mostraram largamente associações positivas) e os estudos mais recentes de caso-controle (que mostram principalmente associações inversas). Mesmo que não surja nenhum padrão, documentar que a literatura atual não corrobora a inferência é valioso.

O presente capítulo fornece uma visão geral e uma ilustração dos princípios básicos e dos métodos quantitativos para revisar a literatura epidemiológica típica. Os exemplos dizem respeito a estudos não experimentais de variáveis antecedentes facilmente definidas e a desfechos discretos e não recorrentes (embora facilmente definidas não signifique, necessariamente, facilmente mensuráveis).

Focamos as situações em que a maioria dos resultados de pesquisa, ou todos eles, estão disponíveis apenas na forma de artigos de revistas, e, portanto, alguns detalhes cruciais de determinados estudos estão faltando. Não vamos abordar metanálises de ensaios randomizados nem revisões gerais nas quais os dados originais são acumulados e reanalisados como um combinado de bancos de dados, embora muitas das preocupações básicas e métodos se apliquem (Sutton et al., 2000; Senn, 2000; Whitehead, 2002).

Quando a metanálise é necessária?

A maioria dos pesquisadores quer ver estudos individuais colocados no contexto de estudos prévios, como evidenciado pela inclusão da seção de revisão de literatura na maioria dos artigos de pesquisa publicados. A metanálise oferece um tratamento mais rigoroso e coerente dos trabalhos de pesquisa anteriores do que as revisões narrativas típicas. Alguns comentaristas têm até sugerido que nenhum resultado de ensaio randomizado deveria ser publicado sem a inclusão de uma metanálise no lugar da seção de revisão de literatura descritiva (O'Rourke e Detsky, 1989). De forma semelhante, devido ao rápido crescimento da literatura epidemiológica, a revisão narrativa tradicional pode não ser mais uma forma confiável de resumir a pesquisa em determinadas áreas.

Embora não tenhamos dúvidas de que uma metanálise bem conduzida fornece informação valiosa para colocar um estudo novo no contexto e guiar seu delineamento e sua interpretação, o pensamento e o esforço necessários para conduzir uma metanálise confiável podem ser excessivos para se exigir dos autores dessas pesquisas. Esses autores também terão um conflito intrínseco de interesse devido ao seu envolvimento no novo estudo, que necessita ser avaliado criticamente no contexto de todos os outros estudos. Essa limitação prática tem levado alguns comentaristas a sugerir que relatos de estudos isolados não precisariam incluir conclusões nem revisar a literatura em detalhe. Em vez disso, sugerem que relatos de estudos isolados devam se concentrar em descrever seus métodos e dados com tantos detalhes quanto for possível, para facilitar metanálises posteriores sobre o assunto (Greenland et al., 2004). Metanálises conduzidas separadamente de um estudo isolado reduzem o risco de que a metanálise seja influenciada demais por esse estudo e possa ser publicada como artigo separado, fornecendo muito mais detalhes da literatura e da metanálise do que poderia ser colocado em combinação com o relato do estudo isolado.

Outra questão é a ideia de que autores de um estudo relevante terão um conflito de interesse intrínseco com a metanálise por seu estudo precisar ser criticamente avaliado em relação a outros estudos. Embora os autores envolvidos em um estudo relevante possam ser os mais qualificados para conduzir a metanálise, recomenda-se que a sua metanálise reconheça esse possível conflito, indicando sua autoria de estudos considerados para inclusão na metanálise (Stelfox et al., 1998).

Objetivos da metanálise

Uma controvérsia importante diz respeito à questão de o objetivo primário da metanálise dever ser a estimação de um efeito médio entre os estudos (um objetivo sintético) ou a identificação e a estimação de diferenças entre os efeitos específicos de estudos (um objetivo analítico) (Maclure, 1993). A abordagem sintética é bem estabelecida na literatura de ensaios clínicos, mas tem sido alvo de críticas duras por vários autores, especialmente em epidemiologia (O'Rourke e Detsky, 1989; Greenland, 1994d, 1994e, 1994f; Shapiro, 1994; Thompson, 1994). Independentemente da abordagem, uma metanálise consistente precisa avaliar as limitações de cada estudo, assim como as lacunas em toda a literatura que está sendo avaliada.

Um problema importante de uma metanálise puramente sintética é ela poder dar uma falsa impressão de consistência entre os resultados dos estudos, especialmente quando os resultados do estudo individual são muito imprecisos para revelar inconsistências. Portanto, não deveria haver compulsão para produzir uma estimativa combinada, principalmente quando a informação de origem sugere que nenhuma estimativa como tal seria capaz de captar a diversidade dos resultados dos estudos. Em vez disso, se deveria procurar identificar variações sistemáticas (heterogeneidade) nos resultados dos estudos. Calcular médias deveria ser limitado aos resultados que poderiam ser razoavelmente esperados como similares entre os estudos. Como em muitas diretrizes para metanálise, o mesmo cuidado se aplica à análise de estudos individuais. Por exemplo, em um estudo isolado, seria inapropriado combinar estimativas específicas por sexo dos efeitos de terapias para câncer baseadas em hormônios.

Nenhuma metanálise pode compensar pelos limites inerentes de dados não experimentais para fazer inferências sobre efeitos causais. Mesmo que alguém aborde uma metanálise tendo um objetivo sintético como aspecto mais importante, é imperativo, no entanto, procurar variações sistemáticas em estimativas entre os estudos e os delineamentos de estudos e relatar qualquer padrão sugestivo (como sempre, independentemente de serem "estatisticamente significativos"). Quem conduz uma metanálise deve lembrar-se de que mesmo que as variações entre os estudos pareçam ser não mais que frutos do acaso, ainda é possível que todos os estudos tenham sofrido erros sistemáticos semelhantes ou tenham erro na mesma direção.

Deve-se ter em mente, também, que a coleção de todos os estudos sobre um tópico é perigosa: alguns mal executados, alguns possivelmente mal relatados e outros não publicados. Cada estudo deveria ser visto criticamente, com o olhar voltado tanto para contradições quanto para omissões. Algumas vezes, dados desfavoráveis ao patrocinador de uma pesquisa, ou à hipótese favorita do pesquisador, ficam escondidos (Berenson, 2005). Em outros casos, os dados podem ficar sem publicação, ou ser difíceis de achar, simplesmente porque não eram de interesse primário. Por exemplo, em muitos estudos o SSE é coletado secundariamente como um potencial confundidor, e, por isso, é relatado apenas descritivamente, se o for (Poole et al., 2006). Além disso, muitos estudos relatam apenas associações "estatisticamente significativas". Como consequência, resultados não significativos críticos ficam sem publicação, e as associações relatadas podem ser aquelas das análises mais "significativas", tornando-as não representativas de todos os dados disponíveis. Esse tipo de viés de seleção tem sido documentado em ensaios clínicos randomizados (Chan et al., 2004). Portanto, um dos objetivos da metanálise deve ser avaliar a extensão de tal viés, um tópico ao qual iremos retornar sob o título de viés de publicação.

Conduzindo uma metanálise sólida e confiável

Como qualquer estudo científico, uma metanálise ideal deve seguir um protocolo explícito que seja completamente reproduzível por outros. Esse ideal é difícil de alcançar, mas satisfazer certas condições pode aumentar a solidez (validade) e a credibilidade (confiabilidade). Entre essas condições, incluímos as seguintes:

1. Um conjunto claramente definido de perguntas para abordar na pesquisa.
2. Um protocolo de trabalho explícito e detalhado.
3. Uma estratégia de pesquisa de literatura reproduzível.
4. Critérios de inclusão e exclusão explícitos, com um motivo lógico para cada um deles.
5. Ausência de sobreposição de estudos incluídos (uso de sujeitos separados em diferentes estudos incluídos) ou uso de métodos estatísticos que deem conta da sobreposição.
6. Reanálise dos estudos incluídos de acordo com a necessidade e viabilidade (o que pode exigir mais informações dos autores dos estudos).
7. Uma listagem ou exposição gráfica dos resultados ou insumos de estudos individuais, junto com uma listagem do que se considera as diferenças clínicas ou metodológicas mais relevantes entre os estudos, de forma que as análises possam ser facilmente reproduzidas por outros.
8. Análise explanatória das diferenças entre os resultados dos estudos, com o objetivo de encontrar qualquer relação sistemática entre as propriedades dos estudos e os resultados destes. As propriedades dos estudos incluem características clínicas e biológicas da população em questão (p. ex., estudos de homens *versus* estudos de mulheres), assim como propriedades metodológi-

cas (p. ex., delineamento do estudo, métodos de mensuração, suscetibilidade a erros de mensuração e modo e extensão do controle de confundidores).
9. Evitar métodos analíticos inválidos, mesmo que estes sejam populares (como aqueles baseados em tamanhos de efeito ou coeficientes padronizados).
10. Sumário das limitações e deficiências conhecidas dos que fazem metanálise, junto com algumas indicações (ou análise) de como esses problemas podem ter afetado os resultados metanalíticos.

Embora não necessariamente relevante para a validade de uma metanálise, também pode ser útil formular sugestões para pesquisas futuras, a fim de ajudar a superar as limitações e os pontos fracos identificados no item 10, além de oportunidades de pesquisa possivelmente promissoras que possam ter surgido.

As seções seguintes discutem a maioria dessas considerações em detalhe. Ilustraremos pontos com uma metanálise relativamente transparente da associação do consumo de café com a doença cardíaca coronariana (Greenland, 1993e). Essa ilustração está agora ultrapassada, mas é usada aqui por simplicidade e conveniência, embora os pontos feitos possam ser aplicados para qualquer análise mais nova sobre esse tópico.

TAREFAS INICIAIS DE UMA METANÁLISE

Quando se determina as tarefas necessárias em uma metanálise, é importante definir claramente os componentes principais. Questões de pesquisa com foco pobre podem levar a decisões pobres sobre o que incluir na pesquisa e como resumir. Existem vários componentes-chave para uma questão bem formulada. Uma questão definida com clareza será razoavelmente precisa em especificar as exposições e os desfechos em estudo e as populações para as quais a metanálise se aplicará (p. ex., crianças, mulheres em idade fértil, idosos, etc.).

Especificando as variáveis do estudo

Desfecho

O desfecho "doença cardíaca coronariana" inclui desfechos tão heterogêneos como morte súbita cardíaca, infarto do miocárdio e angina do peito. Além disso, essas subcategorias representam subdivisões não mutuamente exclusivas nem completamente exaustivas do desfecho. Beber café poderia afetar o risco de uma, ou de algumas, mas não de todas essas subcategorias, caso em que seu efeito no desfecho bruto da doença coronariana poderia ser um eco diluído do seu efeito primário. Entretanto, os efeitos do café poderiam ser similares ao longo dessas categorias, caso em que a precisão máxima seria obtida considerando toda doença cardíaca coronariana como desfecho. Após considerar essas possibilidades, o revisor deve decidir entre estreitar a revisão para apenas uma subcategoria (p. ex., infarto agudo do miocárdio) e reconhecer a irrelevância potencial dos achados para outras subcategorias (digamos, angina) ou realizar uma metanálise em várias ou todas as subcategorias.

Exposição

Outro item que requer especificação precisa é a variável antecedente ou exposição sob estudo. Por exemplo, muitos estudos sobre dieta e saúde na realidade enfocam nutrientes (p. ex., cálcio e β-caroteno), em vez de fatores dietéticos (p. ex., leite e verduras). Cada um é um tópico legítimo de estudo, mas qual escolher tem implicações profundas para questões como confundimento e erros de mensuração. Tomando novamente o assunto café-doença cardíaca, deve-se decidir entre estudar o efeito da cafeína ou o do café. Um estudo de cafeína demandaria consideração do tipo de café consumido (comum ou descafeinado), assim como consumo de chá e refrigerante de cola.

Confundidores

Tendo especificado precisamente a exposição e o desfecho do estudo, deve-se identificar potenciais confundidores. Identificando-se os confundidores, observa-se que, só porque uma variável tem o potencial de confundir, não significa que a falta de seu controle leva a um viés importante. No entanto, alguns confundidores podem ser geralmente considerados tão importantes que qualquer relato que deixe de ajustá-los completamente será imediatamente suspeito. Um exemplo é fumo de cigarros no estudo de café e doença cardíaca.

Mediadores

Embora este problema seja frequentemente negligenciado, pode ser importante identificar mediadores em potencial (variáveis ao longo de um possível caminho causal da exposição para o desfecho). Variáveis mediadoras, se controladas em uma análise, enviesam as estimativas de efeito, embora não necessariamente, em direção à nulidade (i.e., em direção a não encontrar efeito) (ver Caps. 9 e 12). Apesar desses problemas, em muitas áreas do assunto, estudos relatam rotineiramente estimativas de efeito ajustadas para mediadores em potencial. Por exemplo, na literatura sobre café e doença cardíaca, o colesterol sérico é usado frequentemente para ajuste, apesar do efeito potencial do café nos lipídios séricos (Jacobsen e Thelle, 1987; Stensvold et al., 1989; Pietinen et al., 1990; Zock et al., Salvaggio et al., 1991).

Modificadores da medida de efeito

Por fim, deve-se também tentar identificar modificadores potencialmente importantes da medida de efeito em estudo, especialmente modificadores de efeito qualitativos, ou seja, variáveis para as quais o fator de estudo tenha um efeito dentro de algumas, mas não de todas as categorias, ou tenha efeitos opostos entre elas. A identificação de modificadores quantitativos de medida de efeito depende de qual medida de efeito é relatada.

Identificação do estudo

Uma tarefa difícil, mas crucial, é identificar estudos que registraram a exposição e o desfecho de interesse. Uma procura em bancos de dados informatizados (p. ex., MEDLINE) pode fornecer um começo razoável, mas frequentemente é insuficiente, porque nem todos os estudos são incluídos em tais bancos. Em particular, alguns estudos podem não ser publicados, alguns podem ser publicados apenas como resumos, ou em jornais que não estão incluídos no banco de dados, e outros podem obter dados relevantes, mas não publicá-los. É claro que identificar todos os dados pode ser impossível, mas deve-se procurar em cada relato identificado referências sobre relatos ainda não identificados. Pode-se também questionar os pesquisadores na área do assunto para verificar se eles têm conhecimento de dados não publicados.

Uma relação sistemática entre resultados de estudo e chance de inclusão na metanálise (por meio de critérios de exclusão inapropriados ou falta de procura meticulosa por estudos) é uma fonte de viés nesta. Tal viés de seleção de estudos é análogo ao viés de seleção de sujeitos em estudos individuais e é uma preocupação importante em algumas áreas. Uma forma específica e comum de viés de seleção de estudos, descrita anteriormente, é o *viés de publicação*, que é a falha sistemática em publicar ou relatar certos tipos de resultados. Existem evidências de que o viés de publicação é comum na epidemiologia (Min e Dickersin, 2005), fato que será discutido em uma seção posterior. Restringir a análise a artigos publicados pode somente agravar essa fonte de viés de seleção de estudos. A única ressalva de tal viés é procurar cuidadosamente resultados publicados e não publicados por meio de métodos como perguntas diretas entre os pesquisadores da área.

Quantificação de efeitos

Para quantificar efeitos, é necessário especificar como os efeitos serão medidos. A mensuração de efeito quantifica a mudança na ocorrência do desfecho em estudo, que resultaria da mudança de uma população-alvo de interesse inteira de uma categoria de exposição para outra (ver Cap. 4). A mensuração utilizada na grande maioria dos relatos epidemiológicos é o risco relativo, que mede a mudança proporcional na incidência produzida por mudar de uma categoria de exposição para outra. Assim, o risco relativo para o efeito de beber cinco xícaras de café por dia *versus* nenhuma sobre a incidência de infarto do miocárdio poderia ser especificado como a razão de taxas, o aumento proporcional na taxa de incidência produzido por beber café entre os que bebem 5 xícaras de café por dia, em uma coorte específica, após 12 anos de seguimento. Esse efeito idealmente seria estimado de maneira consistente por uma razão de taxas ajustada para a coorte, na qual é possível ajustar perfeitamente para todos os confundidores, os erros de classificação e as perdas de seguimento. É claro que outras mensurações de efeito podem ser de interesse maior – por exemplo, a diferença de riscos está mais intimamente relacionada a modelos para interação biológica e assuntos de saúde pública (ver Cap. 5) –, mas poucas são tão comumente publicadas ou tão fáceis de extrair de dados publicados como as estimativas de risco relativo.

Se o desfecho em estudo é raro em todas as populações e os subgrupos sob revisão, pode-se ignorar as distinções entre as várias medidas de risco relativo (p. ex., razões de riscos, razões de taxas e razões de chances). Essas distinções podem ser importantes; contudo, ao se considerar desfechos comuns, especialmente em delineamento e análise de caso-controle (ver Cap. 4 para mais detalhes).

A especificação da população e do seguimento na definição de efeito é necessária, porque raramente existe qualquer base para acreditar que o efeito será idêntico entre populações ou períodos de seguimento diferentes. Contudo, a suposição de que a mensuração de um efeito particular é homogênea entre as populações e os períodos de seguimento está implícita, muitas vezes, em revisões informais. De acordo com essa suposição, o objetivo de uma metanálise pode ser concisamente estipulado como, por exemplo, estimar o risco relativo do efeito da exposição sobre o desfecho. Frequentemente, a suposição de homogeneidade é enfraquecida levemente para permitir que o logaritmo verdadeiro (causal) do risco relativo possa variar de modo simétrico, mas aleatório, entre os estudos. Sob esse pressuposto de efeitos aleatórios, o objetivo geralmente se torna estimar a média geométrica do risco relativo. Ocasionalmente, alguma medida de disseminação ou variabilidade de riscos relativos pode ser de interesse igual ou maior.

Visto que muitos fatores (tanto metodológicos quanto biológicos) que poderiam afetar as estimativas de risco relativo variam entre estudos, a suposição de homogeneidade é, no máximo, uma ficção conveniente. Dessa maneira, a variação nesses fatores tende a ser sistemática, tornando a distribuição aleatória de efeitos fiction al, e qualquer mensuração de média ou disseminação de riscos relativos potencialmente enganosa. Assim, o pesquisador deve estar preparado para questionar e descartar essas suposições, especialmente se as distribuições de modificadores suspeitos de medidas de efeito variarem entre as populações fonte dos estudos. Por exemplo, um estudo sobre café e infarto do miocárdio foi restrito a mulheres entre 30 e 49 anos (Rosenberg et al.,1980). A suposição de que o efeito estimado por esse estudo é igual ao encontrado em estudos sem restrições (ou em estudos apenas com homens) deveria ser descartada, se muita variação no efeito entre sexo ou idade é esperada ou observada. Além disso, se tal variação existir, é (por definição) uma variação sistemática entre sexo e idade e, portanto, não é um efeito aleatório.

Variações metodológicas também levarão à variação sistemática nas quantidades estimadas por diferentes estudos. Por exemplo, dados de entrevista estão sujeitos a erros de mensuração bem diferentes daqueles dos dados de prontuários médicos. A variação metodológica, entretanto, envolve variação em viés, e não o efeito real sob estudo e, portanto, não é modificação de medida de efeito.

Além disso, diferente da variação real de efeito do tratamento, a variação metodológica não é de qualquer interesse biológico intrínseco para a aplicação clínica ou científica subjacente.

Embora a suposição de homogeneidade possa ser testada estatisticamente (como descrito adiante), os testes têm pouco poder na maioria dos cenários epidemiológicos (Greenland, 1983). Consequentemente, um valor P ($P > 0,05$) "não significativo" não fornece justificativa para a suposição. Esse problema é algumas vezes abordado parcialmente, requerendo-se um ponto de corte mais alto (p. ex., $P > 0,20$) antes de usar a suposição. Uma abordagem mais elaborada considera estimativas de intervalo para a magnitude da variação de medida de efeito, assim como expectativas contextuais (informação *a priori*) sobre ser provável que a medida de efeito escolhida varie muito entre os estudos.

Modelos de regressão

Riscos relativos são convenientes para se trabalhar quando os efeitos de variáveis dicotômicas estão sendo examinados, tais como o uso de cinto de segurança em um estudo de ferimentos por colisões. Entretanto, quando a exposição de interesse é uma quantidade, como consumo de café, é melhor levar em consideração diferentes níveis médios de exposição entre as categorias "expostas", em diferentes estudos (Hertz-Picciotto e Neutra, 1994; Greenland, 1995b). A análise de regressão é a maneira mais fácil de fazer isso. Os Capítulos 20 e 21 revisam modelos e métodos de análise de regressão em geral; aqui focamos alguns aspectos que são importantes para a metanálise.

Especificar um modelo para mensuração de efeito é um passo importante em uma metanálise (Greenland, 1987d; Rubin, 1990b). Esse passo não necessita ser altamente técnico, mas deve ser razoavelmente preciso. Dentro de um contexto de regressão, a medida de efeito é o coeficiente (ou coeficientes) para exposição. Considere um estudo de seguimento sobre café e infarto do miocárdio com ingestão de café mensurada como média de xícaras por dia. Usando um modelo de risco proporcional com coeficiente de café β, e^β é a razão de taxa (mudança proporcional na taxa) incorrida por 1 xícara ao dia de aumento na ingestão de café. De maneira semelhante, e^β de um modelo logístico é a razão de chances (mudança proporcional nas chances) incorrida por 1 xícara ao dia de aumento na ingestão de café (ver Cap. 20). Naturalmente, essas interpretações causais presumem que todos os confundidores importantes tenham sido adequadamente controlados, o que pode ser verdadeiro em alguns (mas geralmente não em todos) estudos; mesmo quando é verdadeiro, viés de seleção e erros de mensuração distorcerão a estimativa resultante.

Na maioria das situações epidemiológicas (p. ex., doenças raras), o coeficiente logístico pode ser tratado como uma aproximação do coeficiente do modelo de Cox (Green e Symons, 1983; Efron, 1988). Em ambas as formulações, o coeficiente β de exposição no modelo é a medida de efeito. Assim, seria possível estabelecer os objetivos primários de uma metanálise de risco relativo como (1) determinar se o coeficiente de exposição β não é zero em qualquer das populações do estudo, e (2) medir e explicar variações em β entre estudos.

Tanto o modelo de Cox como o logístico são tipos de modelos exponenciais (multiplicativos). A ausência de termos de produto em tais modelos automaticamente implica uma relação multiplicativa entre exposição e efeitos de covariáveis da seguinte forma: dado um valor basal (referência) x_0 para exposição, a taxa de doença na categoria de exposição x_1 relativa à taxa de exposição x_0 será sempre $\exp[\beta(x_1 - x_0)]$, independentemente dos valores das covariáveis. Essa relação implica que em um relato comparando apenas duas categorias de exposição, digamos, x_1 e x_0, e fornecendo uma estimativa ajustada de risco relativo, RR_a, uma estimativa b do coeficiente de regressão β é dada por $(\ln RR_a)/(x_1 - x_0)$, onde "ln" é o logaritmo natural. Por exemplo, em um estudo sobre consumo de café e infarto do miocárdio que compare apenas os que bebem cinco xícaras de café por dia com os que não bebem e dê uma estimativa de razão de taxas ajustada de 2,5, uma estimativa do coeficiente de regressão de Cox seria $b = (\ln 2,5)/(5 - 0) = 0,18$.

Embora os modelos exponenciais sejam convenientes para se trabalhar, as relações que eles implicam podem representar mal a exposição real e os efeitos de covariáveis. Por exemplo, efeitos multiplicativos de exposição-covariável nem sempre são biologicamente realistas. Os modelos também implicam relações exponenciais dose-resposta entre as variáveis preditoras e a mensuração de incidência, que raramente são plausíveis. Por exemplo, o modelo de Cox dado anteriormente para o efeito de consumo de café sobre o infarto do miocárdio implica que a taxa de infarto aumenta exponencialmente com o consumo de café (mantendo constantes as outras variáveis).

Idealmente, o modelo exponencial multiplicativo deve ser avaliado contra vários modelos alternativos. Se o modelo não funcionar, entretanto, ainda pode ser usado como um artifício para estimar riscos relativos sumários. Dentro da amplitude central dos preditores (variável independente e covariáveis) em estudo, um modelo ajustado pode fornecer estimativas aceitavelmente acuradas de riscos relativos, se estes não forem grandes demais, mesmo que o modelo em si seja moderadamente violado no geral (Maldonado e Greenland, 1993b; Greenland e Maldonado, 1994). Contudo, suponhamos que o efeito do café sobre o risco de infarto do miocárdio seja linear (risco = $\alpha + \beta_x$), mas que um modelo de risco exponencial = $\exp(\alpha + \beta_x)$ esteja ajustado para os dados, e suponhamos ainda que, nos dados, proporções substanciais dos sujeitos consomem zero xícaras de café por dia e cinco ou mais xícaras por dia. Então, em conjuntos de dados típicos, $\exp(b5)$, a estimativa de risco relativo para cinco xícaras *versus* zero xícaras, obtida do modelo exponencial, não estará longe do resultado que teria sido conseguido usando-se o modelo linear (correto). Contudo, se poucos, ou nenhum, beberam 10 ou mais xícaras por dia, geralmente haveria viés para cima na estimativa $\exp(b10)$ do risco relativo para 10 xícaras *versus* zero xícaras obtida do modelo.

REANÁLISE ESTATÍSTICA DE ESTUDOS INDIVIDUAIS

Idealmente, seriam obtidos os dados brutos de cada estudo que registrou a exposição e desfecho de interesse, transformados esses conjuntos de dados em um formato comum, unidos os conjuntos de dados e analisados os dados combinados em uma *análise combinada*. Essas tarefas demandariam algumas diretrizes. Por exemplo, teria que ser incluída uma variável que identificasse o estudo do qual cada sujeito veio; essa variável permitiria que se analisasse a variação de efeito entre os estudos. Também teria que ser dedicado muito trabalho para produção de um formato comum para os dados de diferentes estudos, especialmente dados os problemas, muitas vezes extensos, de bases de dados muito diferentes, entre os estudos. Por exemplo, algumas variáveis (p. ex., hábitos de fumar) poderiam não estar registradas em alguns estudos, e se teria que atribuir a todos os sujeitos daqueles estudos um código de valor faltante para as variáveis não registradas. Entretanto, os métodos estatísticos usados para estudos isolados poderiam ser aplicados aos dados combinados, contanto que se lidasse apropriadamente com os dados faltantes, e se analisasse o identificador do estudo como uma variável potencial modificadora (examinando produtos dos indicadores dos estudos com as variáveis de exposição). Métodos mais elaborados podem ser requeridos para desfechos contínuos (Higgins et al., 2001)

Infelizmente, o ideal precedente com frequência é inatingível em cenários epidemiológicos. Dados de estudos originais podem ter sido descartados, ou os pesquisadores podem se recusar a ceder seus dados. Mesmo que os pesquisadores forneçam o que acreditam ser os dados do estudo finalizado, uma editoração posterior pode ter tornado impossível replicar fielmente seus achados publicados anteriores e estabelecer alguma confiança no que eles forneceram. Muitas vezes há troca de pessoal, e o cuidado inicial tomado para garantir a validade dos dados e da análise durante a submissão do estudo não é completamente documentado. Se (como é mais comum) dados não publicados não podem ser obtidos, a metanálise tem que confiar nos dados disponíveis em relatos de pesquisa circulados (p. ex., artigos publicados). Visto que relatos de pesquisa em geral somente apresentam reduções de dados e estatísticas sumárias, em vez dos dados completos, é preciso recorrer a métodos um tanto brutos para extrair ou construir estimativas sumárias e seus erros-padrão de cada estudo.

Extração de estimativas

Uma grande proporção dos relatórios de pesquisas não apresentam nem permitem extração de outras estimativas além dos riscos relativos e dos coeficientes de modelo exponencial multiplicativo. Consequentemente, o restante deste capítulo tratará o objetivo da metanálise como estimação de log dos riscos relativos, ou coeficientes de modelo exponencial multiplicativo.

Extrair uma estimativa de um relato publicado pode envolver não mais que copiá-la diretamente do relato, se este fornecer a estimativa desejada e sua estimativa de erro padrão. Entretanto, é melhor verificar os valores relatados diante de outras informações, tanto no texto como em gráficos. Inconsistências ocorrem e podem indicar erros nas estimativas relatadas. Garcia-Berthou e Alcaraz (2004) encontraram inconsistências em mais de 10% das computações relatadas, em uma amostra de artigos de *Nature* e *British Medical Journal*.

Se forem fornecidos limites de confiança em vez de um erro padrão (EP), é necessária uma computação extra. Consideremos uma estimativa de risco relativo RR, com um dado limite inferior de 95% de $\underline{RR}$ e limite superior de $\overline{RR}$. Se os limites de confiança forem proporcionalmente simétricos em torno da razão (i.e., se $\overline{RR}/RR = RR/\underline{RR}$, uma estimativa EP do erro padrão é dada por EP = (ln $\overline{RR}$ − ln $\underline{RR}$) /3,92, onde 3,92 = 2 · 1,96 é duas vezes o percentil normal para limites de 95% (para limites de confiança de 90%, o divisor nessa fórmula deveria ser 2 · 1,645 = 3,29). Para uma estimativa de coeficiente b e limites de confiança de 95% de $\overline{b}$ e $\underline{b}$, o erro padrão estimado seria ($\overline{b} - \underline{b}$)/3,92. Ver Follmann e colaboradores (1992) para um método aplicável a análises de desfechos contínuos.

Muitas vezes, é dado um valor P para a hipótese nula, em vez de um erro padrão ou um intervalo de confiança. Se o valor dado for bastante acurado (até pelo menos dois dígitos significativos, se $P > 0,1$, e um dígito, se $P < 0,1$), pode-se computar uma estimativa de erro padrão "baseada em teste" a partir de EP = (ln RR)/ Z_p ou EP = b/Z_p, onde Z_p é o valor de uma estatística de teste normal padrão correspondente ao valor P (p. ex., $Z_p = 1,96$ se $P = 0,05$, teste bicaudal). Infelizmente, como muitos relatos usam poucos dígitos ao apresentar valores P, esse método pode ser altamente instável para resultados perto da nulidade e quebra completamente se ln RR ou b for zero. Por exemplo, dado RR = 1,1, $P = 0,9$ (bilateral), pode-se inferir apenas que o RR estimado está entre 1,05 e 1,15 e que P está entre 0,85 e 0,95, implicando que Z_p está entre 0,063 e 0,188; consequentemente, os dados originais poderiam gerar um erro padrão para b de qualquer ponto a partir de (ln 1,05)/0,188 = 0,26 até (ln 1,15)/0,063 = 2,22, em comparação com a estimativa baseada em teste de (ln 1,1)/0,126 = 0,76.

Outro problema com o método baseado em teste é que ele dá uma estimativa de erro padrão viesada, quando a estimativa de ponto está longe da nulidade (Halperin, 1977). Para razões de chances e coeficientes logísticos, esse viés será pequeno na maioria das aplicações; para outras medidas, como razões de mortalidade padronizadas, contudo, o viés pode ser substancial (Greenland, 1984a). Em qualquer caso, a aplicabilidade do método baseado em teste está limitada pelo fato de que a maioria dos relatos não especifica valores P, a menos que P esteja entre 0,01 e 0,10, e, muitas vezes, nem neste caso.

O restante desta seção apresenta métodos quantitativos para extrair estimativas de relatos com informações incompletas. A maioria desses métodos é bastante grosseira e só deve ser considerada apropriada quando um relato não dá informações suficientes para possibilitar o uso de métodos estatísticos mais precisos. No entanto, mesmo esses métodos grosseiros requerem certas informações mínimas, e alguns relatos podem ter que ser excluídos de uma metanálise com base em apresentação inadequada de dados ou usados somente em uma análise qualitativa de direção observada de associação (como em Poole et al., 2006). Em tais casos, porém, pode ser possível entrar em contato com os autores para informações adicionais. O contato também pode ser válido se houver dúvida sobre a acurácia dos métodos seguintes.

Ajustes usando estimativas externas de confundimento

Com frequência encontram-se resultados publicados que são parcial ou totalmente não ajustados para confundidores importantes, conhecidos ou suspeitos. Os exemplos incluem a falta de ajuste para fumo nos dados publicados de vários estudos sobre café e cardiopatia (Yano et al., 1977), e em outros relatos sobre o mesmo assunto nos quais o ajuste envolveu somente categorias muito amplas (Paul, et al., 1968; Jick et al., 1973). Nessas situações, devemos estimar o confundimento residual deixado por essa falta de controle de confundidor. Tal estimação deve, necessariamente, ser baseada naqueles estudos do mesmo desfecho, que forneceram dados sobre os efeitos do confundidor substituto. Na prática, esse ajuste geralmente requer que sejam utilizadas estimativas de confundimento derivadas de dados externos ao estudo sob revisão, assim adicionando muito à incerteza dos resultados (ver Cap. 19).

Fatoração do risco relativo

Uma abordagem ao ajuste externo é escrever o risco não ajustado (ou parcialmente ajustado) RR_u do estudo sob revisão como um produto de dois termos: $RR_u = RR_a U$, onde RR_a é o que o risco relativo seria, depois de ajuste completo para o confundidor ou confundidores substitutos, e U é o viés multiplicativo produzido por se ter deixado de controlar totalmente para o fator (Bross, 1967). Dado U, uma estimativa totalmente ajustada pode ser derivada da estimativa não ajustada por meio da equação $RR_a = RR_u/U$.

O revisor enfrenta o problema de como obter uma estimativa aceitável do fator de viés U. O Capítulo 19 descreveu como se poderia estimar U, a partir de estimativas de prevalência de confundidor, e a força de associação do confundidor com a exposição e doença em estudo e, de modo mais geral, estimar a distribuição para U a partir de informações prévias sobre essas quantidades. Outra abordagem mais simples presume que se possuam dados externos que forneçam estimativas de RR_u e RR_a; pode-se então estimar U por meio da equação $U = RR_u/RR_a$. Essa estimativa somente será válida se o efeito de confundimento (U) da covariável em questão for semelhante tanto aos dados externos quanto ao estudo sob revisão. Mesmo que ela seja válida, a própria estimativa de U estará sujeita a erro estatístico, que, em alguns casos, pode ser estimado e incorporado no ajuste final (Greenland e Mickey, 1988).

Consideremos o estudo de Jick e colaboradores (1973) sobre café e diagnóstico de alta de infarto do miocárdio: uma razão de chances ajustada de 2,2 foi dada para o efeito de beber seis ou mais xícaras por dia *versus* nenhuma, mas o fumo foi tratado como a tricotomia ex-fumante/fumante atual/outro. Esse tratamento levanta a possibilidade de que permaneça o confundimento residual por fumo devido à falta de ajuste para a quantidade fumada por tabagistas atuais e passados. Não existem dados publicados comparáveis que possibilitem estimação do efeito de confundimento da quantidade fumada, no estudo de Jick e colaboradores. Assim, uma estimativa desse efeito será derivada do estudo de Rosenberg e colaboradores (1980) sobre café e internação hospitalar pelo primeiro infarto do miocárdio.

A partir dos dados na Tabela 3 de Rosenberg e colaboradores (1980), pode-se calcular uma razão de chances de $RR_u = 1,7$ para o efeito de beber cinco ou xícaras por dia *versus* nenhuma, ajustada para o fumo na mesma tricotomia usada por Jick e colaboradores (1973). Quando o ajuste é baseado em detalhes completos do fumo colocados na mesa (não fumante, ex-fumante, fumantes de 1 a 14, 15 a 24, 25 a 34, 35 a 44, ou 45 ou mais cigarros por dia), a razão de chances cai para $RR_a = 1,4$. Assim, para os dados de Rosenberg e colaboradores, a estimativa do confundimento produzido por controlar o fumo apenas como uma tricotomia é $U = 1,7/1,4 = 1,2$. Para o estudo de Jick e colaboradores, $RR_u = 2,2$, que pode ser dividido pela estimativa externa de U, 1,2, para se obter a estimativa ajustada externamente para o estudo de Jick e colaboradores, $RR_a = 2,2/1,2 = 1,8$.

RR_a é uma estimativa do que teria sido obtido a partir do estudo de Jick e colaboradores, se o fumo tivesse sido controlado no mesmo detalhamento que no de Rosenberg e colaboradores. Ele será acurado se as distribuições de café, cigarros e infarto forem semelhantes em ambos os estudos. Ambas as pesquisas usaram sujeitos hospitalizados no nordeste dos Estados Unidos, mas os sujeitos de Jick e colaboradores eram brancos de 40 a 69 anos de idade, a maioria do sexo masculino, ao passo que os sujeitos de Rosenberg e colaboradores eram mulheres de 30 a 49 anos e 88% brancas. Além disso, as variáveis exposição e desfecho não são idênticas nos dois estudos: no de Jick e colaboradores, a exposição é de seis ou mais xícaras por dia de qualquer café, e o desfecho é alta hospitalar depois de internação por infarto do miocárdio, ao passo que no estudo de Rosenberg e colaboradores, a exposição foi de cinco ou mais xícaras por dia de café contendo cafeína, e o desfecho foi internação em hospital por infarto do miocárdio.

Conforme mostrado no Capítulo 19, U depende da prevalência do confundidor e das associações do confundidor com o fator em estudo e o desfecho. No exemplo precedente, não há base para acreditar que a associação café-fumo fosse a mesma nos dois estudos, dadas as associações do consumo de café e fumo com idade e sexo. Assim, a estimativa ajustada externamente de 1,8 pode estar consideravelmente superajustada ou subajustada para fumo, e teria que ser considerada inferior a uma estimativa que fosse totalmente ajustada para fumo e dependesse apenas de dados mais completos sobre fumo no estudo original de Jick e colaboradores, se fosse disponível.

Ajuste de coeficiente

Para traduzir o ajuste precedente para um coeficiente de Cox ou de regressão logística, deixe que x seja a exposição, b_u a estimativa de coeficiente x não ajustada (ou parcialmente ajustada), e b_a a estimativa totalmente ajustada a partir de um estudo, ou grupo de estudos. O confundimento estimado na estimativa do efeito de uma unidade de x é, então, $U = RR_u/RR_a = \exp(b_u)/\exp(b_a) = \exp(b_u - b_a)$, onde RR_a e RR_u representam agora o aumento estimado da taxa produzida por uma unidade de x. Tomando logaritmos, vemos que $\ln(U) = b_u - b_a$. Assim, para ajustar externamente uma estimativa de um estudo em revisão, é preciso obter-se uma estimativa de $\ln(U)$ de outro estudo (ou estudos) e subtrair essa estimativa da estimativa do coeficiente sendo ajustada.

Continuando o exemplo precedente, uma estimativa do coeficiente de regressão logística para café (em xícaras por dia) no estudo de Jick e colaboradores (1973) é 0,110. Essa estimativa é ajustada para numerosos confundidores, mas só é ajustada para fumo usando a tricotomia descrita anteriormente. A estimativa de coeficiente computada a partir da Tabela 3 de Rosenberg e colaboradores (1980) é 0,073 depois de ajuste para fumo na tricotomia usada por Jick e colaboradores, mas ela diminui para 0,046 quando o ajuste para fumo inclui as categorias de cigarros por dia. Assim, no estudo de Rosenberg e colaboradores, $\ln(U) = 0{,}073 - 0{,}046 = 0{,}027$. Esse fator de correção aplicado ao estudo de Jick e colaboradores gera um coeficiente ajustado externamente de $0{,}110 - 0{,}027 = 0{,}083$. Todas as ressalvas discutidas para a razão de chances ajustada externamente aplicam-se, também, a essa estimativa de coeficiente.

Erro padrão da estimativa ajustada externamente

Seja V_U uma estimativa da variância de $\ln(U)$, e EP o erro padrão estimado para a estimativa não ajustada $\ln RR_u$ ou b_u do estudo sob revisão. Uma estimativa do erro padrão da estimativa ajustada externamente $\ln(RR_u/U)$ ou $b_u - \ln(U)$ é, então, $(V_U + SE^2)^{1/2}$. Suponhamos que RR_c seja a estimativa de risco relativo bruto dos dados externos, RR_a seja uma estimativa de risco comum dos mesmos dados (p. ex., uma razão de chances de Mantel-Haenszel ou uma razão de chances baseada em regressão logística), $U = RR_c/RR_a$, e V_c e V_a sejam estimativas de variância para $\ln RR_c$ e $\ln RR_a$. Então, V_U pode ser estimada por $V_a - V_c$, contanto que essa quantidade seja positiva (Greenland e Mickey, 1988). Infelizmente, se V_a ou V_c estiver indisponível (como nos exemplos dados aqui), teremos que empregar o EP bruto como o erro padrão da estimativa ajustada externamente, e o intervalo de confiança resultante fará uma subestimação da incerteza que deveríamos ter sobre a estimativa final. Todavia, normalmente há muito mais incerteza sobre a diferença de fatores de confundimento U entre os dois estudos (o que fornece a estimativa de U e o que está sendo ajustado), e essa incerteza será muito maior que o indicado pela estimativa de variância V_U.

Limites para confundimento

Conforme discutido no Capítulo 19, pode-se realizar uma análise de sensibilidade (vendo como U varia sobre valores plausíveis para seus componentes) ou uma análise bayesiana (tirando média de resultados sobre valores plausíveis para os componentes de U) para levar em conta essa incerteza. Uma simples análise de sensibilidade coloca limites sobre confundimento com base em valores plausíveis para as associações que determinam o confundimento. Consideremos limites para a magnitude do confundimento em estudos envolvendo uma exposição dicotômica e um confundidor dicotômico. Para estudos de caso-controle, os limites representam uma função das razões de chances para as associações do confundidor com a exposição e a doença (ver Cap. 19). Em Rosenberg e colaboradores (1980), a associação de fumante atual *versus* não fumante vista nos que não bebem café contendo cafeína está em torno de uma razão de chances de 3, e a associação de fumante atual com beber café contendo cafeína entre os controles está em torno de uma razão de chances de 2. A partir da Tabela 1 de Yanagawa (1984), um confundidor dicotômico com um efeito correspondente a uma razão de chances de 3, e uma associação com exposição correspondente a uma razão de chances de 2, produzem, no máximo, uma inflação de 20% em uma razão de chances relacionando a exposição ao desfecho. Esse fato sugere que o fator de confundimento U devido a fumo atual *versus* não fumar deve ser menos que 1,2. Entretanto, esse cálculo não aborda confundimento adicional por quantidade fumada.

Infelizmente, a utilidade de tais limites de confundimento é limitada. Em primeiro lugar, para efeitos pequenos (riscos relativos menores que 2), até uma quantidade pequena de confundimento pode ser crítica; em segundo lugar, a fim de calcular os limites, é preciso conhecer a associação confundidor-exposição na população-fonte, e a associação confundidor-desfecho condicional à exposição; em terceiro, a extensão de confundimento produzida por diversas variáveis, ou uma variável isolada com mais de dois níveis, pode exceder muito os limites computados ao se tratar a variável exposição como uma dicotomia simples. Os dados de Rosenberg e colaboradores (1980) fornecem um exemplo: a razão de chances bruta comparando cinco ou mais xícaras por dia *versus* nenhuma é 2,0, ao passo que, depois do ajuste pela regressão logística para variáveis múltiplas (inclusive níveis múltiplos de fumo), ela decresce para 1,4. Em contraste, o limite superior de 20% sobre confundimento, com base no tratamento do confundidor como uma dicotomia simples, é 1,2(1,4) = 1,7. Assim, o confundimento parece ser maior do que aquele indicado pelos cálculos para um confundidor dicotômico. Observe que não há limite sobre a quantidade de confundimento que pode ser provocada por um só confundidor dicotômico (Greenland, 2003c). Em vez disso, a discrepância ocorre porque a dicotomia de um confundidor com níveis múltiplos pode fazer o grau de confundimento parecer muito menor do que realmente é.

Ajustes para viés de seleção e erro de classificação

Viés de seleção

Em situações raras, podem-se estimar probabilidades de seleção específicas por exposição e corrigir para viés de seleção a partir dos dados disponíveis (Cap. 19). Ocasionalmente, é possível reduzir viés em um estudo pela aplicação de critérios de exclusão mais estritos aos sujeitos e, então, reanalisar o estudo usando somente os sujeitos que satisfaçam os novos critérios. Por exemplo, observou-se que pessoas que são hospitalizadas por condições crônicas exibem consumo de café mais baixo que aquelas internadas por condições agudas, ou que pessoas na população geral (Rosenberg et al., 1981;

Silverman et al., 1983). Dessa maneira, pode-se desejar reanalisar estudos de caso-controle de bases hospitalares sobre efeitos do café, depois de excluir os controles internados por condições crônicas.

Na maioria das situações, haverá informações suficientes para se analisar somente os dados brutos, mas, em tais casos, pode-se comparar o ajuste externo para confundimento. Dadas uma estimativa b_c do logaritmo bruto de risco relativo (ou coeficiente), uma estimativa b_a ajustada não corrigida e uma estimativa bruta corrigida b_{cc} (p. ex., o bruto computado após restrições), pode-se usar $U_c = b_c - b_{cc}$ como um fator de correção para se obter uma estimativa ajustada corrigida $b_a - U_c$. A suposição por trás desse método é que o viés de seleção na estimativa bruta b_c e na estimativa ajustada b_a é o mesmo.

O primeiro estudo do Boston Collaborative Drug Surveillance Program* (1972) e o estudo de Jick e colaboradores (1973) de café e infarto do miocárdio foram criticados por seu uso de grupos-controle de hospital geral. Foi argumentado que tais grupos de controle sub-representariam o consumo de café na população-fonte, devido ao consumo de café reduzido em pacientes com transtornos digestivos. Rosenberg e colaboradores (1981) e Silverman e colaboradores (1983) ofereceram evidências de apoio a essa hipótese, evidenciando consumo de café mais baixo entre pacientes hospitalizados por condições crônicas em comparação com os internados por problemas agudos (p. ex., fraturas). Jick (1981) respondeu a essas críticas publicando uma comparação de consumo de café entre controles com problemas crônicos e aqueles com condições agudas no estudo de Jick e colaboradores (1973). Os dados de Jick (1981, Tabela 1) exibem uma taxa média de uma a cinco xícaras de café bebidas por dia, que é mais alta entre os controles agudos: a chance (exposição) de beber uma a cinco xícaras *versus* nenhuma é 3,65 entre os controles agudos *versus* 2,61 entre todos os controles. Para seis ou mais xícaras por dia *versus* nenhuma, esses números se tornaram 0,44 e 0,45, respectivamente. O coeficiente logístico bruto, quando somente os controles agudos são usados, é 0,104, em oposição a 0,108, quando todos os controles são usados, o que indica um viés líquido para cima de 0,004 quando todos os controles são usados. Essa quantidade pode ser subtraída como uma correção de viés de seleção dos coeficientes no estudo do Boston Collaborative Drug Surveillance Program e no estudo de Jick e colaboradores. Quando essa correção é adicionada ao fator de correção do fumo de −0,027 estimado no exemplo 2, a correção total torna-se −0,031, gerando 0,11 − 0,031 = 0,079 para Jick e colaboradores na Tabela 2. O valor pequeno da correção de viés de seleção realmente está de acordo com os achados de Rosenberg e colaboradores (1981), porque as diferenças em consumo de café entre controles agudos e crônicos no último relato também não foram bastante grandes para alterar, de forma importante, os resultados de Jick e colaboradores.

Em teoria, a correção de viés de seleção U pode ser estimada a partir de outros estudos, mas, se os parâmetros determinantes do viés (aqui, as probabilidades seleção e suas associações com os fatores do estudo) variam entre os estudos, a correção externa poderia aumentar o viés. Entretanto, as estimativas externas ainda podem servir como um ponto de partida para uma análise de sensibilidade de viés de seleção, na qual se experimentam vários valores plausíveis para as probabilidades de seleção, a fim de avaliar o provável efeito do viés (Cap. 19).

Erro de classificação

Dadas as estimativas das taxas de classificação de medidas-chave usadas em um estudo e uma tabulação detalhada dos dados originais, podem-se aplicar fórmulas de correção para erro de classificação à tabulação e obter estimativas de efeito corrigidas a partir das tabulações corrigidas resultantes (Cap. 19). Se essa correção não puder ser feita, pode-se, é claro, recorrer à especulação mais informal sobre a direção e a magnitude do viés. Tal especulação pode basear-se em uma análise de sensibilidade, na qual se experimentam valores plausíveis para as tabulações de dados e taxas de classificação, a fim de avaliar o efeito provável do erro de classificação de exposição, doença, ou confundidores (ver

---

* Programa Colaborativo de Vigilância de Drogas de Boston

Cap. 19 para detalhes). Observe que o erro de classificação de confundidores pode ser tão importante quanto o erro de classificação de exposição e doença, porque a primeira introduzirá confundimento em estimativas ajustadas (Greenland, 1980; Cap. 9).

Regressão sobre taxas e razões

Os resultados pertinentes a uma variável de exposição ordenada frequentemente são apresentados em termos de taxas ou razões específicas para categorias de exposição, e essas razões geralmente são computadas sem levar em consideração a ordenação de categorias de exposição. Frequentemente é possível estimar um coeficiente de exposição a partir de tais apresentações, utilizando métodos ponderados aproximados pelo inverso da variância. O critério relevante para aplicação desses métodos é que as estimativas específicas do estudo (estimativas de log da taxa, logit do risco ou log da razão) têm distribuição aproximadamente normal. Estudos de simulação (Howe, 1983; Walker, 1985) indicam que tal critério será aproximado se as esperanças das contagens contribuindo para as taxas ou razões forem de 4 ou mais. Análises de estudos pequenos demais para preencher tal critério serão discutidas adiante.

Taxas e riscos

Se taxas de incidência ou proporções, brutas ou ajustadas, e seus erros padrão são dados, o coeficiente para exposição em um modelo exponencial ou logístico pode ser estimado pela regressão linear ponderada do log da taxa, ou logit do risco, sobre a categoria de exposição. Para log das taxas pessoa-tempo, as ponderações são $(R/EP)^2$, onde R é uma taxa específica para exposição e EP é o erro padrão sobre a escala original (não transformada). Para o logit de uma proporção, $\ln[R/(1-R)]$, as ponderações apropriadas são $[R(1-R)/EP]^2$, onde R é a proporção específica por exposição (risco). Se são dados limites de 95%, em vez de erros padrão, e os limites são aritmeticamente simétricos em relação às taxas, isto é, se $\overline{R} - R = R - \underline{R}$, os erros padrão podem ser estimados como EP = $(\overline{R} - \underline{R})/3,92$, onde $\overline{R}$ e $\underline{R}$ são os limites de confiança superior e inferior. Se limites de confiança de 95% são dados, e os limites aparecem proporcionalmente simétricos em relação às taxas, isto é, se $\overline{R}/R = R/\underline{R}$, os erros padrão para as taxas podem ser estimados como EP = $R[\ln(\overline{R}/\underline{R})/3,92]$.

Com frequência, nenhum erro padrão ou intervalo de confiança é dado para as taxas. Se, contudo, o relato der o tamanho do denominador para a taxa em cada grupo de exposição, erros padrão aproximados ad hoc podem ser computados da seguinte maneira:

1. Se N for a quantidade de pessoa-tempo contribuindo para a taxa de pessoa-tempo R em um grupo, um erro padrão ad hoc para R é $(R/N)^{1/2}$, produzindo uma ponderação de RN para $\ln(R)$.
2. Se N e R, em vez disso, representarem o número de pessoas e a proporção com o desfecho em um grupo, um erro padrão ad hoc para R é $[R(1-R)/N]^{1/2}$, gerando uma ponderação de $R(1-R)N$ para logit(R).

Essas estimativas são apropriadas se as taxas sob consideração forem brutas (não ajustadas); em caso contrário, elas podem incorporar viés absoluto considerável. Visto que somente a ponderação relativa é importante para estimação pontual, nenhum erro de estimativa de coeficiente surgirá, mesmo que haja vieses nas ponderações, desde que tais vieses sejam proporcionais entre as categorias de exposição. Ainda que os vieses não sejam proporcionais, eles devem ser grandes, a fim de produzir um erro grande na estimativa de coeficiente. Vieses nas ponderações estimadas podem, contudo, produzir viés no erro padrão do coeficiente, conforme computado pelo programa de regressão, mesmo que o viés seja uniforme entre grupos de exposição.

Ao computar as estimativas de regressão ponderada discutidas aqui, o erro padrão de coeficiente fornecido pelos programas de regressão linear padrão de quadrados mínimos não será válido (Greenland e Engleman, 1988). Para regressões univariadas, uma estimativa de erro padrão para grandes amostras válida pode ser computada como o inverso da raiz quadrada da soma ponderada de desvios ao quadrado do preditor a partir de sua média ponderada. Essa abordagem é ilustrada a seguir.

Os dados a seguir sobre consumo de café e incidência de infarto do miocárdio são derivados da Tabela 1 de Yano e colaboradores (1977):

Xícaras de café por dia	Código do café	Pessoas (N)	Incidência (por 1.000) diretamente padronizada por idade
0	0,0	1.235	14,5
1-2	1,8	2.484	17,2
3-4	3,4	2.068	19,7
5+	7,0	1.918	16,9

A estimativa de erro padrão *ad hoc* para a incidência zero xícara de 14,5/1.000 = 0,0145 é $[0,0145(1 - 0,0145)/1,235]^{1/2}$ = 0,00340, gerando uma ponderação de 0,0145(1 − 0,0145)1,235 = 17,6; as ponderações para as incidências restantes são 42,0, 39,9, e 31,9, respectivamente.

O logit da incidência zero xícara é ln[0,145/(1 − 0,0145)] = −4,22; os logits das incidências restantes são −4,05, −3,91 e −4,06, respectivamente. O uso dessas ponderações para uma regressão linear dos logits sobre consumo de café (codificando 1 a 2 xícaras como 1,8, 3 a 4 xícaras como 3,4 e 5+ xícaras como 7, um esquema de codificação baseado no histograma de consumo de café dado na Tabela 1 de Yano et al.) produz uma estimativa de coeficiente de 0,012. A soma das ponderações é 131,4; a média ponderada do consumo de café é [17,6(00) + 42,0(1,8) + 39,9(3,4) + 31,9(7,0)]/131,4 = 3,31; e a soma ponderada dos desvios ao quadrado dessa média é $[17,6(0,0 - 3,31)^2 + ... + 31,9(7,0 - 3,31)^2]$ = 723. Essa soma gera um erro padrão estimado para o coeficiente de café de $1/723^{1/2}$ = 0,0372.

Razões de morbidade padronizadas derivadas, usando-se uma população de referência externa

Uma razão de morbidade padronizada (RMP), ou razão observada/esperada, é construída, frequentemente, pelo cálculo dos valores esperados com base em alguma população externa de referência. Presume-se, geralmente, que essas taxas externas de referência não tenham erros, como as taxas de população geral dos EUA. Em tais exemplos, uma estimativa do coeficiente de exposição em uma regressão exponencial pode ser obtida por meio de uma regressão linear ponderada de ln(RMP) à exposição. A ponderação apropriada para tal regressão é $1/EP^2$, onde EP é o erro padrão de ln(RMP). Se forem dados intervalos de confiança de 95% simétricos para cada RMP, o erro padrão para ln(RMP) pode ser estimado como EP = ln($\overline{RMP}$/$\underline{RMP}$)/3,92, onde $\overline{RMP}$ e $\underline{RMP}$ são os limites de confiança superior e inferior. Se o relato não dá erro padrão nem intervalo de confiança, mas dá A, o número de casos observados em cada grupo de exposição, $1/A$ estimará o erro padrão ao quadrado de ln(RMP), e então A pode ser tomado como a ponderação de regressão.

Suponhamos, agora, que o relato não dá erros padrão nem intervalos de confiança para RMP ou ln(RMP), nem o número de casos em cada grupo de exposição. Se o relato der A_+, o número total de casos do desfecho em estudo, e para cada grupo de exposição der N, o número de pessoas-ano ou pessoas no grupo, pode-se computar uma ponderação bruta "nula" para cada ln(RMP) como NA_+/N_+, onde N_+ é o total dos N ao longo dos grupos.

Por exemplo, o relatório Framingham inicial sobre café e doença do coração (Dawber et al., 1974) não forneceu o número total de casos em cada categoria de exposição ou de desfecho. Embora o número de casos específico para café não estivesse mais disponível, Dr. Paul Sorlie, do National Heart, Lung, and Blood Institute, fez a gentileza de disponibilizar uma estimativa do número total de casos de infarto do miocárdio. O número total estimado de casos, A_+ = 138, e o número total de homens que começou o seguimento, N_+ = 1.992, foram usados, então, para construir as estimativas brutas do número total de casos esperado em cada categoria de consumo de café, sob a hipótese nula de nenhuma associação entre café e infarto do miocárdio. Por exemplo, o número de bebedores de duas xícaras de café por dia dentro do total que iniciou o seguimento foi 486 (Dawber et. al., 1974,

Tabela 4); assim, o número bruto esperado de casos de infarto sob a hipótese nula entre os bebedores de duas xícaras de café por dia é 138(486)/1.992 = 33,7, que é tomado como ponderação para o ln(RMP) para infarto do miocárdio entre bebedores de duas xícaras de café por dia.

Uma taxa "ajustada indiretamente" é muitas vezes definida como a RMP específica para exposição, multiplicada pela taxa bruta geral na população de referência (Porta, 2008). Portanto, as técnicas (e ponderações) de RMP mencionadas também podem ser aplicadas com a taxa ajustada indiretamente substituindo RMP. Note que $\ln(RMP) = \ln(R_j) - \ln(R_+)$, onde R_j é a taxa ajustada indiretamente específica por exposição e R_+ é a taxa bruta geral na população de referência. Em consequência, os coeficientes de uma regressão usando taxas ajustadas indiretamente são os mesmos que a partir da regressão de RMP; só muda o intercepto.

Estritamente falando, as comparações de razões de morbidade padronizadas (e assim, indiretamente, de taxas ajustadas) entre si não são válidas, a menos que todas as taxas da população do estudo específicas por estrato sejam um múltiplo constante das taxas da população específica de referência (Breslow et al., 1983). Assim, regressões usando ln(RMP) como o desfecho serão viesadas, a menos que a última condição se mantenha. Entretanto, a extensão do viés será pequena, a menos que grandes desvios da multiplicatividade estejam presentes (Breslow et al., 1983).

Razões derivadas usando um grupo de referência interna

Quando um relato apresenta resultados em termos de estimativas de risco relativo, que são calculadas usando-se um grupo de exposição interna como de referência, pode-se efetuar uma regressão linear ponderada do log do risco relativo sobre a exposição. Como o log do risco relativo para a categoria de referência necessariamente é 0 (correspondendo a um risco relativo de 1), os cálculos empregam somente os grupos de exposição não referência, e a linha ajustada deve ser forçada a passar pelo 0, quando a exposição estiver na categoria de referência. Isso é fácil de se conseguir com a maioria dos programas de regressão, por recodificação (se necessário) dos valores de exposição de modo que a categoria de referência seja 0, e especificando "sem intercepto" ou "intercepto = 0", no programa.

Como os números no grupo de referência estão sujeitos a erro estatístico e são empregados em todas as estimativas de log do risco relativo, as estimativas derivadas desses números terão covariâncias não zero. O esquema de ponderação ótimo levaria em conta essas covariâncias (e requereria a inversão da matriz para derivação); porém, na maioria dos casos, os dados não são apresentados em detalhe suficiente para possibilitar o cálculo dessas covariâncias. Se eles fossem, seria possível meramente reanalisar todo o conjunto de dados pelo uso de um programa de regressão não linear. A regressão ainda pode ser realizada (com possível viés e perda de eficiência) pela ponderação de cada estimativa do log do risco relativo por $1/EP^2$ (onde EP é seu erro padrão estimado) e ignorando as covariâncias entre as estimativas. Alternativamente, pode-se estimar as covariâncias usando um procedimento dado por Greenland e Longnecker (1992) (ver, em Orsini et al. [2006], uma rotina do Stata para fazer isso).

Estimação a partir de relatórios empregando apenas categorias amplas de exposição

Muitos relatos tratam exposições contínuas de modo categórico e só fornecem estimativas de risco relativo para categorias amplas de exposição. Por exemplo, o estudo de café e infarto do miocárdio por Klatsky e colaboradores (1973) registrou e analisou o consumo de café como "seis ou menos xícaras por dia/mais de seis xícaras por dia". Em tais casos, é necessário designar valores numéricos (códigos) às categorias antes de estimar o coeficiente de exposição do estudo. Quando as categorias são amplas, os resultados podem ser sensíveis ao método de designação (Greenland, 1995b, 1995c).

É preciso que se conheçam as distribuições de exposição dentro das categorias para fazer uma boa designação, especialmente quando se tenta estimar um coeficiente de regressão não linear (como nos modelos de Cox e logístico) (Greenland, 1995b, 1995c). Se essas distribuições forem desconhecidas, um método comum é atribuir pontos médios de categoria às categorias; infelizmente, esse método não dá resposta para categorias de extremidade aberta (p. ex., "mais de seis xícaras por dia"). Uma alternativa é pressupor uma forma de distribuição para a exposição (p. ex., normalidade); pode-se então calcular médias da categoria a partir dos limites dela (Chene e Thompson, 1996).

Suponhamos agora que se tenha uma distribuição de frequência detalhada por exposição, preferivelmente a partir dos dados em questão, mas, em caso contrário, de um estudo de uma população com uma distribuição de exposição semelhante. Pode-se, então, usar essa distribuição para estimar médias de categoria. Consideremos a distribuição de consumo de café entre homens na coorte original de Framingham (Dawber et al., 1974; Tabela 4):

Xícaras/dia	0	1	2	3	4	5	6	7+
Homens (N)	170	363	486	381	220	141	102	129

De acordo com esses dados, vemos que o consumo médio de café entre bebedores de zero a seis xícaras por dia foi de cerca de 2,5, no estudo Framingham. Podemos usar esse valor como uma estimativa externa do consumo médio entre bebedores de zero a seis xícaras por dia, no estudo de Klatsky e colaboradores (1973). Essa estimativa pressupõe que as distribuições nos dois estudos tinham médias semelhantes entre bebedores de zero a seis xícaras por dia.

Suponhamos agora que estimamos que os consumos médios no estudo de Klatsky e colaboradores fossem 2,5, na categoria zero a seis xícaras, e 8,5, na categoria 7+ xícaras. A razão de chances de Mantel-Haenszel para sete ou mais xícaras *versus* seis ou menos xícaras foi de 0,77 no estudo (a estimativa foi computada a partir dos controles de "risco" e percentagens dadas na Tabela 2 de Klatsky et al.). Essa razão de chances é uma estimativa do efeito de 8,5 xícaras *versus* 2,5 xícaras por dia. Assim, resolvemos a equação $\exp[b(8{,}5 - 2{,}5)] = 0{,}77$ para obter a estimativa do coeficiente $b = \ln(0{,}77)/(8{,}5 - 2{,}5) = -0{,}044$.

Uma indicação da sensibilidade dos resultados às designações é dada pela observação de alguém ter designado 3 (o ponto médio da categoria) para seis xícaras ou menos, e 7 para sete ou mais xícaras, a estimativa de coeficiente teria sido $b = \ln(0{,}77)/(7 - 3) = -0{,}065$, ou 50% maior. Essa sensibilidade assinala a necessidade de se usar a melhor informação disponível ao fazer as designações. Observe que médias não são necessariamente os "melhores" valores de designação; mesmo que fossem disponíveis as verdadeiras médias por categoria, a estimativa resultante ainda estaria viesada pela categorização (Greenland, 1995c).

Estimação de coeficientes a partir de relatórios apresentando apenas níveis médios de exposição

Antes de 1980, muitos relatos apresentavam resultados para exposições contínuas em termos de níveis médios de exposição entre casos e não casos, em vez de nos termos modernos de estimativas de risco relativo ou funções de risco relativo; tais relatos ainda aparecem ocasionalmente. Se tal relato fornece uma classificação cruzada dos dados por categorias de exposição e *status* do desfecho, estimativas de risco relativo bruto e de coeficiente podem ser computadas a partir dessa classificação cruzada. Se nenhuma classificação cruzada é relatada, mas são fornecidos os erros padrão para as médias, estimativas brutas de coeficiente logístico podem ser construídas pelo método de função discriminante linear (Cornfield, 1962). Ver Greenland (1987d) e Thompson (1996) para maiores detalhes e uma ilustração desse método.

Relatando os resultados

É importante que o metanalista apresente os detalhes básicos de cada estudo fornecendo dados para o tópico sob investigação. Esse requisito pode ser satisfeito por uma tabela que apresente itens essenciais, tais como autor principal, ano, delineamento, dados brutos e estimativas sumárias derivadas de cada estudo, como na Tabela 33.1. A inclusão dos resultados de estudos individuais permite que os leitores verifiquem os sumários usados em relação aos dados nos relatos originais e os resultados da metanálise contra sua própria impressão ou análise da tabela. A reanálise feita por outros pode ser especialmente importante em revisões da literatura, pois metanálises podem ser feitas de várias maneiras, e não precisam resolver conflitos e controvérsias. Um exemplo proeminente de uma reprodução falha de uma metanálise publicada envolveu rastreamento para câncer de mama por mamografia,

TABELA 33-1

Sumário de reanálises para estudos de coorte de café e infarto do miocárdio ou morte coronariana até 1992

Estudo	Desfecho	Casos (n)	% ≥ n Xícaras[a]	Coef	Erro padrão[b]	Ponderação	Razão de taxas, 5 xícaras/d	Seguimento (y)
Klatsky et al. (1973)[c]	M	464	22 ≥ 7	−44	29	1.171	0,80	6
Dawber et al. (1974)	M	322	15 ≥ 5	−39[d]	40	625	0,82	12
Wilhelmsen et al.[e] (1977)	M	60	50 ≥ 5	109	153	43	1,72	12
Heyden et al (1978)	D	36	13 ≥ 5	−44[d]	76	5	0,80	4,5
Murray et al. (1981)	D	721	31 ≥ 5	−4	19	2.921	0,98	11,5
La Croix et al. (1986)	C	37	13 ≥ 5	86	58	294	1,54	25
Jacobsen et al.[e] (1986)	D	941	37 ≥ 5	−3	19	2.887	0,99	11,5
Yano et al. (1987)	C	730	25 ≥ 5	49	36	766	1,28	15
LeGrady et al. (1987)	D	232	53 ≥ 4	82	27	1.351	1,51	19
Klatsky et al. (1990)	M	724	17 ≥ 4	68	19	2.746	1,40	5
Grobbee et al. (1990)	DM	221	20 ≥ 4	4	30	1.076	1,02	2
Tverdal et al.[e] (1990)	D	184	57 ≥ 5	86	35	825	1,54	6,4
Rosengren e Wilhelmsen[e] (1991)	DM	399	44 ≥ 5	31	26	1.504	1,17	7,1
Lindsted et al. (1992)	D	NF	10 ≥ 3	86	21	2.166	1,53	26

C, incidência de doença coronariana; D, morte coronariana; DM, morte coronariana ou infarto do miocárdio; M, infarto do miocárdio; (La Croix et al. incluíram angina); NF, quantidade não fornecida no relato do estudo.
[a]Percentagem da coorte bebendo pelo menos determinado número de xícaras por dia; por exemplo, 22 ≥ 5 indica que 22% dos sujeitos relataram beber cinco ou mais xícaras por dia.
[b]Vezes 1.000 arredondado para o próximo milhar. Os coeficientes representam incrementos em log da taxa ou logit do risco por xícara de café por dia.
[c]Estudo caso-controle dentro de coorte (caso-controle aninhado).
[d]Coeficiente "corrigido": Coeficiente não corrigido mais ajuste externo.
[e]Estudo escandinavo.

em que uma reanálise atribuiu todas as conclusões negativas da metanálise original a erros na última (Freedman et al., 2004).

MÉTODOS ESTATÍSTICOS PARA METANÁLISE

A abordagem fundamental da metanálise abordada aqui se baseia em regressão ponderada, que trata cada resultado b de estudo (aqui b é um log do risco relativo ou uma estimativa de coeficiente) como a variável dependente com uma ponderação acompanhante. Se dados suficientes de cada estudo estiverem disponíveis, uma abordagem baseada em verossimilhança pode ser usada, mas a abordagem ponderada é mais simples de se compreender e aplicar, e as computações necessárias podem ser efetuadas mais facilmente (Cap. 8.4 de Cox, 2006). Além disso, se as verossimilhanças do estudo forem aproximadamente normais – o que será a situação quando todos os estudos tiverem tamanhos adequados – os resultados das duas abordagens serão próximos.

O componente estatístico convencional de um estudo ponderado, w, é o inverso da variância ou a precisão do resultado, calculada a partir do erro padrão estimado, EP, como $1/EP^2$. Essa quantidade não precisa (e, discutivelmente, não deve) ser o único componente da ponderação; por exemplo, estudos descartados são estudos com ponderação zero, não importa o valor de $1/EP^2$. Algumas vezes, pode haver boa razão para reduzir a ponderação, mas não descartar um estudo, como quando a incerteza de um resultado não é inteiramente refletida pela estimativa de erro padrão calculada (Cox, 1982). Essa incerteza acrescentada pode ser especialmente grande quando há fontes não controladas de potencial viés. Por exemplo, depois de ajuste externo, pode-se argumentar legitimamente que a ponderação do coeficiente corrigido deva ser menor do que a computada a partir do erro padrão da estimativa original não ajustada, porque o erro padrão original não reflete o erro ao estimar o termo de correção, nem o viés de se aplicar a correção a um cenário de estudo novo, incomparável. Entretanto, decisões para descartar ou reduzir a ponderação de estudos baseados em problemas não quantificados (p. ex., questões de identificação de casos) requerem explicação cuidadosa no relato e devem ser tomadas antes da metanálise estatística, senão serão influenciadas pelos resultados desta.

Pode ser problemático determinar o grau apropriado de redução da ponderação. Embora resultados suspeitos, ou *outliers* extremos entre os resultados, muitas vezes possam ser identificados, geralmente não se pode quantificar todo o erro além daquele refletido na estimativa original de erro padrão. Além disso, reduzir a ponderação não pode refletir problemas que tendem para uma direção particular, tais como vieses de formas simples de erro de classificação. Pode-se lidar com esses problemas em alguma extensão por meio de análise de sensibilidade e de influência, como discutido no Capítulo 19 e no fim desta seção, respectivamente. Uma alternativa à redução da ponderação, que pode ser responsável por problemas direcionais, é a análise de viés usando distribuições *a priori* para parâmetros de viés específicos por estudo na metanálise (Eddy et al., 1992; Greenland, 2003c, 2005b; Cap. 19).

Métodos básicos

Análises descritivas e gráficas

Além da descrição do estudo (p. ex., número de casos e não casos), uma revisão deve apresentar uma tabela dos resultados das reanálises do estudo, mostrando pelo menos a estimativa pontual, a correção líquida e o erro padrão ou intervalo de confiança de cada estudo. Tais tabelas podem simplificar a detecção de padrões nos resultados, assim como facilitar a reanálise da metanálise por terceiros. Quando há muitos estudos, um gráfico pode ser fornecido por um histograma ponderado dos resultados (Greenland, 1987d) ou por um gráfico dos intervalos de confiança (Walker et al., 1988) ou outros sumários específicos por estudo.

As Tabelas 33.1 e 33.2 apresentam os resultados de reanálises de estudos de consumo de café e infarto do miocárdio, ou morte súbita coronariana, publicados até 1992, e de um estudo não publicado por Ulrik Gerdes, do mesmo período; foi omitido um pequeno estudo de caso-controle de 64 pacientes de infarto do miocárdio (Mann e Thorogood, 1975). Detalhes dos estudos e de sua seleção são omitidos aqui; ver Greenland (1993e) para maior informação, assim como uma discussão dos estudos até 1992, pois são pertinentes aos possíveis efeitos do café sobre doença do coração. Estudos desse tópico continuam a ser publicados e a exibir resultados um tanto conflitantes (p. ex., Klag et al., 1994; Palmer et al., 1995; Willett et al., 1996; e Stensvold et al., 1996).

Os estudos nas Tabelas 33.1 e 33.2 foram reanalisados, quando necessário, pelos métodos descritos anteriormente. Os valores de correção líquida representam correções estimadas dos coeficientes originais, primariamente por ajuste incompleto para o fumo. Devido a limitações de espaço, não são fornecidas aqui as derivações de todas as quantidades nas tabelas; os exemplos iniciais dão ilustrações representativas. Os achados dessa metanálise são insensíveis aos valores exatos dessas quantidades.

Pode-se construir e comparar tabelas separadas, histogramas e gráficos para subgrupos diferentes de estudos (p. ex., estudos de coorte *versus* caso-controle). Se os estudos tiverem características quantitativas associadas (p. ex., ano de condução), suas estimativas pontuais e intervalos podem ser plotadas contra essas características. Distribuições bimodais (ou multimodais) são indicativas de dois (ou múltiplos) conjuntos distintos de estudos, com expectativas diferentes para suas estimativas de efeito; é possível identificar um fator associado com proximidade a um modo particular. De modo semelhante, estudos *outliers** podem ser identificados em um histograma ou gráfico, e é possível identificar algumas características peculiares destes como possíveis explicações dos resultados.

Pode-se, algumas vezes, ser alertado para o viés na identificação dos estudos pelo formato do histograma dos resultados dos mesmos (Light e Pillemer, 1984). Por exemplo, se uma revisão baseia-se apenas em relatos publicados e houver um viés contra publicar estudos que relatam nenhum efeito, o histograma de resultados dos relatos publicados terá uma depressão na região do efeito zero. Em consequência, se a exposição do estudo não tiver efeito, o histograma provavelmente

TABELA 33.2

Sumário de reanálises para estudos de caso-controle de café e infarto do miocárdio ou morte coronariana até 1992

Estudo	Desfecho	Casos (n)	% ≥ n Xícaras[a]	Coef.[b]	Erro padrão[b]	Ponde- ração	Razão de taxas, 5 xícaras/d
Boston Collaborative (1972)	M	276	9 ≥ 6	66	36	772	1,39
Jick et al. (1973)	M	440	11 ≥ 6	79	24	1.736	1,48
Hennekens et al. (1976)	D	649	NF	30	43	538	1,16
Wilhelmsen et al.[c] (1977)	M	230	50 ≥ 5	62	23	1.890	1,36
Rosenberg et al. (1987)	M	491	22 ≥ 5	70	22	2.141	1,42
Rosenberg et al. (1988)	M	1.541	28 ≥ 5	74	15	4.526	1,45
La Vecchia et al. (1989)	M	262	23 ≥ 4	120	46	465	1,82
Gerdes[c] (1992	M	57	61 ≥ 5	31	52	52	1,17

D, morte coronariana; M, infarto do miocárdio.
[a]Percentagem de controles bebendo pelo menos dado número de xícaras por dia; por exemplo, 22 ≥ 5 indica que 22% de sujeitos relataram beber cinco ou mais xícaras por dia.
[b]Vezes 1.000 arredondado para o milhar mais próximo. Os coeficientes representam incrementos estimados em log da taxa ou logit do risco por xícara de café por dia.
[c]Estudo escandinavo.

---

* Fortemente atípicos

mostrará uma distribuição bimodal com aglomerados de estimativas positivas e negativas; se a exposição do estudo tiver um efeito, o histograma provavelmente exibirá uma distribuição inclinada para longe de zero. Em qualquer dos casos, se esperaria ver o padrão mais fortemente entre estudos com ponderação menor, tais como estudos pequenos, porque estes têm maior probabilidade de ficar sem publicação (Dickersin, 1990).

Outro método gráfico de identificar possível divergência em resultados de estudos é o gráfico em funil (Light e Pillemer, 1984), no qual os resultados são plotados contra uma medida de precisão, tal como tamanho da amostra ou ponderação. Se todos os estudos estiverem estimando um valor similar para o efeito, a dispersão dos resultados deve se tornar estreita à medida que a precisão aumenta, dando origem a uma forma semelhante a um funil se muitos estudos forem plotados. Da mesma forma que histogramas, tais gráficos também podem sinalizar a existência de um viés na identificação de estudos por meio de lacunas no gráfico. Por exemplo, a sub-representação de estudos relatando nenhum efeito resultará em uma lacuna ou rarefação do gráfico na região em torno do efeito zero e baixa precisão. Infelizmente, é necessário um grande número de estudos para se distinguir padrões reais dos imaginados (Dickersin e Berlin, 1992; Greenland, 1994d). Um teste para viés de publicação em um gráfico em funil é dado por Begg e Mazumdar (1994); infelizmente, esse teste tem muito pouco poder em cenários típicos. Métodos baseados em modelo para análise de sensibilidade de certos tipos de viés de publicação também têm sido propostos (Copas, 1999; Shi e Copas, 2002).

Pode-se sumarizar estudos graficamente plotando estimativas pontuais e intervalos de confiança. É preciso algum cuidado com a escala de tal gráfico. A escala de risco relativo tem a desvantagem de fazer um intervalo de confiança de, por exemplo, 0,2 a 1,0 parecer muito mais preciso do que um de 1,0 a 5,0, embora ambos os intervalos se originem do mesmo grau de imprecisão (variabilidade estatística) na escala logarítmica. Esse problema pode ser evitado se os riscos relativos forem plotados em uma escala logarítmica (Rifat, 1990). (Note que os coeficientes de modelo logístico e de Cox correspondem a estimativas de log do risco relativo e, portanto, não requerem transformação antes da transposição para o gráfico.) Ver Capítulo 17 para discussão adicional de escalas de gráficos. Walker e colaboradores (1988) estudaram as propriedades estatísticas de certos sumários derivados ao plotar intervalos de confiança de risco relativo.

Médias ponderadas

Uma média ponderada (ou sumário combinado) $\overline{b}$ dos resultados dos estudos é uma soma ponderada dos resultados, $\sum wb$, dividida pela soma das ponderações, $\sum w$. A Tabela 33.3 dá $\overline{b}$, calculada separadamente com o uso de ponderações de precisão (inverso da variância) $w = 1/EP^2$ para estudos de coorte e de caso-controle. Ela também fornece a conversão de cada $\overline{b}$ em uma estimativa de razão de taxas para o efeito de cinco xícaras por dia *versus* nenhuma, por meio da fórmula $\exp[\overline{b}(5-0)]$.

A adequação da média ponderada precisa como um sumário metanalítico do efeito em estudo depende de uma suposição de homogeneidade muito estrita. Essa suposição declara que os estudos estão estimando o mesmo valor para o efeito; isto é, depois de considerar a extensão do efeito real e do viés em cada estudo, os estudos deveriam, em média, gerar o mesmo valor, de modo que as diferenças entre as estimativas sejam devidas inteiramente a erro aleatório. Sob essa suposição, a média ponderada precisa é uma estimativa apropriada do valor (comum) sendo estimado pelos estudos, e uma estimativa s do erro padrão dessa média é o inverso da raiz quadrada da soma das ponderações, $s = 1/(\sum w)^{1/2}$. Limites de confiança de 95% aproximados para o valor comum assumido são dados por $\exp(\overline{b} \pm 1{,}96s)$. Uma estatística de teste para verificar se o valor comum assumido é zero é dada por $Z = \overline{b}/s$, que tem uma distribuição normal padrão aproximada, se o valor comum assumido for zero. A Tabela 33.3 também fornece essas estatísticas separadamente para os estudos de caso-controle e de coorte nas Tabelas 33.1 e 33.2.

Se estiverem disponíveis tabelas de cada estudo, é possível construir estimativas sumárias de um efeito comum por meio de métodos de Mantel-Haenszel ou de máxima verossimilhança (ver Cap. 15). Embora baseadas na mesma suposição de homogeneidade que a média b ponderada precisa, es-

TABELA 33.3
Estatística sumária para metanálise

	Caso-controle	Todas as coortes		Coorte	
		Fixo[a]	Aleatório	Mais tardia ($\geq$ 1986)	Mais anterior ($\leq$ 1981)
Coeficiente médio $(\bar{b})^b$	70,20	31,40	32,50	48,50	–17,40
Erro padrão (EP) de $(\bar{b})^b$	9,00	7,40	13,30	8,60	14,50
Razão de taxa (RR) para 5 xícaras/d[c]	1,42	1,17	1,18	1,27	0,92
Limites de confiança de 95% para RR	1,30-1,55	1,09-1,26	1,03-1,34	1,17-1,39	0,80-1,06
Estatística Z ($\bar{b}$/SE)	7,83	4,26	2,46	5,65	–1,20
Qui quadrado da homogeneidade	2,93	35,10		17,40	2,34
Graus de liberdade	7	13		8	4
Homogeneidade do valor P	0,89	0,0008		0,03	0,67

Todas as computações baseiam-se nos coeficientes corrigidos. "Fixo" refere-se à média de efeitos fixos; "aleatório", à média de efeitos aleatórios.
[1] Rate ratio
[a] Válida apenas sob a hipótese de homogeneidade.
[b] Vezes 1.000; b é o coeficiente de média ponderada usando-se ponderações de inverso da variância; EP é a raiz quadrada do inverso da soma dos pesos.
[c] Média geométrica ponderada estimada da razão de taxa exp(5 $\bar{b}$).

sas estimativas têm propriedades estatísticas melhores do que $\bar{b}$ quando vários dos estudos são muito pequenos. Infelizmente, muitos relatos não fornecem informação o suficiente para permitir que elas contribuam diretamente para um sumário baseado nesses métodos.

Suposições de homogeneidade versus realidade

Conforme muitos autores têm enfatizado, a análise de heterogeneidade pode ser a função mais importante da metanálise, frequentemente mais importante que computar um efeito fictício comum ou "médio" (Pearson, 1904; Light e Pillemer, 1984; Greenland, 1987d, 1994d; L'Abbe et al., 1987; Bailey, 1987; Rubin, 1990b, 1992; Dickersin e Berlin, 1995). Achar ou confirmar variação sistemática em resultados de estudos, juntamente com a exploração de tal variação, pode ser particularmente valioso no planejamento de estudos ulteriores, porque se pode desejar concentrar recursos em populações nas quais os efeitos sejam mais fortes e identificar delineamentos que deem os resultados mais acurados para o problema em questão.

Normalmente, não há base para se presumir que o risco relativo, ou o coeficiente verdadeiro, seja constante entre as populações de estudo. De fato, em vez disso, muitas situações implicam heterogeneidade; por exemplo, a simples variação de taxas de base pode produzir grande variação na razão de taxas, se o efeito da exposição for o acréscimo de uma quantidade constante à taxa básica (ver Caps. 4 e 15). Assim, embora as estatísticas combinadas dadas até aqui possam ser úteis para detectar a existência de um efeito, sempre será mais acurado visualizar o efeito como uma função de outras variáveis, em vez de como um número isolado (Greenland, 1987d; Rubin, 1992). A faixa típica dessa função pode ser um sumário útil, porém, em geral, não pode ser estimada acuradamente. Infelizmente, o erro padrão e os limites de confiança dados mais cedo para o efeito comum não refletirão adequadamente a variabilidade e limites dos efeitos, se estiver presente heterogeneidade importante.

Mesmo que se presuma constante o efeito de uma exposição isolada bem definida, ao longo de toda a população do estudo, ainda haverá pouca razão para pressupor que as estimativas não variarão sistematicamente entre os estudos, porque algum viés geralmente está presente em estudos não experimentais e variará entre os estudos. Além disso, a exposição em estudo geralmente varia um tanto entre as pesquisas, o que contribui para a variação do efeito. Por exemplo, alguns estudos de café e infarto do miocárdio mensuraram o consumo de café em um exame de linha de base, ao passo que outros o mediram logo antes do desfecho. Isso não é apenas uma diferença em mensuração, mas uma diferença na exposição real sendo mensurada. Apesar de tais diferenças, ambos os tipos de estudo abordam a mesma questão geral: se o consumo de café afeta o risco de infarto e se, assim, seria incluído na mesma revisão.

Para resumir, deve-se considerar qualquer suposição de homogeneidade como extremamente improvável de ser satisfeita, dadas as diferenças em covariáveis, viés e variáveis de exposição entre os estudos. A questão no emprego da suposição é se a heterogeneidade é pequena o bastante em relação a outras fontes de variação para ser razoavelmente ignorada. Um teste estatístico de homogeneidade pode servir como sinal de alerta, com alta especificidade, mas baixa sensibilidade: valores P pequenos indicam que a heterogeneidade não deve ser ignorada, mas valores grandes não significam que ela possa ser ignorada com segurança. O mesmo aviso se aplica aos testes de viés de publicação e, a propósito, a todos os testes estatísticos (ver Cap. 10).

Análise estatística básica de heterogeneidade

A forma mais elementar de análise de heterogeneidade envolve comparações pareadas de estudos. Dado um par de estudos, a diferença entre seus resultados tem um erro igual à raiz quadrada da soma dos erros padrão ao quadrado dos dois resultados. Esse erro padrão da diferença pode ser usado para construir limites de confiança e uma estatística de teste para a diferença entre os dois estudos.

Na Tabela 33.2, a diferença nas estimativas de coeficiente dos estudos de Jick e colaboradores (1973) e Hennekens e colaboradores (1976) é $0,079 - 0,031 = 0,048$; esta tem uma estimativa de erro padrão de $(0,024^2 + 0,043^2)^{1/2} = 0,049$. A estimativa pontual para a razão dos efeitos estimados de x = cinco xícaras por dia dos dois estudos é, então, $\exp[0,048(5)] = 1,3$, com limites de confiança de 95% de $\exp\{[0,048 \pm 1,96(0,049)]5\} = 0,79, 2,1$. A estatística Z é $0,048/0,049 = 0,98$, o que gera $P = 0,3$. Esse tipo de achado, essencialmente indeterminado com relação à homogeneidade, provavelmente é o desfecho mais comum de comparações de estudo isolado. Resultados mais úteis muitas vezes podem ser obtidos por agrupamento de estudos ou por metarregressão, como discutido adiante.

Para estudos múltiplos, um teste estatístico da suposição de homogeneidade é dado por $X^2_h = \sum w(b - \bar{b})^2$, que, se os estudos estiverem estimando o mesmo valor para o efeito, tem uma distribuição de qui quadrado com graus de liberdade um menos o número de estudos. Quando somente dois estudos estão sendo testados, X^2_h é apenas o quadrado da estatística Z para comparar dois estudos. Para todos os estudos nas Tabelas 33.1 e 33.2, $X^2_h = 49$ com 21 graus de liberdade ($P = 0,0005$). A Tabela 33.3 dá X^2_h e os graus de liberdade correspondentes, e o valor P para os estudos de coorte e caso-controle considerados separadamente. O valor P de todos os estudos é muito pequeno, em parte por causa da disparidade entre os resultados de coorte e caso-controle, e em parte por causa da heterogeneidade entre os resultados de estudos de coorte.

Visto que um valor P grande não pode ser tomado como justificativa da suposição de homogeneidade, deve-se reportar sempre tabelas e gráficos para verificar se a difusão de resultados parece consistente com a noção de diferenças apenas aleatórias entre os estudos. Uma verificação gráfica de variação estatística nos resultados pode ser obtida colocando-se os escores de Z, $(b - b)/EP$, em um histograma; sob a hipótese de diferenças somente aleatórias entre os estudos, esse histograma deverá ter uma forma aproximadamente normal. Grandes escores absolutos de Z podem sinalizar afastamentos importantes de estudos individuais do resultado médio.

A suposição de homogeneidade pode ser melhor avaliada pela divisão dos estudos em características provavelmente associadas com heterogeneidade. Por exemplo, suponhamos que os estudos sejam repartidos em K grupos numerados de 1 a K (p. ex., um grupo composto pelos estudos de coorte e outro grupo pelos de caso-controle), dentro dos quais se pensa que a suposição de homogeneidade se manterá aproximadamente. Deixemos que $\bar{b}_k$ seja o resultado médio ponderado preciso dentro do grupo k, w_k a soma de ponderações do grupo k e $s_k = 1/w^{1/2}_k$ o erro padrão estimado de $\bar{b}_k$. A diferença estimada entre as quantidades sendo estimadas nos grupos i e j é $\bar{d}_{ij} = \bar{b}_i - \bar{b}_j$ sob a suposição de homogeneidade dentro do grupo, com uma estimativa de erro padrão $s_d = (1/w_i + 1/w_j)^{1/2}$. Se x representa uma diferença de exposição de interesse, então $\exp(d_{ij}x)$ é uma estimativa pontual da razão dos riscos relativos dos dois grupos, e $\exp[\bar{d}_{ij} \pm 1{,}96 s_d)x]$ é o intervalo de confiança de 95% para esta razão; uma estatística Z para a hipótese de nenhuma diferença entre os grupos é $Z_g = \bar{d}_{ij}/s_d$.

A diferença entre os resultados de caso-controle e coorte nas Tabelas 33.1 e 33.2 é $\bar{d}_{2,1} = \bar{b}_2 - \bar{b}_1 = (0{,}070 - 0{,}031) = 0{,}039)$, com estimativa de erro padrão $s_d = (1/18{,}380 + 1/12{,}435)^{1/2} = 0{,}012$. A estimativa pontual e os limites de confiança de 95%, respectivamente, para a razão dos efeitos estimados de $x =$ cinco xícaras por dia são, então, $\exp[0{,}039(5)] = 1{,}2$ e $\exp([0{,}039 \pm 1{,}96(0{,}012)]5) = 1{,}1$-$1{,}4$. A estatística de Z é $0{,}039/0{,}012 = 3{,}3$, gerando $P = 0{,}001$. Esses resultados indicam que os estudos de caso-controle tendem a estimar um valor mais alto para o efeito do café que os de coorte. No entanto, o intervalo de confiança é estreito demais por causa da séria heterogeneidade entre os estudos de coorte, o que resulta que $s_d = 0{,}012$ seja uma subestimativa.

Uma estatística de teste global para qualquer diferença entre grupos é dada por $X^2_g = \sum w_k (\bar{b}_k - \bar{b})^2$, onde $\bar{b}$ é a média ponderada precisa de todos os estudos. Se todos os estudos estiverem estimando um valor comum, X^2_g terá uma distribuição de qui quadrado com graus de liberdade igual a um menos o número de grupos. Note que $\bar{b}$ pode ser calculado diretamente de $\bar{b}_k$ por meio da fórmula $\bar{b} = \sum w_k \bar{b}_k / \sum w_k$, onde as somas estão acima de k; a estimativa de erro padrão para $\bar{b}$ é $s = 1/(\sum w_k)^{1/2}$. A partir da Tabela 33.3, $X^2_g = 18{,}380(0{,}031 - 0{,}047)^2 + 12{,}435(0{,}070 - 0{,}047)^2 = 11$, com um grau de liberdade, o que gera $P = 0{,}001$. Dentro do erro de arredondamento, X^2_g é o quadrado de $Z_g = 3{,}3$ do último exemplo, e $\bar{b} = 0{,}047 = [18{,}380(0{,}031) + 12{,}435(0{,}070)]/(18{,}380 + 12{,}435)$.

Se houver heterogeneidade importante dentro de grupo (i.e., heterogeneidade não explicada pela variável de agrupamento), s_d tenderá a subestimar o verdadeiro erro padrão de $\bar{d}_{ij}$; em consequência, o intervalo de confiança e o teste baseados em s_d não serão válidos. Pode-se testar heterogeneidade dentro do grupo pelo cálculo da heterogeneidade residual com qui quadrado $X^2_r = X^2_h - X^2_g$. Os graus de liberdade para X^2_r é igual a diferença entre o número de estudos e o número de grupos. Para os estudos nas Tabelas 33.1 e 33.2, $X^2_r = 49 - 11 = 38$ sobre $22 - 2 = 20$ graus de liberdade, $P = 0{,}001$, que é forte indicativo de heterogeneidade dentro dos grupos de caso-controle ou coorte. Como pode ser aparente pelas Tabelas 33.1 e 33.2, esse resultado é atribuível à séria heterogeneidade entre os estudos de coorte, especialmente entre os mais antigos (pré-1982) e os mais recentes (pós-1985). Não há heterogeneidade maior entre os estudos de caso-controle do que se esperaria por variação de amostras.

Métodos de metarregressão

Se mais de dois grupos de estudo tiverem sido formados e a característica usada para agrupamento for ordenada, maior poder para identificar fontes de heterogeneidade pela regressão dos resultados do estudo sobre a característica será obtido. Tal *metarregressão*, ou *modelagem de tamanho de efeito*, também permite exame simultâneo de características múltiplas.

Com metarregressão não é necessário, nem mesmo desejável, agrupar os estudos. Em vez disso, os resultados de estudos individuais podem ser incluídos diretamente na análise. Por exemplo, suponhamos que para cada estudo de coorte tenhamos o tempo de seguimento t, além de uma estimativa de coeficiente b e uma ponderação w. Consideremos um modelo linear simples para a dependência do coeficiente esperado específico por estudo sobre o tempo t: $E(b|t) = \mu + \theta t$. Os parâmetros nesse modelo podem ser estimados pelo uso de qualquer programa padrão de regressão linear que permita o uso de ponderações. Cada estudo se torna um "sujeito" (unidade observada) no arquivo de dados de entrada. Nesse arquivo da metanálise, a estimativa de coeficiente b é o desfecho, ou variável dependente, para cada estudo, e o tempo de seguimento t é a variável independente. A estimativa de coeficiente θ dada pelo programa serve, então, como uma estimativa do "metacoeficiente" θ no modelo linear para $E(b|t)$. Se x é uma diferença de exposição de interesse, e b representa mudança no log da taxa ou no logit do risco por unidade de mudança na exposição, $\exp(\hat{\theta}\Delta tx)$ é uma estimativa da razão do risco relativo ser estimado por estudos com um tempo de seguimento de $t + \Delta_t$ para o risco relativo estimado por estudos com um tempo de seguimento de t.

Duas quantidades úteis produzidas por uma metarregressão são os graus de liberdade residuais e a soma de quadrados dos resíduos. Os graus de liberdade residuais gl constituem o número de estudos usados na regressão menos o número de parâmetros no modelo (intercepto e metacoeficientes). Em uma regressão das estimativas de estudos de coorte na Tabela 33.1 sobre o tempo de seguimento, gl seria 12:14 estudos menos dois parâmetros, μ e θ. A soma dos quadrados dos resíduos ponderada da metarregressão, SQR, é a soma ponderada dos residuais ao quadrado,

$$SQR = \sum w_k(b_k - \hat{b}_k)^2$$

onde $\hat{b}_k$ é o valor ajustado (predito) do coeficiente em estudo k e a soma é sobre todos os estudos na regressão. Em uma regressão de estimativas sobre tempos de seguimento, $\hat{b}_k = \hat{\mu} + \hat{\theta}t_k$, onde t_k é o tempo de seguimento para o estudo k. Alguns programas de regressão fornecem um quadrado médio dos resíduos (QMR) em vez de uma soma dos quadrados dos resíduos, o que varia um pouco em sua definição (Greenland e Engelman, 1988), mas geralmente é SQR/gl.

A soma dos quadrados dos resíduos pode ser usada como uma estatística de qui quadrado (com gl graus de liberdade) para o ajuste do modelo precedente. Valores grandes da soma dos quadrados dos resíduos podem surgir, se $E(b|t)$ depender de t de maneira não linear, ou se $E(b|t)$ for heterogêneo dentro de níveis de t. Embora um valor P pequeno dessa estatística indique que o modelo é insuficiente para ser responsável pela variação observada nos resultados dos estudos, um valor P grande não deve ser interpretado como significando que o modelo explica toda essa variação.

Sob a suposição de que o modelo de regressão está correto, $\hat{\theta}$ tem uma estimativa de erro padrão aproximada de $\hat{\sigma} = s_\theta/(QMR)^{1/2}$, onde s_θ é o erro padrão de $\hat{\theta}$ dado pelo programa e QMR é o quadrado médio dos resíduos dado pelo programa (Wallenstein e Bodian, 1987). A partir dessas quantidades, intervalos de confiança aproximados de 95% podem ser construídos como $\hat{\theta} \pm 1.96\hat{\sigma}$, e uma estatística Z aproximada (padrão normal) pode ser construída como $\hat{\theta}/\hat{\sigma}$. Se, porém, o modelo de regressão for inadequado (como seria indicado por um valor grande de SQR), $\hat{\sigma}$ tenderá a subestimar o erro padrão de $\hat{\theta}$, e o intervalo e valor P baseados em $\hat{\sigma}$ não serão válidos. Em tais casos, deve-se buscar outras variáveis de regressão que expliquem a variação residual.

A abordagem de regressão pode ser usada para comparar resultados de um estudo, ou de um grupo de estudos, com os estudos, remanescentes, pelo acréscimo de uma variável indicadora para o estudo, ou grupo de estudos, à metarregressão. O metacoeficiente estimado dessa variável é uma estimativa da diferença entre o valor estimado por aquele estudo ou grupo, e o valor estimado pelos estudos remanescentes; o erro padrão do metacoeficiente é igual ao erro padrão estimado dessa diferença.

Para comparar os resultados de caso-controle com os de coorte na Tabela 33.1, pode-se realizar uma metarregressão de resultados de estudo sobre uma variável indicadora codificada 1 = coorte, 0 = caso-controle. O coeficiente estimado para essa variável, θ, seria a diferença de −0,039 entre os coeficientes de efeitos fixos médios dos estudos de coorte e de caso-controle. O erro padrão estimado do coeficiente, $\hat{\sigma}$, seria igual ao erro padrão estimado dessa diferença, $s_d = 0,012$, conforme calculado anteriormente.

Indicadores podem ser acrescentados simultaneamente para vários grupos de estudos; os metacoeficientes desses indicadores representam diferenças entre os coeficientes médios de grupo e os coeficientes médios para os estudos não codificados em um grupo. A heterogeneidade entre várias características também pode ser analisada simultaneamente pelo emprego de regressão múltipla ponderada de resultados sobre as características. Tais análises podem revelar e ajustar para confundimento entre as características.

Como pode ser visto nas Tabelas 33.1 e 33.3, entre os estudos de coorte, o ano de publicação está fortemente associado com a magnitude da estimativa de risco relativo. Como essa associação é difícil de explicar, é de interesse especial verificar se ela é reduzida pelo ajuste para outros fatores.

Para esse fim, os coeficientes de estudo de coorte b foram regredidos simultaneamente sobre localização do estudo (1 = Escandinávia; 0 = outros), duração do seguimento e ano de publicação, usando um programa de regressão múltipla padrão. O ajuste do modelo apenas com essas variáveis foi excelente (SQR = 9,7 sobre 14 − 4 = 10 gl, P = 0,047). A Tabela 33.4 sumariza os resultados do modelo. Os valores P para ajuste e para ano de publicação não podem ser considerados válidos, porque os dados levaram ao reconhecimento e inclusão do ano de publicação. No entanto, os resultados realmente sugerem que muito da heterogeneidade vista nos exemplos mais anteriores não pode ser "explicada" (no senso estatístico) por diferenças em localização do estudo ou tempo de seguimento.

Os métodos de regressão não são limitados ao exame de dependências lineares simples. Por exemplo, pode-se transformar a variável dependente b ou as preditoras antes de fazer a metarregressão, pelo uso de ln(t) nas fórmulas anteriores; ou podem-se acrescentar termos à metarregressão, tais como um termo quadrático t^2. De fato, a faixa total de modelos e métodos de regressão (Caps. 20 e 21) pode ser empregada na metanálise, com limitações surgindo principalmente de falta de dados. Por exemplo, a dependência de riscos relativos dos riscos básicos (não expostos) não pode ser examinada entre estudos de caso-controle, porque os últimos geralmente não fornecem informações sobre riscos básicos.

Greenland e Longnecker (1992) discutem métodos para metanálise de dose-resposta, quando estimativas de risco relativo específicas por categoria estão disponíveis de numerosos estudos. Eles focam a avaliação de componentes quadráticos de tendência. Uma abordagem mais geral envolve o uso de suavizadores de gráficos de dispersão (Hastie e Tibshirani, 1990; Hastie et al., 2001), que não impõem restrição de formato sobre a curva dose-resposta, além de suavidade (ver Caps. 17 e 21). Atualmente, a principal desvantagem de tais análises é a necessidade de um *software* especial para implementação. Ver Greenland (1994d) para um exemplo de um suavizador aplicado aos estudos de café/doença cardíaca coronariana na Tabela 33.1.

Análise de sensibilidade e de influência

Dependendo do formato da regressão, procedimentos diagnósticos de regressão (p. ex., análise residual) podem ser usados para aprimorar a metanálise. Dois métodos de utilidade particular são análise de sensibilidade e análise de influência.

Como discutido no Capítulo 19, a análise de sensibilidade examina como as inferências mudam com variações, ou violações, de suposições, de correções e de modelos. Por exemplo, pode-se controlar externamente para fumo em todos os estudos que deixaram de controlar para essa variável, pela sub-

TABELA 33.4

Resultados da análise de regressão linear múltipla dos coeficientes dos estudos de coorte

	Localização[a]	Seguimento (y)	Ano de publicação (menos 1973)
Metacoeficiente $(\hat{\theta})$[b]	−26,8	1,08	6,41
Erro padrão $(\hat{\sigma})$[b]	17,0	1,04	1,39
Razão estimada das razões de taxas[c]	0,87	1,10	1,67
Limites de confiança de 95%	0,74-1,03	0,92-1,33	1,34-2,08
Estatística Z $(\hat{\theta}/\hat{\sigma})$	−1,58	1,04	4,60
Valor P a partir de Z	0,12	0,30	<0,0001

Qui quadrado residual = 9,7 com 10 gl, P = 0,47.
[a] 1, se escandinavo; 0, caso contrário.
[b] Vezes 1.000
[c] *Razão* estimada das razões de taxas para o efeito de cinco xícaras de café por dia. Compara estudos escandinavos *versus* não escandinavos quanto à localização, 20 anos *versus* 2 anos quanto a seguimento e 1990 *versus* 1974, em relação ao ano de publicação; computado como exp[$\hat{\theta}$(5)] para localização, exp[$\hat{\theta}$(18)5] para seguimento, e exp[$\hat{\theta}$(16)5] para ano de publicação.

tração de um fator de correção de viés dos coeficientes não ajustados naqueles estudos. A sensibilidade de inferências às suposições sobre o viés, produzido por falha de controle para o fumo, pode ser verificada pela repetição da metanálise, usando outros valores plausíveis do viés ou variando a correção entre estudos. Se tal reanálise produzir pouca alteração do intervalo de confiança, pode-se dizer que os limites parecem ser insensíveis a suposições sobre confundimento por fumo. Entretanto, pode-se achar que o intervalo parece ser enganosamente preciso em relação à variação, que pode ser produzida por suposições variáveis, e optar, assim, por basear a metanálise somente em estudos que apresentam resultados ajustados para fumo. No exemplo presente, a disparidade entre os resultados de caso-controle e de coorte não é muito alterada pela exclusão dos fatores de correção ou por seu aumento em 50%; em outras palavras, a observação de uma disparidade é razoavelmente insensível aos fatores de correção. Da mesma forma, a disparidade é razoavelmente insensível aos valores das estimativas de erro padrão.

Na análise de influência, a extensão na qual as inferências dependem de um estudo particular, ou grupo de estudos, é examinada, o que pode ser realizado pela variação da ponderação daquele estudo ou grupo. Assim, ao avaliar a influência de um estudo, pode-se repetir a metanálise sem este, ou, talvez, com metade de sua ponderação usual. Ao examinar a influência de um grupo de estudos, digamos, todos os estudos de caso-controle, pode-se, novamente, repetir a metanálise sem eles ou lhes dar uma ponderação menor. Se a mudança na ponderação de um estudo produzir pouca alteração em uma inferência, a inclusão dela não pode gerar um problema sério, mesmo que existam vieses não quantificados. Entretanto, se a inferência depende de um só estudo, ou grupo de estudos, tal inferência não deve ser feita. No exemplo em questão, a disparidade entre os resultados de caso-controle e de coorte não é muito alterada pela exclusão de qualquer estudo; em outras palavras, a observação de uma disparidade não foi indevidamente influenciada por qualquer dos estudos.

Modelos de efeitos aleatórios

Os modelos usados anteriormente são de efeitos fixos, nos quais, dentro de grupos ou níveis das preditoras, presume-se que cada estudo esteja estimando o mesmo valor para β, o coeficiente de exposição. Ou seja, é essencialmente uma suposição de homogeneidade dentro de grupo e, como tal, não pode ser realista. Se uma grande quantidade de heterogeneidade não explicada permanecer depois da modelagem de regressão de efeito fixo (p. ex., como indicado pela falha em encontrar um modelo de efeitos fixos bem ajustado e sensível), deve-se considerar o uso de modelos de efeitos aleatórios, nos quais o modelo de metarregressão é ampliado pela adição de um termo representando fontes não explicadas de heterogeneidade entre estudos (DerSimonian e Laird, 1986; Stijnen e van Houwelingen, 1990; Berlin et al., 1993).

Por exemplo, o modelo anterior para a dependência do coeficiente esperado do estudo sobre o tempo de seguimento poderia tornar-se

$$E(b|t) = \mu + \theta t + \varepsilon$$

onde ε é uma variável aleatória normal (de Gauss) com média zero e variância desconhecida τ^2; presume-se que ε seja independente, com variância idêntica entre os estudos. Aqui, ε representa o componente da variação entre estudos (modificação) da razão de log do risco do café, que não pode ser responsabilizada pelos efeitos lineares θ_t de tempo de seguimento. No contexto de metanálise, um efeito aleatório tal como ε é visto mais acuradamente como modificação de efeito aleatório, viés aleatório ou alguma combinação dos dois.

A suposição de que tanto a modificação (heterogeneidade) quanto o viés estejam distribuídos de forma aleatória entre os estudos é forte, e (tal como o modelo de efeitos fixos) o modelo não explica variação sistemática em efeitos ou viés entre os estudos. Contudo, a análise dos efeitos fixos é essencialmente um caso especial da análise de efeitos aleatórios, com a suposição adicional de que $\tau^2 = 0$ (ou, de modo equivalente, que todos os ε são zero), que é a suposição de homogeneidade dentro de níveis da preditora t; assim, ela é baseada nas mesmas suposições fortes e em outras também.

A metarregressão de efeitos aleatórios requer um procedimento iterativo, no qual as ponderações w do estudo são atualizadas em cada ciclo. Além disso, devem-se fazer correções para os erros padrão estimados, a fim de levar em conta a incerteza sobre a variância residual τ^2 (ver Stijnen e van Houwelingen [1990] para detalhes).

A extensão de efeitos aleatórios geralmente faz pouco para modificar as estimativas pontuais da metarregressão, mas pode ampliar consideravelmente os intervalos de confiança (Dickersin e Berlin, 1992). No entanto, é possível que o coeficiente de efeitos aleatórios se afaste da nulidade o bastante (p. ex., como resultado de viés de publicação) para que o valor P da exposição ou tratamento se torne menor que na análise de efeitos fixos (Poole e Greenland, 1999). Uma indicação de que uma abordagem de efeitos aleatórios ou não o intervalo de maneira considerável pode ser obtida pelo exame da quantidade $(SQR/gl)^{1/2}$ do modelo de regressão de efeitos fixos final. Essa quantidade indica, grosso modo, o grau a que os intervalos de confiança seriam expandidos pela adição de um efeito aleatório ao modelo final. Por exemplo, tirando-se a média de todos os estudos de coorte na Tabela 33.1, nós vemos na Tabela 33.3 que a estimativa de efeitos fixos para o efeito de cinco xícaras por dia *versus* nenhuma é de 1,17, com limites de confiança de 95% de 1,17 exp[±1,96(0,00738)5] = 1,09-1,26. Essas estimativas pressupõem o modelo $E(b) = \mu$. Sob esse modelo, entretanto, $(SQR/gl)^{1/2} = (35,1/13)^{1/2} = 1,64$, que sugere que o uso do modelo de efeitos aleatórios $E(b) = \mu + \varepsilon$, em vez do primeiro, produziria limites de confiança de 95% de 1,17 exp[±1,96(1,64)(0,00738)5] = 1,04-1,32. A estimativa e os limites reais sob esse modelo de efeitos aleatórios são 1,18 e 1,03-1,34. Contudo, para a regressão na Tabela 33.4, $(SQR/gl)^{1/2} = (9,7/10)^{1/2} = 0,98$, indicando que os intervalos de confiança dos modelos de efeitos fixos e efeitos aleatórios seriam quase idênticos (como realmente o são).

Vários cuidados devem ser tidos em mente ao se considerar modelos de efeitos aleatórios para metanálise.

1. Em situações nas quais a adição de um efeito aleatório ao modelo gera modificações importantes nas inferências, o grau de heterogeneidade presente muitas vezes (senão geralmente) será tão grande a ponto de anular o valor das estimativas do sumário (com ou sem os efeitos aleatórios). Tal situação é indicativa da necessidade de explorar outras fontes de conflito entre os resultados do estudo (Greenland, 1994d).
2. Formas de distribuição específicas para os efeitos aleatórios não têm justificativa empírica, epidemiológica ou biológica em aplicações típicas. Portanto, o uso de métodos que especificam a distribuição de efeitos aleatórios deve ser acompanhado por verificações da forma de distribuição assumida, tal como um histograma dos resíduos (que seria $b_k - \hat{\mu} - \hat{\theta}_i$ no exemplo precedente). Como sempre, essas verificações têm lógica unidirecional: embora elas possam detectar problemas, deixar de detectar não significa que a suposição seja correta.
3. A estimativa sumária obtida de um modelo de efeitos aleatórios não tem interpretação específica por população; em vez disso, ela representa a média de uma distribuição que gera efeitos. Diferente de uma razão de taxas padronizada, essa estimativa não corresponde a um efeito médio em uma população real.
4. Sumários de efeitos aleatórios dão ponderação proporcionalmente maior a estudos pequenos do que os sumários de efeitos fixos: a ponderação de efeitos aleatórios é $1/(EP^2 + \hat{\tau}^2)$, que varia menos entre os estudos do que a ponderação $1/EP^2$ de efeitos fixos. Em consequência, os sumários de efeitos aleatórios serão mais afetados por vieses que afetam mais fortemente estudos pequenos, tais como viés de publicação (Thompson e Pocock, 1991; Poole e Greenland, 1999; O'Rourke, 2001).
5. Diferentemente das estatísticas de efeitos fixos, os testes e os limites de confiança de efeitos aleatórios da teoria normal padrão dependem da existência um número "grande" de estudos. Para abordar possíveis deficiências nesse sentido, pode-se usar um multiplicador t, em vez de um multiplicador normal, ao construir valores P e intervalos de confiança (Follmann e Proschan, 1999). Assim, para uma regressão de efeitos aleatórios paralela àquela da Tabela 33.4, se usaria uma distribuição t com 10 graus de liberdade, que tem um percentil 97,5° de 2,23, em vez do percentil normal de 1,96.

Enfatizamos que um modelo de efeitos aleatórios substitui uma suposição duvidosa de homogeneidade (que $\varepsilon = 0$ para todos os estudos) com uma distribuição fictícia de efeitos aleatórios (possibilitando que ε varie entre os estudos, mas somente de maneira puramente aleatória). A vantagem ganha por essa generalização é que os erros padrão e os limites de confiança podem refletir mais acuradamente a incerteza sobre fontes não identificadas de variação em resultados de estudos (p. ex., variação de mensuração), do que as estimativas a partir de modelos de efeitos fixos. As desvantagens são que se perde alguma simplicidade de interpretação e se dá mais ponderação aos estudos pequenos.

Quando a heterogeneidade residual é pequena em relação à variância específica por estudo (de modo que, digamos, a soma de quadrados dos resíduos acabe menor do que seus graus de liberdade), conclusões semelhantes deveriam resultar, quer de uma abordagem de efeitos fixos, quer de efeitos aleatórios. Entretanto, uma variância muito menor do que o esperado pode sinalizar problemas sérios, como erros computacionais; publicação múltipla do mesmo grupo de pacientes sendo incluída como estudos separados na análise; ou "viés de conformidade", uma forma de viés de publicação na qual os autores publicam preferencialmente análises que deem estimativas similares àquelas já publicadas.

Uma abordagem mais geral para metarregressão múltipla que inclui modelos de efeitos fixos e aleatórios como casos especiais é fornecida por modelos de coeficiente aleatório ou misto, que são também conhecidos como modelos de efeitos mistos, bayesianos empíricos, hierárquicos ou de múltiplos níveis (ver Cap. 21; Raudenbush e Bryk, 1985; Stram, 1996; Greenland e O'Rourke, 2001; Skrondal e Rabe-Hesketh, 2004). Nesses modelos, os metacoeficientes múltiplos recebem uma distribuição, em vez de serem tratados como fixos. Nas aplicações mais simples desses modelos, os metacoeficientes estimados das características do estudo são desviados na direção de zero (seu valor nulo) em uma quantidade que depende diretamente de suas variâncias estimadas. As estimativas de metacoeficientes "encolhidas" resultantes têm variâncias menores e erro quadrático médio menor do que as estimativas originais. Ver a seção sobre regressão hierárquica no Capítulo 21, e as referências a este respeito para maior discussão desses métodos.

PROBLEMAS NA APLICAÇÃO DE MÉTODOS

Superconclusividade

Como grandes estudos epidemiológicos, as metanálises correm o risco de parecer que dão resultados mais precisos e conclusivos do que o justificado (Egger et al., 1998). O grande número de sujeitos contribuindo para uma metanálise frequentemente levará a intervalos de confiança muito estreitos para a estimativa de efeito. Assim, é crucial lembrar que esses intervalos não levam em conta o viés médio ao longo dos estudos e consideram a variação em efeito, ou o viés entre estudos, somente sob suposições restritivas. Quando forem incluídas incertezas sobre fontes de viés, as estimativas de intervalo se expandirão acentuadamente (Greenland, 2005b; ver Cap. 19).

Consideremos novamente o exemplo café/infarto do miocárdio. Suponhamos que nenhum estudo de coorte tinha sido feito e que somente os resultados de caso-controle na Tabela 33.2 estavam disponíveis para análise. A metanálise, então, forneceria somente a primeira coluna na Tabela 33.3, o que faz parecer que cinco xícaras por dia de consumo de café provavelmente elevam a taxa de infarto do miocárdio para 55%; portanto, um aumento de 30%. Sem os dados de coorte, esses resultados poderiam ser mal interpretados exatamente assim. Em vez disso, a aparência de resultados precisos implica apenas que erro aleatório sozinho não é mais a fonte principal de incerteza. É preciso, então, mudar o foco para considerações de viés e enfatizar que as estatísticas comuns não abordam essas considerações. Nesse exemplo, seria necessário enfatizar que os intervalos de confiança não são responsáveis pelo possível viés de recordação, o viés de seleção ou confundimento de resíduo (p. ex., devido ao controle inadequado de fatores de estilo de vida) nos resultados de caso-controle.

Se, em vez disso, focássemos apenas os estudos de coorte, seríamos alertados para o fato de que provavelmente vieses estariam operando, devido ao conflito grosseiro entre aqueles estudos. Novamente, contudo, deve-se resistir à tentação de se superinterpretar sumários estatísticos, como o sumário de efeitos aleatórios dos estudos de coorte, porque tais sumários misturam resultados de estudos sem considerar possíveis diferenças de validade não mensuradas entre os estudos. Por exemplo, as análises nas Tabelas 33.2 e 33.4 não deram conta das diferenças na acurácia de mensurações entre os estudos de coorte.

O ponto principal é que deixar de enfatizar apropriada e completamente as fontes não aleatórias de incerteza em uma metanálise pode encorajar, e até mesmo apoiar, conclusões erradas e más decisões em relação a políticas. Exemplos são fornecidos por conflitos perturbadores entre evidências observacionais e de ensaios randomizados (Lawlor et al., 2004a, 2004b; Pettiti, 2004). Uma abordagem para evitar esse tipo de problema é aplicar métodos de análise de incerteza (viés) à metanálise (Eddy et al., 1992; Greenland, 2005b; ver Cap. 19).

Viés de agregação

Os métodos descritos anteriormente de regressão de resultados de estudos sobre características dos mesmos, são métodos de regressão ecológica (i.e., regressão de taxas de desfechos por área ou grupo sobre médias ou taxas de exposição dos grupos). Sabe-se bem que os métodos de regressão ecológica podem produzir resultados enganosos, nos quais a relação entre taxas ou médias de grupo pode não ser assemelhante à relação entre valores individuais de exposição e desfecho (Cap. 25). Esse fenômeno é conhecido como viés de agregação ou viés ecológico. Tais problemas podem surgir em metanálise e precisam ser considerados ao interpretar resultados metanalíticos. Um viés adicional pode se originar da regressão de resultados ajustados de estudos, sobre valores médios não ajustados de covariáveis (Rosenbaum e Rubin, 1984). Tal viés é um problema potencial, a menos que as covariáveis em estudo não estejam associadas com os fatores de ajuste.

Viés de publicação

As correções de metanálise para viés de publicação geralmente são insuficientes para remoção do viés; no entanto, conforme discutido, alguns métodos metanalíticos são úteis para detectar e analisar tais vieses (Light e Pillener, 1984; Dear e Begg, 1992; Begg e Mazumdar, 1994; Copas, 1999; Copas e Jackson, 2004; Copas e Shi, 2000a, 2000b, 2004; Shi e Copas, 2002).

Várias fontes de viés de publicação têm provocado preocupações sérias. A fonte clássica pode ser denominada *viés de significância*, a tendência dos pesquisadores de relatar preferencialmente (e, em alguns casos, dos editores de aceitar preferencialmente) associações que são "estatisticamente significativas" no nível 0,05 ($P < 0,05$). Tais associações tendem a estar mais distantes da nulidade do que as não significativas; consequentemente, se associações significativas forem publicadas preferencialmente, o resultado médio publicado estará mais longe da nulidade que o resultado médio geral. Assim, o viés de significância fica afastado da nulidade. Há evidências empíricas de que o viés de significância é grave em parte da literatura de ciências da saúde (Dickersin, 1990; Min e Dickersin, 2005). Entretanto, isso não é um problema em todas as situações: em assuntos de algumas áreas, qualquer achado de um estudo sólido pode ser de grande interesse, especialmente quando a associação em estudo é alvo de controvérsia.

O viés de significância resulta em *viés de tamanho*, em submissão e em aceitação preferencial de estudos maiores, porque estes têm mais poder (i.e., têm uma probabilidade mais alta de significância se uma associação estiver presente). O viés de tamanho também ocorre diretamente – por exemplo, quando editores aceitam preferencialmente estudos "nulos" maiores, por afastarem efeitos importantes. Se há muitos estudos pequenos e poucos grandes, esse viés contra estudos menores pode resultar na indisponibilidade de uma porção substancial da totalidade de dados relevantes ou que esta seja difícil de localizar.

Outra forma de viés de publicação pode ser designada como *viés de supressão*, no qual certos tipos de resultados intencionalmente não são submetidos, porque não estão em conformidade com os desejos dos patrocinadores da pesquisa. Essa preocupação tem sido levantada em áreas (tais como epidemiologia ocupacional, ambiental e farmacêutica) nas quais a indústria privada custeia uma parcela importante das pesquisas. Alguns contratos de pesquisa permitem que o patrocinador vete a publicação; um veto presumivelmente exercido quando, por exemplo, os resultados mostram uma associação dos produtos ou poluentes do patrocinador com eventos adversos para a saúde. Mesmo quando o poder de veto não está presente, alguns grupos de pesquisa podem ser dependentes o bastante dos fundos da indústria, do governo ou de outras agências financiadoras para suprimir o relato de resultados adversos ou exagerar evidências de resultados promissores, a fim de garantir a continuidade do patrocínio. Outras pesquisas, conduzidas diretamente pela indústria, provavelmente serão publicadas de forma seletiva. Tal seletividade tem sido comum na indústria farmacêutica (Berenson, 2005) e é uma fonte de viés em direção à nulidade na literatura publicada sobre efeitos colaterais adversos.

Da mesma forma que o viés de seleção em estudos isolados, vieses de seleção de estudos, como o viés de publicação, tendem a ser difíceis, senão impossíveis, de remediar. Métodos que estimam o número de estudos nulos não detectados necessários para "refutar" um resultado de metanálise não nulo podem ser enganosos. Tais métodos negligenciam o fato de que deixar de incluir estudos nulos não pode enviesar uma estimativa combinada se o parâmetro sendo estimado por todos os estudos for nulo, pois no último caso se esperariam números iguais de associações negativas (inversas) e positivas. De modo semelhante, seria esperado que uma estimativa combinada não nula assim permanecesse, não importando quantos estudos nulos fossem adicionados (embora, é claro, ela fosse atenuada, possivelmente tornando-se quase nula). Assim, a falta de localização de todos os estudos nulos, por si só, não pode explicar facilmente uma estimativa sumária não nula. Entre outras explicações a considerar, está deixar de publicar sistematicamente estudos que resultem em uma direção particular. Tal viés de publicação direcional pode distorcer uma realidade nula para uma literatura predominantemente não nula, ou vice-versa, e até mesmo fazer com que a literatura penda para a direção oposta à realidade (Jackson, 2006).

Visto que os estudos pequenos tendem a exibir maior viés de publicação, alguns autores têm tentado evitar, ou minimizar, o problema pela exclusão de estudos abaixo de um determinado tamanho. A estratégia só faria uma diferença importante quando os estudos excluídos contivessem (agregada) uma grande proporção dos dados observados. Um problema dessa estratégia é que o tamanho exato do limite para inclusão é arbitrário. Outro problema é que, em alguns campos, todos (ou quase todos) os estudos são pequenos, de sorte que a estratégia excluiria a maioria das observações sobre o assunto. Ainda outro problema é a possibilidade de que os estudos pequenos possam ser os mais válidos dentre os disponíveis; por exemplo, se os estudos grandes são de bases de dados administrativas, ao passo que os pequenos geram seus próprios dados por meio de análises de prontuários e de exames médicos, os últimos poderiam ter menos viés por erro de mensuração (Harbord et al., 2006). Uma alternativa à exclusão baseada em tamanho é incluir todos os estudos, mas pesquisar o viés de publicação usando os métodos discutidos, tais como gráficos em funil. Para maior discussão sobre viés de publicação, ver Begg e Berlin (1988), Dickersin (1990), Copas e Shi (2000a) e Phillips (2004).

Questões de tamanho de estudo

Os métodos de ponderação de médias e de regressão apresentados presumem que cada estudo é grande o bastante para gerar uma estimativa de efeito com uma distribuição aproximadamente normal. Como mencionado, simulações indicam que, para log dos riscos relativos, estudos com tamanhos esperados de casos tão pequenos como quatro podem ser bastante grandes para propósitos práticos.

A normalidade das estimativas de log do risco relativo, computadas por métodos de Mantel-Haenszel ou de verossimilhança condicional, depende de somas especiais ao longo dos estratos, e não dos tamanhos das caselas. Estudos de simulação indicam que as somas relevantes não precisam ser muito grandes quando o risco relativo verdadeiro não é grande; por exemplo, se a razão de chances real estiver entre 0,3 e 3,3, um número pequeno como 25 casos, em um estudo de caso-controle comparado 1:4, pode ser suficiente para se aproximar da normalidade do log da razão de chances de Mantel-Haenszel (Robins et al., 1986c).

Para estudos tão pequenos que não seja razoável presumir a normalidade da estimativa, a especificação precisa do peso estatístico apropriado para o estudo não será importante se este contribuir pouco para o peso total. No entanto, quando uma grande proporção do peso total provém de estudos muito pequenos, as estatísticas de heterogeneidade e de regressão descritas podem não mais seguir suas distribuições de grandes amostras (normal ou de qui quadrado). Em tais casos, serão necessárias contagens de caselas específicas por estudo, e terão que ser empregados métodos de dados esparsos ou exatos (ver Caps. 15 e 21) para analisar os dados combinados, usando "estudo" como uma variável de estratificação. De modo semelhante, para comparar apropriadamente os resultados de um estudo pequeno com os de outros estudos, métodos de dados esparsos ou exatos podem ser requeridos.

Viés na exclusão de estudos

A exclusão de estudos é uma prática controvertida. Alguns autores excluem estudos não publicados das metanálises sob o fundamento de que tais estudos tendem a ser de qualidade inferior e de que somente uma amostra viesada deles pode ser localizada. No entanto, pode ser argumentado que a exclusão de estudos não publicados agrava o viés de publicação. Outros autores excluem estudos baseados em aspectos metodológicos ou em escores de baixa qualidade. Pode ser discutido que tais exclusões podem levar à seleção com base em preconceito contra certos métodos (p. ex., estudos de caso-controle) e meras especulações sobre viés. Pelo controle de itens de qualidade na análise, pode-se testar essas hipóteses de viés, em vez de confiar em exclusões, e estimar eficientemente a relação de itens de qualidade com o efeito estimado da exposição sobre o desfecho.

Três observações sem controvérsia podem ser feitas: em primeiro lugar, qualquer ponderação ou decisão de excluir um estudo não pode se basear em resultados deste, tais como as estimativas pontuais e de intervalo, sob pena de enviesar a metanálise (Yates e Cochran, 1938; Sacks et al., 1987). Em segundo, mesmo que se queiram incluir todos os estudos, alguns poderão ter que ser excluídos porque a apresentação de resultados é demasiadamente não informativa para permitir a extração de uma estimativa de efeito ou ponderação consistentes. Em tal caso, uma análise restrita a resultados qualitativos (p. ex., direção) pode permitir a inclusão de mais estudos e ser comparada com uma análise mais quantitativa, porém restritiva. Em terceiro, todas as exclusões e os motivos para tal devem ser anotados na revisão.

ALGUNS MÉTODOS A EVITAR

Registro qualitativo (contagem de votos)

Em muitas revisões tradicionais qualitativas, pode-se encontrar o uso explícito, ou implícito, de um registro qualitativo ou da contagem de votos. Consideremos um sumário de literatura hipotético declarando o seguinte: "de 17 estudos até o presente, cinco encontraram uma associação positiva, 11 não acharam associação e um achou uma associação negativa; assim, a preponderância das evidências é a favor de nenhuma associação". Tal contagem pode ser extremamente enganosa, mesmo que cada estudo isolado seja metodologicamente impecável, que todos os estudos tenham sido incluídos e que sejam comparáveis em todos os aspectos relevantes (Light e Pillemer, 1984). Por exemplo, os 11 estudos contados como sem nenhuma associação podem ter tendido na média em direção a uma associação positiva (mesmo "não significativa"), a única associação negativa pode ter sido fraca, e os cinco resultados positivos podem ter variado de fraco a muito forte – de modo que a associação média entre os estudos poderia ter sido inequivocamente positiva. A mera falta de poder poderia fazer com que a maioria dos resultados de estudos (ou todos) fosse relatada, erroneamente, como nula (Hedges e Olkin, 1980).

Tomar resultados "não significativos" como evidência para a nulidade é uma falácia comum, envolvendo o uso impróprio de testes de significância (Cap. 10). Como o usual, a melhor maneira de evitar tais interpretações equivocadas é basear a interpretação em estimativas, em vez de testes e contagens. Por causa de sua falta de poder, uma contagem também pode deixar passar fontes importantes de heterogeneidade. Mais grave ainda, uma contagem rápida obscurece completamente o papel do viés. No exemplo precedente, talvez os estudos positivos fossem os menos viesados, ou talvez todos os estudos fossem viesados positivamente, e a verdadeira associação seja negativa. Assim, a menos que análise adicional não seja factível, uma contagem qualitativa não deveria servir para nada além de uma introdução provocativa a uma análise mais detalhada e pensativa.

Em casos nos quais os dados disponíveis sejam tão brutos que uma contagem qualitativa seja a única análise viável, recomenda-se, algumas vezes, que se use um teste binomial da proporção π de estudos que são "positivos", de acordo com algum critério. Tais testes podem ser feitos usando--se os métodos abordados no Capítulo 13. Se o critério para positividade for simplesmente que a associação observada esteja na direção positiva (independentemente de seu tamanho ou valor P), se esperaria que metade dos estudos fosse positiva sob a hipótese nula de nenhum efeito ou viés; esse teste de $\pi = \frac{1}{2}$ é tradicionalmente chamado de *teste do sinal*. Se o critério para positividade for que a associação esteja na direção positiva e, também, relativa ao nível 0,05 ($P < 0,05$) por um teste bilateral, o valor de nulidade de π seria $0,05/2 = 0,025$. Independentemente do critério, se H é o número de estudos "positivos" e K é o número total de estudos, a estatística para testar que $\pi = p$ é $\chi_{escore} = (H - K_p)/[K_p(1-p)]^{1/2}$. Pode-se usar o mesmo método para testar a proporção de estudos que são "negativos" de acordo com algum critério; H se torna, então, o número de estudos negativos pelo critério escolhido.

Sob o critério de que "positivo" significa uma associação positiva relativa ao nível 0,05 bilateral, encontrar que $H = 5$ de $K = 17$ estudos são positivos resultaria em uma estatística para $\pi = 0,025$ de

$$\chi_{escore} = [5 - 17(0,025)]/[17(0,025)(0,975)]^{1/2} = 7,1$$

A partir de uma tabela normal o valor 7,1 gera uma "contagem de votos" $P < 0,0001$, indicando que há bem mais estudos positivos do que se esperaria sob a hipótese nula. Note que muitos pesquisadores interpretariam mal ter "apenas" 5 de 17 estudos significativos e positivos como indicativos de que a preponderância das evidências é a favor da hipótese nula; o teste mostra como esse julgamento é errado. Sob a hipótese nula, deveríamos esperar que somente 1 em 20 fossem "significativos" no nível 0,05 em qualquer direção, e somente 1 em 40 fossem significativos e positivos. Assim, ver 5 de 17 estudos significativos e positivos seria extremamente incomum, se não houvesse efeito ou viés em algum dos estudos.

Embora a lição prévia seja valiosa, ainda enfatizamos que o teste binomial carece de poder, porque ele dicotomiza o continuum de informações contidas nos valores P específicos por estudo. Um teste qualitativo da hipótese nula muito mais poderoso pode ser construído pela combinação dos valores P dos estudos individuais. Há várias maneiras de definir e combinar valores P (P_k) a partir dos estudos individuais, dependendo da hipótese alternativa contra a qual se deseja maximizar o poder. Para uma alternativa em uma direção (p. ex., "estudos tendem a relatar associações positivas mais do que o esperado somente pelo acaso"), um valor P unilateral na direção declarada seria computado de cada estudo e então combinado. No entanto, se a alternativa fosse não direcional (p. ex., "os estudos tendem a relatar associações mais do que o esperado somente pelo acaso"), valores P bilaterais seriam computados e combinados. Talvez o método mais conhecido para combinar valores P use $-2\Sigma_k \ln(P_K)$, que tem uma distribuição aproximada de qui quadrado com $2K$ graus de liberdade, sob a hipótese nula de que não há associação em nenhum estudo (Fisher, 1932, p. 99; Cox e Hinkley, 1974, p. 80).

Gráficos de dispersão de estatísticas de testes

Cox e Hinkley (1974) alertam contra a prática de plotar estatísticas de teste (p. ex., qui quadrado ou valores de Z) *versus* variáveis explanatórias, porque a magnitude das estatísticas de teste depende do tamanho do estudo e, assim, não pode ser tomada como uma medida de associação ou "distância" do valor de nulidade. Objeções idênticas se aplicam a gráficos de dispersão de valores P. Essa objeção não se aplica a histogramas simples de estatísticas de teste ou valores P; estes têm distribuições conhecidas sob a hipótese nula e podem ser examinados para afastamentos de tais distribuições (Cox e Hinkley, 1974).

Coeficientes padronizados, correlações e tamanhos de efeito

Argumentos detalhados têm sido dados contra o uso dos assim chamados coeficientes padronizados, correlações, variância explicada e medidas correlatas, com base no uso de unidades de desvio-padrão (Greenland et al., 1986, 1991). Um problema-chave com tais medidas é que a chamada unidade padrão utilizada para construí-las, na verdade, varia entre os estudos, tornando-os não comparáveis e inúteis para metanálise. Infelizmente, uma parcela razoável da literatura de metanálise nas ciências sociais tem focado um índice desse tipo, o *tamanho de efeito*, definido como a diferença das médias de desfecho dos grupos expostos (tratados) e não expostos (controles), dividida pelo desvio-padrão do desfecho no grupo não exposto; alguns autores dividem pelo desvio-padrão combinado.

Tem sido alegado que "expressar os tamanhos de efeito em limites de desvio-padrão torna possível comparar desfechos entre estudos diferentes" (Light e Pillemer, 1984, p. 56). De fato, o oposto é o caso: ao expressar efeitos em unidades de desvio-padrão, pode-se fazer com que estudos com resultados idênticos pareçam, de forma espúria, produzir resultados diferentes; pode-se até mesmo inverter a ordem da força dos resultados (Greenland et al., 1986). Há distorções graves que implicam que o uso de coeficientes padronizados, correlações, variância explicada e tamanho de efeito (como definido na literatura sobre metanálise) deve ser evitado (Greenland et al., 1991). Estimativas de efeito devem ser expressas em uma unidade substancialmente significativa, que seja uniforme ao longo dos estudos, e não em unidades de desvio-padrão. Se isso não puder ser feito de maneira crível, pode-se limitar a análise estatística a examinar somente na direção da associação (Poole et al., 2006).

Pontuação da qualidade

Uma prática muito comum é ponderar estudos ou regredi-los sobre um "escore de qualidade", geralmente baseado em alguma alocação subjetiva de pontos, com base em aspectos dos estudos. Por exemplo, seria possível pontuar os estudos na Tabela 33.1, dando-se 10 pontos de qualidade para um delineamento de coorte, 8 pontos para um delineamento de caso-controle aninhado e 4 pontos para um delineamento de caso-controle baseado em população. Os estudos poderiam, então, receber 2, 3 ou 4 pontos se eles controlassem para fumo como dicotomia, tricotomia ou em quatro ou mais categorias. Esse escore seria então usado na ponderação (p. ex., ponderação do estudo = escore/EP^2), as estimativas do estudo seriam regredidas sobre a pontuação.

Infelizmente, a pontuação da qualidade submerge informações importantes ao combinar aspectos díspares de um estudo em uma só pontuação (Greenland, 1994d, 1994e; Greenland e O'Rourke, 2001). Ela também introduz um elemento subjetivo desnecessário e um tanto arbitrário na análise, por meio do esquema de pontuação. A pontuação da qualidade pode e deve ser substituída por análises categóricas diretas e de regressão do efeito de cada item de qualidade (p. ex., delineamento), como ilustrado anteriormente (Greenland, 1994d, 1994e, 1994f). Tais análises específicas por item deixam que os dados, em vez do pesquisador, indiquem a importância de cada item na determinação do efeito estimado. É possível reconstruir escores de qualidade para refletir expectativas anteriores sobre heterogeneidade e utilizar os escores resultantes em uma regressão hierárquica (Greenland e O'Rourke, 2001), mas tal uso também inclui os itens contributivos de qualidade como fatores separados na regressão.

PAPEL E LIMITAÇÕES DA METANÁLISE

Aspectos metanalíticos e narrativos (qualitativos) da revisão de pesquisas devem ser complementares. Uma revisão é como um relato de um só estudo, em que serão necessários tanto elementos quantitativos quanto narrativos, para mostrar um quadro equilibrado do material (Light e Pillemer, 1984). Uma análise puramente estatística não pode transmitir todas as ressalvas, nem abordar todas as deficiências do material, tampouco pode exprimir explicações de resultados em termos de biologia e viés, ao passo que uma análise puramente qualitativa carecerá de precisão e poderá perder associações pequenas (mas importantes) ou padrões sutis do material. Assim, quando possível, uma revisão deve tentar algum tipo de metanálise e dar razões explícitas de tentativas de limitações, assim como um relato epidemiológico deve fornecer pelo menos estatísticas descritivas.

Ao reconhecer a necessidade de metanálise, deve-se também estar ciente de suas limitações. Em particular, a explicação causal de semelhanças e diferenças entre resultados de estudos observados na metanálise é um aspecto qualitativo da revisão e, assim, fora do campo da metanálise estatística comum. Essa limitação é inteiramente análoga ao fato de que a explicação causal de associações observadas em análise estatística de dados básicos está além do escopo da estatística comum. Em qualquer dos casos, a estatística serve como um artifício falível de reconhecimento de padrões; a explicação da origem de padrões observados está além do domínio desse artifício.

Os métodos metanalíticos não fornecem um meio para avaliar diretamente o viés dos estudos individuais considerados em uma revisão. Conforme ilustrado anteriormente, correções *ad hoc* podem ser realizadas em uma tentativa de levar em conta vieses quantificáveis, e pode ser analisado o efeito dos aspectos dos quais acredita-se que possam afetar o viés. Também é possível empregar modelos de viés mais elaborados para a análise, juntamente com distribuições *a priori* formais para os componentes do viés (Greenland, 2005b; Cap. 19). Entretanto, muitos problemas permanecerão não quantificados e contribuirão para os padrões observados entre resultados de estudos. Novamente, a explicação da heterogeneidade observada em termos de tais problemas não quantificados (p. ex., uso de definições de caso diferentes, uso de fontes de controles distintas) dependerá da quantidade de detalhes nos relatos e da habilidade do revisor e está fora do escopo dos métodos de metanálise.

CONCLUSÃO

Este capítulo ofereceu uma exposição de considerações básicas e métodos quantitativos para revisão da literatura, inclusive métodos que são úteis na construção de sumários estatísticos e comparações de estudos. Esses métodos não podem abordar problemas não quantificados que afetem resultados de estudos. Contudo, os métodos fornecem um meio de comparar quantitativamente e (em alguns exemplos) resumir resultados de estudos, assim ajudando na avaliação de uma literatura.

A maioria das metanálises exige de cada estudo tanto uma estimativa pontual quanto uma estimativa de seu erro padrão. Os dados originais dos estudos são discutivelmente preferíveis se forem corretamente codificados e documentados de forma adequada. Portanto, no interesse de facilitar revisões, autores, julgadores e editores devem considerar a disponibilização dos dados com o mínimo de restrições eticamente possível (algumas agências financiadoras podem mesmo exigir que os recebedores dos fundos tornem os dados disponíveis). No mínimo, os resumos e os relatos publicados devem apresentar tanto a estimativa pontual de uma associação quanto o seu erro padrão ou seus limites de confiança (dos quais uma estimativa acurada de erro padrão pode ser facilmente recuperada). Uma estimativa pontual com um valor P pode não fornecer um erro padrão acurado e, assim, não deve ser considerada suficiente para fins de relato.

Referências

Abadie A, Imbens GW. On the failure of the bootstrap for matching estimators. NBER Working Paper No. T0325, June 2006. Available at: http://ssrn.com/abstract=912426.

Abarca JF, Casiccia CC, Zamorano FD. Increase in sunburns and photosensitivity disorders at the edge of the Antarctic ozone hole, southern Chile, 1986–2000. *J Am Acad Dermatol* 2002;46:193–199.

Abbey H. An examination of the Reed-Frost theory of epidemics. *Hum Biol* 1952;24:201–233.

Adams P, Hurd MD, McFadden D, Merrill A, Ribeiro T. Healthy, wealthy, and wise? Tests for direct causal paths between health and socioeconomic status. *J Econometrics* 2003;112:3–56.

Adelstein AM, Staszewski J, Muir CS. Cancer mortality in 1970–1972 among Polish-born migrants to England and Wales. *Br J Cancer* 1979;40:464–475.

Agresti AA. *Categorical data analysis*, 2nd ed. New York: Wiley, 2002.

Ahluwalia IB, Mack KA, Murphy W, Mokdad AH, Bales VS. State-specific prevalence of selected chronic disease-related characteristics-Behavioral Risk Factor Surveillance System, 2001. In: *Surveillance summaries*, August 22, 2003. *MMWR Morb Mortal Wkly Rep* 2003;52(No. SS-8):1–84.

Alavanja MC, Brown CC, Swanson C, Brownson RC. Saturated fat intake and lung cancer risk among nonsmoking women in Missouri. *J Natl Cancer Inst* 1993;85:1906–1916.

Alberti C, Métivier F, Landais P, Thervet E, Legendre C, Chevret S. Improving estimates of event incidence over time in populations exposed to other events: application to three large databases. *J Clin Epidemiol* 2003;56:536–545.

Allen AS, Rathouz PJ, Satten GA. Informative missingness in genetic association studies: case-parent designs. *Am J Hum Genet* 2003;72:671–80.

Alho JM. On prevalence, incidence and duration in stable populations. *Biometrics* 1992;48:578–592.

Ali M, Eunch M, von Seidlein L, et al. Herd immunity conferred by killed oral cholera vaccines in Bangladesh: a reanalysis. *Lancet* 2005;366:44-49.

Anderson JA. Separate-sample logistic discrimination. *Biometrika* 1992;59:19–35.

Allison PD. *Missing data*. Thousand Oaks: Sage, 2001.

Altman DG, Bland JM. Absence of evidence is not evidence of absence. *Br Med J* 1995;311:485.

Altman DG, Machin D, Bryant TN, Gardner MJ, eds. *Statistics with confidence*, 2nd ed. London: BMJ Books, 2000.

Ananth CV, Kleinbaum DG. Regression models for ordinal responses: a review of methods and applications. *Int J Epidemiol* 1997;26:1323–1333.

Ananth CV, Balasubramanian B, Demissie K, Kinzler WL. Small-for-gestational-age births in the United States. An age-period-cohort analysis. *Epidemiology* 2004;15:28–35.

Anderson JA. Separate sample logistic disrimination. *Biometrika* 1972;59:19–35.

Anderson JR, Bernstein L, Pike MC. Approximate confidence intervals for probabilities of survival and quantiles in life-table analysis. *Biometrics* 1982;38:407–416.

Anderson TW, Le Riche WH. Cold weather and myocardial infarction. *Lancet* 1970;1:291–296.

Angrist JD, Imbens GW, Rubin DB. Identification of causal effects using instrumental variables (with comments). *J Am Stat Assoc* 1996;91:444–472.

Angrist JD, Krueger AB. Instrumental variables and the search for identification: from supply and demand to natural experiments. *J Econ Perspect* 2001;15:69–85.

Anscombe FJ. The summarizing of clinical experiments by significance levels. *Stat Med* 1990;9:703–708.

Antunes CM, Strolley PD, Rosenshein NB, Davies JL, Tonascia JA, Brown C, Burnett L, Rutledge A, Pokempner M, Garcia R. Endometrial cancer and estrogen use: report of a large case-control study. *N Engl J Med* 1979;300:9–13.

Aoki K, Hayakawa N, Kurihara M Suzuki S. Death rates for malignant neoplasms for selected sites by sex and five-year age group in 33 countries, 1953–1957 to 1983–1987. In: *International Union Against Cancer,* Nagoya, Japan: University of Nagoya Cooperative Press, 1992.

ARIC Investigators. The Atherosclerosis Risk in Communities (ARIC) Study: design and objectives. *Am J Epidemiol* 1989;129:687–702.

Armitage P. The search for optimality in clinical trials. *Int Stat Rev* 1985;53:1–13.

Armitage P, McPherson CK, Rowe BC. Repeated significance tests on accumulating data. *J R Stat Soc Ser A* 1969;132:235–244.

Armstrong B, Doll R. Environmental factors and cancer incidence and mortality in different countries, with special reference to dietary practices. *Int J Cancer* 1975;15:617–631.

Armstrong BK. Stratospheric ozone and health. *Int J Epidemiol* 1994;23:873–885.

Armstrong BK, White E, Saracci R. *Principles of exposure measurement in epidemiology. Monographs in epidemiology and biostatistics, vol 21.* New York: Oxford University Press, 1992.

Arrighi HM. U.S. asthma mortality: 1941 to 1989. *Ann Allergy Asthma Immunol* 1995;74:321–326.

Ascherio A, Stampfer MJ, Colditz GA, Rimm EB, Litin L, Willett WC. Correlations of vitamin A and E intakes with the plasma concentrations of carotenoids and tocopherols among American men and women. *J Nutr* 1992;122:1792–1801.

Aselton P, Jick H, Chentow SJ, Perera DR, Hunter JR, Rothman KJ. Pyloric stenosis and maternal Bendectin exposure. *Am J Epidemiol* 1984;120:251–256.

Ast DB. Dental public health. In: Sartwell PE, ed. *Preventive medicine and public health,* 9th ed. New York: Meredith, 1965.

Ast DB, Smith DJ, Wachs B, Cantwell KT. Newburgh-Kingston caries-fluorine study. XIV. Combined clinical and roentgenographic dental findings after ten years of fluoride experience. *J Am Dent Assoc* 1956;52:314–325.

Atkins L, Jarrett D. The significance of "significance tests." In: Irvine J, Miles I, Evans J, eds. *Demystifying social statistics.* London: Pluto Press, 1979.

Austin H, Flanders WD, Rothman KJ. Bias arising in case-control studies from selection of controls from overlapping groups. *Int J Epidemiol* 1989;18:713–716.

Austin PC, Brunner LJ. Inflation of the type I error rate when a continuous confounding variable is categorized in logistic regression analyses. *Stat Med* 2004;23:1159–1178.

Austin PC, Grootendorst P, Lise-Normand ST, Anderson, GM. Conditioning on the propensity score can result in biased estimation of common measures of treatment effect. *Stat Med* 2007;26:754–768.

Avins AL. Can unequal be more fair? Ethics, subject allocation, and randomized clinical trials. *J Med Ethics* 1998;24:401–408.

Axelson O, Steenland K. Indirect methods of assessing the effect of tobacco use in occupational studies. *Am J Ind Med* 1988;13:105–118.

Aymard M, Valette M, Lina B, Thouvenot D. Surveillance and the impact of influenza in Europe. *Vaccine* 1999;17:S30–S41.

Backlund D, Sorlie PD, Johnson NJ. The shape of the relationship between income and mortality in the United States: evidence from the National Longitudinal Mortality Study. *Ann Epidemiol* 1996;6:12–23.

Bailey KR. Inter-study differences: how should they influence the interpretation and analysis of results? *Stat Med* 1987;6:351–360.

Baird DD, Wilcox AJ. Cigarette smoking associated with delayed conception. *JAMA* 1985;253:2979–2983.

Baird DD, Wilcox AJ, Weinberg CR. Use of time to pregnancy to study environmental exposures. *Am J Epidemiol* 1986;124:470–480.

Baird DD, Weinberg CR, Rowland AS. Reporting errors in time-to-pregnancy data collected with a short questionnaire: impact on power and estimation of fecundability ratios. *Am J Epidemiol* 1991a;133:1282–1290.

Baird DD, Weinberg CR, Wilcox AJ, McConnaughey DR, Musey PI, Collins DC. Hormonal profiles of natural conception cycles ending in early, unrecognized pregnancy loss. *J Clin Endocrinol Metab* 1991b;72:793–800.

Baird DD, Weinberg CR, Wilcox AJ, McConnaughey DR, Musey PI. Using the ratio of urinary oestrogen and progesterone metabolites to estimate day of ovulation. *Stat Med* 1991c;10:255–266.

Baird DD, Weinberg CR, Schwingl P, Wilcox AJ. Selection bias associated with contraceptive practice in time-topregnancy studies. In: Campbell KL, Wood JW, eds. *Human reproductive ecology: interactions of environment, fertility, and behavior.* New York: New York Academy of Sciences, 1994:156–164.

Baird DD, McConnaughey DR, Weinberg CR, Musey PI, Collins DC, Kesner JS, Knecht EA, Wilcox AJ. Application of a method for estimating day of ovulation using urinary estrogen and progesterone metabolites. *Epidemiology* 1995;6:547–550.

Baker G. *An essay concerning the cause of the endemial colic of Devonshire.* Read in the Theatre of the College of Physicians in London, June 29, 1767. London: J Hughs near Lincoln's-Inn-Fields, 1767.

Bancroft TW, Han CP. Inference based on conditional specification. *Int Stat Rev* 1977;45:117–128.

Bandt CL, Boen JR. A prevalent misconception about sample size, statistical significance, and clinical importance. *J Periodontol* 1972;43:181–183.

Bang H, Robins JM. Doubly robust estimation in missing data and causal inference models. *Biometrics* 2005;61:962– 972.

Bannerjee S, Carlin BP, Gelfand AE. *Hierarchical modeling and analysis for spatial data.* Boca Raton: CRC Press, 2004.

Barker D. Fetal origins of coronary heart disease. *Br Med J* 1995;311:171–174.

Barker DJ. Fetal growth and adult disease. *Br J Obstet Gynaecol* 1992;99:275–276.

Barnett E, Armstrong DL, Casper ML. Evidence of increasing coronary heart disease mortality among black men of lower social class. *Ann Epidemiol* 1999;9:464–471.

Baum FE, Ziersch AM. Social capital. *J Epidemiol Community Health* 2003;57:320–323.

Barron BA. The effects of misclassification on the estimation of relative risk. *Biometrics* 1977;33:414–418.

Basso O, Christensen K, Olsen J. Higher risk of pre-eclampsia after change of partner. An effect of longer interpregnancy intervals? *Epidemiology* 2001;12:624–629.

Basso O, Juul S, Olsen J. Time to pregnancy as a correlate of fecundity: differential persistence in trying to become pregnant as a source of bias. *Int J Epidemiol* 2000;29:856–861.

Basso O, Olsen J, Christensen K. Recurrence risk of congenital anomalies—the impact of paternal, social, and environmental factors: A population-based study in Denmark. *Am J Epidemiol* 1999;150:598–604.

Basso, O, Wilcox A, Weinberg CR. Birth weight and mortality: causality or confounding? *Am J Epidemiol* 2006;164:303–311.

Batterham AM, Hopkins WG. Making meaningful inferences about magnitudes. *Int J Sports Physiol Perform* 2006;1:50–57.

Bayer R, Fairchild AL. Surveillance and privacy. *Science* 2000;290:1898–1899.

Bayes T. An essay towards solving a problem in the doctrine of chances. *Philos Trans R Soc Lond* 1764;53:370–418.

Beaglehole R, Magnus P. The search for new risk factors for coronary heart disease: occupational therapy for epidemiologists. *Int J Epidemiol* 2002;31:1117–1122.

Beaton GH, Milner J, Corey P, McGuire V, Cousins M, Stewart E, de Ramos M, Hewitt D, Grambsch PV, Kassim N, Little JA. Sources of variance in 24-hour dietary recall data: implications for nutrition study design and interpretation. *Am J Clin Nutr* 1979;32:2546–2549.

Beck LR, Rodriguez MH, Dister SW, Rodriguez AD, Rejmankova E, Ulloa A, Meza RA, Roberts DR, Paris DF, Spanner MA, Washino RK, Hacker C, Legters LJ. Remote sensing as a landscape epidemiologic tool to identify villages at high risk for malaria transmission. *Am J Trop Med* 1994;51:271–280.

Bedrick EJ, Christensen R, Johnson W. A new perspective on generalized linear models. *J Am Stat Assoc* 1996;91:1450– 1460.

Beebe GW. Reflections on the work of the Atomic Bomb Casualty Commission in Japan. *Epidemiol Rev* 1979;1:184–210.

Begg CB. Biases in the assessment of diagnostic tests. *Stat Med* 1987;6:411–419.

Begg CB, Berlin JA. Publication bias: a problem in interpreting medical data. *J R Stat Soc Ser A* 1988;151:419–463.

Begg CB, Mazumdar M. Operating characteristics of a rank correlation test for publication bias. *Biometrics* 1994; 50:1088–1101.

Begg CB, Zhang ZF. Statistical analysis of molecular epidemiology studies employing case-series. *Cancer Epidemiol Biomarkers Prev* 1994;3:173–175.

Bell EM, Hertz-Picciotto I, Beaumont JJ. A case-control study of pesticides and fetal death due to congenital anomalies. *Epidemiology* 2001a;12:148–156.

Bell EM, Hertz-Picciotto I, Beaumont JJ. Pesticides and fetal death due to congenital anomalies: implications of an erratum. Erratum in: *Epidemiology* 2001b;12:596.

Bell EM, Hertz-Picciotto I, Beaumont JJ. Case-cohort analysis of agricultural pesticide applications near maternal residence and selected causes of fetal death. *Am J Epidemiol* 2001c;154:702–710.

Bellinger DC. Perspectives on incorporating human neurobehavioral end points in risk assessments. *Risk Anal* 2003;23:163–174.

Bellinger DC. Assessing environmental neurotoxicant exposures and child neurobehavior: confounded by confounding? *Epidemiology* 2004a;15:383–384.

Bellinger DC. What is an adverse effect? A possible resolution of clinical and epidemiological perspectives on neurobehavioral toxicity. *Environ Res* 2004b;95:394–405.

Bellinger D, Leviton A, Allred E, Rabinowitz M. Pre-and postnatal lead exposure and behavior problems in school-aged children. *Environ Res* 1994a;66:12–30.

Bellinger D, Hu H, Titlebaum L, Needleman HL. Attentional correlates of dentin and bone lead levels in adolescents. *Arch Environ Health* 1994b;49:98–105.

Belsley DA, Kuh E, Welsch RE. *Regression diagnostics: identifying influential data and sources of collinearity.* New York: Wiley, 2004.

Benichou J, Gail MH. Estimates of absolute cause-specific risks in cohort studies. *Biometrics* 1990a;46:813–826.

Benichou J, Gail MH. Variance calculations and confidence intervals for estimates of the attributable risk based on logistic models. *Biometrics* 1990b;46:991–1003.

Benichou J, Wacholder S. A comparison of three approaches to estimate exposure-specific incidence rates from population-based case-control data. *Stat Med* 1994;13:651–661.

Beral V, Chilvers C, Fraser P. On the estimation of relative risk from vital statistical data. *J Epidemiol Community Health* 1979;33:159–162.

Berek JS, Hacker NF, Lagasse LD, Nieberg RK, Elashoff RM. Survival of patients following secondary cytoreductive surgery in ovarian cancer. *Obstet Gynecol* 1983;61:189–193.

Berenson A. Despite vow, drug makers still withhold data. *New York Times*, May 31 2005.

Berger JO. The case for objective Bayesian analysis. *Int Soc Bayesian Analysis* 2004;1:1–17.

Berger JO, Berry DA. Statistical analysis and the illusion of objectivity. *Am Scientist* 1988;76:159–165.

Berger JO, Delampady M. Testing precise hypotheses (with discussion). *Stat Sci* 1987;2:317–352.

Berger JO, Sellke T. Testing a point null hypothesis: the irreconcilability of p values and evidence (with discussion). *J Am Stat Assoc* 1987;82:112–139.

Berger JO, Wolpert RL. *The likelihood principle,* 2nd ed. Hayward, CA: Institute of Mathematical Statistics, 1988.

Bergfeldt K, Rydh B, Granath F, Grönberg H, Thalib L, Adami HO, Hall P. Risk of ovarian cancer in breast-cancer patients with a family history of breast or ovarian cancer: a population-based cohort study. *Lancet* 2002;360:891–894.

Berk RA. *Regression analysis: a constructive critique.* Newbury Park, CA: Sage, 2004.

Berk RA, Western B, Weiss RE. Statistical inference for apparent populations. *Sociol Methodol* 1995;25:421–458.

Berkman LF. Assessing the physical health effects of social networks and social support. *Annu Rev Public Health* 1984;5:413–432.

Berkson J. Some difficulties of interpretation encountered in the application of the chi-square test. *J Am Stat Assoc* 1938;33:526–536.

Berkson J. Tests of significance considered as evidence. *J Am Statist Assoc* 1942;37:325–335. Reprinted in *Int J Epidemiol* 2003;32:687–691.

Berkson J. Limitations of the application of fourfold table analysis to hospital data. *Biomet Bull* 1946;2:47–53.

Berkson J. Smoking and lung cancer: some observations on two recent reports. *J Am Stat Assoc* 1958;53:28–38.

Berlin JA. Benefits of heterogeneity in meta-analysis of data from epidemiologic studies. *Am J Epidemiol* 1995;142:383–387.

Berlin JA, Longnecker MP, Greenland S. Meta-analysis of epidemiologic dose-response data. *Epidemiology* 1993;4:218–228.

Berman LE, Porter K, Binzer G, McQuillan G, Ostchega Y, Dupree N, Slobasky R. Use of information technology to support collection and reporting of data in the National Health and Nutrition Examination Survey.

Presented at the International Conference on Improving Surveys, August 25–28, 2002, University of Copenhagen, Denmark.

Berry DA. A case for Bayesianism in clinical trials. *Stat Med* 1993;12:1377–1393.

Berry DA. Teaching elementary Bayesian statistics with real applications in science (with discussion). *Am Stat* 1997;51:241–271.

Berry G, Armitage P. Mid-P confidence intervals: a brief review. *Statistician* 1995;44:417–423.

Berry G, Liddell FDK. The interaction of asbestos and smoking in lung cancer: a modified measure of effect. *Ann Occup Hyg* 2004;48:459–462.

Besag J. Discussion. *J R Stat Soc Ser A* 1989;(Part 3):367–368.

Besag J, Newell J. The detection of clusters in rare diseases. *J R Stat Soc Ser A* 1991;154:143–155.

Beskow LM, Burke W, Merz JF, Barr PA, Terry S, Penchaszadeh VB, Gostin LO, Gwinn M, Khoury MJ. Informed consent for population-based research involving genetics. *JAMA* 2001;286:2315–2321.

Best N, Cockings S, Bennett J, Wakefield J, Elliott P. Ecological regression analyses of environmental benzene exposure and childhood leukemia: sensitivity to data inaccuracies, geographical scale and ecological bias. *J R Stat Soc A* 2001;164(Part 1):155–174.

Beyea J, Greenland S. The importance of specifying the underlying biologic model in estimating the probability of causation. *Health Physics,* 1999;76:269–274.

Biemer PP, Groves RM, Lyberg LE, Mathiowetz NA, Sudman S, eds. *Measurement errors in surveys.* New York: Wiley, 1991.

Bigler J, Whitton J, Lampe JW, Fosdick L, Bostick RM, Potter JD. CYP2C9 and UGTIA6 genotypes modulate the protective effect of aspirin on colon adenoma risk. *Cancer Res* 2001;61:3566–3569.

Bingenheimer JB, Raudenbush SW. Statistical and substantive inferences in public health: issues in the application of multilevel models. *Ann Rev Public Health* 2004;25:53–77.

Bingham SA, Cummings JH. Urine nitrogen as an independent validatory measure of dietary intake: a study of nitrogen balance in individuals consuming their normal diet. *Am J Clin Nutr* 1985;42:1276–1289.

Birkett NJ. Effect of nondifferential misclassification of estimates of odds ratios with multiple levels of exposure. *Am J Epidemiol* 1992;136:356–362.

Birnbaum A. A unified theory of estimation, I. *Ann Math Stat* 1961;32:112–135.

Birnbaum A. Median unbiased estimators. *Bull Math Stat* 1964;11:25–34.

Birnbaum LS, Fenton SE. Cancer and developmental exposure to endocrine disruptors (review). *Environ Health Perspect* 2003;111:389–394.

Birnbaum LS, Tuomisto J. Non-carcinogenic effects of TCDD in animals (review). *Food Addit Contam* 2000;17:275–288.

Bishop YMM, Fienberg SE, Holland PW. *Discrete multivariate analysis: theory and practice*. Cambridge, MA: MIT Press, 1975.

Bithell JF, Stone RA. On statistical methods for analysing the geographical distribution of cancer cases near nuclear installations. *J Epidemiol Community Health* 1989;43:79–85.

Blackwelder WC. Equivalence trials. In: Armitage P, Colton T, eds. *Encyclopedia of biostatistics*. New York, NY: John Wiley and Sons, Inc, 1998.

Blakely TA. Commentary: estimating direct and indirect effects—fallible in theory, but in the real world? *Int J Epidemiol* 2002;31:166–167.

Blank RM, Dabady M, Citro CF, eds. *Measuring racial discrimination*. Washington, D.C.: National Academy Press, 2003.

Blaser MJ, Newman LS. A review of human salmonellosis: I. infective dose. *Rev Infect Dis* 1982;4:1096–1106.

Block G, Hartman AM, Dresser CM, Carroll MD, Gannon J, Gardner L. A data-based approach to diet questionnaire design and testing. *Am J Epidemiol* 1986;3:453–469.

Blot WJ, Day NE. Synergism and interaction: are they equivalent? (letter). *Am J Epidemiol* 1979;110:99–100.

Blot WJ, Fraumeni JF Jr. Geographic patterns of lung cancer: industrial correlations. *Am J Epidemiol* 1976;103:539–550.

Blot WJ, Fraumeni JF Jr. Geographic patterns of oral cancer in the United States: etiologic implications. *J Chronic Dis* 1977;30:745–757.

Bodnar LM, Tang G, Ness RB, Harger G, Roberts JM. Periconceptional multivitamin use reduces the risk of preeclampsia. *Am J Epidemiol* 2006;164:470–477.

Bogle M, Stuff J, Davis L, Forrester I, Strickland E, Casey PH, Ryan D, Champagne C, McGee B, Mellad K, Neal E, Zaghloul S, Yadrick K, Horton J. Validity of a telephone-administered 24-hour dietary recall in telephone and non-telephone households in the rural Lower Mississippi Delta region. *J Am Diet Assoc* 2001;101:216–222.

Boice JD, Monson RR. Breast cancer in women after repeated fluoroscopic examinations of the chest. *J Natl Cancer Inst* 1977;59:823–832.

Boice JD Jr. Follow-up methods to trace women treated for pulmonary tuberculosis, 1930–1954. *Am J Epidemiol* 1978;107:127–139.

Bolumar R, Olsen J, Boldsen J. Smoking reduces fecundity: a European multicenter study on infertility and subfecundity. *Am J Epidemiol* 1996;143:578–587.

Bonen DK, Cho JH. The genetics of inflammatory bowel disease. *Gastroenterology* 2003;124:521–536.

Boring EG. Mathematical versus statistical importance. *Psychol Bull* 1919;16:335–338.

Borja-Aburto VH, Loomis DP, Bangdiwala SI, Shy CM, Rascon-Pacheco RA. Ozone, suspended particulates, and daily mortality in Mexico City. *Am J Epidemiol* 1997;145:258–268.

Boshuizen H, Greenland S. Average age at first occurrence as an alternative occurrence parameter in epidemiology. *Int J Epidemiol* 1997;26:867–872.

Boston Collaborative Drug Surveillance Program. Coffee drinking and acute myocardial infarction. *Lancet* 1972;2:1278–1281.

Botto LD, Khoury MJ. Commentary: facing the challenge of gene-environment interaction: the two-by-four table and beyond. *Am J Epidemiol*. 2001;153:1016–1020.

Botto LD, Khoury MJ. Facing the challenge of complex genotypes and gene-environment interaction: the basic epidemiologic units in case-control and case-only designs. In: Khoury MJ, Little J, Burke W, eds. *Human genome epidemiology: a scientific foundation for using genetic information to improve health and prevent disease*. New York: Oxford University Press, 2004:111–126.

Boucot KR, Dillon ES, Cooper DA, Meier P, Richardson R. Tuberculosis among diabetics: the Philadelphia survey. *Am Rev Tuberc* 1952;65:1–50.

Bowles S, Gintis H, Osborne M, eds. *Unequal chances: family background and economic success*. Princeton, NJ: Princeton University Press, 2004.

Box G, Jenkins G. *Time series analysis, forecasting and control*. San Francisco: Holden Day, 1976.

Box GEP. Sampling and Bayes inference in scientific modeling and robustness. *J R Stat Soc Ser A* 1980;143:383–430.

Boyd LH Jr, Iversen GR. *Contextual analysis: concepts and statistical techniques*. Belmont, CA: Wadsworth, 1979.

Bradburn NM, Sudman S, Wansink B. *Asking questions: the definitive guide to questionnaire design-for market research, political polls, and social and health questionnaires*, rev ed. New York: Jossey-Bass, 2004.

Brambilla D, McKinlay S. A prospective study of factors affecting age at menopause. *J Clin Epidemiol* 1989;42:1031–1039.

Brammer TL, Murray EL, Fukuda K, Hall HE, Klimov A, Cox NJ. Surveillance for influenza—United States, 1997–1998, 1988–1999, and 1999–2000 seasons. *MMWR Morb Mortal Wkly Rep* 2002:51(No. SS-7):1–10.

Brandwein AC, Strawderman WE. Stein estimation: the spherically symmetric case. *Stat Sci* 1990;5:356–369.

Brant SR, Picco MF, Achkar JP, Bayless TM, Kane SV, Brzezinski A, Nouvet FJ, Bonen D, Karban A, Dassopoulos T, Karaliukas R, Beaty TH, Hanauer SB, Duerr RH, Cho JH. Defining complex contributions of NOD2/CARD15 gene mutations, age at onset, and tobacco use on Crohn's disease phenotypes. *Inflamm Bowel Dis* 2003;9:281–289.

Brenner H. Bias due to non-differential misclassification of polytomous confounders. *J Clin Epidemiol* 1993;46:57–63.

Brenner H. Correcting for exposure misclassification using an alloyed gold standard. *Epidemiology* 1996;7:406–410.

Brenner H, Gefeller O. Use of positive predictive value to correct for disease misclassification in epidemiologic studies. *Am J Epidemiol* 1993;138:1007–1015.

Brenner H, Savitz DA. The effects of sensitivity and specificity of case selection on validity, sample size, precision, and power in hospital-based case-control studies. *Am J Epidemiol* 1990;132:181–192.

Brenner H, Greenland S, Savitz DA. The effects of nondifferential confounder misclassification in ecologic studies. *Epidemiology* 1992a;3:456–459.

Brenner H, Savitz DA, Jöckel KH, Greenland S. Effects of nondifferential exposure misclassification in ecologic studies. *Am J Epidemiol* 1992b;135:85–95.

Brenner H, Gefeller O, Greenland S. Risk and rate advancement periods as measures of exposure impact on the occurrence of chronic diseases. *Epidemiology* 1993;4:229–236.

Brenner H, Blettner M. Controlling for continuous confounders in epidemiological research. *Epidemiology* 1997;8: 429–434.

Brenner H. A potential pitfall in control of covariates in epidemiologic studies. *Epidemiology* 1998;9:68–71.

Brent, R, Ed. The *complexities of solving the problem of human malformations*. Teratogen Update: Environmentally Induced Birth Defect Risks. New York, AR Liss, Inc. 1986.

Breslow L. Musing on sixty years in public health. *Annu Rev Pub Health* 1998;19:1–15.

Breslow NE. Odds ratio estimators when the data are sparse. *Biometrika* 1981;68:73–84.

Breslow NE. Extra-Poisson variation in log-linear models. *Appl Stat* 1984;33:38–44.

Breslow NE, Cain KC. Logistic regression for two-stage case-control data. *Biometrika* 1988;75:11–20.

Breslow NE, Clayton DG. Approximate inference in generalized linear mixed models. *J Am Stat Assoc* 1993;88:9–25.

Breslow NE, Day NE. *Statistical methods in cancer research. Vol I: the analysis of case-control data*. Lyon: IARC, 1980.

Breslow NE, Day NE. *Statistical methods in cancer research. Vol II: the design and analysis of cohort studies*. Lyon: IARC, 1987.

Breslow NE, Holubkov R. Maximum likelihood estimation of logistic regression parameters under two-phase, outcome dependent sampling. *J R Stat Soc Ser B* 1997a;59:447–461.

Breslow NE, Holubkov R. Weighted likelihood, pseudo-likelihood and maximum likelihood methods for logistic regression analysis of two-stage data. *Stat Med* 1997b;16:103–116.

Breslow NE, Liang KY. The variance of the Mantel-Haenszel estimator. *Biometrics* 1982;38:943–952.

Breslow NE, Lubin JH, Marek P, Langholz, B. Multiplicative models and cohort analysis. *J Am Stat Assoc* 1983;78: 1–12.

Brick JM, Judkins D, Montaquila J, Morganstein D. Two-phase list-assisted RDD sampling. *J Off Stat* 2002;18:203–216.

Brinton LA, Blot WJ, Stone BJ, Fraumeni JF Jr. A death certificate analysis of nasal cancer among furniture workers in North Carolina. *Cancer Res* 1977;37:3473–3474.

Brody H, Rip MR, Vinten-Johansen P, Paneth N, Rachman S. Map-making and myth-making in Broad Street: the London cholera epidemic, 1854. *Lancet* 2000;356;64–68.

Brogan DJ, Denniston MM, Liff JM, Flagg EW, Coates RJ, Brinton LA. Comparison of telephone sampling and area sampling: response rates and within-household coverage. *Am J Epidemiol* 2001;153:1119–1127.

Brookhart MA, Schneeweiss S, Rothman KJ, Glynn RJ, Avorn J, Störmer T. Variable selection for propensity score models. *Am J Epidemiol* 2006;163:1149–1156.

Brookmeyer R, Gail MH. *AIDS epidemiology: A quantitative approach*, Oxford University Press, 1994.

Brookmeyer R, Liang KY, Linet M. Matched case-control designs and overmatched analyses. *Am J Epidemiol* 1986;124:693–701.

Bross I. Misclassification in 2 × 2 tables. *Biometrics* 1954;10:478–486.

Bross IDJ. Spurious effects from an extraneous variable. *J Chronic Dis* 1966;19:637–647.

Bross IDJ. Pertinency of an extraneous variable. *J Chronic Dis* 1967;20:487–495.

Brown AS, Begg MD, Gravenstein S, Schaefer CA, Wyatt RJ, Bresnahan M, Babulas VP, Susser ES. Serologic evidence of prenatal influenza in the etiology of schizophrenia. *Arch Gen Psychiatry* 2004;61:774–780.

Brown PJ, Vannucci M, Fearn, T. Bayes model averaging with selection of regressors. *J R Stat Soc Ser B* 2002;64:519–536.

Brumback BA, Berg A. On effect-measure modification: Relations among changes in the relative risk, odds ratio, and risk difference. *Stat Med* 2008; in press" is now published in vol. 27:3453–3465

Brumback BA, Berg A. On effect-measure modification: Relations among changes in the relative risk, odds ratio, and risk difference. *Stat Med* 2008; in press.

Brumback BA, Greenland S, Redman M, Kiviat N, Diehr P. The intensity-score approach to adjusting for confounding. *Biometrics* 2003;59:274–285.

Brumback BA, Hernan MA, Haneuse S, Robins JM. Sensitivity analyses for unmeasured confounding assuming a marginal structural model for repeated measures. *Stat Med* 2004;23:749–767.

Brunekreef B, Noy D, Clausing P. Variability of exposure measurements in environmental epidemiology. *Am J Epidemiol* 1987;125:892–898.

Bruzzi P, Green SB, Byar DP, Brinton LA, Schairer C. Estimating the population attributable risk for multiple risk factors using case-control data. *Am J Epidemiol* 1985;122:904–914.

Bryk AS, Raudenbush SW. *Hierarchical linear models: applications and data analysis methods.* Thousand Oaks, CA: Sage, 1992.

Buehler JW, Berkelman RL. Surveillance. In: Holland WW, Detels R, Know G, eds. *Oxford textbook of public health,* 2nd ed. *Volume 2: methods of public health.* Oxford: Oxford University Press, 1991:161–176.

Buehler JW, Devine OJ, Berkelman RL, Chevarley FM. Impact of the human immunodeficiency virus epidemic on mortality trends in young men, United States. *Am J Public Health* 1990;80:1808–1086.

Buehler JW, Prager K, Hogue CJR. The role of linked birth and infant death certificates in maternal and child health epidemiology in the United States. *Am J Preventive Med* 2000;19(1S):3–11.

Buehler JW, Berkelman RL, Hartley DM, Peters CJ. Syndromic surveillance and bioterrorism-related epidemics. *Emerging Infect Dis J* 2003;9:1197–1204.

Buekens P, Wilcox A. Why do small twins have a lower mortality rate than small singletons? *Am J Obstet Gynecol* 1993;168:937–941.

Buell P. Changing incidence of breast cancer in Japanese-American women. *J Natl Cancer Inst* 1973;51:1479–1483.

Buhmann B, Rainwater L, Schmaus G, Smeeding, T. Equivalence scales, well-being, inequality and poverty: sensitivity estimates across ten countries using the Luxembourg Income Study database. *Rev Income Wealth* 1988;34:115–142.

Bull GM, Morton J. Relationships of temperature with death rates from all causes and from certain respiratory and arteriosclerotic diseases in different age groups. *Age Ageing* 1975;4:232–246.

Bunker JP, Forrest WH, Mosteller F, Vandam LD, eds. *The National Halothane Study. Report of the Subcommittee on the National Halothane Study of the Committee on Anesthesia.* Division of Medical Sciences, National Academy of Sciences-National Research Council. U.S. Government Printing Office: Washington, DC, 1969, Part IV.

Burke BS. The dietary history as a tool in research. *J Am Diet Assoc* 1947;23:1041–1046.

Burke W, Atkins D, Gwinn M, Guttmacher A, Haddow J, Lau J, Palomaki G, Press N, Richards CS, Wideroff L, Wiesner GL. Genetic test evaluation: information needs of clinicians, policy makers, and the public. *Am J Epidemiol.* 2002;156:311–318.

Burke W. Genomics as a probe for disease biology. *N Engl J Med* 2003;349:969–974.

Butler LM, Sinha R, Millikan RC, Martin CF, Newman B, Gammon MD, Ammerman AS, Sandler RS. Heterocyclic amines, meat intake, and association with colon cancer in a population-based study. *Am J Epidemiol* 2003;157:434–445.

Byar DP, Simon RM, Friedewald WT, Schlesselman JJ, DeMets DL, Ellenberg JH, Gail MH, Ware JH. Randomized clinical trials: perspectives on some recent ideas. *N Engl J Med* 1976;295:74–80.

Byers T, Marshall J, Anthony E, Fiedler R, Zielezny M. The reliability of dietary history from the distant past. *Am J Epidemiol* 1987;125:999–1011.

Byers TE, Rosenthal RI, Marshall JR, Rzepka TF, Cummings KM, Graham S. Dietary history from the distant past: a methodological study. *Nutr Cancer* 1983;5:69–77.

Byers TE, Graham S, Haughey BP, Marshall JR, Swanson MK. Diet and lung cancer risk: findings from the Western New York Diet Study. *Am J Epidemiol* 1987;125:351–363.

Cain KC, Breslow NE. Logistic regression analysis and efficient design for two-stage studies. *Am J Epidemiol* 1988;128:1198–1206.

Caldwell GG, Kelley DB, Heath CW Jr. Leukemia among participants in military maneuvers at a nuclear bomb test: a preliminary report. *JAMA* 1980;244:1575–1578.

California Department of Developmental Services. Autism Spectrum Disorders: Changes in the California Caseload, an Update: 1999-2002.

California Health and Human Services Agency, State of California, 2003. available at URL www.dds.ca.gov (accessed December, 2007).

Callebaut W, ed. *Taking the naturalistic turn, or how real philosophy of science is done.* Chicago: University of Chicago Press, 1993.

Cannistra SA. The ethics of early stopping rules: who is protecting whom? *J Clin Oncol* 2004;22:1542–1545.

Carlin B, Louis TA. *Bayes and Empirical-Bayes methods of data analysis,* 2nd ed. New York: Chapman and Hall. 2000.

Carlin BP, Sargent DJ. Robust Bayesian approaches for clinical trial monitoring. *Stat Med* 1996;15:1093–1106.

Carlsen E, Giwercman A, Keiding N, Skakkebaek NE. Evidence for decreasing quality of semen during past 50 years. *Br Med J* 1992;305:609–613.

Carpenter J, Bithell J. Bootstrap confidence intervals: when, which, and what? *Stat Med* 2000;19:1141–1164.

Carriere KC, Roos LL. Comparing standardized rates of events. *Am J Epidemiol* 1994;140:472–482.

Carroll RJ, Ruppert D, Stefanski LA, Crainiceanu C. *Measurement error in nonlinear models*. Boca Raton, FL: Chapman and Hall, 2006.

CARTaGENE project. Website accessed May, 2004 at http://www.cartagene.qc.ca/en/index.htm.

Cartwright RA, Glashan RW, Rogers HJ, Ahmad RA, Barham-Hall D, Higgins E, Kahn MA. Role of N-acetyl transferase phenotypes in bladder carcinogenesis: a pharmacogenetic epidemiological approach to bladder cancer. *Lancet* 1982;2:842–846.

Casady R, Leplowski J. Stratified telephone survey designs. *Surv Methodol* 1993;19:103–113.

Casella G, Berger RL. Reconciling Bayesian and frequentist evidence in the one-sided testing problem. *J Am Stat Assoc* 1987;82:106–111.

Casper M, Wing S, Strogatz D, Davis CE, Tyroler HA. Antihypertensive treatment and U.S. trends in smoking mortality, 1962 to 1980. *Am J Public Health* 1992;82:1600–1606.

Catalano R, Serxner S. Time series designs of potential interest to epidemiologists. *Am J Epidemiol* 1987;126:724–731.

Cederlof R, Doll R, Fowler B, Friberg L, Nelson N, Vouk V, eds. Air pollution and cancer: risk assessment of methodology and epidemiological evidence: report of a task group. *Environ Health Perspect* 1978;22.

Caughy MO, O'Campo PJ, Patterson J. A brief observational measure for urban neighborhoods. Health and Place 2001;7:225–236.

Celentano DD, Nelson KE, Lyles CM, Beyrer C, Eiumtrakul S, Go VF, Kuntolbutra S, Khamboonruang C. Decreasing incidence of HIV and sexually transmitted diseases in young Thai men: evidence for success of the HIV/AIDS control and prevention program. *AIDS* 1998;12:F29–36.

Centers for Disease Control. Guidelines for investigating clusters of health events. *MMWR Morb Mortal Wkly Rep* 1990b;39:1–23.

Centers for Disease Control. Reduced incidence of menstrual toxic-shock syndrome-United States, 1980–1990. *MMWR Morb Mortal Wkly Rep* 1990d;39:421–424.

Center for Disease Control. *International notes update: Incidence of low birth weight*. Atlanta, Centers for Disease Control 1984;459–460.

Centers for Disease Control and Prevention. Summary of notifiable diseases, United States, 1996. *MMWR Morb Mortal Wkly Rep* 1996;45:43.

Centers for Disease Control and Prevention. Case definitions for infectious conditions under public health surveillance. *MMWR Morb Mortal Wkly Rep* 1997;46(No.RR-10):1–55.

Centers for Disease Control and Prevention. Diabetes Surveillance System, 1999 Surveillance Report, Appendix: Data Sources and Limitations, 1999a. [Accessed June 2004]. Available at URL: http://www.cdc.gov/diabetes/ statistics/survl99/chap1/appendix.htm.

Centers for Disease Control and Prevention. Guidelines for national human immunodeficiency virus case surveillance, including monitoring for human immunodeficiency virus infection and acquired immunodeficiency syndrome. *MMWR Morb Mortal Wkly Rep* 1999b;48(No. RR-13):11–17.

Centers for Disease Control and Prevention. Updated guidelines for evaluating public health surveillance systems: recommendations from the guidelines working group. *MMWR Morb Mortal Wkly Rep* 2001;50(No. RR-13):14–24.

Centers for Disease Control and Prevention. Informed consent template for population-based research involving genetics. 2001a. Accessed June 2004 at http://www.cdc.gov/genomics/oldWeb01 16 04/info/reports/policy/consent.htm

Centers for Disease Control and Prevention. Supplemental brochure for population-based research involving genetics. 2001b. Accessed June 2004 at http://www.cdc.gov/genomics/oldWeb01 16 04/info/reports/policy/brochure.htm.

Centers for Disease Control and Prevention. State-specific prevalence of current cigarette smoking among adults United States, 2002. *MMWR Morb Mortal Wkly Rep* 2004;52:1277–1280.

Centers for Disease Control and Prevention. Second national report on human exposures to environmental chemicals. 2003. Accessed online at http://www.cdc.gov/exposurereport/2nd/pdf/secondner.pdf.

Centers for Disease Control and Prevention. HIPAA Privacy Rule and public health: guidance from CDC and the U.S. Department of Health and Human Services. *MMWR Morb Mortal Wkly Rep* 2003a;52(Supl):1–20.

Centers for Disease Control and Prevention. *CDC/ATSDR Policy on Releasing and Sharing Data. Manual GUIDE: General Administration, CDC-102*, Office of the Director, Office of Science Policy and Technology Transfer, Date of Issue: 04/16/2003b [Accessed June 2004] Available at URL: http://www.cdc.gov/od/ads/pol-385.htm.

Centers for Disease Control and Prevention. Summary of notifiable diseases-United States, 2002. *MMWR Morb Mortal Wkly Rep* 2002;51(No. 53):1–5.

Centers for Disease Control and Prevention. Framework for evaluating public health surveillance systems for early detection of outbreaks; recommendations from the CDC Working Group. *MMWR Morb Mortal Wkly Rep* 2004b;53(No. RR-5):1–11.

Centerwall BS. Exposure to television as a risk factor for violence. *Am J Epidemiol* 1989;129:643–652.

Cepeda MS, Boston R, Farrar JT, Strom BL. Comparison of logistic regression versus propensity score when the number of events is low and there are multiple confounders. *Am J Epidemiol* 2003;158:280–287.

Chalmers I, Altman DG, eds. *Systematic reviews*. London: BMJ Publishing, 1995.

Chamberlain R. *British births 1970*. London: Heinemann Medical Books, 1975.

Chambers RL, Steel DG. Simple methods for ecological inference in 2 × 2 tables. *J R Stat Soc Ser A* 2001;164(Part 1): 175–192.

Chan AW, Hrobjartsson A, Haahr MT, Gotzsche PC, Altman DG. Empirical evidence for selective reporting of outcomes in randomized trials: comparison of protocols to published articles. *JAMA* 2004;291:2457–2465.

Chatfield C. *Time-series forecasting*. Boca Raton: Chapman & Hall/CRC, 2001.

Chavance M, Dellatolas G, Lellouch J. Correlated non-differential misclassification of disease and exposure. *Int J Epidemiol* 1992;21:537–546.

Checkoway H, Pearce N, Kriebel D. *Research methods in occupational epidemiology*, 2nd ed. New York: Oxford University Press, 2004.

Checkoway H, Pearce N, Hickey JLS, Dement JM. Latency analysis in occupational epidemiology. *Arch Environ Health* 1990;45:95–100.

Chen J, Campbell CT, Junyao L, Peto R. *Diet, lifestyle, and mortality: a study of the characteristics of 65 Chinese counties*. Oxford: Oxford University Press, 1990.

Chen J, Giovannucci E, Kelsey K, Rimm EB, Stampfer MJ, Colditz GA, Spiegelman D, Willett WC, Hunter DJ. A methylenetetrahydrofolate reductase polymorphism and the risk of colorectal cancer. *Cancer Res* 1996;56:4862–4864.

Chen Y-H. New approach to association testing in case-parent designs under informative parental missingness. *Genet Epidemiol* 2004;27:131–140.

Chen YC, Yu ML, Rogan WJ, Gladen BC, Hsu CC. A 6-year follow-up of behavior and activity disorders in the Taiwan Yu-cheng children. *Am J Public Health* 1994;84:415–421.

Chene G, Thompson SG. Methods for summarizing the risk associations of quantitative variables in a consistent form. *Am J Epidemiol* 1996;144:610–621.

Cheung YB. On the definition of gestational-age-specific mortality. *Am J Epidemiol* 2004;160: 207–210.

Cho SI, Goldman MB, Ryan LM, Chen C, Damokosh AI, Christiani DC, Lasley BL, O'Connor JF, Wilcox AJ, Xu X. Reliability of serial urine hCG as a biomarker to detect early pregnancy loss. *Hum Reprod* 2002;17:1060–1066.

Cho WKT. Iff the assumption fits...: a comment on the King ecological inference solution. *Polit Anal* 1998;7:143–163.

Chowdhury AM. Arsenic crisis in Bangladesh. *Sci Am* 2004;291:86–91.

Christian P, Khatry SK, Katz J, Pradhan EK, LeClerq SC, Shrestha SR, Adhikari RK, Sommer A, West KP Jr. Effects of alternative maternal micronutrient supplements on low birth weight in rural Nepal: double blind randomised community trial. *Br Med J* 2003;326:1–6.

Chu H, Wang Z, Cole SR, Greenland S. Illustration of a graphical and a Bayesian approach to sensitivity analysis of misclassification. *Ann Epidemiol* 2006;16:834–841.

Church A. Estimating the effect of incentives on mail survey response rates: a meta-analysis. *Public Opin Q* 1993;57:62–79.

Church TR, Yeazel MW, Jones RM, Kochevar LK, Watt GD, Mongin SJ, Cordes JE, Engelhard D. A randomized trial of direct mailing of fecal occult blood tests to increase colorectal cancer screening. *J Natl Cancer Inst* 2004;96:770–780.

Cifuentes L, Borja-Aburto VH, Gouveia N, Thurston G, Davis DL. Climate change. Hidden health benefits of greenhouse gas mitigation. *Science* 2001;293:1257–1259.

Citro CF, Michael RT, eds. *Measuring poverty: a new approach*. Washington, D.C., National Academy Press, 1995.

Clark HH, Schober MF. Asking questions and influencing answers. In: Tanur JM, ed. *Questions about questions: inquiries into the cognitive bases of surveys*. New York: Sage Foundation, 1992.

Clayton D, Hills M. *Statistical models in epidemiology*. New York: Oxford University Press, 1993.

Clayton D, Kaldor J. Empirical Bayes estimates of age-standardized relative risks for use in disease mapping. *Biometrics* 1987;43:671–681.

Clayton DG, Bernardinelli L, Montomoli C. Spatial correlation in ecological analysis. *Int J Epidemiol* 1993;22:1193–1202.

Clumeck N, Taelman H, Hermans P, Piot P, Schoumacher M, De Wit S. A cluster of HIV infection among heterosexual people without apparent risk factors. *N Engl J Med* 1989;321:1460–1462.

Coates RJ, Eley JW, Block G, Gunter EW, Sowell AL, Grossman C, Greenberg RS. An evaluation of a food frequency questionnaire for assessing dietary intake of specific carotenoids and vitamin E among low-income black women. *Am J Epidemiol* 1991;134:658–671.

Cochran WG. Some methods for strengthening common chi-square tests. *Biometrics* 1954;10:417–451.

Cochran WG. The effectiveness of adjustment by subclassification in removing bias in observational studies. *Biometrics* 1968;24:295–313.

Cohen J. The earth is round ($p < 0.05$). *Am Psychol* 1994;47:997–1003.

Cohen NL, Laus MJ, Ferris AM et al. *The contributions of portion data to estimating nutrient intake by food frequency*. Amherst, MA: Mars Agricultural Experiment Station, University of Massachusetts, 1990. Research Bulletin No 730/ Dec 1990.

Cohn DL, O'Brien RJ, and the writing group for the ATS/CDC statement committee on latent tuberculosis infection. Targeted tuberculin testing and treatment of latent tuberculosis infection. *Am J Respir Crit Care Med* 2000; 161:S221-S247.

Colborn T. *Our stolen future*. Dutton: New York, 1996.

Cole P. The evolving case-control study. *J Chronic Dis* 1979;32:15-27.

Cole SR, Ananth CV. Regression models for unconstrained, partially or fully constrained continuation odds ratios. *Int J Epidemiol* 2001;30:1379-1382.

Cole SR, Hernán MA. Fallibility in estimating direct effects. *Int J Epidemiol* 2002;31:163-165.

Cole SR, Chu H. Effect of acyclovir on herpetic ocular recurrence using a structural nested model. *Contemp Clin Trials* 2005;26:300-310.

Cole SR, Hernán MA, Robins JM, Anastos K, Chmiel J, Detels R, Ervin C, Feldman J, Greenblatt R, Kingsley L, Lai S, Young M, Cohen M, Mu͂noz A. Effect of highly antiretroviral therapy on time to acquired immunodeficiency syndrome or death using marginal structural models. *Am J Epidemiol* 2003;158:687-694.

Cole SR, Chu H, Greenland S. Multiple-imputation for measurement error correction (with comment). *Int J Epidemiol* 2006;35:1074-1082.

Collins FS, Guttmacher AE. Welcome to the genomics era. *New Engl J Med* 2003;349:996-998.

Collins FS, Morgan M, Patrinos A. The human genome project: lessons from large scale biology. *Science* 2003; 300:286-290.

Cologne JB, Sharp GB, Neriishi K, Verkasalo PK, Land CE, Nakachi K. Improving the efficiency of nested case-control studies of interaction by selecting controls using counter matching on exposure. *Int J Epidemiol* 2004;33:485-449.

Colt JS, Zahm SH, Camann DE, Hartge P. Comparison of pesticides and other compounds in carpet dust samples collected from used vacuum cleaner bags and from the high-volume surface sampler. *Environ Health Perspect* 1998;106:721-724.

Cone LA, Woodard DR, Schlievert PM, Tomory GS. Clinical and bacteriologic observations of a toxic shock-like syndrome due to *Streptococcus pyogenes*. *N Engl J Med* 1987;317:146-149.

Connor MJ, Gillings D. An empiric study of ecological inference. *Am J Public Health* 1984;74:555-559.

Cook EF, Goldman L. Performance of tests of significance based on stratification by a multivariate confounder score or by propensity score. *J Clin Epidemiol* 1989;42:317-324.

Cook TD, Campbell OT. *Quasi-experimentation*. Chicago: Rand McNally, 1979.

Copas JB. Regression, prediction, and shrinkage. *J R Stat Soc Ser B* 1983;45:311-354.

Copas JB. What works? Selectivity models and meta-analysis. *J R Stat Soc Ser B* 1999;162:95-109.

Copas JB, Shi JQ. Meta analysis, funnel plots and sensitivity analysis. *Biostatistics*, 2000a;1:247-262.

Copas JB, Shi JQ. A sensitivity analysis for publication bias in systematic reviews. *Stat Methods Med Res* 2000b;10:251-265.

Copas JB, Shi JQ. Meta-analysis for trend estimation. *Stat Med* 2004;23:3-19.

Copas JB, Jackson D. A bound for publication bias based on the fraction of unpublished studies. *Biometrics* 2004;60:146-153.

Copeland KT, Checkoway H, Holbrook RH, McMichael AJ. Bias due to misclassification in the estimate of relative risk. *Am J Epidemiol* 1977;105:488-495.

Corley DA, Levin TR, Habel LA, Weiss NS, Buffler PA. Surveillance and survival in Barrett's adenocarcinomas: a population-based study. *Gastroenterology* 2002;122:633-640.

Corman LC. The relation between nutrition, infection, and immunity. *Med Clin North Am* 1985;69:519-531.

Cornfield J. A method of estimating comparative rates from clinical data: application to cancer of the lung, breast and cervix. *J Natl Cancer Inst* 1951;11:1269-1275.

Cornfield J. Joint dependence of risk of coronary heart disease on serum cholesterol and systolic blood pressure: a discriminant function analysis. *Fed Proc* 1962;21:58-61.

Cornfield J. Recent methodological contributions to clinical trials. *Am J Epidemiol* 1976;104:408-424.

Cornfield J, Haenszel WH, Hammond EC, Lilienfeld AM, Shimkin MB, Wynder EL. Smoking and lung cancer: recent evidence and a discussion of some questions. *J Natl Cancer Inst* 1959;22:173-203.

Coronary Drug Project Research Group. Influence of adherence to treatment and response of cholesterol on mortality in the Coronary Drug Project. *N Engl J Med* 1980;303:1038-1041.

Corti MC, Guralnik JM, Ferrucci L, Izmirlian G, Leveille SG, Pahor M, Cohen HJ, Pieper C, Havlik RJ. Evidence for a Black-White crossover in all-cause and coronary heart disease mortality in an older population: The North Carolina EPESE. *Am J Public Health* 1999;89:308-314.

Costello EJ, Compton SN, Keeler G, Angold A. Relationships between poverty and psychopathology: a natural experiment. *JAMA* 2003;290:2023-2029.

Cowell FA. *Measuring inequality*. 2nd ed. Prentice Hall: London, 1995.

Cox DR. *The Planning of Experiments*. New York: Wiley, 1958:161

Cox DR. Regression models and life tables (with discussions). *JR Stat Soc B* 1972;34:187-220.

Cox DR. Combination of data. In: Kotz S, Johnson NL, eds. *Encyclopedia of statistical sciences*, 2nd ed. New York: Wiley, 1986:45-53.

Cox DR. *Principles of statistical inference*. Cambridge: Cambridge University Press, 2006.

Cox DR, Hinkley DV. *Theoretical statistics*. New York: Chapman and Hall, 1974.

Cox DR, Oakes D. *Analysis of survival data*. New York: Chapman and Hall, 1984.

Cox DR, Wermuth N. A comment on the coefficient of determination for binary responses. *Am Statist* 1992;46: 1–4.

Crawford MD, Gardner MJ, Morris JN. Changes in water hardness and local death-rates. *Lancet* 1971;2:327–329.

Cressie N. Regional mapping of incidence rates using spatial Bayesian models. *Med Care* 1993;31(suppl): YS60–YS65.

Cressie NAC. *Statistics for spatial data*. New York: Wiley, 1991.

Criqui MH, Austin M, Barrett-Connor E. The effect of non-response on risk ratios in a cardiovascular disease study. *J Chronic Dis* 1979;32:633–638.

Cromley EK. GIS and disease. *Ann Rev Public Health* 2003;24:7–24.

Cromley EK, McLafferty SL. *GIS and public health*. The Guilford Press: New York, 2002.

Crouch EAC, Lester RL, Lash TL, Armstrong SA, Green LC. Health risk assessments prepared per the risk assessment reforms under consideration in the U.S. Congress. *Human and Ecological Risk Assessment* 1997;3:713–785.

Croucher PJ, Mascheretti S, Hampe J, Huse K, Frenzel H, Stoll M, Lu T, Nikolaus S, Yang SK, Krawczak M, Kim WH, Schreiber S. Haplotype structure and association to Crohn's disease of CARD15 mutations in two ethnically divergent populations. *Eur J Hum Genet* 2003;11:6–16.

Croyle RT, Loftus EE. Improving episodic memory performance of survey respondents. In: Tanur JM, ed. *Questions about questions: inquiries into the cognitive bases of surveys*. New York: Sage Foundation, 1992.

Cummings SR, Block G, McHenry K, Baron RB. Evaluation of two food frequency methods of measuring dietary calcium intake. *Am J Epidemiol* 1987;126:796–802.

Curd M, Cover JA eds. *Philosophy of science*, Section 3: The Duhem-Quine Thesis and Underdetermination, W.W. Norton & Company, 1998.

Curfman GD, Morissey S, Drazen JM. Expression of concern reaffirmed. *N Eng J Med* 2006;354:1193.

Curriero FC, Patz JA, Rose JB, Lele S. The association between extreme precipitation and waterborne disease outbreaks in the United States, 1948–1994. *Am J Public Health* 2001;91:1194–1199.

Cuzick J, Edwards R, Segnan N. Adjusting for non-compliance and contamination in randomized clinical trials. *Stat Med* 1997;16:1017–1029.

Cytel Corporation. Statexact 7. 2006.

Dales LD, Ury HK. An improper use of statistical significance testing in studying covariables. *Int J Epidemiol* 1978; 7:373-376.

Dalen P. Month of birth and schizophrenia. *Acta Psychiatr Scand Suppl* 1968;203:55–60.

Daly MB, Offit K, Li F, Glendon G, Yaker A, West D, Koenig B, McCredie M, Venne V, Nayfield S, Seminara D. Participation in the cooperative family registry for breast and ovarian cancer studies: issues of informed consent. *J Natl Cancer Inst* 2000;92:452–456.

Darby S, Deo H, Doll R, Whitley E. A parallel analysis of individual and ecological data on residential radon and lung cancer in south-west England. *J R Stat Soc Ser A* 2001;164(Part 1):193–203.

Darby SC, Doll R. Fallout, radiation doses near Dounreay, and childhood leukaemia. *Br Med J* 1987;294:603–607.

Darity WA. Employment discrimination, segregation, and health. *Am J Public Health* 2003;93:226–231.

Darroch J. Biologic synergism and parallelism. *Am J Epidemiol* 1997;145:661–668.

Darroch JN, Borkent M. Synergism, attributable risks and interaction for two binary exposure factors. *Biometrika* 1994;81:259–270.

Dashwood R. Use of transgenic and mutant animal models in the study of heterocyclic amine-induced mutagenesis and carcinogenesis. *J Biochem Mol Biol* 2003;36:35–42.

Davey Smith G. Classics in epidemiology: Should they get it right? *Int J Epidemiol* 2004;33:441–442.

Davey Smith G. Specificity as a criterion for causation: a premature burial? *Int J Epidemiol* 2002;31:710.

Davis JP, Chesney PJ, Wand PJ, Laventure M, Vergeront JM. Toxic shock syndrome, epidemiologic features, recurrence, risk factors, and prevention. *N Engl J Med* 1980;303:1429–1435.

Davis L, Wellman H, Punnett L. Surveillance of work-related carpal tunnel syndrome in Massachusetts, 1992–1997: A report from the Massachusetts Sentinel Event Notification System for Occupational Risks (SENSOR). *Am J Industrial Medicine* 2001;39:58–71.

Davison AC, Hinkley DV. *Bootstrap methods and their application*. New York: Cambridge, 1997.

Dawber T, Kannel W, Pearson G, Shurtleff D. Assessment of diet in the Framingham study, methodology and preliminary observations. *Health News* 1961;38:4–6.

Dawber TR, Kannel WB, Gordon T. Coffee and cardiovascular disease. *N Engl J Med* 1974;291:871–874.

Dawber TR, Moore FE, Mann GV II. Coronary heart disease in the Framingham study. *Am J Public Health* 1957;47:4–24.

Day NE. Effect of cervical cancer screening in Scandinavia. *Obstet Gynecol* 1984;63:714–718.

De Boor C. *A practical guide to splines*. New York: Springer, 2001. de la Burde B, Choate MS. Early asymptomatic lead exposure and development at school age. *J Pediatr* 1975;87:638–642.

de Solla SR, Bishop CA, Van der Kraak G, Brooks RJ. Impact of organochlorine contamination on levels of sex hormones and external morphology of common snapping turtles (Chelydra serpentina serpentina) in Ontario, Canada. *Environ Health Perspect* 1998;106:253–260.

De Roos AJ, Poole C, Teschke K, Olshan AF. An application of hierarchical regression in the investigation of multiple paternal occupational exposures and neuroblastoma in offspring. *Am J Ind Med* 2001;39:477–486.

De Stefani E, Deneo-Pellegrini H, Mendilaharsu M, Carzoglio JC, Ronco A. Dietary fat and lung cancer: a case-control study in Uruguay. *Cancer Causes Control* 1997;8:913–921.

Dear KBG, Begg CB. An approach for assessing publication bias prior to performing a meta-analysis. *Stat Sci* 1992;7:237–245.

Deely JE, Lindley DV. Bayes empirical Bayes. *J Am Stat Assoc* 1981;76:833–841.

DeFinetti B. Foresight: its logical laws, its subjective sources In: Kyburg HE, Smokier HE, eds. *Studies in subjective probability.* New York, Wiley, 1964. (Original publication in Italian, 1937.).

DeFinetti B. *The theory of probability. Vol. 1.* New York: Wiley, 1974.

DeLong GR. Effects of nutrition on brain development in humans. *Am J Clin Nutr* 1993;57(suppl):286S–290S.

DerSimonian R, Laird N. Meta-analysis in clinical trials. *Control Clin Trials* 1986;7:177–188.

Detre KM, Shaw L. Long-term changes of serum cholesterol with cholesterol-altering drugs in patients with coronary heart disease. *Circulation* 1974;50:998–1005.

Deubner DC, Wilkinson WE, Helms MJ, Tyroler HA, Hames CG. Logistic model estimation of death attributable to risk factors for cardiovascular disease in Evans County, Georgia. *Am J Epidemiol* 1980;112:135–143.

Devesa SS, Pollack ES, Young JL. Assessing the validity of observed cancer incidence trends. *Am J Epidemiol* 1984;119:274–291.

Devesa SS, Donaldson J, Fears T. Graphical presentation of trends in rates. *Am J Epidemiol* 1995;141:300–304.

Devine O. Exploring temporal and spatial patterns in public health surveillance data. In: Brookmeyer R, Stroup DF, eds. *Monitoring the health of populations: statistical principles and methods for public health surveillance.* Oxford: Oxford University Press, 2004:71–98.

Devine OJ, Louis TA, Halloran ME. Empirical Bayes methods for stabilizing incidence rates before mapping. *Epidemiology* 1994;5:622–630.

Dickersin K. The existence of publication bias and risk factors for its occurrence. *JAMA* 1990;263:1385–1389.

Dickersin K, Berlin JA. Meta-analysis: state-of-the-science. *Epidemiol Rev* 1992;14:154–176.

Diez Roux AV. Bringing context back into epidemiology: variables and fallacies in multilevel analysis. *Am J Public Health* 1998;88:216–222.

Diez Roux AV. Estimating neighborhood health effects: the challenge of causal inference in a complex world. *Soc Sci & Med* 2004;58:1953–1960.

Diffey B. Climate change, ozone depletion and the impact on ultraviolet exposure of human skin. *Phys Med Biol* 2004;49(1):R1–11.

DiGaetano R, Waksberg J. Commentary: trade-offs in the development of a sample design for case-control studies. *Am J Epidemiol* 2002;155:771–775.

Diggle PJ, Heagerty P, Liang K-Y, Zeger SL. *Analysis of longitudinal data,* 2nd ed. New York: Oxford, 2002.

Dixon WD, Massey FJ. *Introduction to statistical analysis,* 3rd ed. New York: McGraw-Hill, 1969.

Dobson AJ. *An Introduction to generalized linear models,* 2nd ed. Chapman and Hall/CRC: London, 2001.

Dogan M, Rokkan S. Introduction. In: Dogan M, Rokkan S, eds. *Social ecology.* Cambridge, MA: MIT Press, 1969:1–15.

Doll R, Hill AB. A study of the aetiology of carcinoma of the lung. *Br Med J* 1952;2:1271–1286.

Doll R, Hill AB. Mortality of British doctors in relation to smoking; observations on coronary thrombosis. In: Haenszel W, ed. *Epidemiological approaches to the study of cancer and other chronic diseases.* Monogr Natl Cancer Inst 1966;19:205–268.

Doll R, Peto R. *The causes of cancer.* New York: Oxford University Press, 1981.

Dong SM, Traverso G, Johnson C, Geng L, Favis R, Boynton K, Hibi K, Goodman SN, D'Allessio M, Paty P, Hamilton SR, Sidransky D, Barany F, Levin B, Shuber A, Kinzler KW, Vogelstein B, Jen J. Detecting colorectal cancer in stool with the use of multiple genetic targets. *J Natl Cancer Inst* 2001;93:858–865.

Doody MM, Hayes HM, Bilgrad R. Comparability of National Death Index Plus and standard procedures for determining causes of death in epidemiologic studies. *Ann Epidemiol* 2001;11:46–50.

Doody MM, Sigurdson AS, Kampa D, Chimes K, Alexander BH, Ron E, Tarone RE, Linet MS. Randomized trial of financial incentives and delivery methods for improving response to a mailed questionnaire. *Am J Epidemiol* 2003;157:643–651.

Dorman SE, Holland SM. Mutation in the signal-transducing chain of the interferon-gamma receptor and susceptibility to mycobacterial infection. *J Clin Invest* 1998;101:2364–2369.

Dornan T, Mann JI, Turner R. Factors protective against retinopathy in insulin-dependent diabetics free of retinopathy for 30 years. *Br Med J* 1982;285:1073–1077.

Dosemeci M, Wacholder S, Lubin J. Does nondifferential misclassification of exposure always bias a true effect toward the null value? *Am J Epidemiol* 1990;132:746–749.

Dosemeci M, Hoover RN, Blair A, Figgs LW, Devesa S, Grauman D, Fraumeni JF Jr. Farming and prostate cancer among African Americans in the southeastern United States. *J Natl Cancer Institute* 1994;86:1718–1719.

Drake C. Effects of misspecification of the propensity score on estimators of treatment effect. *Biometrics* 1993;49:1231–1236.

Drake C, Fisher L. Prognostic models and the propensity score. *Int J Epidemiol* 1995;24:183–187.

Draper D. Assessment and propagation of model uncertainty. *J R Stat Soc Ser B*. 1995;57:45–97.

Draper NR, Guttman I, Lapczak L. Actual rejection levels in a certain stepwise test. *Communications in Statistics* 1979;A8:99–105.

Dreger AD. Ambiguous sex -or ambivalent medicine? Ethical issues in the treatment of intersexuality. *Hastings Cent Rep* 1998;28:24–35.

Drews CD, Flanders WD. Use of two data sources to estimate odds ratios in case-control studies. *Epidemiology* 1993;4:327–335.

Drews CD, Greenland S. The impact of differential recall on the results of case-control studies. *Int J Epidemiol* 1990;19:1107–1112.

Duhem P. *La théorie physique son objet et sa structure* (The aim and structure of physical theory). 1906. Translated from the French by Philip P. Wiener. Princeton: Princeton University Press, 1954.

DuMouchel W. Bayesian data mining in large frequency tables, with an application to the FDA spontaneous Reporting System (with discussion). *Am Stat* 1999;53:177–190.

Duncan OD. *Introduction to structural equation models.* New York: Academic Press, 1975.

Duncan OD, Cuzzort RP, Duncan B. *Statistical geography: problems in analyzing areal data.* Westport, CT: Greenwood Press, 1961:64–67.

Duncan OD, Davis B. An alternative to ecological correlation. *Am Sociol Rev* 1953;18:665–666.

Dunn KM, Jordan K, Lacey RJ, Shapley M, Jinks C. Patterns of consent in epidemiologic research: evidence from over 25,000 responders. *Am J Epidemiol* 2004;159:1087–1094.

Dunson D. Practical advantages of Bayesian analysis of epidemiologic data. *Am J Epidemiol* 2001;153:1222–1226.

Dunson DD, Weinberg CR. Modeling human fertility in the presence of measurement error. *Biometrics* 2000;56:288–292.

Durack DT, Lukes AS, Bright DK. New criteria for the diagnosis of infective endocarditis. *Am J Med* 1994;96:2300–2309.

Durkheim E. *Suicide: a study in sociology.* New York: Free Press, 1951:153–154.

Dykes MHM, Meier P. Ascorbic acid and the common cold: evaluation of its efficacy and toxicity. *JAMA* 1975; 231:1073–1079.

Easton DF, Peto J, Babiker AG. Floating absolute risk: an alternative to relative risk in survival and case-control analysis avoiding an arbitrary reference group. *Stat Med* 1991;10:1025–1035.

Echt DS, Liebson PR, Mitchell LB, Peters RW, Obias-Manno D, Barker AH, Arensberg D, Baker A, Friedman L, Greene HL, and the CAST Investigators. Mortality and morbidity in patients receiving encainide, flecainide, or placebo. *N Engl J Med* 1991;324:781–788.

Eddy DM, Hasselblad V, Schachter R. *Meta-analysis by the confidence profile method.* New York: Academic Press. 1992.

Edwards AWF. *Likelihood,* 2nd ed. Baltimore: Johns Hopkins University Press. 1992.

Edwards JH. The recognition and estimation of cyclical trends. *Ann Hum Genet* 1961;25:83–86.

Efron B. Logistic regression, survival analysis, and the Kaplan-Meier curve. *J Am Stat Assoc* 1988;83:414–425.

Efron B. The estimation of prediction error: covariance penalties and cross-validation. *J Am Stat Assoc* 2004;99:619–642.

Efron B. Bayesians, frequentists, and scientists. *J Am Stat Assoc* 2005;100:1–5.

Efron B, Morris C. Stein's estimation rule and its competitors-an empirical Bayes approach. *J Am Stat Assoc* 1973;68:117–130.

Efron B, Morris CN. Data analysis using Stein's estimator and its generalizations. *J Am Stat Assoc* 1975;70:311–319.

Efron B, Morris C. Stein's paradox in statistics. *Sci Am* 1977;236:119–127.

Efron B, Tibshirani RJ. *An introduction to the bootstrap.* New York: Chapman and Hall, 1994.

Egger M, Davey Smith G, Altman D. *Systematic reviews in health care. Meta-analysis in context.* London: BMJ Publishing Group, 2001.

Egger M, Schneider M, Davey Smith G. Spurious precision? Meta-analysis of observational studies. *Br Med J* 1998;316:140–144.

Eisenberger MA, Blumenstein BA, Crawford ED, Miller G, McLeod DG, Loehrer PJ, Wilding G, Sears K, Culkin DJ, Thompson IM Jr, Bueschen AJ, Lowe BA. Bilateral orchiectomy with or without flutamide for metastatic prostate cancer. *N Engl J Med* 1998;339:1036–1042.

Elandt-Johnson RC. Definition of rates: some remarks on their use and misuse. *Am J Epidemiol* 1975;102:267–271.

Elias MF, Sullivan LM, D'Agostino RB, Elias PK, Beiser A, Au R, Seshadri S, DeCarli C, Wolf PA. Framingham stroke risk profile and lowered cognitive performance. *Stroke* 2004;35:404–409.

Elias P, McKnight A, Davies R, Kinshott, G. *Occupational change: revision of the standard occupational classification.* Coventry: Institute of Employment Research, University of Warwick, 2000.

Elliott P, Kleinschmidt I, Westlake AJ. Use of routine data in studies of point sources of environmental pollution. In: Elliott P, Cuzick J, English D, Stern R, eds. *Geographical and environmental epidemiology: methods for small-area studies*. New York: Oxford University Press, 1992:106–114.

Elliott P, Wakefield JC, Best NG, Briggs DJ, eds. *Spatial epidemiology: methods and applications*. New York: Oxford, 2000.

Elo IT, Preston SH. Educational differentials in mortality: United States, 1979–1985. *Social Science & Medicine* 1996;42:47–57.

Elson CO. Genes, microbes, and T cells-new therapeutic targets in Crohn's disease. *New Engl J Med* 2002;346:614–616.

Espeland M, Hui SL. A general approach to analyzing epidemiologic data that contain misclassification errors.*Biometrics* 1987:43:1001–1012.

Estonian Genome Project. Website accessed May, 2004 http://www.geenivaramu.ee/index.php?show=main&lang=eng.

Evans GW, Kantrowitz E. Socioeconomic status and health: the potential role of environmental risk exposure. *Annu Rev Public Health* 2002;23:303–331.

Evans L, Frick MC. Helmet effectiveness of preventing motorcycle driver and passenger fatalities. *Accid Anal Prev* 1988;20:447–458.

Evans SJW, Mills P, Dawson J. The end of the P-value? *Br Heart J* 1988;60:177–180.

Evans SJW, Waller PC, Davis S. Use of proportional reporting ratios (PRRs) for signal generation from spontaneous adverse drug reaction reports. *Pharmacoepidemiol Drug Saf* 2001;10:483–486.

Eylenbosch WJ, Noah ND. Historical aspects. In: Eylenbosch WJ, Noah ND, eds. *Surveillance in health and disease*. Oxford: Oxford University Press, 1988:1–8.

Fairchild AL, Bayer R. Ethics and the conduct of public health surveillance. *Science* 2004;303:631–632.

Fan J, Gijbels I. *Local polynomial modeling and its applications*. New York: Chapman and Hall, 1996.

Fananas L, Marti-Tusquets JL, Bertranpetit J. Seasonality of birth in schizophrenia. An insufficient stratification of control population? *Soc Psychiatry Psychiatr Epidemiol* 1989;24:266–270.

Faraway JJ. On the cost of data analysis. *Journal of Computational and Graphical Statistics* 1992;1:213–219.

Farewell VT. Some results on the estimation of logistic models based on retrospective data. *Biometrika* 1979;66:27–32.

Fauci AS. Host factors and the pathogenesis of HIV-induced disease. *Nature* 1996;384:529–534.

Federal Committee on Statistical Methodology. Report on statistical disclosure methodology [statistical working paper 22]. Washington: Office of Management and Budget, Office of Information and Regulatory Affairs, Statistical Policy Office; May 1994:66–67 [Accessed June 2004] Available at: URL: http://www.fesm.gov/workingpapers/wp22.html.

Feigl P, Zelen M. Estimation of exponential survival probabilities with concomitant information. *Biometrics* 1965;21:826–838.

Feinleib M, Leaverton PE. Ecological fallacies in epidemiology. In: Leaverton PE, Masse L, eds. *Health information systems*. New York: Praeger, 1984:33–61.

Feinstein AR. *Clinical epidemiology: the architecture of clinical research*. Philadelphia: WB Saunders, 1985.

Feinstein AR. Clinical biostatistics. XX. The epidemiologic trohoc, the ablative risk ratio, and "retrospective" research. *Clin Pharmacol Ther* 1973;14:291–307.

Felarca LC, Wardell DM, Rowles B. Vaginal spermicides and congenital disorders. *JAMA* 1981;246:2677–2678.

Felton JS, Knize MG, Bennett LM, Malfatti MA, Colvin ME, Kulp KS. Impact of environmental exposures on the mutagenicity/carcinogenicity of heterocyclic amines. *Toxicology* 2004;198:135–145.

Fennelly KP, Martyny JW, Fulton KE, Orme IM, Cave DM, Heifets LB. Cough-generated aerosols of Mycobacterium tuberculosis: a new method to study infectiousness. *Am J Respir Crit Care Med* 2004;169:604–609.

Ferlay J, Bray F, Pisani P, Parkin DM. *GLOBOCAN 2000: Cancer Incidence, Mortality and Prevalence Worldwide*. Version 1.0. Lyon: IARC Press, 2001.

Fewell Z, Smith GD, Sterne JAC. The impact of residual and unmeasured confounding in epidemiologic studies (with comment). *Am J Epidemiol* 2007;166:646–661.

Feyerabend P. *Against method*. New York: New Left Books, (3rd ed. 1993, New York: Verso) 1975.

Fine PE. A commentary on the mechanical analogue to the Reed-Frost epidemic model. *Am J Epidemiol* 1977;106:87–100.

Fine PE. Variation in protection by BCG: implications of and for heterologous immunity. *Lancet* 1995;346:1339–1345.

Fine PE, Zell ER. Outbreaks in highly vaccinated populations: implications for studies of vaccine performance. *Am J Epidemiol* 1994;139:77–90.

Firebaugh G. A rule for inferring individual-level relationships from aggregate data. *Am Sociol Rev* 1978;43:557–572.

Firket M. Sur les causes des accidents survenus dans la vallée de la Meuse, lors des brouillards de décembre 1930. *Bull Acad R Med Belg* 1931;11:683–739.

Fisher B, Costantino JP, Wickerham DL, Redmond CK, Kavanah M, Cronin WM, Vogel V, Robidoux A, Dimitrov N, Atkins J, Daly M, Wieand S, Tan-Chiu E, Ford L, Wolmark N. Tamoxifen for prevention of breast cancer: report of the National Surgical Adjuvant Breast and Bowel Project P-1 Study. *J Natl Cancer Inst* 1998;90:1371–1388.

Fisher GM. The development and history of the poverty thresholds. *Soc Secur Bull* 1992;55:3–14.

Fisher RA. *Statistical methods for research workers*, 4th ed. London: 1932.

Fisher RA. The logic of inductive inference. *J R Stat Soc Ser A* 1935;98:39–54.

Fisher RA. Note on Dr. Berkson's criticism of tests of significance. *J Am Statist Assoc* 1943;38:103–104. Reprinted in *Int J Epidemiol* 2003;32:692.

Fisher RP, Quigley KL. Applying cognitive theory in public health investigations: enhancing food recall with the cognitive interview. In: Tanur JM, ed. *Questions about questions: inquiries into the cognitive bases of surveys*. New York: Sage Foundation, 1992.

Flack VF, Chang PC. Frequency of selecting noise variables in subset regression analysis: a simulation study. *Am Statist* 1987;41:84–86.

Flanders WD, Austin H. Possibility of selection bias in matched case-control studies using friend controls. *Am J Epidemiol* 1986;124:150–153.

Flanders WD, Greenland S. Analytic methods for two-stage case-control studies and other stratified designs. *Stat Med* 1991;10:729–747.

Flanders WD, Khoury MJ. Indirect assessment of confounding: graphic description and limits on effect of adjusting for covariates. *Epidemiology* 1990;1:199–246.

Flanders WD, Khoury MJ. Analysis of case-parental control studies. *Am J Epidemiol* 1996;144:696–703.

Flanders WD, Rhodes PH. Large-sample confidence intervals for regression standardized risks, risk ratios, and risk differences. *J Chronic Dis* 1987;40:697–704.

Flanders WD, DerSimonian R, Rhodes P. Estimation of risk ratios in case-base studies with competing risks. *Stat Med* 1990;9:423–435.

Flanders WD, Lin L, Pirkle JL, Caudill SP. Assessing the direction of causality in cross-sectional studies. *Am J Epidemiol* 1992;135:926–935.

Flanders WD, Sun F, Yang Q. New estimator of the genotype risk ratio for use in case-parental control studies. *Am J Epidemiol* 2001;154:259–263.

Flegal KM, Keyl PM, Nieto FJ. Differential misclassification arising from nondifferential errors in exposure measurement. *Am J Epidemiol* 1991;134:1233–1244.

Fleming DM, van der Velden J, Paget WJ. The evolution of influenza surveillance in Europe and prospects for the next 10 years. *Vaccine* 2003;21:1749–1753.

Fletcher RH, Fletcher SW. *Clinical epidemiology: the essentials*, 4th ed. Lippincott Williams & Wilkins, New York, 2005.

Folks JF. *Ideas of statistics*. New York: Wiley, 1981.

Follmann DA, Elliott P, Suh I, Cutler J. Variance imputation for overviews of clinical trials with continuous response. *J Clin Epidemiol* 1992;45:769–773.

Follmann DA, Proschan MA. Valid Inference in Random Effects Meta-Analysis. *Biometrics* 1999;55:732–737.

Folstein MF, Folstein SE, McHugh PR. "Mini-mental state." A practical method for grading the cognitive state of patients for the clinician. *J Psychiatr Res*, 1975;12:189–198.

Forsdahl A. Living conditions in childhood and subsequent development of risk factors for arteriosclerotic heart disease. The cardiovascular survey in Finnmark 1974–75. *J Epidemiol Community Health* 1978;32:34–37.

Foster SO, Ward NA, Joarder AK, Arnt N, Tarantola D, Rahman M, Hughes K. Smallpox surveillance in Bangladesh: I-development of surveillance containment strategy. *Int J Epidemiol* 1980;9:329–334.

Fox AJ, Collier PF. Low mortality rates in industrial cohort studies due to selection for work and survival in the industry. *Br J Prev Soc Med* 1976;30:225–230.

Fox CS, Cupples LA, Chazaro I, Polak JF, Wolf PA, D'Agostino RB. Genomewide linkage analysis for internal carotid artery intimal medial thickness: Evidence for linkage to chromosome 12. *Am J Hum Genet* 2004;74:253–261.

Fox MP, Lash TL, Greenland S. A method to automate probabilistic sensitivity analyses of misclassified binary variables. *Int J Epidemiol* 2005;34:1370–1376.

Francis TF, Korns RF, Voight RB, Boisen M, Hemphill FM, Napier JA, Tolchinsky E. An evaluation of the 1954 poliomyelitis vaccine trials. *Am J Public Health* 1955;45(suppl):1–63.

Francis T, Napier JA, Voight BS, Hemphill FM, Wenner HA, Korns RF, Boisen M, Tolchinsky E, Diamond EL. *Evaluation of the 1954 field trial of poliomyelitis vaccine: final report*. Ann Arbor, MI: Poliomyelitis Vaccine Evaluation Center, University of Michigan, 1957.

Freedman DA. A note on screening regression equations. *Am Statist* 1983;37:152–155.

Freedman DA. Statistics and the scientific method. In: Mason W, Feinberg SE, eds. *Cohort analysis and social research*. New York: Springer-Verlag, 1985:345–390.

Freedman DA. As others see us: a case study in path analysis (with discussion). *J Educ Stat* 1987;12:101–223.

Freedman DA, Zeisel H. Cancer and risk assessment: From mouse to man. *Stat Sci* 1988;3:1–28.

Freedman DA, Humphreys P. Are there algorithms that discover causal structure? *Synthese* 1999;121:29–54.

Freedman DA, Klein SP, Ostland M, Roberts MR. Review of *A Solution to the Ecological Inference Problem* (by G. King). *J Am Stat Assoc* 1998;93:1518–1522.

Freedman DA, Navidi W, Peters SC. On the impact of variable selection in fitting regression equations. In: Dijlestra TK, ed. *On model uncertainty and its statistical implications*. Berlin: Springer-Verlag, 1988:1–16.

Freedman DA, Ostland M, Roberts MR, Klein SP. Reply to G. King. *J Am Stat Assoc* 1999;94:355–357.

Freedman DA, Petitti DB, Robins JM. On the efficacy of screening for breast cancer (with discussion). *Int J Epidemiol* 2004;33:43–73.

Freedman DA, Pisani R, Purves R. *Statistics*, 4th ed. New York: Norton, 2007.

Freedman LS, Fainberg V, Kipnis V, Midthune D, Carroll RJ. A new method for dealing with measurement error in explanatory variables of regression models. *Biometrics* 2004;60:172–181.

Freeman J, Hutchison GB. Prevalence, incidence and duration. *Am J Epidemiol* 1980;112:707–723.

Freiman JA, Chalmers TC, Smith H Jr, Kuebler RR. The importance of beta, the Type II error and sample size in the design and interpretation of the randomized control trial: survey of 71 "negative" trials. *N Engl J Med* 1978;299: 690–694.

Friedenreich CM, Howe GR, Miller AB. An investigation of recall bias in the reporting of past food intake among breast cancer cases and controls. *Ann Epidemiol* 1991;1:439–453.

Frost WH. The age selection of mortality from tuberculosis in successive decades. *Am J Hyg* 1939;30:91–96.

Gail MH, Simon R. Testing for qualitative interactions between treatment effects and patient subsets. *Biometrics* 1985;41:361–372.

Gail MH, Wacholder S, Lubin JH. Indirect corrections for confounding under multiplicative and additive risk models. *Am J Ind Med* 1988;13:119–130.

Gail MH, You WC, Chang YS, Zhang L, Blot WJ, Brown LM, Groves FD, Heinrich JP, Hu J, Jin ML, Li JY, Liu WD, Ma JL, Mark SD, Rabkin CS, Fraumeni JF Jr, Xu GW. Factorial trial of three interventions to reduce the progression of precancerous gastric lesions in Shandong, China: design issues and initial data. *Control Clin Trials* 1998;19:352–369.

Garcia-Berthou E, Alcaraz C. Incongruence between test statistics and P values in medical papers. *BMC Med Res Methodol* 2004;4:13.

Gardner MA, Altman DG. Confidence intervals rather than P values: estimation rather than hypothesis testing. *Br Med J* 1986;292:746–750.

Gart JJ, Tarone RE. The relation between score tests and approximate UMPU tests in exponential models common in biometry. *Biometrics* 1983;39:781–786.

Gelman A, Carlin JB, Stern HS, Rubin DB. *Bayesian data analysis*, 2nd ed. New York: Chapman and Hall/CRC. 2003.

Gelman A, Park DK, Ansolabehere S, Price PN, Minnite LC. Models, assumptions and model checking in ecological regressions. *J R Stat Soc Ser A* 2001;164(Part 1):101–118.

Gelman A, Price PN, All maps of parameter estimates are misleading, *Stat Med* 1999,18:3221–3234.

GenomEUtwin project. Website at http://www.genomeutwin.org/ accessed May, 2004.

George SL, Freidlin B, Korn EL. Strength of accumulating evidence and data monitoring committee decision making. *Stat Med* 2004;23:2659–2672.

Germolec DR, Yang RS, Ackermann MF, Rosenthal GJ, Boorman GA, Blair P, Luster MI. Toxicology studies of a chemical mixture of 25 groundwater contaminants. II. Immunosuppression in B6C3F1 mice. *Fundam Appl Toxicol* 1989;13:377–378.

Geweke J. Simulation methods for model criticism and robustness analysis. In: Bernardo JM, Berger JO, Dawid AP, Smith AFM. *Bayesian statistics 6*. New York: Oxford University Press, 1998.

Giere, R. *Science without laws*. Chicago: University of Chicago Press, 1999.

Gigerenzer G. Mindless statistics. *Journal of Socioeconomics* 2004; 33:567–606.

Gillet Y, Issartel B, Vanhems P, Fournet JC, Lina G, Bes M, Vandenesch F, Piémont Y, Brousse N, Floret D, Etienne J. Association between *Staphylococcus aureus* strains carrying gene for Panton-Valentine leukocidin and highly lethal necrotising pneumonia in young immunocompetent patients. *Lancet* 2002;359:753–759.

Gillman D. Decision criteria for using automated coding in survey processing. Proceedings of the Survey Research Methods Section of the American Statistical Association, 2002:1168–1173.

Gilon D, Buonanno FS, Joffe MM, Leavitt M, Marshall JE, Kistler JP, Levine RA. Lack of evidence of an association between mitral-valve prolapse and stroke in young patients. *N Engl J Med* 1999;341:8–13.

Gilovich T. *How we know what isn't so*. Free Press, 1993.

Gilovich T, Griffin D, Kahneman D. *Heuristics and biases: the psychology of intuitive judgment*. New York: Cambridge University Press; 2002.

Gilpin E, Pierce JP. Measuring smoking cessation: problems with recall in the 1990 California tobacco survey. *Cancer Epidemiol Biomarkers Prev* 1994;3:613–617.

Giovannucci E, Stampfer MJ, Colditz GA, Manson JE, Rosner BA, Longnecker M, Speizer FE, Willett WC. A comparison of prospective and retrospective assessments of diet in the study of breast cancer. *Am J Epidemiol* 1993; 137:502–511.

Gladen BC. On the role of "habitual aborters" in the analysis of spontaneous abortion. *Stat Med* 1986;5:557–564.

Gladen BC, Rogan WJ. On graphing rate ratios. *Am J Epidemiol* 1983;118:905–908.

Glanz K, Lewis FM, Rimer BK, eds. *Health behavior and health education*. 3rd ed. San Francisco: Jossey-Bass Publishers, 2002.

Glass RI, Svennerholm AM, Stoll BJ, Khan MR, Hossain KM, Huq MI, Holmgren J. Protection against cholera in breast-fed children by antibiotics in breast milk. *N Engl J Med* 1983;308:1389–1392.

Glasziou P, Irwig L, Bain C, Colditz G. *Systematic reviews in health care: a practical guide*. Cambridge University Press, 2001.

Glenn ND. *Cohort analysis*. Thousand Oaks, CA: Sage Foundation, 1977. Series/no 07-005.

Glymour C, Spirtes P, Richardson T. On the possibility of inferring causation from association without background knowledge. In: Glymour C, Cooper G, eds. *Computation, causation, and discovery*. Menlo Park, CA and Cambridge, MA: AAAI Press/ The MIT Press: 1999:323–331.

Glymour MM, Weuve J, Berkman LF, Kawachi I, Robins JM. When is baseline adjustment useful in analyses of change? An example with education and cognitive change. *Am J Epidemiol* 2005;162:267–278.

Glymour MM. Natural experiments and instrumental variables analyses in social epidemiology. In: Oakes JM, Kaufman JS, eds. *Methods in social epidemiology*. San Francisco: Jossey-Bass, 2006a.

Glymour MM. Using causal diagrams to understand common problems in social epidemiology. In: Oakes JM, Kaufman JS, eds. *Methods in social epidemiology*. San Francisco: Jossey-Bass, 2006b.

Goetghebeur E, van Houwelingen H, eds. Analyzing non-compliance in clinical trials (special issue). *Stat Med* 1998;17:247–393.

Gold EB, Bromberger J, Crawford S, Samuels S, Greendale GA, Harlow SD, Skumick J. Factors associated with age at natural menopause in a multiethnic sample of midlife women. *Am J Epidemiol* 2001;153:865–874.

Goldbohm RA, van den Brandt PA, Brants HA, van't Veer P, Al M, Sturmans F, Hermus RJ. Validation of a dietary questionnaire used in a large prospective cohort study on diet and cancer. *Eur J Clin Nutr* 1994;48:253–265.

Goldman L, Weinberg M, Weisberg M, Olshen R, Cook EF, Sargent RK, Lamas GA, Dennis C, Wilson C, Deckelbaum L, Fineberg H, Stiratelli R. A computer-derived protocol to aid in the diagnosis of emergency room patients with acute chest pain. *N Engl J Med* 1982;307:588–596.

Goldstein H. Age, period and cohort effects-a confounded confusion. *Bias* 1979;6:19–24.

Goldstein H. *Multilevel statistical models*, 3rd ed. London: Arnold, 2003.

Goldstein H, Browne W, Rasbash J. Multilevel modelling of medical data. *Stat Med* 2002;21:3291–3315.

Goldstein M. Subjective Bayesian analysis: Principles and practice. *Bayesian Analysis*, to appear (preprint at http://www.stat.cmu.edu/bayesworkshop/2005/panel.html). 2006.

Good IJ. *The Estimation of probabilities*. Boston: MIT Press, 1965.

Good IJ. *Good thinking*. Minneapolis, MN: University of Minnesota Press, 1983.

Good IJ. Hierarchical Bayesian and empirical Bayesian methods (letter). *Am Stat* 1987;41:92.

Goodman LA. Some alternatives to ecological correlation. *Am J Social* 1959;64:610–625.

Goodman MT, Kolonel LN, Yoshizawa CN, Hankin JH. The effect of dietary cholesterol and fat on the risk of lung cancer in Hawaii. *Am J Epidemiol* 1988;128:1241–1255.

Goodman SN. A comment on replication, p-values and evidence. *Stat Med* 1992;11:875–879.

Goodman SN. P Values, hypothesis tests, and likelihood: implications for epidemiology of a neglected historical debate. *Am J Epidemiol* 1993;137:485–496.

Goodman SN, Berlin J. The use of predicted confidence intervals when planning experiments and the misuse of power when interpreting results. *Ann Intern Med* 1994;121:200–206.

Goodman SN, Royall R. Evidence and scientific research. *Am J Public Health* 1988;78:1568–1574.

Goodwin PJ, Boyd NF. Critical appraisal of the evidence that dietary fat intake is related to breast cancer risk in humans. *J Natl Cancer Inst* 1987;79:473–485.

Gooley TA, Leisenring W, Crowley J, Storer BE. Estimation of failure probabilities in the presence of competing risks: new representations of old estimators. *Stat Med* 1999;18:695–706.

Gordis L. Should dead cases be matched to dead controls? *Am J Epidemiol* 1982;115:1–5.

Gordon T, Kagan A, Garcia-Palmieri M, Kannel WB, Zukel WJ, Tillotson J, Sorlie P, Hjortland M. Diet and its relationship to coronary heart disease and death in three populations. *Circulation* 1981;63:500–515.

Gostin LO, Bayer R, Fairchild AL. Ethical and legal challenges posed by severe acute respiratory syndrome. *JAMA* 2003;290:3229–3237.

Gourbin C, Masuy-Stroobant G. Registration of vital data – Are live births and still births

Gover M. Mortality during periods of excessive temperature. *Public Health Rep* 1938;53:1122–1143.

Goyer RA. Nutrition and metal toxicity. *Am J Clin Nutr* 1995;61(suppl):646S–650S.

Graham P. Bayesian inference for a generalized population attributable fraction. *Stat Med* 2000;19:937–956.

Graham S, Dayal H, Swanson M, Mittelman A, Wilkinson G. Diet in the epidemiology of cancer of the colon and rectum. *J Natl Cancer Inst* 1978;61:709–714.

Gramenzi A, Gentile A, Fasoli M, Negri E, Parazzini F, La Vecchia C. Association between certain foods and risk of acute myocardial infarction. *BrMed J* 1990;300:771–773.

Gravelle H. How much of the relation between population mortality and unequal distribution of income is a statistical artifact? *Br Med J* 1998;316:382–385.

Green MS, Symons MJ. A comparison of the logistic risk function and the proportional hazards model in prospective epidemiologic studies. *J Chronic Dis* 1983;36:715–724.

Greene WH. *Econometric analysis*, 5th ed. Prentice Hall: Upper Saddle River, NJ, 2003.

Greenland S. Response and follow-up bias in cohort studies. *Am J Epidemiol* 1977;106:184–187.

Greenland S. The effect of misclassification in the presence of covariates. *Am J Epidemiol* 1980;112:564–569.

Greenland S. Multivariate estimation of exposure-specific incidence from case-control studies. *J Chronic Dis* 1981;34:445–453.

Greenland S. The effect of misclassification in matched-pair case-control studies. *Am J Epidemiol* 1982a;116:402–406.

Greenland S. Interpretation and estimation of summary ratios under heterogeneity. *Stat Med* 1982b;1:217–227.

Greenland S. Tests for interaction in epidemiologic studies: a review and a study of power. *Stat Med* 1983;2:243–251.

Greenland S. A counterexample to the test-based principle of setting confidence limits. *Am J Epidemiol* 1984a;120:4–7.

Greenland S. Bias in methods for deriving standardized morbidity ratios and attributable fraction estimates. *Stat Med* 1984b;3:131–141.

Greenland S. Control-initiated case-control studies. *Int J Epidemiol* 1985a;14:130–134.

Greenland S. Power, sample size, and smallest detectable effect determination for multivariate studies. *Stat Med* 1985b;4:117–127.

Greenland S. Partial and marginal matching in case-control studies. In: Moolgavkar SH, Prentice RL, eds. *Modern statistical methods in chronic disease epidemiology*. New York: Wiley, 1986a;35–49.

Greenland S. Estimating variances of standardized estimators in case-control studies and sparse data. *J Chronic Dis* 1986b;39:473–477.

Greenland S. Adjustment of risk ratios in case-base studies (hybrid epidemiologic designs). *Stat Med* 1986c;5:579–584.

Greenland S. Interpretation and choice of effect measures in epidemiologic analysis. *Am J Epidemiol* 1987a;125:761–768.

Greenland S. Estimation of exposure-specific rates from sparse case-control data. *J Chronic Dis* 1987b;40:1087–1094.

Greenland S. Variance estimators for attributable fraction estimates consistent in both large strata and sparse data. *Stat Med* 1987c;6:701–708.

Greenland S. Quantitative methods in the review of epidemiologic literature. *Epidemiol Rev* 1987d;9:1–30.

Greenland S. Bias in indirectly adjusted comparisons due to taking the total study population as the reference group. *Stat Med* 1987e;6:193–195.

Greenland S. On sample-size and power calculations for studies using confidence intervals. *Am J Epidemiol* 1988a; 128:231–237.

Greenland S. Variance estimation for epidemiologic effect estimates under misclassification. *Stat Med* 1988b;7:745–757.

Greenland S. Statistical uncertainty due to misclassification: implications for validation substudies. *J Clin Epidemiol* 1988b;41:1167–1174.

Greenland S. Comment: cautions in the use of preliminary test estimators. *Stat Med* 1989a;8:669–673

Greenland S. Modeling and variable selection in epidemiologic analysis. *Am J Public Health* 1989b;79:340–349.

Greenland S. Randomization, statistics, and causal inference. *Epidemiology* 1990;1:421–429.

Greenland, S. Reducing mean squared error in the analysis of stratified epidemiologic studies. *Biometrics* 1991;47:773–775.

Greenland S. A mathematical analysis of the "epidemiologic necropsy." *Ann Epidemiol* 1991a;1:551–558.

Greenland S. On the logical justification of conditional tests for two-by-two contingency tables. *Am Statist* 1991b; 45:248–251.

Greenland S. Estimating standardized parameters from generalized linear models. *Stat Med* 1991c;10:1069–1074.

Greenland S. A semi-Bayes approach to the analysis of correlated multiple associations, with an application to an occupational cancer-mortality study. *Stat Med* 1992a;11:219–230.

Greenland S. Divergent biases in ecologic and individual-level studies. *Stat Med* 1992b;11:1209–1223.

Greenland S. Basic problems in interaction assessment. *Environ Health Perspect* 1993a;101(suppl 4):59–66.

Greenland S. Methods for epidemiologic analyses of multiple exposures: a review and comparative study of maximum-likelihood, preliminary testing, and empirical-Bayes regression. *Stat Med* 1993b;12:717–736.

Greenland S. Summarization, smoothing, and inference. *Scand J Soc Med* 1993c;21:227–232.

Greenland S. Additive risk versus additive relative-risk models. *Epidemiology* 1993d;4:32–36.

Greenland S. A meta-analysis of coffee, myocardial infarction, and sudden coronary death. *Epidemiology* 1993e;4:366–374.

Greenland S. Alternative models for ordinal logistic regression. *Stat Med* 1994a;13:1665–1677.

Greenland S. Modeling risk ratios from matched cohort data: an estimating equation approach. *Appl Stat* 1994b;43:223–232.

Greenland S. Hierarchical regression for epidemiologic analyses of multiple exposures. *Environ Health Perspect*1994c;102(suppl 8):33–39.

Greenland S. A critical look at some popular meta-analytic methods. *Am J Epidemiol* 1994d;140:290–296.

Greenland S. Quality scores are useless and potentially misleading. *Am J Epidemiol* 1994e;140:300–301.

Greenland S. Can meta-analysis be salvaged? *Am J Epidemiol* 1994f;140:783–787.

Greenland S. Dose-response and trend analysis: alternatives to category-indicator regression. *Epidemiology* 1995a;6:356–365.

Greenland S. Avoiding power loss associated with categorization and ordinal scores in dose-response and trend analysis. *Epidemiology* 1995b;6:450–454.

Greenland S. Problems in the average-risk interpretation of categorical dose-response analysis. *Epidemiology* 1995c; 6:563–565.

Greenland S. Absence of confounding does not correspond to collapsibility of the rate ratio or rate difference. *Epidemiology* 1996a;7:498–501.

Greenland S. Confounding and exposure trends in case-crossover and case-time-control designs. *Epidemiology* 1996b; 7:231–239.

Greenland S. Basic methods for sensitivity analysis of bias. *Int J Epidemiol* 1996c;25:1107–1116.

Greenland S. Historical HIV incidence modeling in regional subgroups: use of flexible discrete models with penalized splines based on prior curves. *Stat Med* 1996d;15:513–525.

Greenland S. A lower bound for the correlation of exponentiated bivariate normal pairs. *Am Statist* 1996e;50:163–164.

Greenland S. Re: "Estimating relative risk functions in case-control studies using a nonparametric logistic regression". *Am J Epidemiol* 1997a;146:883–884.

Greenland S. Second-stage least squares versus penalized quasi-likelihood for fitting hierarchical models in epidemiologic analyses. *Stat Med* 1997b;16:515–526.

Greenland S. Induction versus Popper: substance versus semantics. *Int J Epidemiol* 1998a;27:543–548.

Greenland S. Probability logic and probabilistic induction. *Epidemiology* 1998b;9:322–332.

Greenland S. The sensitivity of a sensitivity analysis (invited paper). In: *1997 Proceedings of the Biometrics Section*, Alexandria, VA. American Statistical Association, 1998c:19–21.

Greenland S. The relation of the probability of causation to the relative risk and the doubling dose: A methodologic error that has become a social problem. *Am J Public Health* 1999a;89:1166–1169.

Greenland S. A unified approach to the analysis of case-distribution (case-only) studies. *Stat Med* 1999c;8:1–15.

Greenland S. Multilevel modeling and model averaging. *Scand J Work Environ Health* 1999b;25 (suppl 4):43–48.

Greenland S. Causal analysis in the health sciences. *J Am Stat Assoc*, 2000a;95:286–289. Reprinted in: Raftery AE, Tanner MA, Wells MT. *Statistics in the 21st Century*. New York: Chapman and Hall/CRC, 2001:12–19.

Greenland S. An introduction to instrumental variables for epidemiologists. *Int J Epidemiol* 2000b;29:722–729. (Erratum: 2000;29:1102).

Greenland S. When should epidemiologic regressions use random coefficients? *Biometrics* 2000c;56:915–921.

Greenland S. Principles of multilevel modelling. *Int J Epidemiol* 2000d;29:158–167.

Greenland S. Small-sample bias and corrections for conditional maximum-likelihood odds-ratio estimators. *Biostatistics* 2000e;1:113–122.

Greenland S. Ecologic versus individual-level sources of confounding in ecologic estimates of contextual health effects. *Int J Epidemiol* 2001a;30:1343–1350.

Greenland S. Putting background information about relative risks into conjugate priors. *Biometrics* 2001b;57:663–670.

Greenland S. Sensitivity analysis, Monte-Carlo risk analysis, and Bayesian uncertainty assessment. *Risk Anal* 2001c;21:579–583.

Greenland S. Attributable fractions: Bias from broad definition of exposure. *Epidemiology* 2001d;12:518–520.

Greenland S. Estimating population attributable fractions from fitted incidence ratios and exposure survey data, with an application to electromagnetic fields and childhood leukemia. *Biometrics* 2001e;57:182–188.

Greenland S. Causality theory for policy uses of epidemiologic measures. Ch. 6.2 in: Murray CJL, Salomon JA, Mathers CD, Lopez AD, eds. *Summary Measures of Population Health*. Cambridge, MA: Harvard University Press/WHO, 2002a:291–302.

Greenland S. A review of multilevel theory for ecologic analyses. *Stat Med* 2002b;21:389–395.

Greenland S. Quantifying biases in causal models: Classical confounding vs collider-stratification bias. *Epidemiology* 2003a;14:300–306.

Greenland S. Generalized conjugate priors for Bayesian analysis of risk and survival regressions. *Biometrics* 2003b;59:92–99.

Greenland S. The impact of prior distributions for uncontrolled confounding and response bias: A case study of the relation of wire codes and magnetic fields to childhood leukemia. *J Am Stat Assoc* 2003c;98:47–54.

Greenland S. An overview of methods for causal inference from observational studies. In: Gelman A, Meng XL, eds. *Applied Bayesian modeling and causal inference from an incomplete-data perspective*. New York: Wiley, 2004a.

Greenland S. Ecologic inference problems in studies based on surveillance data. Ch. 12 in: Stroup DF Brookmeyer R, eds. *Monitoring the health of populations: statistical principles and methods for public health surveillance*.New York: Oxford University Press, 315–340. 2004b.

Greenland S. Interval estimation by simulation as an alternative to and extension of confidence intervals. *Int J Epidemiol* 2004c;33:1389–1397.

Greenland S. Model-based estimation of relative risks and other epidemiologic measures in studies of common outcomes and in case-control studies. *Am J Epidemiol* 2004d;160:301–305.

Greenland S. Epidemiologic measures and policy formulation: Lessons from potential outcomes (with discussion). *Emerg Themes Epidemiol* 2005a;2:1–4.

Greenland S. Multiple-bias modeling for analysis of observational data (with discussion). *J R Stat Soc Ser A* 2005b;168:267–308.

Greenland S. Bayesian perspectives for epidemiologic research. I. Foundations and basic methods (with comment and reply). *Int J Epidemiol* 2006a;35:765–778.

Greenland S. Smoothing observational data: a philosophy and implementation for the health sciences. *Int Stat Rev* 2006b;74:31–46.

Greenland S. Bayesian methods for epidemiologic research. II. Regression analysis. *Int J Epidemiol* 2007a;36:195–202.

Greenland S. Prior data for non-normal priors. *Stat Med* 2007b;26:3578–3590.

Greenland S. Maximum-likelihood and closed-form estimators of epidemiologic measures under misclassification. *J Stat Plan Inference* 2007c;138:528–538.

Greenland S. Variable selection and shrinkage in the control of multiple confounders (invited commentary). *Am J Epidemiol* 2008;167: 523-529.

Greenland S, Brenner H. Correcting for non-differential misclassification in ecologic analyses. *Appl Stat* 1993;42:117–126.

Greenland S, Brumback BA. An overview of relations among causal modeling methods. *Int J Epidemiol* 2002;31:1030– 1037.

Greenland S, Christensen R. Data augmentation for Bayesian and semi-Bayes analyses of conditional-logistic and proportional-hazards regression. *Stat Med* 2001;20:2421–2428.

Greenland S, Drescher K. Maximum likelihood estimation of attributable fractions from logistic models. *Biometrics* 1993;49:865–872.

Greenland S, Engelman L. Re: "Inferences on odds ratios, relative risks, and risk differences based on standard regression programs." *Am J Epidemiol* 1988;128:145.

Greenland S, Finkle WD. A critical look at methods for handling missing covariates in epidemiologic regression analyses. *Am J Epidemiol* 1995;142:1255–1264.

Greenland S, Finkle WD. A case-control study of prosthetic implants and selected chronic diseases. *Ann Epidemiol* 1996;6:530–540.

Greenland S, Finkle WD. A retrospective cohort study of implanted medical devices and selected chronic diseases in Medicare claims data. *Ann Epidemiol* 2000;10:205–213.

Greenland S, Gustafson P. Adjustment for independent nondifferential misclassification does not increase certainty that an observed association is in the correct direction. *Am J Epidemiol* 2006;164:63–68.

Greenland S, Holland PW. Estimating standardized risk differences from odds ratios. *Biometrics* 1991;47:319–322.

Greenland S, Kheifets L. Leukemia attributable to residential magnetic fields: Results from analyses allowing for study biases. *Risk Anal* 2006;26:471–482.

Greenland S, Kleinbaum DG. Correcting for misclassification in two-way tables and matched-pair studies. *Int J Epidemiol* 1983;12:93–97.

Greenland S, Longnecker MP. Methods for trend estimation from summarized dose-response data, with applications to meta-analysis. *Am J Epidemiol* 1992;135:1301–1309.

Greenland S, Maldonado G. The interpretation of multiplicative model parameters as standardized parameters. *Stat Med* 1994;13:989–999.

Greenland S, Mickey RM. Closed-form and dually consistent methods for 2×2×K and I×J×K tables. *Appl Stat* 1988; 37:335–343.

Greenland S, Morgenstern H. Ecological bias, confounding, and effect modification. *Int J Epidemiol* 1989;18:269–274.

Greenland S, Morgenstern H. Matching and efficiency in cohort studies. *Am J Epidemiol* 1990;131:151–159.

Greenland S, Morgenstern H. Confounding in heath research. *Annu Rev Pub Health* 2001;22:189–212.

Greenland S, Neutra RR. Control of confounding in the assessment of medical technology. *Int J Epidemiol* 1980;9:361–367.

Greenland S, Neutra R. An analysis of detection bias and proposed corrections in the study of estrogens and endometrial cancer. *J Chronic Dis* 1981;34:433–438.

Greenland S, O'Rourke K. On the bias produced by quality scores in meta-analysis, and a hierarchical view of proposed solutions. *Biostatistics* 2001;2:463–471.

Greenland S, Pearl J. Causal diagrams. In: Boslaugh S ed. *Encyclopedia of epidemiology*. Thousand Oaks, CA: Sage Publications, 2008:149–156.

Greenland S, Poole C. Invariants and noninvariants in the concept of interdependent effects. *Scand J Work Environ Health* 1988;14:125–129.

Greenland S, Poole C. Empirical Bayes and semi-Bayes approaches to occupational and environmental hazard surveillance. *Arch Environ Health* 1994;49:9–16.

Greenland S, Poole C. Interpretation and analysis of differential exposure variability and zero-dose categories for continuous exposures. *Epidemiology* 1995;6:326–328.

Greenland S, Robins JM. Confounding and misclassification. *Am J Epidemiol* 1985a;122:495–506.

Greenland S, Robins JM. Estimation of a common effect parameter from sparse follow-up data. *Biometrics* 1985b;41:55–68.

Greenland S, Robins JM. Identifiability, exchangeability and epidemiological confounding. *Int J Epidemiol* 1986;15:413–419.

Greenland S, Robins J. Conceptual problems in the definition and interpretation of attributable fractions. *Am J Epidemiol* 1988;128:1185–1197.

Greenland S, Robins JM. Empirical-Bayes adjustments for multiple comparisons are sometimes useful. *Epidemiology* 1991;2:244–251.

Greenland S, Robins J. Invited commentary: ecologic studies-biases, misconceptions, and counterexamples. *Am J Epidemiol* 1994;139:747–760.

Greenland S, Robins JM. Epidemiology, justice, and the probability of causation. *Jurimetrics* 2000;40:321–340.

Greenland S, Thomas DC. On the need for the rare disease assumption in case-control studies. *Am J Epidemiol* 1982; 116:547–553.

Greenland S, Schlesselman JJ, Criqui MH. The fallacy of employing standardized regression coefficients and correlations as measures of effect. *Am J Epidemiol* 1986;123:203–208.

Greenland S, Maclure M, Schlesselman JJ, Poole C, Morgenstern H. Standardized regression coefficients: a further critique and review of some alternatives. *Epidemiology* 1991;2:387–392.

Greenland S, Salvan A, Wegman DH, Hallock MF, Smith TJ. A case-control study of cancer mortality at a transformer-assembly facility. *Int Arch Occup Environ Health* 1994;66:49–54.

Greenland S, Pearl J, Robins JM. Causal diagrams for epidemiologic research. *Epidemiology* 1999a;10:37–48.

Greenland S, Robins JM, Pearl J. Confounding and collapsibility in causal inference. *Statistical Science* 1999b;14:29–46.

Greenland S, Michels KB, Robins JM, Poole C, Willett WC. Presenting statistical uncertainty in trends and dose-response relations. *Am J Epidemiol* 1999c;149:077–1086.

Greenland S, Schwartzbaum JA, Finkle WD. Problems from small samples and sparse data in conditional logistic regression analysis. *Am J Epidemiol* 2000a;151:531–539.

Greenland S, Sheppard AR, Kaune WT, Poole C, Kelsh MA. A pooled analysis of magnetic fields, wire codes, and childhood leukemia. *Epidemiology* 2000b;11:624–634.

Greenland S, Gago-Dominguez M, Castellao JE. The value of risk-factor ("black-box") epidemiology (with discussion). *Epidemiology* 2004;15:519–535.

Greenland S, Lanes SF, Jara M. Estimating efficacy from randomized trials with discontinuations: The need for intent-to-treat design and g-estimation. *Clinical Trials* 2008:5, in press.

Gregg N. Congenital cataract following German measles in the mother. *Trans Ophthalmol Soc Aust* 1941;3:35–46.

Griem ML, Kleinerman RA, Boice JD Jr, Stovall M, Shefner D, Lubin JH. Cancer following radiotherapy for peptic ulcer. *J Natl Cancer Inst* 1994;86:842–849.

Grobbee DE, Rimm EB, Giovannucci E, Colditz G, Stampfer M, Willett W. Coffee, caffeine, and cardiovascular disease in men. *N Eng J Med* 1990;323:1026–1032.

Groves RM. *Survey errors and survey costs.* New York: Wiley, 1989.

Groves RM, Fowler FJ, Couper MP, Lepkowski ES, Tourangeau R. Nonresponse in sample surveys. Chapter 6 in *Survey methodology*. New York: John Wiley, 2004, 169–200.

Gruchow HW, Rimm AA, Hoffman RG. Alcohol consumption and ischemic heart disease mortality: are time-series correlations meaningful? *Am J Epidemiol* 1983;118:641–650.

Guillette LJ Jr, Woodward AR, Crain DA, Pickford DB, Rooney AA, Percival HF. Plasma steroid concentrations and male phallus size in juvenile alligators from seven Florida lakes. *Gen Comp Endocrinol* 1999;116:356–372.

Gullen WH, Berman JE, Johnson EA. Effects of misclassification in epidemiologic studies. *Public Health Rep* 1968; 53:1956–1965.

Gustafson P. *Measurement error and misclassification in statistics and epidemiology.* Boca Raton, FL: Chapman and Hall, 2003.

Gustafson P. On model expansion, model contraction, identifiability, and prior information (with discussion). *Stat Sci* 2005;20:111–140.

Gustafson P, Greenland S. Curious phenomena in Bayesian adjustment for exposure misclassification. *Stat Med* 2006a;25:87–103.

Gustafson P, Greenland S. The performance of random coefficient regression in accounting for residual confounding. *Biometrics* 2006b;62:760–768.

Gutensohn N, Li FP, Johnson RE, Cole P. Hodgkin's disease, tonsillectomy and family size. *N Engl J Med* 1975;292:22–25.

Guthrie KA, Sheppard L. Overcoming biases and misconceptions in ecological studies. *J R Stat Soc Ser A* 2001;164(Part 1): 141–154.

Guttmacher AE, Collins FS. Genomic medicine–a primer. *New Engl J Med* 2002;347:1512–1520.

Guyatt G, Sackett D, Taylor DW, Chong J, Roberts R, Pugsley S. Determining optimal therapy—randomized trials in individual patients. *N Engl J Med* 1986;314:889–892.

Haack S. Defending Science – Within Reason. Between Scientism and Cynicism. Prometheus Books, Amherst, N.Y., 2003.

Haan M, Kaplan G, Camacho C. Poverty and health: prospective evidence from the Alameda County study. *Am J Epidemiol* 1987;125:989–998.

Hack M, Taylor HG, Klein N, Eiben R, Schatschneider C, Mercuri-Minich N. School-age outcomes in children with birth weights under 750 g. *N Engl J Med* 1994;331:753–759.

Haddow JE, Palomoaki GE. ACCE: a model for evaluating data on emerging genetic tests. In: Khoury MJ, Little J, Burke W, eds. *Human genome epidemiology: a scientific foundation for using genetic information to improve health and prevent disease.* Oxford University Press, New York, 2004;217–233.

Hadler SC, Webster HM, Erben JJ, Swanson JE, Maynard JE. Hepatitis A in day-care centers. A community-wide assessment. *N Engl J Med* 1980;302:1222–1227.

Haenszel W, Kurihara M, Segi M, Lee RK. Stomach cancer among Japanese in Hawaii. *J Natl Cancer Inst* 1972;49:969–988.

Hahn LW, Ritchie MD, Moore JH. Multifactor dimensionality reduction software for detecting gene-gene and gene-environment interactions. *Bioinformatics* 2003;19:376–382.

Haines A, McMichael AJ, Epstein PR. Environment and health: 2. Global climate change and health. *Can Med Assoc J* 2000;163:729–734.

Hakonarson H, Gulcher JR, Stefansson K. deCODE genetics, Inc. *Pharmacogenomics* 2003;4:209–215.

Hall P. *The bootstrap and edgeworth expansions.* Springer: New York, 1992.

Hall P, Adami HO, Trichopoulos D, Pedersen NL, Lagiou P, Ekbom A, Ingvar M, Lundell M, Granath F. Effect of low doses of ionising radiation in infancy on cognitive function in adulthood: Swedish population based cohort study. *BrMed J* 2004;328:19.

Halloran ME. Concepts of transmission and dynamics. In: Thomas JC, Weber DJ, eds. *Epidemiologic methods for the study of infectious diseases.* Oxford University Press, Oxford, 2003;56–85.

Halperin M. Re: "Estimability and estimation in case-control studies" (letter). *Am J Epidemiol* 1977;105:496–498.

Halstead SB, O'Rourke EJ. Dengue viruses and mononuclear phagocytes. I. Infection enhancement by non-neutralizing antibody. *J Exp Med* 1977;146:201–217.

Hampe J, Grebe J, Nikolaus S, Solberg C, Croucher PJ, Mascheretti S, Jahnsen J, Moum B, Klump B, Krawczak M, Mirza MM, Foelsch UR, Vatn M, Schreiber S. Association of NOD2 (CARD 15) genotype with clinical course of Crohn's disease: a cohort study. *Lancet* 2002;359:1661–1665.

Hanahan D, Weinberg R. The hallmarks of cancer. *Cell* 2000;100:57–70.

Hankin JH, Nomura AM, Lee J, Hirohata T, Kolonel LN. Reproducibility of a dietary history questionnaire in a case-control study of breast cancer. *Am J Clin Nutr* 1983;37:981–985.

Hardin J, Hilbe J. *Generalized linear models and extensions*, 2nd ed. New York: Chapman and Hall/CRC Press, 2007.

Hare E, Price J, Slater E. Mental disorder and season of birth: a national sample compared with the general population. *Br J Psychiatry* 1974;124:81–86.

Harlow SD, Ephross S. Epidemiology of menstruation and its relevance to women's health. *Epidemiol Rev* 1995; 17:265–286.

Harlow SD, Zeger SL. An application of longitudinal methods to the analysis of menstrual diary data. *J Clin Epidemiol* 1991;44:1015–1025.

Harrell F. *Regression modeling strategies.* Springer: New York, 2001.

Hartge P, Brinton LA, Rosenthal JF, Cahill JI, Hoover RN, Waksberg J. Random digit dialing in selecting a population-based control group. *Am J Epidemiol* 1984;120:825–833.

Hastie T, Tibshirani R. *Generalized additive models.* New York: Chapman and Hall, 1990.

Hastie T, Tibshirani R, Friedman J. *The elements of statistical learning: data mining, inference, and prediction.* New York: Springer, 2001.

Hatch M, Susser M. Background gamma radiation and childhood cancers within ten miles of a U.S. nuclear plant. *Int J Epidemiol* 1990;19:546–552.

Hauer E. The harm done by tests of significance. *Accid Anal Prev* 2003;36:495–500.

Hauser R, Calafat AM. Phthalates and human health. *Occup Environ Med* 2005;62:806–818.

Hauser RM, Warren JR. Socioeconomic indexes for occupations: a review, update, and critique. *Sociological Methodology* 1997;27:177–298.

Hausmann JA, Taylor WE. Panel data and unobservable individual effects. *Econometrica* 1981;49:1377–1398.

Heady JA. Diets of bank clerks: development of a method of classifying the diets of individuals for use in epidemiologic studies. *J R Stat Soc Ser A* 1961;124:336–361.

Hearst N, Newman T, Hulley S. Delayed effects of the military draft on mortality: a randomized natural experiment. *N Engl J Med* 1986;314:620–624.

Hebert JR, Miller DR. Methodologic considerations for investigating the diet-cancer link. *Am J Clin Nutr* 1988;47: 1068–1077.

Heckman J. Detecting discrimination. *J Econ Perspect* 1998;12:101–116.

Hedges LV, Olkin I. Vote counting methods in research synthesis. *Psychol Bull* 1980;88:359–369.

Heiat A, Gross CP, Krumholz HM. Representation of the elderly, women, and minorities in heart failure clinical trials. *Arch Int Med* 2002;162:1682–1688.

Helfenstein U. The use of transfer function models, intervention analysis and related time series methods in epidemiology. *Int J Epidemiol* 1991;20:808–815.

Hennekens CH, Buring JE. *Epidemiology in medicine.* Boston/Toronto, Little, Brown and Company, 1987.

Hennekens CH, Drolette ME, Jesse MJ, Davies JE, Hutchison GB. Coffee drinking and death due to coronary heart disease. *N Eng J Med* 1976;294:633–636.

Herbst A, Ulfelder H, Poskanzer D. Adenocarcinoma of the vagina: association of maternal stilbestrol therapy with tumor appearance in young women. *N Eng J Med* 1971;284:878–881.

Hernán MA. Hypothetical interventions to define causal effects—afterthought or prerequisite? *Am J Epidemiol* 2005;162:618–620.

Hernán MA, Robins JM. Instruments for causal inference—An epidemiologist's dream? *Epidemiology* 2006;17: 360–372.

Hernán MA, Hernandez-Diaz S, Werler MM, Mitchell AA. Causal knowledge as a prerequisite for confounding evaluation: An application to birth defects epidemiology. *Am J Epidemiol* 2002;155:176–184.

Hernán MA, Brumback B, Robins JM. Marginal structural models to estimate the causal effect of zidovudine on the survival of HIV-positive men. *Epidemiology* 2000;11:561–570.

Hernán MA, Brumback BA, Robins JM. Marginal structural models to estimate the joint causal effect of nonrandomized treatments. *J Am Stat Assoc* 2001;96:440–448.

Hernán M A, Hernandez-Diaz S, Robins JM. A structural approach to selection bias. *Epidemiology* 2004;15:615–625.

Hernandez-Avila M, Master C, Hunter DJ, Buring J, Phillips, J, Willett WC, Hennekens CH. Influence of additional portion size data on the validity of a semi-quantitative food frequency questionnaire. *Am J Epidemiol* 1988;128:891.

Hertz-Picciotto I. Epidemiology and quantitative risk assessment: a bridge from science to policy. *Am J Public Health* 1995;4:484–491.

Hertz-Picciotto I. Towards a coordinated system for surveillance of environmental health hazards (Commentary). *Am J Public Health* 1996;86:638–641.

Hertz-Picciotto I, Berhane KT, Bleecker ML, Engstrom PF, Fenske RA, Gasiewicz TA, Guidotti TL, Koller LD, Stegeman JJ, Strogatz DS [Committee to review the health effects in Vietnam Veterans of exposure to herbicides (Fourth Biennial Update)], *Veterans and Agent Orange, Update 2002.* Institute of Medicine (IOM), Washington, DC. National Academy Press, 2003.

Hertz-Picciotto I, Berhane KT, Bleecker ML, Engstrom PF, Fenske RA, Gasiewicz TA, Guidotti TL, Koller LD, Stegeman JJ, Strogatz DS [Committee to review the health effects in Vietnam Veterans of exposure to herbicides (Fourth Biennial Update)], *Veterans and Agent Orange, Length of Presumptive Period for Association Between Exposure and Respiratory Cancer.* Institute of Medicine (IOM), Washington, DC. National Academy Press, 2004.

Hertz-Picciotto I, Hu S-W. Contribution of cadmium in cigarettes to lung cancer: an evaluation of risk assessment methodologies. *Arch Environ Health* 1994:49:297–302.

Hertz-Picciotto I, Neutra RR. Resolving discrepancies among studies: the influence of dose on effect size. *Epidemiology* 1994:5:156–163.

Hertz-Picciotto I, Swan SH, Neutra RR, Samuels SJ. Spontaneous abortions in relation to consumption of tap water: an application of methods from survival analysis to a pregnancy follow-up study. *Am J Epidemiol* 1989;130:79–93.

Hertz-Picciotto I, Smith AH, Holtzman D, Lipsett M, Alexeeff G. Synergism between occupational arsenic exposure and smoking in the induction of lung cancer. *Epidemiology* 1992;3:23–31.

Hertz-Picciotto I, Pastore L, Beaumont J. Timing and patterns of exposures during pregnancy and their implications for study methods. *Am J Epidemiol* 1996;143:597–607.

Hessol NA, Koblin BA, van Griensven GJ, Bacchetti P, Liu JY, Stevens CE, Coutinho RA, Buchbinder SP, Katz MH. Progression of human immunodeficiency virus type 1 (HIV-1) infection among homosexual men in hepatitis B vaccine trial cohorts in Amsterdam, New York City, and San Francisco, 1978–1991. *Am J Epidemiol* 1994;139:1077–1087.

Heyden S, Tyroler HA, Heiss G, Hames CG, Bartel A. Coffee consumption and total mortality. *Arch Intern Med* 1978;138:1472–1475.

Heyman DL, Rodier G. Global surveillance, national surveillance, and SARS. *Emerging Infect Dis J* 2004;10:173–175.

Higgins JPT, Spiegelhalter DJ. Being skeptical about meta-analyses: a Bayesian perspective on magnesium trials in myocardial infarction. *Int J Epidemiol* 2002;31:96–104.

Higgins JP, Whitehead A, Turner RM, Omar RZ, Thompson SG. Meta-analysis of continuous outcome data from individual patients. *Stat Med* 2001;20:2219–2241.

Higginson J. Population studies in cancer. *Acta Unio Int Contra Cancrum* 1960;16:1667–1670.

Higginson J. Proportion of cancer due to occupation. *Prev Med* 1980;9:180–188.

Hilden J, Modvig J, Damsgaard MT, Schmidt L. Estimation of the spontaneous abortion risk in the presence of induced abortions. *Stat Med* 1991;10:285–297.

Hill AB. The environment and disease: association or causation? *Proc R Soc Med* 1965;58:295–300.

Hill J, McCulloch RE. Bayesian nonparametric modeling for causal inference. *J Am Stat Assoc* 2008; in press.

Hill J, Reiter JP. Interval estimation for treatment effects using propensity score matching. *Stat Med* 2006;25:2230–2256.

Hiller JE, McMichael AJ. Ecological studies. In: Margetts BM, Nelson M, eds. *Design concepts in nutritional epidemiology.* Oxford: Oxford University Press, 1991:323–353.

Hills M, Armitage P. The two-period cross-over clinical trial. *Br J Clin Pharmacol* 1979;8:7–20.

Hirano K, Imbens GW, Ridder G. Efficient estimation of average treatment effects using the estimated propensity score. *Econometrica* 2003;71:1161–1189.

Hirji K. *Exact analysis of discrete data.* Boca Raton, FL: CRC Press/Chapman and Hall, 2006.

Hodges JG, Gostion LO, Jacobson PD. Legal issues concerning electronic health information: privacy, quality, and liability. *JAMA* 1999;282:1466–1471.

Hoening JM, Heisey DM. The abuse of power: The pervasive fallacy of power calculations for data analysis. *Am Stat* 2001;55:19–24.

Hoffman E, Sen PK, Weinberg CR. Within-cluster resampling. *Biometrika* 2001;88:1121–1134.

Hoffman FO, Hammonds JS. Propagation of uncertainty in risk assessments. *Risk Anal* 1994;14:707–712.

Hoffman JP. *Generalized linear models.* Boston: Allyn and Bacon, 2003.

Hoffman K, Heidemann C, Weikert C, Schulze MB, Boeing H. Estimating the proportion of disease due to classes of sufficient causes. *Am J Epidemiol* 2006;163:76–83.

Hogan MD, Kupper LL, Most BM, Haseman JK. Alternative to Rothman's approach for assessing synergism (or antagonism) in cohort studies. *Am J Epidemiol* 1978;108:60–67.

Hogben L. *Nature and nurture.* London: Williams and Norgate, 1933.

Hogben L. Statistical theory. Allen and Unwin, London, U.K., 1957.

Hoh J, Ott J. Mathematical multi-locus approaches to localizing complex human trait genes. *Nat Rev Genet* 2003;4:701–709.

Holford TR. Understanding the effects of age, period, and cohort on incidence and mortality rates. *Annu Rev Public Health* 1991;12:425–457.

Holland PW: Statistics and causal inference (with discussion). *J Am Stat Assoc* 1986;81:945–970.

Holland PW. The false linking of race and causality: lessons from standardized testing. *Race and Society* 2001;4:219–233.

Holland SM, Dorman SE, Kwon A, Pitha-Rowe IF, Frucht DM, Gerstberger SM, Noel GJ, Vesterhus P, Brown MR, Fleisher TA. Abnormal regulation of interferon-gamma, interleukin-12, and tumor necrosis factor-alpha in human interferon-gamma receptor 1 deficiency. *J Infect Dis* 1998;178:1095–1104.

Holman CDJ, Arnold-Reed DE, de Klerk N, McComb C, English DR. A psychometric experiment in causal inference to estimate evidential weights used by epidemiologists. *Epidemiology* 2001;12:246–250.

Holmberg SD, Osterholm MT, Senger KA, Cohen ML. Drug-resistant salmonella from animals fed antimicrobials. *N Engl J Med* 1984;311:617–622.

Hook EB, Regal RR. Accuracy of alternative approaches to capture-recapture estimates of disease frequency: internal validity analysis of data from five sources. *Am J Epidemiol* 2000;152:771–779.

Hoover R, Mason TJ, McKay F, Fraumeni JF Jr. Cancer by county: new resource for etiologic clues. *Science* 1975;189:1005–1007.

Hopkins DR. Public health surveillance: where are we? where are we going? *MMWR Morb Mortal Wkly Rep* 1992;41(suppl):5–9.

Hopper JL. Commentary: Case-control-family designs: a paradigm for future epidemiology research? *Int J Epidemiol* 2003;32:48–50.

Hornick RB, Greisman SE, Woodward TE, DuPont HL, Dawkins AT, Snyder MJ. Typhoid fever: pathogenesis and immunologic control. *N Engl J Med* 1970;283:686–691.

Hornsby PP, Wilcox AJ, Weinberg CR, Herbst AL. Effects on the menstrual cycle of *in utero* exposure to diethylstilbestrol. *Am J Obstet Gynecol* 1994;170:709–715.

Horsburgh CR Jr. Priorities for the treatment of latent tuberculosis infection in the United States. *N Engl J Med* 2004;350:2060–2067.

Horvitz DG, Thompson DJ. A generalization of sampling without replacement from a finite population. *J Am Stat Assoc* 1952;47:663–685.

Horwitz RI, Feinstein AR. Alternative analytic methods for case-control studies of estrogens and endometrial cancer. *N Engl J Med* 1978;299:1089–1094.

Hosmer D, Lemeshow S. Confidence interval estimation of interaction. *Epidemiology* 1992;3:452–456.

Hosmer D, Lemeshow S. *Applied survival analysis.* New York: Wiley, 1999.

Hosmer D, Lemeshow S. *Applied logistic regression*, 2nd ed. New York: Wiley, 2000.

Hosmer DW, Hosmer T, Le Cessie S, Lemeshow S. A comparison of goodness-of-fit tests for the logistic regression model. *Stat Med* 1997;16:965–980.

Houlston R, Tomlinson I. Polymorphisms and colorectal tumor risk. *Gastroenterology* 2001;121:282–301.

Howard G, Goff DC. A call for caution in the interpretation of the observed smaller relative importance of risk factors in the elderly. *Ann Epidemiol* 1998;8:411–414.

Howe GR. Confidence interval estimation for the ratio of simple and standardized rates in cohort studies. *Biometrics* 1983;39:325–331.

Howe GM. Historical evolution of disease mapping in general and specifically of cancer mapping. *Recent Results Cancer Res* 1989;114:1–21. [Also appears in *Cancer mapping*. P Boyle, CS Muir, E Grundmann, eds. Springer-Verlag, New York.]

Howe GR, Choi BCK. Methodological issues in case-control studies: validity and power of various design/analysis strategies. *Int J Epidemiol* 1983;12:238–245.

Howe GR, Hirohata T, Hislop TG, Iscovich JM, Yuan J, Katsouyanni K, Lubin F, Marubini E, Modan B, Rohan T, Toniolo P, Shunzhang Y. Dietary factors and risk of breast cancer: combined analysis of 12 case-control studies. *J Natl Cancer Inst* 1990;82:561–569.

Howson C, Urbach P. *Scientific reasoning: the Bayesian approach,* 2nd ed. LaSalle, IL: Open Court, 1993.

Hu FB, Stampfer MJ, Rimm E, Ascherio A, Rosner BA, Spiegelman D, Willett WC. Dietary fat and coronary heart disease: a comparison of approaches for adjusting total energy intake and modeling repeated dietary measurements. *Am J Epidemiol* 1999;149:531–540.

Hu FB, Willett WC. Optimal diets for prevention of coronary heart disease. *JAMA* 2002;288:2569–2578.

Hugot JP, Laurent-Puig P, Gower-Rousseau C, Olson JM, Lee JC, Beaugerie L, Naom I, Dupas JL, Van Gossum A, Orholm M, Bonaiti-Pellie C, Weissenbach J, Mathew CG, Lennard-Jones JE, Cortot A, Colombel JF, Thomas G. Mapping of a susceptibility locus for Crohn disease on chromosome 16. *Nature* 1996;379:821–823.

Hugot JP, Chamaillard M, Zouali H, Lesage S, Cézard JP, Belaiche J, Almer S, Tysk C, O'Morain CA, Gassull M, Binder V, Finkel Y, Cortot A, Modigliani R, Laurent-Puig P, Gower-Rousseau C, Macry J, Colombel JF, Sahbatou M, Thomas G. Association of NOD2 leucine-rich repeat variants with susceptibility to Crohn disease. *Nature* 2001;411:599–603.

Hugot JP, Alberti C, Berrebi D, Bingen E, Cézard JP. Crohn's disease: the cold chain hypothesis. *Lancet* 2003;362: 2012–2015.

Hulka BS, Margolin BH. Methodological issues in epidemiologic studies using biologic markers. *Am J Epidemiol* 1992;135:200–209.

Hulley SB, Cummings SR, Browner WS, Grady D, Hearst N, Newman TB. *Designing clinical research,* 2nd ed. Lippincott Williams & Wilkins: Philadelphia, 2001.

Humble CG, Samet JM, Skipper BE. Use of quantified and frequency indices of vitamin A intake in a case-control study of lung cancer. *Int J Epidemiol* 1987;16:341–346.

Hume D. *A treatise of human nature.* Oxford: Oxford University Press, 1888; 2nd ed, 1978. (Original publication, 1739.)

Humphreys K, Carr-Hill R. Area variations in health outcomes: artefact or ecology. *Int J Epidemiol* 1991;20:251–258.

Hunter D. Biochemical Indicators of Dietary Intake. In: Willett W, ed. *Nutritional epidemiology,* 2nd ed. New York: Oxford University Press, 1998:174–243.

Hunter DJ, Rimm EB, Sacks FM, Stampfer MJ, Colditz GA, Litin LB, Willett WC. Comparison of measures of fatty acid intake by subcutaneous fat aspirate, food frequency questionnaire, and diet records in a free-living population of U.S. men. *Am J Epidemiol* 1992;135:418–427.

Hunter DJ, Spiegelman D, Adami HO, Beeson L, van den Brandt PA, Folsom AR, Fraser GE, Goldbohm RA, Graham S, Howe GR, Kushi LH, Marshall JR, McDermott A, Miller AB, Speizer FE, Wolk A, Yaun SS, Willett W. Cohort studies of fat intake and the risk of breast cancer—a pooled analysis. *N Eng J Med* 1996;334:356–361.

Hurvich CM, Tsai CL. The impact of model selection on inference in linear regression. *Am Statist* 1990;44:214–217.

Hurwitz ES, Schonberger LB, Nelson DB, Holman RC. Guillain-Barre syndrome and the 1978–1979 influenza vaccine. *N Eng J Med* 1981;304:1557–1561.

Hutchison GB, Rothman KJ. Correcting a bias? *N Engl J Med* 1978;299:1129–1130.

Hutwagner L, Thompson W, Seeman GM, Treadwell T. The Bioterrorism Preparedness and Response Early Aberration Reporting System (EARS). *J Urban Health: Bulletin of the New York Academy of Medicine* 2003;80(Suppl 1): i89–i96.

Ibrahim MA, Spitzer WO. The case-control study: the problem and the prospect. *J Chronic Dis* 1979;32:139–144.

Iceland J, Weinberg DH, Steinmetz E. U.S. Census Bureau, Series CENSR-3. Racial and Ethnic Residential Segregation in the United States: 1980–2000, U.S. Government Printing Office, Washington, DC, 2002.

Illsley R, Mitchell RG. *Low birth weight: a medical, psychological, and social study.* New York: Wiley, 1984.

Inskip PD, Monson RR, Wagoner JK, Stovall M, Davis FG, Kleinerman RA, Boice JD Jr. Cancer mortality following radium treatment for uterine bleeding. *Radiat Res* 1990;123:331–344.

Institute of Medicine. *The future of public health.* Washington, DC: National Academy Press, 1988.

Iversen GR. *Contextual analysis.* Thousand Oaks, CA: Sage Foundation, 1991.

Izurieta HS, Thompson WW, Kramarz P, Shay DK, Davis RL, DeStefano F, Black S, Shinefield H, Fukuda K. Influenza and the rates of hospitalization for respiratory disease among infants and young children. *N Engl J Med* 2000;342:232–239.

Jackson D. The implications of publication bias for meta-analysis' other parameter. *Stat Med* 2006;25:2911–2921.

Jacobsen BK, Bjelke E, Kvale G, Heuch I. Coffee drinking, mortality, and cancer incidence: results from a Norwegian prospective study. *J Natl Cancer Inst* 1986;76:823-831.

Jacobsen BK, Thelle DS. Coffee, cholesterol, and colon cancer: is there a link? *Br MedJ* 1987;294:4-5.

Jacobsen R, Von Euler M, Osler M, Lynge E, Keiding N. Women's death in Scandinavia—what makes Denmark different? *Eur J Epidemiol* 2004;19:117-121.

Jacques PF, Sulsky SI, Sadowski JA, Phillips JC, Rush D, Willett WC. Comparison of micronutrient intake measured by a dietary questionnaire and biochemical indicators of micronutrient status. *Am J Clin Nutr* 1993;57:182-189.

Jaffe HW, Bregman DJ, Selik RM. Acquired immune deficiency syndrome in the United States: the first 1,000 cases. *J Infectious Diseases* 1983;148:339-345.

Jakes RW, Day NE, Luben R, Welch A, Bingham S, Mitchell J, Hennings S, Rennie K, Wareham NJ. Adjusting for energy intake–what measure to use in nutritional epidemiological studies? *Int J Epidemiol* 2004;33:1382-1386.

James RA, Hertz-Picciotto I, Willman E, Keller JA, Charles MJ. Determinants of serum polychlorinated biphenyls and organochlorine pesticides measured in women from the child health and development study cohort, 1963-1967. *Environ Health Perspect* 2002;110:617-624.

Janes GR, Hutwagner L, Cates W, Stroup DF, Williamson GD. Descriptive epidemiology: analyzing and interpreting surveillance data. In: Teutsch SM, Churchill RE, eds. *Principles and practice of public health surveillance*, 2nd ed. Oxford: Oxford University Press, 2000:112-167.

Janes H, Sheppard L, Lumley T. Overlap bias in the case-crossover design, with application to air pollution exposures. *Stat Med* 2004;24:285-300.

Janes H, Sheppard L, Lumley T. Case-crossover analyses of air pollution exposure data: referent selection strategies and their implications for bias. *Epidemiology* 2005;16:717-726.

Jarvis MJ, Feyerabend C, Bryant A, Hedges B, Primatesta P. Passive smoking in the home: plasma cotinine concentrations in non-smokers with smoking partners. *Tobacco Control* 2001;10:368-374.

Jaynes ET, Bretthorst GL. *Probability theory: the logic of science*. New York: Cambridge University Press, 2003.

Jensen TE, Carlsen E, Jorgensen N, Berthelsen JG, Keiding N, Christensen K, Petersen JH, Knudsen LB, Skakkebaek NE. Poor semen quality may contribute to recent decline in fertility rates. *Hum Reprod* 2002;17:1437-1440.

Jensen TK, Jorgensen N, Punab M, Haugen TB, Suominen J, Zilaitiene B, Horte A, Andersen AG, Carlsen E, Magnus O, Matulevicius V, Nermoen I, Vierula M, Keiding N, Toppari J, Skakkebaek NE. Association of *in utero* exposure to maternal smoking with reduced semen quality and testis size in adulthood: A cross-sectional study of 1,770 young men from the general population in five European countries. *Am J Epidemiol* 2004;159:49-58.

Jewell N. *Statistics for epidemiology*. Boca Raton, Chapman and Hall/CRC, 2004.

Jick H. Re: Coffee and myocardial infarction (letter). *Am J Epidemiol* 1981;113:103-104.

Jick H, Miettinen OS, Neff RK, Shapiro S, Heinonen OP, Slone D. Coffee and myocardial infarction. *N Engl J Med* 1973;289:63-67.

Jick H, Watkins RN, Hunter JR, Dinan BJ, Madsen S, Rothman KJ, Walker AM. Replacement estrogens and endometrial cancer. *N Engl J Med* 1979;300:218-222.

Jick H, Walker AM, Rothman KJ, Hunter JR, Holmes LB, Watkins RN, D'Ewart DC, Danford A, Madsen S. Vaginal spermicides and congenital disorders. *JAMA* 1981a;245:1329-1332.

Jick H, Walker AM, Rothman KJ, Hunter JR, Holmes LB, Watkins RN, D'Ewart DC, Danford A, Madsen S. Re: "Vaginal spermicides and congenital disorders" (letter). *JAMA* 1981b;246:2677-2678.

Joffe M. Biases in research on reproduction and women's work. *Int J Epidemiol* 1985:14:118-123.

Joffe M, Villard L, Li Z, Plowman R, Vessey M. Long-term recall of time-to-pregnancy. *Fertil Steril* 1993;60:99-104.

Joffe MM, Greenland S. Estimation of standardized parameters from categorical regression models. *Stat Med* 1995;14:2131-2141.

Johansson JE, Adami HO, Andersson SO, Bergström R, Holmberg L, Krusemo UB. High 10-year survival rate in patients with early, untreated prostatic cancer. *JAMA* 1992;267:2191-2196.

Johnson FL, Thomas ED, Clark BS, Chard RL, Hartmann JR, Storb R. A comparison of marrow transplantation with chemotherapy for children with acute lymphoblastic leukemia in second or subsequent remission. *N Engl J Med* 1981;305:846-851.

Johnston SC. Combining ecological and individual variables to reduce confounding by indication: subarachnoid hemorrhage treatment. *J Clin Epidemiol* 2000;53:1236-1241.

Jones MC. Families of distributions arising from distributions of order statistics. *Test* 2004;13:1-44.

Jorgensen N, Andersen AG, Eustache F, Irvine DS, Suominen J, Petersen JH, Andersen AN, Auger J, Cawood EH, Horte A, Jensen TK, Jouannet P, Keiding N, Vierula M, Toppari J, Skakkebaek NE. Regional differences in semen quality in Europe. *Hum Reprod* 2001;16:1012-1019.

Juul S, Keiding N, Tvede M. Retrospectively sampled time-to-pregnancy data may make age-decreasing fecundity look increasing. European Infertility and Subfecundity Study Group. *Epidemiology* 2000;11:717–719.

Jurek AM, Greenland S, Maldonado GM, Church TR. Proper interpretation of nondifferential misclassification effects: expectations versus observations. *Int J Epidemiol* 2005;34:680–687.

Jurek AM, Maldonado GM, Greenland, S, Church TR. Exposure measurement error is frequently ignored when interpreting epidemiologic study results. *Eur J Epidemiol* 2006;21;871–876.

Kabagambe EK, Baylin A, Allan DA, Siles X, Spiegelman D, Campos H. Application of the method of triads to evaluate the performance of food frequency questionnaires and biomarkers as indicators of long-term dietary intake. *Am J Epidemiol* 2001;154:1126–1135.

Kahneman D, Slovic P, Tversky A. *Judgment under uncertainty: heuristics and biases.* New York: Cambridge University Press, 1982.

Kalbfleisch JD, Prentice RL. *The statistical analysis of failure-time data,* 2nd ed. New York: Wiley, 2002.

Kalish LA. Matching on a non-risk factor in the design of case-control studies does not always result in an efficiency loss. *Am J Epidemiol* 1986;123:551–554.

Kalish LA. Reducing mean squared error in the analysis of pair-matched case-control studies. *Biometrics* 1990;46:493–499.

Kalter H, Warkany J. Congenital malformations: etiologic factors and their role in prevention. *N Eng J Med* 1983;308:424–431.

Kang JDY, Shafer JL. Demystifying double robustness: a comparison of alternative strategies for estimating a population mean from incomplete data (with discussion). *Stat Sci* 2007;22:523-580

Kannel WB, Abbott RD. Incidence and prognosis of unrecognized myocardial infarction: an update on the Framingham study. *N Engl J Med* 1984;311:1144–1147.

Kannel WB, Dawber TR. Coffee and coronary disease. *N Engl J Med* 1973;289:100–101.

Kannel WB, Dawber TR, Kagan A, Revotskie N, Stokes JI. Factors of risk in the development of coronary heart disease-six year follow-up experience: the Framingham study. *Ann Intern Med* 1961;55:33–50.

Kannel WB, Wolf PA, Verter JI, McNamara PM. Epidemiologic assessment of the role of blood pressure in stroke: the Framingham study. *JAMA* 1970;214:301–310.

Karlowski TR, Chalmers TC, Frenkel LD, Kapikian AZ, Lewis TL, Lynch JM. Ascorbic acid for the common cold: a prophylactic and therapeutic trial. *JAMA* 1975;231:1038–1042.

Karon JM, Devine OJ, Morgan WM. Predicting AIDS incidence by extrapolating from recent trends. In: Castillo-Chavez C, ed. *Mathematical and statistical approaches to AIDS epidemiology.* Berlin: Springer-Verlag, 1989: 58–88. Lecture Notes in Biomathematics, Vol 83.

Karvetti RL, Knuts LR. Validity of the 24-hour recall. *J Am Diet Assoc* 1985;85:1437–1442.

Katz DL. Clinical epidemiology and evidence-based medicine. *Fundamental principles of clinical reasoning and research.* Sage Publications, Thousand Oaks, 2001.

Kaufman JS. How inconsistencies in racial classification demystify the race construct in public health statistics. *Epidemiology* 1999;10:101–103.

Kaufman JS, Cooper RS. Seeking causal explanations in social epidemiology. *Am J Epidemiol* 1999;150:113–120.

Kaufman JS, Cooper RS. Commentary: considerations for use of racial/ethnic classification in etiologic research. *Am J Epidemiol* 2001;154:291–298.

Kaufman JS, Kaufman S. Assessment of structured socioeconomic effects on health. *Epidemiology* 2001;12:157–167.

Kaufman JS, Poole C. Looking back on causal thinking in the health sciences. *Annu Rev Public Health* 2000;21:101–119.

Kaufman JS, Cooper RS, McGee DL. Socioeconomic status and health in blacks and whites: the problem of residual confounding and the resiliency of race. *Epidemiology* 1997;8:621–628.

Kaufman JS, Kaufman S, Poole C. Causal inference from randomized trials in social epidemiology. *Soc Sci Med* 2003;57:2397–2409.

Kaufman JS, MacLehose RF, Kaufman S. A further critique of the analytic strategy of adjusting for covariates to identify biologic mediation. *Epidemiol Perspect Innov* 2004;1:4 doi:10.1186/1742-5573-1-4

Kaufman S, Kaufman JS, MacLehose RF, Greenland S, Poole C. Improved estimation of controlled direct effects inthe presence of unmeasured confounding by intermediate variables. *Stat Med* 2005;24:1683–1702.

Kawachi I, Berkman LF, eds. *Neighborhoods and Health.* Oxford University Press: Oxford, UK, 2003.

Keiding N. Age-specific incidence and prevalence: a statistical perspective. *JR Stat Soc A* 1991;154:371–412.

Keiding N, Vaeth M. Calculating expected mortality. *Stat Med* 1986;5:327–334.

Keku T, Millikan R, Worley K, Winkel S, Eaton A, Biscocho L, Martin C, Sandler R. 5,10-methylenetetrahydrofolate reductase codon 677 and 1298 polymorphisms and colon cancer in African Americans and whites. *Cancer Epidemiol Biomarkers Prev* 2002;11:1611–1621.

Kelsey JL, Whittemore AS, Evans AS, Thompson WD. *Methods in observational epidemiology,* 2nd ed. New York: Oxford University Press, 1996.

Kennedy P. *A guide to econometrics.* Cambridge, Massachusetts, The MIT Press, 1998.

Ketterer B. Dietary isothiocyanates as confounding factors in the molecular epidemiology of colon cancer. *Cancer Epidemiol Biomark Prev* 1998;7:645–646.

Keys A, Kihlberg JK. The effect of misclassification on the estimated relative prevalence of a characteristic. *Am J Public Health* 1963;53:1656–1665.

Khoury MJ. Genetic epidemiology. In Rothman KJ, Greenland S (eds). *Modern epidemiology*, 2nd ed. Lippincott-Raven Publishers: Philadelphia, PA, 1998:609–621.

Khoury MJ, Flanders WD. Nontraditional epidemiologic approaches in the analysis of gene-environment interactions: case-control studies with no controls! *Am J Epidemiol* 1996;144:207–213.

Khoury MJ, Holtzman NA. On the ability of birth defects monitoring to detect new teratogens. *Am J Epidemiol* 1987;126:136–143.

Khoury MJ, Flanders WD, Greenland S, Adams MJ. On the measurement of susceptibility in epidemiologic studies. *Am J Epidemiol* 1989a;129:183–190.

Khoury MJ, Flanders WD, James LM, Erickson JD. Human teratogens, prenatal mortality, and selection bias. *Am J Epidemiol* 1989b;130:361–370.

Khoury MJ, James L, Flanders W, Erickson J. Interpretation of recurring weak associations obtained from epidemiologic studies of suspected human teratogens. *Teratology* 1992;46:69–77.

Khoury MJ, Beaty TH, Cohen BH. *Fundamentals of genetic epidemiology.* New York: Oxford University Press, 1993.

Khoury M, James L, Erickson J. On the use of affected controls to address recall bias in case-control studies of birth defects. *Teratology* 1994;49:273–281.

Khoury MJ, Little J, Burke W. *Human genome epidemiology: a scientific foundation for using genetic information to improve health and prevent disease.* Oxford University Press: New York, 2004a.

Khoury MJ, Millikan R, Little J, Gwinn M. The emergence of epidemiology in the genomics age. *Int J Epidemiol* 2004b;33:936–944.

Kiechle FL, Holland-Staley CA. Genomics, transcriptomics, proteomics, and numbers. *Arch Pathol Lab Med* 2003;127:1089–1097.

Kim AI, Saab S. Treatment of hepatitis C. *Am JMed* 2005;118:808–815.

Kim HS, Newcomb PA, Ulrich CM, Keener CL, Bigler J, Farin FM, Bostick RM, Potter JD. Vitamin D receptor polymorphism and the risk of colorectal adenomas: evidence of interaction with dietary vitamin D and calcium. *Cancer Epidemiol Biomarkers Prev* 2001;10:869–873.

King G. *A solution to the ecological inference problem: reconstructing individual behavior from aggregate data.* Princeton, NJ: Princeton University Press, 1997.

King G. The future of ecological inference research: a comment on Freedman et al. *J Am Stat Assoc* 1999;94:352–355.

King G, Keohane RO, Verba S. *Designing Social Inquiry: Scientific Inference in Qualitative Research.* Princeton: Princeton University Press, 1994.

King G, Zeng L. When Can History be Our Guide? The Pitfalls of Counterfactual Inference. *Int Stud Q* 2007;51:183–210.

King G, Zeng L. Estimating risk and rate levels, ratios and differences in case-control studies. *Stat Med* 2002;21:1409–1427.

King H, Sinha A. Gene expression profile analysis by DNA microarrays: Promise and Pitfalls. *JAMA* 2001;286:2280–2288.

King H, Aubert RE, Herman WH. Global burden of diabetes, 1995–2025. *Diabetes Care* 1998;21:1414–1431.

Kington RS, Smith JP. Socioeconomic status and racial and ethnic differences in functional status associated with chronic diseases. *Am J Public Health* 1997;87:805–810.

Kinlen LJ. Fat and cancer. *Br MedJ* 1983;286:1081–1082.

Kirkland JL. The biochemistry of mammalian senescence. *Clin Biochem* 1992;25:61–75.

Kistner EO, Weinberg CR. A method for using complete and incomplete trios to identify genes related to a quantitative trait. *Genet Epidemiol* 2004;27:33–42.

Kistner EO, Weinberg CR. A method for identifying genes related to a quantitative trait, incorporating multiple siblings and missing parents. *Genet Epidemiol* 2005;29:155–165.

Kitagawa EM. Components of a difference between two rates. *J Am Stat Assoc* 1955;50:1168–1194.

Kitler ME, Gavinio P, Lavanchy D. Influenza and the work of the World Health Organization. *Vaccine* 2002;20:S5–S14.

Klag MJ, Mead LA, LaCroix AZ, Wang NY, Coresh J, Liang KY, Pearson TA, Levine DM. Coffee intake and coronary heart disease. *Ann Epidemiol* 1994;4:425–433.

Klatsky AL, Friedman GD, Siegelaub AB. Coffee drinking prior to acute myocardial infarction. *JAMA* 1973;226:540–543.

Klatsky AL, Friedman GD, Armstrong MA. Coffee use prior to myocardial infarction restudied: heavier intake may increase risk. *Am J Epidemiol* 1990;132:479–488.

Kleinbaum DG, Kupper LL, Morgenstern H. *Epidemiologic research: principles and quantitative methods.* New York: Van Nostrand Reinhold, 1982 (1984 reprinting).

Klemetti A, Saxen L. Prospective versus retrospective approach in the search for environmental causes of malformations. *Am J Public Health* 1967;57:2071–2075.

Kliewer EV. Influence of migrants on regional variations of stomach and colon cancer mortality in the Western United States. *Int J Epidemiol* 1992;21:442–449.

Kliks SC, Nisalak A, Brandt WE, Wahl L, Burke DS. Antibody-dependent enhancement of dengue virus growth in human monocytes as a risk factor for dengue hemorrhagic fever. *Am J Trop Med Hyg* 1989;40:444–451.

Kline J, Stein Z, Susser M. *Conception to Birth: Epidemiology of Prenatal Development.* New York, Oxford University Press 1989; 108–109.

Klinenberg E. *Heat Wave: A Social Autopsy of Disaster in Chicago.* The University of Chicago Press, Chicago, IL, 2002.

Knowler WC, Williams RC, Pettitt DJ, Steinberg AG. Gm3,5,13,14 and type 2 diabetes mellitus: an association in American Indians with genetic admixture. *Am J Hum Genet* 1988;43:520–526.

Koepsell TD, Weiss NS. *Epidemiologic Methods: Studying the Occurrence of Illness.* Oxford University Press, New York, New York, 2003.

Kolata G. Heart study produces a surprise result. *Science* 1982;218:31–32.

Koopman JS. Causal models and sources of interaction. *Am J Epidemiol* 1977;106:439–444.

Koopman JS. Interaction between discrete causes. *Am J Epidemiol* 1981;113:716–724.

Koopman JS, Longini IM Jr. The ecological effects of individual exposures and nonlinear disease dynamics in populations. *Am J Public Health* 1994;84:836–842.

Koopman JS, Lynch JW. Individual causal models and population system models in epidemiology. *Am J Public Health* 1999;89:1170–1174.

Koopman JS, Weed DL. Epigenesis theory. *Am J Epidemiol* 1990;132:366–390.

Korb K, Wallace C. In search of the philosopher's stone: remarks on Humphreys and Freedman's critique of casual discovery. *Br J Philos Sci* 1997;48:543–554.

Kovats RS, Haines A, Stanwell-Smith R, Martens P, Menne B, Bertollini R. Climate change and human health in Europe. *Brit Med J* 1999;318:1682–1685.

Kowaleski, J. *State definitions and reporting requirements for live births, fetal deaths and induced terminations of pregnancy.* Hyattsville, Maryland, National Center for Health Statistics 1997 revision.

Krailo MD, Pike MC. Estimation of the distribution of age at natural menopause from prevalence data. *Am J Epidemiol* 1983;117:356–361.

Kramer MS. *Clinical epidemiology and biostatistics.* Berlin: Springer-Verlag, 1988.

Kraus AS. Comparison of a group with disease and a control group from the same families, in search of possible etiologic factors. *Am J Public Health* 1960;50:303–311.

Kreft I, de Leeuw J. *Introducing multilevel modeling.* London: Sage, 1998.

Krieger N. Epidemiology and the web of causation: has anyone seen the spider? *Soc Sci Med* 1994;39:887–903.

Krieger N, Fee E. Social class: the missing link in U.S. health data. *Int J Health Serv* 1994;24:25–44.

Krieger N. Embodying inequality: a review of concepts, measures, and methods for studying health consequences ofdiscrimination. *Int J Health Serv* 1999;29:295–352.

Krieger N. Genders, sexes, and health: what are the connections—and why does it matter? *Int J Epidemiol* 2003;32:652–657.

Krieger N, Rowley DL, Herman AA, Avery B, Phillips MT. Racism, sexism and social class: implications for studies of health, disease, and well-being. *AmJPrev Med* 1993;9(suppl):82–122.

Krieger N, Williams DR, Moss NE. Measuring social class in U.S. public health research: concepts, methodologies, and guidelines. *Annu Rev Public Health* 1997;18:341–378.

Kristensen P. Bias from nondifferential but dependent misclassification of exposure and outcome. *Epidemiology* 1992;3:210–215.

Krupinski J, Stoller A, King D. Season of birth in schizophrenia: an Australian study. *Aust N Z J Psychiatry* 1976;10:311–314.

Kuh D, Ben Shlomo Y, eds. *A life course approach to chronic disease epidemiology,* 2nd ed. Oxford: Oxford University Press, 2004.

Kuhn TS. Reflections on my critics. In: Lakatos I, Musgrave A, eds. *Criticism and the growth of knowledge.* Cambridge: Cambridge University Press, 1970.

Kuhn TS. *The structure of scientific revolutions,* 2nd ed. Chicago: University of Chicago Press, 1970.

Kulldorff M. A spatial scan statistic. *Communications in statistics: theory and methods* 1997;26:1481–1496.

Künzli N, Tager IB. The semi-individual study of air pollution epidemiology: a valid design as compared to ecologic studies. *Environ Health Perspect* 1997;105:1078–1083.

Künzli N, Kaiser R, Medina S, Studnicka M, Chanel O, Filliger P, Herry M, Horak F Jr, Puybonnieux-Texier V, Quenel P, Schneider J, Seethaler R, Vergnaud JC, Sommer H. Public-health impact of outdoor and traffic-related air pollution: a European assessment. *Lancet* 2000;356:795–801.

Künzli N, Medina S, Kaiser R, Quenel P, Horak F Jr, Studnicka M. Assessment of deaths attributable to air pollution: should we use risk estimates based on time series or on cohort studies? *Am J Epidemiol* 2001;153:1050–1055.

Kupper LL. Effects of the use of unreliable surrogate variables on the validity of epidemiologic research studies. *Am J Epidemiol* 1984;20:634–638.

Kupper LL, Hogan MD. Interaction in epidemiologic studies. *Am J Epidemiol* 1978;106:447–453.

Kupper LL, McMichael AJ, Spirtas R. A hybrid epidemiologic design useful in estimating relative risk. *J Am Stat Assoc* 1975;70:524–528.

Kupper LL, Karon JM, Kleinbaum DG, Morgenstern H, Lewis DK. Matching in epidemiologic studies: validity and efficiency considerations. *Biometrics* 1981;37:271–292.

Kuratsune M, Yoshimura T, Matsuzaka J, Yamaguchi A. Epidemiologic study on Yusho, a poisoning caused by ingestion of rice oil contaminated with a commercial brand of polychlorinated biphenyls. *Environ Health Perspect* 1972;1:119–128.

Kurth T, Walker AM, Glynn RJ, Chan KA, Gaziano JM, Berger K, Robins JM. Results of multivariable logistic regression, propensity matching, propensity adjustment, and propensity-based weighting under conditions of nonuniform effect. *Am J Epidemiol* 2006;163:262–270.

Kurzawski G, Suchy J, Kadny J, Grabowska E, Mierzejewski M, Jakubowska A, Debniak T, Cybulski C, Kowalska E, Szych Z, Domagaa W, Scott RJ, LubiÒski J. The NOD2 3020insC mutation and the risk of colorectal cancer. *Cancer Res* 2004;64:1604–1606.

Kuss O. On the estimation of the stereotype regression model. *Comput Stat Data Anal* 2006;50:1877–1890.

L'Abbe KA, Detsky AS, O'Rourke K. Meta-analysis in clinical research. *Ann Intern Med* 1987;107:224–233.

LaCroix AZ, Mead LA, Liang KY, Thomas CB, Pearson TA. Coffee consumption and the incidence of coronary heart disease. *N Engl J Med* 1986;315:977–982.

Lafferty WE, Hopkins SG, Honey J, Harwell JD, Shoemaker PC, Kobayashi JM. Hospital discharges for people with AIDS in Washington state: utilization of a statewide hospital discharge data base. *Am J Public Health* 1988;78:949–952.

Lagakos SW. Effects of mismodeling and mismeasuring explanatory variables on tests of their association with a response variable. *Stat Med* 1988;7:257–274.

Laird N, Lange C. Family-based designs in the age of large-scale gene-association studies. *Nat Rev Genet* 2006;7:385–394.

Lakatos I. Falsification and the methodology of scientific research programmes. In: Lakatos I, Musgrave A, eds. *Criticism and the growth of knowledge*. Cambridge: Cambridge University Press, 1970.

Lake SL, Laird NM. Tests of gene-environment interaction for case-parent triads with general environmental exposures. *Ann Hum Genet* 2004;68:55–64.

Lancaster HO. The combination of probabilities arising from data in discrete distributions. *Biometrika* 1949;36:370–382.

Lancaster HO. Significance tests in discrete distributions. *J Am Stat Assoc* 1961;56:223–234.

Lancaster PAL. Congenital malformations after in-vitro fertilization. *Lancet* 1987;2:1392–1393.

Lane PW, Nelder JA. Analysis of covariance and standardization as instances of prediction. *Biometrics* 1982;38:613–621.

Lanes SF, Rothman KJ. Tampon absorbency, composition, and oxygen content and risk of toxic shock syndrome. *J Clin Epidemiol* 1990;43:1379–1385.

Lanes SF, Poole C. "Truth in packaging?" The unwrapping of epidemiologic research. *J Occup Med* 1984;26:571–574.

Langbein LI, Lichtman AJ. *Ecological inference*. Thousand Oaks, CA: Sage Foundation, 1978. Series/no 07-010.

Langholz B, Clayton D. Sampling strategies in nested case-control studies. *Environ Health Perspect* 1994;102(suppl 8):47–51.

Langman MJS. Towards estimation and confidence intervals. *BrMed J* 1986;292;716.

Langmuir AD. The surveillance of communicable diseases of national importance. *N Engl J Med* 1963;268:182–192.

Larsen L, Scheike T, Jensen TK, Bonde JP, Ernst E, Hjollund NH, Zhou Y, Skakkebaek NE, Giwercman A. Computer-assisted semen analysis parameters as predictors for fertility of men from the general population. *Hum Reprod* 2000;15:1562–1567.

Lash TL, Heuristic thinking and inference from observational epidemiology. *Epidemiology* 2007;18:67–72.

Lash TL, Fink AK. Semi-automated sensitivity analysis to assess systematic errors in observational epidemiologic data. *Epidemiology* 2003a;14:451–458.

Lash TL, Fink AK. Re: "Neighborhood environment and loss of physical function in older adults: evidence from the Alameda County Study" (letter). *Am J Epidemiol*. 2003b;157:472–473.

Lash TL, Fink AK. A null association between pregnancy termination and breast cancer in a registry-based study of parous women. *Int J Cancer* 2004;110:443–448.

Lash TL, Silliman RA. A sensitivity analysis to separate bias due to confounding from bias due to predicting misclassification by a variable that does both. *Epidemiology* 2000;11:544–549.

Laurence KM, James N, Miller MH, Tennant GB, Campbell H. Double-blind randomised controlled trial of folate treatment before conception to prevent recurrence of neural-tube defects. *Br MedJ* 1981;282:1509–1511.

Lauritzen SL, Richardson TS. Chain graph models and their causal interpretations. *J R Stat Soc Ser B* 2002;64:321–348.

Laursen M, Bille C, Olesen AW, Hjelmborg J, Skytthe A, Christensen K. Genetic influence on prolonged gestation: a population-based Danish twin study. *Am J Obstet Gynecol* 2004;190:489–494.

Lave LB, Seskin EP. Air pollution and human health. *Science* 1970;169:723–733.

La Vecchia C, Gentile A, Negri E, Parazzini F, Franceschi S. Coffee consumption and myocardial infarction in women. *Am J Epidemiol* 1989;130:481–485.

LaVeist TA, Wallace JM Jr. Health risk and inequitable distribution of liquor stores in African American neighborhood. *Soc Sci Med* 2000;51:613–617.

Lawlor DA, Davey Smith G, Bruckdorfer KR, Kundu D. Ebrahim S. Those confounded vitamins: what can we learn from the differences between observational versus randomized trial evidence? *Lancet* 2004a;363:1724–1727.

Lawlor DA, Davey Smith G, Ebrahim S. The hormone replacement-coronary heart disease conundrum: is this the death of observational epidemiology? *Int J Epidemiol* 2004b;33:464–467.

Lawson AB. *Statistical methods in spatial epidemiology*. Chichester: Wiley, 2001.

Leamer EE. False models and post-data model construction. *J Am Stat Assoc* 1974;69:122–131.

Leamer EE. Sensitivity analyses would help. *Am Econ Rev* 1985;75:308–313.

Leamer EE. *Specification searches*. New York: Wiley, 1978.

Lebret E. Models of human exposure based on environmental monitoring. *Sci Total Environ* 1995;168:179–185.

Lee WC. Genetic association studies of adult-onset diseases using case-spouse and case-offspring designs. *Am J Epidemiol* 2003;158:1023–1032.

Le Cessie S, van Houwelingen HC. Ridge estimators in logistic regression. *Appl Stat* 1992;41:191–201.

Ledrans M, Pirard P, Tillaut H, Lee JAH. Melanoma and exposure to sunlight. *Epidemiol Rev* 1982;4:110–136.

Lee JAH, Petersen GR, Stevens RG, Vesanen K. The influence of age, year of birth, and date on mortality from malignant melanoma in the populations of England and Wales, Canada, and the white population of the United States. *Am J Epidemiol* 1979;110:734–739.

Lee WC. Case-control association studies with matching and genomic controlling. *Genet Epidemiol* 2004;27:1–13.

LeGrady D, Dyer AR, Shekelle RB, Stamler J, Liu K, Paul O, Lepper M, Shryock AM. Coffee consumption and mortality in the Chicago Western Electric Company Study. *Am J Epidemiol* 1987;126:803–812.

Lehmann EL. *Testing statistical hypotheses*, 2nd ed. New York: Wiley, 1986.

Le Marchand L, Seifried A, Lum-Jones A, Donlon T, Wilkens LR. Association of the cyclin D1 A870G polymorphism with advanced colorectal cancer. *JAMA*. 2003;290:2843–2848.

Leonard T, Hsu JSJ. *Bayesian Methods*. Cambridge: Cambridge University Press, 1999.

Leren P. The effect of plasma cholesterol lowering diet in male survivors of myocardial infarction. *Acta Med Scand Suppl* 1966;466:5–92.

Lesaffre E, Rizopoulos D, Tsonaka R. The logistic transform for bounded outcome scores. *Biostatistics* 2006;7:72–85.

Lesage S, Zouali H, Cézard JP, Colombel JF, Belaiche J, Almer S, Tysk C, O'Morain C, Gassull M, Binder V, Finkel Y, Modigliani R, Gower-Rousseau C, Macry J, Merlin F, Chamaillard M, Jannot AS, Thomas G, Hugot JP; EPWGIBD Group; EPIMAD Group; GETAID Group. CARD15/NOD2 mutational analysis and genotype-phenotype correlation in 612 patients with inflammatory bowel disease. *Am J Hum Genet* 2002;70:845–857.

Leventhal T, Brooks-Gunn J. Moving to Opportunity: an experimental study of neighborhood effects on mental health. *Am J Public Health* 2003;93:1576–1582.

Levin ML. The occurrence of lung cancer in man. *Acta Unio Int Contra Cancrum* 1953;9:531–541.

Levy D, Lumley T, Sheppard L, Kaufman J, Checkoway H. referent selection in case-crossover analyses of acute health effects of air pollution. *Epidemiology* 2001;12:186–192.

Lewis D, Causation *J. Philos* 1973;70:556–567. (Reprinted with postscript in: Lewis D. *Philosophical papers*. New York: Oxford University Press, 1986.)

Lewis DK. A subjectivist's guide to objective chance. In: Jeffrey, R.C. (ed.): *Studies in inductive logic and probability*. Berkeley: University of California Press, 1981:263–293.

Li JY, Taylor PR, Li GY, Blot WJ, Yu Y, Ershow AG, Sun YH, Yang CS, Yang Q, Tangrea JA. Intervention studies in Linxian, China: an update. *J Nutr Growth Cancer* 1986;3:199–206.

Liang KY. Extended Mantel-Haenszel estimating equations for multivariate logistic regression models. *Biometrics* 1987;43:289–299.

Liang KY, Zeger SL. Longitudinal Data Analysis Using Generalized Linear Models *Biometrika* 1986;73:13–22.

Liberatos P, Link BG, Kelsey JL. The measurement of social class in epidemiology. *Epidemiol Rev* 1988;10:87–121.

Lie RT, Wilcox AJ, Skjaerven R. A population-based study of risk of recurrend of birth defects. *N Engl J Med* 1994; 331:1-4.

Light RJ, Pillemer DB. *Summing up: the science of reviewing research*. Cambridge, MA: Harvard University Press, 1984.

Lin DY, Psaty BM, Kronmal RA. Assessing the sensitivity of regression results to unmeasured confounders in observational studies. *Biometrics* 1998;54:948–963.

Lin HJ, Lakkides KM, Keku TO, Reddy ST, Louie AD, Kau IH, Zhou H, Gim JS, Ma HL, Matthies CF, Dai A, Huang HF, Materi AM, Lin JH, Frankl HD, Lee ER, Hardy SI, Herschman HR, Henderson BE, Kolonel LN, Le Marchand L, Garavito RM, Sandler RS, Haile RW, Smith WL. Prostaglandin H Synthase 2 variant

(Val511Ala) in African Americans may reduce the risk for colorectal neoplasia. *Cancer Epidemiol Biomarkers Prev* 2002;11:1305–1315.

Lindegren ML and the CDC NHANES working group. National Health and Nutrition Survey (NHANES) III DNA Bank: Gene Variants Important to Public Health. CDC report on genomics and population health, United States, 2003. Accessed online at http://www.cdc.gov/genomics/activities/ogdp/2003/chap01.htm.

Lindley DV. The Bayesian analysis of contingency tables. *Annals of Mathematical Statistics* 1964;35:1622–1643.

Lindley DV. *Introduction to probability and statistics from a Bayesian viewpoint.* Cambridge: Cambridge University Press. 1965.

Lindley DV. *Making decisions,* 2nd ed. New York: Wiley, 1985.

Lindsay SW, Martens WJM. Malaria in the African highlands: past, present and future. *Bull World Health Org* 1998;76:33–45.

Lindsted KD, Kuzma JW, Anderson JL. Coffee consumption and cause-specific mortality: association with age at death and compression of mortality. *J Clin Epidemiol* 1992;45:733–742.

Linet MS, Harlow SD, McLaughlin JK, Link BG, Phelan J. Social conditions as fundamental causes of disease. *J Health Soc Behav* 1995;(special no.):80–94.

Lisabeth L, Harlow SD, Lin X, Gillespie B, Sowers M. Sampling strategies for prospective studies of menstrual function. *Am J Epidemiol* 2004;159:795–802.

Little RJA. On testing equality of two independent binomial proportions. *Am Statist* 1989;43:283–288.

Little RJA, Rubin DB. *Statistical analysis with missing data,* 2nd ed. New York: Wiley. 2002.

Liu K, Stamler J, Dyer A, McKeever J, McKeever P. Statistical methods to assess and minimize the role of intraindividual variability in obscuring the relationship between dietary lipids and serum cholesterol. *J Chronic Dis* 1978;31:399–418.

Liu X, Fallin MD, Linda Kao WH. Genetic dissection methods: designs used for tests of gene-environment interaction. *Curr Opinion Genet Devel* 2004;14:241–245.

Lloyd SA. Stratospheric ozone depletion. *Lancet* 1993;342:1156–1158.

Loftus EF, Smith KD, Klinger MR, Fiedler J. Memory and mismemory for health events. In: Tanur JM, ed. *Questions about questions: inquiries into the cognitive bases of surveys.* New York: Sage Foundation, 1992.

Loftus EV Jr. Clinical epidemiology of inflammatory bowel disease: incidence, prevalence, and environmental influences. *Gastroenterology* 2004;126:1504–1517.

Logan WPD. Mortality in the London fog incident, 1952. *Lancet* 1953;1:336–338.

London SJ, Sacks FM, Caesar J, Stampfer MJ, Siguel E, Willett WC. Fatty acid composition of subcutaneous adipose tissue and diet in post-menopausal U.S. women. *Am J Clin Nutr* 1991;54:340–345.

Longini IM, Koopman JS, Haber M, Cotsonis GA. Statistical Inference for infectious diseases. Risk-specific household and community transmission parameters. *Am J Epidemiol* 1988;128:845–859.

Longnecker MP, Daniels JL. Environmental contaminants as etiologic factors for diabetes. *Environ Health Perspect* 2001;109(Suppl 6):871–876.

Longnecker MP, Rogan WJ, Lucier G. The human health effects of DDT (dichlorodiphenyltrichloroethane) and PCBs (polychlorinated biphenyls) and an overview of organochlorines in public health. *Annu Rev Public Health* 1997;18:211–244.

Longnecker MP, Stram DO, Taylor PR, Levander OA, Howe M, Veillon C, McAdam PA, Patterson KY, Holden JM, Morris JS, Swanson CA, Willett WC. Use of selenium concentration in whole blood, serum, toenails, or urine as a surrogate measure of selenium intake. *Epidemiology* 1996;7:384–390.

Loring M, Powell B. Gender, race and DSM-III: a study of the objectivity of psychiatric diagnostic behavior. *J Health Soc Behav* 1988;29:1–22.

Louis TA, Fineberg HV, Mosteller F. Findings for public health from meta-analysis. *Annu Rev Public Health* 1985;6:1–20.

Lowy FD. Staphylococcus aureus infections. *N Engl J Med* 1998;339:520–532.

Lu Y, Bentley GR, Gann PH, Hodges KR, Chatterton RT. Salivary estradiol and progsterone levels in conception and nonconception cycles in women: evaluation of a new assay for salivary estradiol. *Fertil Steril* 1999;71:863–868.

Lubin JH, Caporaso NE. Cigarette smoking and lung cancer: modeling total exposure and intensity. *Cancer Epidemiol Biomarkers Prev* 2006;15:517–523.

Lubin JH, Gail MH. Biased selection of controls for case-control analyses of cohort studies. *Biometrics* 1984;40:63–75.

Lubin JH, Hartge P. Excluding controls: misapplications in case-control studies. *Am J Epidemiol* 1984;120:791–793.

Lubin JH, Samet JM, Weinberg CR. Design issues in epidemiologic studies of indoor exposure to radon and risk of lung cancer. *Health Phys* 1990;59:807–817.

Luesley D, Lawton F, Blackledge G, Hilton C, Kelly K, Rollason T, Wade-Evans T, Jordan J, Fielding J, Latief T, et al. Failure of second-look laparotomy to influence survival in epithelial ovarian cancer. *Lancet* 1988;2:599–603.

Lumley T, Levy D. Bias in the case-crossover design: implications for studies of air pollution. *Environmetrics* 2000;11:689–704.

Lunceford JK, Davidian M. Stratification and weighting via the propensity score in estimation of causal treatment effects: A comparative study. *Stat Med* 2004;23:2937–2960.

Luneberg WV. The legal context of environmental protection in the United States. In: Talbott EO, Craun GF, eds. *Introduction to environmental epidemiology*. New York: CRC Lewis Publishers, 1995:1–21.

Luzzi GA, Merry AH, Newbold CI, Marsh K, Pasvol G, Weatherall DJ. Surface antigen expression on *Plasmodium falciparum*-infected erythrocytes is modified in alpha-and beta-thalassemia. *J Exp Med* 1991;173:785–791.

Lyles RH. A note on estimating crude odds ratios in case-control studies with differentially misclassified exposure. *Biometrics* 2002;58:1034–1037.

Lyles RH, Allen AS. Estimating crude or common odds ratios in case-control studies with informatively missing exposure data. *Am J Epidemiol* 2002;155:274–278.

Lynch H, de la Chapelle A. Hereditary colon cancer. *N Engl J Med* 2003;348:919–932.

Lynch J, Smith GD, Harper S, Hillemeier M, Ross N, Kaplan GA, Wolfson M. Is income inequality a determinant of population health? Part 1. A systematic review. *Milbank Q* 2004;82:5–99.

Lynch JW, Kaplan G. Socioeconomic position. In: Berkman LF, Kawachi I, eds. *Social epidemiology*. New York: Oxford University Press, 2000:13–35.

Lyon JL, Mahoney AW, West DW, Gardner JW, Smith KR, Sorenson AW, Stanish W. Energy intake: its relation to colon cancer risk. *J Natl Cancer Inst* 1987;78:853–861.

Lyons RA, Sibert J, McCabe. Injury surveillance programmes, ethics, and the Data Protection Act: sharing data to prevent injuries. *British Med J* 1999;319:372–373.

Ma X, Buffler PA, Layefsky M, Does MB, Reynolds P. Control selection strategies in case-control studies of childhood diseases. *Am J Epidemiol* 2004;159:915–921.

Macintyre K, Sosler S, Letipila F, Lochigan M, Hassig S, Omar SA, Githure J. A new tool for malaria prevention?: Results of a trial of permethrin-impregnated bedsheets (shukas) in an area of unstable transmission. *Int J Epidemiol* 2003;32:157–160.

Mack TM, Pike MC, Henderson BE, Pfeffer RI, Gerkins VR, Arthur M, Brown SE. Estrogens and endometrial cancer in a retirement community. *N Engl J Med* 1976;294:1262–1267.

MacKay AM, Rothman KJ. The incidence and severity of burn injuries following Project Burn Prevention. *Am J Public Health* 1982;72:248–252.

MacKenzie S, Lippman A. An investigation of report bias in a case-control study of pregnancy outcome. *Am J Epidemiol* 1989;129:65–75.

Mackie JL. Causes and conditions. *Am Philo Q* 1965;2:245–255. Reprinted in Sosa E, Tooley M, eds. *Causation*.New York: Oxford, 1993, 33–55.

MacLaughlin DS. A data validation program nucleus. *Comput Prog Biomed* 1980;11:43–47.

Maclehose RL, Kaufman S, Kaufman JS, Poole C. Bounding causal effects under uncontrolled confounding using counterfactuals. *Epidemiology* 2005;16:548–555.

Maclure M. Popperian refutation in epidemiology. *Am J Epidemiol* 1985;121:343–350.

Maclure M. The case-crossover design: a method for studying transient effects on the risk of acute events. *Am J Epidemiol* 1991;133:144–153.

Maclure M. Demonstration of deductive meta-analysis: ethanol intake and risk of myocardial infarction. *Epidemiol Rev* 1993;15:328–351.

Maclure M, Greenland S. Tests for trend and dose-response: misinterpretations and alternatives. *Am J Epidemiol* 1992;135:96–104.

MacMahon AD. Approaches to combat confounding by indication in observational studies of intended drug effects. *Pharmacoepidemiol Drug Saf* 2003;12:551–558.

MacMahon B. Strengths and limitations of epidemiology. In: National Academy of Sciences, The National Research Council. Washington, DC: National Academy of Sciences, 1979.

MacMahon B, Pugh TF. Causes and entities of disease. In: Clark DW, MacMahon B, eds. *Preventive medicine*. Boston: Little, Brown, 1967.

MacMahon B, Pugh TF. *Epidemiology: principles and methods*. Boston: Little, Brown, 1970:137–198, 175–184.

MacMahon B, Trichopoulos D. *Epidemiology: principles and methods*, 2nd ed. Philadelphia: Lippincott Williams & Wilkins, 1996.

MacQueen KM, Buehler JW. Ethical Issues in HIV, STD, and TB public health practice and research: results of a workshop. *Am J Public Health* 2004;94:928–931.

Madden JP, Goodman SJ, Guthrie HA. Validity of the 24-hour recall: analysis of data obtained from elderly subjects. *J Am Diet Assoc* 1976;68:143–147.

Magee B. *Philosophy and the real world: an introduction to Karl Popper*. La Salle, IL: Open Court, 1985.

Magnus P, Beaglehole R. The real contribution of the major risk factors to the coronary epidemics: Time to end the "Only-50%" myth. *Arch Intern Med* 2001;161:2657–2660.

Mahaffey KR, Annest JL, Roberts J, Murphy RS. National estimates of blood lead levels: United States, 1976–1980: association with selected demographic and socioeconomic factors. *N Engl J Med* 1982;307:573–579.

Maldonado G, Greenland S. Interpreting model coefficients when the true model form is unknown. *Epidemiology* 1993a;4:310–318.

Maldonado G, Greenland S. Simulation study of confounder-selection strategies. *Am J Epidemiol* 1993b;138:923–936.

Maldonado G, Greenland S. A comparison of the performance of model-based confidence intervals when the correct model form is unknown: coverage of asymptotic means. *Epidemiology* 1994;5:171–182.

Maldonado G, Greenland S. Estimating causal effects (with discussion). *Int J Epidemiol* 2002;31:421–438.

Maldonado G, Delzell E, Tyl S, Sever L. Occupational exposure to glycol ethers and human congenital malformations. *Int Arch Occup Environ Health* 2003;76:405–423.

Malkin JD, Broder MS, Keeler E. Do longer postpartum stays reduce newborn readmissions? Analysis using instrumental variables. *Health Serv Res* 2000;35:1071–1091.

Mann JI, Thorogood M. Coffee drinking and myocardial infarction. *Lancet* 1975;2:1215.

Mann JM, Gostin L, Gruskin S, Brennan T, Lazzarini Z, Fineberg H. Health and human rights. In: Mann JM, Gruskin S, Grodin MA, Annas GJ, eds. *Health and human rights: a reader*. New York: Routledge, 1999:7–20.

Manolio T. Novel risk markers and clinical practice. *N Engl J Med* 2003;349:1587–1589.

Manousos O, Day NE, Trichopoulos D. Diet and colorectal cancer: a case-control study in Greece. *Int J Cancer* 1983;32:1–5.

Mansson R, Joffe MM, Sun W, Hennessy S. On the estimation and use of propensity scores in case-control and case-cohort studies. *Am J Epidemiol* 2007;166:332–339.

Mantel N. Chi-square tests with one degree of freedom: extensions of the Mantel-Haenszel procedure. *J Am Stat Assoc* 1963;58:690–700.

Mantel N. Synthetic retrospective studies and related topics. *Biometrics* 1973;29:479–486.

Mantel N, Hankey BF. The odds ratios of a 2×2 table. *Am Stat* 1975;29:143–145.

Mantel N, Fleiss JL. Minimum expected cell size requirements for the Mantel-Haenszel one-degree-of-freedom test and a related rapid procedure. *Am J Epidemiol* 1980;112:129–134.

Mantel N, Haenszel WH. Statistical aspects of the analysis of data from retrospective studies of disease. *J Natl Cancer Inst* 1959;22:719–748.

Manton KG, Stallard E. *Chronic disease modelling*. London: Griffin, 1988.

Mariadason JM, Arango D, Shi Q, Wilson AJ, Corner GA, Nicholas C, Aranes MJ, Lesser M, Schwartz EL, Augenlicht LH. Gene expression profiling-based prediction of response of colon carcinoma cells to 5-fluorouracil and camptothecin. *Cancer Res* 2003;63:8791–8812.

Mark SD, Robins JM. Estimating the causal effect of smoking cessation in the presence of confounding factors using a rank preserving structural failure time model. *Stat Med* 1993a;12:1605–1628.

Mark SD, Robins JM. A method for the analysis of randomized trials with compliance information: an application to the Multiple Risk Factor Intervention Trial. *Control Clin Trials* 1993b;14:79–97.

Marmot M. Coronary heart disease: rise and fall of a modern epidemic. In: Marmot M, Elliott P, eds. *Coronary heart disease epidemiology: from aetiology to public health*. New York: Oxford University Press, 1992:3–19.

Marmot MG, Wilkinson RG, eds. *Social Determinants of Health* Oxford University Pres, Oxford UK, 1999.

Marmot MG, Smith GD, Stansfeld S, Patel C, North F, Head J, White I, Brunner E, Feeney A. Health inequalities among British civil servants: The Whitehall II study. *Lancet* 1991;8:1387–1393.

Marr JW. Individual dietary surveys: purposes and methods. *World Rev Nutr Diet* 1971;13:105–164.

Marshall JR, Hastrup JL. Mismeasurement and the resonance of strong confounders: uncorrelated errors. *Am J Epidemiol* 1996;143:1069–1078.

Marshall JR, Hastrup JL, Ross JS. Mismeasurement and the resonance of strong confounders: correlated errors. *Am J Epidemiol* 1999;150:88–96.

Marshall RJ. Validation study methods for estimating exposure proportions and odds ratios with misclassified data. *J Clin Epidemiol* 1990;43:941–947.

Marshall SW. Commentary on making meaningful inferences about magnitudes. *Sportscience* 2006;9:43–44.

Marshall SW, Mueller FO, Kirby DP, Yang J. Evaluation of safety balls and faceguards for prevention of injuries in youth baseball. *JAMA* 2003;289:568–574.

Marshall WA, Tanner JM. Variations in the pattern of pubertal changes in boys. *Arch Dis Child* 1970;45:13–23.

Marshall WA, Tanner JM. Variations in pattern of pubertal changes in girls. *Arch Dis Child* 1969;44:291–303.

Martens WJM. Health impacts of climate change and ozone depletion: an ecoepidemiologic modeling approach. *Env Health Persp* 1998;106:241–251.

Martens EP, Pestman WR, de Boer A, Belitser SV, Klungel OH. Instrumental variables application and limitations. *Epidemiology* 2006;17:260–267.

Martin DO, Austin H. Exact estimates for a rate ratio. *Epidemiology* 1996;7:29–33.

Martinez ME, O'Brien TG, Fultz KE, Babbar N, Yerushalmi H, Qu N, Guo Y, Boorman D, Einspahr J, Alberts DS, Gerner EW. Pronounced reduction in adenoma recurrence associated with aspirin use and a polymorphism in the ornithine decarboxylase gene. *Proc Natl Acad Sci* 2003;100:7859–7864.

Marx J. A parent's sex may affect gene expression. *Science* 1988;239:352–353.

Mascheretti S, Hampe J, Croucher PJ, Nikolaus S, Andus T, Schubert S, Olson A, Bao W, Fölsch UR, Schreiber S. Response to infliximab treatment in Crohn's disease is not associated with mutations in the CARD15

(NOD2) gene: an analysis in 534 patients from two multicenter, prospective GCP-level trials. *Pharmacogenetics* 2002;12:509–515.

Mason KO, Mason W, Winsborough HH, Poole WK. Some methodological issues in the cohort analysis of archival data. *Am Sociol Rev* 1973;38:242–258.

Mason TJ, McKay FW, Hoover R, Blot W. *Atlas of cancer mortality for U.S. counties 1950–1969*. Washington, DC: U.S. Government Printing Office, 1975:36–37. DHEW Publ No (NIH) 75-780.

Mason TJ, McKay FW, Hoover R, Blot WJ, Fraumeni JF Jr. *Atlas of cancer mortality among U.S. nonwhites 1950– 1969*. Washington, DC: U.S. Government Printing Office, 1976. DHEW Publ No (NIH) 76-1204.

Mason WM, Wong GY, Entwisle B. Contextual analysis through the multilevel linear model. In: Leinhardt S., ed.*Sociological Methodology* 83/84. San Francisco: Jossey-Bass, 1983:72–103.

Massey DS, Denton NA. The dimensions of residential segregation. *Social Forces* 1988;67:281–315.

Matthews RAJ. Methods for assessing the credibility of clinical trial outcomes. *Drug Inf J* 2001;35:1469–1478.

Mazumder DN, Das Gupta J, Santra A, Pal A, Ghose A, Sarkar S. Chronic arsenic toxicity in west Bengal–the worst calamity in the world. *J Indian Med Assoc* 1998;96:4–7,18.

Mayo DG, Cox DR. Frequentist statistics as a theory of inductive inference. In: Rojo J (ed.). 2nd Lehmann Symposium -Optimality. IMS Lecture Notes -Monographs Series 2006:1–28.

McCandless LC, Gustafson P, Levy AR. Bayesian sensitivity analysis for unmeasured confounders in observational studies. *Stat Med* 2007;26:2331–2347.

McClellan WM, Frankenfield DL, Frederick PR, Helgerson SD, Wish JB, Sugarman JR. Improving the care of ESRD patients: a success story. *Health Care Financing Review* 2003;24:89–100.

McCue KF. The statistical foundations of the EI method. *Am Statistician* 2001;55:106–110.

McCullagh P. Quasi-likelihood and estimating functions. In: Hinkley DV, Reid N, Snell EJ, eds. *Statistical theory and modeling*. London: Chapman and Hall, 1991. Chapter 11.

McCullagh P, Nelder JA. *Generalized linear models,* 2nd ed. New York: Chapman and Hall, 1989.

McCulloch CE, Searle SR. *Generalized, linear and mixed models*. New York: Wiley, 2001.

McDonough P, Duncan GJ, Williams D, House J. Income dynamics and adult mortality in the United States, 1972 through 1989. *Am J Public Health* 1997;87:1476–1483.

McDowall D, McCleary R, Meidinger EE, Hay RA Jr. *Interrupted time series analysis*. Beverly Hills, CA: Sage Foundation, 1980.

McDowall M. Adjusting proportional mortality ratios for the influence of extraneous causes of death. *Stat Med* 1983;2:467–475.

McGeehin MA, Qualters JR, Niskar AS. National environmental public health tracking program: bridging the information gap. *Environ Health Perspect* 2004;112:1409–1413.

McKee PA, Castelli WP, McNamara PM, Kannel WB. The natural history of congestive heart failure: the Framingham study. *N Engl J Med* 1971;285:1441–1446.

McKeown-Eyssen GE, Bright-See E. Dietary factors in colon cancer: international relationships: an update. *Nutr Cancer* 1985;7:251–253.

McKim VR, Turner SP. *Causality in crisis: statistical methods for causal knowledge in the social sciences*. Notre Dame, Ind.: University of Notre Dame Press, 1997.

McLaughlin JK, Blot WJ, Mehl ES, Mandel JS. Problems in the use of dead controls in case-control studies. I. General results. *Am J Epidemiol* 1985;121:131–139.

McLeod RS, Taylor DW, Cohen Z, Cullen JB. Single patient randomized controlled trial. Use in determining optimum treatment for patient with inflammation of Kock continent ileostomy reservoir. *Lancet* 1986;1:726–728.

McMichael AJ. Standardized mortality ratios and the "healthy worker effect:" scratching beneath the surface. *J Occup Med* 1976;18:165–168.

McMichael AJ. The health of persons, populations, and planets: epidemiology comes full circle. *Epidemiology* 1995;6:633–636.

McMichael AJ. The urban environment and health in a world of increasing globalization: issues for developing countries. *Bull World Health Organ* 2000;78:1117–1126.

McMichael AJ. Health consequences of global climate change. *J R Soc Med* 2001;94:111–114.

McMichael AJ, Giles GG. Cancer in migrants to Australia: extending the descriptive epidemiological data. *Cancer Res* 1988;48:751–756.

McMichael AJ, Patz J, Kovats RS. Impacts of global environmental change on future health and health care in tropical countries. *Brit Med Bull* 1998;54:475–488.

McNeilly MD, Anderson NB, Armstead CA, Clark R, Corbett M, Robinson EL, Pieper CF, Lepisto EM. The perceived racism scale: a multidimensional assessment of the experience of white racism among African Americans. *Ethn Dis* 1996;6:154–166.

McNemar Q. Note on the sampling of the difference between corrected proportions or percentages. *Psychometrika* 1947;12:153–157.

Meadows M. A look at the 2003–2004 flu season. *FDA Consumer* 2004;38:9–11.

Medawar PB. *Advice to a young scientist*. New York: Basic Books, 1979.

Melbye M, Wohlfahrt J, Olsen JH, Frisch M, Westergaard T, Helweg-Larsen K, Andersen PK. Induced abortion and the risk of breast cancer. *N Engl J Med* 1997;336:81–85.

Melnick JL, Ledinko N. Social serology; antibody levels in a normal young population during an epidemic of poliomyelitis. *Am J Hyg* 1951;54:354–382.

Meslin E, Thomson EJ, Boyer J. The ethical, legal, and social implications research program at the National Human Genome Research Institute. *Kennedy Inst Ethics J* 1997;7:291–298.

Mertz W. Foods and nutrients. *J Am Diet Assoc* 1984;84:769–770.

Meydrech EF, Kupper LL. Cost considerations and sample size requirements in cohort and case-control studies. *Am J Epidemiol* 1978;107:201–205.

Michels KB, Greenland S, Rosner BA. Does body mass index adequately capture the relation of body composition and body size to health outcomes? *Am J Epidemiol* 1998;147:167–172.

Mickey RM, Greenland S. The impact of confounder selection criteria on effect estimation. *Am J Epidemiol* 1989;129:125–137.

Mickle JE, Cutting GR. Genotype-phenotype relationships in cystic fibrosis. *Med Clin North Am* 2000;84:597–607.

Miech RA, Hauser RM. Socioeconomic status and health at midlife. A comparison of educational attainment with occupation-based indicators. *Ann Epidemiol* 2001;11:75–84.

Miettinen OS. Individual matching with multiple controls in the case of all-or-none responses. *Biometrics* 1969; 25:339–355.

Miettinen OS. Standardization of risk ratios. *Am J Epidemiol* 1972;96:383–388.

Miettinen OS. Comment. *J Am Stat Assoc* 1974a;69:380–382.

Miettinen OS. Proportion of disease caused or prevented by a given exposure, trait, or intervention. *Am J Epidemiol* 1974b;99:325–332.

Miettinen OS. Estimability and estimation in case-referent studies. *Am J Epidemiol* 1976a;103:226–235.

Miettinen OS. Stratification by a multivariate confounder score. *Am J Epidemiol* 1976b;104:609–620.

Miettinen OS. Design options in epidemiologic research: an update. *Scand J Work Environ Health* 1982a;8(suppl 1):7–14.

Miettinen OS. Causal and preventive interdependence: elementary principles. *Scand J Work Environ Health* 1982b;8: 159–168.

Miettinen OS. The "case-control" study: valid selection of subjects. *J Chron Dis* 1985a;38:543–548.

Miettinen OS. *Theoretical epidemiology.* New York: Wiley, 1985b.

Miettinen OS, Cook EF. Confounding: essence and detection. *Am J Epidemiol* 1981;114:593–603.

Miettinen OS, Wang J-D. An alternative to the proportionate mortality ratio. *Am J Epidemiol* 1981;114:144–148.

Mill JSA. *System of logic, ratiocinative and inductive*, 5th ed. London: Parker, Son and Bowin, 1862. (Cited in: Clark DW, MacMahon B, eds. *Preventive and community medicine,* 2nd ed. Boston: Little, Brown, 1981. Chapter 2.)

Min Y-I, Dickersin K. Rate of full publication and time to full publication of observational studies. *Am J Epidemiol* 2005;161(suppl):abstract 301.

Mirza MM, Fisher SA, King K, Cuthbert AP, Hampe J, Sanderson J, Mansfield J, Donaldson P, Macpherson AJ, Forbes A, Schreiber S, Lewis CM, Mathew CG. Genetic evidence for interaction of the 5q31 cytokine locus and the CARD15 gene in Crohn disease. *Am J Hum Genet* 2003;72:1018–1022.

Mitchell, L. Differentiating between fetal and maternal genetic effects, using the transmission test for linkage disequilibrium. *Am J Hum Genet* 1997;60:1006–1007.

Mitchell RS. Mortality and relapse of uncomplicated advanced tuberculosis before chemotherapy: 1,504 consecutive admissions followed for fifteen to twenty-five years. *Am Rev Tuberc* 1955;72:487–501.

Mittleman MA, Maclure M, Tofler GH, Sherwood JB, Goldberg RJ, Muller JE. Triggering of acute myocardial infarction by heavy physical exertion. *N Engl J Med* 1993;329:1677–1683.

Mittleman MA, Maclure M, Robins JM. Control sampling strategies for case-crossover studies: an assessment of relative efficiency. *Am J Epidemiol* 1995;142:91–98.

Mobius Research. Tackling declining response rates in Asia. Frequencies Newsletter. Available at www.Mobiusresearch.com/newsletter, 2003 (accessed 12/8/04).

Mohr DL, Blot WJ, Tousey PM, Van Doren ML, Wolfe KW. Southern cooking and lung cancer. *Nutr Cancer* 1999; 35:34–43.

Mohtashemi M, Levins R. Qualitative analysis of the all-cause Black-White mortality crossover. *Bull Math Biol* 2002; 64:147–173.

Mollie A, Richardson S. Empirical Bayes estimation of cancer mortality rates using spatial models. *Stat Med* 1991; 10:95–112.

Montaquila J, Mohadjer L, Khare M. The enhanced sample design of the future National Health and Nutrition Examination Survey (NHANES). *Proceedings of the Survey Research Methods Section of the American Statistical Association,* 1998:662–667.

Moolgavkar SH. Carcinogenesis modeling: from molecular biology to epidemiology. *Annu Rev Public Health* 1986; 7:151–169.

Moolgavkar SH. Commentary: Fifty years of the multistage model: remarks on a landmark paper. *Int J Epidemiol* 2004; 33:1182–1183.

Moolgavkar SH, Venzon DJ. General relative risk regression models for epidemiologic studies. *Am J Epidemiol* 1987; 126:949–961.

Morgan RW, Jain M, Miller AB, Choi NW, Matthews V, Munan L, Burch JD, Feather J, Howe GR, Kelly A. A comparison of dietary methods in epidemiologic studies. *Am J Epidemiol* 1978;107:488–498.

Morgenstern H. Uses of ecologic analysis in epidemiologic research. *Am J Public Health* 1982;72:1336–1344.

Morgenstern H, Bursic ES. A method for using epidemiologic data to estimate the potential impact of an intervention on the health status of a target population. *J Community Health* 1982;7:292–309.

Morgenstern H, Greenland S. Graphing ratio measures of effect. *J Clin Epidemiol* 1990;43:539–542.

Morgenstern H, Thomas DC. Principles of study design in environmental epidemiology. *Environ Health Perspect* 1993;101(suppl 4):23–38.

Morgenstern H, Winn DM. A method for determining the sampling ratio in epidemiologic studies. *Stat Med* 1983; 2:387–396.

Morris CN. Parametric empirical Bayes: theory and applications (with discussion). *J Am Stat Assoc* 1983:78:47–65.

Morris IN, Marr JW, Clayton DG. Diet and heart: a postscript. *BrMed J* 1977;2:1307–1314.

Morris M. *Network epidemiology: a handbook for survey design and data collection.* Oxford University Press: New York, 2004.

Morrison AS. Sequential pathogenic components of rates. *Am J Epidemiol* 1979;109:709–718.

Morrison AS, Buring JE, Verhoek WG, Aoki K, Leck I, Ohno Y, Obata K. Coffee drinking and cancer of the lower urinary tract. *J Natl Cancer Inst* 1982;68:91–94.

Morrison DE, Henkel RE, eds. *The significance test controversy.* Chicago: Aldine, 1970.

Mosteller F, Tukey JW. *Data analysis and regression.* Reading, MA: Addison-Wesley, 1977.

Mosteller F, Chalmers TC. Some progress and problems in meta-analysis of clinical trials. *Stat Sci* 1992;7:227–236.

Moulton LH, Foxman B, Wolfe RA, Port FK. Potential pitfalls in interpreting maps of stabilized rates. *Epidemiology* 1994;5:297–301.

Mulrow C, Cook D. Systematic Reviews. Synthesis of best evidence for health care decisions. Philadelphia: American College of Physicians, 1998.

Multiple Risk Factor Intervention Trial Research Group. Risk factor changes and mortality results. *JAMA* 1982; 248:1465–1477.

Murphy SA, Bentley GR, O'Hanesian MA. An analysis for menstrual data with time-varying covariates. *Stat Med* 1995; 14:1843–1857.

Murray CJL, Salomon JA, Mathers CD, Lopez, AD (eds.). *Summary Measures of Population Health.* Cambridge, MA: Harvard University Press/WHO; 2002.

Murray SS, Bjelke E, Gibson RW, Schuman LM. Coffee consumption and mortality from ischemic heart disease and other causes: results from the Lutheran Brotherhood Study. *Am J Epidemiol* 1981;113:661–667.

Murthy VH, Krumholz HM, Gross CP. Participation in cancer clinical trials -Race, sex, and age-based disparities. *JAMA* 2004;291:2720-2726.

Must A, Willett WC, Dietz WH. Remote recall of childhood height, weight, and body build by elderly subjects. *Am J Epidemiol* 1993;138:56–64.

Nash S, Tilley BC, Kurland LT, Gundersen J, Barnes AB, Labarthe D, Donohew PS, Kovacs L. Identifying and tracing a population at risk: the DESAD project experience. *Am J Public Health* 1983;73:253–259.

Nathanson N, Martin JR. The epidemiology of poliomyelitis: enigmas surrounding its appearance, epidemicity, and disappearance. *Am J Epidemiol* 1979;110:672–692.

National Cancer Institute. Current research: major areas of emphasis -consortia—cohorts. http://epi.grants.cancer.gov/ consortia/cohort.html (accessed July 8, 2004).

National Center for Health Statistics. National Health and Nutrition Survey. Accessed August 2007. Available at URL: http://www.cdc.gov/nchs/nhanes.htm.

National Center for Health Statistics. Surveys and Data Collection Systems. Accessed August 2007. Available at URL: http://www.cdc.gov/nchs/express.htm.

National Heart, Lung, and Blood Institute. The Framingham Heart Study: 50 years of research success. Website accessed May, 2004 http://www.nhlbi.nih.gov/about/framingham/.

National Institutes of Health. National Children Study website accessed May, 2004 at http://www.nationalchildrensstudy.gov/.

National Library of Medicine. OMIM #266600. Website. Accessed June 2004 at http://www.ncbi.nlm.nih.gov/entrez/ dispomim.cgi?id=266600.

National Research Council, National Academy of Sciences. *Risk assessment in the federal government: managing the process.* Washington, DC: National Academy Press, 1983.

National Research Council, Committee on Risk Assessment of Hazardous Pollutants. *Science and Judgment in Risk Assessment.* Washington: National Academy Press, 1994.

Navidi W, Thomas D, Stram D, Peters J. Design and analysis of multilevel analytic studies with applications to a study of air pollution. *Environ Health Perspect* 1994;102(suppl 8):25–32.

Navidi W, Weinhandl E. Risk set sampling for case-crossover designs. *Epidemiology* 2002;13:100–105.

Needleman HL, Gunnoe C, Leviton A, Reed R, Peresie H, Maher C, Barrett P. Deficits in psychologic and classroom performance of children with elevated dentine lead levels. *N Engl J Med* 1979;300:689–695.

Needleman HL, Shell A, Bellinger D, Leviton A, Allred EN. The long-term effects of exposure to low doses of lead in childhood: an 11-year follow-up report. *N Engl J Med* 1990;322:83–88.

Negoro K, McGovern DP, Kinouchi Y, Takahashi S, Lench NJ, Shimosegawa T, Carey A, Cardon LR, Jewell DP, van Heel DA. Analysis of the IBD5 locus and potential gene-gene interactions in Crohn's disease. *Gut* 2003;52:541–546.

Nelson MR, Kardia SL, Ferrell RE, Sing CF. A combinatorial partitioning method to identify multilocus genotypic partitions that predict quantitative trait variation. *Genome Res* 2001;11:458–470.

Newell DJ. Errors in interpretation of errors in epidemiology. *Am J Public Health* 1962;52:1925–1928.

Newhouse J, McClellan M. The use of instrumental variables. *Annu Rev Public Health* 1998;19:17–34.

Newman SC. *Biostatistical methods in epidemiology*. Wiley: New York, 2001.

Newman B, Silverberg MS, Gu X, Zhang Q, Lazaro A, Steinhart AH, Greenberg GR, Griffiths AM, McLeod RS, Cohen Z, Fern´andez-Vi~na M, Amos CI, Siminovitch K. CARD15 and HLA DRB1 alleles influence susceptibility and disease localization in Crohn's disease. *Am J Gastroenterol* 2004;99:306–315.

Newman SC. Odds ratio estimation in a steady-state population. *J Clin Epidemiol* 1988;41:59–65.

Newport MJ, Huxley CM, Huston S, Hawrylowicz CM, Oostra BA, Williamson R, Levin M. A mutation in the interferon-gamma-receptor gene and susceptibility to mycobacterial infection. *N Engl J Med* 1996;335:1941–1949.

Ng, DP, Koh D, Choo SG, Ng V, Fu Q. Effect of storage conditions on the extraction of PCR-quality genomic DNA from saliva. *Clin Chim Acta* 2004;343:191–194.

Nguyen RH, Baird DD. Accuracy of men's recall of their partner's time-to-pregnancy. *Epidemiology* 2005;16:694–698.

Nicholson JK, Connelly J, Lindon JC, Holmes E. Metabonomics: a platform for studying drug toxicity and gene function. *Nat Rev Drug Discov* 2002;1:153–161.

Nicoll A, Gill ON, Peckham CS, Ades AE, Parry J, Mortimer P, Goldberg D, Noone A, Bennett D, Catchpole M. The public health applications of unlinked anonymous seroprevalence monitoring for HIV in the United Kingdom. *Int J Epidemiology* 2000;29:1–10.

Nieuwenhuijsen MJ, ed. *Exposure assessment in occupational and environmental epidemiology*. Oxford: Oxford University Press, 2003.

Nuckols JR, Ward MH, Jarup L. Using geographic information systems for exposure assessment in environmental epidemiology studies. *Environ Health Perspect* 2004;112:1007–1015.

Nurmi, EL, Amin T, Olson LM, Jacobs MM, McCauley JL, Lam AY, Organ EL, Folstein SE, Haines JL, Sutcliffe JS. Dense linkage disequilibrium mapping in the 15q11-q13 maternal expression domain yields evidence for association in autism. *Mol Psychiatr* 2003;8:624–634.

Nurminen M. Asymptotic efficiency of general noniterative estimators of common relative risk. *Biometrika* 1981;68:525–530.

Nurminen M, Mutanen P. Exact Bayesian analysis of two proportions. *Scand J Stat* 1987;14:67–77.

Oakes JM. The (mis)estimation of neighborhood effects: causal inference for a practicable social epidemiology. *Soc Sci Med* 2004;58:1929–1952.

Oakes M. *Statistical inference*. Chestnut Hill, MA: ERI, 1990.

Oakes JM, Kaufman JS, eds. *Methods in Social Epidemiology*. Jossey-Bass: San Francisco, 2006.

Oakes JM, Rossi PH. The measurement of SES in health research: current practice and steps toward a new approach. *Soc Sci Med* 2003;56:769–784.

Oakley G Jr. Spermicides and birth defects. *JAMA* 1982;247:2405.

O'Campo P, Xue X, Wang MC, Caughy M. Neighborhood risk factors for low birthweight in Baltimore: a multilevel analysis. *Am J Public Health* 1997;87:1113–1118.

O'Campo P. Advancing theory and methods for multilevel models of residential neighborhoods and health. *Am J Epidemiol* 2003;157:9–13.

Office of Management and Budget. Directive Number 15: Race and Ethnic Standards for Federal Statistics and Administrative Reporting. Washington, DC: Off. Fed. Stat. Policy Standards, US Dep. Comm., 1977.

Office of Management and Budget. Revisions to the standards for classification of Federal data on race and ethnicity. *Fed Regist* 1997;62:58781–58790.

Ogura Y, Inohara N, Benito A, Chen FF, Yamaoka S, Nunez G. Nod2, a Nod1/Apaf-1 family member that is restricted to monocytes and activates NF-kappaB. *J Biol Chem* 2001a;276:4812–4818.

Ogura Y, Bonen DK, Inohara N, Nicolae DL, Chen FF, Ramos R, Britton H, Moran T, Karaliuskas R, Duerr RH, Achkar JP, Brant SR, Bayless TM, Kirschner BS, Hanauer SB, Nu~nez G, Cho JH. A frameshift mutation in NOD2 associated with susceptibility to Crohn disease. *Nature* 2001b;411:603–606.

Oleinick A, Mantel N. Family studies in systemic Lupus erythematosis, II. *J Chronic Dis* 1970;22:617–625.

Oliver ML, Shapiro T. *Black wealth/white wealth: new perspective on racial inequality*. Routledge: New York, 1995.

Olsen J, Andersen P. RE. Accounting for pregnancy dependence in epidemiologic studies of pregnancy outcomes. *Epidemiology* 1998;9:363.

Olsen J, Basso O. *Reproductive Epidemiology. Handbook of Epidemiology*. A. W and P. I. Berlin Heidelberg, Springer-Verlag: 2004;1043-1110.

Omar RZ, Thompson SG. Analysis of a cluster randomized trial with binary outcome data using a multi-level model. *Stat Med* 2000;19:2675–2688.

Openshaw S, Taylor PH. The modifiable area unit problem. In: Wrigley N, Bennett RJ, eds. *Quantitative geography: a British view*. London: Routledge & Kegan Paul, 1981: Chapter 9.

Opsahl R, Riddervold HO, Wessel-Aas T. Pulmonary tuberculosis in mitral stenosis and diabetes mellitus. *Acta Tuberc Scand* 1961;40:291–269.

O'Rourke K. Meta-analysis: Conceptual issues of addressing apparent failure of individual study replication or "inexplicable" heterogeneity. Ahmed SE, Reid N, eds. *Empirical Bayes and likelihood inference*. New York: Springer. 2001.

O'Rourke K, Detsky AS. Meta-analysis in medical research: strong encouragement for higher quality in individual research efforts. *J Clin Epidemiol* 1989;42:1021–1024.

Orsini N, Bellocco R, Greenland S. Generalized least squares for trend estimation of summarized dose-response data. *The Stata Journal* 2006;6:40–57.

Orzechowski S, Sepielli P. Household wealth and asset ownership: 1998 and 2000. Household economic studies. Current population reports. US Census Bureau, May 2003:70–88.

Oscarsson PN, Silwer H. Incidence of pulmonary tuberculosis among diabetics. *Acta Med Scand* 1958;161(Suppl 335):23–48.

Ostrom CW Jr. *Time series analysis: regression techniques*, 2nd ed. Newbury Park, CA: Sage Foundation, 1990.

Ouellet BL, Roemeder J-M, Lance J-M. Premature mortality attributable to smoking and hazardous drinking in Canada. *Am J Epidemiol* 1979;109:451–463.

Packard RM. *White plague, black labor: the political economy of health and diseases in South Africa*. Berkeley: University of California Press, 1989.

Paffenbarger RS, Hale WE. Work activity and coronary heart mortality. *N Engl J Med* 1975;292:545–550.

Pai JK, Pischon T, Ma J, Manson JE, Hankinson SE, Joshipura K, Curhan GC, Rifai N, Cannuscio CC, Stampfer MJ, Rimm EB. Inflammatory markers and the risk of coronary heart disease in men and women. *N Engl J Med* 2004;351:2599–2610.

Palmer CG, Turunen JA, Sinsheimer JS, Minassian S, Paunio T, Lonnqvist J, Peltonen L, Woodward JA. RHD maternal-fetal genotype incompatibility increases schizophrenia susceptibility. *Am J Hum Genet* 2002;71:1312–1319.

Palmer JR, Rosenberg L, Rao S, Shapiro S. Coffee consumption and myocardial infarction in women. *Am J Epidemiol* 1995;141:724–731.

Pantell RH, Newman TB, Bernzweig J, Bergman DA, Takayama JI, Segal M, Finch SA, Wasserman RC. Management and outcomes of care of fever in early infancy. *JAMA* 2004;291:1203–1212.

Patz JA, McGeehin MA, Bernard SM, Ebi KL, Epstein PR, Grambsch A, Gubler DJ, Reiter P, Romieu I, Rose JB, Samet JM, Trtanj J. The potential health impacts of climate variability and change for the United States: Executive summary of the report of the health sector of the US National Assessment. *Environ Health Persp* 2000;108:(4)367–376.

Paul O, MacMillan A, McKean H, Park H. Sucrose intake and coronary heart disease. *Lancet* 1968;2:1049–1051.

Pearce N. Traditional epidemiology, modern epidemiology, and public health. *Am J Public Health* 1996;86:678–683.

Pearce N, Checkoway H, Dement J. Exponential models for analysis of time-related factors, illustrated with asbestos textile worker mortality data. *J Occup Med* 1988;30:517–522.

Pearce N, Merletti F. Complexity, simplicity, and epidemiology. *Int J Epidemiol* 2006;35:515–519.

Pearl J. *Probabilistic reasoning in intelligent systems*. Morgan Kaufmann, San Mateo, CA. 1988.

Pearl J. Causal diagrams for empirical research. *Biometrika* 1995;82:669–710.

Pearl J. *Causality: models, reasoning and inference*. Cambridge, UK: Cambridge University Press, 2000.

Pearl J, Dechter R. *Identifying independencies in causal graphs with feedback*. 12th Conference on Uncertainty in Artificial Intelligence, San Francisco: Morgan Kaufman. 1996.

Pearl J, Robins JM. Probabilistic evaluation of sequential plans from causal models with hidden variables. In: *Uncertainty in artificial intelligence*. San Francisco: Morgan Kaufmann, 1995:444–453.

Pearson K. Report on certain enteric fever inoculation statistics. *Br Med J* 1904;3:1243–1246.

Pedace R, Bates N. Using administrative records to assess earnings reporting error in the Survey of Income and Program Participation. *J Econ Soc Meas* 2001;26:173–192.

Peduzzi P, Concato J, Kemper E, Holford TR, Feinstein AR. A simulation study of the number of events per variable in logistic regression analysis. *J Clin Epidemiol* 1996;49:1373–1379.

Peel DJ, Ziogas A, Fox EA, Gildea M, Laham B, Clements E, Kolodner RD, Anton-Culver H. Characterization of hereditary nonpolyposis colorectal cancer families from a population-based series of cases. *J Natl Cancer Inst* 2000;92:1517–1522.

Peltekova VD, Wintle RF, Rubin LA, Amos CI, Huang Q, Gu X, Newman B, Van Oene M, Cescon D, Greenberg G, Griffiths AM, St George-Hyslop PH, Siminovitch KA. Functional variants of OCTN cation transporter genes are associated with Crohn disease. *Nat Genet* 2004;36:471–475.

Peng RD, Dominici F, Zeger SL. Reproducible epidemiologic research. *Am J Epidemiol* 2006;163:783–789.

Pepe MS, Mori M. Kaplan-Meier, marginal or conditional probability curves in summarizing competing risks failure-time data? *Stat Med* 1993;12:737–751.

Perera F, Hemminki K, Jedrychowski W, Whyatt R, Campbell U, Hsu Y, Santella R, Albertini R, O'Neill JP. *In utero* DNA damage from environmental pollution is associated with somatic gene mutation in newborns. *Cancer Epidemiol Biomarkers Prev* 2002;11:1134–1137.

Peterson B, Harrell F. Partial proportional odss models for ordered response variables. *Appl Stat* 1990;39:205–217.

Petersen ML, van der Laan MJ. Direct effect models. *Biometrika* 2008; in press.

Petersen ML, Sinisi SE, van der Laan MJ. Estimation of direct causal effects. *Epidemiology* 2006;17:276–284.

Peto R. The preventability of cancer. In: Vessey MP, Gray M (eds). *Cancer risks and prevention*. Oxford: Oxford University Press,1985;1–14.

Peto R, Pike MC, Armitage P, Breslow NE, Cox DR, Howard SV, Mantel N, McPherson K, Peto J, Smith PG. Design and analysis of randomized clinical trials requiring prolonged observation of each patient. I. Introduction and design. *Br J Cancer* 1976;34:585–612.

Peto R, Doll R, Buckley JD, Sporn MD. Can dietary beta-carotene materially reduce human cancer rates? *Nature* 1981;290:201–208.

Pettiti DB. *Meta-analysis, decision analysis, and cost-effectiveness analysis in medicine*. New York: Oxford University Press, 1994a.

Pettiti DB. Of babies and bathwater. *Am J Epidemiol* 1994b;140:779–782.

Pettiti DB. Commentary: Hormone replacement therapy and coronary heart disease: four lessons. *Int J Epidemiol* 2004;33:461–463.

Pew Environmental Health Commission. http://healthyamericans.org/docs/print.php?DocID=77 2000.

Phillips CV. Quantifying and reporting uncertainty from systematic errors. *Epidemiology* 2003;14:459–466.

Phillips CV. Publication bias in situ. *BMC Med Res Methodol* 2004;4:20. http://www.biomedcentral.com/1471-2288/4/20. Accessed January 29, 2008.

Phillips CV, Goodman KJ. The missed lessons of Sir Austin Bradford Hill. *Epidemiol Perspect Innov* 2004;1:3. doi:10.1186/1742-5573-1-3

Phillips RL, Garfinkel L, Kuzma JW, Beeson WL, Lotz T, Brin B. Mortality among California Seventh-Day Adventists for selected cancer sites. *J Natl Cancer Inst* 1980;65:1097–1107.

Physicians' Health Study. Publications, http://phs.bwh.harvard.edu/pubs.htm (accessed July 8, 2004).

Piantadosi S, Byar DP, Green SB. The ecological fallacy. *Am J Epidemiol* 1988;127:893–904.

Piattelli-Palmarini M. *Inevitable illusions*. New York: Wiley, 1994.

Pickett KE, Pearl M. Multilevel analyses of neighborhood socioeconomic context and health outcomes: a critical review. *J Epidemiol Comm Health* 2001;55:111–122.

Pickle LW, Hartman AM. Indicator foods for vitamin A assessment. *Nutr Cancer* 1985;7:3–23.

Pickle LW, Mungiole M, Jones GK, White AA. Atlas of United States mortality. Hyattsville, Maryland: National Center for Health Statistics. 1996. DHHS Publication No. (PHS) 97–1015, page 67.

Piegorsch WW, Weinberg CR, Taylor JA. Non-hierarchical logistic models and case-only designs for assessing susceptibility in population-based case-control studies. *Stat Med* 1994;13:153–162.

Pietinen P, Hartman AM, Haapa E, R̈as̈anen L, Haapakoski J, Palmgren J, Albanes D, Virtamo J, Huttunen JK. Reproducibility and validity of dietary assessment instruments, II: a qualitative food frequency questionnaire. *Am J Epidemiol* 1988;128:667–676.

Pietinen P, Aro A, Tuomilehto J, Uusitalo U, Korhonen H. Consumption of boiled coffee is correlated with serum cholesterol in Finland. *Int J Epidemiol* 1990;19:586–590.

Pike MC, Andersen J, Day NE. Some insights into Miettinen's multivariate confounder score approach to case-control study analysis. *J Epidemiol Comm Health* 1979;33:104–106.

Pike MC, Hill AP, Smith PG. Bias and efficiency in logistic analyses of stratified case-control studies. *Int J Epidemiol* 1980;9:89–95.

Pilcher CD, Tien HC, Eron JJ Jr, Vernazza PL, Leu SY, Stewart PW, Goh LE, Cohen MS; Quest Study; Duke-UNC-Emory Acute HIV Consortium. Brief but efficient: acute HIV infection and the sexual transmission of HIV. *J Infect Dis* 2004;189:1785–1792.

Pinner RW, Rebmann CA, Schuchat A, Hughes JM. Disease surveillance and the academic, clinical, and public health communities. *Emerging Infect Dis J* 2003;9:781–787.

Pinsky L, Atkins D, Ramsey S, Burke W. Developing guidelines for the clinical use of genetic tests: a U.S. perspective. In Khoury MJ, Little J, Burke W, eds. *Human genome epidemiology: a scientific foundation for using genetic information to improve health and prevent disease*. Oxford University Press, New York, 2004;264–282.

Pinto SS, Henderson VV, Enterline PE. Mortality experience of arsenic-exposed workers. *Arch Environ Health* 1978;33:325–331.

Platt JR. Strong inference. *Science* 1964;146:347–353.

Platt RW, Joseph KS, Ananth CV, Grondines J, Abrahmowicz M, Kramer MS. A proportional hazards model with time-dependent covariates and time-varying effects for analysis of fetal and infant death. *Am J Epidemiol* 2004;160:199–206.

Plummer M, Clayton D. Estimation of population exposure in ecological studies. *J R Stat Soc Ser B* 1996;58:113–126.

Pocock SJ, Cook DG, Beresford SAA. Regression of area mortality rates on explanatory variables: what weighting is appropriate? *Appl Stat* 1981;30:286–295.

Pocock SJ, Hughes MD, Lee RJ. Statistical problems in the reporting of clinical trials. *N Eng J Med* 1987;317:426–432.

Pocock SJ, Hughes MD. Practical problems in interim analyses, with particular regard to estimation. *Control Clin Trials* 1989;10 (Supplement): 209S–221S.

Podolsky DK. Inflammatory bowel disease. *N Engl J Med* 2002;347:417–429.

Polissar L. The effect of migration on comparison of disease rates in geographic studies in the United States. *Am J Epidemiol* 1980;111:175–182.

Pollock DA, Holmgreen P, Lui K, Kirk ML. Discrepancies in the reported frequency of cocaine-related deaths, United States, 1983 through 1988. *JAMA* 1991;266:2233–2237.

Poole C. Exceptions to the rule about nondifferential misclassification (abstract). *Am J Epidemiol* 1985;122:508.

Poole C. Exposure opportunity in case-control studies. *Am J Epidemiol* 1986;123:352–358.

Poole C. Beyond the confidence interval. *Am J Public Health* 1987a;77:195–199.

Poole C. Confidence intervals exclude nothing. *Am J Public Health* 1987b;77:492–493.

Poole C. Controls who experienced hypothetical causal intermediates should not be excluded from case-control studies. *Am J Epidemiol* 1999;150:547–551.

Poole C. Positivized epidemiology and the model of sufficient and component causes. *Int J Epidemiol* 2001a;30:707–709.

Poole C. Causal values. *Epidemiology* 2001b;12:139–141.

Poole C. Low P-values or narrow confidence intervals: Which are more durable? *Epidemiology* 2001c;12:291–294.

Poole C, Greenland S. Random-effects meta-analyses are not always conservative. *Am J Epidemiol* 1999;150:469–475.

Poole C, Greenland S, Luetters C, Kelsey JL, Mezei G. The relation of socioeconomic status to childhood leukemia: a review of the literature. *Int J Epidemiol* 2006;35:370–385.

Popper KR: Logik der Forschung. Vienna: Julius Springer, 1934.

Popper KR. *The logic of scientific discovery* (in German). New York: Basic Books, 1959.

Portes A. The two meanings of social capital. *Sociological Forum* 2000;15:1–12.

Posner BM, Borman CL, Morgan JL, Borden WS, Ohls JC. The validity of a telephone-administered 24-hour dietary recall methodology. *Am J Clin Nutr* 1982;36:546–553.

Potter J, Slattery M, Bostick R, Gapstur S. Colon cancer: a review of the epidemiology. *Epidemiol Rev* 1993;15:499–545.

Poumadere M, Mays C, Le Mer S. The 2003 heat wave in France: dangerous climate change here and now. *Risk Anal* 2005;25:1483–1494.

Pregibon D. Logistic regression diagnostics. *Ann Stat* 1981;9:705–724.

Prentice RL. A case-cohort design for epidemiologic studies and disease prevention trials. *Biometrika* 1986;73:1–11.

Prentice RL, Breslow NE. Retrospective studies and failure-time models. *Biometrika* 1978;65:153–158.

Prentice RL, Kalbfleisch JD. Author's reply. *Biometrics* 1988;44:1205.

Prentice RL, Pyke R. Logistic disease incidence models and case-control studies. *Biometrika* 1979;66:403–411.

Prentice RL, Sheppard L. Validity of international, time trend, and migrant studies of dietary factors and disease risk. *Prev Med* 1989;18:167–179.

Prentice RL, Sheppard L. Aggregate data studies of disease risk factors. *Biometrika* 1995;82:113–125.

Prentice RL, Thomas DC. Methodologic research needs in environmental epidemiology: data analysis. *Environ Health Perspect* 1993;101(suppl 4):39–48.

Prentice RL, Thomson CA, Caan B, Hubbell FA, Anderson GL, Beresford SA, Pettinger M, Lane DS, Lessin L, Yasmeen S, Singh B, Khandekar J, Shikany JM, Satterfield S, Chlebowski RT. Low-fat dietary pattern and risk of invasive breast cancer: the Women's Health Initiative Randomized Controlled Dietary Modification Trial. *JAMA* 2006;295:629–642.

Prentice RL, Kakar F, Hursting S, Sheppard L, Klein R, Kushi LH. Aspects of the rationale for the Women's Health Trial. *J Natl Cancer Inst* 1988;80:802–814.

Prentice RL, Langer R, Stefanick ML, Howard BV, Pettinger M, Anderson G, Barad D, Curb JD, Kotchen J, Kuller L, Limacher M, Wactawski-Wende J, for the Women's Health Initiative Investigators. Combined postmenopausal hormone therapy and cardiovascular disease: toward resolving the discrepancy between observational studies and the Women's Health Initiative clinical trial (with discussion). *Am J Epidemiol.* 2005;162:404–420.

Preston SH. Relations among standard epidemiologic measures in a population. *Am J Epidemiol* 1987;126:336–345.

Prevots R, Sutter RW, Strebel PM, Cochi SL, Hadler S. Tetanus surveillance-United States, 1989–1990. *MMWR Morb Mortal Wkly Rep* 1992;41(no SS-8):1–10.

Prostate Cancer Trialists' Collaborative Group: Maximum androgen blockade in advanced prostate cancer: an overview of 22 randomised trials with 3283 deaths in 5710 patients. *Lancet* 1995;346:265–269.

Public Health Leadership Society. *Principles of ethical practice of public health, version 2.2,* 2002. Accessed June 2002. Available at URL: http://www.phls.org.

Public Population Project in Genomics. Website accessed May, 2004 at http://www.p3gconsortium.org/index.cfm.

Quine WVO. Two dogmas of empiricism. *The philosophical review* 1951;60:20–43. Reprinted with edits in Quine WVO, *From a logical point of view* (Harvard University Press, 1953; second, revised, edition 1961).

Radloff L. The CES-D scale: a self-report depression scale for research in the general population. *Journal of Applied Psychological Measurement* 1977;1:385–401.

Raftery AE. Bayesian model selection in social research (with discussion). *Sociological Methodology* 1995;25:111–196.

Rahman P, Bartlett S, Siannis F, Pellett FJ, Farewell VT, Peddle L, Schentag CT, Alderdice CA, Hamilton S, Khraishi M, Tobin Y, Hefferton D, Gladman DD. CARD15: a pleiotropic autoimmune gene that confers susceptibility to psoriatic arthritis. *Am J Hum Genet* 2003;73:677–681.

Ramsey FR Truth and probability. In Kyburg HE, Smokler HE, eds. *Studies in subjective probability.* New York, Wiley, 1964. (Original publication, 1931.)

Rappaport SM, Symanski E, Yager JW, Kupper LL. The relationship between environmental monitoring and biological markers in exposure assessment. *Environ Health Perspect* 1995;103(suppl 3):49–54.

Raudenbush SW, Bryk AS. Empirical Bayes meta-analysis. *J Educ Stat* 1985;10:75–98.

Raudenbush SW, Sampson R. Ecometrics: Toward a science of assessing ecological settings, with application to the systematic social observations of neighborhoods. *Sociological Methodology* 1999;29:1–41.

Ray WA. Population-based studies of adverse drug effects. *N Engl J Med* 2003;349:592–594.

Reeder AL, Foley GL, Nichols DK, Hansen LG, Wikoff B, Faeh S, Eisold J,Wheeler MB, Warner R, Murphy JE, Beasley VR. Forms and prevalence of intersexuality and effects of environmental contaminants on sexuality in cricket frogs (Acris crepitans). *Environ Health Perspect* 1998;106:261–266.

Reingold A. If syndromic surveillance is the answer, what is the question? *Biosecur Bioterror* 2003;1:77–81.

Reissman DB, Staley F, Curtis BG, Kaufmann RB. Use of geographic information system technology to aid health de partment decision making about childhood lead poisoning prevention activities. *Environ Health Persp* 2001;109:89–94.

Reynolds P, VonBehren J, Gunier RB, Goldberg DE, Hertz A, Smith DF. Childhood cancer incidence rates and hazardous air pollutants in California: An exploratory analysis. *Environ Health Perspect* 2003;111:663–668.

Rhoads GG, Kagan A. The relation of coronary disease, stroke, and mortality to weight in youth and middle age. *Lancet* 1983;2:492–495.

Richardson S, Hemon D. Ecological bias and confounding (letter). *Int J Epidemiol* 1990;19:764–766.

Richardson S, Stucker I, Hemon D. Comparison of relative risks obtained in ecological and individual studies: some methodological considerations. *Int J Epidemiol* 1987;16:111–120.

Richardson S, Thomson A, Best N, Elliott P. Interpreting posterior relative risk estimates in disease-mapping studies. *Environ Health Perspect* 2004;112:1016–1025.

Rifat SL. Graphic representations of effect estimates: an example from a meta-analytic review. *J Clin Epidemiol* 1990;43:1267–1271.

Riley LW, Remis RS, Helgerson SD, McGee HB, Wells JG, Davis BR, Hebert RJ, Olcott ES, Johnson LM, Hargrett NT, Blake PA, Cohen ML. Hemorrhagic colitis associated with a rare *Escherichia coli* serotype. *N Engl J Med* 1983;308:681–685.

Rimm EB, Giovannucci EL, Stampfer MJ, Colditz GA, Litin LB, Willett WC. Reproducibility and validity of an expanded self-administered semi-quantitative food frequency questionnaire among male health professionals. *Am J Epidemiol* 1992a;135:1114–1126.

Rimm EB, Giovannucci EL, Stampfer MJ, Colditz GA, Litin LB, Willett WC. Authors' response to "Invited commentary: some limitations of semi-quantitative food frequency questionnaires." *Am J Epidemiol* 1992b;135:1133–1136.

Rioux JD, Daly MJ, Silverberg MS, Lindblad K, Steinhart H, Cohen Z, Delmonte T, Kocher K, Miller K, Guschwan S, Kulbokas EJ, O'Leary S, Winchester E, Dewar K, Green T, Stone V, Chow C, Cohen A, Langelier D, Lapointe G, Gaudet D, Faith J, Branco N, Bull SB, McLeod RS, Griffiths AM, Bitton A, Greenberg GR, Lander ES, Siminovitch KA, Hudson TJ. Genetic variation in the 5q31 cytokine gene cluster confers susceptibility to Crohn disease. *Nat Genet* 2001;29:223–228.

Robert SA, House JS. SES differentials in health by age and alternative indicators of SES. *J Aging Health* 1996;8:359–388.

Robbins JM, Vaccarino V, Zhang HP, Kasl SV. Socioeconomic status and diagnosed diabetes incidence. *Diabetes Res Clin Pract* 2005:68:230–236.

Robins JM. A new approach to causal inference in mortality studies with a sustained exposure period-application to control of the healthy worker survivor effect. *Math Model* 1986;7:1393–1512.

Robins JM. A graphical approach to the identification and estimation of causal parameters in mortality studies with sustained exposure periods. *J Chronic Dis* 1987;40(suppl 2):139S–161S.

Robins JM. The control of confounding by intermediate variables. *Stat Med* 1989;8:679–701.

Robins JM. Estimation of the time-dependent accelerated failure time model in the presence of confounding factors. *Biometrika* 1992;79:321–334.

Robins JM. Analytic methods for HIV treatment and cofactor effects. In: Ostrow SG, Kessler R, eds. *Methodologic issues in AIDS behavioral research*. New York: Plenum, 1993:213–287.

Robins JM. Causal inference from complex longitudinal data. In: Berkane M, ed. *Latent variable modeling with applications to causality*. New York: Springer-Verlag, 1997, 69–117.

Robins JM. Structural nested failure time models. In: Armitage P, Colton T, eds. *The encyclopedia of biostatistics*. New York: Wiley, 1998a:4372–4389.

Robins JM. Marginal structural models. In: 1997 Proceedings of the Section on Bayesian Statistical Science, Alexandria, VA: American Statistical Association; 1998b:pp. 1–10.

Robins JM. Marginal Structural Models versus Structural Nested Models as Tools for Causal Inference. Statistical Models in Epidemiology: The Environment and Clinical Trials. Halloran ME, Berry D, Eds, IMA Volume 116, NY: Springer-Verlag, 1999:pp. 95–134.

Robins JM. Data, design, and background knowledge in etiologic inference. *Epidemiology* 2001;12:313–320.

Robins JM, Greenland S. The role of model selection in causal inference from nonexperimental data. *Am J Epidemiol* 1986;123:392–402.

Robins JM, Greenland S. Estimability and estimation of excess and etiologic fractions. *Stat Med* 1989a;8:845–859.

Robins JM, Greenland S. The probability of causation under a stochastic model for individual risks. *Biometrics* 1989b;45:1125–1138.

Robins JM, Greenland S. Estimability and estimation of expected years of life lost due to a hazardous exposure. *Stat Med* 1991;10:79–93.

Robins JM, Greenland S. Identifiability and exchangeability for direct and indirect effects. *Epidemiology* 1992;3:143–155.

Robins JM, Greenland S. Adjusting for differential rates of prophylaxis therapy for PCP in high versus low dose AZT treatment arms in an AIDS randomized trial. *J Am Stat Assoc* 1994;89:737–749.

Robins JM, Morgenstern H. The foundations of confounding in epidemiology. *Comp Math Appl* 1987;14:869–916.

Robins JM, Pike M. The validity of case-control studies with non-random selection of controls. *Epidemiology* 1990;1:273–284.

Robins JM, Tsiatis AA. Correcting for non-compliance in randomized trials using rank-preserving structural failure-time models. *Commun Stat* 1991;20:2609–2631.

Robins J, Wasserman L. On the impossibility of inferring causation from association without background knowledge. In: Glymour C, Cooper G, eds. *Computation, causation, and discovery*. Menlo Park, CA and Cambridge, MA, AAAI Press/ The MIT Press, 1999:305–321.

Robins JM, Gail MH, Lubin JH. More on biased selection of controls for case-control analyses of cohort studies. *Biometrics* 1986a;42:293–299.

Robins JM, Greenland S, Breslow NE. A general estimator for the variance of the Mantel-Haenszel odds ratio. *Am J Epidemiol* 1986b;124:719–723.

Robins JM, Breslow NE, Greenland S. Estimators of the Mantel-Haenszel variance consistent in both sparse-data and large-strata limiting models. *Biometrics* 1986c;42:311–323.

Robins JM, Blevins D, Ritter G, Wulfsohn M. G-estimation of the effect of prophylaxis therapy for *Pneumocystis carinii* pneumonia on the survival of AIDS patients. *Epidemiology* 1992a;3:319–336. Errata: *Epidemiology* 1993;4:189.

Robins JM, Mark SD, Newey WK. Estimating exposure effects by modeling the expectation of exposure conditional on confounders. *Biometrics* 1992b;48:479–495.

Robins JM, Rotnitzky A, Zhao LP. Estimation of regression coefficients when some regressors are not always observed. *J Am Stat Assoc* 1994;89:846–866.

Robins JM, Rotnitzky A, Scharfstein DO. Sensitivity analysis for selection bias and unmeasured confounding in missing data and causal inference models. In: Halloran ME, Berry DA, eds. *Statistical models in epidemiology*. New York: Springer-Verlag, 1999a:1–92.

Robins JM, Greenland S, Hu F. Estimation of the causal effect of a time-varying exposure on the marginal mean of a repeated binary outcome (with discussion). *J Am Stat Assoc* 1999b;94:687–712.

Robins JM, Hern´an MA, Brumback B. Marginal structural models and causal inference in epidemiology. *Epidemiology* 2000;11:550–560.

Robins JM, Scheines R, Spirtes P, Wasserman L. Uniform consistency in causal inference. *Biometrika* 2003:90:491–515.

Robinson GK. That BLUP is a good thing: the estimation of random effects. *Stat Sci* 1991;6:15–51.

Robinson WS. Ecological correlations and the behavior of individuals. *Am Sociol Rev* 1950;15:351–357.

Rockenbauer M, Olsen J, Czeizel AE, Pedersen L, Sorensen HT, EuroMAP Group. Recall bias in a case-control surveillance system on the use of medicine during pregnancy. *Epidemiology* 2001;12:461–466.

Rockett JC, Lynch CD, Buck GM. Biomarkers for assessing reproductive development and health: Part I – Pubertal development. *Environ Health Persp* 2004;112:105–112.

Rockhill B. Proteomic patterns in serum and identification of ovarian cancer [letter]. *Lancet* 2002;360:169.

Rodgers A, MacMahon S. Systematic underestimation of treatment effects as a result of diagnostic test inaccuracy: implications for the interpretation and design of thromboprophylaxis trials. *Thromb Haemost* 1995;73:167–171.

Rodriguez EM, Staffa JA, Graham DJ. The role of databases in drug postmarketing surveillance. *Pharmacoepidemiol Drug Saf* 2001;10:407–410.

Rogerson PA. Statistical methods for the detection of spatial clustering in case-control data. *Stat Med* 2006;25:811–823.

Rogot E, Sorlie PD, Johnson NJ, Schmitt C. *A mortality study of 1.3 million persons by demographic, social, and economic factors: 1979–1985*. Bethesda, MD.:NIH, 1992.

Rohan TE, Potter JD. Retrospective assessment of dietary intake. *Am J Epidemiol* 1984;120:876–887.

Rooth G. Low birthweight revised. *Lancet* 1980;1:639–641.

Rose G. Sick individuals and sick populations. *Int J Epidemiol* 1985;14:32–38.

Rosner B, Willett WC, Spiegelman D. Correction of logistic regression relative risk estimates and confidence intervals for systematic within-person measurement error. *Stat Med* 1989;8:1051–1069; discussion 1071–1073.

Rosenbaum PR. Model-based direct adjustment. *J Am Stat Assoc* 1987;82:387–394.

Rosenbaum PR. *Observational studies*, 2nd ed. New York: Springer, 2002.

Rosenbaum PR, Rubin DB. The central role of the propensity score in observational studies for causal effects. *Biometrika* 1983;70:41–55.

Rosenbaum PR, Rubin DB. Difficulties with regression analyses of age-adjusted rates. *Biometrics* 1984;40:437–443.

Rosenberg L, Slone D, Shapiro S, Kaufman DW, Stolley PD, Miettinen OS. Coffee drinking and myocardial infarction in young women. *Am J Epidemiol* 1980;111:675–681.

Rosenberg L, Slone D, Shapiro S, Kaufman DW, Miettinen OS. Case-control studies on the acute effects of coffee upon the risk of myocardial infarction: problems in the selection of a hospital control series. *Am J Epidemiol* 1981;113:646–652.

Rosenberg L, Werler MM, Kaufman DW, Shapiro S. Coffee drinking and myocardial infarction in young women: an update. *Am J Epidemiol* 1987;126:147–149.

Rosenberg L, Palmer JR, Kelly JP, Kaufman DW, Shapiro S. Coffee drinking and nonfatal myocardial infarction in men under 55 years of age. *Am J Epidemiol* 1988;128:570–578.

Rosengren A, Wilhelmsen L. Coffee, coronary heart disease and mortality in middle-aged Swedish men: findings from the Primary Prevention Study. *J Intern Med* 1991;230:67–71.

Rosenthal RB, Rubin DR. A note on percent variance explained as a measure of importance of effects. *J Appl Soc Psychol* 1979;9:395–396.

Rosner B, Hennekens CH, Kass EH, Miall WE. Age-specific correlation analysis of longitudinal blood pressure data. *Am J Epidemiol* 1977;106:306–313.

Rosner B, Willett WC, Spiegelman D. Correction of logistic regression relative risk estimates and confidence intervals for systematic within-person measurement error. *Stat Med* 1989;8:1051–1069.

Rosner B, Spiegelman D, Willett WC. Correction of logistic regression relative risk estimates and confidence intervals for measurement error: the case of multiple covariates measured with error. *Am J Epidemiol* 1990:132: 734–745.

Rothman KJ. Synergy and antagonism in cause-effect relationships. *Am J Epidemiol* 1974;99:385–388.

Rothman KJ. Causes. *Am J Epidemiol* 1976a;104:587–592.

Rothman KJ. The estimation of synergy or antagonism. *Am J Epidemiol* 1976b;103:506–511.

Rothman KJ. Epidemiologic methods in clinical trials. *Cancer* 1977;39:1771–1775.

Rothman KJ. A show of confidence. *N Engl J Med* 1978a;299:1362–1363.

Rothman KJ. Estimation of confidence limits for the cumulative probability of survival in life-table analysis. *J Chron Dis* 1978b;31:557–560.

Rothman KJ. Induction and latent periods. *Am J Epidemiol* 1981;114:253–259.

Rothman KJ. Sleuthing in hospitals. *N Engl J Med* 1985;313:258–260.

Rothman KJ. *Modern epidemiology*. Boston: Little, Brown, 1986.

Rothman KJ, ed. *Causal inference*. Boston: Epidemiology Resources, 1988.

Rothman KJ. No adjustments are needed for multiple comparisons. *Epidemiology* 1990a;1:43–46.

Rothman KJ. A sobering start for the cluster buster's conference. *Am J Epidemiol* 1990b;132(suppl):6–13.

Rothman KJ, Boice JD. *Epidemiologic analysis with a programmable calculator*, 2nd ed. Newton, MA: Epidemiology Resources, 1982.

Rothman KJ, Keller AZ. The effect of joint exposure to alcohol and tobacco on risk of cancer of the mouth and pharynx. *J Chronic Dis* 1972;25:711–716.

Rothman KJ, Michels KB. The continuing unethical use of placebo controls. *N Engl J Med* 1994;331:394–398.

Rothman KJ, Michels KB. "When is it appropriate to use a placebo arm in a trial?", In: Guess HA, Kleinman A, Kusek JW, Engel LW, eds. *The science of the placebo: toward an interdisciplinary research agenda*. BMJ Books: London, 2002.

Rothman KJ, Poole C. A strengthening programme for weak associations. *Int J Epidemiol* 1988;17(suppl):955–959.

Rothman KJ, Fyler DC, Goldblatt A, Kreidberg MB. Exogenous hormones and other drug exposures of children with congenital heart disease. *Am J Epidemiol* 1979;109:433–439.

Rothman KJ, Greenland S, Walker AM. Concepts of interaction. *Am J Epidemiol* 1980;112:467–470.

Rothman KJ, Johnson ES, Sugano DS. Is flutamide effective in patients with bilateral orchiectomy? *Lancet* 1999;353:1184.

Rothman KJ, Funch DP, Alfredson T, Brady J, Dreyer NA. Randomized field trial of vaginal douching, pelvic inflammatory disease, and pregnancy. *Epidemiology* 2003;14;340–348.

Rothman KJ, Lanes S, Sacks ST. The reporting odds ratio and its advantages over the proportional reporting ratio. *Pharmacoepidemiol Drug Saf* 2004;13:519–523.

Royall RM. Model robust confidence intervals using maximum likelihood estimators. *Int Stat Rev* 1986;54:221–226.

Royall R. *Statistical inference: a likelihood paradigm.* New York: Chapman and Hall, 1997.

Royston P, Altman DG. Regression using fractional polynomials of continuous covariates: parsimonious parametric modeling (with discussion). *Appl Stat* 1994;43:425–467.

Rozeboom WM. The fallacy of null-hypothesis significance test. *Psych Bull* 1960;57:416–428.

Rubin DB. Estimating causal effects of treatments in randomized and nonrandomized studies. *J Educ Psychol* 1974;66:688–701.

Rubin DB. Bayesian inference for causal effects: the role of randomization. *Ann Stat* 1978;6:34–58.

Rubin DB. Bayesianly justifiable and relevant frequency calculations. *Ann Stat* 1984;12:1151–1172.

Rubin DB. Comment: Neyman (1923) and causal inference in experiments and observational studies. *Stat Sci* 1990a;5:472–480.

Rubin DB. A new perspective. In: Wachter KW, Straf ML, eds. *The future of meta-analysis.* New York: Russell Sage Foundation, 1990b:155–165.

Rubin DB. Practical implications of modes of statistical inference for causal effects, and the critical role of the assignment mechanism. *Biometrics* 1991;47:1213–1234.

Rubin DB. Meta-analysis: literature synthesis or effect-size estimation? *J Educ Stat* 1992;17:363–374.

Rubin DB. Multiple imputation after 18+ years. *J Am Stat Assoc* 1996;91:473–489.

Rubin DB. Estimating effects from large data sets using propensity scores. *Ann Intern Med* 1997;127:757–763.

Rubin DB. *Matched sampling for causal effects.* New York: Cambridge University Press, 2006.

Rubin DB, Thomas N. Combining propensity score matching with additional adjustments for prognostic covariates. *J Am Stat Assoc* 2000;95:573–585.

Rundle A, Tang D, Mooney L, Grumet S, Perera F. The interaction between alcohol consumption and GSTM1 genotype on Polycyclic Aromatic Hydrocarbon-DNA adduct levels in breast tissue. *Cancer Epidemiol Biomarkers Prev* 2003;12:911–914.

Russell B. *A history of western philosophy.* New York: Simon and Schuster, 1945.

Russell-Briefel R, Bates MW, Kuller LH. The relationship of plasma carotenoids to health and biochemical factors in middle-aged men. *Am J Epidemiol* 1985;122:741–749.

Rutstein DD, Mullan RJ, Frazier TM, Halperin WE, Melius JM, Sestito JP. Sentinel health events (occupational): a basis for physician recognition and public health surveillance. *Am J Public Health* 1983;73:1054–1062.

Sackett DL, Haynes RB, Guyatt GH, Tugwell P. *Clinical epidemiology: a basic science for clinical medicine.* Boston: Little, Brown, 1991.

Sacks FM, Handysides GH, Marais GE, Rosner B, Kass EH. Effects of a low-fat diet on plasma lipoprotein levels. *Arch Intern Med* 1986;146:1573–1577.

Sacks HS, Berrier J, Reitman D, Ancona-Berk VA, Chalmers TC. Meta-analysis of randomized controlled trials. *N Engl J Med* 1987;316:450–455.

Salsburg DS. The religion of statistics as practiced in medical journals. *Am Statist* 1985;39:220–223.

Saltelli A, Chan K, Scott EM (eds.). *Sensitivity Analysis.* New York: Wiley, 2000.

Salvaggio A, Periti M, Miano L, Quaglia G, Marzorati D. Coffee and cholesterol, an Italian study. *Am J Epidemiol* 1991;134:149–156.

Salvan A, Stayner L, Steenland K, Smith R. Selecting an exposure lag period. *Epidemiology* 1995;6:387–390.

Salvini S, Hunter DJ, Sampson L, Stampfer MJ, Colditz GA, Rosner B, Willett WC. Food based validation of a dietary questionnaire: the effects of week-to-week variation in food consumption. *Int J Epidemiol* 1989;18:858–867.

Samet JM, Humble CG, Skipper BE. Alternatives in the collection and analysis of food frequency interview data. *Am J Epidemiol* 1984;120:572–581.

Sampson L. Food frequency questionnaires as a research instrument. *Clin Nutr* 1985;9:171–173.

Saracci R. Interaction and synergism. *Am J Epidemiol* 1980;112:465–466.

Sartwell P. On the methodology of investigations of etiologic factors in chronic diseases further comments. *J Chronic Dis* 1960;11:61–63.

Sato T. On the variance estimator for the Mantel-Haenszel risk difference (letter). *Biometrics* 1989;45:1323–1324.

Sato T. Maximum likelihood estimation of the risk ratio in case-cohort studies. *Biometrics* 1992a;48:1215–1221.

Sato T. Estimation of a common risk ratio in stratified case-cohort studies. *Stat Med* 1992b;11:1599–1605.

Sato T, Matsuyama Y. Marginal structural models as a tool for standardization. *Epidemiology* 2003;14:680–686.

Savage LJ. *The foundations of statistics.* New York: Dover, 1972.
Savitz DA. *Interpreting epidemiologic evidence: strategies for study design and analysis.* New York, Oxford University Press, 2001.
Savitz DA, Baron AE. Estimating and correcting for confounder misclassification. *Am J Epidemiol* 1989;129:1062– 1071.
Savitz DA, Olshan AF. Multiple comparisons and related issues in epidemiologic research. *Am J Epidemiol* 1995;142:904–908.
Savitz DA, Olshan AF. Describing data requires no adjustment for multiple comparisons: a reply from Savitz and Olshan. *Am J Epidemiol* 1998;147:813–814.
Savitz DA, Wachtel H, Barnes FA, John EM, Tvrdik JG. Case-control study of childhood cancer and exposure to 60-Hz magnetic fields. *Am J Epidemiol* 1988;128:21–38.
Sayrs LW. *Pooled time series analysis.* Newbury Park, CA: Sage Foundation, 1989.
Schaid DJ, Sommer SS. Genotype relative risks: methods for design and analysis of candidate gene association studies. *Am J Hum Genet* 1993;53:1114–1126.
Scharfstein DO, Rotnitsky A, Robins JM. Adjusting for nonignorable drop-out using semiparametric nonresponse models. *J Am Stat Assoc* 1999;94,1096–1120.
Schatzkin A, Lanza E, Freedman LS, Tangrea J, Cooper MR, Marshall JR, Murphy PA, Selby JV, Shike M, Schade RR, Burt RW, Kikendall JW, Cahill J. The Polyp Prevention Trial I: rationale, design, recruitment, and baseline participant characteristics. *Cancer Epidemiol Biomarkers Prev* 1996;5:375–383.
Schlesselman JJ. Sample size requirements in cohort and case-control studies of disease. *Am J Epidemiol* 1974;99:381–384.
Schlesselman JJ. Assessing effects of confounding variables. *Am J Epidemiol* 1978;108:3–8.
Schouten EG, Dekker JM, Kok FJ, Le Cessie S, Van Houwelingen HC, Pool J, Vanderbroucke JP. Risk ratio and rate ratio estimation in case-cohort designs. *Stat Med* 1993;12:1733–1745.
Schrag SJ, Brooks JT, Van Beneden C, Parashar UD, Griffin PM, Anderson LJ, Bellini WJ, Benson RF, Erdman DD, Klimov A, Ksiazek TG, Peret TC, Talkington DF, Thacker WL, Tondella ML, Sampson JS, Hightower AW, Nordenberg DF, Plikaytis BD, Khan AS, Rosenstein NE, Treadwell TA, Whitney CG, Fiore AE, Durant TM, Perz JF, Wasley A, Feikin D, Herndon JL, Bower WA, Klibourn BW, Levy DA, Coronado VG, Buffington J, Dykewicz CA, Khabbaz RF, Chamberland ME. SARS surveillance during emergency public health response, United States, March-July 2003. *Emerging Infect Dis J* 2004;10:185–194.
Schrenk HH, Heimann H, Clayton GD, Gafafer, W.M.; Wexler, H. *Air pollution in Donora, Pa., epidemiology of the unusual smog episode of October 1948.* Washington, DC: Federal Security Agency, Public Health Service, Bureau of State Services, Division of Industrial Hygiene, 1949. Public Health Bulletin No 306.
Schulman KA, Berlin JA, Harless W, Kerner JF, Sistrunk S, Gersh BJ, Dub´e R, Taleghani CK, Burke JE, Williams S, Eisenberg JM, Escarce JJ. The effect of race and sex on physicians' recommendations for cardiac catheterization. *N Engl J Med* 1999;340:618–626.
Schulte PA. Some implications of genetic biomarkers in occupational epidemiology and practice. *Scand J Work Environ Health* 2004;30:71–79.
Schulte PA, Perera FP, eds. *Molecular epidemiology: principles and practice.* New York: Academic Press, 1993.
Schulte PA, Perera FP. Transitional studies. In: Toniolo P, Boffeta P, Shuker DEG, Rothman N, Hulka B, Pearce N, eds. *Application of biomarkers in cancer epidemiology.* IARC Scientific Publications: Lyon, France, 1997;19–29.
Schulte PA, Lomax GP, Ward EM, Colligan MJ. Ethical issues in the use of genetic markers in occupational epidemiologic research. *J Occup Environ Med* 1999;41:639–646.
Schulze MB, Hu FB. Primary prevention of diabetes: what can be done and how much can be prevented? *Annu Rev Public Health* 2005;26:445–467.
Schwartz S, Carpenter KM. The right answer for the wrong question: consequences of type III error for public health research. *Am J Public Health* 1999;89:1175–1180.
Schwingl P. *Prenatal smoking exposure in relation to female adult fecundability.* Chapel Hill, NC: Department of Epidemiology, the University of North Carolina at Chapel Hill, 1992. Doctor of philosophy thesis.
Sclove SL, Morris C, Radhakrishna R. Non-optimality of preliminary-test estimators for the mean of a multivariate normal distribution. *Ann Math Stat* 1972;43:1481–1490.
Scott A, Wild C. On the robustness of weighted methods for fitting models to case-control data. *J R Stat Soc Ser B* 2002;64:207–219.
Secretary's Advisory Committee on Genetic Testing: Enhancing the oversight of genetic tests: Recommendations of the SACGT, 2000 http://www4.od.nih.gov/oba/sacgt/gtdocuments.html.
Seifert B. Validity criteria for exposure assessment methods. *Sci Total Environ* 1995;168:101–107.
Selby JV, Peng T, Karter AJ, Alexander M, Sidney S, Lian J, Arnold A, Pettitt D. High rates of co-occurrence of hypertension, elevated low-density lipoprotein cholesterol, and diabetes mellitus in a large managed care population. *Am J Manag Care* 2004;10:163–170.
Selén J. Adjusting for errors in classification and measurement in the analysis of partly and purely categorical data. *J Am Stat Assoc* 1986;81:75–81.

Selevan S, Lemasters G. The dose-response fallacy in human reproductive studies of toxic exposures. *J Occup Med* 1987;29:451–454.

Selevan SG, Borkovec L, Slott VL, Zudova Z, Rubes J, Evenson DP, Perreault SD. Semen quality and reproductive health of young Czech men exposed to seasonal air pollution. *Environ Health Perspect* 2000;108:887–894.

Self SG, Liang K-Y. Asymptotic properties of maximum likelihood estimators and likelihood ratio tests under nonstandard conditions. *J Am Stat Assoc* 1987;82:605–610.

Self SG, Longton G, Kopecky KJ, Liang KY. On estimating HLA/disease association with application to a study of aplastic anemia. *Biometrics* 1991;47:53–61.

Selhub J, Jacques PF, Wilson PW, Rush D, Rosenberg IH. Vitamin status and intake as primary determinants of homocysteinemia in an elderly population. *JAMA* 1993;270:2693–2698.

Seligman PJ, Halperin WE, Mullan RJ, Frazier TM. Occupational lead poisoning in Ohio: surveillance using workers' compensation data. *Am J Public Health* 1986;76:1299–1302.

Sellers TA, Yates JR. Review of proteomics with applications to genetic epidemiology. *Genet Epidemiol* 2003;24:83–98.

Selvin HC. Durkheim's "Suicide" and problems of empirical research. *Am J Sociol* 1958;63:607–619.

Semenza JC, Tolbert PE, Rubin CH, Guillette LJ Jr, Jackson RJ. Reproductive toxins and alligator abnormalities at Lake Apopka, Florida. *Environ Health Perspect* 1997;105:1030–1032.

Senn S. The many modes of meta. *Drug Inf J* 2000;34:535–549

Senn S. Power is indeed irrelevant in interpreting completed studies. *BMJ* 2002;325:1304.

Shapiro S. Meta-analysis/shmeta-analysis. *Am J Epidemiol* 1994;140:771–778.

Sharpe RM, Skakkebaek NE. Male reproductive disorders and the role of endocrine disruption: Advances in understanding and identification of areas for future research. *Pure Appl Chem* 2003;75:2023–2038.

Sheehe PR. Dynamic risk analysis in retrospective matched-pair studies of disease. *Biometrics* 1962;18:323–341.

Shekelle RB, Shryock AM, Paul O, Lepper M, Stamler J, Liu S, Raynor WJ Jr. Diet, serum cholesterol, and death from coronary heart disease: the Western Electric study. *N Engl J Med* 1981;304:64–70.

Shen X, Huang H, Ye J. Inference after model selection. *J Am Stat Assoc* 2004;99:751–762.

Sheppard L, Prentice RL. On the reliability and precision of within-and between-population estimates of relative rate parameters. *Biometrics* 1995;51:853–863.

Sheppard L, Slaughter JC, Schildcrout J, Liu LJ, Lumley T. Exposure and measurement contributions to estimates of acute air pollution effects. *J Expo Anal Environ Epidemiol* 2005;15:366–376.

Sheps M. Shall we count the living or the dead? *N Engl J Med* 1958;259:12210–12214.

Sheps MC, Mencken JA. *Mathematical models of conception and birth.* Chicago: University of Chicago Press, 1973.

Sherman DI, Ward RJ, Yoshida A, Peters TJ. Alcohol and aldehyde dehydrogenase gene polymorphism and alcoholism. *EXS* 1994;71:291–300.

Shi JQ, Copas JB. Publication bias and meta-analysis for 2×2 tables. *J R Stat Soc Ser B* 2002;64:221–236.

Shimizu H, Ross RK, Bernstein L, Yatani R, Henderson BE, Mack TM. Cancers of the prostate and breast among Japanese and white immigrants in Los Angeles County. *Br J Cancer* 1991;63:963–966.

Shore RE, Pasternack BS, Curnen MG. Relating influenza epidemics to childhood leukemia in tumor registries without a defined population base. *Am J Epidemiol* 1976;103:527–535.

Shriver MD, Smith MW, Jin L, Marcini A, Akey JM, Deka R, Ferrell RE. Ethnic-affiliation estimation by use of population-specific DNA markers. *Am J Hum Genet* 1997;60:957–964.

Siemiatycki J, Friendly control bias. *J Clin Epidemiol* 1989;42:687–688.

Siemiatycki J, Thomas DC. Biological models and statistical interactions: an example from multistage carcinogenesis. *Int J Epidemiol* 1981;10:383–387.

Sieswerda LE, Soskolne CL, Newman SC, Schopflocher D, Smoyer KE. Toward measuring the impact of ecological disintegrity on human health. *Epidemiology* 2001;12:28–32.

Silverman DI, Reis GJ, Sacks FM, Boucher TM, Pasternak RC. Usefulness of plasma phospholipid n-3 fatty acid levels in predicting dietary fish intake in patients with coronary artery disease. *Am J Cardiol* 1990;66:860–862.

Silverman DT, Hoover RN, Swanson GM, Hartge P. The prevalence of coffee drinking among hospitalized and population-based control groups. *JAMA* 1983;249:1877–1880.

Simon JL, Burstein P. *Basic research methods in social science,* 3rd ed. New York: Random House, 1985.

Simon R. Length-biased sampling in etiologic research. *Am J Epidemiol* 1980a;111:444–452.

Simon R. Re: "Assessing effect of confounding variables." *Am J Epidemiol* 1980b;111:127–128.

Simon R, Wittes RE. Methodologic guidelines for reports of clinical trials. *Cancer Treat Rep* 1985;69:1–3.

Simonoff JS. *Smoothing methods in statistics.* New York: Springer, 1996.

Singer E. The use of incentives to reduce nonresponse in household surveys. In: Groves R, Dillman D, Eltinge

J, Little R, eds. *Survey nonresponse.* New York: John Wiley & Sons, 2002.

Sinha R, Rothman N, Salmon CP, Knize MG, Brown ED, Swanson CA, Rhodes D, Rossi S, Felton JS, Levander OA. Heterocyclic amine content in beef cooked by different methods to varying degrees of doneness and gravy made from meat drippings. *Food Chem Toxicol* 1998;36:279–287.

Sinha R, Chow WH, Kulldorff M, Denobile J, Butler J, Garcia-Closas M, Weil R, Hoover RN, Rothman N. Well-done grilled red meat increases the risk of colorectal adenomas. *Cancer Res* 1999;59:4320–4324.

Sinsheimer, JS, Palmer CG, Woodward JA. Detecting genotype combinations that increase risk for disease: maternal-fetal genotype incompatibility test. *Genet Epidemiol* 2003;24:1–13.

Skjaerven R, Wilcox A, Russell D. Birthweight and perinatal mortality of second births conditional on weight of the first. *Int J Epidemiol* 1988;17:830–838.

Skrondal A, Rabe-Hesketh S. *Generalized latent variable modeling: multilevel, longitudinal, and structural equation models.* Boca Raton, FL: Chapman and Hall/CRC, 2004.

Smans M, Esteve J. Practical approaches to disease mapping. In: Elliott P, Cuzick J, English D, Stern R eds. *Geographical and environmental epidemiology: methods for small-area studies.* New York: Oxford University Press, 1992:141–150.

Smith AH, Bates M. Confidence limit analyses should replace power calculations in the interpretation of epidemiologic studies. *Epidemiology* 1992;3:449–452.

Smith AH, Lingas EO, Rahman M. Contamination of drinking-water by arsenic in Bangladesh: a public health emergency. *Bull World Health Org* 2000;78:1093–1103.

Smith DC, Prentice R, Thompson DJ, Herrmann WL. Association of exogenous estrogen and endometrial carcinoma. *N Engl J Med* 1975;293:1164–1167.

Smith HV, Spalding JMR. Outbreak of paralysis in Morocco due to ortho-cresyl phosphate poisoning. *Lancet* 1959;2:1019–1021.

Smith J. Healthy bodies and thick wallets: The dual relationship between health and socioeconomic status. *J Econ Perspect* 1999;13:145–167.

Smith PG, Day NE. Matching and confounding in the design and analysis of epidemiological case-control studies. In: Blithell JF, Coppi R, eds. *Perspectives in medical statistics.* New York: Academic Press, 1981.

Smith PG, Day NE. The design of case-control studies: the influence of confounding and interaction effects. *Int J Epidemiol* 1984;13:356–365.

Smith-Warner SA, Ritz J, Hunter DJ, Albanes D, Beeson WL, van den Brandt PA, Colditz G, Folsom AR, Fraser GE, Freudenheim JL, Giovannucci E, Goldbohm RA, Graham S, Kushi LH, Miller AB, Rohan TE, Speizer FE, Virtamo J, Willett WC. Dietary fat and risk of lung cancer in a pooled analysis of prospective studies. *Cancer Epidemiol Biomarkers Prev* 2002;11:987–992.

Smith-Warner SA, Spiegelman D, Yaun SS, Albanes D, Beeson WL, van den Brandt PA, Feskanich D, Folsom AR, Fraser GE, Freudenheim JL, Giovannucci E, Goldbohm RA, Graham S, Kushi LH, Miller AB, Pietinen P, Rohan TE, Speizer FE, Willett WC, Hunter DJ. Fruits, vegetables and lung cancer: a pooled analysis of cohort studies. *Int J Cancer* 2003;107:1001–1011.

Smithells RW, Shepard S. Teratogenicity testing in humans: a method demonstrating the safety of Bendectin. *Teratology* 1978;17:31–36.

Snijder MB, Zimmet PZ, Visser M, Dekker JM, Seidell JC, Shaw JE. Independent and opposite associations of waist and hip circumferences with diabetes, hypertension and dyslipidemia: the AusDiab Study. *Int J Obes Relat Metab Disord* 2004;28:402–409.

Snow J. On the Mode of Communication of Cholera. London. John Churchill, New Burlington Street 1855.

Sobel ME. Spatial concentration and social stratification: does the clustering of disadvantage "beget" bad outcomes? In: Bowles S, Durlauf SN, Hoff K, eds. *Poverty traps.* Princeton University Press: Princeton, NJ, 2006:204–230.

Somes GW. The generalized Mantel-Haenszel statistic. *Am Statist* 1986;40:106–108.

Sommer AS, Zeger S. On estimating efficacy from clinical trials. *Stat Med* 1991;10:45–52.

Speizer H, Buckley P. Automated coding of survey data. In: Couper M, Baker R, Bethlehem J, Clark CZF, Martin J, Nicholls, WL II, O'Reilly WL, eds. *Computer-assisted survey information collection.* New York: John Wiley & Sons, 1998.

Spielgelhalter DJ, Freedman LS, Parmar MKB. Bayesian approaches to randomized trials (with discussion). *J R Stat Soc Ser A* 1994;156:357–416.

Spiegelhalter DJ. Bayesian methods for cluster randomized trials with continuous responses. *Stat Med* 2001;20:435–452.

Spiegelhalter David J, Abrams KR, Myles JP. *Bayesian approaches to clinical trials and health-care evaluation.* New York: Wiley, 2004.

Spiegelman D. Commentary: Correlated errors and energy adjustment—where are the data? *Int J Epidemiol* 2004; 33:1387–1388.

Spiegelman D, Israel RG, Bouchard C, Willett WC. Absolute fat mass, percent body, and body fat distribution: which is the real determinant of blood pressure and serum glucose? *Am J Clin Nutr* 1992;55:1033–1044.

Spiegelman D, Schneeweiss S, McDermott A. Measurement error correction for logistic regression models with an "alloyed gold standard." *Am J Epidemiol* 1997a;145:184–196.

Spiegelman D, McDermott A, Rosner B. Regression calibration method for correcting measurement-error bias in nutritional epidemiology. *Am J Clin Nutr* 1997b;65(suppl):1179S–1186S.

Spiegelman D, Rosner B, Logan R. Estimation and inference for logistic regression with covariate misclassification and measurement error in main study/validation study designs. *J Am Stat Assoc* 2000;95:51–61.

Spiegelman D, Carroll RJ, Kipnis V. Efficient regression calibration for logistic regression in main study/internal validation study designs with an imperfect reference instrument. *Stat Med* 2001;20:139–160.

Spiegelman D, Zhao B, Kim J. Correlated errors in biased surrogates: study designs and methods for measurement error correction. *Stat Med* 2005;24:1657–1682.

Spielman RS, McGinnis RE, Ewens WJ. Transmission test for linkage disequilibrium: the insulin gene region and insulin dependent diabetes mellitus. *Am J Hum Genet* 1993;52:506–516.

Spirtes P. *Directed cyclic graphical representation of feedback.* 11th Conference on Uncertainty in Artificial Intelligence, San Mateo, CA, Morgan Kaufman, 1995.

Spirtes P, Glymour C, Scheines R. *Causation, prediction, and search.* Cambridge, MA, MIT Press, 2001.

Staffa JA, Chang J, Green N. Cerivastatin and reports of fatal rhabdomyolysis. *N Engl J Med* 2002;346:539–540.

Stallones RA. The rise and fall of ischemic heart disease. *Sci Am* 1980;243:53–59.

Stampfer MJ, Colditz GA. Estrogen replacement therapy and coronary heart disease: a quantitative assessment of the epidemiologic evidence. *Prev Med* 1991;20:47–63.

Stampfer MJ, Willett WC, Speizer FE, Dysert DC, Lipnick R, Rosner B, Hennekens CH. Test of the National Death Index. *Am J Epidemiol* 1984;119:837–839.

Stampfer MJ, Kang JH, Chen J, Cherry R, Grodstein F. Effects of moderate alcohol consumption on cognitive function in women. *N Engl J Med* 2005;352:245–253.

Stansfeld SA, Marmot MG. *Stress and the heart: psychosocial pathways to coronary heart disease.* London: BMJ Books, 2002.

Staszewski J, Haenszel W. Cancer mortality among the Polish-born in the United States. *J Natl Cancer Inst* 1965;35:291–297.

Stavraky KM. The role of ecologic analysis in studies of the etiology of disease: a discussion with reference to large bowel cancer. *J Chronic Dis* 1976;29:435–444.

Steenland K, Greenland S. Monte-Carlo sensitivity analysis and Bayesian analysis of smoking as an unmeasured confounder in a study of silica and lung cancer. *Am J Epidemiol* 2004;160:384–392.

Steenland K, Bray I, Greenland S, Boffetta, P. Empirical-Bayes adjustments for occupational surveillance analysis. *Cancer Epidemiol Biomarkers Prev* 2000;9:895–903.

Steinberg KK, Cogswell ME, Chang JC, Caudill SP, McQuillan GM, Bowman BA, Grummer-Strawn LM, Sampson EJ, Khoury MJ, Gallagher ML. Prevalence of C282Y and H63D mutations in the hemochromatosis (HFE) gene in the United States. *JAMA* 2001;285:2216–2222.

Stelfox HT, Chua G, O'Rourke K, Detsky AS. Conflict of interest in the calcium channel antagonist debate. *N Engl J Med* 1998;338:101–106.

Stensvold I, Tverdal A, Foss OR. The effect of coffee on blood lipids and blood pressure: results from a Norwegian cross-sectional study, men and women, 40–42 years. *J Clin Epidemiol* 1989;42:877–884.

Stensvold I, Tverdal A, Jacobsen BK. Cohort study of coffee intake and death from coronary heart disease. *Br Med J* 1996;312:544–545.

Stephanik PA, Trulson ME. Determining the frequency of foods in large group studies. *Am J Clin Nutr* 1962;2:335–343.

Stewart AW, Kuulasmaa K, Beaglehole R. Ecological analysis of the association between mortality and major risk factors of cardiovascular disease. *Int J Epidemiol* 1994;23:505–516.

Stewart PA, Lemanski D, White D, Zey J, Herrick RF, Masters M, Rayner J, Dosemeci M, Gomez M, Pottern L. Exposure assessment for a study of workers exposed to acrylonitrile, I: job exposures profiles: a computerized data management system. *Appl Occup Environ Hyg* 1992;7:820–825.

Stidley C, Samet JM. Assessment of ecologic regression in the study of lung cancer and indoor radon. *Am J Epidemiol* 1994;139:312–322.

Stijnen T, van Houwelingen HC. Empirical Bayes methods in clinical trials meta-analysis. *Biometr J* 1990;32:335–346.

Stijnen T, van Houwelingen HC. Relative risk, risk difference and rate difference models for sparse stratified data: a pseudolikelihood approach. *Stat Med* 1993;12:2285–2303.

Stiratelli R, Laird NM, Ware JH. Random-effects models for serial observations with binary response. *Biometrics* 1984;40:961–971.

Storgaard L, Bonde JP, Ernst E, Spano M, Andersen CY, Frydenberg M, Olsen J. Does smoking during pregnancy affect sons' sperm counts? *Epidemiology* 2003;14:278–286.

Stram DO. Meta-analysis of published data using a linear mixed-effects model. *Biometrics* 1996;52:936–944.

Strom BL. *Pharmacoepidemiology*, 3rd edition. John Wiley, West Sussex, 2000.

Stromberg U. Collapsing ordered outcome categories: a note of concern. *Am J Epidemiol* 1996;144:421–424.

Struewing JP, Hartge P, Wacholder S, Baker SM, Berlin M, McAdams M, Timmerman MM, Brody LC, Tucker MA. The risk of cancer associated with specific mutations of *BRCA1* and *BRCA2* among Ashkenazi Jews. *N Engl J Med* 1997;336:1401–1408.

Stryker WS, Kaplan LA, Stein EA, Stampfer MJ, Sober A, Willett WC. The relation of diet, cigarette smoking, and alcohol consumption to plasma beta-carotene and alpha-tocopherol levels. *Am J Epidemiol* 1988;127:283–296.

Stukel TA, Glynn RJ, Fisher ES, Sharp SM, Lu-Yao G, Wennberg JE. Standardized rates of recurrent outcomes. *Stat Med* 1994;13:1781–1791.

Stunkard AJ, Albaum JM. The accuracy of self-reported weights. *Am J Clin Nutr* 1981;34:1593–1599.

Stürmer T, Brenner H. Degree of matching and gain in power and efficiency in case-control studies. *Epidemiology* 2001;12:101–108.

Stürmer T, Brenner H. Flexible matching strategies to increase power and efficiency to detect and estimate gene-environment interactions in case-control studies. *Am J Epidemiol* 2002;155:593–602.

Stürmer T, Th"urigen D, Spiegelman D, Blettner M, Brenner H. The performance of methods for correcting measurement error in case-control studies. *Epidemiology* 2002;13:507–516.

Stürmer T, Schneeweiss S, Brookhart MA, Rothman KJ, Avorn J, Glynn RJ. Analytic strategies to adjust confounding using exposure propensity scores and disease risk scores: nonsteroidal anti-inflammatory drugs and short-term mortality in the elderly. *Am J Epidemiol* 2005;161:891–898.

Stürmer T, Rothman KJ, Glynn R. Insights into different results from different causal contrasts in the presence of effect-measure modification. *Pharmacoepidemiol Drug Saf* 2006;698–709.

Subar AF, Kipnis V, Troiano RP, Midthune D, Schoeller DA, Bingham S, Sharbaugh CO, Trabulsi J, Runswick S, Ballard-Barbash R, Sunshine J, Schatzkin A. Using intake biomarkers to evaluate the extent of dietary misreporting in a large sample of adults: the OPEN study. *Am J Epidemiol* 2003;158:1–13.

Subramanian SV, Kawachi I. Income inequality and health: What have we learned so far? *Epidemiologic Reviews* 2004;26:78–91.

Suissa S. The case-time-control design. *Epidemiology* 1995;6:248–253.

Sullivan KM, Foster DA. Use of the confidence interval function. *Epidemiology* 1990;1:39–42.

Sun F, Flanders WS, Yang Q, Khoury MJ. A new method for estimating the risk ratio in studies using case-parental control design. *Am J Epidemiol* 1998;148:902–909.

Sundararajan V, Mitra N, Jacobson JS, Grann VR, Heitjan DF, Neugut AI. Survival associated with 5-Fluorouracilbased adjuvant chemotherapy among elderly patients with node-positive colon cancer. *Ann Intern Med* 2002;136:349–357.

Susser M. *Causal thinking in the health sciences.* New York: Oxford, 1973.

Susser M. Judgment and causal inference. *Am J Epidemiol* 1977;105:1–15.

Susser M. What is a cause and how do we know one? A grammar for pragmatic epidemiology. *Am J Epidemiol* 1991;133:635–648.

Susser M. The logic in ecological: II. The logic of design. *Am J Public Health* 1994;84:830–835.

Susser M, Susser E. Choosing a future for epidemiology, II: from black box to Chinese boxes and eco-epidemiology. *Am J Public Health* 1996;86:674–677. Erratum in: *Am J Public Health* 1996;86:1093.

Sussman MP, Jones SE, Wilson TW, Kann L. The youth risk behavior surveillance system: updating policy and program applications. *J School Health* 2002:72:13–17.

Sutton AJ, Abrams KR, Jones DR. *Methods for meta-analysis in medical research.* Chichester: Wiley, 2000.

Swan S, Shaw G, Shulman J. Reporting and selection bias in case-control studies of congenital malformations. *Epidemiology* 1992;3:356–363.

Sweeney BP. Watson and Crick 50 years on. From double helix to pharmacogenomics. *Anaesthesia* 2004;59:150–165.

Sytkowski PA, Kannel WB, D'Agostino RB. Changes in risk factors and the decline in mortality from cardiovascular disease: the Framingham Heart Study. *N Engl J Med* 1990;322:1635–1641.

Szklo M, Nieto FJ. *Epidemiology: beyond the basics.* Aspen Publishers: Gaithersburg, MD; 2000.

Szmuness W. Hepatitis B vaccine: demonstration of efficacy in a controlled clinical trial in a high-risk population in the United States. *N Engl J Med* 1980;303:833–841.

Swan SH, Elkin EP, Fenster L. The question of declining sperm density revisited: an analysis of 101 studies published 1934–1996. *Environ Health Perspect* 2000;108:961–966.

Tang MC, Weiss NS, Malone KE. Induced abortion in relation to breast cancer among parous women: A birth certificate registry study. *Epidemiology* 2000;11:177–180.

Tanur JM, ed. *Questions about questions: inquiries into the cognitive bases of surveys.* New York: Sage Foundation, 1992.

Tarone RE. On summary estimators of relative risk. *J Chronic Dis* 1981;34:463–468.

Tarone RE, Chu KC. Implications of birth cohort patterns in interpreting trends in breast cancer rates. *J Natl Cancer Inst* 1992;84:1402–1410.

Task force on genetic testing: Promoting safe and effective genetic testing in the United States. Final report 1997 http://www.genome.gov/10001733.

Tate RB, Manfreda J, Cuddy TE. The effect of age on risk factors for ischemic heart disease: The Manitoba Follow Up Study, 1948–1993. *Ann Epidemiol* 1998;8:415–421.

Taubes G. *Bad science: the short life and weird times of cold fusion.* New York: Random House, 1993.

Taubes G. Fields of fear. *The Atlantic* 1994;274:94–100.

Taubes G. Epidemiology faces its limits. *Science* 1995;269:164–169.

Taubes G. Do we really know what makes us healthy? *The New York Times Magazine*, Sept. 16, 2007, 52–59.

Taussig HB. A study of the German outbreak of phocomelia, the thalidomide syndrome. *JAMA* 1962;180:80:80–88.

Taylor DM, Wright SC, Moghaddam FM, Lalonde RN. The personal group discrimination discrepancy -perceiving my group, but not myself, to be a target for discrimination. *Pers Soc Psychol B* 1990;16:254–262.

Taylor E, Ilyia E. Is salivary testing useful in clinical gynecology? A review of the literature. *J Med Liban* 2002;50:57–59.

Tennenbein A. A double sampling scheme for estimating from binomial data with misclassification. *J Am Stat Assoc* 1970;65:1350–1361.

Terry MB, Neugut AL. Cigarette smoking and the colorectal adenoma-carcinoma sequence: a hypothesis to explain the paradox. *Am J Epidemiol* 1998;147:903–910.

Thacker SB, Berkelman RL. Public health surveillance in the United States. *Epidemiol Rev* 1988;10:164–190.

Thacker SB, Berkelman RL. History of public health surveillance. In: Halperin W, Baker EL, Monson RR, eds. *Public health surveillance.* New York: Van Nostrand Reinhold, 1992:1–15.

The Esprit Team. Estrogen therapy for the prevention of reinfarction in postmenopausal women: a randomized placebo controlled trial. *Lancet* 2002;360:2001–2008.

Thomas DB. Relationship of oral contraceptives to cervical carcinogenesis. *Obstet Gynecol* 1972;40:508–518.

Thomas DC. Are dose-response, synergy, and latency confounded? In: *Abstracts of the joint statistical meetings.* Alexandria, VA: American Statistical Association, 1981a.

Thomas DC. General relative risk models for survival time and matched case-control analysis. *Biometrics* 1981b;37:673–686.

Thomas DC. Statistical methods for analyzing effects of temporal patterns of exposure on cancer risks. *Scand J Work Environ Health* 1983;9:353–366.

Thomas DC. Models for exposure-time-response relationships with applications to cancer epidemiology. *Annu Rev Public Health* 1988;9:451–482.

Thomas DC. Re: "When will nondifferential misclassification of an exposure preserve the direction of a trend?" *Am J Epidemiol* 1995;142:782–783.

Thomas DC. *Statistical methods in genetic epidemiology.* Oxford University Press: New York, 2004a.

Thomas DC. Statistical issues in the design and analysis of gene-disease association studies. In: Khoury MJ, Little J, Burke W, eds. *Human genome epidemiology: a scientific foundation for using genetic information to improve health and prevent disease.* New York: Oxford University Press, 2004b:92–110.

Thomas DC, Greenland S. The relative efficiencies of matched and independent sample designs for case-control studies. *J Chronic Dis* 1983;36:685–697.

Thomas DC, Greenland S. The efficiency of matching case-control studies of risk factor interactions. *J Chronic Dis* 1985;38:569–574.

Thomas DC, Semiatycki J, Dewar R, Robins J, Goldberg M, Armstrong BG. The problem of multiple inference in studies designed to generate hypotheses. *Am J Epidemiol* 1985;122:1080–1095.

Thomas DC, Witte JS. Point: population stratification: a problem for case-control studies of candidate-gene associations? *Cancer Epidemiol Biomarkers Prev* 2002;11:505–512.

Thomas JC, Thomas KK. Things ain't what they ought to be: social forces underlying racial disparities in rates of sexually transmitted diseases in a rural North Carolina county. *Soc Sci Med* 1999;49:1075–1084.

Thompson JR. Re: "Multiple comparisons and related issues in the interpretation of epidemiologic data." *Am J Epidemiol* 1998a;147:801–806.

Thompson JR. A response to "Describing data requires no adjustment for multiple comparisons." *Am J Epidemiol* 1998b;147:815.

Thompson SG. Why sources of heterogeneity in meta-analysis should be investigated. *Br Med J* 1994;309:1351–1355.

Thompson SG, Pocock SL. Can meta-analyses be trusted? *Lancet* 1991;338:1127–1130.

Thompson WD. Statistical criteria in the interpretation of epidemiologic data. *Am J Public Health* 1987;77:191–194.

Thompson WD. Effect modification and the limits of biological inference from epidemiologic data. *J Clin Epidemiol* 1991;44:221–232.

Thompson WD, Kelsey JL, Walter SD. Cost and efficiency in the choice of matched and unmatched case-control studies. *Am J Epidemiol* 1982;116:840–851.

Thornton R. The Navajo-US population mortality crossover since the mid-20th century. *Popul Res Policy Rev* 2004;23:291–308.

Thurigen D, Spiegelman D, Blettner M, Heuer C, Brenner H. Measurement error correction using validation data: a review of methods and their applicability in case-control studies. *Stat Methods Med Res* 2000;9:447–474.

Tietze, C. Fertility after discontinuation of intrauterine and oral contraception. *Int J Fertil* 1968;13:385–389.

Tilling K, Sterne JA, Szklo M. Estimating the effect of cardiovascular risk factors on all-cause mortality and incidence of coronary heart disease using g-estimation: the ARIC study. *Am J Epidemiol* 2002;155:710–718.

Timmer A. Environmental influences on inflammatory bowel disease manifestations. Lessons from epidemiology. *Dig Dis* 2003;21:91–104.

Titterington DM. Common structure of smoothing techniques in statistics. *Int Stat Rev* 1985;53:141–170.
Titus-Ernstoff L, Egan KM, Newcomb PA, Ding J, Trentham-Dietz A, Greenberg ER, Baron JA, Trichopoulos D, Willett WC. Early life factors in relation to breast cancer risk in postmenopausal women. *Cancer Epidemiol Biomarkers Prev* 2002;11:207–210.
Tobi M, Luo FC, Ronai Z. Detection of K-ras mutation in colonic effluent samples from patients without evidence of colorectal carcinoma. *J Natl Cancer Inst* 1994;86:1007–1010.
Traverso G, Shuber A, Levin B, Johnson C, Olsson L, Schoetz DJ Jr, Hamilton SR, Boynton K, Kinzler KW, Vogelstein B. Detection of APC mutations in fecal DNA from patients with colorectal tumors. *New Eng J Med* 2002;346:311–320.
Treloar AE, Boynton RE, Behn BG, Brown BW. Variation of the human menstrual cycle through reproductive life. *Int J Fertil* 1967;12:77–126.
Trichopoulou A, Costacou T, Bamia C, Trichopoulos D. Adherence to a Mediterranean diet and survival in a Greek population. *N Engl J Med* 2003;348:2599–2608.
Trichopoulos D, Lipman RD. Mammary gland mass and breast cancer risk. *Epidemiology* 1992;3:523–526.
Truett J, Cornfield J, Kannel W. A multivariate analysis of the risk of coronary heart disease in Framingham. *J Chronic Dis* 1967;20:511–524.
Tsiatis AA. *Semiparametric theory and missing data*. New York: Springer, 2006.
Tugwood JD, Hollins LE, Cockerill MJ. Genomics and the search for novel biomarkers in toxicology. *Biomarkers* 2003;8:79–92.
Tukey JW. *EDA: exploratory data analysis*. Reading, MA: Addison-Wesley, 1977.
Turner RM, Omar RZ, Thompson SG. Bayesian methods of analysis for cluster randomized trials with binary outcome data. *Stat Med* 2001;20:453–472.
Tverdal A, Stensvold I, Solvoll K, Foss OP, Lund-Larsen P, Bjartveit K. Coffee consumption and death from coronary heart disease in middle-aged Norwegian men and women. *BrMed J* 1990;300:566–569.
Uemura K, Pisa Z. Trends in cardiovascular disease mortality in industrialized countries since 1950. *World Health Stat Q* 1988;41:155–178.
Umbach D, Wilcox A. A technique for measuring epidemiologically useful features of birthweight distributions. *Stat Med* 1996;15:1333–1348.
Umbach DM, Weinberg CR. The use of case-parent triads to study joint effects of genotype and exposure. *Am J Hum Genet* 2000;66:251–261.
United Church of Christ Commission for Racial Justice. *Toxic wastes and race in the United States: a national report on the racial and socio-economic characteristics of communities with hazardous waste sites*. 1987.
UKCCS (United Kingdom Childhood Cancer Study). Exposure to power-frequency magnetic fields and the risk of childhood cancer. *Lancet*, 1999;354:1925–1931.
United States Congress, Office of Technology Assessment. *Infertility: medical and social choices*. Washington, DC: U.S. Government Printing Office, 1988. OTA-BA-358.
United States Congress, Office of Technology Assessment. *The CDC's case definition of AIDS: implications of the proposed revisions-background paper*. Washington, DC: U.S. Government Printing Office, 1992. OTA-BP-H-89.
United States Department of Health, Education and Welfare. *Smoking and health: report of the Advisory Committee to the Surgeon General of the Public Health Service*. Washington, DC: Government Printing Office, 1964. PHS Publ No 1103.
United States Environmental Protection Agency. Guidelines for cancer risk assessment. *Fed Reg* 1986;51:33992.
United States Environmental Protection Agency. *Toxics in the community: national and local perspectives: the 1989 toxics release inventory national report*. Washington, DC: U.S. EPA, Office of Toxic Substances, Economics and Technology Division, 1991.
United States Environmental Protection Agency. *Environmental equity: reducing risk for all communities*. Washington, DC: U.S. EPA, 1992.
United States General Accounting Office. *Siting of hazardous waste landfills and their correlation with racial and economic status of surrounding communities*. Washington, DC: U.S. GAO, 1983.
University Group Diabetes Program. A study of the effects of hypoglycemic agents on vascular complications in patients with adult onset diabetes. *Diabetes* 1970;19(suppl 2):747–830.
Vach W, Blettner M. Biased estimation of the odds ratio in case-control studies due to the use of *ad hoc* methods of correcting for missing values of confounding variables. *Am J Epidemiol* 1991;134:895–907. Erratum: *Am J Epidemiol* 1994;140:79.
Valdiserri RO, Ogden LL, McCray E. Accomplishments in HIV prevention science: implications for stemming the epidemic. *Nature Medicine* 2003;9:881–886.
Valkonen T. Individual and structural effects in ecological research. In: Dogan M, Rokkan S, eds. *Social ecology*. Cambridge, MA: MIT Press, 1969:53–68.
Valleron AJ, Bouvet E, Garnerin P, M´enar`es J, Heard I, Letrait S, Lefaucheux J. A computer network for the surveillance of communicable diseases: the French experiment. *Am J Public Health* 1986;76:1289–1292.
Vandenbroucke JP, Koster T, Bri¨et E, Reitsma PH, Bertina RM, Rosendaal FR. Increased risk of venous thrombosis in oral-contraceptive users who

are carriers of factor V Leiden mutation. *Lancet* 1994;344:1453-1457.

Vandentorren S, Suzan F, Medina S, Pascal M, Maulpoix A, Cohen JC, Ledrans M. Mortality in 13 French cities during the August 2003 heat wave. *Am J Public Health* 2004;94:1518-1520.

Van der Laan M, Robins JM. *Unified methods for censored longitudinal data and causality*. New York: Springer, 2003.

van der Leun JC, de Gruijl FR. Climate change and skin cancer. *Photochem Photobiol Sci* 2002;1:324-326.

VanderWeele TJ, Hern´an MA. From counterfactuals to sufficient component causes and vice versa. *Eur J Epidemiol* 2006;21:855-858.

VanderWeele TJ, Robins JM. The identification of synergism in the sufficient-component cause framework. *Epidemiology* 2007a;18:329-339.

VanderWeele TJ, Robins JM. Directed acyclic graphs, sufficient causes and the properties of conditioning on a common effect. *Am J Epidemiol* 2007b;166:1096-1104.

VanderWeele TJ, Robins JM. Empirical and counterfactual conditions for sufficient-cause interactions. *Biometrika* 2008a;in press.

VanderWeele TJ, Robins JM. Signed directed acyclic graphs for causal inference. *J R Stat Soc Ser B* 2008b;in press.

van den Brandt PA, Spiegelman D, Yaun SS, Adami HO, Beeson L, Folsom AR, Fraser G, Goldbohm RA, Graham S, Kushi L, Marshall JR, Miller AB, Rohan T, Smith-Warner SA, Speizer FE, Willett WC, Wolk A, Hunter DJ. Pooled analysis of prospective cohort studies on height, weight, and breast cancer risk. *Am J Epidemiol* 2000;152:514-527.

van Ommen B, Stierum R. Nutrigenomics: exploiting systems biology in the nutrition and health arena. *Curr Opin Biotechnol* 2002;13:517-521.

Vaupel JW, Yashin AI. Heterogeneity ruses -some surprising effects of selection on population-dynamics. *Am Stat* 1985;39:176-185.

Vermeire S, Louis E, Rutgeerts P, De Vos M, Van Gossum A, Belaiche J, Pescatore P, Fiasse R, Pelckmans P, Vlietinck R, Merlin F, Zouali H, Thomas G, Colombel JF, Hugot JP; Belgian Group of Infliximab Expanded Access Program and Fondation Jean Dausset CEPH, Paris, France. NOD2/CARD15 does not influence response to infliximab in Crohn's disease. *Gastroenterology* 2002;123:106-111.

Viallefont V, Raftery AE, Richardson S. Variable selection and Bayesian model averaging in epidemiological case-control studies. *Stat Med* 2001;20:3215-3230.

Vineis P, Malats N, Lang M, d'Errico A, Caporaso N, Cuzick J, Boffetta P. Metabolic polymorphisms and susceptibility to cancer. IARC Scientific Publications, No. 148. International Agency for Research on Cancer. Lyon, France, 1999.

Vines SK, Farrington CP. Within-subject exposure dependency in case-crossover studies. *Stat Med* 2001;20:3039- 3049.

Virtamo J, Pietinen P, Huttunen JK, Korhonen P, Malila N, Virtanen MJ, Albanes D, Taylor PR, Albert P; ATBC Study Group. Incidence of cancer and mortality following alpha-tocopherol and beta-carotene supplementation: a postintervention follow-up. *JAMA* 2003;290:476-485.

von Ehrenstein OS, Mazumder DN, Yuan Y, Samanta S, Balmes J, Sil A, Ghosh N, Hira-Smith M, Haque R, Purushothamam R, Lahiri S, Das S, Smith AH. Decrements in lung function related to arsenic in drinking water in West Bengal, India. *Am J Epidemiol* 2005;162:533-541.

Von Korff M, Koepsell T, Curry S, Diehr P. Multi-level analysis in epidemiologic research on health behaviors and outcomes. *Am J Epidemiol* 1992;135:1077-1082.

vanNoord P. Banking of urine sediments as DNA source in epidemiologic studies. *Epidemiology* 2003;14:254.

Von Reyn CF, Levy BS, Arbeit RD, Friedland G, Crumpacker CS. Infective endocarditis: an analysis based on strict case definitions. *Ann Intern Med* 1981;94:505-518.

Vose D. *Risk analysis*. New York: John Wiley and Sons 2000.

Wacholder S. Practical considerations in choosing between the case-cohort and nested case-control design. *Epidemiology* 1991;2:155-158.

Wacholder S. The case-control study as data missing by design: estimating risk differences. *Epidemiology* 1996;7:144-150.

Wacholder S, Dosemeci M, Lubin JH. Blind assignment of exposure does not prevent differential misclassification. *Am J Epidemiol* 1991;134:433-437.

Wacholder S, McLaughlin JK, Silverman DT, Mandel JS. Selection of controls in case-control studies, I: principles. *Am J Epidemiol* 1992a;135:1019-1028.

Wacholder S, Silverman DT, McLaughlin JK, Mandel JS. Selection of controls in case-control studies, II: types of controls. *Am J Epidemiol* 1992b;135:1029-1041.

Wacholder S, Silverman DT, McLaughlin JK, Mandel JS. Selection of controls in case-control studies, III: design options. *Am J Epidemiol* 1992c;135:1042-1050.

Wacholder S, Armstrong B, Hartge P. Validation studies using an alloyed gold standard. *Am J Epidemiol* 1993;137:1251-1258.

Wacholder S, Hartge P, Struewing JP, Pee D, McAdams M, Brody L, Tucker M. The kin-cohort study for estimating penetrance. *Am J Epidemiol* 1998;148:623-630.

Wacholder S, Rothman N, Caporaso N. Counterpoint: bias from population stratification is not a major threat to the validity of conclusions from epidemiological studies of common polymorphisms and cancer. *Cancer Epidemiol Biomarkers Prev* 2002;11:513–520.

Wacholder S, Chanock S, Garcia-Closas M, El Ghormli L, Rothman N. Assessing the probability that a positive report is false: an approach for molecular epidemiology studies. *J Natl Cancer Inst* 2004;96:434–442.

Wahba G. *Spline models for observational data.* Boston: Cambridge University Press, 1990.

Wahba G, Gu C, Wang Y, Chappel R. Soft classification, a.k.a. risk estimation, via penalized log likelihood and smoothing spline analysis of variance. In: Wolper D, ed. *The mathematics of generalization.* Reading, MA: Addison-Wesley, 1995.

Waksberg J. Sampling methods for random digit dialing. *J Am Stat Assoc* 1978;73:40–46.

Wakefield AJ, Murch SH, Anthony A, Linnell J, Casson DM, Malik M, Berelowitz M, Dhillon AP, Thomson MA, Harvey P, Valentine A, Davies SE, Walker-Smith JA. Ileal-lymphoid-nodular hyperplasia, non-specific colitis, and pervasive developmental disorder in children. *Lancet* 1998;351:637–641.

Wakefield J. Ecological inference for 2 × 2 tables. *J R Stat Soc Ser A* 2004;167(Part 2):385–445.

Wakefield J, Salway R. A statistical framework for ecological and aggregate studies. *J R Stat Soc Ser A* 2001;164 (Part 1):119–137.

Wald NA. Smoking. In: Vessey MP, Gray M, eds. *Cancer risks and prevention.* New York: Oxford University Press, 1985. Chapter 3.

Wald N, Boreham J, Bailey A. Serum retinol and subsequent risk of cancer. *Br J Cancer* 1986;54:957–961.

Walker AM. Proportion of disease attributable to the combined effect of two factors. *Int J Epidemiol* 1981;10:81–85.

Walker AM. Anamorphic analysis: sampling and estimation for covariate effects when both exposure and disease are known. *Biometrics* 1982a;38:1025–1032.

Walker AM. Efficient assessment of confounder effects in matched cohort studies. *Appl Stat* 1982b;31:293–297.

Walker AM. Small sample properties of some estimators of a common hazard ratio. *Appl Stat* 1985;34:42–48.

Walker AM. Reporting the results of epidemiologic studies. *Am J Public Health* 1986;76:556–558.

Walker AM, Blettner M. Comparing imperfect measures of exposure. *Am J Epidemiol* 1985;121:783–790.

Walker AM, Rothman KJ. Models of varying parametric form in case-referent studies. *Am J Epidemiol* 1982;115:129–137.

Walker AM, Martin-Moreno JM, Artalejo FR. Odd man out: a graphical approach to meta-analysis. *Am J Public Health* 1988;78:961–966.

Walker LJ, Aldhous MC, Drummond HE, Smith BR, Nimmo ER, Arnott ID, Satsangi J. Anti-Saccharomyces cerevisiae antibodies (ASCA) in Crohn's disease are associated with disease severity but not NOD2/CARD15 mutations. *Clin Exp Immunol* 2004;135:490–496.

Wallenstein S, Bodian C. Inferences on odds ratios, relative risks, and risk differences based on standard regression programs. *Am J Epidemiol* 1987;126:346–355.

Waller L. Detecting disease clustering in time or space. In: Brookmeyer R, Stroup DF, Eds. *Monitoring the health of populations: statistical principles and methods for public health surveillance.* Oxford: Oxford University Press, 2004:167–201.

Weinstein RA. Planning for epidemics—the lessons of SARS. *N Eng J Med* 2004;350:2332–2334.

Walter SD. The estimation and interpretation of attributable risk in health research. *Biometrics* 1976;32:829–849.

Walter SD. Determination of significant relative risks and optimal sampling procedures in prospective and retrospective comparative studies of various sizes. *Am J Epidemiol* 1977;105:387–397.

Walter SD. The ecologic method in the study of environmental health, I: overview of the method. *Environ Health Perspect* 1991a;94:61–65.

Walter SD. The ecologic method in the study of environmental health, II: methodologic issues and feasibility. *Environ Health Perspect* 1991b;94:67–73.

Walter SD. The analysis of regional patterns in health data, I: distributional considerations. *Am J Epidemiol* 1992a;136:730–741.

Walter SD. The analysis of regional patterns in health data, II: the power to detect environmental effects. *Am J Epidemiol* 1992b;136:742–759.

Walter SD, Holford TR. Additive, multiplicative, and other models for disease risks. *Am J Epidemiol* 1978;108:341–346.

Wang J, Miettinen OS. Occupational mortality studies: principles of validity. *Scand J Work Environ Health* 1982;8:153–158.

Warburton D, Stein Z, Kline J. *In utero* selection against fetuses with trisomy. *Am J Hum Genet* 1983;35:1059–1064.

Ware JH, Mosteller F, Ingelfinger JA. P values. In: *Medical uses of statistics.* Waltham, MA: NEJM Books, 1986.

Warkany J. Terathanasia. *Teratology* 1978;17:187–192.

Wasserman L. *All of nonparametrics.* New York: Springer, 2006.

Wasserman GA, Liu X, Parvez F, Ahsan H, Factor-Litvak P, van Geen A, Slavkovich V, LoIacono NJ, Cheng Z, Hussain I, Momotaj H, Graziano JH. Water arsenic exposure and children's intellectual function in Araihazar, Bangladesh. *Environ Health Perspect* 2004;112:1329–1333.

Wasserman S, Faust K. *Social Network Analysis.* Cambridge: Cambridge University Press, 1994.

Wasserman SL, Berg JW, Finch JL, Kreiss K. Investigation of an occupational cancer cluster using a population-based tumor registry and the national death index. *J Occup Med* 1992;34:1008–1012.

Watier L, Richardson S, Hemon D. Accounting for pregnancy dependence in epidemiologic studies of reproductive outcomes. *Epidemiology* 1997;8:629–636.

Wattenberg LW, Loub WD. Inhibition of polycyclic aromatic hydrocarbon-induced neoplasia by naturally occurring indoles. *Cancer Res* 1978;38:1410–1413.

Waxweiler R, Stringer W, Wagoner JK, Jones J. Neoplastic risk among workers exposed to vinyl chloride. *AnnNY Acad Sci* 1976;271:40–48.

Webster PJ, Holland GJ, Curry JA, Chang H-R. Changes in tropical cyclone number, duration, and intensity in a warming environment. *Science* 2005;309:1844–1846.

Weed DL. On the logic of causal inference. *Am J Epidemiol* 1986;123:965–979.

Weed DL, Gorelic LS. The practice of causal inference in cancer epidemiology. *Cancer Epidemiol Biomarkers Prev* 1996;5:303–311.

Weed DL, Selmon M, Sinks T. Links between categories of interaction. *Am J Epidemiol* 1988;127:117–127.

Weinberg CR. Allowing for missing parents in genetic studies of case-parent triads. *Am J Hum Genet* 1999;64:1186–1193.

Weinberg CR. Studying parents and grandparents to assess genetic contributions to early-onset disease. *Am J Hum Genet* 2003;72:438–447.

Weinberg CR, Umbach DM. A hybrid design for studying genetic influences on risk of diseases with onset in early life. *Am J Hum Genet* 2005;77:627–636.

Weinberg CR. On pooling across strata when frequency matching has been followed in a cohort study. *Biometrics* 1985;41:103–116.

Weinberg CR. Applicability of the simple independent-action model to epidemiologic studies involving two factors and a dichotomous outcome. *Am J Epidemiol* 1986;123:162–173.

Weinberg CR. Infertility and the use of illicit drugs. *Epidemiology* 1990;1:189–192.

Weinberg CR. Toward a clearer definition of confounding. *Am J Epidemiol* 1993;137:1–8.

Weinberg CR. Methods for detection of parent-of-origin effects in genetic studies of case-parents triads. *Am J Hum Genet* 1999;65:229–235.

Weinberg CR, Gladen BC. The beta-geometric distribution applied to comparative fecundability studies. *Biometrics* 1986;42:547–560.

Weinberg CR, Sandler DR. Randomized recruitment in case-control studies. *Am J Epidemiol* 1991;134:421–432.

Weinberg CR, Baird DD, Wilcox AJ. Sources of bias in studies of time to pregnancy. *Stat Med* 1994;13:671–681.

Weinberg CR, Wacholder S. The design and analysis of case-control studies with biased sampling. *Biometrics* 1990;46:963–975.

Weinberg CR, Wacholder S. Prospective analysis of case-control data under general multiplicative-intercept risk models. *Biometrika* 1993;80:461–465.

Weinberg CR, Wilcox AJ. A model for estimating the potency and survival of human gametes *in vivo*. *Biometrics* 1995;51:405–412.

Weinberg CR, Hertz-Picciotto I, Baird DD, Wilcox AJ. Efficiency and bias in studies of early pregnancy loss. *Epidemiology* 1992;3:17–22.

Weinberg CR, Baird DD, Rowland A. Pitfalls inherent in retrospective time-to-event data: the example of time to pregnancy. *Stat Med* 1993;12:867–879.

Weinberg CR, Baird DD, Wilcox AJ. Bias in retrospective studies of spontaneous abortion based on the outcome of the most recent pregnancy. In: Campbell KL, Wood JW, eds. *Human reproductive ecology: interactions of environment, fertility, and behavior.* New York: The New York Academy of Sciences, 1994a:280–286.

Weinberg CR, Gladen BC, Wilcox AJ. Models relating the timing of intercourse to the probability of conception and the sex of the baby. *Biometrics* 1994b;50:358–367.

Weinberg CR, Baird DD, Wilcox AJ. Sources of bias in studies of time to pregnancy. *Stat Med* 1994c;13:671–681.

Weinberg CR, Umbach DM, Greenland S. When will nondifferential misclassification preserve the direction of a trend? *Am J Epidemiol* 1994d;140:565–571.

Weinberg CR, Wilcox AJ, Lie RT. A log-linear approach to case-parent-triad data: assessing effects of disease genes that act either directly or through maternal effects and that may be subject to parental imprinting. *Am J Hum Genet* 1998;62:969–978.

Weinstein RA. Planning for epidemics—the lessons of SARS. *N Eng J Med* 2004;350:2332–2334.

Weiss NS. Can the specificity of an association be rehabilitated as a basis for supporting a causal hypothesis? *Epidemiology* 2002;13:6–8.

Weiss NS. *Clinical epidemiology: the study of the outcome of illness*, 3rd ed. New York: Oxford University Press, 2006.

Weiss RE. The influence of variable selection. *J Am Stat Assoc* 1995;90:619–625.

Welsh SO, Marston RM. Review of trends in food use in the United States, 1909 to 1980. *J Am Diet Assoc* 1982;81:120–128.

Wen SW, Kramer MS. Uses of ecologic studies in the assessment of intended treatment effects. *J Clin Epidemiol* 1999;52:7–12.

Weninger BJ, Limpakarnjanarat K, Ungchusak K, Thanprasertsuk S, Choopanya K, Vanichseni S, Uneklabh T, Thongcharoen P, Wasi C. The epidemiology of HIV infection and AIDS in Thailand. *AIDS* 1991;5(suppl 2):S71–S85.

Werler M, Pober B, Nelson K, Holmes L. Reporting accuracy among mothers of malformed and nonmalformed infants. *Am J Epidemiol* 1989;129:415–421.

Wheatley K, Clayton D. Be skeptical about unexpected large apparent treatment effects: the case of an MRC AML12 randomization. *Control Clin Trials* 2003;24:66–70.

White H. Maximum likelihood estimation in misspecified models. *Econometrica* 1982a;50:1–9.

White H. *Estimation, inference, and specification analysis.* New York: Cambridge University Press, 1993.

White IR, Walker S, Babiker A. strbee: Randomization-based efficacy estimator. *The Stata Journal* 2002;2:140–150.

White JE. A two-stage design for the study of the relationship between a rare exposure and a rare disease. *Am J Epidemiol* 1982b;115:119–128.

White ME, McDonnell SM. Public health surveillance in low-and middle-income countries. In: Teutsch SM, Churchill RE, eds. *Principles and practice of public health surveillance*, 2nd ed. New York: Oxford University Press, 2000:287–315.

Whitehead A. *Meta-analysis of controlled clinical trials.* Oxford: John Wiley and Sons, 2002.

Wiehl DG, Reed R. Development of new or improved dietary methods for epidemiological investigation. *Am J Public Health* 1960;50:824–828.

Wilcox A. Birthweight and perinatal mortality: the effect of maternal smoking. *Am J Epidemiol* 1993;137:1098–1104.

Wilcox A, Russell I. Why small black infants have lower mortality than small white infants: the case for population-specific standards for birth weight. *J Pediatr* 1990;116:7–10.

Wilcox A, Skjaerven R. Birthweight and perinatal mortality: the effect of gestational age. *Am J Public Health* 1992;82:378–382.

Wilcox AJ. On the importance--and the unimportance—of birthweight. *Int J Epidemiol* 2001;30: 1233–1241.

Wilcox AJ, Baird DD, Weinberg CR. Time of implantation of the conceptus and loss of

Wilcox AJ, Weinberg CR. Analysis of gestational-age-specific mortality – on what biological foundations? *Am J Epidemiol* 2004;160:213–214.

Wilcox AJ, Weinberg CR, Lie RT. Distinguishing the effects of maternal and offspring genes through studies of "case-parent triads". *Am J Epidemiol* 1998;148:893–901.

Wilcox AJ, Russell IT. Birthweight and perinatal mortality: I. On the frequency distribution of birthweight. *Int J Epidemiol* 1983;12:314–318.

Wilcox AJ, Russell IT. Perinatal mortality: Standardizing for birthweight is biased. *Am J Epidemiol* 1983;118:857–864.

Wilcox AJ, Weinberg CR, O'Connor JF, Baird DD, Schlatterer JP, Canfield RE, Armstrong EG, Nisula BC. Incidence of early loss of pregnancy. *N Engl J Med* 1988;319:189–194.

Wilcox AJ, Gladen BC. Spontaneous abortion: the role of heterogeneous risk and selective fertility. *Early Hum Dev* 1982;7:165–178.

Wilhelmsen L. Role of the data and safety monitoring committee. *Stat Med* 2002;21:2823–2829.

Wilhelmsen L, Tibblin G, Elmfeldt D, Wedel H, Werk¨o L. Coffee consumption and coronary heart disease in middle-aged Swedish men. *Acta Med Scand* 1977;201:547–552.

Wilkinson RG. Class mortality differentials, income distribution, and trends in poverty 1921–1981. *J Soc Policy* 1989; 18:307–335.

Willett WC. Nutritional epidemiology: issues and challenges. *Int J Epidemiol* 1987;16:312–317.

Willett WC. *Nutritional epidemiology*, 2nd ed. New York: Oxford University Press, 1998.

Willett WC. Isocaloric diets are of primary interest in experimental and epidemiological studies. *Int J Epidemiol* 2002;31:694–695.

Willett WC. Invited Commentary: OPEN Questions. *Am J Epidemiol* 2003;158:22–24.

Willett WC, Stampfer MJ. Total energy intake: implications for epidemiologic analyses. *Am J Epidemiol* 1986;124:17–27.

Willett WC, Stampfer MJ, Underwood BA, Speizer FE, Rosner B, Hennekens CH. Validation of a dietary questionnaire with plasma carotenoid and a-tocopherol levels. *Am J Clin Nutr* 1983;38:631–639.

Willett WC, Sampson L, Stampfer MJ, Rosner B, Bain C, Witschi J, Hennekens CH, Speizer FE. Reproducibility and validity of a semiquantitative food frequency questionnaire. *Am J Epidemiol* 1985;122:51–65.

Willett WC, Reynolds RD, Cottrell-Hoehner S, Sampson L, Browne ML. Validation of a semi-quantitative food frequency questionnaire: comparison with a one-year diet record. *J Am Diet Assoc* 1987;87:43–47.

Willett WC, Hunter DJ, Stampfer MJ, Colditz G, Manson JE, Spiegelman D, Rosner B, Hennekens CH, Speizer FE. Dietary fat and fiber in relation to risk of breast cancer: an eight-year follow-up. *JAMA* 1992;268:2037–2044.

Willett WC, Stampfer MJ, Manson JE, Colditz GA, Rosner BA, Speizer FE, Hennekens CH. Coffee consumption and heart disease in women: a ten-year follow-up. *JAMA* 1996;275:458–462.

Willett WC, Stampfer M, Chu N, Spiegelman D, Holmes M, Rimm E. Assessment of questionnaire validity for measuring total fat intake using plasma lipid levels as criteria. *Am J Epidemiol* 2001;154:1107–1112.

Williams DR. Race and health: basic questions, emerging directions. *Ann Epidemiol* 1997;7:322–333.

Williamson, JM, Datta S, Satten GA. Marginal analysis of clustered data when cluster size is informative. *Biometrics* 2003;59:36–42.

Wingo PA, Ory HW, Layde PM, Lee NC. Cancer and steroid hormone study group. *Am J Epidemiol* 1988;128:206–217.

Winn DM, Blot WJ, Shy CM, Pickle LW, Toledo A, Fraumeni JF Jr. Snuff dipping and oral cancer among women in the southern United States. *N Engl J Med* 1981;304:745–749.

Witte JS, Greenland S. Simulation study of hierarchical regression. *Stat Med* 1996;15:1161–1170.

Witte JS, Greenland S, Haile RW, Bird CL. Hierarchical regression analysis applied to a study of multiple dietary exposures and breast cancer. *Epidemiology* 1994;5:612–621.

Witte JS, Longnecker MP, Bird CL, Frankl HD, Lee ER, Haile RW. Relation of vegetable, fruit, and grain consumption to colorectal adenomatous polyps. *Am J Epidemiol* 1996;144:1015–1025.

Witte JS, Greenland S, Kim LL, Arab LK. Multilevel modeling in epidemiology with GLIMMIX. *Epidemiology* 2000;11:684–688.

Witteman JCM, D Agostino RB, Stijnen T, Kannel WB, Cobb JC, de Ridder MAJ, Hofman A, Robins JM. G-estimation of causal effects: isolated systolic hypertension and cardiovascular death in the Framingham Study. *Am J Epidemiol* 1998;148:390-401.

Women's Health Initiative. Study findings: Women's Health Initiative Participant Website, http://www.whi.org/ findings/index.php (accessed July 14, 2004).

Wong GY, Mason WM. The hierarchical logistic regression model for multilevel analysis. *J Am Stat Assoc* 1985; 80:513–524.

Wong GY, Mason WM. Contextually specific effects and other generalizations for the hierarchical linear model for comparative analysis. *J Am Stat Assoc* 1991;86:487–503.

Woolf B. On estimating the relation between blood group and disease. *Ann Hum Genet* 1955;19:251–253.

World Cancer Research Fund, American Institute for Cancer Research. Food, Nutrition and the Prevention of Cancer: a Global Perspective. Washington, DC: American Institute for Cancer Research, 1997.

World Health Organization and UNAIDS. *Reconciling antenatal clinic-based surveillance and population-based survey estimates of HIV prevalence in Sub-Saharan Africa.* Issued August 2003. Accessed June 2004. Available at URL: http://www.unaids.org.

Wright AF, Carothers AD, Campbell H. Gene-environment interactions–the BioBank UK study. *Pharmacogenomics J* 2002;2:75–82.

Wright EO. *Class counts: comparative studies in class analysis.* New York: Cambridge University Press, 1996.

Writing group for the woman's health initiative investigators. Risks and benefits of estrogen plus progestin in healthy postmenopausal women. Principal results from the Women's Health Initiative randomized controlled trial. *JAMA* 2002;288:321–333.

Wulff HR. Confidence limits in evaluating controlled therapeutic trials. *Lancet* 1973;2:969–970.

Wynder EL, Graham EA. Tobacco smoking as a possible etiologic factor in bronchogenic carcinoma: a study of six hundred and eighty-four proved cases. *JAMA* 1950;143:329–336.

Yamazaki K, Takazoe M, Tanaka T, Kazumori T, Nakamura Y. Absence of mutation in the NOD2/CARD15 gene among 483 Japanese patients with Crohn's disease. *J Hum Genet* 2002;47:469–472.

Yanagawa T. Case-control studies: assessing the effect of a confounding factor. *Biometrika* 1984;71:191–194.

Yanagawa T, Fujii Y. Generalized Mantel-Haenszel procedures for 2 × J tables. *Environ Health Perspect* 1994;102 (suppl 8):57–60.

Yanagimoto T, Kashiwagi N. Empirical Bayes methods for smoothing data and for simultaneous estimation of many parameters. *Environ Health Perspect* 1990;87:109–114.

Yanez ND, Kronmal RA, Shemanski LR. The effects of measurement error in response variables and tests of association of explanatory variables in change models. *Stat Med* 1998;17:2597–2606.

Yano K, Rhoads GG, Kagan A. Coffee, alcohol and risk of coronary heart disease among Japanese men living in Hawaii. *N Engl J Med* 1977;297:405–409.

Yano K, Reed DM, MacLean CJ. Letter to editor. *N Engl J Med* 1987;316:946.

Yasnoff WA, O'Carroll PW, Koo D, Linkins RW, Kilbourne EM. Public health informatics: improving and transforming public health in the information age. *J Public Health Management Practice* 2000;6:67–75.

Yates F. Contingency tables involving small numbers and the chi-square test. *JR Stat Soc Suppl* 1934;1:217–235.

Yates F, Cochran WG. The analysis of groups of experiments. *Journal of Agricultural Science* 1938;28:556–580.

Ye J. On measuring and correcting the effects of data mining and model selection. *J Am Stat Assoc* 1998;93:120–131.

Yinger J. Measuring racial discrimination with fair housing audits: caught in the act. *Am Econ Rev* 1986;26:881–893.

Youkeles LH. Loss of power through ineffective pairing of observations in small two-treatment all-or-none experiments. *Biometrics* 1963;19:175–180.

Young GA. Bootstrap: more than just a stab in the dark? (with discussion). *Stat Sci* 1994;9:382–415.

Youroukos S, Lyberatos C, Philippidou A, Gardikas C, Tsomi A. Increased blood lead levels in mentally retarded children in Greece. *Arch Environ Health* 1978;33:297–300.

Yule GU. On some points related to vital statistics, more especially statistics of occupational mortality. *J R Stat Soc* 1934;97:1–84.

Yudkin J, Roddy J. Levels of dietary sucrose in patients with occlusive atherosclerotic disease. *Lancet* 1964;2:6–8.

Yusuf S, Simon R, Ellenberg S, eds. Proceedings of the workshop on methodologic issues in overviews of randomized clinical trials, May 1986. *Stat Med* 1987;6.

Zaffanella LE, Savitz DA, Greenland S, Ebi KL. The residential case-specular method to study wire codes, magnetic fields, and disease. *Epidemiology* 1998;9:16–20.

Zeger SL. Statistical reasoning in epidemiology. *Am J Epidemiol* 1991;134:1062–1066.

Zeger SL, Irizarry R, Peng RD. On time series analysis of public health and biomedical data. *Ann Rev Public Health* 2006;27:57–79.

Zeger SL, Liang KY. An overview of methods for the analysis of longitudinal data. *Stat Med* 1992;11:1825–1839.

Zhang H, Yu CY, Singer B, Xiong M. Recursive partitioning for tumor classification with gene expression microarray data. *Proc Natl Acad Sci USA* 2001;98:6730–6735.

Zhao LP, Kolonel L. Efficiency loss from categorizing quantitative exposures into qualitative exposures in case-control studies. *Am J Epidemiol* 1992;136:464–474.

Zhou H, Weinberg CR. Modeling conception as an aggregated Bernoulli outcome with latent variables, via the EM algorithm. *Biometrics* 1996;52:945–954.

Ziel HK, Finkle WD. Increased risk of endometrial carcinoma among users of conjugated estrogens. *N Engl J Med* 1975;293:1167–1170.

Ziliak ST, McCloskey DN. Size matters: the standard error of regressions in the *American Economic Review. Journal of Socio-Economics* 2004;33:527–546.

Zimmerman HJ, Lewis JH, Ishak KG, Maddrey WC. Ticrynafen-associated hepatic injury: Analysis of 340 cases. *Hepatology* 1984;4:315–323.

Zock PL, Katan MB, Merkus MP, van Dusseldorp M, Harryvan JL. Effect of a lipid-rich fraction from boiled coffee on serum cholesterol. *Lancet* 1990;335:1235–1237.

Zohoori N, Savitz DA. Econometric approaches to epidemiologic data: Relating endogeneity and unobserved heterogeneity to confounding. *Ann Epidemiol* 1997;7:251–257.

Zou G, Donner A. A simple alternative confidence interval for the difference between two proportions. *Control Clin Trials* 2004;25:3–12.

Índice

Nota: Números de páginas seguidos por *f* indicam figuras; números de páginas seguidos por *t* indicam tabelas.

Abordagem histórico-narrativa, 640-641
Aborto espontâneo, 727-728, 735-736
Ação conjunta, 100-102. *Ver também* Interação, conceitos de
Ação conjunta, causal, 99-100. *Ver também* Interação biológica; Sinergia
ACASI. *Ver Autoentrevista com áudio assistida por computador*
Aceitabilidade de sistemas de vigilância, 560-561
Acontecimentos dependentes, transmissão, 656-657
Acurácia. *Ver também* Viés; Erro de mensuração; Erro de classificação; Validade
   alisamento e, 370-371
   de aproximações estatísticas, 261-262, 267-272, 288-289, 291-298, 382-383, 392-393, 399-403
   de dados, 253-254
   de erro aleatório e, 180-181
   de estimação, 156-157, 253-254, 274-275, 370-371, 389-390, 491-492, 511-512
   de mensuração ou classificação, 173-177
   de modelos, 456-458, 491-492, 526-529
   de previsão, 456-458, 511-512
   de recordação, 167-168
   de teste diagnóstico, 752-757
   delineamento e, 202-218
   generalização e, 176-178
   pareamento e, 205-207, 217-218
Acurácia de especificação, 526-529
Acurácia de modelos, 456-458, 491-492, 526-529
Adesão em ensaios clínicos, 110-111, 240-244, 757-760
Aditividade da diferença de riscos, interações biológicas e, 96-99, 352-355, 476-477
Aditividade do log da razão de riscos, 91-93
Adverse Event Reporting System (AERS), 120-121
AERS. *Ver Adverse Event Reporting System*
Agentes infecciosos
   infecção persistente, 653-654

   ocorrência de exposição, fatores de influência, 648-651
Aglomeração geográfica, 542-544
Aglomeração no tempo, 709-712, 710-712*f*
Aglomerados – modelos específicos, 636-637
Aglomerados, análise de, 715-719
Agrupamento de dados, ajuste de modelo e, 495-496
AIC. *Ver* Critério de informação Akaike
Aids (Síndrome de imunodeficiência adquirida). *Ver também* HIV (Vírus da imunodeficiência humana)
   confidencialidade, 549-550
   critérios, 547-548
   ligações de registros, 555-556
   vigilância, 541-542
Ajuste. *Ver* Confundimento; Confundidores; Ajuste externo; Métodos de Mantel-Haenszel; Análise de regressão; Padronização; Análise estratificada
Ajuste de energia, 697-699
Ajuste de modelo, 456-458, 493-496
   exemplo de *background*, 457-458
Ajuste de nível de registro, em viés de análise, 437-438
Ajuste externo para confundimento, 408-413, 426-427, 772-776
Ajuste indireto. *Ver* Razão de morbidade padronizada
Ajustes negativos, tratamento de, em análise de viés, 437-438
Algoritmo de g-computação, 247-248. *Ver* G-estimação
Alimentos, mensuração de, 686-689
Alocação aleatória. *Ver* Randomização
Alocação de tratamento, ensaios clínicos e, 110-111
Alteração do clima global, climatologistas, 722-724, 724-725*f*
Ambiente, 700
   avaliação de exposição, 725
   causação e, 26-27
   medidas, estudos ecológicos, 600-601
   vigilância, 538-540

Ambiguidade temporal, estudos ecológicos, 616-617
Amostragem
  erro, 180-181, 406-407. *Ver também* Erro aleatório; Amostragem aleatória; Viés de seleção
  frações, estudos de caso-controle, 140-141, 150-153, 504-507
  taxas, estudos de caso-controle, 138-139, 504-505
  variação, 180-181
Amostragem aleatória, 20-22, 253-254, 261-267, 406-407. *Ver também* Erro amostral; Viés de seleção
  de casos, estudos de caso-controle, 140-141
  de controles, estudos de caso-controle, 139-140, 148-151
  para validação de dados, 423-424
Amostragem baseada em área, estudos de caso-controle, 581-582
Amostragem baseada em lista, 581-582
Amostragem de conjunto de risco, 151-153
Amostragem de densidade, 141-142. *Ver também* Amostragem de grupo de risco
Amostragem longitudinal, 141-142. *Ver também* Amostragem de densidade
Amostras ambientais, 592, 594
Análise. *Ver também entradas específicas, p.ex.*, análise de sensibilidade de mudança, ajuste de linha de base e, 245-247, 246-247f, 247-248f
  dados de vigilância, 556-560
  ecológica, 602-603
  literatura *a priori*, 388-389
  métodos, classificação de, 285-286
Análise baseada em família, fatores genéticos, 747-748
Análise bayesiana, 198-201, 273-275, 386-404, 455-457. *Ver também* bayesianismo; Regressão hierárquica; Análise semibayesiana; Probabilidade subjetiva
  análises de sensibilidade, 401-403
  críticas sumárias, 391-392
  em genética, 667-670
  intervalos, 198-201, 388-395
  inversa, 397-399
  métodos frequencistas vs., 199-201, 389-392, 455-457
  regressão, 387-388, 404, 455-456
  semi-Bayes vs., 396-397
  verossimilhanças, 273-275
  viés de análise, 442, 444-446
Análise bayesiana vs., 442, 444-446
  análise de viés probabilístico e, 427-428
  combinada, 441-442, 444
  histogramas de simulação, 430, 432f
  intervalos, 428-429
Análise Bayes-parcial. *Ver* Análise semibayesiana
Análise bruta, 284-306
Análise comparativa, análises de Monte-Carlo e, 441-442, 443t, 442, 444
Análise condicional, análise não condicional v., 323-325
Análise conjunta de níveis múltiplos de exposição, 381-382

Análise contextual, 619-620
Análise de associação pan-genômica (análise GWA), estudos de caso-controle, 660
Análise de Bayes inversa, 397-399
Análise de coorte de nascimento, mapeamento, 712-713
Análise de coorte idade-período, estudo de delineamento misto exploratório, 606-607
Análise de dados, 253-256. *Ver também tópicos específicos, p.ex.*, Categorização, Análise estratificada, Análise de regressão
Análise de dados epidemiológicos. *Ver* Dados; Análise de dados
Análise de dados espaciais, delineamento de tendência temporal vs., 713-715
Análise de desfechos dicotômicos, análise de desfechos múltiplos, 379-380
Análise de desfechos múltiplos, 377, 379-382, 379-380t, 383-385. *Ver também* Dados longitudinais; Eventos recorrentes
  análise simultânea de, 383-384, 383-384t
Análise de falha de tempo, 56-57
Análise de incerteza, 406-408. *Ver também* análise bayesiana; Análise de viés; Incerteza
Análise de influência, 262-263
  metanálise e, 789-790
  sensibilidade, 262-265
Análise de intenção de tratar, 242-243, 757-758
Análise de ligação, 661-662
Análise de nível individual, 600-601
Análise de regressão, 447-449, 490-534
Análise de segregação, genética, 661-662
Análise de sensibilidade, 247-248, 416-417, 571-572. *Ver também* Análise de viés
  análise bayesiana, 401-403, 442, 444-446
  análises de viés múltiplo e, 426-427
  confundidores não mensurados, 409-411
  metanálise, 773-776, 789-790
  prioris de base e, 445-446
  processo de ajuste externo e, 412-413, 412-413t
Análise de sensibilidade de modelo, 406-407, 502-504
Análise de sensibilidade de Monte-Carlo (ASMC), 427-442, 444
Análise de sensibilidade probabilística (ASP), 427-429. *Ver também* Análise de sensibilidade de Monte-Carlo; Análise bayesiana vs., 442, 444-446
Análise de séries temporais intracomunitárias, poluição do ar, 721-722
Análise de sobrevida, 56-57, 343-349, 344-345t. *Ver também* Modelo de tempo de falha acelerado; Modelo de Cox
  taxas de incidência específicas por subintervalo e, 60-62
  tempo médio de incidência v., 60-62
Análise de sujeitos completos, 260-261
Análise de tábua de vida, 73-74, 343-344. *Ver também* Teste log-*rank*; estimador de produto-limite
Análise de tecido, mensurações bioquímicas, 695-696

Análise de viés probabilístico múltiplo, análises de Monte-Carlo e, 441-442, 443t, 442, 444
Análise defasada, 356-357
Análise delta-beta, 501-502
Análise ecológica. *Ver* Estudos ecológicos
Análise ecológica de grupos múltiplos, confundidores, 607-609
Análise estatística convencional, 253-254
  ensaios controlados randomizados, 758-760
  erro randomizado e, 427-428
  falhas da, 403-404
Análise estratificada, 307-357
  problemas com, 214-215
Análise GWA. *Ver* Análise de associação pan-genômica
Análise ingênua de efeito direto, 239-240
Análise não condicional, análise condicional v., 322-325
Análise parcialmente ecológica, 600-601, 600-601f
Análise por protocolo, ensaios controlados randomizados, 758-760
Análise semibayesiana, 396-397, 405-406, 442, 444-446, 512-513, 515-516. *Ver também* Análise bayesiana; Regressão hierárquica; Estimação de contração
  vieses e, 442, 444-446
Análise simultânea, 381-385. *Ver também* Comparações múltiplas
  comparação isolada v., 280-385
  de categorias de exposição, 381-383
  de desfechos múltiplos, 383-385
  de tendências, 384-385
Análise de tabelas cruzadas. *Ver* Análise estratificada
Análise univariada. *Ver* Estatísticas descritivas
Análises de níveis múltiplos, 601-602
  e delineamentos, estudos ecológicos, 618-621
Análises de séries temporais, 606-607, 714-716
Análises de viés múltiplo, 426-428, 441-442, 444
Análises gráficas. *Ver também* Diagramas causais; Suavizadores e suavização
  dados de vigilância, 558-561
  de confundimento, 229-232
  de tendências, 363-371
  de viés de seleção, 229-232
  metanálise e, 781-785
Analogia, inferência causal e, 44-45
Anomalias, 33-34
Antagonismo, 94-102. *Ver também* Interação biológica
Antibiótico, em animais, vigilância, 62-63
Antropometria, medidas de composição corporal, 695-697
Apresentação tabular, dados de vigilância, 558-561
Aproximações estatísticas, acurácia de, 261-262, 267-272, 288-289, 291-298, 382-383, 392-393, 399-403
Aquecimento global, 722-724, 724-725f
Argumento combinatório, 263-265
ASP. *Ver* Análise de sensibilidade probabilística
Associação, 73-74, 220-222. *Ver também* Medidas de associação; Regressão
  causação vs., 76-78, 76-77t, 221-222, 449-456
  confundimento e, 72-78, 229-232

  em diagramas causais e, 223-227
  estruturas causais e, 222-223
  padronizada, 85-86
  sem viés, 227-228
  validade da, 156-158
  viesada, 227-228
Associação condicional, 220-221, 310-311. *Ver também* Associação; Probabilidade condicional
Associação contextual, 601-602
Associação exposição doença, 72-74, 333-334, 381-382
  estudos de corte transversal e, 118-119
  valor *P*, 399-400
Associação instrumento-desfecho, 242-243
Associações confundidor-doença, 412-413
Associações doença-confundidor, 412-413
Associações falso-positivas, associação gene-doença, 669-670
Associações gene-doença, delineamentos de estudo epidemiológico, 661-662
Associações não causais, 39-40
Atestados de óbito, vigilância, 554-556
Ausência de efeito, evidência de, 191-195
Autismo, vacinas e, dados secundários, 567-570
Autoentrevista com áudio assistida por computador (ACASI), 586-587
Autorregressão, análises de séries temporais, 714-716
Avaliação de exposição, 700-708. *Ver também* Coleta de dados; Exposição; Mensuração
  Ferramentas "ômicas", 671-673
Avaliações de probabilidade racionalmente coerentes, 199-200. *Ver também* Bayesianismo
Avaliando o risco, infecção, 648-655
Averiguação histórica, 117-118
Averiguação prospectiva, 117-118
Averiguação retrospectiva, 117-118, 137-138. *Ver* Viés de recordação

Bacon, Francis, filosofia de, 30-31
Baker, George, 725
Bases de dados, populações de estudos, 564-566, 578-579
Bayesianismo, 34-38, 198-201, 387-392. *Ver também* Análise bayesiana, Probabilidade subjetiva objetiva, 403-404
Bayesianismo subjetivo, 198-200, 386-392. *Ver também* Bayesianismo; Probabilidade subjetiva
  frequentismo vs., 199-201, 387-392
Behavioral Risk Factor Surveillance System, 554-555
BIC. *Ver* Critério de informação bayesiana
Biomarcador epidemiologia, 661-665, 661-662t, 725
Biomarcadores
  avaliação de, 661-665, 661-663t
  avaliação de exposição, 703-705
  validação, 661-663
Bloqueio pareado, 208-209
Bootstrapping, 433, 500-501, 501-502-502-504, 516-517, 519-520. *Ver também* Reamostragem

Bootstrapping não paramétrico, verificação de modelo e, 502-504
Busca de modelo em expansão, 491-492, 513-514
Busca de modelo passo a passo, 491-493
Busca modelo de contração, 492-494, 513-514

Cadeia de Markov de Monte-Carlo (MCMC), 402-403
Caminho causal, 222-223
Caminho de viés, 227-228
Caminho direcionado, 222-223
Caminhos pela porta dos fundos, 229-230
Câncer
    causas, 25-26-26-27
    estudos de migrantes, exposições nutricionais, 680-681-681-682
    rastreamento, ferramentas "ômicas", 674-676
Câncer colorretal, ferramentas "ômicas", 673-676
Câncer de próstata, vigilância, 542-544, 543-544*f*
Câncer de pulmão, 30-31, 126-127, 312-313, 707-708, 710-712*f*, 713-714
Câncer do endométrio e estrógenos, 12
    viés berksoniano, e, 164-167
CAPI, *Ver* Entrevista pessoal assistida por computador; Entrevista telefônica assistida por computador
Capital social, 632-634
Captura de dados, 584-597
Carcinogênese, causa, 27-28
Carga de casos excessiva, 80-81, 102-103
Cáries dentárias, ensaios de intervenção comunitária, 11-12, 112-113
Categoria
    códigos, em modelos de tendência, 480-481
    escalas horizontais e 368-369, 369-370*f*
    escolha de, 257-260
    escores
        escalas horizontais e, 368-370, 369-370*f*
        regressão com
    informação externa e, 359-360
    limites, variável, 257-260
    medianas, escalas horizontais e, 368-369
    médias, escalas horizontais e, 368-369
    pontos médios, 481-482
    tabela de contingência, 257-258
    variáveis de indicador, 477-478
Categoria de exposição
    definição de, 126-127
    plotando tendência, 363-364
Categoria-índice, medidas contrafatuais e, 71-72
Categorias de confundidores, 258-260, 360-361. *Ver também* Confundidores mensurados
    Seleção, 312-314
Categorias de extremidade aberta, estratificação de confundidores, 258-260, 359-361, 481-482
Categorização de variáveis, 358-361. *Ver também* Categoria

Causa, 16-17, 19-22. *Ver também* Efeitos causais; Causação; Efeito; Interação biológica
    componente, 16-17
    interação entre, 24-25
    suficiente, 16-17
Causa componente complementar, 17-18
Causa necessária, 17-20
Causa suficiente, 24-25
    doença e, 16-17, 16-17*f*
    mecanismos, proporção de doença e, 24-27
Causação, 15-31, 76-78, 221-222, 451-456. *Ver também* Efeitos causais; Inferência causal; Efeitos; Desfechos potenciais; Modelo causa-suficiente
    associação vs., 76-78, 221-222, 449-453, 623-625
    em epidemiologia social, 623-625
    regressão vs., 449-453
Causalidade multifatorial e etiologia, 15-16, 25-26
Causalidade reversa, 41-42, 44-45, 728-729
Causas competitivas, 379-380
Causas componentes, 16-17, 19-20, 27-28
    definindo, 17-18
CDC (Centers for Disease Control and Prevention)
    comunicação de doença de notificação compulsória, 552-553
    confidencialidade, sistemas de vigilância, 548-550
    modelo de formulário de consentimento, *online*, 663-665
    taxas de eventos, 558-559*f*
"Cego", ensaios clínicos e, 110-111-111-112
Censura, 48-50, 60-62, 342-347. *Ver também* Riscos competitivos; Perda de seguimento; Análise de sobrevida
    estimação de risco, 342-347
    g-estimação e, 533-534
Censura independente, 48-50, 60-62, 342-344
Centers for Disease Control and Prevention, *Ver* CDC
Centralização, segregação. 630-631
Centralização de variáveis, 459-460
Certezas, 198-199, 397-398*t*, 403-404. *Ver também* Análise bayesiana; Bayesianismo; Incerteza
CES-D. Ver Escala do Centers for Epidemiologic Studies Depression
Chances de incidência, 56-57
    estudos de caso-controle, 138-139
    medidas baseadas em risco, 74-75
    modelos, 462-464
Chlamydia trachomatis, períodos de incubação, ocorrência de infecção, 652-653
Ciclo menstrual, 729-730
Classe social, 627-628, 640-641
    comparações intercomunitárias, 715-718
Climatologistas, alteração do clima global
Codificação, 595-596
    esquemas, escolha, 479-480
    incremental, em modelos de tendência, 480-481

Codificação de categoria disjunta, 477-478
  em modelos de tendência, 480-481
Codificação de indicador aninhado, 477-478
Códigos CID, cocaína, vigilância
Coeficiente binomial, 265-266
Coeficiente combinatório, 265-266
Coeficiente Gini, 630-632
Coeficiente(s). *Ver também* Ajuste de modelo de regressão, externo, 773-774
  ajuste, externo, 773-774
  medidas padronizadas, v., 519-522
Coeficientes de correlação, 88, 496-499
  metanálise e, 796-797
Coeficientes padronizados. 796-797. *Ver também* Desvio-padrão, falhas na reescalação por
Coerência, inferência causal e, 43-44
Coerência de avaliações de probabilidade, 199-200. *Ver também* Bayesianismo
Colapsibilidade, 310-313. *Ver também* Não colapsibilidade
Cólera, estudo de Snow de, 115-116, 712-713, 720-721
Coleta de dados, 584-598
  erros em, 254-257
  investigação epidemiológica
  métodos de, estudos epidemiológicos, 577
Coleta de sangue, protocolo, 592, 594, 593f
Colinearidade, estudos ecológicos, 616-619
Colisor, 223-224
  d-separação não condicional, 224-226
Combinação de modelos, estimação duplamente robusta, 528-530
Comitês nacionais de testes genéticos, terminologia por, 661-663, 661-663t
Comparação pareada, 335-343
Comparações intercomunitárias, classe social, 715-718
Comparações múltiplas, 277-282, 379-385
  comparações isoladas vs., 384-385
  em análises de tendência, 361-363, 384-385
  regressão hierárquica e, 281-282
Compatibilidade, em grafos causais, 225-228
Compatibilidade perfeita, em grafos causais, 227-228
Complacência, em ensaios clínicos, 110-111, 240-244, 757-760
Comportamento relacionado com a saúde, 547-548
Concentração, segregação, 630-631
Concepção, 726-727
Condições de aditividade
  distribuições de resposta-tipo vs., 95-99
  e interação biológica, 95-97, 352-355
  implicações em saúde pública, 102-103
Conectores em gráficos, 223-224
Conexão de registros, 569-570
  em vigilância, 555-557
Confidencialidade, sistemas de vigilância, 549-550, 558-560

Confundidores, 74-77, 157-158, 230-234. *Ver também* Confundimento, Controle de confundimento
  como fatores de risco extrínsecos, 159-160
  comparações intercomunitárias, 715-718
  confundidores substitutos, 158-160
  em análise ecológica, 607-609, 611-612, 614, 616-617
  em escores de propensão, 525-526
  em modelos de tendência, 480-481
  erro de classificação de, 421-423
  escores, 523-524
  identificação, 231-234
  não mensurados, 408-413
  propriedades de, 168-169
  selecionando para controle, 310-313
  variáveis de estudo, metanálises, 767-768
Confundidores não controlados, análise de, 408-413, 428-436
Confundidores substitutos, 158-159
Confundimento, 41-42, 73-78, 157-163, 166-167, 230-234, 666-667. *Ver também* Confundidores, Controle de confundimento
  ajuste para, 240-244, 315-330, 395-396, 408-413, 428-435, 518-523
  análises de séries temporais, 714-716
  associação e, 72-78
  avaliação de, 309-314
  caminho, 230-231
    diagramas causais, 230-231f
  colapsibilidade e, 310-313
  como mistura de efeitos, 157-158
  diagramas causais e, 222-223f, 751
  ensaios controlados aleatórios, 757-758
  estimativas externas de, uso de ajustes, metanálise, 772-776
  fator, critérios para, 160-163
  heterogeneidade, 308-309
  limites para, 412-413, 775-776
  não colapsibilidade vs., 79-80
  opções de delineamento para controle, 202-204
  pareamento e, 205-212
  por grupo, viés ecológico, 609-610
  por indicação, 761-762
  razão associativa, 77-78
  regras convencionais, não confiabilidade de, 231-234
  relações causais populacionais e, análises de viés múltiplo e, 426-427
  suscetibilidade genética, 666-667
  tabela de contingência, 257-258
  variável, erro de classificação de, 174-176
  viés de seleção vs., 165-167, 229-232
Confundimento residual, 87-88, 236-238, 237-238f, 308-309
  quantificação de viés e, 236-238
Conjectura e modelo de refutação
  ciência e, 32-33
  hipótese e, 32-34

Conjuntos condicionantes suficientes, 229-230
Conjuntos de condicionamento, efeitos causais e, 229-230
Conjuntos de condicionamento minimamente suficientes, 229-230
Consenso, naturalismo e, 33-35
Consentimento informado, 110-111
Considerações de Hill para inferência causal, 39-45
Consistência, inferência causal, 40-41
Constante ao longo dos estratos, 78-79. *Ver também* Homogeneidade; Suposições de homogeneidade
Contagem de pessoas dados de coorte, 285-286
Contagem de votos, em metanálise, 795-797
Conteúdo de nutrientes, medida de, estudos epidemiológicos, 686-689
Contrapareamento, 212-213
Contraste de interação (IC), 93-99, 352-355
Controle de confundimento, 74-77. *Ver também* Confundimento, ajuste; Ajuste externo; Mantel-Haenszel; Padronização
   métodos de escores, 523-530
   opções de delineamento para, 202-207
   pareamento e, 205-211
Controles amigos, 145-147, 581-582
Controles baseados em clínica, 144-146
Controles da vizinhança, 142-144, 147-148
Controles mortos, 146-147
Conversão de recusa, 584-586
Coorte de nascimento, 52-54
Coorte de nascimento definições, 734-735
Coorte fechada, 124-125
Coortes, 52-54, 123-127
   definição para estudo, 123-132
   formação de, 580-582
   populações vs., 52-54
   tipos de resposta e, 95-96
Coortes de exposição especial, 133-135
Coortes fixas, 52-54, 124-125
Coortes históricas, 133-134
Correções de continuidade, 275-277
Correlação múltipla, 496-499
Correlações genótipo-fenótipo, 671-672
Corynebacterium diphtheriae, infecciosidade e, 652-653
Covariáveis de variação temporal, 465-468, 530-531. *Ver também* Dados longitudinais
Covariáveis tempo-dependentes, 465-468, 530-531
Covariável, 449-450. *Ver também* Confundidor; Preditora
   categórica, 477-482
   dependente de tempo, 465-468, 530-531
Critério de informação Akaike (AIC), 499-500
Critério de informação bayesiana (BIC), 499-500
Critério de informação de Schwarz. *Ver* critério de informação bayesiana
Critérios causais, 39-45
Critérios de elegibilidade, metanálise, 764-765

Critérios de estimativa de mudança. *Ver também* Colapsibilidade seleção de confundidores para controle, 310-313, 491-492
Critérios quantitativos, variáveis e, 310-311
Curva de Lorenz, 631-632, 632-633f, 633-634
Curva de regressão ponderada corrente, 377, 379. *Ver também* Regressão não paramétrica; Suavizadores e Suavização
Curva exponencial, modelo de risco exponencial, 474-475
Curva logarítmica, 467-468
Curvas epidêmicas, 54-56
Curvas suavizadas, 376-377, 379, 481-484
Custo eficiência
   estudos de caso-controle e, 133-134
   estudos ecológicos, 601-602
   pareamento excessivo e, 217-218
   populações completas, 564-566
Custos, estudos de coorte e, 132-133

Dados. *Ver também* Bases de dados computadorizados; Coleta de dados; Avaliação de exposição; Dados esparsos
   agregação, 596-597, 763
   descrição e sumarização de, 256-261
   discussão de, 400-401
   edição, 253-256
   esparsos, métodos para, 322-330, 332-341, 348-351, 370-374, 447-448, 452-453, 498-499, 507-511, 523-530
   esparsos, viés de, 312-313, 452-453, 494-495, 507-508
   falta de, estudos ecológicos, 616-617
   interpretação, 254-255
   modelo ajustado vs., 495-496
   qualidade
      dados secundários, 570-572
      populações completas, 565-566
      sistemas de vigilância, 560-561
   sumarização, 254-255
   tabulação, 256-257
Dados *a priori*, 396-403
   como artifício diagnóstico, 397-403
   e análise de Bayes inversa, 397-399
   interpretação frequencista, 396-398
   métodos, extensões, 399-400
Dados *a priori*, 396-403. *Ver também* Prioris de dados; Prioris
Dados de caso-controle, 297-300, 319-320
Dados de contagem
   ajuste de modelo, 495-496
   classificação de sujeitos, 258-261
   estatísticas para pequenas amostras, 302-306
   estimação de Mantel-Haenszel, 325-328
   incidência e proporções de sobrevida, 55-57
   métodos para grande amostra
   padronização de, 315-321

Dados de contagem estratificados, exposição politômica, 360-361, 361-362*t*
Dados de contagem estratificados puros, valores *P*, 329-330
Dados de contagem pessoas estratificados. *Ver* Dados de contagem estratificados, exposição politômica
Dados de contagem puros. *Ver* Dados de contagem
Dados de validação, 423-424
  dados secundários, 570-571
  métodos de avaliação dietética, 691-693, 695
Dados de vigilância
  análise e interpretação, 556-560
  apresentação de, 558-561
  avaliando a completeza, 558-560
  educação e política, 546-547
Dados de vigilância de casos, estimação de, 338-339
Dados esparsos. *Ver também* Métodos para pequena amostra
  métodos para, 322-330, 332-341, 348-351, 370-374, 447-448, 452-453, 498-499, 507-511, 523-530
  viés de, 312-313, 452-453, 494-495, 507-508
Dados faltantes, 255-256, 260-261
  métodos, 260-261
  viés, 237-239, 238-239*f*, 406-407
Dados longitudinais, 62-63
  Modelagem, 529-534
Dados pareados. *Ver também* Par comparado; Pareamento
  análise de, 335-341
  modelagem, 509-511
Dados pessoa-tempo estratificados, exposição politômica, 360-361, 360-361*t*
Dados primários, dados secundários v., 563
Dados secundários, 563-576
  acesso, ética de, 573-576
  análise, populações completas, 564-566
  uso de, exemplos, 566-567
  validade e, 565-566
Dados tabulares, estatística simultânea para, 381-382
DAG. *Ver* gráfico acíclico direto
Data and Safety Monitoring Board (DSMB), 112
Declaração de Helsinque, 109-110
Declínio exponencial, 51-52
Decomposição de efeito, direto-indireto, 238-241, 637-639
Decomposição de efeitos, 238-241, 637-639
Defasagem da exposição, 356-357
Defeitos congênitos, 745-746-746-747
Definição de caso, sistemas de vigilância, 546-547-548-549
Deleção retrógrada. Eliminação retrógrada, 311-312, 513-514 *Ver também* Pesquisa de modelo em contração
Delineamento híbrido (níveis múltiplos), e análises ecológicas, 620-621
Delineamento misto etiológico, 606-607
Delineamentos de grupos múltiplos, estudos ecológicos, 602-603

Delineamentos de tendência temporal
  análise de dados espaciais v., 713-715
  estudos ecológicos, 603-607
Delineamentos exploratórios, 602-604
Delineamentos pareados, 205-218. *Ver também* Pareamento
Denominadores. *Ver* Dados de contagem; Proporção de incidência; Taxa de Incidência; Pessoa-tempo
  afetados por exposição, 86-87, 350-352
  epidemiologia reprodutiva, 727-728
  estudos de caso-controle e, 138-139
Densidade de incidência. *Ver* taxa de incidência
Dependência de escala
  de coeficientes de regressão, 459-461
  de modificação de medida de efeito, 90-93
Dependência não confundida, em diagramas causais, 230-231
DES. *Ver* Dietilestilbestrol
Descoberta de genes, estudo de doença intestinal inflamatória, 674-677
Desemprego, 627-628
Desfecho independente, 284-285
Desfecho multidimensional, 72-73
Desfecho multivariado, com riscos competitivos, 72-73
Desfechos. *Ver também* Efeitos causais; Efeitos; Variáveis de desfecho
  modelo de causa suficiente-componente e, 19-20
  tempo de, categoria de exposição e, 131-133
Desfechos binários agrupados, perda reconhecida, 738
Desfechos contrafatuais, 70-72, 157-158. *Ver também* Desfechos potenciais
  em confundimento, 73-75
Desfechos de doença, 751
Desfechos potenciais, 70-71, 451-453. *Ver também* Desfechos contrafatuais
  causação, 30-31
  em padronização, 453-456
  em regressão, 451-456
  modelo, 76-78, 76-77*t*
  modelos causais e, 77-78
  modelos de causa suficiente v., 100-102, 100-101*f*
  variáveis de exposição binária e, 93-95, 94-95*t*
Desigualdade, 631-633
Desmatamento, padrões de tempo e, 724-725
Desvio-padrão (DP). *Ver também* Variância
  falhas em estimativas convencionais, 284-285, 406-408
  falhas em reescalação por, 461, 796-797
Desvio-padrão *a priori*, regressão hierárquica, 511-513
Desvios-padrão de segundo estágio, regressão hierárquica, 511-512
Diabete, tendências globais, 544-547
Diagnóstico comunitário, vigilância, 540-541
Diagnóstico de modelo, verificação de modelo e, 495-496, 500-502
Diagrama em "M", 224-226*f*

Diagramas causais, 219-249
 aplicações, 231-232
 caminho de confundimento, 230-231*f*
 confundimento de resíduo e, 236-237
 efeito direto não confundido, 239-240, 239-240*f*
 preliminares para, 219-223
 sem confundimento, 222-223*f*
 variáveis instrumentais, 240-241, 240-241*f*
 viés e, 227-249
"Diário" de dados de ciclo menstrual, 730
Dieta. *Ver também* Avaliação da ingestão de alimentos; Epidemiologia nutricional
 indicadores bioquímicos, 693, 695-696
 mensuração de padrão, 686-689
 registros, 689-690
Dietilestilbestrol, 28
Diferença da taxa de incidência. *Ver* Taxa de incidência
Diferença de riscos, 68-70, 309-311
 dados brutos, 293-298
 Mantel-Haenszel, 325-328
 padronizada, 86-87, 316-318
Diferença de riscos causal, 68-70
Diferença de taxa, 68-70, 328-329
 dados brutos, 288-292
 Mantel-Haenszel, 324-326
 padronizada, 85-88, 316-318
Diferença de taxa causal, 68-70
Diferença relativa, 70-71, 83
Diferença relativa de Shep, 83
Direitos de privacidade, vigilância, 540-541
Discagem aleatória de dígitos, 144, 582
Discriminação, social, 627-630
Distribuição binomial (modelo), 267-268, 291-293, 493-494
Distribuição de Bernoulli, ajuste de modelo e, 493-494
Distribuição de controles "ótima", estudos de caso-controle, 211-213
Distribuição de Poisson (modelo), 286-289
 aglomerados, 716-718
Distribuição hipergeométrica, 304-305, 322-323, 494-495
Distribuição hipergeométrica nula, 304-306
Distribuição logit-logística, 435-436
Distribuição logit-normal, 435-436
Distribuição-padrão, 65-66, 86-88, 315-317, 452-456.
 Ver também Padronização.
Distribuição trapezoidal, 435-436
Distribuições. *Ver também* Distribuições de probabilidade e densidades
 de doenças e eventos de saúde, 46-49, 56-57, 62-63, 84-86
 padrão, 65-66, 86-88, 315-317
Distribuições logísticas, 434-435
Distribuições *a priori* uniformes, 428-429, 433
Distribuições residuais, ajuste de modelo e, 493-495
Doença, história natural da, estudos de, 752-753

Doença. *Ver também* CDC; Associações confundidor-doença; Epidemiologia genética; Doença infecciosa; Mapeamento; Doenças múltiplas; Doença de notificação compulsória; Saúde pública; *doenças específicas, p.ex.,* Doença de Crohn
 autorrelatada, 553-554
 causas suficientes de, 16-17, 16-17*f*, 80-81, 80-81*f*
 confundidor potencial v., 159-160
 crônica, sistemas de vigilância, 547-548
 efeitos de, 67
 ensaios de campo e, 112-113
 erro de classificação, 420-422
 erro de classificação não diferencial, 172-174
 estudos de coorte e, 136-138
 exposição sobre, 383-384
 fator de confundimento e, 160-161
 frequência de, 47-48
 infecção vs., agentes infecciosos e, 644-645
 intensidade, 48-49
 mecanismos causais e, 99-100
 medidas de frequência, 60-62, 646-649
 monitoração, 571-574, 573-574*f*
 ocorrência, 56-57
 período de indução, 26-27
 presença, regressão binária, 450-451
 prevalência, estudos transversais, 118-119
 proporção, mecanismos de causa suficiente, 24-27
 rara, mapeamento, 713-714
 registros, 565-567
 seleção de controles e, 145-146
 taxas, estimativas de população vs., 544-545
 vigilância e, 537
Doença autorrelatada, vigilância, 553-554
Doença clínica, infecção subclínica v., 644-645, 751-762
Doença complexa, epidemiologia e, exemplos, 677-678
Doença comunicável
 notificando, 552-553
 vigilância e, 538-540
Doença de Crohn, 676-678
Doença de Lyme, técnica de cultura e, 646-647
Doença de reativação, latência e, 653-654
Doença do óleo, 705-707
Doença infecciosa
 eixo de progressão, 642, 643*f*
 emergente, investigações de surto, 646-647
 epidemiologia, 642-659
 modelos de transmissão, 657-659
 processo, estados de, 644-645
 saúde pública, 722-724
 vigilância e, 538-540
Doença intestinal inflamatória, suscetibilidade genética, 674-677
Doenças múltiplas, análise de. *Ver* Análise de desfechos múltiplos
Dose-resposta. *Ver também* Tendência
 análise, 370-375
 critério causal, 41-42

em metanálise, 788-789
manuseio de exposição zero
modelagem, 474-476
plotando, 363-371
DP. *Ver* Desvio-padrão
DSMB. *Ver Data and Safety Monitoring Board*
Duração do contato, 703-704
Duração da doença, e prevalência 63-65

EAFT. *Ver* Modelos estruturais aninhados de falha de tempo
Edição de dados, 254-257
Educação, 546-547, 625-626
Efeito "trajetória de vida", 639-640
Efeito absoluto, 68-69
Efeito biológico, efeito ecológico v., 601-602
Efeito da trabalhadora não sadia, 728-729. *Ver também* Efeito do trabalhador sadio
Efeito direto, 223-224
    ajuste intermediário, 238-241
    controlado, 238-239
    estimativas, complicações em, 238-241
    natural, 238-240
    puro, 238-240
Efeito direto controlado, 238-239
Efeito direto não confundido, diagrama, 239-240*f*
Efeito direto natural, 238-240
Efeito direto puro, 238-240
Efeito do trabalhador sadio, 133-134, 164-165, 728-729
Efeito periódico, 709-710, 712-713
Efeito trabalhadora infértil, 728-729
Efeito trabalhadora reprodutivamente não sadia, 728-729
Efeitos, 15-19. *Ver também* Efeitos causais; Causalidade; Causação; Medidas de efeito; Modificação de medida de efeito; Interação
    definições generalizadas de, 84-86
    diretos, 223-224, 238-239
    força de, 20-25
    indiretos, 24-25, 238-239
    preventivos, 18-20, 28-30, 70-71, 76-77, 83
    saúde pública, 25-26
Efeitos causais, 16-22, 76-77. *Ver também* Causa; Efeito; Efeitos preventivos; Desfechos potenciais
    análises de viés e, 407-408
    definição de, 68-69
    epidemiologia social, 622-624
    identificando conjuntos de condicionamento, 229-230
Efeitos colaterais de tratamentos. *Ver* Eventos adversos
Efeitos conjuntos, busca de modelo, 491-492
Efeitos indiretos, 238-239
    efeito direto vs., 637-638, 637-638*f*
    modelo de causa suficiente e, 24-25
Efeitos na população, 68-69
Efeitos preventivos, 18-20, 28-30, 70-71, 76-77, 83. *Ver também* Efeitos causais; Desfechos potenciais

Efeitos residuais, 510-511
Eficiência. *Ver também* Custo eficiência
    definição de, 202
    estatística, 203-207
    estudo, 181-182
    estudo de coorte v. estudo de caso controle, 114-115, 137-138
    pareamento e, em estudos de caso-controle, 211-218
    pareamento e, em estudos de coorte, 208-211
Eficiência estatística, superpareamento e, 211-212*t*, 214-217
Eixo de progressão, doença infecciosa e, 642, 643*f*
Eixo de transmissão, 642, 643*f*
Elos em grafos, 223-224
ELSI (Questões éticas, legais e sociais), biomarcadores, pesquisa epidemiológica, 663-665
EMV. *Ver* Estimativa de máxima verossimilhança
EMVC. *Ver* Estimativa de máxima verossimilhança condicional
Endocardite, técnica de cultura e, 646-647
Endogeneidade, 728-729
Enfermidade. *Ver* Doença
Ensaio confundido, diagrama para, 242-243*f*
Ensaio de campo com vacina Salk, 11-12
Ensaios aleatórios aglomerados, ensaios de intervenção comunitária e, 112-115
Ensaios ambientais, 114-115
Ensaios clínicos, 107-113, 285-286
    ensaios de campo vs., 112-113
    estudos de coorte, 123-124
Ensaios comunitários, identificação de sujeitos, 579-580
Ensaios controlados. *Ver* Ensaios clínicos
Ensaios de campo, 107-108
    ensaios clínicos vs., 112-113
    ensaios randomizados em aglomerados, 112-115
Ensaios de intervenção comunitária, 107-108
    suplementação de flúor e, 11-12
Ensaios randomizados, 30-31, 242-243*f*. *Ver também* Estudos experimentais
    hipótese dietética, 685-687
    intervenções terapêuticas e, 756-761
    seleção de sujeitos, 756-760
Entamoeba histolytica, ocorrência de infecção, 649-651
Entrada de dados, questionários, 254-255
Entrevista assistida por computador, 586-587, 589, 588*f*
Entrevistas. *Ver também* Viés de recordação
    estudos longitudinais, 589-591
    taxas de resposta e, 596-597
    técnicas e treinamento, 590-591
Entrevistas pessoais, questionários e, 589-590
EP. *Ver* Erro-padrão
Epidemias rerlacionadas ao bioterrorismo, sistemas de vigilância sindrômica e, 542-544
Epidemiologia
    criticismo da, 12
    definida, 46-47
    métodos de campo, 577-598

Epidemiologia ambiental, 700-725
 delineamentos para, 707-715
 domínio de, 700-703
Epidemiologia do genoma humano, 661-662
Epidemiologia experimental, 107-108
Epidemiologia genética, 660-678
Epidemiologia molecular, 660-678
Epidemiologia nutricional, 679-699
 questões metodológicas, 696-697-699
Epidemiologia ocupacional, 701-702
Epidemiologia reprodutiva, 726-751
Epidemiologia social, 622-641
 abordagens analíticas, 633-641
 avaliação de covariável, 624-634
 exposição, 624-634
Equação de verossimilhança pura, 273-274
Equações de estimativa generalizada (GEE) regressão logística, 530-531, 735-736
Equações estimativas, 494-495. *Ver também* Equações estimativas generalizadas
Equações estruturais, 77-78, 247-248, 534-533
Equipotência, 110
Eritrócitos, preditoras bioquímicas, 695-696
Erro
 aleatório, 179-181, 253-254, 390-392, 406-407, 427-433, 441-442, 444-445
 alfa, 184-185
 beta, 184-185
 classificação, 166-167, 412-415. *Ver também* Erro de classificação
 em início de doença, 421-422
 mensuração, 166-168, 406-407, 412-415, 423-424
 tipo I, 184-185
 tipo II, 184-185
Erro aleatório, 37-38, 156-157, 179-201, 390-392; *Ver também* Limites de confiança; Distribuições de probabilidade; Valores *P*; Amostragem aleatória
 ajuste para, em análise de viés, 406-407, 429-433, 441-442, 444-445
 análise estatística convencional, 427-428
 distribuições, 263-268, 286-294, 493-494
 erros sistemáticos vs., 406-407
 precisão estatística e, 179-181
 tamanho do estudo e, 180-182
 valores *P*, 182-185, 188-189
Erro beta. *Ver* Erro tipo II
Erro correlato, 167-168, 442, 444. *Ver também* Erro dependente
Erro de classificação, 167-168. *Ver também* Erro de classificação; Análise de viés
Erro de classificação, 167-175
 análise de, 412-424, 436-437
 de confundidores, 175-176
 de variáveis múltiplas, 422-423
 dependente, 167-168, 173-176, 422-423
 em metanálise, 775-777

 viés de análises múltiplo e, 426-427
 viés relacionado a, quantificação de, 412-424, 571-572
Erro de classificação diferencial, 167-168, 437-439
Erro de classificação de exposição, 166-173, 414-417. *Ver também* Erro de classificação
 estudos epidemiológicos e, genética, 666-667
 viés por, 356-357
Erro de classificação de genótipo, estudos epidemiológicos e, 666-667
Erro de classificação intragrupal, estudos ecológicos, 614, 616-617, 614, 616f
Erro de classificação não diferencial, 168-169, 436-438
 com duas categorias de exposição, 170-171t
 com três categorias de exposição, 170-172t
 de doença, 172-174
 de exposição, 168-173
 diferença de taxa de incidência e, razão de taxa de incidência e, 168-169t
 disseminação da má interpretação, 173-174
 requisitos para, 416-419
Erro de classificação simultânea, 175-177
Erro de especificação, 406-407
Erro de mensuração, 166-168, 406-407, 412-415, 423-424. *Ver também* Classificação errônea
 em avaliação dietética e nutricional, 691-693, 695-699
Erro dependente, 167-168, 173-176, 422-423. *Ver também* Erro correlato
Erro não dependente, 167-168. *Ver* Erro independente
Erro-padrão (EP). *Ver também* estimativas específicas, *p.ex.,* Razão de riscos
 de estimativas ajustadas externamente, metanálise, 773-776
 impacto de busca de modelo sobre, 491-492
Erro tipo I (erro alfa), 184-186
 associação gene-doença, 667-670
 DSMB e, 111-112
Erro tipo II (erro beta), 184-186, 187-188f
Erros sistemáticos (vieses), 156-177, 405-446
 Erros aleatórios
Escala de risco relativo, metanálise e, 784-785
Escala do Centers for Epidemiologic Studies Depression (CES-D), 245-246
Escala horizontal de gráficas, 368-370, 369-370f
Escala do log do risco
Escalas,
 de gráficos, 365-370
 de preditoras, 459-461
Escalas logarítmicas de gráfico, 365-370, 369-370f
Escalas verticais de gráficos, 365-368
Escore de depressão, 46-47, 245-246
Escore de equilíbrio da exposição, 524-525
Escore de intensidade, 526-528
Escores ajustados, 456-457
 dados vs., 495-496

Índice **867**

Escores ajustados, 525-526
Escores de categorias, 368-370, 481-482
Escores de categorias ordinais, 368-370, 481-482
Escores de confundidor, 523-530. *Ver também* Estimação duplamente robusta; Escores de exposição; Escores prognósticos; Escores de propensão
Escores de desfecho, 524-526. *Ver também* Escores de confundidores
Escores de equilíbrio, 523-525. *Ver também* Escores de confundidores
Escores de exposição. *Ver também* Escores de confundidor; Escores de propensão
    para categorias de exposição, 370-371
    para controle de confundidor, 524-528
Escores de propensão, 522-523, 525-529. *Ver também* Escores de confundidor; Estimação duplamente robusta; Escores de exposição
    ponderação inversa por, 522-523, 525-526
Escores de qualidade, 796-797
Escores de risco, 524-525. *Ver também* Escores de confundidores, Escores de desfecho
Escores prognósticos, 524-525. *Ver também* Escores de confundidores; Escores de desfecho
Escore-Z. *Ver* estatística de Wald; Razão-Z
Especificação de modelo, 448-449, 456-458, 492-494, 526-529. *Ver também* Seleção de modelo
Especificidade
    de método de mensuração de exposição, 167-168
    de teste diagnóstico ou de rastreamento, 753-755
    em análise de viés, 415-423
    em análise de viés probabilístico, 436-440
    relação a valores preditivos, 418-421
Especificidade, como critério causal, 40-42
Espécime biológico coleta, estudos epidemiológicos, 592, 594, 593*f*
Esquema de alocação de exposição cumulativa, 130-131
Esquema de alocação de exposição média, 130-131
Estado de infecciosidade, 643*f*, 654-655
    avaliando o risco, 656-659
    processo infeccioso relacionado com progressão e, 643*f*, 654-655
Estado nulo, medida de efeito e, 70-73
Estados relacionados com transmissão, infecção e, 644-645, 645-646
Estatística, epidemiologia e, 200-201
Estatística bayesiana. *Ver* Análise bayesiana
Estatística de escore eficiente, estimativa máxima de verossimilhança (EMV), 268-269
Estatística de tendências conjunta, 384-385
Estatística de tendências de Mantel, 370-374
Estatística de teste de máxima verossimilhança, 273-274. *Ver* Estatística de Wald
Estatística de teste de McNemar, 338-341
Estatística de teste global de Pearson, 500-501
Estatística de Wald, 261-262, 268-270, 330-331

Estatística do χ^2 de Pearson, 361-363
Estatísticas absolutas, valor *P*, 261-262. *Ver também* Valor *P*.
Estatísticas aproximadas
    acurácia de, 261-262, 267-272, 288-289, 291-298, 382-383, 392-393, 399-403
    bayesianas, 391-401
    método de escores, 267-269
    método de razão de verossimilhança, 271-274
    método de Wald, 268-270
Estatísticas categóricas, 283-306
Estatísticas de escore, 267-269. *Ver também* Estatística de Mantel-Haenszel
    para dados de caso-controle, 298-299
    para dados de caso-coorte, 299-300
    para dados de contagem pura, 291-298
    para dados de pessoa-tempo, 287-292
Estatísticas de tendência, 370-374
Estatísticas de teste, 183-184, 260-282
Estatísticas descritivas, 256-261
    metanálise e, 781-785
Estatísticas de desviância, 271-272, 498-501. *Ver também* Funções de verossimilhança; Razões de verossimilhança
    verificação de modelo, 498-500
Estatísticas direcionais, 188-189
Estatísticas exatas, 261-268, 274-275, 304-305. *Ver também* Métodos para pequena amostra
Estatísticas inferenciais, 262-263. *Ver também* Limites de confiança; Valores *P*
    descritores de dados vs., 256-257
Estimação, 156-157
    acurácia, 156-157, 253-254, 274-275, 370-371, 389-390, 491-492, 511-512
    análise e, 254-255
    efeito de erros e, 406-407
    métodos de, 260-383
Estimação de contração, 389-390, 396-397, 495-496, 511-513, 515-516. *Ver também* Análise bayesiana; Regressão hierárquica; Controle de confundimento e, 312-313
Estimação de efeito. *Ver tópicos específicos, p.ex.,* Viés; Análise de viés; Confundimento; Verossimilhança máxima; Precisão; Viés de eleição; Delineamento de estudo; Validade
Estimação de Horvitz-Thompson, 522-523
Estimação de Stein, 389-390, 495-496, 515-516. *Ver também* Análise bayesiana; Regressão hierárquica; Estimação de contração
Estimação duplamente robusta, 528-530
Estimação estatística, 188-201
Estimação penalizada, 321-322, 389-390, 400-401, 493-496, 511-516 *Ver também* Regressão hierárquica; Estimação de contração
    probabilidade máxima vs., 321-322
Estimação por intervalo, 189-191, 196-201. *Ver também* Intervalos bayesianos; Intervalos de confiança; Intervalos de verossimilhança

Estimação-E, 526-528
Estimador de Nelson-Aalen, 345-346. *Ver também* Fórmula exponencial; Fórmula de Kaplan-Meier
Estimador produto-limite, 343-346
  estimador Nelson-Aalen v., 345-346
Estimativa combinada, 321-322
Estimativa de máxima verossimilhança (EVM), 197-198, 262-263, 270-271, 321-323. *Ver também* Função de verossimilhança; Razão de verossimilhança
  ajuste de modelo e, 493-494, 498-499
  de medida homogênea, 321-322
  estatística de escores e, 268-269
  prioris, 401-403
  sobredispersão e, 494-495
  suposição de homogeneidade, 321-322
Estimativa por ponto, 188-189
Estimativas baseadas em modelo, 496-498, 515-517
Estimativas de fração atribuível ajustadas, 349-352
Estimativas de risco relativo específicas por categoria, dose-resposta, 363-364
  metanálise e, 788-789
Estimativas viesadas medianas, 262-263, 266-267, 300-303, 305-306
Estimável, gráfico, 229-230
Estratégias de delineamento, 105-122, 202-218
  acurácia de estudo e, 202-218
  estudos ecológicos, 602-607
  estudos genéticos, 663-667, 670-673
Estratificação da população genética, 747-749
Estratificação de dados, e precisão, 181-182
Estrato-específicos
  estimativas, 307, 313-316
  medidas, medidas gerais vs., 79-80
  modelos, 507-508
Estresse, durante gravidez, 567-568
Estrógenos, 12, 661-662t, 721-722, 729-730, 739-740. *Ver também* Câncer do endométrio e Estrógenos
Estrutura causal. *Ver* Diagramas causais; Equações estruturais
Estudo. *Ver também* Estudos epidemiológicos
  base, em estudos de caso-controle, 137-138
  base primária, base secundária vs., 139-141
  eficiência, 181-182
    razões de distribuição e, 203-207
  exposição, categorias de, 516-517
  hipótese, pessoa-tempo e, 125-126
  pequeno, viés de publicação e, 794-795
  pontos finais, 758-761
  populações variações, 578-580
  tamanho
    erro randômico e, 180-182
    fórmulas, 180-182
    metanálise e, 794-795
    verossimilhança binomial, 293-294
  variáveis, em metanálise, 766-768
Estudo base primário, 139-141

Estudo de coorte ocupacional, 580-581
Estudo de prevalência baseado na população, 665-666
Estudo de um passo só, 756-757
Estudo etiológico de grupos múltiplos, 603-604
Estudo etiológico de tendência de tempo, 604-605
Estudo exploratório de tempo-tendência, estudos ecológicos, 603-605
Estudo *Moving To Opportunity* (estudo MTO), 639-640
Estudo MTO. *Ver* estudo *Moving To Opportunity*
Estudos adventistas do sétimo dia, 681-682
Estudos analíticos, geração de hipótese vs., 121-122
Estudos caso-hipotético, 152-154
  Análise, 340-343
Estudos caso-pais, 671-673, 747-748
Estudos clínicos não randomizados, 751, 761-762
Estudos cruzados, 758-761
Estudos de aborto, 736-737
"Estudos de auditagem", 629-630
Estudos de caso-controle, 108-109, 116-117, 154-155, 165-167. *Ver também* Estudos de caso-coorte; Estudos transversais de casos; Estudos somente de casos; Estudos caso-hipotéticos; Razão de chances; Estudos em dois estágios
  análise, 335-341, 509-511
  análise de interação gene-ambiente, tópicos metodológicos em, 667-669, 669-670f
  aninhado, 139-140, 150, 506-507
  benefícios, 213-215
  com casos prevalentes
  custo de, 213-214
  defeitos congênitos, 746-747
  doença, história natural da, 752-753
  eficiência em, 211-212
  elementos comuns de, 138-150
  epidemiologia reprodutiva, 730-733
  estudos ecológicos, exposições nutricionais, 681-682, 685, 684f, 685-686
  GWA (análise pan-genômica), 660
  identificação de sujeito, 581-584
  métodos de escores, 529-530
  modelos para, 505-507
  padronização em, 522-523
  pareamento em, 210-212
  prevalente, 118-119, 154-155
  redução de custo e, 133-134
  registros de doença, estudos epidemiológicos, 565-566
  variantes de, 148-155
  variantes genéticas, estudos epidemiológicos convencionais, 663-665
  viés de seleção e, 244-245, 244-245f
Estudos de caso-controle aninhados, 139-140, 148-151
  e modelos de dados faltantes, 506-507
Estudos de caso-controle baseados na população, 139-140, 150-151. *Ver também* Estudos de caso-controle aninhados
Estudos de caso-controle cumulativos, 152-153

Estudos de caso-controle de base hospitalar, 36-37, 144-146, 581-582
Estudos de caso-controle não pareados, modelagem em, 502-507
Estudos de caso-coorte, 139-140, 150-152
 análise de 299-301, 332-334, 506-507
 para complicações da gravidez, 740-741
Estudos de coorte, 108-109, 115-117, 123-135
 dados hipotéticos de, valor P e, 190-191t
 delineamentos de caso-controle vs., 136-155
 despesa, 132-133
 doença, erro de classificação não diferencial, 172-174
 doença, história natural da, 752-753
 estudos ecológicos, exposições nutricionais, 681-682, 685-686
 fatores de risco comparados, estratificação em, 336-337
 localizando sujeitos, 133-134
 mapeamento, 713-714
 pareamento em, 208-211
 razões de chances, 412-413
 redução de custos, 132-134
 variantes genéticas, estudos epidemiológicos convencionais, 663-666, 665-666t
 viés de seleção, 165-167
Estudos de coorte fechada, 285-286
Estudos de coorte longitudinais, 665-666. Ver também Estudos de coorte
Estudos transversais, 108-109, 118-119, 582-584, 665-667
Estudos de densidade
 estudos de caso-controle, 151-153
 modelos de intercepto multiplicativos, 504-506
Estudos de fase dupla. Ver Estudos em dos estágios
Estudos de incidência. Ver Estudos de coorte
Estudos de intervenção, recrutamento para, 579-580
Estudos de migrantes, exposições nutricionais, 681-682
Estudos de mortalidade proporcional, 118-122, 154-155
Estudos de propósitos múltiplos, questionário modular, 589-590
Estudos de rastreamento de hipóteses, 121-122
Estudos de tempo até gravidez, 731-736
Estudos descritivos, defeitos congênitos, 746-747
Estudos duplo-cegos, 111-112
Estudos ecológicos, 108-109, 121-122, 599-621, 709-710
 análise, 606-621
 conceitos e razão, 599-603
 delineamentos, 602-607
 exposições nutricionais, 680-687
 problemas de interpretação, 618-621
 problemas metodológicos, 608-619
 razão para, 601-603
 vieses, 608-619
Estudos ecológicos de grupos múltiplos, classificação errônea intragrupal, 614, 616
Estudos ecológicos internacionais, limitações, 680-681

Estudos em dois estágios, 154-155, 581-582, 707-708
 análise de, 333-334, 506-507
Estudos em gêmeos, 26-27, 663-666
Estudos epidêmicos de caso-controle, 152-153
Estudos epidemiológicos. Ver também específicos p.ex., estudos de corte transversal
 ensaios clínicos, 108-109
 estudos de caso-controle, 116-117, 136-155
 estudos de coorte, 115-116, 123-135
 exames físicos e, 590-592, 594
 genéticos, tópicos metodológicos, 666-671
 mensuração de dieta, 686-696
 população-alvo, 176-177
 precisão e estatística, 179-201
 registros existentes, 565-567
 tipos, 107-122
 validade em, 156-178
Estudos experimentais, 107-115, 202-204
 epidemiologia social, 639-640
 estudos ecológicos, exposições nutricionais, 685-687
 sujeitos humanos, validade vs. considerações éticas, 109-110
Estudos individuais, reanálise estatística de, metanálise, 771-783
Estudos intercomunitários, poluição do ar, 721-722
Estudos longitudinais. Ver também Estudos de coorte
 entrevistas, 589-591
 técnicas de seguimento, 594-596
Estudos não experimentais, 114-122
 tipos de, 107-109
Estudos nulos, viés de publicação e, metanálise e, 793-795
Estudos prospectivos, estudos retrospectivos vs., 116-119
Estudos relacionados com progressão, 646-655
Estudos relacionados com transmissão, tópicos epidemiológicos em, 654-659
Estudos retrospectivos, estudos prospectivos vs., 116-119, 137-138
Estudos somente de casos, 152-154, 670-673. Ver também Estudos transversais de casos; Estudos caso-especulares análise 340-343
Estudos transversais de casos, 152-154, 708-709
 análise 340-343
Estudos triplo-cegos, 111-112
Ética
 acesso a dados secundários, 573-576
 estudos não experimentais, 114-115
 validade vs., sujeitos humanos, 109-110
Evento referência, em tempos de incidência, 47-48
Eventos adversos, estudando, 756-758, 760-761
Eventos hormonais, perda de gravidez subclínica, 737-739, 739-740f
Eventos pós-exposição, alocação pessoa-tempo, 131-132
Eventos recorrentes, desfechos recorrentes, 50-51, 530-533. Ver também Dados longitudinais

Eventos sentinela, vigilância, 555-556
Evidência de ausência de um efeito, 191-195
Evidência experimental, inferência causal e, 43-44
Exames físicos, estudos epidemiológicos, 590-592, 594
Excesso de conclusividade, metanálise e, 792-793
Expectativa de vida, 48-49
Experimento natural de Snow, 115-117. *Ver também* Cólera, estudo de Snow de
Experimentos randomizados. *Ver* Estudos experimentais
Exposição, 112-113. *Ver também* Avaliação de exposição
 ambiental, 700-703
 categorias de, 128-131, 128-129*f*, 172-173, 360-361
 classificação, valores preditivos, 418-420, 751
 crônica, 126-128
 dados, tipos de, 702-705
 distribuição de ponderação e, 316-317
 dose vs., 703-704
 em metanálise, 767-768
 erro de classificação, 166-177
 erro de classificação diferencial, 167-168
 erro de classificação não diferencial, 168-176
 erro de mensuração, 166-168
 escalas, 369-370, 459-461
 estudo de PMR e, 118-119
 estudos de caso cruzado, 153-154
 estudos não experimentais, 114-115
 frações etiológicas, 80-81*f*, 81-82
 frequências, 22-23*t*
 grupos
  definição, 123-132
  especial, exposições nutricionais, 681-682
  pessoa-tempo e, 124-125
 história, 145-146
 imunidade de manada e, 656-657, 657-658*t*
 intensidade, 130-131
 medidas de efeito, 71-72
  análises de, 355-356
  fator de pareamento e, 210-211, 211-212*t*
  ocorrência de doença e, 67
 medidas padronizadas, 308-309
 nível zero, 372-375
 ocorrência de infecção, fatores de influência, 649-652
 padrões, 84-86
 padronização, 315-316
 pessoa-tempo, 125-127, 258-261
 risco médio e, 78-79
 segregação, 630-631
 social, 624-634
 sumários, 124-126
 suscetibilidade, 81-83
Exposição causal, 83
Exposição crônica, 126-128
Exposição relacionada com a saúde, 547-548
Exposições comuns, estudos de coorte e, 134-135
Exposições cumulativas, avaliação de exposições, 704-708

Exposições nutricionais, 31-32, 107-109, 390-392
 confundimento e, 157-158
Exposições politômicas, e desfechos, análise de, 358-385
Exposições tempo-dependentes, 355-357, 465-468, 530-531. *Ver também* Dados longitudinais

Faixa de confiança, 365-366
 Sistemas de vigilância, 552-553
Falácia de afirmar o consequente, 31-32
Falácia *Post hoc ergo propter hoc*, 31-32
Falsificacionismo, 32-33
Faltando ao acaso (MAR), 260-261
Faltando completamente ao acaso (MCAR), 260-261
Fase de entrada (*run-in*), seleção de sujeitos, ensaios controlados randomizados, 757-758
Fatal Accident Reporting System (FARS), 339
Fatores de infecciosidade, ocorrência de infecção, 649-651
Fatores de risco
 câncer de pulmão, 30-31
 doença cardíaca coronariana, 25-26
 não causal, 41-42
Fatores de risco externos à associação, confundidores, 159-160. *Ver também* Confundidores
Fatores de suscetibilidade, ocorrência de infecção, 649-651
Fatores de virulência, 652-653
Fatores relacionados com hospedeiro, ocorrência de infecção, 649-651
Fatores relacionados com idade, ocorrência de infecção, 649-651
Fatores sociais, 624-634
 nível agregado, 629-634
 nível individual, 624-634
Febre tifoide, evolução da, 646-648
Fecundidade, 733-734
Fecundidade específica por casal, 733-734
Ferramentas "ômicas", 660-663
Ferramentas de genotipagem, fatores genéticos, 748-749
Fertilidade
 epidemiologia reprodutiva, 730-733
 viés relacionado a desgaste, 727-728
Fertilidade clínica, 730-731
Fontes pontuais, análise de aglomerados, 718-719
Força de associações, inferência causal, 39-41
Força de efeitos, 16-17*f*, 20-25, 25-26*t*
Força de morbidade, força de mortalidade, 48-49. *Ver também* Taxa de perigo; Taxa de incidência
Força de teste estatístico, 184-186
Fórmula de Greenwood, 343-344
Fórmula de Kaplan-Meier, 57-59, 343-346
 censura e, 60-62, 343-344
Fórmula de modelo crível, 492-493. *Ver também* Especificação de modelo
Fórmula exponencial, 58-60

Fórmula produto limite, 57-59, 57-59*f*, 57-59*t*, 58-59, 343-346
   censura e, 60-62, 343-344
Formulários de exame, 590-592, 594
Formulários escaneados, 586-587
Fração de risco, 70-71. *Ver também* Fração excessiva
Frações atribuíveis, 70-71, 79-86, 349-352, 451-455, 516-517. *Ver também* Frações preveníveis
   baseadas em modelo, 516-517
   estimação, 349-352, 504-505, 516-517, 519-520, 522-523,
   fração etiológica vs., 80-82, 351-353
   padrão de exposição e, 85-86
   população, 85-86, 349-352
   probabilidade de causação v., 81-83, 351-353
   terminologia e, 83-85
Frações de amostragem de controles, 150-151
Frações de excesso, 80-81, 83. *Ver também* Frações atribuíveis; Frações de taxa
   frações etiológicas vs., 81-82, 351-353
   probabilidade de causação vs., 81-83, 351-353
Frações de impacto, 85-86. *Ver também* frações atribuíveis;
Frações de taxa, 70-71, 80-81. *Ver também* Frações atribuíveis
   frações etiológicas vs., 80-82, 351-353
   probabilidade de causação vs., 81-83, 351-353
Frações etiológicas, 80-85, 351-353
Frações preveníveis, 70-71, 85-86. *Ver também* Frações atribuíveis
Framingham Heart Study, 11-12
Frequência de desfecho, 204-205
Fumo 11-12, 18-22, 24-26, 37-45, 68-69, 71-73, 81-85, 142-150, 298-299, 312-314, 316-318, 325-326, 332-333, 496-498, 565-566, 571-572, 712-713, 721-722
   na gravidez, 704-705, 730-731, 740-745
Fumo de cigarros, sistemas de vigilância, 548-549
Função de ligação
   dados secundários, 569-570
   modelos lineares generalizados, 488-489
Função de verossimilhança, 197-198, 198-199*f*, 269-271
   condicional, 305-306, 322-325, 494-495, 507-508
   parcial, 494-495
   teoria estatística e, 269-272
Função exponencial, log natural da vs., 488-489
Função do log natural, função exponencial vs., 488-489
Função do log-verossimilhança, 198-199
Funções de regressão, 448-457

G-estimação, 247-248, 357, 464-465, 526-528, 534-534. *Ver também* Modelos estruturais aninhados
GEE. *Ver* Equações de estimativa generalizada
Generalização, 156-158, 176-178. *Ver também* acurácia e, 176-178
   de ensaios randomizados, 110-111
Genética
   avaliação de exposição
   estudos, 152-154

fatores, 746-749
mecanismos causais e, 26-27
Genômica, 660
   ocorrência de infecção, 649-651
Gestação, perda reconhecida, 736-737
Gonadotrofina coriônica humana (hCG), perda de gravidez subclínica, 737-739, 739-740*f*
Gordura subcutânea, medidas bioquímicas, 695-696
Gradiente biológico, inferência causal e, 41-42
Gráfico semilogarítmico, 365-366, 367-368*f*
Gráficos de dispersão, 256-257, 377, 379
   de estatísticas de teste, 796-797
Gráficos incrementais (Gráficos em inclinação), 367-369, 368-369*f*
Grafo acíclico dirigido (GAD). 223-224. *Ver também* Diagramas causais
   suposições, implicações estatísticas de, 225-226*t*
Grafos acíclicos, 223-224. *Ver também* Diagramas causais
Grafos causais. *Ver* Diagramas causais
Graus residuais de liberdade
   métodos de metarregressão, 787-788
   testes de ajuste global, 500-501
Gravidez. *Ver também* Perda subclínica da gravidez
   complicações, 740-741
   epidemiologia reprodutiva, 726-728
   hormônio, 727-728
   perda, 735-740
Grupo de estudo isolado
   dados de pessoa-tempo, métodos para grande amostra, 285-289
   estatística para pequena amostra, dados de pessoa-tempo e, 300-302
   métodos para grande amostra, 291-294, 293-294*t*
Grupo de referência interna, razões derivadas, metanálise, 778-780
Grupo não exposto, viés e, em avaliação de tendência, 374-375
Grupos etários, 54-55
Grupos-controle,
   fontes, 142-147
   número de, 147-148
Grupos-controle múltiplos, estudos de caso-controle, 148-150, 379-380

Haack, Susan, filosofia de, 37-38
Heterogeneidade, 674-676
Heterogeneidade, 78-80, 307-309. *Ver também* Modificação de medida de efeito; Interação estatística
   confundimento vs., 308-309
   de associação, 308-309
   de efeito, 78-80, 90-93, 308-309*f*
   em metanálise, 784-788
   testes para, 320-321, 330-333
Hipótese, 108-109. *Ver também,* Hipótese alternativa; Hipótese conjunta; Hipótese nula; Hipótese de teste
   competindo, 38-40

conjectura e refutação, 32-34
geração de hipótese, 121-122
Hipótese alternativa, 187-189
Hipótese conjunta, 281-282, 361-363, 379-385
Hipótese conjunta nula, estatística de χ^2 de Pearson, 361-363
Hipótese de Barker, 638-639
Hipótese de teste, 183-186, 188-189, 198-199, 261-262.
Ver também Hipótese nula
Hipótese linear, 370-371
Hipótese log-linear, 370-371
Hipótese nula, 77-78, 108-109, 182-183, 188-189, 370-371
  teste para, 190-191
  valor *P*, 184-185, 371-372, 533-534
  verdadeira, nível de viés cruzado, 612, 614, 615*t*
  viés e, 174-175
Hipótese nula estratificada, valores *P*, 328-330
Hipótese nula exata, 77-78
Hipóteses auxiliares, 36-37
HIV (Vírus da imunodeficiência humana)
  confidencialidade, 549-550
  infecciosidade e, 652-653
  ocorrência de infecção, 651-652
    fatores de influência
  períodos de incubação, 651-652*f*
  vigilância, 541-542
    conexões de registros, 555-556
    dados, 476-477
Homogeneidade. *Ver também* Heterogeneidade
  de efeito, 78-80, 90-91, 308-309
  em metanálise, 768-770, 784-786
  estimação presumindo, 320-328
  suposições, 284-286, 307-309, 320-321
  testes, de, 320-333
  testes presumindo, 328-330
Hospedeiros humanos, agentes infecciosos e, 648-649
Hume, David, filosofia de, 31-32

IC. *Ver* Contraste de interação
Idade média
  no evento, 64-66
  no óbito, 48-49
Idade no evento. *Ver* Idade média no evento
Identificação, gráfica 229-230
  variáveis instrumentais e, 240-241
Identificadores, entrada de, 596-597
Identificadores pessoais, acesso a dados secundários, ética de, 575-576
Imprinting, 748-749
Imputação múltipla, 260-261
Imunidade de manada
  exposição e, 656-657, 657-658*t*
  transmissão, 656-657
Imunidade do hospedeiro, infecciosidade e, 652-653
Incentivos, 584-585, 584-585*t*
Incerteza, 387-390, 406-408, 427-429, 434-435, 441-442, 444-446

Incidência, 63-65
  estimativas baseadas em modelo, 515-517
Incidência cumulativa, 59-60
Independência. *Ver também* Associação; D-separação
  condicional, 226-227
  estatística, 220-222
  marginal, 220-221, 224-226
Independência estatística, 220-222
  ausência de caminhos abertos e, regras ligando, 223-227
  e regras de d-separação, 225-227
Independência marginal, 220-221
Indicadores bioquímicos, ingestão de nutrientes, 693, 695-696
Indicadores de dados faltantes, viés de, 237-239, 260-261
Índice de Atkinson, segregação, 630-631
Índice de dissimilaridade, segregação, 630-631
Índices de hereditariedade, limitações de, 26-27
Índices de privação de Townsend e Carstairs, 629-630
Indução, 30-32
Indutivismo, 30-32
  refutacionismo vs., 32-33
Infecção, 642. *Ver também* Pré-infecciosidade; Infecção subclínica
  cura, fatores de influência, 653-655
  doença vs., agentes infecciosos e, 644-645
  estados relacionados com transmissão, 644-646
  fatores de influência, 651-654
  medidas de frequência, 646-649
  morte por, fatores de influência, 653-655
  ocorrência de, fatores de influência, 651-654
  ocorrência de exposição, 649-652
  persistente, fatores de influência, 643-655
  subclínica, 644-645
  transmissão, fatores de influência, 656-658
Infecção crônica. *Ver* Infecção persistente
Infecção persistente (Infecção crônica), 645-646
  agentes infecciosos e, 653-654
  período de incubação vs., estados relacionados com progressão, 644-645
infecção por *Candida*, colonização de, 649-651
Infecção subclínica, doença clínica vs., 644-645
Inferência causal, 38-45. *Ver também* Análise de viés; Diagramas causais; Causação; Confundimento
  Considerações de Hill para, 39-45
  Falácia *post hoc ergo propter hoc*
Inferência científica, filosofia de, 30-39
Inferência de verossimilhança pura, 270-271
Inferência ecológica, 601-602
Inferência estatística, filosofias de. *Ver* Bayesianismo; Métodos frequencistas; Inferência de verossimilhança pura
Inferências biológicas, riscos individuais e, 601-602
Inferências de nível cruzado, 601-602. *Ver também* Estudos ecológicos
Infertilidade, 730-736
Informações
  acurácia, comparabilidade de, 147-148
  necessidades, investigação epidemiológica, 538-540

ponderação, 392-397
sistemas, vigilância, 554-555
Informações *a priori*, em busca de modelo, 491-493. *Ver também* Análise bayesiana; Prioris
Ingestão total de energia, ingestão dietética e, 697-699
Iniciador, em carcinogênese
Inquérito NHANES (*National Health and Nutrition Examination Survey*), 665-666, 715-716
vigilância, 554-555
Inquéritos, 553-554. *Ver também* Estudos de corte transversal; Estudos de prevalência
Intensidade de doença, 48-49. *Ver também* perigo, taxa de incidência
Intensidade média, e alternativas, 130-131
Interação, 20-22, 24-25, 89-103. *Ver também* Interação biológica; Interação de saúde pública; interação estatística; sinergia
análise de, 352-356
Interação biológica, 24-25, 28-30, 92-103. *Ver também* Risco aditivo modelo; Condições de aditividade; Interação estatística; Sinergismo
aditividade condições e, 352-355
análise de, 352-355
em modelo de causa suficiente, 24-25, 28-30, 99-101
interação estatística vs., 100-103
interações estatística qualitativas vs., 353-355
modelos de regressão e, 476-478
Interação competitiva, 94-95
Interação estatística, 90-93, 471-475. *Ver também* Modificação de medida de efeito; Heterogeneidade; Termos de produto
e interações biológicas, 100-103, 352-356, 477-478
modificação de medida de efeito vs., 90-91
qualitativa, 98-100
Interação estatística qualitativa, 98-100
interação biológica vs., 353-355
Interação gene-ambiente, 26-27, 748-749
estudos epidemiológicos e, tópicos metodológicos em, 666-669, 667-670*t*
Interações gene-gene-ambiente, delineamentos de estudo epidemiológico, 661-662
Intercepto. *Ver* Nível zero, manuseio especial em avaliação de tendência
Internet. *Ver também* Software
dados de vigilância, 558-560
sistemas de vigilância, 550-551
sites, técnicas de seguimento, 595-596
Intervalo de confiança bilateral, 190-263
Intervalo seriado, estado de infecciosidade, 643*f*, 654-655
Intervalos bayesianos, Limites bayesianos 198-201, 388-395 *Ver também* Intervalos *a priori*; Intervalos *a posteriori* calibrados, 199-200
Intervalos de confiança aninhados, 189-190*f*
Intervalos de simulação, 428-429
Intervalos de verossimilhança, puros, 197-199, 271-272

Intervalos e limites de confiança, 189-191, 262-263, 283-285, 317-320. *Ver também estimativas específicas, p.ex.,* Razão de riscos, *e métodos específicos, p.ex.,* limites de Wald
baseados em modelo, 516-517
em metanálise, 784-788
estimação estatística e, 188-190
função de valor *P*, 190-192
plotando, 364-366
problemas com, 196-197
testes de hipótese vs., 189-191
testes de significância vs., 189-191
Investigação epidemiológica, 538-540. *Ver também* Pesquisador
Investigações de próximo passo, dados de vigilância, 558-560
Investigações de surtos, doenças infecciosas emergentes, 646-647
IP. *Ver* Proporção de incidência
IPW. *Ver* Ponderação pelo inverso da probabilidade
Irmãos registros, dados secundários, 566-567
Item sem resposta. *Ver* Valores faltantes, manejo
IVR. *Ver* Resposta vocal interativa

Janelas, *Ver também* Suavizadores e Suavização em suavização, 374-377, 379
Janelas de tempo, análise de indução, 355-357
Janelas de vizinho mais próximo, 377, 379
Juntar pontos, de *spline*, 482-483

Kernel, 370-371, 375-378, 516-518
Kuhn, Thomas, filosofia de, 33-34

Laboratórios diagnósticos, vigilância baseada em laboratórios, 552-554
Latência
de efeitos, 27-28, 705-707
doença reativação, 653-654
pré-infecciosidade vs., estados relacionados com transmissão, 644-645
Limites de escore, 268-269
Limites de percentis, problemas com, 257-260, 313-314, 358-361
Limites de verossimilhança pura, 271-272
Limites de Wald, 269-270
para dados binomiais, 292-293
para dados de caso-controle, 297-300
para dados de contagem pura, 291-298
para dados de pessoa-tempo, 285-292
Limites espaçados igualmente, percentis vs., 359-360
Limites *a priori*, 388-389. *Ver também* Prioris
Logit, 274-275, 292-293, 458-459
Log-verossimilhança. *Ver* Estatísticas de desvio; Funções de verossimilhança; Razões de verossimilhança

Má especificação. *Ver* Especificação de modelo; Viés de especificação; Erro de especificação
Malformações, prevalência e, 63-64
Malformações congênitas, 154-155. *Ver também* Defeitos congênitos, Epidemiologia reprodutiva
  incidência de, 63-64
  prevalência e, 63-64
Mapeamento, taxas de doença, 712-714
Marginalmente viesado, 227-228
Máxima verossimilhança condicional (MVC), 305-306, 322-325, 494-495, 507-508
MCMC. *Ver* Programa Monte-Carlo da cadeia de Markov
MCSA. *Ver* Análise de Monte-Carlo de sensibilidade de vieses
Mecanismos causais, 26-27
Média corrente, 374-375
Médias de modelos, 500-501
Médias marginais, 453-455
Médias móveis, 374-377, 379. *Ver também* Suavizadores e Suavizando estimativas categóricas como, 377, 379
Médias ponderadas
  na padronização, 65-66, 85-88, 315-320, 452-456
  para agregação entre estratos, 321-322
  para análise bayesiana, 392-397
  para informações, 392-397
  para metanálise, 784-786
  para suavização, 375-377, 517-518
  por escores de qualidade, 796-797
  pelo inverso da probabilidade de seleção. *Ver* Ponderação pelo inverso da probabilidade
  por inversa da variância, 321-322, 392-397, 784-786
  por precisão, 321-322, 392-397, 784-786
Médias ponderadas e informações, 392-397. *Ver também* ponderação de variância invertida
Medida de exposição, períodos de indução, 355-357
Medida de intervenção, 758-761
Medidas absolutas, 68-70
Medidas agregadas, estudos ecológicos, 600-601
Medidas de associação, 67-88, 73-74. *Ver também* Associação
  medidas de efeito vs., 76-78, 76-77t, 221-222, 451-456
  medidas padronizadas de, 85-88
Medidas de composição corpórea, antropometria, 695-697
Medidas de desfecho. *Ver medidas específicas, p.ex.,* Tempos de incidência; Taxas
Medidas de diferença, 68-70. *Ver também medidas específicas, p.ex.,* Diferença de taxa; Diferença de riscos
Medidas de efeito, 67-73, 76-88. *Ver também* Efeitos causais; Efeitos; Modificação de medida de efeito
  definindo exposição em, 71-72
  estado nulo e, 70-73
  generalizado, 84-86
  medidas de associação vs., 76-78, 76-77t, 221-222, 451-456

natureza teórica de, 70-72
padronizados, 85-88, 452-456
regressão, 451-453
relações entre, 77-80
Medidas de efeito, 67-73, 76-88; *Ver também* Efeitos causais; Efeitos; Modificação de medida de efeito
  definindo exposição em, 71-72
  estado nulo e, 70-73
  generalizadas, 84-86
  medidas de associação vs., 76-78, 76-77t, 221-222, 451-456
  natureza teórica de, 70-72
  padronizadas, 85-88, 452-456
  regressão, 451-453
  relações entre, 77-80
Medidas de efeito relativo, 68-69
Medidas de excesso relativo, 69-71
Medidas de exposição média, 126-127
Medidas de frequência, infecção e doença, 646-649
Medidas de incidência, 47-51, 55-62
  prevalência vs., 62-63
  relações entre, 56-62
Medidas de ocorrência, 47-50, 55-56, 62-63
Medidas de ocorrência, 47-66
Medidas de razão, 69-70. *Ver também* Razão de taxas; Risco relativo; Razão de riscos
  Relações entre, 297-298
Medidas de suscetibilidade, 81-83
Medidas globais, estudos ecológicos, 600-601
Medidas padronizadas, 47-48, 452-456. *Ver também* Padronização
  coeficientes de regressão vs., 519-522
  de associação, 85-88
  de desfecho, 47-48, 453-455
  de efeito, 85-88, 452-456
  diferença de riscos, 86-87, 316-317
  diferença de taxa, 86-87, 316-317
  probabilidade, 518-523
  razão de riscos, 86-87, 317-318
  razão de taxas, 86-87, 317-320
  regressão, 452-456, 518-523
  risco, 66, 315-316
  taxa, 65-66, 85-86, 315-316, 518-519
Medidas repetidas, 529-530
MEM. *Ver* Modelo estrutural marginal
Menopausa, 728-730
Metanálise, 763-798. *Ver também* Viés de publicação
  contagem de votos, 795-797
  escores de qualidade, 794-797
  identificação do estudo, 767-770
  metas da, 765-767
  métodos estatísticos, 781-793
  natureza da, 763-765
  papel e limitações, 796-797
  protocolo para, 766-767
  quantificação de efeitos, 768-771
  sumário estatísticas para, 784-785t

Metanálise sintética, problema com, 765-766
Método baseado em teste para extração de estimativas, metanálise, 772-773
Método Bonferroni, 280-281. *Ver também* Comparações múltiplas
Método de redução de dimensionalidade multifatorial (MDR), associação gene-doença, 669-670
Método de Woolf para agregação, 321-322. *Ver também* Médias ponderadas por informação
Método MDR. *Ver* Método de redução de dimensionalidade multifatorial
Métodos, classes de, 261-262
Métodos assintóticos. *Ver* Métodos para grande amostra
Métodos de ajuste de matriz para erro de classificação, 422-424
Métodos de avaliação da dieta, 688-693, 695
Métodos de avaliação de ingestão de alimentos, 689-690
Métodos de campo, em epidemiologia, 577-598
Métodos de escore para controle de confundidor. *Ver* Escores de confundidores
Métodos de Mantel-Haenszel, 321-322
　ajuste de modelo, 507-508
　análise de sobrevida, 348-350
　caso-coorte, 333-334
　　suposição de homogeneidade, 321-322
　dados de dois estágios, 334
　dados esparsos, 322-323, 326-327, 333-334
　dados estatísticos para contagem pura, 329-330
　dados estatísticos para pessoa-tempo, 328-329
　diferença de riscos, 325-327, 333-334, 337-338
　diferença de taxa, 324-325
　estatística para exposições politômicas, 361-363
　razão de chances, 327-328, 327-328t
　razão de taxas, 324-325
　tamanho do estudo, 794-795
Métodos de metarregressão, 787-793
Métodos de vigilância, combinações de, 555-557
Métodos frequencistas. *Ver também métodos específicos, p.ex.,* Intervalos de confiança; Valores P; Testes de significância
　bayesianismo subjetivo vs., 387-392
　interpretação bayesiana vs., 394-396
　interpretações, 196-197
　regressão, 448-450
　regressão bayesiana vs., 455-457
Métodos para grande amostra, 256-257, 261-262, 267-274, 285-301, 312-313, 317-334, 361-363, 370-374, 494-495
　dados de contagem pura, 291-301
　dados esparsos e, 312-313
　dados pessoa-tempo, 285-292
　e modelo de ajuste, 494-496
　estatísticas de tendência, 370-374

Métodos para pequena amostra, 261-262, 284-285, 300-306, 327-328. *Ver também* Estatísticas exatas; Dados esparsos
　dados de contagem, 302-306
　dados de pessoa-tempo, 300-303
Migração entre grupos, estudos ecológicos, 616-617
Mill, John Stuart, filosofia de, 31-32
Mobilidade. *Ver* Mobilidade social
Mobilidade social, 630-631, 639-640
Modelagem bayesiana Bayes-empírica, 512-513
Modelagem bayesiana empírica, 389-390, 396-397, 511-512, 515-516. *Ver também* Regressão hierárquica
Modelagem causal longitudinal, 62-63, 534-534
Modelagem de desfecho marginal, 523-524
Modelagem de probabilidade de exposição, estratégias de seleção de confundidor, 312-313
Modelagem de tamanho de efeito, 787-793
Modelagem de variáveis múltiplas. *Ver* Regressão múltipla; Regressão multivariada
Modelagem multiníveis, 396-397, 510-516, 619-621, 633-637. *Ver também* Regressão hierárquica
Modelo ajustado, 456-457
　dados vs., 495-496
Modelo *a priori*, em regressão hierárquica, 511-512
Modelo complementar do log-log, 489
Modelo continuação-razão, 487
Modelo da raiz quadrada, 467-468
Modelo de causa componente suficiente, 16-31
　desfecho potencial vs., 100-102, 100-101f
　efeitos indiretos e, 24-25
　epidemiologia e, 18-20, 18-19f
　escopo do, 28-31
　interações biológicas sob, 99-101
Modelo de chances cumulativo, 487
Modelo de chances proporcional, 487
Modelo de Cox (perigos proporcionais), Regressão de Cox, 465-468, 494-495, 502-504, 529-533, 733-734
　dependentes de tempo, 465-468, 529-533
　em metanálise, 770-771
　modelos de tempo de falha acelerados vs., 465-466
　modelos estruturais aninhados vs., 534-534
Modelo de curso de vida, 638-639
Modelo de efeitos latentes, 638-639
Modelo de efeitos mistos, 158-159, 619-620. *Ver também* Regressão hierárquica
　em metarregressão, 792-793
Modelo de formulário de consentimento, *online*, CDC, 663-665
Modelo de múltiplos estágios, 100-102
Modelo de perigos proporcionais. *Ver* modelo de Cox
Modelo de primeiro estágio, 511-512, *Ver também* Regressão hierárquica
Modelo de produto de binomial
　limites de confiança de Wald, 297-298
　métodos para grande amostra, 293-298

Modelo de produto de Poisson, 291-292
Modelo de referência, na verificação de ajuste de modelo, 498-499
Modelo de regressão saturada, 500-501
Modelo de risco aditivo, 91-92, 95-96, 474-475
Modelo de risco log-log, 489
Modelo de segundo estágio, 510-513. *Ver também* Regressão hierárquica
Modelo de segundo estágio, regressão hierárquica e, 513-514
Modelo de tempo de falha, 47-48, 464-465
Modelo de tempo de falha acelerado, 349-350, 464-465. *Ver também* Modelos estruturais aninhados
Modelo de tempo discreto, 750
Modelo de via, 638-639
Modelo dosimétrico, 703-704
Modelo estereótipo, 487
Modelo frequencista de segundo estágio ajustado, 390-391
Modelo log-aditivo. *Ver* Modelo log-linear, Modelo multiplicativo
Modelo logístico estratificado, 507-508
Modelo logístico múltiplo, 470-471. *Ver também* Modelos logísticos
    extensões de, 484-489
    modelo logístico isolado vs., 470-471
Modelo quadrático, 467-468
Modelo razão de continuação inversa, 487
Modelos aditivos generalizados, 518-519
Modelos ARIMA. *Ver* modelos de médias móveis integradas autorregressivas
Modelos categóricos, modelos de potência v., 481-482
Modelos causais. *Ver modelos específicos, p.ex.*, Diagramas causais; Modelos estruturais marginais; Desfechos potenciais; Modelos estruturais aninhados; Modelo causa suficiente
Modelos constantes, 458-459
Modelos de causação contrafatual, 30-31, 70-72. *Ver também* desfechos potenciais
Modelos de chances, 462-464
Modelos de coeficiente aleatório, 389-390, 495-496, 499-501, 515-516. *Ver também* Regressão hierárquica
Modelos de desfecho
    modelos de exposição vs., 526-529
    padronização usando, 519-520
Modelos de desfecho transformados, 469-470
    modelos lineares generalizados vs., 488-489
Modelos de efeitos aleatórios, 530-531, 633-637, 735-736. *Ver também* Regressão hierárquica
    em metanálise, 789-793
Modelos de equivalência
Modelos de exposição
    IPW, padronização usando, 521-523
    modelos de desfecho vs., 526-529
    padronização usando, 521-523
    via ajuste, 528-529

Modelos de intercepto multiplicativo
    ajuste condicional, 507-508
    estudos cumulativos, 505-506
    estudos de densidade, 504-506
    estudos de prevalência, 505-506
Modelos de média estrutural aninhada (MEA), 534-533
Modelos de médias móveis autorregressivas (ARIMA), 603-605
Modelos de potência, 481-482
Modelos de regressão, 447-489. *Ver também entradas específicas, p.ex.*, Modelos lineares generalizados; Modelos lineares; Modelos logísticos; Modelos log-lineares
    curvas suavizadas e, 377, 379
    dados e tabela de contingência, 256-257
    em metanálise, 770-772, 787-793
    interações biológicas e, 476-478
    transformados, 469-470
Modelos de regressão simples vs., 470-471
    modelos de regressão múltipla vs., 470-472
Modelos de risco, 461-464, 489
Modelos de risco linear, 459-460, 463-464, 467-468, 471-474
Modelos de taxa, 463-468
    em metanálise, 776-777
Modelos de tendência, 467-469, 479-485
    codificação em, 480-481
    hierárquicos, 513-514
    modelos de variação de tendência, 483-485
Modelos estratificados, 506-508
Modelos estruturais aninhados, 534-534. *Ver também* G-estimativa
Modelos estruturais de tempo de falha aninhados (EAFT), 534-534
Modelos estruturais marginais (MEM), 247-248, 523-524, 533-534
Modelos exponenciais. *Ver também* Modelos log-lineares; Modelos multiplicativos
    curva exponencial e, 474-475
    para chances, 462-463
    para contagens, 495-496, 521-522
    para riscos, 461-463
    para riscos, 461-463, 467-468
    para taxas, 464-468
    para tempos de incidência, 464-465
Modelos gráficos. *Ver* Diagramas causais
Modelos grupo-específicos, 518-519
Modelos lineares, 459-460, 463-465, 467-468. *Ver também*, Modelos lineares generalizados
    em análise ecológica, 606-607, 609-610
    em regressão hierárquica, 511-512
    para chances, 463-464
    para riscos, 459-460
    para taxas, 464-465
    para tendências, 467-468, 471-474
Modelos lineares generalizados, 488-489, 750
    transformação de desfecho vs., 469-470

Modelos logísticos, 462-464, 468-469, 485-487, 518-519
  categoria adjacente, 486-487
  chances cumulativas, 486
  chances proporcionais, 486
  condicional, 507-508
  estratificados, 507-508
  exatos, 494-495
  grupo-específicos, 518-519
  hierárquicos, 510-516
  marginais, 523-524
  ordinais, 485-487
  para dados pareados, 509-510
  politômicos, 484-486
  razão de continuação, 487
Modelos logísticos de categoria adjacente, 485-487
Modelos logísticos ordinais, 485-487
Modelos logísticos politômicos, 484-486
Modelos logit, 463-464, 485-487. *Ver também* Modelos logísticos
Modelos logit de categoria adjacente
Modelos log-lineares, 463-464, 488-489, 492-493. *Ver também* Modelos multiplicativos
  estudos ecológicos e, 606-607
  fatores genéticos, 747-748
  para chances, 462-463, 488-489
  para contagens, 495-496, 521-522
  para riscos, 464-465, 488-489
  para taxas, 464-465, 488-489
  para tempos de incidência, 464-465
Modelos marginais, 518-519, 523-525, 528-530, 636-638. *Ver também* Ponderação pelo inverso da probabilidade; Modelos estruturais marginais; Padronização baseada em modelo
Modelos máximos, 493-494
Modelos médios da população, 636-638
Modelos mínimos, 492-494
Modelos multiplicativos, 474-476. *Ver também* Modelos exponenciais; Modelos log-lineares
Modelos não aninhados, 499-500
Modelos polinomiais fracionários, 481-482. *Ver também,* Suavizadores e suavização; Modelos *spline*
Modelos *spline*. 481-484, 516-518. *Ver também* Regressão não paramétrica; Modelos de potência; Suavizadores e Suavização
Modelos sujeito-específicos, 636-637. *Ver também,* Modelos grupo-específicos
Modelos vazios, 458-459
Modificação de efeito. *Ver* Modificação de medida de efeito
Modificação de medida de efeito, 78-80, 90-95. *Ver também* Heterogeneidade; Interação estatística
  confundimento vs., 308-309
  por grupo, viés ecológico, 609-610
Modificadores. *Ver* Modificação de medida de efeito
Monitoração longitudinal, 572-573
Monitoramento de doença, 571-574, 573-574*f*
Monotonicidade causal, 247-248

Mortalidade específica por idade gestacional, 745-746
Mortalidade peso-específica, 741-745, 742-743*f*
Mortalidade neonatal, 741-745, 742-743*f*
Mortalidade perinatal, 744-746
Morte. *Ver também* Ocorrência de morte
  modelo de causa componente suficiente e, 19-20
Mosquito, reservatório ambiental, 648-649
MRFIT. *Ver Multiple Risk Factor Intervention Trial*
Multiple Risk Factor Intervention Trial (MRFIT), 113
Mycobacterium avium, infecciosidade e, 688-689
Mycobacterium leprae, técnica de cultura e, 646-647
Mycobacterium tuberculosis
  ocorrência de infecção, 649-651
  vigilância, 542-544

Não adesão. *Ver* adesão
Não colapsibilidade, 74-75, 79-80. *Ver também* Colapsibilidade
  Confundimento v., 79-80
Não complacência. *Ver* complacência
  g-estimação e, 533-534
Não significância de um teste estatístico, interpretação apropriada de, 182-184
  em metanálise, 768-770, 795-796
Natimortalidade, 744-746
National Death Index (NDI), rastreamento, estudos epidemiológicos, 594-595
National Health and Nutrition Examination Survey. *Ver* inquérito NHANES
Naturalismo, consenso e, 33-35
Navalha de Occam, 456-457
NDI. *Ver National Death Index*
Neisseria meningitidis, colonização de, 649-651
Níveis de análise, estudos ecológicos, 601-602
Níveis de confiança, 189-190, 277-279
Níveis de confiança calibrados, 274-275
Níveis de confiança exatos, valor mid-*P* vs., 274-275
Níveis de mensuração, estudos ecológicos, 600-601
Nível alfa, 182-188
Nível de índice, preditoras e, 477-478
Nível de referência, medidas e, 477-478
Nível zero, em avaliação de tendências, 372-375
Nós, de *spline*, 482-483
Nós. *Ver* Vértices
Novum Organum, método científico e, 30-31
Número reprodutivo básico, estado de infecciosidade, 643*f*, 654-655
Número reprodutivo efetivo, doença infecciosa, 658-659
Nutriente, complexidade da definição, 679

Ocorrência de exposição, agentes infecciosos, fatores de influência, 648-651
Ocupação, como variável social, 627-628
OMS. *Ver* Organização Mundial da Saúde
Oportunidade de exposição, 142-144
Ordenação de classificação, viés de análises múltiplo e, 426-427

Organização Mundial da Saúde (OMS), vigilância, 544-545, 554-555
Outliers, 481-482
Ovulação, 729-730

Padrão, escolha de, 316-317
Padrões cíclicos, 709-713
Padrões de doença relacionados com o tempo, 709-713
Padrões de exposição, 84-85
  distintos, 85-86
  frações atribuíveis, 85-86
Padrões de exposição. *Ver* Exposição padrões de
Padronização, 65-66, 85-88, 315-320, 452-456, 518-523. *Ver também* Ponderação pelo inverso da probabilidade; Distribuição-padrão; Medidas padronizadas; Razão de morbidade padronizada
  de regressão, 452-456
  em estudos de caso-controle, 319-320, 522-523
  por modelos de dados completos, 521-522
  por modelos de desfecho, 519-520
  por modelos de exposição, 521-523
Padronização baseada em modelo, 518-524; *Ver também* Ponderação pelo inverso da probabilidade; Modelagem marginal; Padronização de regressão
Par comparado
  análise, 336-341
  dados de caso-controle, 339-341
  dados de coorte, 336-340
  razão de chances, 339-341
  razão de riscos, 337-338
  teste, 338-339
Paradoxo do baixo peso ao nascer, 741-742
Parâmetro de modelo, 456-457
Parâmetro de suavização, 517-519
Parâmetros *a priori*, Análise bayesiana e, 388-389
Pareamento, 205-215. *Ver também* Dados pareados; Pares comparados; Pareamento excessivo
  acurácia das informações, indicadores de, 217-218
  efeito de, 205-209, 244-245
  em estudos de caso-controle, 210-215
    custo de, 213-214
    viés de seleção e, 208-212, 244-245, 244-245*f*
  em estudos de coorte, 208-211
  marginal, 218
  parcial, 212-213, 218
  propósito de, 205-209
  variáveis de estratificação, 181-182
Pareamento de calibrador, 146-147, 336-337
Pareamento de frequência, 205-207
Pareamento incompleto, 212-213. *Ver também* Pareamento marginal; Pareamento parcial
Pareamento individual, 204-207, 213-214
Pareamento marginal, 218
Pareamento parcial, 212-213, 218
Pareamento por categorias, 146-147, 336-337
Pares concordantes, 340-341
Pares discordantes, 338-341

Patógenos bacterianos, vigilância baseada em laboratório, 552-554
Percentual de risco atribuível, 80-81. *Ver também* Frações atribuíveis Levin e, 83
Percentual de risco atribuível à população, 85-86
Perda de gravidez subclínica, 737-740, 739-740*f*
Perda do seguimento, 123-125, 132-134, 342-343. *Ver também* Censura
"Perda dupla" de sujeitos, 336-337
Perda reconhecida, 735-739
Perigo de desfecho no tempo, 465-466. *Ver também* Modelo de Cox
Perigos ambientais
  avaliação de risco, 719-721
  vigilância de saúde, 718-720
Período de indução, 26-30, 705-707
  análise de, 355-357
Período de risco, 47-49
Período latente, 27-28, 705-707. *Ver também* Período de indução
Períodos de incubação, 644-645
  agentes com, ocorrência de infecção, 651-652, 651-652*f*
  infecção persistente vs., estados relacionados com progressão, 644-645
Períodos de latência, avaliação de exposição, 705-707
Períodos referentes estratificados por tempo, estudos cruzados, 708-709, 708-709*f*
Peso ao nascer, 740-741-741-742
  mortalidade e, 745-746
  mudanças de distribuição, 742-743
  sumários, 741-742, 744-745
Peso ao nascer relativo, 744-745
Pesquisa
  acesso dados secundários, ética de, 573-576
  biomarcadores, ELSI e 663-665
  conduta, 33-34
  conexões para, vigilância, 542-544
  estudo de coorte ocupacional, 580-581
  objetivo, 46-48
  patrocinadores, viés de supressão e, 793-794
  questões, metanálise, 766-767
  recursos, acesso dados secundários, 575-576
Pesquisa baseada em registro, dados secundários, 571-572
Pessoa-tempo, 348-349. *Ver também* Análise de seguimento, dados de seguimento, 339-340
  classificando, 125-127
  dados
    dados não estratificados com, 288-289, 288-289*t*
    métodos para grande amostra, 285-292
    métodos para pequena amostra, 300-303
  dados de seguimento, erro de classificação de doença, 420-422
  distribuição, 65-66, 86-87
  em risco, 48-49, 54-55
  exposição, 130-131

imortal, 130-132
ponderações, estimação de Mantel-Haenszel, 326-327
taxa, 48-49
unidades, classificação de, 258-261
Pessoa-tempo imortal, 130-132
Placebo, 111-112
equilíbrio e, 109-110
resposta, 111-112
Plausibilidade, inferência causal e, 41-44
PMR. *Ver* Razão de mortalidade proporcional
Pobreza, 626-627
Política, dados de vigilância, 546-547
Política e análise de viés, 407-408, 445-446
Poluentes orgânicos persistentes, 721-724
Poluição do ar, 720-722
Ponderações
em metanálise, 784-786, 796-797
em padronização, 65-66, 85-88, 315-318, 452-456
Ponderação de variância invertida, 392-397, 784-786.
Ver também Médias ponderadas – informação
Ponderação pelo inverso da probabilidade (PIP), 316-317, 522-523, 526-528. *Ver também* Estimação duplamente robusta; Modelos marginais; Padronização baseada em modelo
e escores de propensão, 522-523
estabilizada, 523-524
modelos de exposição, usando padronização, 521-523
Pontos finais reprodutivos, 727-729
Popper, Karl, filosofia de, 32-33
População, frações atribuíveis, 85-86, 349-352
População. *Ver também* Seleção de casos; Populações completas; Confundimento; População geral; Frações de impacto; Taxa de incidência; Estudos de caso-controle baseados em população; População fonte; Superpopulação; População-alvo
aberta, 52-54, 124-125
alvo, 77-78, 110-111, 176-178, 449-450, 550-551
conceitos de, 52-54
coortes vs., 52-54
em risco, 48-49
de eventos recorrentes, 50-51
estado de equilíbrio, 52-55
fechada, 50-52
fonte, 139-141, 156-158, 449-450
regressão, 449-450
sob vigilância, 538-540
taxas individuais e, 48-50
tipos de, 50-55
População de referência externa, RMP e, 777-779
População dinâmica. *Ver* População aberta
População em equilíbrio, 52-55
População estacionária, 52-55, 63-64
População geral
coortes, 133-135
informação, redução de custos e, 133-134

População-alvo, 77-78, 110-111, 176-178, 449-450. *Ver também* População-fonte; Erro amostral; Viés de seleção
confundimento e, 77-78
generalização de resultados de ensaios, 110-111
pareamento, 206-207
população-fonte vs., 157-158, 449-450
sistemas de vigilância, 550-551
População-fonte, 139-141, 156-158, 449-450. *Ver também,* Erro amostral; Viés de seleção; Superpopulação; População-alvo
confundimento e, 157-162
identificação de sujeitos, 581-582
população-alvo vs., 449-450
Populações abertas, 52-54, 124-125. *Ver também* População dinâmica
estado de equilíbrio, 52-55
populações fechadas vs., 52-54
Populações completas, análise de dados secundários, 564-566
Populações fechadas, 50-52, 51-52t, 56-57, 124-125
populações abertas vs., 52-54
tempos de evento e intervalos, 57-59f, 57-59t
Pr. *Ver* Probabilidade
Precisão
definição de, 179-181
estratificação de dados e, 181-182
ponderação, 321-322, 392-397, 784-786. *Ver também* Médias ponderadas por informação
significância estatística e, 194-195, 194-195f
Precisão estatística, 180-181
Preditor linear, 488-489
Preditora, 449-451
transformada, 467-470
Preditoras categóricas, 283-306
Preditoras transformadas, 467-470
Pré-infecciosidade, latência vs., 644-645. *Ver também* Infecção
Pré-testes, não resposta e, 584-586
Prevalência, 62-65
agregado, 62-64
chances, 64-65
duração de doença, 63-65
estimativas baseadas em modelo, 515-517
estudos, 108-109, 118-119
estudos de caso-controle, 118-119, 154-155
modelos de intercepto multiplicativos, 505-506
pesquisa etiológica e, 62-64
proporção, 62-64
razões, 87-88
taxa, 62-63
Prevalência de exposição, equações, 415-416
Prevalência no ponto, 62-63
Prevenção de complicações, ensaios clínicos e, 110-111
Previsão, 493-494
Previsões específicas por preditora, modelo ajustado v., 495-496

Princípio da acurácia igual, 148
Princípio de hierarquia, em modelagem, 475-477
Prioris, 36-37, 199-201, 388-391, 396-404, 429-438, 442, 444-446. *Ver também* Dados *a priori*; Probabilidade; Distribuições de probabilidade
   alertas, 401-404
   correlatos, 435-437
   não informativos, 200-201, 394-397, 403-404, 408-409, 444-446
   realista, 394-397, 428-429, 433-438
   referência, 403-404
Prioris baseadas em frequência, 390-391
Prioris de base, análises de sensibilidade, 445-446
Prioris de dados, 396-403. *Ver também* Prioris como artifício diagnóstico, 397-403
   e análise bayesiana inversa, 397-399
   interpretação frequencista, 396-398
   métodos, extensões, 399-400
Prioris de referência, 403-404. *Ver também* Prioris não informativas
Prioris empíricas, 389-391
Prioris não informativas, 200-201, 394-397, 403-404, 408-409, 444-446
Prioris não normais, 399-400, 434-437
Privação, 629-630
Probabilidade, 19-22. *Ver também* Verossimilhança; Distribuições e densidades de probabilidade; Risco
   condicional, 220-222
   a posteriori, 36-37, 199-201, 388-390, 396-397, 405-406, 427-428, 444-446
   a priori, 36-37, 199-201, 388-391, 396-404, 429-438, 442, 444-446
   dados, 389-390
   em gráficos, 223-227
   frequência, 20-22, 389-391
   funções de massa, 442, 444
   marginal, 220-221
   modelos para contagens, 285-294
   não condicional, 220-221
   padronizada, 518-523
   população, 220-222, 453-455
   propensão, 20-22
   subjetiva, 20-22, 36-38, 198-201, 388-390
Probabilidade *a posteriori*, 36-37, 199-201, 388-390, 396-397, 405-406, 427-428, 444-446
Probabilidade *a priori*. *Ver* Prioris
Probabilidade, distribuições e densidades, 220-222, 263-268, 434-437, 442, 444-446
   a posteriori, 36-37, 199-201, 388-390, 396-397, 405-406, 427-428, 444-446
   a priori, 36-37, 199-201, 388-391, 396-404, 429-438, 442, 444-446
   binomial, 265-268, 291-294, 301-302
   estatísticas exatas e, 263-268
   log F, 434-435
   log-normal, 435-436
   logística, 431*f*, 434-435

logit-logística, 435-436
modelos gráficos para, 222-233
normal, 431*f*
parâmetro, 265-266
Poisson, 286-292
população, 220--222, 453-455
trapezoidal, 431*f*, 435-436
uniforme, 428-429, 433
Probabilidade condicional, 220-222. *Ver também* Probabilidade
Probabilidade de causação (de um caso), 81-83, 351-353
Probabilidade de dados. *Ver* Probabilidade
Probabilidade falso-negativa, 167-168
Probabilidade falso-positiva, 167-168
Probabilidade não condicional, 220-221. *Ver também* Probabilidade
Probabilidade subjetiva, 20-22, 36-38, 198-201, 388-390
Probit, modelo, 463-464
Procedimentos de inferência múltipla. *Ver* Comparações múltiplas
Procedimentos LOESS, 518
Procedimentos LOWESS, 518
Programas para análise exata de tabelas 2x2, aplicação
   dados de grupo único e, 305-306
   dados pessoa-tempo e, 305-306
Programas de prevenção, vacina contra sarampo e, 540-541, 541-542*f*
Promotor, em carcinogênese, 27-28
Promotor de tumor, 27-28
Proporção atribuível, 24-27, 85-86. *Ver também* Frações atribuíveis
   impacto da doença na população, 83-86
Proporção de incidência, 47-48, 55-57. *Ver também* Risco
   causas componentes e, 23-24, 23-24*t*
   causas e, 22-23, 22-23*t*
   estudo de caso-coorte, 150-152
   estudos de caso-controle, 138-150
   modelos. *Ver* modelos de risco
Proporção de incidência de linha de base, 24-25
Proporção de sobrevida, 55-56
Prova científica, impossibilidade de, 37-39
Provedores voluntários, redes de vigilância, 553-554
Pseudodenominadores, em estudos de caso-coorte, 299-301
Pseudofrequências, 138-140, 152-153
Pseudorriscos, 150-152
Pseudotaxas, 138-140
Pseudoverossimilhança, 494-495
Puberdade, 728-730

Qualidade do sêmen, 729-731
Quantificação de efeitos, 67-69. *Ver também* Medidas de efeito
   em metanálise, 768-771

Quantis, 257-260, 359-360
Quase experimentos, 108-110, 639-640
Quase verossimilhança, 494-495
Questionário modular, estudos com propósitos múltiplos e, 589-590
Questionários. *Ver também* Questionários de codificação de dados; Questionários de entrada de dados; Questionários de frequência alimentar; Questionário modular; Questionários autoadministrados; Questionários de frequência alimentar semiquantitativos
　　dados e, 254-255
　　método de aplicação, 586-587, 589
　　modular, estudos de propósitos múltiplos, 589-590
　　ônus do respondente, 589-591
Questionários autoadministrados, 586-587
Questionários de codificação de dados, 254-255
Questionários de frequência alimentar, 689-693
　　métodos de avaliação dietética vs., 694*t*
Questionários semiquantitativos de frequência alimentar, 691-693
Qui quadrado, 256-257

R. *Ver* Número reprodutivo efetivo (*R*) R^2, 496-499
Raça/etnia como uma variável social, 624-626
Racismo, 627-630
Radiação UV-B, câncer e, 722-724
Randomização (Alocação aleatória), 108-110
　　de alocação de exposição, 406-407
　　estudos clínicos, 751
　　estudos de intervenção, recrutamento para, 579-580
　　experimentos e, 202-204
　　d-separados não condicionalmente vs., 223-224
Randomização adaptativa, ensaios clínicos e, 110-111
Randomização bloqueada, 208-209
Randomização pareada, 210-211
Rastreamento, estudos epidemiológicos, 133-134, 594-595
Rastreando sujeitos, 133-134, 189-190
Razão causal de tempo livre de doença, 69-70
Razão de associação, confundimento e, 77-78
Razão de chances, 78-80, 92-93
　　estudos de caso-controle, 154-155
　　pseudofrequências e, 138-140
Razão de chances da exposição, 139-140
Razão de excesso de taxa causal, 69--71
Razão de fecundidade, 750
Razão de incidência padronizada (RIP), 86-87. *Ver* Razão de morbidade padronizada
Razão de letalidade, 56-57
Razão de letalidade, 56-57
Razão de morbidade padronizada (RMP), 86-88, 286-288, 317-320, 777-779
Razão de mortalidade padronizada, 86-87. *Ver* Padronizada, razão de mortalidade
Razão de mortalidade proporcional (PMR), 118-121
Razão de produto cruzado, 139-140. *Ver* Razão de chances

Razão de riscos, 78-79, 91-92, 141-142
　　dados brutos, 292-294, 297-298
　　dados de caso-coorte, 299-301, 332-334
　　Mantel-Haenszel, 325-328
　　padronizada, 86-87, 317-320
Razão de riscos causal, 69-70
Razão de taxas (RR), 78-80, 141-142, 286-287
　　dados brutos, 288-292, 298-299, 301-303
　　estudos ecológicos e, 606-607, 607-608*f*
　　Mantel-Haenszel, 324-326
　　não condicional vs., condicional, 322-323
　　padronizada, 85-88, 317-320
　　relação com outras medidas de razão, 297-298
Razão de taxas causal, 69-70
Razão de taxa de incidência. *Ver* Razão de taxa
Razão de verossimilhança, 270-275, 498-500
　　em análise bayesiana, 273-275
　　estatísticas, 271-274
　　limites de confiança, 271-274
　　testes, 271-274, 498-500
Razão-Z, 261-262. *Ver* estatística de Wald
Razões de caso-controle. *Ver* Gráficos de pseudotaxas, 363-365
Razões de chances ajustadas, razões de chances vs., 412-413
Razões de chances causais, 69-70, 79-80
Razões de partilha, eficiência de estudos e, 203-207
RDD. *Ver* Discagem digital aleatória
Reamostragem, 430, 432-433
　　verificação de modelo e, 501-504
Reanálise, para metanálise e, 771-783, 783-784*t*
Reconvocação, em entrevistas, 117-118
Recordação de curto prazo, ingestão de alimentos, 689-690
Recrutamento randomizado, 707-708
Recursos públicos, acesso a dados secundários, ética de, 575-576
Redução da carga de casos, 102-103, 350-351. *Ver também* Excesso de carga de casos
Reescalando variáveis, 459-461
Referente, para causas, 17-18
Refutacionismo, 32-34, 37-38, 44-45
Região de confiança, 382-383
Regiões de confiança conjunta, 278-281, 382-383, 382-383*f*
Registro qualitativo (contagem de votos), em metanálise, 795-796
Registros, uso em pesquisa epidemiológica, 563-576
　　de vacinações, 571-572
　　vigilância, 553-554
Registros de hospitalização, técnicas de seguimento, 595-596
Registros de multigeração, dados secundários, 566-567
Regras de d-separação, 223-228
　　independência estatística e, 225-227
Regras de separação de gráfico direcionado. *Ver* Regras de d-separação

Regressante, 449-451. *Ver também* Variáveis de desfecho em regressão multivariada, 455-456
Regressão, 448-449
  bayesiana, 455-456
  binária, 449-451
  causal, 451-453
  crista, 389-390, 495-496, 511-513, 515-516. *Ver também* Estimação de contração
  frequencista, 448-450, 455-457
  hierárquica, 281-282, 312-313, 510-516, 619-620, 737-739
  metanalítica, 787-793
  múltipla, 450-451
  multivariada, 455-456
  padronização
Regressão, medidas de efeito, 451-452, 455-456
Regressão bayesiana, 387-388, 404, 455-456
  regressão frequencista vs., 455-457
Regressão binária, 449-451. *Ver também* Regressão binomial; Modelos logísticos
Regressão binomial, 493-495. *Ver também* variação extra modelos logísticos, 494-495
Regressão de contagem, 495-496, 521-522. *Ver também* modelos lineares de log
Regressão de Poisson, 493-495. *Ver também* Modelos exponenciais para taxas
  estudos caso-pais, distribuição genotípica e, 671-673
  fatores genéticos
  variação extra, 494-495
Regressão em crista, 389-390, 495-496, 511-513, 515-516. *Ver também* Regressão hierárquica; Estimação de contração
Regressão hierárquica, 396-397, 510-516, 619-620, 737-739. *Ver também* Análise bayesiana
  comparações múltiplas e, 281-282
  controle de confundidores e, 312-313
  seleção de modelo e, 512-514
  suavização com, 513-516
Regressão localmente linear, 517-518
Regressão logística condicional, 507-508
Regressão logística de dados correlacionados, 530-531
Regressão logística exata, 494-495
Regressão média da população, 453-455
Regressão multilinear, 788-789*t*
Regressão múltipla, 450-451
  modelos, 469-480. *Ver também modelos específicos, p.ex.*, Modelos logísticos
  modelos de tendências, 479-485
Regressão multivariada, 455-456
Regressão não paramétrica, 493-494, 516-519. *Ver também* Suavizadores e Suavização
Regressão polinomial, 481-482
Regressão ponderada, 517-518. *Ver também* Ponderação pelo inverso da probabilidade em metanálise, 776-777, 781-783
Relações causais, associação vs., 76-78, 221-222
Relatórios de vigilância, dados de vigilância, 558-560

Renda, 625-626
Representatividade
  capacidade de generalização e, 176-178
  em estudos de caso-controle, 146-148
  sistemas de vigilância, 560-561
Reservatório ambiental, hospedeiro humano e, 648-649
Reservatórios, agentes infecciosos e, 648-649
Resposta vocal interativa (IVR), 586-587
Restrição em delineamento de estudo, 203-204
Resumos
  captura de dados e, 584-586
  forma, 586-587
Resumos de prontuários médicos, 584-586
Retardo do crescimento, 741-742
Retardo do crescimento fetal, monitoração, 572-573
Retirada de registro, 584-586
Retiradas. *Ver* Perda do seguimento; Censura
Riqueza do domicílio, 626-628
Risco, 19-22
  análise, 407-408
  avaliação, 407-408
  diferença, 68-70
  escore, 524-525
  estimação, 343-347
  fração, 70-71, 83
  história, 56-57, 57-59*f*
  modelos, 463-464
  padronizado, 65-66
  perigos ambientais, 719-720
  razão, 78-79, 91-92, 141-142
Risco absoluto flutuante, 365-366
Risco atribuível, 80-81. *Ver também* Frações atribuíveis
Risco condicional, 59-60
  Suposição de censura independente, 342-343
Risco excessivo, 68-71
Risco médio, 55-56, 91-92, 124-125
  distribuições de tipo de resposta vs., 95-97
  efeitos sobre taxa de incidência vs., 85-86
  estudos de caso-coorte, 150-151
Risco relativo (RR), 69-70, 85-86. *Ver também* Razão de taxa; Razão de riscos
  ajuste de, em análise bayesiana, 395-396
  fatoração de, metanálise, 772-774
  relações entre razão de medidas de efeito, 77-79
  tabela única em duas vias, 392-395, 392-393*t*
Riscos competitivos, 54-55, 59-62, 71-73, 86-87, 342-344. *Ver também* Censura; Causas competitivas; Análise de sobrevida
  efeitos mediados por, 71-73
  frações atribuíveis, problemas com, 350-351
  remoção, problemas com, 60-62, 71-73, 350-351
Riscos individuais, 55-56
Riscos relativos excessivos, 69-70
RIP. *Ver* Razões de incidência padronizadas
RMP. *Ver* Razão de morbidade padronizada
RR. *Ver* Razão de taxa; Risco relativo; Razão de riscos
Russell, Bertrand, filosofia de, 31-32

Salmonella, ocorrência de infecção, fatores de influência, 649-651
Salmonella newport, vigilância, 541-542
SARS. *Ver* Síndrome respiratória aguda grave
Saúde
  estudos epidemiológicos e, 11-12
  problemas, epidemiologia descritiva de, 540-547
  serviços, planejamento e projeções, 544-547
  vigilância, 134-135, 535
Saúde pública
  análise de viés e, 407-408, 445-446
  efeitos, 25-26
  funções de, 540-541
  interação, 102-103
  intervenções, avaliação, 543-545, 544-545*f*
  leis, notificação de doenças comunicáveis, 552-553
  serviços, planejamento e projeções, 544-547
  vigilância, história de 538-541, 539-540*t*
SCM. *Ver* Suposição causal de Markov
Segregação, racial/social, 630-631
Segregação de aglomeração, 631-632
Seguimento, 126-133. *Ver também* Censura; Perdas do seguimento
  dados, análise de pessoa-tempo, 339-340
  estudos precisando, 285-286
  perdas, análise de sobrevida básica, 342-343
  prevalência de doença, estimação de, 647-648
  técnicas, 594-596
Seleção adiante, 513-514. *Ver também* Pesquisa de modelos em expansão
Seleção de casos, população fonte e, 140-141
Seleção de controles, 137-138, 140-147
  falácias, 142-144
Seleção de coorte retrospectiva, 133-134
Seleção de modelo, 491-494
  escores de confundidor e, 526-529
  regressão hierárquica e, 512-514
Seleção de sujeitos
  e recrutamento, estudos epidemiológicos, 578-586
  ensaios comunitários, 579-580
  estudos de caso-controle, 146-148, 581-584
  fase de entrada (*run-in*), ensaios controlados randomizados, 757-758
Seleção de variáveis, 310-313, 491-494
Seleção intencional, viés por, 233-237
Senoide, padrões cíclicos, 712-713
Sensibilidade
  análise de influência e, 262-265
  de método de mensuração de exposição, 375-376
  de teste diagnóstico ou de rastreamento, 753-755
  em análise de viés, 415-423
  em análise de viés probabilística, 436-440
  sistemas de vigilância, 560-561
D-separação condicional, 224-226
D-separação não condicional, 223-226. *Ver também*, D-separação
Seroconversão, HIV, 651-652

Sexo/gênero como variável social, 625-626
SIG, *Ver* Sistemas de informação geográfica; Sistemas de posicionamento global
Significância estatística, 182-183. *Ver também* Testes de hipótese; Valores *P*; Testes de significância
  inferência e, 192-193*f*, 193-194
Simplificação de pesquisa, busca de modelo, 491-492
Síndrome de imunodeficiência adquirida. *Ver* Aids
Síndrome do choque tóxico, vigilância, 543-544, 544-545*f*
Síndrome Respiratória Aguda (SARS). *Ver* Síndrome respiratória aguda grave
Síndrome respiratória aguda grave (SARS), ocorrência de infecção, fatores de influência, 649-651
Sinergia, 94-102. *Ver também* Interação biológica
Síntese de pesquisa. *Ver* Análise de viés; metanálise
Sistemas de informação geográfica (SIG)
  dados de vigilância, 558-559
  estudos epidemiológicos, 594-595
Sistemas de posicionamento global (GPS), estudos epidemiológicos, 594-595
Sistemas de vigilância, 537
  atributos de, 560-561
  ciclos de, 549-550
  elementos de, 546-553
  incentivos por participação, 549-551
  SARS, 561-562
Sistemas de vigilância baseados na população, 548-550
Sistemas de vigilância sindrômica, epidemias relacionadas com bioterrorismo e, 542-544
Sistemas reprodutivos, 726-727
Smoking and Health do Surgeon General, 43-44
Sobrecarga de questionários do respondente, 589-591
Sobredispersão, 494-495
Software
  para análise bayesiana, 397-398
  para modelagem hierárquica
  problemas na distinção de modelos, 471-472
Soma residual de quadrados, 500-501
  metarregressão, 787-788
Sorotipagem, 646-647
Spline cúbico, 482-484
Spline linear, 482-483
  tendência, 482-483
Spline quadrático, 482-484
Splines de regressão, 481-484. *Ver também* Regressão não paramétrica; Modelos de potência; Suavizadores e Suavização
Splines de suavização, 516-518. *Ver também* Regressão não paramétrica; Modelos *spline*
Splines penalizados, 516-518
Status de exposição, 127-128
Streptococcus pneumoniae, vigilância baseada em laboratório, 552-554
Suavizadores de banda variável, 377, 379, 518-519. *Ver também* Regressão não paramétrica; Suavizadores e Suavização

Suavizadores de gráfico de dispersão, 377, 379. *Ver também* Regressão não paramétrica; Suavizadores e Suavização
Suavizadores e suavização, 369-371, 374-377, 379, 481-484, 493-494, 513-519. *Ver também* Médias móveis; Regressão não paramétrica; Modelos de potência; Modelos *spline*.
  com regressão hierárquica, 513-516
  faixa variável, 377, 379, 518-519
  fracionais polinomiais, 481-482
  gráficos, 369-371
  janelas, 374-377, 379
  kernel, 370-371, 375-378, 516-518
  localmente lineares, 517-518
  modelo de potência, 481-482
  para dados de vigilância, 558-560
  splines de regressão, 481-484
Subestudos, viés de seleção e, 571-572
Sujeitos, classificação de, 258-261
Sujeitos expostos, tempo não exposto em, 127-128
Sujeitos humanos, validade vs. considerações éticas, 108-110
Sujeitos mortos, estudos de mortalidade proporcional e, 118-122
Superajuste, 217-218, 309-310
"Superdisseminadores", ocorrência de infecção, 649-651
Superpareamento, 214-218, 309-310
  custo-eficiência, 217-218
  eficiência estatística e, 214-217
  viés e, 215-218
Superpopulação, 182-184, 449-450
  para regressão, 449-450
Suposição causal de Markov, 226-227
Suposição de doença rara em estudos de caso-controle, 139-140, 152-153
Suposição de estabilidade em diagramas causais, 227-228
Suposição de fidelidade em diagramas causais, 227-228
Surtos de fonte pontual, surtos epidêmicos, 645-646
Surtos epidêmicos, 645-646
Surtos propagados, surtos epidêmicos, 645-646
Suscetibilidade genética
  câncer colorretal, ferramentas "ômicas", 671-674
  estudo de doença intestinal inflamatória, 674--677
  tópicos de privacidade, 596-597

Tabaco. *Ver* Fumo
Tabelas de contingência, análise de dados e, 256-257
Tabelas dois por dois, 293-294, 293-294*t*, 405-406. *Ver também* Tabelas de contingência, Análise de dados e
Tamanho de aglomerado informativo, perda reconhecida, 737-739
Tamanho de amostra, considerações, 284-285. *Ver também* Tamanho do estudo ajuste do modelo e, 494-496
Tamanho de efeito, dividido por desvio-padrão, 796-797

Taxa, 48-51, 54-56. *Ver também tipos específicos, p.ex.*, Taxa de letalidade; Taxa de incidência; Prevalência; Taxas de mortalidade
  padronizada, 65-66
Taxa absoluta, 55-56
Taxa ajustada indiretamente, 778-779
Taxa de ataque, 55-56
  como medida de risco, 646-647
Taxa de ataque secundário, 654-657
Taxa de azar, 48-49, 465-466
Taxa de incidência, 47-50, 55-59
  absoluta, 55-56
  de eventos recorrentes, 50-51
  de população, 48-49
  estudos de caso-controle, 138-139
  interpretação apropriada de, 49-51
  modelos, 463-468
  pessoa-tempo e, 48-49, 124-125
  tempos de incidência vs., em populações especiais, 51-52*f*, 54-55
Taxa de incidência da população, 48-50
Taxa de letalidade, 56-57
Taxa de letalidade, 56-57
Taxas de incidência específicas por subintervalo, proporção de sobrevida e, 60-62
Taxas de mortalidade
  análise de séries temporais, 715-716
  monitoramento de doença, 571-574, 572-573*f*
  padrões de, 47-48, 47-48*t*
  seguimento, 133-135
Taxas de resposta
  entrevistas e, 596-597
  pesquisa epidemiológica, 582-586
Taxas de resposta a entrevistas, pesquisa epidemiológica, 582-585
TDT. *Ver* Teste de desequilíbrio de transmissão
Tempo de espera, 54-55. *Ver também* tempo de incidência
Tempo de falha de, 47-48. *Ver também* Tempo de incidência
Tempo de incidência, 47-49
  estudos de caso-controle incidentes, 115-116. *Ver* Estudos de caso-controle
  modelos, 464-468
  razões, 69-70, 465-466
Tempo de ocorrência, 47-48. *Ver também*, Tempo de incidência
Tempo de retenção de exposições tóxicas, 704-707
Tempo de seleção, delineamento e, 148-150
Tempo de sobrevida. *Ver* Tempo de incidência
Tempo do evento, 47-48. *Ver também* Tempo de incidência
Tempo em risco, 125-126
  tempo de exposição vs., 125-126
Tempo em risco na população, 48-49
Tempo médio de incidência, proporção de sobrevida vs., 60-62
Tempo médio de sobrevida, estimação de, 346-349

Tempo não exposto em sujeitos expostos, estudos de coorte, 127-128
Temporalidade, inferência causal e, 41-42
Tendência. *Ver também* Dose-resposta
 análise, 370-375
 dose-resposta e, 363-371, 363-364*t*
 em dados de vigilância, 558-560, 558-559*f*
 modelagem, termos de produto e, 474-476
 plotando, 363-371
 valor P, 370-374
Tendência monótona, 363-364
Tendências categóricas, regressão múltipla, 480-482
Tendências lineares paralelas, 474-475
Tendências longitudinais, 709-710, 712-713
Tendências seculares, estudos de migrantes e, exposições nutricionais, 681-682
Teorema de Bayes, 199-200, 388-392
Terapia, estudos de, 756-762
Termos de produto, 471-478. *Ver também* Interação estatística
 interações biológicas v., 477-478
 interpretando, 475-477
 tendências e, 474-476
Tese de Duhem-Quine, 33-34
Teste binomial, o nulo e, 795-796
Teste de ajuste, 498-501
Teste de escore, 267-269
Teste de hipótese de Neyman-Pearson, 181-182, 184-188. *Ver também* Teste de hipótese; Valores P; Significância estatística
 estimação estatística e, 189-191
Teste de Wald, 269-270
Teste do sinal, 795-796
Teste exato de Fisher, 304-305
Teste de log-*rank*, 349-350
Testes de ajuste global, verificação de modelo e, 500-501
Testes de equivalência, 188-189
Testes de hipótese, 181-191, 253-255, 280-281. *Ver também* Testes de hipótese de Neyman-Pearson, hipótese nula; Valores P; Testes de significância intervalos de confiança vs., 189-191
Testes de rastreamento, estudos, 752-757
Testes de significância, 181-185
 busca de modelo e, 491-492
 intervalos de confiança vs., 189-191
Testes diagnósticos, acurácia de, 752-757
Testes estatísticos. *Ver* Testes de hipótese; Valores P; Testes de significância
Teste de log-*rank*, 349-350
Testes médicos, 753-754, 754-755*t*
Testes múltiplos. *Ver* Comparações múltiplas
Testes relativos de modelos de regressão, 498-499
Testes unilaterais, 188-189
Tétano, vigilância
Tipos de resposta, causal e preventiva, 76-78
 coortes e, contraste de interação equivalente e, 99-100*t*

e aditividade, 96-99
 modelos de causa suficiente, 100-102
Tipos de resposta de interação, 476-477. *Ver também* Termos de produto
Transformação logística, 292-293, 458-459
Transformações de desfecho, 469-470
Transformações de exposição univariadas, 467-469
Transmissão, fatores de influência, 656-657
Transmissão, teste de desequilíbrio de (TDT), 747-748
Transmissão mendeliana, 661-662

Unhas, mensurações bioquímicas, 695-696
Unidade de tempo, taxas de incidência e, 50-51
Uniformidade de medidas de efeito, 78-79, 308-309. *Ver também* Homogeneidade

Vacina contra sarampo
 programas de prevenção e, 540-541, 541-542*f*
 registro, dados secundários, 567-570
Vacinas
 e autismo, dados secundários, 567-570
Validação cruzada da soma de quadrados, 518-519
Validade. *Ver também* Viés; Generalização; Precisão; *tópicos de validade específica, p.ex.*, Confundimento; Viés de seleção; Viés de dados esparsos
 considerações éticas vs., 109-110
 dados secundários e, 565-566
 de biomarcadores, 661-663
 de estimação, 156-158
 em estudos epidemiológicos, 156-178
 externos, 156-157
 interna, 156-157
Validade analítica, de biomarcador, 661-663, 663-664*t*
Validade clínica, de biomarcador, 661-663, 663-664*t*
Validade de teste, testes de rastreamento, 752-754, 753-754*t*. *Ver também* Classificação errônea
Validade externa, 156-157. *Ver* Generalização
Validade interna, 156-158
Valor esperado de anos de vida perdidos, 69-70, 88
Valor P bicaudal, 183-184
Valor P bilateral, 188-189, 262-263
Valor P caudal inferior, 183-184, 261-262
Valor P caudal superior, 183-184, 261-262
Valor P conjunto, 278-279
Valor P de Fisher, 265-266. *Ver também* Estatísticas exatas
Valor P inferior, 261-262
Valor P monocaudal, 183-184
Valor P superior, 261-262
Valor P unilateral, 188-189
Valores de exposição, limites de percentil v., 359-360
Valores de linha de base, viés e, 245-246, 246-247*f*
Valores mid-P, 275-277, 302-306
 v., correções de continuidade, 275-277
Valores P, 182-185, 188-197, 427-428. *Ver também* Limites e intervalos de confiança; Evidência de ausência de um efeito; Testes de hipótese; Valor P conjunto; Valor

P inferior; Valor P tendência de Mantel; Valores mid-P; Não significância; Valor P unilateral; Testes de significância; Valor P bilateral
   bicaudal, 183-184
   bilateral, 188-189, 262-263, 277-278
   caudal inferior, 183-184
   caudal superior, 183-184
   continuidade corrigida, 275-276
   da estatística χ^2 de Pearson, 361-363
   dados e, 256-257
   dados hipotéticos, 190-191t
   desvio, 271-274
   diretrizes práticas, 194-197
   erro aleatório e, 188-189
   escore, 267-269
   estatísticas de teste, 261-263
   exato, 261-262
   função, 190-193, 192-193f, 284-285
   hipótese linear, 370-374
   hipótese nula e, 184-185, 371-372, 533-534
   interpretação, 182-184, 191-197
   interpretações errôneas, 182-184
   intervalos de confiança e, 190-192
   médio, 275-277
   razão de verossimilhança, 271-274
   tendência, 370-374
   tendência de Mantel, 370-374
   teoria bayesiana e, 199-200
   testes múltiplos, 277-282
   tipos, 183-185
   unilateral, 188-189
   Wald, 261-262, 268-270
Valores preditivos
   classificação errônea de exposição, 167-168, 414-416
   negativos, 167-168, 414-415, 753-755, 754-755t
   positivos, 167-168, 414-415, 753-755, 754-755t
   sensibilidade e especificidade vs., 418-421, 753-755, 754-755t
   sistemas de vigilância, 560-561
   testes de rastreamento, 753-755, 754-755t
   testes diagnósticos, 753-755, 754-755t
Variação ao acaso, 28-30, 108-109. *Ver também* Erro aleatório; Amostragem aleatória; Randomização
Variação aleatória, componentes, 179-181. *Ver também* Erro aleatório
Variação extrabinomial, 494-495
Variação extra-Poisson, 494-495
Variação sazonal, 708-709, 712-716. *Ver também* Padrões cíclicos
Variância, modelos componentes. *Ver* Regressão hierárquica
Variância. *Ver também estimativas específicas*, Estimativas padronizadas
   de resíduo, 494-495, 498-499
   e escores de confundidor, 524-525
   estimação *bootstrap*, 502-504, 519-520

   estimativas, 180-181, 267-269, 274-275, 288-289, 292-295, 300-302, 304-305, 494-495, 516-517, 519-520
   modelo, 511-512
Variantes genéticas
   erros tipo I e II, 667-669
   estudos de caso-controle, estudos epidemiológicos convencionais, 663-665
   estudos de coorte, estudos epidemiológicos convencionais, 663-666, 665-666t
   estudos de corte transversal, estudos epidemiológicos convencionais, 665-667
Variáveis. *Ver também tipos específicos, p.ex.*, Preditoras
   em grafos causais, 222-224
   em regressão e causação, 449-450
Variáveis de desfecho, 448-450. *Ver também* Efeitos causais; Efeitos; Desfecho; Regressante
   em metanálise, 766-768
   em regressão vs. causação, 449-450
   transformado, 469-470
Variáveis de escala nominal, 254-255
Variáveis de exposição binária, 159-160
   desfechos potenciais e, 93-95, 94-95t
   Notificação de riscos, 91-92t
Variáveis dependentes. *Ver também* Variáveis de desfecho; Geração de simulação regressante, 435-437
Variáveis discretas, 167-168
Variáveis endógenas, 222-223, 534-533
Variáveis exógenas, 222-223, 534-533
Variáveis independentes. *Ver também* Covariável; Preditora
   em regressão, 449-450
   estatisticamente, 220-222
Variáveis indicadoras, 477-480
Variáveis instrumentais, 111-112, 240-244
Variáveis intermediárias, 159-163, 222-226, 637-639
   ajuste para, problemas de, 159-163, 238-241, 309-310, 637-639
   em metanálise, 767-768
Variáveis intervenientes. *Ver* Variáveis intermediárias
Variáveis mediadoras. *Ver* Variáveis intermediárias
Variáveis ordenadas, categorização de, 358-361
Variáveis recentralizantes, 459-460
Variável de exposição
   dados e, 257-258
   exposição politômica, 360-363, 361-362t
Verificação de modelo, 495-504, 498-499t
Verificações lógicas, 255-256, 596-597
Verificações tabulares, verificação de modelo de regressão e, 495-498
Verossimilhança binomial, 292-293
Verossimilhança condicional, 305-306, 322-325, 494-495, 507-508
Verossimilhança parcial, 494-495
Vértices, em diagramas causais, 223-224
Vetores, 450-452

Viés, 156-157. *Ver também entradas específicas, p.ex.*,
viés ecológico
  avaliação de exposições, 705-707
  categorias com dados faltantes, 237-239
  classificação errônea de exposição, 356-357
  controle de, representação gráfica, 227-249
  controles amigos e, 146-147
  definição de desfecho e, 174-175
  erro de classificação, quantificação de, 571-574
  estratégias de seleção de confundidores, 312-313
  estudos tempo até gravidez, 734-736
  grupos-controle e, 148-150
  indicadores de dados faltantes, 237-239
  parâmetros, distribuições de resultados, como *output*, 405-406
  perda fetal reconhecida, 736-737
  populações completas, 565-566
  princípio da acurácia igual, 147-148
  quantificação, confundimento de resíduo e, 236-238
  seleção intencional, 233-237
  superpareamento e, 215-218
  valores de linha de base, 245-247
Viés berksoniano, 164-166, 221-222, 235-236. *Ver também* Viés de colisão; Viés de seleção
Viés de agregação. *Ver* viés ecológico
  em metanálise, 793-794
Viés de análise, 405-446. *Ver também tópicos específicos, p.ex.*, Confundimento; Erro de classificação; Viés de seleção bayesiana, 442, 444-446
  necessidade de, 406-408
  ressalvas, 407-409
Viés de análise probabilística, 427-446
Viés de autosseleção, 162-163
Viés de agregação, 609-610, 610-611*t*, 612, 614, 613*t*. *Ver também* Viés ecológico; Estudos ecológicos
Viés de colisão, 166-167, 221-223, 230-231*f*. *Ver também* Viés berksoniano; Viés de seleção
Viés de condicionamento, sobre descendente de desfecho, 243-245, 244-245*f*
Viés de detecção, 38-40
Viés de informação, 166-177. *Ver também* erro de classificação

Viés de publicação
  em metanálise, 767-770, 793-795
  por exclusão de estudos, 794-795
Viés de reconvocação, 22-23, 137-138, 167-168, 417-420
  defeitos congênitos, 746-747
Viés de seleção, 12, 162-167, 222-223, 230-231, 230-231*f*, 231-232, 424-427 *Ver também* Viés berksoniano; Viés de colisão; Viés de publicação; Erro amostral; População-fonte; População-alvo
  análise de, 424-427, 439-442, 775-777
  confundimento vs., 165-167
  e viés de publicação, 765-767
  estudos de caso-controle, pareamento, 244-245, 244-245*f*
  populações completas, 564-566
  quantitativamente vs., qualitativamente, 165-166
  representação gráfica e análise, 229-237
  subestudos e, 571-572
Viés de seleção de sujeitos, metanálise, 767-770
Viés de sobrevivente, 236-237
Viés de supressão, 793-794
Viés de surto, 646-647
Viés ecológico, falácia ecológica, 608-612. *Ver também* Viés de nível cruzado
Viés intragrupal, estudos ecológicos, 609-610
Viés relacionado com desgaste, fertilidade e, 727-728
Vieses de especificação, 406-407
Vieses estatísticos, seleção de variáveis, 312-313, 491-492
Vieses potenciais. *Ver* Erros sistemáticos
Vigilância, 537
  abordagens à, 552-557
  histórico da, 538-541, 539-540*t*
  objetivos, 540-547
Vigilância ativa, 556-557
  vigilância passiva v., 552-553
Vigilância baseada em laboratório, 552-554
Vigilância passiva, 556-557
  vigilância ativa vs., 552-553